中国医学发展系列研究报告

重症医学

【2022—2023】

中华医学会　编　著
管向东　于凯江　陈德昌　康　焰　主　编

中華醫學電子音像出版社
CHINESE MEDICAL MULTIMEDIA PRESS
北　京

图书在版编目（CIP）数据

重症医学. 2022—2023/ 管向东等主编；中华医学会编著. —北京：中华医学电子音像出版社，2023.5
（中国医学发展系列研究报告）
ISBN 978-7-83005-407-6

Ⅰ. ①重… Ⅱ. ①管… ②中… Ⅲ. ①险症－诊疗 Ⅳ. ① R459.7

中国国家版本馆 CIP 数据核字（2023）第 063067 号

重症医学【2022—2023】
ZHONGZHENG YIXUE【2022—2023】

主　　编：管向东　于凯江　陈德昌　康　焰
策划编辑：裴　燕
责任编辑：张　宇　刘　溪
责任校对：张　娟
责任印刷：李振坤
出版发行：中華醫學電子音像出版社
通信地址：北京市西城区东河沿街 69 号中华医学会 610 室
邮　　编：100052
E - mail：cma-cmc@cma.org.cn
购书热线：010-51322635
经　　销：新华书店
印　　刷：廊坊市佳印数码印刷有限公司
开　　本：889 mm×1194 mm　1/16
印　　张：39.25
字　　数：1021 千字
版　　次：2023 年 5 月第 1 版　2023 年 6 月第 2 次印刷
定　　价：168.00 元

内容简介

本书为“中国医学发展系列研究报告”丛书之一，旨在记录中国重症医学领域的创新发展和学科建设，以期对该专业后续发展起到良好的指导和推动作用。重症医学【2022—2023】编写组成员始终秉持最前沿、最客观、最实用的理念，以期为重症同道系统地了解重症医学领域的前沿进展及最新研究成果提供简便、客观的途径。本书涵盖重症新型冠状病毒感染、脓毒症、重症感染、重症血流动力学与重症心脏、重症呼吸、重症感染控制、重症凝血与创伤、重症神经、重症镇痛镇静、重症消化、重症营养、重症肾脏与替代治疗、体外生命支持、重症超声、重症康复、重症科研、重症大数据、重症护理、重症儿童、重症产科、重症免疫缺陷治疗、老年重症、高原重症、ICU后综合征、重症人文及重症教学与培训等相关内容。本书力求包揽重症医学领域的方方面面，以更全面、更广泛地覆盖重症医学临床及基础研究的焦点与难点，具有学术引领性和规范性，是重症医学同道的案头经典著作，可作为重症医学专业医师、护理从业者、实习医师及在校研究生的参考用书。

中国医学发展系列研究报告
重症医学【2022—2023】
编委会

赵霞飞　胡　畅　胡　波　胡振杰　胡鸿彬　胡霁云　钟玉馨
钟燕霞　段　军　侯　明　侯晓彤　姚　波　秦　瑶　秦秉玉
袁雪燕　柴瑞峰　党红星　钱素云　钱淑媛　皋　源　徐　磊
徐永昊　徐继前　徐梦茹　翁　利　高宇强　高恒妙　郭亚男
郭利涛　郭晓夏　郭倩倩　唐　晟　诸杜明　桑　岭　黄　立
黄　曼　黄思思　黄勇波　黄焰霞　黄德斌　常　平　崔　娜
康　凯　康　焰　章仲恒　梁英健　隆　云　彭志勇　彭雅慧
葛　冬　董　鑫　董丹江　董敏慧　蒋良艳　覃双文　覃铁和
喻　莉　喻思涵　曾庆萃　曾学英　曾振华　谢剑锋　詹丽英
廉　慧　蔡书翰　蔡国龙　裴　飞　管向东　翟　茜　黎毅敏
潘鹏飞　冀慧娟

秘　　书　潘　盼　廖雪莲　尹万红

序

习近平总书记指出："没有全民健康，就没有全面小康。"医疗卫生事业关系着亿万人民的健康，关系着千家万户的幸福。随着经济社会快速发展和人民生活水平的提高，我国城乡居民的健康需求明显增加，加快医药卫生体制改革、推进健康中国建设已成为国家战略。中华医学会作为党和政府联系广大医学科技工作者的桥梁和纽带，秉承"爱国为民、崇尚学术、弘扬医德、竭诚服务"的百年魂和价值理念，在新的百年将增强使命感和责任感，当好"医改"主力军、健康中国建设的推动者，发挥专业技术优势，紧紧抓住国家实施创新驱动发展战略的重大契机，促进医学科技领域创新发展，为医药卫生事业发展提供有力的科技支撑。

服务于政府、服务于社会、服务于会员是中华医学会的责任所在。我们从加强自身能力建设入手，努力把学会打造成为国家医学科技的高端智库和重要决策咨询机构；实施"品牌学术会议""精品期刊和图书""优秀科技成果评选与推广"三大精品战略，成为医学科技创新和交流的重要平台，推动医学科技创新发展；发挥专科分会的作用，形成相互协同的研究网络，推动医学整合和转化，促进医疗行业协调发展；积极开展医学科普和健康促进活动，扩大科普宣传和医学教育覆盖面，服务于社会大众，惠及人民群众。为了更好地发挥三个服务功能，我们在总结经验的基础上，策划了记录中国医学创新发展和学科建设的系列丛书《中国医学发展系列研究报告》。丛书将充分发挥中华医学会 88 个专科分会专家们的聪明才智、创新精神，科学归纳、系统总结、定期或不定期出版各个学科的重要科研成果、学术研究进展、临床实践经验、学术交流动态、专科组织建设、医学人才培养、医学科学普及等，以期对医学各专业后续发展起到良好的指导和推动作用，促进整个医学科技和卫生事业发展。学会要求相关专科分会以高度的责任感、使命感和饱满的热情认真组织、积极配合、有计划地完成丛书的编写工作。

本着"把论文写在祖国大地上，把科技成果应用在实现现代化的伟大事业中"的崇高使命，《中国医学发展系列研究报告》丛书中的每一位作者，所列举的每一项研究，都是来自'祖国的大地'、来自他们的原创成果。该书及时、准确、全面地反映了中华医学会各专科分会的现状，系统回顾和梳理了各专科医务工作者在一定时间段内取得的工作业绩、学科发展的成绩与进步，内容丰富、资料翔实，是一套实用性强、信息密集的工具书。我相信，《中国医学发展系列研究报告》丛书的出版，让广大医务工作者既可以迅速把握我国医学各专业蓬勃发展的脉搏，又能在阅读学习过程中不断思考，产生新的观念与新的见解，启迪新的研究，收获新的成果。

《中国医学发展系列研究报告》丛书付梓之际，我谨代表中华医学会向全国医务工作者表示深深的敬意！也祝愿《中国医学发展系列研究报告》丛书成为一套医学同道交口称赞、口碑远播的经典丛书。

百年追梦，不忘初心，继续前行。中华医学会愿意与全国千百万医疗界同仁一道，为深化医疗卫生体制改革、推进健康中国建设共同努力！

中华医学会会长

2017 年 8 月

前　言

中国的重症医学从20世纪80年代起步，至今已走过近40年。一代又一代的重症人孜孜不倦、奋勇拼搏、无私传承，才有了今天重症医学专业的蓬勃发展。回首往日奋斗历程，重症医学人始终秉承科学的态度，坚持学术百花齐放、百家争鸣，紧跟研究的最前沿，推陈出新。中华医学会重症医学分会自2010年开始推出了“重症医学年鉴”（简称“年鉴”），年鉴就像一部记录重症专业发展历程的“大百科全书”，记载了自2010年至今每年国内外重症领域的最新进展及展望，至今已为第12本。自2018年起，年鉴被纳入“中国医学发展系列研究报告”丛书。

每年的年鉴编纂，均由中华医学会重症医学分会年鉴工作小组组织，由全国范围内的重症同道共同编写完成。从立题到相关文章的撰写，再由多位专家共同审稿、修改并最终出版。近年来，随着我国重症医学团队的不断发展壮大，越来越多的年轻医师加入了年鉴的编写工作，他们始终保持如火如荼的工作热情及严谨的工作态度，不断地展示出重症医学人的力量与精神。编写组成员在整个编写过程中始终秉持最前沿、最客观、最实用的理念，不断对年鉴内容进行完善。

《重症医学【2022—2023】》经过精心选题、反复讨论、撰写、审阅等繁复过程，终于如期完成。本书依然涵盖重症新型冠状病毒感染、脓毒症、重症感染、重症血流动力学与重症心脏、重症呼吸、重症感染控制、重症凝血与创伤、重症神经、重症镇痛镇静、重症消化、重症营养、重症肾脏与替代治疗、体外生命支持、重症超声、重症康复、重症科研、重症大数据、重症护理、重症儿童、重症产科、重症免疫缺陷治疗、老年重症、高原重症、ICU后综合征、重症人文等相关内容，为了配合2021年国家提出的重症医学专业住院医师规范化培训的要求，本版图书新增了重症教学与培训相关内容。年鉴内容丰富新颖、紧跟学术前沿；关注重症医学领域国内外共识及热点研究，突显学科内涵；内容翔实、精彩纷呈。

一如往年，在今年的年鉴中，我们为广大重症同道呈现了本领域的最新研究解读、前沿文献剖析及最新成果讨论等精华内容。虽然编写过程认真严谨，经过反复审阅和校正，入选文章皆经过层层选拔、严格修改，但因时间紧迫、信息量巨大，书中难免有不足之处，恳请广大读者批评指正。

中华医学会重症医学分会
主任委员　管向东
2023年3月

目　录

第一章　重症新型冠状病毒感染

第一节　经鼻高流量氧疗是否能促进重症新型冠状病毒感染患者的临床恢复

低氧血症是重症新型冠状病毒感染患者的主要临床特征，通过不同的呼吸支持方式改善患者氧合及呼吸做功是治疗的关键。在新型冠状病毒感染大流行的背景下，重症监护病房（intensive care unit，ICU）不堪重负的原因之一是重症新型冠状病毒感染患者气管插管率高，且平均有创机械通气时间较长。经鼻高流量氧疗（high-flow nasal cannula，HFNC）作为出现气管插管及有创机械通气适应证之前主要的氧疗方式，具备一定的生理学优势，可以在一定程度上缓解卫生保健系统的压力。但HFNC也可能存在延迟气管插管及有创机械通气、增加患者自发性肺损伤（patient self-inflicted lung injury，P-SILI）及院内传播的风险。因此，关注HFNC在重症新型冠状病毒感染患者应用中的有效性和安全性，并适时改变呼吸支持方式至关重要。

一、HFNC的生理学原理

（一）HFNC高流量的生理学效应

1．更可靠的氧气输送　呼吸窘迫患者的吸气流速通常明显超过传统氧气输送设备提供的流速，由此夹带的室内空气稀释了补充的氧气，从而大大降低了输送的吸入氧浓度（fractional concentration of inspired oxygen，FiO_2）。而HFNC的高流速超过了大多数患者的吸气峰流速，减少室内空气的夹带，防止氧气的稀释，可以通过更好地匹配呼吸窘迫患者的吸气流量需求来改善氧气输送。

2．减少无效腔，提高通气效率　HFNC的高流量可以冲刷鼻咽无效腔。有研究报道，当吸气流速从15L/min增加至45L/min时，鼻腔、口咽后和气管近端的无效腔会被清除，与传统氧疗设备相比，这种效应可以减少CO_2的重复呼吸，提高通气效率。

3．产生呼气末正压（post end-expiratory pressure，PEEP），增加呼吸末肺容积　HFNC可产生呼气正压，压力水平与吸气流速呈线性相关，流速每增加10L/min，受试者闭口呼吸时平均气道压增加0.69cmH_2O，张口呼吸时平均增加0.35cmH_2O。HFNC提供的正压在呼吸周期中存在变化，在呼气末期可达到5cmH_2O的峰值压力。尽管HFNC产生的PEEP受张口呼吸和呼吸周期的影响，但电阻抗断层扫描仍可发现HFNC具有增加呼吸末肺容积、促进肺复张的效应。

4．减少吸气努力和呼吸做功　HFNC高流量产生的正压同样存在于吸气开始时，这可以降低上呼吸道的吸气阻力。对低氧性呼吸衰竭患者进行的研究发现，与面罩吸氧时获得的生理参数相比，患者在接受 HFNC 40L/min 20min 后测得的吸气努力和呼吸功减少，且随着流速的增加，临床改善会更加明显。

（二）HFNC 加温加湿气体的生理学效应

1. 增加舒适性和耐受性　传统的氧疗设备提供非湿化或湿化不足的气体，使上呼吸道干燥，干扰黏膜纤毛的清除，加剧肺不张，最终降低患者的舒适性和耐受性。而 HFNC 可提供加温加湿的气体，具有良好的耐受性和更高的舒适性评分。

2. 维持黏膜纤毛功能，降低气道分泌物黏滞度　呼吸窘迫患者气道分泌物通常会增多，当分泌物变得黏稠时，排出痰液相当费力，这可能导致患者呼吸肌疲劳和呼吸衰竭进展。呼吸干燥气体可破坏上皮细胞，改变分泌物黏滞度。将吸入气体升温至 37℃，并将其增湿至饱和，有助于维持黏膜功能，并保持分泌物的流变性，最大限度地提高黏膜纤毛的清除功能。

二、重症新型冠状病毒感染患者接受 HFNC 的临床获益

从早期对非新型冠状病毒感染患者的研究发现，HFNC 不影响急性低氧性呼吸衰竭患者的 ICU 留住时间和住院时间，可在不影响病死率的情况下减少气管插管需求。但目前尚无大型前瞻性临床试验证实 HFNC 在重症新型冠状病毒感染患者中的临床获益，HFNC 在重症新型冠状病毒感染患者中的应用仍存在争议，不同指南和专家共识对 HFNC 的推荐意见亦存在差异。目前的临床实践数据显示，HFNC 似乎对重症新型冠状病毒感染患者的低氧性呼吸衰竭有一定疗效。

与常规氧疗相比，高流量氧疗可以减少新型冠状病毒感染呼吸衰竭患者的有创机械通气和氧疗升级，延长无呼吸机天数。无论与常规氧疗或与早期有创机械通气相比，HFNC 均可缩短新型冠状病毒感染患者的临床恢复时间。

在改善呼吸支持相关参数或指标的基础上，HFNC 能否进一步改善患者最终临床结局，目前的研究尚无定论。有研究显示，HFNC 对患者的病死率、ICU 留住时间及住院时间无明显影响。但近期也有多中心观察性研究表明，HFNC 治疗的新型冠状病毒感染患者 ICU 病死率低于面罩氧疗及无创机械通气治疗患者。

综上所述，重症新型冠状病毒感染患者，在缺乏进一步确凿循证医学证据的情况下，HFNC 可能是首选的无创呼吸支持方式。

三、HFNC 在重症新型冠状病毒感染患者中应用的风险

各指南和共识对 HFNC 在重症新型冠状病毒感染患者中应用的担忧主要在于病毒颗粒的传播、患者自发性肺损伤及延迟气管插管与有创机械通气。

（一）病毒颗粒的传播

在新型冠状病毒感染的背景下使用 HFNC 可能会促进病毒颗粒的传播，可能使医疗工作者面临感染的风险，这一点一直令人密切关注，但目前还没有针对这一问题的专门研究。在严重急性呼吸综合征（severe acute respiratory syndrome，SARS）暴发期间，对 SARS 病毒传播到医疗工作者的危险因素进行的研究表明，使用 HFNC 并不是一个重要的危险因素，而将医疗工作者暴露于患者呼吸道、眼睛或黏膜、体液，对患者进行气管插管及气管切开，操作氧气面罩或收集痰液，无创机械通气是医

疗工作者感染 SARS 更高的危险因素。试验证据亦表明，HFNC 不会增加病毒颗粒的传播，与常规氧疗相比，HFNC 甚至可以缩短呼出气的扩散距离。但对 5 名健康志愿者的研究显示，HFNC 可使咳嗽后飞沫扩散的平均距离增加 0.42m。

（二）肺损伤背景下过度呼吸驱动可能导致患者自发性肺损伤

在有肺损伤和气体交换障碍的自主呼吸患者中，呼吸驱动的增加可导致跨肺压和跨肺毛细血管压力增高，进而使原有病变部位肺组织损伤加重，毛细血管渗漏增加，从而导致 P-SILI。

在自主呼吸动物的实验模型中，应用高 PEEP 可以促进依赖肺区的复张，减少大的跨肺压变化及炎症反应，从而降低 P-SILI 的程度。虽然 HFNC 已被证明在 50L/min 的流速下可产生最大 5cmH_2O 的呼气末压力，但这并不足以复张依赖肺区。尽管如此，在一项低氧性呼吸衰竭患者的小型随机交叉研究中发现，与面罩吸氧相比，HFNC 60L/min 的流速可以显著降低患者的食管压力和食管压力时间乘积的变化。这提示，在一些患者中，HFNC 可以降低患者吸气努力和呼吸功，从而降低 P-SILI 的程度。然而，HFNC 降低 P-SILI 的程度有限，在 HFNC 支持治疗下仍存在于呼吸驱动增强的患者中，早期气管插管及充分的镇静镇痛可能降低 P-SILI 的程度。

（三）延迟气管插管与有创机械通气

使用 HFNC 的另一个令人担忧的问题是延迟不可避免的气管插管及有创机械通气，从而恶化患者的临床结局。相关的研究结果喜忧参半。早期对非新型冠状病毒感染患者的研究显示，HFNC 延迟气管插管明显升高患者的病死率，降低拔管成功率及减少无呼吸机天数。近期一项对新型冠状病毒感染患者进行的一项多中心回顾性研究显示，HFNC 治疗失败率为 39.7%，但早期（＜48h）失败与晚期（≥48h）失败的病死率的差异无统计学意义，HFNC 的持续时间并不是区分临床结局的因素。Duan 等发现在资源有限地区接受 HFNC 治疗的患者出现较长时间的低氧血症和延迟升级治疗，可能是导致这些地区较高病死率的原因。这也强调了及时从 HFNC 转为有创机械通气的重要性。

四、HFNC 更换呼吸支持措施的指征及预测因素

如前所述，HFNC 可减少部分不必要的插管和有创机械通气，使患者免受有创机械通气不良事件的影响，但在 HFNC 支持下仍存在严重低氧血症及呼吸窘迫的患者，应尽快更换呼吸支持方式，而 HFNC 失败转为无创机械通气（non-invasive mechanical ventilation，NIV）治疗的失败率较高，因此，HFNC 治疗成功率低的患者建议直接转为气管插管有创机械通气。目前的指南及共识尚未明确定义最佳的 HFNC 转为气管插管的指征与时机，但已经有越来越多的研究致力于探索 HFNC 失败的预测因素。

严重低氧血症或呼吸窘迫加重、组织缺氧、血流动力学不稳定或意识障碍等均可能提示 HFNC 治疗即将失败。就具体的客观指标而言，动脉血氧分压（arterial oxygen pressure，PaO_2）/FiO_2＜150mmHg、呼吸频率＞35 次 / 分可作为预测气管插管的指标。呼吸频率 - 氧合指数（respiratory rate-oxygenation index，ROXI）与新型冠状病毒感染 HFNC 治疗患者的住院病死率之间存在很强的相关性，被证明在预测 HFNC 治疗失败方面具有较好的鉴别能力。然而，对于新型冠状病毒感染患者而言，各研究尚未能在 ROXI 计算的时间点及界值上达成统一，仍需大型前瞻性研究进一步探索。

此外，C 反应蛋白水平与序贯器官衰竭评估（sequential organ failure assessment，SOFA）评分

可能亦与 HFNC 失败相关，多个变量组合的风险评分模型［CROW-65：Charlson 并发症指数＞4，ROXI≤4.11，乳酸脱氢酶（lactate dehydrogenase，LDH）/ 白细胞（white blood cell，WBC）＞42.75，年龄＞65 岁］可能有利于评估新型冠状病毒感染低氧性呼吸衰竭患者 HFNC 治疗的死亡风险。

五、小结

HFNC 是新型冠状病毒感染低氧性呼吸衰竭患者一种有效的呼吸支持方式，HFNC 治疗期间对患者进行细致的监测是避免发生 P-SILI 及延误气管插管和有创机械通气的关键。

（武汉大学中南医院　朱芳芳　胡　波）

参考文献

［1］SIM M A, DEAN P, KINSELLA J, et al. Performance of oxygen delivery devices when the breathing pattern of respiratory failure is simulated [J]. Anaesthesia, 2008, 63(9): 938-940.

［2］RITCHIE J E, WILLIAMS A B, GERARD C, et al. Evaluation of a humidified nasal high-flow oxygen system, using oxygraphy, capnography and measurement of upper airway pressures [J]. Anaesth Intensive Care, 2011, 39(6): 1103-1110.

［3］WAGSTAFF T A, SONI N. Performance of six types of oxygen delivery devices at varying respiratory rates [J]. Anaesthesia, 2007, 62(5): 492-503.

［4］MÖLLER W, FENG S, DOMANSKI U, et al. Nasal high flow reduces dead space [J]. J Appl Physiol (1985), 2017, 122(1): 191-197.

［5］GROVES N, TOBIN A. High flow nasal oxygen generates positive airway pressure in adult volunteers [J]. Aust Crit Care, 2007, 20(4): 126-131.

［6］PARKE R L, ECCLESTON M L, MCGUINNESS S P. The effects of flow on airway pressure during nasal high-flow oxygen therapy [J]. Respir Care, 2011, 56(8): 1151-1155.

［7］PARKE R L, MCGUINNESS S P. Pressures delivered by nasal high flow oxygen during all phases of the respiratory cycle [J]. Respir Care, 2013, 58(10): 1621-1624.

［8］CORLEY A, CARUANA L R, BARNETT A G, et al. Oxygen delivery through high-flow nasal cannulae increase end-expiratory lung volume and reduce respiratory rate in post-cardiac surgical patients [J]. Br J Anaesth, 2011, 107(6): 998-1004.

［9］RIERA J, PÉREZ P, CORTÉS J, et al. Effect of high-flow nasal cannula and body position on end-expiratory lung volume: a cohort study using electrical impedance tomography [J]. Respiratory care, 2013, 58(4): 589-596.

［10］CRIMI C, PIERUCCI P, RENDA T, et al. High-flow nasal cannula and COVID-19: a clinical review [J]. Respir Care, 2022, 67(2): 227-240.

［11］MAURI T, TURRINI C, ERONIA N, et al. Physiologic effects of high-flow nasal cannula in acute hypoxemic respiratory failure [J]. Am J Respir Crit Care Med, 2017, 195(9): 1207-1215.

［12］MAURI T, ALBAN L, TURRINI C, et al. Optimum support by high-flow nasal cannula in acute hypoxemic respiratory failure: effects of increasing flow rates [J]. Intensive Care Med, 2017, 43(10): 1453-1463.

［13］MAGGIORE S M, IDONE F A, VASCHETTO R,

et al. Nasal high-flow versus Venturi mask oxygen therapy after extubation. Effects on oxygenation, comfort, and clinical outcome [J]. Am J Respir Crit Care Med, 2014, 190(3): 282-288.

[14] SPOLETINI G, ALOTAIBI M, BLASI F, et al. Heated humidified high-flow nasal oxygen in adults: mechanisms of action and clinical implications [J]. Chest, 2015, 148(1): 253-261.

[15] ROCHWERG B, GRANTON D, WANG D X, et al. High flow nasal cannula compared with conventional oxygen therapy for acute hypoxemic respiratory failure: a systematic review and meta-analysis [J]. Intensive Care Med, 2019, 45(5): 563-572.

[16] RAOOF S, NAVA S, CARPATI C, et al. High-flow, noninvasive ventilation and awake (nonintubation) proning in patients with coronavirus disease 2019 with respiratory failure [J]. Chest, 2020, 158(5): 1992-2002.

[17] OSPINA-TASCÓN G A, CALDERÓN-TAPIA L E, GARCÍA A F, et al. Effect of high-flow oxygen therapy vs conventional oxygen therapy on invasive mechanical ventilation and clinical recovery in patients with severe covid-19: a randomized clinical trial [J]. JAMA, 2021, 326(21): 2161-2171.

[18] BONNET N, MARTIN O, BOUBAYA M, et al. High flow nasal oxygen therapy to avoid invasive mechanical ventilation in SARS-CoV-2 pneumonia: a retrospective study [J]. Ann Intensive Care, 2021, 11(1): 37.

[19] AGARWAL A, BASMAJI J, MUTTALIB F, et al. High-flow nasal cannula for acute hypoxemic respiratory failure in patients with COVID-19: systematic reviews of effectiveness and its risks of aerosolization, dispersion, and infection transmission [J]. Can J Anaesth, 2020, 67(9): 1217-1248.

[20] MELLADO-ARTIGAS R, FERREYRO B L, ANGRIMAN F, et al. High-flow nasal oxygen in patients with COVID-19-associated acute respiratory failure [J]. Crit Care, 2021, 25(1): 58.

[21] WENDEL-GARCIA P D, MAS A, GONZÁLEZ-ISERN C, et al. Non-invasive oxygenation support in acutely hypoxemic COVID-19 patients admitted to the ICU: a multicenter observational retrospective study [J]. Crit Care, 2022, 26(1): 37.

[22] RABOUD J, SHIGAYEVA A, MCGEER A, et al. Risk factors for SARS transmission from patients requiring intubation: a multicentre investigation in Toronto, Canada [J]. PLoS One, 2010, 5(5): e10717.

[23] TRAN K, CIMON K, SEVERN M, et al. Aerosol generating procedures and risk of transmission of acute respiratory infections to healthcare workers: a systematic review [J]. PLoS One, 2012, 7(4): e35797.

[24] HUI D S, CHOW B K, LO T, et al. Exhaled air dispersion during high-flow nasal cannula therapy versus CPAP via different masks [J]. Eur Respir J, 2019, 53(4): 1802339.

[25] LOH N W, TAN Y, TACULOD J, et al. The impact of high-flow nasal cannula (HFNC) on coughing distance: implications on its use during the novel coronavirus disease outbreak [J]. Can J Anaesth, 2020, 67(7): 893-894.

[26] MORAIS C C A, KOYAMA Y, YOSHIDA T, et al. High positive end-expiratory pressure renders spontaneous effort noninjurious [J]. Am J Respir Crit Care Med, 2018, 197(10): 1285-1296.

[27] BROCHARD L, SLUTSKY A, PESENTI A. Mechanical ventilation to minimize progression of lung injury in acute respiratory failure [J]. Am J Respir Crit Care Med, 2017, 195(4): 438-442.

[28] GATTINONI L, GIOSA L, BONIFAZI M, et al. Targeting transpulmonary pressure to prevent ventilator-induced lung injury [J]. Expert Rev

Respir Med, 2019, 13(8): 737-746.

[29] KANG B J, KOH Y, LIM C M, et al. Failure of high-flow nasal cannula therapy may delay intubation and increase mortality [J]. Intensive Care Med, 2015, 41(4): 623-632.

[30] KANGELARIS K N, WARE L B, WANG C Y, et al. Timing of intubation and clinical outcomes in adults with acute respiratory distress syndrome [J]. Crit Care Med, 2016, 44(1): 120-129.

[31] CHANDEL A, PATOLIA S, BROWN A W, et al. High-flow nasal cannula therapy in covid-19: using the rox index to predict success [J]. Respir Care, 2021, 66(6): 909-919.

[32] DUAN J, ZENG J, DENG P, et al. High-flow nasal cannula for COVID-19 patients: a multicenter retrospective study in China [J]. Front Mol Biosci, 2021, 8: 639100.

[33] DELBOVE A, FOUBERT A, MATEOS F, et al. High flow nasal cannula oxygenation in COVID-19 related acute respiratory distress syndrome: a safe way to avoid endotracheal intubation? [J]. Ther Adv Respir Dis, 2021, 15: 17534666211019555.

[34] GOH K J, CHAI H Z, ONG T H, et al. Early prediction of high flow nasal cannula therapy outcomes using a modified ROX index incorporating heart rate [J]. J Intensive Care, 2020, 8: 41.

[35] ARTACHO RUIZ R, ARTACHO JURADO B, CABALLERO GÜETO F, et al. Predictors of success of high-flow nasal cannula in the treatment of acute hypoxemic respiratory failure [J]. Med Intensiva, 2021, 45(2): 80-87.

[36] Prakash J, Bhattacharya P K, Yadav A K, et al. ROX index as a good predictor of high flow nasal cannula failure in COVID-19 patients with acute hypoxemic respiratory failure: a systematic review and meta-analysis [J]. J Crit Care, 2021, 66: 102-108.

[37] VIANELLO A, ARCARO G, MOLENA B, et al. High-flow nasal cannula oxygen therapy to treat patients with hypoxemic acute respiratory failure consequent to SARS-CoV-2 infection [J]. Thorax, 2020, 75(11): 998-1000.

[38] ALSHAHRANI M S, ALSHAQAQ H M, ALHUMAID J, et al. High-flow nasal cannula treatment in patients with COVID-19 acute hypoxemic respiratory failure: a prospective cohort study [J]. Saudi J Med Med Sci, 2021, 9(3): 215-222.

第二节　重症新型冠状病毒感染患者为何要实施清醒俯卧位

机械通气的重症新型冠状病毒感染合并急性呼吸窘迫综合征（acute respiratory distress syndrome，ARDS）发展到中重度时需要按照 ARDS 的治疗流程进行俯卧位治疗。自新型冠状病毒感染流行以来，重型新型冠状病毒感染患者在尚未发展到需要接受有创机械通气之前就进行俯卧位治疗已有多项研究结果发表，其可以降低患者呼吸驱动、改善氧合、减少机械通气的需求。

俯卧位已被证明可以改善中度至重度 ARDS 插管患者的氧合及降低患者病死率，自 PROSEVA（prone positioning in severe acute respiratory distress syndrome）试验发表以来，俯卧位已成为 ARDS 患者的护理标准。清醒俯卧位（awake prone position，APP），即未插管患者实施俯卧位，也被尝试用于急性呼吸衰竭患者，且被证明可以改善氧合，并且可能避免插管。因此，自新型冠状病毒感染大流行早期阶段以来，清醒俯卧位因其潜在的益处、低风险和易于实施，便开始在世界范围内广泛开展。

关于清醒俯卧位的研究，早期的研究结果主要聚焦在改善氧合的作用上。一项纳入 35 项研究、1712 例患者的荟萃分析显示，清醒俯卧位治疗可改善新型冠状病毒感染患者的氧合指数和血氧饱和度。在患者耐受性的研究中，一项意大利研究纳入了 56 例患者，其中 83.9% 的患者可耐受超过 3h 的俯卧位通气治疗，俯卧位通气能明显改善氧合；50% 的患者在恢复体位后仍有氧合改善的现象。在最近发表的一篇荟萃分析中，仅有 7% 的患者发生了不耐受，表现为身体不适感、咳嗽加重、不配合治疗等。与人工气道机械通气治疗患者相比，俯卧位联合无创呼吸支持患者无气管导管移位的风险，压疮发生率较低，这可能与患者处于清醒状态而无须镇静及俯卧姿势持续时间较短有关。

随着研究的深入，发现清醒俯卧位可能会对呼吸支持的方式产生影响。一项西班牙的多中心前瞻性观察性队列研究评估了俯卧位治疗对延迟插管的影响。研究者纳入了 1076 例新型冠状病毒感染患者，其中 199 例接受了高流量氧疗的患者纳入了分析，27.6% 的患者接受了俯卧位治疗，这部分患者中有 40% 最终接受了插管，而在仅给予高流量氧疗的患者中有 41% 的患者接受了插管，两组患者间差异无统计学意义。在一项前瞻性、多中心、开放标签的随机对照临床试验中，共纳入 1290 例观察患者，最终有 75 例患者纳入分析，最终清醒俯卧位组插管率与对照组相比差异无统计学意义（12/36 *vs.* 13/39，*HR* 1.01，P＝0.99）。该研究还发现了一些有趣的结果，俯卧位组的无呼吸机天数比对照组多，而在非插管患者中，俯卧位组的无无创机械通气（non-invasive mechanical ventilation，NIV）或经鼻高流量氧疗（high-flow nasal oxygen，HFNO）天数比对照组多。这些差异在统计学上不显著，可能是由样本量偏小导致的。

2021 年 8 月的一项包含了 1100 多例患者的国际多中心随机对照试验荟萃分析发现，清醒俯卧位可以显著减少需要高流量鼻导管吸氧的急性新型冠状病毒感染相关呼吸衰竭患者的插管需求和治疗失败。随后，在 2022 年发表在《柳叶刀呼吸医学》（*The Lancet Respiratory Medicine*）杂志上的一项系统评价和荟萃分析中，最终纳入了 29 项研究，其中 10 项随机对照试验（randomized controlled trial，RCT），19 项观察性研究，共纳入了 3700 多例患者，最终的研究结果再次证实了清醒俯卧位可以显著减少新型冠状病毒感染相关急性呼吸衰竭患者的插管需求，特别是需要高级呼吸支持的患者（包括高流量鼻导管吸氧或 NIV 和那些在入组时已经处于 ICU 环境中的患者）。但对新型冠状病毒感染患者的病死率、转入重症监护病房（intensive care unit，ICU）的需求、ICU 留住时间及住院时间并没有影响。而同时发表于 2022 年的一项多中心前瞻性队列研究，共观察了 580 例患者，335 例患者纳入了分析，结果发现在入住 ICU 并最初接受高流量氧疗的新型冠状病毒感染患者，清醒俯卧位的时间大于 6h/d 可降低气管插管风险，而清醒俯卧位时间大于 8h/d，可降低死亡风险。

俯卧位改善氧合的机制主要是基于对机械通气的 ARDS 患者的研究，包括：①改善通气 / 血流比例失调；②促进肺复张；③减少呼吸机相关性肺损伤；④促进分泌物引流。而清醒俯卧位通气的潜在益处的病理生理机制除了以上几点，可能还包括减少了 ARDS 患者自主呼吸的吸气努力、减少自发性肺损伤、改善肺内分流及改善氧合。

新型冠状病毒感染引起的肺损伤被描述为具有两种独特的表型，即 L 型和 H 型。L 型代表高顺应性 / 低弹性和低肺泡可复张性，H 型代表低顺应性 / 高弹性和高肺泡复张性。相关研究报道，H 型对呼气末正压和俯卧位反应良好，这一表现可能代表了一种与时间相关的疾病谱，早期使用经鼻高流量湿化氧疗（high-flow nasal cannula oxygen，HFNC）和清醒俯卧位可能会改善通气 / 血流，降低由呼吸困难引起的呼吸功增加导致的肺损伤发生率或其严重程度。

根据形态学特点，早期 ARDS 表现为弥漫性肺泡、间质损伤的渗出期特征，随后是间质性纤维化的晚期增生期表现，Nakos 等的研究报道，早期 ARDS（发病后 36h 内）患者俯卧位后的氧合改善情况优于晚期 ARDS（发病超过 36h）。在 Cpppo 等的一项前瞻性研究中，研究者报道在新型冠状病毒感染非插管患者中，对俯卧位有反应的患者从入院到开始俯卧位的中位时间为 2.7 天，而无反应者开始俯卧位的中位时间为 4.6 天。在 Kaur 等的研究中，早期俯卧位组开始的时间是 0.75 天，晚期组是 2.5 天，结果显示插管率的差异无统计学意义，但 28 天病死率得到改善（26% *vs*. 45%，$P=0.039$）。在渗出 / 炎症早期阶段使用清醒俯卧位通气，可能会导致更好的氧合反应及呼吸功的改善，而这些改善可能会转化为住院生存率的提高。

在轻度至中度新型冠状病毒感染患者中，导致低氧血症的病理生理机制包括从右向左的分流，原因是正常的肺泡周围有扩张的肺泡毛细血管。而在清醒患者中使用持续气道正压通气（continuous positive airway pressure，CPAP）甚至高流量吸氧和俯卧位，有助于将血液从受影响较大的区域挤压并重新分配到炎症较轻的区域，有助于进一步减少从右到左的分流，继而改善氧合。

综上所述，重度新型冠状病毒感染患者在尚未发展到需要接受有创机械通气之前就进行清醒俯卧位治疗，可以降低患者呼吸驱动、改善氧合及减少机械通气需求。虽然并没有证据表明对总体病死率及 ICU 留住时间有益处，但是在新型冠状病毒感染暴发时，ICU 资源短缺，医疗资源挤兑，早期开始清醒俯卧位治疗，并不会增加不良事件的发生，而且能改善氧合，减少机械通气的需求，可在很大程度上缓解医疗压力。

（武汉大学中南医院　罗　云　蔡书翰）

参考文献

[1] GUÉRIN C, REIGNIER J, RICHARD J C, et al. Prone positioning in severe acute respiratory distress syndrome [J]. N Engl J Med, 2013, 368(23): 2159-2168.

[2] FAZZINI B, FOWLER A J, ZOLFAGHARI P. Effectiveness of prone position in spontaneously breathing patients with COVID-19: a prospective cohort study [J]. J Intensive Care Soc, 2022, 23(3): 362-365.

[3] LANGER T, BRIONI M, GUZZARDELLA A , et al. Prone position in intubated, mechanically ventilated patients with COVID-19: a multi-centric study of more than 1000 patients [J]. Crit Care, 2021, 25(1): 128.

[4] TAN W, XU D Y, XU M J, et al. The efficacy and tolerance of prone positioning in non-intubation patients with acute hypoxemic respiratory failure and ARDS: a meta-analysis [J]. The Adv Respir Dis, 2021, 15: 17534666211009407.

[5] FERRANDO C, RICARD M A, GEA A, et al. Awake prone positioning does not reduce the risk of intubation in COVID-19 treated with high-flow nasal oxygen therapy: a multicenter, adjusted cohort study [J]. Crit Care, 2020, 24(1): 597.

[6] ROSÉN J, OELREICH E, FORS D, et al. Awake

prone positioning in patients with hypoxemic respiratory failure due to COVID-19: the PROFLO multicenter randomized clinical tria [J]. Crit Care, 2021, 25(1): 209.

[7] EHRMANN S, LI J, MIGUEL I E, et al. Awake prone positioning for COVID-19 acute hypoxaemic respiratory failure: a randomised, controlled, multinational, open-label meta-trial [J]. Lancet Respir Med, 2021, 9(12): 1387-1395.

[8] LI J, LUO J, PAVLOV I, et al. Awake prone positioning for non-intubated patients with COVID-19-related acute hypoxaemic respiratory failure: a systematic review and meta-analysis [J]. Lancet Respir Med, 2022, 10(6): 573-583.

[9] ESPERATTI M, BUSICO M, FUENTES N A, et al. Impact of exposure time in awake prone positioning on clinical outcomes of patients with COVID-19-related acute respiratory failure treated with high-flow nasal oxygen: a multicenter cohort study [J]. Crit Care Lond Engl, 2022, 26(1): 16.

[10] GATTINONI L, CHIUMELLO D, CAIRONI P, et al. COVID-19 pneumonia: different respiratory treatments for different phenotypes? [J]. Intensive Care Med, 2020, 46(6): 1099-1102.

[11] MARINI J J, GATTINONI L. Management of COVID-19 respiratory distress [J]. JAMA, 323(22): 2329-2330.

[12] NAKOS G, TSANGARIS I, KOSTANTI E, et al. Effect of the prone position on patients with hydrostatic pulmonary edema compared with patients with acute respiratory distress syndrome and pulmonary fibrosis [J]. Am J Respir Crit Care Med, 2000, 161(2 Pt 1): 360-368.

[13] COPPO A, BELLANI G, WINTERTON D, et al. Feasibility and physiological effects of prone positioning in non-intubated patients with acute respiratory failure due to COVID-19 (PRON-COVID): a prospective cohort study [J]. Lancet Respir Med, 2020, 8(8): 765-774.

[14] KAUR R, VINES D L, MIRZA S, et al. Early versus late awake prone positioning in non-intubated patients with COVID-19 [J]. Crit Care, 2021, 25(1): 340.

[15] PICIUCCHI S, RAVAGLIA C, VIZZUSO A, et al. Awake prone positioning for COVID-19 acute respiratory failure: imaging and histological background [J]. Lancet Respir Med, 2022, 10(2): e14.

第三节　重症新型冠状病毒感染抗凝治疗新证据

新型冠状病毒感染患者可能出现多种复杂不一的凝血功能异常，而凝血功能异常可能导致患者更易患新型冠状病毒感染，因此，对新型冠状病毒感染患者的血栓形成的认识和管理就显得尤为重要。

一、新型冠状病毒感染患者血栓形成机制

新型冠状病毒感染可引起血液高凝状态，尤其是大流行早期流行的病毒变异株导致的感染。高凝状态的严重程度取决于全身性炎症反应的大小。纤维蛋白原和 D- 二聚体可能升高，凝血酶原时间（prothrombin time，PT）和活化部分凝血活酶时间（activated partial thromboplastin time，APTT）可能轻度延长，还可能出现轻度血小板增多或减少。目前，新型冠状病毒感染患者发生静脉或动脉血栓的机

制尚未十分明确，可能与以下因素有关。

（一）血管内皮损伤

有证据表明严重急性呼吸系统综合征冠状病毒 2 型（severe acute respiratory syndrome coronavirus 2，SARS-CoV-2）可直接侵入内皮细胞并可能损伤细胞。血管内皮损伤、微血管炎症、内皮细胞胞吐作用和 / 或内皮炎在新型冠状病毒感染重症患者急性呼吸窘迫综合征（acute respiratory distress syndrome，ARDS）和器官衰竭的发病机制中起主要作用。一项体外研究发现，SARS-CoV-2 刺突蛋白可激活替代补体途径，提示补体介导的内皮损伤具有促进作用。临床研究显示，与对照者相比，如健康人群、重症监护病房（intensive care unit，ICU）无新型冠状病毒感染的呼吸衰竭患者或流感患者，新型冠状病毒感染住院患者的补体激活标志物水平升高（如循环中的 C5b-9）。重症患者的补体水平高于非重症患者，需要机械通气的患者补体水平高于无须机械通气的患者。也有报道称，组织活检发现了补体激活表现。目前，抗补体治疗的作用还在研究中。血管内皮损伤的其他原因包括血管内导管和急性全身炎症反应的介质，如白细胞介素 -6（interleukin-6，IL-6）等细胞因子和其他急性期反应物。

（二）血流淤滞

新型冠状病毒感染危重症患者可能因为机械通气或其他基础疾病等因素需要长期卧床，进而导致患者出现血流淤滞。

（三）高凝状态

现已报道新型冠状病毒感染重症患者血液循环中的促血栓形成因子发生了许多变化，包括凝血因子Ⅷ升高、纤维蛋白原升高、循环促血栓形成微粒、产生中性粒细胞胞外诱捕网（neutrophil extracellular trap，NET）和高黏滞血症等。NET 是由死亡或即将死亡的中性粒细胞挤出的一种解压缩的染色质，在新型冠状病毒感染患者的高凝状态中可能发挥作用。一项病例系列研究纳入了 15 例 ICU 危重症患者，他们患有高黏滞血症，这些患者的毛细血管黏度测定均显示血浆黏度升高（1.9～4.2cP；正常为 1.4～1.8cP）。高黏滞血症可促进形成高凝状态，常与单克隆免疫球蛋白血症，尤其是瓦尔登斯特伦巨球蛋白血症（waldenström macroglobulinemia，WM）相关，也可由多克隆丙种球蛋白升高和 / 或纤维蛋白原等其他蛋白大量升高引起。

现已明确 D- 二聚体显著升高与疾病严重程度相关，D- 二聚体是交联纤维蛋白的一种降解产物，其升高提示凝血酶生成增加和纤溶酶对纤维蛋白的溶解增多。然而，D- 二聚体升高常见于许多感染性或炎症性疾病的急症患者。同样，抗磷脂抗体（anti-phospholipid antibody，APA）可以延长 APTT，在病毒感染中常见，但通常仅暂时阳性，不一定意味着血栓形成的风险增高。这些异常可能因炎症状态和启动治疗的及时性而有所不同，特别是使用糖皮质激素、单克隆抗体和抗病毒治疗时。

二、临床特征

新型冠状病毒感染最显著的特征之一是临床表现和结局范围很广，从无症状至不同程度的器官功能障碍甚至死亡。同样，血栓栓塞表现也十分广泛，不同个体和不同临床研究之间差异似乎很大。在大流行早期尚无疫苗和内科治疗时，静脉血栓栓塞（venous thrombo-embolism，VTE）的风险明显增高，尤其在 ICU 患者中。后来有研究报道，ICU 患者和内科住院患者的 VTE 风险分别为 5%～10%

和<5%；奥密克戎变异株及其亚型变异株感染时发生率可能更低。肺微血管血栓形成和动脉血栓形成事件（如脑卒中、心肌梗死和肢体缺血）也有增多，但增多程度不及VTE。

（一）静脉血栓栓塞症

在大流行早期，急性新型冠状病毒感染患者中VTE，包括广泛深静脉血栓形成（deep vein thrombosis，DVT）和肺栓塞（pulmonary embolism，PE）很常见，VTE在ICU患者中的发生率可达33.3%，即使给予预防性抗凝治疗亦是如此。而到了大流行后期，VTE风险逐渐降低，可能与诊断提前、治疗方法改进和流行的病毒变异株改变有关。

关于ICU患者的病例系列研究报道，大流行早期的VTE发生率较高（20%～43%），即使接受了预防剂量的抗凝治疗也常发生，多为PE；随着时间的推移，VTE的发生率有所降低。一项大型数据库研究纳入了637例需要机械通气的患者，发现45例（7.1%）存在VTE。一项研究纳入了829例入住ICU的重症新型冠状病毒感染患者，报道的VTE发生率为13.6%，PE和DVT的发生率分别为6.2%和9.4%。一项病例系列研究报道，102例ICU患者中VTE的14天累积发生率为9.3%，而108例同期入住普通病房的患者均未出现VTE。上述VTE发生率低于大流行早期的研究结果。VTE发生率在大流行后期较低的原因尚不清楚，可能包括纳入新证据改善了医疗保健、加入了针对病毒或病毒所致炎症的新疗法、抗凝治疗的使用增加，或者因患者数量大而减少了VTE检测等。

在常规使用双腿超声监测的研究中，DVT发生率较高。两项小型研究分别纳入了34例和26例患者，所有患者均接受了双腿超声筛查，DVT发生率为65%～69%，其中一项研究显示，双侧DVT的发生率为38%。即使入院前使用了抗凝治疗或入住ICU时进行了预防性抗凝治疗，有些患者仍发生了DVT。

（二）动脉血栓事件

关于新型冠状病毒感染患者动脉血栓栓塞性并发症的发生率和特征，目前现有的数据来自少量病例系列研究和个案报道。动脉血栓可导致脑卒中、心肌梗死、急性肢体缺血或急性肠系膜缺血。

最大型的研究纳入了3334例新型冠状病毒感染患者（829例ICU患者和2505例非ICU患者），脑卒中发生率为1.6%，心肌梗死发生率为8.9%。动脉血栓形成的危险因素包括高龄、男性、西班牙裔、冠状动脉疾病史及入院时D-二聚体>230ng/ml。动脉血栓事件与病死率升高有关（校正*HR* 1.99，95%*CI* 1.65～2.40）。与其他危重症患者一样，新型冠状病毒感染患者可能接受多种血管加压药治疗，而这些治疗可导致小血管血栓形成、肢端缺血（上肢或下肢）和指/趾坏疽。

（三）微血管血栓形成

部分新型冠状病毒感染死亡患者的尸检报告显示肺部有微血管血栓。其他研究报道了肺部灌注异常，并认为其原因是血栓栓塞性疾病。其机制尚不明确，可能与高凝状态、直接内皮损伤、补体激活或其他过程有关。

由于缺乏有关机制或治疗的更明确资料，在非研究情况下，通常不针对血栓性微血管病进行专门检测［如含Ⅰ型血小板结合蛋白基序的解聚蛋白样金属蛋白酶13（a disintegrin and metalloprotease with thrombospondin type Ⅰ repeats，member 13，ADAMTS13）活性、补体检测］和专门治疗（如血浆置换、抗补体治疗）。

三、血栓管理

进行血栓管理时，一般要考虑4个问题，即是否应采用抗凝治疗、哪种药物合适、合适的剂量是多少（预防剂量、中等剂量或治疗剂量）及合适的疗程是多久。为了回答以上问题，可参考新型冠状病毒感染相关高凝血功能的快速评估和管理总结表（表1-3-1）。

表1-3-1　新型冠状病毒感染相关高凝血功能的快速评估和管理

评价与监测	
住院	（1）初始凝血酶原时间、活化部分凝血活酶时间、纤维蛋白原、D-二聚体；监测频率取决于值的灵敏度和趋势 （2）如果临床疑似深静脉血栓形成或肺栓塞，则进行诊断性影像学检查 （3）如果标准影像学检查不可行，则进行其他评估
门诊	不需要常规凝血试验
管理	
异常凝血检查	（1）用于评估预后和确定护理等级 （2）不要仅根据凝血异常进行干预
静脉血栓栓塞症预防	（1）个性化的风险-效益评估以确定剂量；重症监护病房患者首选预防性给药；非重症监护病房住院患者首选治疗剂量 （2）对于高体重及肾功能受损患者，可以调整抗凝药物剂量 （3）低分子量肝素通常优于其他抗凝剂 （4）出院后通常不会继续进行血栓预防治疗，极少数患者除外 （5）血栓预防通常不用于门诊患者，极少数患者除外
静脉血栓栓塞症治疗	（1）治疗性（全剂量）抗凝治疗静脉血栓栓塞或高度怀疑静脉血栓栓塞：①根据标准方案在医院启动；②继续治疗至少3个月；③普通肝素是不稳定器官功能障碍患者的首选；④低分子量肝素或直接口服抗凝剂（阿哌沙班或利伐沙班）可用于无器官功能障碍的稳定患者 （2）储备纤维蛋白溶解剂（如组织型纤溶酶原激活物）治疗危及肢体的深静脉血栓形成、大面积肺栓塞、急性脑卒中或急性心肌梗死
血管导管或体外回路凝血	（1）治疗性（全剂量）抗凝治疗 （2）连续肾脏替代治疗或体外膜氧合的标准方案
出血	（1）与未发生新型冠状病毒感染的个人类似：①贫血或血小板减少症时，适当的输血阈值下输注全血或血小板；②出现抗凝剂相关出血时应停用抗凝药物；③潜在出血性疾病的特异性治疗（如因子替代） （2）避免在急性失代偿性弥散性血管内凝血患者中使用抗纤维蛋白溶解剂

（一）重症新型冠状病毒感染患者的VTE预防

除非存在禁忌证，否则所有ICU中的新型冠状病毒感染患者都需进行血栓预防。在ICU中没有疑似或确诊VTE的新型冠状病毒感染患者使用预防剂量的抗凝治疗，包括需血流动力学或通气支持的患者。每名患者均需进行个体化的风险-效益评估；血栓形成风险高且出现风险低的个体可能适合强度较高的给药方案。偶有患者可能接受更大剂量的抗凝治疗，例如，高度怀疑有VTE但无法确诊的患者。为了方便管理，已使用其他抗凝药物治疗的患者可换用低分子量肝素。

来自3项随机试验（REMAP-CAP、ACTIV-4a和ATTACC）的分析纳入了1207例危重症患者，分为全治疗剂量组和预防剂量抗凝组，分析结果显示，两组的存活出院率差异无统计学意义（65% *vs.* 63%；*OR* 0.84，95%*CI* 0.64～1.11）。全治疗剂量组的血栓形成发生率（7.2% *vs.* 11.1%）和严重血栓形成发生率（6.4% *vs.* 10.4%）略低。两组的出血率（全治疗剂量组 *vs.* 预防剂量抗凝组为3.8% *vs.* 2.3%；*OR* 1.48，95%*CI* 0.75～3.04）和无器官支持天数（全治疗剂量组 *vs.* 预防剂量抗凝组为1天 *vs.* 4天；

OR 0.83，95%*CI* 0.67～1.03）略有差异，但差异无统计学意义。预防剂量抗凝组中接受中等剂量的患者比例更高（52%），这可能会削弱结局差异。此外，危重症患者可能发生非常严重的血栓形成或炎性改变以致抗凝治疗无效，或者是临床处理的地区差异造成了一定影响。

INSPIRATION 试验纳入 600 例入住 ICU 的危重症新型冠状病毒感染患者，随机分为中等剂量或标准预防剂量依诺肝素组［1mg/（kg·d）*vs.* 40mg/d，均根据体重和肾功能情况调整剂量］，发现增至中等剂量并未改善复合结局（包含血栓形成、使用 ECMO 或死亡；*HR* 1.06，95%*CI* 0.83～1.36）。复合结局事件较常见（发生率为 44%～46%），这强调了该人群中病情的严重性，但经证实的 VTE 发生率较低（分别为 3.3% 和 3.5%）。两组的各项结局和其他终点（如 30 天病死率）也类似。中等剂量组有出血增加的趋势，但差异无统计学意义。体重＞120kg 或体重指数（body mass index，BMI）＞35kg/m^2 的患者，中等剂量组和标准预防剂量组基于体重的给药方案分别为一次 0.6mg/kg，一天 2 次和一次 40mg，一天 2 次。

HESACOVID 是一项小型试验，将 20 例新型冠状病毒感染重症患者随机分为治疗剂量抗凝组（依诺肝素 1mg/kg，一天 2 次）或预防剂量抗凝组（依诺肝素 40mg，一天 1 次；或普通肝素 5000U，一天 3 次），发现治疗剂量抗凝组使用呼吸机的天数更少。但是，开放性设计和样本量小限制了研究结果的可靠性。

危重症患者指南推荐给予预防剂量而不是更大剂量（中等剂量或治疗剂量）（Grace 2C）。依诺肝素的用法为 40mg，一天 1 次。一些医疗机构将更大的剂量用于体重＞120kg 或 BMI＞35kg/m^2 的患者（40mg，一天 2 次）。

（二）重症新型冠状病毒感染患者的抗 VTE 治疗

治疗剂量（全剂量）抗凝治疗适用于确诊 VTE 的患者，治疗方法与非新型冠状病毒感染患者相似。一些无法行标准确诊检查的疑似 VTE 的 ICU 病例也可使用全剂量抗凝治疗，包括以下两种情况。

1．确诊　无法行 CT 肺动脉造影（computed tomographic pulmonary angiography，CTPA）或肺通气 / 血流比值（ventilation/perfusion ratio，*V/Q*）扫描的患者，满足以下条件则足以启动治疗：双腿加压超声证实 DVT；经胸超声心动图或床旁超声显示主肺动脉中有移动的血凝块。

2．推定诊断　无法行确诊性检查的患者，可基于下述一种或多种表现经验性给予全剂量抗凝治疗：插管患者呼吸状态突然恶化提示 PE，尤其是胸部 X 线片和 / 或炎症标志物稳定或改善，可排除心脏原因时；发生其他原因无法解释的呼吸衰竭（如并非由液体过多或 ARDS 导致），尤其是纤维蛋白原和 / 或 D- 二聚体很高时；体格检查结果提示血栓形成（无法用其他病因解释的血栓性浅静脉炎或网状紫癜）。抗凝药物的选择与其他急性疾病所致 DVT 或 PE 患者相似，抗凝治疗持续时间与其他急性疾病所致 DVT 或 PE 患者相似。例如，无任何持续性 VTE 危险因素的无并发症 DVT 或 PE 患者可接受 3 个月的抗凝治疗，然后停止抗凝，前提是患者已基本从新型冠状病毒感染中恢复。

（三）肝素耐药

新型冠状病毒感染急症患者可能存在肝素耐药问题，即需要很大剂量的肝素才能达到治疗水平的 APTT 或抗因子 Xa 活性。一项研究纳入 15 例接受抗凝治疗 VTE 的 ICU 患者，发现患者对普通肝素或低分子量肝素的需求量很大，10 例接受普通肝素治疗的患者中有 8 例需超过 35 000U/d，5 例接受达肝素治疗的患者抗因子 Xa 峰值均低于预期（一天给药 2 次时＜0.6IU/ml 或一天给药 1 次时

＜1IU/ml）。肝素耐药的原因不明，研究者认为其与纤维蛋白原或凝血因子Ⅷ升高无关，与抗凝血酶（antithrombin，AT）降低也无关。肝素带负电荷，能与各种带正电荷的血浆蛋白相互作用，其中一些蛋白的表现类似于急性期反应物，会竞争性地与肝素结合，从而导致肝素耐药。然而，这些结果并未得到证实。

（四）阿司匹林/抗血小板药物

针对新型冠状病毒感染住院或门诊患者，通常无须使用阿司匹林或其他抗血小板药物，但可将阿司匹林用于标准适应证。阿司匹林会增加出血风险，也未改善新型冠状病毒感染结局。RECOVERY 试验纳入 14 892 例新型冠状病毒感染住院患者，随机分配至住院期间接受阿司匹林 150mg＋标准治疗组（阿司匹林组）或单纯标准治疗组（无阿司匹林组）。两组 28 天病死率均为 17%（*RR* 0.96，95%*CI* 0.89～1.04），尽管在 28 天内活着出院的患者比例略高（75% *vs.* 74%；*RR*1.06，95%*CI* 1.02～1.10，*P*＝0.006）。阿司匹林组 11% 的患者进展至需要机械通气，无阿司匹林组该比例为 12%（*RR* 0.95，95%*CI* 0.87～1.05）。亚组分析及其他终点的结果大体上与此一致。阿司匹林组血栓形成略有减少（4.6% *vs.* 5.3%），严重出血略有增加（1.6% *vs.* 1.0%）。ACTIV-4a 试验纳入了 562 例因新型冠状病毒感染住院但非危重症患者，随机分为接受或不接受抗血小板药物替格瑞洛治疗组（或另一种 P_2Y_{12} 抑制剂氯吡格雷或普拉格雷）；所有患者均接受治疗剂量的肝素。两组结局的差异无统计学意义，包括存活至出院、无器官支持天数、血栓形成或严重出血。该试验也评估了预防 VTE 的肝素剂量水平。

此外，有研究表明，在新型冠状病毒感染患者中，血小板被激活并具有高聚集性，激活的血小板相互上调全身炎症，因此，抑制血小板可能具有抗血栓和抗炎作用。一项观察性研究表明，抗血小板治疗与减少肺损伤、ICU 需求和降低病死率相关，而不增加出血风险。REMAP-CAP 研究评估了新型冠状病毒感染住院患者的抗血小板治疗，并按基线疾病严重程度分层，在这项试验中，基于与对照组非常相似的无器官支持天数的结果，抗血小板治疗在危重症患者中满足了预先规定的无效标准。然而，在危重症患者中，抗血小板治疗有 97% 的概率提高了出院前的生存率，提高 90 天以上生存率的概率为 99.7%，同时，在新型冠状病毒感染危重症患者中，与不使用抗血小板药物治疗相比，使用抗血小板药物治疗在 21 天内改善无器官支持天数的可能性较低。

四、前景展望

现有证据尚未明确解释新型冠状病毒感染相关血栓形成的具体机制，住院患者如无明确禁忌证，均需进行血栓预防，特别是 ICU 中的新型冠状病毒感染患者，低分子量肝素是预防和治疗血栓的有效药物，抗血小板药物可能使重症新型冠状病毒感染患者获益，未来还需要更多临床研究证实。

（武汉大学中南医院　项　辉　彭志勇）

参考文献

［1］TEUWEN L A, GELDHOF V, PASUT A, et al. COVID-19: the vasculature unleashed [J]. Nat Rev Immunol, 2020, 20(7): 389-391.

［2］LOWENSTEIN C J, SOLOMON S D. Severe COVID-19 is a microvascular disease [J]. Circulation, 2020, 142(17): 1609-1611.

[3] MAGRO C, MULVEY J J, BERLIN D, et al. Complement associated microvascular injury and thrombosis in the pathogenesis of severe COVID-19 infection: a report of five cases [J]. Transl Res, 2020, 220: 1-13.

[4] YU J, YUAN X, CHEN H, et al. Direct activation of the alternative complement pathway by SARS-CoV-2 spike proteins is blocked by factor D inhibition [J]. Blood, 2020, 136(18): 2080-2089.

[5] MA L, SAHU S K, CANO M, et al. Increased complement activation is a distinctive feature of severe SARS-CoV-2 infection [J]. Sci Immunol, 2021, 6(59): eabh2259.

[6] CUGNO M, MERONI P L, GUALTIEROTTI R, et al. Complement activation and endothelial perturbation parallel COVID-19 severity and activity [J]. J Autoimmun, 2021, 116: 102560.

[7] LAURENCE J, MULVEY J J, SESHADRI M, et al. Anti-complement C5 therapy with eculizumab in three cases of critical COVID-19 [J]. Clin Immunol, 2020, 219: 108555.

[8] BEGBIE M, NOTLEY C, TINLIN S, et al. The Factor Ⅷ acute phase response requires the participation of NFkappaB and C/EBP [J]. Thromb Haemost, 2000, 84(2): 216-222.

[9] RANUCCI M, BALLOTTA A, DI DEDDA U, et al. The procoagulant pattern of patients with COVID-19 acute respiratory distress syndrome [J]. J Thromb Haemost, 2020, 18(7): 1747-1751.

[10] HIDALGO A. A NET-thrombosis axis in COVID-19 [J]. Blood, 2020, 136(10): 1118-1119.

[11] MEDCALF R L, KERAGALA C B, MYLES P S. Fibrinolysis and COVID-19: a plasmin paradox [J]. J Thromb Haemost, 2020, 18(9): 2118-2122.

[12] MANSORY E M, SRIGUNAPALAN S, LAZO-LANGNER A. Venous thromboembolism in hospitalized critical and noncritical COVID-19 patients: a systematic review and meta-analysis [J]. TH Open, 2021, 5(3): e286-e294.

[13] KOLLIAS A, KYRIAKOULIS K G, LAGOU S, et al. Venous thromboembolism in COVID-19: a systematic review and meta-analysis [J]. Vasc Med, 2021, 26(4): 415-425.

[14] HILL J B, GARCIA D, CROWTHER M, et al. Frequency of venous thromboembolism in 6513 patients with COVID-19: a retrospective study [J]. Blood Adv, 2020, 4(21): 5373-5377.

[15] BILALOGLU S, APHINYANAPHONGS Y, JONES S, et al. Thrombosis in hospitalized patients with COVID-19 in a New York city health system [J]. JAMA, 2020, 324(8): 799-801.

[16] MOLL M, ZON R L, SYLVESTER K W, et al. VTE in ICU patients with COVID-19 [J]. Chest, 2020, 158(5): 2130-2135.

[17] NAHUM J, MORICHAU-BEAUCHANT T, DAVIAUD F, et al. Venous thrombosis among critically ill patients with coronavirus disease 2019 (COVID-19) [J]. JAMA Netw Open, 2020, 3(5): e2010478.

[18] QIAN S Z, PAN J Y. COVID-19 with limb ischemic necrosis [J]. J Cardiothorac Vasc Anesth, 2020, 34(10): 2846-2847.

[19] CONNORS J M, LEVY J H. Thromboinflammation and the hypercoagulability of COVID-19 [J]. J Thromb Haemost, 2020, 18(7): 1559-1561.

[20] MENTER T, HASLBAUER J D, NIENHOLD R, et al. Postmortem examination of COVID-19 patients reveals diffuse alveolar damage with severe capillary congestion and variegated findings in lungs and other organs suggesting vascular dysfunction [J]. Histopathology, 2020, 77(2): 198-209.

[21] PATEL B V, ARACHCHILLAGE D J, RIDGE C A, et al. Pulmonary angiopathy in severe COVID-19:

physiologic, imaging, and hematologic observations [J]. Am J Respir Crit Care Med, 2020, 202(5): 690-699.

[22] TEN C H. Surviving COVID-19 with Heparin? [J]. N Engl J Med, 2021, 385(9): 845-846.

[23] SADEGHIPOUR P, TALASAZ A H, RASHIDI F, et al. Effect of intermediate-dose vs standard-dose prophylactic anticoagulation on thrombotic events, extracorporeal membrane oxygenation treatment, or mortality among patients with COVID-19 admitted to the intensive care unit: the inspiration randomized clinical trial [J]. JAMA, 2021, 325(16): 1620-1630.

[24] LEMOS A, DO E S D, SALVETTI M C, et al. Therapeutic versus prophylactic anticoagulation for severe COVID-19: a randomized phase Ⅱ clinical trial (HESACOVID) [J]. Thromb Res, 2020, 196: 359-366.

[25] WHITE D, MACDONALD S, BULL T, et al. Heparin resistance in COVID-19 patients in the intensive care unit [J]. J Thromb Thrombolysis, 2020, 50(2): 287-291.

[26] RECOVERY COLLABORATIVE GROUP. Aspirin in patients admitted to hospital with COVID-19 (RECOVERY): a randomised, controlled, open-label, platform trial [J]. Lancet, 2022, 399(10320): 143-151.

[27] BERGER J S, KORNBLITH L Z, GONG M N, et al. Effect of p2y12 inhibitors on survival free of organ support among non-critically ill hospitalized patients with COVID-19: a randomized clinical trial [J]. JAMA, 2022, 327(3): 227-236.

[28] BRADBURY C A, LAWLER P R, STANWORTH S J, et al. Effect of antiplatelet therapy on survival and organ support-free days in critically ill patients with COVID-19: a randomized clinical trial [J]. JAMA, 2022, 327(13): 1247-1259.

第四节　重症新型冠状病毒感染继发感染的特点

严重急性呼吸系统综合征冠状病毒 2 型（severe acute respiratory syndrome coronavirus 2，SARS-CoV-2）是新型冠状病毒感染大流行的原因。在人类历史上，流行病一直困扰着我们。1918 年流行性感冒（简称“流感”）大流行导致全球约 5000 万人死亡，随后又在 1957、1968 和 2009 年发生大流行。2003 年，严重急性呼吸综合征冠状病毒（severe acute respiratory syndrome coronavirus，SARS-CoV）流行，紧随其后的是 2012 年出现的另一种致命性冠状病毒——中东呼吸综合征冠状病毒（Middle East respiratory syndrome coronavirus，MERS-CoV）。研究报道，在 1918 年流感大流行期间，继发感染是几乎所有流感患者死亡的重要原因，常见的上呼吸道细菌，如肺炎球菌、乙型溶血性链球菌、流感嗜血杆菌和金黄色葡萄球菌是最常见的病原体。在 2009 年流感大流行中继发感染也很常见，重症监护病房（intensive care unit，ICU）中 18%～30% 的病例发生了继发感染，尸检病例中则高达 55%。继发感染与休克、呼吸衰竭的风险增高，ICU 住院时间延长和病死率升高相关。一项对沙特阿拉伯 ICU 患者的多中心研究发现，19% 的中东呼吸综合征（Middle East respiratory syndrome，MERS）患者继发细菌感染，但没有对新型冠状病毒感染继发感染的发生率和微生物学等发病特点做过多描述。本文总结了重症新型冠状病毒感染患者 ICU 获得性继发感染的病原学特点及其与常见的医院获得性肺炎（hospital-acquired pneumonia，HAP）等院内获得性感染病原学的不同，并阐述继发感染的防控措施。

一、重症新型冠状病毒感染患者 ICU 获得性继发感染的病原学特点

新型冠状病毒感染继发感染是指患者入院时不存在、也不处于感染潜伏期，而于入院 48h 时后发生的，由细菌、真菌、支原体、病毒或原虫等病原体引起的各种类型的肺实质炎症。新型冠状病毒感染患者继发感染常在入院 2～21 天和入住 ICU 4～18 天被检出，这与流感患者较早诊断出的继发感染不同，后者继发感染一般发生在入院后的 3～6 天。流感继发侵袭性肺曲霉病的患者，常在入住 ICU 5～10 天被诊断。对武汉市 4 家大型三级甲等医院的回顾性分析发现，新型冠状病毒感染患者继发侵袭性肺曲霉病常发生在入住 ICU 的 13～42 天。

目前新型冠状病毒感染继发感染的发生率在不同的单位存在一定的差异。一项来自英国的含有 223 413 例新型冠状病毒感染患者的研究提示，继发感染发生率为 10.2%（2279/22 341），其中 65% 以上患者为血液感染，该研究发现最常见的致病菌是大肠埃希菌、金黄色葡萄球菌和肺炎克雷伯菌，而继发真菌感染很少见，但该研究纳入了无症状 / 轻度新型冠状病毒感染的非住院患者，这可能低估了继发细菌或真菌感染的概率。另一项纳入有 28 项观察性研究的研究发现，继发细菌性肺部感染的发生率为 4.8%～42.8%，继发真菌感染的发生率为 0.9%～33.3%，其中继发细菌和真菌感染的住院新型冠状病毒感染患者大多为危重症患者。有研究报道，发生急性呼吸窘迫综合征（acute respiratory distress syndrome，ARDS）的患者，很容易发生继发感染。

表 1-4-1 总结了至少包含 100 例以上病例的研究，其中入住 ICU 的患者中，38.6%～47.5% 的患者发生医院获得性细菌感染，其中肺炎和血流感染（bloodstream infection，BSI）是医院获得性细菌感染的最常见来源。

表 1-4-1　新型冠状病毒感染患者发生的医院获得性感染情况

地域	病例数 / 例	医院获得性感染率 /%	入院到 HAI 的天数 /d	各类型感染率 /%	病死率 /%（有 *vs.* 无）
美国佐治亚州	1565	3.7	NR	PNA 48 BSI 38 UTI 12	40.7 *vs.* 11.8
西班牙巴塞罗那	989	3.8	11	PNA 34 BSI 36 UTI 27	18.6 *vs.* 9.4
意大利米兰	731	9.3	12	BSI 72 PNA 28	NR
意大利比萨	315	21.9	19	BSI 40 UTI 28 PNA 26	18.8 *vs.* 23.2
中国黄石	212	14.6	NR	PNA 39 UTI 32 BSI 23	NR
中国香港	147	5.4	NR	NR	NR

续表

地域	病例数 / 例	医院获得性感染率 /%	入院到 HAI 的天数 /d	各类型感染率 /%	病死率 /%（有 *vs.* 无）
德国慕尼黑	NR	NR	NR	PNA 67 BSI 33	NR
西班牙马德里	140	38.6	9	BSI 56 PNA 33 UTI 8	54.0 *vs.* 24.0
法国巴黎	101	47.5	8	NR	NR

注：HAI．医院获得性感染；NR．未报告；PNA．肺炎；UTI．尿路感染；BSI．血流感染。

人们对最初入住武汉市金银潭医院的危重型新型冠状病毒感染患者医院获得性感染的分析发现，约 13.5% 的患者发生医院获得性感染，检出的微生物包括耐碳青霉烯的肺炎克雷伯菌、黄曲霉、烟曲霉、超广谱 β- 内酰胺酶（extended spectrum β lactamase，ESBL）阳性肺炎克雷伯菌、ESBL 阳性铜绿假单胞菌和 ESBL 阴性黏质沙雷菌，尿培养中也发现有白念珠菌。

一项纳入 7 个队列的研究显示，最常见的 5 种致病菌为凝固酶阴性葡萄球菌（21%）、肠球菌（15%）、肺炎克雷伯菌（15%）、铜绿假单胞菌（13%）和金黄色葡萄球菌（9%）。凝固酶阴性葡萄球菌和肠球菌是引起 BSI 的主要原因，而铜绿假单胞菌、肺炎克雷伯菌和金黄色葡萄球菌是呼吸道感染的主要原因。

另一项纳入了 29 篇报道的综述发现细菌感染率为 4.8%～42.8%，真菌感染率为 60.9%～33.3%。呼吸道培养最常见的细菌为铜绿假单胞菌（21.1%）、肺炎克雷伯菌（17.2%）、金黄色葡萄球菌（13.5%）、大肠埃希菌（10.4%）和嗜麦芽窄食单胞菌（3.1%）；烟曲霉是最常见的引起继发性肺部感染的真菌微生物，其他罕见的机会性感染大多局限于小病例系列和病例报告。然而，这些研究中仅有 Bartoletti 等、Rutsaert 等和 Van Biesen 等是从支气管镜引导下支气管肺泡灌洗（bronchoscopy-guided bronchoalveolar lavage，BAL）获得的呼吸道标本评价肺部继发真菌感染的发生率。Wypych 等认为继发真菌感染的病原体多为呼吸道条件致病真菌，最常见的为曲霉、肺孢子菌、隐球菌和毛霉，虽然念珠菌在免疫功能正常者中多为气道定植菌或只引起气道感染，但是在重症监护的患者中，因其自身防御功能或局部微生态状态发生改变，念珠菌可引起侵袭性感染（如念珠菌肺炎及念珠菌血症），进一步播散可导致全身多脏器感染。因此，新型冠状病毒感染重症、危重症患者，真菌感染的监测重点为侵袭性肺曲霉病、肺孢子菌肺炎、隐球菌肺炎、中枢神经系统感染、肺毛霉感染、念珠菌血症及其他真菌感染；有发热、呼吸道症状和影像学有肺炎表现的普通型患者，可进行 β-D 葡聚糖试验（β-D-glucan test，简称“G 试验”）和半乳甘露聚糖抗原试验（galactomannan antigen test，简称“GM 试验”）的定期监测。

在不同的研究中，新型冠状病毒感染患者之间发生继发感染的差异很大，但在死亡患者中，继发感染的比例可能高达 50%。在这些死亡患者中，常见的继发感染病原菌包括肺炎球菌、金黄色葡萄球菌、肺炎克雷伯菌、肺炎支原体、肺炎衣原体、嗜肺军团菌和鲍曼不动杆菌等细菌，念珠菌和黄曲霉等真菌，以及流感病毒、冠状病毒、鼻病毒 / 肠道病毒、副流感病毒、人偏肺病毒、乙型流感病毒和人类免疫缺陷病毒等病毒。除此之外，继发感染的病情除了与病原体有关之外，感染部位也与患者的死亡有很大的关系，Bhatt 和他的同事发现，53.1% 继发性 BSI 患者在住院期间死亡，而对照组为 32.8%（P=0.000 1）。这些发现类似于在流感住院患者中观察到的结果，在一项研究中，发生医院获得性细菌或真菌感染的患者的院内病死率为 45.7%，而没有发生医院获得性感染的患者的院内病死率为 11.8%。其他报道较多的与新型冠状病毒感染患者死亡有关的真菌是毛霉，新型冠状病毒感染相关毛霉病病死率高达 49%，尤其是肺部或播散性毛霉病或脑部受累的患者。

二、常见的 HAP 等医院获得性感染病原学

HAP 是我国最常见的医院获得性感染，诊断和治疗较为困难，病死率高。HAP 是指患者住院期间没有接受有创机械通气、未处于病原感染的潜伏期，而于入院 48h 后新发生的肺炎，但与呼吸机相关性肺炎（ventilator-associated pneumonia，VAP）有所区别。VAP 是指气管插管或气管切开患者接受机械通气 48h 后发生的肺炎，机械通气撤机、拔管 48h 内出现的肺炎也属于 VAP 的范畴。美国住院患者中医院获得性感染的发生率为 4.0%，其中肺炎占医院获得性感染的 21.8%。我国大规模的医院感染横断面调查结果显示，住院患者中医院获得性感染的发生率为 3.22%～22.00%，其中医院获得性的下呼吸道感染率为 1.76%～1.94%。

国外的研究表明，HAP 的发病率占 ICU 内感染总数的 25.0%，HAP 也是最终导致危重症患者死亡的直接原因，由其引起的相关病死率高达 15.5%～8.2%。我国 13 家大型教学医院的 HAP 临床调查结果显示，在呼吸科病房与呼吸重症监护病房（respiratory intensive care unit，RICU）中 HAP 的总发生率为 1.4%。国外大规模的研究结果显示，HAP 最常见的病因是危重症患者口咽部和上呼吸道定植菌的误吸。

我国成人 HAP/VAP 常见的病原菌包括鲍曼不动杆菌、铜绿假单胞菌、肺炎克雷伯菌、金黄色葡萄球菌、大肠埃希菌、阴沟肠杆菌和嗜麦芽窄食单胞菌等（表 1-4-2）。不同医疗机构的医院获得性肺炎的病原体可明显不同，在同一医疗机构内两者也会在短时间（如 1 个月）内发生变化。一般来说，最重要的病原体是铜绿假单胞菌、甲氧西林敏感的金黄色葡萄球菌、耐甲氧西林金黄色葡萄球菌（methicillin resistant Staphylococcus aureus，MRSA），其他重要的病原体有肠道革兰氏阴性菌（主要是肺炎克雷伯菌、大肠埃希菌、黏质沙雷菌、变形杆菌和不动杆菌）。在入院后 4～7 天发生的肺炎以甲氧西林敏感的金黄色葡萄球菌、肺炎球菌和流感嗜血杆菌感染最常见。随着住院时间的延长，铜绿假单胞菌、MRSA、革兰氏阴性肠杆菌的感染率升高。

表 1-4-2　我国成人 HAP 患者常见细菌的分离率

菌种	三级医院分离率 /%		二级医院分离率 /%
	≥18 岁	≥65 岁	
鲍曼不动杆菌	20.6～25.7	7.9～14.6	18.0
铜绿假单胞菌	13.7～20.0	23.8～28.3	11.0
肺炎克雷伯菌	8.9～14.9	5.3～17.1	21.0
金黄色葡萄球菌	9.8～12.0	8.6～15.0	11.0
大肠埃希菌	3.8～7.4	9.2～11.8	8.0
阴沟肠杆菌	2.1～4.3	2.5	—
嗜麦芽窄食单胞菌	4.3～6.0	1.2～2.6	—

注：—. 无数据。

三、继发感染的防控措施

院内获得性感染的治疗包括抗感染治疗、呼吸支持技术、器官功能支持治疗、非抗菌药物治疗等综合治疗措施，其中抗感染治疗是最主要的治疗方式，包括经验性抗感染治疗和病原（目标）治疗。

新型冠状病毒感染患者继发感染防控是临床医师面临的一项艰巨挑战，除了常规新型冠状病毒感染防控之外，建议寻求微生物学诊断测试，并仅在危重、免疫功能严重受损或有放射学或多项实验室检查结果提示合并细菌感染的患者中开始使用经验性抗菌药物治疗。当需要经验性治疗时，推荐β- 内酰胺类药物，并就何时需要覆盖铜绿假单胞菌、非典型细菌和 / 或 MRSA 提供指导。

新型冠状病毒感染患者需要预防误吸、减少上呼吸道和 / 或消化道病原菌定植、积极治疗基础疾病，一些患者可采取接触隔离措施。同时，尽可能减少和控制各种危险因素。所有医护工作者均需遵循医疗卫生机构消毒、灭菌和医院感染控制相关的基本要求和原则，加强对员工感染控制的意识教育，提高手卫生的依从性，保障医疗器具消毒灭菌，严格无菌操作，落实目标性监测，合理应用抗菌药物等。此外，定期更新医疗机构的抗菌药物敏感性，对确定合适的经验性抗菌药物治疗至关重要。既往使用静脉抗菌药物治疗（入院前 90 天内）大大增加了 HAP 患者的耐药菌感染风险，特别是 MRSA 和铜绿假单胞菌感染。耐药菌的感染明显升高了患者的发病率和病死率。

（华中科技大学同济医学院附属协和医院　徐继前　尚　游）

参 考 文 献

［1］ MORENS D M, DASZAK P, MARKEL H, et al. Pandemic COVID-19 joins history's pandemic legion [J]. mBio, 2020, 11(3): e00812-20.

［2］ MEMISH Z A, PERLMAN S, VAN KERKHOVE M D, et al. Middle east respiratory syndrome [J]. Lancet, 2020, 395(10229): 1063-1007.

［3］ MORENS D M, TAUBENBERGER J K, FAUCI A S. Predominant role of bacterial pneumonia as a cause of death in pandemic influenza: implications for pandemic influenza preparedness [J]. J Infect Dis, 2008, 198(7): 962-970.

［4］ GILL J R, SHENG Z M, ELY S F, et al. Pulmonary pathologic findings of fatal 2009 pandemic influenza A/H1N1 viral infections [J]. Arch Pathol Lab Med, 2010, 134(2): 235-243.

［5］ MARTÍN-LOECHES I, SANCHEZ-CORRAL A, DIAZ E, et al. Community-acquired respiratory coinfection in critically ill patients with pandemic 2009 influenza A(H1N1) virus [J]. Chest, 2011, 139(3): 555-562.

［6］ RICE T W, RUBINSON L, UYEKI T M, et al. Critical illness from 2009 pandemic influenza a virus and bacterial coinfection in the United States [J]. Crit Care Med, 2012, 40(5): 1487-1498.

［7］ ARABI Y M, AL-OMARI A, MANDOURAH Y, et al. Critically ill patients with the Middle East respiratory syndrome: a multicenter retrospective cohort study [J]. Crit Care Med, 2017, 45(10): 1683-1695.

［8］ CHONG W H, SAHA B K, ANANTHAKRISHNAN R, et al. State-of-the-art review of secondary pulmonary infections in patients with COVID-19 pneumonia [J]. Infection, 2021, 49(4): 591-605.

[9] KLEIN E Y, MONTEFORTE B, GUPTA A, et al. The frequency of influenza and bacterial coinfection: a systematic review and meta-analysis [J]. Influenza Other Respir Viruses, 2016, 10(5): 394-403.

[10] LANSBURY L, LIM B, BASKARAN V, et al. Co-infections in people with COVID-19: a systematic review and meta-analysis [J]. J Infect, 2020, 81(2): 266-275.

[11] RUTSAERT L, STEINFORT N, VAN HUNSEL T, et al. COVID-19 associated invasive pulmonary aspergillosis [J]. Ann Intensive Care, 2020, 10(1): 71.

[12] VANDERBEKE L, SPRIET I, BREYNAERT C, et al. Invasive pulmonary aspergillosis complicating severe influenza: epidemiology, diagnosis and treatment [J]. Curr Opin Infect Dis, 2018, 31(6): 471-480.

[13] XU J Q, YANG X B, LV Z, et al. Risk factors for invasive aspergillosis in patients admitted to the intensive care unit with coronavirus disease 2019: a multicenter retrospective study [J]. Front Med (Lausanne), 2021, 8: 753659.

[14] GERVER S M, GUY R, WILSON K, et al. National surveillance of bacterial and fungal coinfection and secondary infection in COVID-19 patients in England: lessons from the first wave [J]. Clin Microbiol Infect, 2021, 27(11): 1658-1665.

[15] BARROT L, ASFAR P, MAUNY F, et al. Liberal or conservative oxygen therapy for acute respiratory distress syndrome [J]. N Engl J Med, 2020, 382(11): 999-1008.

[16] GARCIA-VIDAL C, SANJUAN G, MORENO-GARCÍA E, et al. Incidence of co-infections and superinfections in hospitalized patients with COVID-19: a retrospective cohort study [J]. Clin Microbiol Infect, 2021, 27(1): 83-88.

[17] CHENG L S, CHAU S K, TSO E Y, et al. Bacterial co-infections and antibiotic prescribing practice in adults with COVID-19: experience from a single hospital cluster [J]. Ther Adv Infect Dis, 2020, 7: 2049936120978095.

[18] ROTHE K, FEIHL S, SCHNEIDER J, et al. Rates of bacterial co-infections and antimicrobial use in COVID-19 patients: a retrospective cohort study in light of antibiotic stewardship [J]. Eur J Clin Microbiol Infect Dis, 2021, 40(4) : 859-869

[19] KUMAR G, ADAMS A, HERERRA M, et al. Predictors and outcomes of healthcare-associated infections in COVID-19 patients [J]. Int J Infect Dis, 2021, 104: 287-292.

[20] RIPA M, GALLI L, POLI A, et al. Secondary infections in patients hospitalized with COVID-19: incidence and predictive factors [J]. Clin Microbiol Infect 2021, 27(3): 451-457.

[21] FALCONE M, TISEO G, GIORDANO C, et al. Predictors of hospital-acquired bacterial and fungal superinfections in COVID-19: a prospective observational study [J]. J Antimicrob Chemother, 2021, 76(4): 1078-1084.

[22] CHENG K P, HE M, SHU Q, et al. Analysis of the risk factors for nosocomial bacterial infection in patients with COVID-19 in a tertiary hospital [J]. Risk Manag Healthc Policy, 2020, 13: 2593-2599.

[23] BARDI T, PINTADO V, GOMEZ-ROJO M, et al. Nosocomial infections associated to COVID-19 in the intensive care unit: clinical characteristics and outcome [J]. Eur J Clin Microbiol Infect Dis, 2021, 40(3): 495-502.

[24] ELABBADI A, TURPIN M, GEROTZIAFAS G T, et al. Bacterial coinfection in critically ill COVID-19 patients with severe pneumonia [J]. Infection, 2021, 49(3): 559-562.

[25] YANG X B, YU Y, XU J Q, et al. Clinical course and outcomes of critically ill patients with SARS-

CoV-2 pneumonia in Wuhan, China: a single-centered, retrospective, observational study [J]. Lancet Respir Med, 2020, 8(5): 475-481.
[26] BARTOLETTI M, PASCALE R, CRICCA M, et al. Epidemiology of invasive pulmonary aspergillosis among intubated patients with COVID-19: a prospective study [J]. Clin Infect Dis, 2021, 73(11): e3606-e3614.
[27] VAN BIESEN S, KWA D, BOSMAN R J, et al. Detection of Invasive pulmonary aspergillosis in COVID-19 with nondirected BAL [J]. Am J Respir Crit Care Med, 2020, 202(8): 1171-1173.
[28] WYPYCH T P, WICKRAMASINGHE L C, MARSLAND B J. The influence of the microbiome on respiratory health [J]. Nat Immunol, 2019, 20(10): 1279-1290.
[29] ZHOU F, LI H, GU L, et al. Risk factors for nosocomial infection among hospitalised severe influenza A (H1N1) pdm09 patients [J]. Respir Med, 2018, 134: 86-91.
[30] HOENIGL M, SEIDEL D, CARVALHO A, et al. The emergence of COVID-19 associated mucormycosis: a review of cases from 18 countries [J]. Lancet Microbe, 2022, 3(7): e543-e552.
[31] 中华医学会呼吸病学分会感染学组. 中国成人医院获得性肺炎与呼吸机相关性肺炎诊断和治疗指南（2018 年版）[J]. 中华结核和呼吸杂志，2018，41（4）：255-280.
[32] MAGILL S S, EDWARDS J R, BAMBERG W, et al. Multistate point-prevalence survey of health care-associated infections [J]. N Engl J Med, 2014, 27, 370(13): 1198-1208.
[33] BURGMANN H, HIESMAYR J M, SAVEY A, et al. Impact of nosocomial infections on clinical outcome and resource consumption in critically ill patients [J]. Intensive Care Med, 2010, 36(9): 1597-1601.
[34] ROSENTHAL V D, BIJIE H, MAKI D G, et al. International Nosocomial Infection Control Consortium (INICC) report, data summary of 36 countries, for 2004-2009 [J]. Am J Infect Control, 2012, 40(5): 396-407.
[35] MELSEN W G, ROVERS M M, GROENWOLD R H, et al. Attributable mortality of ventilator-associated pneumonia: a meta-analysis of individual patient data from randomised prevention studies [J]. Lancet Infect Dis, 2013, 13(8): 665-671.
[36] KALIL A C, METERSKY M L, KLOMPAS M, et al. Management of adults with hospital-acquired and ventilator-associated pneumonia: 2016 clinical practice guidelines by the infectious diseases society of america and the american thoracic society [J]. Clin Infect Dis, 2016, 63(5): e61-e111.

第五节　重症新型冠状病毒感染患者的康复情况和远期预后

随着新型冠状病毒感染患者治愈人数的不断增多，人们发现，在最初的急性期之后，10%～20% 的新型冠状病毒感染患者出现了导致日常活动受损的持久症状，如疲劳、劳动后不适、呼吸困难、头痛及其他神经认知疾病，以及压力、抑郁、易怒、失眠等。在中国迄今为止最大的队列研究中，近 50% 的患者因新型冠状病毒感染在出院 12 个月后出现持续症状。英国国家卫生服务（The UK National Health Service，NHS）将症状和体征持续 4～12 周的新型冠状病毒感染定义为症状持续的新型冠状病毒感染；≥12 周症状仍持续存在的情况则称为新型冠状病毒感染后综合征（PCS）。而美国疾控中心则将首次感染严重急性呼吸系统综合征冠状病毒 2 型（severe acute respiratory syndrome coronavirus 2，SARS-CoV-2）后 4 周或更长时间内出现的一系列、复发的或持续性的健康问题称为急性新型冠状病毒感染后并发症（PASC）。无论是 PCS 还是 PASC，都体现了人们对新型冠状病毒感染患者康复后整体健康状态的关注。相比较无症状感染者及轻中度感染者，重症新型冠状病毒感染患者可能经历着更多且更严重的长期并发症，包括躯体、认知和心理功能障碍，从而导致日常生活能力的下降，严重影响患者的生活质量，因此，需要对这类患者进行全方位的医疗支持、康复干预及相应卫生资源的匹配。

事实上，危重症患者在急性期之后会出现长期的身体影响，包括躯体、认知和/或心理功能的恶化或损害，被称为重症监护后综合征（post-intensive care syndrome，PICS），严重影响患者的生活质量。PICS 的症状常包括肌肉无力、疲乏、睡眠障碍、体重减轻等，但 PCS 患者除以上症状外，还会出现呼吸困难、气促、疼痛、脱发等。在认知功能方面，PICS 相关的认知功能障碍常涉及记忆、注意力、思维速度、处理及执行能力一项及多项的受损，而 PCS 还可能表现为“脑雾”；在心理健康方面，两者都表现为焦虑、抑郁及创伤后应激障碍（posttraumatic stress disorder，PTSD）等，其中 PTSD 表现也较 PICS 更为突出。除此之外，PCS 患者还可能出现嗅觉丧失、味觉丧失、栓塞风险等。说明 PCS 是有别于常规 PICS 的一种表现形式，可能与其发病机制有关，也提示着不同的预后及需要不同的管理方式。

一、重症新型冠状病毒感染患者的长期躯体障碍

（一）症状性主诉

一项纳入了 63 项观察性研究包含 257 348 例新型冠状病毒感染康复患者的系统综述报道，在康复的不同阶段，患者表现的后遗症状也不尽相同。随访在 3～6 个月时，最常见的症状为疲乏（32%）、呼吸困难（25%）、睡眠障碍（24%）和注意力难以集中（22%）；在 6～9 个月时，最常见的症状为无力（45%）、疲乏（35%）、睡眠障碍（28%）和呼吸困难（25%）；而在 9～12 个月时，最常见的症状为疲劳（37%）和呼吸困难（21%）；超过 12 个月最常见的症状为疲劳（41%）、呼吸困难（31%）、睡眠障碍（30%）和肌痛（22%）。该研究提示，随着时间的推移，发生疲劳和呼吸困难的人群比例始终没有下降，并且患者逐渐出现了疼痛的症状。PCS 患者通常几种症状合并共存，25% 的患者存在 3 种或更多的持续症状。女性更容易出现新型冠状病毒感染的长期遗留症状。在 Yang 等的研究中发现，危重新型冠状病毒感染患者出院后的长期症状主要为呼吸急促和心悸，并且症状可随着时间的推移而改善。无论患者急性期初始症状如何，接受氧疗或者呼吸支持与否与长期的后遗症状发生并不相关。

疲劳是最常见的症状，无论重症患者或者非重症患者，都可能发生持续性疲劳，不同文献报道的发生率为 40%～70%。疲劳的原因可能是多源的，与性别、重症监护病房（intensive care unit，ICU）急性期的管理和初始症状相关。疲劳与生活质量感知受损有关，还与持续性呼吸困难、认知功能障碍和精神心理症状有关。疲劳的发生也可能与肌痛性脑脊髓炎 / 慢性疲劳综合征（myalgic encephalomyelitis/chronic fatigue syndrome，ME/CFS）相关。ME/CFS 是一种尚不清楚的多系统疾病，可能与病毒感染有关，在严重急性呼吸综合征冠状病毒（severe acute respiratory syndrome coronavirus，SARS-CoV）感染和中东呼吸综合征冠状病毒（Middle East respiratory syndrome coronavirus，MERS-CoV）感染中也有报道；其主要表现为严重的疲劳、运动后的不适和疼痛，会显著降低功能活动和生活质量。许多研究均报道了在感染严重急性呼吸综合征冠状病毒 2 型（severe acute respiratory syndrome coronavirus 2，SARS-CoV-2）之后出现的肌肉无力、弥漫性疼痛、肌痛和关节痛等症状。其他一些新型冠状病毒感染的后遗症状，包括荨麻疹、瘙痒、持续性腹泻等在 ME/CFS 中也均有描述。可能的发病机制，如上皮细胞中的病毒残留、线粒体功能障碍或者病毒诱导的自主神经功能障碍均被提及。较高的体重指数（body mass index，BMI）与肌痛和疲劳相关。英国国家健康与临床卓越研究所（National Institure for Health and Care Excellence，NICE）将新型冠状病毒感染患者报道的劳力性疲劳、认知困难、睡眠障碍和慢性疼痛认为符合慢性疲劳综合征（chronic fatigue syndrome，CFS）诊断标准，并为患者的管理提供了量身定制的方法，包括症状管理、心理治疗、就业支持和疾病教育。

呼吸困难是最常见且持续时间最久的遗留症状之一，然而有研究提示，持续性呼吸困难似乎与新型冠状病毒感染的初始严重程度没有密切关系。部分患者虽然可能运动功能恢复到正常水平，但呼吸困难的症状反而随着时间的推移而增加。除呼吸困难之外，PCS 患者还可能出现咳嗽，症状可持续数周乃至数月，影响患者的生活质量。新型冠状病毒感染后咳嗽可能与迷走神经感觉的激活有关，导致咳嗽高度敏感状态和大脑内神经炎性事件的发生。病毒受体血管紧张素转换酶 2(angiotensin-converting enzyme 2，ACE2）在参与通气调控的脑干核内表达，因此，患者在患新型冠状病毒感染时可能出现呼吸气促、潮气量增大等最终导致过度通气的表现。这种类型的呼吸功能障碍可以通过呼吸康复锻炼练习，如呼吸控制、膈肌呼吸、瑜伽呼吸、Buteyko 呼吸、生物反馈引导的呼吸调整及抑制哈欠 / 叹气等改善。

疼痛是新型冠状病毒感染患者的长期随访中一个很突出的主诉，包括咽喉痛、肢体疼痛、腹痛、头痛、胸痛等。McCue 等报道，67% 的长期新型冠状病毒感染患者有慢性疼痛，其中 29% 的患者为严重疼痛。疼痛可能是宿主对感染免疫反应失调的结果，并会持续很长时间。重症新型冠状病毒感染患者可能比普通 ICU 患者更容易出现疼痛，包括咽喉痛、身体疼痛、头痛和肌痛。

（二）全身各脏器表现

SARS-CoV-2 是引起新型冠状病毒感染的病原体，与引起 2003 年严重急性呼吸综合征（severe acute respiratory syndrome，SARS）的 SARS-CoV 和引起中东呼吸综合征（Middle East respiratory syndrome，MERS）的 MERS-CoV 同属冠状病毒 β 亚种，均通过与相同的受体——ACE2 结合后进入人类细胞。鉴于 ACE2 在气道的多种上皮细胞类型（包括肺实质中的Ⅱ型肺泡细胞）中的高表达，证明它对呼吸道具有高亲和性。因此，肺是受新型冠状病毒感染影响最大的器官。除在Ⅱ型肺泡细胞、支气管上皮细胞之外，ACE2 还广泛分布于人体各种器官及组织中，因此，新型冠状病毒感染患者亦可能出现心脏、神经系统、肾脏、消化道损伤及凝血功能紊乱等不同表现。有研究认为，PCS 的发生与病毒藏匿、免疫衰竭、过度炎症综合征、微粒体功能障碍和免疫代谢受损、肾素 - 血管紧张素系统（renin-angiotensin system，RAS）失衡有关。

1．心肺功能　新型冠状病毒感染肺部后遗症主要分为 3 类：不可逆病变、可逆病变和未确定演变的病变，其中肺纤维化是新型冠状病毒感染的不可逆病变。肺纤维化影响新型冠状病毒感染患者的肺弥散功能。国内的一项动态、前瞻性队列研究发现，危重新型冠状病毒感染患者出院后 1 年除一氧化碳弥散量（diffusion lung capacity for CO，DLCO）和残气量（residual volume，RV）外，其他肺功能指标基本逐步恢复到正常水平，影像学上仍可见部分患者遗留有肺纤维化，提示肺纤维化可能导致患者弥散功能受损及残气量的减少。代表患者心肺综合功能的 6min 步行试验（6-minute walking test，6MWT）在出院后 1 年总体恢复到正常水平［533m（464～575m）］。国内另外一项大型新型冠状病毒感染的随访队列研究显示，随着时间的推移，新型冠状病毒感染患者 CT 上的磨玻璃影（ground glass opacity，GGO）逐渐缩小，但危重症患者在 12 个月时仍有 GGO 的表现，且小叶间隔增厚的比例增高；危重新型冠状病毒感染患者在 1 年后 6MWT 的结果达到正常水平［496.5m（455～552m）］，并且有 87.9% 的患者达到了预期 6MWT 水平。

2. 神经系统　新型冠状病毒感染可能以各种方式损伤大脑，如脑炎和脑血管意外。有研究显示，59% 的患者在确诊新型冠状病毒感染 1 年后至少有一种神经系统症状持续存在，包括注意力不集中（25%）、健忘（25%）和睡眠障碍（22%）。64% 的患者存在客观的神经系统异常，包括嗅觉减退（51%）、反射异常（20%）和额叶释放征阳性。

除此之外，新型冠状病毒感染还可能产生更微妙的大脑长期影响。新型冠状病毒感染“脑雾”是新型冠状病毒感染引起的一种神秘且令人困扰的神经认知后遗症，它没有明确的诊断方式，更倾向于一种主观的感受，包括思维呆滞或混乱、失忆、注意力难以集中、头晕和遗忘日常词汇等令人困扰的症状。在伊朗的一项长新型冠状病毒感染综合征的调查中发现，约有 62.3% 的患者报道了长期新型冠状病毒感染综合征的慢性症状，其中“脑雾”的比例占 7.2%，其中女性、急性起病时的呼吸症状和入住 ICU 这 3 个因素与“脑雾”显著相关。目前发病机制尚不清楚，可能与微小血管炎症导致蛋白质泄漏至脑细胞间隙中，募集小胶质细胞诱发了自身免疫反应有关。除将“脑雾”作为新型冠状病毒感染患者脑认知相关区域（如扣带回皮质）损伤的结果，亦有假设认为“脑雾”是一种新型冠状病毒感染的心理社会并发症的后果。为帮助新型冠状病毒感染神经系统疾病患者恢复正常生活，哈佛大学医学院提出了一些物理治疗建议，如进行有氧运动、地中海饮食和保持充足的睡眠等。

在最初的疫情期间，新型冠状病毒感染患者在急性期出现了嗅觉及味觉障碍（olfactory and taste disorder，OTD），可能与局部黏膜炎症和嗅觉上皮破坏有关。但在长期随访的队列研究中，在 2 个月和 6 个月的时候，75% 和 95% 的患者分别恢复了嗅觉。在一项持续 60 天的器质性消化不良（organic dyspepsia，OD）随访的研究中发现，嗅觉尚未恢复的患者唾液和鼻腔抗体浓度较低，提示局部免疫反应在新型冠状病毒感染相关的 OD 中持续起作用，遗憾的是嗅觉恢复预测标志物仍有待确定。有研究认为，新型冠状病毒感染后持续的类似于肌痛性脑脊髓炎 / 慢性疲劳综合征可能与嗅觉感觉神经元损伤有关，在嗅觉感觉神经元损伤之后，脑脊液通过筛板的流出减少，并进一步导致淋巴系统充血，随后在中枢神经系统内形成毒性积聚从而引发慢性疲劳综合征及肌痛等症状。因此，新型冠状病毒感染后疲劳综合征患者可以通过恢复淋巴运输和从大脑中清除废物，从脑脊液引流中受益。

3. 凝血系统　有研究认为，长期新型冠状病毒感染本质是血栓形成后遗症。持续性血管内皮损伤在恢复期的新型冠状病毒感染患者中很常见，与持续的急性反应无关。血管内皮损伤可由长期病毒感染、慢性缺氧和炎症反应引起。这启动了凝血和微血栓形成，从而导致各种全身功能障碍和临床后遗症。一项在新型冠状病毒感染确诊后 4 个月的随访研究中发现，尽管其他凝血和炎症指标恢复正常，25.3% 的患者仍然表现有持续的 D- 二聚体水平升高（>500ng/ml）。Von Meijenfeldt 等的研究表明，出院 4 个月后新型冠状病毒感染患者的Ⅷ因子和纤溶酶原激活物抑制剂水平高于正常志愿者。延长抗凝治疗似乎有必要在 PCS 患者中开展，但迟迟未获得高质量证据推荐。一项对未接受抗凝治疗的新型冠状病毒感染患者的回顾性观察性队列研究发现，出院后 30 天血栓形成（包括动脉和静脉事件）的累计发病率为 2.5%（95%*CI* 0.1～4.6），而大出血的发病率为 0.7%（95%*CI* 0.1～5.1），非大出血的发病率为 2.9%（95%*CI* 1.0～9.1）。另一项研究也质疑了 PCS 患者长期抗凝的益处，该荟萃分析纳入了 20 项研究，包含 19 461 例新型冠状病毒感染出院患者，结果发现，总血栓形成的发病率为 1.3%（95%*CI* 0.6～2.0），其中静脉血栓形成的合并发病率为 0.7%（95%*CI* 0.4～1.0），动脉血栓的合并发病率为 0.6%（95%*CI* 0.2～1.0），与普通危重症患者出院后的静脉血栓形成发病率（1%）相当；而出血的合并发病率为 0.9%（95%*CI* 0.1～1.9）。在该研究中发现，有或没有延长血栓预防的患者中血栓形成发生率相当（*OR* 0.84，95%*CI* 0.26～2.70）。Yang 等的研究在对 1 年后的危重新型冠状病毒感染患者随访中亦发现，患者的 D- 二聚体水平基本恢复到正常水平。因此，尽管理论上 PCS 可能存在着栓塞风险，但抗凝与否应结合新型冠状病毒感染的病程、个体的栓塞或出血风险综合考虑。

二、重症新型冠状病毒感染患者的长期认知功能障碍

认知损伤（cognitive impairment，CI）是指记忆、语言、视空间、执行、计算和理解判断等认知功能中的一项或者多项功能受损；当上述认知领域有 2 项或 2 项以上受累，并影响个体的日常或社会能力时，则可诊断为痴呆。需要区分认知功能损伤（cognitive impairment）和认知功能障碍（cognitive dysfunction），损伤指的是一种更永久性的疾病，而功能障碍则意味着可以改变或改善的急性状态。Yang 等的研究提示，在随访 3 个月时，12.8% 的危重新型冠状病毒感染康复患者有认知功能障碍，到 12 个月时基本康复。

在不同的文献中报道了新型冠状病毒感染所致的不同类型的认知功能障碍，包括执行功能障碍、失语、无动性缄默症及记忆障碍等。认知功能障碍可影响患者工作效率，降低其生活质量。应对新型冠状病毒感染患者进行筛查，以便及早发现任何认知功能障碍，并在未来的研究中讨论这项策略的成本效益。

三、重症新型冠状病毒感染患者的长期心理障碍

新型冠状病毒感染可能会导致患者产生一系列心理健康问题，如焦虑或抑郁症状，并且这些症状可能会持续一段时间。焦虑和抑郁可能在康复后的第 6 个月达到顶峰（分别为 32.8% 和 17.6%），但可随着时间的推移而逐步改善。造成这些心理健康的原因是多方面的，包括疾病本身、长期卧床、药物不良反应用（如激素）、卧床或制动等；其他原因还可能包括紧张的社会和媒体环境、对疾病的恐惧、担心不能从适当的治疗中获益、缺乏既定的治疗方法、与亲属隔离、经济危机、病毒本身造成的脑损伤及炎症及免疫失衡等。

约 1/3 的新型冠状病毒感染危重患者在长期随访中可能出现 PTSD 的迹象；而在 ICU 幸存的 50% 人群中，约 25% 的患者会遭受 PTSD。甚至有研究认为，PCS 患者可能具有更高的自杀风险。因此，20% 的患者正在服用抗焦虑药物，14% 的患者在服用抗抑郁药物，国内的 PCS 患者因心理健康问题接受药物治疗干预的比例可能更低。认知行为疗法（cognitive behavioral therapy，CBT）被认为是 PICS

和家属 ICU 后综合征（post-intensive care syndrome family，PICS-F）的大多数心理问题（即抑郁、焦虑和 PTSD）的一线非药物治疗。在新型冠状病毒感染疫情背景下，CBT 的优势在于治疗可以通过手机和计算机的应用程序实现，有望为 PCS 患者提供相应的支持和救助。

四、重症新型冠状病毒感染患者的生活质量及回归社会情况

尽管我们认为重症新型冠状病毒感染患者可能经历着更差的长期预后，但事实可能并非如此。来自法国的一项回顾性分析对入住 ICU 的老年新型冠状病毒感染患者（来自 senior-COVID-Rea 研究）和普通老年 ICU 患者（来自 FRAGIREA 研究）进行了有关生活质量方面的随访，结果发现，相比较普通老年 ICU 患者，新型冠状病毒感染患者不太可能失去日常活动（*AOR* 0.47，95%*CI* 0.23～0.94），或者出现活动丧失（*AOR* 0.30，95%*CI* 0.14～0.63）及日常生活能力评分（activity of daily living，ADL）受损（*AOR* 0.30，95%*CI* 0.14～0.63），说明与其他任何医疗原因相比，ICU 住院对老年幸存者长期的结局影响是相似的，并不会因为新型冠状病毒感染的相关原因而更早，因此，ICU 康复患者所出现的问题应对应于常规 PICS。Halpin 等进行的一项研究发现，入住 ICU 的新型冠状病毒感染患者较普通病房的新型冠状病毒感染患者更容易出现健康相关生命质量（health-related quality of life，HRQOL）的降低；PCS 和报道基于新型冠状病毒感染严重程度 HRQOL 降低的患者频率方面没有差异；而 Garrigues 等则发现无论是否入住 ICU，新型冠状病毒感染长期的 HRQOL 评分没有区别。

另外一项来自澳大利亚的研究随访了 212 例重症入住 ICU 的新型冠状病毒感染患者（来自 SPRINT-SARI 的患者），结果发现，在 6 个月时，38.9% 的患者出现了功能残疾，33.3% 的患者有认知功能障碍，20.0% 的患者存在焦虑、抑郁和 / 或创伤后应激障碍。超过 10.0% 的幸存者因健康状况不佳而失业。较高的急性生理学与慢性健康评分（acute physiology and chronic health evaluation，APACHE Ⅱ）（*OR* 1.08，95%*CI* 1.01～1.17，*P*=0.032）、基线时更大的临床虚弱（*OR* 1.49，95%*CI* 1.05～2.11，*P*=0.025）和临床虚弱评分是死亡或新残疾的独立预测因素。另一项在第 6 个月时的随访队列研究显示，由于持续的症状导致的生活质量下降，29.0% 的患者没有返回工作岗位。国内的一项为期 1 年的大型队列研究则显示，88.0% 的患者在 1 年后返回了工作岗位。国内另一项针对危重新型冠状病毒感染患者的随访队列研究发现，尽管在康复的 3～6 个月由于体力或症状的原因有大部分患者不能耐受工作（39.0%～51.7%），但在 1 年后，绝大部分的患者（74.2%）恢复了原来的工作。

五、重症新型冠状病毒感染患者的长期康复治疗建议

迄今为止，仍没有针对 PCS 患者的治疗方法，目前的研究主要集中在疾病急性期的预防和治疗上。目前已登记的治疗 PCS 的临床研究有 5273 个，包括孟鲁斯特（NCT04695704）、细曲酮+NAD（NCT04604704）、leronlimab（NCT04678830）、rononest（NCT 04705831）、膳食补充剂（ADAPT-232 NCT04747656、Niacine NCT 04809974）、高压氧（NCT 0467656）和监督锻炼干预（NCT04778506），目前这些研究尚未发表。

不同的研究表明，早期康复治疗似乎可以减少或者减轻 PCS 的发生。美国斯坦福大厅国防医疗康复中心针对新型冠状病毒感染患者的康复提出了专家共识建议，新型冠状病毒感染是一种多系统疾病，在某些情况下需要多学科团队的全面康复才能恢复。应根据患者的需要，考虑其基础疾病，以缓

解呼吸困难症状及心理困扰，改善身体功能和生活质量为目标，在整个康复过程中，给予动态评估及持续康复教育和指导。

尽管相当一部分新型冠状病毒感染患者能够恢复工作和正常生活，但还是有一部分人由于无效腔样通气、肺纤维化、弥散功能异常等仍经历着呼吸困难。肺康复（pulmonary rehabilitation，PR）是一种基于个性化评估和治疗的多学科干预手段，包括但不限于运动训练、教育和行为改善。PR 可减轻呼吸系统疾病患者的症状，提高呼吸功能并改善生活质量，甚至对那些存在不可逆损伤的患者亦具有效果。新型冠状病毒感染患者肺功能的恢复需要长期康复治疗，PR 的早期阶段可以在医院门诊、家庭，甚至在远程监督下进行，持续时间为 6～9 周，时间越长效果越明显。对于需要氧疗的患者，在进行 PR 时应该考虑低强度运动（≤3METs 或同等当量），同时监测生命体征，并根据自己的症状逐步增加运动量。

心脏康复（cardiac rehabilitation，CR）被广泛用于心血管疾病患者的后续治疗。越来越多的证据表明，CR 可以改善运动能力、生活质量、心理健康并降低发病率、意外住院率和病死率。遗憾的是，目前 CR 尚未被充分调动和利用，75%～80% 符合条件的患者并没有得到及时并合适的 CR 管理。长期 PCS 患者，如果遗留心脏并发症，应根据并发症、损伤和康复评估制定具体的心脏康复方案。如确诊心肌炎，需要 3～6 个月的完全休息才能恢复高水平运动和体力消耗高的工作。患者休息时间取决于疾病的严重程度和持续时间，以及急性期左心室功能和心血管磁共振成像（cardiovascular magnetic resonance，CMR）上心肌炎症的程度。在开始的 2 年，需要对从事高水平运动和体力消耗高的职业进行定期的评估。除心肺康复之外，新型冠状病毒感染康复患者的长期康复仍应包括但不限于营养门诊、血栓门诊等的随访及评估。

如有可能，建议使用远程康复指导，将远程康复作为所有能够进行此类干预患者的首选。这项服务允许在监督下提供康复服务，并在有感染病毒风险的情况下提供心理支持。2020 年 3 月 21 日，中国康复医学会发布《新型冠状病毒肺炎远程康复工作指导意见》，指出将远程康复与新型冠状病毒感染的康复治疗相结合，通过信息和通信技术开展康复评估、康复治疗、监测、预防、康复教育及康复咨询等工作。除此之外，设立 ICU 后诊所对 PCS 患者出现的诸多问题可能起动态随访、提供医疗照护及康复建议的作用。针对具体的康复项目，锻炼、早期活动和多项目训练都可能改善重症呼吸系统疾病患者的功能，可以推广于新型冠状病毒感染患者中。

六、总结

总体来讲，PCS 患者可能存在躯体、认知及心理健康方面的长期受损，影响患者的生活质量。在康复的早期 PCS 患者可能仍存在很多急性期的症状及异常，但随着时间的推移，患者的心肺功能、活动能力基本恢复，炎症水平及凝血功能也基本恢复正常，但一些症状上的损害仍然存在，如气促、呼吸困难及疼痛等，心理及认知功能亦存在不同程度的受损。应加强对这类患者的随访及监测，通过远程康复指导下的活动、锻炼会对 PCS 患者起到帮助作用。

（武汉大学中南医院　杨　晓　彭志勇）

参考文献

[1] HUANG L X, YAO Q, GU X Y, et al. 1-year outcomes in hospital survivors with COVID-19: a longitudinal cohort study [J]. Lancet, 2021, 398(10302): 747-758.

[2] MAHASE E. COVID-19: what do we know about "long covid"? [J]. BMJ, 2020, 370: m2815.

[3] NALBANDIAN A, SEHGAL K, GUPTA A, et al. Post-acute COVID-19 syndrome [J]. Nature Medicine, 2021, 27(4): 601-615.

[4] MONTANI D, SAVALE L, NOEL N, et al. Post-acute COVID-19 syndrome [J]. Eur Respir Rev, 2022, 31(163): 210185.

[5] PRESCOTT H C, GIRARD T D. Recovery from severe COVID-19: leveraging the lessons of survival from sepsis [J]. Jama, 2020, 324(8): 739-740.

[6] NEEDHAM D M, DAVIDSON J, COHEN H, et al. Improving long-term outcomes after discharge from intensive care unit: report from a stakeholders' conference [J]. Crit Care Med, 2012, 40(2): 502-509.

[7] VRETTOU C S, MANTZIOU V, VASSILIOU A G, et al. Post-intensive care syndrome in survivors from critical illness including COVID-19 patients: a narrative review [J]. Life (Basel), 2022, 12(1): 107.

[8] ASADI-POOYA A A, AKBARI A, EMAMI A, et al. Long COVID syndrome-associated brain fog [J]. J Med Virol, 2022, 94(3): 979-984.

[9] THIOLLIERE F, FALANDRY C, ALLAOUCHICHE B, et al. Intensive care-related loss of quality of life and autonomy at 6 months post-discharge: does COVID-19 really make things worse? [J]. Crit Care, 2022, 26(1): 94.

[10] SHER L. Post-COVID syndrome and suicide risk [J]. Qjm, 2021, 114(2): 95-98.

[11] ALKODAYMI M S, OMRANI O A, FAWZY N A, et al. Prevalence of post-acute COVID-19 syndrome symptoms at different follow-up periods: a systematic review and meta-analysis [J]. Clin Microbiol Infect, 2022, 28(5): 657-666.

[12] GHOSN J, PIROTH L, EPAULARD O, et al. Persistent COVID-19 symptoms are highly prevalent 6 months after hospitalization: results from a large prospective cohort [J]. Clin Microbiol Infect, 2021, 27(7): 1041. e1-1041. e4.

[13] SYKES D L, HOLDSWORTH L, JAWAD N, et al. Post-COVID-19 symptom burden: what is long-covid and how should we manage it? [J]. Lung, 2021, 199(2): 113-119.

[14] YANG X, LI Z F, WANG B B, et al. Prognosis and antibody profiles in survivors of critical illness from COVID-19: a prospective multicentre cohort study [J]. Br J Anaesth, 2022, 128(3): 491-500.

[15] WONG T L, WEITZER D J. Long COVID and myalgic encephalomyelitis/chronic fatigue syndrome (me/cfs)-a systemic review and comparison of clinical presentation and symptomatology [J]. Medicina (Kaunas), 2021, 57(5): 418.

[16] MEYER-FRIEßEM C H, GIERTHMÜHLEN J, BARON R, et al. Pain during and after COVID-19 in Germany and worldwide: a narrative review of current knowledge [J]. Pain Rep, 2021, 6(1): e893

[17] LERUM T V, AALØKKEN T M, BRØNSTAD E, et al. Dyspnoea, lung function and CT findings 3 months after hospital admission for COVID-19 [J]. Eur Respir, 2021, 57(4): 2003448.

[18] BAIG A M, KHALEEQ A, ALI U, et al. Evidence of the COVID-19 virus targeting the cns: tissue distribution, host-virus interaction, and proposed neurotropic mechanisms [J]. ACS Chem Neurosci, 2020, 11(7): 995-998.

[19] JONES M, HARVEY A, MARSTON L, et al. Breathing exercises for dysfunctional breathing/hyperventilation syndrome in adults [J]. Cochrane Database Syst Rev, 2013, 5(5): Cd009041.

[20] MCCUE C, COWAN R, QUASIM T, et al. Long term outcomes of critically ill COVID-19 pneumonia patients: early learning [J]. Intensive Care Med, 2021, 47(2): 240-241.

[21] 苏芗萌，王一帆，王智贤，等. 新型冠状病毒肺炎发生后遗症的病理生理机制研究进展 [J]. 中国病理生理杂志，2022，38（8）：1499-1506.

[22] LISAN Q, FIEUX M, TRAN KHAI N, et al. Prevalence and characteristics of altered sense of smell/taste during COVID-19 first wave: a french nationwide cross-sectional study [J]. Eur Ann Otorhinolaryngol Head Neck Dis, 2022, 139(1): 9-12.

[23] ELIEZER M, HAMEL A L, HOUDART E, et al. Loss of smell in patients with COVID-19: MRI data reveal a transient edema of the olfactory clefts [J]. Neurology, 2020, 95(23): e3145-e3152.

[24] RAFOLS J A, GETCHELL T V. Morphological relations between the receptor neurons, sustentacular cells and Schwann cells in the olfactory mucosa of the salamander [J]. Anat Rec, 1983, 206(1): 87-101.

[25] LECHIEN J R, CHIESA-ESTOMBA C M, BECKERS E, et al. Prevalence and 6-month recovery of olfactory dysfunction: a multicentre study of 1363 COVID-19 patients [J]. J Intern Med, 2021, 290(2): 451-461.

[26] SAUSSEZ S, SHARMA S, THIRIARD A, et al. Predictive factors of smell recovery in a clinical series of 288 coronavirus disease 2019 patients with olfactory dysfunction [J]. Eur J Neurol, 2021, 28(11): 3702-3711.

[27] WOSTYN P. COVID-19 and chronic fatigue syndrome: Is the worst yet to come? [J]. Med Hypotheses, 2021, 146: 110469.

[28] WANG C Y, YU C Y, JING H J, et al. Long COVID: the nature of thrombotic sequelae determines the necessity of early anticoagulation [J]. Front Cell Infect Microbiol, 2022, 12: 861703.

[29] TOWNSEND L, FOGARTY H, DYER A, et al. Prolonged elevation of D-dimer levels in convalescent COVID-19 patients is independent of the acute phase response [J]. J Thromb Haemost, 2021, 19(4): 1064-1070.

[30] VON MEIJENFELDT F A, HAVERVALL S, ADELMEIJER J, et al. Sustained prothrombotic changes in COVID-19 patients 4 months after hospital discharge [J]. Blood Adv, 2021, 5(3): 756-759.

[31] PATELL R, BOGUE T, KOSHY A, et al. Postdischarge thrombosis and hemorrhage in patients with COVID-19 [J]. Blood, 2020, 136(11): 1342-1346.

[32] RUNGJIRAJITTRANON T, OWATTANAPANICH W, LEELAKANOK N, et al. Thrombotic and hemorrhagic incidences in patients after discharge from COVID-19 infection: a systematic review and meta-analysis [J]. Clin Appl Thromb Hemost, 2021, 27: 10760296211069082.

[33] CHIASAKUL T, EVANS C R, SPYROPOULOS A C, et al. Extended vs. standard-duration thromboprophylaxis in acutely ill medical patients: a systematic review and meta-analysis [J]. Thromb Res, 2019, 184: 58-61.

[34] SPYROPOULOS A C. Extended post-discharge thromboprophylaxis in hospitalized COVID-19 patients [J]. Expert Rev Hematol, 2022, 15(7): 597-605.

[35] PARKER A M, SRICHAROENCHAI T, RAPARLA S, et al. Posttraumatic stress disorder in critical illness survivors: a metaanalysis [J]. Crit Care Med, 2015, 43(5): 1121-1129.

[36] KNAPP P, BECK A T. Cognitive therapy: foundations,

conceptual models, applications and research [J]. Braz J Psychiatry, 2008, 30 Suppl 2: s54-s64.

[37] PETRINEC A B, HUGHES J W, ZULLO M D, et al. Smartphone delivery of cognitive behavioral therapy for postintensive care syndrome-family: protocol for a pilot study [J]. JMIR Res Protoc, 2021, 10(8): e30813.

[38] HALPIN S J, MCIVOR C, WHYATT G, et al. Postdischarge symptoms and rehabilitation needs in survivors of COVID-19 infection: a cross-sectional evaluation [J]. J Med Virol, 2021, 93(2): 1013-1022.

[39] GARRIGUES E, JANVIER P, KHERABI Y, et al. Post-discharge persistent symptoms and health-related quality of life after hospitalization for COVID-19 [J]. J Infect, 2020, 81(6): e4-e6.

[40] HODGSON C L, HIGGINS A M, BAILEY M J, et al. The impact of COVID-19 critical illness on new disability, functional outcomes and return to work at 6 months: a prospective cohort study [J]. Crit Care, 2021, 25(1): 382.

[41] BARKER-DAVIES R M, O'SULLIVAN O, SENARATNE K P P, et al. The Stanford Hall consensus statement for post-COVID-19 rehabilitation [J]. Br J Sports Med, 2020, 54(16): 949-959.

[42] RICE H, HARROLD M, FOWLER R, et al. Exercise training for adults hospitalized with an acute respiratory condition: a systematic scoping review [J]. Clin Rehabil, 2020, 34(1): 45-55.

[43] COWIE A, BUCKLEY J, DOHERTY P, et al. Standards and core components for cardiovascular disease prevention and rehabilitation [J]. Heart, 2019, 105(7): 510-515.

[44] CERAVOLO M G, ARIENTI C, DE SIRE A, et al. Rehabilitation and COVID-19: the Cochrane rehabilitation 2020 rapid living systematic review [J]. Eur J Phys Rehabil Med, 2020, 56(5): 642-651.

[45] GOODWIN V A, ALLAN L, BETHEL A, et al. Rehabilitation to enable recovery from COVID-19: a rapid systematic review [J]. Physiotherapy, 2021, 111: 4-22.

第二章 脓 毒 症

第一节 肝素治疗脓毒症：抗凝之外的免疫调理

脓毒症是重症监护病房（intensive care unit，ICU）常见的临床综合征。全身过度炎症反应、血管内皮细胞损伤、凝血异常激活、免疫系统活化等是脓毒症的主要病理生理特征。肝素作为临床常用的抗凝血药，已被广泛应用于脓毒症患者以改善其预后。除公认的抗凝作用之外，肝素还具有抗炎、免疫调理等多种生物学活性。近年来已有多项研究探讨了肝素除抗凝血作用之外（尤其是免疫调理作用）在治疗脓毒症中的价值，为阐明脓毒症的凝血和免疫之间的交互作用机制及肝素在脓毒症患者中的应用提供了依据。

一、肝素在脓毒症治疗中的应用

发生脓毒症时，炎症反应与凝血激活互为因果、相互促进，形成恶性循环，导致广泛血栓形成和微循环障碍，从而影响组织供血、供氧，进而使机体发生器官功能障碍，因此，凝血活化被认为是脓毒症发生、发展并导致多器官功能障碍的始动因素。据报道，作为临床常用的抗凝药，肝素可以降低脓毒症患者发生器官功能障碍的概率及 28 天病死率。脓毒症是感染导致的临床综合征，凝血、炎症、免疫等多系统活化并相互作用，从而形成恶性循环，因此，可以推测，肝素可用于脓毒症患者的治疗，发挥的是其保护作用，并非单纯的抗凝作用。基于此，近年来已有多项研究开始探讨肝素除抗凝之外的活性作用。

二、肝素除抗凝之外的活性作用

肝素于 1916 年被发现，20 世纪 30 年代后期开始应用于临床，主要用于治疗血栓性疾病。肝素包括普通肝素、低分子量肝素和非抗凝肝素（non-anticoagulant heparin，NAH）。普通肝素分子量大，主要通过与抗凝血酶的结合，放大抗凝血酶活性，从而发挥抗凝作用；低分子量肝素分子量小，主要通过抑制活化的凝血因子X而发挥作用。由于作用机制不同，两者在重症患者中的应用也不同，低分子量肝素被推荐用于深静脉血栓的防治，而目前临床和基础研究更多探讨的是普通肝素在脓毒症治疗中的应用效应及作用机制，研究发现，其具有抗炎、减轻趋化反应、降低内皮细胞通透性、保护多糖包被、保护内皮细胞等多种生物学活性。

凝血系统被认为是防御病原微生物入侵的第一道防线。发生脓毒症时，病原微生物的入侵导致机体防御机制被早期激活，凝血系统与机体的先天性免疫反应和获得性免疫反应相互作用，共同参与对病原微生物的防御过程。凝血系统和免疫系统如何通过相互作用参与脓毒症的发生、发展，以及肝素如何发挥除抗凝之外的免疫调理作用，这些问题都值得深入研究。

三、非抗凝肝素的免疫调理作用

大量研究表明，肝素用于脓毒症的治疗可以起到积极的作用，但肝素作为一种抗凝药，仍存在增加出血的潜在风险，这就限制了其在脓毒症患者中的推广和应用，尤其是普通肝素。普通肝素虽然更多作为抗凝药被应用于临床，但研究人员发现实际上普通肝素中有约 70% 的分子不与抗凝血酶结合，被称为“无活性肝素”，后期的研究发现，此部分肝素具有组织保护作用，因此，肝素的非抗凝作用可能是其在临床上被广泛应用的原因，包括调节生长因子、作为化疗和抗炎治疗的辅助用药等。近年来多项研究探究了 NAH 在脓毒症中的应用，尤其是免疫调理作用。

发生脓毒症时，病原微生物产生的病原体相关分子模式、损伤相关分子模式，可以激活模式识别受体，从而触发免疫反应，有助于清除病原体或促进组织修复，当然，过强的免疫反应也会导致组织损伤。随着脓毒症的进展，大量炎症细胞及炎症因子被释放入血，机体逐渐呈现免疫抑制状态，容易继发感染，甚至多器官功能障碍综合征（multiple organ dysfunction syndrome，MODS）。免疫反应贯穿脓毒症患者的整个病程，是扰乱机体稳态的动态过程。患者年龄、基础疾病、遗传特征等宿主因素和病原体因素共同决定了宿主会发生什么样的免疫反应及其持续时间和严重程度。

含半胱氨酸的天冬氨酸蛋白水解酶 11（cysteinyl aspartate specific proteinase-11，caspase-11）在巨噬细胞、内皮细胞等多种细胞中表达。近年的研究表明，caspase-11 信号在脓毒症的致死性中起到关键作用。发生脓毒症时，革兰氏阴性菌细胞壁的主要成分——脂多糖（lipopolysaccharide，LPS），可以激活 caspase-11 信号通路，酶切 Gasdermin D（GSDMD）成多肽，在细胞膜上形成纳米孔，导致细胞凋亡和 / 或加重炎症反应，使白细胞介素（interleukin，IL）-1 的产生和释放增加。同时，GSDMD 打孔促进钙内流，激活跨膜蛋白 16F（一种跨膜磷脂促翻转酶），诱导磷脂酰丝氨酸外翻，进而显著增强组织因子的促凝活性，触发凝血级联反应，升高脓毒症的病死率。高迁移率族蛋白 1（high mobility group box-1 protein，HMGB1）可促进脓毒症患者 caspase-11 和 GSDMD 的活化。

发生脓毒症时，LPS 促进肝细胞释放 HMGB1 入血。HMGB1 与 LPS 结合，通过晚期糖基化终产物受体依赖的内化，介导 LPS 进入髓系或内皮细胞的细胞质，随后 HMGB1 诱导溶酶体破裂，最终导致 caspase-11 和 GSDMD 的活化。因此，肝细胞中 HMGB1 的缺失、细胞外 HMGB1 被中和、caspase-11 的缺失及 GSDMD 的缺乏均可改善脓毒症动物模型的生存率。

肝素作为多糖聚合物，可以与 HMGB1 发生理化反应，可能会影响脓毒症患者的预后。Tang 等证实了这一猜想，发现肝素可以降低革兰氏阴性菌导致的脓毒症患者体内 HMGB1 的水平，并抑制 caspase-11 信号通路介导的凝血级联反应，从而改善预后。有效抑制 caspase-11 依赖性免疫反应的肝素用量远低于抑制凝血所需的剂量。为进一步探讨肝素除抗凝之外的免疫调理作用，研究人员使用化学修饰的 NAH，发现 NAH 可以预防脓毒症患者体内 caspase-11 依赖的弥散性血管内凝血（disseminated intravascular coagulation，DIC），同时减少出血的发生。肝素和 NAH 均可以结合

HMGB1，抑制 HMGB1 与 LPS 的相互作用，并阻止肝素酶对巨噬细胞多糖包被的降解，进而阻断 LPS 的胞质传递。抑制 caspase-11 介导的级联反应是肝素发挥免疫调理作用的主要机制。

目前研究揭示了 caspase-11 信号通路在脓毒症免疫与凝血相互作用过程中的关键角色，提出并证实了肝素抑制 caspase-11 依赖的凝血活化及降低脓毒症患者病死率的机制。应用 NAH 可以预防 caspase-11 依赖 DIC 的发生，进一步支持了肝素可以通过免疫调理作用抑制凝血活化，并不依赖其抗凝特性，间接证实了脓毒症免疫与凝血系统的交互影响，同时也为肝素在脓毒症患者中的应用提供了有力依据。

虽然目前研究人员对肝素的免疫调理作用有了进一步的认识，但脓毒症的异质性较大，不同病原体、不同感染部位、脓毒症不同时期及宿主因素等均可能影响疾病的临床表现和过程。肝素的免疫调理作用及机制，以及 NAH 在脓毒症中的临床应用问题，仍需要开展进一步的研究以进行深入的探讨。

四、总结

综上所述，肝素在脓毒症中的作用越来越受到关注和认可。肝素的多种生物学活性可能是其对脓毒症患者发挥保护作用的原因，其抗凝之外的特性，尤其是免疫调理作用及机制，仍需要进一步的深入研究。不同种类的肝素及其作用机制，以及其在临床中的应用效应，仍需进一步的临床研究来验证。

（中国医科大学附属第一医院　喻思涵　李　旭）

参 考 文 献

［1］ZHANG Y Y, NING B T. Signaling pathways and intervention therapies in sepsis [J]. Signal Transduct Target Ther, 2021, 6(1): 407.

［2］GIUSTOZZI M, EHRLINDER H, BONGIOVANNI D, et al. Coagulopathy and sepsis: pathophysiology, clinical manifestations and treatment [J]. Blood Rev, 2021, 50: 100864.

［3］FU S F, YU S H, WANG L, et al. Unfractionated heparin improves the clinical efficacy in adult sepsis patients: a systematic review and meta-analysis [J]. BMC Anesthesiology, 2022, 22(1): 28.

［4］ZARYCHANSKI R, ABOU-SETTA A M, KANJI S, et al. The efficacy and safety of heparin in patients with sepsis: a systematic review and metaanalysis [J]. Crit Care Med, 2015, 43(3): 511-518.

［5］LI X, MA X C. The role of heparin in sepsis: much more than just an anticoagulant [J]. Br J Haematol, 2017, 179(3): 389-398.

［6］IBA T, LEVI M, LEVY J H. Sepsis-induced coagulopathy and disseminated intravascular coagulation [J]. Semin Thromb Hemost, 2020, 46(1): 89-95.

［7］BEURSKENS D M H, HUCKRIEDE J P, SCHRIJVER R, et al. The anticoagulant and nonanticoagulant properties of heparin [J]. Thromb Haemost, 2020, 120(10): 1371-1383.

［8］GONG T, LIU L, JIANG W, et al. DAMP-sensing receptors in sterile inflammation and inflammatory diseases [J]. Nat Rev Immunol, 2020, 20(2): 95-112.

[9] TORRES L K, PICKKERS P, VAN DER POLL T. Sepsis-induced immunosuppression [J]. Annu Rev Physiol, 2022, 84: 157-181.

[10] VAN DER POLL T, SHANKAR-HARI M, WIERSINGA W J. The immunology of sepsis [J]. Immunity, 2021, 54(11): 2450-2464.

[11] TANG D L, WANG H C, BILLIAR T R, et al. Emerging mechanisms of immunocoagulation in sepsis and septic shock [J]. Trends Immunol, 2021, 42(6): 508-522.

[12] DENG M H, TANG Y T, LI W B, et al. The endotoxin delivery protein HMGB1 mediates caspase-11-dependent lethality in sepsis [J]. Immunity, 2018, 49(4): 740-753.

[13] WU C Q, LU W, ZHANG Y, et al. Inflammasome activation triggers blood clotting and host death through pyroptosis [J]. Immunity, 2019, 50(6): 1401-1411.

[14] YANG X Y, CHENG X Y, TANG Y T, et al. Bacterial endotoxin activates the coagulation cascade through gasdermin D-dependent phosphatidylserine exposure [J]. Immunity, 2019, 51(6): 983-996.

[15] EVAVOLD C L, RUAN J B, TAN Y H, et al. The pore-forming protein gasdermin D regulates interleukin-1 secretion from living macrophages [J]. Immunity, 2018, 48(1): 35-44.

[16] TANG Y T, WANG X Y, LI Z Z, et al. Heparin prevents caspase-11-dependent septic lethality independent of anticoagulant properties [J]. Immunity, 2021, 54(3): 454-467.

第二节 脓毒症免疫监测指标早期变化轨迹：有道可循

脓毒症是感染导致的宿主免疫反应失调，进而引起危及生命的器官功能障碍，具有高发生率、高病死率和高花费的特点，给全球医疗负担带来极大的挑战。近期的流行病学调查显示，全球脓毒症的年发病人数近 5000 万例，死亡人数超过 1100 万例。宿主免疫反应失调是脓毒症病理生理机制的核心。

在脓毒症早期，机体过度炎症反应会导致器官衰竭和休克。在高炎症反应中存活的患者，常伴随免疫抑制，表现为潜伏病毒再燃、继发机会致病菌等。目前，仍未有明确的临床症状或体征来反映脓毒症患者的免疫状态，因此，需要寻找简便且可用的生物标志物来监测脓毒症患者的免疫状态。近年来的多项研究探索了脓毒症患者免疫功能的早期评估问题。

一、单核细胞人白细胞抗原 -DR

1. 从静态评估到动态监测　单核细胞人白细胞 DR 抗原（monocyte human leukocyte antigen-DR，mHLA-DR）被认为是目前评估脓毒症患者免疫状态的最佳指标之一。mHLA-DR 水平降低在脓毒症患者疾病严重程度及预后评估中具有良好的区分能力及临床应用价值。据报道，脓毒症及感染性休克患者外周血 mHLA-DR 水平显著低于正常健康人群，并且死亡患者的 mHLA-DR 呈现持续降低水平。尽管脓毒症患者更容易出现 mHLA-DR 的降低，但是早期单个时间点的 mHLA-DR 预测脓毒症患者 28 天病死率的能力仍较低（AUC＜0.65）。然而，该研究进一步发现，mHLA-DR 在第 3 天和第 0 天的差值可以更好地预测脓毒症患者的预后（AUC 0.919）。此外，Drewry 等的研究发现，发生脓毒症后的第 1 周内，mHLA-DR 水平的降低与二次感染的发生密切相关，并且 mHLA-DR 这种持续降低的状态在脓毒症患者康复后6个月才逐渐消失，而后逐步恢复至正常范围。因此，动态监测mHLA-DR的表达水平对评估脓毒症的疾病进展、严重程度及不良预后均有重要的指导意义。

2. mHLA-DR聚类可用于评估早期免疫状态　基于动态监测mHLA-DR在脓毒症患者免疫评估中的重要价值，Bodinier等通过对378例（276例发现集和102例验证集）脓毒症患者发病后第1周内mHLA-DR动态变化的监测，利用K-means无监督聚类的方法将脓毒症分为高表达型（6%）、改善型（35%）、下降型（7%）和未改善型（52%）4种类型。其中，未改善型表现为mHLA-DR持续<4000，下降型则表现为从早期正常值下降至7500 AB/C及以下。该研究发现，这4种类型之间在结局方面存在明显差异，未改善型和下降型患者的重症监护病房（intensive care unit，ICU）获得性感染率（分别为19%和19%）和ICU死亡率（分别为20%和19%）远高于改善型和高表达型。此外，Leijte等研究了241例感染性休克患者第1周mHLA-DR的纵向数据，通过基于组的轨迹模型（group-based trajectory modeling，GBTM）方法对患者进行无监督聚类，得到正常组、早期恢复组、延迟/未恢复组和下降组4个轨迹亚组，其中包含4例感染性休克患者的正常组未纳入最后分析。结果发现，在不良预后（继发感染或死亡）方面，与恢复组相比，延迟/未恢复组（*HR* 2.1，95%*CI* 1.0～4.1）和下降组（*HR* 2.9，95%*CI* 1.2～6.9）均有更高的不良预后风险。

上述2项研究均使用无监督聚类的方法，利用mHLA-DR的纵向数据对具有明显异质性的脓毒症/感染性休克患者进行早期分型。研究一致发现，脓毒症患者可以被分成4种类型，且不同类型的预后之间存在明显差异。因此，需要重点关注脓毒症患者早期mHLA-DR是否持续下降或不恢复。

二、淋巴细胞

1. 淋巴细胞数目及其亚群变化　淋巴细胞数目是临床上最容易获取的免疫功能指标。大量研究发现，脓毒症等重症患者淋巴细胞数目的减少与病死率的增高有关。Drewry等的回顾性研究发现，发生脓毒症后持续4天的淋巴细胞数目减少可提示患者28天病死率的增高，并且持续淋巴细胞数目减少与脓毒症患者院内感染发生率的增高相关。Daix等对781例脓毒症患者进行流式细胞学分析，发现$CD3^+$T淋巴细胞数目减少与脓毒症严重程度及病死率呈正相关。另据报道，脓毒症早期患者出现$CD4^+$T淋巴细胞及B淋巴细胞的大量凋亡，这些改变与脓毒症病死率的增高直接相关。由此可见，总淋巴细胞数目的减少与不同种类淋巴亚群细胞的耗竭及功能障碍息息相关。临床上动态监测总淋巴细胞数目变化对于评估脓毒症患者的免疫状态具有重要意义。

2. 淋巴细胞数目聚类可用于评估早期免疫状态　GBTM充分利用了疾病相关的纵向数据将人群分解为不同的组别，每个组在研究的生物标志物方面具有不同的潜在轨迹。Zhou等采用GBTM模型对急性胰腺炎患者的淋巴细胞数目进行分型，结果发现，不同轨迹分组患者感染性胰腺坏死的发生率不同。另有研究对康复期新型冠状病毒感染患者的CT检查结果和淋巴细胞数目进行了轨迹分组，结果发现，不同轨迹患者的疾病严重程度不同，提示需要对新型冠状病毒感染患者进行分型治疗。可见，基于淋巴细胞数目的GBTM分型可以初步评估患者的早期免疫状态。

Pei等利用GBTM对重症患者的淋巴细胞数目进行聚类，将患者分成4个亚组：持续淋巴细胞减少组（n=1211，占比59.9%），淋巴细胞均值持续<0.7×10^9/L；缓慢升高组（n=443，占比21.9%），起始淋巴细胞低表达，随后缓慢升高；快速降低组（n=281，占比13.9%），淋巴细胞迅

速下降到低表达水平；正常组（n=87，占比4.3%），淋巴细胞一直处于正常范围内。在4个亚组中，持续淋巴细胞减少组患者的持续炎症反应 - 免疫抑制 - 分解代谢综合征（persistent inflammation，immunosuppression，and catabolism syndrome，PICS）发生率（24.9%）、院内病死率（14.5%）和28天病死率（10.8%）均最高。多因素COX回归模型中，持续性淋巴细胞减少与28天病死率（*HR* 1.54，95%*CI* 1.06～2.23）、院内病死率（*HR* 1.66，95%*CI* 1.20～2.29）及PICS（*HR* 1.79，95%*CI* 1.09～2.94）的风险增高相关。该研究针对感染和非感染患者的亚组分析证实，这种分型可以适用于多种不同的群体。需要特别提醒的是，持续淋巴细胞减少（$<0.7\times10^9$/L）需要引起临床医师的重视，因其可能是患者存在免疫抑制的强烈信号。

三、综合指标

鉴于脓毒症患者的复杂性和异质性，任何单一的生物标志物都不足以准确地评估脓毒症患者的免疫状态。鉴于mHLA-DR表达下降与淋巴细胞减少在评估脓毒症患者的疾病严重程度及不良预后中出现高度一致性的结果，应利用多个指标进一步对脓毒症患者的免疫状态进行评估。REALISM研究是一项在法国进行的前瞻性单中心观察性队列研究，旨在对重症患者的免疫功能进行全面评估。REALIST评分是在REALISM研究中开发出的一种免疫状态评估量表，可以更好地识别和分层继发感染高风险的患者。REALIST评分包含3个参数，分别为mHLA-DR（≤7627AB/C）、未成熟中性粒细胞百分比（≥23.5%）和血清白细胞介素（interleukin，IL）-10浓度（≥8.5pg/ml），每满足一项参数指标记1分。结果发现，随着第5～7天的REALIST评分增加，免疫损伤患者的继发感染发生率也逐渐增高（0、1、2、3分的发生率分别为8%、12%、31%和46%）。可见，这种简单的分层策略可为临床医师提供对患者免疫状态的清晰评估。但是，第5～7天的评估依然比较滞后，因此，还需要建立更早的免疫状态综合评估策略，这也是今后研究的重点。

四、轨迹模型的优势和局限性

重症患者在ICU的各项指标数据有很多。传统方法通常使用某时间点的变量进行数据分析和聚类分型。对于随时间动态变化的纵向变量，传统研究方法常会导致数据不能得到充分利用，难以反映动态演变的过程，而GBTM可以从纵向数据中识别出不同的发展轨迹，进而为临床诊疗提供参考。GBTM在纵向数据的分析中具有独特优势：首先，它能充分利用时依性变量信息，更加合理地反映演变规律；其次，模型可以通过图形的方式呈现，便于直观理解和临床观察；最后，GBTM通过无监督聚类的方法对变量进行分组，有助于探索整体患者的分组界值。随着GBTM模型的不断更新，其在临床中的应用将极具前景。

尽管GBTM在处理纵向数据时有许多优势，但在实际应用中也存在一定的局限性。首先，分组数目的选择缺乏统一标准。用于判断模型中最优分组数量的客观标准有很多，目前轨迹模型尚无公认的最优客观标准，贝叶斯信息准则是其中应用较多的一种。其次，GBTM是数据驱动的，其呈现的是某种数据的特征，仅能反映一种变量的动态变化。最后，该模型对缺失数据的处理方法不够成熟，对此方面的研究仍需进一步完善。

总之，脓毒症患者的免疫状态并非毫无征兆，动态监测免疫指标并结合GBTM模型，可以让脓毒症患者的免疫状态评估变得有道可循。需要强调的是，目前单一指标很难全面评估免疫状态，未来仍需要探索评估免疫状态的综合方法。

（中山大学附属第一医院　裴　飞　吴健锋）

参考文献

［1］EVANS L, RHODES A, ALHAZZANI W, et al. Surviving sepsis campaign: international guidelines for management of sepsis and septic shock 2021 [J]. Intensive Care Med, 2021, 47(11): 1181-1247.

［2］SINGER M, DEUTSCHMAN C S, SEYMOUR C W, et al. The third international consensus definitions for sepsis and septic shock (sepsis-3) [J]. JAMA, 2016, 315(8): 801-810.

［3］RUDD K E, JOHNSON S C, AGESA K M, et al. Global, regional, and national sepsis incidence and mortality, 1990-2017: analysis for the global burden of disease study [J]. Lancet, 2020, 395(10219): 200-211.

［4］BOOMER J S, TO K, CHANG K C, et al. Immunosuppression in patients who die of sepsis and multiple organ failure [J]. JAMA, 2011, 306(23): 2594-2605.

［5］TORRES L K, PICKKERS P, VAN DER POLL T. Sepsis-induced immunosuppression [J]. Annu Rev Physiol, 2022, 84: 157-181.

［6］VENET F, MONNERET G. Advances in the understanding and treatment of sepsis-induced immunosuppression [J]. Nat Rev Nephrol, 2018, 14(2): 121-137.

［7］DAVENPORT E E, BURNHAM K L, RADHAKRISHNAN J, et al. Genomic landscape of the individual host response and outcomes in sepsis: a prospective cohort study [J]. Lancet Respir Med, 2016, 4(4): 259-271.

［8］中国研究型医院学会休克与脓毒症专业委员会，中国人民解放军重症医学专业委员会，重症免疫研究协作组．脓毒症免疫抑制诊治专家共识［J］．中华危重病急救医学，2020，32（11）：1281-1289.

［9］WU J F, MA J, CHEN J, et al. Changes of monocyte human leukocyte antigen-DR expression as a reliable predictor of mortality in severe sepsis [J]. Crit Care, 2011, 15(5): R220.

［10］MONNERET G, LEPAPE A, VENET F. A dynamic view of mHLA-DR expression in management of severe septic patients [J]. Crit Care, 2011, 15(5): 198.

［11］ZHUANG Y G, PENG H, CHEN Y Z, et al. Dynamic monitoring of monocyte HLA-DR expression for the diagnosis, prognosis, and prediction of sepsis [J]. Front Biosci (Landmark Ed), 2017, 22(8): 1344-1354.

［12］YANG H M, YU Y, CHAI J K, et al. Low HLA-DR expression on CD14＋ monocytes of burn victims with sepsis, and the effect of carbachol in vitro [J]. Burns, 2008, 34(8): 1158-1162.

［13］MONNERET G, LEPAPE A, VOIRIN N, et al. Persisting low monocyte human leukocyte antigen-DR expression predicts mortality in septic shock [J]. Intensive Care Med, 2006, 32(8): 1175-1183.

［14］DREWRY A M, ABLORDEPPEY E A, MURRAY E T, et al. Comparison of monocyte human leukocyte antigen-DR expression and stimulated tumor necrosis factor alpha production as outcome predictors in severe sepsis: a prospective observational study [J]. Crit Care, 2016, 20(1): 334.

［15］ZORIO V, VENET F, DELWARDE B, et al. Assessment of sepsis-induced immunosuppression at ICU discharge and 6 months after ICU discharge [J].

Ann Intensive Care, 2017, 7(1): 80.

[16] BODINIER M, PERONNET E, BRENGEL-PESCE K, et al. Monocyte trajectories endotypes are associated with worsening in septic patients [J]. Front Immunol, 2021, 12: 795052.

[17] LEIJTE G P, RIMMELE T, KOX M, et al. Monocytic HLA-DR expression kinetics in septic shock patients with different pathogens, sites of infection and adverse outcomes [J]. Crit Care, 2020, 24(1): 110.

[18] ADRIE C, LUGOSI M, SONNEVILLE R, et al. Persistent lymphopenia is a risk factor for ICU-acquired infections and for death in ICU patients with sustained hypotension at admission [J]. Ann Intensive Care, 2017, 7(1): 30.

[19] DONG X J, WANG C T, LIU X H, et al. The trajectory of alterations in immune-cell counts in severe-trauma patients is related to the later occurrence of sepsis and mortality: retrospective study of 917 cases [J]. Front Immunol, 2020, 11: 603353.

[20] WARNY M, HELBY J, NORDESTGAARD B G, et al. Lymphopenia and risk of infection and infection-related death in 98, 344 individuals from a prospective Danish population-based study [J]. PLoS Med, 2018, 15(11): e1002685.

[21] DREWRY A M, SAMRA N, SKRUPKY L P, ET AL. Persistent lymphopenia after diagnosis of sepsis predicts mortality [J]. Shock, 2014, 42(5): 383-391.

[22] INOUE S, SUZUKI-UTSUNOMIYA K, OKADA Y, et al. Reduction of immunocompetent T cells followed by prolonged lymphopenia in severe sepsis in the elderly [J]. Crit Care Med, 2013, 41(3): 810-819.

[23] DAIX T, GUERIN E, TAVERNIER E, et al. Multicentric standardized flow cytometry routine assessment of patients with sepsis to predict clinical worsening [J]. Chest, 2018, 154(3): 617-627.

[24] HOTCHKISS R S, TINSLEY K W, SWANSON P E, et al. Sepsis-induced apoptosis causes progressive profound depletion of B and $CD4^+$ T lymphocytes in humans [J]. J Immunol, 2001, 166(11): 6952-6963.

[25] VULLIAMY P E, PERKINS Z B, BROHI K, et al. Persistent lymphopenia is an independent predictor of mortality in critically ill emergency general surgical patients [J]. Eur J Trauma Emerg Surg, 2016, 42(6): 755-760.

[26] HOTCHKISS R S, SWANSON P E, FREEMAN B D, et al. Apoptotic cell death in patients with sepsis, shock, and multiple organ dysfunction [J]. Crit Care Med, 1999, 27(7): 1230-1251.

[27] MENGES T, ENGEL J, WELTERS I, et al. Changes in blood lymphocyte populations after multiple trauma: association with posttraumatic complications [J]. Crit Care Med, 1999, 27(4): 733-740.

[28] GRIMALDI D, LE BOURHIS L, SAUNEUF B, et al. Specific MAIT cell behaviour among innate-like T lymphocytes in critically ill patients with severe infections [J]. Intensive Care Med, 2014, 40(2): 192-201.

[29] BOOMER J S, SHUHERK-SHAFFER J, HOTCHKISS R S, et al. A prospective analysis of lymphocyte phenotype and function over the course of acute sepsis [J]. Crit Care, 2012, 16(3): R112.

[30] NAGIN D S, ODGERS C L. Group-based trajectory modeling in clinical research [J]. Annu Rev Clin Psychol, 2010, 6: 109-138.

[31] ZHOU J, CHEN W S, LIU Y, et al. Trajectories of lymphocyte counts in the early phase of acute pancreatitis are associated with infected pancreatic necrosis [J]. Clin Transl Gastroenterol, 2021, 12(9): e00405.

[32] SHI N N, HUANG C, ZHANG Q, et al. Longitudinal trajectories of pneumonia lesions and lymphocyte counts associated with disease severity among convalescent COVID-19 patients: a group-based multi-

trajectory analysis [J]. BMC Pulm Med, 2021, 21(1): 233.

[33] PEI F, SONG W L, WANG L H, et al. Lymphocyte trajectories are associated with prognosis in critically ill patients: a convenient way to monitor immune status [J]. Front Med (Lausanne), 2022, 9: 953103.

[34] ROL M L, VENET F, RIMMELE T, et al. The REAnimation low immune status markers (REALISM) project: a protocol for broad characterisation and follow-up of injury-induced immunosuppression in intensive care unit (ICU) critically ill patients [J]. BMJ Open, 2017, 7(6): e015734.

[35] TREMBLAY J A, PERON F, KREITMANN L, et al. A stratification strategy to predict secondary infection in critical illness-induced immune dysfunction: the REALIST score [J]. Annals of Intensive Care, 2022, 12(1): 76.

第三节　病灶不同，宿主反应不同

脓毒症是一种由感染引起的机体严重失调的炎症反应综合征，在全球范围内具有非常高的发病率和病死率，是导致重症患者死亡的首要原因。自从对脓毒症的定义达成共识以来，大部分研究都将脓毒症患者归为一类进行讨论，这对临床诊断治疗及患者预后的指导意义较差。2016 年 Sepsis 3.0 标准将脓毒症定义为机体对感染的异常宿主反应导致危及生命的器官功能障碍。感染性休克作为脓毒症最严重的亚型，具有严重的循环、细胞和代谢异常，患者的死亡风险更高，但该定义并未突出脓毒症的异质性及其潜在的病理生理学特征。

脓毒症包括宿主、免疫、炎症、凝血功能异常，以及细胞功能、代谢及微循环改变等多方面的复杂的病理生理过程。对脓毒症的治疗可以通过感染源控制、复苏及器官功能障碍支持等措施来进行。研究人员不断地追求对脓毒症进行亚型分类，把常见的临床表现和实验室特征或特定的病理生物学特征作为研究对象，可以更好地了解宿主反应的异质性，以寻求更好的治疗方法。

一、不同类型的脓毒症亚型

美国国立卫生研究院的脓毒症工作组强调，表型异质性是对脓毒症分型面临的主要挑战，需要根据特定表型的潜在生物学特征进行不同亚型的分析和治疗。目前关于脓毒症亚型的研究还处于初步阶段，尚未有关于纳入指标和研究方法的统一规范。根据不同的分类基础，脓毒症亚型主要分为以下 3 类：①基于基因组学指标的脓毒症类型。2016 年一项来自英国的 Davenport 研究基于基因组学聚类对脓毒症进行分型，将脓毒症分为 SRS1 和 SRS2 两种类型，SRS1 型患者的病情更严重，更容易出现低血压并使用更多的血管活性药物，而 SRS2 型患者在接受糖皮质激素治疗后，死亡率更高。这两种亚型表现出在治疗上的异质性。②基于生物标志物和临床指标的脓毒症亚型。③基于临床大数据的脓毒症表型。2019 年 Seymour 等在《美国医学会杂志》上发表了美国匹兹堡大学关于脓毒症表型的研究结果。该研究在 2 万多例脓毒症患者中根据 29 个早期临床指标进行回顾性分析，应用大数据和机器学习的方法确定了与宿主反应、临床预后和治疗效果相关的 4 个不同的表型，这 4 个表型的患者具有不同的临床特征，并且炎症标志物水平也存在显著差异。

二、感染源不同，脓毒症分型不同

过去的研究集中在脓毒症的免疫学成分上，主要通过分析不同生物标志物来观察宿主的不同炎症反应，而对感染源病灶的研究不够重视。既往普遍认为感染病灶仅局限在某一局部，而炎症级联反应被触发后所产生的促炎介质会引起全身炎症反应，这将独立于局部感染而全身发展。尽管目前已经有几种生物标志物可用来预测脓毒症患者的死亡率，但这些生物标志物均未被证明能可靠地对脓毒症进行风险高低的分型。不同的感染源会产生不同的宿主免疫反应，对患者的预后亦会产生不同的影响，但目前对不同感染源引起脓毒症的宿主反应差异的研究仍然有限。

既往研究已经发现，不同感染源造成脓毒症患者的临床特征差异主要包括自然杀伤细胞、淋巴细胞、单核细胞计数及凋亡率的差异，这些差异会影响患者的预后。关于感染源在脓毒症患者预后中作用的研究主要集中在住院死亡率上，当然也有很多结论提示感染源是早期死亡率的独立预测因子。在很多研究中，肺部感染是最常见的感染部位，其死亡率也较高，腹部感染的死亡率居中，泌尿生殖系统感染的死亡率最低。

2020 年的一项研究对 316 例入住外科或创伤重症监护病房（intensive care unit，ICU）的患者根据感染源进行分组，结果发现，不同感染源的脓毒症患者之间存在显著的表型异质性。腹部感染患者的促炎、免疫抑制和器官功能障碍的时间更长，其长期预后较差，发展为慢性危重症的概率也很高，连续血浆白细胞介素（interleukin，IL）-6 和 IL-8 持续升高。一项涉及 7974 例 ICU 患者的调查显示，同样是腹部感染，由肠缺血引起的脓毒症预后最差，继发于胆管炎的脓毒症患者的死亡率相对较低。由此可见，出现腹部感染的脓毒症患者的死亡率因诊断不同而不同。

最近荷兰阿姆斯特丹大学实验与分子医疗中心的 Sengers 等设计了一项研究，旨在比较不同感染源的脓毒症患者在入住 ICU 时（＜24h）的宿主反应差异。这是一项为期 3 年的前瞻性研究，研究人员对 621 例脓毒症患者的 16 种血浆宿主反应生物标志物（反映了关键宿主反应途径）进行了检测，而且在其中一个亚组（n=335）中比较了不同感染源患者的血液白细胞转录组的变化，另外，还比较了整个脓毒症队列（n=2019）患者的临床特征和生存率差异。结果显示，血浆生物标志物队列感染源包括呼吸道（n=334，占比 53.8%）、腹部（n=159，占比 25.6%）、泌尿道（n=44，占比 7.1%）、心血管（n=41，占比 6.6%）、中枢神经系统（n=18，占比 2.9%）和皮肤（n=25，占比 4.0%）；相对于呼吸系统感染，腹部感染的脓毒症患者会出现更强的炎症反应和细胞因子反应、血管完整性丧失及凝血系统的激活；内皮细胞活化在泌尿系统、心血管和皮肤感染的患者中很突出，而中枢神经系统感染的患者最少出现宿主反应异常。白细胞转录组分析显示，腹部和肺部感染之间有最大的转录反应重叠（76% 是相同的）；不同感染源引起的脓毒症之间的显著差异性转录通路功能涉及凝血、细胞因子信号、固有免疫和适应性免疫及代谢方面。调整混杂因素后，感染源仍然是患者 30 天死亡率的独立危险因素（未调整 P=0.001，调整后 P=0.028）。该研究结果表明，感染源的不同部分解释了脓毒症的异质性，在选择患者进行免疫调节药物试验时应考虑到这一点。

针对脓毒症进行分型并对其进行个体化、精准化治疗仍是目前研究的热点。宿主对不同感染源导致的脓毒症反应部分解释了脓毒症的异质性。随着研究的不断深入，可能还会发现具有更相似病理生物学特征的分型，但对于脓毒症的治疗，经验性地使用抗生素和液体复苏是控制感染的重要举措，而明确感染部位可为抗生素的选择及液体复苏治疗提供重要的病史依据。

（北京大学人民医院　王光杰　赵慧颖）

参考文献

[1] RHEE C, DANTES R, EPSTEIN L, et al. Incidence and trends of sepsis in US hospitals using clinical vs claims data, 2009-2014 [J]. JAMA, 2017, 318(13): 1241-1249.

[2] SINGER M, DEUTSCHMAN C S, SEYMOUR C W, et al. The third international consensus definitions for sepsis and septic shock (sepsis-3) [J]. JAMA, 2016, 315(8): 801-810.

[3] SHANKAR-HARI M, PHILLIPS G S, LEVY M L, et al. Developing a new definition and assessing new clinical criteria for septic shock: for the third international consensus definitions for sepsis and septic shock (sepsis-3) [J]. JAMA, 2016, 315(8): 775-787.

[4] EVANS L, RHODES A, ALHAZZANI W, et al. Surviving sepsis campaign: international guidelines for management of sepsis and septic shock 2021 [J]. Intensive Care Med, 2021, 47(11): 1181-1247.

[5] STANSKI N L, WONG H R. Prognostic and predictive enrichment in sepsis [J]. Nat Rev Nephrol, 2020, 16(1): 20-31.

[6] DAVENPORT E E, BURNHAM K L, RADHAKRISHNAN J, et al. Genomic landscape of the individual host response and outcomes in sepsis: a prospective cohort study [J]. Lancet Respir Med, 2016, 4(4): 259-271.

[7] SEYMOUR C W, KENNEDY J N, WANG S, et al. Derivation, validation, and potential treatment implications of novel clinical phenotypes for sepsis [J]. JAMA, 2019, 321(20): 2003-2017.

[8] KIM J H, LEE Y, CHO Y S, et al. A Modified Simple Scoring System Using the Red Blood Cell Distribution Width, Delta Neutrophil Index, and Mean Platelet Volume-to-Platelet Count to Predict 28-Day Mortality in Patients With Sepsis [J]. J Intensive Care Med, 2021, 36(8): 873-878.

[9] HUANG H L. WEI R J, QIN H H. Sepsis heterogeneity and progression: appraisal of scoring system [J]. J Inflamm Res, 2022, 15: 1347-1348.

[10] ABE T, OGURA H, KUSHIMOTO S, et al. Variations in infection sites and mortality rates among patients in intensive care units with severe sepsis and septic shock in Japan [J]. J Intensive Care, 2019, 7: 28.

[11] GOGOS C, KOTSAKI A, PELEKANOU A, et al. Early alterations of the innate and adaptive immune statuses in sepsis according to the type of underlying infection [J]. Crit Care, 2010, 1 4(3): R96.

[12] JEGANATHAN N, YAU S, AHUJA N, et al. The characteri-stics and impact of source of infection on sepsis-related ICU outcomes [J]. J Crit Care, 2017, 41: 170-176.

[13] STORTZ J A, COX M C, HAWKINS R B, et al. Phenotypic heterogeneity by site of infection in surgical sepsis: a pros-pective longitudinal study [J]. Crit Care, 2020, 24(1): 203.

[14] LELIGDOWICZ A, DODEK P M, NORENA M, et al. Association between source of infection and hospital mortality in patients who have septic shock [J]. Am J Respir Crit Care Med, 2014, 189(10): 1204-1213.

[15] PETERS-SENGERS H, BUTLER J M, UHEL F, et al. Source-specific host response and outcomes in critically ill patients with sepsis: a prospective cohort study [J]. Intensive Care Med, 2022, 48(1): 92-102.

第四节 对单核细胞分布宽度的探讨

一、概述

随着新技术的引入，某些新型血液分析仪开始被用来进行临床实验室的体外诊断，这种仪器可以通过自动化方法计算单核细胞分布宽度（monocyte distribution width，MDW），以反映外周血单核细胞的变异性和异质性。单核细胞可以通过分泌细胞因子促进炎症或感染过程，根据CD16和CD14的表达，可将其分为3个亚组，分别为$CD14^{++}/CD16^{-}$经典单核细胞、$CD14^{++}/CD16^{+}$中间单核细胞和$CD14^{+}/CD16^{++}$非经典单核细胞。近期越来越多的研究表明，在炎症或感染过程及脓毒症期间，单核细胞会发生数量和形态上的变化，进一步出现功能上的改变。因此，外周血单核细胞活化的定量形态学参数MDW可用作早期炎症的诊断指标。

二、单核细胞分布宽度在脓毒症中的作用

1．单核细胞分布宽度对急诊患者的作用　在急诊患者中，脓毒症的患病率约1.2%。与严重脓毒症患者相比，无器官衰竭或休克的脓毒症患者的死亡率有显著差异，因此，脓毒症的早期诊断可能会改善患者的预后。但是，由于多种症状叠加及医疗条件和时间等限制因素的存在，使脓毒症在急诊科的早期诊断存在很大的困难，因此，迫切需要新的有效生物标志物来诊断和监测急诊科中的脓毒症患者。

多项研究表明，MDW可以提高对急诊科初次就诊患者早期脓毒症筛查和诊断的准确性。Crouser等在俄亥俄州立大学的2个不同急诊科进行了一项双盲前瞻性队列研究（包括1320例于急诊科就诊的受试者），研究将患者分为全身炎症反应综合征组、感染和脓毒症（包括脓毒症、严重脓毒症和脓毒症休克）组，并使用分析仪测量MDW。结果表明，MDW可以区分脓毒症和其他疾病（AUC 0.79，95%*CI* 0.73～0.84），此外，MDW与脓毒症的严重程度有关，伴随脓毒症的进展而逐渐增加，并且在器官功能障碍较多的脓毒症患者中最高。另一项研究也表明，MDW可用作早期识别急诊科脓毒症风险患者的筛查工具（AUC 0.96，95%*CI* 0.95～0.99）。在经济学费用层面，约67%的患者通过MDW检测早期发现了脓毒症，从而使抗生素的平均使用持续时间从3.98h减少至2.07h，平均住院费用减少了3046美元。在医院层面，使用MDW对脓毒症进行早期诊断，预计可将每家医院每年的总成本降低712 783美元。

脓毒症被定义为由宿主对感染的反应失调引起的危及生命的器官功能障碍。从临床可操作化层面来说，器官功能障碍可以表现为脓毒症相关性器官功能衰竭评价（sepsis-related organ failure assessment，SOFA）增加2分或更多。但是，获得SOFA分数可能需要一些时间，因此，全身炎症反应综合征（systemic inflammatory response syndrome，SIRS）诊断标准［包含异常白细胞计数、心动过速、呼吸急促和发热（或体温过低）4项指标］和快速序贯器官衰竭评分（quick sequential organ failure assessment，qSOFA）（包含呼吸急促、精神状态改变和低血压3项指标）常作为辅助快速诊断急诊科

脓毒症的替代方法。Crouser 等发现，无论 SIRS 或 qSOFA 的变量如何，初始 MDW≥20.0% 与初始 MDW＜20.0% 相比，显著升高了脓毒症的发病率，因此，MDW 指标可作为对 SIRS 和 qSOFA 参数的良好补充。MDW 与白细胞（white blood cell，WBC）、中性粒细胞与淋巴细胞比值（neutrophil-lymphocyte ratio，NLR）和血小板与淋巴细胞比值（platelet -lymphocyte ratio，PLR）的组合显著提高了脓毒症早期诊断的准确性，但是其与传统的诊断性生物标志物［降钙素原（procaicitonin，PCT）和 C 反应蛋白（C-reactive protein，CRP）］的联合诊断虽然可以在一定程度上增强效果，但并不显著。

2．单核细胞分布宽度对重症监护病房患者的作用　由于外科手术和侵入性操作，重症监护病房（intensive care unit，ICU）中的患者被认为具有较高的脓毒症发生风险。在全球范围内，导致休克和/或终末期器官衰竭的脓毒症已被确定为 ICU 住院患者的最常见指征，并且是 ICU 患者的主要死亡原因。在 ICU 进行的一项初步研究表明，脓毒症患者入院时的 MDW 水平显著高于非脓毒症患者和住院期间的脓毒症患者。此外，Polilli 等比较了非脓毒症、脓毒症和脓毒症休克的患者，发现脓毒症组（*M*＝26.23，*IQR* 23.48～29.83）和脓毒症休克组（*M*＝28.97，*IQR* 21.27～37.21）的 MDW 值均显著高于非脓毒症组（*M*＝21.99，*IQR* 19.86～24.36），而 MDW 的升高与引起脓毒症的病原体类型无关。因此，MDW 具有较强的抵抗传染性微生物干扰的能力，可作为 ICU 患者早期脓毒症的诊断指标，也是疾病进展和相关预后的良好预测指标。

使用 MDW 结合其他指标，或者将 MDW 与其他指标进行比较，以对 ICU 脓毒症进行早期诊断和检测，这样的研究报道越来越多。意大利的一项前瞻性研究发现，在对 ICU 脓毒症的诊断中，MDW（AUC 0.785，95%*CI* 0.767～0.801）与 PCT（AUC 0.759，95%*CI* 0.740～0.778）相当，并且优于 CRP（AUC 0.667，95%*CI* 0.646～0.688）和 WBC（AUC 0.570，95%*CI* 0.547～0.592），MDW＞23 和 PCT＞0.5ng/ml 的组合具有较高的特异性（92.6%）、约登指数（0.61）及动脉脉压变异度（pulse pressure variation，PPV）（92.6%）。因此，MDW 与其他炎症指标［PCT、CRP 和白细胞介素（interleukin，IL）］的组合及白细胞相关指标在早期诊断和预测脓毒症预后方面具有巨大的潜力。

3．单核细胞分布宽度在儿科患者中的作用　新生儿脓毒症是由病原体入侵引起的临床综合征，具有非特异性的症状和体征，发病率和死亡率均较高，诊断较困难。暴露时间、剂量、婴儿免疫状态及病原体的毒力均可能会影响新生儿脓毒症的发病率和临床表现。新生儿脓毒症的早期诊断很困难，因为其症状无特异性、血培养结果耗时且阳性率低。然而，使用抗生素治疗血培养阴性的脓毒症患儿或临床脓毒症患儿是有争议的，因为长期或不必要地使用抗生素会增加新生儿患其他疾病（肥胖、坏死性小肠结肠炎、真菌感染、支气管肺发育不良及死亡）的风险。因此，识别快速有效的生物标志物对于早期发现和诊断新生儿脓毒症非常重要。

目前有关 MDW 在新生儿脓毒症中作用的文献很少。Celik 等调查了 227 例新生儿［脓毒症组 116 例（确诊脓毒症 40 例，临床诊断脓毒症 76 例），对照组 111 例］，结果发现，与对照组相比，脓毒症患儿的 MDW 更高，晚发型脓毒症患儿的 MDW 明显高于早发型脓毒症患儿。Nam 等进行了一项试验，在小儿患者中，与对照组（非感染 SIRS）相比，脓毒症组的 MDW 水平明显升高。此外，在预测死亡率上，MDW（AUC 0.77，95%*CI* 0.72～0.83）的 AUC 值高于 CRP（AUC 0.74，95%*CI* 0.68～0.80）。

CRP、PCT、IL-6 是研究最广泛的可用于诊断新生儿脓毒症的炎症标志物。虽然 CRP 的浓度与疾病严重程度相关，但因延迟水平升高，其对新生儿脓毒症的早期诊断并不可靠。此外，其他非传染性母婴疾病可能导致 CRP 水平的升高，这就使 CRP 成为非特异性的生物标志物。在新生儿脓毒症中，PCT 的增长速度更快，这令 PCT 在早期脓毒症的诊断中比 CRP 更敏感，并且 PCT 的增加通常与疾病严重程度有关。IL-6 可能不是新生儿脓毒症的强预测因子，因为其测量成本高，但灵敏度和特异度低。虽然 MDW 在新生儿脓毒症的诊断方面不如 PCT 和 CRP，但因其具备使用方便、破伤风抗毒素皮内试验（Tetanuss antitoxin tests，TAT）快速、微量血容量要求、成本低等优点，其在新生儿脓毒症诊断中的应用仍有一定的优势。

4．单核细胞分布宽度在新型冠状病毒感染患者中的作用　新型冠状病毒感染是由严重急性呼吸系统综合征冠状病毒 2 型（severe acute respiratory syndrome coronavirus 2，SARS-CoV-2）感染引起的。大多数新型冠状病毒感染患者症状轻微或没有症状，有些患者则会出现严重肺炎、急性呼吸窘迫综合征、多器官功能衰竭等症状。淋巴细胞减少和炎症风暴在危重患者中是比较典型的。当患者具有高水平的炎症介质（包括 IL-6、IL-10、肿瘤坏死因子 -α 等）时，就会发生炎症风暴，而外周循环单核细胞通过产生炎症介质参与炎症风暴。研究表明，新型冠状病毒感染患者与健康个体之间在单核细胞的功能和形态上存在显著差异。因此，单核细胞的激活和形态变化可用于预测新型冠状病毒感染患者病情的变化。

Ognibene 等证明，在新型冠状病毒感染患者中，MDW（*M*＝27.3，*SD*＝4.9）显著高于无新型冠状病毒感染者（*M*＝20.3，*SD*＝3.3），重症患者的 MDW 值也显著高于轻症患者，提示 MDW 可作为预测新型冠状病毒感染治疗效果或预后的指标。最近的研究还表明，新型冠状病毒感染患者的淋巴指数和 MDW 均显著增加，两者的联合使用具有良好的诊断性能（AUC 0.89）。MDW＞20 和 NLR＜3.2 或 NLR＜5.0 可以独立区分新型冠状病毒感染是否来自常见的上呼吸道感染或流感。使用随机森林分类器，基于 4 个单核细胞的细胞群落参数（cell population data，CPD）（细胞群体数据，包括 MDW）组合开发的算法来区分新型冠状病毒感染和非感染患者同样取得了较好的效果（特异度 89.7%，灵敏度 60.5%），并且还发现脓毒症患者经常出现假阳性。Riva 等最近进行的一项研究表明，MDW 与新型冠状病毒感染患者的 CRP、纤维蛋白原、铁蛋白及体温密切相关，与最终临床结果（生存 / 出院或死亡）显著相关，并且当 MDW 较高时，死亡风险显著增高且＞26.4（*RR* 4.91，95%*CI* 1.73～13.96；*OR* 7.14，95%*CI* 2.06～24.71）。

三、总结

对脓毒症患者的治疗已经取得了重大进展，但这种疾病仍然存在很高的死亡率和致残率。MDW 作为免疫系统激活状态的重要指标，可快速获得，而且对炎症或感染性疾病（如脓毒症、新型冠状病毒感染等）的诊断和预后起关键作用，对指导临床医师的诊治发挥着不可忽视的作用。MDW 作为单核细胞异常激活的形态学指标，笔者推测其可用于更多的与单核细胞失调相关的领域，如炎症风暴预测、免疫受损患者的感染分化、造血干细胞移植监测等。

（南方医科大学南方医院　曾振华　胡鸿彬
中山大学附属第三医院　罗进梅）

参考文献

[1] MARTINEZ-IRIBARREN A, TEJEDOR X, SALA SANJAUME À, et al. Performance evaluation of the new hematology analyzer UniCel DxH 900 [J]. Int J Lab Hematol, 2021, 43(4): 623-631.

[2] ZIEGLER-HEITBROCK L, ANCUTA P, CROWE S, et al. Nomenclature of monocytes and dendritic cells in blood [J]. Blood, 2010, 116(16): 74-80.

[3] BOMANS K, SCHENZ J, SZTWIERTNIA I, et al. Sepsis induces a long-lasting state of trained immunity in bone marrow monocytes [J]. Front Immunol, 2018, 9: 2685.

[4] SCHULZ M, ZAMBRANO F, SCHUPPE H C, et al. Monocyte-derived extracellular trap (MET) formation induces aggregation and affects motility of human spermatozoa in vitro [J]. Syst Biol Reprod Med, 2019, 65(5): 357-366.

[5] HOLDER A L, GUPTA N, LULAJ E, et al. Predictors of early progression to severe sepsis or shock among emergency department patients with nonsevere sepsis [J]. Int J Emerg Med, 2016, 9(1): 10.

[6] CROUSER E D, PARRILLO J E, SEYMOUR C, et al. Improved early detection of sepsis in the ED With a novel monocyte distribution width biomarker [J]. Chest, 2017, 152(3): 518-526.

[7] AGNELLO L, BIVONA G, VIDALI M, et al. Monocyte distribution width (MDW) as a screening tool for sepsis in the emergency department [J]. Clin Chem Lab Med, 2020, 58(11): 1951-1957.

[8] PAOLI C J, REYNOLDS M A, COLES C, et al. Predicted economic benefits of a novel biomarker for earlier sepsis identification and treatment: a counterfactual analysis [J]. Crit Care Explor, 2019, 1(8): 29.

[9] CROUSER E D, PARRILLO J E, MARTIN G S, et al. Monocyte distribution width enhances early sepsis detection in the emergency department beyond SIRS and qSOFA [J]. J Intensive Care, 2020, 8(1): 33.

[10] CROUSER E D, PARRILLO J E, SEYMOUR C W, et al. Monocyte distribution width: a novel indicator of sepsis-2 and sepsis-3 in high-risk emergency department patients [J]. Crit Care Med, 2019, 47(8): 1018-1025.

[11] HOU S K, LIN H A, CHEN S C, et al. Monocyte distribution width, neutrophil-to-lymphocyte ratio, and platelet-to-lymphocyte ratio improves early prediction for sepsis at the emergency [J]. J Pers Med, 2021, 11(8): 732.

[12] HAUSFATER P, BOTER N R, INDIANO C M, et al. Monocyte distribution width (MDW) performance as an early sepsis indicator in the emergency department: comparison with CRP and procalcitonin in a multicenter international European prospective study [J]. Crit Care, 2021, 25(1): 227.

[13] RUDD K E, JOHNSON S C, AGESA K M, et al. Global, regional, and national sepsis incidence and mortality, 1990-2017: analysis for the global burden of disease study [J]. Lancet, 2020, 395(10219): 200-211.

[14] AGNELLO L, SASSO B L, GIGLIO R V, et al. Monocyte distribution width as a biomarker of sepsis in the intensive care unit: a pilot study [J]. Ann Clin Biochem, 2021, 58(1): 70-72.

[15] POLILLI E, FRATTARI A, ESPOSITO J E, et al. Monocyte distribution width (MDW) as a new tool for the prediction of sepsis in critically ill patients: a preliminary investigation in an intensive care unit [J]. BMC Emerg Med, 2021, 21(1): 147.

[16] PIVA E, ZUIN J, PELLOSO M, et al. Monocyte distribution width (MDW) parameter as a sepsis indicator in intensive care units [J]. Clin Chem lab

Med, 2021, 59(7): 1307-1314.

[17] CANTEY J B, BAIRD S D. Ending the culture of culture-negative sepsis in the neonatal ICU [J]. Pediatrics, 2017, 140(4): e20170044.

[18] CELIK H T, PORTAKAL O, YIGIT S, et al. Efficacy of new leukocyte parameters versus serum C-reactive protein, procalcitonin, and interleukin-6 in the diagnosis of neonatal sepsis [J]. Pediatr Int, 2016, 58(2): 119-125.

[19] NAM M, SON B H, SEO J E, et al. Improved diagnostic and prognostic power of combined delta neutrophil index and mean platelet volume in pediatric sepsis [J]. Ann Clin Lab Sci, 2018, 48(2): 223-230.

[20] BROWN J V E, MEADER N, WRIGHT K, et al. Assessment of C-reactive protein diagnostic test accuracy for late-onset infection in newborn infants a systematic review and meta-analysis [J]. JAMA Pediatr, 2020, 174(3): 260-268.

[21] ALTUNHAN H, ANNAGUR A, ORS R, et al. Procalcitonin measurement at 24 hours of age may be helpful in the prompt diagnosis of early-onset neonatal sepsis [J]. Int J Infec Dis, 2011, 15(12): E854-E858.

[22] FAJGENBAUM D C, JUNE C H. Cytokine storm [J]. N Engl J Med, 2020, 383(23): 2255-2273.

[23] SHAHRI M K, NIAZKAR H R, RAD F. COVID-19 and hematology findings based on the current evidences: a puzzle with many missing pieces [J]. Int J Lab Hematol, 2021, 43(2): 160-168.

[24] OGNIBENE A, LORUBBIO M, MAGLICCCA P, et al. Elevated monocyte distribution width in COVID-19 patients: the contribution of the novel sepsis indicator [J]. Clin Chim Acta, 2020, 509: 22-24.

[25] ZENG X Q, XING H, WEI Y et al. Monocyte volumetric parameters and lymph index are increased in SARS-CoV-2 infection [J]. Int J Lab Hematol, 2020, 42(6): 266-269.

[26] LIPPI G, SANCHIS-GOMAR F, HENRY B M. Pooled analysis of monocyte distribution width in subjects with SARS-CoV-2 infection [J]. Int J Lab Hematol, 2021, 43(4): E161-E163.

[27] LIN H A, LIN S F, CHANG H W, et al. Clinical impact of monocyte distribution width and neutrophil-to-lymphocyte ratio for distinguishing COVID-19 and influenza from other upper respiratory tract infections: a pilot study [J]. PloS One, 2020, 15(11): 0241262.

[28] VASSE M, BALLESTER M C, AYAKA D, et al. Interest of the cellular population data analysis as an aid in the early diagnosis of SARS-CoV-2 infection [J]. Int J Lab Hematol, 2021, 43(1): 116-122.

[29] RIVA G, CASTELLANO S, NASILLO V, et al. Monocyte Distribution Width (MDW) as novel inflammatory marker with prognostic significance in COVID-19 patients [J]. Sci Rep, 2021, 11(1): 12716.

第五节 脓毒症诊治中利用人工智能：道阻且长

近年来重症医学虽然有了飞速的发展，但脓毒症仍然是重症患者的首要死亡原因。究其原因，脓毒症的高度异质性给临床诊疗带来了巨大的困难，患者通常需要高度个性化的管理方案。仅依靠传统评估工具实现脓毒症的精准诊疗十分困难，如广泛采用的快速序贯器官衰竭评分（quick sequential organ failure assessment，qSOFA）被认为敏感性不足。随着人工智能（artificial intelligence，AI）与医学的结合逐渐扩展到重症医学领域，AI 开始在多种重症疾病的诊断、预后和治疗中发挥作用，其中也包括脓毒症。脓毒症的复杂性和异质性非常契合 AI 的应用，AI 强大的数据分析能力有望为脓毒症的诊疗困境带来新的契机。本文将重点介绍 AI 在脓毒症诊治中的研究进展，讨论其目前的作用、局限性及应用前景（图 2-5-1）。

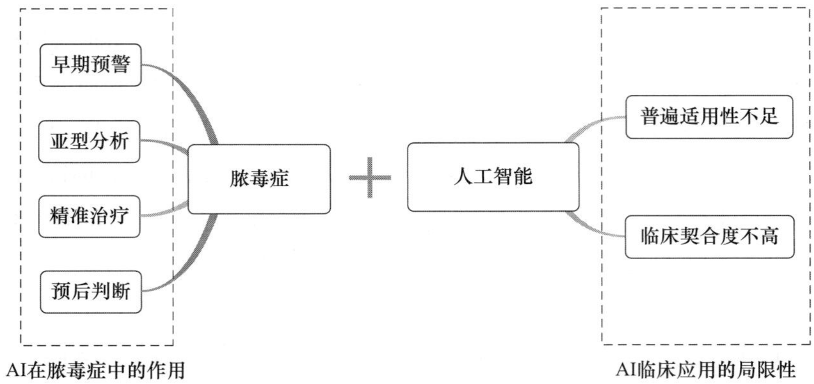

图 2-5-1　人工智能在脓毒症中的作用和局限性

注：AI. 人工智能。

一、人工智能在脓毒症中的作用

机器学习（machine learning）是医学领域应用最广泛的 AI 技术，根据模型的训练方法可将机器学习分为监督学习和无监督学习。涉及的算法有回归算法、贝叶斯分类、决策树、神经网络、深度学习、聚类分析、降维算法等，涉及的模型有分层分析、倾向性评分、逆概率加权及配对分析等控制混杂因素的统计模型，也有广义随机森林、动态诊疗模型、DoubleML、gfoRmula 等因果推断的机器学习模型，这些模型分别适用于研究设计和研究目的不同的各项研究（图 2-5-2）。

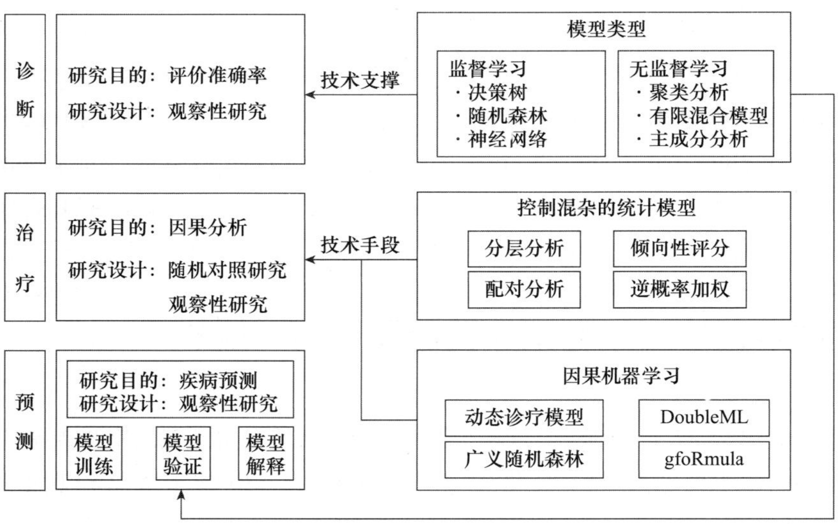

图 2-5-2　人工智能的临床应用概览

1. 脓毒症的早期预警　经典的脓毒症管理指南提倡早期干预，而更理想的情况是“防患于未然”，因此，许多用于预测脓毒症发生的 AI 模型被开发出来。基于回顾性资料的研究表明，利用 AI

对临床数据进行持续监测，AI 模型可提前数小时预测脓毒症的发生，准确率约 90%，明显高于传统的疾病严重程度评分。此前，大多数用于预测和识别脓毒症的 AI 模型都是针对重症患者的，但其中许多变量在非重症病房并不被常规检测，这就限制了它们的可普及性。因此，有研究者利用一些常规临床变量开发了能用于不同环境（如普通住院病房和急诊室）中的脓毒症预测模型，均得到了积极的研究结论。最新的荟萃分析发现，AI 预警系统在重症监护病房（intensive care unit，ICU）带来的获益不如急诊室和普通病房。

感染部位的多样性和患者的个体差异为脓毒症的精准诊断带来很大的困难。有研究表明，基于大数据和机器学习的筛查工具能提高脓毒症诊断的敏感性和准确率。典型的可量化的结构化临床数据（如生命体征、检验结果等）若结合非结构化的文本类数据的诊断模型，能将脓毒症的早期诊断率提高 32%，假阳性率降低 17%。如经图像形式的胸部 X 线片训练后的 AI 模型，能识别出约 90% 的急性呼吸窘迫综合征患者。一项最近的多中心前瞻性队列研究表明，脓毒症早期警示系统的积极应用与更低的院内死亡率和脏器衰竭发生率及更短的住院时间显著相关。上述研究提示，AI 在脓毒症早期精准识别和改善患者预后方面有良好的应用前景。然而，大部分模型采集的变量仅占临床数据的一小部分，还有大量的临床信息尚未得到充分的利用，因此，AI 的诊断性能仍然有很大的优化和提升空间。为实现更广泛的临床应用，AI 模型的预测结果需要具备较好的解读性，模型的预测原理必须便于理解，临床医师才能相信并采纳其预测结果，或者识别出预测错误的案例。因此，通过将预测逻辑公开化、透明化和可视化，研究者们研发出了易于解读的 AI 模型，以期能更好地发挥其医疗价值。

2. 脓毒症的亚型分析　脓毒症的异质性导致其很难被简化成某种典型的临床表现，因此，利用 AI 算法对脓毒症进行亚型分析是近几年的研究热点。有研究报道，利用机器学习回顾性分析临床变量，可将脓毒症分为 α、β、γ、δ 4 种表型，或者将脓毒症相关急性肾损伤分为 3 种不同的亚表型，每种表型都具有不同的生化指标、免疫模式和临床结局。这种分型虽然有助于认识脓毒症的异质性，但并没有从发病机制的角度给出解释，因此，未能在治疗上提供更多参考。此外，有研究者根据脓毒症患者基因表达的差异性，通过大数据分析将脓毒症分为 2 类，这 2 类患者的死亡率与其对激素治疗的反应之间存在显著差异，其中一类存在明显的免疫抑制，其高死亡率与激素应用相关。通过机器学习算法对 5 项随机对照试验进行二次分析后发现，急性呼吸窘迫综合征可以被分为炎症过激和炎症抑制 2 种亚型，两者在临床结局和治疗反应方面存在明显差别，随后这一试验结果在另一个多中心回顾性研究中再次得到验证。上述研究结论从炎症反应的角度部分揭示了脓毒症的异质性，这种机器学习驱动的脓毒症分型拓宽了研究者在疾病评估和治疗方面的视野，为未来更深入的机制研究和临床诊疗提供了新思路。

3. 脓毒症的精准治疗　由于相对滞后的病原学诊断和药敏结果，在脓毒症发病早期，抗生素仍然是主要的经验性用药。为了提高临床微生物学的诊断效率，许多相应的 AI 算法被研发出来，建立模型的数据来源较为多样化，包括微生态、基因组学、基因序列、菌落形态、显微影像、转录组学及临床资料等。值得一提的是，有研究者结合血液样本的光谱分析和 AI 模型，可以快速鉴定临床常见的 30 种细菌、真菌，并给出药物敏感性推荐，其准确率超过 80%，若能成功应用于临床，有望减少微生物培养和药敏试验的等待时间。此外，一些用于预测病原菌和耐药性的 AI 模型也被相继研发出来，用于辅助指导和优化经验性抗生素用药。此外，研究发现AI也有助于指导脓毒症患者的液体复苏和液体管理。利用MIMIC数据库对AI进行训练后，模型能对液体复苏后患者的尿量进行预测，并且识别出合并少尿的患者，其准确率超过80%。经胸部超声心动图相关参数训练后的AI模型，有助于检测危重患者的容量状态和液体反应性，其敏感性不亚于被动抬腿试验。使用随机森林算法的AI模型研究发现，入院时合并高乳酸、低碳酸氢盐的术后脓毒症患者，是液体过负荷的高危人群，因此，这部分脓毒症患者可能不适合以乳酸水平为导向的液体复苏策略。虽然各个模型在研究中都表现出令人满意的结果，但其临床实用价值尚未得到充分论证。

4. 脓毒症的预后评估　脓毒症的预后评估是脓毒症诊治过程中的关键环节，而AI在预后分析方面也表现出一定的优势。一项随机对照试验表明，与对照组相比，AI模型的应用使院内患者的病死率从21.30%降低至8.96%，平均住院时间从13.0天缩短至10.3天。有研究者通过构建常规逻辑回归、SAPS-Ⅱ评分预测和XGBoost算法，构建了3种不同的机器学习模型，用于预测MIMIC-Ⅲ数据库中脓毒症患者的30天病死率，结果显示，XGboost模型的准确率最高，可达85%。一项基于真实世界资料的多中心前瞻性研究表明，在普通病房和急诊患者中，应用AI模型与更低的院内死亡率和更短的住院时间相关。另一项针对非ICU患者的多中心回顾性研究也表明，与传统医院相比，使用AI模型医院的患者死亡率和ICU住院率较低，平均住院时间也较短。未来还需要更多的研究来进一步评估AI模型的临床效应及其与脓毒症预后的相关性。

二、人工智能的局限性

1. 普遍适用性不足　尽管AI革新了当前临床数据的利用形式，并有望在临床诊疗上发挥重要作用，但目前仍存在许多不可忽视的障碍，其中的关键问题便是AI模型的普遍适用性。当某个医院引进其他医院研发成功的模型时，常难以取得预期的效果，因为不同医疗机构的运营模式、使用的软件和硬件设备、数据库的结构、患者的人口特征及疾病的流行病学特点都可能存在差异。例如，因新型冠状病毒感染疫情导致的患者人群变化，美国密歇根大学医院的AI系统出现了过度警示，反而增加了医疗负担，因此，该院在2020年不得不停止了AI模型的运行。可见AI模型的建立不是一劳永逸的，需要考虑患者人群、病情进展、诊疗指南及医院环境等关键因素的变化。若想实现长期的临床应用价值，或许需要赋予AI模型持续的自我更新能力并提高其普遍适用性，以弥合计算机与临床医学之间的学科差距。

2. 临床契合度不高　另一个突出的问题是医护人员对AI模型的接纳度不高。通过调查发现，医护人员对于AI的认知是不充分的，因为AI的算法逻辑十分复杂，且不一定遵循传统的医学思维。尤其是预测模型，系统在发病之前给出的预警常难以取得医护人员的信任，因为这时患者尚未出现病情恶化的迹象，最终仅有12%的医师和38%的护士认为AI模型改善了诊疗服务。最新的研究发现，若系统发出的脓毒症预警能在3h内被医师评估和确认，抗生素的用药时间将平均提前1.8h。因此，除了努力提高AI模型预测或诊断的准确率，也需要重视医护人员对AI的主观态度，医护人员对模型的认知程度、使用经验及采纳度是决定AI应用成效的重要因素。未来的研究需要关注如何加强医护人员对AI模型的信任，以及如何让AI模型更有效地契合临床诊疗流程，并充分评估其对临床结局的实际影响。

三、总结与展望

综上所述，脓毒症的复杂性和异质性为AI的发展提供了充足的“数据土壤”。得益于强大的数据处理能力，AI在改善脓毒症预后方面的潜力巨大，有望优化现有的诊疗决策，降低死亡率，为脓毒症的诊疗带来新的突破。但截至目前为止，AI的实践研究仍处于早期阶段，尚存在普遍适用性不足、与传统诊疗逻辑契合度不高等问题，极大限制了AI的临床实用性探索，这也是后续研究需要解决的关键问题。总体而言，目前AI的决策能力与人类的医疗智慧还相差甚远，从“代码”到临床，仍然困难重重、道阻且长。

（浙江大学医学院附属邵逸夫医院　杨　杰　肖　玮　章仲恒）

参考文献

[1] ANAND V, ZHANG Z, KADRI S S, et al. Epidemiology of quick sequential organ failure assessment criteria in undifferentiated patients and association with suspected infection and sepsis [J]. Chest, 2019, 156(2): 289-297.

[2] TOPOL E J. High-performance medicine: the convergence of human and artificial intelligence [J]. Nat Med, 2019, 25(1): 44-56.

[3] DE CORTE T, VAN HOECKE S, DE WAELE J. Artificial intelligence in infection management in the ICU [J]. Crit Care, 2022, 26(1): 79.

[4] YOON J H, PINSKY M R, CLERMONT G. Artificial intelligence in critical care medicine [J]. Crit Care, 2022, 26(1): 75.

[5] SARIA S, HENRY K E. Too many definitions of sepsis: can machine learning leverage the electronic health record to increase accuracy and bring consensus? [J]. Crit Care Med, 2020, 48(2): 137-141.

[6] YAN M Y, GUSTAD L T, NYTRO O. Sepsis prediction, early detection, and identification using clinical text for machine learning: a systematic review [J]. J Am Med Inform Assoc, 2022, 29(3): 559-575.

[7] ISLAM M M, NASRIN T, WALTHER B A, et al. Prediction of sepsis patients using machine learning approach: a meta-analysis [J]. Comput Methods Programs Biomed, 2019, 170: 1-9

[8] SCHINKEL M, PARANJAPE K, NANNAN PANDAY R S, et al. Clinical applications of artificial intelligence in sepsis: a narrative review [J]. Comput Biol Med, 2019, 115: 103488.

[9] WANG D, LI J B, SUN Y L, et al. A machine learning model for accurate prediction of sepsis in ICU patients [J]. Front Public Health, 2021, 9: 754348.

[10] FLEUREN L M, KLAUSCH T L T, ZWAGER C L, et al. Machine learning for the prediction of sepsis: a systematic review and meta-analysis of diagnostic test accuracy [J]. Intensive Care Med, 2020, 46(3): 383-400.

[11] LAURITSEN S M, KALOR M E, KONGSGAARD E L, et al. Early detection of sepsis utilizing deep learning on electronic health record event sequences [J]. Artif Intell Med, 2020, 104: 101820.

[12] SHASHIKUMAR S P, WARDI G, MALHOTRA A, et al. Artificial intelligence sepsis prediction algorithm learns to say “I don't know” [J]. NPJ Digit Med, 2021, 4(1): 134.

[13] ZHANG Z H, CHEN L, XU P, et al. Effectiveness of automated alerting system compared to usual care for the management of sepsis [J]. NPJ Digit Med, 2022, 5(1): 101.

[14] DELAHANTY R J, ALVAREZ J, FLYNN L M, et al. Development and evaluation of a machine learning model for the early identification of patients at risk for sepsis [J]. Ann Emerg Med, 2019, 73(4): 334-344.

[15] HASSAN N, SLIGHT R, WEIAND D, et al. Preventing sepsis; how can artificial intelligence inform the clinical decision-making process? A systematic review [J]. Int J Med Inform, 2021, 150: 104457.

[16] GOH K H, WANG L, YEOW A Y K, et al. Artificial intelligence in sepsis early prediction and diagnosis using unstructured data in healthcare [J]. Nat Commun, 2021, 12(1): 711.

[17] SJODING M W, TAYLOR D, MOTYKA J, et al. Deep learning to detect acute respiratory distress syndrome on chest radiographs: a retrospective study with external validation [J]. The Lancet Digital Health, 2021, 3(6): e340-e348.

[18] ADAMS R, HENRY K E, SRIDHARAN A, et al. Prospective, multi-site study of patient outcomes after implementation of the TREWS machine learning-based early warning system for sepsis [J]. Nat Med, 2022, 28(7): 1455-1460.

[19] WANG F, KAUSHAL R, KHULLAR D. Should health care demand interpretable artificial intelligence or accept "Black Box" medicine? [J] . Ann Intern Med, 2020, 172(1): 59-60.

[20] LAURITSEN S M, KRISTENSEN M, OLSEN M V, et al. Explainable artificial intelligence model to predict acute critical illness from electronic health records [J]. Nat Commun, 2020, 11(1): 3852.

[21] LI X, XU X, XIE F, et al. A time-phased machine learning model for real-time prediction of sepsis in critical care [J]. Crit Care Med, 2020, 48(10): e884-e888.

[22] YANG M C, LIU C Y, WANG X Y, et al. An explainable artificial intelligence predictor for early detection of sepsis [J]. Crit Care Med, 2020, 48(11): e1091-e1096.

[23] SEYMOUR C W, KENNEDY J N, WANG S, et al. Derivation, validation, and potential treatment implications of novel clinical phenotypes for sepsis [J]. JAMA, 2019, 321(20): 2003-2017.

[24] CHAUDHARY K, VAID A, DUFFY A, et al. Utilization of deep learning for subphenotype identification in sepsis-associated acute kidney injury [J]. Clin J Am Soc Nephrol, 2020, 15(11): 1557-1565.

[25] ZHANG Z H, PAN Q, GE H Q, et al. Deep learning-based clustering robustly identified two classes of sepsis with both prognostic and predictive values [J]. EBio Medicine, 2020, 62: 103081.

[26] SINHA P, DELUCCHI K L, MCAULEY D F, et al. Develo-pment and validation of parsimonious algorithms to classify acute respiratory distress syndrome phenotypes: a secondary analysis of randomised controlled trials [J]. Lancet Respir Med, 2020, 8(3): 247-257.

[27] MADDALI M V, CHURPEK M, PHAM T, et al. Validation and utility of ARDS subphenotypes identified by machine-learning models using clinical data: an observational, multicohort, retrospective analysis [J]. Lancet Respir Med, 2022, 10(4): 367-377.

[28] PEIFFER-SMADJA N, DELLIERE S, RODRIGUEZ C, et al. Machine learning in the clinical microbiology laboratory: has the time come for routine practice? [J]. Clin Microbiol Infect, 2020, 26(10): 1300-1309.

[29] HO C S, JEAN N, HOGAN C A, et al. Rapid identification of pathogenic bacteria using Raman spectroscopy and deep learning [J]. Nat Commun,

2019, 10(1): 4927.

[30] FERETZAKIS G, LOUPELIS E, SAKAGIANNI A, et al. Using machine learning techniques to aid empirical antibiotic therapy decisions in the intensive care unit of a ceneral hospital in Greece [J]. Antibiotics (Basel), 2020, 9(2): 50.

[31] MORAN E, ROBINSON E, GREEN C, et al. Towards personalized guidelines: using machine-learning algorithms to guide antimicrobial selection [J]. J Antimicrob Chemother, 2020, 75(9): 2677-2680.

[32] ROIMI M, NEUBERGER A, SHROT A, et al. Early diagnosis of bloodstream infections in the intensive care unit using machine-learning algorithms [J]. Intensive Care Med, 2020, 46(3): 454-462.

[33] VAN STEENKISTE T, RUYSSINCK J, DE BAETS L, et al. Accurate prediction of blood culture outcome in the intensive care unit using long short-term memory neural networks [J]. Artif Intell Med, 2019, 97: 38-43.

[34] GARNICA O, GOMEZ D, RAMOS V, et al. Diagnosing hospital bacteraemia in the framework of predictive, preventive and personalised medicine using electronic health records and machine learning classifiers [J]. EPMA J, 2021, 12(3): 365-381.

[35] LIN P C, HUANG H C, KOMOROWSKI M, et al. A machine learning approach for predicting urine output after fluid administration [J]. Comput Methods Programs Biomed, 2019, 177: 155-159.

[36] BATAILLE B, DE SELLE J, MOUSSOT P E, et al. Machine learning methods to improve bedside fluid respon-siveness prediction in severe sepsis or septic shock: an observational study [J]. Br J Anaesth, 2021, 126(4): 826-834.

[37] MESSMER A S, MOSER M, ZUERCHER P, et al. Fluid overload phenotypes in critical illness-a machine learning approach [J]. J Clin Med, 2022, 11(2): 336.

[38] SHIMABUKURO D W, BARTON C W, FELDMAN M D, et al. Effect of a machine learning-based severe sepsis prediction algorithm on patient survival and hospital length of stay: a randomised clinical trial [J]. BMJ Open Respir Res, 2017, 4(1): e000234.

[39] HOU N Z, LI M Z, HE L, et al. Predicting 30-days mortality for MIMIC-Ⅲ patients with sepsis-3: a machine learning approach using XGboost [J]. J Transl Med, 2020, 18(1): 462.

[40] BURDICK H, PINO E, GABEL-COMEAU D, et al. Effect of a sepsis prediction algorithm on patient mortality, length of stay and readmission a prospective multicentre clinical outcomes evaluation of real-world patient data from US hospitals [J]. BMJ Health Care Inform, 2020, 27(1): e100109.

[41] ESCOBAR G J, LIU V X, SCHULER A, et al. Automated identification of adults at risk for in-hospital clinical deterioration [J]. N Engl J Med, 2020, 383(20): 1951-1960.

[42] YIN J, NGIAM K Y, TEO H H. Role of artificial intelligence applications in real-life clinical practice: systematic review [J]. J Med Internet Res, 2021, 23(4): e25759.

[43] FINLAYSON S G, SUBBASWAMY A, SINGH K, et al. The clinician and dataset shift in artificial intelligence [J]. N Engl J Med, 2021, 385(3): 283-286

[44] WONG A, OTLES E, DONNELLY J P, et al. External validation of a widely implemented proprietary sepsis prediction model in hospitalized patients [J]. JAMA Internal Medicine, 2021, 181(8): 1065-1070.

[45] WONG A, CAO J, LYONS P G, et al. Quantification of sepsis model alerts in 24 US hospitals before and during the COVID-19 pandemic [J]. JAMA Netw Open, 2021, 4(11): e2135286.

[46] KHETERPAL S, SINGH K, TOPOL E J. Digitising the prediction and management of sepsis [J]. Lancet, 2022, 399(10334): 1459.

[47] GINESTRA J C, GIANNINI H M, SCHWEICKERT W D, et al. Clinician perception of a machine learning-based early warning system designed to predict severe sepsis and septic shock [J]. Crit Care Med, 2019, 47(11): 1477-1484.
[48] HENRY K E, ADAMS R, PARENT C, et al. Factors driving provider adoption of the TREWS machine learning-based early warning system and its effects on sepsis treatment timing [J]. Nat Med, 2022, 28(7): 1447-1454.
[49] HENRY K E, KORNFIELD R, SRIDHARAN A, et al. Human-machine teaming is key to AI adoption: clinicians' experiences with a deployed machine learning system [J]. NPJ Digit Med, 2022, 5(1): 97.
[50] Bates D W, Syrowatka A. Harnessing AI in sepsis care [J]. Nat Med, 2022, 28(7): 1351-1352.

第六节 如何区分噬血细胞综合征与脓毒症

噬血细胞综合征（hemophagocytic syndrome）是一类由原发或继发性免疫异常导致的过度炎症反应综合征，可导致多器官功能衰竭，又称“噬血细胞淋巴组织细胞增生症（hemo- phagocytic lymphohistocytosis，HLH）”。脓毒症是指因严重感染导致宿主免疫反应失调引起的危及生命的器官功能损伤。HLH 和脓毒症均存在过度炎症反应，在临床表现方面有很大程度的重叠，但两者的临床治疗原则截然不同，因此，早期、准确的鉴别诊断至关重要。血细胞显著减少、脾大、高铁蛋白血症、低纤维蛋白原血症及高甘油三酯血症对鉴别这两种疾病具有重要的价值。最新免疫学检测提示，$CD8^{+}$T 细胞中 $CD38^{high}$/$HLADR^{+}$表达＞7% 可以较好地鉴别噬血细胞综合征与脓毒症。随着发病机制相关研究的不断深入，噬血细胞综合征和脓毒症的鉴别诊断将更加明晰，在此基础上采取最佳临床治疗决策有助于挽救患者的生命。

一、噬血细胞综合征和脓毒症概述

噬血细胞综合征是一类由原发或继发性免疫异常导致的过度炎症反应综合征，主要由淋巴细胞和巨噬细胞异常活化并分泌大量炎症因子引起的一系列炎症反应，可导致多器官功能衰竭。临床表现以持续发热、脾大、血细胞减少为主要特征。由于触发因素不同，噬血细胞综合征可分为原发性和继发性两大类。原发性噬血细胞综合征多由某些基因突变常染色体隐性遗传引起，主要在婴幼儿阶段发病；继发性噬血细胞综合征是由感染、肿瘤、免疫等多种病因启动免疫系统活化机制引起的一种反应性疾病，一般与基因突变无关。目前公认的噬血细胞综合征诊断标准由国际组织细胞协会于 2004 年修订，符合以下 2 条标准中任何一条时可诊断为噬血细胞综合征：①检测到目前已知的相关致病基因突变，如 *PRF*1、*UNC*13*D*、*STX*11 或 *STXBP*2 等；②符合以下 8 项中至少 5 项标准，即发热（体温＞38.5℃，持续时间＞7 天），脾大，外周血细胞减少（累及外周血两系或三系），高甘油三酯血症和 / 或低纤维蛋白原血症，在骨髓、脾脏、肝脏或淋巴结中找到噬血细胞，高铁蛋白血症，NK 细胞活性降低或缺如，可溶性 CD25 升高。脓毒症是严重感染导致宿主免疫反应失调引起的危及生命的器官功能损伤。感染后 SOFA 快速增加且≥2 分是脓毒症相关器官功能衰竭的临床判断标准。脓毒症患者也可出现发热、白细胞减少、铁蛋白升高、由弥散性血管内凝血引起的低纤维蛋白原血症及血小板减少等与噬血细胞综合征较为类似的临床表现。噬血细胞综合征和脓毒症均存在过度炎症反应，在临床表现方面有很大程度的重叠，但两者的临床治疗原则截然不同，因此，早期准确的鉴别诊断至关重要，能在此基础上采取最佳的临床治疗决策有助于挽救患者的生命。

二、噬血细胞综合征与脓毒症的临床表现差异

1. 发热　噬血细胞综合征患者的发热由高细胞因子血症引起，典型表现具有以下特点：①持续发热，但新生儿很少出现发热，特别是早产儿；②虽然可以伴有感染症状，但患者对抗生素治疗的反应不佳；③临床一般情况较好。与噬血细胞综合征不同，发热是脓毒症最常见的表现，可能是由特定的感染导致，但体温正常的患者也可能被诊断为脓毒症。因此，发热不能用来鉴别噬血细胞综合征和脓毒症。

2. 脾大　在噬血细胞综合征中，脾大是由活化的淋巴细胞、巨噬细胞和组织细胞浸润导致，大部分患者有脾大的表现；而脓毒症患者仅在未接受有效抗菌药物治疗的情况下才可能出现脾大。因此，脾大是噬血细胞综合征与脓毒症的鉴别要点之一。

3. 其他症状　噬血细胞综合征还伴有其他异常表现，如转氨酶和乳酸脱氢酶升高、低白蛋白血症、凝血功能障碍、高胆红素血症、皮疹等。这些表现也可见于脓毒症患者，因此不能直接作为鉴别噬血细胞综合征与脓毒症的依据。

三、噬血细胞综合征与脓毒症的实验室检查差异

1. 血常规指标差异　噬血细胞综合征患者早期即可出现血细胞减少且较严重，主要归因于高浓度的肿瘤坏死因子 -α、γ 干扰素和噬红细胞的作用。噬血细胞综合征患者血红蛋白浓度中位数为 72～79g/L，86%～93% 的患者出现血小板计数＜100×10^9/L，约 50% 的患者出现中性粒细胞减少。脓毒症患者也可出现血细胞减少，但一般程度较轻，可能与液体复苏的稀释作用相关。研究表明，脓毒症患者血红蛋白中位数浓度为 104g/L，血小板减少的发生率仅为 14.5%～24.0%，只有 17% 的患者的中性粒细胞计数＜1.00×10^9/L。因此，明显的血细胞减少在脓毒症中比较少见，通过这一点可与噬血细胞综合征进行鉴别诊断。若患者同时出现血红蛋白＜80g/L、中性粒细胞减少症和血小板减少症，则诊断噬血细胞综合征的特异性更强。

2. 高甘油三酯血症和 / 或低纤维蛋白原血症　大多数噬血细胞综合征患者符合甘油三酯＞3.0mmol/L 的诊断标准。虽然成人脓毒症患者亦可表现为甘油三酯升高，但常低于此诊断标准，一般在 2.0mmol/L 左右。因此，高甘油三酯血症是鉴别噬血细胞综合征和脓毒症的重要标志，特异度相对较高，而灵敏度较低。

在噬血细胞综合征患者中，巨噬细胞释放纤溶酶原激活物、裂解纤维蛋白原，可致约 3/4 的患者出现低纤维蛋白原血症（＜150mg/dl）。相反，作为一种急性期反应物，脓毒症患者的纤维蛋白原水平常升高，因此，低纤维蛋白原血症可作为无弥散性血管内凝血存在时噬血细胞综合征与脓毒症的鉴别标准之一。

3. 高铁蛋白血症　铁蛋白作为一种炎症生物标志物，由活化的巨噬细胞分泌，释放到血清中，对高水平的细胞因子、激素及氧化应激做出反应。噬血细胞综合征患者的血清铁蛋白浓度可达极高水

平，但脓毒症患者的铁蛋白水平常低于噬血细胞综合征的诊断标准水平。因此，高铁蛋白血症，尤其是极高水平的血清铁蛋白浓度对鉴别噬血细胞综合征与脓毒症有重要的参考价值。

四、噬血细胞综合征与脓毒症的病理组织学差异

噬血现象是指活化的巨噬细胞吞噬红细胞、白细胞、血小板及其前体细胞的病理表现，通常见于骨髓、脾脏和淋巴结，很少见于中枢神经系统、皮肤和外周血，这种现象是噬血细胞综合征患者的重要表现。噬血细胞是噬血细胞综合征的病理标志并具有特异性。在脓毒症、溶血性贫血及恶性肿瘤等情况下也可观察到噬血细胞。噬血现象是一个相当敏感但无特异性的诊断标准，因而不能用于鉴别噬血细胞综合征与脓毒症。

五、噬血细胞综合征与脓毒症的免疫学差异

T 细胞抗原活化是噬血细胞综合征病理生理的关键部分。体内抗原活化人类 T 细胞可以通过 CD38 和 HLADR 的阳性表达进行鉴别。Chaturvedi 等发现，在噬血细胞综合征患者中，外周血 $CD38^{high}/HLADR^{+}$出现高表达，而在脓毒症患者中这种现象并不存在。在鉴别噬血细胞综合征与脓毒症时，$CD8^{+}$T 细胞中 $CD38^{high}/HLADR^{+}$表达＞7% 的灵敏度高达 100%，特异度为 89%。研究结果提示，$CD8^{+}$T 细胞中 $CD38^{high}/HLADR^{+}$表达＞7% 可以较好地鉴别噬血细胞综合征与脓毒症。

六、小结

噬血细胞综合征是由于免疫稳态失调而引起的机体全身过度炎症反应。噬血细胞综合征在早期阶段可能表现出与脓毒症相似的症状和体征，易被误诊为脓毒症。血细胞显著减少、脾大、高铁蛋白血症、低纤维蛋白原血症及高甘油三酯血症对鉴别这两种疾病具有重要价值。最新免疫学检测提示，$CD8^{+}$T 细胞中 $CD38^{high}/HLADR^{+}$表达＞7% 可以较好地鉴别噬血细胞综合征与脓毒症。

（暨南大学附属第一医院　尹海燕　谷万杰）

参 考 文 献

［1］ RISMA K A, MARSH R A. Hemophagocytic lymphohistiocytosis: clinical presentations and diagnosis [J]. J Allergy Clin Immunol Pract, 2019, 7(3): 824-832.

［2］ EMILE J F, ABLA O, FRAITAG S, et al. Histiocyte society. Revised classification of histiocytoses and neoplasms of the macrophage-dendritic cell lineages [J]. Blood, 2016, 127(22): 2672-2681.

［3］ HENTER J I, HORNE A, ARICÓ M, et al. HLH-2004: diagnostic and therapeutic guidelines for hemophagocytic lymphohistiocytosis [J]. Pediatr Blood Cancer, 2007, 48(2): 124-131.

［4］ SINGER M, DEUTSCHMAN C S, SEYMOUR C W, et al. The third international consensus definitions for sepsis and septic shock (sepsis-3) [J]. JAMA, 2016, 315(8): 801-810.

［5］ AL-SAMKARI H, BERLINER N. Hemophagocytic lymphohistiocytosis [J]. Annu Rev Pathol, 2018, 13:

27-49.
[6] PAUL T, KALRA M, DANEWA A, et al. Pediatric hemophagocytic lymphohistiocytosis - a single center study [J]. Indian Pediatr, 2022, 59(4): 283-286.
[7] PONNATT T S, LILLEY C M, MIRZA K M. Hemophagocytic lymphohistiocytosis [J]. Arch Pathol Lab Med, 2022, 146(4): 507-519.
[8] AL-SAMKARI H, BERLINER N. Hemophagocytic lym-phohistiocytosis [J]. Annu Rev Pathol, 2018, 13: 27-49.
[9] CHANDRAKASAN S, FILIPOVICH A H. Hemophagocytic lymphohistiocytosis: advances in pathophysiology, diagnosis, and treatment [J]. J Pediatr, 2013, 163(5): 1253-1259.
[10] NIKIFOROW S, BERLINER N. The unique aspects of presentation and diagnosis of hemophagocytic lymphohistiocytosis in adults [J]. Hematology Am Soc Hematol Educ Program, 2015, 2015: 183-189.
[11] HERMISTON M L, JENG M, NAQVI A, et al. T-cell activation profiles distinguish hemophagocytic lymphohistiocytosis and early sepsis [J]. Blood, 2021, 137(17): 2337-2346.

第七节 维生素 C 治疗脓毒症研究评论

脓毒症发生率高、病死率高、治疗费用高。在常规治疗基础上探索更多安全、有效、廉价、易得的治疗措施被视为改善脓毒症患者预后的迫切需求。兼具多种生物学功能的维生素 C 虽然被视为治疗脓毒症的潜在药物，但因相关临床研究结果的异质性，其临床应用始终存在争议。本文拟对近年来维生素 C 治疗脓毒症患者的临床研究进行分析与比较，旨在针对“维生素 C 在脓毒症患者中的应用与前景”这一热点话题与广大读者共同探讨。

一、给予脓毒症患者维生素 C 治疗的生理学意义

脓毒症的高致死性及难治性与其病理生理特点密切相关。首先，失控的炎症反应是导致脓毒症患者多器官功能衰竭及死亡的重要原因；其次，发生脓毒症时，机体细胞的异常自噬、线粒体电子传递链组分活性降低、氧化磷酸化解偶联、三羧酸循环异常引起腺苷三磷酸（adenosine triphosphate，ATP）的产生减少等一系列变化可导致细胞呈现“冬眠状态”，使细胞可利用的生物能衰竭，这是脓毒症多器官功能障碍及患者死亡的又一重要原因。因此，在抑制脓毒症患者体内过度炎症反应的同时纠正细胞代谢障碍、改善细胞生物能耗竭状态被视为改善脓毒症患者预后的潜在治疗方法。

维生素 C 是一种重要的天然抗氧化剂，对维持细胞及线粒体的正常功能具有重要作用。维生素 C 不仅能抑制多种细胞因子及氧自由基的转录与产生，而且能通过促进儿茶酚胺合成及增加肾上腺素能传递来促进血流动力学的稳定。维生素 C 还能增强肺上皮屏障功能，减少液体渗漏。此外，维生素 C 还具有免疫刺激作用，可以通过促进 T 淋巴细胞发育成熟及白细胞吞噬和趋化功能来改善脓毒症患者的免疫抑制状态。因此，从理论上讲，维生素 C 可以通过多种机制抑制过度炎症反应、逆转休克、恢复器官灌注、促进细胞代谢恢复，从而改善脓毒症患者的预后。

二、维生素C治疗脓毒症的最新研究进展

目前，全球范围内已开展了多项随机对照试验以验证维生素C在脓毒症患者中的治疗作用。虽然在已完成的多中心随机对照试验中有关维生素C联合用药方案的研究均未显示其对脓毒症患者生存方面的影响，但在单用大剂量维生素C治疗脓毒症患者的2项随机对照试验中，维生素C对患者生存预后的影响却存在显著差异。在CITRIS-ALI研究中，研究者验证了单用大剂量维生素C改善脓毒症合并急性呼吸窘迫综合征（acute respiratory distress syndrome，ARDS）患者器官功能障碍的有效性，虽然结果并未发现单用大剂量维生素C对患者炎症状态及器官功能障碍的改善，但是在次要结局分析中发现了28天死亡率的改善（*HR* 0.55，95%*CI* 0.33～0.90，*P*=0.01）及入住ICU天数和住院总天数的缩短。尽管CITRIS-ALI研究中的有益发现来自探索性质的亚组分析，但其仍然提示了大剂量维生素C在脓毒症治疗中的积极效应。然而，在样本量更大的LOVIT研究中，得到的结果却与CIRIS-ALT的研究结果大相径庭。LOVIT研究共纳入872例接受升压药治疗的脓毒症成人患者，维生素C组的患者接受50mg/kg的维生素C静脉输注治疗，每6小时1次，共持续96h。此剂量方案与CITRIS-ALI研究完全一致，但结果却显示大剂量维生素C治疗提高了患者的28天死亡率或持续器官功能障碍构成的复合结局的发生率。这是一个出乎意料的发现，因为在对受试者进行的7天监测分析（包括组织缺氧、炎症、内皮损伤等在内的5项生物学指标）中，没有任何一项指标可以解释这种有害作用，同时研究也并未发现具有统计学意义的不良事件或严重不良事件的发生。笔者认为，这2项研究在入组患者等方面存在的不同可能是造成研究结果差异的重要原因。在LOVIT研究中，其原发感染只有35.3%来自肺部，而CITRIS-ALI研究有76%的原发感染来自肺部。此外，在LOVIT研究中，有66.9%的入组患者在基线时即需要接受机械通气治疗，而CITRIS-ALI研究纳入的患者为脓毒症合并ARDS的患者，所有的患者在基线时都需要接受机械通气治疗。维生素C的使用可能会通过维持肺上皮屏障功能、减少液体渗漏、维持血流动力学稳定以达到肺保护作用，从而改善脓毒症患者的预后，因此，在肺部感染亚组人群中，维生素C的作用会更好地体现出来。

大剂量维生素C在重症肺部感染患者中的优效作用同样在一项有关新型冠状病毒感染治疗的随机对照研究中有所体现。该研究对比了静脉注射大剂量维生素C（12g，每12小时1次，共7天）与安慰剂在治疗新型冠状病毒感染危重患者中的疗效，研究结果显示，大剂量维生素C可以有效提高新型冠状病毒感染患者的肺氧合功能并抑制IL-6等炎症介质的水平。对达到脓毒症诊断标准的患者（SOFA评分>3分）进行亚组分析后发现，大剂量维生素C还可以显著降低该类患者的ICU死亡风险（*HR* 0.22，95% *CI* 0.1～0.9，*P*=0.03）。反观LOVIT研究，不仅肺部感染来源的患者比例较低，而且治疗组中胃肠道或腹腔感染来源的患者人数明显多于对照组（133例 *vs.* 112例），这可能就导致了治疗组患者出现复杂感染的比例更高，清除感染源的难度更大。另外，治疗组患者入组时机械通气、肾脏替代治疗、糖皮质激素使用的比例均不同程度地高于对照组。以上因素均可能成为治疗组28天死亡率或持续器官功能障碍风险高于对照组的潜在原因。

总之，大剂量维生素C在治疗肺源性脓毒症中的效应研究仍然值得期待。目前，2项大样本随机对照试验——LOVIT-COVID研究（NCT04401150）和LOVIT-ARDS研究（EudraCT 2020-003923-40）正在进行中，这2项研究分别预期招募800例新型冠状病毒感染患者和800例脓毒症合并ARDS的

患者，以探讨大剂量维生素 C 在这两类患者中的治疗效应，同时还将对维生素 C 的体内药代动力学参数进行探究。这 2 项研究结果有望为大剂量维生素 C 在肺源性感染的危重症患者中的应用提供更多证据。

三、维生素 C 治疗脓毒症的未来研究方向及应用前景

目前已完成的多项随机对照试验无法为维生素 C 在脓毒症患者中的治疗提供明确、一致的证据，因此，最新出版的《拯救脓毒症运动：2021 年脓毒症和脓毒症休克管理国际指南》并不推荐使用静脉注射维生素 C 治疗脓毒症或脓毒症休克，而且将其列为弱推荐、低质量证据。然而，该指南制定专家组也承认，今后的一些临床研究有可能影响该指南的证据质量及指南未来的更新。因此，静脉注射维生素 C 在脓毒症患者中的应用未来可期。

就目前已完成的临床研究而言，一方面，来自排除标准、患者来源、干预时机及维生素 C 治疗方案的异质性可能导致了研究结果的差异；另一方面，目前的临床研究几乎针对整个脓毒症群体，而非某一特定亚群。脓毒症是一种具有不同亚群或表型的异质性综合征，不同亚群的预后及其对治疗的反应性也会存在差异。将整个脓毒症群体进行研究可能会隐藏维生素 C 对于某一类特定亚群患者的获益。因此，在未来的研究中，一方面应该对维生素 C 治疗的最佳剂量、最佳治疗周期及时机进行探索，以减少不同研究中干预方案的异质性带来的结果偏差；另一方面应当采取更加优化的设计以确定哪些脓毒症患者对维生素 C 治疗有积极的反应性。例如，结合维生素 C 在脓毒症中的作用机制，收集一些可能影响或体现维生素 C 疗效的关联指标，提前将可能影响其疗效的指标（如患者体内基础维生素 C 水平、基础炎症因子水平、患者自身对血管活性药物的反应性、不同部位感染源等）进行预测富集，以确定维生素 C 的最佳使用人群，从而进行更加精准的治疗试验，这将更加有助于发现维生素 C 在脓毒症中的治疗价值。总而言之，静脉注射维生素 C 在脓毒症的治疗中究竟值不值得运用，归根到底取决于维生素 C 最佳治疗方案的确定、潜在的获益与风险比的确定及可能改善的特定人群和临床结局的确定。

（南方医科大学珠江医院 刘占国 常 平）

参 考 文 献

［1］MARIK P E. Patterns of death in patients with sepsis and the use of hydrocortisone, ascorbic acid, and thiamine to prevent these deaths [J]. Surg Infect (Larchmt), 2018, 19(8): 812-820.

［2］BREALEY D, BRAND M, HARGREAVES I, et al. Association between mitochondrial dysfunction and severity and outcome of septic shock [J]. Lancet, 2002, 360(9328): 219-223.

［3］SINGER M. Mitochondrial function in sepsis: acute phase versus multiple organ failure [J]. Crit Care Med, 2007, 35(9 Suppl): S441-S448.

［4］GARRABOU G, MORÉN C, LÓPEZ S, et al. The effects of sepsis on mitochondria [J]. J Infect Dis, 2012, 205(3): 392-400.

［5］CÁRCAMO J M, PEDRAZA A, BÓRQUEZ-OJEDA O, et al. Vitamin C suppresses TNF alpha-induced

NF kappa B activation by inhibiting I kappa B alpha phosphorylation [J]. Biochemistry, 2002, 41(43): 12995-13002.

[6] CARR A C, SHAW G M, FOWLER A A, et al. Ascorbate-dependent vasopressor synthesis: a rationale for vitamin C administration in severe sepsis and septic shock? [J]. Crit Care, 2015, 19: 418.

[7] FISHER B J, KRASKAUSKAS D, MARTIN E J, et al. Mechanisms of attenuation of abdominal sepsis induced acute lung injury by ascorbic acid [J]. Am J Physiol Lung Cell Mol Physiol, 2012, 303(1): L20-L32.

[8] CARR A C, MAGGINI S. Vitamin C and immune func-tion [J]. Nutrients, 2017, 9(11): 1211.

[9] IGLESIAS J, VASSALLO A V, PATEL V V, et al. Outcomes of metabolic resuscitation using ascorbic acid, thiamine, and glucocorticoids in the early treatment of sepsis: the ORANGES trial [J]. Chest, 2020, 158(1): 164-173.

[10] MOSKOWITZ A, HUANG D T, HOU P C, et al. Effect of ascorbic acid, corticosteroids, and thiamine on organ injury in septic shock: the ACTS randomized clinical trial [J]. JAMA, 2020, 324(7): 642-650.

[11] SEVRANSKY J E, ROTHMAN R E, HAGER D N, et al. Effect of vitamin C, thiamine, and hydrocortisone on ventilator- and vasopressor-free days in patients with sepsis: The VICTAS randomized clinical trial [J]. JAMA, 2021, 325(8): 742-750.

[12] FUJII T, LUETHI N, YOUNG P J, et al. Effect of vitamin C, hydrocortisone, and thiamine vs hydrocortisone alone on time alive and free of vasopressor support among patients with septic shock: the VITAMINS randomized clinical trial [J]. JAMA, 2020, 323(5): 423-431.

[13] HWANG S Y, RYOO S M, PARK J E, et al. Combination therapy of vitamin C and thiamine for septic shock: a multi-centre, double-blinded randomized, controlled study [J]. Intensive Care Med, 2020, 46(11): 2015-2025.

[14] FOWLER A A, 3RD, TRUWIT J D, HITE R D, et al. Effect of vitamin C infusion on organ failure and biomarkers of inflammation and vascular injury in patients with sepsis and severe acute respiratory failure: the CITRIS-ALI randomized clinical trial [J]. JAMA, 2019, 322(13): 1261-1270.

[15] LAMONTAGNE F, MASSE M H, MENARD J, et al. Intravenous vitamin C in adults with sepsis in the intensive care unit [J]. N Engl J Med, 2022, 386(25): 2387-2398.

[16] ZHANG J, RAO X, LI Y M, et al. Pilot trial of high-dose vitamin C in critically ill COVID-19 patients [J]. Ann Intensive Care, 2021, 11(1): 5.

[17] PLUMMER M P, BELLOMO R. Restrictive fluid therapy and high-dose vitamin C in sepsis [J]. Nat Rev Nephrol, 2022, 18(10): 607-608.

[18] EVANS L, RHODES A, ALHAZZANI W, et al. Surviving sepsis campaign: international guidelines for management of sepsis and septic shock 2021 [J]. Intensive Care Med, 2021, 47(11): 1181-1247.

[19] SEYMOUR C W, KENNEDY J N, WANG S, et al. Derivation, validation, and potential treatment implications of novel clinical phenotypes for sepsis [J]. JAMA, 2019, 321(20): 2003-2017.

[20] STOPPE C, PREISER J C, DE BACKER D, et al. Intravenous vitamin C in adults with sepsis in the intensive care unit: still LOV'IT? [J]. Crit Care, 2022, 26(1): 230.

第三章 重症感染

第一节 耐碳青霉烯类肠杆菌科细菌最新诊疗指南解读：重症监护病房关注点

耐碳青霉烯类肠杆菌科细菌（carbapenem-resistant Enterobacteriaceae，CRE）是重症监护病房（intensive care unit，ICU）的永恒话题。ICU患者病情危重、侵入性操作多、住院时间长，且大部分患者存在长期反复使用广谱抗生素等情况，因而是CRE感染的高危人群。如何诊治和防控CRE感染已成为当前抗感染领域最棘手的问题。2022年4月，美国传染病学会（Infectious Diseases Society of America，IDSA）发布了新版《产超广谱β-内酰胺酶肠杆菌、耐碳青霉烯类肠杆菌科细菌和耐药难治型铜绿假单胞菌治疗指南》。该指南以问答的形式对产超广谱β-内酰胺酶肠杆菌（extended-spectrum β-lactamase producing Enterobacterales，ESBL-E）、CRE、难治性耐药铜绿假单胞菌（extended-spectrum β-lactamase producing Enterobacterales，DTRP）这3类病原体的相关临床问题进行了解答。本文主要针对ICU的关注点——CRE的诊疗进行详尽解读。

一、耐碳青霉烯类肠杆菌科细菌的病原学知识

1. CRE的定义　满足以下任一条件的肠杆菌科细菌：①对任一碳青霉烯类药物耐药[亚胺培南、美罗培南、多利培南的最低抑菌浓度（minimum inhibitory concentration，MIC）≥4g/ml，或厄他培南的MIC≥2g/ml]；②产碳青霉烯酶；③对亚胺培南天然耐药的细菌（即摩氏摩根菌属、变形杆菌属、普罗威登斯菌属）对亚胺培南以外的碳青霉烯类抗菌药物耐药。

2. CRE的耐药机制　肠杆菌科细菌对碳青霉烯类药物耐药的主要机制可分为产生碳青霉烯酶的CRE和不产生碳青霉烯酶的CRE。不产生碳青霉烯酶的CRE可能是非碳青霉烯酶β-内酰胺酶基因扩增的结果，伴有外膜孔蛋白破坏导致膜通透性降低+外排泵过度表达。其中以产碳青霉烯酶最为重要，因其编码基因大多数位于可转移元件（如质粒或转座子）上，可在不同菌种和菌属间相互传播，容易引起暴发。碳青霉烯酶能够水解碳青霉烯类抗菌药物β-内酰胺酶。根据Ambler分类方法，可将碳青霉烯酶分为A、B和D类。A类酶以肺炎克雷伯菌碳青霉烯酶（Klebsiella pneumoniae carbapenemase，KPC）最为常见，能够水解几乎所有的β-内酰胺类抗菌药物和氨曲南，常见于肺炎克雷伯菌和大肠埃希菌，其基因位于质粒上；B类酶以新德里金属β-内酰胺酶（New Delhi metallo-beta-lactamase，NDM）最为常见，能够水解所有的β-内酰胺类抗菌药物，但不能水解氨曲南，主要存在于肺炎克雷伯菌、大肠埃希菌及不动杆菌属中；D类酶以苯唑西林酶（oxacillinase，OXA）最为常见，

能水解青霉素、窄谱头孢菌素及碳青霉烯类，不能水解氨曲南和广谱头孢菌素，主要存在于肺炎克雷伯菌中。

二、耐碳青霉烯类肠杆菌科细菌的流行病学

近年来CRE在全球范围内快速播散，2019年美国疾病预防控制中心（Center for Disease Control and Prevention，CDC）将CRE列为耐药菌中威胁人类健康的“紧急威胁”级别病原体。美国最常见的碳青霉烯酶是KPC型，它可以由任何一种肠杆菌产生，其他碳青霉烯酶主要包括NDM、维罗纳整合子编码金属β-内酰胺酶（Verona integron metal β- lactamase，VIM）、亚胺培南水解金属β-内酰胺酶（imipenem hydrolyzed metal β-lactamase，IMP）和OXA（如OXA-48型）。临床上，了解特定的CRE分离株是否会产生碳青霉烯酶，对指导临床治疗决策意义重大。

中国细菌耐药监测网的数据显示，2005年CRE的分离率仅为2.1%，而到2019年上升至11.4%，其中肺炎克雷伯菌对亚胺培南和美罗培南的耐药率分别从2005年的3.0%和2.9%上升至2021年上半年的25.5%和27.1%。我国的CRE以产KPC型酶和NDM型酶为主，部分CRE为产OXA型酶和IMP型酶。不同科室相比较，ICU的检出率明显高于门诊、急诊和普通病区，是CRE发生及防控的重点科室。

三、耐碳青霉烯类肠杆菌科细菌的治疗

基于新版指南，本文将可用于CRE的抗菌药物剂量总结如下（表3-1-1），并对CRE的治疗要点进行解读。

表3-1-1　治疗由CRE引起的感染的抗菌药物剂量建议

抗生素	成人剂量（假设肾和肝功能正常）	致病菌
阿米卡星	膀胱炎：15mg/kg，静脉注射1次 所有其他感染：20mg/kg，静脉注射1次，后续剂量和给药间隔基于药代动力学评估结果	CRE
氨苄西林舒巴坦	9g，每8小时静脉注射1次，输注超过4h或27g，每24小时静脉注射1次，连续输注	CRAB
头孢地洛	2g，每8小时静脉注射1次，输注超过3h	CRE、CRAB
头孢他啶-阿维巴坦	2.5g，每8小时静脉注射1次，输注超过3h	CRE
头孢他啶-阿维巴坦联合氨曲南	头孢他啶-阿维巴坦：2.5g，每8小时静脉注射1次，输注超过3h 氨曲南：2g，每8小时静脉注射1次，输注超过3h，若有可能，与头孢他啶-阿维巴坦同时给药	产生金属β-内酰胺酶的CRE
依拉环素	1mg/kg，每12小时静脉注射1次	CRE、CRAB
庆大霉素	膀胱炎：5mg/kg，静脉注射1次 其他感染：7mg/kg，静脉注射1次，后续剂量和给药间隔基于药代动力学评估结果	CRE
亚胺培南-西司他丁	膀胱炎（标准输注）：500mg，每6小时静脉注射1次，输注超过30min 其他CRE和CRAB感染：500mg，每6小时静脉注射1次，输注超过3h	CRE、CRAB

续表

抗生素	成人剂量（假设肾和肝功能正常）	致病菌
亚胺培南 - 西司他丁 - 瑞来巴坦	1.25g，每 6 小时静脉注射 1 次，输注超过 30min	CRE
美罗培南	膀胱炎（标准输注）：1g，每 8 小时静脉注射 1 次，输注超过 30min 其他 CRE 和 CRAB 感染：2g，每 8 小时静脉注射 1 次，输注超过 3h	CRE、CRAB
美罗培南 - 法硼巴坦	4g，每 8 小时静脉注射 1 次，输注超过 3h	CRE
米诺环素	200mg，每 12 小时静脉注射或口服 1 次	CRAB
哌唑霉素	膀胱炎：15mg/kg，静脉注射 1 次 其他感染：15mg/kg，静脉注射 1 次，后续剂量和给药间隔基于药代动力学评估结果	CRE
替加环素	200mg，静脉注射 1 次；后续 100mg，每 12 小时静脉注射 1 次	CRE、CRAB
妥布霉素	膀胱炎：5mg/kg，静脉注射 1 次 其他感染：7mg/kg，静脉注射 1 次，后续剂量和给药间隔基于药代动力学评估结果	CRE

注：CRAB. 耐碳青霉烯类鲍曼不动杆菌；CRE. 耐碳青霉烯类肠杆菌科细菌。

1. 治疗 CRE 引起的肾盂肾炎和复杂性尿路感染的首选抗菌药物　环丙沙星、左氧氟沙星和甲氧苄啶 - 磺胺甲噁唑是治疗 CRE 引起的肾盂肾炎和复杂性尿路感染（complicated urinary tract infection，cUTI）的首选抗菌药物。尽管环丙沙星、左氧氟沙星及甲氧苄啶 - 磺胺甲噁唑对大多数 CRE 不敏感，但在药敏试验证实其敏感后，可作为首选药物。

当无碳青霉烯酶检测结果或检测结果为阴性时，由对厄他培南耐药而对美罗培南敏感的 CRE 引起的肾盂肾炎和 cUTI，延长输注美罗培南是首选治疗方案。如果碳青霉烯酶检测呈阳性，即使药敏试验证实美罗培南是敏感的，也应避免使用。头孢他啶 - 阿维巴坦、美罗培南 - 法硼巴坦、亚胺培南 - 西司他丁 - 雷巴坦或头孢地尼也是治疗对厄他培南和美罗培南耐药的 CRE 引起的肾盂肾炎和 cUTI 的首选抗生素。

2. 治疗无碳青霉烯酶检测结果或结果为阴性的 CRE 导致的尿路外感染的首选抗菌药物　当无碳青霉烯酶检测结果或结果为阴性时，延长输注美罗培南是治疗对厄他培南耐药但对美罗培南敏感的 CRE 引起的尿路外感染的首选治疗方案。治疗对厄他培南和美罗培南耐药（即美罗培南 MIC≥4g/ml）的 CRE 引起的尿路外感染，头孢他啶 - 阿维巴坦、美罗培南 - 法硼巴坦、亚胺培南 - 西司他丁 - 雷巴坦是首选抗生素。当无碳青霉烯酶检测结果或结果为阴性时，过去的观点认为，延长输注美罗培南并联合第二种药物（通常是多黏菌素或氨基糖苷类药物）是治疗由美罗培南的 MIC 高达 8～16g/ml 的 CRE 分离株引起的感染的标准做法。然而，新近的研究表明，与用于治疗 CRE 感染的新型 β-内酰胺酶抑制剂相比，以多黏菌素或氨基糖苷类药物为基础的方案会增加患者的肾毒性及死亡率。因此，当检测结果已证明 CRE 对美罗培南不敏感时，不建议对患者使用延长输注美罗培南并联合用药的方案。

3. 治疗由碳青霉烯酶检测阳性的 CRE 导致的尿路外感染的首选抗菌药物　治疗碳青霉烯酶检测阳性的 CRE 感染，首选抗菌药物因特定碳青霉烯酶的鉴定结果而异。

在尿路外感染中，美罗培南 - 法硼巴坦、头孢他啶 - 阿维巴坦、亚胺培南 - 西司他丁 - 雷巴坦是产 KPC 型碳青霉烯酶 CRE 感染的首选抗菌药物。一项观察性研究比较了接受美罗培南 - 法硼巴坦或头孢他啶 - 阿维巴坦治疗 CRE 感染至少 72h 的患者的临床数据，结果显示，接受美罗培南 - 法硼巴坦治疗的 26 例患者和接受头孢他啶 - 阿维巴坦治疗的 105 例患者之间的临床治愈率（分别为 69% 和 62%）和 30 天死亡率（分别为 12% 和 19%）相似。在复发性 CRE 感染的患者中，接受美罗培南 - 法硼巴坦治疗的 3 例患者没有出现 CRE 分离株对初始治疗产生耐药性的现象，而接受头孢他啶 - 阿维巴坦治疗的 15 例患者中有 3 例出现了耐药性。因此，基于现有的数据，尽管头孢他啶 - 阿维巴坦、美罗培南 - 法硼巴坦和亚胺培南 - 西司他丁 - 瑞来巴坦均被推荐作为治疗 KPC 感染的首选药物，但专家组建议首选美罗培南 - 法硼巴坦，其次是头孢他啶 - 阿维巴坦，然后是亚胺培南 - 西司他丁 - 瑞来巴坦。另外，头孢地洛也是产 KPC 型肠杆菌的一种替代治疗选择。

头孢他啶 - 阿维巴坦联合氨曲南或头孢地洛单药是治疗 NDM 型 CRE 和其他产金属 β- 内酰胺酶细菌感染的首选抗菌药物。一项观察性研究纳入了 102 例因产金属 β- 内酰胺酶肠杆菌引起血液感染的成人患者，其中 52 例接受头孢他啶 - 阿维巴坦联合氨曲南治疗，50 例接受其他药物（主要是多黏菌素或替加环素）联合治疗，结果发现，头孢他啶 - 阿维巴坦联合氨曲南组患者的 30 天死亡率为 19%，而其他药物联合治疗组为 44%。因此，专家组推荐当使用头孢他啶 - 阿维巴坦和氨曲南联合用药治疗产金属 β- 内酰胺酶的感染时，应同时用药，而非顺序用药。头孢地洛是治疗 NDM 和其他产金属 β- 内酰胺酶肠杆菌的另一优选。一项研究分离了 151 个 CRE 分离株，发现头孢地洛对 98% 的分离株均有活性，其中头孢地洛对 75 种产 KPC 型肠杆菌属分离株的活性为 100%，对 32 种 OXA-48 型分离株的活性为 100%，在 12 种产生 NDM 的肠杆菌属分离株中，对头孢地洛敏感的只有 58%（MIC≤4g/ml）。一项对产金属 β- 内酰胺酶感染（不限于肠杆菌）患者的临床试验发现，接受头孢地洛治疗与接受标准疗法（主要基于多黏菌素的治疗）的临床治愈率分别为 75%（16 例中的 12 例）和 29%（7 例中的 2 例）。因此，专家组同样建议头孢地洛用于包括产 NDM 在内的金属 β- 内酰胺酶 CRE 的治疗。

头孢他啶 - 阿维巴坦是治疗产 OXA-48的 CRE 感染的首选抗菌药物，头孢地洛是替代选择。美罗培南 - 法硼巴坦和亚胺培南 - 西司他丁 - 雷巴坦对产 OXA-48的 CRE 的活性有限。尽管产 OXA-48 的分离株对头孢地洛敏感，但头孢地洛治疗相应感染的临床数据有限。

4．CRE 分离株对新型 β- 内酰胺药物产生耐药性的可能性　所有用于治疗 CRE 感染的新型 β- 内酰胺类药物均可出现耐药，但头孢他啶 - 阿维巴坦出现耐药的概率似乎最高。虽然 β- 内酰胺类药物仍然是治疗 CRE 感染的首选药物，但当 β- 内酰胺类药物无效或患者无法耐受时，替加环素和依拉环素则是替代选择。因为四环素衍生物的功能与碳青霉烯酶的存在或类型无关。四环素衍生物通常在给药后可实现快速组织分布，导致尿液和血清中的浓度较低，因此，应避免将这类药物用于泌尿系统和血液系统的感染。

5．四环素衍生物治疗 CRE 引起的感染的作用　四环素衍生物的功能与碳青霉烯酶的存在或类型无关，或者说，产碳青霉烯酶和不产碳青霉烯酶的 CRE 都可能对四环素衍生物敏感。四环素衍生物通常在给药后实现快速组织分布，导致尿液和血清的浓度有限。因此，专家组建议避免将它们用于泌尿系统和血液系统感染。替加环素或依拉环素被视为腹腔内感染、皮肤和软组织感染、骨髓炎及呼吸道感染的合适选择。

与依拉环素相比，替加环素在治疗 CRE 感染方面有更多已发表的研究结果的验证。15 项随机试验的荟萃分析表明，与用于治疗肺炎的替代方案相比，替加环素单药治疗与更高的死亡率相关。随后有研究表明，当应用大剂量替加环素（首剂 200mg，然后每 12 小时静脉滴注 100mg）时，替加环素组与对照治疗组之间的死亡率不再有差异。因此，专家组建议，如果替加环素用于治疗 CRE 感染，应给予大剂量。

目前，有关依拉环素治疗 CRE 感染疗效的临床试验较少，有待更多的临床研究来验证。另外，临床研究评估米诺环素对 CRE 感染的疗效也有限，且相关数据表明，与替加环素或依拉环素相比，较低比例的 CRE 分离株可能对米诺环素更敏感。因此，专家组建议应谨慎使用米诺环素来治疗 CRE 感染。

6. 多黏菌素治疗 CRE 引起的感染的作用 专家组建议应避免使用多黏菌素 B 和黏菌素治疗 CRE 引起的感染，因其会增加肾毒性和死亡率，可以考虑将黏菌素作为治疗 CRE 感染所致单纯性膀胱炎的替代药物，但不推荐将多黏菌素 B 应用于治疗 CRE 感染所致的单纯性膀胱炎，因为此药物是非肾脏清除形式。不推荐常规使用抗菌药物联合治疗（如 β- 内酰胺类药物联合氨基糖苷类药物、喹诺酮类药物或多黏菌素）用于 CRE 引起的感染。暂无数据表明持续联合治疗（一旦 β- 内酰胺类药物已被证明具有体外活性）可提供额外的收益，相反，联合使用第二种药物可能会增加抗菌药物相关不良事件发生的可能性。

（上海交通大学医学院附属瑞金医院 黄思思 刘 娇）

参考文献

[1] SHROPSHIRE W C, AITKEN SL, PIFER R, et al. IS26-mediated amplification of blaOXA-1 and blaCTX-M-15 with concurrent outer membrane porin disruption associated with de novo carbapenem resistance in a recurrent bacteraemia cohort [J]. J Antimicrob Chemother, 2021, 76(2): 385-395.

[2] AITKEN S L, TARRAND J J, DESHPANDE L M, et al. High rates of nonsusceptibility to ceftazidime-avibactam and identification of New Delhi metallo-beta-lactamase production in Enterobacteriaceae bloodstream infections at a major cancer center [J]. Clin Infect Dis, 2016, 63(7): 954-958.

[3] SENCHYNA F, GAUR RL, SANDLUND J, et al. Diversity of resistance mechanisms in carbapenem-resistant Enterobacteriaceae at a health care system in Northern California, from 2013 to 2016 [J]. Diagn Microbiol Infect Dis, 2019, 93(3): 250-257.

[4] SANDBERG T, SKOOG G, HERMANSSON A B, et al. Ciprofloxacin for 7 days versus 14 days in women with acute pyelonephritis: a randomised, open-label and double-blind, placebo-controlled, non-inferiority trial [J]. Lancet, 2012, 380(9840): 484-490.

[5] TALAN D A, STAMM W E, HOOTON T M, et al. Comparison of ciprofloxacin (7 days) and trimethoprim-sulfamethoxazole (14 days) for acute uncomplicated pyelonephritis pyelonephritis in women: a randomized trial [J]. JAMA, 2000, 283(12): 1583-1590.

[6] REN H, LI X, NI Z H, et al. Treatment of complicated urinary tract infection and acute pyelonephritis by short-course intravenous levofloxacin (750 mg/day) or conventional intravenous/oral levofloxacin (500 mg/day): prospective, open-label, randomized, controlled, multicenter, non-inferiority clinical trial [J]. Int Urol Nephrol, 2017, 49(3): 499-507.

[7] BULIK C C, FAUNTLEROY K A, JENKINS S G, et al. Comparison of meropenem MICs and susceptibilities for carbapenemase-producing Klebsiella pneumoniae isolates by various testing methods [J]. J Clin Microbiol, 2010, 48(7): 2402-2406.

[8] DAIKOS G L, TSAOUSI S, TZOUVELEKIS L S, et al. Carbapenemase-producing Klebsiella pneumoniae bloodstream infections: lowering mortality by antibiotic combination schemes and the role of carbapenems [J]. Antimicrob Agents Chemother, 2014, 58(4): 2322-2328.

[9] WUNDERINK R G, GIAMARELLOS-BOURBOULIS E J, RAHAV G, et al. Effect and safety of meropenem-vaborbactam versus best-available therapy in patients with carbapenem-resistant Enterobacteriaceae infections: the TANGO Ⅱ randomized clinical trial [J]. Infect Dis Ther, 2018, 7(4): 439-455.

[10] MOTSCH J, MURTA DE OLIVEIRA C, STUS V, et al. RESTORE-IMI 1: a multicenter, randomized, double-blind trial comparing efficacy and safety of imipenem/relebactam vs colistin plus imipenem in patients with imipenem-nonsusceptible bacterial infections [J]. Clin Infect Dis, 2020, 70(9): 1799-1808.

[11] KARAISKOS I, DAIKOS GL, GKOUFA A, et al. Ceftazidime/avibactam in the era of carbapenemase-producing Klebsiella pneumoniae: experience from a national registry study [J]. J Antimicrob Chemother, 2021, 76(3): 775-783.

[12] HAKEAM H A, ALSAHLI H, ALBABTAIN L, et al. Effectiveness of ceftazidime-avibactam versus colistin in treating carbapenem-resistant Enterobacteriaceae bacteremia [J]. Int J Infect Dis, 2021, 109: 1-7.

[13] TUMBARELLO M, TRECARICHI E M, CORONA A, et al. Efficacy of ceftazidime-avibactam salvage therapy in patients with infections caused by Klebsiella pneumoniae carbapenemase-producing K. pneumoniae [J]. Clin Infect Dis, 2019, 68(3): 355-364.

[14] TAMMA P D, HSU A J. Defining the role of novel beta-lactam agents that target carbapenem-resistant gram-negative organisms [J]. J Pediatric Infect Dis Soc, 2019, 8(3): 251-260.

[15] ACKLEY R, ROSHDY D, MEREDITH J, et al. Meropenem-vaborbactam versus ceftazidime-avibactam for treatment of carbapenem-resistant Enterobacteriaceae infections [J]. Antimicrob Agents Chemother, 2020, 64(5): e02313-e02319.

[16] KAZMIERCZAK M, TSUJI M, WISE M G, et al. In vitro activity of cefiderocol, a siderophore cephalosporin, against a recent collection of clinically relevant carbapenem-non-susceptible Gram-negative bacilli, including serine carbapenemase- and metallo-beta-lactamase-producing isolates (SIDERO-WT-2014 Study) [J]. Int J Antimicrob Agents, 2019, 53(2): 177-184.

[17] SHAW E, ROMBAUTS A, TUBAU F, et al. Clinical outcomes after combination treatment with ceftazidime/avibactam and aztreonam for NDM-1/OXA-48/CTX-M-15-producing Klebsiella pneumoniae infection [J]. J Antimicrob Chemother, 2018, 73(4): 1104-1106.

[18] SIESWERDA E, VAN DEN BRAND M, VAN DEN BERG R B, et al. Successful rescue treatment of sepsis due to a pandrug-resistant, NDM-producing Klebsiella pneumoniae using aztreonam powder for nebulizer solution as intravenous therapy in combination with ceftazidime/avibactam [J]. J Antimicrob Chemother, 2020, 75(3): 773-775.

[19] FALCONE M, DAIKOS G L, TISEO G, et al. Efficacy of ceftazidime-avibactam plus aztreonam in patients with bloodstream infections caused by metallo-beta-lactamase-producing Enterobacterales [J]. Clin Infect Dis, 2021, 72(11): 1871-1878.

[20] LODISE T P, SMITH N M, O'DONNELL N, et al. Determ-ining the optimal dosing of a novel combination

regimen of ceftazidime/avibactam with aztreonam against NDM-1-producing Enterobacteriaceae using a hollow-fibre infection model [J]. J Antimicrob Chemother, 2020, 75(9): 2622-2632.

[21] BASSETTI M, ECHOLS R, MATSUNAGA Y, et al. Efficacy and safety of cefiderocol or best available therapy for the treatment of serious infections caused by carbapenem-resistant Gram-negative bacteria (CREDIBLE-CR): a randomised, open-label, multicentre, pathogen-focused, descriptive, phase 3 trial [J]. Lancet Infect Dis, 2021, 21(2): 226-240.

[22] DE LA CALLE C, O RODRIGUEZ, L MCRATA, et al. Clinical characteristics and prognosis of infections caused by OXA-48 carbapenemase-producing Enterobacteriaceae in patients treated with ceftazidime-avibactam [J]. Int J Antimicrob Agents, 2019, 53(4): 520-524.

[23] JERNIGAN JA, HATFIELD K M, WOLFORD H, et al. Multidrug-resistant bacterial infections in U. S. hospitalized patients, 2012-2017 [J]. N Engl J Med, 2020, 382(14): 1309-1319.

[24] SHIELDS R K, NGUYEN M H, CHEN L, et al. Pneumonia and renal replacement therapy are risk factors for ceftazidime-avibactam treatment failures and resistance among patients with carbapenem-resistant Enterobacteriaceae infections [J]. Antimicrob Agents Chemother, 2018, 62(5): e02497-e02417.

[25] JOHNSTON B D, THURAS P, PORTER S B, et al. Activity of cefiderocol, ceftazidime-avibactam, and eravacycline against carbapenem-resistant Escherichia coli Isolates from the United States and International Sites in Relation to Clonal Background, resistance genes, coresistance, and region [J]. Antimicrob Agents Chemother, 2020, 64(10): e00797-e00720.

[26] FALAGAS M E, KARAGEORGOPOULOS D E, DIMOPOULOS G. Clinical significance of the pharmacokinetic and pharmacodynamic characteristics of tigecycline [J]. Curr Drug Metab, 2009, 10(1): 13-21.

[27] SOLOMKIN J, EVANS D, SLEPAVICIUS A, et al. Assessing the efficacy and safety of eravacycline vs ertapenem in complicated intra-abdominal infections in the investigating gram-negative infections treated with eravacycline (IGNITE 1) trial: a randomized clinical trial [J]. JAMA Surg, 2017, 152(3): 224-232.

[28] ZHA L, PAN L L, GUO J, et al. Effectiveness and safety of high dose tigecycline for the treatment of severe infections: a systematic review and meta-analysis [J]. Adv Ther, 2020, 37(3): 1049-1064.

[29] YAHAV D, LADOR A, PAUL M, et al. Efficacy and safety of tigecycline: a systematic review and meta-analysis [J]. J Antimicrob Chemother, 2011, 66(9): 1963-1971.

[30] SOLOMKIN J S, GARDOVSKIS J, LAWRENCE K, et al. IGNITE4: results of a phase 3, randomized, multicenter, prospective trial of eravacycline vs meropenem in the treatment of complicated intraabdominal infections [J]. Clin Infect Dis, 2019, 69(6): 921-929.

[31] POGUE J M, NEELAKANTA A, MYNATT R P, et al. Carbapenem-resistance in gram-negative bacilli and intravenous minocycline: an antimicrobial stewardship approach at the detroit medical center [J]. Clin Infect Dis, 2014, 59 (Suppl 6): S388-S393.

[32] SANDRI A M, LANDERSDORFER C B, JACOB J, et al. Population pharmacokinetics of intravenous polymyxin B in critically ill patients: implications for selection of dosage regimens [J]. Clin Infect Dis, 2013, 57(4): 524-531.

[33] TAMMA P D, COSGROVE S E, MARAGAKIS L L. Combination therapy for treatment of infections with gram-negative bacteria [J]. Clin Microbiol Rev, 2012, 25(3): 450-470.

第二节　重症监护病房侵袭性真菌病的诊治：同与不同

一、重症监护病房侵袭性真菌病的流行病学现状

侵袭性真菌病（invasive fungal disease，IFD）又称侵袭性真菌感染（invasive fungal infection，IFI），是指真菌侵入人体组织、血液，并在其中生长繁殖，从而导致组织损害、器官功能障碍及炎症反应的病理改变及病理生理过程。IFD 在重症监护病房（intensive care unit，ICU）内的发病率和死亡率逐年升高，在非中性粒细胞缺乏的重症患者中最常见的 2 种 IFD 为侵袭性念珠菌病（invasive candidiasis，IC）和侵袭性曲霉菌病（invasive aspergillosis，IA）。

念珠菌是导致 IFD 最主要的病原体。一项有关全球 ICU 感染相关性疾病的流行病学调查指出，念珠菌从感染部位样本中的分离率占第三位，这就导致了 ICU 内约 17% 的感染性疾病的发生。念珠菌在血流感染中的分离率因国家及流行病学情况而异，并受到 ICU 患者类型的影响。美国 ICU 内血流感染的相关研究报道指出，念珠菌检出率约为第三或第四位，欧洲多中心的 ICU 血流感染流行病学调查表明，念珠菌检出率约为第六位至第十位。在全球范围内，IC 的发病率大概是每 1000 例 ICU 入院患者中有 1～10 例，占脓毒症或脓毒症休克患者的 5%。

IA 在 ICU 内的真实发生率尚不明确，危重症患者可能出现的凝血功能障碍、氧合状态不佳等问题均会导致活检率的下降。相关研究报道，ICU 内 IA 的发病率为 0.3%～9.0%，这也与相关诊断检测的敏感性和特异性导致的诊断困难相关。IA 既往的“经典”风险因素分为高、中、低 3 类。然而，新的风险因素在过去 10 年中已被逐步发现，包括慢性阻塞性肺疾病、糖尿病、重症流行性感冒、重症新型冠状病毒感染等。

患者及风险因素的多样性使 IFD 的诊断和治疗流程更加复杂化，加之目前对重症患者已有的高质量研究数据极为有限，因此，ICU 内 IFD 的规范化诊治仍面临许多挑战。

二、重症监护病房侵袭性念珠菌病的诊疗进展

1．重症监护病房侵袭性念珠菌病的诊断　念珠菌常定植于危重症患者的皮肤及黏膜表面，当其进入深部组织或无菌部位后，即可发展为 IC，并成为 ICU 最常见的真菌感染之一，包括念珠菌血症和深部组织念珠菌病。念珠菌血症是指至少 1 次经血培养分离出念珠菌属；深部组织念珠菌病包含念珠菌引起的腹腔感染、骨髓炎、化脓性关节炎、纵隔炎、心内膜炎、泌尿系统感染及脑膜脑炎等。诊断时须考虑以下 3 种类型：①不合并深部组织念珠菌病的念珠菌血症（包括导管相关性血流感染）；②与深部组织念珠菌病相关的念珠菌血症；③与念珠菌血症无关的深部组织念珠菌病。

念珠菌血症的诊断主要依赖血培养，当怀疑有念珠菌血症时，应在开始抗真菌治疗前留取 2 套血培养标本（各 10ml）进行需氧和厌氧菌培养。血标本应通过中心静脉导管和外周血管分别获得，因为有高达 40%～50% 的念珠菌血症可能与中心静脉导管相关。区分导管相关和非导管相关的念珠菌血症可以通过比较血培养报阳时间及菌落计数的差异来实现。

由于来自无菌部位的标本或组织病理学检查较少，因此，经确诊的深部组织念珠菌病比念珠菌血症要少得多。从留置>24h以上腹腔引流管内留取的积液标本中分离出的念珠菌通常是定植状态，而从无菌条件下抽取的样本（如经外科手术或影像学引导下的脓肿引流过程中提取样本）中分离出了念珠菌，则表明有深部组织念珠菌病。

目前除常规培养手段外，基于非培养学方法的联合诊断策略已逐步应用于临床，包括血清学标志物1,3-β-D葡聚糖、甘露聚糖抗体和念珠菌芽管抗原及基于聚合酶链反应（polymerase chain reaction，PCR）的检测方法。T2 Candida检测结合了PCR和基于磁共振的超磁性颗粒聚集检测，已经被美国食品药品监督管理局（Food and Drug Administration，FDA）批准用于IC的检测。

基于ICU环境及其收治患者的病理生理学改变的特异性，欧洲癌症研究和治疗组织及真菌研究组教育与研究共同体（EORTC/MSGERC）于2021年重新明确了ICU内IC的高危宿主及相关疾病的定义，为后续的规范化诊断奠定了基础。

ICU内IC的高危宿主：①长期糖皮质激素治疗，剂量相当于泼尼松20mg/d或以上；②定性或定量的中性粒细胞异常，如遗传性中性粒细胞缺乏症、中性粒细胞计数$<0.5\times10^9$/L；③肠壁完整性受损，如最近的腹部手术、化疗、胆道系统异常、复发性肠穿孔、腹水、黏膜炎、重症胰腺炎、肠外营养等；④皮肤黏膜屏障受损，如留置中心静脉导管或行血液透析等；⑤念珠菌定植，可从以下2个以上部位分离出念珠菌，包括呼吸道分泌物、粪便、皮肤、伤口、尿液及留置24h以上的引流管；⑥造血干细胞移植；⑦实体器官移植。

EORTC/MSGERC工作组修正的ICU内IC的确诊定义是在无菌部位分离出念珠菌，同时应包括以下至少一种情况：①通过细针抽吸或活检所获得的无菌标本经组织病理学、细胞学或直接显微镜检查发现有念珠菌菌丝生长（由于菌丝并不只存在于念珠菌中，因而需要通过培养或PCR的方式进行必要的确认）；②经无菌手术或新留置的（<24h）引流管从无菌部位获取的标本经培养后分离出念珠菌属，且患者的临床症状或影像学的异常改变与感染性疾病相符；③血液培养分离出念珠菌属。

拟诊的定义仅适用于ICU环境，且至少包含以下一项临床标准：①眼底检查发现相符合的病变；② CT检查发现肝脾病变，与感染性疾病的病程发展相符合；③肺部以外出现影像学异常，与感染性疾病的病程发展相符合，且无法用其他原因解释。另外，须同时包含以下至少一项真菌学诊断标准：①连续2次血清样本1,3-β-D-葡聚糖阳性；②由腹腔手术或新留置的腹腔引流管（<24h）获得的标本经培养后分离出念珠菌属。此外，还须同时包含至少一项高危宿主因素。

2. 重症监护病房侵袭性念珠菌病的治疗　IFD有很高的死亡风险，延迟启动抗真菌治疗可能会导致归因死亡率增加2倍以上，因此，研究人员已经在ICU内的高危患者中开始尝试抗真菌治疗的早期干预（预防性或经验性）。早期研究主要涉及ICU内腹部大手术及复发性胃肠穿孔的外科患者或吻合口瘘的患者，结果显示，与安慰剂组对比，每天使用氟康唑可以降低IC的总体发病风险。随后的多项前瞻性队列研究纳入了ICU内的高危患者，对他们进行抗念珠菌预防（使用三唑类或棘白菌素类药物），研究结果同样显示，IC的总体发病率有下降趋势。近期的一项荟萃分析纳入了22项随机对照试验，结果显示，与非干预组相比，对ICU内高危患者采取预防性和经验性抗念珠菌治疗，可以使IC的发病率呈降低趋势，但在改善生存率方面没有差异。尽管纳入研究中的患者在年龄、潜在的肾衰竭及疾病严重程度等方面存在异质性，但经多因素校正后，在临床结局方面的差异仍无统计学意义。因此，今后需要进一步推进 IC 患者的风险分层及分级管理，并促使抗 IC 的预防治疗、基于生物标志物的抢先治疗和基于风险因素的经验性治疗更加合理化和精准化。

三、重症监护病房侵袭性曲霉菌病的诊疗进展

1．重症监护病房侵袭性曲霉菌病的高危宿主　IA 是一种严重的 IFD，越来越多的研究聚焦于收治在 ICU 中的中性粒细胞缺乏群体之外的危重症患者。由于宿主异质性、各医院诊断条件差异、区域流行病学趋势不同等因素，ICU 患者中 IA 的真实发病率存在很大的差异。研究人员对疾病的认识不断加深，逐渐发现 ICU 内 IA 的高危宿主不仅局限于经典的干细胞移植、长期服用糖皮质激素及实体器官移植的患者，重症流行性感冒及新型冠状病毒感染患者发生 IA 的风险亦不容忽视。

ICU 内 IA 的高危宿主：①长期糖皮质激素治疗，剂量相当于泼尼松每天 20mg 或以上；②定性或定量的中性粒细胞异常，如遗传性中性粒细胞缺乏症、中性粒细胞计数≤0.5×10^9/L；③慢性呼吸系统疾病，如慢性阻塞性肺疾病、支气管扩张等；④肝硬化失代偿期；⑤使用免疫抑制剂治疗，既往 90 天内使用过钙调磷酸酶抑制剂、肿瘤坏死因子 -α（tumor necrosis factor-α，TNF-α）阻断剂等；⑥血液系统恶性肿瘤 / 造血干细胞移植；⑦实体器官移植；⑧人类免疫缺陷病毒感染；⑨严重流感病毒感染（包括重症新型冠状病毒感染等）。

2．重症监护病房侵袭性曲霉菌病的诊断　ICU 中 IA 的明确诊断仍困难重重，原因有以下 4 点：①由于 IA 患者可能存在氧合状态差、血流动力学不稳定及凝血功能障碍，经细针穿刺活检组织取样可能存在禁忌，且容易引起出血、气胸等严重并发症。②经常规气道分泌物培养的方法敏感性不佳。有研究报道，即便是经病理活检证实的侵袭性肺曲霉病（invasive pulmonary aspergillosis，IPA），追溯其培养学结果，阳性率仅为 65%。③即便经培养方法分离出曲霉菌属，仍无法明确地鉴别定植与感染。④血液系统恶性肿瘤之外的宿主，一般缺乏胸部影像学典型的“晕轮征”或“新月征”等表现。因此，更多非培养学的检测手段正在不断开发中，以期通过基于多项指标的联合实验进一步提高对 ICU 内 IA 患者诊断的准确性（表 3-2-1）。

表 3-2-1　基于非培养方法的侵袭性曲霉菌病诊断手段

检测目标	检测手段	检测目标	检测手段
抗原		DNA/RNA	宏基因组测序法、肽核酸荧光原位杂交法
1，3-β-D- 葡聚糖	色度法 / 比浊法	蛋白	基质辅助激光解析电离飞行时间质谱法
半乳甘露聚糖	酶联免疫分析法	代谢产物	
糖蛋白	胶体金免疫层析	挥发性有机化合物	气相色谱 - 质谱分析法
抗体		生物标志物	
曲霉菌 IgM 抗体	酶联免疫分析法	长正五聚蛋白	酶联免疫分析法
曲霉菌 IgG 抗体	酶联免疫分析法	醋酸镰孢氨酸 C	质谱分析法
DNA/RNA	实时聚合酶链反应法、PCR 电离质谱法		

注：DNA．脱氧核糖核酸；RNA．核糖核酸；PCR．聚合酶链反应。

随着研究人员对 ICU 内 IA 认识的不断深入，迫切需要制定一个标准的定义及诊断策略，以优化

相关研究的可靠性和可比性，并最终改善对ICU内IA患者诊断和管理的临床实践，减少病死率。

EORTC/MSGERC曾于2008年和2020年分别修定并更新了IFD的定义。这些定义主要是针对血液系统恶性肿瘤患者和干细胞移植或实体器官移植患者，可能并不适用于ICU患者。此外，在最近修订的定义中，IFD类别的范围也已被缩小，这就进一步促使了对适用于ICU环境的IFD定义的更新。2021年，经多轮文献回顾及讨论，EORTC/MSGERC的ICU工作组重新修正了IA的确诊及拟诊（临床诊断）定义。

确诊定义为丝状真菌的确切生长证据并伴有相关组织损伤，同时应包括以下至少一种情况：①通过细针抽吸或活检所获得标本的组织病理学、细胞病理学或直接显微镜检查发现有曲霉菌菌丝生长，同时伴有相关的组织损伤（需要通过培养或PCR的方式进行必要的确认）；②经无菌手术从无菌部位获得的标本，经培养后分离出曲霉菌属，且临床症状或影像学的异常改变与感染性疾病相符。

拟诊定义包含以下4条。①拟诊的定义仅适用于ICU环境，且具有曲霉菌存在的证据，至少包含以下一项：A. 下呼吸道标本经细胞学、直接显微镜检查和/或培养显示存在曲霉菌属；B. 血浆/血清半乳甘露聚糖抗原指数＞0.5和/或支气管肺泡灌洗液半乳甘露聚糖抗原指数＞0.8。②存在高危宿主因素。③存在感染的临床征象。④影像学改变至少满足以下一项：A. 致密的、圆形的病损，伴或不伴有“晕轮征”；B. 空气“新月征”；C. 空腔；D. 楔形和节段性或小叶性合并；E. 针对曲霉菌气管支气管炎经气管镜镜检可见溃疡、假膜、结节及焦痂等。

3. 重症监护病房侵袭性曲霉菌病的治疗　目前还没有关于ICU患者预防IA的建议。伏立康唑与两性霉素B脱氧胆酸盐相比具有更好的疗效，治疗12周后临床反应率较高（52.8% *vs.* 31.6%），且已被推荐作为IA的一线用药。由于伏立康唑的药代动力学是非线性的，因此，药物浓度在整个治疗过程中会出现波动，同时可能会出现一些不良反应，如幻觉、光敏反应、QT间期延长、恶心、呕吐等。如果患者内生肌酐清除率＜50ml/min，不建议静脉注射伏立康唑，因其会导致环糊精的累积。对长时间使用伏立康唑的患者，需随访其肝功能。

艾沙康唑是一种新型三唑类药物，其半衰期长，治疗过程中不需要监测血药浓度，且不良反应小，在治疗IA方面与伏立康唑相比已经显示出非劣势性。泊沙康唑是另一种新型三唑类药物，早期研究将其混悬液剂型用于预防血液系统恶性肿瘤患者IA的发生，目前可用于对伏立康唑等IA一线用药不耐受患者的替代治疗。

在多烯类抗真菌药物中，两性霉素B脂质体用于治疗血液系统恶性肿瘤患者的IA时显示出良好的效果。3mg/kg的低剂量不仅肾毒性较小，且总体疗效较好，在12周内有50%的临床应答率和72%的生存率，而高剂量分别为46%和59%。普通的两性霉素B对除土曲霉以外的所有曲霉菌种都有抗菌活性。

所有3种棘白菌素类药物（米卡芬净、卡泊芬净和阿尼芬净）在体外对曲霉菌属均有杀菌活性。卡泊芬净是被报道治疗IA最多的棘白菌素，但发表的研究之间存在异质性，其临床应答率为27%～83%。卡泊芬净已被证明在对其他抗真菌疗法有禁忌证的患者中有一定的疗效。在对抗IA治疗的一线药物存在禁忌证时，卡泊芬净作为一种挽救性疗法存在一定的疗效，在治疗结束时有30%～40%的临床应答率及50%的生存率，但目前不建议使用卡泊芬净单药治疗IA，除非使用其他药物均存在禁忌证。

四、新型冠状病毒感染期间重症监护病房内的侵袭性真菌病

随着严重急性呼吸综合征冠状病毒2型（severe acute respiratory syndrome coronavirus 2，SARS-CoV-2）于2019年底被检出，新型冠状病毒感染已经成为席卷全球的呼吸系统感染性疾病，并导致近600万例患者的死亡。但不同国家、地区的死亡率差异很大，其中合并其他病原体感染，尤其是IFD，对重症患者临床预后的影响仍未得到很好的研究，这一点值得进一步关注。

新型冠状病毒感染期间有关IFD的研究报道较少，可能与临床医师的诊断意识薄弱及疫情期间可获取的相关检测手段不足相关。但不可否认的是，收治于ICU的重症新型冠状病毒感染患者存在较多的IFI风险因素，如慢性呼吸系统疾病、大剂量糖皮质激素治疗、托珠单抗等免疫抑制剂的使用等。另外，SARS-CoV-2病毒与肺泡上皮细胞的体外共生长实验表明，病毒导致肺泡上皮屏障破坏、彼此连接受损、纤毛清除功能减弱及宿主免疫功能紊乱，表现为重症新型冠状病毒感染患者的T淋巴细胞，尤其是$CD4^+T$细胞和$CD8^+T$细胞的绝对数量减少，并伴有白细胞介素（interleukin，IL）-2R、IL-6、IL-10、TNF-α及其他炎症标志物水平的明显升高，进而使曲霉菌更容易入侵。据文献报道，收治于ICU的重症新型冠状病毒感染患者，在住院期间至少有10%合并了其他病原体的感染，其中就包括新型冠状病毒感染相关性肺曲霉病（COVID-19-associated pulmonary aspergillosis，CAPA）。值得关注的是，与单纯重症新型冠状病毒感染患者相比，CAPA患者的死亡率额外增加近20%。

目前所面临的挑战是，CAPA在诊断方面仍存在很大的困难，因其可能不具备典型的宿主因素和影像学特征。虽然目前已经明确要对此类患者进行早期筛查、明确诊断、及时治疗，且纤维支气管镜检查和肺泡灌洗均具有较高的诊断价值，但是新型冠状病毒感染是一种高度传染性疾病，纤维支气管镜检查及灌洗时容易产生气溶胶，一方面会污染环境，另一方面会增加医务人员的职业暴露风险。减少气管镜的操作对于保护医务人员免受气溶胶暴露是必要的，但同时也可能错过了气管镜下对IPA患者气道情况的直视观察，不能及时发现假膜、溃疡、斑片等。

在新型冠状病毒感染患者气道中检出的曲霉菌是共生长还是共感染。回顾疫情期间发表的部分研究可以发现，一旦在患者的痰液或经气管插管吸取的上呼吸道分泌物中分离出了曲霉，即可将其定义为“共感染”。这会给读者带来一种印象，即CAPA的发病率很高。甚至有文献显示，在气道分离出的所有病原体中，曲霉所占比例可达第4位。不可否认的是，目前确诊的CAPA病例数相对较少，通常存在漏诊，但也可能存在过度诊断。因此，最重要的手段是完善诊断方法，可以使用联合诊断以提高IPA诊断的敏感性和特异性，提高疫情期间医师治疗IFD患者时开具处方的合理性。

五、重症监护病房侵袭性真菌感染的研究方向

近些年IFD的诊治在重症医学领域中取得了重大进展，并逐步引起了重视，同时也加深了重症医学与临床微生物学、临床药学之间的合作。为减少IFD的发病率及死亡率，仍需要开展更多的工作。

在有关IA的研究方面，需进一步明确ICU内IA的真实发病率，以及其与重症流感及重症新型冠状病毒感染之间的关系。同时需要明确各种实验室检测手段的诊断效能及联合诊断的价值，并关注治疗药物的药代动力学及药效学变化，曲霉病的肺外表现（心脏手术后的纵隔炎、心包炎/心内膜炎等）亦不容忽视。对于IC的研究，需进一步明确棘白菌素的组织穿透力、最佳用量及疗程，以及长

期用药患者有无必要进行血药浓度的监测。在条件允许的情况下，应建立基于免疫遗传学的IC风险数据库，以进一步明确IFD发病的高危宿主，并进一步改善危重症患者IFD的临床预后水平。

（上海交通大学医学院附属仁济医院　余跃天
上海交通大学医学院附属瑞金医院　陈德昌）

参考文献

[1] BASSETTI M, GARNACHO-MONTERO J, CALANDRA T, et al. Intensive care medicine research agenda on invasive fungal infection in critically ill patients [J]. Intensive Care Med, 2017, 43(9): 1225-1238.

[2] OSTROSKY-ZEICHNER L, AL-OBAIDI M. Invasive fungal infections in the intensive care unit [J]. Infect Dis Clin North Am, 2017, 31(3): 475-487.

[3] VINCENT J L, SAKR Y, SINGER M, et al. Prevalence and outcomes of infection among patients in intensive care units in 2017 [J]. JAMA, 2020, 323(15): 1478-1487.

[4] BASSETTI M, AZOULAY E, KULLBERG B J, et al. EORTC/MSGERC definitions of invasive fungal diseases: summary of activities of the intensive care unit working group [J]. Clin Infect Dis, 2021, 72(Suppl 2): S121-S127.

[5] EPELBAUM O, CHASAN R. Candidemia in the intensive care unit [J]. Clin Chest Med, 2017, 38(3): 493-509.

[6] BASSETTI M, GIACOBBE D R, VENA A, et al. Diagnosis and treatment of candidemia in the intensive care unit [J]. Semin Respir Crit Care Med, 2019, 40(4): 524-539.

[7] BASSETTI M, BOUZA E. Invasive mould infections in the ICU setting: complexities and solutions [J]. J Antimicrob Chemother, 2017, 72(suppl_1): i39-i47.

[8] JENKS J D, CORNELY O A, CHEN S C, et al. Breakthrough invasive fungal infections: who is at risk? [J]. Mycoses, 2020, 63(10): 1021-1032.

[9] CORTEGIANI A, RUSSOTTO V, MAGGIORE A, et al. Antifungal agents for preventing fungal infections in non-neutropenic critically ill patients [J]. Cochrane Database Syst Rev, 2016(1): CD004920.

[10] HERBRECHT R, DENNING D W, PATTERSON T F, et al. Voriconazole versus amphotericin B for primary therapy of invasive aspergillosis [J]. N Engl J Med, 2002, 347(6): 408-415.

[11] MAERTENS J A, RAAD I I, MARR K A, et al. Isavuconazole versus voriconazole for primary treatment of invasive mould disease caused by Aspergillus and other filamentous fungi (SECURE): a phase 3, randomised-controlled, non-inferiority trial [J]. Lancet, 2016, 387(10020): 760-769.

[12] Ullmann A J, Lipton J H, Vesole D H, et al. Posaconazole or fluconazole for prophylaxis in severe graft-versus-host disease [J]. N Engl J Med, 2007, 356(4): 335-347.

[13] CORNELY O A, MAERTENS J, BRESNIK M, et al. Liposomal amphotericin B as initial therapy for invasive mold infection: a randomized trial comparing a high-loading dose regimen with standard dosing (AmBiLoad trial) [J]. Clin Infect Dis, 2007, 44(10): 1289-1297.

[14] PFALLER MA, BOYKEN L, HOLLIS RJ, et al. In vitro susceptibility of clinical isolates of Aspergillus spp. to anidulafungin, caspofungin, and micafungin: a head-to-head comparison using the CLSI M38-A2

broth microdilution method [J]. J Clin Microbiol, 2009, 47(10): 3323-3325.

[15] WHITE P L, DHILLON R, CORDEY A, et al. A national strategy to diagnose coronavirus disease 2019-asso-ciated invasive fungal disease in the intensive care unit [J]. Clin Infect Dis, 2021, 73(7): e1634-e1644.

[16] SCHAUWVLIEGHE A, RIJNDERS B J A, PHILIPS N, et al. Invasive aspergillosis in patients admitted to the intensive care unit with severe influenza: a retrospective cohort study [J]. Lancet Respir Med, 2018, 6(10): 782-792.

第三节　快速多重细菌聚合酶链反应如何指导重症肺炎的抗生素治疗

一、重症监护病房内重症肺炎的流行病学现状及诊疗难点

医院获得性肺炎（hospital-acquired pneumonia，HAP）和呼吸机相关性肺炎（ventilator-associated pneumonia，VAP）是重症监护病房（intensive care unit，ICU）最常见的成人医疗保健相关性感染，也是危重患者死亡的主要原因。第三次全球 ICU 内感染性疾病的横断面调查纳入了 88 个国家 1150 个 ICU 内的 15 000 余例患者，其中肺部感染占所有 ICU 内获得性感染性疾病的 60.4%，且进一步延长了机械通气时间、ICU 住院时间、总体住院时间及治疗费用，造成了巨大的卫生经济学负担。同时，HAP 和 VAP 与患者的额外死亡率增加相关，可导致患者的不良预后。HAP 和 VAP 可能由多种病原体混合感染所致，也可包含多重耐药（multidrug-resistant，MDR）或泛耐药（extensively drug-resistant，XDR）在内的革兰氏阴性菌，其在 HAP 和 VAP 患者气道分泌物中的检出率逐年升高，并且与 50% 以上的病死率相关。早期抗菌药物的恰当使用可以降低 HAP 和 VAP 的病死率。因此，国际指南均倡导对于重症肺炎所致的脓毒症患者，可以及时经验性地启动广谱抗菌药物治疗，包括采用碳青霉烯类药物治疗存在 MDR 病原体感染风险的患者及迟发性的 VAP 患者（机械通气时间＞5 天）。

通常情况下，从留取呼吸道分泌物样本到获得明确的微生物学结果（包括病原微生物鉴定及抗菌药物敏感性结果）至少需要 48h，其中包括涂片、染色、镜检、培养、鉴定及药敏试验等多个复杂的过程，且敏感性低。在此期间，患者的抗感染治疗方案是经验性的，但即便是短时间内（1～3 天）碳青霉烯类抗菌药物的暴露，也会干扰正常的肠道微生态菌群，导致 ICU 患者中对碳青霉烯类耐药病原体（carbapenem-resistant organism，CRO）的检出风险增加 5 倍以上。因此，ICU 医师面临着初始广谱抗菌药物使用与 MDR 病原体增长风险之间的两难境地。

二、以多重聚合酶链反应为代表的分子检测方法原理

重症肺炎管理的基石是及时及适当的抗菌药物治疗，这需要快速及准确的病原体检测。在过去的 10 年内，快速的独立于培养学方法之外的病原体检测手段得到不断地开发，且逐步应用于临床，其中就包括多重聚合酶链反应（multiplex polymerase chain reaction，M-PCR）。

一般的 PCR 仅应用于一对引物，通过 PCR 扩增产生一个核酸片段，主要用于单一致病因子的鉴定。而 M-PCR 又称“多重引物 PCR”或“复合 PCR”，它是在同一 PCR 反应体系里加上两对以上病

原微生物的特异性引物，同时扩增出多个核酸片段的PCR反应，其反应原理、反应试剂和操作过程与一般的PCR相同。M-PCR主要用于多种病原微生物的同时鉴定，可检测其相关分型、耐药基因、毒力基因等。M-PCR具有如下特点：①高效性，在同一PCR反应管内同时检出多种病原微生物，或者对具有多个表型的目标基因进行分型，而且可以使用一种临床样本检测多种病原体；②系统性，M-PCR很适宜于成组病原体的检测，如肠源性细菌、无芽孢厌氧菌及多重感染的检查；③经济简便性，多种病原体可在同一反应管内被同时检出，将极大程度地节省检测时间及试剂的消耗，从而减少卫生经济学成本，为临床提供更多、更准确的病原体诊断信息。

M-PCR检测过程与一般的PCR操作相同，在检测反应中以多对引物代替传统的一对引物。步骤包括：①病原DNA提取，依照DNA提取试剂盒说明或实验室常用的DNA提取方法进行。②DNA定量分析，使用紫外分光光度计进行DNA含量测定。③多重PCR扩增，反应体系可以选定为20l、50l等，反应体系中应含有DNA模板、Mg^{2+}、脱氧核糖核苷三磷酸（deoxy-ribonucleosidetriphosphate，dNTP）、Taq DNA聚合酶及各种引物等，可以根据实验要求设计合适的循环参数。在设计循环参数时要注意2个原则。第一个原则是退火温度要足够高，这是因为M-PCR技术是在扩增体系中加入了多对引物且同时进行扩增，这样会由错配产生一些非特异性的扩增产物，增高退火温度可以有效地减少非特异性扩增产物的生成。第二个原则是循环参数要尽量少，以利于检测扩增产物。M-PCR在一个反应体系中同时扩增多个DNA段，其扩增效率并不是完全相同的，循环参数的增加会使Taq DNA聚合酶的消耗增加，再加上每对引物相对退火效率不同，就会造成扩增产物的混乱，因此，循环次数不宜过多。④电泳检测及结果分析，取扩增产物10× 与26× 载样缓冲液（溴酚蓝）混匀上样，同时加入分子量标准，经2%琼脂糖凝胶电泳1～2h后记录分析结果。

M-PCR被认为是可随时开展的检测技术，只需几分钟就可以启动。除了检测性能之外，还应考虑一些参数，如检测成本（每次检测本为50～200美元）、检测周转时间、检测小组组成、目标患者群体及检测结果等因素对合理化管理临床抗菌药物的影响。

此外，对于M-PCR病原体检测结果尤其是细菌耐药性报告需要谨慎解读，这需要对检出病原体的潜在致病性、全球和地方耐药菌流行病学情况有深入的了解，往往需要临床与微生物学专家的共同合作。同时需要强调的是，M-PCR尚无法检测所有的细菌耐药基因，因而无法替换传统的微生物学检测方法。为了衡量M-PCR对于临床重症细菌性肺炎患者合理化管理抗菌药物的影响并促进其更广泛地实施，有必要开展进一步的医学经济学研究。

三、以多重聚合酶链反应为代表的重症肺炎分子检测手段

为增强抗菌药物的合理化使用，遏止耐药菌的产生，需进一步开放快速、准确、有效且经济适用的检查手段，以加快传统的重症肺炎病原体检测过程。疑似HAP和VAP患者的气道分泌物样本进行快速的微生物学检查，可以迅速调整抗菌药物的靶向化治疗。

目前临床采集样本直接进行分子诊断学检测的方法已经逐步投入应用，在采样后只需几小时就可以鉴定临床样本中包含的病原微生物及相关的耐药基因。Unyvero平台便是一个M-PCR快速诊断系统，可在5h内对严重细菌性肺炎进行病原体诊断，其中包括21种可以导致社区获得性肺炎（community-acquired pneumonia，CAP）和HAP的细菌，如铜绿假单胞菌、嗜麦芽假单胞菌、金黄色

葡萄球菌、肠杆菌科细菌等，同时也包含了 21 种抗菌药物耐药基因，如最常见的超广谱 β- 内酰胺酶（extended-spectrum beta-lactamases，ESBL）、碳青霉烯酶基因和 *mecA* 基因等。Cepheid Xpert 平台可在 1h 内检测病原体可能携带的碳青霉素酶，为后续重症细菌性肺炎抗菌药物的针对性处方开具提供依据（表 3-3-1）。

表 3-3-1　诊断肺部感染病原体及耐药基因的多重聚合酶链反应方法

检测方法	病原体 / 耐药基因	样本类型	获取报告时间
Unyvero A50 System	29 种革兰氏阴性 / 阳性菌及 19 种耐药基因	痰，肺泡灌洗液	＜5h
Film array respiratory panel	17 种病毒及 4 种细菌	痰，肺泡灌洗液	＜2h
Fast track diagnostics	22 种病毒及 11 种细菌	痰，肺泡灌洗液	＜1h
RespiFinder SMART 22	18 种病毒及 4 种细菌	痰，肺泡灌洗液	＜4h
Verigene Respiratory Pathogens Flex	13 种病毒及 3 种细菌	口、鼻拭子	＜2h
eSensor respiratory viral panel	14 种病毒	口、鼻拭子	＜6h
Cepheid Xpert Flu/RSV	流感病毒 A 型和 B 型，RSV	口、鼻拭子	30min
Cepheid Xpert MRSA	MRSA	鼻拭子	45min
Cepheid Xpert Carba-R	5 种碳青霉烯耐药基因	各种体液	48min
MALDI Biotyper System	333 种细菌和真菌	痰，肺泡灌洗液	9h

注：RSV．呼吸道合胞病毒；MRSA．耐甲氧西林金黄色葡萄球菌。

四、多重聚合酶链反应结果指导重症监护病房重症细菌性肺炎患者抗菌药物的选择

M-PCR 对重症细菌性肺炎的潜在临床益处包括及时启动适当的抗菌药物治疗、及早降阶梯至目标抗菌药物，以及对耐药病原体迅速启动院内感染预防和控制（infection prevention and control，IPC）措施。然而，目前关于 M-PCR 方法对重症细菌性肺炎患者影响的研究仍较少，且方法学上亦存在异质性，仍以回顾性及非干预性研究为主。同时这些研究在衡量研究结果的定义上存在很大的异质性，包括抗菌药物何时降阶梯、每天使用剂量及总治疗天数等。另外，目前研究人员对多种病原体仍未制定出 M-PCR 统一的“分子”阈值，大多数研究从实验室的角度评估其测试性能，多为评估其与标准技术之间进行比较的敏感性和特异性，但对特定疾病（如 CAP、HAP、VAP 等）的临床数据非常有限。

1．社区获得性肺炎　在需要住院治疗的重症细菌性 CAP 患者中，能够通过传统的培养学手段确定病原体的患者仅有不足 50% 的比例。肺炎链球菌是迄今为止导致社区获得性细菌性肺炎（community-acquired bacterial pneumonia，CABP）最常见的病原体（占 30%～40%），其他病原体包括铜绿假单胞菌、肠杆菌科细菌及金黄色葡萄球菌等，占 CABP 病原体的 5%～10%。早期 M-PCR 相关性研究主要集中于病毒引起的 CAP，部分回顾性研究均表明，其报告结果对于抗生素的调整差异均无统计学意义，仅使静脉注射抗生素的使用时间及住院时间减少了 1 天左右。近期 Gatsby 等学者使用了一种快速 M-PCR 方法检测下呼吸道的 26 种病原体（包括细菌和病毒），对采集的 322 例因 CAP 住院的患者的下呼吸道标本进行检测后发现，M-PCR 可降低 247 例（77%）患者经验性抗生素使用的数量及抗菌谱。另一项多中心回顾性研究显示，Filmarray 的检测结果导致了近 70%CABP 患者的经验

性抗菌药物方案被修改，其中包括 37% 患者的抗菌药物降阶梯方案及 15% 患者的抗菌药物升阶梯方案。目前尚无有关 M-PCR 对 CABP 患者抗菌药物调整方案影响的随机对照试验（randomized controlled trial，RCT），目前正在进行的 3 个 RCT 研究（NCT03452826、NCT03943732 和 NCT04158492）将进一步评估 M-PCR 对 CABP 患者使用抗菌药物的影响及患者的临床预后改善情况。

2．医院获得性肺炎及呼吸机相关性肺炎 全球细菌监测数据显示，导致 HAP/VAP 发生的病原体主要有 6 种，包括金黄色葡萄球菌（28.0%）、铜绿假单胞菌（22.0%）、肺炎克雷伯菌（9.0%）、大肠埃希菌（7.0%）、鲍曼不动杆菌（7.0%）及肠杆菌科细菌（6.3%）。2016 年美国感染病学会有关 HAP/VAP 的指南指出，对疑似 HAP/VAP 的患者，经验性抗菌药物的治疗应覆盖金黄色葡萄球菌、铜绿假单胞菌及其他革兰氏阴性杆菌。最近的 2 项回顾性研究评估了 Unyvero HPN 检测平台及 BioFire FilmArray Pneumonia 检测平台对于调整 HAP/VAP 抗菌药物的潜在影响。研究表明，M-PCR 的结果将进一步指导近 40% 的 HAP/VAP 患者在使用初始经验性抗感染方案后的升阶梯治疗，其中包括了多例军团菌导致的严重肺部感染。同时 M-PCR 的结果也指导了近 20% 的患者使用抗菌药物的降阶梯治疗。

Nathan 等学者在 2020 年首次分析了 M-PCR 系统对 ICU 医师使用抗菌药物决策的影响。此前瞻性研究留取了法国 3 所 ICU 内疑似 HAP/VAP 患者的支气管肺泡灌洗液样本，并行 M-PCR 检测，由多学科团队根据检测结果调整抗菌药物治疗方案。研究表明，M-PCR 系统有助于改善 63%（60/95）的疑似 HAP/VAP 患者的经验性抗菌药物治疗方案，而且 M-PCR 系统在细菌鉴定方面具有良好的总体表现（敏感度 80%，95%*CI* 71%～88%；特异度 99%，95%*CI* 99%～100%），并可以快速检测耐药基因。Papan 等报道了该系统对革兰氏阴性菌的检测效能优于革兰氏阳性菌，这可能是因为后者细胞壁所含的肽聚糖比革兰氏阴性菌更厚，对提取 DNA 所需的裂解过程更加稳定。

目前，2 项正在进行的 RCT 将进一步评估 M-PCR 对 HAP/VAP 患者使用抗菌药物及预后的影响。SHARP 试验（NCT04153682）计划纳入 200 例 HAP 患者，VAPERO 试验（NCT03711331）计划纳入 160 例 HAP/VAP 患者。这 2 项研究结果的发表将为 M-PCR 在 HAP 抗菌药物治疗方案调整上的作用提供循证医学证据。

3．院内感染防控实践 M-PCR 在重症细菌性肺炎中的快速检测可以促进院感防控的准确实施。虽然已经发表的相关研究较少，但已经有文献证明，耐药基因型的快速检测可以改进解除隔离措施实施的准确性及有效性。另一项点对点的流行病学监测也表明，75% 的耐药菌感染患者在经耐药基因筛查并分配至单间病房后，院感防控得到了有效的控制，且对患者采用针对性抗菌药物治疗后，其临床症状得到了改善。

Clark 等学者的研究表明，在急诊室对重症肺炎患者使用 M-PCR 监测也与等待住院时间的减少有关，病原学及耐药基因的检测结果使患者的住院等待时间由 29h 减少至 8h，入院后由于耐药基因检测导致的更换床位次数由 2 次减少至 1 次。这种更快速、更准确的耐药基因检测将进一步降低急诊室及 ICU 有耐药菌传播导致院内感染暴发的风险。

五、多重聚合酶链反应临床使用的注意事项及未来展望

需要注意的是，虽然目前 M-PCR 系统的样本库得到了不断扩充，但仍存在一定的局限性，并不

能代替传统的培养技术。由于其设备和试剂盒比传统方法更昂贵，因此，在使用时要同时兼顾卫生经济学成本效益核算，患者在选择时需慎重。此外，分子诊断策略的新技术（如临床宏基因组学）也在不断发展，可以对临床样本中的微生物和宿主遗传物质进行全面测序，有可能使目前对病原体的诊断技术得到大幅度改进。在近期的一项研究中，Langelier 等对 26 例下呼吸道感染患者经气道吸引物进行微生物和宿主转录组数据分析，并确定了致病的病原体（AUC 0.91，95% *CI* 0.83～0.97）。M-PCR 结果的解读需要良好的微生物学和感染学专业知识，并需要了解检测方式的系统性能及检测手段的局限性。若条件许可，建议微生物学家与临床医师之间进行深入的讨论，有助于在抗菌药物决策方面做出正确的决定。对于 ICU 内的感染而言，未来需要进一步研究的是 M-PCR 系统是否能减少抗菌药物的使用及抗菌药物的耐药性，从而降低直接成本和间接成本。

（上海交通大学医学院附属仁济医院　余跃天　皋　源）

参 考 文 献

［1］VINCENT J L, SAKR Y, SINGER M, et al. Prevalence and outcomes of infection among patients in intensive care units in 2017 [J]. JAMA, 2020, 323(15): 1478-1487.

［2］MANDELL L A, WUNDERINK R G, ANZUETO A, et al. Infectious diseases society of America/American Thoracic Society consensus guidelines on the management of community-acquired pneumonia in adults [J]. Clin Infect Dis, 2007, 44(Suppl 2): 27-72.

［3］MENÉNDEZ R, TORRES A, ASPA J, et al. Community acquired pneumonia. New guidelines of the Spanish Society of chest diseases and thoracic surgery (SEPAR) [J]. Arch Bronconeumol, 2010, 46(10): 543-558.

［4］ABDELDAIM G, HERRMANN B, MÖLLING P, et al. Usefulness of real-time PCR for lytA, ply, and Spn9802 on plasma samples for the diagnosis of pneumococcal pneum-onia [J]. Clin Microbiol Infect, 2010, 16(8): 1135-1141.

［5］CARVALHO M, DA G S, TONDELLA M L, et al. Evaluation and improvement of realtime PCR assays targ-eting lytA, ply, and psaA genes for detection of pneumococcal DNA [J]. J Clin Microbiol, 2007, 45(8): 2460-2466.

［6］STRALIN K, HERRMANN B, ABDELDAIM G, et al. Comparison of sputum and nasopharyngeal aspirate samples and of the PCR gene targets lytA and Spn9802 for quantitative PCR for rapid detection of pneumococcal pneumonia [J]. J Clin Microbiol, 2014, 52(1): 83-89.

［7］AZZARI C, CORTIMIGLIA M, MORIONDO M, et al. Pneumococcal DNA is not detectable in the blood of healthy carrier children by real-time PCR targeting the lytA gene [J]. J Med Microbiol, 2011, 60(6): 710-714.

［8］TAVARES D A, HANDEM S, CARVALHO R J, et al. Identification of Streptococcus pneumoniae by a real-time PCR assay targeting SP2020 [J]. Sci Rep, 2019, 9(1): 3285.

［9］ALBRICH W C, MADHI S A, ADRIAN P V, et al. Use of a rapid test of pneumococcal colonization density to diagnose pneumococcal pneumonia [J]. Clin Infect Dis, 2012, 54(5): 601-609.

［10］ALBRICH W C, MADHI S A, ADRIAN P V, et al. Genomic load from sputum samples and nasopharyngeal swabs for diagnosis of pneumococcal pneumonia in HIV-infected adults [J]. J Clin Microbiol, 2014, 52(12): 4224-4229.

[11] SAUKKORIIPI A, PALMU A A, PASCAL T, et al. LytA quantitative PCR on sputum and nasopharyngeal swab samples for detection of pneumococcal pneumonia among the elderly [J]. J Clin Microbiol, 2017, 56(1): e01231-e01317.

[12] JOHANSSON N, KALIN M, GISKE C G, et al. Quantitative detection of Streptococcus pneumoniae from sputum samples with real-time quantitative polymerase chain reaction for etiologic diagnosis of communityac-quired pneumonia [J]. Diagn Microbiol Infect Dis, 2008, 60(3): 255-261.

[13] RELLO J, LISBOA T, LUJAN M, et al. Severity of pneumococcal pneumonia associated with genomic bacterial load [J]. Chest, 2009, 136(3): 832-840.

[14] WERNO A M, ANDERSON T P, MURDOCH D R. Association between pneumococcal load and disease severity in adults with pneumonia [J]. J Med Microbiol, 2012, 61(Pt 8): 1129-1135.

[15] ABDELDAIM G M K, STRÅLIN, K, OLCÉN P, et al. Toward a quantitative DNA-based definition of pneumococcal pneumonia: a comparison of Streptococcus pneumoniae target genes, with special reference to the Spn9802 fragment [J]. Diagn Microbiol Infect Dis, 2008, 60(2): 143-150.

[16] PIMENTA F C, ROUNDTREE A, SOYSAL A, et al. Sequential triplex real-time PCR assay for detecting 21 pneumococcal capsular serotypes that account for a high global disease burden [J]. J Clin Microbiol, 2013, 51(2): 647-652.

[17] O'HALLORAN D M, CAFFERKEY M T. Multiplex PCR for identification of seven Streptococcus pneumoniae serotypes targeted by a 7-valent conjugate vaccine [J]. J Clin Microbiol, 2005, 43(7) 3487-3490.

[18] COSKUN-ARI F F, GULDEMIR D, DURMAZ R. One-step multiplex PCR assay for detecting Streptococcus pneumoniae serogroups/types covered by 13- valent pneumococcal conjugate vaccine (PCV13) [J]. PLoS One, 2012, 7(12): e50406.

[19] BRITO D A, RAMIREZ M, DE LENCASTRE H. Serotyping Streptococcus pneumoniae by multiplex PCR [J]. J Clin Microbiol, 2003, 41(6): 2378-2384.

[20] PAI R, GERTZ R E, BEALL B. Sequential multiplex PCR approach for determining capsular serotypes of Streptococcus pneumoniae isolates [J] J Clin Microbiol, 2006, 44(1): 124-131.

第四节 猴痘感染：需重视转重风险患者

猴痘是一种由猴痘病毒（monkeypox virus，MPXV）感染导致的人兽共患病毒性疾病，临床主要表现为发热、皮疹、淋巴结肿大。该病主要流行于中非和西非。2022 年 5 月以来，一些非流行国家也报道了猴痘病例，而且存在社区传播现象。截至 2022 年 8 月 12 日，全球猴痘确诊病例超过 4.6 万，确诊死亡病例为 12 例。美国疾病预防控制中心于 2022 年 8 月 25 日更新的数据显示，美国已累计报道了 16 925 例人感染猴痘病例，病例数居全球之首。由于检测能力不足，美国实际上的猴痘病例数可能远高于官方统计数据，而大部分疑似患者未得到及时检测，可能将病毒传给更多人。我国也在 2022 年 9 月首次报道了 1 例输入性猴痘病例。

一、猴痘的历史

早在1958年，丹麦的Danish实验室在实验猕猴中发现了一种症状类似人类天花的疾病，称为“猴痘”，该病毒也因此而得名“猴痘病毒”。随后的科学研究证实猴痘是一种在中非和西非热带雨林地区流行的罕见的动物性病毒传染病。1970年一项研究发现，MPXV可传染给人，而且在临床上可引起一种类似天花的皮疹样综合征，其特征表现为天花样的水疱和脓疱疹。但当时的MPXV主要在中非和西非国家流行和传播，直至2003年，研究人员才在非洲以外的地区发现MPXV感染病例。

MPXV被归类于痘病毒科正痘病毒属，是使人类致病的4种正痘病毒（表3-4-1）之一，另外3种分别是天花病毒、水痘病毒和牛痘病毒。它们都含有可溶性抗原、核蛋白抗原和红细胞凝集素，抗原性质基本相同，彼此之间有交叉免疫性。也就是说，用一种病毒抗原制成的疫苗给人接种，就可以预防其他痘类病毒感染引起的疾病。因此，既往接种过天花疫苗者对MPXV也会存在一定程度的交叉保护力。

表3-4-1　人类致病的4种正痘病毒

病种	死亡率	传染性	自然宿主	是否人畜共患
天花	重型天花（30%）	很强	无	否
猴痘	西非支（1%）、中非支（10%）	强	啮齿类、灵长类动物	是
牛痘	极小	弱	牛	是
水痘	1/40 000	强	无	否

二、猴痘的病原学

电镜下的MPXV颗粒呈砖形或椭圆形，大小为200nm×250nm×300nm，外周有脂质双层膜，病毒颗粒中有结构蛋白和DNA依赖的RNA多聚酶，基因组为双链DNA，长度为130～300kb（平均约197kb）。

MPXV有西非和刚果2个进化支。刚果支起源于中非（刚果盆地），称“刚果进化支”。刚果进化支比西非分支更具致病性。最近的测序数据表明，MPXV在欧洲（葡萄牙）被检测到的现有菌株的基因组序列与西非进化支相匹配，表明该疾病的形式较温和，也是目前猴痘致死率较低的主要原因之一。

MPXV的主要宿主为非洲啮齿类动物（包括非洲松鼠、树松鼠、冈比亚袋鼠、睡鼠等）。MPXV耐干燥和低温，在土壤、痂皮和衣被上可生存数月。其对热敏感，56℃加热30min或60℃加热10min即可灭活，紫外线和一般消毒剂均可使之灭活，其对次氯酸钠、氯二甲酚、戊二醛、甲醛、多聚甲醛等较敏感。

三、猴痘的症状及严重性

（一）猴痘的症状

MPXV的潜伏期通常为6～13天，但也可为5～21天。人感染MPXV在开始时常伴有发热、头痛、寒战、乏力、虚弱、淋巴结肿胀、背部疼痛、肌肉疼痛等症状。通常情况下，这些前驱症状出现后的3天内，从最初感染的部位开始出现离心性黄斑和丘疹，并迅速扩散至身体其他部位。散布性皮疹的病例可涉及手掌和足底，这是该疾病的一个特征。病变进展通常在12天内，同时从斑疹阶段到丘疹、小疱、脓疱及结痂，然后脱落。这与水痘/天花不同，猴痘的进展更为多样，其病变可位于中央区，可极度瘙痒，如果抓挠，可导致继发性细菌感染。口腔或眼黏膜也可能有病变。在皮疹出现之前伴随有淋巴结病变的患者很多，而天花或水痘患者通常没有淋巴结病变。值得注意的是，在西方国家发现的旅行相关病例的临床表现通常较轻，有时病变很少。然而，在2022年的疫情中，许多病例在肛门生殖器区出现了皮疹，病变的数量从几个到几千个不等。

《新英格兰医学杂志》发表了一篇流行病学研究，报道了2022年4月27日至2022年6月24日在16个国家的43个地点被确诊的528例感染病例。总体来说，98%的感染者是同性恋或双性恋男性，75%是白种人，41%有人类免疫缺陷病毒感染，年龄中位数为38岁，95%的感染者可能通过性活动传播。在这个病例系列中，95%的患者表现为皮疹（64%的患者<10个病变），73%的患者有肛门生殖器病变，41%的患者有黏膜病变（54例有单一生殖器病变）。出疹前的常见全身特征包括发热（62%）、嗜睡（41%）、肌痛（31%）及头痛（27%），淋巴结病变（56%）也很常见。在377例接受检测的患者中，109例（29%）伴随性传播感染。在23例有明确接触史的患者中，潜伏期中位数为7天（3～20天）。对32例患者的精液进行分析，有29例被检测出MPXV DNA。5%的患者接受了抗病毒治疗，70例（13%）住院，住院的主要原因包括严重的肛门直肠疼痛（21例）、软组织重复感染（18例）、咽炎限制口摄入（5例）、眼部病变（2例）、急性肾损伤（2例）、心肌炎（2例）、控制感染目的（13例），但没有死亡病例。

（二）猴痘的传播途径

MPXV可以通过口咽、鼻咽或皮内途径传播。病毒在接种部位复制，然后扩散到区域淋巴结。经过一段时间的初始病毒血症后，病毒可传播到其他身体器官。MPXV的形态与其他已知的正痘病毒相似，主要由脂蛋白的外膜包裹并呈椭圆形或砖形，其生命周期中有几种蛋白质是病毒DNA复制、转录及病毒粒子组装所必需的。包膜病毒粒子通过融合进入宿主细胞，成熟病毒粒子通过微胞饮或融合进入宿主细胞。

（三）猴痘的致病机制

刚果支MPXV可诱导T细胞受体介导的T细胞激活，抑制补体酶的基因，与西非分支相比，这可能是增加其毒力免疫调节因子的一个关键因素。MPV是一种DNA病毒，与人类免疫缺陷病毒（human immunodeficiency virus，HIV）或严重急性呼吸系统综合征冠状病毒2型（severe acute respiratory syndrome coronavirus 2，SARS-CoV-2）等RNA病毒相比，一般不会出现很多突变。然而，MPXV的进化速度大大超过了人们的预期，按照以往观察到的MPXV的突变速度，5年来，两代MPXV的差异不会超过5～10个额外突变，但2022年欧美暴发的猴痘主流毒株与2017年尼日利亚暴发的毒株比较，整整差了约50个突变，即MPXV的进化速度比预估的快5～10倍。研究发现，从2022年的MPXV中分离出的病毒，可观察到50个突变，其中15个存在人际传播，许多突变影响了与免疫系统相互作用的蛋白，可能会产生某种免疫逃避。MPXV基因序列中的许多突变令人感到震惊和困惑，需要更多的研究来了解这些新进化突变的作用机制。

（四）猴痘的严重性

对于大多数受影响的病例来说，MPX是一种自限性疾病，通常持续2～4周，患者可完全康复。

严重病例常见于年幼儿童、免疫功能低下的人群，可出现死亡。

世界卫生组织根据皮肤病变的临床严重程度将猴痘划分为轻度（少于 25 个皮肤病变）、中度（25～99 个皮肤病变）、严重（100～250 个皮肤病变）和非常严重（超过 250 个皮肤病变）4 种类型。

另外，猴痘的严重程度可能取决于所感染的毒株类型、患者的基本健康状况及其所能获得的卫生医疗资源。在非洲中部的刚果盆地，约 11% 的猴痘病例是致命的，很大程度上是因为人们没有接种过天花疫苗，而天花疫苗可以预防猴痘。一项来自尼日利亚的数据显示，在西非，猴痘约 1% 是致命的，另外，死于猴痘的患者常有免疫功能低下的危险因素，如控制不良的艾滋病等。相比之下，其他传染病的死亡率较低（表 3-4-2）。

表 3-4-2　常见传染病的死亡率

常见的传染病或致病病毒	死亡率	常见的传染病或致病病毒	死亡率
新型冠状病毒感染	0.1%～14.5%	天花	1%～30%
流行性感冒	0.1%～0.5%	黑死病	10%～70%
H1N1 病毒	0.002%～0.308%	诺瓦克病毒	0.01%～0.50%
埃博拉病毒	25%～95%		

世界卫生组织的报告显示，近年来猴痘的死亡率为 3%～6%，历史上的最高死亡率高达 11%。大多数猴痘感染是轻微的，不经治疗就会消失，因此，许多人可能不会寻求治疗，除非病得很重。最近的研究显示，驱动全球疫情的 MPXV 可能与导致尼日利亚持续疫情的病毒株不同。两者都属于第 3 支，这是一组在西非占主导地位的病毒株，与中非的第 1 支相比，更不具有致命性。由第 3 支导致的猴痘的病死率通常＜1%，而第 1 支的病死率可能＞10%。

年龄是一个关键的危险因素，20 世纪 70～90 年代所有的猴痘死亡病例都是 10 岁以下的儿童，此后这类死亡病例中有 1/3 以上是 10 岁以下儿童。另外，护理也很重要，因为细菌重叠感染是猴痘发病和死亡的主要原因。获得更好地诊断和护理还增加了轻度病例被发现和统计的可能性，从而降低了病死率。

另外，HIV 感染的患者、孕妇及免疫力低下的人群在感染 MPXV 后较易进展为重症，有病例报道，有的患者可同时感染 HIV、猴痘病毒和 SARS-CoV-2。

目前报道的 MPXV 致死病例：①巴西 1 例，男性，41 岁，患有淋巴瘤，免疫功能低下；②西班牙 2 例，男性，分别为 41 岁和 44 岁，既往健康，死于猴痘引起的脑膜炎、脑肿胀；③印度 1 例，男性，22 岁，症状为发热、呼吸衰竭。

四、猴痘的传播途径

MPXV 可通过接触受感染的动物或人而传播，或者人类接触了被病毒污染的物质而传播。病毒通过破损的皮肤、呼吸道或黏膜进入人体。免疫标志物可提供接种天花疫苗和未接种天花疫苗的个体出现无症状 MPXV 感染的证据。

在 2022 年猴痘暴发之前，通过直接或间接接触活体或死亡的动物被认为是人类感染 MPXV 的主要传播途径，这可能通过被咬伤或抓伤、加工丛林野生动物的肉、直接接触动物的体液及间接接触受感染的动物或被污染的物质而发生。食用未充分煮熟的受感染的动物是另一个可能的危险因素。

人与人之间的传播被认为是罕见的，但已经有一系列的传播事件被报道。皮疹的出现被认为是感染期的开始，然而，研究人员认为有前驱症状的人也可以传播 MPXV。

与天花类似，人们认为 MPXV 在人与人之间的传播主要发生在直接接触感染者的体液或间接接触被污染的物体（如被褥或衣物）期间，可以通过呼吸道飞沫进行密切及长时间的面对面接触。相关文献并不认为性传播是猴痘的一种特定传播途径，直至 Ogoina 等报道了 2017 年的尼日利亚人类 MPXV 疫情，并假设了性传播是一种可信的感染途径，因其涉及性交过程中近距离的皮肤接触，可能会通过生殖器分泌物而传播。

在 2022 年的猴痘疫情中，绝大多数病例为男性同性恋者，并有性交暴露史，因此可以假设，通过性接触传播是疫情的主要驱动因素。同样在尼日利亚，（异性）性伴侣之间的小规模聚集数据表明，性接触传播是一种可信的传播途径。目前尚不清楚传播风险是否随性接触及接触的类型不同（如非穿透性接触、阴道穿透性接触、肛门穿透性接触、使用防腐剂等）而变化，以及如何变化。以前曾有研究报道性伴侣感染牛痘病毒（正痘病毒属的另一种病毒）后接种天花疫苗的情况。其他罕见的传播途径（如垂直传播或医院感染）亦有报道。虽然从未报道过起源于人类的传播，但通过患病动物的侵入性咬伤或抓伤可以传播，表明这种传播模式在理论上是可能的。

五、猴痘的诊断和鉴别诊断

（一）诊断

1. 疑似病例　出现上述临床表现者，同时具备以下流行病史中的任何一项：①发病前 21 天内有境外猴痘病例报告地区旅居史；②发病前 21 天内与猴痘病例有密切接触；③发病前 21 天内接触过 MPXV 感染动物的血液、体液或分泌物。

2. 确诊病例　疑似病例且 MPXV 核酸检测阳性或培养分离出 MPXV。对符合疑似病例或确诊病例标准的病例，应按相关要求进行传染病报告。

（二）鉴别诊断

主要与水痘、带状疱疹、单纯疱疹、麻疹、登革热等其他发热出疹性疾病鉴别，还要与皮肤细菌感染、疥疮、梅毒及过敏反应等鉴别。

六、猴痘的治疗

目前国内尚无特异性抗 MPXV 药物，主要治疗措施如下。

（一）对症支持治疗

患者需卧床休息，注意补充营养及水分，维持水、电解质平衡。体温高者，以物理降温为主，若超过 38.5℃，应给予解热镇痛药退热，但要注意防止大量出汗引起虚脱。保持皮肤、口腔、眼及鼻等部位的清洁及湿润，避免搔抓皮疹部位皮肤，以免继发感染。皮疹部位疼痛严重时可给予镇痛药物。

（二）并发症治疗

继发皮肤细菌感染时应给予有效的抗菌药物治疗，并根据病原菌培养分离鉴定和药敏结果加以调整。不建议预防性应用抗菌药物。出现角膜病变时，可使用滴眼液，辅以维生素 A 等治疗。出现脑炎时应给予镇静、脱水降颅内压、保护气道等治疗措施。

（三）心理支持治疗

患者常存在紧张、焦虑、抑郁等心理问题，应加强心理支持、疏导及相关的解释工作，根据患者的病情及时请心理专科医师会诊，并邀请其参与疾病的诊治，必要时给予相应的药物辅助治疗。

（四）抗生素和抗病毒治疗

严重的猴痘患者，可以早期静脉注射抗生素以预防细菌交叉感染，抗病毒药物恩替卡韦、西多福韦的脂质缀合物（brincidofovir）和西多福韦是治疗严重病例的潜在选择。在欧盟国家，只有特考韦瑞获得了治疗正痘病毒（包括 MPXV）感染的市场许可。

（五）中医治疗

根据中医“审因论治”“三因制宜”原则辨证施治。临床症见发热者，推荐使用升麻葛根汤、升降散、紫雪散等；临床症见高热、痘疹密布、咽痛、多发淋巴结肿痛者，推荐使用清营汤、升麻鳖甲汤、宣白承气汤等。

七、猴痘的预防

正在疫情国家旅行或居住的人员需关注所在国的猴痘疫情信息，避免接触啮齿类和灵长类动物（包括动物的血和肉），食用前必须彻底煮熟。如果必须接触猴痘患者，应避免身体上的密切接触，避免与可疑感染者发生性行为，避免共用生活用品（如床上用品、衣物等），照护或探视患者时要做好个人防护，如使用一次性乳胶手套、医用防护口罩、一次性隔离衣等。注意做好手部卫生，及时用肥皂、洗手液等在流动的水下洗手。

八、疫苗接种

以前针对天花疫苗接种可以对猴痘提供交叉保护，而且根据以往的研究数据，其对猴痘的交叉保护率高达 85%。尽管血清样本的调查数据显示，天花疫苗在体内可以持续 20 年以上，但其保护作用会随着时间的推移而减弱。然而，研究人员认为，尽管天花疫苗的保护效果会逐渐减弱，但由于记忆 B 细胞和 T 细胞的存在，其可以对严重疾病患者有终身保护作用。目前在欧盟 / 欧洲经济区超过 50 岁的成年人中，天花疫苗应该还有一定程度的保护作用。早期接种天花疫苗（暴露于 MPXV 病例 4 天内，超说明书使用）可以预防该病或减轻其病程。在发现 MPXV 后，2018 年英国使用了第三代天花疫苗。以色列和新加坡分别于 2018 年和 2019 年向密切接触者提供了天花疫苗的接种。在 2022 年猴痘疫情期间，一些国家提出了接种天花疫苗的建议。

关于猴痘疫苗，目前有 3 种疫苗在考虑范围内，而且有可能被用于应对猴痘的全球疫情中，这 3 种疫苗最初均是作为天花疫苗而开发的。其中只有一种可用于猴痘、被称为 MVA-BN 的疫苗获得了美国食品药物监督管理局的批准，其在美国称为“Jynneos”，但不建议普通民众接种该疫苗来预防 MPXV 感染。

九、出院标准

符合以下标准的患者可以出院：体温正常、临床症状明显好转、结痂脱落。对密切接触者，多个国家建议应居家隔离 21 天。

十、医疗机构的感染预防与控制

疑似病例和确诊病例应被安置在隔离病房。疑似病例应单间隔离。

医务人员应执行标准的预防措施，采取接触预防、飞沫预防措施，使用一次性乳胶手套、医用防护口罩、防护面屏或护目镜、一次性隔离衣等，同时做好手部卫生。

患者的分泌物、粪便及血液污染物，应按照《医疗机构消毒技术规范》进行严格的消毒处理。

（武汉大学人民医院 詹丽英 李 光）

参考文献

[1] BUNGE E M, HOET B, CHEN L, et al. The changing epidemiology of human monkeypox-a potential threat? A systematic review [J]. PLoS Negl Trop Dis, 2022, 16(2): e0010141.

[2] DHAWAN M, PRIYANKA, CHOUDHARY O P. Emergence of monkeypox: risk assessment and containment measures [J]. Travel Med Infect Dis, 2022, 49: 102392.

[3] MARTÍN-DELGADO M C, MARTÍN SÁNCHEZ F J, MARTÍNEZ-SELLÉS M, et al. Monkeypox in humans: a new outbreak [J]. Rev Esp Quimioter, 2022, 35(6): 509-518.

[4] VON MAGNUS P, ANDERSEN E A, PETERSEN K B, et al. A pox-like disease in cynomolgus monkeys [J]. Acta Path Microbiol Scand, 1959, 46(2): 156-176.

[5] BREMAN J G, KALISA R, STENIOWSKI M V, et al. Human monkeypox, 1970-79 [J]. Bull World Health Organ, 1980, 58(2): 165-182.

[6] YINKA-OGUNLEYE A, ARUNA O, OGOINA D, et al. Reemergence of human monkeypox in Nigeria, 2017 [J]. Emerg Infect Dis, 2018, 24(6): 1149-1151.

[7] PUBLIC HEALTH ENGLAND. Monkeypox: Information for primary care [M]. London: PHE publications, 2018.

[8] CENTERS FOR DISEASE CONTROL AND PREVENTION (CDC). Monkeypox-Signs and Symptoms [M]. Atlanta: CDC, 2021.

[9] MCCOLLUM A M, DAMON I K. Human monkeypox [J]. Clinical Infectious Diseases, 2014, 58(2): 260-267.

[10] CHEN N H, LI G Y, LISZEWSKI M K, et al. Virulence differences between monkeypox virus isolates from West Africa and the Congo basin [J]. Virology, 2005, 340(1): 46-63.

[11] JEZEK Z, SZCZENIOWSKI M, PALUKU K M, et al. Human monkeypox: clinical features of 282 patients [J]. J Infect Dis, 1987, 156(2): 293-298.

[12] KAREM K L, REYNOLDS M, HUGHES C, et al. Monkeypox-induced immunity and failure of childhood smallpox vaccination to provide complete protection [J]. Clin Vaccine Immunol, 2007, 14(10): 1318-1327.

[13] LEWIS M W, GRAHAM M B, HAMMARLUND E, et al. Monkeypox without exanthem [J]. N Engl J Med, 2007, 356(20): 2112-2114.

[14] PETERSEN E, KANTELE A, KOOPMANS M, et al. Human monkeypox: epidemiologic and clinical characteristics, diagnosis, and prevention [J]. Infect Dis

Clin North Am, 2019, 33(4): 1027-1043.
[15] DOSHI R H, GUAGLIARDO S A J, DOTY J B, et al. Epide-miologic and ecologic investigations of monkeypox, Likouala Department, Republic of the Congo, 2017 [J]. Emerg Infect Dis, 2019, 25(2): 281-289.
[16] OGOINA D, IZIBEWULE J H, OGUNLEYE A, et al. The 2017 human monkeypox outbreak in Nigeria—report of outbreak experience and response in the Niger Delta University Teaching Hospital, Bayelsa State, Nigeria [J]. PLoS One, 2019, 14(4): e0214229.
[17] SHAO H, MCDONALD E C, GINSBERG M M, et al. Vaccinia virus infection after sexual contact with a military smallpox vaccinee-Washington, 2010 [J]. MMWR Morbidity and Mortality Weekly Report, 2010, 59(25): 773-775.
[18] MCLAUGHLIN J, SCHMIDT T, WESTCOTT M, et al. Vulvar vaccinia infection after sexual contact with a military smallpox vaccinee--Alaska, 2006 [J]. MMWR Morbidity and mortality weekly report, 2007, 56(17): 417-419.
[19] MBALA P K, HUGGINS J W, RIU-ROVIRA T, et al. Maternal and fetal outcomes among pregnant women with human monkeypox infection in the Democratic Republic of Congo [J]. J Infect Dis, 2017, 216(7): 824-828.
[20] LEARNED L A, REYNOLDS M G, WASSA D W, et al. Extended interhuman transmission of monkeypox in a hospital community in the Republic of the Congo, 2003 [J]. Am J Trop Med Hyg, 2005, 73(2): 428-434.
[21] THORNHILL J P, BARKATI S, WALMSLEY S, et al. Monkeypox virus infection in humans across 16 countries—April-June 2022 [J]. N Engl J Med, 2022, 387(8): 679-691.
[22] NOLASCO S, VITALE F, GEREMIA A, et al. First case of monkeypox virus, SARS-CoV-2 and HIV co-infec-tion [J]. J Infect, 2023, 86(1): e21-e23.

第五节　呼吸机相关性肺炎患者是否需要氯己定漱口

呼吸机相关性肺炎（ventilator-associated pneumonia，VAP）是指机械通气 48h 后至拔管后 48h 内出现的肺炎。VAP 会导致机械通气时间延长、重症监护病房（intensive care unit，ICU）病死率增加、治疗费用增加等。集束化口腔护理是将多种预防策略整合并系统地实施，以减少感染相关的呼吸机相关状态（infection-related ventilator-associated condition，IVAC）的方案。葡萄糖酸氯己定漱口液已被欧洲 70% 的 ICU 纳入集束化口腔护理中，用于防止口咽部细菌的生长，且有研究报道氯己定可使 VAP 的发生率降低 30%～40%。氯己定是一种表面活性剂，具有相当强的广谱抑菌、杀菌作用，对多种细菌有作用。因其携带阳电荷，口腔含漱时会吸附在带阴性电荷的齿、斑块及口腔黏膜的表面，随后被人体吸附的药物会从这些部位弥散，逐渐析出，从而产生持续的抑菌、杀菌作用。因此，理论上氯己定有降低机械通气患者发生多重耐药 VAP 的作用。然而近年来关于氯己定对 VAP 预防效果的研究结论并不一致，导致氯己定用于预防气管插管患者发生 VAP 的安全性和有效性尚存在争议。新的临床试验研究结果可以重新评估使用氯己定作为日常口腔护理措施的建议。

一、氯己定漱口在预防呼吸机相关性肺炎中的应用现状

充分口腔护理的重要性已在预防气管插管患者发生 VAP 的研究中得到证实。对气管插管患者使

用不同形式的口腔护理（如刷牙、使用抗菌漱口水等）能降低 VAP 的发病率及致死率。然而，对于在 ICU 中实现良好口腔护理的最有效方法目前难以达成共识，而且对气管插管患者使用氯己定漱口以减少 VAP 的发生，这一点仍存在争议。

氯己定具有广谱抗菌活性，具有稳定性和安全性，并能减少牙菌斑的形成，具体表现是能减少口腔中的菌群。近期一项纳入 18 项随机对照试验（randomized controlled trial，RCT）的 Cochrane 评价研究结果显示，与安慰剂或常规治疗相比，氯己定漱口将 VAP 的发生风险从 25% 降至约 18%（*RR* 0.67，95%*CI* 0.47～0.97，*P*= 0.03）。而另一项纳入 1533 例患者的荟萃分析显示，使用低浓度（0.02%、0.12% 或 0.20%）的氯己定或者高浓度（2%）的氯己定漱口，均可对预防 VAP 达到满意的效果，且对气管插管患者的死亡率无明显影响。然而长期使用高浓度氯己定可能会引起一些不良反应，如口腔黏膜脱落、味觉变化及舌色变化等。因此，推荐使用低浓度的氯己定（0.02%、0.12% 或 0.20%）以预防机械性通气患者发生 VAP。除此之外，口腔护理的频率和方法（如洗涤、擦洗、刷牙等）、氯己定的使用浓度，以及不同国家和地区的文化环境及人们的身体健康水平等因素均可能会影响研究结果，低浓度的氯己定是否对预防 VAP 有效还有待证实。

在一项使用 0.12% 的氯己定预防 VAP 的临床 RCT 中，纳入了 76 例受试者，试验组给予 0.12% 的氯己定漱口水漱口，对照组给予安慰剂漱口，结果显示，使用 0.12% 的氯己定漱口能降低气管插管患者 VAP 的发生率，但对呼吸机相关性支气管炎的发生率无明显影响。使用 0.12% 的氯己定葡萄糖酸盐（3 次 / 天）进行口腔护理可能是预防 VAP 和减少机械通气患者微生物定植的有效干预措施。

2019 年一项关于氯己定与死亡相关风险的研究证实，使用氯己定诱导的黏膜炎会增加 ICU 患者的死亡率，这一结果可能与氯己定会破坏口腔黏膜的完整性、导致细菌从口腔转移至血液的风险增高有关。因此，近期加拿大学者 Dale 开展了一项更大型的 RCT，旨在评估在常规口腔护理和标准的集束化口腔护理过程中停用氯己定是否能降低 ICU 机械通气患者的死亡率。该研究纳入 3620 例机械通气患者，采用阶梯式楔形群随机方法，将入组患者分为不使用氯己定漱口水组和常规口腔护理（即使用氯己定漱口水）组。前期的假设结果为停用氯己定可以降低 ICU 患者的死亡率和口腔疼痛发生率，同时改善患者的口腔健康状况。实际结果显示，在 ICU 机械通气患者中，停用氯己定对 ICU 患者的死亡率、IVAC 时间、ICU 拔管时间及口腔疼痛发生率没有影响。然而，研究中使用的是较低浓度的氯己定（0.12%），因此不排除高浓度的氯己定可能是增加 ICU 患者死亡率的潜在影响因素。

近年来有文献报道氯己定漱口并不能预防 VAP 的发生。一项针对儿科重症监护病房（pediatric intensive care unit，PICU）收治的 1 个月至 18 岁儿童的 RCT 发现，氯己定漱口并不会降低重症患儿 VAP 的发生率。患者被随机分为 2 组，试验组接受 0.12% 的氯己定漱口（*n*=88），安慰剂组接受 0.9% 的氯化钠漱口（*n*=86），随访 2 组患者 VAP 的发生，主要结局指标为 VAP 的发生率、总住院时间、PICU 住院时间、机械通气时间、死亡率及 VAP 病例中分离出的微生物特征。研究结果显示，2 组患者 VAP 的发生率及微生物的类型和分布均无差异（*P*>0.05）。氯己定组有 21 例发生了 VAP，而安慰剂组有 22 例发生了 VAP。氯己定组 VAP 的发生率为 29.5‰，安慰剂组 VAP 的发生率为 35.1‰。在 2 组患者中革兰氏阴性菌最为常见（氯己定组为 71.4%，安慰剂组为 54.5%）。使用 0.12% 的氯己定不影响住院时间、PICU 住院时间、机械通气时间及死亡率（*P*>0.05）。多因素分析结果确定了通气时间是 VAP 的唯一独立危险因素（*P*=0.001）。以上结果表明，使用 0.12% 的氯己定漱口并没有降低危重患儿 VAP 的发生率，增加 VAP 发生率的唯一因素是通气持续时间较长。低浓度的氯己定似乎对预防 VAP 无效，特别是存在多重耐药细菌的情况下。当使用氯己定时，革兰氏阴性菌的外膜可能会作为一个屏障，阻止氯己定的进入并增加其外排，从而促进细菌对氯己定的抗性作用。这可能是导致氯己定无法预防 VAP 的原因。

二、使用氯己定漱口预防呼吸机相关性肺炎的潜在影响因素

将氯己定漱口作为常规的口腔护理措施在预防 VAP 的过程中起着重要的作用。大部分研究也显示，使用氯己定漱口能降低气管插管患者 VAP 的发生率，但仍有少部分研究证明氯己定无法预防 VAP 的发生，甚至能增加患者的死亡率，究其原因，可能存在如下影响因素。

1．氯己定的耐药性及浓度　发生 VAP 的气管插管患者口腔中常见的病原体为革兰氏阴性菌和金黄色葡萄球菌。使用 2% 的氯己定漱口可显著减少多重耐药菌（multiple resistant bacteria，MDR）的总数和耐甲氧西林金黄色葡萄球菌（methicillin-resistant Staphylococcus aureus，MRSA）的百分比。针对氯己定对金黄色葡萄球菌和革兰氏阴性菌最低抑菌浓度（minimal inhibitory concentration，MIC）的测定证实了这些细菌对氯己定的高敏感性，即在短暂暴露（1h）和相对较低的浓度下也显示出较好的抑菌效果。然而，长期使用氯己定漱口，细菌也可能产生耐药性。其中金缕梅杆菌、产吲哚金黄杆菌、约氏不动杆菌及假单胞菌对氯己定可表现出一定的耐受性。在接触未稀释的氯己定漱口水 20s 后，上述细菌可以继续生长，但 30s 后它们的生存能力会降低。阿氏肠杆菌、唾液乳杆菌暴露于未稀释的氯己定漱口水 10s 后还可以继续生长。上述结果显示，细菌对氯己定漱口水存在一定的耐受性，因此，在选用氯己定预防 VAP 时应考虑口腔内细菌的耐药性，选择能对抗更敏感的细菌的氯己定，以增强氯己定预防 VAP 的效果。

另外，氯己定的浓度也是影响其预防效果的关键因素。与安慰剂组相比，使用 2% 的氯己定漱口，可以显著减少革兰氏阳性菌及 MDR 的细菌总数，降低 MRSA 的百分比。一项回顾性队列研究发现，较低浓度（0.05% 和 0.12%）的氯己定与死亡风险的显著增加相关（AUC 0.94，*MD* 47.15，95%*CI* 45.19～49.11）。研究发现，氯己定漱口对儿科重症患者的治疗效果并无明显差异，主要表现在使用 0.12% 的氯己定漱口并不会影响患儿 VAP 的发生率。氯己定漱口在预防 PICU 患儿 VAP 的发生中并未表现出明显的作用，而且目前尚未有研究对比儿童和成人机械通气患者在使用氯己定预防 VAP 方面的差异，因此，尚不能明确年龄因素在氯己定预防 VAP 中的作用，但是已明确的一点是，氯己定对预防儿童气管插管患者发生 VAP 的作用不大。当然也不能排除使用更高浓度的氯己定可能会产生不同的效果。因此，在使用氯己定漱口作为常规口腔护理措施时，应选择适宜浓度的氯己定。

2．是否与其他口腔护理联用　一项荟萃分析发现，与其他口腔卫生方案相比，机械去除生物膜并联合使用氯己定比单独使用氯己定在预防 VAP 的发生方面更为有效。相较于单独使用氯己定来说，刷牙＋氯己定漱口降低了机械通气时间（*MD* －1.38，95%*CI* －2.43～－0.33，*P*＝0.01）和住院时间（*MD* －1.47，95%*CI* －2.74～－0.20，*P*＝0.02）。使用拭子 / 纱布清洁联用氯己定与刷牙联用氯己定相比，对 VAP 的预防并无明显差异，各种机械性去除生物膜的方式（拭子 / 纱布及刷牙）在结合氯己定作为基础预防的前提下效果相当。因此，在考虑患者一般情况及操作者自身习惯的情况下，可使用氯己定联合上述机械性去除生物膜的方式来预防 VAP。

3. 是否存在内源性污染 当氯己定漱口水遭到内源性污染时，将造成感染暴发、VAP 发生，甚至患者死亡。一项对 ICU 连续 2 次暴发的洋葱伯克霍尔德氏菌复合体（Burkholderia cepacian complex，Bcc）的研究发现，在暴发 1（6 例患者）和暴发 2（5 例患者）中，Bcc 的点来源是 2 个不同品牌的氯己定漱口水，它们都受到了内在污染，所有患者均被诊断为 VAP，其中 6 例死亡。ICU 重症患者的病情重且复杂，也容易发生感染暴发，甚至发展为严重的院内公共卫生问题。因此，在 ICU 使用氯己定的过程中应更加遵循无菌原则，以减少内源性感染及交叉感染的发生。

4. 其他因素 氯己定漱口水的使用同时也存在着一些技术性问题：首先，口腔和气管插管空间较狭窄，使用氯己定漱口水行口腔护理较为不便；其次，在某些情况下可能会刺激到患者，增强患者的不适感，造成咬管；最后，实施口腔护理需要较为专业的手法，并且有时间限制，当缺乏培训的人员操作时，可能会增加更多的障碍及潜在的干扰和危险因素。

三、总结与展望

早期氯己定漱口应用于临床是一种普遍的预防 VAP 的方式。近年来一些大型 RCT 结果显示，氯己定漱口应用于临床还存在一些争议，主要集中在是否对机械通气患者的 VAP 起到预防作用及是否会增加患者的死亡率方面。为进一步明确氯己定漱口预防 VAP 的安全性和有效性，后续可能需要更多高质量的多中心大型 RCT 来进一步证实上述猜想并提供循证医学依据。

不仅如此，有些研究还报道了一些其他成分的漱口水，如中药成分的茉莉花漱口水、水蜜桃和沙兰中草药成分、稀释的茶树 / 薄荷和柠檬组成的精油混合物、紫锥菊口服液、乙醇提取物 / 芦荟凝胶漱口水等，它们在口腔护理对临床肺部感染的预防方面与氯己定的作用相当甚至效果更佳。或许未来经多方验证后，上述漱口水会应用于 ICU。笔者相信，随着对预防 VAP 研究的不断深入，后续还会开发出更多不良反应更小、更经济、效果更理想的预防 VAP 的方法。

（武汉市中心医院 钟燕霞 郭亚男 喻 莉）

参 考 文 献

[1] LABEAU S O, VAN DE VYVER K, BRUSSELAERS N, et al. Prevention of ventilator-associated pneumonia with oral antiseptics: a systematic review and meta-analysis [J]. Lancet Infect Dis, 2011, 11(11): 845-854.

[2] JONES C G. Chlorhexidine: is it still the gold standard? [J]. Periodontol, 2000, 1997, 15: 55-62.

[3] COTOIA A, SPADARO S, GAMBETTI G, et al. Pathogenesis-targeted preventive strategies for multidrug resistant ventilator-associated pneumonia: a narrative review [J]. Microorganisms, 2020, 8(6): 821.

[4] IZADI M, BAGHERI M, BAHRAMI FAR A, et al. Effect of ozonated water and chlorhexidine mouthwash on oral health in critically ill patients on mechanical ventilation: a double-blind randomised clinical trial [J]. Intensive Crit Care Nurs, 2021, 56: 103083.

[5] WINNING L, LUNDY F T, BLACKWOOD B, et al. Oral health care for the critically ill: a narrative review [J]. Crit Care, 2021, 25(1): 353.

[6] MOJTAHEDZADEH M, MASHHADI AKBAR BOOJAR M, HABTEMARIAM S, et al. Systematic

review: effectiveness of herbal oral care products on ventilator-associated pneumonia [J]. Phytother Res, 2021, 35(7): 3665-3672.
[7] BONEZ P C, DOS SANTOS ALVES C F, DALMOLIN T V, et al. Chlorhexidine activity against bacterial biofilms [J]. Am J Infect Control, 2013, 41(12): 119-122.
[8] ZHAO T T, WU X Y, ZHANG Q, et al. Oral hygiene care for critically ill patients to prevent ventilator-associated pneumonia [J]. Cochrane Database Syst Rev, 2020, 12(12): CD008367.
[9] DAI W Y, LIN Y, YANG X Y, et al. Meta-analysis of the efficacy and safety of chlorhexidine for ventilator-associated pneumonia prevention in mechanically ventilated patients [J]. Evid Based Complement Alternat Med, 2022, 2022: 5311034.
[10] CARLIN V, MATSUMOTO M A, SARAIVA P P, et al. Cytogenetic damage induced by mouthrinses formulations in vivo and in vitro [J]. Clin Oral Investig, 2012, 16(3): 813-820.
[11] KES D, AYDIN YILDIRIM T, KURU C, et al. Effect of 0.12% chlorhexidine use for oral care on ventilator-associated respiratory infections: a randomized controlled trial [J]. J Trauma Nurs, 2021, 28(4): 228-234.
[12] BELLISSIMO-RODRIGUES W T, MENEGUETI M G, DE MACEDO L D, et al. Oral mucositis as a pathway for fatal outcome among critically ill patients exposed to chlorhexidine: post hoc analysis of a randomized clinical trial [J]. Crit Care, 2019, 23(1): 382.
[13] DALE C M, ROSE L, CARBONE S, et al. Effect of oral chlorhexidine de-adoption and implementation of an oral care bundle on mortality for mechanically ventilated patients in the intensive care unit (CHORAL): a multi-center stepped wedge cluster-randomized controlled trial [J]. Intensive Care Med, 2021, 47(11): 1295-1302.
[14] KARAKAYA Z, DUYU M, YERSEL M N. Oral mucosal mouthwash with chlorhexidine does not reduce the incidence of ventilator-associated pneumonia in critically ill children: a randomised controlled trial [J]. Aust Crit Care, 2022, 35(4): 336-344.
[15] CIEPLIK F, JAKUBOVICS N S, BUCHALLA W, et al. Resistance toward chlorhexidine in oral bacteria - is there cause for concern? [J]. Front Microbiol, 2019, 10: 587.
[16] GALHARDO L F, RUIVO G F, SANTOS F O, et al. Impact of oral care and antisepsis on the prevalence of ventilator-associated pneumonia [J]. Oral Health Prev Dent, 2020, 18(1): 331-336.
[17] SALEEM H G, SEERS C A, SABRI A N, et al. Dental plaque bacteria with reduced susceptibility to chlorhexidine are multidrug resistant [J]. BMC Microbiol, 2016, 16(1): 214.
[18] PLANTINGA N L, WITTEKAMP BHJ, LELEU K, et al. Oral mucosal adverse events with chlorhexidine 2% mouthwash in ICU [J]. Intensive Care Med, 2016, 42(4): 620-621.
[19] WU D L, WU C F, ZHANG S Y, et al. Risk factors of ventilator-associated pneumonia in critically Ⅲ patients [J]. Front Pharmacol, 2019, 10: 482.
[20] DESCHEPPER M, WAEGEMAN W, EECKLOO K, et al. Effects of chlorhexidine gluconate oral care on hospital mortality: a hospital-wide, observational cohort study [J]. Intensive Care Med, 2018, 44(7): 1017-1026.
[21] PINTO A, SILVA B M D, SANTIAGO-JUNIOR J F, et al. Efficiency of different protocols for oral hygiene combined with the use of chlorhexidine in the prevention of ventilator-associated pneumonia [J]. J Bras Pneumol, 2021, 47(1): e20190286.
[22] SOZKES S, SOZKES S. Use of toothbrushing in conjunction with chlorhexidine for preventing ventilator-associated pneumonia: a random-effect meta-

analysis of randomized controlled trials [J]. Int J Dent Hyg, 2021.

[23] DE CAMARGO L, DA SILVA S N, CHAMBRONE L. Efficacy of toothbrushing procedures performed in intensive care units in reducing the risk of ventilator-associated pneumonia: a systematic review [J]. J Periodontal Res, 2019, 54(6): 601-611.

[24] DOS SANTOS SAALFELD S M, SHINOHARA D R, DOS ANJOS SZCZEREPA M M, et al. Consecutive outbreaks of Burkholderia cepacia complex caused by intrinsically contaminated chlorhexidine mouthwashes [J]. Am J Infect Control, 2020, 48(11): 1348-1353.

第四章　重症血流动力学与重症心脏

第一节　脓毒症的血流动力学表型与干预

一、背景

脓毒症是机体对感染的失调反应导致的致命性的器官功能不全。2004 年 Rivers 等提出早期目标导向的复苏治疗可明显改善脓毒症患者的预后，但之后的进一步研究并未显示该策略的显著益处。其关键问题在于脓毒症包含了一系列广泛的、多层面的临床和生物学特征，而且在不同患者中的临床表现具有较高的异质性，尤其是对不同患者血流动力学的影响也不相同。不同的机体对于不同病原体产生的反应不同，从而会产生不同的血流动力学改变，根据患者的宿主反应模式和临床预后可以将这些特征的不同组合分成不同的临床表型。血流动力学治疗是脓毒症复苏的关键一环，不同的血流动力学表型对临床干预的反应和预后不同。如何识别脓毒症患者的血流动力学表型，并根据表型的不同调整治疗策略是研究人员面临的重要问题。

Hess 等于 1981 年提出，脓毒症患者经典的心血管血流动力学表型为相对或绝对的低血容量导致的流量不足、低血管张力导致的心脏高动力状态、心功能衰竭及多器官功能不全阶段。随着重症超声评估在临床中的广泛应用，这种描述逐渐受到质疑，越来越多的研究发现，脓毒症患者的心血管血流动力学表型并不严格遵循定义并按时间线的顺序出现，所有的表型都可能在脓毒症的不同时期同时或单独出现。脓毒症患者体内不同器官的血流动力学表现并不相同，而且不同的血流动力学表型可出现在脓毒症的任何阶段，并且相互关联。虽然脓毒症患者血流动力学表型的关键信息目前仍不能完全确定，但是也提醒了临床医师在治疗上应避免所谓的“一刀切”。临床医师必须结合临床实践、生物学及重症超声参数来定期评估血流动力学表型的动态变化。

二、脓毒症的血流动力学表型

（一）心脏表型

随着重症超声评估技术在临床中的广泛应用，研究人员发现脓毒症心血管血流动力学表型并不完全遵循定义的表型并按时间线的顺序出现。多个临床研究发现，超过 50% 的患者在脓毒症的任何阶段都可能出现左心室收缩功能障碍、左心室舒张功能障碍、右心功能衰竭和低心输出量。Guillaume 等回顾性分析了 360 例脓毒症患者，结果显示，根据临床表现、实验室结果和超声检查的不同，可以将脓毒症血流动力学表型分为 5 种，不同表型的患者对临床治疗干预的反应不同，临床预后也存在明显差异。Liu 等也指出根据具有不同血流动力学特征的脓毒症患者的初始复苏效果反馈可以判断他们进展为脓毒症休克的风险。王小亭等根据重症心脏超声评估结果将脓毒症患者的心肌表型分为7种，分别为高动力型（射血分数>70%）、弥漫性双心室功能障碍型、左心室收缩功能障碍型、单纯左心室长轴收缩功能障碍型、左心室舒张功能障碍型、右心室功能障碍型及混合型。不同表型患者的心肌受累表现不同，临床血流动力学的管理方向和预后均不同。已有研究证明高动力型、左心室舒张功能不全型和右心室功能障碍型患者的临床预后较差，其中在临床中容易被忽视的是高动力型、单纯左心室长轴收缩功能障碍型和右心室功能障碍型。自20世纪80年代以来，心脏高动力状态被描述为感染性休克的早期阶段，其特征是外周血管阻力降低和儿茶酚胺生成增加。美国心脏病学会将左心室射血分数（left ventricular ejection fraction，LVEF）>70%定义为高动力左心室射血分数（HDLVEF）。Minesh等报道，在1014例脓毒症患者中有175例表现出HDLVEF，HDLVEF与脓毒症重症监护病房（intensive care unit，ICU）患者的死亡率相关，这可能反映出脓毒症引起了未缓解的血管麻痹。脓毒症休克心肌功能障碍最普遍的定义是左心室射血分数<45%。张宏民等也发现，纵向收缩功能在评估脓毒症休克患者的心脏抑制时可能更为敏感。对于射血分数正常的脓毒症休克患者，应更多关注其纵向收缩功能参数［如二尖瓣环平面收缩期位移（mitral annular plane systolic excursion，MAPSE）］。脓毒症导致的右心功能障碍，在不同患者中的发生率差异较大，最高可达63%，并不低于脓毒症导致的左心舒张功能障碍的发生率。研究还发现，感染性休克合并右心功能不全时可导致短期死亡率的明显增加。对脓毒症患者右心功能的认识逐渐引起研究人员的重视，目前欧洲及美国的部分共识提出了右心衰竭的定义，即体循环淤血和显著性右心室扩张。Vieillard等的最新研究定义了右心衰竭的诊断标准，即右心室/左心室舒张末面积（right -ventricular/ left-ventricular end-diastolic area，RV/LV EDA）≥0.6、中心静脉压（central venous pressure，CVP）≥8mmHg。研究人员发现，脓毒症右心衰竭患者可能存在容量反应性的明显下降。张宏民等根据脓毒症患者右心功能受累的情况将其分为单纯右心收缩功能下降［三尖瓣瓣环收缩期位移（Tricuspid annular plane systolic excursion，TAPSE）<1.6cm或右心室面积变化分数（fractional area change，FAC）<35%］、单纯右心功能衰竭（RV/LV EDA≥0.6且CVP≥8mmHg）及右心功能衰竭合并收缩功能下降，结果发现，存在右心收缩功能下降合并右心功能衰竭的脓毒症患者的预后明显较差。对脓毒症患者在第一时间了解其心脏表型是进行血流动力学调整的基础，不同的临床表现需要不同的血流动力学干预措施。

（二）血管表型

血管屏障受损所致的血管扩张和液体渗漏导致患者出现了低血容量状态（绝对和相对），这是感染性休克的重要病理生理改变。第一时间对感染性休克患者做出血管分型可以决定治疗方向：①液体复苏应根据即时的容量血管表型来确定；②早期明确血管张力状态，加用血管活性药物，避免无效的液体治疗。

1. 容量血管表型（静脉）　基于脓毒症的病理生理改变，容量状态和容量反应性评估在脓毒症复苏中具有优先性。有研究发现，随着时间的推移，所输注液体的功效还会受到血容量状态、心脏功能、输注液体的类型及毛细血管渗漏的严重程度等各种参数的影响。目前最常应用的容量血管评估方式是经胸部超声评估下腔静脉的直径和呼吸变异率。根据腔静脉的直径和变异率，可将容量血管分为容量过负荷、中间容量状态和容量不足3种表型。下腔静脉扩张指数（distensibility index of the IVC，DIVC）>2cm且腔静脉扩张固定表示容量过负荷；DIVC为1.0～2.0cm且呼吸变异度>18%（完全机械通气时）或呼吸变异性＞50% 的自发呼吸患者提示中间容量状态；DIVC＜1.0cm 表示容量不足。不同器官对液体的耐受性不同，体循环外周静脉尤其是肝静脉、门静脉、肾静脉的多普勒频谱在早期即出现相应的变化。对静脉回流的评估可以在与液体不耐受相关的器官功能障碍发生之前提供早期预警信号。这些信号会指出不同的液体复苏程度可能引起的不良反应及有害影响，这就为临床医师制定更合理的复苏策略提供了潜在的机会窗口。

2. 阻力血管表型（外周动脉） 多普勒测量的鼻烟窝桡动脉阻力指数可以反映脓毒症患者的外周血管阻力。根据血管阻力指数（resistance Index，RI）值和波形，可将阻力血管分为 3 种表型：①正常状态，外周动脉通常表现为三相流动，依次为收缩前向波（第一期）、舒张早期反向波（第二期）、舒张期前向波（第三期）；②低阻力，鼻烟窝桡动脉多普勒波形的第二相（舒张早期反向血流）消失；③高阻力，鼻烟窝桡动脉多普勒波形舒张期血流消失，或者舒张末期血流反向，RI 值＞1.0。

（三）肺部血流动力学表型

肺泡上皮和血管内皮的损伤是脓毒症患者肺损伤发生发展的主要病理生理变化。原发疾病及治疗干预不同，脓毒症患者肺部受累的表型也不完全相同。

1. 继发损伤型（弥漫渗出） 肺泡上皮细胞和周围毛细血管内皮细胞受损，富含蛋白质的液体进入肺泡和间质。肺部超声主要表现为弥漫的 B 线，重力依赖区更明显。

2. 二次继发损伤型（渗出增加、重力依赖） 不适当的干预会导致肺部“第二次受到打击”，肺水肿进一步增加，肺部超声主要表现为弥漫性 B 线和重力依赖性区域实变或双肺胸腔积液。

3. 合并急性肺心病型（右心受累） 缺氧、炎症、机械通气不当等都会导致肺循环阻力和肺动脉压力的增加，从而出现急性肺心病的表现。主要超声表现是肺部出现病变，右心室舒张末期容积 / 左心室舒张末期容积组合＞0.6 和 / 或 TPASE＜1.6、FAC＜30%。

（四）外周器官血流动力学表型

Knox 等根据器官功能受累（肾功能、肝功能、低氧及神经系统改变）程度的不同将脓毒症患者分成不同的表型，结果发现，合并肝功能不全的患者死亡率最高。Xu 等的研究也发现，根据脓毒症相关性器官功能衰竭评价（sepsis-related organ failure assessment，SOFA）评分的动态变化，可以将脓毒症患者分为不同表型的 4 组，其中快速改善组的患者主要表现为心肺受累，而迅速恶化组的患者常合并内脏器官（包括肝、肾等）的衰竭。结果提示，脓毒症患者外周器官的受累程度与临床干预和预后之间也存在一定的相关性。器官的血流动力学改变是脓毒症患者器官功能受累的基础，优化器官灌注是临床干预中不可忽视的一步。不同的器官有不同的动脉血流状态，不同的器官自主调节功能不同，不同的器官静脉回流也不同。器官血流动力学评估技术目前主要集中在非侵入性方法上，如超声、动态对比增强磁共振成像、核素成像及 CT 灌注成像等，这些方法均可评估器官灌注情况。但部分技术高成本、不适合床旁实施，而重症超声检查可以很方便地获得脑、肾、胃肠道等外周器官的血流动力学表型，从而有助于对脓毒症患者器官血流动力学表型的判断。

1. 颅脑 作为压力自调节功能最强的器官之一，脑血流灌注对平均动脉压（mean arterial pressure，MAP）的需求是较低的，生理状态下 MAP 维持在 60～65mmHg，可保证颅内血流灌注。发生脓毒症时，患者的自调节功能会受到不同程度的损害。经颅超声多普勒技术可以根据其形态、流速、阻力指数、自调节能力等参数评估脑血流动脉端的灌注状态，频谱呈双峰，由 S1 峰、S2 峰和 D 峰组成。根据血流形态可分为正常波、高阻波、单纯收缩峰、震荡波、钉子波及无血流，与颅内压力增高相关。瞬间充血反应试验（transient hyperemia response rate，THRR）可用于评价脑血流的自主调节功能，当 THRR＞1.09 时，患者具有动态脑血管自动调节功能，反之，则认为患者的动态脑血管自动调节功能受损。正常大脑中的动脉血流频谱表现为低阻力型，脓毒症患者主要表现为平均流速增加，阻力指数和搏动指数可能呈现降低、正常及升高的情况，分别对应不同自我调节功能水平下的血流状态，临床需要根据不同状态背后的病理生理变化进行管理。

2．肾　肾是在压力自调节功能较强的器官中对压力需求最高的器官，在休克复苏中具有血流评估的优先性和必要性。肾动静脉血流频谱、肾阻力指数（renal resistance index，RRI）及静脉阻抗指数（vein impedance index，VII）可以反映肾脏的灌注阻力和回流阻力。一系列研究证实，RRI 与脉压和血压之间密切相关，MAP 与 RRI 之间存在相关性，可用于确定调整后的肾自调节压力低限（lower limit of autoregulation，LLA）值，有助于改善肾脏灌注。脓毒症患者全身循环和临床干预不同，肾脏血流也会出现不同的表型：①高灌注正常回流。脓毒症早期肾脏血流是增加的，肾血流灌注半定量可见肾血流丰富，但由于血管张力改变，舒张期血流下降，肾叶间动脉血流频谱正常或高尖，RRI 正常或轻度增加；肾静脉回流为连续频谱，VII＜0.6。②正常灌注或低灌注回流受阻。不适当的液体复苏会导致肾血流减少，肾间质进一步水肿，肾叶间动脉频谱高尖甚至呈钉子波，RRI 进一步增加（＞0.7）；肾静脉回流为逐渐出现 VII 的增加，肾静脉表现为双向不连续频谱甚至单向不连续频谱。③低灌注回流受阻。全身血流不足导致肾叶间动脉血流频谱为小慢波，肾静脉表现为双向不连续频谱甚至单向不连续频谱。肾脏血流动力学表型不同，临床干预位点也不同。现在更多的研究证明，肾脏超声造影可用于脓毒症的肾脏微循环监测。已有研究发现了脓毒症患者肾脏皮质血流在复苏过程中的变化情况，今后还需要进一步的研究以明确脓毒症患者的肾脏微循环血流动力学表型及其与临床预后之间的关系。

3．胃肠道　胃、肠等消化器官是脓毒症早期容易出现血流改变的器官，其自调节功能较差，达到一定程度后会增加平均动脉压但不增加胃肠道血流，其受静脉回流的影响较大。脓毒症患者肠道动静脉血流匹配的失调是影响胃肠道灌注的关键因素之一，十二指肠动脉血流频谱为高阻力波形（RI 为 0.80～0.89），脓毒症时可表现为阻力进一步升高及胃肠道缺血。胃肠道回流主要通过门静脉回流至肝静脉，并汇入下腔静脉。发生脓毒症时，接受了不恰当的治疗干预或右心功能受累的患者会出现门静脉血流和肝静脉血流受阻，不同的回流状态也会影响胃肠道的灌注。

三、血流动力学干预

与“经典”的血流动力学表型相比，通过重症超声、临床及实验室参数的整合可以获得更为精确的脓毒症血流动力学表型。有研究发现，脓毒症患者的表型不同，临床预后也不同，血流动力学状态及干预后的反应亦不同。精准掌握脓毒症患者的表型状态，可以指导临床一线医师的精准化治疗，避免“一刀切”现象的出现。

（一）强心药物的选择

在近期关于左西孟旦对感染性休克的影响的研究中，唯一的入选标准是需要使用血管加压药超过 4h，但对心血管表型没有明确评价。毫无意外，得到的结果是阴性的。脓毒症患者的心脏有不同的表型，每个表型之间并没有特别明确的界限，有可能是脓毒症心肌受累在不同时间段的表现。不同的心脏受累表型决定了需要使用不同的强心药物，应根据强心药物的不同作用位点并结合心脏的不同表型选择合适的药物。例如：高动力状态的心脏需要应用β受体阻滞剂以降低应激，有助于保护心脏，恢复瀑布效应，改善微循环灌注，改善预后；针对弥漫心肌抑制的患者，儿茶酚胺类药物可能是首选；针对以应激或右心功能不全的患者，要优先考虑钙离子增敏剂、磷酸二酯酶抑制剂（促进钙内流）等药物，但需要进一步的大型随机对照试验来验证。在临床实践中，应坚持连续与动态的原则，根据所加用的强心药物滴定式地判断患者的心脏功能、心输出量及组织灌注的改变，动态调整药物是临床治疗的关键。针对血管表型来说，静脉回流表型是液体治疗的关键，腔静脉宽度、呼吸变异度及肝静脉回流频谱可以指导对患者液体反应性和液体耐受性的评估，而动脉表型可以指导血管活性药物的使用。目前没有明确的鼻烟窝桡动脉阻力指数建议，有研究者提出发生脓毒症时，如患者出现低血压，并伴有 RI＜0.9，则表明阻力降低，可提前加用血管活性药物，从而避免过多的液体负荷。

（二）液体量的选择——容量耐受性评价

对脓毒症患者而言，液体复苏是常见的治疗方式。当液体超出静脉系统容量时会迅速导致静脉高压，影响静脉回流，导致器官淤血，出现相应的器官功能不全。脓毒症患者的血流动力学表型不同，根据静脉回流状态的不一致，可以评价患者的容量耐受性，需要注意的是，有容量反应性的患者不一定存在容量耐受性。液体治疗的目标不是耗尽液体反应性，而是改善器官灌注。多种因素均可影响器官对容量耐受的能力，年龄、性别、合并症等基础状态是不可调整的，而损伤和干预的相关因素（如炎症、内皮或多糖包被的损伤情况、初始液体复苏的程度等）可动态影响容量耐受性。早期评估容量耐受状态有助于对患者进行相应的临床干预，避免出现容量不耐受的情况。静脉多普勒频谱的变化先于循环静脉的应变，因此，对静脉回流的评估可以在与容量不耐受相关的器官功能障碍发生之前提供早期预警信号。这些信号会提示不同程度液体复苏的不良及有害影响，这就为临床医师制定更合理的复苏策略提供了潜在的机会窗口。

肺静脉和肝静脉作为最直接受到因左心房压力和右心房压力增加而出现频谱改变的静脉，是临床评价容量耐受性的“双核心”指标，能较早地反映肺循环和体循环对容量的不耐受情况。肺静脉和肝静脉的频谱改变可以在第一时间指导容量治疗的方向及安全性评估。

（三）器官灌注压力的选择（动脉端和静脉端）

脓毒症患者器官血流动力学表型受心输出量、器官灌注压力及器官血管阻力情况的影响。动脉端血流灌注是影响器官血流的根本，但器官灌注不仅依赖于动脉端供给，还受静脉回流的影响。第一时间明确受累器官的血流动力学表型，可以根据血流动力学表型动态调整干预的方向和强度。不同器官的血流动力学表型与器官的特异性相关，自调节能力较强的器官（如颅脑）受动脉端压力的影响较大。有研究证明，MAP 应维持在脑血流自调节功能平台期的下限。但是由于脑自调节能力高于其他器官，当血压低于脑血流 LLA 值及脑灌注不足时，其他器官已经经历了灌注减少。因此，以脑自调节功能来确定目标血压可能会导致患者的其他器官灌注不足。与心脏、大脑和脊髓相比，肾脏血流自调节能力较弱，满足肾血流 LLA 的目标血压对于其他器官（无局部血管疾病）基本足够，其是否可作为重症患者的目标血压，仍需进一步的临床研究加以验证。对于自调节能力较差的器官（如胃肠道），相关研究发现对于感染性休克患者，低 MAP（65～70mmHg）目标组与高 MAP（80～85mmHg）

目标组之间肠系膜缺血的发生率无差异。研究发现，使 MAP 从 60mmHg 增加至 90mmHg 不会影响肠黏膜灌注、胃或全内脏氧的需求 / 供应关系。器官灌注在维持一定血压目标后，主要受静脉回流和心输出量的影响。肾脏虽然是自调节功能较强的器官，但由于其有两套不同的毛细血管网，肾皮质血流灌注受动脉端压力的影响较大，而肾髓质血流灌注明显受静脉端压力的影响。在临床干预中应根据不同器官的不同血流动力学表型，采取适合患者的心输出量、灌注压力及容量状态的治疗措施。

四、总结

脓毒症患者的血流动力学表型不同，根据不同的表型进行相应的干预治疗具备临床可操作性。以心、肺为核心的不同器官的血流动力学表型并不相同，不同的血流动力学表型可出现在脓毒症的任何阶段且相互关联。充分理解以心、肺为核心的器官的不同血流动力学表型是脓毒症复苏治疗的关键。虽然目前仍不能完全确定脓毒症患者的血流动力学表型的关键信息，但也提醒临床医师在治疗上应避免所谓的“一刀切”策略。

（北京协和医院　赵　华　王小亭）

参考文献

[1] GERI G, VIGNON P, AUBRY A, et al. Cardiovascular clusters in septic shock combining clinical and echocardiographic parameters: a posthoc analysis [J]. Intensive Care Med, 2019, 45(5): 657-667.

[2] LIU R, GREENSTEIN J L, GRANITE S J, et al. Data-driven discovery of a novel sepsis priongeshock state predicts impending septic shock in the ICU [J]. Nature, 2019, 9(1): 6145.

[3] WANG J, WANG X T, LIU D W, et al. Induction in sepsis-induced cardiomyopathy: five typical categories [J]. Chin Med J (Engl), 2020, 133(18): 2205-2211.

[4] MINESH C, MUZZAMMIL A, RAVI H, et al. Hyperdynamic left ventricular ejection fraction in ICU patients with sepsis [J]. Crit Care Med, 2022, 50(5): 770-779.

[5] KIM J S, KIM Y J, KIM M, et al. Association between right ventricle dysfunction and poor outcome in patients with septic shock [J]. Heart, 2020, 106(21): 1665-1671.

[6] LAHM T, DOUGLAS I S, ARCHER S L, et al. Assessment of right ventricular function in the research setting: knowledge gaps and pathways forward. An official American thoracic society research statement [J]. Am J Respir Crit Care Med, 2018, 198(4): e15-e43.

[7] VIEILLARD-BARON A, NAEIJE R, HADDAD F, et al. Diagnostic workup, etiologies and management of acute right ventricle failure: A state-of-the-art paper [J]. Intensive Care Med, 2018, 44(6): 774-790.

[8] VIEILLARD-BARON A, PRIGENT A, REPESSÉ X, et al. Right ventricular failure in septic shock: characterization, incidence and impact on fluid responsiveness [J]. Crit Care, 2020, 24(1): 630.

[9] ZHANG H M, HUANG W, ZHANG Q, et al. Prevalence and prognostic value of various types of right ventricular dysfunction in mechanically ventilated septic patients Ann [J]. Intensive Care, 2021, 11(1): 108.

[10] SAMANT S, KORATALA A. Point-of-care Doppler ultrasound in the management of hyponatremia:

Another string to nephrologists Bow [J]. Clin Case Rep, 2021, 9(8): 04687.

[11] KNOX D B, LANSPA M J, KUTTLER K G, et al. Phenotypic clusters within sepsis-associated multiple organ dysfunction syndrome [J]. Intens Care Med, 2015 41(5): 814-822.

[12] XU Z X, CHENG S M, SU C, et al. Sepsis subphenotyping based on organ dysfunction trajectory [J]. Crit Care, 2022, 26(1): 197.

[13] LIU L X, CHAO Y G, WANG X T, et al. Shock resuscitation-the necessity and priority of renal blood perfusion assessment [J]. Aging Dis, 2022, 13(4): 1056-1062.

[14] SEYMOUR C W, KENNEDY J N, WANG S, et al. Derivation, validation, and potential treatment implications of novel clinical phenotypes for sepsis [J]. JAMA, 2019, 321(20): 2003-2017.

[15] SHALD E A, ERDMAN M J, FERREIRA J A. Impact of clinical sepsis phenotypes on mortality and fluid status in critically ill patients [J]. Shock, 2022, 57(1): 57-62.

第二节　脓毒症早期液体复苏：开放与保守

静脉液体输注是脓毒症的优先级复苏手段，被认为是重要的药物治疗方式之一，目的在于优化心输出量、改善组织灌注。既然是药物治疗，必然要对液体治疗的指征、剂量、药效及不良反应有严格的监控。不同于其他药物，液体治疗并不存在“药品说明书”，原因在于患者复杂的病理生理状态造成的液体反应异质性，脓毒症患者更是如此。这也为脓毒症液体复苏治疗方式的争议埋下了伏笔。

一、开放式的液体复苏策略

发生脓毒症时，炎症反应促使大量舒血管物质释放，血管床的增大导致张力性容量转变为非张力性容量，炎症又导致了毛细血管渗漏，这些是脓毒症液体复苏的病理生理基础。上述病理生理改变在脓毒症早期尤为明显，血管内液体性质的改变和丢失无法满足高应激状态下的心输出量需求及血管张力，这是组织低灌注的主要原因。早在 2004 年，“拯救脓毒症运动”（surviving sepsis campain，SSC）发布的指南就提倡发生脓毒症前 24h 应给予患者“积极”的液体复苏。此推荐的重要参考来源是 Rivers 等提出的“早期目标导向性治疗”（early goal-directed therapy，EGDT）。该复苏方案的基础是早期给予患者大量、快速的液体复苏以提升心输出量，用以匹配高应激状态，具体要求是每 30 分钟给予 500ml 液体，以达到中心静脉压为 8～12mmHg 的容量目标，在此基础上再给予患者血管活性药物以提升平均动脉压，从而达到改善组织灌注的目的。研究显示，该方案在前 6h 的液体复苏量（平均为 5L）显著多于标准治疗组（平均为 3.5L），患者的死亡率得到了显著改善（31% *vs.* 47%）。自此，积极的液体复苏理念得到了广泛的推崇。

2008 年起，多项多中心研究（包括 ProCESS 研究、ProMISe 研究和 ARISE 研究）均证实了 EGDT 方案与标准治疗方案相比，并不能改善患者的死亡率。但值得一提的是，与 EGDT 研究中“标准治疗方案”不同，上述 3 项研究中的“标准治疗方案”在前 6h 中的液体复苏量也都达到了 4～5L。与此同时，相较于 20 世纪 90 年代脓毒症死亡率高达 40%～50%，现今的死亡率有所下降

（15%～25%），这样的现状让人很难不与液体复苏的积极开放策略联系起来。

开放式的液体复苏策略在急诊室或非重症监护病房（intensive care unit，ICU）备受推崇，原因在于这些科室相对缺乏及时有效的血流动力学监测手段，而这种复苏方式对于患者早期的血流动力学稳定有良好的效果。

二、限制性的液体复苏策略

限制性的液体复苏策略最早在外科中推广，在损伤控制性外科、择期手术围术期管理及移植手术围术期管理中应用广泛，主要目的在于做好术中血压管理、防止大量输注液体对凝血造成影响，同时减轻术后组织水肿、促进组织愈合及减少心肺并发症。考虑到大量液体复苏会导致组织水肿，限制性液体治疗在脓毒症患者的复苏中逐渐被关注并加以应用。脓毒症液体管理的“限制性”输液方法特点是给予患者较少的液体量（通常≤30ml/kg），并尽早使用血管活性药物以减少血管扩张和改善组织灌注。限制性液体复苏策略维持血压和全身灌注的主要方法是通过血管活性药来滴定，当有证据表明患者存在极低的血容量或者在使用大剂量血管活性药物后仍存在组织低灌注时，才进行液体复苏。

限制性液体复苏策略的生理学依据主要是逆转脓毒症患者血管扩张带来的血管阻力降低，以减少张力性容量转化为非张力性容量，从而增加静脉回流及心输出量。对于早期脓毒症患者来说，复苏阶段的静脉内液体治疗只会短暂增加血管内容量，而随后的病理性血管内液体外渗会加重组织水肿，进一步导致器官（包括心、肺、肝、肾等）的损害。研究表明，对于1/3～1/2的脓毒症休克患者来说，液体复苏并不会带来心输出量的提升，而对存在容量反应性的患者来说，液体复苏带来的效应也仅能维持30～60min。因此，盲目地进行大量液体复苏可能获益有限，同时会让患者暴露于组织水肿所带来的危害中。

Paul等对2013年美国500余家医院的出院数据库进行了回顾性分析，评估了脓毒症患者进入ICU的第1天内，输液量与患者死亡率、住院费用等指标之间的关系。结果表明，较低的容量复苏（1.00～4.99L）与患者较低的死亡率有关，而在接受高容量复苏（5～9L，甚至>9L）的脓毒症患者中，在起点为5L的基础上，每增加1L输液量，死亡率就会增加2.3%（95%CI 2.0%～2.5%，P=0.000 3）。

上述临床证据似乎将大量液体复苏与器官损伤及不良预后相关联，但问题是两者之间是否存在因果关系，或者仅仅是复杂临床指标的混淆关系，毕竟病情更严重的患者可能需要更多的液体复苏。对于这个问题，随着研究人员近年来对内皮细胞多糖包被的研究，逐渐有了更深入的认识。多糖包被是覆盖在血管内皮细胞管腔表面的凝胶状层。它由膜附着蛋白多糖、糖胺聚糖链、糖蛋白及黏附血浆蛋白组成。多糖包被可维持血管内稳态，包括控制血管通透性和微血管张力、防止微血管血栓形成、调节白细胞黏附等。发生脓毒症时，炎症介导的多糖包被降解，可导致血管高通透性、血管舒张失调节状态、微血管血栓形成及白细胞黏附增强，进一步造成组织水肿和微循环障碍。最近的一项临床研究表明，发生脓毒症后6h内的复苏液体容量与多糖包被的降解水平呈正相关，进一步揭示了大量液体复苏的危害性，而其机制可能与大量液体会导致心房钠尿肽（atrial natriuretic peptide，ANP）水平升高，从而诱导多糖包被降解有关。

值得注意的是，限制性液体复苏（即更早的使用血管活性药物以减少复苏阶段的液体输注）并不能完全避免液体过负荷现象的出现。ICU患者的液体输注除复苏液体以外，还有药物溶媒、营养所需液体、血液制品、带泵液等。一项关于ICU患者的观察性研究分析了14 654例（其中脓毒症患者1229例）患者的液体输注成分，结果发现，复苏液体仅占入住ICU期间的7%，脓毒症患者的早期复苏液体的输注也远不如非复苏液体。因此，在对复苏液体量进行限制的同时，也应当关注非复苏液体量。

三、“开放”或“保守”——回归患者

即便有不少证据提示保守的复苏方式可能影响患者的临床结局或临床病程，但最新的一项关于液体复苏策略的随机对照试验结果并未显示限制性液体复苏方式存在优势，这是迄今为止最大的关于液体复苏策略的国际多中心研究。这项纳入1554例脓毒症患者的研究结果显示，限制性液体复苏组与标准治疗组相比，其临床结局（90天生存率）并未得到改善，同时两组患者在ICU期间接受生命支持（包括机械通气、肾替代治疗、循环支持手段等）的时间无统计学差异。仔细解读后发现，该研究旨在入选脓毒症早期的患者，研究方案要求患者入选距离脓毒症发生不足12h，但从收入ICU到患者随机分组的中位时间为3h，患者已经历了一定量的液体复苏，其低血容量可能得到了部分程度的缓解。

这与目前ICU脓毒症患者的收治现状相符合。脓毒症发生时或初始阶段往往在急诊科或非ICU病房，而当这些患者被收入ICU时，往往已经历过1个“疗程”甚至2个“疗程”（如从急诊科到手术室再到ICU）的液体复苏。严格来说，多数患者的“初始复苏”阶段并非在ICU，这就使存在液体反应性的患者比例并不高。有研究纳入了进入ICU后继续接受液体复苏的脓毒症患者，结果发现，其生理指标（包括血压、心率等）获益极微，尿量未发生变化，且这种微弱的获益也在1h内消失。

由此来看，作为ICU从业者，若要讨论如何对进入ICU的脓毒症患者选择液体复苏策略，更应该问问此时的患者“在哪里”，以及复苏的“目标”及“目的”是什么。简而言之，要对患者复苏的必要性、容量状态及输液的风险和效益进行综合评估，而不是固定思维地考虑开放或保守的复苏策略，这样更符合ICU的真实现状及针对患者的个体化治疗策略。

对收入ICU的脓毒症患者进行液体复苏，首先要满足2个先决条件：①患者存在需要液体复苏的触发因素（如组织低灌注状态），且液体复苏带来的心输出量的增加是潜在的解决方法；②应充分评估液体复苏的潜在风险，如液体复苏前通过床旁心脏超声对心功能状态进行评估，再如监测常被作为容量安全阈值的中心静脉压等。另外，还要对患者进行容量反应性评估。容量反应性的评估有助于评估患者的容量与心输出量的关系是处于Starling曲线的上升支还是平台区，如容量状态已处于平台区，液体复苏带来的再损伤将难以避免。容量反应性评估方式有很多，包括液体负荷试验及其模拟方式（如被动抬腿试验）、利用心肺交互作用获得相关参数等，而其中动态的评估方式更为精确。

针对有容量反应性的患者，还需要注意以下3点：①从液体复苏直到无容量反应性状态从未证实对脓毒症有好处；②液体复苏不应以生理指标达到“正常范围”为目标，液体输注后心输出量的增加能满足病理状态并改善组织灌注才是复苏的目的；③即使对容量反应性的预测是准确的，而且用于判断输液“成功”或“失败”的措施是全局参数（如心输出量），但其对组织灌注的预测性能很差，特别是在脓毒症中，宏观和微观循环之间经常失去一致性。

SCC 2021版指南对于脓毒症患者初始液体复苏后的液体治疗并没有明确的说明，但其建议初始

采用“评估—后续治疗—再评估”的方式制定个体化治疗方案。北京协和医院赵华等总结出基于脓毒症指南进行个体化液体治疗方案的三大原则，有助于临床医师把握液体复苏策略的制定方向：①制定复苏的目标与目的，制定目标后再行临床干预，根据治疗反应调整目标，形成动态滴定治疗，从而达到最终治疗目的；②干预过程坚持连续与动态的原则，有助于调整治疗目标，到达最终目的；③重视治疗与再损伤，ICU 中的治疗及其引发的再损伤是无处不在的，液体治疗中的风险评估极为重要。

四、再看早期目标导向性治疗

再回看对于脓毒症早期复苏有里程碑意义的 EGDT 方案，即使被证实相较于其他复苏方案，其对患者的预后无明显优势，但其倡导的早期目标导向化治疗方式为脓毒症患者的复苏提供了新的方向，而不再是盲目地进行液体复苏。随着对血流动力学认识的不断深入及血流动力学监测手段的不断丰富，研究人员认识到为了达到脓毒症患者早期复苏时“T”（治疗）的个体化原则并控制再损伤，应该在充分评估液体复苏收益 / 风险后再确定复苏的“G”（目标），且复苏目标不应仅局限于中心静脉压、血压等的“正常化”。这对收入 ICU 的脓毒症患者来说更有意义，而不再是简单地讨论“开放”或“保守”的复苏策略。

（福建省立医院　尚秀玲　于荣国）

参 考 文 献

[1] DELLINGER R P, CARLET J M, MASUR H, et al. Surviving sepsis campaign guidelines for management of severe sepsis and septic shock [J]. Intensive Care Med, 2004, 30(4): 536-555.

[2] RIVERS E, NGUYEN B, HAVSTAD S, et al. Early goal directed therapy in severe sepsis and septic shock [J]. N Engl J Med, 2001, 345(19): 1368-1377.

[3] INVESTIGATORS PROCESS. A randomized trial of protocol-based care for early septic shock [J]. N Engl J Med, 2014, 370(18): 1683-1693.

[4] MOUNCEY P R, OSBORN T M, POWER G S, et al. Trial of early, goal-directed resuscitation for septic shock [J]. N Engl J Med, 2015, 372(14): 1301-1311.

[5] ARISE INVESTIGATORS, ANZICS CLINICAL TRIALS GROUP. Goal-directed resuscitation for patients with early septic shock [J]. N Engl J Med, 2014, 371(16): 1496-1506.

[6] NGUYEN H G, JAEHNE A K, JAYAPRAKASH N, et al. Early goal directed therapy in severe sepsis and septic shock: Insights and comparisons to ProCESS, ProMISe and ARISE [J]. Crit Care, 2016, 20(1): 160.

[7] GAVELLI F, CASTELLO L M, AVANZI G C. Management of sepsis and septic shock in the emergency department [J]. Intern Emerg Med, 2021, 16(6): 1649-1661.

[8] DUKE M D, GUIDRY C, GUICE J, et al. Restrictive fluid resuscitation in combination with damage control resuscitation: time for adaptation [J]. J Trauma Acute Care Surg, 2012, 73(3): 648-674.

[9] SCHOL P B, TERINK I M, LANCÉ M D, et al. Liberal or restrictive fluid management during elective surgery: a systematic review and meta-analysis [J]. J Clin Anesth, 2016, 35: 26-39.

[10] CARRIER F M, CHASSÉ M, WANG H T, et al.

Restrictive fluid management strategies and outcomes in liver transplantation: a systematic review [J]. Can J Anaesth, 2020, 67(1): 109-127.

[11] MARIK P E. Iatrogenic salt water drowning and the hazards of a high central venous pressure [J]. Ann Intensive Care, 2014, 4: 21.

[12] GLASSFORD N J, EASTWOOD G M, BELLOMO R. Physiologic changes after fluid bolus therapy in sepsis: A systematic review of contemporary data [J]. Crit Care, 2014, 18(6): 696.

[13] MAITLAND K, GEORGE E D, EVANS J A, et al. Exploring mechanisms of excess mortality with early fluid resuscitation: Insights from the FEAST trial [J]. BMC Medicine, 2013, 11: 68.

[14] BOYD J H, FORBES J, NAKADA T A, et al. Fluid resuscitation in septic shock: A positive fluid balance and elevated central venous pressure are associated with increased mortality [J]. Crit Care Med, 2011, 39(2): 259-265.

[15] GLASSFORD N J, EASTWOOD G M, BELLOMO R. Physiologic changes after fluid bolus therapy in sepsis: A systematic review of contemporary data [J]. Crit Care, 2014, 18(6): 696.

[16] NUNES T S, LADEIRA T R, BAFI A T, et al. Duration of hemodynamic effects of crystalloids in patients with circulatory shock after initial resuscitation [J]. Ann Intensive Care, 2014, 4: 25.

[17] MARIK P E, LINDE-ZWIRBLE W T, BITTNER E A, et al. Fluid administration in severe sepsis and septic shock, patterns and outcomes: an analysis of a large national database [J]. Intensive Care Med, 2017, 43(5): 625-632.

[18] MARTIN L, KOCZERA P, ZECHENDORF E, et al. The endothelial glycocalyx: new diagnostic and therapeutic approaches in sepsis [J]. Biomed Res Int, 2016, 2016: 3758278.

[19] HIPPENSTEEL J A, UCHIMIDO R, TYLER PD, et al. Intravenous fluid resuscitation is associated with septic endothelial glycocalyx degradation [J]. Crit Care, 2019, 23(1): 259.

[20] UCHIMIDO R, SCHMIDT E P, SHAPIRO N I. The glycocalyx: a novel diagnostic and therapeutic target in sepsis [J]. Crit Care, 2019, 23(1): 16.

[21] VAN REGENMORTEL N, VERBRUGGHE W, ROELANT E, et al. Maintenance fluid therapy and fluid creep impose more significant fluid, sodium, and chloride burdens than resuscitation fluids in critically ill patients: a retrospective study in a tertiary mixed ICU popula-tion [J]. Intensive Care Med, 2018, 44(4): 409-417.

[22] SHAHID A, FANAPOUR P, GAZMURI R J. Restriction of intravenous fluid in ICU patients with septic shock [J]. N Engl J Med, 2022, 387(9): 856.

[23] GLASSFORD N J, EASTWOOD G M, BELLOMO R. Physiological changes after fluid bolus therapy in sepsis: a systematic review of contemporary data [J]. Crit Care, 2014, 18(6): 696.

[24] 刘大为，王小亭，张宏民，等. 重症血流动力学治疗——北京共识 [J]. 中华内科杂志，2015，54（3）：248-271.

[25] DE BACKER D, AISSAOUI N, CECCONI M, et al. How can assessing hemodynamics help to assess volume status [J]? Intensive Care Med, 2022, 48(10): 1482-1494.

[26] SILVERSIDES J A, PERNER A, MALBRAIN M. Liberal versus restrictive fluid therapy in critically ill patients [J]. Intensive Care Med, 2019, 45(10): 1440-1442.

[27] EVANS L, RHODES A, ALHAZZANI W, et al. Surviving sepsis campaign: international guidelines for management of sepsis and septic shock 2021 [J]. Intensive Care Med, 2021, 47(11): 1181-1247.

[28] 赵华，刘大为. 如何根据临床指南进行个体化治疗——从脓毒症与感染性休克治疗国际指南说起 [J]. 协和医学杂志，2022，13（2）：174-179.

第三节　如何实现微循环的床旁评估

在休克复苏中，往往以《国际脓毒症与感染性休克管理指南》为依据，以恢复大循环功能为目标来改善氧输送。一方面，大循环是微循环复苏的基石，另一方面，休克复苏的终点是恢复细胞氧代谢和器官功能，因此，微循环是大循环与细胞之间的桥梁。改善微循环及避免进一步的微循环损伤在临床上更为重要，本文将重点关注重症患者的微循环床旁评估。

一、临床常用评估方法

1. 毛细血管充盈时间　外周肢端灌注对血流敏感，可用于指导复苏。皮肤区域缺乏自动控制调节流量的能力，因此，在循环功能障碍期间，交感神经的激活会损害皮肤灌注。复苏过程中恢复全身血流量或灌注压也可能会使已激活的肾上腺素能反应失活，导致皮肤血流改善，这一点可以通过毛细血管充盈时间（capillary refilling time，CRT）来反映。CRT 快速、正常化且预后较好，可以反映血流动力学的一致性，全身宏观血流动力学的复苏导致局部和微循环血流量能同时得到改善。CRT 的实施过程模拟了微循环对大循环复苏带来的流量反应性。那么是否要使用 CRT 而放弃乳酸作为复苏目标呢？研究人员相信这 2 个指标是相辅相成的，根据 ANDROMEDA-SHOCK 的研究结果，使用 CRT 作为液体复苏和血管活性药物微调的目标似乎是合理的。每 30 分钟重新评估 CRT 直到其恢复正常是可行的，并且可以减少复苏干预，这是改善预后的一个决定性因素。CRT 是一种简单、可快速测量的评估组织灌注的临床指标。CRT 通常是目测评估，因此很容易发生观察者偏倚。在一项对 30 例健康志愿者和 19 例急诊科患者进行的前瞻性观察研究中，Shinozaki 使用改良的脉搏血氧仪测量 CRT，在指尖施加 400mmHg 的压力，持续 5s，通过红外线检测患者血容量的变化（定义为毛细血管再充盈指数），并与通过客观视频分析后评估的 CRT 进行比较，30 例健康志愿者的手指分别在室温下冷却至 15℃和升温至 30℃后再进行测量。Bland-Altman 分析显示，受试者的自动毛细血管再充盈指数与 CRT 之间的平均差异为 1.01s（95%*CI* −0.92～2.94），19 例急诊科患者的 CRT 一致性系数为 0.76，低于健康志愿者平均测量值的相关系数（0.89）。总体来说，该研究结果表明了毛细血管再充盈指数记录仪与传统的肉眼观察 CRT 之间存在一定的系统性差异。从这些研究中可以发现，获得客观、可靠的 CRT 测量值异常困难。在临床实践中，通过简单地按压指尖来评估 CRT 是快速、便捷且具有重要病理生理学内涵的方式，因此，其是重要的且不易被取代的，但更期望今后在临床中能获得更加客观的指标。

2. 旁流暗视野　手持式视频显微镜（HVM）是监测微循环的“金标准”，红细胞可吸收 HVM 发出的绿色偏振光，在显微镜下显示为移动的黑色球形。目前有关舌下区域微循环的研究最多，HVM 可直接观察到不同大小的毛细血管和小静脉，但不能评价位于深层的小动脉。通过对 HVM 图像的离线分析，可以得到反映微循环灌注的多项指标，包括血管密度（弥散方式氧输送）、微循环血流方式及强度（对流方式氧输送）、血流异质性（分布改变及分流）等，并可通过半定量评分［De Backer 评分及微血管流动指数（microvascular flow index，MFI）］全面反映观察区域的微循环情况。

3．其他常用方法 ①临床评估法，即观察皮肤花斑并评分、计算外周与环境的温度差及核心与外周的温度差等；②间接测量法（测量组织氧合），即通过经皮氧分压及近红外光谱法（near infrared spectrometry，NIRS）测量血管闭塞试验（vascular occlusion test，VOT）时的缺氧速度等。

二、近年来的新方法

1．容积描记术 一种简单、低成本的光学技术，可用于检测微血管的血容量变化。该技术已广泛应用于各种商用医疗设备中，用于测量氧饱和度（脉搏血氧测量法）。然而，容积描记术揭示的不仅仅是外周动脉氧饱和度。脉搏氧饱和度的测量可持续提供外周灌注情况，称“灌注指数（perfusion index，PI）”。PI 的变化可以通过脉搏灌注指数变异（pleth variability index，PVI）来量化。PI 反映了穿过组织的红光和红外光的脉动光吸收率与非脉动光吸收率之比。这意味着如果 PI 较低（如＜1.0），则有相对“大量”的无搏动血，反之亦然，因此，这种方式可粗略评估外周灌注。近年来有研究将此技术应用于血流动力学相关的神经兴奋度评估上。例如，有研究人员测量了锁骨上神经丛阻滞期间与之后小指的 PI，有趣的是，在 49 例出现“尺侧保留”的患者中有 9 例患者小指的 PI 没有增加，相反，在阻滞成功的患者中 PI 增加了，这提示 PI 可能反映了其诱导的交感神经 / 副交感神经失衡导致的血管舒张的改变。必须强调的是，PI 是一个由复杂信号产生的变量，应通过专有算法进行泛处理。

近年来还有一项很有前途的新技术，这是一种利用导尿管容积描记术提供尿道灌注指数（uPI）的装置。这种“简单”且易于使用的连续监测装置可以提供腹腔器官灌注的重要信息。由于宏观和微观血流动力学可能并不偶联，监测尿道黏膜灌注可以更好地理解宏观和微观血流动力学变量的偶联。这一关于微循环灌注的重要信息将使血流动力学定制化管理成为可能。在一项关于 uPI 的实验研究中，Cardinali 等将 12 头猪暴露于一系列主要导致动脉低血压（七氟醚过量）或高血压（输注去甲肾上腺素）的干预措施中，同时测量平均动脉压（mean arterial pressure，MAP）和 uPI。这项动物研究的重要发现：① uPI 得到了连续且可靠的监测；②有一个阈值可以逆转 MAP 与 uPI 之间的关联，低于该阈值的模型系数为正，高于该阈值的模型系数为负，表明该装置至少可以检测到由于低血压或高血压导致尿道黏膜灌注的差异。

在一项最近的人体研究中，Depret 等调查了对危重症和高风险手术患者（n=28）持续进行 uPI 监测的可行性和安全性。结果显示，在插入和拔出尿管装置时的疼痛评分和并发症的发生率均与常规导尿管的报告无差异，研究还发现在部分时间段中 MAP 和 uPI 之间有相关关系，提示 uPI 监测在评估腹部器官微循环和大循环偶联方面的潜在用途。

2．重症超声监测微循环血流速度的新技术 超声监测微循环血流速度的技术让重症超声这个可视化工具的视角逐渐深入微循环，既包括有创治疗方式，也包括无创治疗方式。超声的早期微循环可视化应用是使用灰度、2D 无创性观察脑组织微循环。此后超声观察微循环有了显著的进步，现在已包括了许多的成像模式，既可以可视化地了解解剖结构，又可以监测病理生理状态。常见的方法包括灰度（grayscale）、彩色多普勒（color doppler imaging，CDI）、能量多普勒（power doppler，PDI）、超微血管成像（superb microvascular imaging，SMI）和微血流成像（microflow imaging，MFI）5 种超声模式。

例如，CDI 和血流频谱（spectral doppler imaging，SDI）模式可用于识别微循环中血流的速度和方向。此外，其他模式（如 PDI、SMI 和 MFI）已被开发出具有更高的微循环检测灵敏度。PDI 的灵敏度是 CDI 的 5 倍，且与角度无关，这有助于消除检测血流伪影和假阴性的可能性。SMI 是一种专利成像技术，使用一种新的算法来区分微血管流动和运动，是一种能够通过降噪和消除运动伪影产生图像质量的增强多普勒超声模式。这些模式旨在使低速血流可视化，并获得高分辨率的高质量图像。MFI 也是一种专利成像技术，允许用户在血管系统中检测直径为 1mm、流速为 2cm/s 的超细、低能量的血流模式。MFI 可在不使用造影剂的情况下将慢血流信号与组织运动伪影分离。尽管超声成像技术在不断进步中，但研究人员在将超声用于连续监测微血管的便携式换能器方面所做的工作很少。近年来，超声换能器的便携化已成为一种趋势，但是这些设备还不具备监测灌注和微循环的能力，意识到这一点对未来应用的可适应性很重要。

器官微循环的重症超声监测也能有所助益，肾动脉超声造影近年来大放异彩。肾超声造影的剂量为六氟化硫微泡 1.0～1.5ml，每侧肾分别团注 2 次造影剂，每次使用 5ml 生理盐水冲洗，观察平均流入时间并量化肾皮质内血流灌注情况，临床常用于液体复苏的终点（急性肾损伤的风险评估）。

可穿戴（或可植入式）适形设备（在文献中被称为“柔性电子”设备）因为能够连续监测生命体征和生物标志物，近年来已越来越受到欢迎。之前关于可穿戴或可植入式血流监测设备的报告主要集中于 NIRS 技术。超声监测可穿戴或可植入式传感器最近也被开发用于各种医学领域。其中一些设备在将超声技术改造成能用于连续监测血流的小型适配设备方面显示出巨大的应用前景，目前这些设备的空间分辨率及其他因素（如功率、成像模式、信号处理、换能器设计、能量损耗等）可能需要进一步的研发，以对微血管和微循环进行连续的监测。

3．激光散斑对比成像　激光散斑对比成像是一种通过激光照射散射介质后形成的散斑图像，可对组织灌注进行可视化的可测量的方法。一项研究对 19 例全身麻醉行颈动脉内膜切除术患者的眼部血流进行了激光散斑造影研究，以测量眼部血流。眼动脉是颈内动脉的第一个主要分支，它可能反映了大脑中的血液流动。此外，还使用了 NIRS 测量脑氧饱和度，并使用脑电图、运动诱发电位和躯体感觉诱发电位进行神经生理监测。Niemann 等的另一项研究对 9 例在局部麻醉下行颈动脉内膜切除术的患者进行了激光散斑对比成像。研究采用激光散斑对比成像技术测量患者的额部，特别是同侧和对侧眶上区及眉间的血流。该研究旨在探讨颈总动脉阻断和颈内、外动脉再灌注对皮肤血流的影响。与预期结果一致，同侧眶上区域皮肤血流量从（334±135）AU 降至（221±109）AU（P=0.023），颈总动脉夹闭时眉间血流量从（384±151）降至（276±107）AU（P=0.023），而对侧眶上皮肤血流量没有显著变化。出乎意料的是，在颈外动脉再灌注后，皮肤血流量有正常化的趋势，而在随后的颈内动脉再灌注（在解剖学上供应监测的皮肤区域）后，皮肤血流量出现了较小的增加。总之，这 2 项研究均表明，通过激光散斑对比成像来观察微循环是可行的，并可能在颈动脉内膜切除术中提供关于局部血流的重要信息。今后还需要进一步研究这一信息在临床上是否重要，尤其是在已经使用 NIRS 监测局部血氧饱和度的情况下。因此，未来的研究需要确立激光散斑对比成像在指导诊断甚至治疗中的作用。

4．多光谱成像　多光谱成像利用电磁波谱可见波段获得反射模式成像，不仅可以测量血流，还可以无创、非接触地测量局部血氧饱和度。在一项纳入 58 例健康志愿者的前瞻性观察研究中，Bruins 等研究了多光谱成像检测 VOT 期间局部血氧饱和度的变化情况。VOT 的标准检测流程是，上臂袖充气直至NIRS测定的局部血氧饱和度降至40%，同时进行多光谱成像。多光谱成像获得的血氧饱和度测量结果显示，与NIRS的局部血氧饱和度曲线一样，动脉闭塞后出现了典型的血氧饱和度下降和恢复斜率及充血。尽管多光谱成像测量结果显示了预期的趋势，但NIRS与多光谱成像局部血氧饱和度测量结果之间只有弱至中度的相关性，原因可能是不同测量深度的NIRS用于了不同的浅表组织及不同的微血管结构。多光谱成像是一种相对新颖的无创、非接触的测量局部血氧饱和度的方法。与近红外光谱成像相比，多光谱成像可多次测量局部血氧饱和度或选定感兴趣的区域。

5. 氧电极　在一项对79例感染性休克患者进行的前瞻性观察研究中，Xu等研究了Clark pO2电极测量的经皮氧分压与血乳酸清除率之间的关系。在重症监护病房治疗的第1小时内和第6小时后分别进行测量，此外，还进行了氧负荷试验，在此期间将吸入氧浓度增加至1.0，持续10min。研究将患者分为低乳酸清除率组（n=46，6h内乳酸清除率≥20%）和高乳酸清除率组（n=33，6h内乳酸清除率≥20%）。经皮氧分压（基线与6h之间）（r=0.59）、6h绝对经皮氧分压（r=0.48）和最低经皮氧分压（r=0.32）的差异与乳酸清除率呈中度相关。在6h内，高乳酸清除率组经皮氧分压为（62±22）mmHg，而低乳酸清除率组为（44±16）mmHg，且为有临床意义的差异。氧负荷试验显示低乳酸清除率组的氧张力值高于高乳酸清除率组。尽管这项研究显示了感染性休克患者的经皮氧分压和乳酸清除率之间的相关性，但研究人员仍不清楚这种关系如何影响到了临床实践——因为乳酸清除率可以通过血气分析轻松测定。研究表明，低乳酸清除率与预后不良相关。监测经皮氧分压的临床重要性还需要进一步研究。

三、总结

在血流动力学快速发展的今天，在临床检测技术的应用下，大循环复苏的有效性和局限性一目了然。如何实现休克时的微循环保护对患者来说至关重要，首当其冲的措施便是实现精准监测。直至现在，临床上仍然没有规范的微循环导向的休克治疗原则，期待未来有关靶向微循环保护技术的开发应用能在医学领域实现突破。

（北京协和医院　杜　微）

参 考 文 献

［1］DUBIN A, KANOORE EDUL VS, CAMINOS EGUILLOR J F, et al. Monitoring Microcirculation: Utility and Barriers-A Point-of-View Review [J]. Vasc Health Risk Manag, 2020, 16: 577-589.

［2］HERNÁNDEZ G, OSPINA-TASCÓN G A, DAMIANI L P, et al. Effect of a Resuscitation strategy targeting peripheral perfusion status vs serum lactate levels on 28-day mortality among patients with septic shock: the ANDROMEDA-SHOCK randomized clinical trial [J]. JAMA, 2019, 321(7): 654-664.

［3］HERNÁNDEZ G, CASTRO R, BAKKER J. Capillary refill time: the missing link between macrocirculation and microcirculation in septic shock [J]. J Thorac Dis. 2020, 12(3): 1127-1129.

［4］SHINOZAKI K, SAEKI K, JACOBSON L S, et al. Evaluation of accuracy of capillary refill index with pneumatic fingertip compression [J]. J Clin Monit Comput, 2021, 35(1): 135-145.

[5] VALEANU L, BUBENEK-TURCONI S I, GINGHINA C, et al. Hemodynamic monitoring in sepsis-A conceptual framework of macro- and microcirculatory altera-tions [J]. Diagnostics (Basel), 2021, 11(9): 1559.

[6] MOK G, HENDIN A, REARDON P, et al. Macro-circulatory and microcirculatory endpoints in sepsis resuscita-tion [J]. J Intensive Care Med, 2021, 36(12): 1385-1391.

[7] TUSMAN G, BOHM S H, SUAREZ-SIPMANN F. Advanced uses of pulse oximetry for monitoring mechanically ventilated patients [J]. Anesth Analg, 2017, 124(1): 62-71.

[8] CARDINALI M, MAGNIN M, BONNET-GARIN J M, et al. A new photoplethysmographic device for continuous assessment of urethral mucosa perfusion: evaluation in a porcine model [J]. J Clin Monit Comput, 2021, 35(3): 585-598.

[9] AGHABAGLOU F, AINECHI A, ABRAMSON H, et al. Ultrasound monitoring of microcirculation: An original study from the laboratory bench to the clinic [J]. Microcirculation, 2022: e12770.

[10] DE KEIJZER I N, MASSARI D, SAHINOVIC M, et al. What is new in microcirculation and tissue oxygenation monitoring [J]. J Clin Monit Comput, 2022, 36(2): 291-299.

[11] MOTOYAMA Y, HAYASHI H, KAWANISHI H, et al. Ocular blood flow by laser speckle flowgraphy to detect cerebral ischemia during carotid endarterectomy [J]. J Clin Monit Comput, 2021, 35(2): 327-336.

[12] NIEMANN M J, EIBERG J P, SØRENSEN H, et al. Laser speckle contrast imaging of forehead cutaneous blood flow during carotid endarterectomy as a potential non-invasive method for surrogate monitoring of cerebral perfusion [J]. J Clin Monit Comput, 2021, 35(6): 1263-1268.

[13] BRUINS A A, GEBOERS D, BAUER J R, et al. The vascular occlusion test using multispectral imaging: a validation study : The VASOIMAGE study [J]. J Clin Monit Comput, 2021, 35(1): 113-121.

[14] XU L, WANG M, GONG S, et al. Transcutaneous oxygen pressure-related variables as noninvasive indicators of low lactate clearance in sepsis patients after resuscitation [J]. J Clin Monit Comput, 2021, 35(3): 435-442.

第四节　细胞因子风暴对循环的影响及对策

随着研究人员对机体反应认识的不断深入，疾病的病理生理机制得以澄清。在应激事件的影响下，机体将会出现反应，反应的程度决定着病情的严重程度及转归。可以从主观层面将机体反应分为三部分，分别为神经及神经内分泌反应，炎症、免疫及凝血反应，代谢和生物能反应。细胞因子风暴，也称“细胞因子释放综合征”（cytokine release syndrome，CRS），是固有免疫系统不受控制地过度释放细胞因子的反应，也是机体反应的一种严重情况。

一、细胞因子及其功能

细胞因子是免疫细胞及组织细胞分泌的在细胞间发挥相互调控作用的一类小分子可溶性多肽蛋

白，参与细胞传导及细胞间的相互作用。细胞因子的种类繁多（表 4-4-1），目前已经发现 200 余种人细胞因子，如白细胞介素（interleukin，IL）、集落刺激因子（colony stimulating factor，CSF）、干扰素（interferon，IFN）、肿瘤坏死因子（tumor necrosis factor，TNF）、生长因子（growth factor，GF）、趋化因子等。细胞因子的作用方式有 3 种，分别是自分泌方式、旁分泌方式和内分泌方式。自分泌方式作用于分泌细胞自身（如 IL-2）；旁分泌方式对邻近细胞发挥功能（如 IL-12）；内分泌方式指的是少数细胞因子通过循环系统对远距离的靶细胞发挥作用（如 TNF）。细胞因子具有多效性、重叠性、协同性、拮抗性等多种功能特点。细胞因子可作为一把“双刃剑”：一方面调控固有免疫和适应性免疫应答，发挥抗感染、抗肿瘤等功能；另一方面引发细胞因子风暴综合征，导致多器官损伤，甚至器官衰竭及死亡。

表 4-4-1　主要细胞因子及来源细胞

细胞因子	主要作用	来源细胞
IFN-γ	激活巨噬细胞，增强抗原处理，诱导上皮细胞死亡	T 细胞和 ILCs
TNF-α	激活成纤维细胞，刺激促炎细胞因子的产生及血管的生成，诱导上皮细胞死亡，介导 T 细胞抵抗凋亡，诱导恶病质	巨噬细胞、树突状细胞和 T 细胞
IL-6	激活 T 细胞，防止细胞凋亡，诱导巨噬细胞活化，招募免疫细胞，激活急性期蛋白，诱导上皮细胞增殖，促进肿瘤生长	巨噬细胞、成纤维细胞和 T 细胞
G-SCF	刺激中性粒细胞的发育和分化	成纤维细胞和单核细胞
IP-10	招募中性粒细胞，促进多种细胞因子分泌	单核 / 巨噬细胞和 T 淋巴细胞
MCP-1	特异性趋化激活单核 / 巨噬细胞	单核细胞、巨噬细胞、成纤维细胞、血管内皮细胞等
IL-1β	激活血管内皮细胞，激活淋巴细胞，破坏局部组织，增加效应细胞浸润	巨噬细胞、上皮细胞
IL-8	趋化因子可招募嗜中性粒细胞、嗜碱性粒细胞、T 细胞等到感染部位	巨噬细胞、上皮细胞

注：IFN-γ．γ 干扰素；TNF-α．肿瘤坏死因子 -α；IL-6．白细胞介素 -6；G-SCF．粒细胞集落刺激因子；IP-10．趋化因子 -10；MCP-1．单核细胞趋化蛋白 -1；IL-1β．白细胞介素 -1β；IL-8．白细胞介素 -8；ILCs．先天淋巴细胞。

二、细胞因子风暴的发生过程

以病毒为例，病毒一旦进入宿主，可以激活细胞内的模式识别受体分子，这些模式识别受体分子可以感知病毒的遗传物质，并分别通过先天免疫细胞和适应性免疫细胞（主要为 NK 细胞和 $CD8^+$T 细胞）激发细胞溶解性免疫反应。因此，CRS 的发生与参与该过程的免疫细胞及其他细胞显著相关，可能涉及淋巴细胞（B/T 淋巴细胞和 NK 细胞）、髓样细胞（巨噬细胞、树突状细胞和单核细胞）及内皮细胞间的复杂网络调控，并以分泌多种细胞因子（如 IFN-γ、TNF-α、IL-6 等）为主要标志。在适应性反应成熟前的早期抗病毒宿主防御中，浆细胞样树突状细胞专门产生高水平的 I 型 IFN，并与 NK 细胞一起发挥核心作用，但高水平的 I 型 IFN 或者与感染早期 CRS 的发生有关。在病毒感染的最初反应阶段，单核 / 巨噬细胞是进入肺泡的主要细胞，可以产生 IFN-γ、TNF-α、IL-6 等细胞因子，也可与 A 型流感病毒 RNA 形成炎症小体，促进 IL-1β 和 IL-18 的分泌，进而招募中性粒细胞，引发炎症反应。但是，也有研究表明，消耗单核 / 巨噬细胞并不能阻止病毒感染的免疫病理现象的出现，这表明它们在病毒清除过程中起重要作用。虽然多种免疫细胞都在病毒感染引起的炎症反应和细胞因子的产生中发挥着重要的作用，但 Teijaro 等的研究显示，内皮细胞才是 CRS 的核心调控者，通过 S1P1 激动剂调控内皮细胞上的 S1P1 表达，可以抑制细胞因子和先天免疫细胞募集，抑制 CRS 的发生与发展。此外，抗体可与感染细胞表面结合，诱导抗体依赖性细胞介导的细胞毒性或补体激活，因此，有研究表明，补体系统也在抗病毒感染和 CRS 的发生中发挥着重要作用，或者成为潜在的治疗选择。内皮细胞的激活也可能是严重 CRS 的标志之一。内皮功能障碍可导致毛细血管渗漏、低血压、凝血障碍等症状的出现，最终可发展为多种疾病，如急性呼吸窘迫综合征（acute respiratory distress syndrome，ARDS）、严重急性呼吸综合征（severe acute respiratory syndrome，SARS）、流感、败血症、超敏反应、免疫缺陷等疾病。

三、淋巴细胞对细胞因子风暴的调控

适应性免疫系统由 B 细胞和 T 细胞组成。根据在 CRS 中所发挥功能的不同，可以将 T 细胞划分成多个亚群。1 型辅助性 T 细胞（Th1）和 2 型辅助性 T 细胞（Th2）是效应 T 细胞，但也具有免疫调节作用。Th1 和细胞毒性 T 淋巴细胞（cytotoxic T lymphocyte，CTL）主要负责宿主抵抗病毒感染的功能。Th1 细胞负责募集巨噬细胞，Th2 负责募集嗜酸性粒细胞和嗜碱性粒细胞，9 型辅助性 T 细胞（Th9）负责募集肥大细胞，17 型辅助性 T 细胞（Th17）募集嗜中性粒细胞。Th1 型炎症反应通常发生在 CRS 期间，Th1 细胞产生大量的 IFN，可诱导超敏反应、激活巨噬细胞，是防御细胞内病原体的必要条件。引起细胞因子风暴的原因是 T 细胞过度激活，例如，关于嵌合抗原受体 T 细胞免疫疗法（chimeric antigen receptor T-cell immunotherapy，CAR-T）和抗 CD28 抗体的治疗，临床试验表明激活的 T 细胞有能力引发 CRS。

四、细胞因子风暴的治疗

目前，由于研究人员对 CRS 病理生理机制的认识有限，CRS 的临床管理仍然具有挑战性，主要依靠专家的经验性疗法。美国国家癌症研究所提出的 CTCAE v4.0 制定了与抗体治疗相关的 CRS 分级系统，为了最大限度地提高免疫治疗的疗效，同时最小化 CRS 所导致的危及生命的并发症的发生风险，Daniel 等提出了一种新的 CRS 严重程度分级系统，定义了 5 个级别的 CRS，依据该系统可指导临床药物治疗（表 4-4-2）。

表 4-4-2　细胞因子风暴的分级及治疗

分级	症状	治疗
1 级	症状不危及生命，只需要对症治疗，如发热、恶心、疲劳、头痛、肌痛、不适等	对症治疗，维护静脉输液
2 级	症状需要适度的干预并产生反应；需氧量＜40% 或低血压患者对液体或低剂量的抗利尿激素有反应，或者产生二级器官毒性	密切监测（心脏功能）；对低血压者，应及时使用 0.9% 的生理盐水静脉输液；出现其他症状者需对症处理；推荐使用托珠单抗或西妥昔单抗
3 级	症状需要积极的干预并有反应；需氧量≥40% 或低血压患者需要高剂量或多种血管加压药，或者产生 3 级器官毒性，或者出现 4 级转氨酶的升高	密切监测（心脏功能）；对重症监护病房的患者需进行一对一的护理；使用抗 IL-6 和糖皮质激素治疗
4 级	危及生命的症状；呼吸机支持或 4 级器官毒性（不包括转氨酶升高）	机械通气；使用免疫抑制剂，同时使用抗 IL-6 和糖皮质激素治疗；按标准指南对症处理器官毒性反应
5 级	死亡	—

注：IL-6．白细胞介素 -6；—．无项目。

大部分关于 CRS 的临床管理经验都来自免疫治疗。在针对流感病毒感染的治疗中，对于该类症状没有明确的治疗指南，但是也相应借鉴了免疫治疗的管理办法。目前已有的治疗包括糖皮质激素、过氧化物酶体增殖物激活受体激动剂、鞘氨醇 -1- 磷酸酯受体激动剂、环氧化酶抑制剂、抗氧化剂、抗肿瘤坏死因子治疗、静脉注射免疫球蛋白及其他疗法（包括血管紧张素转换酶抑制剂、CCR 抑制剂、腺苷酸活化蛋白激酶激动剂、OX40 单抗、细胞因子信号转导抑制因子、大环内酯类抗生素及中草药等）。此外，目前针对流感感染中的 CRS 治疗，已经有大量新兴的注册临床试验。针对 IL-6 的托珠单抗研究，已经有一项在新型冠状病毒感染中的有效性及安全性的多中心随机对照临床研究（注册号：ChiCTR2000029765 ）进行了登记，但是 Cao 等对 2019 年新型冠状病毒感染患者的细胞因子的检测结果显示，重症患者与轻症患者相比，IL-6 水平的变化并不显著（$P=0.13$）。由于 CD24Fc 可以有效降低重度急性移植物抗宿主病，且能有效控制猴免疫缺陷病毒（simian immunodeficiency virus，SIV）引发的炎症细胞因子释放和炎症细胞浸润，研究人员也拟申请对其进行治疗新型冠状病毒感染的研究。值得关注的是，目前在新型冠状病毒感染治疗中采用的治愈者血浆治疗制备中和抗体的方法，在 SARS、H5N1、H1N1 等流行性疾病的治疗中也被广泛使用。有研究报道，恢复期血浆治疗也可以减少血清中细胞因子的反应，降低病死率。但同时，由中和抗体激发的免疫反应也有可能诱导 CRS 的发生。此外，李兰娟院士主导的“人工肝”技术对于新型冠状病毒感染引起的 CRS 的治疗也已显示出一定的疗效。一篇发表于《新英格兰医学杂志》的有关 CRS 的文章系统综述了目前所有相关的治疗方式（表 4-4-3）。

表 4-4-3　不同疾病类型的细胞因子风暴和涉及的细胞因子及治疗方法

细胞因子风暴的类型及诱因	病因	细胞或细胞因子驱动因子	常见治疗方法
医源性			
CAR-T 疗法	CAR-T 细胞输注	巨噬细胞、CAR-T 细胞、IL-6、IL-1β	抗 IL-6 抗体，糖皮质激素
贝林妥欧单抗	输注 CD19⁻ 和 CD3⁻ 特异性 T 细胞受体结合抗体	活化的 T 细胞、巨噬细胞、IL-6	抗 IL-6 抗体，糖皮质激素
病原体诱导			
细菌性败血症	血流感染	异质性和多因素驱动因素	静脉使用抗生素
HLH	遗传易感性患者的 EB 病毒感染	IFN-γ、TNF、$CD8^+$T 细胞	B 细胞消耗疗法，糖皮质激素
MCD	艾滋病患者感染 HHV-8、HHV-8 遗传易感性，或者两者兼有	病毒性 IL-6、IL-6	B 细胞消耗疗法
新型冠状病毒感染	新型冠状病毒感染，易感人群	不详	糖皮质激素
单基因和自身免疫			
原发性 HLH	调节颗粒介导的细胞毒性基因的种系突变	$CD8^+$T 细胞，IFN-γ	T 细胞抑制或消融、IFN-γ 抑制剂、糖皮质激素
继发性 HLH，巨噬细胞活化综合征	遗传易感性患者的病毒性病因、自身免疫性疾病（类风湿关节炎或成人斯蒂尔病）或肿瘤性疾病（淋巴瘤）	$CD8^+$T 细胞、IFN-γ、IL-1β、髓细胞自身炎症	治疗根本原因，除 T 细胞抑制或消融外，IL-1β 抑制剂、JAK1 抑制剂和 JAK2 抑制剂、糖皮质激素

续表

细胞因子风暴的类型及诱因	病因	细胞或细胞因子驱动因子	常见治疗方法
自身炎症性疾病	调节先天免疫系统和炎症小体激活的基因的种系突变	天然细胞、TNF、IL-1β	抗 TNF 抗体、抗 IL-1 抗体
特发性 MCD	不详	白细胞介素 -6、活化的 T 细胞	抗 IL-6 抗体，西罗莫司，细胞毒性环孢菌素，化疗，糖皮质激素

注：CAR-T. 嵌合抗原受体 T 细胞免疫疗法；IL-6. 白细胞介素 -6；IL-1β. 白细胞介素 -1β；IFN-γ. γ 干扰素；TNF. 肿瘤坏死因子；HLH. EB 病毒相关噬血细胞综合征；HHV-8. 疱疹病毒 8；MCD. 疱疹病毒 8 相关多中心 Castleman 病。

五、总结与展望

细胞因子介导的炎症反应是清除病原体、异体或病变细胞过程中不可或缺的一步，然而病毒诱导的过度的炎症反应（即 CRS），可能会导致多器官衰竭甚至死亡。目前，对于新型冠状病毒如何影响宿主防御，从而导致严重的病理分子及细胞机制尚不清楚，目前临床应用最多且最有效的辅助治疗药物仍为糖皮质激素。糖皮质激素可以非特异性地抑制炎症反应，然而长期使用激素的不良反应较明显，糖皮质激素的临床应用目前仍处于摸索阶段，还存在较大的随意性和不确定性。虽然目前已经有细胞因子风暴的评估和治疗，但大多数仍在探索中。未来针对不同疾病导致的 CRS，还需要更多专家共识及指南的支持。

（北京协和医院　廉　慧　王小亭）

参考文献

［1］FAJGENBAUM D C, JUNE C H. Cytokine storm [J]. N Engl J Med, 2020, 383(23): 2255-2273.

［2］KARKI R, KANNEGANTI T D. The ‘cytokine storm’: molecular mechanisms and therapeutic prospects [J]. Trends Immunol, 2021, 42(8): 681-705.

［3］PEARCE L, DAVIDSON S M, YELLON D M. The cytokine storm of COVID-19: a spotlight on prevention and protection [J]. Expert Opin Ther Targets, 2020, 24(8): 723-730.

［4］ZHANG D M, CHEN S L. Cytokine storms caused by novel coronavirus 2019 and treatment for cardiac injury [J]. Eur Rev Med Pharmacol Sci, 2020, 24(23): 12527-12535.

［5］HAY K A, HANAFI L A, LI D, et al. Kinetics and biomarkers of severe cytokine release syndrome after CD19 chimeric antigen receptor-modified T-cell therapy [J]. Blood, 2017, 130(21): 2295-2306.

［6］HUANG C L, WANG Y M, LI X W, et al. Clinical features of patients infected with 2019 novel coronavirus in Wuhan, China [J]. Lancet, 2020, 395(10223): 497-506.

［7］NEURATH M F. Cytokines in inflammatory bowel disease [J]. Nat Rev Immunol, 2014, 14(5): 329-342

［8］TEIJARO J R, WALSH K B, CAHALAN S, et al. Endothelial cells are central orchestrators of cytokine amplification during influenza virus infection [J]. Cell, 2011, 146(6): 980-991.

［9］SICCA F, NEPPELENBROEK S, HUCKRIEDE A. Effector mechanisms of influenza-specific antibodies: neu-tralization and beyond [J]. Expert Rev Vaccines,

2018, 17(9): 785-795.

[10] KOUPENOVA M, CORKREY H A, VITSEVA O, et al. The role of platelets in mediating a response to human influenza infection [J]. Nat Commun, 2019, 10(1): 1780.

[11] LIU Q, ZHOU Y H, YANG Z Q. The cytokine storm of severe influenza and development of immunomodulatory therapy [J]. Cell Mol Immunol, 2016, 13(1): 3-10.

[12] WILHELM K, GANESAN J, MÜLLER T, et al. Graft-versus-host disease is enhanced by extracellular ATP activa-ting P2X7R [J]. Nat Med, 2010, 16(12): 1434-1438.

[13] TIAN R R, ZHANG M X, ZHANG L T, et al. CD24 and Fc fusion protein protects SIVmac239-infected Chinese rhesus macaque against progression to AIDS [J]. Antiviral Res, 2018, 157: 9-17.

[14] ZHOU B, ZHONG N S, GUAN Y. Treatment with convalescent plasma for influenza A (H5N1) infection [J]. N Engl J Med, 2007, 357(14): 1450-1451.

[15] CHENG Y, WONG R, SOO Y O, et al. Use of convalescent plasma therapy in SARS patients in Hong Kong [J]. Eur J Clin Microbiol Infect Dis, 2005, 24(1): 44-46.

[16] HUNG I F, TO K K, LEE C K, et al. Convalescent plasma treatment reduced mortality in patients with severe pandemic influenza A (H1N1) 2009 virus infection [J]. Clin Infect Dis, 2011, 52(4): 447-456.

第五节　休克团队在心源性休克治疗中的优势与挑战

一、休克团队产生的背景

心源性休克（cardiogenic shock，CS）是指在血容量充足的情况下出现心输出量降低和循环灌注减少，从而导致组织低氧血症的状态。早在 1912 年，Herrick 就描述了严重冠状动脉疾病患者心源性休克的临床特点，即脉搏细弱而快速、心音低钝、肺部有啰音、呼吸困难及发绀。CS 的症状从轻微到严重表现不一，在实际工作中，其诊断标准也不是一成不变的。典型的 CS 患者有循环低灌注的表现，包括意识改变、皮肤冰冷和 / 或少尿，还可能出现提示肺水肿的啰音。CS 最常见的 2 个原因是急性心肌梗死（acute myocardial infarction，AMI）和慢性心力衰竭急性失代偿，但其病因广泛，还包括肥厚性 / 限制性心肌病、心肌炎、瓣膜病、心律失常及心包疾病等。20 世纪 90 年代，恢复再灌注患者的生存期明显提高，经皮冠脉介入术（percutaneous coronary intervention，PCI）也得到了广泛的推广。随后，机械循环支持（mechanical circulatory support，MCS）装置［如心室辅助装置（ventricular assist device，VAD）和微轴流泵导管］又不断兴起，尽管这些装置具有优越的血流动力学特点，但随后的随机对照试验并没有显示常规使用 MCS 能改善 CS 的临床结果，目前改善 CS 预后仍面临艰巨的临床挑战。休克诊断的延迟、辅助治疗（如血运重建或 MCS）的滞后及休克治疗方案的缺乏是导致 CS 患者预后不佳的主要因素。因此，基于多学科团队标准化治疗方法的建立尤为重要和必要。最近的研究表明，休克团队在快速识别、早期复苏和多学科管理方面对提高 CS 患者的生存率存在可行性。考虑到 CS 疾病的动态过程和治疗目标的快速变化，采用涵盖休克治疗的多学科方法是可取的。初步研究认为，基于团队的休克治疗方法可以优化治疗、改善患者预后。

二、休克团队的组成结构

基于循证治疗模式的设计，休克团队在多学科合作下可以促进既定方案的快速实施，降低 CS 患者的死亡率。休克团队医师成员一般包括重症监护心脏病专家、介入心脏病专家、高级心力衰竭和移植心脏病专家及心胸外科医师。该医师团队拥有一系列独特且相互交叉的技能，能提供全面的急性心血管疾病诊治方案。此外，有效休克团队的实施还需要专业护士、呼吸治疗师及体外循环治疗师的多学科合作，以深入了解休克生理学、器械并发症及治疗目标等。通常，心脏重症或心力衰竭专家会对团队启动的标准进行初步评估，以决定是否启动，而一旦启动，所有团队成员都将参与患者的管理和治疗决策的选择。

休克团队的组成可能会改善 CS 患者的预后，但这些预后改善患者的分布范围在很大程度上局限在学术中心和城市中心。鉴于 CS 治疗的时间紧迫性和相关密集资源的可利用性，休克团队除了管理当地资源外，还应当向示范中心周边辐射，旨在促进 CS 患者从社区医院早期转移到专业的休克管理三级治疗中心。

三、休克团队在早期血运重建术中的作用

CS 是 AMI 患者最常见的死亡原因，死亡率高达 50%。早期血运重建在 CS 合并 AMI 中的作用已非常明确。具有里程碑意义的 SHOCK 试验纳入了 302 例 AMI 合并 CS 患者，尽管研究结果没有发现 30 天生存获益，但血运重建组在 6 个月和 1 年死亡率上显著低于药物治疗组。医护人员（包括介入医师和心脏外科医师）提供 PCI 或冠状动脉搭桥术（coronary artery bypass graft，CABG）的熟练程度与成功的血运重建独立相关。多项研究报告显示，在大型医疗中心和 PCI 手术量较大的操作者所治疗的患者中，PCI 患者的术后生存率更高。一项对美国超过 200 万例 PCI 患者的 5 年分析显示，死亡率和并发症的发生率随着手术量的增加而降低。一项纳入 15 个研究的荟萃分析显示，与操作量少（每年＜600 例）的 PCI 和 CABG 医学中心相比，操作量大（每年＞600 例）的医学中心的院内死亡率更低。与较小的医院相比，较大的医学中心增加了早期冠状动脉造影、PCI 及 MCS 的使用。此外，为合适的患者选择针对性的治疗方法可能是预后的决定因素。因此，建立专门休克团队的治疗系统有可能改善 CS 患者的预后。总体来说，鉴于 CS 的复杂性，需要经过专门培训或有经验的人员来保证安全有效的非侵入性和侵入性干预治疗方法的开展。通过建立多学科休克团队，能够为 CS 患者提供综合性治疗，从而建立量 - 效关系。

四、休克团队在早期机械循环支持中的作用

尽管 MCS 具有血流动力学优势，但在 CS 患者中仍然缺乏有效性和安全性的大型试验研究。MCS 启动的时机与预后相关，而休克团队在评估 MCS 是否获益及避免个人选择偏见等方面发挥了至关重要的作用。拥有休克团队能更早地识别难治性休克并加快 MCS 的启动，而早期识别 CS 以快速实施 MCS 可改善患者的临床结局。在一项对 287 例 AMI 合并 CS 患者的研究中，在休克发生后 1.25h 内接受微轴流泵导管治疗，患者的院内生存率为 66%，而在 1.25～4.25h 或超过 4.25h 接受 MCS 治疗，患者的院内生存率明显降低，分别为 37 % 和 26 %。Detroit Heartgenic Shock 倡议制定了 AMI

患者的 CS 管理方案，重点内容是快速置入 MCS 装置和使用肺动脉导管行血流动力学监测以指导后续治疗。上述研究促成了国家心源性休克倡议的形成，其中多个美国机构采用了这样的方案，并强调了 MCS 的早期启动。

尽管还需要更可靠的证据来证明对 CS 患者可采用 MCS，但通过建立专门的休克倡议，可以促进 MCS 的快速评估。令人担心但值得注意的问题是，随着越来越多治疗医师的参与，执行关键决策和治疗是否可能会出现延迟？犹他州心脏复苏（UCAR）休克团队的经验提示，多学科方法不但没有延迟治疗，反而在建立专门的多学科 MCS 团队后明显提高了患者的存活率。

五、休克团队在机械循环支持装置适应证选择中的作用

鉴于 MCS 使用率的上升及其产生的高额费用，MCS 适应证的选择至关重要。目前还缺乏这样的指南或共识，而休克团队的建立有助于适应证的合理选择。国家心源性休克倡议治疗方案认为心输出量和肺动脉搏动指数可作为更准确的血流动力学指标，来指导 MCS 患者的选择、治疗反应性的评估及 MCS 的升级 / 降级。需要注意的是，这些指标大多基于观察性数据研究，而非来自随机对照试验证据。

在 CS 的不同阶段，合适的 MCS 设备对于最大程度地提高生存效益而又兼顾最小化风险至关重要，而做到这一点需要依赖 CS 团队的支撑。不同类型的 MCS 装置对 CS 患者可呈现出不同的效果，较新的经皮 VAD 和动 - 静脉体外膜氧合（extracorporeal membrane oxygenation，ECMO）能提供更强大的血流动力学支持，专用右心室支持的 MCS 装置可用于难治性右心衰竭患者。对于 MCS 类型的选择及患者是否有生存获益，休克团队在其中发挥了重要作用。另外，多学科休克团队的发展有助于排除无法获益的患者，使之免于这些侵入性治疗。

六、休克团队与预后的相关性

根据 Detroit Heartgenic Shock 倡议所提供的经验，Basir 等建立了国家心源性休克倡议，制定了 CS 治疗方案，重点内容包括早期启动导管室、早期使用 MCS，以及常规使用有创血流动力学监测。伊诺娃心脏和血管研究所（Inova Heart and Vascular Institute，IHVI）的研究人员制定了一项用于管理 CS 患者的休克团队倡议，发现与一年前相比，休克团队的建立显著提高了 CS 患者的 30 天存活率（57.9% *vs.* 47.0%）。一项最新的研究发现，与使用传统方法治疗的对照组相比，UCAR 休克团队建立休克小组并采用“休克团队”方法管理，难治性 CS 患者院内死亡绝对风险和 30 天全因死亡风险均降低。综上所述，尽管目前使用各种干预措施后 CS 患者的预后仍然令人沮丧，但多学科“休克团队”中心的建立为 CS 的治疗提供了一个令人鼓舞的愿景，有可能改善患者的预后。

七、休克团队面临的挑战

在建立休克团队和中心方面仍存在许多障碍，具体体现在以下 3 个方面：①休克方案的成功实施需要多名跨专业人员，包括在危重患者管理方面具有足够专业知识和能力的人员；②需要为休克团队成员提供频繁的培训和质量上的改进，以保证流程的通畅和临床的熟练度，这对于 CS 病例散发的中心来说特别重要；③除了运行休克团队所需的资金外，与 MCS 相关的费用对于医疗保健系统来说

也可能是令人望而却步的。

因此，休克团队所需大量资源的维持需要充足的资金和人员配置，以及行政机构的持续支持。休克小组的设计需要考虑当地的基础设施（包括转诊中心和急救中心），以便对患者进行快速分诊和转运。另外，还需要持续收集数据，以便跟踪结果并为休克团队提供质量改进措施。

八、未来方向

自休克团队协议正式形成开始，人们对 CS 的认识和相关先进疗法也获得了重大的进步，而且 CS 治疗的复杂性为基于多学科组成的休克团队的发展创造了新的机会。在上述研究中，CS 治疗在患者的选择、治疗方案及预后统计方面存在显著的异质性。新的 CS 定义在休克的严重程度上增加了更多的细节，并允许更完善的多学科沟通协作。鉴于 CS 患者管理的时程敏感性和治疗升 / 降级的动态需求，还需要进一步的随机研究证据来评估休克团队在快速识别、早期复苏、综合治疗及多学科管理中的作用，旨在有效指导治疗方案的形成，进而优化临床预后，引导 CS 治疗进入新时代。

九、结语

尽管血运重建和 MCS 取得了很大的进展，但 CS 的治疗效果仍然不理想，主要原因是治疗的碎片化和实践模式的差异。多学科休克团队可以促进诊断的及时准确性、侵入性血流动力学监测的适当使用、血运重建策略的制定及 MCS 的快速精准实施，从而改善 CS 患者的生存率。休克团队成员应拥有不同心血管疾病治疗领域专业知识的专家，并能掌握该领域不断发展的前沿知识和技术。目前研究主要为观察研究，还需要进一步的前瞻性大规模随机试验，以明确基于团队的标准化治疗对 CS 患者的临床疗效及成本效益。

（浙江医院　张根生　许强宏）

参 考 文 献

［1］THIELE H, OHMAN E M, DE WAHA-THIELE S, et al. Management of cardiogenic shock complicating myocardial infarction: an update 2019 [J]. Eur Heart J, 2019, 40(32): 2671-2683.

［2］MOGHADDAM N, VAN DIEPEN S, SO D, et al. Cardiogenic shock teams and centres: a contemporary review of multidisciplinary care for cardiogenic shock [J]. ESC Heart Fail, 2021, 8(2): 988-998.

［3］TEHRANI B N, TRUESDELL A G, SHERWOOD M W, et al. Standardized team-based care for cardiogenic shock [J]. J Am Coll Cardiol, 2019, 73(13): 1659-1669.

［4］LYONS P G, EDELSON D P, CHURPEK M M. Rapid res-ponse systems [J]. Resuscitation, 2018, 128: 191-197.

［5］DOLL J A, OHMAN E M, PATEL M R, et al. A team-based approach to patients in cardiogenic shock [J]. Catheter Cardiovasc Interv, 2016, 88(3): 424-433.

［6］LE MAY M, VAN DIEPEN S, LISZKOWSKI M, et al. From coronary care units to cardiac intensive care units: recommendations for organizational, staffing and educational transformation [J]. Can J Cardiol, 2016, 32(10): 1204-1213.

[7] MILLER L. Cardiogenic shock in acute myocardial infarction: the era of mechanical support [J]. J Am Coll Cardiol, 2016, 67(16): 1881-1884.

[8] HOCHMAN J S, SLEEPER LA, WHITE HD, et al. One-year survival following early revascularization for cardiogenic shock [J]. Jama, 2001, 285(2): 190-192.

[9] BADHEKA A O, PATEL N J, GROVER P, et al. Impact of annual operator and institutional volume on percutaneous coronary intervention outcomes: a 5-year United States experience (2005-2009) [J]. Circulation, 2014, 130(16): 1392-1406.

[10] POST P N, KUIJPERS M, EBELS T, et al. The relation between volume and outcome of coronary interventions: a systematic review and meta-analysis [J]. Eur Heart J, 2010, 31(16): 1985-1992.

[11] BASIR M B, SCHREIBER T L, GRINES C L, et al. Effect of early initiation of mechanical circulatory support on survival in cardiogenic shock [J]. Am J Cardiol, 2017, 119(6): 845-851.

[12] BASIR M B, SCHREIBER T, DIXON S, et al. Feasibility of early mechanical circulatory support in acute myocardial infarction complicated by cardiogenic shock: The Detroit cardiogenic shock initiative [J]. Catheter Cardiovasc Interv, 2018, 91(3): 454-461.

[13] BASIR M B, KAPUR N K, PATEL K, et al. Improved outcomes associated with the use of shock protocols: updates from the national cardiogenic shock initiative [J]. Catheter Cardiovasc Interv, 2019, 93(7): 1173-1183.

[14] GARAN A R, TAKEDA K, SALNA M, et al. Prospective comparison of a percutaneous ventricular assist device and venoarterial extracorporeal membrane oxygenation for patients with cardiogenic shock following acute myocardial infarction [J]. J Am Heart Assoc, 2019, 8(9): e012171.

[15] KAPUR N K, ESPOSITO M L, BADER Y, et al. Mechanical circulatory support devices for acute right ventricular failure [J]. Circulation, 2017, 136(3): 314-326.

[16] COOPER L B, HAMMILL B G, ALLEN L A, et al. Assessing frailty in patients undergoing destination therapy left ventricular assist device: observations from intera-gency registry for mechanically assisted circulatory support [J]. Asaio J, 2018, 64(1): 16-23.

[17] TALEB I, KOLIOPOULOU A G, TANDAR A, et al. Shock team approach in refractory cardiogenic shock requiring short-term mechanical circulatory support: a proof of concept [J]. Circulation, 2019, 140(1): 98-100.

[18] BARAN D A, GRINES C L, BAILEY S, et al. SCAI clinical expert consensus statement on the classification of cardiogenic shock: This document was endorsed by the American College of Cardiology (ACC), the American Heart Association (AHA), the Society of Critical Care Medicine (SCCM), and the Society of Thoracic Surgeons (STS) in April 2019 [J]. Catheter Cardiovasc Interv, 2019, 94(1): 29-37.

第六节　血管活性药物使用的优化

危重患者的循环障碍常表现为低血压，严重者会发生休克，导致器官与组织灌注不足，局部缺血缺氧，这与危重症患者发病率与病死率的增加相关。当患者发生休克尤其是处于抢救状态时，无论是何种类型的休克，如未及时纠正，后期都可能伴随血管张力的下降及心功能的异常，这时往往需要使用不同的血管活性药物，其中就包括血管加压药和正性肌力药，如去甲肾上腺素（norepinephrine，

NE）、肾上腺素、多巴酚丁胺等，这些药物可以通过增加心脏输出、增加灌注压力来达到改善组织器官灌注的目的。

过去在休克复苏时，会优先进行液体复苏，直到没有容量反应性后再加用血管活性药物。2021年拯救脓毒症运动（surviving sepsis campaign，SSC）指南强调要快速达到平均动脉压 65mmHg 的目标，突出强调早期恢复血管张力的重要性，以避免无效的液体治疗及过度复苏后带来的一系列不良影响。

一、血管活性药物的使用现状

血管活性药物是循环管理的基本措施，但是在血管活性药物使用过程中仍存在很多争议和陷阱。目前关于血管活性药物的研究多数针对感染性休克患者，尽管有国际指南可作为参考，但是临床医师对于血管活性药物的选择与应用往往由于医师临床经验的不同及患者的异质性而存在较大差异。在一项关于休克的随机对照试验（randomized controlled trial，RCT）研究中，对照组使用去甲肾上腺素的剂量差异很大［M＝0.20～0.82g/（kg · min）］。血管升压素（arginine vasopressin，AVP）在临床上的应用差异更揭示了不同医疗机构与医师之间的异质性。一项观察性队列研究（532 家医院，n＝584 421）评估了 AVP 在感染性休克患者中的应用，“升压素高使用”医院的患者接受升压素治疗的可能性是“升压素低使用”医院患者的 2.6 倍。此外，通常认为，血管加压药适用于“充分”的对液体复苏无反应的患者，但“充分”的差异也很大，临床医师对容量状态的评价手段有限，导致临床上很难对其做出准确判定。不同液体类型和液体量与血管加压药效应之间的相互作用使临床医师对复苏效果的判断也易产生偏差。

因此，有关血管活性药物的研究、探索及思考仍在不断的进步与完善中，特别是近两年发表于重症领域核心杂志的关于血管活性药物应用的思考越来越多，为合理地决策血管活性药物的使用提供了很好的思路。

二、如何优化血管活性药物的使用

通过血管活性药物提升血压、增加心脏输出、改善组织器官灌注首先要保障充足的灌注流量，因此，使用血管活性药物的前提是保证足够的心输出量。对于休克患者，临床处理的首要任务是保证气道、呼吸及循环稳定，维持生命体征，同时追溯病史、完善检查以明确休克的原因。对于容量不足且有液体反应性的患者，液体复苏可作为提高心输出量的首选方案。对于存在泵功能不全的患者，正性肌力药物则是增加心脏输出量的首要选择。在此基础上，可以根据不同血管活性药物的特点进行选择。

（一）不同血管活性药物作用机制不同

1．血管活性药物通过激活相应受体收缩血管或正性肌力　去甲肾上腺素（NE）/肾上腺素主要针对 α_1、β_1、β_2 受体。NE 结合血管平滑肌 α_1 肾上腺素能受体可引起血管收缩，结合 β_1 和 β_2 肾上腺素能受体可引起血管舒张，结合白细胞 α_1 和 β_2 肾上腺素能受体可不同地调节脓毒症的免疫反应。NE 的应用还可下调 α_1 和 β_2 受体的密度，这可能会改变患者对 NE 的敏感性，从而导致 NE 剂量的增加，并增加血管和免疫不良效应的风险。AVP 作用于 AVPR1a、AVPR1b、AVPR2 受体，与血管平滑肌细胞 AVPR1a 受体结合可引起血管收缩。血管紧张素Ⅱ与 AGTR1、AGTR2 结合可引起血管收缩。不同剂量的多巴胺与 DA1、DA2 结合，可引起不同程度的血管舒张或收缩。

2．不同血管活性药物间交互作用且存在不良效应　血管平滑肌舒张是血管扩张性休克的主要机制，脓毒症时血管舒张主要由一氧化氮（nitric oxide，NO）和前列环素介导。虽不易被临床发现，但低血压有一个快速、复杂的激素反应，即多种激素（NE、肾上腺素、AVP、血管紧张素Ⅱ、醛固酮、肾上腺髓质激素及皮质醇）的分泌协同作用，试图增加血管舒缩张力、心率及收缩力。通常血管扩张持续存在的原因是 β_1、β_2 及其他受体下调，患者间受体基因型有差异，以及遗传变量代谢。当这些激素调节机制被抑制时，低血压和休克会持续存在。这些激素系统之间存在复杂的交互作用，可进一步使血管加压药的治疗复杂化。同时所有血管活性药物在临床应用中均可能发生不良反应，尤其是器官缺血 / 梗死、代谢改变（β_1 诱导的高血糖、β_2 诱导的高乳酸血症）、β_1 诱导的心动过速及快速心律失常。

正是因为血管活性药物作用于不同受体是通过不同机制起效的，才为临床医师决策使用不同血管活性药物提供了理论依据。

（二）如何选择不同的血管活性药物

1．血管活性药物的病理生理作用　血管加压药通过全身血管阻力增加并提高血压。其对静脉系统的血管收缩作用有助于增加静脉回流（通过增加“张力性容量”增加体循环静脉压），随后增加心输出量。此外，NE 可减轻炎症诱导的毛细血管通透性增加。血管加压药的使用会减少液体正平衡。

单纯血管加压药（如 AVP、V_1 受体激动剂）对心脏功能和心脏输出的影响一直备受关注。对一项针对 AVP 和感染性休克的研究进行亚组分析后发现，小剂量 AVP（即最高每分钟 0.03 单位）与 NE 之间的心脏指数没有差异［3.65L/（min・m^2）*vs.* 3.55L/（min・m^2）］，但正性肌力药物的使用率更高（74% *vs.* 44%）。高剂量血管加压药会导致血管过度收缩，导致冠状动脉、肠系膜和指动脉缺血。然而，较大剂量的血管加压药可能由于增加后负荷引起心肌灌注减少而改变心输出量。因此，建议对使用升压药的低血压患者重新评估其心功能和心输出量。

使用血管活性药物的目的是维持血压，最终目的是保障组织灌注，但是由于血管加压药本身会减少血管内流量，且对心脏功能及心脏输出存在影响，而且可能影响组织灌注，因此，只有在临床实践过程中才会涉及血管活性药物应用决策方面的思考。

2．流量充足是组织灌注的首要保障　SSC 指南强调容量复苏和血管加压药应在第 1 小时内开始，晶体液复苏（初始 30ml/kg，根据需要增加）应在使用血管加压药之前进行，如果灌注仍然不足则加用血管活性药物。充足的容量是保障足够心脏输出的前提。

3．去甲肾上腺素作为一线药物　SSC 指南指出，在保障足够流量情况下使用血管活性药物时，NE 是一线选择。根据指南的建议，在液体复苏不能稳定循环的情况下可以加用血管活性药物，但强调要及早纠正低血压以防止低灌注。

NE 的强效 α_1、α_2 受体和较弱效的 β_1、β_2 受体的结合可增加平滑肌细胞内钙离子浓度、血管收缩及某些正性肌力药物的活性（如增加心室收缩力），提升体循环充盈压，增加回心血量，增加心肌收缩力，提高组织灌注压力，保障重要脏器灌注，避免过度液体复苏带来的组织水肿、多糖包被破坏等。不仅如此，有关心血管术后或急性心肌梗死后心源性休克患者及危及生命的失血性休克患者的指南均建议将 NE 作为首选药物。

临床医师在患者休克时应如何早期开始使用NE尚不确定。早期使用小剂量NE可能比晚期使用更有效。在最近的一项关于早期使用小剂量NE与安慰剂对比的验证性RCT研究（$n=310$）中，早期使用NE组的主要结局［休克控制，包括MAP＞65mmHg、尿量＞0.5ml/（kg·h）或乳酸下降10%］发生率显著较高（76.1% *vs.* 48.4%），死亡率也较低（15.5% *vs.* 21.9%，$P=0.15$）。早期使用NE可使心源性肺水肿和新发心律失常减半，还可能通过减少器官损伤、NE剂量和/或NE的免疫效应而发挥作用。今后还需要更多针对早期使用NE的RCT研究来进一步证实。

4．血管加压药与肾上腺素可作为联用的选择　虽然NE作为一线用药受到普遍认可，但如存在顽固性血管麻痹，单用NE可能效果不佳。长期或大量使用NE可使受体表达下调，使机体对NE的敏感性下降，所以需要联用不同机制的血管活性药物，同时单用NE可能带来受体密集部位血管的过度收缩，从而导致局部缺血缺氧，因此，目前提倡联用不同的血管活性药物，这样可以通过不同机制达到改善组织灌注的效果，以减少不良反应，而且通过不同受体起作用，可以增强血管收缩，确保缩血管效应。针对二线药物的选择，仍然存在两方面的问题，一是种类，二是时机。

AVP是指南推荐的在脓毒症休克时使用的二线血管加压药。脓毒症休克早期，AVP水平较低。在一些小型研究中，AVP的输注可降低患者对NE的需求，稳定血压，增加尿量。

SSC于2021年提出，当NE的基础剂量在0.25～0.5g/（kg·min）时可联用AVP。但是，早期的多种血管加压药治疗可能会使患者过度暴露于AVP（或其他血管加压药），这可能是有害的。临床观察到的不管是"难治性"休克还是"控制性"情况，几乎都以NE＞0.5g/（kg·min）为阈值，并在NE基础上联合输注AVP。迄今为止，仍需更多的临床试验来探索哪些患者可以从早期NE＋AVP的联用中获益。

肾上腺素是对NE无反应的脓毒症休克患者的二线药物。肾上腺素比NE具有更强的β激动作用。虽然研究显示，肾上腺素与NE、NE＋多巴酚丁胺、NE＋AVP的联用效果相当，但肾上腺素并非一线用药，因为肾上腺素会增加内脏血管收缩、快速性心律失常及高乳酸血症的风险。在NE过于昂贵的国家，肾上腺素可能是一线血管加压药，因为一项荟萃分析显示，肾上腺素较便宜但具有相同的疗效。

5．其他血管活性药物　对于对NE无反应的严重低血压患者，苯肾上腺素或血管紧张素Ⅱ可能对患者的早期复苏有效。苯肾上腺素是一种接近纯α_1受体激动剂，常用于短暂性严重低血压。苯肾上腺素可引起压力感受器介导的反射性心动过缓（由α_1诱导的血管收缩）和内脏缺血，因此，不推荐将其用于感染性休克的复苏。血管紧张素Ⅱ是肾素-血管紧张素系统的血管加压药，临床上可用于治疗血管扩张性低血压，可能对严重低血压患者的早期复苏有用。血管紧张素Ⅱ最近在一些国家得到了应用，但目前关于其安全性及其对结局影响的数据仍较少。脓毒症（acute kidney injury，AKI）患者血管紧张素Ⅱ水平和/或血管紧张素Ⅰ受体的表达降低，在这些患者中使用血管紧张素Ⅱ与较好的结局相关。

多巴胺以前是感染性休克的一线血管加压药，但多巴胺的不良事件（更高的心率和快速心律失常）发生率比NE更高，只在高度选择的心动过缓患者中使用。

间羟胺主要是一种刺激NE释放的α_1受体激动剂，可用于麻醉并发症，但很少用于休克，并且其对血流动力学的影响与NE相似，但尚无关于间羟胺的RCT研究来证实其优越性。

环鸟苷酸阻断剂亚甲蓝可通过NO抑制鸟苷酸环化酶，从而抑制平滑肌舒张，减少肺血管渗漏。亚甲蓝可提高体外循环后顽固性低血压和感染性休克患者的平均动脉压，并减少NE的用量。但目前尚无关于亚甲蓝的RCT研究，这就限制了其在感染性休克患者中的应用。

脓毒症引起的心功能障碍在临床上很常见，血管加压药可能会加重其功能障碍，因此，通常在NE和AVP基础上加用正性肌力药（多巴酚丁胺和米力农）以增加患者的心输出量，但也会出现不良反应（如快速性心律失常、心率和心肌耗氧量的增加等）。米力农是一种非肾上腺素能正性肌力药/血管扩张药，其正性肌力药的作用与多巴酚丁胺相当，但具有更强的血管扩张作用，因此，不会像多巴酚丁胺那样被推荐，但可能对近期服用β受体阻滞剂的患者有效。在一项RCT研究中，左西孟旦（一种非肾上腺素能正性肌力药物）对感染性休克患者无效，在使用左西孟旦的患者中有较多的患者发生了快速心律失常，而成功脱离机械通气的患者较少。不推荐左西孟旦用于感染性休克的治疗。

（三）其他注意事项

上述内容是针对血管活性药物选择方面的整体思路的阐述，其他有关血管活性药物的应用及综合治疗也值得关注。

1. 合并右心功能不全时血管活性药物的选择　在全身血管扩张和右心室功能改变的患者中，NE仍是一线药物。NE可轻微增加肺血管阻力，但是通过其正性肌力作用改善右心室功能的。对于需要血管加压药的右心室功能降低的患者，这可能是一种优势。虽然除病例报告外，相关的临床数据非常有限，但由于肺动脉缺乏 V_1 受体，而AVP不会增加肺血管阻力，此时AVP联合正性肌力药可作为替代方案。

2. 关于血管活性药物剂量的上限　患者病情越重，往往需要更大剂量血管加压药的支持，大剂量血管加压药与较高的死亡风险相关。一些医疗机构或医师会设定血管加压药的最大剂量，这可能会限制自我恢复的可能性（例如，因为患者被认为病情太重而撤除生命支持）。Auchet等的研究显示，在接受血管加压药＞1g/（kg·min）的患者中，90天存活率可达40%，提示使用大剂量的血管加压药，患者仍可能存活。

3. 肠内营养何时启动　肠内营养（enteral nutrition，EN）也是一直以来备受关注的话题。胃肠道往往是首先牺牲的器官，发生休克时，机体会收缩胃肠道血管，导致低灌注。NE和小剂量AVP已被证明可改善肠系膜灌注和肠道微循环。注射肾上腺素后肠道微灌注会受损。对于NE用量＜0.3g/（kg·min）的患者，EN是安全的。在较高剂量下，EN的肠缺血风险增加，但仍然很低。在NUTRIREA 2试验中，使用大剂量血管加压药［NE为0.22～0.93g/（kg·min），*M*＝0.44g/（kg·min）］的患者被随机分为2组，分别接受早期EN和延迟EN，早期组患者的肠系膜缺血发生率较高，在这组人群中，EN应推迟。此外，超声（如彩色多普勒阻力指数）可用于评估内脏血流灌注。

4. 静脉通道是否必须采用中心静脉　既往的观念认为，血管活性药物因其具备强烈收缩血管的作用，最好是从中心静脉给药。关于感染性休克液体复苏的最新建议强调应尽早恢复有效循环，建立中心静脉通路不应延迟危重患者血管加压药的启动。观察性研究和随机试验均表明，通过功能良好的外周导管给予血管加压药（即NE）是安全的。

目前关于血管加压药 / 正性肌力药的研究多集中于脓毒症，与之相关的研究质量有待提高，期待更多高质量、多中心的 RCT 研究为临床提供更多参考。

5. 病因治疗最重要 需要注意的是，不管是液体复苏还是血管活性药物，都只是针对休克的支持手段，最关键的还是病因治疗。休克原因的评估与复苏须同时进行。发热和白细胞升高提示感染性休克。出现感染性休克，需要寻找脓毒症的来源，引流脓肿、脓胸等。类脓毒症的表现包括急性心肌梗死后、心血管手术后及其他原因［如胰腺炎、误吸、急性呼吸窘迫综合征、腹部手术后、创伤和药物（如使用麻醉药、药物过敏 / 过敏反应）］所致的血管扩张。只有真正找到导致血管扩张的根本原因，才能从源头上阻断恶性循环、纠正休克。

三、总结

综上所述，对于血管活性药物的使用，需清楚认识到应用血管活性药物的本质是希望通过收缩血管、增强心肌收缩来达到增加心脏输出、维持器官灌注压力及改善器官灌注的目的。

充足的流量是基础，在保障流量的基础上合理应用血管加压药进行治疗能更有效地维持器官组织灌注。在临床实践中，推荐将 NE 作为脓毒症和血管扩张性休克患者在充分容量复苏后的首选血管加压药。基于不同作用机制应用不同的血管活性药物，有助于提高升压效果，减少单种药物的不良反应。对于 NE 难治性患者，可加用 AVP 或肾上腺素。血管紧张素Ⅱ可能对严重低血压患者的早期复苏有用。对于泵功能障碍的患者，加用正性肌力药（如多巴酚丁胺和米力农）可增加心脏输出。另外，还要关注病因的处理及其他支持治疗措施，以优化血管活性药物的使用。

目前有关血管活性药物的应用仍有许多未解之谜，尚需更多高质量的 RCT 研究来进一步探索与发现。

（四川大学华西医院 尹万红 曾学英）

参 考 文 献

［1］EVANS L, RHODES A, ALHAZZANI W, et al. Surviving sepsis campaign: international guidelines for management of sepsis and septic shock 2021 [J]. Intensive Care Med, 2021, 47(11): 1181-1247.

［2］EINAV S, HELVIZ Y, IPPOLITO M, et al. Vasopressor and inotrope treatment for septic shock: An umbrella review of reviews [J]. J Crit Care, 2021, 65: 65-71.

［3］DE GROOTH H J, POSTEMA J, LOER S A, et al. Unexplained mortality diferences between septic shock trials: a systematic analysis of population characteristics and control-group mortality rates [J]. Intensive Care Med, 2018, 44(3): 311-322.

［4］RUSSELL J A. Is there a good MAP for septic shock? [J]. N Engl J Med, 2014, 370(17): 1649-1651.

［5］VAIL E A, GERSHENGORN H B, HUA M, et al. Epidemiology of vasopressin use for adults with septic shock [J]. Ann Am Thorac Soc, 2016, 13(10): 1760-1767.

［6］GUERCI P, BELVEYRE T, MONGARDON N, et al. When to start vasopressin in septic shock: the strategy we propose [J]. Crit Care, 2022, 26(1): 125.

［7］LEGRAND M, ZARBOCK A. Ten tips to optimize vasopressors use in the critically ill patient with hypotension [J]. Intensive Care Med, 2022, 48(6): 736-739.

[8] RUSSELL J A. Vasopressor therapy in critically ill patients with shock [J]. Intensive Care Med, 2019, 45(11): 1503-1517.

[9] ANGUS D C, VAN DER POLL T. Severe sepsis and septic shock [J]. N Engl J Med, 2013, 369(21): 2063.

[10] BUCHER M, KEES F, TAEGER K, et al. Cytokines down-regulate alpha1-adrenergic receptor expression during endotoxemia [J]. Crit Care Med, 2003, 31(2): 566-571.

[11] NAKADA T A, RUSSELL J A, BOYD J H, et al. Beta2-adrenergic receptor gene polymorphism is associated with mortality in septic shock [J]. Am J Respir Crit Care Med, 2010, 181(2): 143-149.

[12] NAKADA T A, RUSSELL J A, BOYD J H, et al. Association of angiotensin II type 1 receptor-associated protein gene polymorphism with increased mortality in septic shock [J]. Crit Care Med, 2011, 39(7): 1641-1648.

[13] NAKADA T A, RUSSELL J A, WELLMAN H, et al. Leucyl/cystinyl aminopeptidase gene variants in septic shock [J]. Chest, 2011, 139(5): 1042-1049.

[14] MONNET X, JABOT J, MAIZEL J, et al. Norepinephrine increases cardiac preload and reduces preload dependency assessed by passive leg raising in septic shock patients [J]. Crit Care Med, 2011, 39: 689-694.

[15] JOFRE J, LLOYD E, WONG E, et al. Catecholaminergic vasopressors reduce toll-like receptor agonist-induced microvascular endothelial cell permeability but not cytokine production [J]. Crit Care Med, 2021, 49(3): e315-e326.

[16] GORDON A C, WANG N, WALLEY K R, et al. The cardiopulmonary effects of vasopressin compared with norepinephrine in septic shock [J]. Chest, 2012, 142(3): 593-605.

[17] RUSSELL J A. Vasopressor therapy in critically ill patients with shock [J]. Intensive Care Med, 2019, 45(11): 1503-1517.

[18] BLEAKLEY C, DE MARVAO A, ATHAYDE A, et al. The impact of norepinephrine on myocardial perfusion in critical illness [J]. J Am Soc Echocardiogr, 2021, 34(9): 1019-1020.

[19] HAJJAR L A, VINCENT J L, BARBOSA GOMES GALAS F R, et al. Vasopressin versus norepinephrine in patients with vasoplegic shock after cardiac surgery: the VANCS randomized controlled trial [J]. Anesthesiology, 2017, 126(1): 85-93.

[20] VAN DIEPEN S, THIELE H. An overview of international cardiogenic shock guidelines and application in clinical practice [J]. Curr Opin Crit Care, 2019, 25(4): 365-370.

[21] RUSSELL J A, RUSH B, BOYD J. Pathophysiology of septic shock [J]. Crit Care Clin, 2018, 34(1): 43-61.

[22] SPAHN, BOUILLON B, CERNY V, et al. The European guideline on management of major bleeding and coagulopathy following trauma: ffth edition [J]. Crit Care, 2019, 23(1): 98.

[23] PERMPIKUL C, TONGYOO S, VIARASILPA T, et al. Early use of norepinephrine in septic shock resuscitation (CENSER). A randomized trial [J]. Am J Respir Crit Care Med, 2019, 199(9): 1097-1105.

[24] STOLK R F, VAN DER POLL T, ANGUS D C, et al. Potentially inadvertent immunomodulation: norepinephrine use in sepsis [J]. Am J Respir Crit Care Med, 2016, 194(5): 550-558.

[25] HOLMES C L, WALLEY K R, CHITTOCK D R, et al. The efects of vasopressin on hemodynamics and renal function in severe septic shock: a case series [J]. Intensive Care Med, 2001, 27(8): 1416-1421.

[26] PATEL B M, CHITTOCK D R, RUSSELL J A, et al. Benefcial efects of short-term vasopressin infusion during severe septic shock [J]. Anesthesiology, 2002,

96(3): 576-582.

[27] NAGENDRAN M, RUSSELL J A, WALLEY K R, et al. Vasopressin in septic shock: an individual patient data meta-analysis of randomised controlled trials [J]. Intensive Care Med, 2019, 45(6): 844-855.

[28] MYBURGH J A, HIGGINS A, JOVANOVSKA A, et al. A comparison of epinephrine and norepinephrine in critically ill patients [J]. Intensive Care Med, 2008, 34(12): 2226-2234.

[29] ANNANE D, VIGNON P, RENAULT A, et al. Norepinephrine plus dobutamine versus epinephrine alone for management of septic shock: a randomised trial [J]. Lancet, 2007, 370(9588): 676-684.

[30] MENICH B E, MIANO T A, PATEL G P, et al. Norepinephrine and vasopressin compared with norepinephrine and epinephrine in adults with septic shock [J]. Ann Pharmacother, 2019, 53(9): 877-885.

[31] DUNSER M W, FESTIC E, DONDORP A, et al. Recom-mendations for sepsis management in resource-limited settings [J]. Intensive Care Med, 2012, 38(4): 557-574.

[32] AVNI T, LADOR A, LEV S, et al. Vasopressors for the treatment of septic shock: systematic review and metaanalysis [J]. PLoS One, 2015, 10(8): e0129305.

[33] LEISMAN D E, FERNANDES T D, BIJOL V, et al. Impaired angiotensin II type 1 receptor signaling contributes to sepsis-induced acute kidney injury [J]. Kidney Int, 2021, 99(1): 148-160.

[34] DE BACKER D, BISTON P, DEVRIENDT J, et al. Comparison of dopamine and norepinephrine in the treatment of shock [J]. N Engl J Med, 2021, 362(9): 779-789.

[35] PACIULLO C A, MCMAHON HORNER D, HATTON K W, et al. Methylene blue for the treatment of septic shock [J]. Pharmacotherapy, 2010, 30(7) 702-715.

[36] ANNANE D, VIGNON P, RENAULT A, et al Norepinephrine plus dobutamine versus epinephrine alone for management of septic shock a randomised trial [J]. Lancet, 2007, 370(9588): 676-684

[37] RUSSELL J A, WALLEY K R, SINGER J, et al Vasopressin versus norepinephrine infusion in patients with septic shock [J]. N Engl J Med, 2008, 358(9) 877-887.

[38] GORDON A C, PERKINS G D, SINGER M, et al Levo-simendan for the prevention of acute organ dysfunction in sepsis [J]. N Engl J Med, 2016, 375(17) 1638-1648.

[39] MIZOTA T, FUJIWARA K, HAMADA M, et al Effect of arginine vasopressin on systemic and pulmonary arterial pressure in a patient with pulmonary hypertension secondary to pulmonary emphysema: a case report [J]. JA Clin Rep, 2017, 3(1): 1.

[40] AUCHET T, REGNIER M-A, GIRERD N, et al Outcome of patients with septic shock and high-dose vasopressor therapy [J]. Ann Intensive Care, 2017, 7(1): 43.

[41] PITON G, LE GOUGE A, BOISRAMÉ-HELMS J. Factors associated with acute mesenteric ischemia among critically ill ventilated patients with shock a post hoc analysis of the NUTRIREA2 trial [J]. Intensive Care Med, 2022, 48(4) 458-466.

[42] PANCARO C, SHAH N, PASMA W, et al. Risk of major complications after perioperative norepinephrine infusion through peripheral intravenous lines in a multicenter study [J]. Anesth Analg, 2020, 131(4): 1060-1065.

第七节　液体耐受性的评估

液体复苏是脓毒症休克的一线复苏手段，其目的在于通过增加心脏前负荷来增加心输出量和氧输送来实现组织灌注的恢复。在低血压、心动过速、恶心、腹痛、急性肾损伤、电解质失衡等很多情况下，临床医师都会反射性地在第一时间给予患者液体治疗。液体治疗是如此普遍，以至于长期以来其负面效应容易被忽视。然而近期的很多数据显示，过度或者不加选择的输液会存在潜在的危险，也就是说，复苏的液体应该被视为类似于药物的东西，它是一把双刃剑，在使用前必须考虑其正确的成分与正确的剂量。液体不足可能会导致灌注不足，而过量补液会增加器官功能障碍及发病率。

多年来的研究曾经提出过一系列的液体复苏优化策略，包括选择更好的复苏目标、限制性的液体策略、早期使用血管活性药物，以及通过液体反应性的评估指导液体管理。然而，有关液体复苏对静脉端影响的评估很少，但其实这可能会导致充血和器官功能障碍。事实上，即使在有液体反应的患者中，液体治疗也有可能是有害的，这取决于具体的临床情况。因此，近年来有学者提出了“液体耐受性”的概念，旨在平衡液体复苏的风险和益处，为个体化液体管理策略的提出提供一个新颖且必要的框架。

一、液体耐受性的定义及决定因素

研究人员普遍认为，液体过负荷是液体复苏后全身积聚的一种状态，它既是脱机失败的关键决定因素，也与重症患者较高的发病率和死亡率相关。在操作层面，有人将液体过负荷定义为体液的聚积增加超过 10%，即累积体液平衡除以患者的基线体重再乘以 100。不难看出，这个定义过于粗略，既无法从更深层次上明确液体过负荷对器官和组织功能所引起的后果，也容易错过识别的关键机会。因此，液体耐受性被定义为在不引起器官功能障碍的情况下患者能够耐受液体的程度。显然，液体耐受性的概念填补了液体反应性与液体过负荷之间的空隙，平衡了复苏阶段液体从下游（器官灌注）到上游（静脉充血）之间的关系，可为临床医师提供更为合理的复苏策略。

液体耐受性的概念着眼于组织与器官功能，而多种因素会影响每个器官容纳或者处理液体的能力。某些因素难以改变，如年龄、共病（如结构性心脏病或慢性肺疾病）及初始循环功能障碍的严重程度，但某些决定因素是可以干预的，如毛细血管渗漏、炎性反应、内皮和多糖包被的功能障碍及初始复苏的充分性。液体耐受性试图根据与功能相关的充血程度来涵盖各种组织和器官，但必须认识到一点，即在复苏的急性期，几乎不可能不出现某种程度的液体渗漏，这决定于最初的打击特征及个体炎性反应的程度。

在同样的液体负荷下，不同的组织和器官可能会因为其自身的特点不同表现或不表现明显的功能障碍或衰竭，甚至不同个体对液体的耐受性也不一样。常用的器官功能障碍指标［如脓毒症相关性器官功能衰竭评价（sepsis-related organ failure assessment，SOFA）评分］的异常从某种程度上来说，已经是明显功能障碍的晚期表现，而很多器官在出现症状之前，可能已经出现了一定程度的损伤，因此，对于器官功能受损的早期生物标志物的判断很有必要。

二、液体耐受性的临床评估

在患者复苏接近完成时，应该寻找液体不耐受的征象，而不仅仅是液体正平衡的量。这种评估应该是连续的、全面的，包括患者的病史、体格检查、床旁胸部X线片及超声检查。在过去的几年里，重症医师利用心脏超声已经发现了多个容量过负荷及液体耐受性的体征，而近年来对于静脉系统多普勒超声的认识也在不断深入，如通过检查特定血管床（肝静脉、门静脉和肾内静脉）的多普勒波形，可以获得更多传统方法无法收集到的关于静脉充血的见解，这也应该成为液体耐受性评估的重要组成部分。

（一）肺部

评估内容主要是吸氧浓度、肺部超声、胸腔积液、肺毛细血管嵌压升高或左心房压力升高等征象。

在患者出现任何形式的低氧血症时，都应该进行全面的肺部评估，以判断患者是否存在肺水肿。感染和炎症反应会导致明显的肺部毛细血管渗漏，这通常与左心房压力无关。在这种情况下，一味地为了确保达到指南所推荐的液体量而进行气管插管和机械通气是不可取的。在体格检查方面，除了常规的听诊双肺呼吸音之外，应该重点关注患者的呼吸驱动及呼吸做功。肺部超声需要着重关注肺部受累的证据，如双肺弥漫性B线、胸腔积液、心脏超声等，也可以通过评估患者的舒张功能来提供有关左心房压力升高的证据。

另外，患者的呼吸条件也可以给肺部是否存在液体耐受性提供一定的证据。例如，只需经鼻导管吸氧的患者在接受无创通气之前通常能够耐受一定的液体，而已经进行高流量或无创通气的患者，在很大程度上可能需要气管插管，能否采取合适的策略依赖于能否对患者进行全面的床旁评估。

（二）心血管系统

1．体征　从心脏的角度来讲，静脉压升高会伴随很多典型的临床体征，如颈静脉怒张、外周水肿、听诊异常等，这些都可能提示患者的液体耐受性受限。

2．容量反应性的相关指标　由于基于心肺相互关系的功能性血流动力学监测理念不断深入人心，在早期液体复苏阶段进行容量反应性评估已经成为一项必不可少的步骤。目前有很多指标［如脉压变异率（pulse pressure variation，PPV）、每搏变异率（stroke volume variation，SVV）等］都可用来进行判断。因此，容量反应性更像是一种触发信号，或者是一种予以患者液体复苏的“许可”，其目的在于改善急性循环功能不全患者的流量和氧输送。因此，休克患者的液体复苏应该达到无容量反应性的状态已经成为事实上液体治疗的终点。然而，从心血管系统的角度来看，这已经是液体不耐受的早期迹象，也许是最明确的迹象。另外，其他一些提示患者容量反应性为阴性的指标［如呼吸末阻断试验及被动抬腿试验（passive leg raising，PLR）、中心静脉压（central venous pressure，CVP）的升高等］也可用于评估患者的液体耐受性。

3．重症超声　从心脏的角度来看，左心和右心分别具有提示患者耐受性有限的征象。右心功能不全的患者液体过负荷后会出现自主加重的恶性循环，因此，包括右心室扩张、室间隔矛盾运动及右心房增大等征象的出现都提示患者输液后会出现循环受损。左心室舒张功能障碍及左心房压力的升高与肺循环淤血有直接的相关性，可以通过评估患者的收缩功能、左心房大小、三尖瓣反流速度、E 峰、E/A、e' E/e' 等指标来综合判断患者的舒张功能。近年来，内脏静脉血流频谱的模式异常也被认为是评估液体耐受性的重要工具。大静脉的多普勒超声在定性和定量上与大动脉的多普勒超声不同。当静脉塌陷时，由于管腔内压低和/或管腔外压高，静脉多普勒会显示相对模糊的、随呼吸变化的高速模式。随着静脉内压力的升高，静脉变圆，多普勒速度下降并呈现脉动模式。在舒张末期，静脉多普勒速度下降，与心房搏动（即“a 波”）一致。随着 x 下降（即三尖瓣收缩偏移导致 CVP 下降），静脉多普勒速度急剧上升，形成收缩“s 波”。类似地，在 y 下降期间（即三尖瓣打开时）CVP 下降的标志是舒张多普勒速度的增加，即“d 波”。随着中心静脉容积上升并将心房拉伸至其弹性的极限，CVP 和静脉多普勒的模式也会改变。例如，当 CVP 上升时，y 下降超过 x 下降。因此，静脉多普勒“d 波”遮住“s 波”。如果右心室功能受损，尤其是三尖瓣反流，则静脉多普勒“s 波”可以完全消失，只留下单相“d 波”。在颈静脉、上腔静脉、下腔静脉、肝静脉、股静脉甚至肾内静脉中观察到的静脉多普勒的这种进展模式，会同时伴随 CVP 的升高和/或右心室功能的恶化。为了标准化上述生理学，有学者提出了静脉过量超声评分（VExUS）。VexUS 评分将肝静脉和门静脉的多普勒超声检查及下腔静脉的大小合并为一个介于 0 和 3 之间的综合等级。高 VexUS 与肾损伤相关，这反映了早期高 CVP 与充血性心力衰竭患者肾功能不全的相关性。

（三）颅脑

关于静脉充血如何影响大脑的数据很少。然而，这个位于不可扩张颅骨内的重要器官的特性可能会使其容易受到静脉流出压力增加的影响。一些创伤报道强调了腹腔室综合征对颅内高压的影响，甚至表明腹部减压与颅内压的降低有关。研究表明，心搏骤停后的静脉充血或休克复苏后的液体正平衡可能与谵妄等认知功能障碍有关。Benkreira 等最近证明了接受心脏手术患者的门脉血流搏动与认知功能障碍之间存在关联。

（四）腹部

任何导致腹腔压力升高的病理因素（如胰腺炎、严重肠梗阻、腹腔内或腹膜后血肿、任何病因的肠水肿等）都会影响腹部静脉回流。腹腔间隔室综合征及其后遗症已得到很好的描述。积极的液体复苏可能会加剧这种情况，正如学者们对重症胰腺炎的描述，尽管缺乏支持证据，但它一直被认为是治疗的主要支柱。

临床医师应在对患者进行体格检查时意识到这一点，并应毫不犹豫地测量患者的腹内压并进行相应的管理，尤其是在考虑液体复苏时，应非常清楚腹内水肿恶化的风险。虽然其在原发性腹腔内病变中更为常见，但也可能发生在继发性病变（如肠梗阻）中，而且在重症监护病房（intensive care unit，ICU）中常会由于制动、口服摄入不良及麻醉剂的使用而常见。

（五）肾脏

有共识认为，对感染性休克的患者，应及早予以液体并针对适当的生理终点。脓毒症患者表现出对急性肾损伤（acute kidney injury，AKI）的高度易感性，这会导致溶质和游离水的排泄受损。不幸的是，这样的结果可能会转化为不希望看到的液体超负荷现象，因为在液体复苏的益处和潜在危害之间存在微妙的平衡。

作为一个被包裹的腹膜后器官，肾脏可能更容易受到静脉回流压力增加的影响。少尿和肌酐升高是晚期且易识别的肾损伤标志物，实际上也是 AKI 定义的一部分。然而，在患者出现明显功能障碍之前通常会有一系列早期预警信号（如超声测量和应激生物标志物），表明与静脉充血相关的肾损伤的存在。

三、结语

事实上，液体耐受性的理念并不是一个新的概念，对于液体过负荷的评估和治疗一直是重症医学科医师在液体管理中的很重要的内容。重症超声在床旁的广泛应用及评估范围的进一步深入让重症超声的检测能力得到了进一步的发展，也拓宽了临床医师对于液体治疗评估的视野。液体过负荷可能导致复苏和诊疗过程中的潜在危害，而液体耐受性的概念可帮助临床医师针对此危害提出明确的目标和解决方案，这被认为是构建重症患者液体耐受性综合框架的有效步骤。

作为一个新的概念，液体耐受性的具体定义及其对临床实际操作的影响显然需要进一步的探索与研究。例如，目前尚不清楚补液过量影响器官功能障碍的确切途径，以及不同器官对静脉充血所带来不良影响的耐受程度的差异原理等。然而，重症超声在判断液体耐受性方面的作用不言而喻，而且必将成为未来评估液体耐受性、容量反应性和流量反应性之间的关系，以及评估液体耐受性、可行性及其对患者预后影响的重要工具。

（北京协和医院　丁　欣）

参 考 文 献

[1] ABU-YOUSEF M M. Normal and respiratory variations of the hepatic and portal venous duplex Doppler waveforms with simultaneous electrocardiographic correlation [J]. J Ultrasound Med, 1992, 11(6): 263-268.

[2] ARGAIZ E R, ROLA P, HAYCOCK K H, et al. Fluid management in acute kidney injury: from evaluating fluid responsiveness towards assessment of fluid tolerance [J]. Eur Heart J Acute Cardiovasc Care, 2022, 11(10): 786-793.

[3] BARTHELEMY R, KINDERMANS M, DELVAL P, et al. Accuracy of cumulative volumes of fluid challenge to assess fluid responsiveness in critically ill patients with acute circulatory failure: a pharmacodynamic approach [J]. Br J Anaesth, 2022, 128(2): 236-243.

[4] BEAUBIEN-SOULIGNY W, ROLA P, HAYCOCK K, et al. Quantifying systemic congestion with Point-Of-Care ultrasound: development of the venous excess ultrasound grading system [J]. Ultrasound J, 2020, 12(1): 16.

[5] BOYD J H, FORBES J, NAKADA T A, et al. Fluid resuscitation in septic shock: a positive fluid balance and elevated central venous pressure are associated with increased mortality [J]. Crit Care Med, 2011, 39(2): 259-265.

[6] DALMAU R. What is meant by “fluid tolerance” ? [J]. J Crit Care, 2022, 72: 154157.

[7] DIAZ-GOMEZ J L. Fluid tolerance, hemodynamic/organ congestion, or congestion cascade in the critically ill-A must-known evolving concept in 2022 [J]. J Crit Care, 2022, 71: 154071.

[8] IIDA N, SEO Y, SAI S, et al. Clinical implications of intrarenal hemodynamic evaluation by doppler ultrasonography in heart failure [J]. JACC Heart Fail, 2016, 4(8): 674-682.

[9] KATTAN E, CASTRO R, MIRALLES-AGUIAR F, et al. The emerging concept of fluid tolerance: A position paper [J]. J Crit Care, 2022, 71: 154070.

[10] KATTAN E, CASTRO R, MIRALLES-AGUIAR F, et al. Reply to: What is meant by "fluid tolerance ?" [J]. J Crit Care, 2022, 72: 154158.

[11] KENNY J S. Assessing Fluid intolerance with doppler ultrasonography: a physiological framework [J]. Med Sci (Basel), 2022, 10(1): 12.

[12] MILLINGTON S J, WISKAR K, HOBBS H, et al. Risks and benefits of fluid administration as assessed by ultrasound [J]. Chest, 2021, 160(6): 2196-2208.

[13] MONNET X, MARIK P E, TEBOUL J L. Prediction of fluid responsiveness: an update [J]. Ann Intensive Care, 2016, 6(1): 111.

[14] SANFILIPPO F, CORREDOR C, ARCADIPANE A, et al. Tissue Doppler assessment of diastolic function and relationship with mortality in critically ill septic patients: a systematic review and meta-analysis [J]. Br J Anaesth, 2017, 119(4): 583-594.

第八节　以修复微循环损伤为治疗目标的感染性休克治疗新进展

近年来，尽管研究人员对脓毒症的认识及治疗手段取得了一定的进步，但脓毒症和感染性休克仍是导致危重症患者死亡的主要原因。微循环的改变在脓毒症的病理生理机制中起关键作用，主要包括功能性毛细血管密度的降低及血流灌注异质性的增加。研究证明，脓毒症微循环异常与器官功能障碍和死亡率密切相关。因此，复苏微循环应被视为脓毒症的主要治疗目标之一。目前临床上评估微循环障碍的指标主要有毛细血管再充盈时间、花斑评分、外周灌注指数、组织血氧饱和度、皮肤氧分压、皮肤二氧化碳分压等。随着微循环评估手段的进步，近年来一些研究提出了脓毒症微循环损伤的新治疗靶点，这一点值得关注。

一、维生素 C

维生素 C 作为重要的抗氧化剂，在脓毒症中的作用一直备受关注。研究人员在动物和人体研究中都发现维生素 C 在脓毒症的发生发展中的潜在有益作用，包括抗氧化、下调炎症 / 凝血基因表达、恢复免疫细胞活性等。一项针对 8 项随机对照研究的荟萃分析证实，维生素 C 治疗可以改善感染性休克患者脓毒症相关性器官功能衰竭评价（sepsis-related organ failure assessment，SOFA）评分、减少血管加压药的使用天数。然而，使用维生素 C 对脓毒症的生存益处仍在争论中。

最近有研究人员针对维生素 C 对感染性休克患者微血管血流和组织灌注的影响进行了一项前后对照研究，该研究前瞻性纳入了 30 例感染性休克患者，其中约 50% 的患者在被纳入时即存在维生素 C 缺乏症，所有患者都接受维生素 C 的静脉输注治疗（40mg/kg）。研究发现，无论是否存在外周组织低灌注，在接受静脉补充维生素 C 后的 1h，患者的皮肤微血管反应性较用药前均得到了显著的改善。

此外，补充维生素 C 还能改善花斑评分、增加平均动脉压、缩短毛细血管再充盈时间，以及减小核心体温与皮肤体温差值。其中，花斑评分被证明是脓毒症死亡率的一项强有力的预测指标。由此可见，在感染性休克患者中，无论是否合并维生素 C 缺乏症，接受维生素 C 治疗都能改善患者的外周组织灌注和微血管反应性，同时带来潜在的生存获益。

二、一氧化氮缓释纳米颗粒

在脓毒症发生发展过程中，改善过度活化的免疫反应是恢复血流动力学、微血管血流、组织氧合及预防多器官功能障碍综合征的关键。过去一段时间，一氧化氮在治疗脓毒症上已显示出前景，但由于一氧化氮存在递送本身相关的技术难题及体内半衰期短等缺点，临床真正实施起来还面临许多困难。

为了解决这一难题，研究人员研发了一氧化氮缓释纳米颗粒，应用脂多糖诱导的脓毒症小鼠模型，静脉注入这些纳米颗粒以持续递送外源性一氧化氮，以此来评估其对微循环血流动力学和免疫反应的影响。研究表明，使用一氧化氮缓释纳米颗粒可以促进巨噬细胞 M2 极化，降低血清促炎症细胞因子水平，改善凝血功能，维持功能毛细血管密度，减缓血管外渗。重要的是，一氧化氮缓释纳米颗粒改善了脓毒症小鼠微循环血流动力学和 72h 存活率。这项研究提示，一氧化氮缓释纳米颗粒在脓毒症或其他全身性炎症疾病中具有广阔的应用前景。

三、不对称二甲基精氨酸

近年来，随着研究人员在系统生物学水平上对一氧化氮作用途径的分子机制取得了重大进展，人们逐渐认识到内源性一氧化氮合酶抑制剂——不对称二甲基精氨酸已成为一氧化氮通路上的重要分支。多项研究表明，脓毒症患者血液中存在高浓度的不对称二甲基精氨酸，其与脓毒症的严重程度和死亡率均有相关性。因此，降低体内不对称二甲基精氨酸有望成为一种有前途的治疗方向。

研究表明，体内不对称二甲基精氨酸水平主要受二甲基精氨酸二甲胺水解酶的调节。在动物模型中，缺失二甲基精氨酸二甲胺水解酶 -1 基因会导致不对称二甲基精氨酸的累积及血管功能障碍。与此对应，在转基因动物中过表达二甲基精氨酸二甲胺水解酶 -1 基因，可以改善血管反应性并降低疾病严重程度。最近，有研究人员对二甲基精氨酸二甲胺水解酶的治疗作用进行了研究，发现它能有效且特异性地减少体内不对称二甲基精氨酸的水平，并降低肾脏和心脏的缺血再灌注损伤。因此，降低不对称二甲基精氨酸可以通过保留微血管功能和改善器官灌注来获益。

四、二肽基肽酶 -4 抑制剂

脓毒症的病理生理学涉及炎症和血流高凝状态，这会导致微血管血栓形成和微循环损伤，进而导致器官灌注受损。二肽基肽酶 -4 抑制剂（如利格列汀）是一种广泛用于 2 型糖尿病的治疗药物。目前新出现的证据表明，这些药物还具有抗炎和降低氧化应激的作用，提示二肽基肽酶 -4 抑制剂可能会逆转脓毒症的病理生理，并有望成为一种辅助治疗措施。

最新一项研究对利格列汀在脓毒症体外和体内模型中的抗炎和抗血栓作用进行了探索：给予患

者利格列汀，体外观察其对肿瘤坏死因子刺激的人脐静脉内皮细胞的抗炎和抗血栓作用；体内探索其对脂多糖诱导的脓毒症小鼠肺微循环血栓的影响。研究发现，利格列汀抑制人脐静脉内皮细胞白细胞介素 -1β 和细胞间黏附分子 -1 的表达，通过蛋白激酶 B/ 内皮一氧化氮合酶途径减弱组织因子的产生，显著减少小鼠肺微循环血栓的形成。这些研究显示，利格列汀对脓毒症小鼠血管内皮炎症和微血管血栓的形成具有保护作用，提示利格列汀可作为一种潜在的辅助药物来防治脓毒症诱导的凝血功能障碍，而且值得在未来开展进一步的临床研究。

五、降钙素原

在人血浆中，降钙素原以 2 种形式存在，分别是全长 116 个氨基酸和 N 末端截短的 114 个氨基酸变体。二肽基肽酶 -4 促进全长降钙素原至截短降钙素原的转化。尽管目前对降钙素原在脓毒症中的作用仍然知之甚少，但动物研究表明，二肽基肽酶 -4 抑制剂和特异性降钙素原中和抗体均能降低脓毒症动物模型的死亡率，提示外源性降钙素原会增加脓毒症动物的死亡率。人体研究也发现，心脏手术患者术后降钙素原水平的升高与患者具有较高的液体和血管活性药物需求及微循环受损相关。进一步分析发现，既往因糖尿病服用西格列汀（二肽基肽酶 -4 抑制剂）的患者，其毛细血管渗漏情况较轻，维持平均动脉压所需的静脉输液量和血管活性药物的剂量也较低。在进一步的动物模型中，研究人员发现降钙素原作用于 G 蛋白偶联降钙素受体样受体及其衔接蛋白，敲除 G 蛋白偶联降钙素受体样受体基因或阻断该途径，可以改善脓毒症小鼠的毛细血管渗漏，进而改善器官功能、提高存活率。同样地，干扰降钙素原信号通路（给予二肽基肽酶 -4 抑制剂）也可以显著改善降钙素原诱导的毛细血管渗漏。

这些研究表明，降低血浆降钙素原可能是保护内皮屏障完整性的可行方法。尽管需要进一步的基础研究和临床验证，但干预降钙素原信号通路可能是防治脓毒症的新策略和新方向。

六、总结

微循环障碍应成为治疗脓毒症的新靶点。但迄今为止，还缺乏统一的微循环监测指标及微循环充分复苏的判断标准，故目前无法在临床上对脓毒症患者的微循环障碍进行有效监测和靶向治疗。但不容置疑的是，针对每一例脓毒症患者，尤其是感染性休克患者，对其大循环和微循环进行同步、个体化的监测和治疗，一定是未来脓毒症复苏的方向。

（浙江医院　张根生　许强宏）

参 考 文 献

［1］何怀武，刘大为，隆云. 休克复苏：“大循环 - 微循环”偶联的提出与内涵［J］. 中华医学杂志，2018，98（35）：4.

［2］MOSKOWITZ A, ANDERSEN L W, HUANG D T, et al. Ascorbic acid, corticosteroids, and thiamine in sepsis: a review of the biologic rationale and the present state of clinical evaluation [J]. Crit Care, 2018, 22(1): 283.

[3] CARR A C, MAGGINI S.Vitamin C and immune func-tion [J]. Nutrients, 2017, 9(11): 1211.
[4] ASSOULINE B, FAIVRE A, VERISSIMO T, et al. Thiamine, ascorbic acid, and hydrocortisone as a metabolic resuscitation cocktail in sepsis: a meta-nnalysis of randomized controlled trials with trial sequential analysis [J]. Crit Care Med, 2021, 49(12): 2112-2120.
[5] LAMONTAGNE F, MASSE M H, MENARD J, et al. Intravenous Vitamin C in adults with sepsis in the intensive care unit [J]. N Engl J Med, 2022, 386(25): 2387-2398.
[6] LAVILLEGRAND J R, RAIA L, URBINA T, et al. Vitamin C improves microvascular reactivity and peripheral tissue perfusion in septic shock patients [J]. Crit Care, 2022, 26(1): 25.
[7] DUMAS G, LAVILLEGRAND J R, JOFFRE J, et al. Mottling score is a strong predictor of 14-day mortality in septic patients whatever vasopressor doses and other tissue perfusion parameters [J]. Crit Care, 2019, 23(1): 211.
[8] WILLIAMS A T, MULLER C R, GOVENDER K, et al.Control of systemic inflammation through early nitric oxide supplementation with nitric oxide releasing nanoparticles [J]. Free Radic Biol Med, 2020, 161: 15-22.
[9] CZIRÁKI A, LENKEY Z, SULYOK E, et al. L-Arginine-Nitric Oxide-Asymmetric dimethylarginine pathway and the coronary circulation: translation of basic science results to clinical practice [J]. Front Pharmacol, 2020, 11: 569914.
[10] SINGH J, LEE Y, KELLUM J A. A new perspective on NO pathway in sepsis and ADMA lowering as a potential therapeutic approach [J]. Crit Care, 2022, 26(1): 246.
[11] COSKUN C N, USANMAZ S E, SAVCI V, et al. Time-Dependent production of endothelium-related biomarkers is affected differently in hemorrhagic and septic shocks [J]. Inflammation, 2018, 41(1): 33-41.
[12] WINKLER M S, NIERHAUS A, RÖSLER G, et al.Symmetrical (SDMA) and asymmetrical dimethylarginine (ADMA) in sepsis: high plasma levels as combined risk markers for sepsis survival [J]. Crit Care, 2018, 22(1): 216.
[13] LEIPER J, NANDI M, TORONDEL B, et al. Disruption of methylarginine metabolism impairs vascular homeostasis [J]. Nat Med, 2007, 13(2): 198-203.
[14] NAKAYAMA Y, UEDA S, YAMAGISHI S, et al. Asymmetric dimethylarginine accumulates in the kidney during ischemia/reperfusion injury [J]. Kidney Int, 2014, 85(3): 570-578.
[15] LEE Y, SINGH J, SCOTT SR, et al. A Recombinant dimethylarginine dimethylaminohydrolase-1-based biotherapeutics to pharmacologically lower asymmetric dimethyl arginine, thus improving postischemic cardiac function and cardiomyocyte mitochondrial activity [J]. Mol Pharmacol, 2022, 101(4): 226-235.
[16] LEE Y, MEHROTRA P, BASILE D, et al.Specific lowering of asymmetric dimethylarginine by pharmacological dimethylarginine dimethylaminohy-drolase improves endothelial function, reduces blood pressure and ischemia-reperfusion injury [J]. J Pharmacol Exp Ther, 2021, 376(2): 181-189.
[17] STEVEN S, JURK K, KOPP M, et al. Glucagon-like peptide-1 receptor signalling reduces microvascular thrombosis, nitro-oxidative stress and platelet activation in endotoxaemic mice [J]. British journal of pharmacology, 2017, 174(12): 1620-1632.
[18] HWANG H J, CHUNG H S, JUNG T W, et al. The dipeptidyl peptidase-IV inhibitor inhibits the expression of vascular adhesion molecules and inflammatory

cytokines in HUVECs via Akt- and AMPK-dependent mechanisms [J]. Mol Cell Endocrinol, 2015, 405: 25-34.

[19] WANG S C, WANG X Y, LIU C T, et al.The dipeptidyl peptidase-4 inhibitor linagliptin ameliorates endothelial inflammation and microvascular thrombosis in a sepsis mouse model [J]. Int J Mol Sci, 2022, 23(6): 3065.

[20] STEVEN S, HAUSDING M, KRÖLLER-SCHÖN S, et al. Gliptin and GLP-1 analog treatment improves survival and vascular inflammation/dysfunction in animals with lipopolysaccharide-induced endotoxemia [J]. Basic Res Cardiol, 2015, 110(2): 6.

[21] TAVARES E, MALDONADO R, MIÑANO F J. Immunoneu-tralization of endogenous aminopro-calcitonin attenuates sepsis-induced acute lung injury and mortality in rats [J]. Am J Pathol, 2014, 184(11): 3069-3083.

[22] BRABENEC L, MÜLLER M, HELLENTHAL K, et al. Targeting procalcitonin protects vascular barrier integrity [J]. Am J Respir Crit Care Med, 2022, 206(4): 488-500.

第九节　目标导向的液体治疗在重症监护病房的发展及应用

目标导向的液体治疗（goal-directed fluid therapy，GDFT）是指根据患者的实际情况采取的个体化液体治疗方案，是重症监护病房（intensive care unit，ICU）对各类疾病优化液体管理的重要措施。ICU 中不恰当的液体治疗会导致多种并发症，尤其是对合并多种基础疾病的老年患者来说。GDFT 的目的是在维持有效血容量、保证组织灌注的同时，避免组织水肿、减少心力衰竭等并发症。现阶段 ICU 中为达到目标所采取的评估方式各不相同，常见的有以有创血压为导向的评估方式、以超声参数为导向的评估方式、以功能性血流动力 GDFT 学参数（如每搏变异度、中心静脉压、胸腔内血容积指数、血管外肺水等）为导向的评估方式及以动静脉血气参数（如血乳酸、中心静脉血氧饱和度、静动脉二氧化碳分压差）为导向的评估方式。但研究人员在各种 GDFT 方式与预后之间的关系上仍存在分歧，且现阶段 GDFT 费用高、存在有创操作的相关风险等，这对其未来的发展带来了一定程度的挑战。随着 GDFT 的范围不断扩大，未来理想的监测指标必将是无创化、经济安全、可靠有效且操作简单的。

多频生物阻抗分析仪可用于观察并测定 GDFT 期间不同输液方案下的体液分布，也可用于评估液体治疗期间的体液量及体液分布。液体在输入后，在机体各个生理腔隙之间的分配各不相同，特别是血管外液体的差别甚大。高容量状态的患者过多的体液不仅存在于血管内而且分布于组织间，而低容量状态的患者不仅血管内容量减少，组织间液体也会减少。1985 年开始，美国 Jaffrin 等使用生物电阻抗分析法研究人体成分，发现生物电阻抗分析法的测定值与体密度法的测定值相关性很好，提示生物电阻抗分析法简单、方便、安全、无痛、准确性高。此种方法已得到国际学术界的认可，并被发达国家广泛应用。生物阻抗分析仪主要利用体内各组织导电性能的不同来探测体内各成分的阻抗，再将所得资料输送到微电脑器来运算，通过交叉比对即可换算出受测者的脂肪、水等成分的含量。生物阻抗分析仪使用方便、可靠、安全、易于操作、无创伤，特别适合评估临床工作中难以测定的细胞外液的分布，而且可以指导体液复苏以使用更合理、更安全、更科学的输液方案，保证患者更稳定的内环境及良好的器官功能。其中多频生物阻抗可以防止体液治疗后肺、脑等重要脏器的水肿，具有良好的应用前景。

光体积描记是一种简单的低成本技术，可用来监测毛细血管中血液的体积变化。利用这种技术制造的仪器具备便携性和非侵入性，其所采集的数据包含了人体多项生理信息，可以给临床医学及个人日常健康监测带来便利，应用前景十分广阔。光体积描记图一般包含一个高频分量和一个低频分量，可分别对应心血管系统中血液体积的变化，以及呼吸、人体组织、血液固有成分等。虽然光体积描记信号的具体产生原因还在探索中，但是依然可以从中获得多种重要的心血管系统信息。光可以很容易地透过血管并监测血管，在目标导向治疗时更为准确。

下腔静脉宽度、下腔静脉呼吸变异度目前已成为评估重症患者容量状态的常用指标，下腔静脉宽度与中心静脉压、右心室充盈压呈正相关。下腔静脉宽度增大，中心静脉压也随之升高。根据宽度和变质度观测液体量，可以防止容量过负荷的产生。

红细胞压积是红细胞在血液中所占的比例，只有适当比例的红细胞才能保证足够的血液携氧量。比如在丢失大量体液后，多数患者的红细胞呈浓缩状态，红细胞压积增高，而有效的液体复苏可以降低红细胞压积。但由于血液的再分配和储备红细胞的释放，红细胞压积呈现正常值较为困难。红细胞浓缩说明液体复苏不足，在补液时红细胞压积不浓缩即可，不强求其能达到正常值。

脑利尿钠肽（brain natriuretic peptide，BNP）是主要由受牵拉刺激后的心室肌细胞分泌的一种蛋白质，可以拮抗肾素 - 血管紧张素系统，参与血流动力学调节及维持水和电解质稳定。氨基末端脑钠肽前体（N-terminal pro-brain natriuretic peptide，NT-proBNP）为 BNP 分泌过程中的裂解体。有研究证实，NT-proBNP 水平升高与心功能不全程度呈正相关，这是诊断的敏感指标之一。研究发现，与传统常规液体治疗相比，使用 GDFT 治疗患者的血清 NT-proBNP 明显降低，提示使用 GDFT 方案的患者血流动力学得到了明显的改善，同时减少了并发症的发生、改善了患者的预后。

乳酸脱氢酶（lactate dehydrogenase，LDH）是催化乳酸和丙酮酸之间相互转化的酶，广泛存在于人体组织中。正常人血清内的 LDH 比细胞组织中的 LDH 低 1000 倍，血清 LDH 活性水平在很大程度上可以反映富含 LDH 细胞的增殖、代谢等生物学性状。LDH 不仅在分布上呈现不均一性，而且其催化特性也不尽相同。LDH 也可以作为临床主要的细胞缺氧损伤指标之一，可以有效评估组胞缺氧的严重程度。

心脏手术后入住 ICU 患者的液体管理至关重要。在使用体外循环进行心脏手术的患者中，与通常的容量治疗相比，使用 GDFT 可以避免不必要的液体给药，且易于实施，可以显著减少液体负荷。与常规容量治疗相比，使用 GDFT 方案减少了静脉输注的液体量，也缩短了患者在 ICU 的住院时间。超过 50% 的患者在急诊胃肠手术后会发生严重并发症，而液体复苏疗法是治疗的重要措施，但仍然缺乏相关的证据来指导静脉输液策略以取得最佳疗效。研究发现，手术期间 GDFT 组与标准液体治疗组相比，可降低胃肠手术患者的主要并发症或死亡风险。有研究结果表明，采用包括 GDFT 方案在内的治疗措施，患者的预后更好。腹部或骨科手术中，低血压频繁发生，对手术预后有负面影响，而使用 GDFT，可以显著降低术中低血压。与大手术期间的常规液体治疗相比，个体化血流动力学管理与患者预后的改善有关。

随着 GDFT 范围不断扩大，未来理想的监测指标将是无创化、经济安全、可靠有效且操作简单的。

多频生物电阻抗、光学体积描记技术等方法越来越多地应用于 GDFT 中，为 GDFT 的发展及 ICU 的液体治疗带来了更多的希望。

（海南省人民医院　田　佳　高宇强）

参考文献

[1] ALHUTHAIL E, STOCKLEY J, CONEY A, et al. Measurement of breathing in patients with post-COVID-19 using structured light plethysmography (SLP) [J]. BMJ Open Respir Res, 2021, 8(1): e001070.

[2] GAZI A H, WITTBRODT M T, HARRISON A B, et al. Robust estimation of respiratory variability uncovers correlates of limbic brain activity and transcutaneous cervical vagus nerve stimulation in the context of traumatic stress [J]. IEEE Trans Biomed Eng, 2022, 69(2): 849-859.

[3] PECHO-SILVA S, NAVARRO-SOLSOL A C, TAYPE-RONDAN A, et al. Pulmonary ultrasound in the diagnosis and monitorization of coronavirus disease (COVID-19): a systematic review [J]. Ultrasound Med Biol, 2021, 47(8): 1997-2005.

[4] CAMILLO C, ALESSANDRO P. Variable selection and importance in presence of high collinearity: an application to the prediction of lean body mass from multi-frequency bioelectrical impedance [J]. J Appl Stat, 2020, 48(9): 1644-1658.

[5] GUYON A, CANNAVÒ R, STUDER R K, et al. Respiratory variability, sighing, anxiety, and breathing symptoms in low- and high-anxious music students before and after performing [J]. Front Psychol, 2020, 11: 303.

[6] YANG L, YUAN C. The diagnostic value of ultrasonic measurement of inferior vena cavadiameter respiratory variability on volume response evaluation of geriatric hip fracture [J]. Prehospital and Disaster Medicine, 2019, 34(s1): s120-s121.

[7] SHI Y D, LIAN Z J. An equation relating erythrocyte sedimentation rate (ESR) to hematocrit (HCT) and its implication [J]. Clinical Hemorheology and Microcirculation, 2018, 8(5): 669-678.

[8] JOOSTEN A, RINEHART J, VAN DER LINDEN P, et al. Computer-assisted Individualized Hemodynamic Management Reduces Intraoperative Hypotension in Intermediate- and High-risk Surgery: A Randomized Controlled Trial [J]. Anesthesiology, 2021, 135(2): 258-272.

[9] PARKE R L, GILDER E, GILLHAM M J, et al. A multicenter, open-Label, randomized controlled trial of a conservative fluid management strategy compared with usual care in participants after cardiac surgery: the fluids after bypass study [J]. Crit Care Med, 2021, 49(3): 449-461.

[10] FROGHI F, GOPALAN V, ANASTASIOU Z, et al. Effect of post-operative goal-directed fluid therapy (GDFT) on organ function after orthotopic liver transplantation: Secondary outcome analysis of the COLT randomised control trial [J]. Int J Surg, 2022 , 99: 106265.

[11] AAEN A A, VOLDBY A W, STORM N, et al. Goal-directed fluid therapy in emergency abdominal surgery: a randomised multicentre trial [J]. Br J Anaesth, 2021, 127(4): 521-531.

[12] WELSH P, CAMPBELL R T, MOONEY L, et al. Reference ranges for NT-proBNP (N-Terminal Pro-B-Type Natriuretic Peptide) and risk factors for higher

NT-proBNP concentrations in a large general population cohort [J]. Circ Heart Fail, 2022, 15(10): e009427.
[13] ASHRAF A, LIAQUAT A, SHABBIR S, et al. High level of lactate dehydrogenase and ischaemia-reperfusion injury regulate the multiple organ dysfunction in patients with COVID-19 [J]. Postgraduate medical journal, 2022, 23: 141573.

第十节　气管插管时的心血管反应

一、概述

重症患者由于存在潜在的休克、呼吸衰竭、代谢性酸中毒等病理生理变化，显著增加了插管期间的不良事件。2021 年发表于 *JAMA* 的 INTUBE 研究显示，高达 45.2% 的重症监护病房（intensive care unit，ICU）患者在气管插管时发生了至少一件主要的围插管期（定义为从气管插管开始至插管后 30min 内）不良事件，而在所有急诊插管患者中有 42.6% 的患者发生了心血管不稳定，9.3% 和 3.1% 的患者分别出现了严重低氧血症和心搏骤停，在调整患者的基线特征后，多变量回归分析显示，围插管期的主要不良事件发生率与患者的 28 天病死率显著相关（调整后 *OR* 1.44）。因此，重症患者气管插管相关不良事件尤其是心血管不良事件的发生与较高的死亡风险相关，可严重影响重症患者的预后。

二、气管插管相关心血管不良事件的发生率

目前不同文献关于气管插管相关心血管不良事件的定义不完全相同，对其发生率的报道也不一致。部分研究仅报道了气管插管相关心血管不良事件的其中一个方面，如插管后低血压的发生情况。2019 年的一个单中心回顾性研究分析了镇静药物等因素对急诊气管插管后低血压的影响，该研究将插管后低血压定义为插管后 30min 的最低生命体征，即收缩压（systolic blood pressure，SBP）＜90mmHg 或平均动脉压（mean arterial pressure，MAP）＜65mmHg，需要使用升压药或增加升压药的剂量，或者血压下降＞20%。结果显示，在最终纳入的 689 例患者中有 233 例（33.8%）患者发生了插管后低血压。2020 年 Lee 等的一项回顾性研究则将气管插管后 60min 内任何记录到的 SBP＜90mmHg 或 MAP＜65mmHg 定义为插管后低血压，根据该定义报道的插管后低血压发生率为 29.7%。2020 年发表的另一个多中心、前瞻性队列研究则将插管后低血压定义为：① MAP＜65mmHg；② SBP＜80mmHg 和 / 或 SBP 下降＞40% 的基线值；③插管后 30min 内开始使用或增加任何升压药。该研究结果显示，插管后低血压的发生率为 36.8%。

除了插管后低血压，还有部分研究将气管插管后短时间内出现的心搏骤停或死亡等不良事件也归于气管插管相关心血管不良事件。2019 年在《柳叶刀——呼吸病学》杂志发表的一项多中心非双盲随机试验（PrePARE 研究）将心血管衰竭（cardiovascular collapse）定义为新出现的 SBP＜65mmHg，或者从麻醉诱导至插管后 2min 内需要使用新的升压药或增加升压药剂量，或者插管后 1h 内出现心搏骤停或死亡。最终该研究的两组人群总的心血管衰竭发生率为 19.0%。Halliday 等则是对 PrePARE、

PreVent 及 Check-UP 3 项研究进行了二次分析，其对心血管衰竭的定义与 PrePARE 研究相同，研究显示，总的心血管衰竭发生率为 20.5%。Vincenzo 等将 INTUBE 研究也进行了二次分析，结果显示，重症患者围插管期心血管不稳 / 衰竭（有 1 次 SBP＜65mmHg，或者 SBP＜90mmHg 且持续＞30min；需要使用新的升压药或增加升压药剂量；需要给予＞15ml/kg 的液体冲击，或者心搏骤停）的发生率高达 43.4%。

三、气管插管相关心血管不良事件的危险因素

如何准确预测重症患者在气管插管时发生心血管不良事件的风险仍较为困难，但可以从气管插管前后患者的一些特征或征象中获得部分提示。Kim 等对需要插管的急诊科患者进行了回顾性分析，结果显示，年龄＞70 岁、休克指数＞0.8、酸中毒（pH＜7.2）、气管插管指征和使用非除极肌松药均与插管后低血压显著相关，但镇静药的剂量与插管后低血压无相关性。Lee 等则研究了休克指数对插管后低血压的预测价值，结果显示，对于需要急诊插管的患者，插管前的年龄休克指数、改良休克指数及休克指数均为气管插管后低血压的独立预测指标。Jong 等回顾性分析了法国 64 例 ICU 重症患者，共进行了 1847 次气管插管，发现插管前低血压（SBP＜90mmHg）、插管前低氧血症、未预充氧、超重 / 肥胖（体重指数＞25kg/m^2）及年龄＞75 岁是插管相关心搏骤停的主要预测因素。Halliday 等则发现，诱导时的 SBP、插管前使用升压药、年龄及肝硬化均是心血管衰竭的重要预测因素。Vincenzo 等对 INTUBE 研究进行了二次分析，通过多变量分析发现，发生围插管期心血管不稳 / 衰竭相关的危险因素包括使用丙泊酚作为诱导药物、高龄、麻醉诱导前高心率、麻醉诱导前低收缩压及麻醉诱导前低的动脉血氧分压（PaO_2）/ 吸入气氧浓度（FiO_2）值，发生更为严重的致命性心血管衰竭相关的危险因素则包括高龄、调整的脓毒症相关性器官功能衰竭评价（sepsis-related organ failure assessment，SOFA）评分、麻醉诱导前低收缩压及低的 SpO_2/FiO_2 值，而通过逆概率加权处理后则发现，丙泊酚的使用是与心血管不稳 / 衰竭独立相关的唯一因素。Smischney 等纳入了 2015 年 7 月至 2017 年 1 月在美国 16 个内科 / 外科 ICU 行气管插管的 934 例成年患者，结果显示，有 11 项指标（包括疾病严重程度、年龄、脓毒症等）与插管后低血压独立相关，Smischney 等据此推导并验证了插管后低血压的预测模型 / 评分方法。

四、气管插管相关心血管不良事件的防治措施

气管插管导致低血压等心血管不良事件的原因主要有两个方面：一方面是由于气管插管时使用的镇痛镇静等麻醉药可以通过降低交感神经兴奋而诱导血管扩张，甚至引起心肌抑制；另一方面是因为正压通气导致胸腔内压升高，从而引起静脉回流减少、有效循环血量下降。因此，通过快速补液和血管活性药物的使用来优化血流动力学，以及选择合适的麻醉诱导药物，有可能减少气管插管相关心血管不良事件的风险。

1. 补液扩容（液体冲击） 补液扩容可以通过抵消部分气管插管麻醉药的诱导及正压通气导致的静脉回流减少，降低低血压等心血管衰竭的风险。INTUBE 研究显示，有近 40% 的患者在气管插管前接受了液体冲击治疗。目前也有一些指南建议在对重症患者进行气管插管前，如果没有容量过负荷等禁忌，可给予液体冲击。2019 年发表的 PrePARE 研究验证了对重症患者行气管插管麻醉诱导

前给予500ml晶体液以进行液体冲击对心血管衰竭的影响，该试验由于无效而提前终止。但亚组分析显示，对于接受正压通气的患者，给予500ml晶体液冲击治疗有减少心血管衰竭风险的趋势。而2022年发表于*JAMA*的PREPARE Ⅱ研究共纳入1065例需要气管插管的重症患者，结果显示，液体冲击治疗组发生心血管衰竭的比例为21.0%，对照组为18.2%，两者之间无统计学差异。随后不久，Vincenzo等在《美国呼吸与危重病学》杂志发表了对INTUBE研究的二次分析，结果同样显示，气管插管麻醉诱导前给予患者液体冲击治疗并不能减少心血管不稳/衰竭的发生。但有意思的事情是，Emerling等对阿富汗和伊拉克战争中的战伤患者行快速诱导插管的研究显示，相比于插管前未进行血制品输注的患者，输血制品组患者的低血压发生率、无脉性心搏骤停发生率及病死率均更低，该研究提示对低血容量患者在插管时给予液体冲击治疗似乎是有利的。因此，有学者推荐对有容量反应性的患者给予扩容，对无容量反应性的患者给予升压药，尤其是对插管前评估的心血管衰竭风险较高或休克指数≥0.8的患者。从目前的证据来看，对重症患者行气管插管时常规给予液体冲击并不能预防心血管衰竭的发生，这就需要更多的研究来进一步识别对哪些重症患者行气管插管时给予液体冲击治疗是可以获益的。

2. 血管活性药物的使用　在气管插管时，临床医师经常使用血管活性药物来抵消或对抗镇痛镇静药物引起的血管扩张，但目前关于这方面的研究仍然很少。PREPARE Ⅱ研究显示，约12%的患者在麻醉诱导前使用了血管活性药物以预防低血压，但该研究并未对血管活性药物的使用能否减少低血压等心血管衰竭的风险进行描述。Bakhsh等发现静脉注射升压药能明显提高收缩压、舒张压及平均动脉压，减少插管期间低血压的发生，且不增加不良反应，但该研究仅为病例报道，且例数不多，证据级别不高。Vincenzo等的研究并未显示血管活性药物的使用能够减少心血管不稳/衰竭的风险（*OR* 1.33，95%*CI* 0.84～2.11），而且该研究也并未区分“治疗性”升压药（在麻醉诱导前即开始使用升压药治疗低血压）和“预防性”升压药（给血压正常的患者使用血管加压药以抵消镇静药物诱导的血管扩张和/或使血压超过正常值以提供更大的安全范围）。正在进行的FLUVA试验（NCT05318066）研究了在气管插管前使用液体冲击和升压药以减少心血管衰竭的风险，希望该试验日后能为临床提供更多有关升压药对插管相关心血管不良反应的指导。截至目前，关于血管活性药物的使用对插管相关心血管反应影响的研究仍然非常有限，因此，还需要更多的研究来验证，尤其是通过随机对照试验来探讨麻醉诱导前预防性使用血管活性药物是否能降低心血管不稳/衰竭的风险。

3. 气管插管诱导药物的选择　不同的镇痛镇静药物对患者心血管的影响不一致。Mohr等进行的一项前瞻性观察性队列研究共纳入531例需要气管插管的脓毒症患者，该研究对71%的患者使用依托咪酯作为插管诱导药物，结果发现，与依托咪酯相比，使用氯胺酮作为插管诱导药物导致的插管后低血压的发生率更高。Leede等进行的一项回顾性多中心研究比较了在急诊室快速诱导插管时分别使用依托咪酯、氯胺酮和丙泊酚对2092例成人创伤患者的SBP和心率的影响，其中85%的患者使用了依托咪酯，8%的患者使用了氯胺酮，7%的患者使用了丙泊酚。结果显示，这3种药物对SBP和心率的影响无显著差别。Kuza等同样回顾性地分析了不同诱导药物对需要气管插管的成人创伤患者预后及血流动力学的影响，研究纳入美国2个Ⅰ级创伤中心共1303例患者，其中有73%的插管发生在急诊室，25%的插管发生在手术室，68%的患者使用了依托咪酯作为诱导药物，丙泊酚和氯胺酮的使用比例分别为17%和11%。结果显示，这3种药物对插管后24h低血压的影响无显著差别，但相比于丙泊酚组，氯胺酮组患者插管后24h升压药的需求更多，而依托咪酯组患者的并发症更多、住院病死率更高。Matchett等发表的一项前瞻性、随机、开放标签、平行分配、单中心临床试验比较了依托咪酯和氯胺酮对急诊插管重症患者预后的影响，结果显示，依托咪酯组患者诱导后心血管衰竭的发生率更低（17.4% *vs.* 25.1%），7天生存率也更低（77.3% *vs.* 85.1%），但两者在机械通气时间、ICU住院时间及28天生存率方面均无显著差别。与上述研究报道不同，INTUBE研究中丙泊酚是最常见的插管诱导药物，且丙泊酚的使用与更多的心血管衰竭风险相关（*OR* 1.23，95%*CI* 1.02～1.49）。从上述研究可以看出，目前还没有足够的证据证明对重症患者行气管插管诱导时何种药物对心血管的影响最小，因此，还需要更多的研究来进一步明确气管插管诱导药物的选择。

五、小结

气管插管作为重症医学科等科室常见的高危诊疗操作之一，常导致低血压、心搏骤停等心血管不良事件，并且插管期间心血管不良事件的发生与患者较高的死亡风险相关。与插管期间心血管不良事件相关的危险因素包括年龄、插管时的诱导药物、插管前低氧血症、插管前SBP水平、疾病严重程度等。目前用来降低心血管不良事件发生风险的措施有液体冲击、使用血管活性药物及选择插管时的诱导药物等。虽然现有的研究证据显示上述措施无法降低气管插管相关心血管不良事件的发生，但是关于上述措施的研究多为回顾性研究或观察性研究，研究的证据级别不高，因此，还需要更多高质量的研究来进一步明确如何减少气管插管相关心血管不良事件的风险。

（南昌大学第一附属医院　卢院华　刘　芬）

参考文献

[1] RUSSOTTO V, MYATRA S N, LAFFEY J G, et al. Intubation practices and adverse peri-intubation events in critically ill patients from 29 countries [J]. JAMA, 2021, 325(12): 1164-1172.

[2] KIM J M, SHIN T G, HWANG S Y, et al. Sedative dose and patient variable impacts on postintubation hypotension in emergency airway management [J]. Am J Emerg Med , 2019, 37(7): 1248-1253.

[3] LEE K, JANG J S, KIM J, et al. Age shock index, shock index, and modified shock index for predicting postintubation hypotension in the emergency department [J]. Am J Emerg Med, 2020, 38(5): 911-915.

[4] SMISCHNEY N J, KASHYAP R, KHANNA A K, et al. Risk factors for and prediction of post-intubation hypotension in critically ill adults: a multicenter prospective cohort study [J]. PLoS One, 2020, 15(8): e0233852.

[5] JANZ D R, CASEY J D, SEMLER M W, et al. Effect of a fluid bolus on cardiovascular collapse among critically ill adults undergoing tracheal intubation (PrePARE): a randomised controlled trial [J]. Lancet Respir Med, 2019, 7(12): 1039-1047.

[6] HALLIDAY S J, CASEY J D, RICE T W, et al. Risk factors for cardiovascular collapse during tracheal intubation of critically iII adults [J]. Ann Am Thorac Soc, 2020, 17(8): 1021-1024.

[7] RUSSOTTO V, TASSISTRO E, MYATRA S N, et al. Peri-intubation cardiovascular collapse in patients who

are critically ill: insights from the INTUBE study [J]. Am J Respir Crit Care Med, 2022, 206(4): 449-458.

[8] DE JONG A, ROLLE A, MOLINARI N, et al. Cardiac arrest and mortality related to intubation procedure in critically ill adult patients: a multicenter cohort study [J]. Crit Care Med, 2018, 46(4): 532-539.

[9] QUINTARD H, L'HER E, POTTECHER J, et al. Experts' guidelines of intubation and extubation of the ICU patient of French Society of Anaesthesia and Intensive Care Medicine (SFAR) and French-speaking Intensive Care Society (SRLF): In collaboration with the pediatric Association of French-speaking Anaesthetists and Intensivists (ADARPEF), French-speaking Group of Intensive Care and Paediatric emergencies (GFRUP) and Intensive Care physiotherapy society (SKR) [J]. Ann Intensive Care, 2019, 9(1): 13.

[10] NATT B, MOSIER J. Airway management in the critically ill patient [J]. Curr Anesthesiol Rep, 2021, 11(2): 116-127.

[11] RUSSELL D W, CASEY J D, GIBBS K W, et al. Effect of fluid bolus administration on cardiovascular collapse among critically ill patients undergoing tracheal intubation: a randomized clinical trial [J]. JAMA, 2022, 328(3): 270-279.

[12] EMERLING AD, BIANCHI W, KRZYZANIAK M, et al. Rapid sequence induction strategies among critically injured U. S. military during the afghanistan and iraq conflicts [J]. Mil Med, 2021, 186(Suppl 1): 316-323.

[13] BAKHSH A, ALOTAIBI L. Push-dose pressors during peri-intubation hypotension in the emergency department: a case series [J]. Clin Pract Cases Emerg Med, 2021, 5(4): 390-393.

[14] SEITZ K P, GANDOTRA S, CASEY J D. Emergency tracheal intubation: a procedure in need of better evidence [J]. Am J Respir Crit Care Med, 2022, 206(4): 370-371.

[15] DE JONG A, MYATRA SN, ROCA O, et al. How to improve intubation in the intensive care unit. Update on knowledge and devices [J]. Intensive Care Med, 2022, 48(10): 1287-1298.

[16] MOHR N M, PAPE S G, RUNDE D, et al. Etomidate use is associated with less hypotension than ketamine for emergency department sepsis intubations: a NEAR cohort study [J]. Acad Emerg Med, 2020, 27(11): 1140-1149.

[17] LEEDE E, KEMPEMA J, WILSON C, et al. A multicenter investigation of the hemodynamic effects of induction agents for trauma rapid sequence intubation [J]. J Trauma Acute Care Surg, 2021, 90(6): 1009-1013.

[18] KUZA C M, TO J, CHANG A, et al. A retrospective data analysis on the induction medications used in trauma rapid sequence intubations and their effects on outcomes [J]. Eur J Trauma Emerg Surg, 2022, 48(3): 2275-2286.

[19] MATCHETT G, GASANOVA I, RICCIO C A, et al. Etomidate versus ketamine for emergency endotracheal intubation: a randomized clinical trial [J]. Intensive Care Med, 2022, 48(1): 78-91.

第十一节　温度管理在心搏骤停患者管理中的应用探讨

心搏骤停会导致全身缺血、缺氧，在随后的心肺复苏（cardiopulmonary resuscitation，CPR）和自主循环恢复（return of spontaneous circulation，ROSC）期间会造成再灌注损伤，这将引发一种复杂的病理生理反应，也称“心搏骤停后综合征”。目前，在该领域的初步研究主要集中在减轻心搏骤停后的脑损伤上，以期改善幸存者的神经功能，合理控制患者的体温，降低脑代谢，抑制免疫炎症反应，同时这些措施具有抗凝、抑制细胞凋亡、降低氧化应激、抑制神经兴奋性等作用。因此心搏骤停后的温度管理是重症监护病房（intensive care unit，ICU）心肺复苏后昏迷患者的一项重要治疗措施。

一、目标温度管理

近年来，目标温度管理（targeted temperature management，TTM）一词被用来描述心搏骤停后的体温控制，旨在最大限度地减少心搏骤停后的缺氧损伤并改善神经功能结局。TTM 在神经保护方面被认为可以通过降低脑代谢率、减轻再灌注损伤及抑制神经元死亡，以降低缺氧缺血性脑损伤的发生。

TTM 可以分为诱导、维持和复温 3 个阶段，目标是尽快达到 32～34℃的核心温度，并保持此温度至少 24h，然后以每小时 0.2～0.5℃的受控速度复温。TTM 需要持续监测患者的核心体温，体温监测的“金标准”是使用肺动脉导管测量血液温度，其他常用的监测部位是膀胱、直肠、食管和鼓膜。冷却方法主要分为常规冷却技术、表面冷却系统和血管内冷却系统。常规冷却技术包括使用冷盐水输注和冰袋，最简单、最具成本效益；表面冷却系统使用包裹住患者的毯子或垫子来循环冷空气或液体，这些设备的劳动强度较低且易于使用；血管内冷却系统目前主要由放置于循环冷盐水中的中央静脉血管内导管组成，这些设备具有很高的冷却速度（2.0～4.5℃ /h）。

然而，应用 TTM 也有一些不良影响，包括感染、心律失常、电解质紊乱等。近些年的研究发现，低温管理没有增加肺炎、感染及出血的频率，文献报道亚低温和深低温更易发生心律失常，通常为心动过缓或室性心律失常，这可能与电解质紊乱及温度和液体管理有关。低温下诱导利尿，伴随肾小管功能障碍和细胞内离子转移，会导致包括镁、钾、磷酸盐在内的几种电解质血清浓度的降低。

二、临床研究中的争议

关于 TTM 的话题一直都是研究的热点。在 2002 年的早期临床试验中，2 项独立的、具有里程碑意义的随机临床试验显示，轻度治疗性低温（32～34℃）改善了患者的神经系统存活率。这 2 项试验纳入的病例数都相对较少（共 352 例参与者），且仅限于院外心搏骤停的患者。结果显示，神经系统良好生存的绝对风险分别增加 16% 和 23%。依据早期临床试验研究结果，亚低温治疗作为 ICU 危重患者常用的体温管理策略，已得到国内外学者的广泛认可，并且自 2005 年以来，随着医学的发展，国际指南中也增加了低温治疗的相关内容。然而，随着近些年的研究，一些相互矛盾的发现导致学者们开始质疑神经保护所需的低温机制和程度，同时关于 TTM 在临床应用中是否能为心搏骤停患者带来潜在益处，也同样存在一些争议。

2013 年，一项大型随机试验显示，亚低温保护至 33℃与亚低温保护至 36℃的心搏骤停幸存者之间的生存或神经功能并没有差异，TTM 的应用率从此逐渐下降，而心搏骤停患者的死亡率并未下降，此试验也被称为“TTM 试验”。自此，临床医师开始怀疑低温是否比有针对性的常温（即预防发热）更有益处，他们认为保持患者的体温在正常范围内（即 37℃左右）可能与在 36℃下使用 TTM 一样有效，而不会出现与降温流程有关的不良事件（包括使用镇静药），故而使 TTM 的使用率显著下降。TTM 的许多“支持者”批评了“TTM 试验”，认为他们过多强调了关键因素（包括患者异质性高、复苏时间短、TTM 诱导缓慢及过快复温等），这些因素都可能影响了主要终点结果。

最近，Dankiewicz 等发表了一项大型（1900 例患者）随机开放标签试验结果，称为“TTM-2 研究”，该试验比较了降温至 33℃与保持正常体温（≤37.5℃）的患者。该试验结果与 2013 年的随机试验结果基本一致，36 个月后 2 组患者之间在残疾或死亡方面没有差异（低温组 50% *vs.* 常温组 48%，*RR* 1.04，95%*CI* 0.94～1.14，*P*=0.37）。不良事件的唯一显著差异是心律失常，这就导致血流动力学受损的患者在低温组中比在常温组中更常见（24% *vs.*17%，*P*<0.001）。该试验结果表明，在常规临床实践中目前无法实现和 / 或低温造成的潜在有害影响可能超过诸如神经保护的有益影响。

最近，*Critical Care* 发表了一篇文章，研究人员检索了 PubMed/MEDLINE、EMBASE、CENTRAL 等数据库，检索时间从数据库成立到 2021 年 9 月 1 日。在招募的 3792 例患者的 7 项研究中，TTM 为 32～34℃的死亡 *RR* 为 0.95（95%*CI* 0.78～1.09），不良神经系统结局 *RR* 为 0.93（95%*CI* 0.84～1.02）。TTM 为 32～34℃时有益效果的后验概率最高，死亡绝对风险降低了 2%～4%（28%～53% 的机会），不良神经系统结局升高（63%～78% 的机会）。后验概率分布不支持 TTM 为 32～34℃，也不支持主动控制发热可以降低 90～180 天的死亡风险和不利的神经系统结局。

三、临床指南中的争议

近年来，关于 TTM 的指南推荐也不尽相同。2020 年美国心脏协会心肺复苏指南建议：①对在心肺复苏后不能遵从指令的任何初始节律的院外心搏骤停患者应实施 TTM（I 类推荐）；②对不能遵从指令的初始为不可除颤心律的院内心搏骤停患者应实施 TTM（I 类推荐）；③对不能遵从指令的初始为可除颤心律的院内心搏骤停患者应实施 TTM（I 类推荐）；④在 TTM 中应将体温维持并稳定于 32～36℃（I 类推荐）；⑤在达到目标温度后维持至少 24h 是合理的（2a 类推荐）；⑥在对患者进行 TTM 后积极预防发热可能是合理的。

2022 年欧洲复苏委员会联合欧洲危重病医学会共同发布了成人心搏骤停后的体温控制指南，该指南适用于院内心搏骤停或院外心搏骤停复苏后昏迷的成年人。该指南推荐对于心搏骤停后仍处于昏迷状态的患者，建议持续监测其核心体温并积极预防发热（定义为体温>37.7℃）至少 72h。目前仍没有足够的证据支持或反对将温度控制在 32～36℃或心搏骤停后的早期降温，因此，建议不要在 ROSC 后对处于亚低温的昏迷患者进行主动复温以达到正常体温。

四、总结

心搏骤停作为全球都在探讨的重要问题之一，患者复苏后的预后治疗成为研究者关注的焦点。理论上 TTM 有减轻再灌注损伤的作用，且可能对死亡风险增加的患者有效。有较多随机对照研究针对心搏骤停患者在实施不同目标温度的体温管理上进行了比较，探寻了 TTM 的实际临床意义、最佳温度范围及最佳持续时间，但至目前为止，这些研究仍存在很多局限性和不确定性。综合目前相关的临床试验结果来看，TTM 没有成功降低心搏骤停患者的死亡率，实施 TTM 并不会对心搏骤停患者带来临床意义上的益处。对于 TTM 的临床效果还需要大量的样本研究，而且需要进一步开展更多高质量的基础研究和临床研究，另外，关于心搏骤停患者如何改善神经功能的预后问题也需要继续研究。

对于所有心搏骤停的患者，因为治疗性低温的治疗效果可能受多个临床变量的调节，因此，对于此类患者可能并没有单一的最佳目标温度。许多专家主张在心搏骤停后，要根据患者自身特点、指标事件特征、风险因素概况、生物标志物及患者对早期治疗的反应，采用个性化的 TTM 方法。

（哈尔滨医科大学附属第一医院　李娜娜　康　凯）

参考文献

[1] 李伟，张劲松，陈旭锋，等. 体外心肺复苏在急诊成人心脏骤停患者中的临床应用分析［J］. 中华急诊医学杂志，2020，29（2）：231-234.

[2] TACCONE F S, PICETTI E, VINCENT J L. High quality targeted temperature management (TTM) after cardiac arrest [J]. Crit Care, 2020, 24(1): 6.

[3] LAI F, ZENG R F, YANG C M, et al. Review and recommendations for hypothermia in AHA international cardiopulmonary resuscitation guidelines 2018 [J]. Chinese Journal of Integrated Traditional and Western Medicine in Intensive and Critical Care, 2020, 27(2): 137-141.

[4] DIETRICHS E S, MCGLYNN K, ALLAN A, et al. Moderate but not severe hypothermia causes pro-arrhythmic changes in cardiac electrophysiology [J]. Cardiovasc Res, 2020, 116(13): 2081-2090.

[5] DIETRICHS E S, TVEITA T, SMITH G. Hypothermia and cardiac electrophysiology: a systematic review of clinical and experimental data [J]. Cardiovasc Res, 2019, 115(3): 501-509.

[6] DIETRICHS E S, SELLI A L, KONDRATIEV T, et al. Resistance to ventricular fibrillation predicted by the QRS/QTc—ratio in an intact rat model of hypothermia/rewarming [J]. Cryobiology, 2021, 98: 33-38.

[7] DIETRICHS E S, TVEITA T, MYLES R, et al. A novel ECG-biomarker for cardiac arrest during hypothermia [J]. Scand J Trauma Resusc Emerg Med, 2020, 28(1): 27.

[8] BERNARD S A, GRAY T W, BUIST M D, et al. Treatment of comatose survivors of out-of-hospital cardiac arrest with induced hypothermia [J]. N Engl J Med , 2002, 346(8): 557-563.

[9] HYPOTHERMIA AFTER CARDIAC ARREST STUDY GROUP. Mild therapeutic hypothermia to improve the neurologic outcome after cardiac arrest [J]. N Engl J Med, 2002, 346(8): 549-556.

[10] SHOAIB M, BECKER LB. A walk through the progression of resuscitation medicine [J]. Ann N Y Acad Sci, 2022, 1507(1): 23-36.

[11] LACHANCE B, WANG Z, BADJATIA N, et al. Somatosensory evoked potentials (SSEP) and Neuroprognostication after cardiac arrest [J]. Neurocrit Care, 2020, 32(3): 847-857.

[12] NIELSEN N, WETTERSLEV J, CRONBERG T, et al. Targeted temperature management at 33°c versus 36°c after cardiac arrest [J]. N Engl J Med, 2013, 369(23): 2197-2206.

[13] DANKIEWICZ J, CRONBERG T, LILJA G, et al. Hypothermia versus normothermia after out-of-hospital cardiac arrest [J]. N Engl J Med, 2021, 384(24): 2283-2294.

[14] ANEMAN A, FROST S, PARR M, et al. Target temperature management following cardiac arrest: a systematic review and Bayesian meta-analysis [J]. Crit Care, 2022, 26(1): 58.

[15] SOAR J, BERG K M, ANDERSEN L W, et al. Adult advanced life support: 2020 International Consensus on Cardiopulmonary Resuscitation and Emergency

Cardiovascular Care Science with treatment recommendations [J]. Resuscitation, 2020, 156: A35-A79.

[16] SANDRONI C, NOLAN J P, ANDERSEN L W, et al. ERC-ESICM guidelines on temperature control after cardiac arrest in adults [J]. Intensive Care Med, 2022, 48(3): 261-269.

[17] OKAZAKI T, HIFUMI T, KAWAKITA K, et al. Targeted temperature management guided by the severity of hyperlactatemia for out-of-hospital cardiac arrest patients: a post hoc analysis of a nationwide, multicenter prospective registry [J]. Ann Intensive Care, 2019, 9(1): 127.

第十二节　烟酰胺腺嘌呤二核苷酸在心力衰竭患者中的应用

心脏作为一个高能耗器官，其正常功能的维持依赖于心肌细胞线粒体的氧化磷酸化以提供腺苷三磷酸（adenosine triphosphate，ATP）。重症患者合并或继发心力衰竭十分常见，发生各种危重状态（如休克、低氧、脓毒症等）时，心肌细胞因缺血缺氧及消耗增加等因素而发生能量供需失衡，会导致不同程度的心功能障碍。因此，维持稳定的能量代谢是心脏发挥正常功能的基础。在循证医学模式下，心力衰竭的治疗理念已从以改善血流动力学为核心转变为以延缓和逆转心室重构为核心，纠正异常激活的神经体液机制使心力衰竭（heart failure，HF）患者的预后得到了极大的改善。伴随人口老龄化趋势，心力衰竭的发病率和死亡率仍居高不下，因此，有必要进一步探究其发病机制并寻求新的治疗方法。

自 1936 年有研究发现烟酰胺腺嘌呤二核苷酸（nicotinamide adenine dinucleotide，NAD＋）在能量代谢中发挥重要作用以来，NAD＋逐渐成为抗衰老及心血管疾病治疗领域的研究热点。NAD＋不仅是线粒体中内氧化还原反应的关键辅酶，参与三羧酸循环、糖酵解等能量代谢反应，而且还作为信号转导分子和多种酶促反应的底物，在 DNA 修复、表观遗传调控、翻译后修饰等方面发挥作用。在心力衰竭小鼠模型中，可以观察到线粒体功能障碍、代谢异常或炎症反应介导的心肌细胞 NAD＋含量的显著降低，而外源性补充 NAD＋前体具有保护心肌细胞的潜力。本文对 NAD＋的生物学功能及其在心力衰竭发病机制中的作用进行综述，以期为心力衰竭的治疗提供理论依据。

一、烟酰胺腺嘌呤二核苷酸的生物合成及代谢

NAD＋作为氧化还原反应中的关键辅酶，参与细胞呼吸链中电子的传递，以形成 ATP，而且是能量代谢的核心。心脏是 NAD＋含量较高的脏器之一，NAD＋及其代谢物的调控作用与其维持基础代谢和心脏机械做功息息相关。哺乳动物主要通过 2 种途径进行 NAD＋的生物合成，即从头合成途径和补救合成途径。其中补救合成途径以烟酸（nicotinic acid，NA）、烟酰胺核糖（nicotinamide riboside，NR）和烟酰胺（nicotinamide，NAM）3 种 NAD＋前体为基础，在细胞内通过酰胺化或脱酰胺途径转化为 NAD＋，这是心肌细胞合成 NAD＋的主要途径。烟酰胺磷酸核糖基转移酶（nicotinamide phosphoribosyl transferase，NAMPT）和烟酰胺核糖激酶 2（nicotinamide riboside kinase 2，NMRK2）作为关键反应酶，可以将 NAM 和 NR 转化为烟酰胺单核苷酸（nicotinamide mononucleotide，NMN）和 NA 单核苷酸，最终，在 NMN 腺苷酸转移酶的催化下生成 NAD＋底物。

值得注意的是，99.3% 的心肌细胞 NAD＋由酰胺化途径合成，表明 NAMPT 很可能是 NAD＋合成的唯一限速酶，其活性和数量决定了 NAD＋的合成效率。NAM 不仅是循环中最为丰富的 NAD＋前体，在心脏组织中，NAM 也是 NAD＋合成的主要前体。

除了维持能量平衡和氧化还原状态，NAD＋作为信号分子是多种代谢途径和细胞过程的共底物。参与代谢 NAD＋的关键酶家族包括 sirtuin 蛋白家族（Sirtuins）、聚腺苷二磷酸核糖聚合酶（poly-ADP-ribose polymerases，PARPs）和 NAD＋胞外酶（如 CD38），它们利用 NAD＋作为底物或辅助因子，产生 NAM。

Sirtuins 是一种 NAD＋依赖性的组蛋白去乙酰酶，将 NAD＋作为底物，去除目标蛋白质的赖氨酸残基的乙酰基，释放 NAM 和乙酰 -ADP- 核糖。Sirtuins 共有 7 个亚型（SIRT1-SIRT7），这 7 个亚型分别具有不同的亚细胞定位、酶活性及下游靶点，其中主要参与维持线粒体能量稳态的是 SIRT3-SIRT5。PARPs 在 DNA 损伤修复中具有保护作用。激活的 PARPs 可以介导 NAD＋分解生成 NAM 和 ADP- 核糖，并转移到自身和其他受体蛋白中，招募并激活其他 DNA 修复酶和蛋白，参与启动 DNA 的修复。但是，持续激活的 PARPs 过表达可能使 NAD＋耗竭和 SIRT1 活性改变，最终导致细胞死亡。另外，NAD＋胞外酶（包括 CD38）则通过裂解 NAD＋生成 NAM、烟酸腺嘌呤二核苷酸磷酸、ADP- 核糖等，参与 Ca^{2+} 信号传导和兴奋 - 收缩耦合。

二、烟酰胺腺嘌呤二核苷酸在心力衰竭患者中的作用

1．抑制线粒体损伤引起的代谢紊乱　心脏是高能耗器官，其氧代谢程度高度依赖于线粒体的功能，60%～70% 的能量源于线粒体脂肪酸氧化，剩余能量主要来自葡萄糖和乳酸。在生理状态下，NAD＋作为氢化物受体被还原为 NADH，线粒体通过再氧化 NADH 生成 NAD＋，产生 ATP 供能，一旦发生因缺血或其他原因所致的线粒体结构破坏及功能损伤时，过量的 NADH 不能被氧化为 NAD＋，会导致 NAD/NADH 比例下降、ATP 生成下降及氧化还原反应失衡，使细胞内 Ca^{2+} 过量蓄积、大量活性氧（reaction oxygen species，ROS）生成，造成心肌细胞凋亡、坏死及纤维化，最终导致心肌肥厚和心力衰竭。

研究人员先前在线粒体功能缺陷的遗传模型中观察到，NAD＋氧化还原失衡和蛋白质高度乙酰化也存在于衰竭和病理性肥大的心脏中，其原因可能与马来酸天冬氨酸穿梭蛋白的高乙酰化及 NADP 的转运和氧化受损有关，或者是由于寡霉素敏感相关蛋白的乙酰化修饰增加了其与亲环素 D 的结合，上调了线粒体通透性转换孔的敏感性。研究人员在心脏线粒体复合物 -1 蛋白敲除建立的线粒体功能障碍小鼠模型中发现了心肌蛋白的高度乙酰化，心脏对压力的敏感度增加，补充 NMN 可逆转蛋白质的高度乙酰化，防止因横向主动脉缩窄法（transverse aortic constriction，TAC）导致的心功能异常。类似研究也表明，外源性补充 NAM＋前体可以增加 NAD＋的水平，明显减弱由线粒体功能障碍诱导的 NAD＋氧化还原失衡，恢复 NAD/NADH 比例，逆转线粒体蛋白高度乙酰化，改善心功能，并延缓病理性心肌肥大和心力衰竭的发生。

SIRT 是心力衰竭过程中心室重构的重要保护性介质。与正常小鼠相比，*SIRT*1 基因敲除小鼠更易发生心肌病和心功能不全，*SIRT*1 的激活可通过抑制长链脂肪酸氧化（fatty acid oxidation，FAO）酶相关基因的下调改善代谢紊乱、心肌肥大及炎症反应。过表达的 *SIRT*2 通过激活心脏

LKB1-AMPK 信号途径，阻断血管紧张素Ⅱ（AngⅡ）诱导的心肌肥厚，而 *SIRT*2 缺陷的小鼠会加重随年龄增长和 AngⅡ的作用而引起的心肌肥厚的程度。*SIRT*3 表达降低与心力衰竭小鼠心肌蛋白的高乙酰化密切相关。在 *SIRT*3 基因敲除的小鼠模型中，线粒体蛋白高度乙酰化，能量代谢紊乱，TAC 后会进一步加重心功能障碍，可以通过补充 *SIRT*3 来改善。过表达的 *SIRT*3 可通过抑制细胞肥大信号、增加抗氧化剂合成及上调 FAO 所需的关键酶来阻断 AngⅡ引起的心肌肥厚。Kruppel 样因子 4（Kruppel-like factor 4，KLF4）对心肌线粒体动态平衡起重要作用。心肌 KLF4 缺乏可导致 *SIRT*3、NAD＋和 NAMPT 的表达降低，从而降低线粒体脱乙酰酶的活性，而升高 NAD＋水平可使蛋白乙酰化水平恢复正常，以保留心脏收缩功能，并在心脏面临压力超负荷时阻止其进展为心力衰竭。同时，*SIRT*3 通过介导内皮细胞代谢保护心脏，这可能与交叉蛋白 / 激活蛋白 -1 通路有关。补充外源性 NAD＋、NAD＋前体和 NAMPT 可通过增加 *SIRT*1、*SIRT*3 的活性调节自噬和凋亡，以发挥心脏的保护作用。与 *SIRT*3 类似，*SIRT*5 也具有心脏保护功能。在线粒体中，超过 100 种琥珀酰化蛋白可能受 *SIRT*5 调控。这些蛋白质参与代谢过程，如脂肪酸 β- 氧化、支链氨基酸分解代谢及呼吸链。缺乏 *SIRT*5 会影响脂肪酸氧化过程，抑制 ATP 生成。*SIRT*5 基因敲除的小鼠在 8 周龄时即可出现肥厚型心肌病。另外，*SIRT*6 在心力衰竭中也发挥着保护性作用。Sundaresan 等的研究表明，*SIRT*6 敲除小鼠可介导胰岛素生长因子 -Akt 信号通路，导致心肌肥厚和心力衰竭的发生。随后的研究表明，*SIRT*6 过表达可增加心力衰竭小鼠的存活率、改善心功能不全、减弱纤维化和炎症反应。也有研究显示，*SIRT*6 可以通过激活自噬抑制异丙肾上腺素诱导的心肌肥厚。*SIRT*4 对心脏发挥负性调控作用。研究显示，糖尿病小鼠 *SIRT*4 基因被敲除后，其心肌细胞脂肪酸氧化增加，心脏收缩功能改善。Koentges 等在 TAC 术后小鼠的研究中发现，过度表达 *SIRT*4 的小鼠左心室射血分数明显降低，且左心室内径增加，表明 *SIRT*4 的过度表达可以促进心室扩张，加速心力衰竭的发展。

2. 降低活性氧生成和氧化应激，抑制心室重构　维持生理的氧化应激是调控生物过程和生理功能的关键。ROS 产生过多会引起机体抗氧化能力的降低，使氧化系统和抗氧化系统失衡，导致氧化应激损伤。ROS 直接与细胞内脂质、蛋白质和 DNA 发生反应，导致细胞损伤，或者通过激活氧化还原信号途径，诱导心肌细胞凋亡、纤维化及心室重构，导致心力衰竭的发生。线粒体结构和功能障碍与 ROS 的增加密切相关且互为因果，异常的线粒体可能产生过量的 ROS，而 ROS 的增加会干扰线粒体呼吸链蛋白的表达，使能量代谢失衡，NAD＋水平降低，进一步加重氧化应激。在老龄大鼠的脑微血管内皮细胞中，可以通过补充 MNM、上调细胞内 NAD＋的水平来改善线粒体功能，并减轻氧化应激反应。研究人员在一些心力衰竭的动物模型中发现，NAD＋不仅有助于减轻心室重构过程，还能减少 ROS 的生成，抑制心肌细胞肥大。进一步的研究表明，NAD＋通过调节 AMPK 信号通路和 *SIRT*3 依赖活化 LKB1 减轻氧化应激及心肌肥厚，而补充 NAD＋前体的小鼠可以通过抑制下游促细胞肥大信号或金属蛋白酶来改善心功能。

SIRT 家族不仅直接调节能量代谢，还参与调节 ROS 的水平和氧化应激过程。Ma 等的研究发现，*SIRT*1 参与单萜苯酚对糖尿病性心肌病小鼠心脏功能、心肌纤维化、心肌细胞肥大及心肌细胞凋亡的改善过程，其原因可能是其会显著激活红系衍生的核因子 2 相关因子 2 信号通路，通过提高抗氧化剂的产生和减少 ROS 的生成来加强心脏抗氧化能力。*SIRT*4 同样参与调控 ROS 的产生和释放，如前所述，*SIRT*4是一种心脏负性调节因子。*SIRT*4过表达可以通过介导AngⅡ促进心功能障碍、心肌肥大及纤维化而加重心力衰竭，这可能是其抑制了*SIRT*3介导的超氧化物歧化酶去乙酰化，导致ROS和心房钠尿肽的生成增多，表现为心肌纤维化和心脏扩张，提示*SIRT*4通过增加细胞内ROS的水平参与心肌病理性重塑过程。

3．调控Ca^{2+}信号传导，维持钙稳态　线粒体Na^{+}/Ca^{2+}交换体（Na^{+}/Ca^{2+}exchanger，NCX）是调节胞质内钙稳态最重要的继发性主动转运蛋白之一，具有反向转运Ca^{2+}和Na^{+}的功能，其活性异常或蛋白表达失调均可导致心力衰竭的发生。尤其是在氧化应激情况下，NAD＋水平和NAD/NADH失衡可以影响NCX的功能，抑制Ca^{2+}信号传导，使细胞内Ca^{2+}超载，发生兴奋-收缩耦合异常。在收缩升主动脉诱导的非缺血性心力衰竭豚鼠模型中，升高的细胞质Na^{+}与心肌细胞衰竭密切相关，这可能与影响NCX、加速Ca^{2+}外流，使线粒体细胞内的Ca^{2+}减少相关，但ROX如何直接作用于NCX尚不清楚。总之，通过提高NAD＋水平恢复NAD/NADH比例，可能会改善心肌细胞Ca^{2+}的处理能力及心脏泵功能。

三、靶向NAD^{+}及其前体在心力衰竭患者中的治疗潜力

基于临床前研究数据，NAD＋对心肌的保护作用被逐渐明确，NAD＋前体相关药物有望成为治疗心力衰竭的有效方法，而且现已成为药物开发的热点方向，相应的临床研究也正在逐步开展中。Zhou等发表的临床试验（NCT03727646）对补充NR的左心室辅助装置植入的晚期心力衰竭患者进行了研究，结果显示，提高NAD＋水平可以增强外周血单核细胞线粒体功能，并抑制全身炎症反应。一项纳入射血分数保留的心力衰竭（heart failure with preserved ejection fraction，HFpEF）患者的长期队列研究显示，高膳食摄入NAD＋前体与较低的血压和较低的心脏死亡风险相关，提示NAD＋前体在治疗舒张功能障碍和HFpEF方面具有潜在作用。另一项来自美国的随机对照研究（NCT03423342）已完成受试者招募，旨在评估NR用于收缩功能不全心力衰竭患者中的安全性和耐受性，但其结果尚未发表。另有2项关于NAD＋前体相关药物在心力衰竭患者中的临床试验（NCT04528004和NCT04913805）正在进行中。

NAD＋的缺失是心力衰竭的发病机制之一，保持和改善NAD＋及其前体的稳态有利于恢复心肌代谢、逆转心肌重构和线粒体功能，延缓心力衰竭的进展。大量临床前研究数据已展现出NAD＋补充剂在心脏疾病的治疗和预防中的独特优势。期待未来有更多研究来深入阐明并发掘NAD＋在心力衰竭中的作用机制，以及NAD＋补充剂的潜在获益人群、给药形式及合理剂量。

（杭州市第一人民医院　李沂玮　朱　英）

参考文献

[1] TANNOUS C, BOOZ G W, ALTARA R, et al. Nicotinamide adenine dinucleotide: Biosynthesis, consumption and therapeutic role in cardiac diseases [J]. Acta Physiol (Oxf), 2021, 231(3): e13551.

[2] MATASIC D S, BRENNER C, LONDON B. Emerging potential benefits of modulating NAD＋

metabolism in cardiovascular disease [J]. Am J Physiol Heart Circ Physiol, 2018, 314(4): H839-H852.

[3] HONG W Q, MO F, ZHANG Z P, et al. Nicotinamide mononucleotide: a promising molecule for therapy of diverse diseases by targeting NAD+metabolism [J]. Front Cell Dev Biol, 2020, 8: 246.

[4] LOPASCHUK G D, KARWI Q G, TIAN R, et al. Cardiac energy metabolism in heart failure [J]. Circ Res, 2021, 128(10): 1487-1513.

[5] LIN Q Z, ZUO W Y, LIU Y Z, et al. NAD+and cardio-vascular diseases [J]. Clin Chim Acta, 2021, 515: 104-110.

[6] ABDELLATIF M, SEDEJ S, KROEMER G. NAD+ meta-bolism in cardiac health, aging, and disease [J]. Circulation, 2021, 144(22): 1795-1817.

[7] ROTLLAN N, CAMACHO M, TONDO M, et al. Therapeutic potential of emerging NAD+-increasing strategies for cardiovascular diseases [J]. Antioxidants (Basel), 2021, 10(12): 1939.

[8] LEE C F, CHAVEZ J D, GARCIA-MENENDEZ L, et al. Normalization of NAD+redox balance as a therapy for heart failure [J]. Circulation, 2016, 134(12): 883-894.

[9] 王鑫垚，吕风华. Sirtuins激动剂（NAD+）在心血管疾病治疗中的研究进展［J］. 临床医学研究与实践，2021，6（26）：196-198.

[10] LEE C F, CHAVEZ J D, GARCIA-MENENDEZ L, et al. Normalization of NAD+redox balance as a therapy for heart failure [J]. Circulation, 2016, 134(12): 883-894.

[11] DIGUET N, TRAMMELL S A J, TANNOUS C, et al. Nicotinamide riboside preserves cardiac function in a mouse model of dilated cardiomyopathy [J]. Circulation, 2018, 137(21): 2256-2273.

[12] PEI Z W, WANG F, WANG K L, et al. Nicotinamide adenine dinucleotide in the development and treatment of cardiac remodeling and aging [J]. Mini Rev Med Chem, 2022, 22(18): 2310-2317.

[13] VIKRAM A, LEWARCHIK C M, YOON J Y, et al. Sirtuin 1 regulates cardiac electrical activity by deacetylating the cardiac sodium channel [J]. Nat Med, 2017, 23(3): 361-367.

[14] TANG X, CHEN X F, WANG N Y, et al. SIRT2 acts as a cardioprotective deacetylase in pathological cardiac hypertrophy [J]. Circulation, 2017, 136(21): 2051-2067.

[15] PALOMER X, ROMÁN-AZCONA M S, PIZARRO-DELGADO J, et al. SIRT3-mediated inhibition of FOS through histone H3 deacetylation prevents cardiac fibrosis and inflammation [J]. Signal Transduct Target Ther, 2020, 5(1): 14.

[16] SADHUKHAN S, LIU X, RYU D, et al. Metabolomicsassisted proteomics identifies succinylation and SIRT5 as important regulators of cardiac function [J]. Proc Natl Acad Sci USA, 2016, 113(16): 4320-4325.

[17] SUNDARESAN N R, VASUDEVAN P, ZHONG L, et al. The sirtuin SIRT6 blocks IGF-Akt signaling and development of cardiac hypertrophy by targeting c-Jun [J]. Nat Med, 2012, 18(11): 1643-1650.

[18] LI Y M, MENG X D, WANG W G, et al. Cardioprotective effects of SIRT6 in a mouse model of transverse aortic constriction-induced heart failure [J]. Front Physiol, 2017, 8: 394.

[19] LUO Y X, TANG X, AN X Z, et al. SIRT4 accelerates Ang II-induced pathological cardiac hypertrophy by inhibiting manganese superoxide dismutase activity [J]. Eur Heart J, 2017, 38(18): 1389-1398.

[20] SENONER T, DICHTL W. Oxidative stress in cardiovascular diseases: still a therapeutic target? [J]. Nutrients, 2019, 11(9): 2090.

[21] ZIMMER A, TEIXEIRA R B, BONETTO J H P, et al. Role of inflammation, oxidative stress, and autonomic

nervous system activation during the development of right and left cardiac remodeling in experimental pulmonary arterial hypertension [J]. Mol Cell Biochem, 2020, 464(1-2): 93-109.

[22] PILLAI V B, SUNDARESAN N R, KIM G, et al. Exogenous NAD blocks cardiac hypertrophic response via activation of the SIRT3-LKB1-AMP-activated kinase pathway [J]. J Biol Chem, 2010, 285(5): 3133-3144.

[23] 谷佳鑫，刘文秀，赵德超. Sirtuins 家族与心血管疾病关系研究进展 [J]. 疑难病杂志，2022，21（5）：536-538，542.

[24] LUO Y X, TANG X Q, AN X Z, et al. SIRT4 accelerates Ang II-induced pathological cardiac hypertrophy by inhibiting manganese superoxide dismutase acti-vity [J]. Eur Heart J, 2017, 38(18): 1389-1398.

[25] WANG Z, NOLAN B, KUTSCHKE W, et al. Na^{+}-$Ca2^{+}$ exchanger remodeling in pressure overload cardiac hypertrophy [J]. J Biol Chem, 2001, 276(21): 17706-17711.

[26] ZHOU B, WANG D D, QIU Y, et al. Boosting NAD level suppresses inflammatory activation of PBMCs in heart failure [J]. J Clin Invest, 2020, 130(11): 6054-6063.

[27] ABDELLATIF M, TRUMMER-HERBST V, KOSER F, et al. Nicotinamide for the treatment of heart failure with preserved ejection fraction [J]. Sci Transl Med, 2021, 13(580): eabd7064.

第十三节　正性肌力药物在心源性休克治疗中的新进展

心源性休克（cardiogenic shock，CS）是由于原发性心脏功能障碍、心输出量不足导致组织灌注不足的综合征，可导致多器官衰竭和死亡，死亡率高达 40%。CS 是重症监护病房（intensive care unit，ICU）常见的疾病。出现心肌组织的急性损失［如急性心肌梗死（acute myocardial infarction，AMI）、心肌炎、心搏骤停复苏后休克等］或疾病稳定性下降的慢性失代偿性心力衰竭，同时伴有器官灌注不足的状态称为 CS，主要表现为四肢出冷汗、尿少、精神错乱、头晕及脉压减小，以及血清肌酐升高、代谢性酸中毒及血清乳酸升高等组织缺氧和细胞功能的改变。

对 CS 患者的治疗应尽早识别并治疗根本原因，例如，在 AMI 患者的再灌注治疗中，通过使用血管加压药和正性肌力药及机械循环支持疗法来改善患者的血流动力学以满足组织灌注的需要，这是治疗的关键部分。尽管机械循环支持引起了研究人员相当大的关注，但是短期、持续的静脉正性肌力药仍然是大多数 CS 患者的治疗基石。传统意义上正性肌力药物包括儿茶酚胺类药物、强心苷类药物、磷酸二酯酶抑制剂及钙增敏剂等。正性肌力药物在发挥正性肌力的同时，还会导致外周血管的收缩或舒张。儿茶酚胺类药物会引起心动过速，诱发心肌缺血和心律失常。外周血管舒张和低血压可能是磷酸二酯酶抑制剂左西孟旦的主要限制因素。尽管正性肌力药物在 CS 的临床实践中很重要，用药的选择还是主要基于临床医师的选择偏好及相关机制的理论获益。目前仍然缺乏有力的证据表明某种正性肌力药物优于另一种。本文主要针对正性肌力药物在心源性休克治疗中的新进展做一介绍。

一、儿茶酚胺类药物

儿茶酚胺类药物通过与β-肾上腺素能受体结合，激活腺苷酸环化酶，催化三磷酸腺苷生成环磷酸腺苷（cyclic adenosine monophosphate，cAMP），增加细胞内cAMP水平，刺激心肌细胞肌浆网释放Ca^{2+}增加，从而发挥正性肌力作用。包含3种内源性神经递质（多巴胺、肾上腺素及去甲肾上腺素）和2种合成儿茶酚胺（多巴酚丁胺和异丙肾上腺素）在内的儿茶酚胺类药物在临床实践中仍广泛应用。

多巴胺具有正性肌力和收缩血管的作用，由于其不明显增加心脏耗氧量，在很长一段时间内都作为CS的首选用药，时间从20世纪70年代延续至20世纪90年代后期。研究人员对多巴胺的不良反应（如诱发快速心律失常、减少内脏灌注、减少肾血流及抑制垂体前叶激素释放等）有了逐渐的认识，而且其不良反应较多巴酚丁胺或去甲肾上腺素更为明显。随后的临床试验和荟萃分析发现，CS患者使用去甲肾上腺素比多巴胺更安全、有效。2011年的SOAP Ⅱ（The Sepsis Occurrence in Acutely Ill Patients Ⅱ）研究是对任何形式休克进行正性肌力药物治疗的规模最大且最严格的研究。该研究共纳入1679例休克患者，结果发现，使用多巴胺与去甲肾上腺素在休克患者中的死亡率没有差异，但是多巴胺组患者的心律失常事件比去甲肾上腺素组患者多。对280例CS患者的亚组分析发现，多巴胺组28天死亡率高于去甲肾上腺素组（$P=0.03$），多巴胺与CS患者死亡率的增加有关。尽管多巴胺可能比去甲肾上腺素能更好地维持心输出量，但是死亡率的增加也是一个确切的终点。多巴胺增加心率和缺血事件的发生率可能是死亡率增加的原因。遗憾的是，在CS亚组280例患者中有161例有AMI，但是该研究并没有提及再灌注治疗的数据，这在一定程度上限制了研究结果的推广。

随着研究人员对多巴胺的认识不断深入，去甲肾上腺素逐渐被提到了CS一线用药的地位。一项随机对照试验比较了肾上腺素与去甲肾上腺素在CS治疗中的差别，入组患者均是AMI且行紧急经皮冠脉介入术（percutaneous coronary intervention，PCI）的患者，手术结束时急性心肌梗死溶栓评分（thrombolysis in myocardial infarction，TIMI）均为3分及以上。结果显示，虽然肾上腺素有非常短暂的改善心脏指数的作用，但其存在增加心率、增加氧消耗、使乳酸清除延长等明显的安全问题，最后该试验因肾上腺素引起的难治性CS的发生率较高而被提前终止。虽然该试验被提前终止且存在样本量较小的缺点，但也说明去甲肾上腺素较肾上腺素具有更加优越的疗效和安全性。尽管肾上腺素有更加确定的正性肌力作用，但是CS的治疗目的是改善组织灌注，并不是说心输出量越高越好，或者正性肌力的作用越强越好。为了达到同样的组织灌注目标，肾上腺素组患者有更高的心脏氧耗、氧化应激、炎症反应及乳酸中毒的发生率。肾上腺素过度刺激引起的急性儿茶酚胺性心肌病可能是难治性CS的一个主要因素。荟萃分析的结果是，肾上腺素组CS患者的死亡风险较去甲肾上腺素组增加了3倍，而在接受体外生命支持的亚组中，肾上腺素则有保护作用，这可能与体外生命支持减少了肾上腺素的剂量和疗程，致使其对心脏的“有害”影响较小有关，这样的研究结果同时也激起了体外生命支持技术的兴起及增加。不可否认，肾上腺素有血流动力学获益，其对心脏的“有害”影响也是客观存在的，比其他儿茶酚胺类药物更能增加心脏代谢和耗氧量，并改变钙稳态失衡导致的心脏状况恶化，而且肾上腺素同样影响其他器官的微循环改变，特别是肾床，因此，肾上腺素的有害作用可能与多器官毒性有关。复苏后休克也是CS的一个主要病因，针对心搏骤停患者，复苏后的血流动力学优化尤为重要。最近在法国开展的一项多中心观察性研究发现，肾上腺素组早期复发性心搏骤停高于去甲肾上腺素组，而且与较高的全因死亡率、心源性死亡率及神经系统不良结局相关。虽然这项研究不能提供因果关系的证据，但是对 CS 患者在复苏后选择血管活性药物提供了强有力的证据。

多巴酚丁胺是最常用的正性肌力药物之一，是人工合成的 β_1/β_2- 肾上腺素能受体激动剂，其在产生正性肌力的同时，可以通过外周血管舒张（血管 β_2- 肾上腺素能受体）减少后负荷。因此，多巴酚丁胺会增加心输出量并降低左心室充盈压。2016 年欧洲心脏病学会指南仍然推荐多巴酚丁胺作为“一线”正性肌力药物，2021 年的指南则未做推荐。最近的一项小样本前瞻性研究证实，对于接受静脉 - 动脉体外膜氧合（venoarterial extracorporeal membrane oxygenation，VA-ECMO）支持的难治性 CS 患者，在维持血流动力学稳定所需的最小 ECMO 流量或多巴酚丁胺剂量的基础之上，再进行流量和剂量的增加，不影响微循环参数。该研究也验证了上述观点，CS 的治疗目的是改善组织灌注，并不是说正性肌力作用越强、支持流量越大，预后会越好。

二、磷酸二酯酶抑制剂

磷酸二酯酶抑制剂通过抑制磷酸二酯酶 - Ⅲ，阻断 cAMP 的释放，从而增加细胞内 cAMP 的水平，刺激肌浆网 Ca^{2+}释放增加，从而发挥正性肌力作用。其代表药物为米力农。

米力农和多巴酚丁胺在 CS 治疗中的选择通常来自如下理论依据：米力农具有降低肺动脉压和改善右心室功能的机制，可以在肺动脉高压患者中使用；多巴酚丁胺对心率和心肌耗氧量的影响削弱了其在有快速心律失常或心肌缺血风险患者中的使用。加拿大汇报了一项随机双盲 DOREMI 研究，结果并未发现米力农或多巴酚丁胺在 CS 治疗中的效果哪个更有优势，心率、血压和乳酸水平不存在任何的组间差异，两组患者在心搏骤停复苏、接受机械循环支持、短暂性脑缺血、肾脏替代治疗方面也没有差异。入组的患者中处于心血管造影和介入学会（Society for Cardiovascular Angiography and Interventions，SCAI）分期的 C 期及以上者占 97%，两组不良临床结局的发生率都较高且无组间差异，急性肾损伤的发生率为 95%，院内死亡率为 42%。一项针对心脏手术后 CS 患者的回顾性研究发现，米力农和多巴酚丁胺的有效性和安全性相当，多巴酚丁胺更倾向于增加心脏指数。患者对不良事件的耐受性在很大程度上决定了药物的选择，使用米力农的患者常因低血压而停药，而使用多巴酚丁胺的患者更常见的停药原因是心律失常。心脏手术后的 CS 较其他原因导致的 CS 更好纠正，总死亡率仅为 4%。有趣的是，急性心力衰竭患者使用米力农较多巴酚丁胺更有生存获益，但是，如果急性心力衰竭进展到 CS 阶段，米力农的生存获益会随之消失。

考虑到 CS 早期需要增加心输出量，由于 β 受体阻滞剂的负性肌力和变时特性，临床医师担忧的是血流动力学的这种负面影响会恶化患者的预后。但是最近对 DOREMI 研究的亚组分析足以消除这种担忧，该研究在多巴酚丁胺和米力农治疗的基础之上，在 CS 进展的第一个 24h 内联用了 β 受体阻滞剂。结果发现，在 CS 管理的早期复苏阶段，联合 β 受体阻滞剂反而与较低的早期死亡率和心搏骤停复苏率有关。这种保护作用在随后的治疗中逐渐消失，院内死亡率也没有差异。此外，早期使用 β 受体阻滞剂不会影响重要的血流动力学参数，也不会减弱多巴酚丁胺或米力农的正性肌力作用。在继续调整一些重要的临床变量后也发现，联用 β 受体阻滞剂具有更低的室性心律失常发生率，这与早期更低的心搏骤停复苏率及死亡获益的趋势一致。因为 β 受体阻滞剂除具有负性肌力和变时特性外，还可以通过减少起搏细胞的自动去极化和增加房室结不应期而具有Ⅱ类抗心律失常特性。这也说明在

CS复苏早期，当肾上腺素能的刺激达到极值时，β受体阻滞剂反而具有保护心脏的作用，尤其是其在调节心律失常的作用方面值得进一步研究。因此，与失代偿性心力衰竭患者不同，发生CS时的交感神经张力和儿茶酚胺水平的增加都是为了维持心输出量的代偿机制，这可能是β受体阻滞剂在CS患者中的使用时效减低的原因。因此，对于CS患者正性肌力药物的选择，可能更多基于医师对药物的掌握程度及所要达到的满足组织灌注的血流动力学目标，而与基线β受体阻滞剂的关系并不大。

三、钙增敏剂

目前尚缺乏令人信服的数据支持正性肌力可以降低CS患者的死亡率。2020年的Cochrane分析发现，还没有足够的证据可以证明任何血管加压药或正性肌力药物在降低死亡率方面优于另一种。儿茶酚胺类药物是一线药物，左西孟旦是一种替代或附加药物。左西孟旦通过增敏心肌细胞对细胞内钙的敏感性，增加心肌收缩力，而不影响舒张功能，还可以调节氧化剂/抗氧化剂的平衡、调节线粒体水平上的氧化状态，从而发挥保护心脏的作用。由于其代谢产物的活性，持续输注24h，药理作用可持续近1周的时间。与儿茶酚胺相比，左西孟旦不会增加心肌需氧量，这对于组织氧输送受损的患者来说可能具有更特殊的价值。荟萃分析显示，对感染性休克患者使用左西孟旦并未显示出比多巴酚丁胺更好的生存获益。但是对于接受VA-ECMO辅助治疗的难治性CS患者，在早期（24h内）给予左西孟旦有助于提高VA-ECMO撤机的成功率、降低心血管死亡率和全因死亡率。即使在经历心搏骤停的CS患者中，使用左西孟旦也提供了更好的180天预后，并且有更好的肾脏恢复趋势。Guilherme的研究报道了接受ECMO支持的难治性CS患者，发现左西孟旦对减少ECMO撤机失败没有获益，28天和6个月的生存率也没有获益。值得注意的是，这项研究中左西孟旦的使用时间是采用ECMO支持后［（6.6±5.4）天］，而不是上述研究中的24h内，由于临床设计的不一致，对结果的评价也需要更加谨慎。

四、其他正性肌力药物

目前用于CS的治疗药物大多数通过影响细胞内的钙而起作用。一些新型的不同机制的药物不断进入临床，可能会在未来提供更有效的替代方案。根据作用机制的不同，可以将改善心功能的药物分为3类：①“calcitropes”，即通过调节心肌中的钙信号来发挥正性肌力作用；②“myotropes”，即通过钙非依赖性机制直接增加肌节的功能；③“mitotropes”，可影响线粒体和能量代谢。“calcitropes”又被作为传统的正性肌力药物，儿茶酚胺类药物、磷酸二酯酶抑制剂、钙增敏剂和强心苷类药物都属于这一类，它们增强心肌收缩力的统一机制是通过细胞内的Ca^{2+}而起作用，这种机制可能是它们无法提高CS患者长期生存率的主要原因。左西孟旦在一定程度上可以归类为“myotropes”，因为它是不依赖Ca^{2+}通道而可以调节肌钙蛋白和原肌球蛋白的钙增敏剂。目前研究较多的是选择性肌球蛋白激动剂“omecamtiv mecarbil”，一项针对慢性心力衰竭的Ⅲ期临床研究（GALACTIC-HF trail）显示，射血分数＜30%的慢性心力衰竭患者可以从该药的治疗中获益，但是尚没有证据支持其在CS患者中使用。“mitotropes”通过线粒体途径起到改善心功能的作用，钠-葡萄糖协同转运蛋白抑制剂（如达格列净和恩格列净）能抑制钠和葡萄糖在肾小管的重吸收，不管是否有糖尿病，均能降低慢性心力衰竭患者的死亡率，但是目前还没有证据支持其在CS患者中使用。

五、总结

总之，CS 的血流动力学具有多样性的特点，应根据个体血流动力学的特点进行综合管理，而不是“一刀切”。虽然指导正性肌力药物在 CS 治疗中的资料有限，一些研究也存在局限性，但是去甲肾上腺素已成为比肾上腺素和多巴胺更受欢迎的血管活性药物。对于心肺复苏后的 CS 患者，也是优先选择去甲肾上腺素而不是肾上腺素。虽然磷酸二酯酶抑制剂的作用机制与儿茶酚胺类药物不一样，但是最近的研究显示，米力农相比于多巴酚丁胺在心源性休克患者中的疗效和安全性上没有明显优势。对 CS 早期患者，在正性肌力药物的基础上联用 β 受体阻滞剂，并没有导致血流动力学的恶化，反而使早期室性心律失常和早期死亡率均下降，因此，对 β 受体阻滞剂负性肌力和变时特性的担忧可能有点多余。左西孟旦的应用依然处于意见不统一的阶段。由于缺乏有关剂量、治疗持续时间及病因的相关信息，使这些结果仍具有探索性。目前关于治疗 CS 的正性肌力药物的研究多集中在左心，对于由右心衰竭引起的 CS 的临床研究相对较少。越来越多的数据表明，儿茶酚胺的神经免疫调节作用具有巨大的治疗潜力。选择性肌球蛋白激动剂“omecamtiv mecarbil”在慢性心力衰竭中已显示出治疗作用，但其应用于 CS 的作用还未知。总之，为了避免正性肌力药物的不良反应，需要谨慎使用这类药物，优选低剂量开始，并须在密切监测下逐渐增加剂量，对于需要长时间支持的患者，需要考虑更换用药，并定期评估剂量调整及撤药的可能性。未来的研究应根据 CS 的血流动力学表型特点进行分层研究设计，只有这样的结果才能更好地指导临床用药的选择。

（厦门大学附属心血管病医院　陈辉龙　王菊香）

参考文献

[1] MCDONAGH T A, METRA M, ADAMO M, et al. 2021 ESC Guidelines for the diagnosis and treatment of acute and chronic heart failure [J]. Eur Heart J, 2021, 42(36): 3599-3726.

[2] BRUNO R R, WOLFF G, KELM M, et al. Pharmacological treatment of cardiogenic shock-A state of the art review [J]. Pharmacol Ther, 2022, 240: 108230.

[3] DI SANTO P, MATHEW R, JUNG R G, et al. Impact of baseline beta-blocker use on inotrope response and clinical outcomes in cardiogenic shock: a subgroup analysis of the DOREMI trial [J]. Crit Care, 2021, 25 (1): 289.

[4] DE BACKER D, BISTON P, DEVRIENDT J, et al. Comparison of dopamine and norepinephrine in the treatment of shock [J]. N Engl J Med, 2010, 362 (9): 779-789.

[5] LEVY B, CLERE-JEHL R, LEGRAS A, et al. Epinephrine versus norepinephrine for cardiogenic shock aftera-cute myocardial infarction [J]. J Am Coll Cardiol, 2018, 72 (2): 173-182.

[6] LÉOPOLD V, GAYAT E, PIRRACCHIO R, et al. Epinephrine and short-term survival in cardiogenic shock: an individual data meta-analysis of 2583 patients

[J]. Intensive Care Med, 2018, 44 (6): 847-856.

[7] BOUGOUIN W, SLIMANI K, RENAUDIER M, et al. Epinephrine versus norepinephrine in cardiac arrest patients with post-resuscitation shock [J]. Intensive Care Med, 2022, 48 (3): 300-310.

[8] CHOMMELOUX J, MONTERO S, FRANCHINEAU G, et al. Venoarterial extracorporeal membrane oxygenation flow or dobutamine to improve microcirculation during ECMO for refractory cardiogenic shock [J]. J Crit Care, 2022, 71: 154090.

[9] MATHEW R, DI SANTO P, JUNG R G, et al. Milrinone as compared with dobutamine in the treatment of cardiogenic shock [J]. N Engl J Med, 2021, 385 (6): 516-525.

[10] BARAN D A, GRINES C L, BAILEY S, et al. SCAI clinical expert consensus statement on the classification of cardiogenic shock: This document was endorsed by the American College of Cardiology (ACC), the American Heart Association (AHA), the Society of Critical Care Medicine (SCCM), and the Society of Thoracic Surgeons (STS) in April 2019 [J]. Catheter Cardiovasc Interv, 2019, 94 (1): 29-37.

[11] LU X, WANG X, GAO Y X, et al. Norepinephrine use in cardiogenic shock patients is associated with increased 30 day mortality [J]. ESC Heart Fail, 2022, 9 (3): 1875-1883.

[12] BISWAS S, MALIK A H, BANDYOPADHYAY D, et al. Meta-analysis comparing the efficacy of dobutamine versus milrinone in acute decompensated heart failure and cardiogenic shock [J]. Curr Probl Cardiol, 2022, 8: 101245.

[13] UHLIG K, EFREMOV L, TONGERS J, et al. Inotropic agents and vasodilator strategies for the treatment of cardiogenic shock or low cardiac output syndrome [J]. Cochrane Database Syst Rev, 2020, 11(11): CD009669.

[14] GROSSINI E, FARRUGGIO S, PIERELLI D, et al. Levosimendan improves oxidative balance in cardiogenic shock/Low cardiac output patients [J]. J Clin Med, 2020, 9 (2): 373.

[15] BHATTACHARJEE S, SONI K D, MAITRA S, et al. Levosi-mendan does not provide mortality benefit over dobutamine in adult patients with septic shock: A meta-analysis of randomized controlled trials [J]. J Clin Anesth, 2017, 39: 67-72.

[16] CHEN Y W, LEE W C, WU P J, et al. Early levosimendan administration improved weaning success rate in extracorporeal membrane oxygenation in patients with cardiogenic shock [J]. Front Cardiovasc Med, 2022, 9: 912321.

[17] GUILHERME E, JACQUET-LAGRÈZE M, POZZI M, et al. Can levosimendan reduce ECMO weaning failure in cardiogenic shock?: a cohort study with propensity score analysis [J]. Crit Care, 2020, 24 (1): 442.

[18] PSOTKA M A, GOTTLIEB S S, FRANCIS G S, et al. Cardiac calcitropes, myotropes, and mitotropes: JACC review topic of the week [J]. J Am Coll Cardiol, 2019, 73 (18): 2345-2353.

[19] TEERLINK J R, DIAZ R, FELKER G M, et al. Effect of ejection fraction on clinical outcomes in patients treated with omecamtiv mecarbil in GALACTIC-HF [J]. J Am Coll Cardiol, 2021, 78 (2): 97-108.

[20] DESJARDIN J T, TEERLINK J R. Inotropic therapies in heart failure and cardiogenic shock: an educational review [J]. Eur Heart J Acute Cardiovasc Care, 2021, 10 (6): 676-686.

[21] KANWAR M K, EVERETT K D, GULATI G, et al. Epidemiology and management of right ventricular-predominant heart failure and shock in the cardiac intensive care unit [J]. Eur Heart J Acute Cardiovasc Care, 2022, 11(7): 584-594.

[22] GASKILL P J, KHOSHBOUEI H. Dopamine and norepinephrine are embracing their immune side and so should we [J]. Curr Opin Neurobiol, 2022, 77: 102626.

[23] HEIDENREICH P A, BOZKURT B, AGUILAR D, et al. 2022 AHA/ ACC/ HFSA Guideline for the Management of Heart Failure: A Report of the American College of Cardiology/American Heart Association Joint Committee on Clinical Practice Guidelines [J]. Circulation, 2022, 145 (18): e895-e1032.

[24] LEWIS T C, ABERLE C, ALTSHULER D, et al. Comparative effectiveness and safety between milrinone or dobutamine as initial inotrope therapy in cardiogenic shock [J]. J Cardiovasc Pharmacol Ther, 2019, 24 (2): 130-138.

第十四节　烟酰胺腺嘌呤二核苷酸在心脏治疗中的靶向性

烟酰胺腺嘌呤二核苷酸（nicotinamide adenine dinucleotide，NAD＋）是一种中心代谢物，参与能量代谢和氧化还原稳态，以及脱氧核糖核酸（deoxyribonucleic acid，DNA）修复和蛋白质脱乙酰化反应。NAD＋降解酶的药理学或遗传抑制、NAD＋前体的外部补充及NAD＋生成酶的转基因过表达对代谢健康和与年龄相关的疾病具有广泛的积极影响。研究表明，心力衰竭的发生与NAD＋含量的降低有关，同时补充NAD＋有助于改善心脏功能。未来以NAD＋为中心的治疗方法可能有助于治疗心力衰竭患者。

一、背景

心力衰竭是各种心脏疾病的严重表现或终末阶段，也是目前心血管疾病导致患者死亡的主要原因。国内一项流行病学调查显示，在我国年龄≥35岁的居民中，心力衰竭的患病率约为1.3%，即有约1370万心力衰竭的患者。我国心力衰竭的患病率在过去15年间增加了44%，心力衰竭患者增加了900多万人。尽管在预防和治疗方面取得了显著进展，但心力衰竭所致的患者死亡率仍然很高，约50%的患者在确诊5年后死亡，其死亡率甚至远远超过前列腺癌、乳腺癌、结直肠癌等多种癌症。深入探索心力衰竭的病理生理机制对于更好地治疗心力衰竭至关重要。线粒体是细胞的能量工厂，而线粒体功能障碍一直被认为是心力衰竭心肌细胞能量无法生成和利用的主要机制。此外，新出现的证据表明，线粒体功能障碍也会导致钙失调、氧化应激及心肌细胞死亡。这些因素相互作用，形成了心力衰竭的恶性循环。因此，线粒体功能障碍在心力衰竭发病机制中的作用日益受到关注。针对线粒体功能障碍的治疗策略为预防和治疗心力衰竭提供了希望。

NAD＋是真核细胞代谢所必需的。NAD在其氧化态（NAD＋）和还原态（NADH）之间转化的能力对于以腺苷三磷酸（adenosine triphosphate，ATP）形式捕获或释放细胞能量的氧化还原反应是必不可少的。除了在能量代谢中的作用，NAD＋还被认为是一个关键的信号分子和多种酶的限速底物，涉及DNA修复、表观遗传调节、翻译后修饰及不同营养状态的代谢适应能力。

人体大部分器官（包括心脏）缺乏NAD＋从头合成的酶，心肌细胞从预先形成的吡啶基团［如烟酰胺（nicotinamide，NAM）］生成NAD＋，也就是补救合成途径。NAM在细胞内可作为NAD

＋非氧化分解代谢的最终产物，也是一种易于利用的底物，可在磷酸核糖转移酶（nicotinamide phosphoribosyltransferase，NAMPT）的作用下合成NAD＋。在生理条件下，NAM是心脏NAD＋的主要来源，因为NAM是循环中含量最多的NAD＋前体［NAM 2000nmol/L，烟酰胺核糖（nicotinamide ribose，NR）7nmol/L］。短期内给予健康大鼠NR不能增加心脏NAD＋的含量，相比之下却能提高肝脏NAD＋的水平。NAD＋不能被直接运输到细胞内，因为其具备疏水性，带正电荷且分子量大。细胞只能吸收NAD＋前体，进一步在细胞内合成NAD＋。另外，不同的酶以不同的速率消耗NAD＋，并且依赖于细胞类型和环境。虽然大多数代谢NAD＋的酶在心脏中表达，但它们对心脏NAD＋分解代谢的相对贡献仍有待阐明。

二、烟酰胺腺嘌呤二核苷酸与心脏能量代谢

心脏是代谢最活跃的器官之一，心肌细胞主要由有氧代谢提供能量。心肌细胞具有较强的有氧氧化能力，因为它们富含线粒体和活性较高的氧化酶（如细胞色素）。正常情况下，脂肪酸是心肌细胞能量生成的主要底物。在脂肪酸β-氧化能量代谢过程中，NAD的氧化形式（NAD＋）作为受体，被还原为NADH，然后NADH被氧化为NAD＋，产生ATP以供心肌细胞使用，因此，NAD＋/NADH比值对于通过氧化还原反应提供的能量非常重要。此外，消耗NAD＋会导致沉默调节蛋白活性降低，增加线粒体乙酰化程度，导致心肌能量代谢紊乱。然而，心脏衰竭时，机体会使用糖酵解和酮体氧化的方式来代替脂肪酸β-氧化生成ATP，降低NAD＋/NADH比值，从而影响心肌功能。Cox等证实，NAD＋影响线粒体氧化还原过程并增加能量代谢，从而改善心脏舒张功能。因此，保持NAD＋水平在心肌能量代谢中起重要作用。

三、烟酰胺腺嘌呤二核苷酸对心脏的保护作用

研究证据表明，氧化应激和炎症在驱动心脏和血管疾病的过程中是相互联系的，两者都是促进心血管疾病进展的重要因素。补充NAD＋对氧化应激、炎症反应等均有抑制作用，是减轻心血管细胞损伤的主要机制。NAM保护血管细胞免受氧化应激损伤，维持细胞内的NAD＋水平是动脉内皮细胞重要的血管保护机制。目前一致认为，NAD＋的耗竭通常与年龄相关的血管功能障碍有关。烟酰胺单核苷酸（nicotinamide mononucleotide，NMN）可以通过SIRT1依赖的方式保护老化的内皮细胞免受氧化应激损伤。NR通过NAD＋/SIRT1信号通路对酒精诱导的巨噬细胞氧化应激和炎症也有保护作用。另外，NAD＋不足可以导致血管炎症。在心力衰竭患者中，系统性炎症升高与外周血单核细胞（peripheral blood mononuclear cells，PBMCs）的线粒体功能障碍有因果关系，而NR介导NAD＋的升高改善了线粒体功能，减弱了PBMCs的促炎活性。NAM预处理可以减轻线粒体应激，防止缺氧大鼠心肌细胞坏死和凋亡。另外，自噬是一种细胞循环利用细胞质组分的过程，在组织重塑中起关键作用。补充NAM可以保护慢性缺氧患者的心肌细胞免受缺氧诱导的凋亡，并可以通过减弱mTOR通路来增加自噬相关蛋白的丰度。

最近的研究表明，糖尿病心肌病小鼠模型的NAD＋氧化还原平衡受损，表明抗氧化减少。此外，尽管体重增加和高血糖状况没有改变，NAMPT过表达仍然可以对抗小鼠心肌肥厚、纤维化、炎症及舒张功能障碍。抑制NAD＋代谢酶已被认为可以治疗糖尿病心肌病。例如，PARP1抑制剂INO1001

在瘦素抵抗的糖尿病小鼠模型的糖尿病心肌病中进行了测试。PARP1 抑制剂可以改善心肌肥厚、纤维化、炎症及氧化应激的迹象。另外，心脏代谢紊乱，特别是 NAD＋代谢紊乱，可能会影响心脏离子通道的功能。对小鼠的研究表明，降低 NAD＋/NADH 比值可以改变心脏 Nav1.5 通道的表达和传导。相反，在有 Nav1.5 通道功能不全的离体小鼠心脏中添加 NAD＋可以降低室性心动过速的风险。最近的一项人体研究发现，心房颤动患者的心肌细胞显示出大量的 DNA 损伤，这与 PARP1 的激活有关。另外，在不同的心房颤动模型中，过速起搏可以通过 DNA 损伤、PARP1 过度活化及随后的 NAD＋耗尽损害心肌收缩功能。

四、NAD＋作为射血分数保留的心力衰竭治疗的新靶点

在 2021 年欧洲心脏病协会（European Society of Cardiology，ESC）发表的急慢性心力衰竭诊断和治疗指南中，根据左心室射血分数（left ventricular ejection fraction，LVEF）可将心力衰竭分为射血分数降低的心力衰竭（HFrEF）、射血分数轻度降低的心力衰竭（HFmrEF）和射血分数保留的心力衰竭（HFpEF）。与 HFrEF 有很大的不同，目前尚没有关于 HFpEF 循证医学的治疗方法，由于该病的异质性，对其药物治疗的探索一直受挫，这种疾病越来越被认为是一种与年龄相关的全身代谢综合征。HFpEF 通常与其他代谢性疾病（如肥胖症、糖尿病和高血压）共存，也被认为是全身性代谢紊乱的心脏表现。新出现的临床前证据表明，紊乱的 NAD＋代谢越来越被认为是一种可修正的心血管危险因素，增加细胞 NAD＋可能是一种有前景的治疗途径。由于心脏对能量的高需求，心血管系统特别容易受到 NAD＋代谢失调的影响。在 HFpEF 动物模型中，细胞内 NAD＋缺失会损害线粒体脂肪酸 β- 氧化和氧化磷酸化，而线粒体功能障碍是代谢紊乱的标志。心肌细胞主要在线粒体内积累 NAD＋，有研究推测，心肌线粒体功能障碍与 HFpEF 的发病有关。而发生 HFpEF 时，NAD＋补救合成途径受损，会导致 NAD＋的缺乏及蛋白去乙酰化酶的下调，进一步导致线粒体蛋白超乙酰化，加重线粒体功能障碍。动物实验表明，使用 NAM 或 NR 补充 NAD＋可通过几种机制改善心脏舒张功能。通过向 HFpEF 小鼠补充烟酰胺核苷或 NAD＋生物合成的直接激活剂，可以改善线粒体功能、改善 HFpEF。巴黎萨克雷大学的 Mathias 教授完成的一项研究发现，与健康的中年人相比，心力衰竭的老年患者血 NAD 水平显著低于健康人群（20.7mol/L *vs.* 23.4mol/L，P＝0.007）。此外，HFpEF 患者心肌组织中涉及 NAD＋生物合成的基因表达受损也得到相关研究的证实。给 HFpEF 模型小鼠补充 NAD＋或其生物合成直接激活剂可改善线粒体功能。足够的 NAD＋对于维持心肌生物能量利用率和正常泵功能至关重要。

鉴于 HFpEF 发病率日益增长的趋势，HFpEF 被认为是最迫切需要关注的医疗需求之一。最近的 2 项研究提供了强有力的证据，支持 NAD＋代谢可能是一个有希望的、可行的 HFpEF 靶向治疗方法。Mahmoud 等的研究发现，HFpEF 患者的舒张功能障碍与心脏 NAD＋缺陷相关。在不同的大鼠模型中，通过口服途径补充其前体烟酰胺、提高 NAD＋，可以改善衰老、高血压或心脏代谢综合征引起的舒张功能障碍。同时，NAM 通过增加肌肽和肌浆网钙 ATP 酶的去乙酰化，分别直接改善心肌细胞的被动扩张和钙依赖的主动松弛。ZSF1 肥胖大鼠补充 NAM 可恢复心脏和肝脏 NAD＋的水平，降低心肌肥厚和舒张末压，改善心肌松弛和被动扩张，从而改善舒张功能障碍。因此，在临床前模型进一步被证实之前，NAD＋替代疗法可能是治疗 HFpEF 的新方法。

在一项长期的人类队列研究中，高膳食摄入NAD＋前体可以降低高血压和心血管死亡风险。在20年的随访期间，这些NAD＋前体的高摄入（通过食物问卷评估）与低全因死亡风险相关。此外，膳食中NAD＋前体的摄入量与收缩压呈负相关。在校正了热量摄入和其他潜在混杂因素（包括年龄、性别、吸烟、糖尿病、酒精摄入、体重指数、总胆固醇，以及食物的复合类别、大量营养素及替代健康饮食指数）后，这些关联仍然成立。

五、结论

尽管目前认为NAD＋是预防或治疗心血管疾病的新靶点，但要将这些发现应用于临床，还需要克服很多困难。未来的研究还需要更长的观察时间和随访时间，当然，还需要纳入更多患者及不同药物剂量的临床试验来进一步探索NAD＋与心力衰竭等心血管疾病之间的关系。

（江苏省人民医院　左祥荣）

参考文献

［1］HAO G, WANG X, CHEN Z, et al. Prevalence of heart failure and left ventricular dysfunction in China: the China Hypertension Survey, 2012-2015 [J]. Eur J Heart Fail, 2019, 21(11): 1329-1337.

［2］LIU M S, LV J L, PAN Z C, et al. Mitochondrial dysfunction in heart failure and its therapeutic implications [J]. Front Cardiovasc Med, 2022, 9: 945142.

［3］CHINI C C S, ZEIDLER J D, KASHYAP S, et al. Evolving concepts in NAD (＋) metabolism [J]. Cell Metab, 2021, 33(6): 1076-1087.

［4］LIU L, SU X Y, QUINN W J, et al. Quantitative analysis of NAD synthesis-breakdown fluxes [J]. Cell Metab, 2018, 27(5): 1067-1080.

［5］TRAMMELL S A, SCHMIDT M S, WEIDEMANN B J, et al. Nicotinamide riboside is uniquely and orally bioavailable in mice and humans [J]. Nat Commun, 2016, 7: 12948.

［6］ZUO W Y, LIU N, ZENG Y H, et al. CD38: A potential therapeutic target in cardiovascular disease [J]. Cardiovasc Drugs Ther, 2021, 35(4): 815-828.

［7］LOPASCHUK G D, USSHER J R, FOLMES C D L, et al. Myocardial fatty acid metabolism in health and disease [J]. Physiol Rev, 2010, 90(1): 207-258.

［8］COX M J, SOOD H S, HUNT M J, et al. Apoptosis in the left ventricle of chronic volume overload causes endocardial endothelial dysfunction in rats [J]. Am J Physiol Heart Circ Physiol, 2002, 282(4): 1197-1205.

［9］LIN Q Z, ZUO W Y, LIU Y Z, et al. NAD^+ and cardiova-scular diseases [J]. Clin Chim Acta, 2021, 515: 104-110.

［10］BRUNO A S, LOPES P D D, DE OLIVEIRA K C M, et al. Vascular inflammation in hypertension: targeting lipid mediators unbalance and nitrosative stress [J]. Curr Hypertens Rev, 2021, 17(1): 35-46.

［11］MATEUSZUK L, CAMPAGNA R, KUTRYB-ZAJĄC B, et al. Reversal of endothelial dysfunction by nicotinamide mononucleotide via extracellular conversion to nicotinamide riboside [J]. Biochem Pharmacol, 2020, 178: 114019.

［12］KANG, H, PARK Y K, LEE J Y. Nicotinamide riboside, an NAD (＋) precursor, attenuates inflammation and oxidative stress by activating sirtuin 1 in alcohol-stimulated macrophages [J]. Lab Invest, 2021, 101(9): 1225-1237.

[13] KISS T, NYÚL-TÓTH Á, BALASUBRAMANIAN P, et al. Nicotinamide mononucleotide (NMN) supplementation promotes neurovascular rejuvenation in aged mice: transcriptional footprint of SIRT1 activation, mitochondrial protection, antiinflammatory, and anti-apoptotic effects [J]. Geroscience, 2020, 42(2): 527-546.

[14] ZHOU B, WANG D D, QIU Y, et al. Boosting NAD level suppresses inflammatory activation of PBMCs in heart failure [J]. J Clin Invest, 2020, 130(11): 6054-6063.

[15] LAI Y F, WANG L, LIU WY. Nicotinamide pretreatment alleviates mitochondrial stress and protects hypoxic myocardial cells via AMPK pathway [J]. Eur Rev Med Pharmacol Sci, 2019, 23(4): 1797-1806.

[16] LI W, ZHU L, RUAN Z B, et al. Nicotinamide protects chronic hypoxic myocardial cells through regulating mTOR pathway and inducing autophagy [J]. Eur Rev Med Pharmacol Sci, 2019, 23(12): 5503-5511.

[17] OKA S I, BYUN J, HUANG C Y, et al. Nampt Potentiates antioxidant defense in diabetic cardiomyopathy [J]. Circ Res, 2021, 129(1): 114-130.

[18] WALDMAN, M, NUDELMAN V, SHAINBERG A, et al. PARP-1 inhibition protects the diabetic heart through activa-tion of SIRT1-PGC-1α axis [J]. Exp Cell Res, 2018, 373(1-2): 112-118.

[19] LIU M, SHI G B, YANG K C, et al. Role of protein kinase C in metabolic regulation of the cardiac Na (+) channel [J]. Heart Rhythm, 2017, 14(3): 440-447.

[20] ZHANG D, HU X, LI J, et al. DNA damage-induced PARP1 activation confers cardiomyocyte dysfunction through NAD (+) depletion in experimental atrial fibrillation [J]. Nat Commun, 2019, 10(1): 1307.

[21] MCDONAGH T A, METRA M, ADAMO M, et al. 2021 ESC Guidelines for the diagnosis and treatment of acute and chronic heart failure [J]. Eur Heart J, 2021, 42(36): 3599-3726.

[22] LOURENÇO A P, LEITE-MOREIRA A F, BALLIGAND J L, et al. An integrative translational approach to study heart failure with preserved ejection fraction: a position paper from the Working Group on Myocardial Function of the European Society of Cardiology [J]. Eur J Heart Fail, 2018, 20(2): 216-227.

[23] ABDELLATIF M, TRUMMER-HERBST V, KOSER F, et al. Nicotinamide for the treatment of heart failure with preserved ejection fraction [J]. Sci Transl Med, 2021, 13(580): eabd7064.

[24] TONG D, SCHIATTARELLA G G, JIANG N, et al. NAD (+) Repletion reverses heart failure with preserved ejection fraction [J]. Circ Res, 2021, 128(11): 1629-1641.

[25] BRETON M, COSTEMALE-LACOSTE J F, LI Z, et al. Blood NAD levels are reduced in very old patients hospi-talized for heart failure [J]. Exp Gerontol, 2020, 139: 111051.

[26] RALTO K M, RHEE E P, PARIKH S M. NAD (+) homeostasis in renal health and disease [J]. Nat Rev Nephrol, 2020, 16(2): 99-111.

[27] ABDELLATIF M, TRUMMER-HERBST V, KOSER F, et al. Nicotinamide for the treatment of heart failure with preserved ejection fraction [J]. Sci Transl Med, 2021, 3(580): eabd7064.

[28] KIECHL S, WILLEIT J. In a nutshell: findings from the Bruneck study [J]. Gerontology, 2019, 65(1): 9-19.

第五章　重 症 呼 吸

第一节　电阻抗成像技术评估重症患者肺通气血流的临床应用场景

区域肺通气（ventilation）/ 血流（perfusion）（$\dot{V}/\dot{Q}$）的床旁评估可提供重症疾病患者肺灌注与局部气血交换的信息，对治疗具有重要的指导意义，床旁肺灌注和区域 $\dot{V}/\dot{Q}$ 监测也已成为重症领域的重大需求。双能 CT、CT 肺血管造影（computed tomography pulmonary angiography，CTPA）或单光子发射核素显像（single photon emission computed tomography，SPECT）等是传统肺灌注及区域 $\dot{V}/\dot{Q}$ 的主要检测方法，但这些方法存在需要转运患者、具有放射性、不能实时监测等局限性，因而在危重症患者的床旁应用中受限。

高渗盐水造影电阻抗成像（electrical impedance tomography，EIT）技术应运而生，其在肺灌注及区域 $\dot{V}/\dot{Q}$ 监测方面具有简便、可以床旁实施、避免转运患者及实时评估等优势，随着盐水 EIT 共识和标准化方法的逐渐建立，EIT 肺通气血流评估越来越多地被应用于临床，并在多个临床场景中展现出重要的应用潜力。近年国内外的研究表明，EIT 在评估肺栓塞（pulmonary embolism，PE）、急性呼吸窘迫综合征（acute respiratory distress syndrome，ARDS）、新型冠状病毒感染等疾病患者的肺通气、血流及区域 $\dot{V}/\dot{Q}$ 方面具有较好的操作性，可为临床治疗提供重要参考。

一、对肺栓塞等呼吸衰竭疾病的病因诊断

通过 EIT 评估肺灌注及 $\dot{V}/\dot{Q}$ 来指导肺栓塞等疾病的床旁诊断已备受关注，其临床应用也日益增加。已有多个临床病例报道了应用 EIT 可以有效识别肺栓塞所致的区域肺灌注缺失及通气血流匹配异常，还可以动态评估治疗过程中肺灌注的变化情况，与 CTPA 相比具有良好的一致性。隆云等完成了首个应用 EIT 盐水造影诊断肺栓塞（pulmonary embolism，PE）的临床研究（纳入 68 例呼吸衰竭患者，其中 11 例 PE 患者，57 例非 PE 患者），提出了应用 EIT 通气血流匹配指标——无效腔通气分数（只有通气但无血流灌注的区域占总区域的百分比）来诊断大面积肺栓塞，该指标具有较好敏感性与特异性。通过无效腔通气分数诊断 PE 的性能显著高于血清 D- 二聚体（AUC 0.986 *vs.* 0.502，$P<0.05$），以无效腔通气分数>30.37% 诊断 PE，敏感度为 90.9%，特异度为 98.6%。Safaee 等报道了一例新型冠状病毒感染病例，早期 EIT 监测显示，该患者的双肺血流分布显著不平衡（左肺 64%，右肺 36%）且无效腔通气分数较高，经抗凝治疗后重复进行 EIT 评估，发现患者的肺血流灌注较前有明显改善。近年来还有学者通过 EIT 评估肺灌注缺损程度以协助诊断肺移植术后的肺动脉狭窄。Zarantonello 等报道了一例应用 EIT 评估肺移植术后肺动脉血流情况的病例。研究者发现，EIT 通气血流评估能够识别

术后肺动脉狭窄，与传统方法（应用床旁食管超声来评估肺血管直径和压力，以诊断肺动脉狭窄）相比，EIT 具有无创、便捷等优势，可用于早期识别肺血管狭窄。EIT 通过盐水造影肺灌注成像的方法有望用于评估肺移植术后患者的床旁肺血流分布等领域。

需要指出的是，EIT 对肺灌注的评估属于功能评估，需要结合临床其他指标才能进一步明确导致区域血流灌注缺失的具体病因。隆云等提出了基于 3 种 EIT 通气血流显像特征的呼吸衰竭病因分型：①局部病变型（气胸、肺炎、胸腔积液等），主要出现局部通气缺失，伴或不伴相应区域的灌注缺失，通气灌注缺失评分较高，分流分数较高；② PE 型（肺栓塞、肺血管性病变等），以区域灌注缺损而通气正常为主要表现，无效腔通气分数高，灌注缺损评分较高；③弥漫病变型（双侧肺水肿、弥漫肺间质病变等），通气、血流分布均基本正常，无显著区域性通气或灌注缺失。该研究提示，EIT 床旁肺通气血流评估可床旁协助呼吸衰竭的病因诊断，明确患者是否存在肺通气或肺灌注异常。未来还需要前瞻性的临床干预研究来验证该分型对临床诊疗决策的影响。

二、评估呼气末正压对肺通气血流的影响

呼气末正压（positive end expiratory pressure，PEEP）是机械通气的一个关键因素，较高的 PEEP 能够促进塌陷肺泡复张或致开放的肺泡过度膨胀，从而导致 $\dot{V}/\dot{Q}$ 的变化，适当的 PEEP 水平可用于改善通气血流失调。一项研究利用 EIT 监测了 30 例机械通气患者在高 PEEP 与低 PEEP 状况下的通气血流情况，发现高 PEEP 引起的区域性肺泡过度膨胀和复张与区域 $\dot{V}/\dot{Q}$ 的变化密切相关。研究者提出可以通过过度膨胀（overdistension）/ 复张（recruitment）（O/R）指数来预测高 PEEP 对 $\dot{V}/\dot{Q}$ 的影响，其中 O/R＜0.15 预测高 PEEP 导致 ΔVQ Match%＞20%（敏感度 81%，特异度 100%），提示在低 O/R 时，高 PEEP 可以改善通气均一性及通气血流匹配程度。近期 Pavlovsky 等发现，高 PEEP 水平在不同肺区域通过不同机制改善 $\dot{V}/\dot{Q}$，研究者应用 EIT 监测了 15 例中重度 ARDS 患者的区域肺通气血流变化，量化评估无效通气与无效血流，证实适当的高 PEEP 水平在非重力依赖区可减少无效通气，而在中间及重力依赖区可降低区域无效血流，但是过高的 PEEP 则引起无效通气及无效血流增加，导致 $\dot{V}/\dot{Q}$失调并进一步恶化，从而引起呼吸机相关肺损伤（ventilator-induced lung injury，VILI）。基于 EIT 的区域肺通气和血流监测，可指导针对 ARDS 患者的个体化机械通气策略，减少由于无效通气和无效血流引起的肺损伤风险，实现肺保护与循环保护的目的。

三、在新型冠状病毒感染患者中的应用

肺是重症新型冠状病毒感染患者的主要受累器官，肺通气与血流评估对治疗有重要价值。在三级防护下，EIT 肺通气血流评估能更好地体现床旁、简便的优势，因而受到广泛的关注。

1. 探究新型冠状病毒感染 /ARDS 的病理生理机制　Mauri 等利用 EIT 评估了 7 例新型冠状病毒感染患者，发现这些患者在早期即可出现以无效腔通气增加为主的区域 $\dot{V}/\dot{Q}$ 失调，提示区域肺灌注缺失可能是新型冠状病毒感染 /ARDS 的病理生理特征，区别于传统的 ARDS，此类患者可能表现为顽固性低氧血症，较高的 PEEP 不能改善其通气血流比，相反可能加重 VILI 的相关风险。通过 EIT 进行实时肺通气血流监测，实现早期识别通气血流匹配程度及匹配分型，在指导临床医师采取恰当的治疗措施、实现肺保护通气方面有巨大的潜力。

2．评估俯卧位对新型冠状病毒感染 /ARDS 患者 $\dot{V}/\dot{Q}$ 的影响 由于重力依赖区的变化、肺与胸壁的形状匹配、膈肌功能等因素，俯卧位能够改善气体分布，促进背侧肺泡的复张并减少腹侧肺泡的过度膨胀，使通气更加均一。由于肺血流的重力分布只有轻微的改变，通气分布变化是通气血流匹配程度提高的主要原因。与仰卧位相比，俯卧位的气体分布可显著减少分流比例。通过应用 EIT 监测区域肺通气、血流分布能够实现对 $\dot{V}/\dot{Q}$ 变化的动态、可视化评估，EIT 通气及血流评估技术近年来在评估俯卧位对新型冠状病毒感染 /ARDS 患者 $\dot{V}/\dot{Q}$ 的影响方面展现出优势。有研究者描述了一例新型冠状病毒感染患者俯卧位 1h 后区域肺通气、血流的分布变化，结果发现，通气、血流的分布较仰卧位更加均一，背侧区域通气增加、血流灌注减少，局部通气血流的匹配程度相对增加。一项研究纳入了 9 例机械通气新型冠状病毒感染患者，在对患者实施俯卧位 3h 后，使用 EIT 评估，发现通气血流的匹配程度得到了显著改善。

近期 Zarantonello 等通过对 30 例 C-ARDS 患者实施 EIT 评估后发现，在 90min 的俯卧位治疗后，患者的背侧通气增加，而血流分布无明显变化，通气血流的匹配情况较前有明显的改善（+10%），约 30% 的患者俯卧位后氧合指数的提高少于基线值 20%，提示俯卧位可以通过提高通气血流的匹配程度来改善氧合。此外，该项研究还发现，患者对俯卧位的治疗反应存在个体差异，证实了新型冠状病毒感染 /ARDS 患者肺通气、血流变化的高度异质性。Fossali 等对 21 例新型冠状病毒感染导致的中重度 ARDS 患者实施俯卧位治疗，同期对比了 CT 和 EIT 通气血流监测技术在评估俯卧位引起的肺通气和血流改变上的差异，研究发现，对患者进行 30min 的俯卧位治疗后，腹侧肺通气减少，背侧肺通气增加，全肺通气量增加，这与 Zarantonello 等的研究结果一致。Liu 等发现，14 例自主呼吸的新型冠状病毒感染患者在俯卧位通气 1h 后，血气分析得出的氧合指数升高，经 EIT 评估后证实 $\dot{V}/\dot{Q}$ 增加，无效腔比例和分流比例均有所下降，且无效腔减少更为显著。此外，该研究还发现，仰卧位与俯卧位状态下，无效腔 / 分流比值均＞1，证实无效腔可能是导致新型冠状病毒感染 /ARDS 患者通气、血流不匹配的主要原因，其潜在机制可能包括肺内微血栓的形成及缺氧性肺血管收缩功能的丧失。

四、应用前景及挑战

盐水造影 EIT 技术作为一种具有广阔临床应用前景的床旁肺通气灌注评估技术是安全可行的，且有望提高对重症患者的床旁肺通气血流监测水平，进而提高救治能力。最后，需要指出的是，盐水造影 EIT 肺血流成像技术在不同疾病及不同应用场景中的相关阈值和诊断标准还需要在大样本的临床研究中进一步验证。

（北京协和医院 徐梦茹 何怀武 隆 云）

参 考 文 献

［1］何怀武，隆云，池熠，等．床旁高渗盐水造影肺灌注电阻抗断层成像的技术规范与临床应用［J］．中华医学杂志，2021，101（15）：1097-1101.

［2］中国卫生信息与健康医疗大数据学会重症医学分会标准委员会，北京肿瘤学会重症医学专业委员会，中国重症肺电阻抗工作组．肺电阻抗成像

技术在重症呼吸管理中的临床应用中国专家共识［J］. 中华医学杂志，2022，102（9）：615-628.

［3］HE H, LONG Y, FRERICHS I, et al. Detection of acute pulmonary embolism by electrical impedance tomography and saline bolus injection [J]. Am J Respir Crit Care Med, 2020, 202(6): 881-882.

［4］GRASSI LG, SANTIAGO R, FLORIO G, et al. Bedside evaluation of pulmonary embolism by electrical impedance tomography [J]. Anesthesiology, 2020, 132(4): 896.

［5］YUAN SY, HE HW, LONG Y, et al. Rapid dynamic bedside assessment of pulmonary perfusion defect by electrical impedance tomography in a patient with acute massive pulmonary embolism [J]. Pulm Circ, 2021, 11(1): 204589402098404.

［6］HE HW, CHI Y, LONG Y, et al. Bedside rvaluation of pulmonary embolism by saline contrast electrical impedance tomography method: a prospective observational study [J]. Am J Respir Crit Care Med, 2020, 202(10): 1464-1468.

［7］SAFAEE FAKHR B, ARAUJO MORAIS CC, DE SANTIS SANTIAGO RR, et al. Bedside monitoring of lung perfusion by electrical impedance tomography in the time of COVID-19 [J]. Br J Anaesth, 2020, 125(5): 434-436.

［8］ZARANTONELLO F, SELLA N, PETTENUZZO T, et al. Bedside detection and follow-up of pulmonary artery stenosis after lung transplantation [J]. Am J Respir Crit Care Med, 2021, 204(9): 1100-1102.

［9］HE HW, CHI Y, LONG Y, et al. Three broad classifications of acute respiratory failure etiologies based on regional ventilation and perfusion by electrical impedance tomography: a hypothesis-generating study [J]. Ann Intensive Care, 2021, 11(1): 134.

［10］HE HW, CHI Y, LONG Y, et al. Influence of overdistension/recruitment induced by high positive end-expiratory pressure on ventilation-perfusion matching assessed by electrical impedance tomography with saline bolus [J]. Crit Care, 2020, 24(1): 586.

［11］PAVLOVSKY B, PESENTI A, SPINELLI E, et al. Effects of PEEP on regional ventilation-perfusion mismatch in the acute respiratory distress syndrome [J]. Crit Care, 2022, 26(1): 211.

［12］MAURI T, SPINELLI E, SCOTTI E, et al. Potential for lung recruitment and ventilation-perfusion mismatch in patients with the acute respiratory distress syndrome from coronavirus disease 2019 [J]. Crit Care Med, 2020, 48(8): 1129-1134.

［13］ZARANTONELLO F, ANDREATTA G, SELLA N, et al. Prone Position and Lung Ventilation and Perfusion Matching in Acute Respiratory Failure due to COVID-19 [J]. Am J Respir Crit Care Med, 2020, 202(2): 278-279.

［14］PERIER F, TUFFET S, MARAFFI T, et al. Effect of positive end-expiratory pressure and proning on ventilation and perfusion in COVID-19 acute respiratory distress syndrome [J]. Am J Respir Crit Care Med, 2020, 202(12): 1713-1717.

［15］ZARANTONELLO F, SELLA N, PETTENUZZO T, et al. Early physiologic effects of prone positioning in COVID-19 acute respiratory distress syndrome [J]. Anesthe-siology, 2022, 137(3): 327-339.

［16］FOSSALI T, PAVLOVSKY B, OTTOLINA D, et al. Effects of Prone Position on Lung Recruitment and Ventilation-Perfusion Matching in Patients With COVID-19 Acute Respiratory Distress Syndrome: A Combined CT Scan/Electrical Impedance Tomography Study [J]. Crit Care Med, 2022, 50(5): 723-732.

［17］LIU L, XIE JF, WANG CS, et al. Prone position improves lung ventilation-perfusion matching in non-intubated COVID-19 patients: a prospective physiologic study [J]. Crit Care, 2022, 26(1): 193.

[18] LOVAS A, CHEN R, MOLNÁR T, et al. Differentiating Phenotypes of Coronavirus Disease-2019 Pneumonia by Electric Impedance Tomography [J]. Front Med (Lausanne), 2022, 9: 747570.

第二节 反向触发导致的膈肌损伤

反向触发（reverse triggering，RT）是机械通气过程中人机不协调的其中一种类型。其定义是在机械通气过程中由呼吸机发起的正压通气开始后出现的膈肌收缩活动，膈肌的收缩活动被动地受到正压控制通气的影响。此机械通气过程中发生的膈肌收缩受机控呼吸的影响，这种膈肌被动收缩的现象称为反向触发。

一、概述

1. 反向触发的流行病学 2013 年 Akoumianaki 首次报道了急性呼吸窘迫综合征（acute respiratory distress syndrome，ARDS）患者的反向触发现象。随着机械通气技术的发展及应用，反向触发现象受到越来越多的关注，但目前反向触发的报道仍然以个案及小的队列报道为主。Kassis 等对 EPVent 研究中机械通气患者的食管压力波形及气道内压力流速波形的回顾性分析发现，其研究队列中 45% 的 ARDS 患者存在反向触发现象。Rodriguez 等通过对早期 ARDS 机械通气患者反向触发的发生率进行了前瞻性研究，结果发现，50% 的轻、中度 ARDS 机械通气患者在接受辅助控制通气的情况下，在机械通气后第一天即可观察到反向触发现象。除 ARDS 患者以外，Lin 等在机械通气非 ARDS 患者中也可观察到反向触发现象，但关于反向触发在非 ARDS 患者中确切的发生率尚无更多报道。Haro 在 67 例患者的 900 余万次呼吸通气波形记录中监测到的双重触发（double cycling）发生比例为 0.6%，其中 34.6% 的双重触发呼吸与反向触发相关。研究人员对反向触发现象的认识不断深入，在临床工作中，机械通气患者发生反向触发的现象屡见不鲜。

2. 反向触发的发生机制 反向触发多见于深镇静、给予辅助 / 控制通气的机械通气患者，其确切的发生机制目前尚不完全明确。拖带现象可能与反向触发有关。拖带现象广泛存在于自然界，指的是两个不同振动频率的个体之间相互影响，最后趋于同步的过程。拖带现象可见于正常人和实验动物。黑 - 伯反射普遍被认为与呼吸拖带的发生有关，但在切断神经的双肺移植患者中仍然可观察到反向触发现象，这说明黑 - 伯反射可以促使反向触发的发生，但并非唯一的条件，还有其他机制可以促进反向触发的发生。通气的模式、呼吸机设置的潮气量、呼吸频率及镇静镇痛药物的使用等均可能与反向触发的发生相关。对反向触发确切机制的探讨有赖于更多的生理学及临床研究的开展。

3. 反向触发的识别 床边易于获得的波形信息有助于识别反向触发现象。有经验的医师可以通过对压力 - 时间曲线、流速 - 时间曲线的观察识别出反向触发的典型波形，通过留置食管测压管监测患者，可以更准确地识别出吸气努力的信息，而经食管电极管监测患者的膈肌运动也能排除其他吸气肌的活动，更准确地鉴别出与膈肌活动相关的反向触发现象。对于通气波形、肌电等信息的自动化分析在将来有助于临床医师从海量的通气波形信息中更好地认识和处理机械通气过程中出现的反向触发现象。

二、反向触发的危害：肺损伤

作为人机不协调的一种类型，反向触发的发生对机械通气患者存在危害，首当其冲的便是导致肺损伤加重。

Kassis 等通过对发生反向触发的 ARDS 患者的食管压及呼吸机波形进行分析和归类后，将反向触发分为 5 个亚型，认为反向触发可发生于控制通气开始后，可以在呼吸周期的任何时相，也可以发生于吸气相的早、晚期，甚至可以延续至呼气相。反向触发时患者的呼吸努力达到呼吸机的触发阈值后，可在原有机控呼吸周期尚未结束时触发呼吸机再进行一次辅助送气，这种特殊的情况称为叠加呼吸（breath stacking）。叠加呼吸发生时会使单次通气的潮气量、跨肺压均明显增大，从而增加肺损伤的风险。反向触发发生在吸气相的患者，在容量控制通气的情况下可增加跨肺压，在压力控制通气的情况下可增加潮气量，从而增加肺损伤的风险。

在不引起全肺通气潮气量变化的情况下，反向触发可以通过增加局部的应力增加肺损伤的风险。Yoshida 等报道了反向触发所诱发的摆动呼吸（pendelluft effect）现象，与机控呼吸相比较，反向触发所诱发的肺通气不同步加重了重力依赖区的肺损伤，这是反向触发引起 ARDS 患者肺损伤风险增加的另外一种形式。

综上所述，反向触发可能增加肺损伤的风险。反向触发发生时肺损伤的程度取决于反向触发发生的时相、呼吸努力的大小及是否发生叠加呼吸和摆动呼吸的现象，而确切的反向触发的发生频率与患者预后之间的关系尚需进一步的研究来明确。

三、反向触发的危害：膈肌损伤

除了增加肺损伤的风险，反向触发的发生对机械通气患者的危害还包括增加膈肌损伤的风险。近年来，随着研究人员对机械通气相关膈肌功能障碍的认识不断加深，肺和膈肌双保护通气策略应运而生，在反向触发的研究方面，除了关注反向触发相关的肺损伤风险，反向触发相关的膈肌损伤日益引起关注。

1. 反向触发可能损伤膈肌　Damiani 等通过猪的 ARDS 动物模型，诱发实验动物发生反向触发，通过电刺激膈神经监测实验动物的颤触性跨膈压（电刺激膈神经以后膈肌被动收缩产生的压力变化），在完成实验后处死动物，取其膈肌组织进行病理切片，实验组诱发反向触发成功后，继续通气 3h 后结束实验。结果发现，与对照组相比，膈肌运动强度大的动物膈肌收缩能力明显下降，异常损伤的肌纤维比例更高。这项研究有别于既往研究结果。Jaber 等给予小型猪进行短时间（3h）及长时间（3 天）的控制通气，结果发现，只有长时间通气的动物跨膈压有所下降。这 2 项研究之间出现了膈肌损伤和膈肌力量下降的时限的差别，提示在控制通气的基础上，发生反向触发给膈肌功能造成的损害更大，而且会更快地造成损害。动物实验的结果说明，反向触发的发生可以造成膈肌损伤，包括肌肉力量的减退及肌纤维的损害。但以上仅为动物实验的结果，在机械通气的患者中反向触发对膈肌损害的情况，以及其对机械通气时间及预后的影响尚不明确。

2. 反向触发损伤膈肌的机制　机械通气通过不同的方式造成膈肌损伤，机械通气支持的过度可能造成膈肌失用性的损伤，机械通气支持强度的不足可能造成膈肌过度动用而造成损伤。上述两种形式的损伤是在膈肌运动程度增强或减弱的基础上发生的损伤，除了膈肌运动强度以外，反向触发所引起的膈肌损伤还与膈肌运动的形式、方式异常有关。

反向触发时膈肌运动的强度与膈肌损伤相关。Sklar 等开展了一项前瞻性观察性研究，旨在观察使用诱导药物后进行插管继而进行机械通气的患者，其膈肌肌电的恢复情况及影响因素。研究人员在插管后留置食管电极管监测患者的膈肌肌电，发现插管后患者膈肌肌电恢复的中位时间为 22h，51% 的患者膈肌肌电在 24h 内恢复，而 20% 的患者在膈肌肌电开始恢复时伴有反向触发的发生。在 Sklar 等的研究队列当中，反向触发可能是在自主呼吸及膈肌活动由弱变强的恢复过程中可能发生的伴随现象，这种情况下反向触发对患者本身未必是有害的。在停用镇静镇痛药物后，在自主呼吸和膈肌运动恢复的过程中反向触发的发生情况及其对患者的影响还有待进一步的研究。Damiani 等在反向触发的实验动物模型造模成功后，根据压力时间乘积的大小将实验动物分为高呼吸努力组、中等呼吸努力组和低呼吸努力组。结果发现，与自身基线相比，高呼吸努力组的颤搐性跨膈压下降 34%，反向触发的中等呼吸努力组下降 7%，低呼吸努力组则增加 10%。从 Damiani 开展的动物实验的角度来说，反向触发伴有过强呼吸努力可能会造成膈肌损伤，而反向触发伴有适度的呼吸努力则可能对保持膈肌的肌肉力量有帮助。

反向触发发生的时相与膈肌损伤相关，按照 Kassis 等的分型，发生于呼气相的反向触发运动若发生在不同的时相，意义可能有所不同。反向触发若发生在吸气相，是否发生肺损伤和膈肌损伤可能均取决于呼吸努力的强度，而反向触发发生在呼气相的情况则比较特殊。Pellegrini 等发现呼气过程中膈肌的收缩活动可以提高呼气相平均跨肺压，可能起到延缓呼气、增加呼气末容积的作用，从这方面来讲，反向触发可能对肺保护有正面的作用。但是另一方面，反向触发若发生于呼气相可能会引起负面的作用，膈肌在呼气相的异常收缩可能会导致肌纤维的损伤；反向触发若发生于呼气相，对肺保护可能有利，但对膈肌保护可能有害。相关机制的探讨及其对临床的具体影响还有待进一步的研究来证实。

反向触发发生时膈肌局部运动的不均一性可能与膈肌损伤相关。Tonai 等通过四维 CT 现象的方法，报道了一例出现反向触发伴膈肌反常运动的患者。在控制通气开始后，该患者的双侧膈肌开始被动向下移动，在反向触发发生时，右侧重力依赖区的膈肌下移，同时同侧非重力依赖区的膈肌上移，左侧的膈肌则不存在这种不同步的现象。这种膈肌的矛盾运动可能会进一步加重膈肌损伤。既往的动物实验研究发现，当膈肌在被动延伸及肌纤维拉长的基础上发生收缩可造成膈肌损伤及功能上的损害。Gea 等以犬作为实验对象，以重物压迫腹部模拟膈肌被动上抬及肌纤维拉长的状态，然后刺激膈神经以发动膈肌收缩动作，通过电刺激后颤搐性跨膈压的变化来评估膈肌功能，结果发现，在短时间刺激后实验犬即可出现膈肌收缩功能的下降，病理镜检也证实存在肌纤维束的损害。在 Tonai 等的个案报道中并未进行膈肌功能 / 跨膈压等相关参数的监测，而是以四维 CT 的形式从形态学方面描述了在机械通气过程中发生反向触发伴膈肌矛盾运动的现象，这种矛盾运动对膈肌运动的协调性造成了不良影响。结合上述动物实验的结果，这种矛盾运动可能对膈肌功能造成损害，目前关于反向触发所引起的膈肌矛盾运动、收缩不协调的相关机制及受影响的程度，以及反向触发与摆动呼吸现象之间的相关性等问题尚未明确，还有待进一步的研究进行探索。

综上所述，反向触发可能增加膈肌损伤的风险，而且在短时间的机械通气合并反向触发的情况下即可发生膈肌损伤。反向触发发生时，膈肌运动的强度、反向触发发生的时相、反向触发时是否发生膈肌矛盾运动均可能与膈肌损伤相关。但反向触发导致膈肌损伤的确切机制尚未完全明确，而且其对机械通气时间及预后的影响也不明确。

四、小结与展望

反向触发现象在机械通气的患者中并不鲜见，一方面，其可通过诱发叠加呼吸、增加吸气相跨肺压、增加肺容积、诱发摆动呼吸而诱发或加重肺损伤，另一方面，反向触发对膈肌的影响也需要引起临床医师的密切关注，反向触发时膈肌运动的强弱程度、时相、其对膈肌收缩协调性的影响均可能导致膈肌损伤，反向触发对膈肌功能的损伤已得到动物实验的证实。但在机械通气患者中，反向触发的发生对膈肌功能的影响问题（包括收缩强度对膈肌损伤影响的量效关系，以及反向触发对膈肌功能的短期损伤、长期危害及其对预后的影响）尚待进一步的研究来证实。加深对反向触发导致肺损伤、膈肌损伤的病理生理机制的了解，有助于临床医师识别并避免反向触发的发生，更好地实现肺 - 膈肌双保护的通气策略。

（广州医科大学附属第一医院　黎毅敏　林志敏）

参考文献

［1］AKOUMIANAKI E, LYAZIDI A, REY N, et al. Mechanical ventilation-induced reverse-triggered breaths: a frequently unrecognized form of neuromechanical coupling [J]. Chest, 2013, 143(4): 927-938.

［2］TALMOR D, SARGE T, MALHOTRA A, et al. Mechanical ventilation guided by esophageal pressure in acute lung injury [J]. N Engl J Med, 2008, 359: 2095-2104.

［3］KASSIS E B, SU H K, GRAHAM A R, et al. Reverse trigger phenotypes in acute respiratory distress syndrome. Am. J. Respir [J]. Crit. Care Med, 2021, 203(1): 67-77.

［4］RODRIGUEZ P O, TIRIBELLI N, FREDES S, et al. Prevalence of Reverse Triggering in Early ARDS: Results from a Multicenter Observational Study [J]. Chest, 2021, 159(1): 186-195.

［5］LIN Z, ZHOU J, LIN X, et al. Reverse trigger in ventilated non-ARDS patients: a phenomenon can not be ignored! [J]. Front Physiol, 2021, 12: 670172.

［6］HARO C D, LÓPEZ-AGUILAR J, MAGRANS R, et al. Double cycling during mechanical ventilation: frequency, mechanisms, and physiologic implications [J]. Crit Care Med, 2018, 46(9): 1385-1392.

［7］SIMON P M, ZUROB A S, WIES W M, et al. Entrainment of respiration in humans by periodic lung inflations. Effect of state and CO(2) [J]. Am. J. Respir. Crit. Care Med, 1999, 160(3): 950-960.

［8］MURRAY B, SIKORA A, MOCK J R, et al. Reverse trigg-ering: an introduction to diagnosis, management, and pharmacologic implications [J]. Front Pharmacol, 2022, 13: 879011.

［9］SHIMATANI T, YOON B, KYOGOKU M, et al. Frequency and risk factors for reverse triggering in pediatric acute respiratory distress syndrome during synchronized intermittent mandatory ventilation [J]. Ann Am Thorac Soc, 2021, 18(5): 820-829.

[10] PHAM T, MONTANYA J, TELIAS I, et al. Automated detection and quantification of reverse triggering effort under mechanical ventilation [J]. Crit care, 2021, 25(1): 60.

[11] PHAM T, MONTANYA J, TELIAS I, et al. Automated detection and quantification of reverse triggering effort under mechanical ventilation [J]. Crit care, 2021, 25(1): 60.

[12] SU H K, LORING S H, TALMOR D, et al. Reverse triggering with breath stacking during mechanical ventilation results in large tidal volumes and transpulmonary pressure swings [J]. Intensive Care Med, 2019, 45(8): 1161-1162.

[13] ROZE H, REPUSSEAU B, THUMEREL M, et al. Ventilation of denervated transplanted lung at risk for overdistention by reverse triggering and breath stacking [J]. Br J Anaesth, 2022, 129(1): e1-e4.

[14] YOSHIDA T, NAKAMURA M A M, MORAIS C C A, et al. Reverse triggering causes an injurious inflation pattern during mechanical ventilation [J]. Am J Respir Crit Care Med, 2018, 198(8): 1096-1099.

[15] GOLIGHER E C. Lung-and Diaphragm-Protective Ventilation [J]. Am J Respir Crit Care Med, 2020, 202(7): 950-961.

[16] DAMIANI L F, ENGELBERTS D, BASTIA L, et al. Impact of reverse triggering dyssynchrony during lung-protective ventilation on diaphragm function: an experimental model [J]. Am J Respir Crit Care Med, 2022, 205(6): 663-673.

[17] JABER S, SEBBANE M, KOECHLIN C, et al. Effects of short vs. prolonged mechanical ventilation on antioxidant systems in piglet diaphragm [J]. Intensive Care Med, 2005, 31(10): 1427-1433.

[18] GOLIGHER E C, BROCHARD L J, REID W D, et al. Diaphragmatic myotrauma: a mediator of prolonged ventilation and poor patient outcomes in acute respiratory failure [J]. Lancet Respir Med, 2019, 7(1): 90-98.

[19] JIANG T X, REID W D, BELCASTRO A, et al. Load dependence of secondary diaphragm inflammation and injury after acute inspiratory loading [J]. Am J Respir Crit Care Med, 1998, 157(1): 230-236.

[20] SKLAR M C, MADOTTO F, RAUSEO M, et al. Duration of diaphragm inactivity after endotracheal intubation of critically ill patients [J]. Crit Care, 2021, 25(1): 26.

[21] PELLEGRINI M, HEDENSTIERNA G, RONEUS A, et al. The diaphragm acts as a brake during expiration to prevent lung collapse [J]. Am J Respir Crit Care Med, 2017, 195(12): 1608-1616.

[22] TONAI K, KATAYAMA S, KOYAMA K, et al. Four-dimensional computed tomography of paradoxical motion of eventrated diaphragm induced by reverse triggering [J]. Am J Respir Crit Care Med, 2022, 206(6): e70-e72.

[23] GEA J, ZHU E, GÁLDIZ J B, et al. Functional consequences of eccentric contractions of the diaphragm [J]. Arch Bronconeumol, 2009, 45(2): 68-74.

第三节 无创呼吸支持应避免延迟插管

急性低氧型呼吸衰竭（acute hypoxemic respiratory failure，AHRF）是以低氧血症为特征的急性呼吸功能障碍，是重症监护病房（intensive care unit，ICU）最常见的急危重症，严重威胁患者的生命安全，在新型冠状病毒感染患者中更是如此。AHRF 患者可接受不同形式的无创呼吸支持（noninvasive respiratory support，NIRS），包括经鼻高流量氧疗（high-flow nasal cannula oxygen therapy，HFNC）和无创通气（noninvasive ventilation，NIV），目的是避免气管插管。然而，NIRS 治疗失败可导致延迟插管进而增加病死率，这可能与更严重的肺部损伤暴露于更高的呼吸驱动导致的自戕性肺损伤（patient self-inflicted lung injury，P-SILI）中的时间延长有关。因此，及早识别无创呼吸支持治疗失败的危险因素、适时终止 NIRS 并转为有创通气、避免插管的延迟，是临床亟须关注的问题。

一、NIRS 保持自主呼吸的利与弊

NIRS 作用在体外，通过压力或流量方式作用到人体气道，提供呼气末正压通气（positive end expiratory pressure，PEEP），维持肺泡开放，并提供吸气辅助，从而降低呼吸负荷。应用非侵入性氧合策略保留了气道自我保护的生理功能，并能直接减少与气管插管和人工气道机械通气相关的并发症，如呼吸机相关性肺损伤、呼吸机相关性肺炎等。此外，保留自主呼吸能够改善靠近膈肌区域肺泡的通气，改善通气 / 血流比例的失调，还能保持膈肌活动，预防呼吸机诱导的膈肌功能障碍，与人工气道机械通气相比，还能改善患者的舒适度，降低镇静需求，防止肌肉萎缩，减少 ICU 获得性虚弱的发生。

然而 NIRS 下保持自主呼吸是把“双刃剑”，过强的自主呼吸会对肺和膈肌造成损伤：①过强的自主呼吸可通过全肺应力超负荷和局部肺组织应力超负荷（pendelluft 现象）增加跨肺毛细血管压力，从而加剧肺间质和肺泡水肿，造成 P-SILI，进而引起肺内炎症加重、氧合功能恶化，增加病死率。②膈肌对过度的呼吸负荷很敏感，强烈的膈肌向心收缩会引起肌张力升高，导致肌肉炎症、蛋白水解、肌原纤维损伤及肌膜排列紊乱，最终导致膈肌无力。

二、NIRS 需要适可而止

自从将 HFNC 引入呼吸衰竭治疗设备以来，许多观察性研究表明，与标准氧疗相比，采取 HFNC 治疗患者的呼吸状态得到显著改善，而且 HFNC 降低了呼吸衰竭患者的插管率和病死率，目前已成为指南推荐的治疗 AHRF 的一线手段。然而，HFNC 治疗 AHRF 的失败率为 35%～45%，而治疗失败患者的病死率可高达 50%。此外，治疗中还存在过度使用 HFNC 治疗而导致延迟插管的现象。Kang 等的研究发现，延迟插管与更高的 ICU 死亡率、更低的 ICU 拔管成功率显著相关。Roca 等的研究进一步证实，HFNC 治疗 12h 或更长时间后才插管的患者，住院死亡风险明显增加。NIV 在 AHRF 患者中的使用亦不少见，NIV 治疗失败的患者病死率为 40%～54%，NIV 失败是导致 AHRF 预后不良的独立危险因素。在 NIV 治疗失败气管插管的患者中，存活的患者从使用 NIV 到气管插管的中位时间是 10h，而死亡患者为 22h，由此推断插管时间越晚，患者的死亡风险越大。国内学者的研究则直接证实，与 NIV 治疗时间＞12h 的患者相比，≤12h 行气管插管患者的住院死亡率明显降低。

产生上述情况的原因主要有以下 2 点：①如前所述，过强的自主呼吸会对肺和膈肌造成损伤。临床研究已证实持续过强的努力自主呼吸与无创支持失败之间密切相关。②通过 NIRS 供氧能迅速改善脉搏血氧饱和度，造成氧合改善的误判，而实际上，患者潜在的病理生理学改变（如需要通过正压通气纠正的通气 / 血流比例失调或肺泡通气不足等）并未被充分纠正，患者可能逐渐“沉默”地发展

为呼吸肌疲劳、心功能障碍及多器官功能障碍的状态，这些都可能造成更糟糕的临床结局。因此，在NIRS治疗过程中应严密监测，预测失败风险，对于失败风险较高的患者及时升级呼吸支持十分重要。

三、采取NIRS治疗如何避免延迟插管

目前有一些临床指标有助于预测NIRS治疗的失败，如无氧合改善或呼吸频率显著降低、持续的胸腹矛盾运动、持续血流动力学或意识状态的恶化等。但这些变量本身被认为是气管插管的标准，因此不能作为早期插管的预测因素。

1. HFNC转为有创通气的指征　Roca等开展了一项前瞻性队列研究，纳入191例肺炎并发AHRF的患者，结果显示，HFNC治疗12h后ROX指数>4.88可以预测HFNC治疗的成功。ROX指数是血氧饱和度（SpO_2）/吸入气氧浓度（FiO_2）与呼吸频率（respiratory rate，RR）的比值。随后的验证研究进一步发现，在开始HFNC治疗2h、6h、12h后，若ROX指数分别<2.85、<3.47和<3.85，则预示HFNC治疗将失败，可及时转为人工气道机械通气。ROX指数的测量方式简单易行且无创，在临床工作中已被逐渐推广应用，尤其是在新型冠状病毒感染疫情期间。Zhou等进行了一项荟萃分析，纳入了13项涉及1751例患者（包括新型冠状病毒感染患者和非新型冠状病毒感染患者）的回顾性或前瞻性队列研究。结果显示，在开始HFNC治疗12h内，ROX指数预测HNFC治疗成功的曲线下面积为0.81（95%*CI* 0.77～0.84），敏感度为0.71（95%*CI* 0.64～0.78），特异度为0.78（95%*CI* 0.70～0.84），阈值最佳置信区间为4.2～5.4。ROX指数对AHRF患者HFNC治疗的成功具有良好的鉴别能力或预测能力。

一项对法国和比利时23个中心进行的随机对照试验的事后分析发现，开始HFNC治疗1h后，心率（heart rate，HR）加快是气管插管的唯一相关因素。于是Goh等提出了一个改良的ROX指数，即ROX-HR指数，定义为ROX指数与HR之比，再乘以系数100。研究者同时评估了ROX-HR指数对HFNC治疗AHRF效果的预测价值。结果显示，即使校正了潜在的混杂因素，ROX-HR指数>6.80与10h HFNC失败风险较低（*RR* 0.301，95%*CI* 0.143～0.663）显著相关，这种关联在2h、6h、18h和24h也同时被观察到。虽然还需要进行验证性研究，但ROX-HR指数有助于早期识别HFNC治疗的失败。

RR是ROX指数的关键组成部分，被用作高呼吸驱动的评价指标。然而，在AHRF的早期阶段，呼吸驱动的升高会增加潮气量而不是RR，且高潮气量与P-SILI密切相关。Yang等通过无创通气试验测量经HFNC治疗的AHRF患者所产生的潮气量，并在此基础上开发了VOX指数，即SpO_2/FiO_2与潮气量的比值。在调整了年龄、性别、入组时的氧合状态、急性生理学和慢性健康状况评价Ⅱ（acute physiology and chronic health evaluation，APACHE Ⅱ）评分等潜在的混杂因素后，较高的VOX指数与较低的HFNC失败风险独立相关。VOX指数的预测精度随着时间的推移而逐渐提高，6h时VOX>22.67预测HFNC成功的曲线下面积为0.93（95%*CI* 0.86～0.99），灵敏度为86.21%，特异性为90.91%。在所研究的时间点内，VOX指数预测HFNC成功的整体判别能力均显著优于ROX指数。该研究结果对于进一步设计验证VOX指数和确定最佳插管时间的大型前瞻性多中心临床试验具有非常重要的意义。

2. NIV转为有创通气的指征　段均教授及其团队的研究发现，HR、酸中毒（acidosis，A）、意识

（consciousness，C）、氧合（oxygenation，O）和 RR 在 AHRF 患者中与 NIV 治疗失败独立相关。将这 5 个变量分别赋予不同的分值，建立了预测 NIV 失败的量表，即 HACOR 量表。在 HACOR 评分≤5 分的受试者中，NIV 失败率为 18.4%，住院病死率为 21.6%；在 HACOR 评分＞5 分的患者中，NIV 失败率为 87.1%，住院病死率为 65.2%。

此外，还有研究发现较高的潮气量与 NIV 治疗失败独立相关，平均潮气量每增加 1ml/kg，NIV 治疗失败风险就增加 29%。Frat 等的研究也同样发现：在相同压力支持条件下，与不需要插管的患者相比，需要插管的患者更有可能产生高潮气量；强烈的自主呼吸引起大潮气量（潮气量＞9ml/kg）是预测气管插管的独立危险因素。当潮气量增加时，临床医师应对是否继续行 NIV 治疗持谨慎态度，否则可能增加 P-SILI 的风险。

床旁超声在重症医学领域中的应用越来越广泛，在对患者快速评估、早期诊断和及时干预方面具有突出优势，被称为重症医师的“可视化听诊器”。Mercurio 等进行了一项初步的生理研究，评估膈肌厚度变异率（DTF）和 RR/DTF 比值预测 AHRF 患者 NIV 治疗结果的价值。结果发现，DTF＜36.3% 可以预测 NIV 失败，敏感度为 71.7%（95%*CI* 56.5～84.0），特异度为 94.3%（95%*CI* 80.8～99.3）。RR/DTF＞0.6 可以预测 NIV 的失败，敏感度为 78.3%（95%*CI* 63.6～89.1），特异度为 97.1%（95%*CI* 85.1～99.9）。DTF 和 RR/DTF 可以作为有效、可行且无创的工具来预测 AHRF 患者 NIV 治疗的结局。

3．NRIS 转为有创通气的指征　NIRS 可以减少 AHRF 患者对人工气道机械通气的需求，但对 NIRS 无反应的患者预后较差。这种缺乏反应可能对新型冠状病毒感染患者尤为重要，因为在大流行期间存在医疗挤兑。Liu 及其团队基于新型冠状病毒感染患病人群（训练队列，21 个中心，652 例），采用人工智能算法，构建了一个简单的 nomogram 模型。为了使预测模型更加简单，同时可以快速地在临床环境中使用，Liu 及其团队选取了不需要实验室参数的相关风险因素，并将 ROX 指数作为连续变量纳入模型，在新型冠状病毒感染人群中构建了基于年龄、基础合并症数量、ROX 指数、GCS 评分及是否使用血管加压药的 nomogram 模型。在训练队列中，nomogram 模型用于预测 NIV 失败的 C 统计量为 0.80（95%*CI* 0.74～0.85），用于预测 HFNC 失败的 C 统计量为 0.85（0.82～0.89），并在外部队列（2 个中心，107 例）中得到验证。另外，该研究还开发了网页计算器，以助于识别新型冠状病毒感染患者并发 AHRF 时 HFNC 治疗失败的风险。该模型对于预测非新型冠状病毒感染患者 HFNC 治疗的效果是否同样适用，仍需进一步研究来验证。

四、总结

AHRF 患者使用 NRIS 可避免使用人工气道机械通气，但伴随着 P-SILI 和插管延迟的发生风险，可能导致临床预后恶化。及早识别 NRIS 治疗失败的高危因素、及时升级呼吸支持十分重要。反映呼吸驱动的系列指标对于判断插管时机至关重要，AHRF 患者可能会收益于早期分类和更密集的监测。ROX、ROX-HR、VOX 等指标对于早期预测 HFNC 治疗失败具有重要意义，HACOR 量表、潮气量、膈肌超声检查可用来评估 NIV 的治疗效果。在资源不足的条件下，nomogram 模型和在线计算器可用于识别 NRIS 失败率高的患者。

（东南大学附属中大医院　杨　毅　陈栋玉）

参考文献

[1] BELLANI G, LAFFEY J G, PHAM T, et al. Epidemiology, patterns of care, and mortality for patients with acute respiratory distress syndrome in intensive care units in 50 countries [J]. JAMA, 2016, 315(8): 788-800.

[2] YANG X, YU Y, XU J, et al. Clinical course and outcomes of critically ill patients with SARS-CoV-2 pneumonia in Wuhan, China: a single centered, retrospective, observational study [J]. Lancet Respir Med, 2020, 8: 475-481.

[3] FRAT J P, THILLE A W, MERCAT A, et al. High-flow oxygen through nasal cannula in acute hypoxemic respiratory failure [J]. N Engl J Med, 2015, 372(23): 2185-2196.

[4] ROCA O, CARALT B, MESSIKA J, et al. An index combining respiratory rate and oxygenation to predict outcome of nasal high-flow therapy [J]. Am J Respir Crit Care Med, 2019, 199(11): 1368-1376.

[5] KANG B J, KOH Y, LIM C M, et al. Failure of high-flow nasal cannula therapy may delay intubation and increase mortality [J]. Intensive Care Med, 2015 , 41(4): 623-632.

[6] CARRILLO A, GONZALEZ-DIAZ G, FERRER M, et al. Non-invasive ventilation in community-acquired pneumonia and severe acute respiratory failure [J]. Intensive Care Med, 2012, 38(3): 458-466.

[7] TONELLI R, FANTINI R, TABBÌ L, et al. Early inspiratory effort assessment by esophageal manometry predicts noninvasive ventilation outcome in de novo respiratory failure. A pilot study [J]. Am J Respir Crit Care Med, 2020, 202(4): 558-567.

[8] LUYT C-E, BOUADMA L, MORRIS A C, et al. Pulmonary infections complicating ARDSv. Intensive Care Med, 2020, 46(12): 2168-2183.

[9] CHANQUES G, CONSTANTIN J M, DEVLIN J W, et al. Analgesia and sedation in patients with ARDS [J]. Intensive Care Med, 2020, 46(12): 2342-2356.

[10] ALHAZZANI W, BELLEY-COTE E, MØLLER M H, et al. Neuromuscular blockade in patients with ARDS: a rapid practice guideline [J]. Intensive Care Med, 2020, 46(11): 1977-1986.

[11] WRIGGE H, ZINSERLING J, NEUMANN P, et al. Spontaneous breathing improves lung aeration in oleic acid-induced lung injury [J]. Anesthesiology, 2003, 99(2): 376-384.

[12] GAMA DE A M, GULDNER A, PELOSI P. Spontaneous breathing activity in acute lung injury and acute respira-tory distress syndrome [J]. Curr Opin Anaesthesiol, 2012, 25(2): 148-155.

[13] WRIGGE H, ZINSERLING J, NEUMANN P, et al. Spontaneous breathing with airway pressure release ventilation favors ventilation in dependent lung regions and counters cyclic alveolar collapse in oleic-acid-induced lung injury: a randomized controlled computed tomography trial [J]. Crit Care, 2005, 9(6): R780-R789.

[14] YOSHIDA T, GRIECO DL, BROCHARD L, et al. Patient self-inflicted lung injury and positive end-expiratory pressure for safe spontaneous breathing [J]. Curr Opin Crit Care, 2020, 26(1): 59-65.

[15] CRUCES P, RETAMAL J, HURTADO D E, et al. A physiological approach to understand the role of respiratory effort in the progression of lung injury in SARS-CoV-2 infection [J]. Crit Care, 2020, 24(1): 494.

[16] CARTEAUX G, PARFAIT M, COMBET M, et al. Patient-self inflicted lung injury: a practical review [J]. J Clin Med, 2021, 10(12): 2738.

[17] DEMOULE A, MOLINARI N, JUNG B, et al. Patterns of diaphragm function in critically ill patients receiving

prolonged mechanical ventilation: a prospective longitudinal study [J]. Ann Intensive Care, 2016, 6(1): 75-77.

[18] GOLIGHER E C, FAN E, HERRIDGE M S, et al. Evolution of diaphragm thickness during mechanical ventilation. Impact of inspiratory effort [J]. Am J Respir Crit Care Med, 2015, 192(9): 1080-1088.

[19] FRAT J P, THILLE A W, MERCAT A, et al. High-flow oxygen through nasal cannula in acute hypoxemic respiratory failure [J]. N Engl J Med, 2015, 372(23): 2185-2196.

[20] OCZKOWSKI S, ERGAN B, BOS L, et al. ERS clinical practice guidelines: high-flow nasal cannula in acute respiratory failure [J]. Eur Respir J, 2021, 28: 2101574.

[21] LIU L, XIE J, WU W, et al. A simple nomogram for predicting failure of non-invasive respiratory strategies in adults with COVID-19: a retrospective multicenter study [J]. Lancet Digit Health, 2021, 3(3): e166-e174.

[22] GOH K J, CHAI H Z, ONG T H, et al. Early prediction of high flow nasal cannula therapy outcomes using a modified ROX index incorporating heart rate [J]. J Intensive Care, 2020, 22(8): 41.

[23] BELLANI G, LAFFEY JG, PHAM T, et al. Noninvasive ventilation of patients with acute respira-tory distress syndrome. Insights from the LUNG SAFE study [J]. Am J Respir Crit Care Med, 2017, 195(1): 67-77.

[24] DUAN J, HAN X, BAI L, et al. Assessment of heart rate, acidosis, consciousness, oxygenation, and respiratory rate to predict noninvasive ventilation failure in hypoxemic patients [J]. Intensive Care Med, 2017, 43(2): 192-199.

[25] RICARD J D, ROCA O, LEMIALE V, et al. Use of nasal high flow oxygen during acute respiratory failure [J]. Intensive Care Med, 2020, 46(12): 2238-2247.

[26] ROCA O, ACILU M G, CARALT B, et al. Humidified high flow nasal cannula supportive therapy improves outcomes in lung transplant recipients readmitted to the intensive care unit because of acute respiratory failure [J]. Transplantation, 2015, 99 (5): 1092-1098.

[27] ROCA O, MESSIKA J, CARALT B, et al. Predicting success of high-flow nasal cannula in pneumonia patients with hypoxemic respiratory failure: the utility of the ROX index [J]. J Crit Care, 2016, 35: 200-205.

[28] ZHOU X, LIU J, PAN J, et al. The ROX index as a predictor of high-flow nasal cannula outcome in pneumonia patients with acute hypoxemic respiratory failure: a systematic review and meta-analysis [J]. BMC Pulm Med, 2022, 22(1): 121.

[29] FRAT J P, RAGOT S, COUDROY R, et al. Predictors of intubation in patients with acute hypoxemic respiratory failure treated with a noninvasive oxygenation strategy [J]. Crit Care Med, 2018, 46(2): 208-215.

[30] GOH K J, CHAI H Z, ONG T H, et al. Early prediction of high flow nasal cannula therapy outcomes using a modified ROX index incorporating heart rate [J]. J Intensive Care, 2020, 8: 41.

[31] VAPORIDI K, AKOUMIANAKI E, TELIAS I, et al. Respiratory drive in critically Ⅲ patients. Pathophysiology and clinical implications [J]. Am J Respir Crit Care Med, 2020, 201(1): 20-32.

[32] CHEN D, HEUNKS L, PAN C, et al. A novel index to predict the failure of high-flow nasal cannula in patients with acute hypoxemic respiratory failure: a pilot study [J]. Am J Respir Crit Care Med, 2022, 206(7): 910-913.

[33] CARTEAUX G, MILLÁN-GUILARTE T, DE PROST N, et al. Failure of noninvasive ventilation for de novo acute hypoxemic respiratory failure: role of tidal volume [J]. Crit Care Med, 2016, 44(2): 282-290.

[34] Mercurio G, D’Arrigo S, Moroni R, et al. Diaphragm thickening fraction predicts noninvasive ventilation outcome: a preliminary physiological study [J]. Crit Care, 2021, 25(1): 219.

第四节 清醒俯卧位通气的现状及展望

应用俯卧位通气（prone ventilation，PV）治疗急性呼吸窘迫综合征（acute respiratory distress syndrome，ARDS）至今已有40余年，较多证据表明PV可以改善中、重度ARDS患者的氧合、呼吸力学及临床预后。2017年美国胸科协会/欧洲重症医学会/美国重症医学会制定的成人ARDS机械通气指南推荐应对中、重度ARDS患者每天PV时间＞12h。随着新型冠状病毒感染疫情在全球的暴发和流行，ARDS患者数量激增，进而出现医疗资源短缺，传统应对ARDS的插管易产生气溶胶且增加疾病传播的风险，而且一些观察研究显示采取人工气道机械通气的呼吸衰竭患者的病死率高，后期较多的观察性研究发现，清醒俯卧位通气（awake prone positioning ventilation，APP）联合经鼻高流量氧疗（high-flflow nasal cannula oxygen therapy，HFNC）或无创通气（noninvasive ventilation，NIV）可以改善低氧性呼吸衰竭新型冠状病毒感染患者的氧合。我国有关新型冠状病毒感染的诊疗方案也提出，对于动脉血氧分压（PaO_2）/吸入气氧浓度（FiO_2）＜200mmHg的新型冠状病毒感染患者，应在给予HFNC或NIV的同时实施每天12h以上的APP。

一、清醒俯卧位通气的应用现状

新型冠状病毒感染暴发之前关于传统ARDS患者APP的研究较少，且证据仅限于一些案例报道和小样本观察性研究。1977年Douglas等首次把APP应用于一例胰腺炎合并肺水肿的急性呼吸衰竭患者身上，该患者的氧合得到了明显的改善并最终避免了气管插管。此后许多小样本观察性研究从多方面对APP进行了探讨，结果显示，APP联合HFNC/NIV可改善轻、中度ARDS患者的氧合，且有效降低患者的气管插管率，但对重度ARDS患者无明显优势。

随着新型冠状病毒感染疫情在全球的蔓延，APP在新型冠状病毒感染导致的急性呼吸衰竭中的应用受到极大的关注。迄今为止，多项小样本回顾性观察性研究结果显示，对于新型冠状病毒感染患者每天采取APP治疗3h以上可以改善患者的氧合，表现为SpO_2明显增加，呼吸窘迫得以改善，且50%的患者在结束APP后1h仍能维持改善的氧合。但也有研究得出不一致的结果，Elharrar等纳入24例需吸氧的新型冠状病毒感染患者，在APP超过3h的15例患者中，仅有6例患者的氧合得到了改善，APP时间＜3h的患者的氧合并无明显改善。关于HFNC治疗新型冠状病毒感染相关急性呼吸衰竭的队列研究也发现，APP不能降低患者气管插管的风险和28天病死率。为进一步探讨APP在新型冠状病毒感染中的作用，Stephan等对共纳入1126例新型冠状病毒感染患者的6项随机对照试验（randomized controlled trial，RCT）进行了前瞻性分析，结果发现，APP可以降低新型冠状病毒感染导致的低氧性呼吸衰竭患者的气管插管率和28天病死率。然而，这6项RCT研究的纳入标准和APP方案各不相同，APP时间波动在1.6～8.6h，此外，每个研究的效应值也不一致，荟萃分析结果似乎主要受一项试验（NCT04477655）结果的影响。而Waleed等对400例新型冠状病毒感染导致的急性呼吸衰竭患者进行的多中心RCT研究结果却显示，新型冠状病毒感染患者每天进行约5h的APP并未减少30天气管插管率，与Stephan等纳入的患者相比，Waleed等纳入的患者低氧血症更严重，表现

为 SpO_2/FiO_2 更低。亚组分析的结果显示，APP 可以降低 SpO_2/FiO_2＞150 的新型冠状病毒感染患者的30 天气管插管率，而 SpO_2/FiO_2＜150 的新型冠状病毒感染患者未从 APP 中获益。

低氧血症严重程度、APP 方案和持续时间导致 APP 对新型冠状病毒感染患者的效果之间存在差异，也可能是因为新型冠状病毒感染患者肺部的病理生理改变不完全相同，或者启动 APP 的时机不同。Gattinoni 等通过对北意大利 150 例新型冠状病毒感染患者的研究发现，超过 50% 的患者表现为严重低氧血症，但呼吸系统顺应性却近乎正常，因此提出了新型冠状病毒感染的“H/L 表型”。“H 型”特点是低顺应性、高可复张性，影像学表现为靠近重力依赖区双侧分布的肺部浸润影；“L 型”的特点是高顺应性、低可复张性，影像学表现为靠近胸膜和叶间裂的磨玻璃影。对于“H 型”患者，PV 效果较好，而对于“L 型”来说，因其肺顺应性较高、可复张性较差，PV 效果有限。为研究 PV 时机对于 ARDS 病情进展的影响，宾夕法尼亚大学和马萨诸塞州综合医院的外科重症监护病房对 ARDS 患者进行了前瞻性纵向影像学研究，并通过猪 ARDS 动物模型进行了验证。结果显示：在造模成功后第 1 天，PV 可以使 18.9%±5.2% 的背侧肺区再充气；在造模成功后第 2 天，PV 使背侧再充气区域减少为 7.3%±1.5%，明显低于造模成功后的第 1 天。虽然 PV 改善了早期 ARDS 患者的背侧肺顺应性，但对晚期 ARDS 没有影响。因此，PV 对肺通气的影响可能取决于肺损伤的阶段和先前机械通气的持续时间，延迟应用可能会限制 PV 的临床疗效。因此，分型的不同及启动时机可部分解释 APP 对新型冠状病毒感染患者效果的差异，但仍需进一步的研究来证实。

二、清醒俯卧位通气治疗低氧性呼吸衰竭的适应证

APP 可尝试应用于各种原因导致的急性低氧性呼吸衰竭，可单独应用或联合其他类型的呼吸支持手段（如鼻导管、文丘里面罩、HFNC 或 NIV）应用。满足以下条件的患者可以考虑进行 APP：①多种原因（非新型冠状病毒感染）所致的轻、中度 ARDS 患者；②新冠肺炎患者，使用 HFNC 或 NIV 时 FiO_2 达 0.3～0.6，或者鼻导管、面罩吸氧时氧流量达 2～10L/min，此时 SpO_2＞94%；③影像学为 ARDS 双侧重力依赖区浸润影的表现；④患者处于清醒状态且意识清楚，能够自主翻身或者配合翻身，并且能够在呼吸窘迫时进行呼救；⑤患者能耐受体位的改变。此外，有学者提出对于那些拒绝气管插管的患者来说，当其他通气治疗失败时可尝试 APP，或者将 APP 作为有气管插管指征但因条件限制不能立即进行插管的呼吸衰竭患者的过渡治疗方式。

三、清醒俯卧位通气的局限性及展望

APP 虽是一种简单、易行的通气策略，但仍存在一些局限性。

1. 由于患者保持清醒状态，不能耐受持续长时间的 PV 而出现焦虑或不适，一般情况下患者能耐受单次 APP 的平均时间为 2～3h。既往针对机械通气患者进行的 PP 研究显示，延长 PP 持续时间能更好地改善氧合。因此，在患者能耐受的情况下应尽可能地延长 APP 时间，可每天进行多次 APP 来提高累计 APP 时间，可通过体位变换来提高患者的耐受性，也可在严密监护下使用镇静和 / 或抗焦虑药来提高患者的耐受性。

2. 目前对 APP 的终止标准尚无可信的研究。终止 APP 主要基于两方面的原因。一方面原因是患者的氧合得到明显改善，不再需要继续 PV 来改善氧合。有研究把新型冠状病毒感染患者吸入空气

时氧合能维持 SpO_2＞92% 且持续 24h 作为 PV 结束的指征。另一方面原因则是 APP 不能改善氧合，而需要行气管插管或出现严重并发症时，必须立即终止。这些情况包括：APP 时，PaO_2/FiO_2 较仰卧位时降低 20%；出现呼吸窘迫，表现为呼吸频率＞40 次 / 分、pH＜7.30、$PaCO_2$＞50mmHg 及辅助呼吸肌明显增强；需立即行气管插管的患者；血流动力学不稳定的患者；不能耐受 APP 的患者。

3. PV 时氧合改善的患者，当恢复仰卧位时，部分患者的氧合改善状况不能维持。如前所述，尽可能延长 PV 时间可能使氧合改善在恢复仰卧位时得以维持。

4. APP 的实施需要在专业团队评估下谨慎进行，此过程中需严密监测患者的耐受性及生命体征，以免由于 APP 通气失败导致气管插管延迟，甚至病死率的增加。

5. 机械通气患者 PV 常见的并发症为气道梗阻、意外拔管、压力溃疡、面部水肿及臂丛神经病变等，这似乎与镇静和机械通气有关。目前关于 APP 并发症的数据有限，在已发表的研究中没有发现严重的不良事件，但以耐受性差为主，其他还包括肌肉骨骼不适、恶心 / 呕吐、咳嗽或焦虑等。

目前关于 PV 的强有力的临床证据较多针对人工气道机械通气的患者，在清醒、自主呼吸患者中的应用还没有得到广泛研究。APP 可以改善患者的氧合，但其在恢复后的持久性和对临床结果（插管率或死亡率）的影响仍未确定。一项针对非新型冠状病毒感染相关的低氧性呼吸衰竭患者的小样本观察性研究发现，APP 具有改善氧合且可能减少气管插管的作用，但能否用于重度 ARDS 患者仍有争议。由于 APP 简单易行、并发症少且轻，在内科病房和急诊室，APP 联合 NIV 或 HFNC 已被广泛应用于新型冠状病毒感染患者。总之，APP 广泛应用于新型冠状病毒感染所致急性呼吸衰竭的治疗是对 ARDS 传统治疗方式的全新认识，也是对新型冠状病毒感染特殊病理生理认识的结果。目前，APP 已被纳入新型冠状病毒感染治疗的临床指南和专家共识，但关于 APP 的启动时机、终止标准、持续时间、其对血流动力学的影响及如何提高患者的耐受性等问题仍需更深入的研究来探索。

（天津市第三中心医院　尹承芬　徐　磊）

参考文献

[1] BRYAN A C. Conference on the scientific basis of respiratory therapy. Pulmonary physiotherapy in the pediatric age group. Comments of a devil's advocate [J]. Am Rev Respir Dis, 1974, 110(6 Pt 2): 143-144.

[2] GUERIN C, REIGNIER J, RICHARD J C, et al. Prone positioning in severe acute respiratory distress syndrome [J]. N Engl J Med, 2013, 368(23): 2159-2168.

[3] FAN E, DEL SORBO L, GOLIGHER E C, et al. An Official American Thoracic Society/European Society of Intensive Care Medicine/Society of Critical Care Medicine Clinical Practice Guideline: Mechanical ventilation in adult patients with acute respiratory distress syndrome [J]. Am J Respir Crit Care Med, 2017, 195(9): 1253-1263.

[4] COPPO A, BELLANI G, WINTERTON D, et al. Feasibility and physiological effects of prone positioning in non-intubated patients with acute respiratory failure due to COVID-19(PRON-COVID): a prospective cohort study [J]. Lancet Respir Med, 2020, 8(8): 765-774.

[5] DOUGLAS W W, REHDER K, BEYNEN F M, et al.

Improved oxygenation in patients with acute respiratory failure: the prone position [J]. Am Rev Respir Dis, 1977, 115(4): 559-566.

[6] SCARAVILLI V, GRASSELLI G, CASTAGNA L, et al. Prone positioning improves oxygenation in spontaneously breathing nonintubated patients with hypoxemic acute respiratory failure: a retrospective study [J]. J Crit Care, 2015, 30(6): 1390-1394.

[7] DING L, WANG L, MA W H, et al. Efficacy and safety of early prone positioning combined with HFNC or NIV in moderate to severe ARDS: a multi-center prospective cohort study [J]. Crit Care, 2020, 24 (1): 28.

[8] COHEN D, WASSERSTRUM Y, SEGEV A, et al. Beneficial effect of awake prone position in hypoxaemic patients with COVID-19: case reports and literature review [J]. Intern Med J, 2020, 50(8): 997-1000.

[9] DAMARLA M, ZAEH S, NIEDERMEYER S, et al. Prone positioning of nonintubated patients with COVID-19 [J]. Am J Respir Crit Care Med, 2020, 202(4): 604-606.

[10] THOMPSON A E, RANARD B L, WEI Y, et al. Prone positioning in awake, nonintubated patients with COVID-19 hypoxemic respiratory failure [J]. JAMA Intern Med, 2020, 180 (11): 1537-1539.

[11] XU Q C, WANG T, QIN X M, et al. Early awake prone position combined with high-flow nasal oxygen therapy in severe COVID-19: a case series [J]. Crit Care, 2020, 24(1): 250.

[12] SARTINI C, TRESOLDI M, SCARPELLINI P, et al. Respiratory parameters in patients with COVID-19 after using noninvasive ventilation in the prone position outside the intensive care unit [J]. JAMA, 2020, 323(22): 2338-2340.

[13] STEPHAN EHRMANN, JIE LI, MIGUEL IBARRA-ESTRADA, et al. Awake prone positioning for COVID-19 acute hypoxaemic respiratory failure: a randomised, controlled, multinational, open-label meta-trial [J]. Lancet Respir Med, 2021, 9(12): 1387-1395.

[14] ELHARRAR X, TRIGUI Y, DOLS A M, et al. Use of prone positioning in nonintubated patients with COVID-19 and hypoxemic acute respiratory failure [J]. JAMA, 2020, 323(22): 2336-2338.

[15] FERRANDO C, MELLADO-ARTIGAS R, GEA A, et al. Awake prone positioning does not reduce the risk of intubation in COVID-19 treated with high-flow nasal oxygen therapy: a multicenter, adjusted cohort study [J]. Crit Care, 2020, 24(1): 597.

[16] ALHAZZANI W, PARHAR K K S, JASON W, et al. Effect of awake prone positioning on endotracheal intubation in patients with COVID-19 and acute respiratory failure: a randomized clinical trial [J]. JAMA, 2022, 327(21): 2104-2113.

[17] GATTINONI L, CHIUMELLO D, CAIRONI P, et al. COVID-19 pneumonia: different respiratory treatments for different phenotypes? [J]. Intensive Care Med, 2020, 46(6): 1099-1102.

[18] XIN Y, MARTIN K, MORAIS C C A, et al. Diminishing efficacy of prone positioning with late application in evolving lung injury [J]. Crit Care Med, 2021, 49(10): e1015-e1024.

[19] BOWER G, HE H. Protocol for awake prone positioning in COVID-19 patients: to do it earlier, easier, and longer [J]. Crit Care, 2020, 24(1): 371.

[20] RAOOF S, NAVA S, CARPATI C, et al. High-flow, noninvasive ventilation and awake (nonintubation) proning in patients with COVID-2019 with respiratory failure [J]. Chest, 2020, 158(5): 1992-2002.

[21] TOUCHON F, TRIGUI Y, PRUD'HOMME E, et al. Awake prone positioning for hypoxaemic respiratory failure: past, COVID-19 and perspectives [J]. Eur Respir Rev, 2021, 30(160): 210022.

[22] RAOOF S, NAVA S, CARPATI C, et al. High-flow, noninvasive ventilation and awake (nonintubation) proning in patients with coronavirus disease 2019 with respiratory failure [J]. Chest, 2020, 158(5): 1992-2002.

[23] CHALMERS J D, CRICHTON M L, GOEMINNE P C, et al. Management of hospitalised adults with coronavirus disease-19 (COVID-19): a European Respiratory Society living guideline [J]. Eur Respir J, 2021, 57: 2100048.

[24] NASA P, AZOULAY E, KHANNA A K, et al. Expert consensus statementsfor the management of COVID-19-related acute respiratory failureusing a Delphi method [J]. Crit Care, 2021, 25: 106.

第六章　重症感染控制

第一节　激素治疗有效的原因是否为"精准化"

皮质类固醇，也就是我们俗称的"激素"，已广泛应用于临床多种疾病的治疗，对于包括2019年新型冠状病毒感染在内的一些感染性疾病也多有使用，而且激素也是脓毒症治疗中研究最多的免疫调节物质。尽管已进行了几十年的研究，但关于激素的益处及哪些脓毒症患者应该使用，目前还不确定。事实上，对激素治疗的观点就像钟摆一样大幅度地摇摆不定，从早期几乎所有脓毒症患者都可以使用，到目前非常严格地选择患者来使用，其在感染性疾病中的应用一直存在很多争议。近年来有研究表明激素能否在感染领域发挥作用取决于是否做到了"精准化"。

一、激素在重症疾病治疗中的应用

1．激素在新型冠状病毒感染治疗中的应用　新型冠状病毒感染是由单一病原体严重急性呼吸综合征冠状病毒2型（severe acute respiratory syndrome coronavirus 2，SARS-CoV-2）引起的，疾病的过程似乎遵循同质性。然而，临床观察显示，个体间存在显著的宿主对病毒异质性的反应。动态分析危重症新型冠状病毒感染患者的病程可以发现，通过分析体温或机械通气的比例及机械能的变化过程，增强了其预测新型冠状病毒感染患者死亡、过度炎症反应及呼吸机依赖的能力。

某些治疗措施对新型冠状病毒感染患者的预后有积极影响，但个体对这些治疗的反应仍然存在很大的异质性。现有研究表明，皮质类固醇的治疗可不同程度地增加新型冠状病毒感染患者生存的机会，但也可能造成伤害。Torres等在一个大型的新型冠状病毒感染危重患者队列研究中发现，患者对皮质类固醇的反应存在异质性。对整体患者而言，使用皮质类固醇显著增加了患者的90天生存率。>60岁、病情危重及需要人工气道机械通气的患者更可能从皮质类固醇的治疗中获得生存益处。但笔者也发现，早期使用皮质类固醇与死亡风险增加和更长的住院治疗时间（10天以上）相关。

一些大样本的随机对照研究和低风险偏倚观察队列研究的系统回顾结果表明，需要机械通气是患者使用皮质类固醇生存获益的强有力的预测指标，而过早使用（感染<7天）是一个强有力的有害预测因素。RECOVERY研究数据显示：每36个接受皮质类固醇治疗的患者中就会增加一个额外存活的患者；对于接受呼吸支持治疗的患者，每17个使用皮质类固醇的患者中就有一个额外增加的患者存活；但是对于不需要氧疗的患者，每27个使用皮质类固醇的患者中就会额外增加一名死亡患者。

在新型冠状病毒感染相关的急性呼吸窘迫综合征的研究中，使用两类模型的潜在类别分析后发现，高炎症亚型对皮质类固醇有反应，能降低患者死亡率，但低炎症亚型对皮质类固醇无反应，反而会增加死亡率。

因此，对于新型冠状病毒感染患者，迫切需要严格地筛选符合激素治疗条件的患者，以实现精准的医学施治。

2. 激素在脓毒症治疗中的应用　激素在脓毒症中应用的差异性同样较大，因此，拯救脓毒症运动（surviving sepsis campaign，SSC）指南仅建议将其用于难治性休克的治疗。最新的 SSC 指南建议，激素可用于因脓毒症休克需要持续血管加压药治疗的成人患者。这一建议基于一项荟萃分析，该研究发现静脉使用激素会加快脓毒症休克的纠正。

近年来有研究尝试使用基因特征对患者进行分型，如果基因特征能预测哪些脓毒症患者对激素治疗的反应最好，将是一个重大的进步。

Antcliffe 等对一项脓毒症休克的双盲随机对照研究进行事后分析，该研究进行了全基因组基因表达谱分析，并使用 7 个鉴别基因确定了脓毒症有反应的两个转录组特征（SRS1 和 SRS2），发现与安慰剂组相比，具有免疫活性的 SRS2 表型组患者在使用皮质类固醇后，死亡率显著增加。

另一项研究使用同样的随机对照试验来探讨儿童脓毒症休克的基因表达型（A 型和 B 型）。该研究将脓毒症休克的患者随机分为氢化可的松组和安慰剂组，接受氢化可的松的 A 型患者的死亡率为 46%，而接受安慰剂的 A 型患者的死亡率为 22%（$P=0.105$）。相反，接受氢化可的松的 B 型脓毒症休克患者的死亡率为 19%，而接受安慰剂的 B 型患者的死亡率为 22%。使用氢化可的松的 A 型患者的死亡风险比使用安慰剂的 A 型患者高 3 倍以上（$P=0.05$）。

上述研究似乎表明 A/B 型及 SRS1/SRS2 型的划分是合理的，但需要进一步的研究来验证。在未来应用生物标志物指导的脓毒症休克激素治疗的研究中，可能还会有其他基因特征的划分。

二、激素的作用机制

激素的主要作用是抵消应激反应中的促炎信号，拯救患者的生命在理论层面上要满足以下条件：①首先，患者对病原体的反应以过度全身炎症反应为特征；②从皮质类固醇传递到炎症组织，再到细胞内激素信号通路的终末产物，整个链条需保持完整。因此，使用激素对新型冠状病毒感染及脓毒症患者进行精准治疗时，需要明确患者的可靠特征，而这些特征应该整合了患者的免疫反应及完整的皮质类固醇分子信号。

Cohen 等对 ADRENAL 研究的一个预先设定的亚组进行分析，并根据循环血中一簇对激素有反应的相关的 mRNA 的表达来确定这种激素反应的亚组。该研究发现，患者的病死率与基因表达（单独或与激素结合）不相关，但在氢化可的松组和安慰剂组，均有 2 个基因 *GLCCI*1、*HSD*11*B*1/*BHSD*1，其表达和休克逆转时间之间存在显著的相互作用。虽然达不到提高存活率这一“理想的”目标，但这是一种低成本且快速的检测方法［如实时荧光定量聚合酶链反应（quantitative real-time polymerase chain reaction，qRT-PCR）或实时定量环介导等温扩增技术（quantitative real-time loop-mediated isothermal mplificationl，qRT-LAMP）］，可以识别使用激素能更快纠正休克的亚组，从而改善预后并降低成本。对此需要开展进一步的相关研究，例如：①对数百个可能与皮质类固醇反应相关的基因进行更广泛的探索，以获得更大的效应；②应用先前定义的转录组表型，对其中有 3 个已显示出识别激素反应亚组的潜在有效性进行研究；③使用整个转录组训练新的机器学习算法，以在前瞻性、算法丰富的随机对照研究中进行前瞻性验证。进一步的研究还需要纵向取样（可能是基因表达轨迹的数据或最初使用类固醇后的基因表达，这样可以更好地告知哪些患者会受益），或者可以将转录组数据与之进行配对脱氧核糖核酸（deoxyribonucleic acid，DNA）分析，以确定差异基因表达是否发生在急性期，或者其是否代表了驱动激素的反应。总体来说，对转录组数据进行更广泛的分析更有可能确定与激素治疗结果相关的生物亚组。

三、如何实现激素精准治疗

确保激素的精准化治疗还需要精确的工具在床边实时监测，目前需要填补的最重要的空白是发展急性炎症疾病中激素治疗相应的检验。正如 Torres 等的研究所示，剂量、起始时间及治疗持续时间都是实现精准治疗的必要因素。患者个体间的差异很大，在激素治疗中细胞内皮激素受体敏感性和血药浓度水平是激素治疗能否有反应的重要决定因素。目前没有现成的检验方法能确定是否存在激素抵抗，然而，较高的激素剂量可以克服激素敏感性的下降，即使提高了识别应答者的能力，个体间的差异性仍然存在。对激素治疗的反应，可能会出现快速反应和缓慢反应两种情况，快速与缓慢炎性细胞因子减少的表现可能是快速改善与缓慢改善的两种结果。基于这些因素，剂量调整可能在克服个体差异中有重要作用。密切监测临床反应和全身性炎症标志物应该能够指导激素调整治疗的剂量和治疗时长。

精准化不仅依赖于丰富的表型，还依赖于对靶细胞或组织的定制治疗。纳米颗粒载体的药物已经引起研究者的兴趣，在脓毒症临床前的研究模型中，白细胞小体、白细胞来源的纳米囊泡被用来包裹地塞米松，并在炎症血管的水平上精准用药。这种方法使地塞米松的治疗活性增强，能更好地选择目标细胞或组织，能更快地控制炎症，患者也能有更高的存活率。

四、小结

总而言之，为了获得更好的临床结果，最好的方法就是精准化、个体化治疗，需要注意的是，这种治疗应以临床表现、实验室结果、基因表现为导向，而不是简单地调节呼吸机参数或升压药的剂量。无论对于新型冠状病毒感染患者还是脓毒症患者，为了能够从激素治疗中获益，精准化是未来的道路。精准化就是预先确定哪些患者将受益于激素，较简单的方式可以通过临床表型来进行分类，也可以应用各种人工智能的方法，以选择从激素治疗中能够获得最佳生存益处的亚组患者。如果能通过基因特征预测出哪些患者对激素治疗有反应，将是重大的进步。当然除了要筛选出对激素有反应的患者之外，精确的床边实时监测工具也十分重要，这些工具可以准确地告诉医师治疗的剂量和时间。使用纳米囊泡包裹激素药物并在炎症血管的水平上精准地用药，将是完整精准化治疗的最后一张拼图。

（江苏省苏北人民医院　於江泉　郑瑞强）

参考文献

[1] BHAVANI S V, HUANG E S, VERHOEF P A, et al. Novel temperature trajectory subphenotypes in COVID-19 [J]. Chest, 2020, 158(6): 2436-2439.

[2] BOS L D J, SJODING M, SINHA P, et al. PRoVENT-COVID collaborative group. Longitudinal respiratory subphenotypes in patients with COVID-19 related acute respiratory distress syndrome: results from three observational cohorts [J]. Lancet Respir Med, 2021, 9(12): 1377-1386.

[3] MISHRA G P, MULANI J. Corticosteroids for COVID-19: the search for an optimum duration of therapy [J]. Lancet Respir Med, 2021, 9(1): e8.

[4] TORRES A, MOTOS A, CILLÓNIZ C, et al. Major candidate variables to guide personalised treatment with steroids in critically ill patients with COVID-19: CIBERESUCICOVID study [J]. Intensive Care Med, 2022, 48(7): 850-864.

[5] ANGUS D C, DERDE L, AL-BEIDH F, et al. Effect of hydrocortisone on mortality and organ support in patients with severe COVID-19: the REMAP-CAP COVID-19 corticosteroid domain randomized clinical trial [J]. JAMA, 2020, 324: 1317-1329.

[6] SIEMIENIUK R A, BARTOSZKO J J, GE L, et al. Drug treatments for covid-19: living systematic review and network meta- analysis [J]. BMJ, 2021, 373: 967.

[7] NÄRHI F, MOONESINGHE S R, SHENKIN S D, et al. Implementation of corticosteroids in treatment of COVID-19 in the ISARIC WHO Clinical Characterisation Protocol UK: prospective, cohort study [J]. Lancet Digit Health, 2022, 4(4): e220-e234.

[8] HORBY P, LIM W S, EMBERSON J R, et al. Dexame-thasone in hospitalized patients with Covid-19 [J]. N Engl J Med, 2021, 384(8): 693-704.

[9] SINHA P, FURFARO D, CUMMINGS M J, et al Latent class analysis reveals COVID-19-related acute respiratory distress syndrome subgroups with differential responses to corticosteroids [J]. Am J Respir Crit Care Med, 2021, 204(11): 1274-1285.

[10] EVANS L, RHODES A, ALHAZZANI W, et al. Surviving sepsis campaign: international guidelines for management of sepsis and septic shock 2021 [J]. Intensive Care Med, 2021, 47(11): 1181-1247.

[11] RYGÅRD S L, BUTLER E, GRANHOLM A, et al. Low-dose corticosteroids for adult patients with septic shock: a systematic review with meta-analysis and trial sequential analysis [J]. Intensive Care Med, 2018, 44(7): 1003-1016.

[12] ANTCLIFFE D B, BURNHAM K L, AL-BEIDH F, et al. Transcriptomic signatures in sepsis and a differential response to steroids. From the VANISH randomized trial [J]. Am J Respir Crit Care Med, 2019, 199(8): 980-986.

[13] WONG H R, HART K W, LINDSELL C J, et al. External corroboration that corticosteroids may be harmful to septic shock endotype a patients [J]. Crit Care Med, 2021, 49(1): e98-e101.

[14] TIMMERMANS S, VANDEWALLE J, LIBERT C. Dimerization of the Glucocorticoid Receptor and Its Importance in (Patho) physiology: A Primer [J]. Cells, 2022, 11(4): 683.

[15] COHEN J, BLUMENTHAL A, CUELLAR-PARTIDA G, et al. The relationship between adrenocortical candidate gene expression and clinical response to hydrocortisone in patients with septic shock [J]. Intensive Care Med, 2021, 47(9): 974-983.

[16] IGLESIAS J, VASSALLO AV, LIESENFELD O, et al. A 33-mRNA classifier is able to produce inflammopathic, adaptive, and coagulopathic endotypes

with prognostic significance: the outcomes of metabolic resuscitation using ascorbic Acid, thiamine, and glucocorticoids in the Early Treatment of Sepsis (ORANGES) Trial [J]. J Pers Med, 2020, 11(1): 9.

[17] CHRIGUER R S, ELIAS L L, DA SILVA IM J R, et al. Gluco-corticoid sensitivity in young healthy individuals: in vitro and in vivo studies [J]. J Clin Endocrinol Metab, 2005, 90(11): 5978-5984.

[18] COHEN J, PRETORIUS CJ, UNGERER J P, et al. Glucocorticoid sensitivity is highly variable in critically ill patients with septic shock and is associated with disease severity [J]. Crit Care Med, 2016, 44(6): 1034-1041.

[19] MEDURI G U, TOLLEY E A, CHROUSOS G P, et al. Prolonged methylprednisolone treatment suppresses systemic inflammation in patients with unresolving acute respiratory distress syndrome: evidence for inadequate endogenous glucocorticoid secretion and inflammation-induced immune cell resistance to glucocorticoids [J]. Am J Respir Crit Care Med, 2002, 165(7): 983-991.

[20] GAVRILOVIC S, ANDRIJEVIC A, MUJAKOVIC A, et al. Adjunct corticosteroid treatment in patients with pneumonia: A precision medicine approach [J]. Bosn J Basic Med Sci, 2019, 19(4): 315-320.

[21] MOLINARO R, PASTO A, TARABALLI F, et al. Biomimetic Nanoparticles Potentiate the Anti-Inflammatory Properties of Dexamethasone and Reduce the Cytokine Storm Syndrome: An Additional Weapon against COVID-19? [J]. Nanomaterials (Basel), 2020, 10(11): 2301.

[22] PIRRACCHIO R, HUBBARD A, SPRUNG C L, et al. Assessment of machine learning to estimate the individual treatment effect of corticosteroids in septic shock [J]. JAMA Netw Open, 2020, 3(12): e2029050.

第二节　再谈抗生素疗程是由病情还是时间决定

重症监护病房（intensive care unit，ICU）内几乎所有的患者都至少发生过一次感染，因此，合理的抗生素治疗是必不可少的。现有的大多数循证医学证据表明，重症感染患者的预后与合理的抗生素治疗息息相关。合理的抗生素治疗通常包括选择合适的抗生素、合适的用药时机及合适的用药方法等。近年来抗生素治疗的疗程对患者临床预后的影响也逐渐成为关注的热点。延长抗生素治疗可能会更好地控制感染、降低病死率，但同时也增加了临床医师在抗生素选择方面的压力，促进了细菌耐药的形成。寻求两者之间的平衡逐渐衍生出了选择合理的抗生素疗程的问题。

抗生素疗程是指从使用足量抗菌药物的第一天开始至感染得以控制及停用抗菌药物的时间。影响抗生素使用疗程的因素颇多，主要包括以下 6 个方面：①感染的严重程度。感染病原体的载量和毒力是影响抗生素使用疗程的主要因素。②感染部位。颅内感染和感染性心内膜炎的抗生素治疗时间相对较长，肺部感染、泌尿系统及腹腔感染等疾病的抗生素疗程相对较短。③感染源是否得到控制。积极控制感染源是所有抗感染治疗的基础，特别是在治疗复杂性腹腔感染、导管相关性血流感染时。④病原体特性。是否有细菌生物膜、是否为胞内菌等也是影响抗生素疗程的重要因素。⑤感染患者的基础疾病和免疫状态。患者的基础疾病和免疫状态均可能导致感染控制不佳或反复，如支气管扩张伴肺部感染的患者、中性粒细胞缺乏或免疫抑制的患者等。⑥抗生素使用的效果。需要观察抗生素治疗

72h 内的临床疗效以评价抗生素的使用效果，如临床表现及实验室检查等。

早期的临床研究发现，长疗程的使用抗生素可显著降低患者的死亡率和治疗失败率。但近些年越来越多的临床研究支持短疗程治疗。

一、抗生素短疗程对临床疗效的影响

几十年来，对重症患者的治疗往往是使用 2～3 周甚至更长时间的抗生素来治疗各种严重感染。2020 年，“less is more”踏入重症感染领域，让抗生素疗程是否延长走向拐点。事实上，在抗感染治疗中值得反复提倡的重点是感染源的控制。在感染源得到有效控制的前提下，抗生素短疗程已逐渐成为治疗的趋势。

1. 血流感染 早期有系统综述认为使用短疗程抗生素治疗不会影响血流感染患者的预后，但早期研究较多为回顾性队列研究。Howard 近期对先前完成的一项随机对照研究［该研究对非复杂性血流感染患者进行特异性预后排序（desirability of outcome ranking，DOOR）］进行了分析，对短疗程（7 天）与标准疗程（14 天）进行了对比，主要终点事件是 90 天全因病死率、临床失败率（包括复发、化脓性或远处并发症）、再入院或延长住院时间等。研究显示，短期治疗组与常规治疗组之间的 DOOR 分布相似，具有更理想结局的概率为 51.1%（95%*CI* 46.7%～55.4%），表明两者之间的主要终点事件无显著差异。但是，这项研究中的血流感染为非复杂性血流感染，大多数继发于尿路感染，常见的细菌为大肠埃希菌，与重症患者常见的血流感染来源不尽相同。因此，该研究结果在重症患者中的应用仍需谨慎地判断。

近年来，导管相关革兰氏阴性杆菌血流感染的发病率呈明显上升趋势，且多重耐药的发生率也日益提高，给抗生素经验性选择带来了相当大的挑战。目前对于导管相关革兰氏阴性杆菌血流感染的治疗并没有明确的指南，最佳的抗生素使用疗程也没有明确的定义。

Ruigomez 等在一项导管相关革兰氏阴性杆菌血流感染的小样本单中心回顾性研究中发现，虽然接受短疗程抗生素治疗会有更多的多重耐药菌比例［60.9%（14/23）*vs.* 34.5%（10/29），$P=0.058$］，但只要在拔除中心静脉导管后，短疗程或长疗程抗生素治疗的失败率无显著差异［30.4% *vs.* 27.6%，*HR* 1.15，95%*CI* 0.34～3.83，$P=0.822$）。在另一项中心静脉相关的肠球菌血流感染的回顾性、多中心、观察性研究中，共纳入 113 例无并发症的危重症患者，主要研究终点为 30 天病死率。其中，32%（$n=36$）的患者抗生素治疗≤7 天，82%（$n=93$）的患者拔除了中心静脉导管。该研究显示，抗生素治疗持续时间＞7 天与 30 天死亡率无关（*HR* 0.41，95% *CI* 0.13～1.24，$P=0.12$），这表明 7 天疗程对于无并发症的中心静脉导管相关的肠球菌血流感染是安全有效的。同样一项最新的系统综述表明，一旦中心静脉导管被移除，在导管相关血流感染发作中，给予 7 天或更短时间的适当抗生素治疗可能与较长的疗程同等有效。

上述研究提示，短疗程对于治疗血流感染的非重症患者似乎是可行的。但是，对于具有高死亡风险的重症血流感染患者，还是应非常谨慎地分析从治疗持续时间的观察性研究中得出的数据。因为存在幸存者偏倚，而且早期死亡的患者治疗时间短，这可能人为地增加了接受短疗程治疗患者的死亡风险，使临床医师倾向于不必要的长疗程治疗。因此，需要进行更严谨的多中心随机对照临床研究。值得期盼的是，一项计划于 2022 年结束的涉及 3598 例血流感染危重症患者（抗生素使用时间 7 天

vs. 14 天）的多中心随机对照研究（Balancetrial- NCT03005145），将提供关于短疗程抗生素治疗血流感染安全性的进一步数据，该研究是否支持短疗程抗生素治疗在重症患者中的应用拭目以待。

2．肺部感染　呼吸机相关肺炎（ventilator-associated pneumonia，VAP）是 ICU 最常见的医院获得性感染，全因病死率为 20%～50%，针对 VAP 的治疗被认为是 ICU 内多重耐药的关键驱动因素。2003 年，Chastre 等在一项前瞻性随机双盲试验中确定了在肠杆菌科 VAP 患者中 8 天抗生素疗程的安全性和有效性。但对非发酵菌引起的 VAP 患者采用抗生素短疗程是有争议的。最近，一项关于 VAP 的标志性随机对照研究发现，与 15 天抗生素疗程相比，尽管 8 天疗程的患者铜绿假单胞菌感染的复发率较高，但是短疗程并没有影响铜绿假单胞菌感染的 VAP 患者的预后，如死亡率增加、住院时间延长等。上述研究结果为 VAP 的 8 天抗生素疗程提供了较为可靠的依据。目前在尼泊尔、泰国和新加坡正在进行着一项旨在减少 VAP 患者抗生素治疗时间的随机对照分级非劣优性试验（reducing antibiotic treatment duration for ventilator-associated pneumonia，REGARD-VAP，NCT03382548）。该研究预期纳入 460 例体温正常 48h 且血压稳定的 VAP 患者，这些患者被随机分配到短疗程治疗策略组和标准疗程组。如果呼吸道培养为阴性，可在第 3 天停用抗生素；如果呼吸道培养为阳性，可在第 5 天停用抗生素。接受标准疗程的参与者将接受抗生素治疗至少 8 天。这一项研究有望进一步缩短 VAP 患者的抗生素治疗时间。

在其他肺部感染中，短疗程抗生素的应用也取得了新的进展。在一项前瞻性队列研究中，纳入 1151 例因社区获得性肺炎住院且有早期临床疗效的患者，短疗程组治疗 4～7 天，长疗程组治疗 8～14 天。研究指标差异：30 天死亡率［3.36%（短疗程组，11/327）*vs.* 3.40%（长疗程组，28/824）；校正后 *OR* 1.05，95%*CI* 0.38～1.88］；再入院的发生率［15.6%（短疗程组，42/269）*vs.* 14.0%（长疗程组，102/727）；校正后 *OR* 1.07，95%*CI* 0.75～1.69］；重新使用抗生素的发生率［11.9%（短疗程组，32/269）*vs.* 12.1%（长疗程组，88/727）；校正后 *OR* 0.99，95%*CI* 0.61～1.49］。该研究支持对早期有临床疗效的社区获得性肺炎患者可使用 4～7 天的短疗程。

3．腹腔感染　针对腹腔感染的患者，传统意义上常采用 7～14 天的抗生素治疗。但近年来的研究表明，对于感染源得到充分控制的腹腔感染患者，短疗程不影响患者的预后。如 STOP-IT 随机对照试验结果显示，在进行了充分源头控制的腹腔感染患者中，4 天疗程的固定抗生素治疗与长疗程治疗同样有效。但值得关注的是，此项研究中脓毒症的诊断依据是 SEPSIS1.0 标准，即感染引起的全身性炎症反应综合征（systemic inflammatory response syndrome，SIRS），且该研究群体整体死亡率＜1%，纳入重症患者的比例明显不足，因此，对于重症腹腔感染患者，抗生素疗程的指导意义有限。最近，Surat 等在一项单中心、回顾性研究中纳入 106 例接受急诊手术的腹部脓毒症患者，发现抗生素治疗时间较长的组术后严重并发症发生率较高（82.4% *vs.* 62.5%，P＝0.01），需要更长时间的危重护理支持（18 天 *vs.* 11 天，P＝0.027）及更长的住院时间（28 天 *vs.* 20 天，P＝0.044），再次手术干预的比例在长疗程治疗中更为频繁（70.3% *vs.* 40.6%，P＝0.004）。当然回顾性研究可能存在偏倚，腹部感染控制不佳与延长抗生素治疗的因果关系无法进一步明确。因此，目前针对重症腹腔感染的脓毒症患者，尚缺乏明确的证据来缩短抗生素治疗时间，但对于充分源头控制且临床反应良好的该类患者，限制抗生素的治疗时间不超过 7 天似乎是有必要的。

4．实体器官移植术后感染　目前，实体器官移植术后感染的总发生率约为 13%，该类患者因免疫抑制状态，感染防控难度较大。近期报道了几项实体器官移植相关感染抗生素疗程的回顾性研究。Lindsey 等进行的一项纳入 147 例供体培养呈阳性的肺移植患者的回顾性研究发现，与长期治疗组（中位数 14 天）相比，短疗程组（中位数 6 天）提早了术后脱机拔管时间（18h *vs.* 32h，P=0.004）、减少了耐药菌痰培养率（5% *vs.* 17%，P=0.04）、缩短了住院时间（15 天 *vs.* 22 天，P=0.001）。而在另一项肾移植术后出现泌尿系统感染的回顾性研究中，Shiri 等发现在肾移植后出现泌尿系统感染的患者中使用短期抗生素（6～10 天）与使用长期抗生素（11～21 天）相比，患者的肾功能、菌血症发生率及住院时间无明显差异。

上述研究表明，与长疗程抗生素治疗相比，短疗程抗生素在抗感染治疗中，尤其是针对非重症感染患者的治疗中同样安全且有效。考虑到抗生素的过度使用可能带来的危害，现有多项指南或专家共识均推荐短疗程抗感染治疗。但是，上述研究纳入脓毒症或脓毒症休克患者等重症患者的比例过低，所以针对脓毒症或脓毒症休克的重症感染患者，短疗程抗生素治疗还需要更多高质量的随机对照试验研究来进一步证实。

二、抗生素疗程的个体化及展望

短疗程的抗生素治疗正成为抗感染治疗的趋势。但是，有些情况下在使用短疗程抗生素时务必保持谨慎：①感染源控制不佳时。抗生素短疗程的前提是感染源得以控制，尤其是复杂性腹腔感染和导管相关性血流感染时。②患者免疫功能低下时。因为先天性和适应性免疫系统对于感染恢复至关重要，但目前缺少大规模免疫抑制患者的抗生素疗程研究，而免疫缺陷的复杂性和特异性增加了针对大规模免疫抑制患者的抗生素疗程研究的难度，以及在不同类型免疫缺陷患者中推广结论的可行性。③某些特殊病原菌或特殊部位的感染。对于简单的念珠菌血症，应在首次血培养阴性后继续治疗 14 天。短期治疗（15 天）仅对某些不复杂的金黄色葡萄球菌右侧感染性心内膜炎或高度敏感的链球菌导致的左侧心瓣膜感染有效。当前大多数指南都强调对金黄色葡萄球菌人工瓣膜心内膜炎患者应延长抗生素使用时间并考虑瓣膜培养，以决定瓣膜更换后应继续多长时间的抗感染治疗。对于骨和关节感染、脑脓肿、脓胸，或者感染灶很难控制或控制不良的患者，同样需要进行长疗程治疗。

目前越来越多的循证医学证据也表明，除了经验性地通过病情评估判断抗生素治疗的疗程，还可以利用生物标志物获得额外的信息与帮助。如 PROGRESS 多中心研究以降钙素原＜0.5ng/ml 或者较基线下降≥80% 作为脓毒症患者抗生素停药的指征，研究显示，依据这样的指征可以有效减少抗生素的使用时间，降低抗生素不良反应的发生率及死亡率。在另一项纳入 100 例 VAP 患者的单中心随机对照试验研究中，Mohd 等发现以降钙素原＜0.5ng/ml 或者较基线下降≥80% 作为 VAP 患者抗生素停药的指征，不降低患者的存活率（72.1% *vs.* 69.0%，P=0.792），但可以有效减少抗生素的使用时间［（10.28±2.68 天）*vs.*（11.52±3.06）天，P=0.049］。除外降钙素原，其他生物标志物也已陆续证实其在指导抗生素停药指征中的作用。如最新的一项试验以 1∶1∶1 的随机分配模式对 504 例住院的革兰氏阴性菌血症患者进行了分组，比较了在血清超敏 C 反应蛋白指导下停用抗生素、7 天固定停用抗生素和 14 天固定停用抗生素的临床疗效，超敏 C 反应蛋白指导组抗生素持续时间中位数为 7 天，结果显示，3 组患者的临床治疗失败率无明显差异。在另一项随机、平行对照试验中，130 例脓毒症或脓毒症休克的重症患者接受了超敏 C 反应蛋白指导下的抗感染治疗，即在开始使用抗生素 5 天后测量超敏 C 反应蛋白，当超敏 C 反应蛋白下降超过 50% 或＜35mg/L 时停用抗生素，结果显示，这一策略确实减少了抗生素的使用时间，且降低了 28 天病死率。而在英国进行的一项试验中，210 例被怀疑为 VAP 的 ICU 患者被随机分配到生物标志物指导组和常规治疗组。对于生物标志物指导组患者，在其支气管肺泡灌洗液中测量白细胞介素（interleukin，IL）-1β 和 IL-18。如果浓度低于先前验证的 cut-off 值，提示不存在 VAP，并且不使用抗生素。结果并未发现两组之间在抗生素使用疗程上存在差异。上述数据表明，生物标志物在减少不必要的抗生素过度使用方面的确发挥了关键作用，降钙素原和超敏 C 反应蛋白是相对可靠的生物标志物。因此，在临床实践中，抗生素疗程个体化的实施将在一定程度上依赖于生物标志物的指导。

总之，临床实践中使用抗生素短疗程还是长疗程并非绝对的，7 天或者 14 天也不是探讨抗生素疗程的终点。在使用抗生素时，应以感染源得到有效控制为前提，尽量缩短抗生素的使用疗程，从而减少抗生素的相关危害，并采用现有的生物标志物来指导合适的抗生素疗程。未来还需要挖掘更多的生物标志物，基于临床及生物标志物的人工智能决策系统将成为抗生素疗程未来研究的方向。

（浙江省人民医院　杨向红　邵自强）

参考文献

[1] VINCENT J L, SAKR Y, SINGER M, et al. Prevalence and outcomes of infection among patients in intensive care units in 2017 [J]. JAMA, 2020, 323(15): 1478-1487.

[2] KYRIAZOPOULOU E, GIAMARELLOS-BOURBOULIS E J. Antimicrobial stewardship using biomarkers: accumulating evidence for the critically Ill [J]. Antibiotics (Basel), 2022, 11(3): 367.

[3] KALIL A C, TIMSIT J F. Less is more: critically ill status is not a carte blanche for unlimited antibiotic use [J]. Intensive Care Med, 2020, 46(11): 2075-2078.

[4] HOWARD-ANDERSON J, DAI W, YAHAV D, et al. A Desirability of outcome ranking analysis of a randomized clinical trial comparing seven versus fourteen days of antibiotics for uncomplicated gram-negative bloodstream Infection [J]. Open Forum Infect Dis, 2022, 9(6): ofac140.

[5] RUIZ-RUIGOMEZ M, FERNANDEZ-RUIZ M, SAN-JUAN R, et al. Impact of duration of antibiotic therapy in central venous catheter-related bloodstream infection due to Gram-negative bacilli [J]. J Antimicrob Chemother, 2020, 75(10): 3049-3055.

[6] ROSSELLI DEL TURCO E, PASQUINI Z, SCOLZ K, et al. Treatment duration for central line-associated infection caused by Enterococcus spp. : a retrospective evaluation of a multicenter cohort [J]. Eur J Clin Microbiol Infect Dis, 2022, 41(9): 1203-1206.

[7] RUIZ-RUIGOMEZ M, AGUADO J M. Duration of antibiotic therapy in central venous catheter-related bloodstream infection due to Gram-negative bacilli [J]. Curr Opin Infect Dis, 2021, 34(6): 681-685.

[8] TIMSIT J F, RUPPE E, BARBIER F, et al. Bloodstream infections in critically ill patients: an expert state-ment [J]. Intensive Care Med, 2020, 46(2): 266-284.

[9] CHASTRE J, WOLFF M, FAGON J Y, et al. Comparison of 8 vs 15 days of antibiotic therapy for ventilator-associated pneumonia in adults: a

randomized trial [J]. JAMA, 2003, 290(19): 2588-2598.

[10] BOUGLE A, TUFFET S, FEDERICI L, et al. Comparison of 8 versus 15 days of antibiotic therapy for Pseudomonas aeruginosa ventilator-associated pneumonia in adults: a randomized, controlled, open-label trial [J]. Intensive Care Med, 2022, 48(7): 841-849.

[11] MO Y, WEST T E, MACLAREN G, et al. Reducing antibiotic treatment duration for ventilator-associated pneumonia (REGARD-VAP): a trial protocol for a randomised clinical trial [J]. BMJ Open, 2021, 11(5): e050105.

[12] ISRAELSEN S B, FALLY M, TARP B, et al. Short-course antibiotic therapy for hospitalised patients with early clinical response in community-acquired pneumonia: a multicentre cohort study [J]. Clin Microbiol Infect, 2023, 29(1): 54-60.

[13] SAWYER R G, CLARIDGE J A, NATHENS A B, et al. Trial of short-course antimicrobial therapy for intraabdominal infection [J]. N Engl J Med, 2015, 372(21): 1996-2005.

[14] SURAT G, MEYER-SAUTTER P, RUSCH J, et al. Comparison of duration and empiric antibiotic choice of post-operative treatment in abdominal sepsis [J]. Surg Infect (Larchmt), 2022, 23(5): 444-450.

[15] TAKESUE Y, UCHINO M, IKEUCHI H, et al. Is fixed short-course antimicrobial therapy justified for patients who are critically ill with intra-abdominal infections [J]? J Anus Rectum Colon, 2019, 3(2): 53-59.

[16] GROFF L T, REED E E, COE K E, et al. Effectiveness of short vs long-course perioperative antibiotics in lung transplant recipients with donor positive respiratory cultures [J]. Transpl Infect Dis, 2021, 23(3): e13518.

[17] AVNI-NACHMAN S, YAHAV D, NESHER E, et al. Short versus prolonged antibiotic treatment for complicated urinary tract infection after kidney transplantation [J]. Transpl Int, 2021, 34(12): 2686-2695.

[18] SIESWERDA E, BAX H I, HOOGERWERF J J, et al. The 2021 Dutch Working Party on Antibiotic Policy (SWAB) guidelines for empirical antibacterial therapy of sepsis in adults [J]. BMC Infect Dis, 2022, 22(1): 687.

[19] SARTELLI M, COCCOLINI F, KLUGER Y, et al. WSES/GAIS/SIS-E/WSIS/AAST global clinical pathways for patients with intra-abdominal infections [J]. World J Emerg Surg, 2021, 16(1): 49.

[20] EVANS L, RHODES A, ALHAZZANI W, et al. Surviving sepsis campaign: international guidelines for management of sepsis and septic shock 2021 [J]. Intensive Care Med, 2021, 47(11): 1181-1247.

[21] KYRIAZOPOULOU E, LIASKOU-ANTONIOU L, ADAMIS G, et al. Procalcitonin to reduce long-term infection-associated adverse events in sepsis. a randomized trial [J]. Am J Respir Crit Care Med, 2021, 203(2): 202-210.

[22] MAZLAN M Z, ISMAIL M A H, SAEDAH A, et al. Efficacy and safety of the point-of-care procalcitonin test for determining the antibiotic treatment duration in patients with ventilator-associated pneumonia in the intensive care unit: a randomised controlled trial [J]. Anaesthesiol Intensive Ther, 2021, 53(3): 207-214.

[23] VON DACH E, ALBRICH W C, BRUNEL A S, et al. Effect of C-reactive protein-guided antibiotic treatment duration, 7-Day treatment, or 14-Day treatment on 30-Day clinical failure rate in patients with uncomplicated gram-negative bacteremia: a randomized clinical trial [J]. JAMA, 2020, 323(21): 2160-2169.

[24] BORGES I, CARNEIRO R, BERGO R, et al. Duration of antibiotic therapy in critically ill patients: a randomized controlled trial of a clinical and C-reactive protein-based protocol versus an evidence-based best

practice strategy without biomarkers [J]. Crit Care, 2020, 24(1): 281.

[25] HELLYER T P, MCAULEY D F, WALSH T S, et al. Biomarker-guided antibiotic stewardship in suspected ventilator-associated pneumonia (VAPrapid2): a randomised controlled trial and process evaluation [J]. Lancet Respir Med, 2020, 8(2): 182-191.

第三节　免疫增强是否能减少坏死性胰腺炎的感染

胰腺炎是一种临床常见的急腹症，全球年发病率为 34/10 万，其中 20%～30% 为重症急性胰腺炎（severe acute pancreatitis，SAP），病程复杂，致死率高达 15%。一部分 SAP 会发展为急性坏死性胰腺炎（acute necrotising pancreatitis，ANP）。出现感染性胰腺坏死（infected pancreatic necrosis，IPN）的患者，在重症监护病房（intensive care unit，ICU）中的住院时间往往更长。

胰腺炎的本质是炎症，过程非常复杂，系统性炎症反应综合征（systemic inflammatory response syndrome，SIRS）和代偿性抗炎反应综合征（compensatory anti-inflammatory response syndrome，CARS）平行出现、交替发生、相互制约、保持平衡。一旦平衡被打破，无论是促炎反应占主导地位还是抗炎反应占主导地位，都可能导致胰腺炎病情的显著恶化。例如：促炎反应过度增强会促使大量炎症介质进入血液，趋化性地攻击其他远端器官，导致多器官功能损伤的发生；反之，如果抗炎反应占主导地位，则形成全身免疫抑制，出现肠道细菌易位等二次感染，最终导致 IPN 的发生。此外，同一免疫细胞或炎症因子在病程的不同阶段也发挥着不同的促炎和 / 或抗炎作用，全身并发症和疾病严重程度在很大程度上取决于机体免疫反应的强度，最终决定了胰腺炎患者的临床预后。

一、胰腺炎的免疫反应

胰腺炎开始于胰腺内消化酶的过度激活，伴随炎症细胞大量浸润，最终造成胰腺损伤。巨噬细胞和中性粒细胞是最先到达胰腺的炎症细胞，巨噬细胞分化为促炎的 M1 形式，是 SAP 期间浸润胰腺的主要细胞群。由于胰管压力过高，Ca^{2+}流入胰腺胰岛细胞并激活转录因子［如核因子（nuclear factor，NF）-κB］，促使更多炎症因子［如肿瘤坏死因子 -α（tumor necrosis factor-α，TNF-α）、白细胞介素（interleukin，IL）-1β、IL-6 及单核细胞趋化蛋白（monocyte chemoattractant protein，MCP）-1 等］的产生。在这些细胞因子和趋化因子的作用下，更多的中性粒细胞和淋巴细胞聚集在胰腺和肠道，释放大量蛋白酶和氧自由基，损害血管内皮，增加血管内皮通透性，并在组织中积聚大量液体，进而造成微血管功能障碍、组织缺氧及严重器官功能损伤，导致炎症反应进一步放大，形成 SAP 的第一次免疫损伤。

随着促炎因子的大量释放，抗炎因子开始产生，当 CARS 过度活化时，机体主要表现为免疫抑制，即胸腺和脾脏萎缩、外周血淋巴细胞（主要是 T 淋巴细胞）数量减少、淋巴细胞相关防御系统缺陷等情况开始出现。此外，单核细胞功能也开始发生紊乱，如人白细胞抗原（human leukocyte antigen，HLA）-DR 表达明显减少、促炎因子（如 TNF-α）合成显著降低等，导致胰外器官免疫功能受损，肠道黏膜屏障的完整性遭到破坏，出现肠道细菌和内毒素移位，机体的免疫功能进一步恶化，最终导致 IPN 的发生，这个过程被称为 SAP 的第二次免疫损伤。

由此可见，免疫失衡是导致胰腺炎患者病情加重甚至死亡的重要原因。在胰腺炎的病理发展过程中，无论是过度的促炎反应还是免疫抑制都不利于胰腺炎患者的治疗。如何通过免疫治疗调节机体免疫反应失衡，稳定并逐步恢复胰腺炎在不同病理阶段下促炎和抗炎反应的动态平衡至关重要，免疫治疗成为 SAP 治疗的重要研究方向。

二、重症急性胰腺炎的免疫治疗

（一）发展历程

SAP 早期免疫治疗的主要目的是阻断机体炎症反应。在 20 世纪 80 年代和 90 年代，研究人员发现在 SAP 患者的外周血中，细胞因子和炎症介质的水平升高与疾病严重程度明显相关，于是开始尝试进行动物研究，将 TNF-α 注射到 SAP 动物模型的腹腔中，或者通过直接注射促炎因子抑制剂（如 IL-8）或抗炎因子（如 IL-10）来达到治疗 SAP 的目的。这些方法虽然在动物研究中取得了较为满意的效果，但临床应用并不理想，甚至导致了严重的治疗后果。这种早期阻断疗法可能存在两个问题：第一，SAP 患者体内有多种炎症因子，各种炎症因子之间构成了一个复杂的网络，相互作用、相互制衡、缺一不可，抑制其中一个炎症因子可能会引起其他网络成员的代偿性增加，最终导致治疗效果的恶化；第二，在 SAP 过程中，机体的促炎和抗炎反应维持动态平衡，炎症因子和炎症细胞在不同条件下发挥的作用也持续动态变化着。这就需要 SAP 的免疫治疗应该在病程的不同时期、根据机体免疫的不同情况随时进行动态调整，而不是进行单一、连续的抗感染治疗。正是基于这些研究及不断的深入探索，新的 SAP 免疫治疗方式从免疫阻断转变为免疫调节，从单一细胞因子转变为多种免疫细胞和相关蛋白的联合治疗。

（二）研究进展

众所周知，SIRS 和 CARS 在胰腺炎发病过程中平行出现，逐步进展的免疫抑制不仅导致胰腺和胰外器官的感染风险明显增加，而且与胰腺炎患者的不良预后密切相关，SAP 免疫增强治疗被寄予厚望。

胸腺肽 α1（thymosin alpha 1，Tα1）是一种从胸腺中分离出来的多肽激素，可以刺激并提升机体固有免疫和适应性免疫，已被广泛应用于肿瘤疾病的免疫治疗中。针对脓毒症患者应用 Tα1 治疗能否提高机体的免疫功能并改善患者的临床预后仍是一个崭新的研究领域。我国的吴健锋教授团队进行了多中心、随机对照研究，将 361 例严重脓毒症患者随机分为对照组（n=180）和 Tα1 组（n=181），结果显示，Tα1 组患者的 28 天全因死亡率显著低于对照组（26.0% *vs.* 35.0%，P=0.049），Tα1 组患者在开始治疗的第 3 天和第 7 天，单核细胞人白血病抗原 DR（monocyte human leukocyte antigen-DR，mHLA-DR）水平较对照组明显升高。

2022 年，我国李维勤教授团队针对 ANP 患者进行了采用胸腺肽 α1 治疗的多中心、双盲、随机、安慰剂对照临床研究，并在 *Intensive Care Medicine* 上发表。该研究的入选标准为发病 7 天内且急性生理学和慢性健康状况评价Ⅱ（acute physiology and chronic health evaluation Ⅱ，APACHE Ⅱ）评分≥8 分、CT 严重程度评分≥5 分的 ANP 患者，这些患者被随机分为 Tα1 治疗组（前 7 天内每 12 小时皮下注射 Tα1 1.6mg，随后 7 天每天皮下注射 1.6mg）和对照组（给予相同剂量的生理盐水），主要研究终点是患者入院期间发生 IPN 的情况。研究共入组 508 例 ANP 患者，Tα1 治疗组 254 例，对照组 254 例。研究结果显示：入院期间，Tα1 治疗组有 40 例患者发展为 IPN（15.7%），而安慰剂组为 46 例（18.1%），两组差异为－2.4%（95% *CI* －7.4%～5.1%，*P*＝0.48）；新出现的器官功能损伤（10.6% *vs.* 15%）、出血（6.3% *vs.* 3.5%）和胃肠道瘘（2% *vs.* 2.4%）等其他主要并发症没有统计学差异。研究提示，使用 Tα1 进行免疫增强治疗不能显著降低 ANP 患者入院后 90 天内 IPN 的发生率。

该研究与前期研究结果不一致的主要原因可能有以下 3 点：①此研究中的一个研究中心只招募 24 例患者，研究结果容易受到 I 型错误的影响；②研究中的给药方案与前期研究不同，给药时间更长（前期研究为 1 周，本试验为 2 周）、初始剂量更低（前期研究为每天 6.4mg，本试验为每天 3.2mg）；③由于研究选择了微生物学或影像学证据作为 IPN 的诊断依据，IPN 的发生率可能被低估。另外，研究者也分析了该研究可能存在的潜在局限性：① IPN 的发生率可能受到抗生素的使用及 CT 扫描复查标准不同的影响；②未能实现不同研究中心的实验室标准化，如 mHLA-DR 的测量，研究者只从＜50% 的研究对象那里获得了 mHLA-DR 数据；③ APACHE- Ⅱ评分对近 1/3 患者 AP 的严重程度进行了错误分类，这可能导致了阴性结果的出现。此外，研究的纳入标准是胰腺炎症状出现后 1 周内的患者，这可能增加了研究人群的异质性。由此，研究人员认为，针对 Tα1 免疫增强治疗，未来还需要进一步确定可能受益的胰腺炎患者人群，并找出 Tα1 的有效剂量和最佳疗程。

（三）问题及展望

机体免疫反应失衡是导致胰腺炎患者病情加重甚至死亡的重要原因，包括免疫增强在内的免疫调节治疗是改善 SAP 患者预后的重要手段。目前，新的免疫调节疗法更加重视对免疫细胞本身的调节，其中包括免疫细胞的增殖、成熟及凋亡，间充质干细胞和多药联合治疗也提供了新的思路。在 SAP 免疫调节治疗的研究和应用过程中，还需要注意以下 3 个问题。

1．药物剂量　SAP 的免疫反应复杂多变，参与 SAP 的免疫细胞和炎症因子在其中扮演着不同的角色，发挥了不同的作用。免疫调节药物的剂量与药物调节免疫反应的强度直接相关，但并不是越高越好。合理的用药剂量有助于实现在调节机体过度炎症反应的同时不会完全抑制有益的免疫反应。因此，在未来研究中，不仅要说明药物是否有效，还要详细观察和描述不同剂量药物梯度的治疗效果，有助于在未来临床研究中进行监测和对比。

2．治疗时机　促炎反应和抗炎反应在 SAP 中平行出现、交替发生、相互制约、保持平衡，在什么阶段采取什么样的治疗措施，应分别进行讨论。从过度炎症反应的角度而言，有必要采用抗炎方法来降低炎症反应相关的器官功能损伤。有研究人员认为，从发生腹痛到出现器官功能障碍的时间约为 48～72h，这是抗感染治疗的最佳窗口期，但单一、连续的抗感染治疗一定是不可行的。目前针对 SAP 的 CARS 阶段进行免疫增强治疗的研究和讨论还很少，具体的治疗时间、剂量及疗程问题还有待结合患者的个体指标（如外周血中免疫细胞的数量、相关蛋白表达水平等）来进行进一步的研究和探索。

3．受益人群　研究人群的异质性是影响研究结果的重要因素，如胰腺坏死程度、患者年龄甚至发生 SAP 的原因。有研究显示，胰腺坏死程度较高（＞50%）的患者和年龄＞60 岁的患者治疗效果较好，治疗时机太晚可能导致阴性结果的发生。此外，在中国，高脂血症引起 AP 队列的增加可能源于饮食习惯的改变和遗传因素，虽然高脂血症不会影响 Tα1 对免疫的作用，但特殊的病因分布使观察结果的普遍性存在质疑。因此，在针对 Tα1 的研究中，确定并选择最佳的可能受益的胰腺炎患者也是研究的重点之一。

综上所述，目前 SAP 免疫治疗已经引起了越来越多学者的关注和思考。虽然大多数治疗理念和方法仍处于实验和成型阶段，但笔者相信，随着更详细、更个体化、更精确的免疫治疗措施的深入研究及发展，其一定可以成为治疗包括坏死性胰腺炎在内的重症胰腺炎的新希望。

（北京协和医院　周元凯　崔　娜）

参考文献

[1] LEPPÄNIEMI A, TOLONEN M, TARASCONI A, et al. 2019 WSES guidelines for the management of severe acute pancreatitis [J]. World J Emerg Surg, 2019, 14: 27.

[2] MUNIR F, JAMSHED M B, SHAHID N, et al. Advances in immunomodulatory therapy for severe acute pancreatitis [J]. Immunol Lett, 2020, 217: 72-76.

[3] BOXHOORN L, VOERMANS R P, BOUWENSE S A, et al. Acute pancreatitis [J]. Lancet, 2020, 396(10252): 726-734.

[4] SENDLER M, VAN DEN BRANDT C, GLAUBITZ J, et al. NLRP3 Inflammasome Regulates Development of Systemic Inflammatory Response and Compensatory Anti-Inflammatory Response Syndromes in Mice With Acute Pancreatitis [J]. Gastroenterology, 2020, 158(1): 253-269.

[5] ZHOU J, MAO W J, KE L, et al. Thymosin alpha 1 in the prevention of infected pancreatic necrosis following acute necrotising pancreatitis (TRACE trial): protocol of a multicentre, randomised, double-blind, placebo-controlled, parallel-group trial [J]. BMJ Open, 2020, 10(9): e037231.

[6] ZHUANG Q, HUANG L Q, ZENG Y, et al. Dynamic monitoring of immunoinflammatory response identifies immunoswitching characteristics of severe acute pancreatitis in rats [J]. Front Immunol, 2022, 13: 876168.

[7] WU J F, ZHOU L X, LIU J Y, et al. The efficacy of thymosin alpha 1 for severe sepsis (ETASS): a multicenter, single-blind, randomized and controlled trial [J]. Crit Care, 2013, 17(1): R8.

[8] LIU Y P, PAN Y, HU Z H, et al. Thymosin alpha 1 reduces the mortality of severe coronavirus disease 2019 by restoration of lymphocytopenia and reversion of exhausted T cells [J]. Clin Infect Dis, 2020, 71(16): 2150-2157.

[9] KE L, ZHOU J, MAO WJ, et al. Immune enhancement in patients with predicted severe acute necrotising pancreatitis: a multicentre double-blind randomised controlled trial [J]. Intensive Care Medicine, 2022, 48(7): 899-909.

[10] LI G Q, CHEN H Z, LIU L W, et al. Role of interleukin-17 in acute pancreatitis [J]. Front Immunol, 2021, 12: 674803.

第四节　重症监护病房感染早期诊断的分子标志物

近年来，感染相关的生物标志物一直是研究的热点，可以为临床提供准确及时的诊断依据，并指导抗菌药物的合理使用。目前临床上最为经典的与感染相关的生物标志物包括前降钙素原（procalcitonin，PCT）和C反应蛋白（C-reactive protein，CRP）。PCT是唯一被写进临床指南的脓毒症标志物，可用于指导抗生素的使用，且具有非常多的循证医学证据。2021年发表的PROGRESS试验旨在研究PCT指导的抗生素使用是否可以降低脓毒症患者长期感染等相关不良事件的发生率。结果表明，在病情稳定和不发热的脓毒症患者中，使用PCT指导早期停用抗生素显示出显著的临床益处，以PCT为导向的抗生素治疗与较低的感染相关不良事件、较低的28天死亡率、较短的抗生素使用时间、早期出院及住院费用降低相关。这些收益可能对公共卫生产生重大影响，特别是在抗生素使用率较高的国家。

新型的、理想生物标志物需具备较高的特异性，能对应脓毒症病理生理过程中特异性的阶段或节点，能帮助临床医师鉴别感染的类型并指导抗菌药物的选择。但截至目前，理想中的完美生物标志物尚未发现。研究至今，已发现与感染相关的生物标志物250余种，它们可用于感染的早期诊断、指导抗菌药物的选择、评估抗感染效果、评估预后等。在这250余种新型生物标志物中，研究人员对26个生物标志物在超过300例参与者的临床研究中进行了评估，对40个生物标志物与PCT、CRP进行了比较，发现9种生物标志物对脓毒症有更好的诊断价值。

一、分子标志物

（一）识别早期感染

早期诊断是提高脓毒症患者治愈率的重要前提，但临床上许多非感染性疾病与之难以区分，如果不加以鉴别地全部给予抗感染治疗，会导致广谱抗菌药物的过度使用，也会导致耐药菌产生的风险增加。病原学诊断是脓毒症诊断的“金标准”，但其耗时长且阳性率低，可能会延误治疗时机。越来越多的分子标志物被发现可用于感染的早期诊断并为临床决断提供依据。下文将对除PCT、CRP以外关注度较高的、新的感染早期诊断分子标志物进行详细阐述。根据分子学特性的不同，可将这些分子标志物分为以下5类。

1. 急性期蛋白

（1）正五聚蛋白-3（pentraxin-3，PTX-3）：PTX-3作为正五聚蛋白（pentraxins，PTX）长五肽亚家族的一员，由脂多糖（lipopolysaccharide，LPS）等微生物成分或炎症细胞因子刺激分泌，可以参与髓系细胞对病原体的识别，通过产生抗微生物微环境而发挥抵抗作用。

PTX-3的产生不依赖肝脏，在反映快速炎症过程方面优于传统的生物标志物。多项研究已证明PTX-3具备较好的诊断价值，且诊断能力并不弱于PCT和CRP。PTX-3还被认为可以作为脓毒症的预后标志物，既是28天死亡率的独立相关因素，也可以预测脓毒症休克。

（2）肾上腺髓质素（adrenomedullin，ADM）与中区肾上腺髓质素（mid-regional pro-adrenomedullin，MR-proADM）：ADM最早是从嗜铬细胞瘤组织提取液中发现的一种降压多肽，由52个氨基酸组成，后来研究人员发现体内多种组织均可产生ADM。ADM在体内很容易被降解和清除，而MR-proADM作为其前体的活性形式，具有更好的稳定性，且与ADM的水平一致。ADM可以通过环磷酸腺苷（cyclic adenosine monophosphate，cAMP）介导血管扩张作用，也具有稳定内皮屏障和抗菌抗感染的作用。LPS、细胞因子及缺氧刺激导致的感染会促进ADM的合成和分泌。有研究表明，在脓毒症相关性器官功能衰竭评价（sepsis-related organ failure assessment，SOFA）评分为阴性的情况下，MR-proADM同样具有重要的诊断意义，且与器官衰竭和28天死亡率显著相关。值得注意的是，内源性ADM水平在高血压、缺血、内分泌及代谢紊乱等情况下也会增加。

2. 细胞因子　脓毒症患者的细胞因子水平显著高于正常人，被认为是脓毒症的生物标志物。人体内的细胞因子种类繁多，临床上研究较多的包括白细胞介素（interleukin，IL）-1β、IL-2R、IL-5、IL-6、IL-8、IL-10、肿瘤坏死因子-α（tumor necrosis factor-α，TNF-α）、γ干扰素（interferon-γ，IFN-γ）等。但是目前尚无统一且可确切地作为感染诊断的细胞因子标志物。由于不同细胞因子的出现及峰值时间存在差异，故联合使用可互相弥补单个细胞因子检测的不足。尤其当细胞因子与普通炎症指标联合时，对感染及脓毒症的诊断、危险分层及预后更为全面。一项关于儿童败血症的研究显示：IL-6对败血症的诊断效能优于CRP（0.881 *vs.* 0.754）、PCT（0.881 *vs.* 0.877）；当IL-6分别与CRP、PCT组合或三者联合时比单独使用具有更高的诊断效能，其AUC值分别提高至0.891、0.911和0.912；当IL-6与CRP、PCT联合后对败血症的诊断特异度高达100%。因此，细胞因子联合普通炎症指标可提高脓毒症诊断的特异性。

3. 可溶性受体

（1）可溶性白细胞分化抗原14亚型（sCD14-ST，Presepsin）：CD14是脂多糖-脂多糖结合蛋白复合体的受体，参与激活一系列信号传导通路，活化炎症级联反应，导致全身炎症反应。CD14以膜结合型（mCD14）的形式锚定于单核-巨噬细胞表面，或者以可溶性的形式（sCD14）分布于血浆中。当机体受到感染刺激时，sCD14在血浆中被组织蛋白酶D等蛋白酶切割并产生一个相对分子质量为13 000的N端片段，即sCD14亚型。多项研究已表明，Presepsin具有诊断脓毒症的能力，且在脓毒症患者的免疫反应中，Presepsin水平的升高要早于PCT和IL-6。在预测脓毒症并发症方面，除了脓毒症休克，Presepsin还可预测脓毒症急性肾损伤、急性呼吸窘迫综合征、弥散性血管内凝血。另外，Presepsin是革兰氏阴性菌细胞壁中LPS的受体之一，全血与细菌共培养结果表明革兰氏阴性菌诱导的Presepsin水平高于革兰氏阳性菌，说明Presepsin具有鉴别细菌感染种类的潜能。

（2）可溶性髓样细胞触发受体-1（sTREM-1）：髓样细胞触发受体-1（TREM-1）表达于髓系细胞表面，在细菌和真菌感染时表达显著增加，具有炎症放大器的作用。sTREM-1作为TREM-1的可溶性形式，可以代表TREM-1的激活情况，被认为是脓毒症诊断和预测的候选生物标志物，但对其诊断能力目前仍有争议，还需要更多的大规模研究来进一步评估sTREM-1的诊断准确性。除此之外，sTREM-1还被发现可表达于内皮细胞和血小板，在非感染性炎症及心血管手术后甚至非病理状态下也会升高。因此，血浆sTREM-1作为脓毒症诊断标志物仍需继续研究。

（3）可溶性尿激酶型纤溶酶原激活物受体（SuPAR）：尿激酶型纤溶酶原激活物受体（uPAR）是尿激酶型纤溶酶原激活物的膜结合型受体。SuPAR是其可溶性形式，广泛存在于体液中。当身体处于炎症或其他疾病状态时，激活的免疫细胞尤其是中性粒细胞使 SuPAR 水平显著上调，其浓度与免疫系统活动呈正相关。在鉴别脓毒症和全身炎症反应综合征（systemic inflammatory response syndrome，SIRS）方面，SuPAR 表现出了比 PCT 更好的鉴别能力（0.89 *vs.* 0.82），但在预测脓毒症患者的死亡率方面，PCT 更具有优势。2020 年的一篇综述系统地回顾分析了 SuPAR 的脓毒症诊断和预后价值，共纳入 30 项研究中的 6906 例患者。结果显示，SuPAR 具有诊断脓毒症（AUC 0.83）、预测死亡率（AUC 0.78）及鉴别脓毒症与 SIRS 的作用（AUC 0.81）。与以往 meta 分析确定的 PCT 有效性相比，SuPAR 具有相似的临床指导价值，但 SuPAR 表现出更高的特异性，有助于弥补 PCT 的不足。

4. 非编码 RNA

（1）微小核苷酸（microRNA，miRNA）：miRNA 是由 20～24 个核苷酸组成的非编码 RNA，可与靶 mRNA 结合，减少蛋白质表达甚至导致转录沉默。在应激条件下，miRNAs 可通过对多个靶标的协同效应来改变细胞反应，精细调节基因表达的模式。近年来陆续有学者发现了 miRNAs 对脓毒症的诊断作用。

在诊断方面，miR-16a 作为新生儿败血症的诊断标志物，可抑制 IL-6、TNF-α 等促炎因子 mRNA 的表达，并促进 IL-10 等抗炎因子 mRNA 的表达。miR-328 也表现出较好的诊断潜能（AUC 0.926），抑制 miR-328 的表达水平可以改善脓毒症患者的心功能障碍和心脏炎症。Hermann 等的研究表明，miR-193a-5p 和 miR-542-3p 可用于鉴别非感染性疾病和感染性疾病（社区获得性肺炎或脓毒症），miR-1246 的表达水平随着疾病严重程度的增加而发生显著变化，从而可以鉴别健康人群、社区获得性肺炎患者及脓毒症患者。

（2）长链非编码 RNA（lncRNA）：lncRNA 是一类超过 200 个核苷酸的 RNA，通过调控靶基因的表达广泛参与细胞的增殖、分化及凋亡。有结果显示，脓毒症患者的血浆中多种 lncRNA 表达可增加至 28～70 倍，单纯的 LPS 诱导也有相同的结果。

lncRNA 肺腺癌转移相关转录因子 1（MALAT1）已被证明可以通过抑制 NF-κB 的活性来调节 LPS 刺激的促炎细胞因子 TNF-α 和 IL-6 的表达。一项对 120 例脓毒症患者进行的前瞻性队列研究显示，lncRNA MALAT1 具有诊断脓毒症的价值（AUC 0.910），而且对脓毒症休克和死亡率也有较好的预测能力。lncRNA 锌指蛋白反义链 1（zinc finger antisense 1，ZFAS1）被认为与类风湿关节炎、急性心肌梗死等炎症疾病有关。Xu 等发现 lncRNA ZFAS1 对脓毒症也有较好的诊断（AUC 0.814）和预测死亡率（AUC 0.628）的能力。

5. 其他生物标志物

（1）钙保护素：钙保护素是一种异源二聚体钙结合蛋白，高表达于髓系细胞的胞质中。许多研究都认为钙保护素对脓毒症有较好的诊断效能。另外，钙保护素水平的升高与细菌感染关系密切，一项单中心、前瞻性观察研究显示，相较于病毒感染的患者，细菌感染的患者具有更高的钙保护素水平，且其 AUC 值高于 PCT（90.97% *vs.* 88.19%）。Havelka 等发现，与 PCT（AUC 0.736）相比，钙保护素（AUC 0.775）对于鉴别细菌和病毒感染更有意义。

（2）中性粒细胞白细胞分化抗原 64（nCD64）：nCD64 又称高亲和力 Fcγ 受体Ⅰ，在中性粒细胞中静息状态下水平很低，在感染过程中被炎性因子上调。近期一篇纳入 133 例患者的研究表明，

nCD64 对诊断新生儿脓毒症的敏感度为 94.7%，特异度为 93.6%，AUC 为 0.925。Hashem 等也得出了类似的结论（AUC 0.922）。我国学者 2020 年的一项研究同样表明 nCD64 在诊断和预测死亡率方面均优于 PCT。

（3）肠道微生物群：肠道是所有人体部位中微生物分布最密集和异质性最强的部位，脓毒症会损害肠道微生物群的完整性，反之，肠道微生物群也会影响脓毒症和器官衰竭的进程。Agudelo 等发现，脓毒症患者的肠道微生物群特征为副杆菌属、梭杆菌属及嗜血杆菌属等炎症相关微生物的增加，这些指标可以预测脓毒症的发展，尤其是肠球菌种类的丰富度可能是脓毒症潜在的预后生物标志物。目前，研究人员对脓毒症相关肠道菌群失调的机制尚不清楚，因此，还需要进一步的研究去发现脓毒症相关菌群失调的机制，以期找到新的脓毒症生物标志物和微生态寻向的治疗方法。

（二）鉴别病原体类型

感染的诊断一旦成立，制定合理的抗感染方案是下一步治疗的关键。宿主生物标志物为近年来的研究热点，它来自宿主对感染的复杂反应，并与疾病、宿主生物活性相关，是反映正常生物过程或致病过程的指标，可以被客观地测量和评估。

1．传统标志物　目前已发现的可用于鉴别细菌或病毒感染的生物标志物包括 PCT、CRP、人中性粒细胞载脂蛋白（human neutrophil lipocalin，HNL）、IL-6 及黏病毒抗性蛋白 A（myxovirus resistance protein A，MxA）。

2．新型宿主蛋白联合标志物　近年来，由 Oved 等发现的一种由 CRP、TNF 相关凋亡诱导配体（tumor necrosis factor-related apoptosis-inducing ligand，TRAIL）和干扰素诱导蛋白 -10（interferon-inducible protein-10，IP-10）构成的新型宿主蛋白联合标志物已被作为感染类型鉴别诊断试验对象，并受到广泛的研究。多项临床试验验证了其具备较高的诊断性能。甚至有文献报道，新型宿主蛋白联合标志物具有可减少 88% 的抗生素滥用的潜能。

3．宿主基因转录体　2021 年发表于 *Lancet* 子刊上的一项研究证实，通过 RT-PCR 技术测量 IFI44L（interferon inducible 44 like）和 PI3 的转录体水平，可用于急性感染患者的细菌或病毒感染的鉴别，并具有较高的敏感度（AUC 0.891）和特异度（AUC 0.971）。

二、总结

脓毒症可威胁生命健康，同时也是 ICU 常见的疾病之一。早期诊断和正确治疗是降低脓毒症病死率的关键。但由于脓毒症的病理生理机制非常复杂，个体差异较大，症状和体征无特异性，对其进行早期诊断极为困难。目前脓毒症的诊断尚缺乏单一、特异的标志物，往往需要联合使用各种标志物。充分地认识各种生物标志物、掌握其特点，并制定最佳的联合使用策略，将是下一步的研究重点，以助于将来更好地为临床所用。

（山东大学齐鲁医院　刘正琴　翟　茜）

参考文献

[1] KYRIAZOPOULOU E, LIASKOU-ANTONIOU L, ADAMIS G, et al. Procalcitonin to reduce long-term infection-associated adverse events in sepsis. a randomized trail [J]. Am J Respir Crit Care Med, 2021, 203(2): 202-210.

[2] PIERRAKOS C, VELISSARIS D, BISDORFF M, et al. Biomarkers of sepsis: time for a reappraisal [J]. Critical Care, 2020, 24: 287.

[3] CONWAY MORRIS A, BOS L D J, NSEIR S, et al. Molecular diagnostics in severe pneumonia: a new dawn or false promise? [J]. Intensive Care Med, 2022, 48(6): 740-742.

[4] HANSEN C B, BAYARRI-OLMOS R, KRISTENSEN M K, et al. Complement related pattern recognition molecules as markers of short-term mortality in intensive care patients [J]. J Infect, 2020, 80(4): 378-387.

[5] LEMASLE L, BLET A, GEVEN C, et al. Bioactive adrenomedullin, organ support therapies, and survival in the critically ill: results from the French and European outcome registry in ICU study [J]. Crit Care Med, 2020, 48(1): 49-55.

[6] SHAO W X, YU D J, ZHANG W Y, et al. Clinical significance of interleukin-6 in the diagnosis of sepsis and discriminating sepsis induced by gram-negative bacteria [J]. Pediatr Infect Dis J, 2018, 37(8): 801.

[7] SHIMOYAMA Y, UMEGAKI O, KADONO N, et al. Presepsin values predict septic acute kidney injury, acute respiratory distress syndrome, disseminated intravascular coagulation, and shock [J]. Shock, 2021, 55(4): 501-506.

[8] JOLLY L, CARRASCO K, DERIVE M, et al. Targeted endothelial gene deletion of triggering receptor expressed on myeloid cells-1 protects mice during septic shock [J]. Cardiovasc Res, 2018, 114(6): 907-918.

[9] SHARMA A, RAY S, MAMIDIPALLI R, et al. A comparative study of the diagnostic and prognostic utility of soluble urokinase-type plasminogen activator receptor and procalcitonin in patients with *Sepsis* and systemic inflammation response syndrome [J]. Indian J Crit Care Med, 2020, 24(4): 245-251.

[10] HERMANN S, BRANDES F, KIRCHNER B, et al. Diagnostic potential of circulating cell-free microRNAs for community-acquired pneumonia and pneumonia-related *Sepsis* [J]. J Cell Mol Med, 2020, 24(20): 12054-12064.

[11] CHEN J J, HE Y F, ZHOU L L, et al. Long non-coding RNA MALAT1 serves as an independent predictive biomarker for the diagnosis, severity and prognosis of patients with *Sepsis* [J]. Mol Med Report, 2020, 21(3): 1365-1373.

[12] XU Y H, SHAO B B. Circulating long noncoding RNA ZNFX1 antisense RNA negatively correlates with disease risk, severity, inflammatory markers, and predicts poor prognosis in *Sepsis* patients [J]. Medicine (Baltimore), 2019, 98(9): e14558.

[13] BARTÁKOVÁ E, ŠTEFAN M, STRÁNÍKOVÁ A, et al. Calprotectin and calgranulin C serum levels in bacterial sepsis [J]. Diagn Microbiol Infect Dis, 2019, 93: 219-226.

[14] HAVELKA A, SEJERSEN K, VENGE P, et al. Calprotectin, a new biomarker for diagnosis of acute respiratory infections [J]. Sci Rep, 2020, 10(1): 4208.

[15] HASHEM H E, ABDEL HALIM R M, EL MASRY S A, et al. The utility of neutrophil CD64 and presepsin as diagnostic, prognostic, and monitoring biomarkers in neonatal Sepsis [J]. Int J Microbiol, 2020, 2020:

8814892.

[16] HASHEM H E, EL MASRY S A, MOKHTAR A M, et al. Valuable role of neutrophil CD64 and highly sensitive CRP biomarkers for diagnostic, monitoring, and prognostic evaluations of *Sepsis* patients in neonatal ICUs [J]. Biomed Res Int, 2020, 2020: 6214363.

[17] AGUDELO-OCHOA G M, VALDÉS-DUQUE B E, GIRALDO-GIRALDO N A, et al. Gut microbiota profiles in critically ill patients, potential biomarkers and risk variables for Sepsis [J]. Gut Microbes, 2020, 12(1): 1707610.

[18] ASHKENAZI-HOFFNUNG L, OVED K, NAVON R, et al. A host-protein signature is superior to other biomarkers for differentiating between bacterial and viral disease in patients with respiratory infection and fever without source: A prospective observational study [J]. Eur J Clin Microbiol Infect Dis, 2018, 37(7): 1361-1371.

[19] NANNAN X U, FANCHANG H, XIAOMENG D, et al. A two-transcript biomarker of host classifier genes for discrimination of bacterial from viral infection in acute febrile illness: a multicentre discovery and validation study [J]. The Lancet Digital health, 2021, 3(8): e507-e516.

第五节　多部位宏基因二代测序检测在肺部感染性疾病诊断中的应用

感染性疾病是指由细菌、病毒、真菌、支原体等病原体的侵入引发的身体局部组织发生的损伤性病变和全身炎症反应。2018 年世界卫生组织公布的数据显示，感染性疾病在全球十大致死原因中占据重要位置，在中等和低等收入国家中，30% 以上的死亡由感染性疾病造成。脓毒症是临床常见的急危重症，其本质为感染诱发宿主免疫反应失衡所导致的致死性器官功能损伤，患者病情危重、进展迅速，年死亡人数逾百万，再住院率达 62%，是导致重症患者死亡的第二大原因。临床研究表明，每延迟 1h 给予抗生素，脓毒症患者住院死亡风险会显著增加。降低脓毒症总体病死率和医疗费用的关键在于抗感染治疗的快速化、及时化及准确化。因此，除了结合临床经验性判断之外，病原学的快速检测也至关重要。

一、宏基因二代测序检测在感染性疾病诊断中的应用进展

传统的微生物检测方法包括涂片、培养、血清学检查、聚合酶链反应（polymerase chain reaction，PCR）等，但存在耗时长、检测范围窄等弊端。与之相比，宏基因二代测序（metagenomics next generation sequencing，mNGS）技术具有耗时短、检测范围广等优势。mNGS 是一种分子诊断技术，无须预设，无须培养，无须好性，而是直接提取临床样本中的 DNA/RNA，进行高通量测序，经过专用病原数据库比对和生信分析，一次性完成细菌、真菌、病毒及寄生虫等病原体的检测。mNGS 的检测目标是核酸，其优势是无须培养，因而耗时较短，通常 24h 就能出结果，且其对病原体的检测范围较广，可达上万种。近年来，mNGS 技术越来越多地应用于临床，可直接从临床样本中识别病原体，还有助于发现新的致病病原体。新型冠状病毒感染疫情暴发之初，常规方法不能明确病原体，只能称之为“不明原因肺炎”，后来也是采用 mNGS 方法，在短时间内将病原体确定为一种新型的冠状病毒，为疫情的精准防控发挥了重要作用。mNGS 还可以预测抗菌药物

的耐药性，鉴定毒力基因，对菌株分型特别是在检测不易培育的病原体中具有突出的价值。目前，这一技术可利用呼吸道样本及血液、脑脊液、人体组织、粪便等多种临床样本来检测感染病原体，检测分析时间可控制在24h以内，最快为6h。近年来，这一技术在感染性疾病诊疗的临床实践中得到较为广泛的应用。

二、宏基因二代测序检测在肺部感染性疾病中的临床应用

1．mNGS送检标本分类　2019年全球疾病负担的数据显示，在所有年龄段的综合排名中，肺部感染位列第四位。肺部感染性疾病发病率高，病原谱广，耐药情况较严重。严重肺部感染被认为是全世界所有患者发病率和死亡率的主要原因。若伴随血流感染、多器官衰竭及休克等各种并发症，往往还会加速重症肺炎的病情进展。临床上常规的检测手段（如涂片镜检、培养、抗原/抗体检测等）存在敏感性低、相对费时、覆盖致病菌种类少等缺点。由于肺部感染病原体的多样性及传统检测手段的局限性，使临床上超过2/3的感染性疾病最终仍无法确定病原体，导致临床不能精准用药。重症肺部感染及由少见的病原体导致的感染尤其需要快速明确病原体。

近年来，快速发展的mNGS技术越来越多地应用于肺部感染性疾病的诊疗中，有望实现病毒、非典型病原体、苛养菌、结核、真菌及少见病原体的快速诊断。临床也不断有研究报道mNGS在疑难或重症肺部感染的患者中检测出病原体，使临床治疗由经验治疗转变为精准治疗。选择合适的标本行mNGS检测可极大地提高致病菌的检出率。肺部感染mNGS标本的选择如下。

（1）支气管肺泡灌洗液（bronchoalveolar lavage fluid，BALF）：BALF是目前用于肺部感染性疾病诊断最理想的检测标本之一，其受口腔及上呼吸道定植微生物的污染较少，且人源序列少。BALF标本还可以获取细胞学、可溶性蛋白、酶类、细胞因子、生物活性介质等多种信息，因此，BALF成为诊断肺部疾病的重要手段。Chen等比较了外周血和BALF标本的mNGS检测对肺部感染的诊断价值，发现BALF mNGS较外周血mNGS更为敏感（81.3% *vs.* 25.0%，P=0.003），而二者之间的特异性无显著差异。Xie等比较了同一患者的BALF和外周血标本中病原体的序列数，发现BALF样本显著高于血样本。

（2）外周血：外周血标本不易被污染，检测结果较易判读。在一些病情复杂的危重患者中，感染部位往往难以确定，难以获得合格的标本。从外周血样本中获取病原体信息是一种可能的方法，对于合并肺部感染的菌血症或脓毒症患者而言，其外周血中的病原体核酸片段较多，因此，mNGS检测有较好的临床价值。有研究对78例重症监护病房患者的血浆分别行mNGS和传统细菌培养分析，结果显示，单纯培养组的诊断敏感性为12.8%（10/78），mNGS组的诊断敏感性为30.8%（24/78），这一结果为制定治疗方案提供了更有用的信息。Blauwkamp等研究了348例符合脓毒症诊断标准的患者，结果显示：与初始血培养相比，使用mNGS技术检测外周血中的病原体，mNGS的敏感性达93.7%（59/63）；与所有的微生物检测（包括组织和体液培养、血清学检测、核酸检测及血培养）结果相比，mNGS的敏感性为84.9%（112/132）。因此，在临床考虑存在菌血症或脓毒症时，外周血mNGS检测病原体的敏感性更高，临床价值更大。

（3）痰：痰液标本的临床获取比较方便、易行，在肺部感染患者中被广泛采用。但由于其存在潜在的口腔和上呼吸道微生物污染，可靠性不及BALF。但也有研究表明，在肺炎患者中，气管抽吸

物采样对气道微生物群的评估类似于侵入性的微量 BALF。目前关于痰 mNGS 在肺部感染中价值的研究较少，Miao 等的大样本临床分析研究表明，在非结核分枝杆菌（Non-Tuberculous Mycobacteria，NTM）感染中，痰 mNGS 阳性率明显低于 BALF，而在其他细菌、真菌感染中无显著差异，在某些特殊病原菌感染中，BALF 检测优于痰液。

（4）其他标本：在某些情况下，咽拭子、肺组织、胸腔积液也作为 mNGS 检测的标本。例如，高度怀疑病毒感染时常采用咽拭子，通常为上呼吸道感染或肺部感染合并上呼吸道感染。肺组织 mNGS 检测可用于真菌、结核等特殊病原体感染。Li 等应用 mNGS 检测了 20 例肺部感染患者肺活检组织中的病原微生物，证实 mNGS 检测肺活检组织较培养法和组织病理法在诊断时间和灵敏度上更有优势，特别是苛养菌、真菌及结核分枝杆菌的感染。侵入性取样活检是对侵袭性真菌感染诊断的"金标准"，在行肺组织病理检查的同时送 mNGS，可为特殊病原体感染提供快速且有价值的诊疗信息。关于胸腔积液 mNGS 检测的临床报道案例较少，其可用于存在胸腔积液特别是脓胸的患者。

2. 多部位 mNGS 检测在肺部感染性疾病诊断中的应用　近年来，多部位 mNGS 检测在感染性疾病诊断中的应用主要聚焦于肺部感染。Chen 等的研究纳入 20 例重症肺炎患者，并通过常规微生物检测和 mNGS 检测 BALF 及血样中的潜在病原体。在 85%（17/20）的重症肺炎患者的 BALF 标本中，mNGS 检测出各种病原体，包括 10 例细菌感染、5 例病毒感染和 2 例真菌感染。相比之下，BALF 的常规微生物检测仅在 50%（10/20）的病例中呈阳性。在 17 例 BALF 标本 mNGS 检测呈阳性的重症肺炎患者中，10 例血 mNGS 检测也检出了病原菌。相比之下，常规微生物培养只能发现一例患者并发血流感染。此外，疾病早期的 BALF 标本与血标本在 mNGS 检出的病原体上高度一致。随着疾病的进展和反复抗生素治疗，mNGS 可以显示 BALF 和血样中微生物种类的显著动态变化。这项研究强调了同时检测 BALF 和外周血的 mNGS 在重症肺炎诊疗方面的重要价值。首先，多部位 mNGS 同时检测有助于快速确定严重肺部感染患者的致病微生物，在时效性和检出率上都优于常规微生物培养鉴定，mNGS 可以为临床医师提供关于严重感染性疾病抗菌治疗的额外建议，并补充通过传统细菌培养方法和 PCR 获得的微生物结果。其次，多部位 mNGS 同时检测可以帮助医师识别重症肺炎患者的血流感染。最近越来越多的证据表明，血液感染是严重肺炎患者预后恶化的重要预测因素。因此，如何提高重症肺炎患者血液感染的检出率值得关注。早期识别重症肺炎患者的血流感染将指导精准的抗菌治疗。很多研究证明了 mNGS 在外周血微生物鉴定中的应用，并显示了其与传统细菌方法相比的优势。在重症肺炎患者中，通过传统的微生物培养方法，外周血培养阳性率较低。通过 mNGS 检测，BALF 和血液样本中的主要病原体物种高度一致，这在很大程度上表明，重症肺炎患者的病原体可能是从肺部传播到血液中的。通过 mNGS 从血液样本中发现的主要病原体可能部分预测重症肺炎患者 BALF 中存在的病原体。因此，同时检测 BALF 和外周血 mNGS，有助于快速检测重症肺炎患者的致病微生物，并可以确定血流感染，以指导临床医师进行抗菌治疗。

三、总结与展望

综上所述，对重症感染性疾病的救治仍面临着巨大的挑战。对于疑难、危重、特别是免疫抑制患者的诊断来说，mNGS 具有全面、准确、快速的优势，可以为早期目标抗感染治疗提供证据支持，在疑难重症感染性疾病的精准诊治中具有重要价值。多部位 mNGS 在感染性疾病诊断中的应用目前主要聚焦于肺部感染，现有临床研究建议应同时对早期重症肺炎患者的 BALF 和外周血进行 mNGS 检测。然而，多部位 mNGS 对其他感染性疾病的诊断价值及预后影响仍有待大规模临床研究来探索和验证。

（北京协和医院　张佳慧　隆　云）

参考文献

[1] CHIU C Y, MILLER S A. Clinical metagenomics [J]. Nat Rev Genet, 2019, 20(6): 341-355.

[2] MILLER S, NACCACHE S N, SAMAYOA E, et al. Laboratory validation of a clinical metagenomic sequencing assay for pathogen detection in cerebrospinal fluid [J]. Genome Res, 2019, 29(5): 831-842.

[3] WILSON M R, SAMPLE H A, ZORN K C, et al. Clinical metagenomic sequencing for diagnosis of meningitis and encephalitis [J]. N Engl J Med, 2019, 380(24): 2327-2340.

[4] DEKKER J P. Metagenomics for clinical infectious disease diagnostics steps closer to reality [J]. J Clin Microbiol, 2018, 56(9): e00850-e00918.

[5] SCHMIDT K, MWAIGWISYA S, CROSSMAN L C, et al. Identification of bacterial pathogens and antimicrobial resistance directly from clinical urines by nanopore-based metagenomic sequencing [J]. J Antimicrob Chemotherapy, 2017, 72(1): 104-114.

[6] CHARALAMPOUS T, KAY G L. Nanopore metagenomics enables rapid clinical diagnosis of bacterial lower respiratory infection [J]. Nat Biotechnol, 2019, 37(7): 783-792.

[7] GBD 2019 DISEASES AND INJURIES COLLABORATORS. Global burden of 369 diseases and injuries in 204 countries and territories, 1990-2019: a systematic analysis for the Global Burden of Disease Study 2019 [J]. Lancet (London, England), 2020, 396(10258): 1204-1222.

[8] CHEN X, DING S, LEI C, et al. Blood and Bronchoalveolar Lavage Fluid Metagenomic Next-Generation Sequencing in Pneumonia [J]. Can J Infect Dis Med Microbiol, 2020, 2020: 6839103.

[9] XIE F, DUAN Z, ZENG W, et al. Clinical metagenomics assessments improve diagnosis and outcomes in community-acquired pneumonia [J]. BMC Infect Dis, 2021, 21(1): 352.

[10] LONG Y, ZHANG Y X, GONG Y P, et al. Diagnosis of sepsis with Cell-free DNA by next-generation sequencing technology in ICU patients [J]. Arch Med Research, 2016, 47(5): 365-371.

[11] BLAUWKAMP T A, THAIR S, ROSEN M J, et al. Analytical and clinical validation of a microbial cell-free DNA sequencing test for infectious disease [J]. Nat Microbiol, 2019, 4(4): 663-674.

[12] DICKSON R P, ERB-DOWNWARD J R, FREEMAN C M, et al. Bacterial topography of the healthy human lower respiratory tract [J]. MBio, 2017, 8(1): e02287-e02316.

[13] SHI C L, HAN P, TANG P J, et al. Clinical metagenomic sequencing for diagnosis of pulmonary tuberculosis [J]. J Infect, 2020, 81(4): 567-574.

[14] KALANTAR K L, MOAZED F, CHRISTENSON S

C, et al. Metagenomic comparison of tracheal aspirate and mini-bronchial alveolar lavage for assessment of respiratory microbiota [J]. Am J Physiol Lung cell Mol Physiol, 2019, 316(3): L578-L584.

[15] MIAO Q, MA Y Y, WANG Q Q, et al. Microbiological diagnostic performance of metagenomic next-generation sequencing when applied to clinical practice. Clin Infect Dis, 2018, 67 (suppl_2): 231-240.

[16] LI H N, GAO H, MENG H, et al. Detection of pulmonary infectious pathogens from lung biopsy tissues by metagenomic next-generation sequencing [J]. Front Cell Infect Microbiol, 2018, 8: 205.

[17] HONG D K, BLAUWKAMP T A, KERTESZ M, et al. Liquid biopsy for infectious diseases: sequencing of cell-free plasma to detect pathogen DNA in patients with invasive fungal disease [J]. Diagn Microbiol Infect Dis, 2018, 92(3): 210-213.

[18] CHEN J, ZHAO Y, SHANG Y, et al. The clinical significance of simultaneous detection of pathogens from bronchoalveolar lavage fluid and blood samples by metagenomic next-generation sequencing in patients with severe pneumonia [J]. J Med Microbiol, 2021, 70(1).

[19] ZHOU X, WU H, RUAN Q, et al. Clinical evaluation of diagnosis efficacy of active mycobacterium tuberculosis complex infection via metagenomic next-generation sequencing of direct clinical samples [J]. Front Cell Infect Microbiol, 2019, 9: 351.

[20] VINCENT J L, RELLO J, MARSHALL J, et al. International study of the prevalence and outcomes of infection in intensive care units [J]. JAMA, 2009, 302(21): 2323-2329.

[21] BROOKS D, SMITH A, YOUNG D, et al. Mortality in intensive care: The impact of bacteremia and the utility of systemic inflammatory response syndrome [J]. Am J Infect Control, 2016, 44(11): 1291-1295.

第七章　重症凝血与创伤

第一节　危重症儿童和成人噬血细胞综合征的诊疗共识

ICU 中危重症患者噬血细胞综合征的早期筛查、诊断和治疗

噬血细胞综合征（hemophagocytic syndrome, HPS）又称噬血细胞淋巴组织细胞增生症（hemo-phagocytic lymphohistocytosis，HLH），是一类由原发或继发性免疫异常导致的过度炎症反应综合征，临床以持续发热、肝脾大、全血细胞减少及骨髓、肝、脾、淋巴结组织发现噬血现象为主要特征。HLH 可以影响各个年龄人群，不仅发生在先天性遗传易感的免疫缺陷患者，也越来越多地在自身免疫性疾病、重症感染、恶性肿瘤或免疫抑制的患者中被发现。对于病情迅速恶化或表现为过度炎症反应的重症监护病房（intensive care unit，ICU）患者应立即启动噬血细胞综合征的筛查，争取早期诊断和治疗。

（一）筛查

过度的炎症反应是 ICU 患者中常见的一种表型，可见于脓毒症、多器官功能障碍综合征（multiple organ dysfunction syndrome，MODS）、全身炎症反应综合征及细胞因子释放综合征等情况。与 HLH 的病理生理机制相似，ICU 中高炎症表型的严重程度很可能取决于免疫失调类型。HLH［包括巨噬细胞活化综合征（macrophage activation syndrome，MAS）-HLH］通常很难与高炎症性疾病，包括脓毒症、MODS 和其他细胞因子风暴综合征等鉴别，因此，对于有不明原因或不成比例的炎症反应（如发热、血细胞减少、高铁蛋白血症、肝脾大或凝血功能障碍）的 ICU 患者均应怀疑 HLH。对于快速发展的 MODS 和对经验性治疗反应不好的患者，应进一步增加对 HLH 的怀疑。需要及时启动血清铁蛋白、可溶性白细胞介素 -2 受体（soluble interleukin-2 receptor，SIL-2R）或全血细胞计数的检查。血清铁蛋白≥500g/L 是 HLH 的诊断标准之一，用于诊断 HLH 的灵敏度为 84%。也有研究认为，在儿童中血清铁蛋白＞10 000g/L 诊断 HLH 的敏感度达 90%，特异度达 96%。儿童 MAS 相关的脓毒症和 MODS 表现为高铁蛋白型脓毒症。血清铁蛋白＜500g/L 可能排除 HLH。建议对疑似 HLH 病例首先检测血清铁蛋白水平，如其显著升高则对 HLH 的诊断具有强烈的提示意义，应即刻开展与 HLH 确诊相关的检测。HLH 的初筛试验见表 7-1-1。

表 7-1-1　噬血细胞综合征的诊断试验

HLH 检查的初步建议测试步骤	检查项目
根据 HLH-2004 诊断标准需做检查	全血细胞计数（中性粒细胞绝对计数）
	血清铁蛋白（含稀释液）

续表

HLH 检查的初步建议测试步骤	检查项目
根据 HLH-2004 诊断标准需做检查	甘油三酯 纤维蛋白原 肝和脾大小的放射学成像，特别是如果检查骨髓抽吸物 可溶性 CD25（可溶性白细胞介素 -2 受体 α 链）
其他实验室指标	谷丙转氨酶和谷草转氨酶 白蛋白 胆红素（直接胆红素和间接胆红素） 乳酸脱氢酶 C 反应蛋白 凝血酶原时间、活化部分凝血酶时间 血钠

（二）诊断

1. HLH 的诊断　目前公认的 HLH 诊断标准由国际组织细胞协会于 2004 年修订，符合以下两条标准中的任何一条时可以诊断 HLH。

（1）分子诊断符合 HLH：存在目前已知的 HLH 相关致病基因，如 *PRF1*、*UNC13D*、*STX11*、*STXBP2*、*Rab27a*、*LYST*、*SH2D1A*、*BIRC4*、*ITK*、*AP3β1*、*MAGT1*、*CD27* 等病理性突变。

（2）临床符合以下 8 条指标中的 5 条或以上：①发热。体温＞38.5℃，持续＞7 天。②脾大。③血细胞计数减少（累及外周血两系或三系）。血红蛋白＜90g/L（＜4 周婴儿，血红蛋白＜100g/L），血小板＜$100×10^9$/L，中性粒细胞＜$1.0×10^9$/L 且非骨髓造血功能减低所致。④高甘油三酯（triglyceride，TG）血症和 / 或低纤维蛋白原血症。甘油三酯＞3mmol/L 或高于同年龄的 3 个标准差，纤维蛋白原＜1.5g/L 或低于同年龄的 3 个标准差。⑤在骨髓、脾脏、肝脏或淋巴结中发现噬血现象。⑥ NK 细胞活性降低或缺如。⑦血清铁蛋白升高。血清铁蛋白≥500g/L。⑧可溶性 CD25（可溶性白细胞介素 -2 受体 α 链）升高。

目前 HLH-2004 诊断标准仍然是最为实用且作为指导意见推行的诊断标准，特别是对于儿童患者，但尚未在成人患者中得到完全验证。然而，满足 HLH-2004 诊断标准中的 4 个或以上临床指标的对于 ICU 成人患者诊断 HLH 的敏感度为 95%，特异度达 93%。如果满足上述 4 个或以上的指标，特别是当器官功能明显恶化时，应考虑开始针对 HLH 的治疗。转氨酶升高和高胆红素血症不属于 HLH-2004 诊断标准的实验室诊断指标，但经常在 HLH 病例中发现，并可进一步支持 HLH 的诊断。组织化学评分（histochemistry score，HScore）对于 ICU 收治的成人患者诊断 HLH 特别有帮助，敏感度高达 100%，特异度为 94%。

2. HLH 中枢神经系统受累（CNS-HLH）　可作为 HLH 的首发临床表现，也可在 HLH 病程中发生，临床表现包括：①精神和 / 或神经系统症状，如易激惹、意识改变、癫痫、惊厥、脑膜刺激征、共济失调、偏瘫等；②中枢神经系统影像学异常，颅脑磁共振成像（magnetic resonance imaging，MRI）提示脑实质或脑膜异常；③脑脊液（cerebrospinal fluid，CSF）异常，脑脊液细胞增多和 / 或蛋白质升高。HLH 患者出现上述一项或多项表现异常时，需考虑诊断 CNS-HLH。所有疑似 CNS-HLH

的患者都建议进行颅脑影像学检查和腰椎穿刺脑脊液检测。在ICU收治的高炎症反应患者中，如合并中枢神经系统表现应立即开始对HLH的诊断进行评估。CNS-HLH可危及生命，并导致严重的并发症。据报道，ICU高炎症反应合并中枢神经系统异常表现的患者中有21%的成人和30%～73%的儿童患有HLH，因此，对于有高炎症反应症状和不明原因的中枢神经系统异常表现的患者，高度怀疑HLH和快速评估中枢神经系统受累程度是很重要的。

3．HLH-肺受累　ICU收治的HLH/MAS-HLH患者的肺部表现很常见。感染性原因是最常见的，MAS-HLH中报道了肺动脉高压、间质性肺疾病和肺泡蛋白沉积症肺受累是较差的预后指标。

（三）治疗

HLH/MAS-HLH通常需要早期和积极的强化干预，如使用广谱抗生素、血管活性药、肾脏替代治疗、机械通气、血液制品替代和针对凝血病的管理等治疗。由于HLH患者经常出现中性粒细胞减少，有些患者在诊断时可能伴有细菌感染，因此，需积极使用抗生素。除了中枢神经系统和肺部表现外，肝功能障碍、液体负荷过重、凝血功能障碍及快速恶化的MODS是该患者群体所特有的。这些患者的凝血功能障碍是多因素造成的，可继发于血小板减少症、低纤维蛋白原血症、高纤溶和弥散性血管内凝血，通常需要多种血液制品，如新鲜冷冻血浆、血小板、红细胞和凝血因子等治疗。虽然支持性治疗是必须的，但它们往往不能单独治愈HLH。治疗建议如下。

（1）识别和治疗潜在的病因是治疗继发性HLH的首要原则。

（2）对于并非严重、持续或复发的继发性HLH和MAS-HLH患者，于ICU接受治疗时建议使用类固醇激素治疗，可以联合或不联合静脉输注免疫球蛋白。

（3）在家族性HLH和严重、持续性或复发性的继发性HLH和MAS-HLH患者中，推荐及时根据肾功能和年龄调整依托泊苷的治疗方案，特别是在中枢神经系统受累和/或其他器官衰竭的病例中。

（4）对于MAS-HLH反应不佳的患者，推荐增加IL-1抑制剂和/或谨慎使用环孢素A。

表7-1-2　ICU住院患者继发性HLH严重程度的评估和对治疗反应性的专家意见

ICU住院患者继发性HLH的严重程度建议		治疗
轻度	除凝血功能外无其他器官功能障碍的证据	治疗潜在的触发因素；考虑在快速恶化的病例中使用糖皮质激素治疗
中度	中度器官功能障碍的证据（除凝血/血液系统外，SOFA或pSOFA评分中单个器官的评分小于或等于2分）；可能需要吸氧	治疗潜在的触发因素；强烈考虑使用糖皮质激素治疗
重度	有严重器官功能障碍的证据（除凝血/血液系统外，SOFA或pSOFA评分中至少有一个器官的评分大于或等于3分）和/或因器官衰竭而需要任何器官替代治疗，包括正压通气、肾脏替代治疗、血管加压药和体外生命支持	治疗潜在的触发因素；使用糖皮质激素治疗；基于病因增加依托泊苷或其他的免疫调节治疗
对治疗的建议反应		**治疗**
有反应	在治疗开始后的48～72h内，血清铁蛋白水平下降、体温正常化和临床表现的稳定（即器官功能障碍不恶化）	继续全面治疗触发因素；每天重新评估病情，并根据耐受情况决定是否撤离治疗
无反应	血清铁蛋白水平、持续发热和/或临床表现无改善	重新评估触发因素，以确保它们得到治疗；考虑增加其他的HLH靶向治疗
进展	在治疗开始后48～72h血清铁蛋白升高和/或持续发热。在任何时候都需要增加对器官功能的支持（即正压通气、肾脏替代治疗、增加血液制品替代和/或对血管加压药和体外生命支持的需求）	积极重新评估触发因素，以确保它们得到治疗；高度考虑增加其他的HLH靶向治疗

注：HLH．噬血细胞淋巴组织细胞增生症；SOFA．序贯器官衰竭评估；pSOFA．儿童序贯器官衰竭评估。

选择 HLH/MAS-HLH 的最佳治疗方法需要仔细考虑潜在的病理生理学和疾病触发因素，这在 ICU 环境中可能不会立即显现出来。表 7-1-2 列出了 HLH 严重程度的评估和对治疗反应性的专家意见。在轻度 HLH 病例中，HLH 特异性治疗不是强制性的，病因治疗仍是首要的。早期治疗如使用糖皮质激素，通常是稳定疾病病情的第一步，在中度 HLH 病例中不应延迟；然而，糖皮质激素可能使血液病和自身免疫性疾病的诊断更加困难。在中度或重度 HLH 患者中，每日可给予地塞米松（$10mg/m^2$）或甲泼尼松［2mg/（kg・d）］或甲泼尼松龙冲击治疗 MAS- HLH［30mg/（kg・d），最大 1g/d］。在无反应的 MAS-HLH 中，可以添加 IL-1 阻断剂如阿纳金拉和 / 或依托泊苷。使用阿纳金拉阻断 IL-1 也可用于其他形式的 HLH，能降低具有脓毒症和继发性 HLH 表现的患者死亡率。在这些情况下，阿纳金拉的剂量并非是固定的，可按照 2～10mg/（kg・d）的剂量，每日分为 2～4 次皮下或静脉注射，最大剂量为 2mg/（kg・h）连续输注 72h。对于严重的、对治疗无反应或进展的继发性 HLH 和 MAS-HLH，特别是有中枢神经系统受累和 / 或 HLH 触发的器官功能障碍恶化表现的患者，推荐立即加用依托泊苷治疗，剂量需根据患者年龄调整。与针对原发性儿童 HLH 制定的 HLH-94 和 HLH-2004 治疗方案相比，对于年龄较大的青少年（$100mg/m^2$，每周 1 次）、成人（$75mg/m^2$，每周 1 次）和老年人（$50mg/m^2$，每周 1 次）继发性 HLH 患者，均应考虑降低依托泊苷的用量以减少骨髓毒性。部分患者根据治疗反应和治疗周期的不同，可能需要每周应用 2 次依托泊苷。如 HLH-94 和 HLH-2004 方案所述，与家族性 HLH 患者相比，许多继发性 HLH 患者不需要一个完整的 8 周疗程。治疗周期建议每周进行评估，结合患者的耐受情况和病因而制定治疗方案。如果能监测血清铁蛋白和 SIL -2R 的趋势，则有助于判断疾病的活动程度。通常应尽可能将治疗周期缩短，以避免长期的免疫抑制和继发感染，但治疗应持续到血清铁蛋白和 / 或 SIL-2R 水平下降并稳定，且患者的临床表现显著改善。在逐步撤离或停止治疗后，应密切监测患者是否出现疾病复发。建议预防和规律筛查是否有念珠菌、曲霉、肺孢子菌和疱疹病毒感染。

HLH 通常是某种疾病的中间状态，在某一阶段该疾病有 HLH 的表现。危重患者，包括脓毒症患者出现 HLH 的治疗，对于临床医师来说仍然是一个挑战。HLH 在 ICU 中得到越来越广泛的认可，但对疾病的早期识别和诊断有限，对疾病严重程度的定义需要进一步验证。然而，早期启动 HLH 导向的免疫调节治疗，结合治疗基础疾病可以挽救患者生命。与脓毒症类似，HLH 的异质性导致了其治疗方法的复杂性。需要进一步的前瞻性试验来确定不同 HLH 患者群体的最佳治疗方法，包括生物制剂和其他新疗法的使用。

（中国医科大学附属第一医院　张晓娟　马晓春）

参考文献

［1］HINES M R, VON BAHR GREENWOOD T, BEUTEL G, et al. Consensus-based guidelines for the recognition, diagnosis, and management of hemophagocytic lymphohistiocytosis in critically ill children and adults [J]. Crit Care Med, 2022, 50(5): 860-872.

［2］KYRIAZOPOULOU E, LEVENTOGIANNIS K, NORRBY-TEGLUND A, et al. Hellenic sepsis study group: macrophage activation-like syndrome: an immunological entity associated with rapid progression to death in sepsis [J]. BMC Med, 2017, 15(1): 172.

[3] RAMOS-CASALS M, BRITO-ZERÓN P, LÓPEZ-GUILLERMO A, et al. Adult haemophagocytic syndrome [J]. Lancet, 2014, 383(9927): 1503-1516.

[4] VON BAHR GREENWOOD T, PALMKVIST-KAIJSER K, CHIANG S C, et al. Elevated ferritin and soluble CD25 in critically ill patients are associated with parameters of (hyper) inflammation and lymphocyte cytotoxicity [J]. Minerva Anestesiol, 2019, 85(12): 1289-1298.

[5] KNAAK C, SCHUSTER F S, SPIES C, et al. Hemophagocytic lymphohistiocytosis in critically ill patients [J]. Shock, 2020, 53: 701-709.

[6] CARCILLO J A, BERG R A, WESSEL D, et al. Eunice kennedy shriver National Institute of Child health and Human Development Collaborative pediatric critical care research network: a multicenter network assessment of three inflammation phenotypes in pediatric sepsis-induced multiple organ failure [J]. Pediatr Crit Care Med, 2019, 20(12): 1137-1146.

[7] BERGSTEN E, HORNE A, ARICÓ M, et al. Confirmed efficacy of etoposide and dexamethasone in HLH treatment: long-term results of the cooperative HLH-2004 study [J]. Blood, 2017, 130(25): 2728-2738.

[8] FARDET L, GALICIER L, LAMBOTTE O, et al. Development and validation of the HScore, a score for the diagnosis of reactive hemophagocytic syndrome [J]. Arthritis Rheumatol, 2014, 66(9): 2613-2620.

[9] HORNE A, WICKSTRÖM R, JORDAN M B, et al. How to treat involvement of the central nervous system in hemophagocytic lymphohistiocytosis? [J]. Curr Treat Options Neurol, 2017, 19(1): 3.

[10] HORNE A, TROTTESTAM H, ARICÒ M, et al. Histiocyte society: frequency and spectrum of central nervous system involvement in 193 children with haemophagocytic lymphohistiocytosis [J]. Br J Haematol, 2008, 140(3): 327-335.

[11] SONG Y, PEI R J, WANG Y N, et al. Central nervous system involvement in hemophagocytic lymphohistiocytosis in adults: A retrospective analysis of 96 patients in a single center [J]. Chin Med J (Engl), 2018, 131: 776-783.

[12] SHAKOORY B, CARCILLO J A, CHATHAM W W, et al. Interleukin-1 receptor blockade is associated with reduced mortality in sepsis patients with features of macrophage activation syndrome: Reanalysis of a prior phase Ⅲ trial [J]. Crit Care Med, 2016, 44(2): 275-281.

[13] CASHEN K, CHU R L, KLEIN J, et al. Extracorporeal membrane oxygenation outcomes in children with hemophagocytic lymphohistiocytosis [J]. Perfusion, 2017, 32(2): 151-156.

[14] LA ROSÉE P, HORNE A, HINES M, et al. Recommendations for the management of hemophagocytic lymphohistiocytosis in adults [J]. Blood, 2019, 133(23): 2465-2477.

[15] WOHLFARTH P, AGIS H, GUALDONI G A, et al. Interleukin 1 receptor antagonist anakinra, intravenous immunoglobulin, and corticosteroids in the management of critically ill adult patients with hemophagocytic lymphohistiocytosis [J]. J Intensive Care Med, 2017, 34(9): 723-731.

[16] MIETTUNEN P M, NARENDRAN A, JAYANTHAN A, et al. Successful treatment of severe paediatric rheumatic disease-associated macrophage activation syndrome with interleukin-1 inhibition following conventional immunosuppressive therapy: case series with 12 patients [J]. Rheumatology (Oxford), 2011, 50(2): 417-419.

[17] HORNE A, VON BAHR GREENWOOD T, CHIANG S C C, et al. Efficacy of moderately dosed etoposide in macrophage activation syndrome - hemophagocytic lymphohistiocytosis (MAS-HLH) [J]. J Rheumatol, 2021, 48(10): 1596-1602.
[18] ELOSEILY E M, WEISER P, CRAYNE C B, et al. Benefit of anakinra in treating pediatric secondary hemophagocytic lymphohistiocytosis [J]. Arthritis Rheumatol, 2020, 72(2): 326-334.
[19] HENTER J I, PALMKVIST-KAIJSER K, HOLZGRAEFE B, et al. Cytotoxic therapy for severe swine flu A/H1N1 [J]. Lancet, 2010, 375(9758): 2116.
[20] DAVER N, MCCLAIN K, ALLEN C E, et al. A consensus review on malignancy-associated hemophagocytic lymphohistiocytosis in adults [J]. Cancer, 2017, 123(17): 3229-3240.
[21] BLEESING J, PRADA A, SIEGEL D M, et al. The diagnostic significance of soluble CD163 and soluble interleukin-2 receptor alpha-chain in macrophage activation syndrome and untreated new-onset systemic juvenile idiopathic arthritis [J]. Arthritis Rheum, 2007, 56(3): 965-971.
[22] KOMP D M, MCNAMARA J, BUCKLEY P. Elevated soluble interleukin-2 receptor in childhood hemophagocytic histiocytic syndromes [J]. Blood, 1989, 73(8): 2128-2132.

第二节　2021 年欧洲危重病学会临床实践指南——成人危重症患者出血的输血策略

入住重症监护病房（intensive care unit，ICU）的患者经常因各种原因发生出血，部分 ICU 患者的出血率高达 50%，将进一步升高死亡率。虽然输注血液制品是治疗出血性危重症患者的基本措施，但同时也带来了各种风险。既往对大量出血患者的治疗方案往往基于在非出血患者或病情较轻的患者中开展的研究结果推断而来，可能并不完全适用于危重症患者。因此，欧洲重症监护医学协会（European Society of Intensive Care Medicine，ESICM）邀请 15 名国际专家和 2 名方法学家组成了工作组，使用 GRADE（grading of recommendations assessment deuelopment and evaluation）方法制定了出血性危重症成人患者输血的临床实践指南。该指南分为 3 个部分：大量出血的成人危重症患者的输血策略、非大量出血的成人危重症患者的输血策略及氨甲环酸的使用。

一、大量出血的成人危重症患者的输血策略

该指南将大量出血定义为：在 24h 内使用＞10 单位红细胞或在 6h 内使用＞6 单位红细胞。

1．输血比例

（1）现有观察性研究认为高比例输血策略可降低患者的早期和晚期死亡率，同时较少观察到高比例输血的不良反应。虽然目前证据有限，但专家组仍推荐在创伤性大量出血患者中使用高比例输血策略，即每输注 2 个单位浓缩红细胞至少输注 1 个单位血浆（弱推荐，低质量证据）。

（2）考虑到非创伤性出血与创伤性出血病理生理学和凝血功能障碍的潜在差异，以及血浆和血小板输注增加对资源的影响，对于非创伤性大量出血的危重症患者是否使用固定高比例输血策略无推荐意见（无推荐，极低质量证据）。

2．血小板　标准血小板是指室温 20～24℃储存的血小板，冷冻保存血小板是指在－80℃下冷冻，之后在解冻血浆中重建的血小板，在目前极为有限的实验中并没有明确的证据支持或反对在大量或非大量出血的患者中使用冷冻保存或冷藏的血小板（无推荐，极低质量证据）。

3．凝血酶原复合物浓缩物和新鲜冷冻血浆　目前观察性研究中并未证实使用凝血酶原复合物（prothrombin complex concentrates，PCC）的明显获益或不良事件（如血栓栓塞），对于大量出血的危重症患者使用 PCC 还是单独输注新鲜冷冻血浆（fresh frozen plasma，FFP）无推荐意见（无推荐，极低质量证据）。

4．纤维蛋白原　虽然观察性研究证实了低纤维蛋白原血症与凝血病、创伤性出血不良结局间的相关关系，但较高的纤维蛋白原水平与死亡率及血栓形成之间可能存在关联，因此，对于因创伤导致大量出血的危重症患者是否早期使用经验性纤维蛋白原替代治疗，没有推荐意见（无推荐，极低质量证据）。

5．床旁监测　推荐行黏弹性或常规凝血测定［血液黏弹性凝血分析包括血栓弹力图、旋转血栓弹性检测（rotational thromboelastome try，ROTEM）和 Sonoclot 分析仪检测等），以指导创伤性大量出血危重症患者的输血（弱推荐，低质量证据）。

二、非大量出血的成人危重症患者的输血策略

1．输注红细胞

（1）相比于维持血红蛋白在 90g/L，限制性输血并未影响患者预后，同时又减少了输血反应，因此，在血管手术后非大量出血的患者，推荐以血红蛋白 75～80g/L 作为红细胞输注阈值（弱推荐，低质量证据）。

（2）一项针对血红蛋白为 49～79g/L 的产后贫血患者的单项随机对照试验发现，限制性输注红细胞并不会影响患者的生活质量，同时又降低了静脉血栓形成、输血后脓毒症或感染及输血反应的发生率，并减少患者的住院费用和节省了血液资源。对于产后非大量出血的患者，建议采取限制性输血策略，若患者出现休克和可能由贫血引起的症状（如呼吸困难、晕厥、心动过速、心绞痛、神经系统症状）或血红蛋白＜60g/L 则需要进行输血，而不是以血红蛋白 90g/L 作为宽松的目标开始输血（弱推荐，低质量证据）。

（3）对于消化道非大量出血的患者，推荐使用限制性（血红蛋白 70g/L）的红细胞输注阈值而不是更宽松的红细胞输注阈值（血红蛋白 90g/L，弱推荐，中等质量证据）。

2．血小板

（1）针对血小板减少症引起出血的患者，其血小板输注阈值的评估尚缺乏研究证据，出血患者中较高与较低血小板输注阈值的临床效果和对血液资源的影响尚不清楚。对于伴有血小板减少的非大量出血患者，使用限制性血小板输注阈值或开放性血小板输注阈值无推荐意见（无推荐，极低质量证据）。

（2）两项关于接受抗血小板治疗的自发性脑出血（intracerebral hemorrhage，ICH）患者的研究中并未发现输注血小板的益处，因此，对于正在接受抗血小板治疗的脑出血（自发性或创伤性脑出血）患者，推荐使用限制性血小板输注策略或不输注血小板（弱推荐，中等质量证据）。

（3）对于正在接受抗血小板治疗的非大量出血重症患者，使用限制性（或不输注）还是开放性血小板输注策略无推荐意见（无推荐，极低质量证据）。

3．纤维蛋白原

（1）在心脏手术后出血的患者中使用纤维蛋白原（fibrinogen，FIB）可以减少失血量和血液制品的使用量，但对于包括死亡率在内的其他重要预后结果的影响尚不清楚。对于心脏手术后非大量出血的重症患者，推荐经验性使用纤维蛋白原浓缩物，应使用固定剂量（2～4g）或根据 FIBTEM 凝血硬度滴定，以维持纤维蛋白原水平超过凝血和血小板聚集所需的 15g/L（弱推荐，低质量证据）。

（2）对于其他合并非大量出血的重症患者，是否经验性使用纤维蛋白原浓缩物无推荐意见（无推荐，低质量证据）。

4．血浆　在非大量出血性外伤患者中使用开放性血浆输血策略（经验性给予 2 个单位 FFP）未显示任何益处，但确实增加了发生并发症的可能性（如脓毒症），尽管证据质量较差。对于伴有或不伴有凝血功能障碍的非大量出血患者，使用限制性血浆输注策略还是开放性血浆输注策略无推荐意见（无推荐，低质量证据）。

5．床旁即时检测和常规凝血试验

（1）在大量出血的肝硬化患者中，两项随机对照试验显示，使用黏弹性检测指导输血可减少输血相关的肺损伤、急性呼吸窘迫综合征的发生，并减少血小板及新鲜冷冻血浆的输注量。对于合并大量出血和非大量出血的肝硬化、肝移植或重度创伤患者，推荐进行黏弹性凝血试验或常规凝血试验指导的输血（弱推荐，低质量证据）。

（2）在非大量出血性心脏手术患者中，黏弹性凝血试验指导输血可以减少术后出血和住 ICU 的时间，但对患者的重要性有限。对于心脏手术合并出血的患者，推荐进行黏弹性凝血试验或常规凝血试验指导的输血（弱推荐，极低质量证据）。

（3）推荐应用黏弹性凝血试验或常规凝血试验指导非大量出血的体外膜氧合患者的输血（弱推荐，极低质量证据）。

三、氨甲环酸（TXA）在成人重症合并出血患者中的应用

1．TXA 在创伤性颅内出血患者中的应用

（1）具有里程碑意义的多中心 CRASH-2 随机对照试验研究表明，应用 TXA 可降低死亡率并且不良影响微乎其微，同时 TXA 价格低廉，可以在大多数环境中使用。在因外伤出血或疑似出血的危重症患者中，推荐尽早（创伤后 3h 内）使用 TXA（强推荐，高质量证据）。

（2）使用 TXA 可能不会降低所有患者的死亡率或致残率，但轻度至中度创伤性脑损伤患者的头部损伤相关死亡率可能会降低，并延缓脑出血的进展。在急性创伤性脑损伤和创伤性出血的危重症患者中，推荐使用 TXA（弱推荐，中等质量证据）。

（3）在蛛网膜下腔出血的患者中，TAX 对死亡率和功能预后的影响不大。对于蛛网膜下腔出血的重症患者是否使用 TXA 无推荐（无推荐，低质量证据）。

2．TXA 在非创伤性脑出血患者中的应用

（1）3 项随机对照试验评估了非创伤性脑出血患者静脉应用 TXA 的结局，表明应用 TXA 对死亡

率无影响。对于非创伤性脑出血的重症患者，是否使用 TXA 无推荐意见（无推荐，中等质量证据）。

（2）包括 HALT-IT 试验在内的 5 项研究评估了大剂量静脉注射 TXA（4g/24h 或更高）的疗效，结果发现在死亡率、再出血及是否需要手术干预方面无改善，而深静脉血栓形成、肺栓塞及癫痫的发作增加，因此，建议不要在消化道出血的危重症患者中大剂量静脉注射 TXA（弱推荐，高质量证据）。

（3）尽管亚组分析表明低剂量 / 肠内 TXA 可能对患者有帮助，但纳入的研究规模较小且结果不精确，此外，在大多数试验中没有报告潜在危害（深静脉血栓形成、肺栓塞、癫痫发作）的数据，因此，对于消化道出血的重症患者，使用低剂量静脉注射 TXA 还是肠内 TXA 无推荐意见（无推荐，中等质量证据）。

（4）TXA 可减少产后重症患者因出血而导致的死亡，而不会影响全因死亡率。如果考虑患者可能有明显的产后出血或休克迹象，应尽早给予低剂量 TXA（1g 静脉注射），因为来自全球孕产妇抗纤维蛋白溶解（world maternal antifibrinolytic，WOMAN）试验的数据表明，TXA 最有可能在出血发生后 3h 内起作用（弱推荐，高质量证据）。

（5）多项随机对照临床试验（randomized clinical trial，RCT）表明，TXA 可减少出血患者心脏手术后的出血量，降低二次手术风险和输血风险，虽然癫痫发作的风险增加，但其发生率很低（＜1%），并且可能具有剂量依赖性，如果以低剂量（＜4g/24h）给药，则发病率更低。因此，相较于发生癫痫，降低再次手术风险和输血风险收益更大，特别是给予低剂量 TXA 时。推荐在心脏手术后合并出血的重症患者中使用 TXA（强推荐，高质量证据）。

（中国医科大学附属第一医院　梁英健　马晓春）

参 考 文 献

［1］HOLCOMB J B, TILLEY B C, BARANIUK S, et al. Transfusion of plasma, platelets, and red blood cells in a 1∶1∶1 vs a 1∶1∶2 ratio and mortality in patients with severe trauma: the PROPPR randomized clinical trial [J]. JAMA, 2015, 313(5): 471-482.

［2］BOHONEK M, KUTAC D, LANDOVA L, et al. The use of cryopreserved platelets in the treat-ment of polytraumatic patients and patients with massive bleeding [J]. Transfusion, 2019, 59(S2): 1474-1478.

［3］STRANDENES G, SIVERTSEN J, BJERKVIG C K, et al. A pilot trial of platelets stored cold versus at room temperature for complex cardio- thoracic surgery [J]. Anesthesiology, 2020, 133(6): 1173-1183.

［4］MOLLER A, NIELSEN H B, WETTERSLEV J, et al. Low vs high hemoglobin trigger for transfusion in vascular surgery: a randomized clinical feasibility trial [J]. Blood, 2019, 133(25): 2639-2650.

［5］JAIRATH V, KAHAN B C, GRAY A, et al. Restrictive versus liberal blood transfusion for acute upper gastrointestinal bleeding (TRIGGER): a pragmatic, open-label, cluster randomised feasibility trial [J]. Lancet, 2015, 386(9989): 137-144.

［6］BAHAROGLU M I, CORDONNIER C, SALMAN RA-S, et al. Platelet transfusion versus standard care after acute stroke due to spontaneous cerebral haemorrhage associated with antiplatelet therapy

(PATCH): a randomised, open-label, phase 3 trial [J]. Lancet, 2016, 387(10038): 2605-2613.

[7] MORRISON G A, KOCH J, ROYDS M, et al. Fibrinogen concentrate vs. fresh frozen plasma for the management of coagulopathy during thoraco-abdominal aortic aneurysm surgery: a pilot randomised controlled trial [J]. Anaesthesia, 2019, 74(2): 180-189.

[8] BILECEN S, DE GROOT J A, KALKMAN C J, et al. Effect of fibrinogen concentrate on intraoperative blood loss among patients with intraoperative bleeding during high-risk cardiac surgery: a randomized clinical trial [J]. JAMA, 2017, 317(7): 738-747.

[9] AKBARI E, SAFARI S, HATAMABADI H. The effect of fibrinogen concentrate and fresh frozen plasma on the outcome of patients with acute traumatic coagulopathy: a quasi-experimental study [J]. Am J Emerg Med, 2018, 36(11): 1947-1950.

[10] KUMAR M, AHMAD J, MAIWALL R, et al. Thromboelastography-guided blood component use in patients with cirrhosis with nonvariceal bleeding: a randomized controlled trial [J]. Hepatology, 2020, 71(1): 235-246.

[11] ROUT G, SHALIMAR G D, MAHAPATRA S J. Thromboelastography-guided blood product transfusion in cirrhosis patients with variceal bleeding: a randomized controlled trial [J]. J Clin Gastroenterol, 2020, 54(3): 255-262.

[12] MECO M, MONTISCI A, GIUSTINIANO E, et al. Viscoelastic blood tests use in adult cardiac surgery: meta-analysis, meta-regression, and trial sequential analysis [J]. J Cardiothorac Vasc Anesth, 2020, 34(1): 19-127.

[13] BUSCHER H, ZHANG D, NAIR P. A pilot, randomised controlled trial of a rotational thromboelastometry-based algorithm to treat bleeding episodes in extracorporeal life support: the TEM protocol in ECLS study (TEMPEST) [J]. Crit Care Resusc, 2017, 19(Suppl 1): 9-36.

[14] SHAKUR H, ROBERTS I, BAUTISTA R, et al. Effects of tranexamic acid on death, vascular occlusive events, and blood transfusion in trauma patients with significant haemorrhage (CRASH-2) a randomised, placebo-controlled trial [J]. Lancet, 2010, 376(9734): 23-32.

[15] COLLABORATORS C T. Effects of tranexamic acid on death, disability, vascular occlusive events and other morbidities in patients with acute traumatic brain injury (CRASH-3): a randomised, placebo-controlled trial [J]. Lancet, 2019, 394(10210): 1713-1723.

[16] LAWATI K A, SHARIF S, MAQBALI S A, et al. Efficacy and safety of tranexamic acid in acute traumatic brain injury: a systematic review and meta-analysis of randomized-controlled trials [J]. Intensive Care Med, 2021, 47(1): 14-27.

[17] POST R, GERMANS M R, TJERKSTRA M A, et al. Ultra-early tranexamic acid after subarachnoid haemorrhage (ULTRA): a randomised controlled trial [J]. Lancet, 2021, 397(10269): 112-118.

[18] MERETOJA A, YASSI N, WU T Y, et al. Tranexamic acid in patients with intracerebral haemorrhage (STOP-AUST): a multi- centre, randomised, placebo-controlled, phase 2 trial [J]. Lancet Neurol, 2020, 19(12): 980-987.

[19] SPRIGG N, FLAHERTY K, APPLETON J P, et al. Tranexamic acid for hyperacute primary IntraCerebral Haemorrhage (TICH-2): an international randomised, placebo-controlled, phase 3 superiority trial [J]. Lancet, 2018, 391(10135): 2107-2115.

[20] COLLABORATORS H-IT. Effects of a high-dose 24-h infusion of tranexamic acid on death and thromboembolic events in patients with acute

gastrointestinal bleeding (HALT-IT): an international randomised, double-blind, placebo-controlled trial [J]. Lancet, 2020, 395(10241): 1927-1936.

[21] CHAIR H S, CHAIR I R, NIGERIA B F, et al. Effect of early tranexamic acid administration on mortality, hysterectomy, and other morbidities in women with post-partum haemorrhage (WOMAN): an international, randomised, double-blind, placebo-controlled trial [J]. Lancet, 2017, 389(10084): 2105-2116.

第三节　危重症患者发生肝素抵抗的诊疗策略

一、肝素抵抗的概念

肝素是一种从猪肠道分离的带负电荷、硫酸化的糖胺聚糖多聚体，主要储存在肥大细胞颗粒中。普通肝素是一种长链多聚体，分子量为3000～30 000道尔顿，而低分子量肝素是从普通肝素中纯化得到的，分子量为3500～5000道尔顿。肝素与抗凝血酶（antithrombin，AT）结合后，加速了AT与凝血酶或AT与凝血因子Xa的结合，放大了AT的抗凝作用。肝素抵抗（heparin resistance，HR）是指即使应用了足量的肝素仍无法达到预期的抗凝效果。但目前关于恰当的抗凝目标及评价肝素抗凝效果的方法尚无统一标准，因此，对于肝素抵抗的临床判定与监测存在一定困难。一种建议是当肝素的需求量超过每天35 000U时认为存在肝素抵抗，但对于抗凝水平的判定也是不明确的。在心肺流转术的患者中，肝素抵抗被定义为需使用超过500U/kg的肝素以达到活化凝血时间（activated clotting time，ACT）400～480s的现象。

二、肝素抵抗的发生率及其常见病因

肝素抵抗常见于应用大剂量肝素进行体外抗凝（如心肺转流术或体外膜氧合时）或静脉血栓栓塞的预防及治疗。研究表明，心肺搭桥术后肝素抵抗的发生率可高达20%～25%。由于肝素抵抗造成的抗凝不充分会导致凝血级联反应的激活，导致一系列并发症，包括消耗性凝血病、术后大量出血及血栓形成等严重不良反应。有研究表明，在新型冠状病毒感染患者中，因其高凝倾向，血管内血栓形成，需要用肝素进行抗凝治疗，确诊新型冠状病毒感染患者中肝素抵抗的发生率可高达75%。

三、肝素抵抗的发生机制

1．肝素与其他物质的非特异性结合　带强负电荷的肝素可与血浆中的多种蛋白结合，包括血小板第4因子（platelet factor 4，PF4）、富含组氨酸的糖蛋白、脂蛋白、vWF因子、Ⅷ因子及纤维蛋白原，还可与包括内皮细胞、单核细胞在内的多种细胞结合。由于普通肝素的多聚体长链结构促进了与这些蛋白的非特异性结合，因此，在机体内发挥了除抗凝作用外更广泛的作用。

2．抗凝血酶缺乏　抗凝血酶不足时会影响肝素的抗凝疗效。肝脏疾病、脓毒症、急性弥散性血管内凝血（disseminated inravascular coagulation，DIC）及急性白血病应用天冬酰胺酶、接受体外循环（包括心肺流转术或体外膜氧合）的患者均可出现体内抗凝血酶水平的降低。但目前尚无研究显示维持抗凝活性所需要的抗凝血酶水平。此外，普通肝素本身也会使抗凝血酶活性降低。有研究表明，在心肺

转流术需要大剂量肝素时，需要额外补充人重组抗凝血酶以提高对于肝素的反应性。

3．肝素与血小板的相互作用　肝素与血小板结合引起血小板数量暂时性减少。普通肝素可活化血小板，释放 PF4，还能导致抗体形成，引起肝素诱导的血小板减少症（heparin-induced thrombocytopenia，HIT）。

4．凝血因子水平升高　新型冠状病毒感染或急性炎症反应患者，血中Ⅷ因子及纤维蛋白原水平升高，缩短活化部分凝血活酶时间（activated partial thromboplastin time，APTT），导致普通肝素需求量增大。

5．应用抗Ⅹa 因子抑制剂的拮抗剂　抗Ⅹa 因子抑制剂的拮抗剂主要用于拮抗直接Ⅹa 因子抑制剂及间接抗凝剂（如磺达肝素、低分子量肝素、普通肝素等）的抗凝作用。有报道显示，一些心脏外科手术患者应用抗Ⅹa 因子抑制剂的拮抗剂 Andexanet alfa 后需要使用过量的普通肝素方能使得抗凝达标，这种现象提示了产生肝素抵抗的另一种潜在机制。

四、肝素抵抗的监测方法

肝素抵抗的判定主要由实验室检测及抗凝的目标决定。对于肝素抗凝效果的评估主要有两种实验室检测方法，一种是凝血功能性试剂检测，主要是体外检测血凝块的形成，常见的包括 APTT、ACT 检测；另一种是化学发光检测法，主要指抗Ⅹ a 因子检测。

1．APTT　APTT 是用来监测普通肝素抗凝效果最常用的方法。然而，由于各实验室检测 APTT 的试剂差异及是否加入磷脂等均会影响对其抗凝效果的判定。因为 APTT 的变化与肝素水平呈非线性关系，临床中往往很小的肝素水平变化就会导致 APTT 出现大幅度变化。特别是炎症反应时，升高的Ⅷ因子及纤维蛋白原会导致 APTT 假性缩短，影响了对肝素抗凝效果的判定。

2．ACT　ACT 的变化与肝素浓度呈线性相关，而此时 APTT 则可能测不到数值。ACT 因其便捷性及花费低，被认为是心肺流转术检测抗凝效果的金标准。但值得注意的是，在操作过程中所用采血注射器的材料不同、检测时间的延长及检测设备的不同均可影响检测结果。不同 ACT 检测设备的结果是不能相互转换的。除此之外，还有很多影响 ACT 检测结果的因素，如低体温、血液稀释，某些患者存在先天性或获得性凝血因子缺乏，应用抗磷脂抗体等均可造成 ACT 延长。

3．抗Ⅹa 因子检测　应用化学发光法，枸橼酸化的患者血浆中加入过量的Ⅹa 因子，血中抗凝剂（如肝素）会降低Ⅹa 的活性，计算出呈反比关系即反映抗凝水平。一些检测肝素的发光试剂中会加入外源性抗凝血酶，以防止因为患者的抗凝血酶水平过低而导致的肝素抵抗。抗Ⅹa 因子检测被越来越多地用于普通肝素的抗凝监测。临床上一些先天性或获得性凝血因子缺乏、DIC 或存在抗磷脂抗体的患者，APTT 结果不准确时，应考虑应用抗Ⅹa 因子监测肝素抗凝效果。存在肝素抵抗的患者也应考虑抗Ⅹa 因子监测，使普通肝素的抗凝目标设定在 0.3～0.7IU/ml。一项关于新型冠状病毒感染患者的回顾性研究表明，抗Ⅹa 活性检测不受增加的Ⅷ因子、纤维蛋白原及狼疮抗凝物的影响，在监测肝素抗凝效果方面更可靠，优于 APTT。但有研究对抗Ⅹa 活性检测是否优于 APTT 提出质疑，认为目前证据只支持抗Ⅹa 活性检测对重症患者的监测更有效。

五、肝素抵抗后的治疗策略

低抗凝血酶水平是造成肝素抵抗的重要原因之一。有研究表明，对于心脏手术的患者以 ACT 为目标导向补充抗凝血酶对于治疗肝素抵抗是有效的。然而以抗凝血酶活性作为衡量标准可能造成抗凝血酶补充量过多以致资源浪费。除了心脏手术，目前尚无研究证实外源性补充抗凝血酶对肝素抵抗患者的临床收益。

另一种策略是使用直接抗凝血酶的抑制剂作为肝素的替代治疗，如阿加曲班、比伐卢定。这两种抗凝剂不受体内抗凝血酶水平的影响，且可应用传统的实验室指标如 APTT 或 ACT 来监测，在重症患者的抗凝治疗中具有广泛的应用前景。

临床使用肝素时应密切关注是否发生肝素抵抗现象，利用多种监测手段尽早识别，在发生肝素抵抗时及时去除诱因或利用其他方法替代治疗，以达到最佳抗凝效果。

（中国医科大学附属第一医院　孙旖旎　马晓春）

参考文献

［1］HIRSCH J. Heparin [J]. N Engl J Med, 1991, 324: 1565-1574.

［2］WEITZ J I. Low-molecular-weight heparins [J]. N Engl J Med, 1997, 337(10): 688-698.

［3］HIRSH J, BAUER K A, DONATI M B, et al. Parenteral anticoagulants: American College of Chest Physicians evidence-based clinical practice guidelines (8th edition) [J]. Chest, 2008, 134(2): 474.

［4］LEVINE M N, HIRSH J, GENT M, et al. A randomized trial comparing activated thromboplastin time with heparin assay in patients with acute venous thromboembolism requiring large daily doses of heparin [J]. Arch Intern Med, 1994, 154(1): 49-56.

［5］STAPLES M H, DUNTON R F, KARLSON K J, et al. Heparin resistance after preoperative heparin therapy or intraaortic balloon pumping [J]. Ann Thorac Surg, 1994, 57(5): 1211-1216.

［6］CHRYSSOS A, STROUP S J, PIFER M M, et al. Management of heparin-resistant patients with benefits? maximizing biocompatibility in cardiopulmonary bypass: combining aTryn (R) recombinant antithrombin Ⅲ and carmeda (R) heparin-bonded perfusion circuits: a case series [J]. J Extra Corpor Technol, 2015, 47(1): 44-47.

［7］MCNAIR E, MARCOUX J A, BALLY C, et al. Bivalirudin as an adjunctive anticoagulant to heparin in the treatment of heparin resistance during cardiopulmonary bypass-assisted cardiac surgery [J]. Perfusion, 2016, 31(3): 189-199.

［8］LLITJOS J F, LECLERC M, CHOCHOIS C, et al. High incidence of venous thromboembolic events in anticoagulated severe COVID-19 patients [J]. J Thromb Haemost, 2020, 18(7): 1743-1746.

［9］NOVELLI C, BOROTTO E, BEVERINA I, et al. Heparin dosage, level, and resistance in SARS-CoV2 infected patients in intensive care unit [J]. Int J Lab Hematol, 2021, 43(6): 1284-1290.

［10］WEISS R J, ESKO J D, TOR Y. Targeting heparin and heparan sulfate protein interactions [J]. Org Biomol Chem, 2017, 15(27): 5656-5668.

［11］WANG T F, MAKAR R S, ANTIC D, et al. Management of hemostatic complications in acute leukemia: guidance from the SSC of the ISTH [J]. J Thromb Haemost, 2020, 18(12): 3174-3183.

［12］WILLIAMS M R, D'AMBRA A B, BECK J R, et al. A randomized trial of antithrombin concentrate for treatment of heparin resistance [J]. Ann Thorac Surg, 2000, 70(3): 873-877.

[13] AVIDAN M S, LEVY J H, VAN AKEN H, et al. Recombinant human antithrombin Ⅲ restores heparin responsiveness and decreases activation of coagulation in heparin-resistant patients during cardiopulmonary bypass [J]. J Thorac Cardiovasc Surg, 2005, 130(1): 107-113.

[14] CONNORS J M, LEVY J H. COVID-19 and its implications for thrombosis and anti- coagulation [J]. Blood, 2020, 135(23): 2033-2040.

[15] ECHE I M, ELSAMADISI P, WEX N, et al. Intraoperative unfractionated heparin unresponsiveness during endovascular repair of a ruptured abdominal aortic aneurysm following administration of andexanet alfa for the reversal of rivaroxaban [J]. Pharmacotherapy, 2019, 39(8): 861-865.

[16] LOBATO R L, DESPOTIS G J, LEVY J H, et al. Anticoagulation management during cardiopulmonary bypass: a survey of 54 North American institutions [J]. J Thorac Cardiovasc Surg, 2010, 139(6): 1665-1666.

[17] SHORE-LESSERSON L, BAKER R A, FERRARIS V A, et al. The society of thoracic surgeons, the society of cardiovascular anesthesiologists, and the american society of extracorporeal technology: clinical practice guidelines-anticoagulation during cardiopulmzonary bypass [J]. Ann Thorac Surg, 2018, 105(2): 650-662.

[18] LI H, SERRICK C, RAO V, et al. A comparative analysis of four activated clotting time measurement devices in cardiac surgery with cardiopulmonary bypass [J]. Perfusion, 2021, 36(6): 610-619.

[19] PRISCO D, PANICCIA R. Point-of-care testing of hemostasis in cardiac surgery [J]. Thromb J, 2003, 1(1): 1.

[20] CHEN Y, PHOON P, HWANG N. Heparin resistance during cardiopulmonary bypass in adult cardiac surgery [J]. J Cardiothorac Vasc Anesth, 2022, 36(11): 4150-4160.

[21] ROSBOROUGH T K, SHEPHERD M E. Heparin resistance as detected with an anti-factor Xa assay is not more common in venous thromboembolism than in other thromboembolic conditions [J]. Pharmacotherapy, 2003, 23(2): 142-146.

[22] CUKER A, PTASHKIN B, KONKLE B A, et al. Interlaboratory agreement in the monitoring of unfractionated heparin using the anti-factor Xa-correlated activated partial thromboplastin time [J]. J Thromb Haemost, 2009, 7(1): 80-86.

[23] VAN ROESSEL S, MIDDELDORP S, CHEUNG Y W, et al. Accuracy of aPTT monitoring in critically ill patients treated with unfractionated heparin [J]. Neth J Med, 2014, 72(6): 305-310.

[24] STAMMERS A H, FRANCIS S G, MILLER R, et al. Application of goal-directed therapy for the use of concentrated antithrombin for heparin resistance during cardiac surgery [J]. Perfusion, 2021, 36(2): 171-182.

第四节　萘莫司他在危重症患者中的抗凝经验

萘莫司他于 1986 年在日本上市，其适应证包括急性胰腺炎、慢性胰腺炎急性加重、弥散性血管内凝血（disseminated inravascular coagulation，DIC）及作为体外循环的抗凝剂。

萘莫司他相对分子质量为 539，作为一种丝氨酸蛋白酶抑制剂，能抑制凝血酶、Ⅻa 和 Xa 因子、补体 C1r 和 C1s、纤溶酶、胰蛋白酶和激肽释放酶的作用，从而发挥抗凝、抗纤溶和抑制血小板聚集的作用。血液中的萘莫司他主要由肝脏的羧酸酯酶快速分解，此外，也可以通过血液透析或滤过被清除，半衰期仅为8min，因此，适合在体外循环回路内发挥抗凝作用，而且有研究发现，应用萘莫司他的出血事件发生率显著低于普通肝素。对于有活动性出血或出血倾向的重症患者和外科手术后患者，需要进行抗凝治疗时可考虑使用萘莫司他。

一、萘莫司他在体外循环抗凝中的应用

萘莫司他是一种丝氨酸蛋白酶抑制剂，能抑制Ⅶa、Ⅹa和Ⅻa因子，预防体外循环过程中的凝血。然而，体外循环应用萘莫司他抗凝的临床研究存在相互矛盾的结果。有研究对比了肝素与萘莫司他在体外膜氧合（extracorporeal membrane oxygenation，ECMO）支持期间出血和血栓栓塞事件的发生率，结果发现萘莫司他会增加ECMO患者的出血风险，而对于血栓栓塞的影响，两者间不存在显著差异。也有研究表明，萘莫司他与肝素相比可以降低患者的出血风险，并且每日输注血液制品的量更少。目前，萘莫司他用于ECMO抗凝尚无最佳推荐剂量和明确的监测目标，与肝素相同的监测目标可能并不适合萘莫司他。而且，各研究报道的萘莫司他剂量差异也较大，范围为0.46～0.67mg/（kg・h）。所以，不同研究结论的出现不排除与上述两点相关。相比于肝素，萘莫司他在肝脏和血液中迅速代谢，并可以在体外维持稳定的浓度，因此，萘莫司他可被视为肝素的替代抗凝剂，尤其是针对高出血风险患者进行体外生命支持时的抗凝。此外，肝素的应用可能导致肝素诱导的血小板减少症（heparin-induced thrombocytopenia，HIT），在患者发生HIT后，停用肝素并改用萘莫司他替代治疗，可以继续发挥其预防体外循环装置凝血的作用。值得一提的是，与肝素组相比，使用萘莫司他抗凝的连续性肾脏替代治疗（continuous renal replacement therapy，CRRT）的滤器寿命可能会更长。

萘莫司他在体外管路中还能发挥抗炎特性。当血液成分与管路直接接触后引发炎症级联反应，这种级联反应的激活导致促炎细胞因子，如白细胞介素-1β（interleukin，IL）-1β的升高。在一项对比萘莫司他与肝素在ECMO中抗凝作用的大型动物实验中，发现使用萘莫司他组的IL-1β的表达显著降低，提示其在体外管路中具有抗炎的作用。

综上所述，萘莫司他的出现在一定程度上弥补了肝素、枸橼酸抗凝的空白，给以往被迫采用无肝素抗凝患者带来了新的选择。

二、萘莫司他在围手术期高出血风险患者中的应用

在肝脏手术期间可能会出现凝血功能障碍，导致大失血、DIC或术后肝衰竭。Inagaki等的研究纳入了20例接受广泛肝切除术的患者，发现甲磺酸萘莫司他的使用与围手术期凝血系统的激活减少有关，并能迅速恢复患者受损的免疫反应能力，降低术后并发症的风险。另一篇关于萘莫司他对进行部分肝切除术患者的凝血和纤溶影响的研究发现，相比于对照组，萘莫司他组术中和术后凝血酶-抗凝血酶Ⅲ复合物和纤维蛋白肽的血浆水平降低，表明萘莫司他抑制了凝血活性，尽管两组的手术失血量无显著差异，但萘莫司他组输血率低于对照组。萘莫司他在术中和术后均可抑制优球蛋白溶解，从而减少所需的输血量，可以作为肝切除术中稳定凝血和纤溶系统活性的药物。

一项前瞻性、随机临床试验评估了萘莫司他降低主动脉-冠状动脉搭桥术后出血倾向的疗效。实

验组患者在主动脉-冠状动脉搭桥术的体外循环期间联合应用萘莫司他及肝素，对照组仅应用肝素，结果发现萘莫司他减少了肝素的用量及术后24h的失血量。对于高出血风险的患者，萘莫司他比普通肝素有一定的优势。已有病例报道了在急性脑卒中后患者的心脏直视手术中连续输注甲磺酸萘莫司他成功进行了体外循环管理。

三、萘莫司他在DIC患者中的应用

凝血持续广泛激活是DIC的主要发病机制，但纤溶激活的程度因基础疾病不同存在很大差异。在动物脓毒症模型中，萘莫司他通过抑制纤溶酶原激活物抑制剂-1而减轻纤溶抑制现象。在内毒素动物模型中，萘莫司他能改善大鼠的纤维蛋白原、纤维蛋白（原）降解产物、凝血酶原时间、活化部分凝血活酶时间等凝血指标，对DIC起到预防作用。日本一项全国性的对脓毒症的研究发现，与常规抗凝治疗相比，萘莫司他改善了接受血液净化的脓毒症患者的生存结局。

纤维蛋白溶解增强型DIC会出现严重的出血症状，仅应用肝素治疗会加重出血，而应用萘莫司他有可能缓解出血症状。Kimura等报道了一名患有巨大子宫腺肌病的女性在终止妊娠后发展为急性、非脓毒症性DIC，在接受甲磺酸萘莫司他治疗后DIC和子宫大出血得到了缓解，这与萘莫司他抑制凝血因子和凝血酶的过度激活并能抑制纤溶酶的特性相关。萘莫司他同时影响凝血和纤溶两大系统，且具有短暂的半衰期，可以作为大量出血的子宫腺肌病保守治疗的选择之一，即使保守治疗无效也可迅速进行手术。Yamamoto等报道了慢性主动脉夹层相关的DIC患者输注甲磺酸萘莫司他后血小板计数、纤维蛋白原和D-二聚体水平均有改善，并成功进行了移植物置换。

新型冠状病毒感染的重症病例中常伴随凝血功能异常，甚至发生DIC、静脉血栓栓塞。Takahashi等报道了一例新型冠状病毒感染合并DIC患者接受了普通肝素和萘莫司他联合治疗，有效改善了DIC及呼吸系统症状。萘莫司他治疗新型冠状病毒感染的机制可能包括抗病毒及调节凝血纤溶功能：①纤溶酶通过切割新型冠状病毒（severe acute respiratory syndrome coronavirus 2，SARS-CoV-2）的S蛋白，加速病毒对细胞的侵入及融合，增加病毒的复制和释放，增强其毒力和传染性。萘莫司他具有抗纤溶酶作用，可以防止或减少病毒进入呼吸道的上皮细胞，从而降低病毒的致病性和感染性。②新型冠状病毒感染引起的细胞因子风暴能诱导凝血酶-抗凝血酶复合物（凝血激活标志物）、纤溶酶-α_2-纤溶酶抑制剂复合物（纤维蛋白溶解激活标志物）显著升高，萘莫司他能抑制这两种复合物的异常升高，发挥抗DIC的作用。因此，萘莫司他用于治疗新型冠状病毒感染合并DIC值得进一步关注。

四、萘莫司他抗凝治疗的监测目标

体外实验发现血中萘莫司他的浓度与活化凝血时间（activated clotting time，ACT）密切相关。早期研究发现，使用聚甲基丙烯酸甲酯膜制成的血液滤器，并以萘莫司他［0.5mg/（kg·h）持续输注］作为抗凝剂进行连续性血液透析滤过时，保持动脉端ACT值不小于130s，可获得有效的抗凝效果。也有研究发现，萘莫司他（20mg/h持续输注，动脉端ACT维持于150s）用于CRRT期间，相比于动脉端ACT，静脉端ACT可能更好地预测出血并发症的发生率。日本血液净化学会编写的《血液净化手册》（改订第3版）推荐将静脉端ACT维持在180～250s，并结合凝血、出血并发症的程度调整萘莫司他的剂量。

五、萘莫司他的不良反应及注意事项

首先，萘莫司他会诱导高钾血症，在使用时应注意监测患者的血钾水平，防治高钾血症引起的心脏骤停；其次，有病例报道提出萘莫司他可导致严重的过敏反应，用药后如果出现血压下降、呼吸困难、瘙痒感等过敏症状，必须立即停药并进行紧急处理，特殊的免疫球蛋白 E 抗体检查可作为诊断参考依据。值得重视的是萘莫司他缺乏有效的拮抗剂，患者发生出血并发症时无法使用药物逆转萘莫司他的抗凝作用，因此，必须警惕药物过量。此外，由于萘莫司他带正电荷，会被带有负电荷的膜材（如 AN69ST 膜）吸附并影响抗凝治疗的效果和监测，因此，在应用此类血液净化膜材时，萘莫司他的用量和输注方法均需注意调整。

六、总结

萘莫司他在体外循环、脓毒症、急性胰腺炎、肝衰竭等患者的抗凝治疗中可作为新的选择之一，尤其对于具有出血风险的高危患者，作为肝素的替代抗凝剂可能减少出血并发症。然而，萘莫司他的合适剂量及理想的监测方法目前尚未确定，仍需要更多大规模的临床研究提供更可靠的证据。

（中国医科大学附属第一医院　丁仁彧　马晓春）

参考文献

[1] LANG Y, ZHENG Y, QI B, et al. Anticoagulation with nafamostat mesilate during extracorporeal life support [J]. Int J Cardiol, 2022, 366: 71-79.

[2] HITOMI Y, IKARI N , SETSURO F. Fujii. Inhibitory effect of a new synthetic protease inhibitor (FUT-175) on the coagulation system [J]. Haemostasis, 1985, 15(3): 164-168.

[3] CHOI J Y, KANG Y J, JANG H M, et al. Nafamostat mesilate as an anticoagulant during continuous renal replacement therapy in patients with high bleeding risk: a randomized clinical trial [J]. Medicine, 2015, 94(52): e2392.

[4] OHTAKE Y, HIRASAWA H, SUGAI T, et al, Nafamostat mesylate as anticoagulant in continuous hemofiltration and continuous hemodiafiltration [J]. Contrib Nephrol, 1991, 93: 215-217.

[5] LIM J Y, KIM J B, CHOO S J, et al, Anticoagulation during extracorporeal membrane oxygenation; nafamostat mesilate versus heparin [J]. Ann Thorac Surg, 2016, 102(2): 534-539.

[6] HAN S J, KIM H S, KIM K I, et al, Use of nafamostat mesilate as an anticoagulant during extracorporeal membrane oxygenation [J]. J Korean Med Sci, 2011, 26(7): 945-950.

[7] MATSUO T, MATSUO M, OUGA-MARUYAMA S. Can nafamostat mesilate be used for temporary management of hemodialysis in a patient with heparin-induced thrombocytopenia (HIT)? [J]. Thromb Haemost, 2001, 86(4): 1115-1116.

[8] HAN S J, HAN W, SONG H J, et al, Validation of nafamostat mesilate as an anticoagulant in extracorporeal membrane oxygenation: a large-animal

experiment [J]. Korean J Thorac Cardiovasc Surg, 2018, 51(2): 114-121.

[9] INAGAKI H, NONAMI T, KUROKAWA T, et al. Effects of nafamostat mesilate, a synthetic protease inhibitor, on immunity and coagulation after hepatic resection [J]. Hepatogastroenterology, 1999, 46(30): 3223-3228.

[10] SHIMADA M, MATSUMATA T, SHIRABE K, et al. Effect of nafamostat mesilate on coagulation and fibrinolysis in hepatic resection [J]. J Am Coll Surg, 1994, 178(5): 498-502.

[11] MURASE M, USUI A, TOMITA Y, et al. Nafamostat mesilate reduces blood loss during open heart surgery [J]. Circulation, 1993, 88(5 Pt 2): II432-II436.

[12] MORIMOTO N, HENMI S, YOSHIDA M, et al. Cardiopulmonary bypass strategy with low-dose heparin and nafamostat mesilate in cardiac surgery: a safe option for patients with acute stroke [J]. J Thorac Cardiovasc Surg, 2012, 144(3): 726-728.

[13] HRYSZKO T, INABA K, IHARA H, et al. Nafamostat attenuated the impairment of fibrinolysis in animal sepsis model by suppressing the increase of plasminogen activator inhibitor type 1 [J]. J Trauma, 2006, 60(4): 859-864.

[14] YOSHIKAWA T, MURAKAMI M, FURUKAWA Y, et al. Effects of FUT-175, a new synthetic protease inhibitor on endotoxin-induced disseminated intravascular coagulation in rats [J]. Haemostasis, 1983, 13(6): 374-378.

[15] KAMIJO H, MOCHIZUKI K, NAKAMURA Y, et al. , Nafamostat mesylate improved survival outcomes of sepsis patients who underwent blood purification: a nationwide registry study in Japan [J]. J Clin Med, 2020, 9(8): 2629.

[16] KIMURA F, TAKAHASHI A, KITAZAWA J, et al. Successful conservative treatment for massive uterine bleeding with non-septic disseminated intravascular coagulation after termination of early pregnancy in a woman with huge adenomyosis: case report [J]. BMC Womens Health, 2020, 20(1): 56.

[17] YAMAMOTO K, ITO H, HIRAIWA T, et al. Effects of nafamostat mesilate on coagulopathy with chronic aortic dissection [J]. Ann Thorac Surg, 2009, 88(4): 1331-1333.

[18] TAKAHASHI W, YONEDA T, KOBA H, et al. Potential mechanisms of nafamostat therapy for severe COVID-19 pneumonia with disseminated intravascular coagulation [J]. Int J Infect Dis, 2021, 102: 529-531.

[19] Hernández-Mitre M P, Tong S Y C, Denholm J T, et al. Nafamostat mesylate for treatment of COVID-19 in hospitalised patients: a structured, narrative review [J]. Clin Pharmacokinet, 2022, 61(10): 1331-1343.

[20] IWAMA H, WATANABE K, OBARA S. In vitro relationship between the blood nafamostat concentration and activated coagulation time [J]. Can J Anaesth, 2003, 50(6): 621-622.

[21] HU Z J, IWAMA H, SUZUKI R, et al. Time course of activated coagulation time at various sites during continuous haemodiafiltration using nafamostat mesilate [J]. Intensive Care Med, 1999, 25(5): 524-527.

[22] MIYATAKE Y, MAKINO S, KUBOTA K, et al. Association between intra-circuit activated clotting time and incidence of bleeding complications during continuous renal replacement therapy using nafamostat mesilate: a retrospective pilot observational Study [J]. Kobe J Med Sci, 2017, 63(1): E30-E36.

[23] 北村伸哉，张凌. 甲磺酸萘莫司他在连续性肾脏替代治疗中的抗凝应用 [J]. 华西医学，2018, 33（07）：801-805.

[24] NAKAMURA Y, TADA K, MATSUTA M, et al. Anaphylactic reactions caused by nafamostat mesylate during hemodialysis before surgery for carpal

tunnel syndrome [J]. Case Rep Nephrol, 2021, 2021: 1148156.

[25] BOEHM T, ALIX M, PETROCZI K, et al. Nafamostat is a potent human diamine oxidase inhibitor possibly augmenting hypersensitivity reactions during nafamostat administration [J]. J Pharmacol Exp Ther, 2022, 382(2): 113-122.

[26] HIRAYAMA T, NOSAKA N, OKAWA Y, et al. AN69ST membranes adsorb nafamostat mesylate and affect the management of anticoagulant therapy: a retrospective study [J]. J Intensive Care, 2017, 5: 46.

第五节　重症监护病房医师治疗中重度创伤性脑损伤的实践是否有更新

关于严重创伤性脑损伤的管理指南，最近的内容可以追溯到2016年由美国神经外科医师协会和神经外科医师大会发布的《严重创伤性脑损伤管理指南》(第4版)，该指南明确提出由于技术的不断进步、海量的信息及大量的相关研究，使得指南一经推出就已经落后于认识的进步，因此，不再推出第5版相关指南，而是采用“直播”的形式，即实时动态地展现该领域最新的研究成果及认知动态，临床医师根据病例特点和临床需求找到适合的循证医学证据进而指导临床诊疗行为。

即使没有权威学会的指南更新，创伤性脑损伤(traumatic brain injury，TBI)的管理依旧在过去的10年中发生了巨大的变化，总的来说，是从孤立的颅内压控制扩展到顾及全身性病理生理状态的综合考量、整体干预及多模态监测与管理。2022年，由来自欧洲和美国的重症医学及神经外科领域的专家起草了关于中重度TBI管理相关的理念更新，分别从初始急救、重症监护、颅外并发症、长期预后、慢病状态认知及神经修复治疗6个方面进行阐述。

一、伤后1h

TBI的早期管理是一个从受伤到创伤中心的连续性救治工作。不得不承认这是一个不受控的院外过程。在院前和入院早期，主要的治疗目标是避免继发的脑损伤，如脑低灌注、缺氧和大出血。因此，初始的复苏目标包括：①血压管理。平均动脉压(mean artery pressure，MAP)>80mmHg，收缩压>100mmHg或>110mmHg。②血氧饱和度(oxygen saturation，SpO_2)>90%。③呼气末二氧化碳(end-tidal carbon dioxide，$ETCO_2$)30～35mmHg。④血红蛋白>70g/L。⑤止血。

神经外科似乎更强调个体化治疗，神经外科流传的关于希波克拉底的古老格言“(对于脑损伤)再重也不要绝望，再轻微也不能忽视”，在今天依旧适用。基于此，重症监护管理、更加准确而丰富的多模态监测手段是必要的研究领域。

二、重症监护病房内管理

1．继发损伤的预防　颅内压(intracranial pressure，ICP)的管理依旧是TBI管理的核心问题。推荐可以选择有创的监测手段，借助脑室引流管或者专门的颅内压监测装置。但前者的缺点是有引起颅内感染的风险，后者价格昂贵。2018年法国麻醉和重症医学学会发布《重度创伤性脑损伤患者前

24h 管理指南》给出的意见更加谨慎，建议在充分评估颅脑 CT 等影像学检查之后，确定存在 ICP 增高的风险时再考虑有创监测。关于 ICP 的阈值建议不能高于 22mmHg，以降低患者住院和损伤后 2 周的病死率。获得 ICP 监测的患者获得了更积极的治疗，从而获得了更好的预后，这可能是一个管理流程的问题，即对患者关注度的问题，毕竟 TBI 患者的自我表述能力是降低的，更严密丰富的监测手段可以更及时准确地发现临床问题，例如，及时发现和处理颅内血肿，因此，更加细致的临床观察与反复 CT 检查有助于降低 TBI 的病死率。本次更新整合了西雅图脑损伤共识会议（Severe Traumatic Brain Injury Consensus Conference，SIBICC）指南关于根据 ICP 水平的分层管理流程，与法国指南相比，SIBICC 指南不再是泛泛地提出 CT 评估，其更倾向于利用多模态监测得到的数据作为分层及干预的依据，这也是近年来 TBI 临床诊疗的趋势。

脑灌注压（cerebral perfusion pressure，CPP）＝MAP－ICP，是 TBI 治疗的一个关键评估指标。一方面，CPP 是驱动氧气和营养底物输送的关键，低 CPP 将导致脑代谢异常；另一方面，也要防治 CPP 过高引起的病灶周围水肿加重。在脑血流自动调节功能完整的 TBI 患者中，CPP 的增高和降低可以分别引起自动调节性血管的收缩和舒张，因此，目前建议 CPP 的阈值保持在 60～70mmHg。近年来由于多模态监测手段的不断更新，TBI 个体化阈值似乎成为一个热点，CPP 的阈值可能会随着不同的个体结合多模态监测指标进行滴定，但目前尚无高质量的随机对照试验（randomized controlled trial，RCT）证据加以支持。SIBICC 指南试图将多模态监测常用指标，如 ICP、脑组织氧分压（partial pressure of brain tissue oxygen，$PbtO_2$）监测等加入个体化评价中，理由是单纯 ICP 降低不能代表最适合的 CPP，而达成目标 CPP 需要充分考虑患者是否保留了脑血流自动调节功能，全身性因素如容量状态、血管活性药物的使用及激素水平等均可能影响 CPP。在不考虑上述影响因素的前提下，即使 CPP 在目标范围内，也可能无法达成预期疗效，因此，个体化的多模态监测应运而生。

2. 多模态监测　多模态监测的应用存在巨大的差异，这可能与目前缺乏临床研究证据有关。多模态监测一般集中于确定 ICP 增高的病理基础（缺血、充血、水肿及脑脊液循环异常）和 ICP 增高造成的危害（脑低灌注及脑疝）。监测指标包括如下内容。

（1）脑组织氧分压监测：不推荐使用无创 $PbtO_2$ 监测手段。有创 $PbtO_2$ 监测目前已经作为 TBI 重要的监测手段，并增加到 ICP 监测中。$PbtO_2$ 低于 20mmHg 提示不良预后。BOOST- Ⅱ研究已经证明了 ICP- $PbtO_2$ 联合监测方案的可行性，并且上述结论已经收入 SIBICC 指南中。

（2）脑微透析：测量的是脑组织中小分子物质含量，包括葡萄糖、乳酸、丙酮酸、甘油及谷氨酸，用于识别脑组织中是否有糖减少、能量代谢障碍、脑缺血或充血损害，这些物质的含量改变均是病死率的独立危险因素。微透析作为科研手段已得到了广泛应用，但在临床工作中使用受限。

（3）瞳孔监测：连续评估瞳孔大小和反应性是 TBI 神经学评估的一个基本组成部分，主要由一线护士或医师使用瞳孔笔或手电筒进行非定量主观判断。如果采用相应的辅助监测设备，可以提供关于瞳孔对称性、大小、收缩和扩张速度的定量和客观评价。使用自动瞳孔测量可以减少评估错误，更精确地早期发现神经系统疾病恶化及并发症。通过计算瞳孔监测设备提供的相关参数还能获得 ICP 的估测值。目前相关临床研究正在进行中。

（4）脑超声检查：经颅彩色多普勒超声（transcranial color-coded duplex sonography，TCCD）是检

测 TBI 患者颅内出血、中线移位、脑积水和脑血管改变的实用床边工具。视神经鞘直径（optic nerve sheath diameter，ONSD）可以对 ICP 进行无创估计，ONSD＞6mm 提示 ICP 增加。大脑中动脉（middle cerebral artery，MCA）舒张期血流速度及搏动指数都是能够反映 ICP 增高的无创监测指标。尽管不足以代替有创监测，但 TCCD 可以在病情变化且无有创性监测手段或存在有创监测的禁忌证时进行快速筛查，为后续有创监测或治疗提供更多依据。

（5）脑电图：TBI 后经常发生癫痫，这被认为是可逆转的神经系统症状恶化的表现。SIBICC 指南将持续或间断监测脑电图（electroencephalogram，EEG）作为中度推荐级别的评估工具。有创电生理监测可以识别大脑皮层扩散性去极化，这一现象提示预后不良。

三、颅外并发症

1. 呼吸系统　TBI 患者的机械通气设置至关重要，因为机械通气本身可能导致继发性脑损伤。大脑和呼吸力学、CPP、静脉回流、血管舒缩张力和氧输送之间具有紧密的相互作用。肺部并发症如呼吸机相关性肺炎（ventilator-associated pneumonia，VAP）在 TBI 患者中发病率约为 30%。肺保护性通气策略，特别是低潮气量和平台压在 TBI 患者中可能是有益的。使用呼气末正压（positive end-expiratory pressure，PEEP）可以改善氧合，增加肺泡填充并改善通气 - 血流的不匹配，在维持血流动力学稳定和避免肺泡过度扩张的情况下，可安全地应用于 TBI 患者。俯卧位通气应用于 TBI 患者的临床研究证据不足，理论上考虑俯卧位通气可能对 ICP 及 CPP 具有不良影响。体外循环呼吸支持技术包括二氧化碳清除或体外膜氧合，可以在 TBI 患者中使用，但是需注意潜在的抗凝风险，现有证据表明，采用上述支持手段的 TBI 患者均采用了低剂量的全身抗凝或无抗凝。

TBI 机械通气的中心目标是避免缺氧或高氧。指南建议 TBI 患者的 PaO_2 最佳目标为 80～120mmHg。应避免高碳酸血症，对于无 ICP 增高的患者，$PaCO_2$ 最佳目标为 35～45mmHg。既往认为，对于 TBI 的患者应轻微地过度通气，通过适当地降低 $PaCO_2$ 来降低颅内压，在现有的多模态监测条件下，此种措施似乎不再必要，而过低的 $PaCO_2$ 可能引起脑血管收缩进而降低 CPP。因此，当 TBI 患者调整机械通气设置和目标时，需要在脑和肺保护之间找到平衡。此前提到的 $PbtO_2$ 监测可以帮助重症医学医师确定个体化的 $PaCO_2$ 和 PaO_2 值。

2. 输液和输血的管理　TBI 患者的标准容量管理目的是维持正常的血流动力学状态，采用有创或无创监测，包括动脉血压、液体平衡监测和尿量监测，甚至静脉血氧饱和度、血乳酸和心输出量的评估。晶体液作为复苏和维持治疗的首选，低渗白蛋白不作为推荐。高渗盐水作为维持或复苏液体，与生理盐水或平衡盐溶液相比并没有额外获益。关于高 ICP 的治疗，选择甘露醇还是高渗盐水仍不明确，现有的多数证据都表明二者有相似的疗效，目前还有一项多中心 RCT 正在进行中。

输注红细胞在 TBI 患者中是安全的，争论焦点是 TBI 患者输注红细胞的血红蛋白阈值是多少，现有证据还不能准确回答这个问题。目前能给出的意见是血红蛋白＜70g/L 会对预后造成不良影响，保持血红蛋白 90g/L 以上似乎更有益。

3. 肾脏并发症　急性肾损伤（acute kidney injury，AKI）通常发生在 TBI 早期，发生率约为 10%，其中约有 20% 是重度 AKI，需要接受肾脏替代治疗。AKI 是 TBI 死亡及不良神经系统预后的独立危险因素。重度 AKI 与气管切开和住院时间延长相关。除去共病，包括慢性肾脏疾病或糖尿病的影响，AKI 可逆的影响因素分别是甘露醇的使用和高氯血症。另外，肾清除率在重症神经系统疾病及 TBI 患者中往往是升高的，应特别关注亲水性药物的剂量，特别是抗生素，可能出现因肾清除率升高引起血药浓度不足导致抗感染治疗失败。

4. 营养和血糖控制　目前没有确凿的证据表明营养干预可以改善 TBI 患者的预后，因此，营养管理应优先预防营养支持可能引起的危害。与晚期应用肠内营养相比，48h 内开始肠内营养可能会降低感染发生率，但不能降低病死率。在过去的十几年里，关于血糖控制的指导方针已经发生了变化。过去有证据证明严格的血糖控制改善了单纯 TBI 患者的短期和长期预后，但是会经常发生低血糖。在近期的研究尤其是 NICE-SUGER 研究的亚组分析中，强化血糖控制（＜6mmol/L）和传统血糖控制（＜10mmol/L）相比，临床表现没有区别，而强化控制组的低血糖发生率更高。低于 6mmol/L 和低于 10mmol/L 对预后的影响没有差别，后者既获得了强化控制血糖的益处，又减少了低血糖的危害，因此，目前广为接受的血糖控制目标为低于 10mmol/L。

5. 早期活动和康复锻炼　非 TBI 患者在 ICU 早期活动是可行而安全的，能更好地恢复躯体功能、改善神经系统的预后。TBI 患者在 ICU 进行早期活动是否有益仍缺乏研究证据。有观察数据表明，TBI 患者早期活动可能有潜在的益处，一项小型的前瞻性试验已经证明了其可行性。然而 TBI 后续康复治疗存在巨大的差异，需要进一步的个体化分析，很难确定普遍的适应证。2015 年 Cochrane 系统分析指出在 TBI 后的早期开始康复训练的益处有限，更多加强的训练可能与早期功能恢复相关。

6. 凝血病　创伤性凝血病（trauma-induced coagulopathy，TIC）发生在 25% 的严重创伤患者中，合并 TIC 的创伤患者病死率将升高 4 倍。TIC 在创伤后立即发生，表现为低纤维蛋白原、高纤溶、继发性低凝血、内皮细胞功能障碍、消耗性血小板减少和功能障碍。最初的治疗主要集中在快速确切的止血，这些出血大多来自颅外，同时需要处理凝血功能障碍、酸中毒和低体温的“死亡三角”。所有存在失血的多发性创伤患者应在伤后 3h 内使用氨甲环酸（TXA）。有研究显示，在轻至中度的单纯性 TBI 患者中应用 TXA，病死率有所降低，但在重度 TBI 患者中并没有这样的优势；而另一篇系统回顾中没有发现 TXA 对于 TBI 病死率的益处。因此，TXA 在重度 TBI 患者中不推荐使用，但可以考虑轻度 TBI 患者在伤后 3h 内使用。TBI 患者凝血功能障碍的治疗策略与颅外损伤处理相同，尽管有专家认为应该在 TBI 患者中提高血小板计数至＞100×10^9/L。早期经验性按比例输血（1∶1∶1）对 TBI 也至关重要。有证据表明，在院前环境下，接受早期血浆治疗的 TBI 患者病死率会降低。

TBI 是静脉血栓栓塞症（venous thromboembolism，VTE）的独立危险因素。这与脑组织损伤后大量组织因子激活凝血反应从而形成的高凝状态有关，也与炎症反应广泛激活凝血系统相关。在 TBI 早期，应当于开始使用低分子量肝素之前使用间歇性气动装置预防 VTE。在 24～72h 之后，一旦完成止血，并且在重复的神经影像学评估下证实没有血肿进展，开始低分子量肝素抗凝治疗被认为是安全的，不会增加出血的风险。然而 TBI 患者的异质性导致仍需进行个体化评估，何时启动低分子量肝素抗凝存在明显的差异，通常启动抗凝治疗的时间范围在 1～7 天。

7. 炎症反应　凝血和炎症反应是相互关联的过程。TBI 炎症反应可引起脑继发性损伤。局部炎症过程始于激活免疫促炎反应和凝血级联反应。这触发了一系列事件的激活，导致血脑屏障的破坏，外周巨噬细胞和中性粒细胞进入脑实质，激活小胶质细胞，并募集其他外周免疫细胞进入脑微循环。局部炎症激活通过受损的血脑屏障进入体循环，导致外周器官功能障碍。

发热在 TBI 患者中普遍存在，发生率高达 79%，这可能是由感染并发症或中枢体温调节功能障碍引起的。除了控制 ICP 之外，有针对性的温度管理、避免发热或严格保持相对正常的体温，可能具有神经保护的作用，但目前尚缺乏 RCT 证据支持体温管理对预后的影响。

四、神经系统长期预后

建议谨慎对待每一位 TBI 患者，无论病情轻重都不要过早停止监护。在重症监护病房（intensive care unit，ICU）死亡的 TBI 患者约有 50% 在受伤后 72h 停止了监护。TBI 患者的预后不是一个简单的表面现象，不要因为患者表面看起来创伤严重或轻微就放弃治疗或放松监护。

病理生理学认知的进步可能会优化 TBI 预后模型的建立，大数据分析和计算科学的可行性逐年增加，作为临床医师的辅助判断工具为 TBI 患者预后的准确判断铺平了道路。创伤性脑损伤临床试验的预后和分析国际任务（international mission for prognosis and clinical trial design in TBI，IMPACT）及重大颅脑损伤后皮质激素随机化（corticosteroid randomization after significant head injury，CRASH）预后模型均被证实能稳健地估计 TBI 患者的预后，但是这两个模型只能解释约 35% 的结果。目前正在进行预测模型的更新以适应目前的临床实践，并探索其他预测因子的附加价值，如基于血液生物标志物、CT 或磁共振成像（magnetic resonance imaging，MRI）的深入分析，以及 EEG。在具有丰富数据环境的 ICU 中，预后模型可以进一步预测是否存在生理功能紊乱，在此类紊乱出现临床表现之前，就被提前预测并干预。我们建议未来的研究应该集中在动态预测建模上，使新的信息随着时间的推移而适合当时的需求，在更高维的数据库中，进一步的数据分析方法的应用将会为临床治疗提供新的视角。

五、TBI 是一种慢性疾病状态

一般来说，TBI 的恢复期在伤后数月至 2 年，但是即使在伤后 20 年，也有存在实质性改变的可能性。关于伤后病程的转归，不同的个体间存在巨大的差异。患者在受伤后的几个月和几年内可能表现为病情改善或恶化。对于 TBI 患者恢复的病程轨迹进行预判要谨慎，在任何阶段重度 TBI 患者都有可能恢复，轻度 TBI 患者也有可能加重。

以上看起来是极端的情况，毕竟预后的结果很大程度上依赖于 TBI 的初始严重程度。但最近有研究证明，即使是轻度 TBI，其长期的预后也可能是令人失望的。格拉斯哥（Glasgow）预后扩展评分（Glasgow outcome scale-extended，GOSE）小于 8 分被视为不完全恢复。在伤后 6 个月，超过 60% 的轻度 TBI 患者仍然存在 GOSE＜8 分的情况。即使是在急诊科作为门诊管理的轻度 TBI 患者中，约每 3 个人中就有 1 个人在 6 个月时的 GOSE＜8 分。

TBI 的长期预后还包括癫痫和脑卒中等神经系统疾病的风险增加。此外，TBI 还与认知缺陷有关，通常会影响患者的执行能力、记忆力，导致慢性退行性改变，乃至出现痴呆的情况。这些情况得到了长期神经病理学研究的支持，认为 TBI 是对患者具有终身影响的慢性疾病状态。

六、神经修复术：试验性疗法

神经发育学的一些研究手段适用于神经修复领域中，其中间充质干细胞（mesenchymal stem cells，

MSC）最具临床应用前景。实验发现，MSC 对于神经功能的修复具有良好的效果，但相关临床研究还处于起步阶段。在脑内植入异体 MSC 能对运动功能障碍起到初步疗效。硫酸软骨素（chondroitin sulfate，CS）是细胞外基质（effective communication management，ECM）的主要成分，也是大脑中生长因子信号传导和神经干细胞稳态的关键调控因子。生物设计的 CS 基质可以促进创伤性脑损伤后的大脑修复。此外，含神经营养因子设计的 CS 基质植入物可以促进血管生成，支持突触稳定性，促进认知恢复，这可能是促进创伤性脑损伤修复的合理途径。提供一个能够替代或恢复受伤的大脑和免疫细胞的环境已成为一个重要的治疗靶点。

无论如何，TBI 仍是世界上最常见的致命性损伤之一，可以影响各年龄患者。对于 TBI 的管理，从概念的提出到指导临床实践，相关的循证医学证据层出不穷。美国神经外科医师协会和神经外科医师大会指南不再发布“静态”版本，转变成“动态”循证医学证据支持，便于指导临床医师的实践。欧洲和北美的重症神经和神经重症专家完成了此次更新的汇总，系统性地阐述了重度 TBI 从院前到住院再到预后康复方面的新进展，为 ICU 医师治疗中重度 TBI 患者提供了有价值的临床实践意见。

（中国医科大学附属第一医院 王 亮 马晓春）

参考文献

[1] CARNEY N, TOTTEN A M, O'REILLY C, et al. Guidelines for the management of severe traumatic brain injury, fourth edition [J]. Neurosurgery, 2017, 80(1): 6-15.

[2] MEYFROIDT G, BOUZAT P, CASAER M P, et al. Correction to: Management of moderate to severe traumatic brain injury: an update for the intensivist [J]. Intensive Care Med, 2022, 48(7): 989-991.

[3] GEERAERTS T, VELLY L, ABDENNOUR L, et al. Management of severe traumatic brain injury (first 24hours) [J]. Anaesth Crit Care Pain Med, 2018, 37(2): 171-186.

[4] HAWRYLUK G W J, AGUILERA S, BUKI A, et al. A management algorithm for patients with intracranial pressure monitoring: the Seattle International Severe Traumatic Brain Injury Consensus Conference (SIBICC) [J]. Intensive Care Med, 2019, 45(12): 1783-1794.

[5] OKONKWO D O, SHUTTER L A, MOORE C, et al. Brain oxygen optimization in severe traumatic brain injury phase-ii: a phase ii randomized trial [J]. Crit Care Med, 2017, 45(11): 1907-1914.

[6] AUSTRALIAN N-SSIFT, NEW ZEALAND INTENSIVE CARE SOCIETY CLINICAL TRIALS G, THE CANADIAN CRITICAL CARE TRIALS G, et al. Intensive versus conventional glucose control in critically ill patients with traumatic brain injury: long-term follow-up of a subgroup of patients from the NICE-SUGAR study [J]. Intensive Care Med, 2015, 41(6): 1037-1047.

[7] RIBERHOLT C G, OLSEN M H, SONDERGAARD C B, et al. Early orthostatic exercise by head-up tilt with stepping vs. standard care after severe traumatic brain injury is feasible [J]. Front Neurol, 2021, 12: 626014.

第八章　重 症 神 经

第一节　低温对脑血流自动调节的影响

急性脑损伤（acute brain injury，ABI）后会出现脑血流自动调节（cerebral autoregulation，CA）功能障碍。CA 受损已经被确定为 ABI 患者临床结局的一个强有力的预测因子。低温治疗（therapeutic hypothermia，TH）对缺血缺氧性脑病患者的临床益处已被肯定，且已成为心搏骤停后昏迷幸存者的标准治疗。与缺氧性脑损伤相比，创伤性脑损伤（traumatic brain injury，TBI）、缺血性卒中（ischemic stroke，IS）、脑内出血（Intracerebral hemorrhage）、蛛网膜下腔出血（subarachnoid hemorrhage，SAH）等神经危重症疾病在病理、严重程度及临床病程上具有更多的异质性。哪些疾病会受益于 TH 还有待确定。本文主要总结近年来 TH 过程中 ABI 患者 CA 变化的相关研究结果。

一、脑损伤后脑血流自动调节的变化

伤后即刻的脑实质损伤只是初始的损伤，而接下来发生的继发的、非机械性的损伤可能对患者的长期预后起着更重要的作用。初始损伤后，脑血流量（cerebral blood flow，CBF）、脑容量压力和代谢的调节会发生显著的变化。脑血管氧化应激损害了 CA 调节的关键机制，如内皮功能和神经血管耦合。播散性除极也参与到脑损伤后微血管功能障碍和继发性神经元的损伤中。继而，大脑微循环血管收缩、舒张功能障碍，CA 受损，出现创伤后高灌注和充血，导致颅内压（intracranial pressure，ICP）升高及血管麻痹。

研究人员越来越认识到，伴随着灌注和代谢受损，CA 的影响是一种潜在的病理缺陷，可能导致各种急性神经系统疾病的继发性损伤及更差的功能转归。据报道，急性神经损伤的患者会出现 CA 障碍，CBF 随动脉压力波动而变化，导致大脑缺血、梗死或出血等继发性损伤。CA 受损已被确定为这些疾病临床结果的一个强有力的预测因子。

2000 年，制定以 CA 为导向的目标脑灌注压（cerebral perfusion pressure，CPP）首次在神经重症监护管理中被考虑。在接下来的试验中，研究者发现压力反应指数（pressure reactivity index，PRx）随 CPP 的变化呈“U”型变化趋势，可以根据最佳脑灌注压（optimal cerebral perfusion pressure，CPPopt）对应的最低 PRx 来优化 CA。保持 CPP 接近 CPPopt 与最佳的脑组织氧合、更好的脑能量代谢及更有利的临床结局有关。既往对机械取栓后急性 IS 患者的研究发现，与固定平均动脉压阈值相比，偏离最佳平均动脉压与再灌注出血风险增加及预后恶化的相关性更强。

因此，对于 ABI 患者来说，CA 引导治疗是一种可行的治疗策略，其目的是通过将“最佳”的

CA或“最佳”的血压作为靶点，将低灌注和高灌注造成的伤害降至最低。CA不是一种“全或无”的现象，而是在患者自身及患者之间动态变化着的，这为针对患者的个体化治疗提供了强有力的理论依据。

二、脑损伤后体温调节障碍对脑血流自动调节的影响

脑损伤后体温调节障碍被认为是多方面及相互关联的结果，其病因和病理生理机制尚不清楚。有证据表明，头部损伤后的温度不稳定是由于下丘脑的直接损伤、异常的CBF和限制散热的血管变化、代谢紊乱及神经源性炎症反应引起的。体核温度>38℃对脑代谢和CBF有显著影响，会导致脑氧代谢率及整体和区域CBF的增加。中枢神经系统对体温绝对值和发热持续时间都非常敏感。高体温引起的继发性脑损伤包括直接的细胞毒性损伤和间接的神经元功能抑制。

体温超过40℃时，静态CA受损。在欧盟21个医学中心进行的CENTER-TBI研究中，其中一项子研究纳入了165例TBI患者，连续监测动脉压-颅内压72h，观察颅外因素与PRx之间的关系。结果显示，患者入院体温和白细胞百分比与CA受损有显著相关。

美国约翰霍普金斯医院对85例急性昏迷患者［格拉斯哥昏迷量表（Glasgow coma scale，GCS）≤8分］在昏迷后12～48h开始进行多模式监测，持续3天。监测结果显示，脑氧饱和度反应指数（cerebral oxygenation reactivity，COx）随温度升高而升高，随温度降低而降低，COx与体温呈线性正相关。在无变化组和增温组的多变量分析中，这种关系是显著的。当体温>38.6℃时出现CA障碍，而在36.6℃以下则出现改善。该研究提示，体温升高与急性昏迷患者的CA恶化独立相关，即使相对较小的体温变化也可能影响CA。

三、低温治疗对急性脑损伤患者脑血流自动调节的影响

虽然低温对不同疾病的神经保护机制各不相同，并且尚未完全确定，但其神经保护作用通常被归结于可以降低代谢率、减少自由基生成、改善炎症、抑制兴奋毒性和凋亡。此外，低温还可以改善和/或影响脑血流生理学的其他紊乱，其对CA的调节作用要复杂得多。例如，TBI后，迟发性充血会加剧血管源性组织水肿，并促进失去CA的脑区发生颅内高压。低温治疗降低了再灌注后的反应性充血，该保护机制可能涉及脑代谢率的降低及代谢/流量耦合导致的CBF的降低。此外，在脑缺血/再灌注损伤模型中，低温可通过下调脑水通道蛋白4来减少细胞毒性水肿的形成，这也有助于降低ICP、改善CBF。

1. 创伤性脑损伤　近年来的随机对照研究显示，TH对长期预后的影响是中性的，甚至是负面的，Eurotherm3235、Polar RCT等试验数据也证明了这一点。虽然临床证据不支持在TBI患者中常规使用预防性TH，但高体温的危害支持TH在抑制侵袭性发热治疗中的作用。TH仍然是难治性ICP和脑水肿患者的一种选择。

动物实验研究表明，低温期间血管仍然保留了对各种刺激的反应性，低温对TBI大鼠的CA提供某种形式的保护。Oshorov等观察了14例重型TBI患者（GOS<9分）在接受TH期间的CA功能。患者在初始阶段平均体温为38.2℃，ICP为27mmHg，PRx为0.25，在诱导低温过程，ICP、体温和PRx同步下降，在低温维持阶段，PRx无明显变化，提示TH改善了CA。CENTER-TBI研究的一

项子研究纳入了 249 例 TBI 患者，对这些患者在创伤前 7 天进行连续多模态监测。轻度 TH（体温＞35℃）、轻度过度通气（$PaCO_2$ 为 35～40mmHg）、ICP 导向的深度镇静及 CPP 导向的血管活性药物的应用，均可降低 PRx 每天的平均值或减少 PRx 高于 0 的时间比，提示轻度 TH 对改善 CA 具有一定的潜在治疗效果。

2．缺血性脑卒中　急性 IS 的主要目的是通过恢复缺血脑的灌注来挽救存活的半暗带。然而，由于血管再通的治疗窗口狭窄，急性 IS 的发病率和死亡率仍然很高。此外，并不是每一个成功再通的患者都有良好的临床结局，这被称为“无效再通”。因此，迫切需要探索替代和辅助治疗。

以优化缺血区灌注为目的的血流动力学支持性治疗可以保护大脑，甚至可能延长再灌注治疗的窗口期。然而，如何在脑缺血的复杂病理生理中实施这些疗法是具有挑战性的。最佳平均动脉压管理高度依赖于 CA 的完整性，以保护大脑免受缺血或高灌注的损伤。因此，研究 IS 的 CA 特点是一个很有前景的研究领域，旨在指导针对改善脑血流动力学的治疗。

在 IS 的急性期（＜48h）、亚急性期（48h 至 7 天）和慢性期（＞7 天），动态脑血流自动调节（dynamic cerebral autoregulation，dCA）是一个动态演变的过程，其特点各不相同。

关于急性期，Petersen 等发现，大血管 IS 患者发病 48h 内，受影响半球（affected hemisphere，AH）的相移明显低于未受影响的半球（unaffected hemisphere，UH）。无论何种亚型，轻度 IS 36h 及轻度至中度 IS 48h，AH 患者的自动调节指数（autoregulation index，ARI）均可减少。Saeed 等的研究显示，与健康对照组相比，混合病因性卒中 48h 内 ARI 会降低，但两脑半球之间无差异。此外，dCA 可影响再通后脑损伤的发生率，如出血性转化和 / 或再灌注损伤。

关于亚急性期，大多数评估 dCA 的研究发现，即使在轻度至中度急性 IS 亚急性期的早期（48～96h），CA 也有损伤。此外，在亚急性期的后期（5～7 天），dCA 不仅被证明会受损，而且 AH 和 UH 均会受到影响。

关于慢性期，Salinet 等观察到 dCA 在卒中早期（72h）完整，亚急性后期（14 天）减少，但在卒中后 30 天和 3 个月恢复。同样，大脑中动脉梗死患者在 3 个时间点（＜7 天、6 周和 3 个月）的相位依次增加，表明从亚急性期到慢性期 dCA 逐渐得到改善。缺血性卒中慢性期（＞6 个月）dCA 损伤，可能与功能状态和脑萎缩相关。

综上所述，CA 可能是一个有吸引力的治疗靶点，可以改善侧支血管反应，维持缺血周围区域的血流，避免再灌注病变，使患者受益。CA 对于规划 IS 短期和长期治疗策略可能是重要的。多中心项目 INFOMATAS（identifying new targets for management and therapy in acute stroke）旨在证明这一推论。

TH 是一种治疗急性 IS 的新方法，在临床前模型中已经被大量研究证明是治疗急性 IS 最有效的辅助治疗方法之一。在缺血发作后数小时内开始的轻度或中度 TH，在动物实验中被证明具有神经保护作用。急性缺血性卒中期间或短暂延迟后开始的亚低温治疗减少了梗死面积，减轻了功能损害。此外，闭塞血管在缺血后特定时间窗内再通（再通治疗）提高了良好预后的可能性。再通后，TH 显示出很好的疗效。在短暂性大脑中动脉闭塞模型中，低温显示出持续的神经保护作用，而永久性大脑中动脉闭塞模型的结果却是矛盾的。因此，TH 结合再通治疗在临床环境中的作用变得非常重要。

3．蛛网膜下腔出血　对于 SAH 患者，TH 主要集中在神经保护、临床转归、神经功能预后等方面，而关注 CA 的研究却很少。

Ianosi 等为差等级动脉瘤 SAH 患者静脉注射非甾体抗炎药和非阿片类镇痛药，以达到正常体温或减轻疼痛。根据患者的基线体温，将其分为发热发作组（用药前 1h 内体温最大值≥38.3℃）和非发热发作组。退热治疗后，PRx 从基线水平 0.17 显著降低至 0.07。提示退热治疗后，CA 受损的状况得到显著改善（45% *vs.* 30%）。但另一方面，低温也有可能加重血压升高相关的并发症。在一项大型多中心随机研究中，颅内动脉瘤手术期间的轻度术中低温未能改善差级别动脉瘤 SAH 患者的神经功能预后。对于具有顽固性颅内高压或脑血管痉挛的年轻 SAH 患者，持续全身性低温治疗可能是最后的选择。

4. 脑内出血　原发性脑出血患者通常有慢性动脉高血压，他们可能在卒中前就有一个异常的 CA，平台曲线向右偏移。以往关于原发性脑出血后 CA 的研究非常有限。基于 TCD 的 CA 研究结果略显模棱两可，因为一些研究表明 ICH 后 CA 发生了紊乱，而另一些研究则提示 CA 是完整的。在另外 2 项以 PRx 作为 ICH 患者 CA 评价指标的研究中，CA 多有损伤，并与较差的临床结局相关。3 项以传递函数分析作为 ICH 患者 CA 评价指标的研究结果提示，在受影响半球，ICH 患者的增益更高，而在未受影响的半球，患者的增益显著高于对照组。与对照组相比，ICH 患者的相位明显降低，提示 ICH 患者双侧大脑半球均可能存在 CA 受损。因此，对于上述不一致的研究结果，作者考虑可能与研究对象的选取、样本量、时间点的选择、监测方法及技术条件等因素有关。

此外，ICH 后 CA 的演变可能是一个动态的过程。与健康对照组相比，早期（1～5 天）TFA 相位显著降低，并且在 7～13 天进一步恶化。CA 在 30 天内虽有所改善，但不能完全恢复。血肿周围的水肿带和血肿大小及 GCS 评分，可能影响 ICH 后 10～20 天的 dCA。

然而，连续的临床试验未能显示出 TH 在改善患者预后方面的作用，其在实验动物脑损伤早期治疗中的正面作用也因此而减弱。低温可影响重要的促凝和纤溶系统，导致急性期出血倾向。早期降温会增加出血，只有在延迟 12h 降温时才能观察到低温的保护作用。大量 ICH 患者，在发病 3～12h 接受 TH（35℃）10 天，其水肿量在 14 天内保持稳定。最近的一项系统综述和荟萃分析显示，低温可以降低迟发性脑缺血的发生率，但对降低死亡率和不良预后方面没有优势。因此，TH 对出血性脑卒中的临床效果尚不清楚。这可能是由于许多因素（包括发热、血管痉挛、手术技术及减压性颅骨切除等）影响了患者的预后。ICH 后目标体温管理（TTM-ICH）和脑出血降温（CINCH）的临床试验正在进行中，目的是探讨 TH 脑出血患者的安全性和有效性，相关结果有待发布。

四、复温策略对脑血流自动调节功能的影响

窒息损伤后，复氧会增加氧化应激。虽然低温可以减弱这种反应，但氧化应激可能在复温过程中恢复。复温过程中促炎性细胞因子的变化可能影响血管反应性，打乱 CA。动物研究表明，快速复温可能逆转低温对氧化应激或兴奋毒素释放等潜在损伤过程的抑制作用，而缓慢复温可能改善神经转归。

此外，在遭受短暂前循环缺血的成年沙鼠中，低温 2h 后的快速复温与脑血流和代谢的短暂解耦及海马 CA1 区神经保护的丧失有关，而缓慢或逐步复温可以阻止这一过程。与临床前研究一致，临床试验表明，快速复温可影响脑恢复和脑血管反应性，导致脑循环和代谢的解耦，而这一过程可被缓慢或逐步的复温阻止。

Larson 等建立缺氧窒息性心搏骤停的新生仔猪动物模型，然后进行 2h 常温和 20h 低温治疗。CA 下限受停搏、温度或停搏与温度的相互作用的影响。在低温组，无论是否复温，诱导性高血压期间脑血流相对于脑灌注压的斜率与初始血压无显著差异。该动物实验研究提示，复温不会改变 CA 下限，也不会影响窒息性心搏骤停后高血压时的自动调节。

然而，临床研究结果却有不一致的发现。Joshi 等监测了 127 例接受心脏手术患者大脑中动脉在体外循环前（基线）、冷却和复温阶段及体外循环后的平均流速指数（mean velocity index，Mx）。结果发现，在降温过程中，Mx 高于基线水平，提示体外循环期间患者 CA 出现受损。复温期 Mx 较基线和低温期显著升高，复温会使 CA 进一步恶化。Oshorov 等对重型 TBI（GOS＜9 分）患者进行了 TH，在复温阶段观察到，虽然 ICP 比低温维持阶段略有下降（15mmHg *vs.* 18mmHg），但 PRx 已开始升高并且持续至复温后阶段。提示 TH 的复温期是 CA 紊乱的最危险时期。

Lavinio 等对 24 例难治性颅内高压的 TBI 患者实施中度 TH（34.2℃）的过程中，PRx 较基线无显著变化，当缓慢复温至 37℃时，同样没有引起 PRx 的显著变化。然而，17 例（70.1%）复温＞37℃阈值的患者，复温后的 PRx 却明显升高，尽管 ICP 无明显变化，但依旧表明该组患者出现了严重的 CA 损伤。提示复温后，CA 与脑温度独立相关。

Howlett 等的研究也同样发现，与无脑损伤或轻度脑损伤的新生儿相比，中度 / 重度损伤新生儿在从低温到复温的过程中，低于最佳平均动脉压的时间更长、幅度更大。因此，复温时机、复温速度及复温终点等复温策略对脑血流自动调节功能的影响不容忽视。遗憾的是，目前尚无相关方面的临床随机对照试验研究报告。

五、总结

综上所述，目前的临床研究对 TH 存在很大的争议，患者的选择、治疗时机、治疗深度、持续时间及复温策略等在内的许多因素都是影响结果的关键因素，如何使患者从 TH 中获益是当下亟待回答的问题。一项由英国剑桥大学牵头的，以 CPPopt 为治疗导向的多中心前瞻性随机对照试验研究（CPPopt Guided Therapy，COGiTATE）正在进行Ⅱ期临床研究，其研究结果可能为以 CA 为导向的 TH 提供治疗依据和方向。

（中国科学技术大学附属第一医院　刘海燕）

参 考 文 献

［1］WETTERVIK T S, HOWELLS T, HILLERED L, et al. Autoregulatory or fixed cerebral perfusion pressure targets in traumatic brain injury: determining which is better in an energy metabolic perspective [J]. J Neurotrauma, 2021, 38(14): 1969-1978.

［2］SVEDUNG WETTERVIK T, HOWELLS T, ENBLAD P, et al. Temporal neurophysiological dynamics in traumatic brain injury: role of pressure reactivity and optimal cerebral perfusion pressure for predicting outcome [J]. J Neurotrauma, 2019, 36(11): 1818-1827.

[3] PETERSEN N H, SILVERMAN A, STRANDER S M, et al. Fixed compared with autoregulation-oriented blood pressure thresholds after mechanical thrombectomy for ischemic stroke [J]. Stroke. 2020, 51(3): 914-921.

[4] MROZEK S, VARDON F, GEERAERTS T. Brain temperature: physiology and pathophysiology after brain injury [J]. Anesthesiol Res Pract, 2012, 2012: 989487.

[5] ZEILER F A, MATHIEU F, MONTEIRO M, et al. Systemic markers of injury and injury response are not associated with impaired cerebrovascular reactivity in adult TBI: a cENTERTBI study [J]. J Neurotrauma, 2021, 38(7): 870-878.

[6] LYDEN P D, KRIEGER D, YENARI M, et al. Therapeutic hypothermia for acute stroke [J]. Int J Stroke, 2006, 1(1): 9-19.

[7] OSHOROV A V, POPUGAEV K A, SAVIN I A, et al. The use of intravascular hypothermia to correct intracranial hypertension in patients with severe traumatic brain injury [J]. Zh Vopr Neirokhir Im N N Burdenko, 2014, 78(5): 41-48.

[8] ZEILER F A, ERCOLE A, BEQIRI E, et al. Cerebrovascular reactivity is not associated with therapeutic intensity in adult traumatic brain injury: a CENTER-TBI analysis [J]. Acta Neurochir, 2019, 161(9): 1955-1964.

[9] PETERSEN N H, ORTEGA-GUTIERREZ S, RECCIUS A, et al. Dynamic cerebral autoregulation is transiently impaired for one week after large-vessel acute ischemic stroke [J]. Cerebrovasc Dis, 2015, 39(2): 144-150.

[10] LLWYD O, SALINET A S M, PANERAI R B, et al. Cerebral Haemodynamics following Acute ischaemic stroke: effects of stroke severity and stroke subtype [J]. Cerebrovasc Dis Extra, 2018, 8(2): 80-89.

[11] DE HEUS R A A, DE JONG D L K, SANDERS M L, et al. Dynamic regulation of cerebral blood flow in patients with Alzheimer disease [J]. Hypertension, 2018, 72(1): 139-150.

[12] MA H, GUO Z N, JIN H, et al. Preliminary study of dynamic cerebral autoregulation in acute ischemic stroke: association with clinical factors [J]. Front Neurol, 2018, 9: 1006.

[13] LAM M Y, HAUNTON V J, ROBINSON T G, et al. Dynamic cerebral autoregulation measurement using rapid changes in head positioning: experiences in acute ischemic stroke and healthy control populations [J]. Am J Physiol Heart Circ Physiol, 2019, 316(3): H673-H683.

[14] SALINET A S, PANERAI R B, ROBINSON T G. The longitudinal evolution of cerebral blood flow regulation after acute ischaemic stroke [J]. Cerebrovasc Dis Extra, 2014, 4(2): 186-197.

[15] ZHOU G, ZHAO X, LOU Z, et al. Impaired cerebral autoregulation in Alzheimer›s disease: a transcranial doppler study [J]. J Alzheimers Dis, 2019, 72(2): 623-631.

[16] NOGUEIRA R C, LAM M Y, LLWYD O, et al. Cerebral autoregulation and response to intravenous throm-bolysis for acute ischemic stroke [J]. Sci Rep, 2020, 10(1): 10554.

[17] SIMPSON D M, PAYNE S J, PANERAI R B. The INfoMATAS project: Methods for assessing cerebral autoregulation in stroke [J]. J Cereb Blood Flow Metab, 2022, 42(3): 411-429.

[18] HILL M D, GOYAL M, MENON B K, et al. Efficacy and safety of nerinetide for the treatment of acute ischaemic stroke (Escape-Na1): a multicentre, double-blind, randomized controlled trial [J]. Lancet, 2020, 395(10227): 878-887.

[19] LEE H, DING Y. Temporal limits of therapeutic hypothermia onset in clinical trials for acute ischemic

stroke: how early is early enough? [J]. Brain Circ, 2020, 6(3): 139-144.

[20] IANOSI B, RASS V, GAASCH M, et al. An observational study on the use of intravenous non-opioid analgesics and antipyretics in poor-grade subarachnoid hemorrhage: effects on hemodynamics and systemic and brain temperature [J]. Ther Hypothermia Temp Manag, 2020, 10(1): 27-36.

[21] TODD M M, HINDMAN B J, CLARKE W R, et al. Mild intraoperative hypothermia during surgery for intracranial aneurysm [J]. N Engl J Med, 2005, 352(2): 135-145.

[22] DIEDLER J, SYKORA M, RUPP A, et al. Impaired cerebral vasomotor activity in spontaneous intracerebral hemorrhage [J]. Stroke, 2009, 40(3): 815-819.

[23] DIEDLER J, SANTOS E, POLI S, et al. Optimal cerebral perfusion pressure in patients with intracerebral hemorrhage: an observational case series [J]. Crit Care, 2014, 18(2): R51.

[24] MA H, GUO Z N, LIU J, et al. Temporal course of dynamic cerebral autoregulation in patients with intracerebral hemorrhage [J]. Stroke, 2016, 47(3): 674-681.

[25] LANG E W, DIEHL R R, MEHDORN H M. Cerebral autoregulation testing after aneurysmal subarachnoid hemorrhage: the phase relationship between arterial blood pressure and cerebral blood flow velocity [J]. Crit Care Med, 2001, 29(1): 158-163.

[26] MA H, GUO Z N, SUN X, et al. Hematoma volume is a predictive factor of disturbed autoregulation after spontaneous intracerebral hemorrhage [J]. J Neurol Sci, 2017, 382: 96-100.

[27] INTHARAKHAM K, BEISHON L, PANERAI R B, et al. Assessment of cerebral autoregulation in stroke: A systematic review and meta-analysis of studies at rest [J]. J Cereb Blood Flow Metab, 2019, 39(11): 2105-2116.

[28] MINHAS J S, PANERAI R B, GHALY G, et al. Cerebral autoregulation in hemorrhagic stroke: a systematic review and meta-analysis of transcranial Doppler ultrasonography studies [J]. J Clin Ultrasound, 2019, 47(1): 14-21.

[29] YAO Z, YOU C, HE M. Effect and feasibility of therapeutic hypothermia in patients with hemorrhagic stroke: A systematic review and meta-analysis [J]. World Neurosurg, 2018, 111: 404-412.

[30] LARSON A C, JAMROGOWICZ J L, KULIKOWICZ E, et al. Cerebrovascular autoregulation after rewarming from hypothermia in a neonatal swine model of asphyxic brain injury [J]. J Appl Physiol, 2013, 115(10): 1433-1442.

[31] JOSHI B, BRADY K, LEE J, et al. Impaired autoregulation of cerebral blood flow during rewarming from hypothermic cardiopulmonary bypass and its potential association with stroke [J]. Anesth Analg, 2010, 110(2): 321-328.

[32] LAVINIO A, TIMOFEEV I, NORTJE J, et al. Cerebrovascular reactivity during hypothermia and rewarming [J]. Br J Anaesth, 2007, 99 (2): 237-244.

[33] HOWLETT J A, NORTHINGTON F J, GILMORE M M, et al. Cerebrovascular autoregulation and neurologic injury in neonatal hypoxic-ischemic encephalopathy [J]. Pediatr Res, 2013, 74(5): 525-535.

[34] TAS J, BEQIRI E, VAN KAAM C R, et al. An update on the COGiTATE Phase II Study: Feasibility and safety of targeting an optimal cerebral perfusion pressure as a patient-tailored therapy in severe traumatic brain injury [J]. Acta Neurochir Suppl, 2021, 131: 143-147.

第二节 不同分型所致脑水肿的不同关注度

脑水肿是指液体聚集在脑细胞内或细胞组织间隙，使脑组织内水含量增加，从而导致脑容积增大。脑水肿的发生和发展是多种原因导致的综合性结果，在任何类型的颅脑原发性损伤之后，或者在某些全身性疾病中都可能出现脑水肿。根据脑水肿的潜在机制，可将脑水肿分为细胞毒性水肿、离子性水肿和血管源性水肿。但越来越多的研究发现，不同的机制之间可能是相互关联的，上述因素可以同时或先后存在。脑水肿可通过颅内压升高压迫脑组织，使脑血流量下降，从而引发一系列的临床症状和影像学表现。对脑水肿的处理包括非特异性支持治疗和基于分子机制的精准干预。目前还没有靶向治疗可用于临床，但对生物标志物新疗法的开发及研究是十分必要的。

一、相关机制

当各种原因引起脑血流量下降时，会导致细胞缺氧，线粒体氧化代谢过程障碍，腺苷三磷酸（adenosine triphosphate，ATP）的产生减少或停止。细胞可通过葡萄糖无氧酵解产生部分 ATP，磷酸肌酸转化成肌酸释放 ATP。这些虽然可以补偿部分 ATP，但较氧化代谢所产生的 ATP 要少得多。因此，脑缺氧直接抑制质膜上的 Na-K-ATP 酶的活性，钾离子大量外流，钙离子、氯离子和钠离子流入细胞内，形成细胞内高渗状态，大量水分进入细胞内，引起细胞肿胀。此时由于血脑屏障未开放，机体通过改变内皮细胞的渗透性，加速血液中钠离子的流出，以缓解细胞外钠和液体的减少。5～6h 后血管内皮细胞损伤，导致血脑屏障破坏，蛋白质通透性增加，组织间隙的水分也出现大量聚集，脑水肿逐步进展。

（一）细胞毒性水肿

细胞毒性水肿源于多种原因导致的脑组织缺氧及神经细胞代谢障碍，随之离子泵出现故障，特定离子通道激活，导致离子梯度稳态丧失，使得离子和水分子潴留在细胞内。如果不加以限制，细胞水肿就会变成细胞毒性并导致细胞死亡。具体的机制主要包括钠 - 钾 - 氯转运蛋白亚型 1（Na^+-K^+-2Cl–cotransporter 1，NKCC1）、水通道蛋白 -4（aquaporin-4，AQP-4）、磺酰脲受体 1- 瞬时受体电位成员 4（sulfonylurea receptor 1-transient receptor potential Member 4，Sur1-Trpm4）和 N- 甲基 -D- 天冬氨酸受体（N-methyl-D-aspartate-receptor，NMDAR）。

1. NKCC1　通常在神经元、神经胶质、毛细血管及脉络丛内皮细胞中表达。正常情况下，由腔内膜侧的 NKCC1 将 Na 转运到内皮细胞中，腔外膜侧的 Na-K-ATP 酶排出，通过调节渗透梯度维持细胞体积和离子稳态。在临床前模型中，NKCC1 早在脑损伤后 1h 表达就上调，离子和水分流入增加而流出减少，导致细胞肿胀。NKCC1 可被多种机制激活，包括细胞外钾、白细胞介素 -6、谷氨酸、基质金属蛋白酶 -9（matrix metalloproteinase-9，MMP-9）及 AQP-4 等。NKCC1 激活也可能触发分裂原活化蛋白激酶级联反应，进一步增加脑水肿和神经元损伤。

2. AQP　AQP-1 和 AQP-4 在中枢神经系统中均普遍存在，但 AQP-4 在细胞毒性水肿和血管源性水肿中的作用更为明显。在细胞毒性水肿中，通过血管周围星形胶质细胞足突，介导水进入脑组织。在血管源性水肿中，通过星形胶质细胞足突，介导水进入血流；通过软脑膜下星形胶质细胞突起和软脑膜细胞，介导水进入蛛网膜下腔；通过室管膜下星形胶质细胞突起和室管膜细胞基底外侧膜，介导水进入脑室；直接进入淋巴循环。AQP-4 表达部位不同，水分子的运动方向亦不同，从而使不同研究结果之间可能产生矛盾。一项针对小鼠闭合性颅脑损伤的研究显示，在皮质和纹状体中 AQP-4 的表达总体升高（第 7 天为高峰期），而在血管周围，AQP-4 在第 3 天显著下调（持续到第 28 天）。提示血管源性水肿加重可能是对抗细胞毒性水肿的代偿机制。随后一项轻度颅脑损伤的研究显示，AQP-4 −/− 小鼠星形胶质细胞足突水肿减少，但与单纯细胞毒性水肿模型中 AQP-4 的缺失相比，这些效应相对较小，可能同时伴随了血管源性水肿 AQP-4 依赖的水清除率降低。

3．Sur1-Trpm4　Sur1 与非选择性阳离子通道 Trpm4 的关联首次被报道于缺血性卒中的研究中。其通常不在中枢神经系统中结构性表达，而是在受到各种形式的中枢神经系统损伤后才进行转录上调，因而，Sur1-Trpm4 是进行靶向治疗干预的理想靶标。细胞内 ATP 耗竭时会激活 Sur1-Trpm4，促进通道开放、钠流入，从而导致细胞毒性死亡。颅脑创伤后，其在神经元、星形胶质细胞和内皮细胞中上调，导致细胞毒性水肿。内皮细胞的渗透性细胞死亡随之破坏了血脑屏障，因此，该途径也会导致血管源性水肿。

4．NMDAR　颅脑损伤后，谷氨酸不仅可以触发神经元的兴奋性毒性，还会通过刺激钠和氯化物的向内流动，促进细胞毒性脑细胞肿胀。谷氨酸通常以毫摩尔浓度释放到神经末梢突触中，与至少两类离子通道偶联受体结合，从而介导兴奋性突触传递，包括 NMDA 和非 NMDA 类型。NMDAR 与对钠和钙选择性通透的电压敏感阳离子通道相连。正常情况下，谷氨酸会迅速从突触中清除，然而微透析研究中，在缺血 30min 后，细胞外谷氨酸水平由于清除受损增加了 150 倍，导致神经元和神经胶质的损伤及死亡。通过从细胞外培养基中去除细胞外的钠或氯化物，可以立即阻断谷氨酸引发的细胞肿胀和损伤。NKCC1 阻滞剂也可以减弱，这表明通过 NKCC1 的钠和氯化物运输与谷氨酸介导的细胞肿胀和兴奋性毒性有关。

（二）离子性水肿

离子性水肿常指由于缺血或相关毒性代谢物等引发跨细胞离子通道、转运蛋白及水通道蛋白的表达上调，从而导致内皮细胞对钠、氯化物和水的通透性增加，血液中离子和水大量流出，而不会造成血脑屏障的破坏。血脑屏障的紧密连接完好无损，使血浆蛋白等大分子不能通过。离子性水肿出现在内皮功能障碍的最早期阶段，通常继发于细胞毒性水肿，比血管源性水肿早 6h 发生。

正常情况下，由于内皮细胞膜的相对通透性，以及细胞之间的紧密连接作用，几乎不会发生溶质和水的跨毛细血管运动，组织液不会出现水肿。组织液体的动态平衡取决于 4 种因素，分别为毛细血管血压、组织液静水压、血浆胶体渗透压和组织液胶体渗透压。有效滤过压＝KO（毛细血管血压－组织液静水压）＋KH（组织液胶体渗透压－血浆胶体渗透压）。当有效滤过压为正值时，表示液体从毛细血管滤出。离子性水肿的本质是内皮细胞通透性发生改变。上述因素的改变是离子性水肿和血管源性水肿形成的基础。

当离子通道表达上调时，离子和水的经皮运输增加，脑渗透压超过血清渗透压，KO 不再接近零值，而 KH 保持接近于零值，有效滤过压总体为正，液体从毛细血管滤出，导致离子性水肿液积聚。与神经元和星形胶质细胞不同，内皮细胞不表达电压门控钠通道，管腔侧表达的继发性主动转运协同转运蛋白 NKCC1 在形成离子性水肿中起重要作用，可转载钠和氯化物进入细胞，同时也包括 Sur1 调节的非选择性阳离子通道（nonselective cation channel，NCCa-ATP），不同与 NKCC1 的是，其常在 ATP 耗竭时被激活，从而介导离子的转运。

（三）血管源性水肿

血管源性水肿源于内皮细胞之间的紧密连接解偶联和收缩，毛细血管的通透性增加，离子和大分子物质从血浆中外渗，导致水分在细胞间隙潴留，随之增加颅内压。虽然孔隙会增大，但不允许红细胞通过，这也表明毛细血管的物理损伤不是引起血管源性水肿的主要机制。血管源性水肿的发生还包括血管内皮生长因子 -A（vascular endothelial growth factor-A，VEGF-A）、MMP-9、炎症趋化因子及细胞因子等的作用。

1. VEGF-A　一种分泌的糖蛋白，通常在神经元、星形胶质细胞、室管膜细胞和软脑膜中表达，可促进血管生成，还可以增加微血管通透性。其机制包括募集内皮祖细胞而促进新生血管的生成，以及下调和 / 或泛素化细胞间的紧密连接蛋白。与 MMP-9 和许多其他介质一样，VEGF 在神经修复中也发挥作用。外源性 VEGF 的治疗显示，其可以减少病变体积并改善功能性预后，但是在不同时间段内使用可能效果有所不同，早期 VEGF 表达会破坏血脑屏障，在后期则是神经修复所必需。值得注意的是，MMP-9 可以加工并激活 VEGF-A，这也表明脑水肿的形成机制通常是一个高度互连的网络。

2. MMP-9　MMPs 是一个酶原家族，MMP-9 主要在嗜中性粒细胞中表达，在出现损伤后可被氧化应激、细胞因子、趋化因子、炎症细胞、内皮细胞及神经元等激活，释放到细胞外，对远隔部位产生影响，还通过降解细胞外基质（特别是血管周围）增加血脑屏障通透性。在<72h 时，挫伤周围组织中的 MMP-9 微透析液水平升高，而其他 MMP 不会有明显改变，这体现了 MMP-9 水平作为生物标志物的潜在用途。在一项卒中临床试验中，经格列本脲治疗的受试者，MMP-9 水平降低，影像学显示中线移位也较少。格列本脲可抑制 Sur1-Trpm4，也是一种间接 MMP-9 抑制剂。颅脑损伤的临床前研究还表明 MMP-9 与 NKCC1 之间存在联系。

3. 炎症趋化因子和细胞因子　原发性和继发性损伤都将导致损伤相关分子模式的释放，而损伤相关分子模式反过来又激活炎症细胞以诱导炎症基因表达，继而上调和释放细胞因子。促炎性细胞因子可以促进 MMP 炎症细胞黏附分子表达增加，降解细胞紧密连接，诱导炎症细胞的募集，从而破坏血脑屏障。趋化因子早期由星形胶质细胞和脑血管内皮细胞合成，后来入侵的中性粒细胞和单核细胞也可以合成，在巨噬细胞、单核细胞和小胶质细胞中诱导趋化反应。除了募集白细胞外，趋化因子还可以通过类似于细胞因子的机制增加血脑屏障的通透性。

在上述分子靶标之间具有丰富的连接网络，如 Sur1-Trpm4 和 AQP-4 具有联系，两者同时对细胞毒性水肿和血管源性水肿起作用，且与涉及 MMP-9 的途径重叠。目前对脑水肿病理生理机制的理解是不全面的，尚有诸多导致脑水肿的途径还有待发现。掌握关键的相互关联的分子机制十分重要，相对于单个孤立的分子机制意义更大。

二、影像学表现

脑水肿可导致神经细胞功能不可逆的损害，一般肉眼看不见，所以其危害很大，是导致患者死亡的重要原因。因此，定期检查并了解脑水肿病情的演变，及时干预，对患者预后的影响至关重要。脑水肿主要通过影像学检查来明确诊断，如头部计算机断层扫描（computer tomography，CT）、磁共振成像（magnetic resonance imaging，MRI）检查等。这些检查不仅能发现脑水肿，还能明确引起脑水肿的病因，以及脑水肿所引起的继发改变和并发症。通过不同时间点的影像学检查，可以更好地了解患者脑水肿的进展情况。

脑水肿在 CT 上一般表现为脑回变粗、脑沟变浅及脑实质密度降低，如有出血时密度可有不同程度的增加。早期轻度的水肿可能较难发现。脑脊液空间对称性消失可能提示组织早期水肿，但是由于脑沟、脑池、脑室本身就不对称，所以很难确定是因为同侧受压还是对侧扩大。比较明确的特征是脑沟消失和侧脑室受压，严重时甚至形成脑疝。CT 往往不能区分脑水肿的类型。由于细胞内外水分的增加，MRI 检查可发现脑组织纵向弛豫和横向弛豫时间有不同程度的延长，T2 加权成像（T2 weighted imaging，T2WI）呈高信号，T1 加权成像（T1 weighted imaging，T1WI）呈低信号。MRI 对组织含水量的变化更为灵敏，可以明确脑水肿的区域、范围，对脑疝的判断也优于 CT，借助弥散加权成像（diffusion weighted imaging，DWI）还能区分不同类型的脑水肿。

（一）细胞毒性水肿

细胞毒性水肿常指细胞失去维持正常离子梯度的能力，导致大量的离子和水从细胞外移到细胞内，使神经胶质细胞膨胀。肿胀的星形胶质细胞出现在灰质和白质中，因此，灰质和白质均受累。这是液体重新分配的过程，整个脑组织体积并没有净增加。血管内和细胞外之间新的渗透梯度是血管内的溶质和水穿过血脑屏障移至细胞外液的驱动力。然而，由于血脑屏障会保持完整，一般不会表现出溶质和水的运动。在 CT 上细胞毒性水肿表现为白质和灰质的低衰减，MRI 上呈现 T1WI 低信号、T2WI 高信号。由于细胞毒性水肿不影响 X 射线的衰减，CT 扫描难以检测出单纯的细胞毒性脑水肿，但 DWI 序列和表面弥散系数（apparent diffusion coefficient，ADC）信号由于质子的扩散受影响而易于识别，细胞毒性水肿导致细胞内水分增加，水分子在细胞内扩散受限，因此，DWI 为高信号，ADC 为低信号。

（二）离子性脑水肿

临床上的细胞毒性脑水肿常包含真正的细胞毒性脑水肿和离子性脑水肿。细胞毒性脑水肿表示的是水和离子从细胞外积聚到细胞内的过程，一旦发生细胞毒性水肿，并且只要毛细血管中有一些补充血液，毛细血管管腔内便会存在钠离子的浓度梯度，使离子穿过内皮并进入细胞外空间。离子性脑水肿意味着病情的进一步发展，灰质密度低可导致其与邻近白质的对比减弱，脑灰白质交界处变得模糊。一旦毛细血管无静息血流，那么细胞外空间将被水分代替，使缺血组织摄取水分，因而 X 线的衰减发生改变,CT 上可以呈现明显、均匀的低密度，而 MRI 则表现为 T2 液体衰减反转恢复序列（fluid attenuated inversion recovery，FLAIR）的高信号。由于通常在离子水肿之前存在潜在的细胞毒性水肿，因而伴随 DWI 上的弥散受限。

（三）血管源性水肿

血管源性水肿主要是指血脑屏障功能障碍、毛细血管通透性增加，导致水、离子、蛋白等大分子物质从血浆中往外渗。血管源性水肿很少出现在卒中发生的最初 12h 内，多由再灌注所致。这些物质积存于血管周围及细胞间质，使细胞外液渗透压升高，同时由于大量渗出，毛细血管的静水压力降低，静水压和渗透压梯度同时引起脑组织水含量的增加，导致严重的脑组织肿胀。大量进入脑组织的液体扩大了细胞外的空间，并优先聚集在皮质下的白质中，同时会沿着纤维束向细胞外移动，可影响灰质，但对白质的影像更明显，皮质和深部灰质相对不受影响，因此，灰白质界限仍然保持。CT 呈现低密度白质，病变常呈手指状延伸分布模式。MRI 呈现 T1WI 低信号、T2WI 高信号。血管源性水肿多聚集于细胞外间隙组织间，所以扩散受限不明显，在 DWI 上可能表现为高信号，在 ADC 图上也可能表现为高信号。

三、处理原则

对脑水肿的处理主要针对肿胀已形成特别是颅内压已明显升高的情况。脑创伤基金会（Brain Trauma Foundation，BTF）指南中概述了颅内压管理的系统方法。一般而言，处理措施可分为三级。一级干预是一般性处理，如床头抬高 30°、体温管理、充分镇静和镇痛及脑脊液引流，旨在尽量减少颅内压峰值。如果颅内高压仍持续存在（BTF 定义为＞22mmHg），则给予二级干预，使用额外的手段（如甘露醇和高渗生理盐水治疗及低体温等处理措施）来减轻脑水肿和颅内高压。若以上措施仍不能改善，存在难治性颅内高压时，使用三级干预，通常指巴比妥类药物昏迷或去骨瓣减压术。

上述治疗方法不具备特异性，主要针对脑水肿的终末事件而非潜在的分子机制，无法消除脑水肿的致病因素。如接受去骨瓣减压术时，患者死亡的可能性较小，但更可能在 6 个月时严重致残或处于植物人状态，功能预后更差，因而其治疗效果还值得考量。随着对脑水肿分子机制研究的不断进展，研究人员陆续揭示了一些潜在靶点，而且越来越认识到“一刀切”的方法可能存在不足，特别是在异源性疾病中。因此，优化靶向治疗策略及推进个体化精准医学治疗尤为重要。

（一）布美他尼

布美他尼是一种相对特异性的低浓度 NKCC1 抑制剂，通过抑制 NKCC1 减少细胞肿胀。在体内颅脑创伤模型中，细胞毒性水肿和血管源性水肿均有所减少。有研究者提出布美他尼和格列本脲之间的治疗协同作用，但尚未经过试验评估。目前，体外和动物模型中的几项颅脑创伤临床前研究支持布美他尼或 NKCC1 敲除小鼠对减轻脑水肿和神经元死亡的作用，但还未应用于临床。当血钠浓度较低时，即使 NKCC1 通道激活，但因转运原料的减少，水肿程度也会相对减轻。目前临床上通过控制血钠浓度来减轻水肿的方法是主要的可行治疗措施。

（二）AER-271 和水通道蛋白单抗

AER-271 是一种选择性 AQP-4 拮抗剂，在出血性模型中可以降低颅内压，但并没有减少脑水分。水通道蛋白单抗是一种单克隆特异性抗体，可用于减少体内视神经脊髓炎的病理作用，但尚未对其在颅脑损伤中进行评估。在体内抑制 AQP-4 时，研究结果之间存在矛盾，大部分提示水肿改善，少数显示无效果甚至水肿增加。AQP-4-/- 小鼠在相对纯的细胞毒性水肿模型（脑缺血、水中毒）中减少了水肿，但在以血管源性水肿为主的模型（肿瘤、蛛网膜下腔出血、脓肿）中，水肿恶化，可能与上文提到的 AQP-4 作用机制是对应的。

（三）格列本脲

格列本脲可与 Sur1 结合，并通过延长通道长闭合状态阻断 Sur1-Trpm4，从而减少水肿，同时也将改善功能性预后和挫伤体积。在酸性环境中，格列本脲穿过血脑屏障的能力也增强。在2项小型随机对照试验中，口服格列本脲治疗可减少挫伤体积，短期改善预后。在临床前TBI模型中，格列本脲可在各种剂量和持续时间下减少区域水肿和神经功能障碍。在提及的所有靶向治疗中，这是目前看来最有可能优先应用于临床的。

（四）尼瑞奈肽

尼瑞奈肽（Nerinetide，NA-1）是一种二十肽的谷氨酸抑制剂，可抑制突触后支架蛋白与NMDA谷氨酸受体的相互作用，减少颅内动脉瘤患者在进行血管内修复时缺血性微栓子的形成，可作为一种潜在的神经保护剂。谷氨酸抑制剂类型还包括突触前受体拮抗剂、竞争性拮抗剂和非竞争性拮抗剂，其中一部分在人体颅脑创伤试验中进行了测试，但未能显示出明显的临床获益。

（五）血管内皮生长抑制剂和贝伐珠单抗

血管内皮生长抑制剂（vascular endothelial growth inhibitor，VEGI）是一种调节抗血管生成和抗炎的细胞因子，与VEGF共同维持体内平衡。使用外源性VEGI调节可减少组织损伤，促进紧密连接蛋白的表达以保护血脑屏障，但应用的时机是关键，在一项生物标志物研究（试验组40例，对照组30例）中，颅脑损伤早期（第4～14天）的VEGF水平与不良预后相关，但在后期（第14～21天），VEGF水平与神经康复相关。贝伐珠单抗是抗VEGF抗体，已被证明对多形性胶质软化瘤的血脑屏障和血管源性水肿有益。目前还没有评估其对颅脑创伤方面的研究。一项临床前研究表明，单次静脉注射不会影响血脑屏障的通透性，但会导致神经功能缺损，使挫伤面积显著恶化，因而得出VEGF可能具有神经保护的作用，把握其产生有害作用与保护作用之间的平衡，还需要进一步的临床前研究来提供信息。

（六）SB-3CT

SB-3CT是MMP-2和MMP-9抑制剂，具有MMP-9抑制作用，通过减少紧密连接蛋白降解和降低血管通透性，减轻血脑屏障的损伤，减少病变体积。由于在某种程度上，MMP-9可能参与神经血管的建模和修复过程，因此，其对于整体结局的疗效仍存在争议。格列本脲是一种间接MMP抑制剂，在临床卒中试验中显示出减少水肿的作用。对MMP-9抑制作用的评估是很有前景的，虽然目前尚未应用于临床。

（七）非诺贝特和吡格列酮

非诺贝特和吡格列酮均属于过氧化物酶体增殖物激活受体（PPAR）激动剂，但亚型有所不同，非诺贝特是PPAR-α激动剂，吡格列酮是PPAR-γ激动剂，可以减少病变大小、促炎性细胞因子表达及神经元凋亡。通过下调肿瘤坏死因子、白细胞介素-1β、MMP-9等细胞因子，具有抗炎特性，可抑制血管源性水肿。但目前尚未评估其对血脑屏障的作用，需要进一步的数据来确定其对血脑屏障通透性的影响。

不同脑水肿的机制、影像学表现及处理措施详见表8-2-1。

四、总结

本文总结了脑水肿的病理生理机制、影像学的典型表现及靶向治疗的前景。由于不同患者的个体差异性，将分子机制和影像学资料结合起来进行综合分析是实现脑水肿目标靶向治疗必不可少的。

表 8-2-1 不同脑水肿的机制、影像学表现及处理措施

脑水肿类型	机制	影像学表现	处理措施
细胞毒性水肿	细胞缺氧、代谢障碍，离子梯度稳态丧失	CT：白质、灰质低信号 MRI：T1WI 低信号，T2WI 高信号，DWI 高信号，ADC 低信号	布美他尼，控制血钠浓度；AER-271、水通道蛋白单抗；格列本脲；NA-1
离子性水肿	内皮细胞对离子和水的通透性增加，血脑屏障完好	CT：白质、灰质低信号 MRI：T1WI 低信号，T2WI 高信号，FLAIR 高信号，DWI 高信号，ADC 低信号	布美他尼、控制血钠浓度；AER-271、水通道蛋白单抗；格列本脲
血管源性水肿	内皮细胞间紧密连接解偶联和收缩，血脑屏障被破坏	CT：白质低信号，有灰质、白质界限 MRI：T1WI 低信号，T2WI 高信号，DWI 高信号，ADC 高信号	控制血钠浓度；AER-271、水通道蛋白单抗；格列本脲；VEGI、贝伐珠单抗；SB-3CT；非诺贝特、吡格列酮

注：T1WI. T1 加权成像；T2WI. T2 加权成像；DWI. 弥散加权成像；ADC. 表面弥散系数；FLAIR. 液体衰减反转恢复序列；NA-1. 尼瑞奈肽；VEGI. 血管内皮生长抑制剂；SB-3CT. MMP-2 和 MMP-9 抑制剂。

对控制大脑中离子和水运输的分子机制有更深入的了解，有利于未来确定新的药物治疗靶点和治疗策略。目前已经确定了多种离子通道及转运蛋白，在离子性、细胞毒性和血管源性的所有阶段均会导致脑水肿。拮抗这些离子通道及转运蛋白可能改变整体疾病的进展，减少脑水肿的发生。目前对实施精准医学的探索仍处于早期阶段，虽然临床前和临床研究均显示出较好的发展前景，但仍需要大量的研究和临床试验来进一步论证这些药物的安全性和有效性。

（中南大学湘雅医院　黄　立　艾宇航）

参考文献

[1] JHA R M, KOCHANEK P M, SIMARD J M. Pathophysiology and treatment of cerebral edema in traumatic brain injury [J]. Neuropharmacology, 2019, 145(Pt B): 230-246.

[2] ZHANG J, PU H J, ZHANG H Y, et al. Inhibition of Na^+-K^+-2Cl-cotransporter attenuates blood-brain-barrier disruption in a mouse model of traumatic brain injury [J]. Neurochem Int, 2017, 111: 23-31.

[3] REN Z, ILIFF J J, YANG L, et al. "Hit & Run" model of closed-skull traumatic brain injury (TBI) reveals complex patterns of post-traumatic AQP4 dysregulation [J]. J Cereb Blood Flow Metab, 2013, 33(6): 834-845.

[4] YAO X, UCHIDA K, PAPADOPOULOS M C, et al. Mildly reduced brain swelling and improved neurological outcome in aquaporin-4 knockout mice following controlled cortical impact brain injury [J]. J Neuro-trauma, 2015, 32(19): 1458-1464.

[5] SIMARD J M, KILBOURNE M, TSYMBALYUK O, et al. Key role of sulfonylurea receptor 1 in progressive secondary hemorrhage after brain contusion [J]. J Neurotrauma, 2009, 26(12): 2257-2267.

[6] STRANGE K. Regulation of solute and water balance and cell volume in the central nervous system [J]. J Am Soc Nephrol, 1992, 3(1): 12-27.

[7] SIMARD J M, CHEN M, TARASOV K V, et al. Newly expressed SUR1-regulated NC(Ca-ATP) channel mediates cerebral edema after ischemic

stroke [J]. Nat Med, 2006, 12(4): 433-440.

[8] THAU-ZUCHMAN O, SHOHAMI E, ALEXANDROVICH A G, et al. Vascular endothelial growth factor increases neurogenesis after traumatic brain injury [J]. J Cereb Blood Flow Metab, 2010, 30(5): 1008-1016.

[9] CARNEY N, TOTTEN AM, O'REILLY C, et al. Guidelines for the management of severe traumatic brain injury, fourth edition [J]. Neurosurgery, 2017, 80(1): 6-15.

[10] ZHANG M, CUI Z, CUI H, et al. Astaxanthin alleviates cerebral edema by modulating NKCC1 and AQP4 expression after traumatic brain injury in mice [J]. BMC Neurosci, 2016, 17(1): 60.

[11] CHEN J Q, ZHANG C C, JIANG S N, et al. Effects of aquaporin 4 knockdown on brain edema of the uninjured side after traumatic brain injury in rats [J]. Med Sci Monit, 2016, 22: 4809-4819.

[12] PAPADOPOULOS M C, VERKMAN A S. Aquaporin water channels in the nervous system [J]. Nat Rev Neurosci, 2013, 14(4): 265-277.

[13] KHALILI H, DERAKHSHAN N, NIAKAN A, et al. Effects of oral glibenclamide on brain contusion volume and functional outcome of patients with moderate and severe traumatic brain injuries: a randomized double-blind placebo-controlled clinical trial [J]. World Neurosurg, 2017, 101: 130-136.

[14] DAY N L, CARLE M S, FLOYD C L. Post-injury administration of a combination of memantine and 17β-estradiol is protective in a rat model of traumatic brain injury [J]. Neurochem Int, 2017, 111: 57-68.

[15] KHASRAW M, AMERATUNGA M S, GRANT R, et al. Antiangiogenic therapy for high-grade glioma [J]. Cochrane Database Syst Rev, 2014, 9: CD008218.

[16] TADO M, MORI T, FUKUSHIMA M, et al. Increased expression of vascular endothelial growth factor attenuates contusion necrosis without influencing contusion edema after traumatic brain injury in rats [J]. J Neurotrauma, 2014, 31(7): 691-698.

[17] SHETH K N, ELM J J, MOLYNEAUX B J, et al. Safety and efficacy of intravenous glyburide on brain swelling after large hemispheric infarction (GAMES-RP): a randomised, double-blind, placebo-controlled phase 2 trial [J]. Lancet Neurol, 2016, 15(11): 1160-1169.

[18] THAL S C, HEINEMANN M, LUH C, et al. Pioglitazone reduces secondary brain damage after experimental brain trauma by PPAR-γ-independent mechanisms [J]. J Neurotrauma, 2011, 28: 983-993.

[19] THAL S C, NEUHAUS W. The blood-brain barrier as a target in traumatic brain injury treatment [J]. Arch Med Res, 2014, 45: 697-698.

第三节　心搏骤停后的神经预后预测：血清标志物的作用

评估神经系统预后是心肺复苏后患者后续管理中一项重要的工作。目前可通过多模态手段进行预后评估，包括临床表现、体格检查、脑电图、体感诱发电位、影像学及血清标志物等。因为血清标志物具有检测指标客观、不受镇痛镇静药物影响的优势，而且理论上所有脑源性的标志物都能反映神经系统损伤，因此，血清标志物一直是备受关注的可以反映神经系统损伤的重要指标。神经元特异性烯醇化酶和 S100B 是传统常用的血清标志物，随着技术的进步，一些新型血清标志物，如神经丝蛋白、小核糖核酸（ribonucleic acid，RNA）也被逐渐发现和研究。本文对各种血清标志物对心搏骤停后神经预后的预测作用做一介绍。

一、神经元损伤标志物——神经元特异性烯醇化酶、泛素羧基末端水解酶 L1

神经元特异性烯醇化酶（neuron-specific enolase，NSE）是神经元细胞内重要的脑蛋白，是一种神经细胞糖酵解酶。神经元受损后 NSE 可释放入血，导致其在血中的浓度升高，其半衰期为 24～30h，在心搏骤停后 48～72h 可达高峰值。关于 NSE 预测心搏骤停后神经预后的研究较多。2015 年欧洲心肺复苏专家共识已经将 NSE 高值作为评估神经系统预后的一个指标，但没有具体界值。近几年 NSE 的相关研究较多，2021 年欧洲心肺复苏专家共识提到，48h 和 / 或 72h NSE＞60g/L 可作为神经系统不良预后的界值。然而对于 NSE 的临界值仍有争议，NSE 不仅存在于神经元中，而且在一些内分泌腺（如肾上腺、脑垂体、松果腺）中可保持较高水平，在神经内分泌肿瘤和小细胞肺癌中会明显升高。另外，NSE 受溶血影响较大，即使是少量溶血也可引起数值的明显升高。Kang 等发现，在心肺复苏后预后差的患者中，伴有严重血脑屏障破坏患者的血清 NSE 水平比未明显破坏患者的数值要高（26.35g/L *vs.* 127g/L，$P=0.006$），而两者脑脊液中的 NSE 数值未见明显差别，并且 NSE 在两组患者中预测神经系统不良预后的临界值不同，提示血脑屏障的破坏程度也是影响血清 NSE 水平的重要因素。以上这些因素都可能会影响 NSE 预测神经预后的临界值。

泛素羧基末端水解酶 L1（ubiquitin C-terminal hydrolase L1，UCH-L1）是一种细胞内的去泛素化酶，主要表达于神经元和神经内分泌细胞，它参与了蛋白酶体途径中蛋白质降解的泛素化过程，其半衰期＜12h。目前关于 UCH-L1 预测心搏骤停后患者神经预后的研究较少。有研究显示，在心搏骤停后 24h 时有 85.3% 预后不良的患者数值会升高，在 72h 时 70.3% 预后不良患者的 UCH-L1 数值会升高。UCH-L1 在心搏骤停后 24h 预测神经预后的诊断效能在 85% 以上，且明显高于 NSE。

二、星形胶质细胞损伤标志物——S100B 和胶质纤维酸性蛋白

S100B 是低分子量的酸性钙结合蛋白，大量存在于中枢神经系统中的胶质细胞，而在外周神经系统中存在于施万细胞。其半衰期约 30min，高峰值在心搏骤停后 24h，因此，可被作为一项预测心搏骤停后神经预后的早期指标。目前 S100B 预测心搏骤停后神经预后的诊断效能在 0.78 左右，但不同研究的临界值差别较大（0.19～2.59ng/ml），这可能与其在非神经元细胞（如肌肉细胞、脂肪细胞及软骨细胞）中也可表达有关。

胶质纤维酸性蛋白（glial fibrillary acidic protein，GFAP）是星形胶质细胞骨架中中间丝的结构成分，是一个高度特异的神经标志物。作为一种结构性蛋白，在星形胶质细胞破坏时释放出来。相对于更早的时间点，在心搏骤停后 48h 和 72h 预测预后的准确性更高一些，但不同研究的诊断效能差别较大（0.65～0.89）。与 NSE 相比，Ebner 等的研究认为，GFAP 具有更高的预测神经预后的准确性，而 Larsson 等的研究显示，GFAP 比 NSE 具有更差的预测神经预后的准确性。

三、轴突损伤标志物——神经丝蛋白和 Tau 蛋白

神经丝蛋白（neurofilament light，NFL）大量存在于神经元的轴突位置，与微管和微丝一起形

成神经元细胞骨架。在健康状态下，神经丝蛋白也会从轴突中释放入血，而且随着年龄增长而升高。神经丝蛋白作为血清标志物具有一些优势，如比较稳定，即使在室温中存在48h也不会影响数值，而且不会受到溶血的影响。有研究显示，心搏骤停48h后NFL数值＞508.6pg/ml或者与基线值相比有明显升高（＞494pg/ml），可预测院外心肺复苏患者的不良预后，而预测严重神经系统不良预后的敏感度和特异度分别达100%和91.7%，而且NFL比NSE具有更高的预测神经预后的诊断效能（0.83 *vs.* 0.77）。Wihersaari等的研究发现，NFL在心肺复苏后24h、48h和72h预测神经系统不良预后的AUC分别达0.983、0.985和0.977，其诊断效能明显高于NSE和S100B。在正常人群中，NFL的数值会随着年龄增长而增加，Kirschen等研究了NFL在平均年龄为8岁的心肺复苏后儿童患者中预测预后的价值，发现NFL在死亡患者中的数值明显高于存活患者，预测死亡的不良预后的AUC为0.78，但在神经系统的预后中数值无统计学差异（P=0.60）。

Tau蛋白是一种稳定神经轴突微管结构的蛋白分子。在缺氧状态下，Tau蛋白会出现高度磷酸化，而高度磷酸化后Tau蛋白从微管结构中解离出来，聚集形成不可溶的团块，中断轴突信号传导。在心肺复苏后神经系统预后良好的患者中，Tau蛋白数值在24h达到高峰后呈下降趋势，而在预后不良的患者中呈上升趋势。Tau蛋白在心肺复苏后24h的诊断效能为0.82，但在48h和72h可达0.93和0.95。

在最近发表的一项meta分析中，研究者比较了NSE、S100B、GFAP、NFL、Tau和UCH-L1血清标志物在预测患者心搏骤停48h后神经预后的价值，共纳入86项研究（包括10 567例患者），结果显示,NFL和Tau的AUC最大（诊断效能最高），分别为0.92和0.89。NFL和Tau蛋白都存在于轴突，而既往研究显示，颅脑磁共振影像中脑白质受损与神经系统不良预后最相关，而轴突是组成脑白质的最主要成分。

四、血清小RNA

小RNA（micro RNA）是一种非编码RNA，具有20～22个核苷酸大小，在生理和病理过程中都受到调控，micro RNA能从受损组织中释放出来，在血清中能被检测出来。近年来的研究发现，一些micro RNA（如miR-9-3P、miR-21-5p、miR-122-5P等）可用于预测心肺复苏患者的预后。研究显示，在心肺复苏后48h miR-9-3P与神经系统不良预后相关（OR 2.14，95% CI 1.62～2.97，P＜0.000 1），其诊断效能为0.79。有趣的是，有研究发现miR-574-5p能预测女性患者神经系统的不良预后，却不能预测男性患者神经系统的不良预后。

以上血清标志物在应用于临床时，需要注意以下5点：①需关注标志物的清除半衰期，且随着脑损伤的进展，血清标志物会出现动态变化，因此，需要确定标志物的最佳反应时间。例如，S100B可作为24h早期预测预后指标，而NSE作为48h或72h预测神经预后的指标比较合理。②鉴于不同血清标志物的来源不用（如UCH-L1代表神经元胞体损伤，GFAP代表星形胶质细胞损伤，NFL代表轴突损伤），综合这些不同来源的指标可能会提高诊断效能。有研究者将以上代表不同损伤来源的标志物及检测时间点进行了综合分析，生成一个综合指标，发现此项综合了多种血清标志物的指标比单独任何单一指标预测心搏骤停不良神经预后的能力要强。即使单将NSE和S100B这2个指标合并后，其预测心肺复苏后患者神经系统预后的特异度可达100%。③与其他非血清标志物指标合并可能会增加诊断效能。NSE与脑电结合后预测神经预后的诊断效能从0.789上升至0.841，而将NSE与磁共振弥散加权成像（diffusion weighted imaging，DWI）序列中高信号的强度结合后，其预测神经系统不良预后的AUC明显高于单纯NSE的诊断价值（0.925 *vs.* 0.792）。④既往大部分研究是评估血清标志物对不良神经预后的影响，但临床上也应该对预后良好的患者进行判断，防止过早撤离生命支持。Moseby等研究了血清标志物（NSE、S100B、NFL、GFAP、Tau和UCH-L1）在正常值范围内是否可以预测院外心搏骤停患者较好的临床预后，结果发现，NFL＜55pg/ml和GFAP＜22pg/ml预测良好神经预后的概率分别为95%和94%，即使将心肺复苏后3天内清醒患者的数据去除掉，其预测良好神经预后的概率仍达到91.5%和91.1%。⑤其他一些因素（如院外与院内复苏地点的差别、心搏骤停的病因差别等）也可能会影响研究结果。

五、总结

综上所述，在预测心搏骤停后神经系统的预后方面，所有的血清标志物都有一定的预测价值。目前针对传统血清标志物（如NSE和S100B）的研究较多，对其认知也更充分。新型的标志物（如NFL）可能比传统的标志物具有更高的诊断价值，但这些新型标志物仍处于研究初步阶段，具体界值仍未确定。

（青岛大学附属医院　邢金燕　姚　波）

参考文献

[1] NOLAN J P, SANDRONI C, BÖTTIGER B W, et al. European resuscitation council and european society of intensive care medicine guidelines 2021: post-resuscitation care [J]. Intensive Care Med, 2021, 47(4): 369-421.

[2] KANG C, YOU Y, AHN H J, et al. Blood-brain barrier disruption as a cause of various serum neuron-specific enolase cut-off values for neurological prognosis in cardiac arrest patients [J]. Sci Rep, 2022, 12(1): 2186.

[3] MOSEBY-KNAPPE M, MATTSSON-CARLGREN N, STAMMET P, et al. Serum markers of brain injury can predict good neurological outcome after out-of-hospital cardiac arrest [J]. Intensive Care Med, 2021, 47: 984-994.

[4] EBNER F, MOSEBY-KNAPPE M, MATTSSON-CARLGREN N, et al. Serum GFAP and UCH-L1 for the prediction of neurological outcome in comatose cardiac arrest patients [J]. Resuscitation, 2020, 154: 61-68.

[5] LARSSON I M, WALLIN E, KRISTOFFERZON M L, et al. Post-cardiac arrest serum levels of glial fibrillary acidic protein for predicting neurological outcome [J]. Resuscitation, 2014, 85(12): 1654-1661.

[6] JANG J H, PARK W B, LIM Y S, et al. Combination of S100B and procalcitonin improves prognostic performance compared to either alone in patients with cardiac arrest: A prospective observational study [J]. Medicine (Baltimore), 2019, 98(6): e14496.

[7] DUEZ C H V, GREJS A M, JEPPESEN A N, et al. Neuron-specific enolase and S-100b in prolonged targeted temperature management after cardiac arrest:

A randomised study [J]. Resuscitation, 2018, 122: 79-86.
[8] STAMMET P, DANKIEWICZ J, NIELSEN N, et al. Protein S100 as outcome predictor after out-of-hospital cardiac arrest and targeted temperature management at 33°C and 36°C [J]. Crit Care, 2017, 21(1): 153.
[9] HELWIG K, SEEGER F, HÖLSCHERMANN H, et al. Elevated serum glial fibrillary acidic protein (GFAP) is associated with poor functional outcome after cardiopulmonary resuscitation [J]. Neurocrit Care, 2017, 27: 68-74.
[10] WIHERSAARI L, ASHTON NJ, REINIKAINEN M, et al. Neurofilament light as an outcome predictor after cardiac arrest: a post hoc analysis of the COMACARE trial [J]. Intensive Care Med, 2021, 47(1): 39-48.
[11] ADLER C, ONUR OA, BRAUMANN S, et al. Absolute serum neurofilament light chain levels and its early kinetics predict brain injury after out-of-hospital cardiac arrest [J]. J Neurol, 2022, 269(3): 1530-1537.
[12] KIRSCHEN M P, YEHYA N, GRAHAM K, et al. Circulating neurofilament light chain is associated with survival after pediatric cardiac arrest [J]. Pediatr Crit Care Med, 2020, 21(7): 656-661.
[13] HUMALOJA J, LÄHDE M, ASHTON N J, et al. GFAp and tau protein as predictors of neurological outcome after out-of-hospital cardiac arrest: A post hoc analysis of the COMACARE trial [J]. Resuscitation, 2022, 170: 141-149.
[14] HOILAND R L, RIKHRAJ K J K, THIARA S, et al. Neurologic prognostication after cardiac arrest using brain biomarkers: a systematic review and meta-analysis [J]. JAMA Neurol, 2022, 79(4): 390-398.
[15] VELLY L, PERLBARG V, BOULIER T, et al. Use of brain diffusion tensor imaging for the prediction of long-term neurological outcomes in patients after cardiac arrest: a multicentre, international, prospective, observational, cohort study [J]. Lancet Neurol, 2018, 17(4): 317-326.
[16] DEVAUX Y. MicroRNAs as biomarkers in the brain-heart axis? [J]. Eur Heart J Acute Cardiovasc Care, 2022, 11(8): 617-619.
[17] BESKE R P, BACHE S, ABILD STENGAARD MEYER M, et al. MicroRNA-9-3p: a novel predictor of neurological outcome after cardiac arrest [J]. Eur Heart J Acute Cardiovasc Care, 2022, 11(8): 609-616.
[18] BOILEAU A, SOMOZA A S, DANKIEWICZ J, et al. Circulating levels of miR-574-5p are associated with neurological outcome after cardiac arrest in women: a target temperature management (TTM) trial substudy [J]. Dis Markers, 2019, 2019: 1802879.
[19] HUESGEN K W, ELMELIGE Y O, YANG Z, et al. Ultra-early serum concentrations of neuronal and astroglial biomarkers predict poor neurological outcome after out-of-hospital cardiac arrest-a pilot neuroprognostic study [J]. Resusc Plus, 2021, 7: 100133.
[20] RYCZEK R, KWASIBORSKI P J, RZESZOTARSKA A, et al. Neuron-specific enolase and S100B: the earliest predictors of poor outcome in cardiac arrest [J]. J Clin Med, 2022, 11(9): 2344.
[21] ANETAKIS K M, GEDELA S, KOCHANEK P M, et al. Association of EEG and blood-based brain injury biomarker accuracy to prognosticate mortality after pediatric cardiac arrest: an exploratory study [J]. Pediatr Neurol, 2022, 134: 25-30.
[22] SON S H, LEE I H, PARK J S, et al. Does combining biomarkers and brain images provide improved prognostic predictive performance for out-of-hospital cardiac arrest survivors before target temperature management? [J]. J Clin Med, 2020, 9(3): 744.
[23] MOSEBY-KNAPPE M, MATTSSON-CARLGREN N, STAMMET P, et al. Serum markers of brain injury

can predict good neurological outcome after out-of-hospital cardiac arrest [J]. Intensive Care Med, 2021, 47(9): 984-994.

[24] HUMALOJA J, ASHTON N J, SKRIFVARS M B. Brain injury biomarkers for predicting outcome after cardiac arrest [J]. Crit Care, 2022, 26(1): 81.

第四节 基于人工智能辅助的急性脑损伤决策的现状与未来

大脑具有强大的自我调节机制，以维持大脑氧供与氧耗之间的平衡。在急性脑损伤（如创伤性脑损伤、动脉瘤破裂出血、蛛网膜下腔出血、脓毒症相关性脑病等重症疾病）状态下，通常会出现局部或整体的脑血流自我调节功能障碍。脑监测导向的治疗决策可能改善急性重症脑损伤患者神经系统的预后。近年来，多模态脑功能监测（multimodality monitoring，MMM）采用了最前沿的技术以实现实时监测大脑病理生理的变化及评估大脑功能，其目的是评估原发性损伤，监测原发性损伤的演绎过程，做出预警及干预，防控继发性损伤。重症监护病房（intensive care unit，ICU）除了具有多模态脑功能监测产生的大量数据外，还集合了以下数据：①大量的医疗救治数据，如体温、心率、血压、心电图等；②大量的图像连续监测数据，包括音视频图像信息、超声便携式设备等监测信息；③大量的患者病历数据，包括电子医疗记录数据及其他检验、检查数据等。ICU 的数据具有维度多、时效性好、高价值及高质量的特点，而且 ICU 也成为各种信息交汇的地方，临床医师如何综合分析这些海量数据仍面临巨大的挑战。人工智能是可能对医学产生巨大影响的最新技术趋势之一，其潜力在于能够处理大量数据并执行复杂的模式分析。目前，人工智能在重症神经研究领域得到了越来越多的研究和应用。本文主要阐述人工智能在急性脑损伤领域中的常用技术及应用现状和前景。

一、人工智能在急性脑损伤领域中的常用技术

人工智能是一种用于处理和分析大数据、生成相关性的并可进行预测的新工具。目前人工智能常用的技术包括机器学习（machine Learning，ML）、深度学习、支持向量机（support vector machine，SVMS）、人工神经网络（artificial neural network，ANN）等。机器学习专注于计算机如何根据大数据的数据集进行学习和训练，使其能够学习并提高学习的准确性和效率，以生成基于统计建模的预测。这些学习类型通常被分为“监督学习”和“无监督学习”两类。监督学习是基于已知输入输出对的训练数据创建预测模型，通过为监督学习算法提供训练数据和答案秘钥，机器可以验证其准确性和效率，是最常见的机器学习形式，通常用于预测。无监督学习主要是探索未标记的数据，易发现不容易确定的关联。无监督学习的训练数据没有被标记，因此，机器必须在没有用户输入或答案密钥的情况下识别模式，主要用于分析异质性、多因素的数据。在肿瘤学领域中，各种学习技术得到了广泛的应用，如可以使用无监督学习进行特征选择，然后将其纳入监督模型中进行结果预测。各种学习算法的组合可能比单独使用任何一种算法能获得更高的预测能力。结合基因组和临床变量的模型优于使用单一数据类型的模型。使用数据集进行训练和验证是非常重要的。这些实践为人工智能在急性脑损伤领域中的应用提供了宝贵的经验。

二、人工智能在急性脑损伤决策中的应用现状

尽管大数据和使用人工智能技术的大数据分析在重症神经领域尚处于发展阶段，但在某些疾病领域中的预警和决策进展非常显著，如意识障碍中的认知运动分离、心搏骤停后的缺氧缺血性损伤、蛛网膜下腔出血后迟发性脑缺血和血管痉挛、创伤性脑损伤及颅内压监测。

1．人工智能与意识障碍中的认知运动分离　临床上对于由各种原因导致急性脑损伤的无反应患者，可以通过人工智能分析脑电图检测到患者对语音指令做出反应时的脑激活，以判断意识障碍中的认知运动分离情况，从而辅助决策预后。Claassen 等在一个前瞻性队列中研究了在脑损伤后最初几天内指令下的运动行为和脑激活之间分离的发生率与预后的相关性。对于每次脑电记录，研究者都通过计算预定义频率范围内的功率，用于训练支持向量机（support vector machine，SVM）算法，以区分遵循给定命令的脑电反应。该研究发现，在脑损伤后 4 天（中位数），尽管 SVM 对认知反应有不同的脑电图分类成功率［受试者工作特征曲线下面积（area under the receiver operating characteristic curve，AUROC）为 0.40～0.75，取决于基础病理］，脑电图依然检测到 15% 的无反应患者有脑激活表现。该研究表明，对于通过 SVM 在脑电图上检测到有认知反应的无反应患者，其神经功能恢复的可能性会增加（*OR* 4.6，95%*CI* 1.2～17.1）。

2．人工智能与心搏骤停后的缺氧缺血性损伤　通过收集院外心搏骤停患者入住 ICU 前 3 天内的诊疗信息，Andersson 等研究了是否可单独利用 ANN 或结合生物标志物建立可靠的模型来预测这些患者的神经系统结局。为了实现这一目标，研究者对 932 例接受目标体温管理的患者进行了事后分析，重点分析了心搏停搏后 24h、48h 和 72h 的昏迷患者。针对每个时间点均建立了 3 个模型：①临床变量；②结合临床可用的生物标志物，如神经元特异性烯醇化酶（neuron-specific enolase，NSE）；③增加科研相关的生物标志物，如神经丝蛋白轻链。结果显示：当在第一次试验中仅使用临床变量建模时，AUROC 在患者入住 ICU 前 3 天均保持在 90% 以下；当加入临床可用的生物标志物（如 NSE）后，AUROC 从 82% 增加至 94%；在增加科研相关的生物标志物后，模型预测的准确性在第 1～3 天接近 95%；使用 NSE 或神经丝蛋白轻链的模型具有较低的假阳性预测率，同时假阴性的预测数量较低。这些结果表明，通过结合院外心搏骤停患者在入住 ICU 前 3 天的临床变量及相关生物标志物，人工神经网络在预测昏迷患者神经功能结局方面具有良好的准确性。

3．人工智能与蛛网膜下腔出血后迟发性脑缺血和血管痉挛　目前临床推荐对蛛网膜下腔出血（subarachnoid hemorrhage，SAH）后发生的迟发性脑缺血（delayed cerebral ischemia，DCI）和血管痉挛（cerebral vasospasm，CVS）患者进行挽救性治疗。然而，几乎没有临床随机试验能证明这些治疗的安全性和有效性。Martini 等应用 ML 算法和倾向性评分匹配来探索蛛网膜下腔出血后对 DCI 和 CVS 患者的挽救治疗是否与 3 个月后更好的预后相关。此外，研究者试图使用 ML 方法确定更有可能接受挽救治疗的患者人群，以及与挽救治疗后结局较好的相关因素。研究者从蛛网膜下腔出血国际试验资料库提取相关数据后纳入了 9 项研究，确定了 1532 例 DCI 和 CVS 患者。ML 预测模型显示，在预测是否给予患者挽救治疗方面，动脉瘤特征和神经系统并发症的相对重要性排名最高，而入院神经系统评分的相对重要性排名并不高。ML 模型还表明，年龄较小和无脑缺血 / 梗死与较好的挽救结局相关。

另外，倾向性评分匹配分析提示，挽救治疗与 3 个月时良好转归的机会较高相关（*OR* 1.63，95%*CI* 1.22～2.17）。这些结果表明，ML 方法有助于对可能从 DCI 挽救治疗中获益的患者进行分类，并可能为未来的研究和临床实践提供信息。

4. 人工智能与创伤性脑损伤 Haveman 等基于中重度创伤性脑损伤患者的量化脑电图及相关临床指标，利用多因素随机森林模型对其 12 个月后的临床结局进行了预测。该研究纳入了 57 例中重度创伤性脑损伤患者，基于脑外伤后 24h、48h、72h 和 96h 的量化脑电图特征、年龄、平均动脉压及两个时间间隔的组合建立随机森林分类预测模型。通过优化后，该模型在训练集（AUROC 0.94，特异度 100%，敏感度 75%）和验证集（AUROC 0.81，特异度 75%，敏感度 100%）上均对不良临床预后有较高的预测能力。该研究显示了多因素随机森林模型利用量化脑电图参数在预测中重度创伤性脑损伤患者预后方面的潜力。

5. 人工智能与颅内压监测 Raj 等旨在创建简单且可大规模扩展的机器学习算法，以实时预测创伤性脑损伤患者在 ICU 期间的 30 天死亡率。研究者开展了一项观察性多中心研究，纳入了在 3 个 ICU 中接受了至少 24h 颅内压监测的成人患者。他们利用从脑室导管或脑实质内通过探针获取的连续颅内压波形测量及其他生理学测量（即平均动脉压）收集的变量，基于机器学习的逻辑回归建模创建了 2 种算法。与国际创伤性脑损伤临床试验预后和分析的任务（IMPACT-TBI）评分相比，动态模型对初次就诊后的死亡率显示出良好的预测能力（AUROC 最高，为 0.84）。该研究提示，加入连续颅内压波形监测可显著提高 ML 模型在预测患者预后方面的准确性。此外，在颅内压监测领域，Megjhani 等设计了一种主动学习框架用于优化颅内压波形的伪信号。与现有的模板匹配、颅内压稳定性及基于阈值等方法相比，基于主动学习的框架可以更好地识别颅内压波形的伪信号（AUROC 0.96±0.012），并提升监测的准确性。

三、人工智能在急性脑损伤领域中面临的挑战及前景展望

人工智能在医疗领域中的应用日益增多且渐趋成熟，但在急性脑损伤等重症神经研究中仍然存在一些缺陷与挑战。首先，人工智能高度依赖多维度、高质量及高价值的大数据集，然而重症神经数据目前尚没有被广泛接受的数据格式，也几乎没有关于获取和存储何种类型数据的共识。其次，基于人工智能所得出的临床决策受到诸多因素的影响，如临床、社会及个人因素，因此，任何临床决策都需要由临床医师首先进行评估、解释及补充。最后，因为数据开放性和数据隐私及安全性目前仍面临巨大的挑战，因此，人工智能在某一类疾病的诊断、治疗及预后中的普适性尚待解决。尽管如此，大数据和人工智能与目前所提倡的“4P”医学（预测性、预防性、个性化和参与性）的发展最为密切相关。在急性脑损伤领域，针对各种疾病有希望的治疗方法的随机临床试验失败的原因在很大程度上是采用了“一刀切”的方法，还缺乏精准的干预措施，而源于大数据和使用人工智能技术分析大数据所得到的算法可以帮助临床医师制定干预措施，以防止患者的神经系统功能恶化，或者确定哪些患者亚群可能从特定的治疗中受益。

可见，人工智能的优势在于其具备实施更新和组织不断流入数据的能力。随着 ICU 内监测设备的智能化及数据收集的信息化，人工智能在急性脑损伤领域中无疑有着很大的应用前景。通过临床医师、研究人员及数据科学家的多方协作，将有助于更客观、更科学地运用人工智能，为改善重症神经

患者的预后做出最优决策。

（中南大学湘雅医院　王占稳　张丽娜）

参考文献

[1] MCHEDLISHVILI G I, MITAGVARIA N P, ORMOTSADZE L G. Ormotsadze, vascular mechanisms controlling a constant blood supply to the brain ("autoregulation") [J]. Stroke, 1973, 4(5): 742-750.

[2] HAKIMINIA B, ALIKIAII B, KHORVASH F, et al. Oxidative stress and mitochondrial dysfunction following traumatic brain injury: From mechanistic view to targeted therapeutic opportunities [J]. Fundam Clin Pharmacol, 2022, 36(4): 612-662.

[3] 周保纯，朱建军，袁慧琴，等. 多模态脑功能监测在重症神经领域的应用进展 [J]. 中华急诊医学杂志，2020，29（5）：736-741.

[4] SUAREZ J I. Big Data/AI in Neurocritical Care: Maybe/Summary [J]. Neurocrit Care, 2022, 37 (Suppl 2): 166-169.

[5] DEO R C. Machine learning in medicine [J]. Circulation, 2015, 132(20): 1920-1930.

[6] GOODWIN N L, NILSSON S R O, CHOONG J J, et al. Toward the explainability, transparency, and universality of machine learning for behavioral classification in neuroscience [J]. Curr Opin Neurobiol, 2022, 73: 102544.

[7] MARGOLIN A A, BILAL E, HUANG E, et al. Systematic analysis of challenge-driven improvements in molecular prognostic models for breast cancer [J]. Sci Transl Med, 2013, 5(181): 181re1.

[8] CLAASSEN J, DOYLE K, MATORY A, et al. Detection of brain activation in unresponsive patients with acute brain injury [J]. N Engl J Med, 2019, 380(26): 2497-2505.

[9] ANDERSSON P, JOHNSSON J, BJÖRNSSON O, et al. Predicting neurological outcome after out-of-hospital cardiac arrest with cumulative information; development and internal validation of an artificial neural network algorithm [J]. Crit Care, 2021, 25(1): 83.

[10] NIELSEN N, WETTERSLEV J, CRONBERG T, et al. Targeted temperature management at 33°C versus 36°C after cardiac arrest [J]. N Engl J Med, 2013, 369(23): 2197-2206.

[11] MARTINI M L, NEIFERT S N, SHUMAN W H, et al. Rescue therapy for vasospasm following aneurysmal subarachnoid hemorrhage: a propensity score-matched analysis with machine learning [J]. J Neurosurg, 2022, 136(1): 134-147.

[12] MACDONALD R L, CUSIMANO M D, ETMINAN N, et al. Subarachnoid hemorrhage international trialists data repository (SAHIT) [J]. World Neurosurg, 2013, 79 (3-4): 418-422.

[13] HAVEMAN M E, VAN PUTTEN M, HOM H W, et al. Predicting outcome in patients with moderate to severe traumatic brain injury using electroencephalography [J]. Crit Care, 2019, 23(1): 401.

[14] RAJ R, LUOSTARINEN T, PURSIAINEN E, et al. Machine learning-based dynamic mortality prediction after traumatic brain injury [J]. Sci Rep, 2019, 9(1): 17672.

[15] MEGJHANI M, ALKHACHROUM A, TERILLI K, et al. An active learning framework for enhancing identification of non-artifactual intracranial pressure

waveforms [J]. Physiol Meas, 2019, 40(1): 015002.

[16] HOOD L, FRIEND S H. Friend, predictive, personalized, preventive, participatory (P4) cancer medicine [J]. Nat Rev Clin Oncol, 2011, 8(3): 184-187.

[17] SHRESTHA G S, SUAREZ J I, HEMPHILL J C. Precision medicine in neurocritical care [J]. JAMA Neurol, 2018, 75(12): 1463-1464.

第五节　调节性 T 淋巴细胞与脓毒症相关性脑病免疫调节

脓毒症仍然是危重患者死亡的重要原因，全球每年的脓毒症患者超过 1900 万例，死亡约 530 万人。需要指出的是，认知功能受损是脓毒症患者普遍的临床症状，很多脓毒症患者可以出现意识水平的改变，表现为嗜睡、谵妄等，约 70% 的重症监护病房的脓毒症患者罹患脓毒症相关性脑病（sepsis-associated encephalopathy，SAE）。新近的研究发现，颅内及脑脊液中存在调节性 T 细胞（T regulatory cells，Tregs），而持续脓毒症感染患者颅内的 T 淋巴细胞会显著增多，并与外周及脾脏内的 T 淋巴细胞数量减少形成鲜明的对比。Tregs 与脑小胶质细胞、星形胶质细胞之间存在复杂的相互作用，对于颅内的免疫炎症反应具有重要的调节作用，并进一步影响脑功能状态。

一、颅内的调节性 T 细胞

尽管有血脑屏障的存在，中枢神经系统同样受全身免疫系统的监控。新近的研究证实，脑膜室腔隙中存在免疫细胞活动，正常人的脑实质及脑血管附近存在 T 淋巴细胞，中枢神经系统及颈深部神经结节中共有约 150 000 个 T 淋巴细胞，免疫监测可能是常态，但其中只有少量的 Tregs。研究证实，小鼠在发生创伤性脑损伤或脓毒症后，其脑内的 Tregs 数量明显增加。但是，关于免疫细胞如何进出脑膜腔隙一直存在疑问。显然，Tregs 并非在脑内生成。既往研究表明，Tregs 在体内的产生主要有 2 种途径。其中大多数白细胞分化抗原（cluster differentiation，CD）4^{+} Tregs 来源于胸腺，称为“天然性 Tregs（natural Tregs，nTregs）”，还有一部分由外周成熟 $CD4^{+}CD25^{-}$ T 细胞受到特异性抗原或细胞因子的刺激转化而来，称为诱导性 Tregs（inducible Tregs，iTregs）细胞。因此，Treg 生成于人体外周，可能通过 2 种途径进入脑内。

首先，在血脑屏障损伤时，外周的炎症免疫细胞有可能进入脑内。血脑屏障位于大脑血循环和脑实质之间，由脑内皮细胞、周细胞、星形胶质细胞及小胶质细胞构成。在正常情况下，具有动态变化和高选择性通过调控的功能，可阻止绝大多数的细胞和蛋白分子进入脑内，并限制离子与液体的自由转移，有助于维持脑内环境稳定和免疫稳态。目前业内已经明确，血脑屏障可能是炎症细胞侵入中枢神经的门户。脑血管内皮细胞在循环中的致病源及炎症因子的刺激下可发生损伤，而迷走神经传入支也可激活神经胶质细胞和内皮细胞，诱导 γ 氨基丁酸、促肾上腺皮质激素等神经内分泌递质，这些因素共同导致血脑屏障的功能受损，为炎症免疫细胞、因子攻击脑组织提供条件。研究证实，脓毒症可导致血脑屏障功能损伤，使用 10mg/kg 的内毒素（lipopolysaccharide，LPS）对大鼠进行注射，可发现大鼠脑皮质、鼻周皮层、海马区、丘脑部位的血脑屏障透过性在 24h 内显著增加。研究人员对已死亡的脓毒症患者的脑组织进行研究后发现，其血脑屏障的紧密连接蛋白（如闭锁小带、闭合蛋白等）的表达量显著下降，说明血脑屏障受到了严重的破坏。血脑屏障的功能障碍为外周循环中的自由基、炎症介质、细胞因子、淋巴细胞等进入脑内提供了条件。活化的T细胞可以在细胞间黏附分子-1、血管细胞黏附分子-1的协助下穿过血脑屏障，进入脑内参与炎症反应损伤，最终促进了脓毒症相关脑病的发生。

其次，Tregs可能通过脑膜淋巴管系统进入脑内。脑膜由3层结构组成：最外层是覆盖在颅骨下方的硬脑膜；中间层是充满脑脊液的蛛网膜层；最内层是紧贴大脑组织的软脑膜层。脑膜中存在大量的免疫细胞，包括T淋巴细胞、中性粒细胞、单核细胞等。脑膜淋巴管系统发现于2015年，有学者通过应用淋巴管内皮细胞透明质酸受体（lymphatic vessel endothelial hyaluronan receptor，Lyve）-1抗体进行免疫组织化学标记，观察到人上矢状窦冠状切片有阳性结果，硬脑膜静脉窦周围存在功能性淋巴管内皮细胞，形成淋巴管道。在小鼠脑膜中同样检测出淋巴管特异性标志物的表达，在外周注射相应荧光标记抗体后，可以显示出淋巴管道的分布。此外，在淋巴管道附近的T淋巴细胞及主要相关抗原Ⅱ表达阳性细胞的水平显著高于静脉窦其他部位。脑膜淋巴管收集静脉窦及脑间的淋巴液，回流到颈部深部淋巴结，进一步汇入全身的循环系统。还有研究发现，脓毒症小鼠脾脏、肠系膜淋巴结及外周血的Tregs减少，而颈部淋巴结中的Tregs增加，为其进一步通过脑膜淋巴管进入脑内奠定了基础。研究人员对脓毒症相关脑病（sepsis associated encephalopathy，SAE）患者的尸检结果发现，中枢神经系统存在血管内皮细胞及脑实质细胞损伤。影像学检查也发现一些SAE患者存在皮质下白质损害及血管性水肿。脑组织内发生的较为严重的炎症免疫损伤与脑膜淋巴系统有关。炎症及淋巴细胞可由脑膜淋巴管运送及扩散，与中枢神经系统炎症及免疫疾病有密切联系。

需要指出的是，发生脓毒症时，脑内的白细胞介素（interleukin，IL）-2水平升高，可以促进Tregs转化增加并聚集到脑内。IL-2具有强大的免疫调控活性，是维持Tregs生存和增殖的重要刺激因子。正常情况下，脑内神经元细胞可分泌少量的IL-2，其含量只有外周血浆中的1/10，不足以维持相当数量的Tregs水平，而发生脓毒症时，脑内的IL-2表达分泌增加，有利于Tregs的分化增殖，最终Tregs数量增多，从而形成抑制并减轻神经炎症反应的反馈调控机制。

二、调节性T细胞抑制脑神经炎症的作用机制

超过30%的严重脓毒症患者在转出重症病房后仍然存在不同程度的认知、运动神经功能损伤，并可能出现抑郁、焦虑及创伤后应激障碍等心理障碍，其症状可持续至患者出院后几年。研究发现，即使在脓毒症被纠正后，患者也可能在较长时间内存在“脓毒症脑”，如神经炎症、氧化应激、脑代谢紊乱及血脑屏障完整性受损。如果能在脓毒症早期抑制过度炎症风暴及免疫反应［由IL-1β、IL-6、IL-18、肿瘤坏死因子（tumor nucrosis factor，TNF）-α，以及$CD3^+/CD4^+$淋巴细胞、$CD3^+/CD8^+$淋巴细胞等介导］，就能减轻脓毒症相关脑病的炎症损伤。新近研究发现，Tregs在抑制脑内炎症、改善神经功能方面具有重要作用。

Tregs参与抑制自身反应T细胞活化及增殖，介导免疫耐受，可减轻炎症反应及病原所致的损伤，在自身免疫疾病、机体免疫平衡、移植物耐受及肿瘤免疫调节方面均有重要的作用。Tregs主要为$CD4^+/CD25^+$调节性T细胞，除表达CD4分子和CD25分子外，其特征标志为高表达叉状头/翅膀

状螺旋转录因子（forkhead box P3，Foxp3）。Tregs 可以分为 $CD4^+$调节性 T 细胞和 $CD8^+$调节性 T 细胞，这 2 种类型的调节性 T 细胞可进一步划分为各种亚群。Tregs 主要通过 3 种机制抑制效应 T 细胞的激活及增殖，从而发挥免疫抑制作用：①分泌抑制分子 IL-10、转化生长因子 β 及 IL-35；②与效应 T 细胞竞争结合 IL-2；③调节性 T 细胞表面细胞毒性 T 淋巴细胞抗原 4（CTLA-4）与共刺激分子 CD80/86 具有高亲和力。

业内已经明确，发生脓毒症后，中性粒细胞和 T 淋巴细胞会进入颅内脑组织，而在亚急性期及后期，主要是 T 淋巴细胞聚集，包括 Tregs 及辅助性 T 淋巴细胞，可持续至 30 天左右。急性期的 T 淋巴细胞主要是促进炎症反应、清除病原体。此时脓毒症小鼠的大脑皮质可检出增多的 $CD8^+$T 细胞及浓度升高的促炎因子（IL-1β 和 IL-6），且增多程度与脓毒症严重程度分级呈正相关。当脓毒症发生 10 天时，典型的效应 Th17 淋巴细胞明显增加，局部炎症反应增强，同时导致的神经炎症损伤也会加重。原始 T 淋巴细胞转化为 Th17 细胞而促进炎症反应既是感染控制方式，也是脓毒症脑病神经功能损伤的重要机制。脓毒症后期，脑内的 Tregs 及 Th2 淋巴细胞发挥作用，同时抑炎因子 IL-4 和 IL-10 的表达增强，可减轻局部炎症反应、促进组织修复。

小胶质细胞是脑组织内重要的免疫细胞，其数量占整个脑细胞的 6%～18%。当发生炎症反应时，小胶质细胞迅速活化，并可分泌细胞因子，从而影响其他神经细胞。小胶质细胞在正常状态下呈分支状，可监测微环境的变化。在脓毒症状态下，小胶质细胞受到刺激，其形态与功能也随之改变。炎症因子（包括 TNF-α、IL-1β、IL-17A，以及乙酰胆碱、尼古丁、谷氨酸酯等神经递质）都可以参与内毒素诱导的小胶质细胞活化。小胶质细胞活化后，可分泌过量的谷氨酸酯，导致正常的神经递质网络受到干扰和破坏，进一步引起神经功能障碍，临床表现为认知能力下降、谵妄等。Tregs 来源的骨桥蛋白可作用于小胶质细胞上的整合素受体，加强小胶质细胞的修复功能，最终促进少突胶质细胞的生成和脑白质的再生修复。如果有针对性的清除 Tregs，则可阻碍脑白质的修复再生，加重神经炎症损伤。

星形胶质细胞是另一种脑内重要的免疫细胞，其作用在于为神经元细胞提供营养并促进突触形成。此外，星形胶质细胞还是血脑屏障及脑灰质神经胶质 - 血管屏障的重要组成成分，在受到创伤或感染激活后，其可发生坏死或增生反应，同时促进炎症介质释放，加重神经损伤。星形胶质细胞还可能参与脑微脓肿的形成及炎症细胞的渗入。星形胶质细胞活化后，可以上调白细胞黏附分子的表达，同时破坏紧密连接及血脑屏障的完整性，并促进跨内皮细胞通道的形成，最终诱导白细胞向脑组织损伤部位移动。星形胶质细胞是脓毒症相关脑病的重要发病机制。研究证实，抑制 Tregs 可导致星形胶质细胞增生，使胶质纤维酸性蛋白表达上调，皮质运动区的神经元细胞凋亡增加，而输入 Tregs 可抑制星形胶质细胞增生，减轻局部神经炎症反应。此外，星形胶质细胞还可以通过影响 IL-2 水平反馈性促进 Tregs 的活化和增殖。脓毒症时星形胶质细胞活化后参与 IL-2 分泌增多的分子机制，而 IL-2 可促进 Tregs 的分化增殖，进而反馈性地抑制神经炎症反应，改善脓毒症相关脑病。

三、针对调节性 T 细胞的治疗展望

SAE 严重阻碍患者的康复，可使患者出现精神状态异常及记忆力、注意力和定向力的下降，少

数严重患者可出现长时间昏迷，还可能出现抽搐或局灶体征。SAE 使患者的住院时间延长、死亡率增加。相关数据表明，伴有脑功能障碍的脓毒症患者的远期死亡率高达平均水平的 2 倍，严重影响患者的康复水平及生存质量，已成为目前急待解决的临床难题。

目前还缺乏 SAE 的治疗手段，Tregs 因其具有抑制炎症、改善神经功能的作用，有可能成为 SAE 的新治疗策略。通过基因敲除的脓毒症小鼠证实，Tregs 在脓毒症早期阶段具有拮抗炎症的作用，对于抑制全身炎症反应及减轻急性脏器损伤十分重要。研究证实，Tregs 及间充质干细胞（mesenchymal stem cell，MSC）可以通过在脓毒症早期抑制炎症损伤及免疫反应减轻脑功能障碍。有研究证实，当应用免疫抑制剂（FTY720）减少外周循环中的淋巴细胞时，脓毒症小鼠的脑损伤恢复会延迟。脓毒症小鼠的脑中存在 Tregs 及 Th2 淋巴细胞，而应用 FTY720 抑制淋巴细胞游离淋巴结后，脓毒症动物脑皮质内的 Tregs 淋巴细胞减少，变成以 Th17 淋巴细胞为主，同时动物的脓毒症相关脑损伤更为严重。与之一致的是，FTY720 抑制剂同样也会造成 IL-4 和 IL-10 的减少，而这些抗炎因子主要由 Tregs 和 Th2 分泌，提示 Tregs 和 Th2 淋巴细胞很可能参与神经炎症的抑制及修复过程，因此，有可能通过淋巴细胞的调节作用进一步促进脓毒症相关脑病治疗新策略的发展。有的研究者设想采用极微小的金纳米颗粒（20nm）携带药物进入颅内，以增加 Tregs 在脑内的分化增殖及聚集，从而改善神经功能。此外，Tregs 细胞也可进一步细分为不同的类别，因此，有必要对脑内抑制神经炎症的特异性 Tregs 进行深入研究，以便更有针对性地进行干预治疗。新近的研究发现，表达 Blimp1 蛋白的卵泡 Tregs 及表达肿瘤坏死因子 2 受体的 Tregs 在减轻神经炎症方面具有关键作用，这可能是今后一个新的探索方向。还有研究发现中枢神经内分泌功能也有 Tregs 的参与，其中的胆碱能递质可影响脑海马组织中 Tregs 的水平，进而调控脑内炎症反应。但是，这些研究目前还停留在动物实验阶段，动物体内的淋巴细胞水平及亚群与人体有较大差异，而且与人体相关的临床研究的异质性更大。因此，关于 Tregs 在脓毒症相关脑病中的作用机制尚需开展更多的动物及临床试验研究来进行深入的探讨。

（中国人民解放军总医院　刘　辉　周飞虎）

参 考 文 献

［1］RUDD K E, JOHNSON S C, AGESA K M, et al. Global, regional, and national sepsis incidence and mortality, 1990-2017: analysis for the Global Burden of Disease Study [J]. Lancet, 2020, 395(10219): 200-211.

［2］MONTAGUE-CARDOSO K. T cells in the brain may contribute to attenuation of sepsis-associated depression [J]. Commun Biol, 2021, 4(1): 379.

［3］FREDERICK N, LOUVEAU A. Meningeal lymphatics, immunity and neuroinflammation [J]. Current opinion in Neurobiology, 2020, 62: 41-47.

［4］EVANS F L, DITTMER M, DE LA FUENTE A G, et al. Protective and regenerative roles of T cells in central nervous system disorders [J]. Front Immunol, 2019, 10: 2171.

［5］RANSOHOFF R M, ENGELHARDT B. The anatomical and cellular basis of immune surveillance in the central nervous system [J]. Nat Rev Immunol, 2012, 12(9): 623-635.

[6] TOWNER R A, SAUNDERS D, SMITH N, et al. Assessing long-term neuroinflammatory responses to ence-phalopathy using MRI approaches in a rat endotoxemia model [J]. Geroscience, 2018, 40(1): 49-60.
[7] ERIKSON K, TUOMINEN H, VAKKALA M, et al. Brain tight junction protein expression in sepsis in an autopsy series [J]. Crit Care, 2020, 24(1): 385.
[8] LIU Y X, YU Y, LIU J P, et al. Neuroimmune regulation in sepsis-associated encephalopathy: the interaction between the brain and peripheral immunity [J]. Front Neurol, 2022, 13: 892480.
[9] TAMURA R, YOSHIDA K, TODA M. Current understanding of lymphatic vessels in the central nervous system [J]. Neurosurg Rev, 2020, 43(4): 1055-1064.
[10] LOUVEAU A, SMIRNOV I, KEYES TJ, et al. Structural and functional features of central nervous system lymphatic vessels [J]. Nature, 2015, 523(7560): 337-341.
[11] CHEN S, SHAO L, MA L. Cerebral edema formation after stroke: emphasis on blood-brain barrier and the lymphatic drainage system of the brain [J]. Front Cell Neurosci, 2021, 15: 716825.
[12] YSHII L, PASCIUTO E, BIELEFELD P, et al. Astrocyte-targeted gene delivery of interleukin 2 specifically increases brain-resident regulatory T cell numbers and protects against pathological neuroinflammation [J]. Nat Immunol, 2022, 23(6): 878-891.
[13] CHUNG H Y, WICKEL J, BRUNKHORST F M, et al. Sepsis-associated encephalopathy: from delirium to dem-entia? [J]. J Clin Med, 2020, 9(3): 703.
[14] REN C, YAO R Q, ZHANG H, et al. Sepsis-associated encephalopathy: a vicious cycle of immunosuppre-ssion [J]. J Neuroinflamm, 2020, 17(1): 14.
[15] SCHEINECKER C, GÖSCHL L, BONELLI M. Treg cells in health and autoimmune diseases: New insights from single cell analysis [J]. J Autoimmun, 2020, 110: 102376.
[16] YU J, LIU Z, LI C, et al. Regulatory T cell therapy following liver transplantation [J]. Liver Transpl, 2021, 27(2): 264-280.
[17] CUI M, DAI W, KONG J, et al. Th17 cells in depression: are they crucial for the antidepressant effect of ketamine? [J]. Front Pharmacol, 2021, 12: 649144.
[18] MONTAGUE-CARDOSO K. T cells in the brain may contribute to attenuation of sepsis-associated depres-sion [J]. Commun Biol, 2021, 4(1): 379.
[19] TAUBER S C, DJUKIC M, GOSSNER J, et al. Sepsis-associated encephalopathy and septic encephalitis: an update [J]. Expert Rev Anti Infect Ther, 2021, 19(2): 215-231.
[20] SHI L, SUN Z, SU W, et al. Treg cell-derived osteopontin promotes microglia-mediated white matter repair after ischemic stroke [J]. Immunity, 2021, 54(7): 1527-1542.
[21] SHULYATNIKOVA T, VERKHRATSKY A. Astroglia in sepsis associated encephalopathy [J]. Neurochem Res, 2020, 45: 83-99.
[22] LIU Y X, YU Y, LIU J P, et al. Neuroimmune regulation in sepsis-associated encephalopathy: the interaction between the brain and peripheral immunity [J]. Front Neurol, 2022, 13: 892480.
[23] ITO M, KOMAI K, MISE-OMATA S, et al. Brain regulatory T cells suppress astrogliosis and potentiate neurological recovery [J]. Nature, 2019, 565(7738): 246-250.
[24] TAUBER S C, DJUKIC M, GOSSNER J, et al. Sepsis-associated encephalopathy and septic encephalitis: an update [J]. Expert Rev Anti Infect Ther, 2021, 19(2): 215-231.

[25] MAZERAUD A, RIGHY C, BOUCHEREAU E, et al. Septic-associated encephalopathy: a comprehensive Rev-iew [J]. Neurotherapeutics, 2020, 17(2): 392-403.

[26] LOU J S, WANG J F, FEI MM, et al. Targeting lymphocyte activation gene 3 to reverse T-lymphocyte dysfunc-tion and improve survival in murine polymicrobial sepsis [J]. J Infect Dis, 2020, 222(6): 1051-1061.

[27] WILLERS M, ULAS T, VOLLGER L, et al. S100A8 and S100A9 are important for postnatal development of gut microbiota and immune system in mice and infants [J]. Gastroenterology, 2020, 159 (6): 2130-2145.

[28] CHANG C L, CHEN H H, CHEN KH, et al. Adipose derived mesenchymal stem cell-derived exosomes markedly protected the brain against sepsis syndrome induced injury in rat [J]. Am J Transl Res, 2019, 11(7): 3955-3971.

[29] SAITO M, FUJINAMI Y, ONO Y, et al. Infiltrated regulatory T cells and Th2 cells in the brain contribute to attenuation of sepsis-associated encephalopathy and alleviation of mental impairments in mice with polymicrobial sepsis [J]. Brain Behav Immun, 2021, 92: 25-38.

[30] DARDEN D B, FENNER B P, FOSTER T, et al. Chronic “sepsis brain” and regulatory T cells-A promising therapeutic target [J]. Brain Behav Immun, 2021, 93: 10-11.

[31] RAIMONDO T M, MOONEY D J. Anti-inflammatory nanoparticles significantly improve muscle function in a murine model of advanced muscular dystrophy [J]. Sci Adv, 2021, 7: eabh3693.

[32] LUO L, HU X, DIXON M L, et al. Dysregulated follicular regulatory T cells and antibody responses exacerbate experimental autoimmune encephalomyelitis [J]. J Neuroinflammation, 2021, 18: 27.

[33] GAO Y L, LIU Y C, ZHANG X, et al. Insight into regulatory T cells in sepsis-associated encephalopathy [J]. Front Neurol, 2022, 13: 830784.

第六节 心搏骤停后体温控制：朋友还是敌人

心搏骤停是指各种原因引起的心脏突然停止跳动，有效泵血功能消失，从而引起全身严重缺血、缺氧。一旦发生，其致死率极高。而脑损伤被认为是心搏骤停自主循环恢复（return of spontaneous circulation，ROSC）后患者死亡的重要原因。越来越多的研究表明，目标温度管理（targeted temperature management，TTM）能对心肺复苏后患者起到有效的神经保护作用。心搏骤停后进行体温控制（将目标体温控制在 32～36℃并维持 24h）在心肺复苏指南中一直被作为 A 级证据推荐。然而，最近一项研究（targeted temperature management 2，TTM-2）发现，对心搏骤停后昏迷患者给予 33℃低温治疗与常温治疗的 6 个月死亡率无明显差异。2022 年 3 月欧洲复苏委员会联合欧洲危重病医学会针对心肺复苏后的体温管理推出了专门的说明，更加强调了体温监测和预防发热的重要性。

一、目标温度管理对心肺复苏后患者的影响

目标温度管理旨在降低心搏骤停后达到自主循环恢复的昏迷患者的死亡率并改善其神经系统预

后，其过程可分为诱导阶段、维持阶段和复温阶段，目标是尽快达到 32～34℃的核心温度，并保持此温度 12～24h，然后以 0.2～0.5℃ /h 的速度复温。目标温度管理的目的和意义：①预防缺血性脑损伤。体温每降低 1℃，机体基础代谢率就会降低 5%～7%，以减少代谢废物及兴奋性神经递质在脑部的积累。②预防再灌注脑损伤。减少一氧化氮和超氧化物等自由基的产生，恢复机体防御性抗氧化机制，并抑制全身缺血和再灌注后发生的各种炎症反应。③预防继发性脑损伤。抑制缺氧及再灌注损伤后持续破坏性的炎症级联反应，改善神经系统预后。

二、目标温度管理实施的现状及争议

1．早期动物及临床试验　自 20 世纪 50 年代以来，亚低温因其神经保护作用一直被用于心脏外科手术中。一项纳入 45 项（28 项大鼠、14 项猪、2 项兔和 1 项犬）动物研究的荟萃分析发现，与对照组相比，在 ROSC 后 60min 或更短时间内诱导亚低温，可以降低 67% 的死亡率，也改善了神经系统的预后。2002 年，一项随机和一项伪随机临床试验均记录了亚低温对院外心搏骤停复苏（out-of-hospital cardiac arrest，OHCA）后昏迷患者的疗效。结果显示，与正常体温相比，将目标温度控制在 32～34℃（随机试验）和 33℃（伪随机试验）时，复苏后昏迷患者具有良好的功能预后。基于这些研究结果，国际复苏联络委员会高级生命支持工作组于 2003 年建议，当初始节律为心室颤动时，对昏迷成人 OHCA 幸存者应给予 12～24h 的 32～34℃亚低温治疗。

2．进一步目标体温管理试验　在 2013 年的 TTM 试验中，研究人员将 939 例昏迷的 OHCA 幸存者随机分为 33℃组和 36℃组，分别对其进行 24h 温度控制，然后以 0.5℃ /h 的速度缓慢复温，结果显示，两组间全因死亡率或 6 个月神经功能结果无差异。虽然 TTM 后未调整死亡率较高，但剔除所有受温度影响的变量后发现，TTM 前和 TTM 后的调整死亡率没有差异。

在 TTM-2 研究中，1900 例 OHCA 复苏后昏迷的成年人被随机分为 33℃靶向低温组或早期治疗发热（≥37.8℃）靶向常温组，然后维持 37.5℃体温至 72h。结果显示，两组间 6 个月死亡率没有差异（50% *vs.* 48%）。

3．关于目标体温管理试验的争议　有研究者指出，TTM 试验未能显示患者从亚低温中获益，是因为从 ROSC 至目标温度约需要 5h，这可能超出了低温的“治疗窗口”，除此之外，还与亚低温治疗的方法有关。 在另一项涉及 1198 例 OHCA 患者的院前随机临床试验中，与标准院前护理相比，在心肺复苏期间输注 2L 冷盐水并没有增加出院存活率。在初始电复律患者中，与标准护理组相比，接受冷盐水治疗患者的 ROSC 成功率降低（41.2% *vs.* 50.6%，$P=0.03$）。提示在心搏骤停期间快速静脉输注大量液体可能有害，因为其会增加左、右心室的压力，导致冠状动脉灌注压降低。心脏停搏后经鼻蒸发冷却可使核心温度更快地达到目标温度。PRINCESS 研究纳入了 677 例 OHCA 患者，结果显示，与标准护理组相比，经鼻蒸发冷却虽然没有更好的神经功能结果（16.6% *vs.* 3.5%），但干预组达到目标温度的中位时间（34.8℃）明显快于对照组（105min *vs.* 182min，$P<0.001$）。将 PRINCE 试验数据与 PRINCESS 试验数据相结合后显示，在 OHCA 患者中，亚低温治疗与出院时更好的神经功能结果显著相关（干预组 34.2% *vs.* 对照组 24%），提示缩短达标温度时间可以增加临床获益的机会。

4．体温控制治疗不同严重程度疾病的分层比较　美国匹兹堡一项观察性研究发现，在严重心搏骤停患者（昏迷伴严重心肺和 / 或部分脑干反射丧失）中，温度控制在 33℃比温度控制在 36℃的生存率更高。在轻度至中度心搏骤停患者中，36℃的温度控制比 33℃的温度控制具有更好的生存率。一项来自日本的观察性研究发现，与 35～36℃的温度控制目标相比，33～34℃的目标温度可以使中等严重程度组心搏骤停患者的良好预后率显著升高。这些研究均表明，在严重缺血缺氧损伤患者中，将温度控制在 33～34℃可能与更好的功能结果相关。

5．目前对于心搏骤停后体温治疗的建议　对于因心骤骤停而出现 ROSC 后仍处于昏迷状态的患者，可以通过将温度控制在 37.5℃或更低来积极预防发热。主要建议如下：①对于心搏骤停后仍处于昏迷状态的患者，建议持续监测其核心温度。②没有足够的证据支持或反对心搏骤停后将温度控制在 32～36℃或进行早期降温，不应在 ROSC 后对轻度低温的昏迷患者主动复温以达到正常体温。③不要常规地在患者 ROSC 后立即快速输注大量冷液体来达到院前低温。④预防发热可通过体表暴露、使用退烧药或通过目标温度为 37.5℃的物体表面或血管内降温设备进行降温。⑤对仍处于昏迷状态的心搏骤停患者积极预防发热至少 72h。⑥目前还没有发现任何评估体温控制患者复温速率效果的试验。在 2 项研究中，当目标温度为 33℃时，复温速度控制在了 0.33℃ /h 或 0.25～0.50℃ /h。目前也不确定心搏骤停后的最佳镇静策略（药物、剂量及持续时间），使用短效镇静药可能会使一些心搏骤停患者更早地醒来。

三、未来研究的热点

目前还没有比较预防体温失调 / 发热与不控制温度的试验。关于院内心搏骤停后温度控制的潜在有益证据仍然有限。一项多中心随机对照试验（NCT00457431）比较了院内心搏骤停复苏患者的体温控制及低温和常温的潜在益处，其结果尚未知。低温患者体温控制的有效临床治疗窗口尚不清楚，温度控制的最佳持续时间也未知。目前尚不清楚温度控制的临床效果是否取决于根据脑损伤严重程度制定的不同温度控制方案（目标温度和持续时间），也没有明确可以从低温控制中受益的心搏骤停患者的亚群，另外，也没有发现心脏骤停后患者的最佳镇静策略。

（山东第一医科大学附属省立医院　方　巍）

参考文献

［1］ MODY P, KULKARNI N, KHERA R, et al. Targeted temperature management for cardiac arrest [J]. Prog Cardiovasc Dis, 2019, 62(3): 272-278.

［2］ GEOCADIN R G, WIJDICKS E, ARMSTRONG M J, et al. Practice guideline summary: Reducing brain injury following cardiopulmonary resuscitation: Report of the Guideline Development, Dissemination, and Implementation Subcommittee of the American Academy of Neurology [J]. Neurology, 2017, 88(22): 2141-2149.

［3］ DANKIEWICZ J, CRONBERG T, LILJA G, et al. TTM2 Trial Investigators. Hypothermia versus normothermia after out-of-hospital cardiac arrest [J]. N Engl J Med, 2021, 384: 2283-2294.

［4］ NOLAN J P, SANDRONI C, ANDERSEN L W, et al. ERC-ESICM guidelines on temperature control after cardiac arrest in adults [J]. Resuscitation, 2022, 172: 229-236.

[5] OMAIRI A M, PANDEY S. Targeted temperature management [J]. Treasure Island (FL): StatPearls Publishing, 2023.

[6] SCHMITT K R, TONG G, BERGER F. Mechanisms of hypothermia-induced cell protection in the brain [J]. Mol Cell Pediatr, 2014, 1(1): 7.

[7] ARRICH J, HERKNER H, MULLNER D, et al. Targeted temperature management after cardiac arrest. A systematic review and meta-analysis of animal studies [J]. Resuscitation, 2021, 162: 47-55.

[8] HYPOTHERMIA AFTER CARDIAC ARREST STUDY GROUP. Mild therapeutic hypothermia to improve the neurologic outcome after cardiac arrest [J]. N Engl J Med, 2002, 346: 549-556.

[9] BERNARD S A, GRAY T W, BUIST M D, et al. Treatment of comatose survivors of out-of-hospital cardiac arrest with induced hypothermia [J]. N Engl J Med, 2002, 346(8): 557-563.

[10] NOLAN JP, MORLEY PT, HOEK TL, et al. Therapeutic hypothermia after cardiac arrest. An advisory statement by the Advancement Life support Task Force of the International Liaison committee on Resuscitation [J]. Resuscitation, 2003, 57(3): 231-235.

[11] NIELSEN N, WETTERSLEV J, CRONBERG T, et al. Targeted temperature management at 33 degrees C versus 36 degrees C after cardiac arrest [J]. N Engl J Med, 2013, 369: 2197-2206.

[12] NOLAN J P, SOAR J. Temperature control after cardiac arrest: friend or foe [J]. Curr Opin Crit Care, 2022, 28(3): 244-249.

[13] BERNARD S A, SMITH K, FINN J, et al. Induction of therapeutic hypothermia during out-of-hospital cardiac arrest using a rapid infusion of cold saline: the RINSE Trial (Rapid Infusion of Cold Normal Saline) [J]. Circulation, 2016, 134(11): 797-805.

[14] NORDBERG P, TACCONE F S, TRUHLAR A, et al. Effect of trans-nasal evaporative intraarrest cooling on functional neurologic outcome in out-of-hospital cardiac arrest: the PRINCESS Randomized Clinical Trial [J]. JAMA, 2019, 321(17): 1677-1685.

[15] TACCONE F S, HOLLENBERG J, FORSBER G S, et al. PRINCE, PRINCESS investigators. Effect of intra-arrest trans-nasal evaporative cooling in out-of-hospital cardiac arrest: a pooled individual participant data analysis [J]. Crit Care, 2021, 25(1): 198.

[16] CALLAWAY C W, COPPLER P J, FARO J, et al. Association of initial illness severity and outcomes after cardiac arrest with targeted temperature management at 36 degrees C or 33 degrees C [J]. JAMA Netw Open, 2020, 3: e208215.

[17] NISHIKIMI M, OGURA T, NISHIDA K, et al. Outcome related to level of targeted temperature management in postcardiac arrest syndrome of low, moderate, and high severities: a nationwide multicenter prospective registry [J]. Crit Care Med, 2021, 49(8): e741-e750.

[18] DONNINO M W, ANDERSEN L W, BERG K M, et al. Temperature management after cardiac arrest: an advisory statement by the Advanced Life Support Task Force of the International Liaison Committee on Resuscitation and the American Heart Association Emergency Cardiovascular Care Committee and the Council on cardiopulmonary, critical care, perioperative and resuscitation [J]. Circulation, 2015, 132(25): 2448-2456.

[19] LASCARROU J B, MERDJI H, LE GOUGE A, et al. Targeted Temperature Management for Cardiac Arrest with Nonshockable Rhythm [J]. N Engl J Med, 2019, 381: 2327-2343.

[20] NOLAN J P, SANDRONI C, BOTTIGER B W, et al.

European resuscitation council and european society of intensive care medicine guidelines 2021: post-resuscitation care [J]. Intens Care Med, 2021, 47(4): 369-421.

[21] PAUL M, BOUGOUIN W, DUMAS F, et al. Comparison of two sedation regimens during targeted temperature management after cardiac arrest [J]. Resuscitation, 2018, 128: 204-210.

第九章　重症镇痛镇静

第一节　非药物联合干预对危重患者谵妄预防的影响

谵妄是重症监护病房（intensive care unit，ICU）患者较常见的一种并发症，一旦发生可导致机械通气时间、ICU 住院时间及总住院时间的延长，甚至增加病死率，部分患者甚至出现长期认知障碍、日常生活活动能力受损及生活质量下降等情况。谵妄的发生是多因素的。近年来，临床越来越重视非药物干预对谵妄的预防，并且较多的研究表明，非药物联合干预、程序化综合治疗等与常规治疗方案相比能更好地降低谵妄的发生率、缩短谵妄持续时间。非药物干预措施包括早期康复运动、保障睡眠、认知刺激、家庭成员参与、减少约束、信息提供、环境管理，以及芳香疗法、音乐疗法、按摩治疗等。下文重点讲述早期康复运动治疗、睡眠质量、音乐疗法及程序化综合治疗方案对预防谵妄的作用。

一、早期康复运动治疗对谵妄的预防

康复治疗能加快肢体功能的恢复，防止关节畸形和肌肉挛缩，提高患者的日常生活质量。ICU 患者大部分的躯体、认知、精神、吞咽功能会出现障碍，为改善患者的预后，早期康复治疗与临床治疗同等重要。国内外已有多项研究显示，早期康复治疗能显著降低危重患者谵妄、膈肌萎缩及获得性衰弱的发生率，提高患者的功能状态，提高生活质量。Chen 等进行了一项系统回顾和网络分析研究，综合检索了 15 个电子数据库，共纳入 29 项研究、7005 例危重患者，列举了近 10 年来有关早期康复运动的方式、强度、人员、频次及方法的文献，结果显示，早期运动显著降低了谵妄的发生率。Kang 等通过非药物干预措施的荟萃分析指出，早期运动可降低谵妄发生率。

1. 早期康复运动治疗的开始时间　Nickels 等在澳大利亚某 ICU 中进行了一项最大样本量的研究，纳入 3222 例患者，平均年龄 54 岁，入住 ICU 时间均＞48h。该研究主要对比了 ICU 患者可以相对安全地开始首次坐立及站立的时间，分别从入住 ICU 开始，从呼吸、心血管系统初步稳定开始，从神经、呼吸和心血管系统完全稳定后开始。该研究是第一项评估重症患者在神经、呼吸和心血管系统稳定后开始运动情况的调查，当患者的神经、呼吸及心血管系统指标达到要求范围时，代表患者已经达到稳定状态，可以开始康复运动治疗。完成坐姿是指从床上转移至另一个位置，直立活动是指在床旁站立，再从站立位转移至坐位或行走。这些研究中的患者有的在入住 ICU 期间未完成运动干预，有的在稳定后延迟了运动干预，结果显示，有 1845 例（57%）患者完成了运动干预，进行站立活动后的中位数为 2.3（1.3～4.4）天，而坐位为 2.7（1.5～5.7）天，但仍有大部分患者未完成运动干预。目前也有学者提出，实施早期康复治疗可以降低再入院率及死亡率，因此，早期康复治疗应与疾病治

疗同时进行，在患者进入 ICU 24h 后应开始评估是否能对其进行康复治疗。遗憾的是，关于早期康复运动开始时间的研究大多数为回顾性研究，未来还需要进行前瞻性研究来确认和优化对重症患者实施运动干预措施的时机。

2. 早期康复运动治疗的实施　患者进入 ICU 24～48h 内，在生命体征平稳的情况下可以给予个体化的早期康复活动，主要项目包括床上主动 / 被动活动、脚踏车运动、经皮神经电刺激治疗、站立床体位训练等，早期离床活动干预包括使用移位机离床坐、使用助行器辅助站立及行走等，离床活动应以患者能耐受为宜。术后第 1 天，应对患者进行间歇性的床上主动运动或被动运动锻炼；术后第 2 天，对无下床禁忌证（如术后颅内出血、脊椎术后未稳定、持续脑脊液外引流、脑脊液鼻漏等）且各项生命体征平稳的患者，应鼓励其下床进行床旁活动；术后第 3 天过渡至病房内活动。由医师和护士共同评估患者的耐受性及所实施锻炼项目的安全性，在护士和家属的看护下进行早期活动。活动进程因人而异，要遵循循序渐进的原则，活动时间和力度以患者自感可耐受为宜。患者一旦出现心慌、气促、出冷汗、意识改变等症状，应立即停止活动。

为了维持和达到正常的昼夜节律，一般建议危重患者的早期康复运动在白天进行，但从临床经验中发现，超过 50% 以上的谵妄患者昼夜节律逆转，白天的睡眠时间比晚上多。Peter 等在德国两所大学附属医院的 4 个综合性 ICU 开展了一项评估晚上行康复运动治疗的可行性，由有经验的护士和康复治疗师在每天晚上 21～23 时为纳入研究的 185 例患者进行康复治疗。康复治疗的内容是在患者病情允许的情况下，先坐在床边，如果能耐受的话开始下床站立、行走或坐在椅子上。治疗师跟患者谈话，给患者梳理头发，做口腔护理、足浴、背部按摩及使用媒体等。根据患者病情，实施康复治疗的时间为 3min 至 2h，23 时患者需回到病床上，连续施行 3 个晚上。试验结果显示，夜间康复运动组谵妄的发生率低于白天康复运动治疗组。康复运动治疗会引起患者的体力消耗，夜间运动后可以使患者在回到床上时实现自然睡眠。

3. 早期康复治疗多学科协作团队　建立一个多学科协作团队以实施早期康复活动方案。团队成员：①护士长 1 名，主要负责康复治疗实施过程的质量控制及团队成员的工作协调；②医师 2 名，根据患者病情确定早期康复活动的内容，并根据活动过程中患者病情的变化来决定是否停止活动；③呼吸治疗师 1～2 名，主要负责选择合适的机械通气模式，并监测患者早期康复活动过程中的呼吸情况，同时对患者进行呼吸功能训练（包括早期脱机拔管训练、膈肌功能训练及吞咽功能训练等）；④康复治疗师 1 名，主要负责实施早期康复活动；⑤ 2～5 名护士，主要负责协助患者进行早期康复活动，监测活动过程中患者的生命体征，并反馈早期康复活动的评价效果。

随着重症医学的发展，对危重患者的救治成功率有了明显的提高，然而危重患者能否得到有效的早期康复运动治疗与主治医师的理念有很大的关系。期望未来对早期康复运动治疗的前瞻性研究能进一步统一危重患者开始早期康复运动治疗的时间、方法、标准等，也期望各级医疗单位人员能充分重视早期康复运动治疗，以提高危重患者的生活质量。

二、睡眠质量对谵妄的预防

睡眠障碍易引起不良情绪，如急躁、低迷、冲动、行为莽撞等。ICU 患者由于所处环境特殊、病情比较危重、特殊治疗和护理较多、血流动力学不稳定、需要机械通气等原因，导致长期处于睡眠缺乏或睡眠频繁被中断的状态。睡眠障碍往往使患者长期精神紧张，易导致谵妄的发生。

1. 影响睡眠质量的因素　监护室护士要每小时评估 1 次患者的意识情况，患者至少每小时会自动测量 1 次血压，护士每 2 小时要为患者翻身，夜间还要为患者完成各项治疗和操作，另外，监护室的仪器设备会发出报警声、医护人员交流有声音、同病房患者吵闹有声音，加之监护室要随时收治、抢救患者，这些复杂因素的存在严重干扰了患者的夜间睡眠，即使改善夜间灯光照明、降低噪声，患者也很难获得良好的睡眠。

2. 提高睡眠质量的方法　Faustino 等研究了促进睡眠的方法，提出要为患者发放眼罩和耳塞，工作人员要避免在患者休息时进行发放口服药、皮下注射、肌内注射等操作。Kang 等的研究纳入了 118 篇综述和 100 篇 meta 分析，对危重患者睡眠和谵妄的非药物干预进行了回顾和分类，并进行了综合分析，同时将运动、家庭参与、芳香疗法、按摩、光线和噪声、音乐疗法等干预措施对睡眠的主观感受、睡眠时间及睡眠质量的影响也进行了对比。结果显示，调节光线和减少噪声对改善睡眠和减少谵妄的发生均有效，其中对改善睡眠有效的个人干预措施是芳香疗法和按摩，因此，该研究建议 ICU 护士可以将这些有效改善睡眠的方法运用到临床中以改善重症患者的睡眠质量，减少谵妄的发生。主要措施如下：①设置监护室夜灯模式。在每天晚上 22 时后关闭大灯，开启夜灯，灯光要柔和、不刺眼，同时保证护士能观察到患者的动态。②控制监护室的噪声。可以通过调低夜间监护仪的音量、控制医护人员讲话的音量、收集患者的反馈信息等措施来改善和评估声音环境。如果是对声光刺激较敏感的患者，可以辅以眼罩、耳塞以助睡眠。③减少医源性睡眠中断。例如，对患者在睡眠期间进行的生命体征测量、药物治疗、血糖监测、注射治疗、翻身、实验室检查等项目，可以集中进行或减少频次。

监护室工作人员应该通过一系列非药物干预措施对患者的睡眠质量进行干预，改善患者的睡眠持续时间和睡眠质量，促进患者心情愉悦，尽量减少谵妄的发生、缩短谵妄持续时间。

三、音乐疗法对谵妄的预防

音乐疗法是指利用音乐艺术调节人的情绪、促使疾病治愈的一种治疗方法。护理人员通过指导患者听有利于身心健康的音乐，可以更好地为患者提供一个有利于精神、心理、身体、社会等康复的轻松环境。有研究表明，音乐疗法能缓解 ICU 患者的焦虑、抑郁情绪，减轻交感神经的过度紧张及各种压力反应，减少和预防 ICU 谵妄的发生。在 ICU 接受机械通气治疗的患者，高达 80% 在住院期间可以出现谵妄，音乐疗法是否可以作为有效的非药物干预措施值得探讨。

Gailhoustet 等在法国开展的一项交叉随机对照试验对 ICU 的 60 例患者使用了 4 种不同电子放松设备，包括标准放松（电视 / 广播）、音乐疗法、真实电影的虚拟现实系统和计算机合成电影系统。研究提示，电子放松设备是一种有前途、安全且有效的非药物解决方案，可用于改善 ICU 患者的整体不适。Seyfert 等在临床试验中评估了音乐干预在机械通气危重老年患者谵妄的持续时间及严重程度方面的优势。该研究纳入了 160 例 50 岁以上、预计在 ICU 使用机械通气时间为 48h 或更长的患者，干预的总持续时间为 7 天。音乐干预由带有音乐跟踪应用程序和降噪耳机的相同款 iPad 提供。音乐跟踪应用程序具备自动捕获每天收听频率、持续时间及音乐选择的高度精细数据，入选音乐是通过认证的每分钟 60～80 拍的慢节奏音乐，患者可根据个人喜好进行选择。对患者实施 2 次 / 天的音乐干预，每次 1h，也鼓励患者在需要时自行选择播放列表中的慢节奏音乐。研究结果显示，接受音乐疗法的患者呼吸频率、心率、血压显著降低，音乐疗法还可以帮助患者保持认知功能。John 等的研究也表明，对患者播放熟悉的音乐可以让患者感到舒适，显著降低焦虑状态，并减少谵妄时的躁动时间，提示音乐疗法在与镇静相关的 ICU 谵妄患者中起到了正向刺激作用。在国内也有采用五行音乐疗法的报道，研究人员根据患者的意识状态等临床表现，遵照中医理疗开展脏腑辨证，并依据其病位所在脏腑，应用“中国传统五行音乐”予以音乐治疗，严格依据五行生克制化原理，参考患者的情志状态，辨证后选择相应的五行音乐，将音量控制在 20～40dB，以悦耳、舒适为度，1 次 / 天，每次 30～60min。播放音乐前，要指导患者保持舒适、放松的姿势，让其闭上眼睛，采取语言诱导的方式，让患者感觉自己身处一个舒适的环境下，接下来开始播放音乐，播放期间要叮嘱患者从 1 数到 10，以轻柔的语气告知患者“数字越大，你的身体越轻松”，使患者的身体、精神均处于极度放松状态。音乐结束后，指导患者深呼吸，然后缓慢睁开双眼。可在晚上入睡前 30min 进行，每次 30min，以此提升睡眠质量，1 次 / 天，共 7 天。

音乐疗法干预不但能解决患者的睡眠质量问题，还可使患者身心放松、改善心情、减少谵妄的发生。近两年关于音乐疗法的单中心、单个病例的研究有很多，但都存在一定的局限性，关于音乐疗法在多大程度上对患者病情的改善有帮助，还没有相关的报道，此外，在实施音乐疗法的过程中也很难确定护理人员为患者播放音乐疗法的依从性，还需要仔细监测。

四、程序化综合治疗方案在预防谵妄中的作用

谵妄的程序化综合治疗方案已广泛运用于临床中，针对诱发谵妄的高危险因素进行各种干预措施的组合，可以有效减少谵妄的发生、缩短谵妄持续时间。

Liao 等的研究评价了程序化综合治疗方案对 ICU 患者术后谵妄的效果，在常规治疗方案的基础上施行程序化综合治疗方案。主要措施如下：①针对患者术后活动能力下降、容易产生负面情绪（如焦虑、易怒、抑郁等）等问题进行心理疏导，并给予饮食和疾病相关知识的指导；②若患者担心药物依赖而拒绝服用镇痛药，需及时评估患者的疼痛情况并针对性地给予药物治疗；③给予患者低流量吸氧，以免引起大脑缺氧；④对睡眠障碍患者采取有效的治疗措施，以帮助其睡眠，必要时给予药物辅助睡眠。结果显示，接受程序化治疗方案的术后患者的谵妄发生率显著降低，满意度也明显高于常规治疗方案组。

Rangappa 等的试验纳入 57 例患者，结果显示，采用 ABCDEF 进行非药物干预组的患者，谵妄发生率降低了 20%。Malik 等的临床试验调查了程序化干预策略对机械通气危重患者谵妄预防的疗效。该研究纳入 84 例年龄＞18 岁且机械通气时间＞24h 的患者。患者被分成 2 组，一组接受常规护理，另一组接受程序化干预护理。常规护理措施：①睡眠时不戴耳塞和眼罩，只关闭灯，采血、吸痰及各类侵入性操作无限制，可随时进行。②镇痛镇静药物的使用和停用均由主治医师来决定。③每天 14～17 时家属可以探视患者，在探视期间，家属可根据意愿安抚患者或对患者进行按摩，但并不做硬性要求。④气管插管拔出后开始进行运动康复治疗。⑤根据医师的判断，在病情允许时开始自主呼吸试验，通过自主呼吸试验的患者则拔管。程序化护理干预措施：①睡眠时使用耳塞和眼罩，晚上 23 时至凌晨 5 时关闭明亮的灯光，此时间段除紧急治疗外不对患者进行任何治疗。②对重症监护室疼痛观察工具（critical care pain observation tool，CPOT）评分≥3 分的患者进行镇痛，使用镇静药

物以维持躁动 - 镇静评分（richmond agitation-sedation scale，RASS）为 0 分，每天清晨 5 时停用镇静药物。③对于血流动力学稳定、呼吸机支持参数［即呼气末正压通气（positive end expiratory pressure，PEEP）］≤5cmH_2O、吸入氧浓度（FiO_2）≤40% 的患者，鼓励其在床上进行肢体活动，每天下床在床边走几步，或者坐在椅子上进行肢体和身体活动，康复治疗师每天上午和下午各进行一次物理治疗。④每天早上、中午、晚上用餐的三个时段分别允许家属至少 15min 的探视时间。探视时，工作人员可以要求家属安抚患者，鼓励患者戴上眼镜和助听器，允许他们看电视、读报纸。在工作人员陪同下，家属也可以照顾患者，如牵患者的手，对患者进行四肢按摩、梳理头发、用勺子喂饭等。⑤每天至少进行 30min 自主呼吸试验，以尽早脱离呼吸机。研究结果显示，接受谵妄程序化预防措施组患者的谵妄发生率为 14.3%，接受常规护理组患者的谵妄发生率为 41.4%，提示多方面、针对特定危险因素的多因素相结合的综合性干预形式的效果要优于单一形式的干预措施。

程序化干预措施的效果是多因素共同作用的结果，优于单一形式的干预措施，然而，单一形式的干预可以明确效果大小，多因素干预措施的实施却难以确定哪个单独的干预是有效的。程序化干预方案往往临床实施难度较大，甚至花费更多，医护人员实施各部分干预内容时患者依从性的不一致往往导致不理想的效果。因此，不断完善干预组合措施项目、不断提高施行综合干预措施时患者的依从性及最大限度地控制谵妄发生和减少谵妄的持续时间，是今后研究的方向，或许也是未来 ICU 需要常规开展的护理内容。

综上所述，非药物干预措施对预防危重患者谵妄的效果是肯定的，通过对谵妄的有效预防，可以达到改善危重患者预后的目标。不断加深对 ICU 谵妄的认识和研究，制定出科学、系统的预防策略将是所有重症医学人士前进的方向。

（四川大学华西医院　王甸容
海南医学院第二附属医院　王小智）

参考文献

［1］CHEN T J, TRAYNOR V, WANG A Y, et al. Comparative effectiveness of non-pharmacological interventions for preventing delirium in critically ill adults: A systematic review and network meta-analysis [J]. Int J Nurs Stud, 2022, 131: 104239.

［2］KANG J, CHO Y S, LEE M, et al. Effects of nonpharm-acological interventions on sleep improvement and delirium prevention in critically ill patients: A systematic review and meta-analysis [J]. Aust Crit Care, 2022, S1036-7314 (22) 00062-5.

［3］NICKELS M R, AITKEN L M, WALSHAM J, et al. Exercise interventions are delayed in critically ill patients: a cohort study in an Australian tertiary intensive unit [J]. Physiotherapy, 2020, 109: 75-84.

［4］NYDAHL P, MCWILLIAMS D, WEILER N, et al. Mobilization in the evening to prevent delirium: A pilot randomized trial [J]. Nurs Crit Care, 2022, 27(4): 519-527.

［5］FAUSTINO T N, SUZART N A, RABELO R, et al. Effectiveness of combined non-pharmacological interventions in the prevention of delirium in critically ill patients: A randomized clinical trial [J]. J Crit

Care, 2022, 68: 114-120.

[6] MERLIOT-GAILHOUSTET L, RAIMBERT C, GARNIER O, et al. Discomfort improvement for critically ill patients using electronic relaxation devices: results of the cross-over randomized controlled trial E-CHOISIR (Electronic-CHOIce of a System for Intensive care Relaxation) [J]. Critical Care, 2022, 26(1): 263.

[7] SEYFFERT S, MOIZ S, COGHLAN M, et al. Decreasing delirium through music listening (DDM) in critically ill, mechanically ventilated older adults in the intensive care unit: a two-arm, parallel-group, randomized [J]. Trials, 2022, 23(1): 576.

[8] HEAD J, GRAY V, MASUD F, et al. Positive stimulation for medically sedated patients: a music therapy intervention to treat sedation-related delirium in critical care [J]. Chest, 2022, 162(2): 367-374.

[9] LIAO J, KUI C, ZHOU Y, et al. Effect of programmed comprehensive nursing for postoperative delirium in intensive care unit patients [J]. Evid Based Complement Alternat Med, 2022, 2022: 1227659.

[10] RANGAPPA R. Delirium in ventilated patients: Is ABCDEF bundle the solution? [J]. Indian J Crit Care Med, 2021, 25(7): 743-744.

[11] MALIK AK, BAIDYA DK, ANAND RK, et al. A new ICU delirium prevention bundle to reduce the incidence of delirium: a randomized parallel group trial [J]. Indian J Crit Care Med, 2021, 25 (7): 754-760.

第二节　功能性近红外光谱技术在疼痛评估中的价值

功能性近红外光谱技术（functional near-infrared spectroscopy，fNIRS）是一种无创光学脑成像技术，可检测大脑皮质中血红蛋白浓度的变化。该技术可实现非侵入式、连续、实时的脑功能监测，并且静音、便携，对运动伪影具有鲁棒性，具有良好的时间分辨率，是其他脑成像模式（如脑电图或功能性磁共振成像）的替代和补充。fNIRS 在 40 年前由 Fransis 首次描述，它不仅在精神分裂症、重度抑郁症、双相情感障碍、癫痫、阿尔茨海默病、血管性痴呆患者的临床评估中可用作生物标志物及癌症筛查的方法，还广泛应用于一些新兴研究领域中，如神经发育、衰老及认知和情绪评估等。

一、功能性近红外光谱技术的工作原理

fNIRS 主要通过监测神经活动期间组织光学特性的变化（主要是血液吸光度）来进行神经监测。fNIRS 将近红外光照射于患者的头皮，在到达大脑之前，近红外光需要穿过几个不用的层面（如头皮、颅骨、脑脊液等），每个层面都有不同的光学特性。人体组织成分中含有对光有吸收和散射作用的分子或分子团（即生色团），其对近红外光的吸收和散射作用不尽相同，因此，可以通过探测近红外光经过脑部吸收和漫射后的出射光线光强的减弱程度（生色团吸收谱）来解释人体内生色团的浓度。

人体组织有多种物质（如水、脂质、血红蛋白、黑色素、细胞色素 c 氧化酶），每种物质在不同波长下具有不同的吸收特性。650nm 以下的光波因散射和吸收的问题导致光波无法穿透组织，而水会吸收 900nm 以上的光波，因此，在血红蛋白和水的近红外光吸收谱线上存在一个波长为 650～900nm 的光学窗口，在该窗口中，生物组织（包括骨骼）对近红外光吸收少，脱氧血红蛋白（HbR）对近红外光吸收作用减弱，而氧合血红蛋白（HbO_2）对近红外光吸收作用增强。HbO_2 对＞790nm 的近红外

光吸收更好，相反，HbR 的吸收系数在近红外光波长＜790nm 时更高。通过检测不同波长的近红外光吸收谱来测量 HbR 和 HbO_2 的变化，可以反映脑部组织的血流动力学变化。

当大脑区域活跃并参与执行某项任务时，大脑通过血液的新陈代谢为神经元活动提供所需的氧，而氧的消耗又刺激大脑局部血管的舒张，促使毛细血管血流量增加，导致局部脑血流和脑血容的增加。氧又通过血液中的血红蛋白进行传输，故而大脑神经活动会出现血液中 HbO_2 浓度的上升及 HbR 浓度的下降，通过监测这种血流动力学的变化情况，可以间接地监测大脑神经活动。

二、功能性近红外光谱技术在神经监测中的应用

功能性近红外光谱技术可以监测多个关键参数，包括脑血氧饱和度、颅内压（intracranial pressure，ICP）、温度及脑血流量，来评价脑血流自动调节、脑灌注、脑氧合等指标。

fNIRS 具有监测脑卒中亚急性期患者脑血流动力学变化及脑血流自动调节（cerebral autoregulation，CA）的能力。Budohoski 等发现功能失调的 CA 与动脉瘤性蛛网膜下腔出血后的迟发性缺血性卒中相关，该试验对每例急性（＜5 天）动脉瘤性蛛网膜下腔出血患者每 1～2 天进行经颅多普勒（trans-cranial doppler，TCD）检查，并通过 fNIRS 获得双侧额叶组织氧合指数（TOI），CA 是通过动脉血压和 TOI/大脑中动脉流速之间的线性关系来计算的。结果显示，fNIRS 比 TCD 提前 1 天发现了功能失调的 CA，这可能会使其成为预测迟发性缺血性卒中的潜在临床工具。

频域 fNIRS 是另一种评估卒中患者 CA 的新兴工具。Andersen 等发现 HbO_2 的低频和极低频振荡是评估 CA 的稳健参数，通过低频和极低频振荡的振幅和半球间同步分析是评估 CA 的有效方法。

时域 fNIRS 已被用于研究缺血性卒中患者的脑氧合。有研究显示，大血管卒中患者缺血脑半球的总血红蛋白增加而 HbO_2 减少，即颅脑血氧饱和度降低。此外，一种将通过时域 fNIRS 测量不同种类血红蛋白和细胞色素 c 氧化酶浓度相结合的新方法可以极大地提高研究人员对不同脑病变中动态神经元代谢的理解。

CA 是管理创伤性脑损伤（traumatic brain injury，TBI）患者的一个越来越被公认的参数。临床上常使用 ICP 和脑灌注压（cerebral perfusion pressure，CPP）来指导严重 TBI 患者的压力治疗。与 ICP 和 CPP 相比，CA 更具有生理性，且能更灵活地进行血压管理。CA 受损会导致继发性脑损伤，这是导致死亡的独立危险因素。可以通过自动调节指数来决定严重 TBI 患者的最佳 CPP（CPPopt），CPPopt 由平均动脉压和 ICP 之间的相关系数来决定，这个系数在神经重症监护领域被定义为压力反应指数（pressure reactivity index，PRx）。PRx 负值与良好的预后相关，而 PRx 最低的 CPP 范围被定义为“CPPpot”。通常情况下需要有创测量动脉压和 ICP 来计算 PRx 和 CPPpot。Dias 等进行了一项前瞻性试验，对严重 TBI 患者进行多模式脑监测，包括 ICP、CPP、通过 fNIRS 测定双侧经颅脑血氧饱和度，分别用有创 ABP 和 ICP 计算出 CPPpot 和 PRx，以及通过经颅脑血氧饱和度生成 PRx 和 CPPpot，两者比较具有最佳一致性。

三、功能性近红外光谱技术在疼痛评估中的研究进展

疼痛是一种涉及感觉、情感及认知的复杂体验。传统疼痛评估工具的主观性加速了开发神经影像技术用以客观评估疼痛的进程。在过去几十年中，研究人员已经开发出一系列功能性神经成像技

术，不仅可以了解疼痛的神经元特征，还可以可视化其在大脑中的持续过程。这些功能性神经成像技术包括功能性磁共振成像（functional magnetic resonance imaging，fMRI）、正电子发射断层扫描、fNIRS、基于电磁特性的脑电图和脑磁图。在这些技术中，fNIRS 是一种新兴的光学技术，与 fMRI 相比具有更高的时间分辨率（高达 200Hz），与 EGG 相比具有更高的空间分辨率（可达 1cm）。

Hu 等评估了过去 10 年中使用 fNIRS 的疼痛相关神经影像学研究，揭示了与疼痛处理和感知相关的广泛大脑区域网络，包括初级和次级感觉皮质（S1 和 S2）、前额叶皮质（prefrontal cortex，PFC）、前扣带皮质、丘脑及岛叶皮质。由于近红外光的穿透能力限制了 fNIRS 的测量区域，研究人员在使用 fNIRS 研究疼痛时主要关注了 PFC 和 S1。一项荟萃分析显示，在经历疼痛时，所有受试者的 PFC 和感觉运动区（包括初级运动皮质和初级感觉皮质）HbO_2 的变化均有显著影响，且感觉运动区对有害刺激的 HbO_2 反应比 PFC 更高，因此，fNIRS 可被视为疼痛反应的有效测量方法，并可作为缓解疼痛治疗结果的评估工具。研究人员还观察到有各种慢性疼痛的患者在执行不同任务时的血流动力学反应，例如：在屏气任务中，纤维肌痛患者的 PFC 血流动力学反应受到抑制；在语言流畅任务中，纤维肌痛患者的前额叶皮质 HbO_2 浓度的升高受到抑制；在执行手指敲击任务时，纤维肌痛患者表现出抑制 HbO_2 浓度的增加。

正念呼吸是一种被患者和社会普遍接受的缓解疼痛的治疗方法，其原理可能是正念呼吸可以通过有意识地将注意力集中到内部器官的身体感觉上来发挥镇痛作用。而虚拟现实呼吸是使用试听 3D VR 技术调节呼吸以缓解疼痛。通过对比这两种方法对疼痛的影响，研究人员发现这两种呼吸干预均可导致疼痛阈值显著增加。然而，fNIRS 数据显示，两者的镇痛脑机制是相反的：在正念呼吸中，PFC 独特地调节前运动皮质，增加了其与 S1 的功能联系，从而促进了基于 S1 的呼吸内感受处理，抑制了 S1 在感受疼痛中的作用；相比之下，虚拟现实呼吸通过沉浸式 3D 外感增强了视听皮质的激活，从而削弱了其与 S1 的功能连接，进一步减弱了 S1 的疼痛处理功能。

接受外科手术的患者容易受到反复诱发或持续的伤害性刺激。Peng 等进行了一项探索性 fNIRS 研究，评估健康清醒志愿者和全身麻醉手术患者在持续伤害性感觉过程中皮质血流动力学的变化。结果显示，在对清醒和全身麻醉手术患者进行伤害性刺激时，通过对额叶皮质 HbO_2 的浓度变化数据进行功率谱分析，观察到两者在慢 5 频带（0.01～0.027Hz）的分数功率均降低，且在接受区域性神经阻滞的患者中，这种降低被部分逆转。

总之，尽管 fNIRS 已被越来越多地应用于神经相关领域的研究中，但由于前瞻性试验数量较少，且缺乏高水平的证据，目前仍没有足够的证据支持其可以广泛应用于神经医学临床实践中。

（北京大学人民医院　安友仲　冀慧娟）

参 考 文 献

［1］SCHOLKMANN F, KLEISER S, METZ A J, et al. A review on continuous wave functional near-infrared spectroscopy and imaging instrumentation and methodology [J]. Neuroimage, 2014, 85(Pt 1): 6-27.

［2］JÖBSIS F F. Noninvasive, infrared monitoring of cerebral and myocardial oxygen sufficiency and circulatory parameters [J]. Science, 1977, 198(4323): 1264-1267.

[3] DELPY D T, COPE M. Quantification in tissue near–infrared spectroscopy [J]. Philosophical Transactions of the Royal Society B Biological Sciences, 1997, 352(1354): 649-659.

[4] KIM J G, XIA M, LIU H. Extinction coefficients of hemoglobin for near-infrared spectroscopy of tissue [J]. IEEE Eng Med Biol Mag, 2005, 24(2): 118-121.

[5] NIPPERT A R, BIESECKER K R, NEWMAN E A. Mechanisms mediating functional hyperemia in the brain [J]. Neuroscientist, 2018, 24(1): 73-83.

[6] CHEN W L, WAGNER J, HEUGEL N, et al. Functional near-infrared spectroscopy and its clinical application in the field of neuroscience: advances and future directions [J]. Front Neurosci, 2020, 14: 724.

[7] BUDOHOSKI K P, CZOSNYKA M, SMIELEWSKI P, et al. Impairment of cerebral autoregulation predicts delayed cerebral ischemia after subarachnoid hemorrhage: a prospective observational study. [J]. Stroke, 2012, 43(12): 3230-3237.

[8] ANDERSEN A V, SIMONSEN S A, SCHYTZ H W, et al. Assessing low-frequency oscillations in cerebrovascular diseases and related conditions with near-infrared spectroscopy: a plausible method for evaluating cerebral autoregulation? [J]. Neurophotonics, 2018, 55(3): 030901.

[9] GIACALONE G, ZANOLETTI M, RE R, et al. Time-domain near-infrared spectroscopy in acute ischemic stroke patients [J]. Neurophotonics, 2019, 6(1): 015003.

[10] LANGE F, DUNNE L, HALE L, et al. MAESTROS: A multiwavelength time-domain NIRS system to monitor changes in oxygenation and oxidation state of Cytochrome-C-Oxidase [J]. IEEE J Sel Top Quantum Electron, 2018, 25(1): 7100312

[11] CZOSNYKA M, BRADY K, REINHARD M, et al. Monitoring of cerebrovascular autoregulation: facts, myths, and missing links [J]. Neurocrit Care, 2009, 10(3): 373-386.

[12] ZEILER F A, DONNELLY J, CALVIELLO L, et al. Pressure autoregulation measurement techniques in adult traumatic brain injury, Part I: a scoping review of intermittent/semi-intermittent methods. [J]. J Neurotrauma, 2017, 34(23): 3207-3223.

[13] DIAS C, SILVA M J, PEREIRA E, et al. Optimal cerebral perfusion pressure management at bedside: a single-center pilot study [J]. Neurocritical Care, 2015, 23(1): 92-102.

[14] HU X S, NASCIMENTO T D, DASILVA A F. Shedding light on pain for the clinic: a comprehensive review of using functional near-infrared spectroscopy to monitor its process in the brain [J]. Pain, 2021, 162(12): 2805-2820.

[15] MARTUCCI K T, MACKEY S C. Neuroimaging of PainHuman evidence and clinical relevance of central nervous system processes and modulation [J]. Anesthesiol J Am Soc Anesthesiol, 2018, 128: 1241-1254.

[16] MORTON D L, SANDHU J S, JONES A K. Brain imaging of pain: state of the art [J]. J Pain Res, 2016, 9: 613-624.

[17] HALL M M, KIDGELL D, PERRATON L, et al. Pain induced changes in brain oxyhemoglobin: a systematic review and meta-analysis of functional NIRS studies [J]. Pain Medicine, 2021, 22(6): 1399-1410.

[18] CHEN W T, YU C H, SUN C W. Altered near-infrared spectroscopy response to breath-holding in patients with fibromyalgia [J]. J Biophotonics, 2019 12(1): e201800142.

[19] CHOU P H, TANG K T, CHEN Y H, et al. Reduced frontal activity during a verbal fluency test in fibromyalgia: a near-infrared spectroscopy study [J]. J

Clin Neurosci, 2018, 50: 35-40.
[20] EKEN A, GÖKÇAY D, YILMAZ C, et al. Association of fine motor loss and allodynia in fibromyalgia: an fNIRS study [J]. J Mot Behav, 2018, 50(6): 664-676.
[21] HU X S, BEARD K, BENDER M C, et al. Brain mech-anisms of virtual reality breathing versus traditional mindful breathing in pain modulation: an observa-tional functional near-infrared spectroscopy study (Preprint) [J]. J Med Internet Res, 2021, 23(10): e27298.
[22] PENG K, KARUNAKARAN KD, LEE A, et al. Rhythmic change of cortical hemodynamic signals associated with ongoing nociception in awake and anesthetized individuals: an exploratory functional near infrared spectroscopy study. [J]. Anesthesiology, 2021, 135(5): 877-892.

第三节　氯胺酮在严重创伤性脑损伤患者中的应用

氯胺酮是 N- 甲基 -D- 天冬氨酸受体（N-methyl-D-aspartic acid receptor，NMDA）的非竞争性拮抗剂，由 Stevens 于 1962 年首次合成，并于 1970 年引入临床实践，在越南战争期间得到广泛应用。氯胺酮的化学结构为 2-（2- 氯氟啉）-2-（甲氨基）环己酮，有 S- 氯胺酮和 R- 氯胺酮 2 种异构体形式。氯胺酮除拮抗 NMDA 受体外，还具有其他受体（如阿片受体、单胺受体、胆碱受体、烟碱受体和毒蕈碱受体）的协同作用，因而具有广泛的神经药理多效性。

20 世纪 70 年代有大量研究证据表明，氯胺酮对颅内压有不利的影响，因此，在重度颅脑损伤患者中曾禁止使用氯胺酮。除此之外，氯胺酮对中枢神经系统的精神影响也限制其临床应用。大多数研究表明，小剂量的氯胺酮也可使受试者经历“内源性精神病样”症状及行为和认知缺陷。

氯胺酮的使用会导致一种被称为“分离性麻醉”的状态，表现为个体尽管心肺功能正常，但无法对机体感官刺激做出相应的反应，并出现以视觉、听觉和体感幻觉及时空扭曲为特征的临床反应，因此，氯胺酮曾在娱乐场所滥用。在较高剂量下，这些效应可能被放大，诱发类似精神分裂症的临床症状，虽然这些影响是短暂和可逆的，但长期使用可导致认知障碍和严重脑萎缩。正因如此，氯胺酮在临床中的应用逐渐被舍弃。

20 世纪 90 年代，随着超短效阿片类药物瑞芬太尼的问世，高剂量阿片类药物被用于降低高侵入性手术患者的镇痛治疗中。但大剂量阿片类药物可引起患者的痛觉过敏和急性耐受，而氯胺酮具有抗痛觉过敏的作用，因此，临床逐渐开始使用小剂量氯胺酮。2021 年 Madsen 等发表了 1 篇 meta 分析，表示氯胺酮可能改善急性脑损伤患者的预后。近几年大量的研究对氯胺酮进行了新的思考及研究，并得出了喜人的结论。

一、氯胺酮对重度颅脑损伤患者颅内压及脑灌注压的影响

早期关于氯胺酮导致颅内压大幅度增加的报道通常发生在梗阻性脑积水患者中，这些患者接受了大剂量的氯胺酮治疗，而通气往往不受控制。但是早期多数研究对患者在通气过程中的二氧化碳分压未进行监测及分析，使其临床结论的可靠程度较低。新近的研究驳斥了早期关于氯胺酮对患者颅内压、脑灌注压影响的结论。

2022 年 Zanza 等发表了 1 篇关于氯胺酮应用于重度颅脑损伤患者的系统综述。该综述共纳入 11 项研究，纳入的研究时间为 1998—2019 年，其中有 7 项研究分析了氯胺酮对成年人颅内压的影响，有 2 项研究发现了颅内压的轻微升高，另外 2 项则显示使用氯胺酮后患者的颅内压降低。在这 7 篇论文中，没有报道这类患者使用氯胺酮后出现与颅内压升高或死亡率上升相关的不良事件，也没有证据表明氯胺酮会对创伤性脑损伤患者造成伤害。

同样，2022 年 Bradley 等发表了一项对 43 例患者的回顾性研究。在这项针对严重创伤性脑损伤患者的研究中，氯胺酮与颅内压降低和脑灌注压增加有关，在只接受氯胺酮治疗颅内压＞20mmHg 的亚组患者中，氯胺酮导致颅内压和脑灌注压改善的比例为 49%。美国外科医生学会创伤委员会和美国急诊医师学会发表了一份联合声明，支持氯胺酮可以安全地用于头部受伤的创伤患者，因为它对颅内压的影响较小，对脑灌注压或神经损伤患者的预后没有不良影响。

二、氯胺酮对重度颅脑损伤患者血流动力学的影响

尽管氯胺酮对心脏具有直接的负性肌力和变时性作用，但其同时具有拟交感神经效应，这种综合效应可以引起患者的心率增加、心输出量增加及平均动脉血压升高。临床使用短效镇痛药及镇静药（如芬太尼、异丙酚、咪达唑仑等）可能会导致患者发生低血压，从而影响患者的颅内压及脑灌注压。理想的镇痛、镇静药可以在对患者在提供血压支持的同时降低颅内压。Bradley 等发表的一项对 43 例患者的回顾性研究表明，重度颅脑损伤患者可能因使用氯胺酮获益。氯胺酮不会像大多数麻醉药和镇静药那样导致患者血管扩张而诱发低血压，相反，氯胺酮可能会引起血液中去甲肾上腺素水平的增加，在增加儿茶酚胺水平的同时增强其作用，触发机体的拟交感神经反应，从而减少患者对多巴胺、多巴酚丁胺、去甲肾上腺素等药物的使用。因此，氯胺酮对于严重创伤性脑损伤患者而言可能是一种具有独特优势的镇痛药物。

三、氯胺酮对重度颅脑损伤患者的神经保护功能

近几年随着与氯胺酮相关的动物实验的广泛开展，氯胺酮对颅内损伤患者的神经保护功能被研究者们逐渐发现。Zanza 等于 2022 发表的一项关于氯胺酮在神经学领域中的研究提到，氯胺酮与 NMDA 受体结合可导致 Ca^{2+}通道打开频率和持续时间的降低，从而抑制谷氨酰胺能的传递。这一机制已被证明，氯胺酮可能对多种神经系统疾病都有神经保护作用。

Qi 等于 2020 年发表了一项关于氯胺酮和异丙酚通过 SAPK/JNK 信号通路保护氧葡萄糖剥夺诱导的神经元细胞损伤的研究。氧葡萄糖剥夺能诱导急性神经元细胞损伤，其诱导损伤的神经元细胞在 6h 后可出现细胞凋亡数量的增加及细胞存活率的降低，然而，当氧葡萄糖剥夺诱导损伤的神经元经氯胺酮处理后，神经元细胞的凋亡和死亡会显著减少。该研究表明，氯胺酮和异丙酚可能通过抑制 SAPK/JNK 信号通路抑制氧葡萄糖剥夺诱导的神经元细胞急性损伤和神经元细胞凋亡。氯胺酮可能通过抑制上述信号通路及相关促炎性细胞因子的产生来保护神经元细胞免受氧化应激诱导的损伤。Giuliano 及其同事发表于 2020 年的研究表明，氯胺酮可显著降低犬在低温循环停止后的神经缺损和神经元损伤的生物标志物，包括磷酸化的神经丝 -H 和神经元特异性烯醇化酶。Xiong 等于 2020 年发表的一项小鼠动物实验发现，对大脑中动脉闭塞的小鼠，（R）- 氯胺酮

比 S（+）- 氯胺酮具有更强的神经保护作用，R（-）- 氯胺酮可以减轻大脑中动脉闭塞引起的脑损伤及行为异常。

四、氯胺酮对重度颅脑损伤患者可能会抑制扩散除极

新近的的临床证据表明，氯胺酮可能会抑制颅脑损伤患者的扩散除极。扩散除极是脑损伤后发生的一种脑电图现象，颅脑损伤患者受损伤的神经元跨膜离子梯度几乎完全被破坏，与重度颅脑损伤患者不良的神经预后有关。当在神经危重症患者的治疗中使用镇痛剂量的氯胺酮后发现，氯胺酮能有效抑制扩散除极。Telles 等在 2021 年进行了一项纳入 20 项研究的系统性综述，该研究表明，氯胺酮在大鼠、猪和人类中均能有效地抑制扩散除极，这可能与氯胺酮对 NMDA 受体的拮抗作用可以阻断正常和轻度缺血组织中的持续扩散除极有关。

五、氯胺酮在癫痫治疗中的作用

Alkhachroum 等在 2020 年发表了一项对 68 例连续使用氯胺酮治疗的难治性癫痫持续状态患者的单中心回顾性研究。在该研究中，使用氯胺酮后 24h 内，有 55 例（81%）患者的癫痫发作减少了至少 50%，43 例（63%）患者的癫痫发作完全停止。研究表明，氯胺酮可减少患者的癫痫发作，停用氯胺酮后，54 例（79%）患者的癫痫发作负担至少减少了 50%，44 例（65%）患者完全停止了癫痫发作。该研究中氯胺酮的使用对患者的血压没有明显的影响。由此来看，对于颅脑损伤后癫痫发作，氯胺酮似乎也是安全有效的。

六、氯胺酮的抗抑郁作用

氯胺酮作为一种抗抑郁药，对认知障碍和精神分裂症患者的作用已被证实，氯胺酮可以有效地治疗重型抑郁症、双相情感障碍及具有自杀行为的患者。氯胺酮起效快，2h 内即能缓解抑郁症状，这与通常需要数周才能起效的传统抗抑郁药相比，有明显的区别和优势。一项系统研究也表明，氯胺酮是一种快速有效的可治疗抑郁症的药物，可以减少自杀意念，短期使用不良反应较小。氯胺酮是一种外消旋混合物，含有等量的 R- 氯胺酮和 S- 氯胺酮。其中，S- 氯胺酮由于其对 NMDA 受体的亲和力较高而被作为抗抑郁药在临床中广泛使用。2019 年 3 月 5 日，S- 氯胺酮鼻喷雾剂被美国食品药品监督管理局批准用于抑郁症的治疗。

七、氯胺酮对支气管扩张的作用

Hirota 等的一项系统综述显示，小剂量的氯胺酮（0.15mg/kg，静脉注射）可用于插管前给药，麻醉剂量的氯胺酮是哮喘患者手术麻醉诱导和维持最佳麻醉的药物之一。这可能与其能保持患者的气道张力和喉咽反射有关。使用氯胺酮后可引起患者的支气管扩张。

重度颅脑损伤患者可能同时面临颅内压和脑灌注压的异常、疼痛、机械通气、低血压、休克、远期神经功能恢复及创伤后应激障碍等诸多问题，而目前临床中常规使用的镇痛镇静药大多数有低血压、抑制呼吸、痛觉过敏及急性耐受等不良反应，然而氯胺酮作为一种强效镇痛药，不仅有镇痛作用，同时还具有拟交感作用和神经保护功能，可以减少癫痫发作，抑制扩散除极，但不抑制患者的呼吸活

动和气道反射。氯胺酮除常规静脉注射外，还可采用肌内注射、鼻内注射和骨间注射，因此，在紧急情况下可轻松使用。氯胺酮具有较高的治疗指数，可以灵活给药。综合其临床特点，氯胺酮对于重度颅脑损伤患者而言，有其存在的独特优势。

但是，氯胺酮的不良反应仍是不可忽视的。大多数患者使用氯胺酮后在醒来时可能因经历幻觉、谵妄、噩梦而感到不安。2019 年 Narjes 发表的一项随机对照试验得出结论，围手术期给予患者咪达唑仑和氯胺酮可有效控制上述症状，静脉注射 0.05mg/kg 咪达唑仑或 5mg 氟哌啶醇，可以显著降低氯胺酮引起的躁动的恢复。这一研究无疑给氯胺酮的临床使用带来了新的希望。

氯胺酮的使用可减少阿片类药物的使用剂量，同时减少患者因使用阿片类药物带来的胃肠道等不良反应的出现。氯胺酮可能与患者创伤后应激障碍的发生有关，但因研究数据有限，目前尚无可靠的临床证据。因氯胺酮具有较高的治疗指数，导致目前关于氯胺酮的研究在使用剂量上无法相对统一。

氯胺酮因其药物本身所导致的不良反应，使其在临床中的应用受到限制，也正因如此，有关氯胺酮的研究较少，其中一部分主要源于战场中的数据及研究。虽然目前研究人员对氯胺酮已经进行了大量的回顾性和前瞻性研究，但所有研究都有弱点，并且关于氯胺酮的随机、双盲及前瞻性研究较少且质量有限，因此，不可能对氯胺酮的临床使用给出可靠的建议。总体而言，新近研究中没有任何证据表明使用氯胺酮会对急性脑损伤患者造成伤害，同样表明氯胺酮对于重度颅脑损伤患者而言是安全的。在以后的工作中，在氯胺酮的合理使用方面，可能需要更多大型的随机对照双盲多中心研究来明确氯胺酮的剂量，以及联合其他镇痛镇静药物是否可以避免单药所带来的临床问题，只有这样才能更进一步强化氯胺酮在重度颅脑损伤患者中的合理使用。

（青海大学附属医院　侯　明　三　霞）

参考文献

[1] HIROTA K, LAMBERT D G. Ketamine; history and role in anesthetic pharmacology [J]. Neuropharmacology, 2022, 216: 109171.

[2] GREGERS M C T, MIKKELSEN S, LINDVIG K P, et al. Ketamine as an anesthetic for patients with acute brain injury: a systematic review [J]. Neurocrit Care, 2020, 33(1): 273-282.

[3] ZANZA C, PICCOLELLA F, RACCA F, et al. Ketamine in acute brain injury: current opinion following cerebral circulation and electrical activity [J]. Healthcare (Basel), 2022, 10(3): 566.

[4] MADSEN F A, ANDREASEN T H, LINDSCHOU J, et al. Ketamine for critically ill patients with severe acute brain injury: Protocol for a systematic review with meta-analysis and Trial Sequential Analysis of randomized clinical trials [J]. PLoS One. 2021, 16(11): e0259899.

[5] KUMAR A, KOHLI A. Comeback of ketamine: resurfacing facts and dispelling myths [J]. Korean J Anesthesiol, 2021, 74(2): 103-114.

[6] MORGAN M M, PERINA D G, ACQUISTO N M, et al. Ketamine use in prehospital and hospital treatment of the acute trauma patient: a joint position statement [J]. Prehosp Emerg Care, 2021, 25(4): 588-592.

[7] DENGLER B A, KARAM O, BARTHOL C A, et al. Ketamine boluses are associated with a reduction in intracranial pressure and an increase in cerebral perfusion pressure: a retrospective observational study of patients with severe traumatic brain injury [J]. Crit Care Res Pract, 2022, 2022: 3834165.

[8] QI A, CAO Y, WANG A. Ketamine and propofol protect neuron cells from oxygen-glucose deprivation-induced injury through SAPK/JNK signalling pathway [J]. Biomed Res Int, 2020, 2020: 8868839.

[9] LIANG J, WU S, XIE W, et al. Ketamine ameliorates oxidative stress-induced apoptosis in experimental traumatic brain injury via the Nrf2 pathway [J]. Drug Des Devel Ther, 2018, 12: 845-853.

[10] GIULIANO K, ETCHILL E, ZHOU X, et al. NMDA receptor antagonism for neuroprotection in a canine model of hypothermic circulatory arrest [J]. J Surg Res, 2021, 260: 177-189.

[11] BROWNE C A, WULF H A, JACOBSON M L, et al. Long-term increase in sensitivity to ketamine's behavioral effects in mice exposed to mild blast induced traumatic brain injury [J]. Exp Neurol, 2022, 350: 113963.

[12] XIONG Z W, CHANG L J, QU Y G, et al. Neuronal brain injury after cerebral ischemic stroke is ameliorated after subsequent administration of (R)-ketamine, but not (S)-ketamine [J]. Pharmacol Biochem Behav, 2020, 191: 172904.

[13] ANDREW R D, HARTINGS J A, AYATA C, et al. The critical role of spreading depolarizations in early brain injury: consensus and contention [J]. Neurocrit Care, 2022, 37(Suppl 1): 83-101.

[14] TELLES J P M, WELLING L C, COELHO ACSDS, et al. Cortical spreading depolarization and ketamine: a short systematic review [J]. Neurophysiol Clin, 2021, 51(2): 145-151.

[15] ALKHACHROUM, A, DER-NIGOGHOSSIAN C A, MATHEWS E, et al. Ketamine to treat super-refractory status epilepticus [J]. Neurology, 2020, 95(16): e2286-e2294.

[16] GODOY D A, BADENES R, PELOSI P, et al. Ketamine in acute phase of severe traumatic brain injury "an old drug for new uses?" [J]. Crit Care, 2021, 25(1): 19.

[17] ALQAHTANI F, ASSIRI M A, MOHANY M, et al. Coad-ministration of ketamine and perampanel improves behavioral function and reduces inflammation in acute traumatic brain injury mouse model. Biomed Res Int, 2020, 2020: 3193725.

[18] BAYABLE S D, MELESSE D Y, LEMA G F, et al. Perio-perative management of patients with asthma during elective surgery: A systematic review [J]. Ann Med Surg (Lond), 2021, 70: 102874.

[19] MELCER T, WALKER G J, DYE J L, et al. Is prehospital ketamine associated with a change in the prognosis of PTSD? [J]. Mil Med, 2022, 1: usac014.

[20] BEBARTA V S, MORA A G, BEBARTA E K, et al. Prehospital use of ketamine in the combat setting: a sub-analysis of patients with head injuries evaluated in the prospective life saving intervention study [J]. Mil Med, 2020, 185(Suppl 1): 136-142.

[21] BHARDWAJ A, PANDA N, CHAUHAN R, et al. Comparison of ketofol (combination of ketamine and propofol) and propofol anesthesia in aneurysmal clipping surgery: a prospective randomized control trial [J]. Asian J Neurosurg, 2020, 15(3): 608-613.

[22] FOUCHE P F, MEADLEY B, ST CLAIR T, et al. The asso-ciation of ketamine induction with blood pressure changes in paramedic rapid sequence intubation of out-of-hospital traumatic brain injury [J]. Acad Emerg Med, 2021, 28(10): 1134-1141.

[23] FROESE L, DIAN J, BATSON C, et al. The impact

of vasopressor and sedative agents on cerebrovascular reactivity and compensatory reserve in traumatic brain injury: an exploratory analysis [J]. Neurotrauma Rep, 2020, 1(1): 157-168.

[24] TORRES A C, BEBARTA V S, APRIL M D, et al. Ketamine administration in prehospital combat injured patients with traumatic brain injury: a 10-Year report of survival [J]. Cureus, 2020, 12(7): e9248.

[25] ZIETLOW J, BERNS K, JENKINS D, et al. Prehospital use of ketamine: effectiveness in critically ill and injured patients [J]. Mil Med, 2019, 184(Suppl 1): 542-544.

第四节　吸入性麻醉药在重症监护病房机械通气患者中的应用

在过去几十年里，吸入性麻醉药（如异氟醚、七氟醚）的使用已从手术室扩展到危重患者的长期镇静中。已有文献证明，与传统的静脉镇静相比，吸入性镇静提供了心脏保护、最小的新陈代谢及更短的苏醒时间。新型冠状病毒感染的流行重新唤起了研究人员对通过使用吸入性麻醉药对机械通气危重患者进行镇静的兴趣。初步的数据显示，与静脉注射镇静药相比，吸入性麻醉药减少了肺部炎症、拔管时间及重症监护病房（intensive care unit，ICU）住院时间。

一、吸入性麻醉药用于重症监护病房患者的镇痛镇静作用始于新型冠状病毒感染

自 2019 年 12 月以来，新型冠状病毒感染的流行对全世界的医疗系统提出了重大挑战，造成了大量的患者入住 ICU。大多数住院的新型冠状病毒感染患者患有急性呼吸窘迫综合征（acute respiratory distress syndrome，ARDS）或有发展为 ARDS 的可能性，而后需要转到 ICU 并进行人工气道机械通气。接受机械通气的新型冠状病毒感染患者通常需要大剂量的静脉镇静药及神经肌肉阻滞剂，以达到足够的镇静深度并避免患者 - 呼吸机不同步，同时最大限度地减少咳嗽产生的气雾剂，从而保护医务人员。由于严重的新型冠状病毒感染在全球范围内可同时大量发生，国际上出现了包括丙泊酚在内的静脉注射药物的短缺。吸入性镇静已在动物和患有 ARDS 的患者中显示出益处，大量 ICU 开始寻求静脉镇静药的替代方案并开始使用吸入性麻醉药。一项对新型冠状病毒感染以外原因引起的严重肺损伤患者的研究表明，与丙泊酚或咪达唑仑相比，吸入性麻醉药可以改善氧合、降低死亡率。异氟醚是新型冠状病毒感染患者最常用的吸入性麻醉药。

二、吸入性麻醉药可用于重症患者的药理基础

吸入性麻醉药的药理基础包括有限的全身蓄积和低水平的肝脏代谢，可使患者在镇静中断后快速苏醒。此外，它们还具有支气管扩张及抗癫痫作用，已成功用于难治性哮喘和癫痫持续状态的治疗。在动物研究中，异氟醚已被证明是冠状动脉循环中的血管扩张药，并具有支气管扩张的作用，这可能有利于既往存在哮喘或慢性阻塞性肺疾病的患者。吸入性麻醉药对新型冠状病毒感染患者的进一步益处可能取决于肺部炎症的减轻和气道的扩张，这些作用是由 γ- 氨基丁酸 A 型（GABAA）受体和巨噬细胞释放的肿瘤坏死因子 -α、白细胞介素（interleukin，IL）-6、IL-1β、单核细胞趋化蛋白（monocyte chemoattractant protein，MCP）-1 及巨噬细胞炎症蛋白（macrophage inflammatory protein，

MIP）-2 的减少所介导的。GABAA 受体在肺中不同类型的细胞中表达，可刺激肺上皮细胞中的 GABAA 受体，减少促炎细胞因子的产生，而激活呼吸道平滑肌细胞中的 GABAA 受体可刺激支气管扩张并改善氧合。此外，在低收入国家，对机械通气的新型冠状病毒感染患者使用吸入性麻醉药既实用又有成本效益。这些药物可以使镇静水平得到快速控制，而且用药不需要电子输液泵，而电子输液泵是供不应求的。

使用吸入性麻醉药进行 ICU 镇静已被列入很多国家的指南中。德国国家工作组的指南建议对患有 ARDS 的危重患者使用吸入性麻醉药进行中至深度的镇静。最近，ICU 中的新型冠状病毒感染患者也被推荐使用吸入性麻醉药，因为有证据表明，这些药物起效 / 恢复快，代谢最少，器官毒性风险低，具有支气管扩张和抗炎的特性。根据 IsoConDa 试验的结果，异氟醚作为 ICU 镇静的有效替代物，已被引入欧洲一些国家的临床实践中，并获得法国卫生产品安全局的批准。

三、简述一项Ⅲ期临床研究结果

2021 年 11 月，发表于 *Lancet Respir Med* 的一项研究发现，异氟醚应用于 ICU 患者的镇静效果不劣于丙泊酚，异氟醚组患者的苏醒时间比异丙酚短，且对阿片类药物的需求剂量低于丙泊酚组。在其他关于异氟醚镇静的研究中也发现了使用异氟醚患者对阿片类药物需求的减少。吸入性麻醉药对脊髓有抗痛作用，这可以解释患者对阿片类药物需求减少的原因。减少阿片类药物剂量的一个潜在临床效果是缩短苏醒和拔管时间。虽然这项研究是在新型冠状病毒感染大流行之前进行的，而且没有新型冠状病毒感染患者被纳入研究范围，但新型冠状病毒感染的大流行导致研究人员更加关注吸入性麻醉药对 ICU 机械通气患者的镇静作用。除了被建议作为一般机械通气期间的镇静药之外，相关指南还推荐使用该策略管理新型冠状病毒感染患者的镇静需求，异氟醚镇静在出现 ARDS 的新型冠状病毒感染患者中的应用是有前景的。

（兰州大学第一医院　刘　健）

参考文献

［1］MEISER A, VOLK T, WALLENBORN J, et al. Inhaled isofl-urane via the anaesthetic conserving device versus propofol for sedation of invasively ventilated patients in intensive care units in Germany and Slovenia: an open-label, phase 3, randomised controlled, non-inferiority trial [J]. Lancet Respir Med, 2021, 9(11): 1231-1240.

［2］GEORGEVICI A I, KYPRIANOU T, HERZOG-NIESCERY J, et al. Negative drift of sedation depth in critically ill patients receiving constant minimum alveolar concentration of isoflurane, sevoflurane, or desflurane: a randomized controlled trial [J]. Crit Care, 2021, 25(1): 141.

［3］YANKO R, KLITINICH V, HAVIV Y, et al. Inhalation sedation during the COVID-19 outbreak: an expert opinion [J]. Isr Med Assoc J, 2020, 22(10): 599-601.

［4］FERRIÈRE N, BODENES L, BAILLY P, et al. Shortage of anesthetics: think of inhaled sedation! [J]. J Crit Care, 2021, 63: 104-105.

［5］NIEUWENHUIJS-MOEKE G J, JAINANDUNSING

J S, STRUYS M. Sevoflurane, a sigh of relief in COVID-19? [J]. Br J Anaesth, 2020, 125(2): 118-121.

[6] ORSER B A, WANG D S, LU W Y. Sedating ventilated COVID-19 patients with inhalational anesthetic drugs [J]. EBioMedicine, 2020, 55: 102770.

[7] GORSKY K, CUNINGHAME S, CHEN J, et al. Use of inhalational anaesthetic agents in paediatric and adult patients for status asthmaticus, status epilepticus and difficult sedation scenarios: a protocol for a systematic review [J]. BMJ Open, 2021, 11(11): e051745.

[8] CUNINGHAME S, GORSKY K, FRANCOEUR C, et al. Effect of sedation with inhaled anaesthetics on cognitive and psychiatric outcomes in critically ill adults: a systematic review protocol [J]. BMJ Open, 2022, 12(2): e052893.

[9] JERATH A, FERGUSON ND, CUTHBERTSON B. Inhalational volatile-based sedation for COVID-19 pneumonia and ARDS [J]. Intensive Care Med, 2020, 46(8): 1563-1566.

[10] KERMAD A, SPELTZ J, DANZIGER G, et al. Comparison of isoflurane and propofol sedation in critically ill COVID-19 patients-a retrospective chart review [J]. J Anesth, 2021, 35(5): 625-632.

[11] BEITLER J R, TALMOR D. Volatile anesthetics for ICU sedation: the future of critical care or niche therapy? [J]. Intensive Care Med, 2022, 48(10): 1413-1417.

[12] LANDONI G, BELLONI O, RUSSO G, et al. Inhaled Sedation for Invasively Ventilated COVID-19 Patients: A Systematic Review [J]. J Clin Med, 2022, 11(9): 2500.

[13] HENDRICKX J, POELAERT J, DE WOLF A. Sedation with inhaled agents in the ICU: what are we waiting for? [J]. J Clin Monit Comput, 2018, 32(4): 593-594.

[14] KIM H Y, LEE J E, KIM H Y, et al. Volatile sedation in the intensive care unit: A systematic review and meta-analysis [J]. Medicine (Baltimore), 2017, 96(49): e8976.

[15] WELKER C, HUANG J, GIL IJN, et al. 2021 acute respira-tory distress syndrome update, with coronavirus disease 2019 focus [J]. J Cardiothorac Vasc Anesth, 2022, 36(4): 1188-1195.

[16] CHOO E K, RAJKUMAR S V. Medication shortages during the COVID-19 Crisis: what we must do [J]. Mayo Clin Proc, 2020, 95(6): 1112-1115.

[17] RANNEY M L, GRIFFETH V, JHA A K. Critical supply shortages - the need for ventilators and personal protective equipment during the Covid-19 pandemic [J]. N Engl J Med, 2020, 382(18): e41.

[18] KANJI S, BURRY L, WILLIAMSON D, et al. Therapeutic alternatives and strategies for drug conservation in the intensive care unit during times of drug shortage: a report of the Ontario COVID-19 ICU Drug Task Force [J]. Can J Anaesth, 2020, 67(10): 1405-1416.

第五节　对右旋美托咪定的新发现

镇痛镇静是重症监护病房（intensive care unit，ICU）治疗措施的重要组成部分，往往是重症始动环节的首要治疗方法之一。与传统的镇静药物相比，右旋美托咪定是一种具有高度选择性的中枢性 α_2 受体激动剂，其作用机制是通过抑制交感神经传导活性而达到镇痛镇静的效果，同时还具有一定的抗焦虑和预防谵妄的作用。既往研究表明，右旋美托咪定可以提供清醒镇静，对患者的呼吸抑制较轻微，可以降低谵妄发生概率、缩短机械通气时间和ICU住院时间等，并可同时减少阿片类药物的使用剂量。2022年*Intensive Care Medicine*发表的一篇有关右旋美托咪定的重症医学快速实践指南指出，对于人工气道机械通气的成人ICU患者，相较于其他镇静药而言，更建议其使用右旋美托咪定，可以起到包括减少谵妄在内的理想镇静效果。关于右旋美托咪定的新发现和新假说也在过去一年中有不少推进和拓展。

一、抑制交感神经活性

基于右旋美托咪定的前述优点，近年来其在eCASH等强调的以患者为中心的舒适化浅镇静策略或以患者及其家属为中心的人文化滴定式最小剂量镇静策略中得到了广泛的推广。因为右旋美托咪定具有抑制交感神经活性的独特作用靶点，使临床逐渐形成了一种“以右旋美托咪定为基础的镇静策略”，用以降低重症患者的交感应激水平，从而减少不良预后。重症疾病是交感神经系统的强有力刺激，患者的过度交感应激不仅会加重原有的重症疾病，还能作为关键的中间环节引起全身免疫抑制及其他多器官功能的损害。因此，抗交感应激可以作为一项基础治疗，来辅助维持多器官稳态、减轻机体代谢负荷、遏制造成不良预后的恶性循环。

然而从理论到临床真实世界往往有差距。一项回顾性研究表明，右旋美托咪定在高血压患者脑出血术后的镇静和脑保护方面优于咪达唑仑，可能与其具有抗交感、降低炎症介质和神经内分泌激素的释放等作用有关。使用右旋美托咪定的高血压脑出血患者，血浆中儿茶酚胺可减少，人可溶性蛋白-100和神经元特异性烯醇化酶等脑损伤标志物水平更低，说明右旋美托咪定在抗交感和脑保护方面发挥了更有益的作用。近期，由北京天坛医院、宣武医院在内的多家国内医院联合公布了一项多中心随机对照双盲试验方案（DEPOD研究），旨在研究预防性使用低剂量右旋美托咪定对脑肿瘤颅内手术后入住ICU的成年患者术后谵妄发生率的影响。研究计划入组1140例 患者（每组570例），将验证右旋美托咪定用于神经重症患者中的临床效用。

有些大型重症人群临床研究（如PRODEX、MENDS 2、SPICE Ⅲ等）发现，使用右旋美托咪定在最终降低患者死亡率方面并没有明显的优势，仅与心脏手术患者术后死亡率轻微降低相关。以上研究人群主要来自脓毒血症等综合重症患者，并且均将神经重症患者排除在外。理论上，抗交感是避免脓毒血症患者进展为多器官功能不全的治疗作用点之一，因此，在总体分析为阴性结果之后，还应进行机制更为细化的针对性人群研究来获取更好的临床证据。

二、对体温的影响

来自目前最大样本的77项随机试验的meta分析报道，右旋美托咪定由于抗交感神经活性的药理作用，最高可使患者心动过缓的风险增加6%，低血压风险增加4%，因此，在临床应用中这2项不良反应是关注的重点。据传统抗交感理论，患者代谢的降低往往会伴随体温的下降，因为产热过程主要受交感-肾上腺系统及甲状腺激素等因素的控制，交感神经活性降低会使骨骼肌、胃肠道等内脏器官的产热下降，然而体温的调节是复杂的神经内分泌系统，同样的抗交感神经活性作用可以在散热过程中使皮肤血流量增加、散热上升。因此，交感神经系统对体温的影响不能脱离生物的环境温度、体温中枢的设定等互动平衡的综合条件来讨论。

正因为体温调节的复杂性，目前动物和人类研究中均未得出较为明确或统一的结论。最近一项SPICE Ⅲ研究的事后分析对703例人工气道机械通气的成人ICU患者数据进行了研究，结果显示，早期使用右旋美托咪定进行镇静治疗可能会诱发高热，因此，临床医师评估不明原因的体温升高时，应将右旋美托咪定的使用视为潜在的原因。由于高热往往是造成重症患者预后不良的因素之一，该研究结果引起了临床医师的广泛关注。

但右旋美托咪定干扰体温调节的机制仍然不清楚。已有一些文献表明，右旋美托咪定和其他一些α_2受体激动剂可促进动物和人类体温过低并改变颤抖阈值。在动物中，当α_{2A}肾上腺素能受体失活时，右旋美托咪定的低温作用减弱。基因多态性、药物相互作用及α_{2A}受体的选择性丧失都可能与右旋美托咪定诱导的高热的发生有关。因此，右旋美托咪定对体温的影响可能体现在中枢设定、产热过程及散热过程等多个作用点上。虽然右旋美托咪定的具体作用机制仍有待进一步探讨，但这项研究提供了右旋美托咪定与体温之间关系的第一个随机对照试验数据，提示右旋美托咪定的使用情况与体温升高之间有高度潜在的重要相关关系。然而不足之处也很明显，温度数据并不是每例SPICE Ⅲ患者都有，其只占SPICE Ⅲ研究样本量的17.7%，因此，检验这些温度变化对患者总体临床预后的效力不足。另外，由于右旋美托咪定的使用降低了丙泊酚的平均需求量，因此，不能排除体温差异的可能性可部分归因于其他镇痛镇静药物剂量的差异。其他影响因素（包括开放标签试验的方法学、非甾体抗炎药的使用、静脉血栓的形成、输血反应等）都需要在将来的研究中加以讨论。

值得一提的是，体温升高常见于脑损伤患者，但如前所述，SPICE Ⅲ排除了脑损伤患者，尚不能确定该患者人群是否存在右旋美托咪定诱导的高热风险，因此，仍然需要降低干扰因素对不同风险人群进行针对性的验证。

三、对不同人群的影响

虽然PRODEX、MENDS 2、SPICE Ⅲ等大型临床研究未能得出右旋美托咪定的总体明显统计学优势，但在一些不同人群的亚组分析中已显示出获益倾向，这与临床真实世界中应对患者采取个体化治疗措施的理念是相吻合的。因此，近年来右旋美托咪定的研究人群越来越具体化、针对化。

近期，Anaesthesia发表的研究显示，对心脏手术患者在围手术期给予右旋美托咪定治疗，谵妄的发生率显著降低。这项前瞻性、随机、双盲安慰剂对照多中心试验的纳入标准为年龄≥60岁、重大择期心脏手术（冠状动脉搭桥手术，左心室射血分数≥30%）或重大腹部手术（如胰腺、肝、胃、肠等器官手术）的患者。结果显示，与安慰剂相比，在围手术期使用右旋美托咪定，患者术后谵妄的比例从44%显著降低到18%。因此，在精细选定的高危患者中，围手术期应使用右旋美托咪定似乎是一种可以有效减少术后谵妄的安全有效的方法。

另外一项对SPICE Ⅲ研究的二次分析也发现，早期使用右旋美托咪定对65岁以上的机械通气危重患者，以及有手术诊断的年龄范围更广泛的患者进行镇静，死亡率极有可能降低，相反，非手术诊断的年轻患者死亡率较高，因此，该研究不建议对结论范围之外的患者早期使用右旋美托咪定。该研究同样提示根据患者种类和疾病风险高低进行筛选并采取个体化治疗策略的必要性。

既往有些非高度选择性重症人群的大型研究（如镇静领域最大的临床试验SPICE Ⅲ研究，在8

个不同健康水平国家的 74 个 ICU 中进行，几乎完成了所有病例 90 天的随访）虽然总体结果没有阳性发现，但因其数据为大样本且多为高质量研究，很多研究者反复筛选患者亚组来进行二次分析，期待这些研究能得到更有针对性的结论。由于二次分析中具体人群的亚组分类并不是原始研究在纳入病例时就定义的，因此，分析结果发生Ⅰ型和Ⅱ型错误的概率相对较高。尽管采用了严格的统计学方法来减少这些错误发生的概率，但仍然需要像前述心脏手术患者的随机对照试验一样，开展事先设计好的、更严谨纳入针对性人群的前瞻性研究来证实这些发现，以便更好地为临床提供更精细的高质量证据，从而指导个体化治疗。

（四川大学华西天府医院　康　焰）

参考文献

[1] WEERINK M, STRUYS M, HANNIVOORT L N, et al. Clinical pharmacokinetics and pharmacodynamics of dexmedetomidine [J]. Clin Pharmacokinet, 2017, 56: 893-913.

[2] MØLLER M H, ALHAZZANI W, LEWIS K, et al. Use of dexmedetomidine for sedation in mechanically venti-lated adult ICU patients: a rapid practice guideline [J]. Intensive Care Med, 2022, 48: 801.

[3] GONG W, ZHANG S, LI X, et al. Dexmedetomidine is superior to midazolam for sedation and cerebral protection in postoperative hypertensive intracerebral hemorrhage patients: a retrospective study [J]. J Int Med Res, 2020, 48(9): 300060520957554.

[4] HE X, CHENG K M, ZHANG L, et al. Dexmedetomidine for the prevention of postoperative delirium in patients after intracranial operation for brain tumours (DEPOD study): a study protocol and statistical plan for a multicentre randomised controlled trial [J]. BMJ Open. 2020, 10(11): e040939.

[5] LEWIS K, ALSHAMSI F, CARAYANNOPOULOS K L, et al. Dexmedetomidine vs other sedatives in critically ill mechanically ventilated adults: a systematic review and meta-analysis of randomized trials [J]. Intensive Care Med, 2022, 48: 811.

[6] GRAYSON K E, BAILEY M, BALACHANDRAN M, et al. The effect of early sedation with dexmedetomidine on body temperature in critically ill patients [J]. Crit Care Med, 2021, 49(7): 1118-1128.

[7] HUGHES C G, MAILLOUX P T, DEVLIN J W, et al. Dexmedetomidine or propofol for sedation in mechanically ventilated adults with sepsis [J]. N Engl J Med, 2021, 384: 1424.

[8] GRAYSON K E, BAILEY M, BALACHANDRAN M, et al. The effect of peri-operative dexmedetomidine on the incidence of postoperative delirium in cardiac and non-cardiac surgical patients: a randomised, double-blind placebo-controlled trial [J]. Anaesthesia, 2021, 76(10): 1342-1351.

[9] SHEHABI Y, SERPA NETO A, HOWE B D, et al. Early sedation with dexmedetomidine in ventilated critically ill patients and heterogeneity of treatment effect in the SPICE III randomised controlled trial [J]. Intensive Care Med, 2021, 47(4): 455-466.

第六节　脑电图应用于重症监护病房镇静中的价值——从脑电图的应用共识到研究进展

镇静治疗是重症监护病房（intensive care unit，ICU）最重要的治疗手段之一。合适的镇静治疗可以减轻患者的痛苦，降低患者的应激水平，避免治疗中的不适体验，为其他治疗提供辅助，尤其对于重症患者具有器官保护作用。使用适宜的镇静药物、摸索最佳镇静策略、制定合理的镇静目标、完善镇静相关监测并进行结合谵妄的综合管理，是重症治疗应重点关注的内容。目前常用的镇静方案强调最小化镇静及最大化人文关怀等内容，以达到避免过度镇静和镇静不足的伤害效应。过度镇静可导致患者的恢复时间延长及谵妄的发生，而谵妄与患者的认知缺陷和预后恶化有关；镇静不足可导致躁动、潜在的自残自伤、不愉快的回忆及创伤后应激障碍。传统对镇静深度的评估多使用已验证的量表对患者进行周期性的行为评估。但是这些评估手段多为主观性的，仅能间断进行而非实时监测，可能为治疗带来诸多不可控因素。脑电图监测可对术中及术后患者进行麻醉深度的监测，在临床有着较广泛的应用，但其对重症患者镇静的价值尚不明确。本文旨在综述脑电图监测在重症患者镇静中的应用现状和研究进展。

一、脑电图应用于重症监护病房患者镇静深度监测的现状

脑电图在镇静深度监测中的应用理念起源于麻醉深度监测的相关研究。早期研究发现，应用脑电双相指数（bispectral index，BIS）、状态熵（state entropy，SE）等对患者进行麻醉深度监测时，其与镇静评分的一致性较好。值得注意的是，迄今为止，在 ICU 内监测患者镇静状态时，由于这些方法与各种镇静状态评估量表评分之间的一致性较差，并未广泛应用于 ICU 患者镇静程度的监测中，这与 ICU 内疾病异质性、镇静药物引起的脑电变化不一致、人为干扰及 ICU 内神经重症患者大脑病变不均一性带来的患者间差异较大等因素有关。

尽管如此，仍有多位学者尝试开发基于单项脑电图监测指标的针对 ICU 内患者镇静程度的评估工具，如患者状态指数（patient sedation index，PSI）、光谱熵指数（spectroscopic entropy，SE）等工具在针对某些特定药物的监测中取得了一定的效果。PSI 是将脑电信号通过伪差抑制后，使用高分辨率多通道的算法计算出来的监测患者镇静状态的评估工具，其与观察者警觉 / 镇静评估量表（OAA/S）或 Richmond 躁动 - 镇静评分（Richmond agitation-sedation scale，RASS）具有较好的一致性。Flinspach 等使用 PSI 监测新型冠状病毒感染患者的镇静程度，发现丙泊酚、咪达唑仑、右美托咪定等药物的镇静剂量与 RASS 评分显著相关。但是研究者也同样发现，RASS 评分与确定的 PSI 之间有明显的差异，这可能与患者存在不同程度的神经系统炎症反应有关，也可能与镇静药物引起的脑电频谱改变的不一致有关。例如，丙泊酚可诱发显著额叶 α 波活跃，而右美托咪定可诱发类似自然睡眠的纺锤波，单独接受丙泊酚患者的脑电图呈现具有更高慢波功率的特征，同时使用丙泊酚和右美托咪定会导致脑电频率极度减慢（0.1～1.0Hz）及 δ 活跃模式。

因此，目前通过脑电图对患者镇静程度的监测主要集中于术中和术后患者的麻醉深度方面。因

为镇静药物相对固定，全脑受抑制的程度相对一致，因此，脑电指标可以保持与实际镇静程度较好的一致性。然而，重症患者因疾病异质性、大脑潜在的不均一性等诸多干扰因素的存在，影响了通过脑电图评估其镇静程度措施的实施，因此，基于单项脑电图监测指标的针对 ICU 内患者镇静程度的评估工具尚待进一步研究来验证。

二、新型脑电图监测指标及人工智能模型可能有助于滴定重症患者的镇静深度

尽管直接使用脑电图监测指标判断 ICU 内患者镇静深度的可靠性欠佳，但仍有多位学者借助新型脑电指标开展了常识性的工作。例如，Walsh 等使用光谱熵评估 ICU 内患者的镇静程度，并使用 Ramsay 量表进行意识水平的校验。该研究对 475 例患者的光谱熵进行评价后发现，尽管随着镇静深度的增加，患者的光谱熵有所下降，但是患者之间的差异极大，而当患者存在面部肌肉活动的时候，光谱熵受到极大的干扰而变得不再可信，因此，研究者认为仅凭额叶脑电图的光谱熵不能充分区分 ICU 患者的镇静状态。Deogaonkar 等在原发性脑损伤患者中，针对脑电双频指数体验版（bispect ral index experience，BIS-xp）评分和传统的脑电双频指数（bispect ral index ，BIS）评分使用了 RASS 评分、Riker 评分和格拉斯哥昏迷评分法（Glasgow coma scale，GCS）进行了比较。研究显示，传统的 BIS 评分表现出与 3 种镇静评分较弱的相关性，新的 BIS-xp 评分与 RASS 评分、Riker 评分和 GCS 评分的相关性较好，这可能与重症神经患者大脑损伤的不均一性有关，传统 BIS 评分仅能针对患者的单侧前额叶进行评估，而 BIS-xp 评分扩展了导联的数量，从而可以监测更大面积的脑叶而提升监测精度。但此项研究结论未得到其他研究的证实，这在一定程度上反映了 BIS 在评价 ICU 患者镇静程度上的局限性。West 等使用 WAVCNS index 对 15 例使用丙泊酚的患者进行镇静程度的评估，发现其与 RASS 评分一致性较好，并且可以判断患者是否存在镇静过深的问题。需要注意的是，该项研究仅探讨了丙泊酚镇静的患者，其结论可能在使用其他镇静药的患者身上不具有普适性。Michalak 等使用额颞脑电图中的功率谱密度（power spectral density，PSD）评价了 11 例新型冠状病毒感染患者连续 98 天的镇静程度，发现脑电图镇静水平的自动分类准确率为 80%±17%，这也是类似研究中准确率较高的一项。未来的研究需进一步深入发掘该项指标对重症患者镇静程度的指导意义。

考虑到直接使用单项脑电图监测指标判断患者镇静程度的可靠性较差，多位学者开始尝试开发综合多种指标及数学工具而建立的对患者镇静程度的评估数学模型。Zheng 等使用基于自适应权重正则化在线学习方法（adaptive regularization of weights，AROW）对患者的脑电图监测进行建模，并使用 RASS 评分对模型进行反复校准及自适应。经模型自适应学习后，平均准确率为 68.76%，而未经自适应模型的平均准确率为 61.10%。研究者同样发现，在不同镇静药物的影响下，模型的数据稳健性是不同的，在丙泊酚镇静患者身上表现最好。Nagaraj 等使用原子分解（atomic decomposition，AD）的方法分析患者的额叶脑电图监测特征，借此来判断 ICU 患者深度镇静的程度。研究者对来源于患者的连续 20min 的脑电信号进行分析，并使用谱缘频率和光谱熵予以校正，最后发现该模型可以较好地分辨深度镇静（RASS＝－5 分）和清醒状态（RASS＝0 分）的患者，优于谱缘频率和光谱熵，但对于镇静程度不同患者（RASS 为－2～－4 分）的区分度较差。Sun 等尝试使用基于脑电图监测深度学习模型评估患者的意识状态和谵妄程度，但该数学模型的预测结果与实际 RASS 评分之间的一致性仅有 24%，而当放宽 RASS 评分上下浮动 1 分之后，一致性也仅上升到了 70%。研究者分析这可能与

患者病情、脑损伤及镇静药物的脑电反应异质性有关。该研究也从另外一个侧面反映了脑电指标及基于脑电指标的数学模型对患者实际镇静程度进行评估的难度。

三、脑电图监测在重症患者谵妄预测及干预效果中的应用

谵妄是一种急性或亚急性的意识、认知及注意力障碍，通常随时间的变化而波动。谵妄是 ICU 的常见疾病，据报道其在 ICU 的发病率高达 80%。谵妄与较高的死亡率、较长的住院时间、更多的长期认知障碍及费用的增加有关。尽管谵妄的发生频率较高、影响较大，但 ICU 医师对谵妄的认知度较低，尤以“低动力型”谵妄为甚。

与镇静类似，目前对谵妄的评估也多使用行为量表来进行，如 ICU 意识模糊评估法（CAM-ICU）和重症监护谵妄筛查清单（ICDSC），这些量表评分之间的一致性相对较高。然而，这些评估工具存在固有的局限性：①不能持续跟踪患者的状态；②不直接以病理生理改变为基础；③临床评估过程会干扰睡眠。一些既往研究表明，持续跟踪监测意识和谵妄水平对 ICU 预后有积极作用，可能会改善 ICU 患者出院后的预后并降低费用。因此，使用脑电图及基于脑电图监测的数学模型实时持续评估、干预谵妄，也是目前脑电图监测在 ICU 中的应用前景之一。

使用脑电图监测在术后患者中进行实时监测和干预谵妄是可行的，已有多位学者发现了与谵妄相关的较为敏感的脑电图监测指标。在心脏重症领域，Kooi 等总结了 50 余例心胸外科术后患者的脑电图后发现，在谵妄患者脑电图的所有导联中均出现了脑电的变异率增加，但变异率增加的波段有所不同。所有头皮导联 α 波的变异率均明显增加，而 β 波的变异率仅在额叶区域有所增加，δ 波的变异率在额叶、顶叶、枕叶区域明显降低。在所有导联上，谵妄患者脑电的时域复杂性均有明显下降。谵妄患者是否使用氟哌啶醇并不改变脑电图的这一变化特点，谵妄患者脑电图的改变类似于阿尔茨海默病患者的脑电变化。Dellen 等收集并分析了 49 例心脏术后患者的脑电图监测数据，发现患者在出现谵妄时，脑电图表现为 θ 波和 δ 波频率过度减慢，α 波活跃度下降，而使用脑拓扑图分析时，谵妄患者的网络拓扑以较低的 α 频段归一化加权长度路径最短为特征，并且前区 δ 方向性相位滞后指数低于非谵妄患者。研究者据此认为谵妄可能是由于患者颅内出现了抑制性和兴奋性活动之间的不平衡而引起的，并且可能出现了神经网络的链接障碍。另有研究发现，术后谵妄患者的 θ 频带中相对较慢频率的 θ 波的相对功率有所增加，而 α 频带的相对功率减少。Kooi 等描述了 28 例心胸外科手术后谵妄患者的脑电图监测数据，发现谵妄患者闭眼时 F8-Pz 通道的相对 δ 功率增加，这可能是谵妄患者脑电特征的一个敏感因素。

有多项研究着力于针对 ICU 内脓毒症患者发生谵妄时的脑电图监测。Nielsen 等分析了 102 例在 ICU 内出现脓毒症或感染性休克患者的脑电图数据，发现在清醒或轻度镇静的脓毒症患者中，β 波的功率保持不变基本可以排除谵妄发作，而高频段的 β 波受抑制是谵妄发作的敏感指标，δ 波活跃也是谵妄发作的敏感指标，但其敏感性比 β 波的改变要差一些。研究者认为，皮质产生 β 活动需要高能量需求的对生长激素抑制素敏感的中间神经元的参与，而脓毒症影响了能量供应，从而导致神经元失同步，引起 β 波的活动受到抑制，在临床上表现为谵妄发作。因此，脑电高频活动的存在是清醒状态下无谵妄发生的最敏感因素，谵妄发生的特点表现为神经元不同步和高频脑电活动的功率下降。

目前有多项研究尝试使用基于脑电指标的数学模型评估 ICU 内患者是否出现谵妄。如 Sun 等使

用基于脑电图监测信号的卷积和循环神经网络组合的深度学习模型自动评价意识水平和谵妄的发生，其对谵妄预测率的 AUC 为 0.80，灵敏度为 69%，特异度为 83%，达到了较好的评价水平。但此项研究仅针对使用丙泊酚的患者，并且使用 CAM-ICU 评估谵妄仅为 1 次 / 天，不足以反应 ICU 内谵妄发生的真实情况。Sleuwen 等使用基于脑电图监测的机器学习模型构造评分（EEG confusion assessment method severity score，E-CAM-S）来预测谵妄的存在及其严重程度，发现谵妄严重程度与更多的脑电图频率减慢（δ 波成分增加、α 波成分减少）有关，而 E-CAM-S 评分与临床 CAM-S 及院内死亡率均密切相关。

在谵妄的治疗方面，右美托咪定可以通过阻断脑桥蓝斑核释放去甲肾上腺素，导致下丘脑腹侧视前核的肾上腺素能物质输入减少而发挥镇静作用，因而可以作为控制谵妄的药物之一，并在 ICU 内得到应用。在使用右美托咪定镇静的患者中，脑电特点主要有全脑的 δ 波活动增加、枕部 θ 波活动增加、沿中心轴的脑电活动增加、全脑脑电活动减弱及全脑 θ 波和纺锤波的活动增加。这一脑电表现与睡眠时相中的非快速动眼期类似，可能意味着患者得到了深度睡眠，从而减少了睡眠剥夺导致的谵妄的发生。另外，与谵妄相关的病理生理机制包括了炎症级联反应的激活，炎症介质急性释放入血液中，而炎症级联反应和炎症介质水平的升高与谵妄在内的认知功能缺损相关，如白细胞介素 -6 水平与谵妄的发生存在一定的相关性，而睡眠障碍可加重神经系统炎症在内的这一过程。右美托咪定诱导的与生理睡眠状态接近的睡眠状态可能会打断这一过程，从而达到降低谵妄发生的作用。

综上所述，目前脑电图主要用于评价术中及术后患者的镇静程度，最常用的指标包括脑电双相指数、光谱熵及患者状态指数等，这些指标与 RASS 评分的一致性较好。对于 ICU 内其他接受镇静的重症患者来说，由于镇静药物产生的脑电频谱不同、所患疾病引起的大脑的异质性等因素的存在，单纯使用某一脑电指标判断患者镇静程度的评估方式与 RASS 评分的一致性较差。有多个正在开发中的基于脑电图监测的数学模型表现出较好的一致性，但尚需进一步的临床评价来明确。由于谵妄患者存在较为明确的脑电图表现，未来可以通过脑电图监测结果对患者进行合适的干预。

（中南大学湘雅医院　赵春光　张丽娜）

参考文献

[1] VINCENT J L, SHEHABI Y, WALSH T S, et al. Comfort and patient-centred care without excessive sedation: the eCASH concept [J]. Intensive Care Med, 2016, 42(6): 962-971.

[2] JULIANA B, FRASER G L, KATHLEEN P, et al. Clinical practice guidelines for the management of pain, agitation, and delirium in adult patients in the intensive care unit: Executive summary [J]. Am J Health Syst Pharm, 2013, 70(1): 53-58.

[3] FREEDMAN N S, KOTZER N, SCHWAB R J. Patient perception of sleep quality and etiology of sleep disruption in the intensive care unit [J]. Am J Respir Crit Care Med, 1999, 159(4 Pt 1): 1155.

[4] GARRETT K M. Best practices for managing pain, sedation, and delirium in the mechanically ventilated patient [J]. Crit Care Nurs Clin North Am, 2016, 28(4): 437-450.

[5] LEBLANC J M , DASTA J F, KANE-GILL S L. Role

of the bispectral index in sedation monitoring in the ICU [J]. Ann Pharmacother, 2006, 40(3): 490-500.

[6] FLINSPACH A N, ZINN S, ZACHAROWSKI K, et al. Electroencephalogram-Based Evaluation of Impaired Sedation in Patients with Moderate to Severe COVID-19 ARDS [J]. J Clin Med, 2022, 11(12): 3494.

[7] OLUWASEUN A, SEONG-EUN K, RAFAEL V, et al. Spatiotemporal dynamics of dexmedetomidine-induced electroencephalogram oscillations [J]. Plos One, 2016, 11(10): e0163431.

[8] WALSH T S, RAMSAY P, LAPINLAMPI T P, et al. An assessment of the validity of spectral entropy as ameasure of sedation statein mechanically ventilated critically ill patients [J]. Intensive Care Medicine, 2008, 34(2): 308-315.

[9] DEOGAONKAR A, GUPTA R, DEGEORGIA M, et al. Bispectral Index monitoring correlates with sedation scales in brain-injured patients [J]. Crit Care Med, 2004, 32(12): 2403-2406.

[10] WEST N, MCBETH P B, BRODIE S M, et al. Feasibility of continuous sedation monitoring in critically ill intensive care unit patients using the NeuroSENSE WAVCNS index [J]. Clin Monit Comput, 2018, 32(6): 1081-1091.

[11] MICHALAK A J, MENDIRATTA A, ELISEYEV A, et al. Frontotemporal EEG to guide sedation in COVID-19 related acute respiratory distress syndrome [J]. Clin Neurophysiol, 2021, 132(3): 730-736.

[12] ZHENG W L, SUN H, AKEJU O, et al. Adaptive sedation monitoring from EEG in ICU patients with online learning [J]. IEEE Trans Biomed Eng, 2020, 67(6): 1696-1706.

[13] NAGARAJ S B, MCCLAIN L M, BOYLE E J, et al. Elec-troencephalogram based detection of deep sedation in ICU patients using atomic decomposition [J]. IEEE Trans Biomed Eng, 2018, 65(12): 2684-2691.

[14] Sun H, Kimchi E, Akeju O, et al. Automated tracking of level of consciousness and delirium in critical illness using deep learning [J]. NPJ Digit Med, 2019, 2 89.

[15] BRUMMEL N E, VASILEVSKIS E E, HAN J H, et al. Imple-menting delirium screening in the ICU [J]. Crit Care Med, 2013, 41(9): 2196-2208.

[16] SHEHABI Y, RIKER R R, BOKESCH P M, et al. Delirium duration and mortality in lightly sedated, mechanically ventilated intensive care patients [J]. Crit Care Med, 2010, 38(12): 2311-2318.

[17] SACKEY P V. Frontal EEG for intensive care unit sedation: treating numbers or patients? [J]. Crit Care, 2008, 12(5): 186.

[18] VAN DER KOOI A W, SLOOTER A J, VAN HET KLOOSTER M A, et al. EEG in delirium: increased spectral variability and decreased complexity [J]. Clin Neurophysiol, 2014, 125(10): 2137-2139.

[19] VAN DELLEN E, VAN DER KOOI A W, NUMAN T, et al. Decreased functional connectivity and disturbed direc-tionality of information flow in the electroe-ncephalography of intensive care unitpatients with delirium after cardiac surgery [J]. Anesthesiology, 2014, 121(2): 328-335.

[20] YOUNG G B, MANTIA J. Continuous EEG moni-toring in the intensive care unit [J]. Handb Clin Neurol, 2017, 140: 107-116.

[21] VAN DER KOOI A W, LEIJTEN F S, VAN DER WEKKEN R J, et al. What are theopportunities for EEG-based monitoring of delirium in the ICU? [J]. J Neuropsychiatry Clin Neurosci, 2012, 24(4): 472-477.

[22] NIELSEN R M, URDANIBIA-CENTELLES O, VEDEL-LARSEN E, et al. Continuous EEG Moni-toring in a Consecutive Patient Cohort with Sepsis and Delirium [J]. Neuro-critical Care, 2019, 32(9): 1-10.

[23] HANIDZIAR D, WESTOVER M B. Monitoring of sedation in mechanically ventilated patients using

remote tech-nology [J]. Curr Opin Crit Care, 2022, 8(3): 360-366.

[24] VAN SLEUWEN M, SUN H, ECKHARDT C, et al. Phy-siological assessment of & delirium severity: the elec-troencephalographic confusion assessment method severity score (E-CAM-S) [J]. Crit Care Med, 2022, 50: e11-e19.

[25] NACIFCOELHO C, CORREASALES C, CHANG LL, et al. Perturbation of ion channel conductance alters the hypnotic response to the alpha 2-adrenergic agonist dexmedetomidine in the locus coeruleus of the rat [J]. Anesthesiology, 1994, 81(6): 1527.

[26] INGIOSI A M, OPP M R, KRUEGER J M. Sleep and immune function: glial contributions and consequences of aging [J]. Curr Opin Neurobiol, 2013, 23(5): 806-811.

第十章　重 症 消 化

第一节　感染性坏死性胰腺炎穿刺引流的时机：早期未必获益

感染性坏死性胰腺炎（infected pancreatic necrosis，IPN）是继发于急性坏死性胰腺炎的严重并发症，相关死亡率为20%～30%，是急性胰腺炎患者转入重症监护病房（intensive care unit，ICU）治疗的主要原因之一。目前临床以“step-up”策略作为主要的治疗模式，即首选在影像学技术引导下对患者行经皮穿刺置管引流（percutaneous catheter drainage，PCD）或在内镜引导下穿刺引流，对引流效果不佳的患者进一步行外科清创及开腹手术。穿刺引流作为启动“step-up”策略的第一步，其时机不仅会影响后续的治疗，也会影响患者的出院时间及预后，目前在这一方面还存在比较大的争议。

大部分关于急性胰腺炎的指南（包括美国胃肠病学会发布的《急性胰腺炎管理指南2013年版》、欧洲胃肠内镜学会2018年发布的《急性坏死性胰腺炎内镜治疗指南》等）均推荐将穿刺置管引流延迟至感染性坏死形成囊性包裹，这通常需要4周时间。延迟引流的理由首先是为了预防并发症，早期进行手术干预可能会导致坏死组织与正常组织分界不清，使清创不彻底，易损伤正常胰腺组织、血管及其他脏器，容易发生致命性大出血、肠瘘等严重并发症。但这个理由源于通过开放手术切除坏死性胰腺炎的时代，对于微创干预来说，理论上安全的导管引流可能不需要包裹性坏死的形成。延迟引流另一个重要的益处是，对肠源性细菌有效，而且可透入胰腺的抗生素（如碳青霉烯类、喹诺酮类、甲硝唑及高剂量头孢菌素等）的使用可能会使患者免于侵入性干预。但有些学者认为，如果拖延太久可能会导致抗生素使用时间过长，并有产生微生物耐药的风险。2019年美国胃肠病学会发布的针对胰腺坏死的临床实践更新中提出，对于早期急性期（<2周）并发感染或存在有症状的坏死物聚集的患者，应考虑经皮穿刺置管引流。一项对胰腺专科医师进行的国际性调查显示，45%的被调查者认为，患者一旦被诊断为胰腺炎继发感染和胰周坏死，应立即对其进行导管引流。综上所述，医学界对于感染性坏死性胰腺炎穿刺引流的时机仍未达成共识。

2015年8月，荷兰SAP工作组注册了POINTER试验，该试验是一项多中心随机对照试验，旨在比较早期和延期引流对IPN患者预后的影响。该工作组将患者随机分为早期引流组（一旦诊断为IPN后24h内立即引流）和延迟引流组（引流推迟到包裹性坏死形成阶段）。该研究的主要终点事件是综合并发症指数的评分，该指数包括试验过程中及6个月随访过程中所有的并发症，分值为0～100分，分数越高代表并发症越严重；次要终点事件是死亡。综合并发症包括新发器官衰竭、介入出血、内脏器官穿孔导致介入、肠外瘘、胰瘘等，评估指标还包括手术、内镜和放射干预的总数，以及总住院时长、ICU住院时间及住院总费用。研究共纳入104例患者，55例被随机分配到早期引流组，49 例被分配到延迟引流组。早期引流组综合并发症指数平均分为 57 分，延迟引流组综合并发症指数平均分为 58 分（*MD* −1，95%*CI* −12～10，*P*=0.90）。早期引流组的死亡率为 13%，延迟引流组的死亡率为 10%（*RR* 1.25，95%*CI* 0.42～3.68）。早期引流组的平均有创干预次数为 4.4 次，而延迟引流组为 2.6 次（*MD* 1.8，95%*CI* 0.6～3.0）。延迟引流组中有 19 例（39%）患者采用抗生素保守治疗，无须引流，且最终有 17 例患者存活。该研究提示，两组不良事件的发生率相似，在 IPN 患者的并发症方面，该试验并未发现早期引流优于延迟引流，且随机分配到早期引流组的患者接受了更多的有创干预。早期引流组的死亡率、住院时间均高于延期引流组。

2018 年发表的一项涉及 193 例坏死性胰腺炎患者的回顾性研究评估了以内镜腔内引流为中心的“step-up”策略的早期治疗组（76 例患者在发病后 4 周内接受内镜腔内引流治疗）和延迟治疗组（117 例患者在发病 4 周后接受内镜腔内引流治疗）在治疗效果上的差别。结果显示，两组患者并发症的发生率相似，但早期干预组的患者拥有更长的住院时间及 ICU 住院时间，死亡率也较延迟治疗组高（13% *vs.* 4%，*P*=0.02），且后续需开放性坏死清创的概率也较延迟治疗组高（7% *vs.* 1%，*P*=0.03）。另一项回顾性研究比较了 38 例接受内镜腔内引流患者的治疗效果（19 例在发病后 4 周内接受内镜腔内引流治疗，19 例在发病后 4 周后接受内镜腔内引流治疗）。结果显示，在发病后 4 周内接受内镜腔内引流治疗的患者比发病后 4 周及以上才接受内镜腔内引流治疗患者的住院时间更长（中位时间 26 天 *vs.* 6 天，*P*<0.01），但死亡率没有差异。早期干预组与晚期干预对照组不良事件的发生率也没有显著差异。然而，这两项研究都采用了回顾性的非随机设计，混杂因素较多，无法确切地说明引流时机与患者预后之间存在直接关系。

在一项荟萃分析中，研究人员搜索了 PubMed、Embase、MEDLINE 及 Web of Science 数据库以寻找合适的符合纳排标准的研究文献，主要观察结果是住院死亡率，次要观察结果是住院期间并发症的发生率，包括新发器官衰竭、胃肠道瘘或穿孔、出血、住院时间或 ICU 住院时间等。本项荟萃分析共纳入 7 项临床研究，共有 742 例 IPN 患者需要干预，其中 321 例接受早期干预，421 例接受延迟干预。荟萃分析的结果表明，早期微创干预不会增加住院死亡率（*OR* 1.65，95%*CI* 0.97～2.81，*P*=0.06），但与显著延长住院时间及增加胃肠道瘘发生率有关。

综上所述，对 IPN 患者进行早期穿刺引流并不能缩短患者的住院时间，甚至可能增加死亡风险及并发症的发生率，因而可能并非最好的时机。关于 IPN 患者穿刺引流时机的选择还需要进行更加严谨的临床研究来验证，以确定最佳干预时机或针对单个患者的最佳干预时机。

（哈尔滨医科大学附属第一医院　赵鸣雁）

参考文献

[1] TRIKUDANATHAN G, WOLBRINK D R J, VAN SANTVOORT H C, et al. Current concepts in severe acute and necrotizing pancreatitis: an evidencebased approach [J]. Gastroenterology, 2019, 156(7): 1994-2007.

[2] WOLBRINK D R J, KOLWIJCK E, TEN OEVER J, et al. Management of infected pancreatic necrosis in the intensive care unit: a narrative review [J]. Clin

Microbiol Infect, 2020, 26(1): 18-25.

[3] VAN SANTVOORT H C, BESSELINK M G, BAKKER O J, et al. A step-up approach or open necrosectomy for necrotizing pancreatitis [J]. N Engl J Med, 2010, 362(16): 1491-1502.

[4] LI A, CAO F, LI J, et al. Step-up mini-invasive surgery for infected pancreatic necrosis: Results from prospective cohort study [J]. Pancreatology, 2016, 16(4): 508-514.

[5] TENNER S, BAILLIE J, DEWITT J, et al. American college of gastroenterology guideline: management of acute pancreatitis [J]. Am J Gastroenterol, 2013, 108(9): 1400-1416.

[6] WORKING GROUP IAPAPAAPG. IAP/APA evidence-based guidelines for the management of acute pancreatitis [J]. Pancreatology, 2013, 13(4 Suppl 2): 1-15.

[7] ARVANITAKIS M, DUMONCEAU J M, ALBERT J, et al. Endoscopic management of acute necrotizing pancreatitis: European Society of Gastrointestinal Endoscopy (ESGE) evidence-based multidisciplinary guidelines [J]. Endoscopy, 2018, 50(5): 524-546.

[8] 苗毅，黄东亚，李强，等. 从“step-up”到“step-jump”——感染坏死性胰腺炎“跨阶梯”治疗［J］. 中国实用外科杂志，2020，40（11）：1251-1254.

[9] VAN SANTVOORT H C, BAKKER O J, BOLLEN T L, et al. A conservative and minimally invasive approach to necrotizing pancreatitis improves outcome [J]. Gastroenterology, 2011, 141(4): 1254-1263.

[10] MOULI V P, SREENIVAS V, GARG P K. Efficacy of conservative treatment, without necrosectomy, for infected pancreatic necrosis: a systematic review and meta-analysis [J]. Gastroenterology, 2013, 144(2): 333-340.

[11] VILLATORO E, MULLA M, LARVIN M. Antibiotic therapy for prophylaxis against infection of pancreatic necrosis in acute pancreatitis [J]. Cochrane Database Syst Rev, 2010(5): CD002941.

[12] BESSELINK M G, VERWER T J, SCHOENMAECKERS E J, et al. Timing of surgical intervention in necrotizing pancreatitis [J]. Arch Surg, 2007, 142(12): 1194-1201.

[13] BARON T H, DIMAIO C J, WANG A Y, et al. American Gastroenterological Association Clinical Practice Update: management of pancreatic necrosis [J]. Gastroenterology, 2020, 158(1): 67-75.

[14] VAN GRINSVEN J, VAN BRUNSCHOT S, BAKKER O J, et al. Diagnostic strategy and timing of intervention in infected necrotizing pancreatitis: an international expert survey and case vignette study [J]. HPB (Oxford), 2016, 18(1): 49-56.

[15] BOXHOORN L, VAN DIJK S M, VAN GRINSVEN J, et al. Immediate versus Postponed Intervention for Infected Necrotizing Pancreatitis [J]. N Engl J Med, 2021, 385(15): 1372-1381.

[16] TRIKUDANATHAN G, TAWFIK P, AMATEAU S K, et al. Early (<4 Weeks) Versus Standard (>/=4 Weeks) Endoscopically Centered Step-Up Interventions for Necrotizing Pancreatitis [J]. Am J Gastroenterol, 2018, 113(10): 1550-1558.

[17] OBLIZAJEK N, TAKAHASHI N, AGAYEVA S, et al. Outcomes of early endoscopic intervention for pancreatic necrotic collections: a matched case-control study [J]. Gastrointest Endosc, 2020, 91(6): 1303-1309.

[18] GAO L, ZHANG H, LI G, et al. The clinical outcome from early versus delayed minimally invasive intervention for infected pancreatic necrosis: a systematic review and meta-analysis [J]. J Gastroenterol, 2022, 57(6): 397-406.

第二节　关注院外心搏骤停后胃肠道缺血性损伤

院外心搏骤停（out-of-hospital sudden cardiac arrest，OHCA）作为威胁人类健康的主要杀手，是导致成年人死亡的主要原因之一。中国每年发生心源性猝死的人数为54.4万例，其中70%发生在院外。通常情况下，心搏骤停后临床往往更多关注病因、循环、呼吸及神经功能的监测和治疗，而对胃肠道损伤的关注度不足。事实上，胃肠道作为人体最大的“细菌储存库”和“内毒素库”，是心搏骤停后影响最早和最严重的器官之一。胃肠功能不仅反映危重症患者的病情严重程度，还与患者的预后密切相关。心搏骤停后，胃肠道会出现缺血再灌注损伤、促炎因子分泌及黏膜屏障受损等一系列病理生理改变，从而导致细菌和内毒素移位，诱发多器官功能障碍。

一、心搏骤停后胃肠道缺血性损伤的发病现状及结局

心搏骤停后胃肠道缺血性损伤症状并不典型，非闭塞性肠系膜缺血（non-occlusive mesenteric ischemia，NOMI）作为心搏骤停后胃肠道缺血性损伤的特殊类型，通常发生在低心排的患者身上。2项回顾性研究筛查了心搏骤停后患者NOMI的发生情况，结果显示，不到5%的患者出现了NOMI。NOMI的发生率较低，诊断较困难，而透壁性肠坏死作为胃肠道缺血性损伤最严重的类型，其发生率更低，因此，胃肠道缺血性损伤的真实发生率尚不明确。

法国重症监护病房（intensive care unit，ICU）中一项回顾性研究资料显示，在发生OHCA后存活48h以上的130例患者中，有78例（60%）患者表现出肠道功能障碍和/或病变的早期临床症状，有36例（27.7%）患者接受了肠道内镜检查。结果显示，所有病例均有内镜下的病变，有15例出现了消化道出血且需要干预，有5例出现了坏死性病变，提示出血和/或坏死性病变的发生与心搏骤停患者的初始心脏节律、较高的简化急性生理学评分Ⅱ分值及肾上腺素剂量有关。

另一项前瞻性、多中心、观察性队列研究进一步探讨了OHCA发生后上消化道缺血性病变的发生率，并分析了心搏骤停后器官衰竭的危险因素。该研究纳入2014年11月1日至2018年11月30日在法国和比利时9个ICU收治的214例院外心搏骤停复苏后存活＞48h的患者，超过50%的患者有上消化道缺血性损伤，几乎1/4有严重的病变（溃疡或坏死）。多变量分析观察到在心肺复苏期间给予患者较高剂量的肾上腺素与上消化道缺血性损伤的发生独立相关。与无或中度缺血性病变的患者相比，有严重病变的患者在ICU住院期间的器官衰竭评分更高，ICU死亡率更高，出院时神经系统预后良好的可能性更低。无灌注或低灌注的时间理论上与缺血性胃肠损伤相关，但相关文献并未得到统计学意义，笔者分析可能是复苏时间较长的患者代表性不足（48h内死亡或不再接受机械通气）的原因。因此，后续还需要进一步的分层分析，以探讨心搏骤停后缺血性胃肠损伤的危险因素。

二、心搏骤停后胃肠道缺血性损伤的可能机制

心搏骤停后胃肠道缺血性损伤的发病机制复杂，缺血再灌注损伤（ischemia reperfusion injury，

I/R）是造成急性胃肠损伤的主要原因。肠 I/R 引起的非特异性损伤使多种炎症细胞因子水平升高，吸引多形核白细胞、肥大细胞等进入肠壁，导致肠上皮细胞凋亡、肠通透性增高、肠屏障功能障碍，引起多器官功能障碍综合征及死亡。因此，细胞凋亡和炎症紊乱是 I/R 诱导的肠损伤的主要发病机制。多种信号通路激活调控凋亡相关分子，直接或间接激活 pro-capase-3 及一系列相关蛋白，诱导肠上皮细胞异常凋亡，最终引起肠黏膜损伤。另外，肠黏膜受损会导致细胞膜结构破坏、线粒体损伤及离子相关泵功能障碍，导致细胞内 Ca^{2+}浓度显著上升，加重细胞结构的破坏。胃肠缺血再灌注时，会产生大量的氧自由基，引起脂质过氧化反应，直接或间接攻击相关 DNA，使蛋白质变性、酶失活，造成肠黏膜屏障功能损害。钙超载与氧自由基的生成又互为因果，形成恶性循环，共同促进细胞凋亡，进一步破坏肠上皮细胞的完整性。由于肠上皮细胞完整性被破坏及肠黏膜通透性增加等因素的存在，导致细菌、内毒素等代谢产物迅速移位至浆膜及循环系统中，从而引发内毒素血症乃至全身炎症反应综合征。

三、心搏骤停后胃肠道缺血性损伤的监测与评估

心搏骤停后胃肠道缺血性损伤属于继发性急性胃肠功能障碍。目前缺乏对心肺复苏后缺血性胃肠损伤的具体定义及评估标准。2012 年欧洲重症监护医学会对急性胃肠损伤（acute gastrointestinal injury，AGI）的定义："危重症患者因诸如脓毒症休克、严重创伤及心搏骤停等急性疾病而引发的急性胃肠功能障碍。"根据临床表现，可将 AGI 分为 4 级：Ⅰ级是一个自限性阶段，但进展为胃肠功能障碍或衰竭的风险较大；Ⅱ级（胃肠功能紊乱）需要干预措施来重建胃肠道功能；Ⅲ级（胃肠功能衰竭）指胃肠功能经干预处理后不能恢复；Ⅳ级指急剧出现的并立即威胁到生命的胃肠功能衰竭。由于对胃肠功能的临床评估主观性较强，有研究提出可以采用改进的胃肠功能障碍评分标准（gastrointestinal dysfunction score，GIDS），当然可以加入更客观的评价指标（如胃残留量和腹腔内压）。

胃肠功能障碍的监测是识别早期胃肠缺血性损伤的重要手段，也是胃肠功能损伤后评估治疗效果的重要途径。临床常通过以下指标来评估胃肠损伤的情况。

1．临床症状评估　常见的消化道症状与体征包括恶心、呕吐、腹痛、腹胀、腹泻、胃肠道出血、胃潴留等。研究表明，胃肠道症状和体征数量越多，重症患者的死亡风险越高。虽然临床症状评估极为重要，但由于缺乏公认的评分系统，难以量化。采用间接法测量腹腔内压尽管不能直接反映胃肠功能，但可以密切监测胃肠功能的变化趋势，对于评估心搏骤停后急性胃肠功能障碍的严重程度及指导临床治疗有重要的意义。

2．影像学检查　影像学检查包括腹部 X 线检查、CT 检查、床旁超声检查等。腹部 X 线检查和 CT 检查更多用于发现腹部胃肠道的结构性病变，对胃肠缺血性损伤的评估价值有限。近年来，床旁超声在急危重症患者的评估及治疗中发挥着重要作用。研究表明，超声检查可以测量组织灌注、胃排空、肠蠕动、肠管直径、肠壁厚度等情况，作为更客观的超声评分系统［如急性胃肠损伤超声（AGIUS）评分、胃肠泌尿系统损伤超声（GUTS）评分］可用于评估重症患者胃肠功能损伤情况并预测喂养不耐受。

3．胃肠镜检查　胃肠镜检查可以直视胃肠黏膜病变，明确病变位置及严重程度，还可以获取胃肠组织，通过组织病理及电子显微镜判断肠黏膜上皮细胞受损、细胞间通透性增加、黏液层完整

性破坏、黏膜免疫功能受损及菌群失调等情况，帮助鉴别胃肠功能障碍的原发或继发损伤机制。

4. 生物标志物检测　近年来，瓜氨酸和肠脂肪酸结合蛋白（intestinal fatty acid binding protein，I-FABP）作为肠功能障碍的潜在生物标志物，相关的研究越来越多。瓜氨酸主要来源于人肠黏膜上皮细胞，主要反映肠细胞功能；I-FABP 作为脂肪酸结合蛋白中超家族的重要成员，参与机体对脂肪酸的吸收、转运，以及在细胞器内的再分布及利用，与代谢性、炎症疾病及肠缺血损伤等密切相关。瓜氨酸和 I-FABP 已成为 ICU 医师监测患者急性胃肠损伤的重要标志物之一。其他的生物标志物（如 D- 乳酸、L- 乳酸、丁酸盐、肠激素等）由于缺乏足够的证据，后续仍需大量研究来验证。

四、心搏骤停后胃肠道缺血性损伤的管理

心搏骤停后缺血性上消化道损伤的发生率较高，且严重病变者 ICU 临床结局更差，因此，对心搏骤停后患者胃肠功能障碍的管理极为重要，应尽可能预防其发生，同时积极治疗现有的功能损害，防止损伤进一步加重。

1. 保证组织灌注，改善胃肠血流　胃肠道血流丰富，约占心输出量的 20%，心肺复苏后多数患者处于低心排及休克状态，需大剂量血管活性药物维持循环。研究证实，心肺复苏期间给予较高剂量的肾上腺素与上消化道缺血性损伤的发生独立相关。即使血管活性药物的使用纠正了大循环休克，但由于肠道大容量血管和肠系膜静脉亦强烈收缩，易造成肠道微循环障碍，使肠缺血、组织酸中毒及乳酸水平明显升高。长时间的绒毛顶部微小血管灌注降低甚至没有灌注，会导致细胞缺血、坏死，黏膜糜烂、溃疡、出血等。因此，在个体化选择血管活性药物种类及调整剂量的同时，积极改善肠道微循环尤为重要。左西孟旦不仅具有减轻心肺复苏后的心脏损伤作用，还可以改善心搏骤停诱导的肠道微循环功能障碍。对心肺复苏后仍昏迷的患者，需予以目标温度管理（targeted temperature management，TTM）。临床前研究表明，亚低温治疗可降低炎症反应，减轻复苏后的肠黏膜损伤，33℃的目标温度比 35℃的目标温度更有利于减轻肠道损伤。

2. 减少医源性损伤，促进胃肠蠕动　心搏骤停后的患者由于机械通气和全身低温治疗，常需大剂量镇静镇痛药物甚至肌肉松弛药，这会导致胃肠道蠕动功能减弱。因此，应及时床旁评估患者，尽可能降低患者的呼吸参数，减少阿片类药物和镇静药的使用，必要时使用促进胃肠动力的药物，以预防和治疗便秘。

3. 应激性溃疡的药物预防及治疗　对 ICU 患者使用药物预防应激性溃疡的争议不断。一方面，质子泵抑制剂（proton pump inhibitor，PPI）可能增加院内肺炎和艰难梭菌感染的风险；另一方面，肠内营养可能具有保护作用，使溃疡的发生率降低；PPI 虽然可以降低出血的风险，但对最终的临床结局无影响。作为高危人群，心搏骤停后患者缺血性胃肠损伤的发生率较高，相关的指南推荐使用药物预防应激性溃疡。PPI 或 H_2 受体拮抗剂是预防危重患者胃肠道出血的常用药物，但二者作为应激性溃疡的预防策略，在医院死亡率上无显著性差异。在 ENTRACT 研究中，胃肠病专家建议，对于已经发生缺血性损伤的患者，PPI 剂量加倍是缺乏依据的。对于严重的消化道出血患者，非常规的止血措施（复苏性主动脉球囊阻断术联合动脉栓塞止血）可能有效。

4. 肠内营养治疗　研究表明，肠内营养对重症患者的肠胃道损伤有保护作用，如维持正常的

肠黏膜结构、保留胃肠道的免疫功能等。因此，国内外指南均建议：对于血流动力学基本稳定、无肠内营养治疗禁忌证的重症患者，应尽早启动肠内营养治疗；对于血流动力学不稳定的患者，应在液体复苏完成、血流动力学基本稳定后尽早启动肠内营养治疗。对于心搏骤停的患者，有关复苏的指南并未提出 TTM 期间营养支持的建议。研究显示，对 OHCA 后接受 TTM 的患者行早期肠内营养与 30 天死亡率之间无显著相关，然而，早期肠内营养可能对低体重指数的患者有益。另一项关于难治性心搏骤停患者接受体外心肺复苏术和 TTM 治疗的研究比较了早期肠内营养（入院后 48h 内启动）与延迟肠内营养（入院后 48h 启动）患者的预后。结果显示，延迟肠内喂养与良好的神经结局相关，两组之间在肺炎、消化道出血、肠道缺血、肠梗阻及需要气管切开的发生率上无统计学差异。因此，对于心搏骤停后的患者，肠内营养开始的时机、配方、给予方式尚未确定，还有待进一步的研究为心搏骤停后接受 TTM 患者的营养支持提供可靠的证据。目前，临床应根据患者的具体情况制定个体化方案。

综上所述，OHCA 后成功复苏的患者上消化道缺血性损伤的发生率较高。由于缺血性病变与复苏期间使用肾上腺素的剂量独立相关，且严重病变的患者在 ICU 住院期间的器官衰竭评分较高，预后较差。临床医师应高度重视，尽量缩短低灌注时间，采取综合评估与管理措施，预防和治疗心搏骤停后缺血性胃肠损伤的发生。

（广西医科大学第一附属医院　蒋良艳　汤展宏）

参考文献

[1] VIRANI S S, ALONSO A, BENJAMIN E J, et al. Heart disease and stroke statistics-2020 Update: a report from the American Heart Association [J]. Circulation, 2020, 141: e139-e596.

[2] REINTAM BLASER A, JAKOB S M, STARKOPF J. Gastr-ointestinal failure in the ICU [J]. Curr Opin Crit Care, 2016, 22: 128-141.

[3] PAUL M, BOUGOUIN W, LEGRIEL S, et al. Frequency, risk factors, and outcomes of non-occlusive mesenteric ischaemia after cardiac arrest [J]. Resuscitation, 2020, 157: 211-218.

[4] WURM R, CHO A, ARFSTEN H, et al. Non-occlusive mesenteric ischaemia in out of hospital cardiac arrest survivors [J]. Eur Heart J Acute Cardiovasc Care, 2018, 7: 450-458.

[5] L'HER E, CASSAZ C, LE GAL G, et al. Gut dysfunction and endoscopic lesions after out-of-hospital cardiac arrest [J]. Resuscitation, 2005, 66: 331-334.

[6] GRIMALDI D, LEGRIEL S, PICHON N, et al. Ischemic injury of the upper gastrointestinal tract after out-of-hospital cardiac arrest: a prospective, multicenter study [J]. Crit Care, 2022, 26: 59.

[7] SUBRAMANIAN S, GENG H, TAN X D. Cell death of intestinal epithelial cells in intestinal diseases [J]. Sheng Li Xue Bao, 2020, 72: 308-324.

[8] REINTAM BLASER A, MALBRAIN M L, STARKOPF J, et al. Gastrointestinal function in intensive care patients: terminology, definitions and management. Recommendations of the ESICM Working Group on Abdominal Problems [J]. Intensive Care Med, 2012, 38: 384-394.

[9] REINTAM BLASER A, PADAR M, MANDUL M,

et al. Development of the Gastrointestinal Dysfunction Score (GIDS) for critically ill patients - A prospective multicenter observational study (iSOFA study) [J]. Clin Nutr, 2021, 40: 4932-4940.

[10] GAO T, CHENG M H, XI F C, et al. Predictive value of transabdominal intestinal sonography in critically ill patients: a prospective observational study [J]. Crit Care, 2019, 23: 378.

[11] PEREZ-CALATAYUD A A, CARRILLO-ESPER R, ANICA-MALAGON E D, et al. Point-of-care gastrointestinal and urinary tract sonography in daily evaluation of gastrointestinal dysfunction in critically ill patients (GUTS Protocol) [J]. Anaesthesiol Intensive Ther, 2018, 50: 40-48.

[12] LAI J, CHEN S, CHEN L, et al. Bedside gastrointestinal ultrasound combined with acute gastrointestinal injury score to guide enteral nutrition therapy in critically patients [J]. BMC Anesthesiol, 2022, 22(1): 231.

[13] BLASER A, PADAR M, TANG J, et al. Citrulline and intestinal fatty acid-binding protein as biomarkers for gastrointestinal dysfunction in the critically ill [J]. Anaesthesiol Intensive Ther, 2019, 51(3): 230-239.

[14] JIA T, WANG S, LUO C, et al. Levosimendan ameliorates post-resuscitation acute intestinal microcirculation dysfunction partly independent of its effects on systemic circulation: a pilot study on cardiac arrest in a rat model [J]. Shock, 2021, 56(4): 639-646.

[15] WANG Y, SONG J, LIU Y, et al. Mild hypothermia protects pigs' gastric mucosa after cardiopulmonary resuscitation via inhibiting interleukin 6 (IL-6) production [J]. Med Sci Monit, 2016, 22: 3523-3528.

[16] WANG X, LI M, YANG Z, et al. Comparison of the protective effect of different mild therapeutic hypothermia temperatures on intestinal injury after cardiopulmonary resuscitation in rats [J]. Shock, 2021, 56(3): 450-460.

[17] KRAG M, MARKER S, PERNER A, et al. Pantoprazole in patients at risk for gastrointestinal bleeding in the ICU [J]. N Engl J Med, 2018, 379(23): 2199-2208.

[18] HALLING C M B, MOLLER M H, MARKER S, et al. The effects of pantoprazole vs. placebo on 1-year outcomes, resource use and employment status in ICU patients at risk for gastrointestinal bleeding: a secondary analysis of the SUP-ICU trial [J]. Intensive Care Med, 2022, 48(4): 426-434.

[19] YE Z, REINTAM BLASER A, LYTVYN L, et al. Gastro-intestinal bleeding prophylaxis for critically ill patients: a clinical practice guideline [J]. BMJ, 2020, 368: l6722.

[20] PEPTIC INVESTIGATORS FOR THE AUSTRALIAN AND NEW ZEALAND INTENSIVE CARE SOCIETY CLINICAL TRIALS GROUP, ALBERTA HEALTH SERVICES CRITICAL CARE STRATEGIC CLINICAL NETWORK, THE IRISH CRITICAL CARE TRIALS GROUP. Effect of stress ulcer prophylaxis with proton pump inhibitors vs histamine-2 receptor blockers on in-hospital mortality among ICU patients receiving invasive mechanical ventilation: The PEPTIC randomized clinical trial [J]. JAMA, 2020, 323(7): 616-626.

[21] HASHIDA T, HATA N, HIGASHI A, et al. Case report: lifesaving hemostasis with resuscitative endovascular balloon occlusion of the aorta in a patient with cardiac arrest caused by upper gastrointestinal hemorrhage [J]. Front Med (Lausanne), 2021, 8: 777421.

[22] JOO W J, IDE K, KAWASAKI Y, et al. Effectiveness and safety of early enteral nutrition for patients who received targeted temperature management after out-of-hospital cardiac arrest [J]. Resuscitation, 2019, 135: 191-196.

[23] GUTIERREZ A, CARLSON C, KALRA R, et al. Outcomes associated with delayed enteral feeding after cardiac arrest treated with veno-arterial extracorporeal membrane oxygenation and targeted temperature management [J]. Resuscitation, 2021, 164: 20-26.

第三节 全身炎症假说：肝硬化急性失代偿和多器官功能障碍综合征新范式

肝硬化是人类最复杂的慢性疾病之一。其临床病程进展（又称“失代偿”）以三大并发症（腹水、肝性脑病和消化道出血）为主。肝硬化的过程通常分为代偿期（无症状）和失代偿期两个主要时期。急性肝功能失代偿（acute hepatic decompensation，AD）是指一种或多种主要并发症的急性进展，在慢性肝脏疾病的基础上出现新发腹水、肝性脑病、胃肠出血或细菌感染。AD 的第一次发作标志着代偿性肝硬化向失代偿性肝硬化的转变。失代偿性肝硬化的病程特点是 AD 的反复发作。在 AD 期间，患者极易发生细菌感染，合并感染被认为是该疾病的第四大并发症。慢加急性肝衰竭（acute-on-chronic liver failure，ACLF）指有或无肝硬化基础的慢性肝病患者出现的以肝功能急性丧失导致的肝衰竭为特征，并伴有单个或多个肝外庄器衰竭的综合征。近年来，研究人员认识到 ACLF 综合征通常发生在 AD 发作时。然而，目前普遍认为腹水、肝性脑病和消化道出血是在门静脉高压或肝衰竭急性加重的情况下通过不同的病理生理机制导致的。

全身炎症是失代偿性肝硬化的公认特征。近年来有学者提出了一个假说——系统性炎症假说，该假说并不支持 AD 的各种主要并发症和器官衰竭是由特定且相对独立的病理生理学机制导致的，而是提出系统性炎症是所有这些事件的共同驱动因素。

一、全身炎症反应与急性肝功能失代偿

1. 急性肝功能失代偿的全身炎症背景　细菌移位是指活细菌或细菌副产物（如脂多糖）通过肠黏膜进入体循环，随后继发全身炎症，其多年来一直是失代偿性肝硬化众所周知的特征之一。现已证实，失代偿性肝硬化的非感染患者长期存在细菌移位和全身性炎症。近年来，肠道细菌过度生长和黏膜屏障对细菌和细菌产物的通透性增加被认为是肝硬化中慢性细菌移位和全身炎症的主要机制。宏基因组学研究也证实了这一点，表明人类肠道微生物群的改变与肝硬化并发症有关。这一点在急性肝衰竭患者身上也得到了证实，无论患者是否患有细菌感染，56% 的患者存在全身炎症反应综合征（systemic inflammatory response syndrome，SIRS）。SIRS 的严重程度与更严重的疾病病情、脑病进展、多器官衰竭及死亡率升高相关。早期 AD 患者就会表现出全身炎症反应。各种炎症标志物［如肿瘤坏死因子 -α（tumor necrosis factor-α，TNF-α）、白介素（interleukin，IL）-6、IL-8、IL-10、IL-1RA、C 反应蛋白等］在代偿性肝硬化（compensatory cirrhosis，CC）患者中仅表现为正常或轻微升高，但在几乎所有的早期 AD 患者中均升高，而且在大多数 AD 发作期患者中会显著升高。可以说，从代偿性肝硬化到失代偿性肝硬化的转变及 AD 的反复发生，均伴有严重的全身炎症，而这种炎症在 AD 消退后仍持续存在。另外，全身炎症的严重程度与 AD 的严重程度之间也存在相关性。

在 AD 患者中，入院时全身炎症的强度随亚组患者病情严重程度的增加而增加，也与入院时患者失代偿的器官数量相关，这也是 AD 的一个预后指标。因此，入院时全身炎症的强度与 AD 综合征的临床病情及短期和长期预后相关。

2. 全身炎症导致急性肝功能失代偿的机制　传统观念认为，全身性炎症通过两种不相互排斥的机制导致器官功能障碍及衰竭。第一种机制，通过刺激内脏小动脉中一氧化氮（nitric oxide，NO）的产生，全身性炎症可能会加重先前存在的全身性循环功能障碍，导致有效血容量的进一步减少和内源性血管收缩系统的过度激活。这种过度激活促进血管床中的血管收缩，导致器官灌注不足及随后的器官功能受损。例如，强烈的肾血管收缩是 I 型肝肾综合征（hepatorenal syndrome，HRS）发病的中心机制。第二种机制，全身性炎症可能与免疫细胞的激活有关。通过免疫病理（内皮糖萼的损伤、炎性细胞的迁移及细胞毒性介质的直接组织损伤）导致组织损伤和器官功能受损。最近，有学者提出了可能在肝硬化患者器官功能障碍和衰竭的发展中起作用的第三种机制，该机制涉及与全身炎症相关的代谢改变，并可能在其他两种机制的基础之上发展而来。事实上，在大量急性失代偿性肝硬化（有或无 ACLF）患者中获得的血液的代谢组学结果及脓毒症免疫学领域积累的数据均表明，循环营养物质（如葡萄糖、氨基酸、脂肪酸）会优先用于具有高代谢需求的活化的先天免疫细胞上，被激活的先天免疫细胞会产生可溶性炎症介质（蛋白质和脂质），介导急性期反应，促进呼吸暴发和细胞增殖（导致白细胞增多），这些病理生理活动均需要消耗机体大量的能量。在全身炎症的背景下，机体将营养重新分配给免疫系统的策略之一是抑制外周器官的营养消耗，这种效应会导致线粒体氧消耗降低，能量产生减少。线粒体能量产生降低的代价可能是外周器官功能障碍，在极端情况下，甚至可能导致多器官衰竭。

3. 全身炎症与急性肝功能失代偿主要并发症的关系　众所周知，感染是脑病的诱因。事实上，每 3 例因脑病住院的患者中就有 1 例在入院时已有细菌感染。此外，接受一定剂量模拟血红蛋白成分的口服氨基酸治疗的失代偿性肝硬化和感染患者的神经心理学评分明显受损，这不仅与高氨血症有关，还与 SIRS 有关，表明炎症可以调节氨水平，并引起神经系统的改变。这种协同作用可能与细胞因子对血脑屏障通透性的影响、氨和炎症介质进入大脑、小胶质细胞的二次激活及神经炎症有关。也有证据表明，系统性炎症与腹水、肾衰竭的急性进展有关。事实上，30% 的 AD 住院患者会同时出现腹水和细菌感染。此外，细菌感染是公认的肝肾综合征的诱因。正如在脓毒症中观察到的，与失代偿期肝硬化细菌感染相关的全身炎症可能会增加肝功能衰竭，损害左心室收缩性，并降低内脏和全身循环中的血管阻力。有关系统性炎症在肝硬化消化道出血中的潜在作用的临床研究很少。相比之下，许多试验研究表明，全身炎症可能会增加门静脉高压。血清细菌脱氧核糖核酸的水平（炎症的诱导物）及全身炎症的严重程度与肝硬化患者门静脉高压的严重程度相关。此外，在自发性细菌性腹膜炎患者中，血浆 TNF-α 水平较高的患者具有更高的门静脉压力。全身性炎症可能通过多种机制导致肝脏内血管收缩和舒张机制之间的失衡，从而导致血管阻力增加，促进门静脉高压的进展。全身炎症和这些器官的特异性机制可能在肝硬化主要并发症的发展中起协同作用。如上所述，全身炎症本身就可以影响脑功能、导致有效循环血容量的减少，并增加肝硬化患者的门脉压力。AD 前全身炎症的急性暴发也可能降低脑氨、有效动脉血容量或门静脉高压的临界阈值水平，导致脑病、腹水和 / 或静脉曲张出血的发生。

二、系统性炎症假说的主要观点与器官衰竭的新范式

通过对失代偿期肝硬化患者临床研究的数据分析及多年临床经验的总结，并参考了与全身炎症和多器官衰竭相关的其他疾病研究的概念，Arroyo于2020年提出了系统性炎症假说，其主要观点如下。

1. AD可用于定义肝硬化的一种或多种主要并发症的急性进展。这些并发症在传统意义上被认为是由于不同的病理生理机制造成的。门静脉高压的急性损害和/或肝功能衰竭被认为是AD的始动因素。与此相反，系统性炎症假说认为，AD是一种特殊的临床情况，其所有主要并发症［包括多器官功能障碍综合征（multiple organ dysfunction syndrome，MODS）］都有一个共同的病理生理机制。

2. 全身性炎症是代偿性肝硬化向失代偿性肝硬化发展、AD临床病程中的复发及单个或多个器官系统衰竭发展的主要驱动因素。

3. 一旦AD首次发作，全身性炎症会持续存在，并遵循一个慢性过程间断暴发。促炎物质、肠道细菌或细菌副产物的移位将促进全身性炎症的出现及短暂的再次激活。在失代偿性肝硬化的临床病程中，AD的反复发作是在免疫系统重新激活的情况下发生的。

4. ACLF是全身性炎症严重性的极端表现，并与显著升高的短期死亡风险相关。当全身性炎症快速进展时，肝功能失代偿和其他肝外器官衰竭同时发生，可出现AD合并ACLF（AD-ACLF）表型，根据炎症反应的强度，其可能演变为ACLF-1（1个器官系统衰竭）、ACLF-2（2个器官系统衰竭）或ACLF-3（3～6个器官系统衰竭）的亚型。然而，如果系统性炎症的进展较慢，AD不合并ACLF（AD-No ACLF）的表型会先于ACLF出现数天或数周。不幸的是，目前在患者入院时还不能根据标准的临床和实验室参数区分ACLF前期患者与稳定失代偿性肝硬化（stable decompensated cirrhosis，SDC）和不稳定失代偿性肝硬化（unstable decompensated cirrhosis，UDC）患者。一旦ACLF进展，患者的临床进程与全身炎症的演变高度相关。

5. 伴有中度、非进行性全身炎症的AD患者的临床病程取决于门静脉高压的程度。患有严重门静脉高压症的患者经常会出现不稳定的临床病程（如UDC），往往需要频繁住院治疗，并且具有显著升高的短期和长期死亡率。相反，如果门静脉高压是中度的，AD发作后全身炎症得到改善，患者将更有可能发展为稳定的状态（如SDC），使长期死亡率降低。

6. 细菌感染和急性酒精性肝炎可通过细菌释放病原体相关分子模式（pathogen associated molecular patterns，PAMPs）或坏死肝细胞释放损伤相关分子模式（damage associated molecular pattern，DAMPs），这是全身性炎症强有力的诱导剂。在成功的病因治疗（如抗感染治疗或持续戒酒）后，通过改善病变肝脏的状态消除AD的发病风险，使失代偿性肝硬化达到再代偿，并缓解全身性炎症。

7. 全身性炎症通过3种不同的途径损害器官功能或导致器官衰竭：①与器官特异性机制（肝性脑病中的高氨血症、静脉曲张出血中的门静脉高压症及腹水中的有效血容量不足）协同作用；②通过免疫病理（内皮糖萼的损伤、炎性细胞的迁移及细胞毒性介质的直接组织损伤）导致组织损伤；③全身性炎症是消耗大量能量的过程，需要将营养重新分配给免疫系统，因此会出现免疫系统与其他器官的竞争状态（包括外周器官功能稳态）。系统性炎症假说认为AD中的免疫激活导致了免疫系统与器

官功能稳态机制的能量交换失衡，严重情况下会出现外周器官代谢低下、器官功能障碍（如 AD-No ACLF）或器官衰竭（如 AD-ACLF）。

8．全身炎症假说与 AD 的传统发病机制（门静脉高压、有效血容量降低和高氨血症）并不相互排斥，而是相互补充的。这两种机制可在腹水、肝性脑病及消化道出血的发展中起协同作用。因此，系统性炎症假说为失代偿性肝硬化患者的 MODS 的发展提供了更合理的解释。

三、总结

系统性炎症假说比传统的疾病病理生理学范式更符合失代偿性肝硬化的临床特征。此外，全身炎症的强度和病程与失代偿性肝硬化特征（包括 AD 的严重程度、临床病程及患者的存活率）之间的密切关系支持了该假说。肝硬化系统性炎症假说的提出在业内打开了一个全新的研究视角，有望促进新的病理生理学概念的产生并改进 AD 的靶向治疗方法。

（吉林大学中日联谊医院　刘忠民
吉林大学白求恩第一医院　张　晶）

参考文献

［1］SHAH A, SHANAHAN E, MACDONALD G A, et al. Systematic review and meta-analysis: prevalence of small intestinal bacterial overgrowth in chronic liver disease [J]. Semin Liver Dis, 2017, 37(4): 388-400.

［2］ALBILLOS A, DE GOTTARDI A, RESCIGNO M. The gut-liver axis in liver disease: pathophysiological basis for therapy [J]. J Hepatol, 2020, 72(3): 558-577.

［3］CLÀRIA J, STAUBER R E, COENRAAD M J, et al. Systemic inflammation in decompensated cirrhosis: characte-rization and role in acute-onchronic liver failure [J]. Hepatology, 2016, 64(4): 1249-1264.

［4］BERNARDI M, MOREAU R, ANGELI P, et al. Mechanisms of decompensation and organ failure in cirrhosis. From the peripheral arterial vasodilation to systemic inflammation hypothesis [J]. J Hepatol, 2015, 63(5): 1272-1284.

［5］MOREAU R, CLÀRIA J, AGUILAR F, et al. Blood metabolomics uncovers inflammation-associated mitochondrial dysfunction as a potential mechanism underlying ACLF [J]. J Hepatol, 2020, 72(4): 688-701.

［6］LÓPEZ-VICARIO C, CHECA A, URDANGARIN A, et al. Targeted lipidomics reveals extensive changes in circulating lipid mediators in patients with acutely decompensated cirrhosis [J]. J Hepatol, 2020, 73(4) 817-828.

［7］VAN WYNGENE LV, VANDEWALE J, LIBERT C. Reprogramming of basic metabolic pathways in microbial sepsis: therapeutic targets at last? [J]. EMBO Mol Med, 2018, 10(8): e8712.

［8］WANG A, LUAN H H, MEDZHITOV R. An evolutionary perspective of immunometabolism [J]. Science, 2019, 363(6423): eaar3932.

［9］GANESHAN K, NIKKANEN J, MAN K, et al. Energetic trade-offs and hypometabolic states promote disease tolerance [J]. Cell, 2019, 177(2): 399413.

［10］ZACCHERINI G, AGUILAR F, CARACENI P, et al. Addressing the role of amino acids in systemic inflammatory responses and organ failures in patients with ACLF [J]. J Hepatol, 2021, 74(5): 1117-1131.

[11] ARROYO V, MOREAU R, JALAN R. Acute-on-Chronic Liver Failure [J]. N Engl J Med, 2020, 382(22): 2137-2145.

[12] TREBICKA J, FERNÁNDEZ J, PAPP M, et al. The Predict study uncovers three clinical courses of acutely decompensated cirrhosis that have distinct pathophysiology [J]. J Hepatol, 2020, 73(4): 842-854.

[13] MENESES G, CÁRDENAS G, ESPINOSA A, et al. Sepsis: developing new alternatives to reduce neuroinflammation and attenuate brain injury [J]. Ann NY Acad, 2019, 1437(1): 43-56.

[14] ARROYO V, ANGELI P, MOREAU R, et al. The systemic inflammation hypothesis: Towards a new paradigm of acute decompensation and multiorgan failure in cirrhosis [J]. J Hepatol, 2020, 74(3): 670-685.

第四节 危重患者胃肠道功能障碍评分的制定——iSOFA 研究

胃肠道功能与重症患者的预后密切相关，但目前仍缺乏有效的临床工具或评分系统来评估并监测胃肠功能。为此，有学者进行了相关的研究，试图创建这样的工具来评估胃肠道功能。但是，由于缺乏统一的定义和生物标志物，难以做到客观地评价胃肠道功能，导致这些临床工具及评分系统难以在临床推广。目前临床应用较多的是 2012 年欧洲重症医学学会提出的急性胃肠损伤（acute gastrointestinal injury，AGI）分级标准。AGI 将胃肠道功能分为 4 个不同的级别。AGI 的内容大多数为主观描述的定义，依赖患者所在医疗单位的救治水平及喂养方法，适合临床实际应用，但由于其缺乏客观参数，难以做到标准统一，因而不适用于临床研究，也难以将所有患者进行统一分级。2021 年 *Clinical Nutrition* 发表了一篇跨国的多中心前瞻性临床研究（iSOFA），试图寻找可以准确评估患者预后且可推广的胃肠道评分系统，下文针对该研究及评分系统做详细介绍。

一、iSOFA 研究概述

该研究的目的是探讨胃肠道功能障碍对危重患者预后的影响，并建立一个数据驱动的、可验证的胃肠功能障碍评分，该评分系统既可以独立存在，也可以完成脓毒症相关性器官功能衰竭评价（sepsis-related organ failure assessment，SOFA），主要观察指标为 28 天死亡率和 90 天死亡率。

iSOFA 研究是在欧洲开展的前瞻性多中心观察性临床研究，招募了来自 9 个国家、共 11 个 ICU 的成人患者。研究共耗时 3 年（2015 年 4 月至 2018 年 4 月）。纳入标准是入住 ICU 且年龄＞18 岁的患者，排除标准是未获得知情同意或在完成观察后再次进入 ICU 的患者。

研究分为两部分（A 和 B）。A 部分是所有的研究中心均参与，研究内容主要是收集临床资料，包括患者入住 ICU 后 7 天内的胃肠道症状和腹部体征（呕吐 / 反流、肠鸣音消失、腹泻、腹胀、胃肠道出血、胃肠道麻痹 / 动力性肠梗阻）、胃残留量（gastric residual volume，GRV）、腹内压（intra-abdominal pressure，IAP）及营养和促胃肠蠕动药物的数据。重度腹泻被定义为大便性状为 Bristol 分型 6～7 型，5 次 / 天或 1000ml/d，同时记录每天的 SOFA 评分和 AGI 分级，测量每天的 GRV 和 IAP。B 部分仅有 6 个研究中心参与，研究内容除上述内容外，增加了对 2 个生物标志物的测定，分别为每天血浆瓜氨酸和肠道脂肪酸结合蛋白（intestinal fatty-acid binding protein，I-FABP）。

预测 28 天死亡率和 90 天死亡率的平均 IAP 临界值为 11.5mmHg，因此，研究者选择在进一步分析中将平均 IAP 为 12mmHg 或更高值定义为腹腔高压（intra-abdominal hypertension，IAH）。与 28 天死亡率相关的 GRV 为 180ml，与 90 天死亡率相关的 GRV 为 225ml，该研究选择 200ml 作为 GRV 的临界值。由此，研究者制定出新的胃肠道疾病评分（gastrointestinal dysfunction score，GIDS），将胃肠功能障碍分成 5 级（表 10-4-1）。

本研究共纳入患者 540 例，有 6 个研究中心收集了生物标志物数据，但其中 1 个研究中心因标本处理问题而被排除，最终有 5 个研究中心收集了生物标志物参数并进行了统计分析。采用具有时间依赖性评分的 Cox 模型分析各指标与 28 天死亡率和 90 天死亡率之间的关系。研究结果表明，瓜氨酸和 I-FABP 并不能证明其在危重症患者胃肠道功能障碍评分方面的潜力。该研究分析的主要内容：① AGI 分级独立预测 28 天死亡率和 90 天死亡率的能力；② AGI 分级分别与 SOFA 总分、SOFA 单项评分相结合后预测 28 天死亡率和 90 天死亡率的能力；③ GIDS 分级独立预测 28 天死亡率和 90 天死亡率的能力；④ GIDS 分级分别与 SOFA 总分、SOFA 单项评分相结合后预测 28 天死亡率和 90 天死亡率的能力；⑤生物标志物与 28 天死亡率和 90 天死亡率之间的关系。结果表明，AGI 可以有效预测患者的不良预后，将 AGI 加入 SOFA 评分系统，可以提高 SOFA 评分的预测能力（$P<0.001$）。随后，用 GIDS 分级取代 AGI 分级进行统计分析，结果发现，GIDS 与 28 天死亡率和 90 天死亡率独立相关，将 GIDS 加入 SOFA 评分系统，可以提高 SOFA 评分的预测能力（$P<0.001$）。

表 10-4-1　胃肠道疾病评分分级

分级	内容
0 级：无风险	无症状或经口摄入并存在以下 1 项：①肠鸣音消失；②呕吐；③ GRV＞200ml；④肠道麻痹 / 动力性肠梗阻；⑤腹胀；⑥腹泻（非重度）；⑦消化道出血（未输血）；⑧ IAP 为 12～20mmHg
1 级：有风险	存在以下 2 项：①非经口摄入；②肠鸣音消失；③呕吐；④ GRV＞200ml；⑤肠道麻痹 / 动力性肠梗阻；⑥腹胀；⑦腹泻（非重度）；⑧消化道出血（未输血）；⑨ IAP 为 12～20mmHg
2 级：胃肠功能障碍	存在 1 级中的 3 项及以上或下列中的 2 项：①重度腹泻；②消化道出血（输血）；③ IAP＞20mmHg
3 级：胃肠功能衰竭	存在以下 3 项及以上：①应用促动力药物；②肠道麻痹 / 动力性肠梗阻；③腹胀；④重度腹泻；⑤消化道出血（输血）；⑥ IAP＞20mmHg
4 级：危及生命	存在以下任何 1 项：①消化道出血导致失血性休克；②肠系膜缺血；③腹腔间隔室综合征

注：GRV．胃残留量；IAP．腹内压。

该研究结果表明，GIDS 可以量化重症患者胃肠道功能障碍，将 GIDS 分级加入 SOFA 评分，一起预测患者的 28 天死亡率和 90 天死亡率，可以提高 SOFA 评分的预测效能。该研究中制定的 GIDS 评分，不仅根据患者胃肠道功能的不同分出了 5 个等级，而且对患者的胃肠道功能进行了评分（0～4 分），但是该研究仍存在一些缺陷。

二、iSOFA 研究缺陷

1．设计缺陷　①该研究是在欧洲开展的跨国多中心研究，但研究设计之初仅在 6 个中心收集了生物标志物样本，且由于标本处理问题，剔除了一个研究中心，最终入组 11 个研究中心，仅有 5

个研究中心收集到有效的生物标志物数据，存在选择性偏倚。②该研究以 AGI 作为参考标准制定出 GIDS 系统，在 GIDS 中仍以患者临床症状及体征为主要组成部分，AGI 分级工具中的主观因素仍然存在，故 GIDS 评分系统仍存在主观因素的影响。

2．结果偏离　①研究设计时设定的 SOFA 评分预测 28 天死亡率的 AUROC 为 0.750。研究设想是 SOFA 评分的预测能力在添加 GI 功能障碍评分后绝对增加 5%，但实际的研究结果偏离了最初的计划，研究者本计划使用 AUROC 分析来评估分数的预测能力，然而这种分析不允许对分数进行时间依赖性评估。②该研究分析了 AGI 分级与 SOFA 评分相结合预测重症患者 28 天与 90 天的预后，又分析了 GIDS 分级与 SOFA 评分相结合预测重症患者 28 天和 90 天的预后，在研究结果中，GIDS（28 天死亡率 *HR* 2.15，95%*CI* 1.76～2.63；90 天死亡率 *HR* 2.09 95%*CI* 1.72～2.53）与 AGI 相比（28 天死亡率 *HR* 2.20，95%*CI* 1.82～2.66；90 天死亡率 *HR* 2.17，95%*CI* 1.82～2.59），并未显示出优势。

以上可能是这一跨国多中心前瞻性临床研究仅能发表在 *Clinical Nutrition* 上的原因。但是该研究将 AGI 内容数据化，添加了具体的临床参数，将分级内容进一步明确，且将不同等级数据化，有利于今后临床研究及回顾性系统性分析的开展。

三、对 iSOFA 研究的评论

2022 年 6 月 *Clinical Nutrition* 发表了一篇有关 iSOFA 的研究。文中对 GIDS 评分系统提出了几个建议：①未明确营养方式，即肠内营养（enteral nutrition，EN）/ 静脉营养（parenteral nutrition，PN）。在没有肠功能障碍的情况下，如何对 PN/EN 后逐渐恢复经口摄食的患者进行评分，仍不清楚。②肠鸣音消失在 GIDS 0 级和 1 级中，但是关于肠鸣音的强度、频率及肠鸣音亢进未被纳入评分系统，而这些指标是临床很容易获得的信息。③使用促进胃肠动力的药物被纳入 GIDS 3 级，但促胃动力药在临床应用广泛，这一项纳入 GIDS 2 级可能更为合适。④肠黏膜缺血会导致肠梗阻和肠内营养不耐受，将肠胀气纳入 GIDS 3 级，而肠系膜梗死 / 腹膜炎纳入 GIDS 4 级更为合适。

SOFA 评分系统是临床常用的评分系统，可以预测重症患者的预后，并应用于各种疾病导致的重症患者。有研究探讨了单项 SOFA 评分与患者预后的关系，结果发现，与其他系统衰竭相比，心血管系统衰竭预测患者预后的效能较差。胃肠功能障碍是 MODS 的始动因素之一，胃肠功能与重症患者的预后密切相关。iSOFA 研究发现 GIDS 能预测患者的不良预后，且与 SOFA 评分相结合，能提高预测患者预后的效能。

SOFA 评分目前应用广泛，但纳入的系统有限，会影响其预测患者预后的效能。iSOFA 研究试图将 GIDS 加入 SOFA 评分系统，以增加 SOFA 评分预测患者预后的效能，研究结果表明，将 GIDS 加入 SOFA 评分系统确实可增加 SOFA 评分预测患者预后的效能。但由于 iSOFA 研究本身的缺陷和局限性，iSOFA 的研究结果还需要进一步验证。接下来可以通过回顾性或前瞻性临床研究，进一步完善 SOFA 评分并证明其效能，以为临床研究提供新思路和新方向。

（上海交通大学医学院附属瑞金医院　黄焰霞　陈德昌）

参考文献

[1] REINTAM BLASER A, MALBRAIN M L, STARKOPF J, et al. Gastrointestinal function in intensive care patients: terminology, definitions and management. Recommendations of the ESICM Working Group on Abdominal Problems [J]. Intensive Care Med, 2012, 38(3): 384-394.

[2] REINTAM BLASER A, PADAR M, MÄNDUL M, et al. Development of the Gastrointestinal Dysfunction Score (GIDS) for critically ill patients - A prospective multicenter observational study (iSOFA study) [J]. Clin Nutr, 2021, 40(8): 4932-4940.

[3] LEWIS SJ, HEATON KW. Stool form scale as a useful guide to intestinal transit time [J]. Scand J Gastroenterol, 1997, 32(9): 920-924.

[4] REINTAM BLASER A, PREISER J C, FRUHWALD S, et al. Gastrointestinal dysfunction in the critically ill: a systematic scoping review and research agenda proposed by the Section of Metabolism, Endocrinology and Nutrition of the European Society of Intensive Care Medicine [J]. Crit Care, 2020, 24(1): 224.

[5] CRENN P, MESSING B, CYNOBER L. Citrulline as a biomarker of intestinal failure due to enterocyte mass reduction [J]. Clin Nutr, 2008, 27(3): 328-339.

[6] PITON G, CAPELLIER G. Biomarkers of gut barrier failure in the ICU [J]. Curr Opin Crit Care, 2016, 22(2): 152-160.

[7] KIRKPATRICK A W, ROBERTS D J, DE WAELE J, et al. Intra-abdominal hypertension and the abdominal compartment syndrome: updated consensus definitions and clinical practice guidelines from the World Society of the Abdominal Compartment Syndrome [J]. Intensive Care Med, 2013, 39(7): 1190-1206.

[8] ASRANI VM, MCARTHUR C, BISSETT I, et al. A comment on 'Development of the Gastrointestinal Dysfunction Score (GIDS) for critically ill patients - A prospective multicenter observational study (iSOFA study)' (Reintam et al. 2021. Clinical Nutrition, v 40 (8): pp 4932-4940. August 2021 [J]. Clin Nutr, 2022, 41(2): 581-582.

[9] AL-DIERY H, PHILLIPS A, EVENNETT N, et al. The pathogenesis of nonocclusive mesenteric ischemia: implications for research and clinical practice [J]. J Intensive Care Med, 2019, 34(10): 771-781.

[10] ELIAS A, AGBARIEH R, SALIBA W, et al. SOFA score and short-term mortality in acute decompensated heart failure [J]. Sci Rep, 2020, 10(1): 20802.

[11] BASILE-FILHO A, LAGO A F, MENEGUETI M G, et al. The use of APACHE II, SOFA, SAPS 3, C-reactive protein/albumin ratio, and lactate to predict mortality of surgical critically ill patients: A retrospective cohort study [J]. Medicine (Baltimore), 2019, 98(26): e16204.

[12] INNOCENTI F, CALDI F, TASSINARI I, et al. SOFA score prognostic performance among patients admitted to High-Dependency Units [J]. Minerva Anestesiol, 2019, 85(10): 1080-1088.

[13] LAMBDEN S, LATERRE P F, LEVY M M, et al. The SOFA score-development, utility and challenges of accurate assessment in clinical trials [J]. Crit Care, 2019, 23(1): 374.

[14] LOYRION E, AGIER L, TROUVE-BUISSON T, et al. Dynamic SOFA score assessments to predict outcomes after acute admission of octogenarians to the intensive care unit [J]. PLoS One, 2021, 16(8): e0253077.

[15] KILINC TOKER A, KOSE S, TURKEN M. Comparison of SOFA score, SIRS, qSOFA, and qSOFA + L criteria in the diagnosis and prognosis of sepsis [J]. Eurasian J Med, 2021, 53(1): 40-47.

[16] PROUSE G, ETTORRE L, MONGELLI F, et al.

SOFA score as a reliable tool to detect high risk for venous thrombosis in patients with critical stage SARS-CoV-2 [J]. Front Cardiovasc Med, 2021, 8: 729298.

[17] WANG H, KANG X, SHI Y, et al. SOFA score is superior to APACHE-II score in predicting the prognosis of critically ill patients with acute kidney injury undergoing continuous renal replacement therapy [J]. Ren Fail, 2020, 42(1): 638-645.

[18] HUNG H C, SHEN C H, LEE C F, et al. Sequential organ failure assessment (SOFA) score-based factors predict early mortality in high-risk patients with living donor liver transplant [J]. Ann Transplant, 2021, 26: e931045.

[19] PÖLKKI A, PEKKARINEN PT, TAKALA J, et al. Association of sequential organ failure assessment (SOFA) components with mortality [J]. Acta Anaesthesiol Scand, 2022, 66(6): 731-741.

第五节 炎性肠病患者罹患新型冠状病毒感染的炎症反应改变

炎性肠病（inflammatory bowel disease，IBD）主要包括克罗恩病（Crohn's disease，CD）和溃疡性结肠炎（ulcerative colitis，UC），是一种肠道的慢性非特异性炎症。过去认为 IBD 患者罹患重症感染和肺炎的风险更高，但目前对 IBD 患者是否更易感染严重急性呼吸综合征冠状病毒 2 型（severe acute respiratory syndrome coronavirus 2，SARS-CoV-2）尚无定论。意大利的一项研究发现，IBD 患者 SARS-CoV-2 的感染率显著高于非 IBD 人群，而北美的全国性研究表明，IBD 人群 SARS-CoV-2 的感染率为 0.23%，与非 IBD 人群相似。研究数据表明，IBD 患者感染 SARS-CoV-2 后综合住院率为 28%，重症监护病房（intensive care unit，ICU）住院率为 3.0%～5.3%，死亡率为 2.0%～4.3%，均与非 IBD 人群相当。IBD 患者感染 SARS-CoV-2 最常见的起病症状为发热（67.5%）、咳嗽（59.6%），其次为腹泻、嗅觉缺失及呼吸困难（15%）。由于部分患者被确诊时处于疾病活动期，较高比例的患者（10%～20%）可表现为胃肠道症状，包括腹痛、恶心、呕吐等。

一、炎性肠病与新型冠状病毒感染之间的关系

（一）新型冠状病毒感染与炎性肠病的发病机制相似

新型冠状病毒感染是一种多系统疾病。荟萃分析表明，约 48% 的新型冠状病毒感染者粪便中的病毒 mRNA 呈阳性，并且在消化道黏膜活检中能广泛检测到病毒 RNA，提示 SARS-CoV-2 同样能感染肠上皮细胞。SARS-CoV-2 感染所需受体广泛表达于肠上皮细胞，因此，新型冠状病毒感染的发病机制与肠道疾病密切关联。近期一项研究通过 SARS-CoV-2 感染人原代肺上皮细胞和转化的肺泡细胞系，利用基因集变异分析法汇总了 SARS-CoV-2 感染的上调和下调基因，与 IBD 全基因组关联研究（GWAS）做比对，结果发现，IBD 发病相关基因在 SARS-CoV-2 感染后显著上调，进一步分析后发现，SARS-CoV-2 的反应通路与 IBD 的炎症通路也出现了较多的重叠，提示两者的发病机制有共通之处。

（二）血管紧张素转化酶 2——SARS-CoV-2 与 IBD 之间的桥梁

SARS-CoV-2 通过其 S 蛋白结合宿主细胞表面受体血管紧张素转化酶 2（angiotensin-converting enzyme 2，ACE2），激活关键蛋白酶（主要为跨膜丝氨酸蛋白酶 2），切割病毒 S 蛋白后与细胞膜融合，从而进入细胞内产生炎症因子风暴，导致组织损伤。理论上，ACE2 高表达能够增加细胞对病毒的摄取，而 ACE2 又能通过调节色氨酸代谢发挥强大的抗炎作用并抑制炎症因子风暴，因此，ACE2 在 IBD 患者感染 SARS-COV-2 病程中具有双重作用。组织样本的 RNA 测序及微阵列转录组学分析发现，IBD 患者肠道 ACE2 表达水平与高龄、肥胖等新型冠状病毒感染的危险因素呈正相关，CD 患者中小肠的 ACE2 水平持续降低，而 UC 患者的结肠中 ACE2 水平升高。同时，小肠 ACE2 的降低程度能够预测复杂性病变和难治性病变，而结肠 ACE2 升高程度与严重病变相关。另外，生物制剂治疗能够恢复肠组织中 ACE2 的正常水平。鉴于 ACE2 与 SARS-CoV-2 的交互作用及 ACE2 在 IBD 患者肠组织中的差异性表达，通过干预 ACE2 治疗 IBD 合并新型冠状病毒感染的患者具有重要的前景。

二、炎性肠病患者罹患新型冠状病毒感染后的药物治疗

（一）激素

目前研究普遍认为激素暴露与新型冠状病毒感染的不良结局相关。在 SECURE-IBD 研究中，系统性地应用激素可以使患者罹患重症新型冠状病毒感染的风险提高 6.9 倍，使新型冠状病毒感染患者的死亡风险提高 11.6 倍。该结果在多项研究中也得到了证实。近期一项荟萃分析发现，相比没有激素暴露史的患者，使用激素的 IBD 患者的住院率（*HR* 1.99）、ICU 收治率（*HR* 3.41）及死亡率（*HR* 2.70）均显著增高。

（二）5- 氨基水杨酸

对于 5- 氨基水杨酸（5-ASA）是否会增加新型冠状病毒感染的风险还有一定的争议。早期研究发现 5-ASA 的使用将增加新型冠状病毒感染重症率、呼吸机使用率及死亡率。而新近一项研究纳入了 4310 例 IBD 合并新型冠状病毒感染者，亚组分析显示，5-ASA 的使用不会增加患者不良结局的风险。

（三）免疫抑制剂

人群研究提示，常规免疫抑制剂（硫唑嘌呤、氨甲蝶呤）不会增加 IBD 患者感染新型冠状病毒感染的住院风险、呼吸机使用率及死亡风险。而在 SECURE-IBD 队列中，氨甲蝶呤而非硫唑嘌呤会增加住院率和死亡率的组合结局。同时，相比单用生物制剂，硫唑嘌呤与生物制剂联用将增加患者罹患重症新型冠状病毒感染的风险。

（四）生物制剂

约 25% 的 IBD 患者需要接受生物制剂治疗，新型冠状病毒感染流行背景下评估生物制剂的安全性对 IBD 患者至关重要。研究表明，抗肿瘤坏死因子 -α（tumor necrosis factor-α，TNF-α）治疗不会增加 IBD 患者感染新型冠状病毒感染的风险、ICU 住院率及死亡率。相反，相比 IBD 的其他治疗药物（激素、5-ASA、免疫抑制剂），接受抗 TNF-α 治疗患者的住院率（*RR* 0.34）、ICU 入院率（*RR* 0.49）及死亡率（*RR* 0.22）均显著降低。由于抗整合素药物维多珠单抗不仅与效应记忆 T 细胞结合，同时也会影响上呼吸道淋巴细胞归巢，因此，相比单用 5-ASA，抗整合素药物维多珠单抗与 5-ASA 联用将增加 IBD 患者罹患新型冠状病毒感染的风险。SECURE-IBD 队列的最新数据显示，维多珠单抗能

够降低 IBD 患者因发生新型冠状病毒感染的住院率和死亡率。目前关于其他类型生物制剂的研究数据较少，仅有的 SECURE-IBD 队列的部分数据表明，白细胞介素 -12/23 抑制剂乌司奴单抗可降低 IBD 患者罹患新型冠状病毒感染的住院率和死亡率，JAK 抑制剂托法替布与患者的住院率、死亡率均无关，但也有研究认为，其可作为药物治疗以降低新型冠状病毒感染患者的死亡率及呼吸衰竭的发生风险。

三、炎性肠病与新型冠状病毒疫苗

（一）炎性肠病患者注射新型冠状病毒疫苗后的炎症反应

IBD 患者的免疫紊乱可能导致其对新型冠状病毒疫苗的反应性下降，主要原因如下。

1. 固有免疫　Toll 样受体和 Nod 样受体均属于模式识别受体（pattern recognition receptor，PRR），可以通过识别细菌表面的脂多糖或病毒表面的核酸触发机体固有免疫反应，产生促炎因子，从而进一步激活适应性免疫反应。大量证据表明，IBD 患者存在 PRR 的异常，如 CD 患者易发生 *Nod*-2 突变，导致机体对细菌识别异常。通常疫苗配方中含有佐剂，可激活 PRR，导致注射部位出现炎症反应，募集抗原提呈细胞至所注射的炎症部位，启动体液和适应性免疫反应。

2. 抗原提呈　成熟的树突状细胞迁移至局部淋巴结后向原始 CD4/CD8 和 B 细胞提呈抗原，分泌细胞因子刺激细胞极化，对抗病毒免疫具有重要作用。IBD 患者无论在疾病活动期还是缓解期均可出现循环中树突状细胞数量的下降。

3. T 细胞亚群分布　IBD 患者的肠道慢性炎症导致了 CD 患者的 T 细胞亚群向 TH1/TH17 极化，而 UC 患者向 TH2 极化。

4. 免疫记忆　机体接种疫苗后，抗原特异性 T 细胞和 B 细胞克隆会产生长效记忆细胞，而 IBD 患者由于长期免疫激活表现为耗竭的 T 细胞表型，可能影响免疫记忆细胞的表型和功能。

5. 免疫抑制　IBD 患者的常规治疗药物具有免疫抑制作用，可能降低机体对疫苗的血清学反应。目前研究已证实，英夫利西单抗和托法替布均能降低新型冠状病毒疫苗的免疫原性，而硫唑嘌呤、维多珠单抗和乌司奴单抗对疫苗的免疫原性均无显著影响。

（二）新型冠状病毒疫苗对炎性肠病患者的效果及安全性

美国一项大型研究纳入了 14 697 例 IBD 患者，中位随访 123 天后发现，未接种疫苗患者的感染率为 1.34%，接种了 Pfizer 和 Modena 的 mRNA 疫苗患者的感染率分别为 0.10% 和 0.12%，通过逆概率加权法得出接种疫苗可降低 69% 的感染率，综合有效率为 80.4%。另一项研究关注了 IBD 患者注射新型冠状病毒疫苗后的不良事件及疾病活动度变化，其中最常见的局部和全身症状分别是注射部位疼痛、乏力、头痛及肌肉疼痛，注射第一针和第二针后的过敏反应分别为 0.7% 和 0.5%。注射前应用乌司奴单抗与注射第一针后局部反应的发生率之间呈负相关，而抗 TNF-α 治疗与注射第一针后的严重全身反应呈正相关。在疾病活动度方面，29%、12%、12% 和 11% 的患者分别出现了乏力、腹泻、肠外表现和腹痛症状的加重，综合评估后仅有 2.1% 的患者在注射疫苗后出现了 IBD 的复发。该研究还发现，总体上 IBD 患者注射新型冠状病毒疫苗后严重不良事件的发生率和疾病复发率较低，表明新型冠状病毒疫苗对 IBD 患者是相对安全 。

（东部战区总医院　朱　峰　李维勤）

参考文献

[1] TINSLEY A, NAVABI S, WILLIAMS E D, et al. Increased risk of influenza and influenza-related complications among 140, 480 patients With inflammatory bowel disease [J]. Inflamm Bowel Dis, 2019, 25(2): 369-376.

[2] KIRCHGESNER J, LEMAITRE M, CARRAT F, et al. Risk of serious and opportunistic infections associated with treatment of inflammatory bowel diseases [J]. Gastroenterology, 2018, 155(2): 337-346. e10

[3] RIZZELLO F, CALABRESE C, SALICE M, et al. COVID-19 in IBD: The experience of a single tertiary IBD center. Dig Liver Dis, 2021, 53(3): 271-276.

[4] KHAN N, PATEL D, XIE D, et al. Are patients with inflammatory bowel disease at an increased risk of developing SARS-CoV-2 than patients without inflammatory bowel disease? Results from a Nationwide Veterans' Affairs Cohort Study [J]. Am J Gastroenterol, 2021, 116(4): 808-810.

[5] SINGH A K, JENA A, KUMAR M P, et al. Risk and outcomes of coronavirus disease in patients with inflammatory bowel disease: A systematic review and meta-analysis [J]. United European Gastroenterol J, 2021, 9(2): 159-176.

[6] SINGH A K, JENA A, KUMAR M P, et al. Clinical presentation of COVID-19 in patients with inflammatory bowel disease: a systematic review and meta-analysis [J]. Intestinal research, 2022, 20(1): 134-143.

[7] HAN C, DUAN C, ZHANG S, et al. Digestive Symptoms in COVID-19 Patients With Mild Disease Severity: Clinical Presentation, Stool Viral RNA Testing, and Outcomes [J]. Am J Gastroenterol, 2020, 115(6): 916-923.

[8] CHEUNG K S, HUNG I F N, CHAN P P Y, et al. Gastroin-testinal manifestations of SARS-CoV-2 infection and virus load in fecal samples from a Hong Kong cohort: systematic review and meta-analysis [J]. Gastroenterology, 2020, 159(1): 81-95.

[9] LIN L, JIANG X, ZHANG Z, et al. Gastrointestinal symptoms of 95 cases with SARS-CoV-2 infection [J]. Gut, 2020, 69(6): 997-1001.

[10] SUÁREZ-FARIÑAS M, TOKUYAMA M, WEI G, et al. Intestinal inflammation modulates the expression of ACE2 and TMPRSS2 and potentially overlaps with the pathogenesis of SARS-CoV-2-related disease [J]. Gastroenterology, 2021, 160(1): 287-301.

[11] VADUGANATHAN M, VARDENY O, MICHEL T, et al. Renin-Angiotensin-Aldosterone System inhibitors in patients with Covid-19 [J]. N Engl J Med, 2020, 382(17): 1653-1659.

[12] POTDAR A A, DUBE S, NAITO T, et al. Altered Intestinal ACE2 Levels Are Associated With Inflammation, Severe Disease, and Response to Anti-Cytokine Therapy in Inflammatory Bowel Disease [J]. Gastroenterology, 2021, 160(3): 809-822.

[13] BRENNER E J, UNGARO R C, GEARRY R B, et al. Corticosteroids, But Not TNF Antagonists, Are Associated With Adverse COVID-19 Outcomes in Patients With Inflammatory Bowel Diseases: Results From an International Registry [J]. Gastroenterology, 2020, 159(2): 481-491.

[14] UNGARO R C, BRENNER E J, GEARRY R B, et al. Effect of IBD medications on COVID-19 outcomes: results from an international registry [J]. Gut, 2021, 70(4): 725-732.

[15] HADI Y, DULAI P S, KUPEC J, et al. Incidence, outcomes, and impact of COVID-19 on inflammatory bowel disease: propensity matched research network

analysis [J]. Aliment Pharmacol Ther, 2022, 55(2): 191-200.
[16] MEYER A, SEMENZATO L, ZUREIK M, et al. Risk of severe COVID-19 in patients treated with IBD medications: a French nationwide study [J]. Aliment Pharmacol Ther, 2021, 54(2): 160-166.
[17] UNGARO R C, BRENNER E J, AGRAWAL M, et al. Impact of medications on COVID-19 outcomes in inflammatory bowel disease: analysis of more than 6000 patients from an international registry [J]. Gastroenterology, 2022, 162(1): 316-319.
[18] BURKE K E, KOCHAR B, ALLEGRETTI J R, et al. Immuno-suppressive therapy and risk of COVID-19 infection in patients with inflammatory bowel diseases [J]. Inflamm Bowel Dis, 2021, 27(2): 155-161.
[19] KHAN N, MAHMUD N, TRIVEDI C, et al. Risk factors for SARS-CoV-2 infection and course of COVID-19 disease in patients with IBD in the Veterans Affair Healthcare System [J]. Gut, 2021, 70(9): 1657-1664.
[20] AGRAWAL M, BRENNER E J, ZHANG X, et al. Characteristics and outcomes of IBD patients with COVID-19 on tofacitinib therapy in the SECURE-IBD registry [J]. Inflamm Bowel Dis, 2021, 27(4): 585-589.
[21] GUIMARÃES P O, QUIRK D, FURTADO R H, et al. Tofacitinib in patients hospitalized with Covid-19 pneumonia [J]. N Engl J Med, 2021, 385(5): 406-415.
[22] ALEXANDER J L, KENNEDY N A, IBRAHEIM H, et al. COVID-19 vaccine-induced antibody responses in immunosuppressed patients with inflammatory bowel disease (VIP): a multicentre, prospective, case-control study [J]. Lancet Gastroenterol Hepatol, 2022, 7(4): 342-352.
[23] KHAN N, MAHMUD N. Effectiveness of SARS-CoV-2 vaccination in a veterans affairs cohort of patients with inflammatory bowel disease with diverse exposure to immunosuppressive medications [J]. Gastroenterology, 2021, 161(3): 827-836.
[24] WEAVER K N, ZHANG X, DAI X, et al. Impact of SARS-CoV-2 vaccination on inflammatory bowel disease activity and development of vaccine-related adverse events: results from PREVENT-COVID [J]. Inflamm Bowel Dis, 2022, 28(10): 1497-1505.

第六节 重症监护病房急性胆管炎的临床特征及死亡风险分析

急性胆管炎是一种胆道感染性疾病，大多数情况下由胆道梗阻引起，临床常表现为腹痛、发热和黄疸（Charcot 三联征）。重症监护病房（intensive care unit，ICU）里的急性胆管炎往往起病急、病情变化快，常伴有感染性休克和 / 或器官功能障碍，严重威胁患者生命，历史报道的死亡率超过 50%。急性胆管炎疾病严重程度差异较大，轻度胆管炎患者使用抗生素保守治疗即可取得满意的临床治疗效果，但重症急性胆管炎患者往往需要行紧急胆道减压及器官支持治疗，死亡率高。因此，迅速明确诊断、正确评估病情及针对死亡风险进行恰当的治疗是降低 ICU 急性胆管炎患者死亡率的关键。

一、急性胆管炎的病因及临床特征

1．病因　胆道梗阻是发生急性胆管炎的最重要的因素。各种原因引起的胆道阻塞导致胆管内压力持续升高，肝内外胆管免疫屏障被破坏，出现胆汁反流。通常胆汁是无菌的，但是细菌可经十二指肠逆行感染胆道，胆汁反流导致胆道静脉细菌易位，引起全身炎症反应，甚至引起脓毒血症。临床上有很多原因会导致完全性或部分性胆道梗阻，肝内外胆管结石是最常见的原因，其次还有良性胆管狭窄（如胆道术后、急慢性胰腺炎、原发性硬化性胆管炎、IgG4 相关的胆管炎、Mirizzi 综合征、先天性胆管异常等）、恶性胆管狭窄（如胰腺肿瘤、胆道肿瘤、十二指肠肿瘤、肝肿瘤及其转移瘤、其他压迫胆管的肿瘤等）、寄生虫病（如华支睾吸虫、肝包虫病等）及其他类型疾病（如十二指肠憩室、Lemmel 综合征、血友病、血管压迫等）。

2. 临床特征　急性胆管炎的典型临床表现为 Charcot 三联征（腹痛、发热和黄疸），更严重的情况下会出现休克和精神症状，称为“Reynolds 五联征”。尽管在临床上使用 Charcot 三联征诊断急性胆管炎的特异度高达 96%，但由于其敏感性较低（26%），漏诊率较高。因此，从 2007 年版东京指南开始，便将急性胆管炎的诊断从炎症反应、胆汁淤积和影像学检查 3 个方面进行了改进，敏感度和特异度分别达 83% 和 80%，后经过 2013 年的修订和 2018 年的维持，目前其诊断急性胆管炎的敏感度和特异度分别为 92% 和 78%，假阳性率＜6%，诊断标准见表 10-6-1。

表 10-6-1　东京指南 2013/2018 年诊断标准

标准	内容
诊断标准	
A．全身炎症反应	A-1 寒战或发热
	• 体温＞38℃
	A-2 实验室检查：炎症证据
	• WBC＜4×10⁹/L 或＞10×10⁹/L
	• CRP≥10mg/L
B．胆汁淤积	B-1 黄疸
	• 总胆红素≥34mmol/L
	B-2 实验室检查：肝功能异常
	• AST、ALT、ALP 和 γ-GTP（U/L）＞1.5 倍的正常值上限
C．影像学	C-1 胆道扩张
	C-2 影像学发现病因
	• 狭窄、结石、支架等
疑似诊断标准	A 中的 1 个项目＋B 或 C 中的 1 个项目
明确诊断标准	A、B、C 各 1 项

注：WBC．白细胞计数；CRP．C 反应蛋白；AST．天冬氨酸氨基转移酶；ALT．丙氨酸氨基转移酶；ALP．碱性磷酸酶；γ-GTP．谷氨酸转移酶。

3. 严重程度分级　为了预测急性胆管炎发作的严重程度，东京指南组的专家于 2013 年制定了一个评分系统（表 10-6-2），2018 年的指南延续了该诊断标准，将胆管炎患者分为轻、中、重度 3 级。研究显示，胆管炎的严重程度分级越高，患者的死亡率越高。然而，需要注意的是，该严重程度分级的标准在各个严重程度组中的权重相同，而且不区分器官衰竭的类型和数量，因此，该标准存在对严重程度的低估。分级为重度急性胆管炎的患者往往需要转诊 ICU 进行多器官功能支持。

表 10-6-2　东京指南 2013/2018 年严重程度分级

等级	标准
1 级：轻度	—
2 级：中度（至少 2 个标准）	• WBC＜4×10^9/L 或＞10×10^9/L • 体温＞39℃ • 年龄＞75 岁 • 总胆红素＞85mmol/L • 白蛋白＜0.7 倍正常值下限
3 级：重度（至少 1 个标准）	• 心血管功能障碍：需要多巴胺≥5mg/（kg・min）或任何剂量的去甲肾上腺素 • 神经功能障碍：意识障碍 • 呼吸功能障碍：PaO_2/FiO_2＜300 • 肾功能障碍：少尿或血肌酐＞176.8μmol/L • 肝功能障碍：PT-INR＞1.5 • 血液功能障碍：血小板＜10×10^9/L

注：WBC．白细胞计数；PaO_2/FiO_2．氧合指数；PT-INR．凝血酶原时间 / 国际标准化率；—．无项目。

二、死亡风险分析

1．死亡率　目前报道的急性胆管炎的死亡率变化很大，为 2%～65%。20 世纪 60 年代报道的急性胆管炎患者的死亡率超过 50%。随着诊断和治疗手段的提高，急性胆管炎患者的死亡率在 20 世纪 90 年代有显著的下降（11%～27%），最近的研究显示其死亡率＜10%。

2．相关性分析　目前对于急性胆管炎死亡风险的研究大多数以回顾性研究为主。一项在摩洛哥开展的有关 ICU 的相关性分析研究显示，抗凝药物使用史、ICU 治疗期间使用儿茶酚胺和机械通气、延误会诊及推迟抗生素的使用与患者的死亡率显著相关。另外，血清降钙素原＞0.5 和白细胞介素 -7＜6 也与较高的死亡率相关。

3．危险因素　由于急性胆管炎的病因多种多样，严重程度也各不相同，许多因素会影响患者的生存率。东京指南提供了诊断和评估严重程度的国际标准，并将器官功能障碍视为预后不良的最常见预测因素。一项新加坡的多因素回归分析研究显示，2 型糖尿病、收缩压＜100mmHg、格拉斯哥昏迷评分＜15 分及恶性肿瘤病因是急性胆管炎患者住院死亡率的独立危险因素。低蛋白血症也被认为是与急性胆管炎患者死亡率相关的独立危险因素。

4．风险预测模型　急性胆管炎患者的病情往往发展迅速，如不能及时诊治易发展为重症急性胆管炎，危及患者生命。发病 24h 内为影响急性胆管炎预后的重要时机。因此，快速、准确地进行风险预测和预后评估，能够帮助临床医师及时、有效地对患者采取个体化的诊疗措施。一项德国的回顾性研究从 22 个预测变量的 11 个统计模型中筛选出随机森林模型，对急性胆管炎患者死亡率的预测实现了最佳验证性能，并通过计算死亡风险，将急性胆管炎患者分为高危组和低危组，以帮助临床医师快速决策。

三、总结

ICU 的急性胆管炎往往病情凶险，进展迅速，死亡率高。因此，须对患者尽早明确诊断，积极进行胆道引流，及早进行管理和干预，并行多器官功能支持，以改善疾病转归、降低死亡率。

（哈尔滨医科大学附属第一医院 康 凯 赵鸣雁）

参考文献

[1] MAYUMI T, OKAMOTO K, TAKADA T, et al. Tokyo Guidelines 2018: management bundles for acute cholangitis and cholecystitis [J]. J Hepatobiliary Pancreat Sci, 2018, 25(1): 96-100.

[2] 中华医学会外科学分会胆道外科学组. 急性胆道系统感染的诊断和治疗指南（2011 版）[J]. 中华消化外科杂志，2011，1：9-13.

[3] SULZER J K, OCUIN L M. Cholangitis: causes, diagnosis, and management [J]. Surg Clin North Am, 2019, 99(2): 175-184.

[4] KIMURA Y, TAKADA T, KAWARADA Y, et al. Definitions, pathophysiology, and epidemiology of acute cholangitis and cholecystitis: Tokyo Guidelines [J]. J Hepatobiliary Pancreat Surg, 2007, 14(1): 15-26.

[5] SCOTT-CONNER C E, GROGAN J B. The pathophysiology of biliary obstruction and its effect on phagocytic and immune function [J]. J Surg Res, 1994, 57(2): 316-336.

[6] SUNG J Y, COSTERTON J W, SHAFFER E A. Defense system in the biliary tract against bacterial infection [J]. Dig Dis Sci, 1992, 37(5): 689-696.

[7] SOKAL A, SAUVANET A, FANTIN B, et al. Acute cholangitis: diagnosis and management [J]. J Visc Surg, 2019, 156(6): 515-525.

[8] SCHNEIDER J, HAPFELMEIER A, THÖRES S, et al. Mortality risk for acute cholangitis (MAC): a risk prediction model for in-hospital mortality in patients with acute cholangitis [J]. BMC gastroenterology, 2016, 16: 15.

[9] GOMI H, TAKADA T, HWANG T L, et al. Updated comprehensive epidemiology, microbiology, and outcomes among patients with acute cholangitis [J]. J Hepatobiliary Pancreat Sci, 2017, 24(6): 310-318.

[10] TOUZANI S, EL BOUAZZAOUI A, BOUYARMANE F, et al. Factors associated with mortality in severe acute cholangitis in a moroccan intensive care unit: a retrospective analysis of 140 cases [J]. Gastroenterol Res Pract, 2021, 2021: 4583493

[11] SUWA Y, MATSUYAMA R, GOTO K, et al. IL-7 and procalcitonin are useful biomarkers in the com-prehensive evaluation of the severity of acute cholangitis [J]. J Hepatobiliary Pancreat Sci, 2017, 24(2): 81-88.

[12] KIRIYAMA S, KOZAKA K, TAKADA T, et al. Tokyo Guidelines 2018: diagnostic criteria and severity grading of acute cholangitis (with videos) [J]. J Hepatobiliary Pancreat Sci, 2018, 25(1): 17-30.

[13] MOHAN R, WEI LYNN GOH S, TAN G W, et al. Validation of Tokyo Guidelines 2007 and Tokyo Guidelines 2013/2018 criteria for acute cholangitis and predictors of in-hospital mortality [J]. Visceral Medicine, 2021, 37(5): 434-442.

[14] ABOELSOUD M, SIDDIQUE O, MORALES A, et al. Early biliary drainage is associated with favourable outcomes in critically-ill patients with acute cholangitis [J]. Prz Gastroenterol, 2018, 13(1): 16-21.

[15] KOGURE H, TSUJINO T, YAMAMOTO K, et al. Fever-based antibiotic therapy for acute cholangitis following successful endoscopic biliary drainage [J]. J Gastroenterol, 2011, 46(12): 1411-1417.

第十一章 重症营养

第一节 可溶性膳食纤维是否应该成为重症监护病房肠内营养的常规元素

膳食纤维是一种不能被小肠消化吸收，也不能产生热量的多糖类物质，曾一度被认为是一种“无营养物质”。但实际上，膳食纤维中的可溶性膳食纤维却是人体必要的营养物质之一，与蛋白质、脂肪、碳水化合物、维生素、矿物质和水共同构成人体必需营养素。

膳食纤维分为不可溶性膳食纤维与可溶性膳食纤维两类，不可溶性膳食纤维包括难发酵的纤维素及发酵慢的麦麸与木质素，因其难以发酵，主要起到增加粪便体积、刺激肠道运动的作用，可使人体保持一定的排便量。可溶性膳食纤维包括低聚糖［低聚果糖（fructooligosaccharide，FOS）、低聚半乳糖（galactooligosaccharides，GOS）］，以及多聚糖［菊粉（inulin）、阿拉伯树胶（gum arabic）、果胶（pectin）、抗性淀粉（resistant starch）等］。可溶性膳食纤维能在大肠中被有益生态菌发酵，产生短链脂肪酸（short chain fatty acids，SCFAs），主要是丁酸盐，其是肠道细胞的能量底物，也是肠上皮细胞生长和分化的刺激物，能抑制肠道上皮细胞的炎症介质活性，改善肠道屏障功能，提高宿主免疫力，维持微生态稳态，并能抑制致病菌过度生长。膳食纤维对健康个体和非危重患者的健康益处，已经得到了相关研究的证实。

危重症患者因为疾病本身、应激反应、肠道灌流缺乏、营养摄入不足，以及抗生素及质子泵抑制剂的使用，使肠道微生态被破坏，发生肠道菌群失调，体内短链脂肪酸浓度低于健康人群。对于危重症患者，补充可溶性膳食纤维的剂量、有效性与和安全性如何，尚无一致性结论。本文回顾近年文献，重点对以上问题进行介绍。

一、可溶性膳食纤维对肠道微生态的影响

高度精制和低膳食纤维的食物，特别是可溶性膳食纤维的缺乏，可影响健康人群粪便微生物群的组成。富含膳食纤维的饮食有助于维持健康的肠道菌群，增加菌群的多样性和功能，产生短链脂肪酸。随着人们饮食结构的变化，包括低纤维、高蛋白和高糖食物的摄入，机体肠道微生物菌群的多样性减少，生成短链脂肪酸的能力显著降低，可寻致慢性炎症性疾病的出现。高膳食纤维摄入后，可使肠道细菌产生短链脂肪酸，促进黏液和抗菌肽的产生，增加紧密连接蛋白的表达，短链脂肪酸还能降低氧化应激水平，维持免疫系统的功能。

可溶性膳食纤维摄入不足可导致肠道细菌多样性减少。动物实验结果表明，缺乏可溶性膳食纤

维的肠道菌群会从富含糖蛋白的黏液层中摄取能量，削弱了黏液层的屏障功能。同时，可溶性膳食纤维的减少会导致黏液层变薄，损害肠道上皮的完整性，增加病原菌的易感性，降低肠道菌群的多样性和丰富程度。

由于危重症患者胃肠道营养摄入量减少，加上广谱抗生素、阿片类药物和质子泵抑制剂的使用，破坏了肠道微生物稳态，降低了短链脂肪酸的浓度。McDonald 等研究了 115 例机械通气的成人患者，入住 ICU 48h 内表现出明显的微生物稳态失衡，肠道菌群从厚壁菌属和拟杆菌属转变为变形菌属。在 Yamada 的一项调查研究中，与健康对照组相比，危重症患者粪便中短链脂肪酸的浓度降低。而低浓度的短链脂肪酸与胃肠道并发症增多相关，包括肠炎、腹泻和肠蠕动障碍等。2018 年，Shimizu 的一项随机对照临床研究也发现，给脓毒症患者补充可溶性膳食纤维，患者肠炎和呼吸机相关性肺炎（ventilator-associated pneumonia，VAP）的发生明显减少。因此，美国肠外肠内营养学会（American Society for Parenteral and Enteral Nutrition，ASPEN）/ 美国重症医学会（Society of Critical Care Medicine，SCCM）重症营养指南建议，在血流动力学稳定的重症监护病房（intersive care unit，ICU）患者中常规使用可发酵可溶性膳食纤维。

二、可溶性膳食纤维与腹泻

ICU 中的重症患者肠内营养（enteral nutrition，EN）治疗时腹泻发生率可高达 72%，远远高于其他非危重症患者。理论上讲，可溶性与不可溶性膳食纤维可能改善腹泻症状，大量荟萃分析报告也显示，非危重症患者接受含有膳食纤维的 EN 后腹泻症状减轻，尤其是在摄入肠内营养液剂量高于 30g/d 时。

过去 30 年的多项研究试图评估膳食纤维对重症患者肠内营养腹泻的影响，但研究的结果各不相同，可能是由于不同的疾病种类、不同类型的膳食纤维来源，以及不同的膳食纤维含量所致。Tuncay 对主要是神经损伤的患者进行的研究发现，添加混合纤维和益生元 / 纤维的配方可以减轻患者的腹泻症状。Reis 等进行了一项规模较小的系统综述，评估了 8 项针对 ICU 患者的研究，结果表明，大多数研究通过补充膳食纤维改善了腹泻症状，所有服用的膳食纤维都是可溶性膳食纤维或混合性膳食纤维，而结果阴性的那些研究大多数是使用不可溶性膳食纤维作为主要的纤维来源。另一个值得特别关注的现象是，在阴性结果的研究中，危重症患者每天摄入的可溶性膳食纤维少于 12g。

三、可溶性膳食纤维与住院时间

多项研究评估了膳食纤维的使用是否能缩短危重症患者的住院时间。其中两项随机对照试验（randomized controlled trial，RCT）结果显示，富含膳食纤维的肠内营养可以缩短患者的住院时间。在第一项 RCT 研究中，30 例经空肠管喂养的重症急性胰腺炎患者被随机分配到由可溶性和不可溶性膳食纤维混合组成的益生元肠内营养配方（24g/d）组与标准肠内营养配方组。研究发现，与标准肠内营养配方组相比，益生元混合膳食纤维组的中位住院时间显著缩短（10 天 *vs.* 15 天，$P<0.05$）。死亡及假性囊肿、败血症、胆管炎和多器官衰竭等并发症的发生也明显减少，且急性期反应标志物，包括 C 反应蛋白（C-reactive protein，CRP）恢复时间、急性生理学和慢性健康状况评价Ⅱ（acute physiology and chronic health evaluation，APACHE Ⅱ）评分和计算机断层扫描（computed tomography，CT）评分

恢复时间也显著缩短。作者推测，益生元膳食纤维减轻了重症急性胰腺炎的早期炎症反应，可溶性膳食纤维发酵后生成的短链脂肪酸使肠道黏膜屏障得到改善。在第二项 RCT 研究中，120 例胃癌术后患者在远端胃切除术后 7 天内被随机分配到富含膳食纤维的肠内营养组、不含膳食纤维的肠内营养组和富含膳食纤维 / 益生菌的肠内营养组。与无膳食纤维组相比，富含膳食纤维组和富含膳食纤维 / 益生菌组的住院时间及首次肛门排气时间明显缩短，腹泻病例数明显减少，肠道疾病发生率明显降低，富含膳食纤维 / 益生菌组的腹泻发生率更低。该研究表明，益生菌和膳食纤维的组合对这一患者群体是有益的。虽然患者不是 ICU 人群，但可以确定富含膳食纤维肠内营养具有良好的耐受性，并减少了术后胃癌患者的住院时间。

其他评估膳食纤维使用和危重症患者住院时间的研究结果不完全一致。两项小型研究对可溶性膳食纤维和混合性膳食纤维补充肠内营养进行了评估，发现可溶性膳食纤维治疗组的 ICU 停留时间缩短。与此同时，第三项更大的研究评估了混合性膳食纤维、抗氧化剂、精氨酸和高蛋白补充的肠内营养，发现研究组导管相关性感染发生率降低，但在住院时间或 ICU 停留时间方面没有显著差异。

四、可溶性膳食纤维与感染

动物及细胞实验研究表明，益生元和可溶性膳食纤维可改变肠道菌群，并减少感染的发生。May 等在一项体外研究中发现，可溶性膳食纤维通过产生短链脂肪酸，降低肠道 pH，促进肠道益生菌生长，并抑制艰难梭菌的生长及毒素的产生。Roychowdhury 等在艰难梭菌感染小鼠模型的研究中证实，与盐水处理的小鼠相比，接受益生菌 / 共生菌和克林霉素治疗可以更大程度地抑制艰难梭菌过度繁殖。

目前针对危重症患者使用膳食纤维对感染的影响临床研究较少。Caparros 等的研究发现，与高蛋白的肠内营养相比，在危重症患者肠内营养中加入混合纤维、精氨酸、抗氧化剂和高蛋白，患者导管相关性感染的发生明显减少。然而，其他感染如肺炎、手术切口感染、菌血症或尿路感染的发生率并没有差异。由于在治疗组中同时添加了精氨酸和抗氧化剂，因此，尚不能确定对感染的影响是否可以归因于膳食纤维。Spindler-Vesel 等对 113 例重症创伤患者进行了前瞻性随机试验，结果显示，肠内营养增加可溶性膳食纤维 / 益生菌的试验组，相比常规营养组，总体感染率（$P=0.003$）和肺炎发生率（$P=0.03$）明显降低。然而，仅使用可发酵膳食纤维的组别感染发生率与常规营养组无显著性差异。作者推测，感染的改善要么得益于益生菌，要么得益于二者的联合作用。

五、可溶性膳食纤维与血糖、血脂

膳食纤维在改善非住院患者的血糖控制方面的循证证据比较多。可溶性膳食纤维可能通过延迟胃排空，减慢餐后葡萄糖升高，并改善脂肪代谢，这些可发酵的纤维产物可刺激肠源性激素的分泌，如胰高血糖素样肽 -1、胆囊收缩素和 YY 肽（PYY），引起胃肠排空延迟，减少碳水化合物的消化吸收。膳食纤维在血糖控制中的另一个潜在机制是通过结合 α- 淀粉酶而抑制淀粉消化，减少了葡萄糖的生成。此外，膳食纤维发酵后，结肠中短链脂肪酸增高，也可能减少碳水化合物的吸收。Chen 等评估了可溶性膳食纤维对 2 型糖尿病患者血糖控制的影响。患者被随机分为膳食纤维组（10g/d 或 20g/d）和对照组（0g/d）。干预 30 天后，可溶性膳食纤维组胰岛素分泌水平、餐后 2h 血糖、脂蛋白

α、胰岛素抵抗指数和C肽水平均显著改善。根据研究，增加膳食纤维尤其是可溶性膳食纤维的摄入可能改善感染患者的高血糖。

膳食纤维对危重症患者的血糖影响，近年来也有研究。Tuncay等在一项为期21天的前瞻性随机对照试验中，让46例神经危重症患者接受益生元(低聚果糖)肠内营养，并与标准肠内营养进行对照。结果发现，从基线到第21天，益生元肠内营养组的血糖和CRP水平的下降幅度明显更大。与标准肠内营养组相比，尽管益生元组第21天的总能量和碳水化合物摄入量显著增加，但胰岛素使用量却显著减少（13% *vs.* 56.5%，$P=0.002$），CRP水平也显著降低，肠内营养并发症也较少，益生元干预组腹泻发生率更低，腹泻消退更快。Rushdi等在另一项对20例持续腹泻的ICU患者进行的小型随机对照试验中发现，与不含膳食纤维的肠内营养组相比，服用富含可溶性膳食纤维瓜尔胶的肠内营养患者（$n=10$），血糖水平有降低的趋势，但没有达到统计学差异。

六、可溶性膳食纤维的补充剂量

流行病学研究显示，基于2000kcal/d的饮食，膳食营养素参考摄入量（dietary reference intake，DRI）推荐的膳食纤维是成年女性每天25g，成年男性每天38g，显示对心血管疾病有保护作用。尽管有此建议，但全世界成年人的平均膳食纤维摄入量仍然很低，通常每天不足20g。

膳食纤维摄入量与健康之间的关系已得到充分证实。2015年，英国营养科学咨询委员会(Scientific Advisory Committee on Nutrition，SACN）对膳食纤维在疾病预防中的流行病学研究进行了详细的调查和分析，结果表明，食物中膳食纤维摄入量每增加7g，心血管疾病的发生风险降低（*RR* 0.91），出血和缺血性脑卒中的发生风险降低（*RR* 0.93），结直肠癌（又称“大肠癌”）的发生风险降低（*RR* 0.92），直肠癌的发生风险降低（*RR* 0.91），糖尿病的发生风险降低（*RR* 0.94）。2019年发表的一项大规模人群研究通过对公共数据库中185项流行病学队列和58项临床试验研究（4635位参与者）进行的分析，表明当食物中膳食纤维的摄入量为25～29g/d时，肠道疾病的发生风险降低，死亡率降低（*OR* 0.85），冠心病的发生风险降低（*OR* 0.69），癌症的发生风险降低（*OR* 0.87），脑卒中的发生风险降低（*OR* 0.78），2型糖尿病的发生风险降低（*OR* 0.84），结直肠癌的发生风险降低（*OR* 0.84）。因此，大多数国家建议成年人每天摄入25～35g膳食纤维。

目前尚无文献支持针对儿童、老年人、住院患者和危重症患者等高危人群的具体建议，因此，在这些人群中，目前的建议仍以每日能量摄入为基础。对于接受管饲肠内营养支持的住院患者来说，由于目前配方中每升可溶膳食纤维含量较低，其每日摄入量甚至更不足。对于危重症患者来说，确定正常的日常膳食纤维需求量尤其具有挑战性，他们的膳食纤维需求在很大程度上受到营养目标的影响，可能会导致更多的生态失调和持续的炎症反应。Reis等对危重症患者腹泻的系统综述发现，大多数研究通过补充膳食纤维改善了腹泻症状，而在阴性结果的研究中，每天可溶性膳食纤维的摄入量少于12g。

七、危重疾病中膳食纤维使用的安全性问题

根据肠道功能准确计算个体化膳食纤维日摄入量仍然是一个挑战。在目前推荐的范围内不太可能出现严重不良反应，但过量摄入（特别是在高风险人群中）可能会导致水和微量营养素吸收不良。

由于厌氧菌发酵膳食纤维产气，常见的不良反应是腹胀加重，但其症状往往都是自限性的。进行膳食纤维喂养，建议谨慎监测，缓慢增加膳食纤维的剂量和水的摄入量。在接受富含树胶和黏性纤维的肠内配方的患者中，为防止喂养管堵塞，建议常规用水冲洗喂养管。

八、展望

在健康人群中，膳食纤维摄入量与改善葡萄糖和脂质代谢，以及降低慢性炎症过程风险有关。在住院患者中，它可以改善腹泻，通过增加短链脂肪酸的水平来保护肠道微生物群，并减少某些人群的住院时间。目前，虽然缺乏对危重症患者有益的统计学显著性证据，但在血流动力学稳定的危重症患者中使用可溶性膳食纤维是安全的，不会加重腹泻、便秘、胃不耐受和呕吐等胃肠道症状，还可能被认为有利于减轻胃肠道症状（主要是腹泻）。

目前，对重症患者使用膳食纤维的研究，样本量小、证据级别低，患者和治疗的异质性限制了外部推广。膳食纤维能否成为ICU中重症患者肠内营养的常规元素，还需要更大规模的前瞻性高质量临床研究来证实，需要进一步明确危重症患者补充膳食纤维的最佳类型、剂量及治疗时间。

（中山大学附属第一医院 刘勇军 欧阳彬）

参 考 文 献

[1] GREEN C H, BUSCH R A, PATEL J J. Fiber in the ICU: should it be a regular part of feeding? [J]. Curr Gastroenterol Rep, 2021, 23(9): 14.

[2] EUKEMA M, FAAS M M, DE VOS P. The effects of different dietary fiber pectin structures on the gastrointestinal immune barrier: impact via gut microbiota and direct effects on immune cells [J]. Exp Mol Med, 2020, 52(9): 1364-1376.

[3] DESAI M S, SEEKATZ A M, KOROPATKIN N M, et al. A dietary fiber-deprived gut microbiota degrades the colonic mucus barrier and enhances pathogen susceptibility [J]. Cell, 2016, 167(5): 1339-1353.

[4] RIVA A, KUZYK O, FORSBERG E, et al. A fiber-deprived diet disturbs the fine-scale spatial architecture of the murine colon microbiome [J]. Nat Commun, 2019, 10(1): 4366.

[5] MCDONALD D, ACKERMANN G, KHAILOVA L, et al. Extreme dysbiosis of the microbiome in critical illness [J]. mSphere. 2016, 1(4): e00199-e00216.

[6] YAMADA T, SHIMIZU K, OGURA H, et al. Rapid and sustained long-term decrease of fecal short-chain fatty acids in critically ill patients with systemic inflammatory response syndrome [J]. JPEN J Parenter Enteral Nutr, 2015, 39(5): 569-577.

[7] SHIMIZU K, YAMADA T, OGURA H, et al. Synbiotics modulate gut microbiota and reduce enteritis and ventilator-associated pneumonia in patients with sepsis: a randomized controlled trial [J]. Crit Care, 2018, 22(1): 239.

[8] MCCLAVE S A, TAYLOR B E, MARTINDALE R G, et al. Guidelines for the Provision and assessment of nutrition support therapy in the adult critically ill patient: society of critical care medicine (sccm) and american society for parenteral and enteral nutrition (A. S. P. E. N.) [J]. JPEN J Parenter Enteral Nutr, 2016, 40(2): 159-211.

[9] VENEGAS-BORSELLINO C, KWON M. Impact of soluble fiber in the microbiome and outcomes in critically ill patients [J]. Curr Nutr Rep, 2019, 8(4): 347-355.

[10] YAGMURDUR H, LEBLEBICI F. Enteral nutrition preference in critical care: fibre-enriched or fibre-free? [J]. Asia Pac J Clin Nutr, 2016, 25(4): 740-746.

[11] KAMARUL ZAMAN M, CHIN K F, RAI V, et al. Fiber and prebiotic supplementation in enteral nutrition: A systematic review and meta-analysis [J]. World J Gastroenterol, 2015, 21(17): 5372-5381.

[12] TUNCAY P, ARPACI F, DOGANAY M, et al. Use of standard enteral formula versus enteric formula with prebiotic content in nutrition therapy: A randomized controlled study among neuro-critical care patients [J]. Clin Nutr ESPEN, 2018, 25: 26-36.

[13] REIS A M D, FRUCHTENICHT A V, LOSS S H, et al. Use of dietary fibers in enteral nutrition of critically ill patients: a systematic review [J]. Rev Bras Ter Intensiva, 2018, 30(3): 358-365.

[14] KARAKAN T, ERGUN M, DOGAN I, et al. Comparison of early enteral nutrition in severe acute pancreatitis with prebiotic fiber supplementation versus standard enteral solution: a prospective randomized double-blind study [J]. World J Gastroenterol. 2007, 13(19): 2733-2737.

[15] ZHAO R, WANG Y, HUANG Y, et al. Effects of fiber and probiotics on diarrhea associated with enteral nutrition in gastric cancer patients: A prospective randomized and controlled trial [J]. Medicine (Baltimore), 2017, 96(43): e8418.

[16] CAPARRÓS T, LOPEZ J, GRAU T. Early enteral nutrition in critically ill patients with a high-protein diet enriched with arginine, fiber, and antioxidants compared with a standard high-protein diet. The effect on nosocomial infections and outcome [J]. JPEN J Parenter Enteral Nutr, 2001 25(6): 299-309.

[17] MAY T, MACKIE R I, FAHEY GC J R, et al. Effect of fiber source on short-chain fatty acid production and on the growth and toxin production by Clostridium difficile [J]. Scand J Gastroenterol, 1994, 29(10): 916-922.

[18] ROYCHOWDHURY S, CADNUM J, GLUECK B, et al. Faecalibacterium prausnitzii and a prebiotic protect intestinal health in a mouse model of antibiotic and clostridium difficile exposure [J]. JPEN J Parenter Enteral Nutr, 2018, 42(7): 1156-1167.

[19] DI CARO V, ALCAMO A M, CUMMINGS J L, et al. Effect of dietary cellulose supplementation on gut barrier function and apoptosis in a murine model of endotoxemia [J]. PLoS One, 2019, 14(12): e0224838.

[20] SPINDLER-VESEL A, BENGMARK S, VOVK I, et al. Synbiotics, prebiotics, glutamine, or peptide in early enteral nutrition: a randomized study in trauma patients [J]. JPEN J Parenter Enteral Nutr, 2007, 31(2): 119-126.

[21] GOFF H D, REPIN N, FABEK H, et al. Dietary fibre for glycaemia control: Towards a mechanistic understanding [J]. Bioact Carbohydr Diet Fibre, 2017, 14: 39-53.

[22] CHEN C, ZENG Y, XU J, et al. Therapeutic effects of soluble dietary fiber consumption on type 2 diabetes mellitus [J]. Exp Ther Med, 2016, 12(2): 1232-1242.

[23] RUSHDI T A, PICHARD C, KHATER Y H. Control of diarrhea by fiber-enriched diet in ICU patients on enteral nutrition: a prospective randomized controlled trial [J]. Clin Nutr, 2004, 23(6): 1344-1352.

[24] KUO S M. The interplay between fiber and the intestinal microbiome in the inflammatory response [J]. Adv Nutr, 2013, 4(1): 16-28.

[25] GILL S K, ROSSI M, BAJKA B, et al. Dietary fibre in gastrointestinal health and disease [J]. Nat Rev

Gastroenterol Hepatol, 2021, 18(2): 101-116.

[26] REYNOLDS A, MANN J, CUMMINGS J, et al. Carbohydrate quality and human health: a series of systematic reviews and meta-analyses [J]. Lancet, 2019, 393(10170): 434-445.

第二节 肠内营养喂养方式的代谢效应

随着对重症患者机体内的代谢变化及病理机制的理解更加深入，营养治疗作为危重症患者救治过程中的重要支持之一，正在被不断地探索和更新。如何优化重症患者的营养支持治疗以改善患者的预后，一直是重症领域的热点和难点。从代谢的角度来看，重症患者在疾病发生发展过程中代谢状态是动态变化的；而机体的这一动态过程，决定了患者的营养治疗策略的制定。重症营养治疗中最受关注的影响预后的两大关键问题，一个是能量的供给，另一个是蛋白质的补充。目前国际上针对重症患者的营养支持治疗有多个指南，包括欧洲肠外肠内营养学会（European Society of Parenteral and Enteral Nutrition，ESPEN）指南、美国重症医学会（Society of Critical Care Medicine，SCCM）和美国肠外肠内营养学会（American Society for Parenteral and Enteral Nutrition，ASPEN）指南、欧洲危重病学会（European Society of Intensive Care Medicine，ESICM）指南等。重症患者需要足够的营养支持，以满足机体代谢所需的生理需求。随着对危重症患者在肠道功能损害的认识逐渐深入，肠内营养（enteral nutrition，EN）在重症患者治疗中的作用越来越被关注和重视，本文将基于重症患者的代谢特征，阐述重症疾病的肠内营养支持治疗。

一、危重疾病的代谢反应

危重症患者的代谢特征复杂，存在着个体之间的异质性。在疾病进展的不同阶段，机体的代谢反应也有所区别。随着人们对机体生理活动的深刻认识，危重症患者疾病进程出现的代谢反应也逐渐被阐明。1942 年，Cuthbertson 描述了急性疾病期间的两个不同的代谢阶段，即“退潮”或早期休克阶段和“流动”或分解代谢阶段。所谓“退潮”期，其主要特征表现为血流动力学上的不稳定，以及激素水平的改变（包括胰岛素抵抗），以便优先将能量底物输送到重要组织。这种挽救性机制可导致内源性葡萄糖的产生，以及与损伤前相比能量消耗的降低。“流动”期，表现为代谢的不稳定，涉及组织（包括瘦肉组织）的分解，以提供基质，从而满足“战斗或逃跑”反应的即时需求，并降低出血和感染的风险。而最近，进一步描述了第三个时期——合成代谢恢复阶段。在这一恢复阶段，丢失的组织可以重新合成，机体能以新陈代谢的方式处理输送的营养物质。

2019 年，欧洲肠外肠内营养协会指南将急危重症患者的病程分为 3 个阶段：急性早期（ICU 第 1～2 天）、急性晚期（ICU 第 3～7 天）和恢复期（ICU 第 7 天后）。前两个阶段以分解代谢为主，后一个阶段以合成代谢为主。急性期由于感染、创伤或休克等多种原因，机体通过激活交感神经，分泌大量细胞因子［如白细胞介素（interleukin，IL）-1、IL-6、肿瘤坏死因子（tumor necrosis factor，TNF）-α 等］及促分解代谢激素分泌大于促合成激素分泌（糖皮质激素、胰高血糖素等）途径，形成一种以分解代谢为主的代谢状态。在这种高代谢状态下，体内的三大能量物质表现为糖原分解增多，糖异生增强；骨骼肌蛋白质和细胞结构蛋白的分解加速；脂肪动员增加，游离脂肪酸氧化，从而出现高度分解代谢状态，即自噬现象。之后由以分解代谢为主阶段逐渐过渡到以合成代谢为主的阶段。因此，危重症患者的营养支持需要考虑机体这些代谢过程的变化，以及其营养干预对患者自身营养代谢的潜在影响。

线粒体作为参与能量代谢过程的重要细胞器，通过氧化磷酸化等过程产生腺苷三磷酸（adenosine triphosphate，ATP）重要能源物质，从而满足机体的生理需求和维持机体各组分的生理功能。在危重疾病的早期阶段，线粒体功能受到严重损害，生物合成减少，导致活性氧增加及 ATP 生成减少高达 50%。研究显示，与健康志愿者相比，脓毒症患者的氧耗率降低，线粒体功能障碍。有充分的证据表明，脓毒症可导致多个器官的线粒体电子传递链受到损害，继而破坏氧化磷酸化和影响 ATP 的产生。而 ATP 作为细胞的能量"货币"，为能量依赖性生理活动提供足够的动力，包括蛋白质合成。与危重疾病相关的缺氧或炎症等刺激，则可能会因线粒体功能障碍导致 ATP 生成减少及生物合成减少，进而影响体内肌肉蛋白质的合成。危重症患者线粒体功能障碍也与疾病的严重程度、短期和长期的并发症有关。因此，在制定危重症患者的营养治疗策略时，应结合危重疾病的代谢特征，包括不同阶段的代谢变化和线粒体功能改变等重要机制。

二、危重症患者的肠内营养治疗

目前，针对危重症疾病患者的治疗有多个指南推荐，包括 ESPEN 指南、ESICM 指南、SCCM 和 ASPEN 指南，以及加拿大危重病护理实践指南。ESPEN 指南建议，对于能够进食的重症患者，口服饮食应优于 EN 或肠外营养（parenteral nutrition，PN）（推荐等级 GPP，强烈共识）；如果无法经口摄入，应在重症患者中进行早期 EN（48h 内），而不是延迟 EN（推荐等级 B，强烈共识），也不是早期 PN（推荐等级 A，强烈共识）；如果患者存在口服和 EN 禁忌证，则应在入 ICU 后 3～7 天实施 PN（推荐等级 B，共识）。ESICM 指南建议危重症患者使用早期（24～48h）EN 而不是早期 PN 或延迟 EN（基于低质量证据的条件推荐为 2C 级）。ASPEN/SCCM 指南建议，在需要营养支持治疗的危重症患者中使用 EN 而不是 PN（证据低至非常低）。加拿大危重病护理实践指南推荐类似的声明，当考虑对危重症患者进行营养支持时，我们建议胃肠道完整的患者使用 EN 而不是 PN。相较于 PN，EN 更符合人体生理特征，具有维护肠道屏障功能和免疫功能等优点。

（一）肠内营养的启动时机

基于指南的推荐意见，早期给予 EN 支持治疗（48h 内）是被多项证据支持的。通过 EN 途径实施早期积极营养治疗有助于降低疾病严重程度，减少并发症的发生，缩短 ICU 住院时间，以及改善患者预后。在一项 meta 分析中，研究者通过比较 ICU 成年患者早期与延迟 EN，发现早期肠内营养降低了患者病死率和肺炎发生率。最近的一项研究，利用国际多中心随机对照试验的数据集进行分析，表明了在伴有感染性休克的机械通气患者中，与延迟 EN 相比，早期 EN 组住 ICU 和住院时间较短，机械通气持续时间较短，并与临床结果的改善相关，但在调整疾病严重程度时不再相关。近期一项使用国家急诊重症监护病房（emergency intensive care unit，EICU）合作研究数据库的回顾性研究也表明，与延迟 EN 比，早期 EN 与较短的 ICU 住院时间相关。《中国老年重症患者肠内营养支持专家共识（2022）》中指出，对于大部分老年重症患者，建议尽早启动EN，对于大部分没有相关禁忌证的老年重症患者，早期启动EN（48h内）要优于早期PN或延迟EN；而对于那些处于特殊病情或者疾病的特殊阶段的老年重症患者，建议延迟启动EN，包括：①在休克未得到有效控制，血流动力学及组织灌注未达到目标时，首先应该纠正休克的病因，积极进行液体复苏和使用血管活性药物，在休克被控制后，逐步从滋养型EN策略过渡到喂养型EN；②存在危及生命的低氧血症或严重的水、电解质、酸碱平衡紊乱时，需在紊乱得以纠正后，方可开始EN；③存在活动性上消化道出血的患者，在出血停止后或无症状表明存在再出血时，方可开始EN；④存在明显肠道缺血的患者需推迟EN的时间；⑤肠瘘引流量大，且无法建立达到瘘口远端的营养途径时，需推迟EN的时间；⑥存在腹腔高压、腹腔间隔室综合征的患者需推迟EN的时间；⑦胃内抽吸量大于500ml/6h时，需推迟EN的时间。

（二）肠内营养的输注方式

目前关于在ICU提供EN的最佳模式仍然存在争议。一些指南（ASPEN和ESPEN指南）提倡连续性而不是间歇性地给予EN，但这似乎没有得到现有的强有力的证据支持，ASPEN将其报告为专家共识；ESPEN推荐等级为B级，强烈共识。作为2019 ESPEN指南的一部分，一项meta分析（包括5项小型前瞻性研究和236例患者）发现，与间歇性EN相比，连续性EN与较低的腹泻发生率相关。此外，间歇性喂养可能会增加血糖变异性，后者与病死率升高有关。近期的一项单中心随机对照试验比较了ICU机械通气患者给予连续性肠内喂养或间歇性肠内喂养的有效性，研究结果表明，与间歇性肠内喂养策略相比，连续性肠内喂养策略显著提高了目标营养需求的实现，但两组在病死率、住院时间、胃肠耐受及器官支持上无统计学差异。

尽管目前没有证据支持间歇性喂养，但仍有一些潜在的有益代谢和生理效应有待探索。动物研究数据表明，肌肉蛋白质在30min内快速合成，并持续90min至2h，有利于间歇性营养管理。在新生猪模型中，Gazzaneo等发现接受间歇性推注蛋白质的猪的蛋白质合成量是连续性喂食的2倍；另外，老年动物和人类的研究也表明，间歇性喂养会增加蛋白质合成。此外，间歇性EN还被证明存在其他的一些益处，例如，维持自噬和肠道激素对肠内营养的反应。然而，McNelly等最近完成的2期干预性单盲随机对照试验，将121例多器官衰竭的机械通气成年患者随机分为干预组（每24h间歇性喂养6次，每次4h，$n=62$）及对照组（标准连续性肠内喂养，$n=59$）。在该试验中，尽管间歇性喂养提供了更多的蛋白质和能量，但通过超声确定的股直肌横截面积测量的肌肉损失在两组之间是相似的。

（三）危重症患者的能量需求

明确能量需求是危重症患者最大的挑战之一，并且由于规定的目标需求用于指导营养供给，因此至关重要。基于ESPEN指南，危重症患者营养支持的目的是提供适当的能量供应，它应该尽可能接近测量的能量消耗，以减少负能量平衡。间接量热法是测量患者静息能量消耗（resting energy expenditure，REE）的金标准。ESPEN和ASPEN/SCCM临床实践指南都建议使用间接量热法来测定患者的能量消耗。然而，间接量热法的使用在临床实践中存在着一定的局限性，预测公式是临床上常用的能量计算公式，与间接量热法相比，预测公式在临床使用中更方便，但准确性欠佳。ESPEN 2019年指南推荐当间接量热法不可用时，可利用呼吸机二氧化碳产生（VCO_2）和Weri公式（REE=

$VCO_2 \times 8.19$）计算 REE，或者使用肺导管氧气消耗（VO_2）和 Fick 方法来评估能量消耗。虽然上述方式的准确性仍不如间接量热法，但优于其他预测公式。

鉴于危重疾病复杂的代谢变化，目前有许多研究旨在探讨如何给予危重症患者合适的能量需求，以实现最优的营养支持治疗。Zusman 等通过纳入符合标准的 1171 例 ICU 患者进行回顾性研究，分析的结果表明，喂养不足和喂养过度似乎都对危重症患者有害，当热量摄入 / 目标能量比值从 0 升高到 70% 时，病死率降低，但继续升高超过 100% 后，病死率也会升高。关于危重症患者的能量需求也有一些指南的推荐意见。《中国急诊危重症患者肠内营养治疗专家共识（2022）》中的推荐意见提出了 EN 的能量目标：急性疾病早期（前 3 天）使用低热量营养支持治疗（低于目标能量的 70%），3 天后，如胃肠功能耐受，能量摄入可逐渐提高至目标能量的 80%～100%。

（四）危重症患者的蛋白质需求

在危重症患者中，急性期出现明显的分解代谢反应，蛋白质分解加速，患者可能出现肌肉萎缩等不良结局。而危重症患者的有益结局与 ICU 入院时的患者肌肉质量呈正相关。有研究表明，蛋白质供应的增加对减少肌肉质量损失及改善肌肉形态和功能有益。在许多观察性研究中，较多的蛋白质供应被证明与降低病死率有关。而几项随机对照试验则表明，与相对低剂量蛋白供应比较，增加蛋白质的输注无明显获益。关于危重症患者蛋白质补充的建议，ASPEN/SCCM 指南推荐大多数重症患者蛋白质的摄入量为 1.2～2.0g/（kg・d），烧伤、肥胖及外伤患者的蛋白质供应应更高。ESPEN 指南推荐在危重疾病期间，可给予的蛋白质摄入量为 1.3g/（kg・d）。此外，蛋白质的输注时机也会对患者结局有一定的影响。在两项观察性研究中，早期增加蛋白质的供给（第 3～4 天）改善了患者的生存率。在纳入 2253 例研究对象的大规模观察性研究中，早期蛋白质供给与生存率提高有关。基于有限的研究和临床资料，为了探索危重症患者最合适的蛋白质供给量和时机，迫切需要更多前瞻性的随机对照试验提供高质量的证据。

（五）代谢的评价指标

在反映全身营养吸收和代谢反应的指标中，最可靠的是蛋白质合成和分解指标。全身蛋白质平衡的评估主要是通过稳定同位素示踪剂的输注来实现的，是对营养或其他合成代谢干预措施（如胰岛素治疗）的代谢反应的一个生理指标。尽管这一评估方法比较稳妥，但其复杂性使其在大型随机对照研究中作为临床生物标志物成本高且不切实际。氮平衡也是评估蛋白质营养代谢的重要测量方法，但在重症患者中使用效果差。此外，针对身体成分的测量，也有助于评估患者全身代谢状况；通过计算机断层扫描分析、超声评估和生物电阻抗分析骨骼肌或瘦体重，正在成为 ICU 住院期间监测的强大临床工具。其他指标，包括白蛋白、前白蛋白、视黄醇结合蛋白等在临床营养代谢评估中也有一定参考价值。

三、总结

危重症患者常伴有复杂的、动态化的代谢特征，可能合并有血流动力学不稳定和胃肠功能障碍等病理学改变，针对患者合适的营养支持在改善患者的生存状态方面起着关键作用。肠内营养治疗在重症患者营养治疗中扮演着重要的角色，但未来还需要更多更大的研究来解决当前的一些困境。在临床实践中，需要了解患者不同阶段的机体代谢特征、胃肠道功能及全身营养状况，根据当前指南的推荐意见和研究证据，结合患者的特征，制定最优的治疗策略，实现患者个体化的营养支持治疗。

（浙江大学医学院附属第二医院　黄　曼）

参 考 文 献

[1] LAMBELL K J, TATUCU-BABET O A, CHAPPLE L A, et al. Nutrition therapy in critical illness: a review of the literature for clinicians [J]. Crit Care, 2020, 24(1): 35.

[2] SINGER P, BLASER A R, BERGER M M, et al. ESPEN guideline on clinical nutrition in the intensive care unit [J]. Clin Nutr, 2019, 38(1): 48-79.

[3] 王烁，郭树彬，何新华. 急危重症患者与营养治疗［J］. 中华急诊医学杂志，2020，29（10）：1265-1272.

[4] MOONEN HPFX, VAN ZANTEN ARH. Mitochondrial dysfunction in critical illness during acute metabolic stress and convalescence: consequences for nutrition therapy [J]. Curr Opin Crit Care, 2020, 26(4): 346-354.

[5] GARRABOU G, MORÉN C, LÓPEZ S, et al. The effects of sepsis on mitochondria [J]. J Infect Dis, 2012, 205(3): 392-400.

[6] SUPINSKI G S, SCHRODER E A, CALLAHAN L A. Mitochondria and critical illness [J]. Chest, 2020, 157(2): 310-322.

[7] REINTAM BLASER A, STARKOPF J, ALHAZZANI W, et al. Early enteral nutrition in critically ill patients: ESICM clinical practice guidelines [J]. Intensive Care Med, 2017, 43(3): 380-398.

[8] TAYLOR B E, MCCLAVE S A, MARTINDALE R G, et al. Guidelines for the provision and assessment of nutrition support therapy in the adult critically ill patient: society of critical care medicine (sccm) and american society for parenteral and enteral nutrition (A. S. P. E. N.) [J]. Crit Care Med, 2016, 44(2): 390-438.

[9] DHALIWAL R, CAHILL N, LEMIEUX M, et al. The canadian critical care nutrition guidelines in 2013: an update on current recommendations and implementation strategies [J]. Nutr Clin Pract, 2014, 29(1): 29-43.

[10] TIAN F, HEIGHES P T, ALLINGSTRUP M J, et al. Early enteral nutrition provided within 24 hours of ICU admission: a meta-analysis of randomized controlled trials [J]. Crit Care Med, 2018, 46(7): 1049-1056.

[11] ORTIZ-REYES L, PATEL J J, JIANG X, et al. Early versus delayed enteral nutrition in mechanically ventilated patients with circulatory shock: a nested cohort analysis of an international multicenter, pragmatic clinical trial [J]. Crit Care, 2022, 26(1): 173.

[12] DORKEN GALLASTEGI A, GEBRAN A, GAITANIDIS A, et al. Early versus late enteral nutrition in critically ill patients receiving vasopressor support [J]. JPEN J Parenter Enteral Nutr, 2022, 46(1): 130-140.

[13] 中国老年医学学会，中国老年医学学会重症医学分会. 中国老年重症患者肠内营养支持专家共识（2022）［J］. 中华危重病急救医学，2022，34（4）：337-342.

[14] PLETSCHETTE Z, PREISER J C. Continuous versus intermittent feeding of the critically ill: have we made progress? [J]. Curr Opin Crit Care, 2020, 26(4): 341-345.

［15］LEE H Y, LEE J K, KIM H J, et al. Continuous versus intermittent enteral tube feeding for critically ill patients: a prospective, randomized controlled trial [J]. Nutrients, 2022, 14(3): 664.

［16］PATEL J J, ROSENTHAL M D, HEYLAND D K. Intermittent versus continuous feeding in critically ill adults [J]. Curr Opin Clin Nutr Metab Care, 2018, 21(2): 116-120.

［17］MCNELLY A S, BEAR D E, CONNOLLY B A, et al. Effect of intermittent or continuous feed on muscle wasting in critical illness: a phase 2 clinical trial [J]. Chest, 2020, 158(1): 183-194.

［18］TATUCU-BABET O A, RIDLEY E J, TIERNEY A C. Prevalence of underprescription or overprescription of energy needs in critically ill mechanically ventilated adults as determined by indirect calorimetry: a systematic literature review [J]. JPEN J Parenter Enteral Nutr, 2016, 40(2): 212-225.

［19］ZUSMAN O, THEILLA M, COHEN J, et al. Resting energy expenditure, calorie and protein consumption in critically ill patients: a retrospective cohort study [J]. Crit Care, 2016, 20(1): 367.

［20］中国急诊危重症患者肠内营养治疗专家共识组. 中国急诊危重症患者肠内营养治疗专家共识［J］. 中华急诊医学杂志，2022，31（03）：281-290.

［21］VAN ZANTEN A R H, DE WAELE E, WISCHMEYER P E. Nutrition therapy and critical illness: practical guidance for the ICU, post-ICU, and long-term convalescence phases [J]. Crit Care, 2019, 23(1): 368.

［22］VAN ZANTEN A R. Should we increase protein delivery during critical illness? [J]. JPEN J Parenter Enteral Nutr, 2016, 40(6): 756-762.

［23］ALLINGSTRUP M J, KONDRUP J, WIIS J, et al. Early goal-directed nutrition versus standard of care in adult intensive care patients: the single-centre, randomised, outcome assessor-blinded EAT-ICU trial [J]. Intensive Care Med, 2017, 43(11): 1637-1647.

［24］FETTERPLACE K, DEANE A M, TIERNEY A, et al. Targeted full energy and protein delivery in critically ill patients: a pilot randomized controlled trial (feed trial) [J]. JPEN J Parenter Enteral Nutr, 2018, 42(8): 1252-1262.

［25］ENGELEN M, TEN HAVE G A M, THADEN J J, et al. New advances in stable tracer methods to assess whole-body protein and amino acid metabolism [J]. Curr Opin Clin Nutr Metab Care, 2019, 22(5): 337-346.

［26］STOPPE C, WENDT S, MEHTA N M, et al. Biomarkers in critical care nutrition [J]. Crit Care, 2020, 24(1): 499.

［27］LOOIJAARD WGPM, MOLINGER J, WEIJS P J M. Measuring and monitoring lean body mass in critical illness [J]. Curr Opin Crit Care, 2018, 24(4): 241-247.

第三节　体外生命支持治疗对重症营养实施的影响及应对探讨

营养不良在因病情危重而接受体外生命支持［如连续肾脏替代治疗（continuous renal replacement therapy，CRRT）、体外膜氧合（extracorporeal membrane oxygenation，ECMO）及体外二氧化碳清除（extracorporeal carbon dioxide removal，$ECCO_2R$）］治疗的患者中较为常见，原因包括高分解代谢状态引起蛋白质分解增加、胰岛素抵抗和应激反应导致激素调节异常等，因此，营养治疗是接受体外生命支持患者基本治疗的重要组成部分。然而，患者在接受体外生命支持治疗时，常面临营养评估不准确、能量及营养素的丢失及目标制定与供给不合适等问题，同时现有的针对体外生命支持患者的营养支持方案证据质量较低，且相关指南也未提供适合这种情况的具体建议，这为体外生命支持常规营养治疗带来了挑战。

一、体外生命支持治疗对能量消耗的影响

对于重症患者，间接测热法（indirect calometery，IC）被认为是确定重症患者能量消耗的“金标准”，IC 通过 Weir 方程式计算耗氧量（VO_2）和二氧化碳产生量（VCO_2），计算出静息能量消耗（resting energy expenditure，REE）。然而，接受 CRRT 患者的 REE 会存在误差，其原因是：①碳酸氢盐透析液中的二氧化碳可以通过滤器，并以溶解在红细胞或血浆中的二氧化碳、碳酸氢盐或氨基化合物的形式循环；② CRRT 过程中，患者可能经历热量损失（可高达 1000kcal），导致代谢和能量消耗增加；③透析成分也有助于热量摄取。当患者接受 ECMO 及 $ECCO_2R$ 时，同样需要考虑膜肺二氧化碳和氧气的交换及再循环对 IC 测量带来的困难，而实施 ECMO 期间由于患者心肺功能部分被 ECMO 代替，使其 REE 较低。以上各种因素造成的能量消耗评估不准确，将引起营养支持不足或过度喂养。

如果通过 IC 不能得到准确的 REE，欧洲临床营养与代谢学会建议使用预测方程来计算 REE，然而现有方程的准确度不一致，且大多数低估了患者的实际能量需求。De 等在 2015 年针对这一问题提出，使用专门设计的连接装置从体外生命支持机器中计算耗氧量和二氧化碳产生量，然后将该计算值与机体计算值相加，并插入 Weir 方程从而计算出实际的能量消耗。Wollersheim 等在 2018 年同样提出了一种类似的方法来计算体外生命支持患者的 REE，他们使用体外循环支持患者能量消耗测定（measuring energy expenditure in extracorporeal lung support Patients，MEEP）方案计算了肺部测量的耗氧量和二氧化碳产生量，以及膜前和膜后血液测量的总和，并在一项由 20 例实施静脉 - 静脉体外膜氧合（veno-venous extracorporeal membrane oxygenation，V-V ECMO）的急性呼吸窘迫综合征（acute respiratory distress syndrome，ARDS）患者和 20 例行机械通气的 ARDS 患者组成的匹配研究中证实其可行性。除此之外，还可根据患者血清白蛋白或前白蛋白水平及氮平衡，血清甘油三酯及血清胆固醇水平等对能量需求进行评估。

但 CRRT 时的低温可以在一定程度上减少能量消耗，同时，CRRT 也可能是被忽略的外源性热量的重要来源，而 CRRT 循环中能量的来源包括枸橼酸（3kcal/g）、乳酸（3.6kcal/g）和葡萄糖（3.4kcal/g）。某些平衡盐制剂，如枸橼酸盐、乳酸盐是患者潜在的能量来源之一，因为它们能够进入三羧酸循环产生能量，其能量摄入水平与用量相关。透析液的每日总热量贡献为 125～2300kcal，取决于透析液成分、血流速率和超滤速率。因此，当确定 CRRT 患者接受营养支持时，应考虑以上因素引起的热量的增加。

二、体外生命支持治疗对氨基酸和微量元素的影响

在接受 CRRT 治疗的患者中，由于氨基酸、肉碱、微量元素、葡萄糖和水溶性维生素等营养元素的清除，营养状况将受到进一步的影响。葡萄糖损失的程度取决于选择的血糖及 CRRT 置换液的葡萄糖浓度，通过使用含糖的置换液可抵消 CRRT 治疗过程中的葡萄糖丢失。而在 CRRT 期间，氨基

酸损失高达 10～15g/d，相当于每天损失 0.2g/kg 的蛋白质。当进行肠外营养来提供氨基酸时，损失率将更高，同时，CRRT 时更高的血流量、更多的置换液剂量及滤器的进步均使氨基酸损失的风险增加，废液中氨基酸含量检测具有一定临床意义。因此，评估 CRRT 模式、氨基酸摄入量、氨基酸供给途径及肠外营养输注速度等，对于接受 CRRT 治疗重症患者的营养评估非常重要。同时，微量元素（锌、铁、硒）、水溶性维生素等也会有不同程度的丢失，故欧洲临床营养与代谢学会建议，接受 CRRT 治疗的患者需每天补充维生素 C（30～60mg）、维生素 B_1、叶酸和维生素 B_6 等营养物质。

三、体外生命支持治疗时营养方案的调整

接受 CRRT 治疗的患者的营养支持目标：①提供足够的热量和蛋白质；②最大限度地减少高分解代谢的影响；③营养支持应基于患者的个人营养需求和 CRRT 的治疗类型。迄今为止，只有非常有限的证据来指导这一患者群体的营养支持管理。目前一些指南建议尽早给予肠内营养，目标是实现每日热量摄入 25～30kcal/kg。对于危重症患者，通常建议给予 1.2～2.0g/（kg・d）的蛋白质，而 CRRT 会带来氨基酸和蛋白质的额外消耗，故进行 CRRT 时，应增加蛋白质的摄入，蛋白质供给量至少应达到 1.5g/（kg・d），最多可达 2.5g/（kg・d）。对于 ICU 住院 3～7 天通过口服或肠内营养其营养补充仍不达标，且有较高营养风险的患者，建议使用肠外营养。但是目前尚无证据表明在 CRRT 治疗期间肠外营养在氨基酸、维生素和矿物质损失方面高于肠内营养。也没有研究证明在 CRRT 治疗期间额外补充维生素和微量元素的临床获益，现有指南也尚未统一标准。一些营养物质有潜在的“肾脏保护”作用，如谷氨酰胺和鱼油，但很少有证据支持常规给予 CRRT 患者上述营养素。

近年来，虽然 ECMO 的应用较前显著增加，但对于这类患者的最佳营养供应时间、类型和能量要求等方面尚未明确。对 7 例实施 ECMO 的患者进行能量消耗研究发现，这些患者的能量消耗为 12～33kcak/kg（中位数为 21kcal/kg），在 ECMO 治疗的第 7 天测得的患者能量消耗最高，并且相关研究认为，在 ECMO 治疗的第 8～14 天高能量摄入可降低 90 天病死率，但是对于这类病情复杂的患者群体，还应考虑其他可能影响能量消耗的因素，如使用升压药、强心药及镇痛、镇静药带来的影响。Pelekhaty 等在 2020 年的研究发现，即使每天接受超过 2g/（kg・d）蛋白质的体外生命支持患者仍被发现存在负氮平衡，这表明这些患者可能比普通 ICU 患者有更高的蛋白质需要量。一项针对实施 ECMO 患者蛋白质需要量的研究调查了接受 V-V ECMO 治疗的肥胖和非肥胖成年患者的氮平衡，将非肥胖患者的蛋白质目标需要量设定为 1.5～2.0g/（kg・d），肥胖患者的蛋白质目标需要量设定为 2.0～2.5g/（kg・d），研究结果显示，约 85% 患者的蛋白质目标需要量可以得到满足。但是目前仍然缺乏关于确定 ECMO 患者营养需求的准确预测方程，因此，后期应以确定 ECMO 患者热量和蛋白质需求为重点展开相关研究。

肠内营养尤其是在早期（入 ICU 24～48h）实施肠内营养已被证实能给危重症患者带来益处，但是实施 ECMO 患者由于低血压、低氧血症、脏器低灌注及血管升压素的使用使肠道发生缺血、缺氧性改变，故常考虑延迟喂养。但已有研究表明，接受 ECMO 治疗的患者同样可以很好地耐受肠内营养，同时早期（48h 内）开展肠内营养不仅不会带来不良事件的发生，还与更低的病死率相关。对于 ECMO 期间实施肠内营养的患者，需密切监测肠道缺血的发生，评估患者对肠内营养的耐受性，及时调整营养支持的方案。目前，对于 ECMO 患者的肠外营养方案尚无明确指南证据支持，当存在血

流动力学不稳定，且肠内营养无法完全满足营养需求时，肠外营养的使用是合理的，但对于肠外营养治疗的 ECMO 患者，需特别关注脂肪乳引起的相关并发症，如血栓形成、脂质沉积的床旁实时监测及因此带来的膜氧合器功能障碍。

四、小结

体外生命支持治疗是危重症患者治疗手段不可或缺的组成部分，而基于个体化评估的营养供给策略是实施体外生命支持治疗患者的重要保障，对其临床病程和治疗效果均有积极影响。而复杂病情、生命支持技术等治疗措施对代谢监测准确性的影响直接关系到个体化指导程度和营养治疗的效果，因此，仍需要深入的临床研究，指导我们对需要体外生命支持的危重症患者给予准确评估，实现理想的营养治疗。

（武汉大学中南医院　钟玉馨　胡　波）

参考文献

[1] MCCLAVE S A, TAYLOR B E, MARTINDALE R G, et al. Guidelines for the provision and assessment of nutrition support therapy in the adult critically ill patient: Society of Critical Care Medicine (SCCM) and American Society for Parenteral and Enteral Nutrition (ASPEN) [J]. JPEN J Parenter Enteral Nutr, 2016, 40(2): 159-211.

[2] JONCKHEER J, SPAPEN H, MALBRAIN M, et al. Energy expenditure and caloric targets during continuous renal replacement therapy under regional citrate anticoagulation. A viewpoint [J]. Clin Nutr, 2020, 39(2): 353-357.

[3] BEAR D E, SMITH E, BARRETT N A. Nutrition support in adult patients receiving extracorporeal membrane oxygenation [J]. Nutr Clin Pract, 2018, 33(6): 738-746.

[4] SINGER P, BLASER A R, BERGER M M, et al. ESPEN guideline on clinical nutrition in the intensive care unit [J]. Clin Nutr, 2019, 38(1): 48-79.

[5] DE WAELE E, VAN ZWAM K, MATTENS S, et al. Measuring resting energy expenditure during extracorporeal membrane oxygenation: preliminary clinical experience with a proposed theoretical model [J]. Acta Anaesthesiol Scand, 2015, 59(10): 1296-1302.

[6] WOLLERSHEIM T, FRANK S, MÜLLER M C, et al. Measuring Energy Expenditure in extracorporeal lung support Patients (MEEP) - Protocol, feasibility and pilot trial [J]. Clin Nutr, 2018, 37(1): 301-307.

[7] NEW A M, NYSTROM E M, FRAZEE E, et al. Continuous renal replacement therapy: a potential source of calories in the critically ill [J]. Am J Clin Nutr, 2017, 105(6): 1559-1563.

[8] OSTERMANN M, LUMLERTGUL N, MEHTA R. Nutritional assessment and support during continuous renal replacement therapy [J]. Semin Dial, 2021, 34(6): 449-456.

[9] OSTERMANN M, SUMMERS J, LEI K, et al. Micronutrients in critically ill patients with severe acute kidney injury-a prospective study [J]. Sci Rep, 2020, 10(1): 1505.

[10] PIRONI L, ARENDS J, BOZZETTI F, et al. ESPEN

guidelines on chronic intestinal failure in adults [J]. Clin Nutr, 2016, 35(2): 247-307.

[11] OSTERMANN M, BELLOMO R, BURDMANN E A, et al. Controversies in acute kidney injury: conclusions from a Kidney Disease: Improving Global Outcomes (KDIGO) conference [J]. Kidney Int, 2020, 98(2): 294-309.

[12] HUNG K Y, CHEN S T, CHU Y Y, et al. Nutrition support for acute kidney injury 2020-consensus of the Taiwan AKI task force [J]. J Chin Med Assoc, 2022, 85(2): 252-258.

[13] MARIK P E, HOOPER M H. Adjuvant Vitamin C in critically ill patients undergoing renal replacement therapy: what's the right dose? [J]. Crit Care, 2018, 22(1): 320.

[14] DRUML W, JOANNIDIS M, JOHN S, et al. Metabolic management and nutrition in critically ill patients with renal dysfunction: recommendations from the renal section of the DGIIN, ÖGIAIN, and DIVI [J]. Med Klin Intensivmed Notfmed, 2018, 113(5): 393-400.

[15] WANG X, LI W, LI N, et al. Omega-3 fatty acids-supplemented parenteral nutrition decreases hyperinflammatory response and attenuates systemic disease sequelae in severe acute pancreatitis: a randomized and controlled study [J]. JPEN J Parenter Enteral Nutr, 2008, 32(3): 236-241.

[16] DE WAELE E, JONCKHEER J, PEN J J, et al. Energy expenditure of patients on ECMO: a prospective pilot study [J]. Acta Anaesthesiol Scand, 2019, 63(3): 360-364.

[17] PARK J, HEO E, SONG I A, et al. Nutritional support and clinical outcomes in critically ill patients supported with veno-arterial extracorporeal membrane oxygenation [J]. Clin Nutr, 2020, 39(8): 2617-2623.

[18] KARPASITI T. A Narrative Review of Nutrition Therapy in patients receiving extracorporeal membrane oxygenation [J]. ASAIO J, 2022, 68(6): 763-771.

[19] PELEKHATY S L, GALVAGNO SM J R, LANTRY J H, et al. Are current protein recommendations for the critically ill adequate for patients on VV ECMO: experience from a high-volume center [J]. JPEN J Parenter Enteral Nutr, 2020, 44(2): 220-226.

[20] SINGH S K, D'OVIDIO F, GARAN A R, et al. Minimally invasive central venoarterial extracorporeal membrane oxygenation for long-term ambulatory support as a bridge to heart-lung transplant [J]. J Artif Organs, 2020, 23(4): 394-396.

[21] SCOTT L K, BOUDREAUX K, THALJEH F, et al. Early enteral feedings in adults receiving venovenous extracorporeal membrane oxygenation [J]. JPEN J Parenter Enteral Nutr, 2004, 28(5): 295-300.

[22] OHBE H, JO T, YAMANA H, et al. Early enteral nutrition for cardiogenic or obstructive shock requiring venoarterial extracorporeal membrane oxygenation: a nationwide inpatient database study [J]. Intensive Care Med, 2018, 44(8): 1258-1265.

[23] LEE H M, ARCHER J R, DARGAN P I, et al. What are the adverse effects associated with the combined use of intravenous lipid emulsion and extracorporeal membrane oxygenation in the poisoned patient? [J]. Clin Toxicol (Phila), 2015, 53(3): 145-150.

第四节　营养治疗联合早期运动对重症监护病房肌少症的影响

肌少症（sarcopenia）一词最早在 1989 年由 Irwin Rosenberg 提出，用来描述一种随着年龄增长而出现肌肉不断减少的现象。随着研究的深入，有学者发现肌少症不仅可在老年人中发生，也可在其他任何年龄段发生，其发生原因与急性应激、营养不良、运动减少等多种因素相关。而这类肌少症患者主要出现在重症监护病房（intensive care unit，ICU）中，并对重症患者的预后产生不良影响。提高对重症患者肌少症的认识，提早预防和治疗可改善患者预后。本文就ICU肌少症的进展及运动和营养与其之间的关系进行介绍。

一、肌少症的定义

近年来，随着人们对肌少症的重视，不同机构对肌少症制定了指南或共识。不同机构给出的定义和诊断标准不尽相同，其中2018年欧洲老年肌少症工作组（European Working Group on Sarcopenia in Older People，EWGSOP）第2次会议（EWGSOP2）提出的肌少症的修订定义及诊断应用最广。在EWGSOP2共识中定义肌少症为一种渐进性、广泛性骨骼肌病变，并可导致跌倒、骨折、残疾及死亡率升高等不良后果。其诊断标准：①肌力下降；②肌肉数量或质量下降；③身体活动能力下降。符合诊断标准①，可能存在肌少症；符合诊断标准①、②，确诊为肌少症；符合诊断标准①、②、③，诊断为严重肌少症。

ICU肌少症的发生近年来越来越受到重视，但因诊断标准不同及目前缺乏完善的针对ICU肌少症的可行性床旁诊断方法，导致难以准确评估ICU肌少症的患病率，在一项通过计算机断层扫描（computed tomography，CT）诊断肌少症的研究中，ICU肌少症的发生率为60%~70%。

二、肌少症的分类

1. 按照发病原因分类　可分为原发性肌少症和继发性肌少症。原发性肌少症是指除年龄外无其他明确导致肌少症发生的因素；而继发性肌少症则相反，常有明确的致病诱因，如炎症反应、营养不良、运动减少及器官功能障碍等。

2. 按照发生时间分类　可分为急性肌少症及慢性肌少症。肌少症持续时间＜6个月为急性肌少症，持续时间≥6个月为慢性肌少症，急性肌少症的产生与急性疾病和损伤相关。而Welch等将急性肌少症定义为在显著的生理应激下（如急性疾病、手术、创伤或烧伤），肌肉质量和功能在28天内显著降低至肌少症阈值。

对肌少症进行分类是为了更好地区分肌少症的发生原因及进展速度，通过早期评估及对可控因素的早期干预，可预防或延迟肌少症的进展及不良结局。重症患者中，肌少症的发生存在着明确的病因，并且进展迅速，属于继发性、急性肌少症，可通过早期评估、早期预防和治疗改善重症患者的功能状态与预后。

三、ICU肌少症对患者的影响

与其他脏器功能不全类似，ICU肌少症可视作急性肌肉功能不全，并对重症患者的预后产生着近期和远期的影响。重症患者肌肉减少可升高患者的感染率和病死率，增加患者康复时间，使ICU停留时间和住院时间延长，显著增加医疗费用。肌少症还可使膈肌厚度减少和呼吸肌功能下降，导致呼吸衰竭或延长机械通气时间，升高机械通气患者病死率。

另外，肌肉细胞还具有内分泌功能，当肌肉收缩时，肌肉细胞可产生肌细胞因子，其可作用于许多器官。在中枢神经系统，其可通过调节犬尿素代谢减轻沮丧而起神经保护作用，通过调节免疫功能抑制炎症反应，通过对肝脏、胰腺和小肠的作用提高胰岛素敏感性。

从远期角度看，ICU 肌少症患者出院后存在更多的功能不全，需要更长时间的康复治疗，需要更多的医疗照护。

四、ICU 肌少症的评估方法

肌少症的诊断需要通过肌肉力量减弱和肌量减少来进行评估。在 ICU 中，许多患者因昏迷、镇静、衰弱、制动或神经肌肉阻滞剂的应用等情况而无法准确进行肌力测量，因此，在 ICU 中更多的是通过对肌肉的数量和质量的测量来评估肌少症。目前有多种对肌肉数量和质量进行评估的方法，但各自都存在相应的优缺点，应用时需要根据具体情况进行选择。

1．CT 及磁共振成像（inagnetic resonance imaging，MRI）被推荐为肌肉定量测量的“金标准”，但这两种方法存在着以下不足：①费用昂贵；②无法在床旁检查，患者在检查过程中脱离 ICU 监护环境，存在一定风险；③ CT 检查过程中需暴露于射线。基于以上不足，该方法不适用于重症患者进行连续动态肌肉定量测量。

2．EWGSOP2 共识推荐采用双能量 X 线吸收法进行肌肉数量测量，但该方法受患者水化状态的影响，加上二维特性，在重症患者中的应用受限。

3．电阻抗分析可用来对肌肉进行定量分析，但这种方法受到机体液体平衡状态的影响，在 ICU 中难以进行标准化。

4．超声被认为是一种可选择的对肌肉数量和质量进行测量的方法。这是一种无创、无辐射的方法，操作者仅需简单训练，并且可在床旁连续测量。其不足包括：①患者高血容量状态会对超声检测到的肌肉数量和质量测量产生影响；②目前对于探头的选择（线性或凸面），测量的解剖部位（腹部、下肢或上肢）和患者的体位（仰卧位、俯卧位或半卧位）尚无统一标准；③检查过程中探头的压力和倾斜角度也会对检查结果产生影响。

五、营养和运动对 ICU 肌少症的影响

肌肉蛋白总是在不断地代谢更新中，保持蛋白质合成代谢和蛋白质水解代谢的平衡对于维持肌肉组织质量至关重要，这一过程受合成代谢刺激（主要为营养和运动）调控。

1．ICU 肌少症发生的代谢基础　在 ICU 中，患者会因摄入不足（饥饿）、吸收障碍、早期自噬与分解代谢为突出的代谢特点，以及丢失增多导致骨骼肌蛋白迅速丢失与营养不良，并由此延长住院时间和机械通气时间，导致骨骼肌功能障碍。

应激后胰岛素抵抗，外源性糖利用障碍，机体骨骼肌蛋白迅速分解，产生的氨基酸通过糖异生途径合成葡萄糖，成为内源性能量的主要来源。无论是饥饿还是分解代谢，能量摄入不足时，机体首先动员肝糖原和肌糖原供能，当糖原耗竭后机体会分解骨骼肌，进行糖异生供能，骨骼肌的分解可增加 70%～110%，以肌肉消耗和明显的负氮平衡为特征。研究数据表明，蛋白质合成和分解代谢变化均取决于应激损伤的严重程度，个体化差异较大，轻微损伤者机体细胞群的分解可能无明显增加，严

重应激时的持续负氮平衡、持续的营养不良可导致肌肉萎缩与 ICU 肌少症。

相对于能量供给不足，蛋白供给不足在 ICU 肌少症的预防和治疗中具有更重要的作用。当重症患者处于应激状态时，在炎症因子和各种激素的作用下，骨骼肌会加速分解成氨基酸，这些氨基酸主要用来进行糖异生、合成急性期蛋白及进行组织修复，而这些肌肉蛋白分解转换的产物会氧化成尿素，由体内排出。另外，肌肉分解释放出的氨基酸也会刺激肌肉合成加速，但上述 3 种氨基酸转化途径导致骨骼肌释放出的氨基酸迅速被消耗，不能维持有效的浓度以促进肌肉蛋白合成，从而导致骨骼肌的分解大于合成，造成肌肉丢失。此时，给予充足的外源性蛋白质维持体内氨基酸浓度有利于维持这种平衡。

重症患者还经常会出现蛋白质合成抵抗，即患者在合成肌肉蛋白时对正常生理需求的氨基酸刺激效应产生抵抗。产生蛋白质合成抵抗有以下 3 个原因：①内脏摄取氨基酸增加，从而导致合成肌肉的氨基酸不足；②胰岛素抵抗导致肌肉对氨基酸的摄取降低，从而妨碍肌肉蛋白的维持；③氨基酸对蛋白质合成的刺激效应钝化，如正常浓度的亮氨酸通过哺乳动物雷帕霉素靶蛋白（mammalian target of rapamycin，mTOR）通路对肌肉合成刺激减弱。充分补充外源性氨基酸提高体内氨基酸含量，可保证合成肌肉的氨基酸供给，并且在胰岛素抵抗的情况下高浓度氨基酸也可在一定程度上促进肌肉蛋白的合成，高浓度的氨基酸还可使其对蛋白质合成的刺激得到一定程度的恢复，从而缓解或部分缓解蛋白质合成抵抗，在预防和治疗 ICU 肌少症中起着重要作用。

多项研究显示，在重症患者中给予高蛋白可减少股四头肌肉和前臂肌肉的丢失，并能维持更好的握力。近期的一项荟萃分析显示，给予危重症患者高蛋白可显著减少肌肉丢失。

除了给予蛋白的量与预防和治疗 ICU 肌少症相关外，蛋白质中氨基酸种类也和促进肌肉增长相关。文献报道，必需氨基酸，特别是亮氨酸，对促进肌肉合成的效果更强，应注意给予补充。乳清蛋白易于消化，并含有大量必需氨基酸，可作为补充蛋白的首选饮食。

2. 运动对 ICU 肌少症的可能影响　重症患者常由长期卧床、镇静及肌肉松弛导致运动减少。运动减少对蛋白质合成的所有过程（转录、翻译和翻译后修饰）均有影响，但主要是对翻译过程产生影响。胰岛素样生长因子 -1（insulin-like growth factor-1，IGF-1）是一种细胞内调节蛋白，其在翻译控制机制中扮演重要角色。在动物研究中发现，运动减少可暂时下调 IGF-1 mRNA 及 AMP 活化蛋白激酶活性，导致严重肌肉萎缩。长期运动减少还可通过以下 5 种蛋白质水解途径导致肌肉蛋白丢失：①核因子 κB（nuclear factor-kappaB，NF-κB）途径；②泛素 - 蛋白水解酶体途径；③钙激活中性蛋白酶途径；④半胱氨酸天冬氨酸蛋白酶 3 途径；⑤溶酶体蛋白酶途径。而早期运动可阻断这些肌肉蛋白水解的过程，从而在防治 ICU 肌少症中发挥作用。

在临床研究中也证实了运动与肌肉减少之间的关系。健康成人经过一段时间的卧床后可导致大腿肌肉丢失。在重症患者中，早期锻炼可防止肌肉损伤，增加患者肌力，增加最大自主通气量，并能增强患者自主活动能力，改善生活质量。因此，重症患者应尽早开始进行锻炼，如果患者无法自主活动，也应给予患者被动活动。

重症患者因意识障碍、镇静、肌肉松弛或虚弱，常无法配合主动运动，此时被动运动对预防和治疗 ICU 肌少症至关重要。低频低振幅神经电刺激可使肌肉收缩，是目前在 ICU 中应用的一种被动运动方式。近期的研究显示，在重症患者中应用神经电刺激可减少患者肌肉萎缩。在一项研究中报道，在镇静和机械通气的患者中，功能性电刺激与被动移动锻炼和被动踏车锻炼相比，可增加肌肉的氧耗和代谢，达到更好的肌肉运动强度。一项荟萃分析显示，在机械通气患者中应用神经电刺激可增加患者肌力并缩短机械通气时间。

3．营养与运动的协同作用　在重症患者中，营养不良和运动减少是导致 ICU 肌少症的主要原因。如前所述，早期加强重症患者的强营养和运动均可预防和治疗 ICU 肌少症。文献报道，两者联合应用能够起更好的作用。一项荟萃分析显示，对比营养治疗、早期运动、神经电刺激和药物治疗，早期营养联合运动治疗在肌少症的治疗中效果最显著。

六、小结

肌少症在 ICU 是一种普遍现象，其可对重症患者产生近期及远期的不良影响。与老年性肌少症不同，ICU 肌少症有其明确诱发因素，营养不良和运动减少是导致 ICU 肌少症的主要因素，并且是可控因素。基于 ICU 肌少症的高发性、可控性及给患者带来的严重不良影响，重症患者不应等肌少症出现再进行治疗，而应在早期开始运动和营养治疗以预防 ICU 肌少症的发生并带来更好的预后。

（北京清华长庚医院　朱　研　许　媛）

参考文献

[1] AKAN B. Influence of sarcopenia focused on critically ill patients [J]. Acute Crit Care, 2021 , 36(1): 15-21.

[2] CRUZ-JENTOFT A J, SAYER A A. Sarcopenia [J]. Lancet, 2019, 393(10191): 2636-2346.

[3] VERONESE N, BEAUDART C, SABICO S. Sarcopenia: research and clinical implications [M]. Cham: Springer International Publishing, 2021.

[4] CRUZ-JENTOFT A J, BAHAT G, BAUER J, et al. Sarcopenia: revised European consensus on definition and diagnosis [J]. Age Ageing, 2019, 48(1): 16-31.

[5] PETERSON S J, BRAUNSCHWEIG C A. Prevalence of sarcopenia and associated outcomes in the clinical setting [J]. Nutr Clin Pract, 2016 , 31(1): 40-48.

[6] WELCH C, K HASSAN-SMITH Z, A GREIG C, et al. Acute aarcopenia secondary to hospitalisation-an emerging condition affecting older adults [J]. Aging Dis, 2018, 9(1): 151-164.

[7] WELCH C, GREIG C, MASUD T, et al. COVID-19 and acute sarcopenia [J]. Aging Dis, 2020, 11(6): 1345-1351.

[8] KANOVA M, KOHOUT P. Molecular mechanisms underlying intensive care unit-acquired weakness and sarcopenia [J]. Int J Mol Sci, 2022, 23(15): 8396.

[9] KIZILARSLANOGLU M C, KUYUMCU M E, YESIL Y, et al. Sarcopenia in critically ill patients [J]. J Anesth, 2016 , 30(5): 884-890.

[10] WEIJS P J, CYNOBER L, DELEGGE M, et al. Proteins and amino acids are fundamental to optimal nutrition support in critically ill patients [J]. Crit Care, 2014, 18(6): 591.

[11] FERRIE S, ALLMAN-FARINELLI M, DALEY M, et al. Protein requirements in the critically ill: a randomized controlled trial using parenteral utrition [J]. JPEN J Parenter Enteral Nutr, 2016, 40(6): 795-805.

[12] FETTERPLACE K, DEANE A M, TIERNEY A, et al.

Targeted full energy and protein delivery in critically ill patients: a pilot randomized controlled trial (FEED Trial) [J]. JPEN J Parenter Enteral Nutr, 2018, 42(8): 1252-1262.

[13] NAKAMURA K, NAKANO H, NARABA H, et al. High protein versus medium protein delivery under equal total energy delivery in critical care: a randomized controlled trial [J]. Clin Nutr Edinb Scotl, 2021, 40(3): 796-803.

[14] LEE Z Y, YAP C S L, HASAN M S, et al. The effect of higher versus lower protein delivery in critically ill patients: a systematic review and meta-analysis of randomized controlled trials [J]. Crit Care, 2021, 25(1): 260.

[15] SCHUJMANN D S, TEIXEIRA GOMES T, LUNARDI A C, et al. Impact of a progressive mobility program on the functional status, respiratory, and muscular systems of ICU patients: a randomized and controlled trial [J]. Crit Care Med, 2020, 48(4): 491-497.

[16] ENGEL H J, NEEDHAM D M, MORRIS P E, et al. ICU early mobilization: from recommendation to implementation at three medical centers [J]. Crit Care Med, 2013 , 41(9 Suppl 1): S69-S80.

[17] BAO W W, YANG J J, LI M N, et al. Prevention of muscle atrophy in ICU patients without nerve injury by neuromuscular electrical stimulation: a randomized controlled study [J]. BMC Musculoskelet Disord, 2022, 23(1): 780.

[18] MEDRINAL C, COMBRET Y, PRIEUR G, et al. Comparison of exercise intensity during four early rehabilitation techniques in sedated and ventilated patients in ICU: a randomised cross-over trial [J]. Crit Care, 2018, 22(1): 110.

[19] LI Y, HOU L Y, ZHU J T, et al. Effect of neuromuscular electrical stimulation on muscle strength in patients with mechanical ventilation in intensive care unit: cumulative meta-analysis and trial sequential analysis [J]. Zhonghua Wei Zhong Bing Ji Jiu Yi Xue, 2022, 34(4): 416-420.

[20] NAKANO H, NARABA H, HASHIMOTO H, et al. Novel protocol combining physical and nutrition therapies, intensive goal-directed rehabilitation with electrical muscle stimulation and nutrition (IGREEN) care bundle [J]. Crit Care, 2021, 25(1): 415.

[21] NEGM A M, LEE J, HAMIDIAN R, et al. Management of sarcopenia: a network meta-analysis of randomized controlled trials [J]. J Am Med Dir Assoc, 2022, 23(5): 707-714.

第五节 床旁超声推进重症营养实践的探索与发展

营养支持治疗尤其是肠内营养（enteral nutrition，EN）是危重症患者集束化治疗的重要组成部分，国内外指南共识均推荐重症患者应早期（24～48h）启动 EN，早期启动 EN 不仅能够增强机体的细胞免疫功能、保护肠道结构及功能，而且有助于改善重症患者的临床预后。Doig 的一项 meta 分析显示，重症患者在进入重症监护病房（intensive care unit，ICU）24h 内给予 EN 支持可明显降低患者的病死率和并发症发生率。EN 治疗的关键环节包括 EN 启动时机、胃肠结构及功能评价、喂养不耐受的识别与干预、EN 喂养路径的选择与建立、营养效果的评价等各方面。其中 EN 喂养不耐受（feeding intolerance，FI）是重症患者早期 EN 面临的棘手问题，其发生率高达 30.5%～67.5%。然而 EN 喂养不耐受目前还没有明确的、统一的定义，各研究亦很少使用相同的定义，导致临床医师评价困难。此外，对于需要幽门后喂养的患者，鼻肠管的安置多采用盲插法，这依赖于操作者的经验，一旦发生异位未被及时发现将导致严重后果，而且对于鼻肠管尖端位置的确定多采用腹部X线检查等含辐射的评价手段。对于营养效果的评价亦缺乏可靠、有效的评价指标及手段。基于此，床旁超声由于其无创、及时、可视化显像病理生理、可重复性强等优势已逐步走上EN治疗的“舞台”，发挥着不可或缺的作用。近年来，国内外众多学者就床旁超声在EN喂养不耐受的评价、指导EN的实施、鼻肠管安置、营养效果评价等各方面的价值展开了许多探索与实践。

胃肠耐受性的判断是EN安全与有效实施的重要手段，目前评估EN耐受性多依据胃残余量（gastric residual volume，GRV）。然而GRV判断标准不一，150～500ml均有报道，而且GRV受胃管粗细、尖端位置、患者体位等众多因素的影响，从而导致测量结果不可靠。大量研究证实，床旁超声测量胃窦横截面积（antrum cross-sectional area，ACSA）可以准确地评价患者胃容积。早在1987年Bolondi教授便提出通过胃窦横截面积来计算胃容积，2009年Perlas提出了ACSA与GRV的相关性公式：Volume（ml）＝27.0＋14.6×right-lateral CSA－1.28×age，并在之后进行了临床验证。Perlas等建立的计算模型和临床验证是基于摄入清亮液体（苹果汁）进行计算的，重症患者摄入的往往是EN液等黏稠液体。因此，2021年，Tacken等对摄入浓稠液体的患者进行了验证，发现通过Perlas建立的数学模型计算的GRV会低估患者实际的GRV，但是ACSA和患者EN摄入量之间呈正相关（r=0.73，P<0.01）。同时，对于摄入浓稠液体的患者，Tacken等建立了一个新的计算公式：Volume（ml）＝79.38＋13.32×right-lateral CSA，但是该公式还需要临床研究进一步验证。

此外，陈闯等发现使用CT测量的胃残余量与半坐位（r=0.543，P<0.001）、平卧位（r=0.604，P<0.001）、右侧卧位（r=0.618，P<0.001）时超声测量的ACSA均呈显著正相关。随后Hamada等的研究亦得出相同的结论，同时他们还发现ACSA>3.6cm^{2}对于辨别存在“反流风险的胃”（胃容积超过0.8ml/kg）的敏感度为76%，特异度为78%。同时Lionel等的研究表明，ACSA与抽吸胃液量之间存在显著的正相关关系（r=0.72，P<0.000 1）。2021年，Gurhan等的临床研究亦得出相同的结论，即患者床头抬高30° 仰卧位时所测得的ACSA与抽吸法测量的GRV之间呈线性相关（r^2=0.73，P<0.000 1）。当ACSA≥9.2cm^2，辨别GRV≥250ml的ROC曲线下面积为0.969（95%*CI* 0.94～0.99，P<0.000 1）。而且Bouvet等发现，通过超声测量ACSA反映GRV比通过抽吸法测量GRV的可靠性更高。

美国肠外肠内营养学会（American Society for Parenteral and Enteral Nutrition，ASPEN）指南不再推荐EN过程中常规监测GRV，可能是因为常规监测GRV的手段会导致EN中断。田飞等发表的meta分析表明，超声监测GRV能明显降低腹泻、反流、胃潴留及误吸的发生率（P<0.05），且患者血清白蛋白水平的改善效果更为明显（P<0.05）、监测操作时间更短（P<0.05）、喂养达标时间更早（P<0.05）、喂养中断次数更少（P<0.05），超声监测GRV具有更好的安全性和有效性，而且超声检查并不会中断患者EN的实施及临床治疗进程。

床旁胃肠道超声在预测重症患者EN喂养不耐受方面发挥着重要作用。陈闯等发现，EN过程中发生喂养不耐受组患者的ACSA在半坐位、平卧位及右侧卧位时较喂养耐受组患者显著增加［半坐位：（8.53±4.07）cm^2 *vs.*（4.60±2.76）cm^2；平卧位：（5.15±2.75）cm^2 *vs.*（2.61±1.32）cm^2；右侧卧位：（10.32±4.06）cm^2 *vs.*（4.95±3.20）cm^2，P均<0.005］。以ACSA≥3.917cm^2、>3.395cm^{2}与

>4.402cm² 为阈值预测喂养不耐受的敏感度分别为 92.0%、69.6% 和 92.3%，特异度分别为 69.2%、92.3% 和 71.4%。邹同娟等的多中心前瞻观察性研究结果显示，右侧卧位 ACSA 是重症患者 EN 喂养不耐受发生的独立危险因素（P=0.016，OR=1.366，95%CI 1.061～1.759），ACSA 预测 EN 喂养不耐受的 ROC 曲线下面积为 0.699，其预测喂养不耐受的最佳截断值为 7.092cm²，敏感度为 72.7%，特异度为 75.5%。

此外，还可以使用床旁超声评价肠道功能预测 EN 喂养不耐受。Tao 等研究发现，EN 不耐受组与耐受组相比，肠壁厚度［2.8（2.7～3.1）mm *vs.* 2.6（2.4～2.8）mm，P=0.001］、肠道环形皱襞改变（28/41 *vs.* 13/75，P<0.001）、肠壁分层数量（35/41 *vs.* 23/75，P<0.001），以及肠道蠕动紊乱风险［4.0（3.0～7.0）*vs.* 7.0（6.0～9.0），P<0.001］更高。肠道超声指标预测 EN 喂养不耐受的 ROC 曲线下面积分为 0.60（0.48～0.71）（肠道直径）、0.76（0.67～0.85）（肠道环形皱襞）、0.71（0.62～0.80）（肠壁厚度）、0.77（0.69～0.86）（肠壁分层）和 0.78（0.68～0.88）（肠蠕动）。Lai 等使用床旁超声测量 ACSA、升 / 降结肠直径和结肠每分钟蠕动频率，记录腹内压（intra-abdominal pressure，IAP）、EN 并发症等。结果表明，ACSA、升 / 降结肠直径和结肠每分钟蠕动频率均较 IAP 更能预测肠道功能恢复情况，而当使用 ACSA、升 / 降结肠直径和结肠每分钟蠕动频率联合判定肠道功能恢复情况时，具有最大的受试者工作曲线下面积，而且阳性预测值也是最高的。

除了二维超声外，胃窦超声回声强度亦可以评价 EN 喂养不耐受。Wang 等通过获取胃窦短轴切面，使用线下软件分析胃窦超声回声强度［根据直方图分析灰度分布的第 50 百分位（ED50）、第 85 百分位（ED85）和平均值（EDmean）］预测 EN 喂养不耐受的能力。结果显示，经历喂养不耐受的患者在 EN 开始时的 ED50（67.8 *vs.* 56.1，P=0.02）、ED85（85.6 *vs.* 71.2，P=0.01）和 EDmean（70.3 *vs.* 57.6，P=0.01）较喂养耐受组更高。在 EN 开始时，ED50 预测喂养不耐受的截断值为 63.0（特异度为 87.5%，敏感度为 69.2%），曲线下面积（area under the curve，AUC）0.76（95%CI 0.57～0.94，P=0.006）。ED85 预测喂养不耐受的截断值为 77.5（特异度为 75.0%，敏感度为 69.2%），AUC 为 0.75（95%CI 0.57～0.93，P=0.006）。EDmean 预测喂养不耐受的截断值为 65.9（特异度为 87.5%，敏感度为 69.2%），AUC 0.76（95%CI 0.59～0.94，P=0.004）。

床旁超声在 EN 实施中的价值日益显现。床旁超声可以通过评估胃排空时间来评估重症患者的胃排空功能，指导 EN 的实施，同时床旁超声还可以根据 ACSA 及胃窦运动频率计算胃窦运动指数（motilite index，MI）来指导 EN 的实施。当 MI<0.4，EN 初始速度为 20～30ml/h；MI 为 0.4～0.8，EN 初始速度为 40～60ml/h；MI>0.8，EN 初始速度>70ml/h。Chen 等通过比较床旁超声测量 ACSA 计算 GRV 和胃液回抽法监测 GRV 指导 EN 的实施，结果显示，使用床旁超声监测 GRV 指导 EN 实施可以有效降低患者反流和误吸的风险，增加 EN 的摄入量。

鼻胃管和鼻空肠管在临床实践过程中已经被广泛应用。但是鼻胃管 / 鼻空肠管在安置过程中可能出现置入气管及出现气胸、纵隔气肿、皮下气肿、肺炎等并发症，因此，准确评估导管位置至关重要。临床上评估导管尖端位置的方法包括听诊、改良体表评估及影像学检查。床旁超声相较于其他评估方法具有无创、无辐射及重复性强等优点，同时不受颈部位置的影响。为了评估床旁超声确定鼻胃管位置的准确性，Vigneau 等比较了床旁超声和“金标准”X 线检查在评估鼻胃管位置中的一致性，结果表明，床旁超声和 X 线检查的敏感度相似（97% *vs.*100%），而且床旁超声检查明显比 X 线检查耗时更短（24min *vs.* 180min）。因此，床旁超声更适用于检测危重症患者鼻胃管的位置。张美齐等报道了使用不同方法探测重症患者鼻肠管位置的敏感度、特异度、阳性预测值、阴性预测值及准确度，结果表明，听诊法为 78.6%、25.0%、94.5%、6.6% 和 75.2%，抽吸法为 72.7%、75.0%、97.9%、14.2% 和 72.0%，而超声评估的敏感度、特异度及准确度均为 100%，明显高于听诊法和抽吸法。这些结果表明，床旁超声可以安全、准确、方便地确定鼻肠管的位置。床旁超声不仅可以确定鼻肠管尖端的位置，还可以通过超声评估颈部食管、贲门、幽门和十二指肠等多个节段，实时引导鼻肠管的安置。为了提高重症患者空肠营养管的置管成功率，孙建华等采用行动研究方法，通过计划、行动、观察及反思 2 个螺旋过程，找出置管过程中存在的问题及难点，并改进置管方法。结果表明，通过 2 个阶段的研究，空肠营养管置入成功率从行动研究前的 62.5%，升高至第 1 阶段的 75.0% 及第 2 阶段的 92.5%，行动研究过程中均无并发症发生。因此，基于行动研究改进置管流程，可有效提高超声引导下空肠营养管置入的成功率，保证重症患者的营养支持。

ICU 患者营养不良的发生率为 40%～100%，表现为体重减轻、肌肉含量下降及皮下脂肪减少等。骨骼肌萎缩在危重症患者中更为常见，并与患者不良预后相关，包括机械通气时间与住院时间延长、病死率升高等，因此，骨骼肌萎缩是影响危重症患者预后和生活质量的一个重要因素。外周骨骼肌超声评估已经成为诊断骨骼肌萎缩和风险分层最常用的工具。拇指内收肌厚度、股四头肌厚度和股直肌横截面积是床旁超声最常测量的参数。已有研究发现，评估肌肉的厚度、横截面积、回声强度及肌肉羽状角等指标有助于预测、评价患者的营养不良及预后。Mateos-Angulo 等通过超声、力量和营养状况来评估小腿肌肉，发现越厚的腿部肌肉与越低的营养不良风险相关。

此外，床旁超声还可以通过评估腹腔干、肠系膜上动脉血流的速度、阻力指数、曲线下面积等指标反映胃肠道前向血流灌注的情况，以及通过评估门静脉、肝静脉血流频谱反映胃肠道回流阻力。超声造影可用于定量评估胃肠道微循环灌注的情况。

床旁超声在重症患者营养实施中展示出了很好的应用前景，不仅可以通过 ACSA 反映 GRV，而且可以根据胃窦运动指数指导 EN 的实施。而在 EN 喂养耐受性评估、引导鼻胃管 / 鼻肠管安置、胃肠道血流动力学评估等方面发挥着不可替代的作用。但目前相关临床研究仍然较少，具体的应用方案、技术细节、诊断阈值及实施流程均还未成熟和统一，后期有待更多高质量的临床研究进一步验证和建立标准。

（四川大学华西医院　邹同娟　尹万红）

参考文献

［1］孙仁华，江荣林，黄曼，等. 重症患者早期肠内营养临床实践专家共识［J］. 中华危重病急救医学，2018，30（8）：715-721.

［2］MCCLAVE S A, TAYLOR B E, MARTINDALE R G, et al. Guidelines for the provision and assessment of nutrition support therapy in the adult critically ill patient: Society of Critical Care Medicine (SCCM) and American Society for Parenteral and Enteral Nutrition (ASPEN) [J]. JPEN J Parenter Enteral Nutr, 2016, 40(2): 159-211.

[3] DOIG G S, HEIGHES P T, SIMPSON F, et al. Early enteral nutrition, provided within 24h of injury or intensive care unit admission, significantly reduces mortality in critically ill patients: a meta-analysis of randomised controlled trials [J]. Intensive Care Med, 2009, 35(12): 2018-2027.

[4] JENKINS B, CALDER P C, MARINO L V. A systematic review of the definitions and prevalence of feeding intolerance in critically ill adults [J]. Clin Nutr ESPEN, 2022, 49: 92-102.

[5] 尹万红，王小亭，刘大为，等. 重症超声临床应用技术规范［J］. 中华内科杂志，2018，57（6）: 397-417.

[6] BOLONDI L, BORTOLOTTI M, SANTI V, et al. Measurement of gastric emptying time by real-time ultrasonography [J]. Gastroenterology, 1985, 89(4): 752-759.

[7] PERLAS A, MITSAKAKIS N, LIU L, et al. Validation of a mathematical model for ultrasound assessment of gastric volume by gastroscopic examination [J]. Anesth Analg, 2013, 116(2): 357-363.

[8] TACKEN M C T, VAN LEEST T A J, VAN DE PUTTE P, et al. Ultrasound assessment of gastric volumes of thick fluids: Validating a prediction model [J]. Eur J Anaesthesiol, 2021, 38(12): 1223-1229.

[9] 陈闯，徐杰丰，刘少云，等. 超声监测ICU危重患者胃残余量和预测肠内营养不耐受研究［J］. 中华急诊医学杂志，2020，29（10）: 1291-1295.

[10] HAMADA S R, GARCON P, RONOT M, et al. Ultrasound assessment of gastric volume in critically ill patients [J]. Intensive Care Med, 2014, 40(7): 965-972.

[11] BOUVET L, MAZOIT J X, CHASSARD D, et al. Clinical assessment of the ultrasonographic measurement of antral area for estimating preoperative gastric content and volume [J]. Anesthesiology, 2011, 114(5): 1086-1092.

[12] TASKIN G, INAL V, YAMANEL L. Does ultrasonographic assessment of gastric antrum correlate with gastric residual volume in critically ill patients? A prospective observational study [J]. J Clin Monit Comput, 2021, 35(4): 923-929.

[13] BOUVET L, ZIELESKIEWICZ L, LOUBRADOU E, et al. Reliability of gastric suctioning compared with ultrasound assessment of residual gastric volume: a prospective multicentre cohort study [J]. Anaesthesia, 2020, 75(3): 323-330.

[14] 田飞，米元元，刘静兰，等. 超声监测胃残余量对重症患者肠内营养效果的Meta分析［J］. 解放军护理杂志，2021，38（10）: 47-53，72.

[15] 邹同娟，冉启芳，尹万红，等. 床旁超声测量胃窦横截面积对重症患者喂养不耐受的预测价值［J］. 四川大学学报（医学版），2019，50（6）: 815-820.

[16] GAO T, CHENG M H, XI F C, et al. Predictive value of transabdominal intestinal sonography in critically ill patients: a prospective observational study [J]. Crit Care, 2019, 23(1): 378.

[17] LAI J, CHEN S, CHEN L, et al. Bedside gastrointestinal ultrasound combined with acute gastrointestinal injury score to guide enteral nutrition therapy in critically patients [J]. BMC Anesthesiol, 2022, 22(1): 231.

[18] WANG L, YANG H, LV G, et al. Association of gastric antrum echodensity and acute gastrointestinal injury in critically ill patients [J]. Nutrients, 2022, 14(3): 566.

[19] 张荣丽，何伟，李彤，等. B超检测胃动力指导危重症病人肠内营养的应用［J］. 肠外与肠内营养，2011，18（6）: 341-343+347

[20] 孙建华，张青，赵明曦，等. 基于行动研究法提高超声引导下空肠营养管置管成功率［J］. 护理学杂志，2018，33（2）: 45-47.

［21］WANG H Y, LIN Y H, CHEN W T, et al. Application of point-of-care ultrasound in patients receiving enteral nutrition [J]. Eur Rev Med Pharmacol Sci, 2022, 26(11): 3919-3926.
［22］VIGNEAU C, BAUDEL J L, GUIDET B, et al. Sonography as an alternative to radiography for nasogastric feeding tube location [J]. Intensive Care Med, 2005, 31(11): 1570-1572.
［23］张美齐，陈环，张可，等. 采用床旁超声波对重症患者鼻肠管快速定位方法的观察［J］. 中华医学杂志，2016，96（29）：2307-2310.
［24］李俊，尹万红，康焰，等. 床旁肌肉超声检查在重症患者营养不良及预后评估的研究进展［J］. 中国呼吸与危重监护杂志，2020，19（2）：203-208.
［25］MATEOS-ANGULO A, GALÁN-MERCANT A, CUESTA-VARGAS A I. Ultrasound Muscle Assessment and Nutritional Status in Institutionalized Older Adults: A Pilot Study [J]. Nutrients, 2019, 11(6): 1247.
［26］WONG A, YUSUF G T, MALBRAIN M. Future developments in the imaging of the gastrointestinal tract: the role of ultrasound [J]. Curr Opin Crit Care, 2021, 27(2): 147-156.
［27］BEAUBIEN-SOULIGNY W, ROLA P, HAYCOCK K, et al. Quantifying systemic congestion with Point-Of-Care ultrasound: development of the venous excess ultrasound grading system [J]. Ultrasound J, 2020, 12(1): 16.
［28］PISCAGLIA F, NOLSØE C, DIETRICH C F, et al. The EFSUMB guidelines and recommendations on the clinical practice of contrast enhanced ultrasound (CEUS): update 2011 on non-hepatic applications [J]. Ultraschall Med, 2012, 33(1): 33-59.

第十二章　重症肾脏与替代治疗

第一节　应谨慎看待细胞因子吸附技术

细胞因子风暴或称细胞因子释放综合征是危及生命的全身炎症综合征，涉及循环细胞因子水平升高和免疫细胞过度激活，可由各种治疗方法、病原体感染、癌症、自身免疫性疾病和单基因疾病触发。虽然缺乏流行病学调查证据，但根据现有数据，感染很可能是细胞因子风暴最常见的触发因素。目前尚无被广泛接受的细胞因子风暴的定义，有学者提出了识别细胞因子风暴的3个标准：循环细胞因子水平升高、急性全身炎症反应和继发性器官功能障碍（通常是肾、肺或肝）。

炎症反应是一组在多细胞生物中进化的生物学机制，识别侵入性病原体并通过激活先天性和适应性免疫反应来解决损伤。免疫系统有望识别外来入侵者，对病原体做出相应反应，然后恢复体内平衡。这种反应需要在足够的细胞因子产生以在消除病原体和避免过度炎症反应之间取得平衡，然而细胞因子过多会导致临床上显著的附带损害，这种附带损害可能比病原体本身更致命。因此，通过清除血浆中的细胞因子来治疗以炎症反应为主要表现的重症患者的研究一直是热点。

一、体外细胞因子清除技术

清除细胞因子的方法包括药物和不同方式的血液净化治疗，本文主要讨论细胞因子的吸附治疗。

（一）采用 CytoSorb 细胞因子吸附器行血液灌流

目前最常用的细胞因子吸附器是 CytoSorb，其 2011 年于欧盟获得许可用于治疗与细胞因子升高相关的疾病，如败血症、感染性休克及接受长时间体外循环的心脏手术的患者，是一种非选择性和浓度依赖性吸附柱，主要吸附分子量为 8000～50 000 道尔顿的物质，该范围包含了部分常见的促炎及抗炎细胞因子，如白细胞介素（interleukin，IL）-1β、IL-6、IL-8、IL-10 和肿瘤坏死因子（tumor necrosis factor，TNF）-α。2020 年 4 月 10 日，美国食品药品监督管理局（Food and Drug Administration，FDA）授予了 CytoSorb 用于确诊或即将发生呼吸衰竭的危重症新型冠状病毒感染患者的紧急使用授权。

（二）采用 HA380 或 CA330 细胞因子吸附器进行血液灌流

近些年国内亦开发出具有吸附细胞因子能力的吸附器，包括 HA380（多孔聚合树脂，吸附的分子大小范围在 1 万～6 万道尔顿，除了吸附补体、游离肌红蛋白外，还可吸附 IL-1、IL-6、IL-8、IL-10 和 TNF-α）、CA330（通过树脂表面的亲脂疏水作用、分子筛作用、范德瓦耳斯力实现对 IL-6、TNF-α 的吸附）。

（三）采用 oXiris 高吸附滤器行连续性肾脏替代治疗

oXiris 高吸附滤器的膜材是在 AN69 水凝胶结构基础上的新的迭代产品，于 2009 年在欧洲上市，基础膜材料 AN69（丙烯和甲磺酸钠聚合物）可吸附多种促炎及抗炎因子，其表面采用多层线性结构的聚乙烯亚胺阳离子聚合物修饰处理，使其带正电荷，在滤过清除的同时可通过离子键吸附表面为负电荷的内毒素，同时表面嫁接 4500U/m^2 的肝素有利于体外循环抗凝，增加膜材血液相容性及生物相容性。

（四）联合血浆滤过吸附

联合血浆滤过吸附（coupled plasma filtration adsorption，CPFA）是一种复杂的集成血液净化技术，是将血浆吸附技术和连续血液净化技术串联的一种技术；全血先由血浆分离器分离出血浆，血浆经吸附器吸附后与血细胞混合，再经血液滤过和 / 或血液透析后回输到体内。其中，血浆吸附器通过对细胞因子（如 IL-1β、TNF-α、IL-6、IL-8 和 IL-10）具有高亲和力的疏水性苯乙烯聚合树脂吸附循环中的细胞因子和内毒素。

二、应谨慎看待细胞因子吸附技术

（一）细胞因子吸附技术在体外循环心脏手术中的应用

He 等对 30 例接受体外循环心脏瓣膜置换术的患者使用 HA380 治疗，该组患者相比对照组 IL-6、IL-8、IL-10、肌酐、转氨酶和总胆红素水平均显著降低，升压药使用剂量减少，机械通气时间及重症监护病房（intensive care unit，ICU）停留时间更短。但也有的实验结果与之矛盾。Poli 等对 30 例接受择期体外循环心脏手术并被认为有并发症风险的患者进行了一项单中心随机对照试验，CytoSorb 干预组与标准治疗组在细胞因子水平、升压药物使用剂量、术后第一天平均去甲肾上腺素使用剂量、术后正性肌力药物使用剂量、机械通气时间、急性肾损伤（acute kidney injury，AKI）发生率、ICU 住院时间及 ICU 和住院病死率均无显著差异，两组不良反应发生率亦无显著差异。

（二）细胞因子吸附技术在脓毒症中的应用

Harm 等进行的血浆体外试验已证实，CytoSorb 清除 IL-6、IL-8 的能力显著优于使用高截留滤器行连续血液透析及一般滤器的连续血液透析滤过。Malard 等的体外研究证实，oXiris 高吸附滤器是一种既可以吸附内毒素，也可以吸附细胞因子的滤器，其清除细胞因子的能力与 CytoSorb 类似。良好的清除细胞因子的能力是否意味着良好的临床效果呢？ Friesecke 等对 20 例难治性感染性休克的患者在休克治疗（7.8±3.7）h 后开始行细胞因子吸附治疗，患者在治疗后 6h 及 12h 去甲肾上腺使用量显著下降［分别为 0.4μg/（kg・min）和 0.6μg/（kg・min）］、乳酸清除率升高；最终，13 例（65%）患者实现了休克逆转，28 天生存率为 45%。Paul 等的一项前瞻性研究对 45 例感染性休克患者使用细胞因子吸附治疗后的情况进行观察，CytoSorb 治疗后血清乳酸水平有所下降，序贯器官衰竭的检测评分（sequential organ failure assessment，SOFA）和急性生理与慢性健康评分（acute physiology and chronic health evaluation，APACHE）- Ⅱ下降，并观察到病死率低于 APACHE- Ⅱ评分预测的病死率。Broman 等对 16 例感染性休克合并需血液净化治疗的 AKI 患者的研究发现，oXiris 高吸附滤器组较一般滤器组细胞因子 TNF-α、IL-6、IL-8 和 IFN-γ 水平下降更快，治疗组去甲肾上腺素输注速率及乳酸下降情况均较对照组显著。然而，部分研究结果与上述结果相矛盾。Scharf 等的回顾性研究纳入 IL-6＞

10 000pg/ml 的 143 例重症患者，CytoSorb 治疗组使用吸附治疗至少 90min，治疗开始后 12～24h，IL-6 快速且显著下降（平均值 58 385～16 314pg/ml），与之前的研究结果一致；然而，在未接受吸附治疗的患者中也观察到 IL-6 的显著下降（平均值 59 812～27 445pg/ml），两组间并无显著性差异，且两组的病死率相同，没有生存优势（病死率 73.7%）。Schittek 等对 76 例伴有急性肾衰竭的感染性休克患者的研究亦发现，使用 CytoSorb 实施血液吸附并未降低 ICU 或住院病死率；尽管单变量分析提供了一些证据表明血液吸附组 ICU 相关治疗的持续时间较短，但这些结果在多变量分析中并无显著差异。

2020 年 4 月 10 日，美国 FDA 授予了 CytoSorb 与 oXiris 高吸附滤器用于确诊或即将发生呼吸衰竭的危重型新型冠状病毒感染患者的紧急使用授权，其理论基础来源于相关研究报道危重型新型冠状病毒感染患者存在细胞因子风暴，患者循环中 IL-1β、IL-6、IP-10、TNF、干扰素 -γ、巨噬细胞炎症蛋白（macrophage inflammatory protein，MIP）-1α 和 MIP-1β 及血管内皮生长因子均会显著升高，其中 IL-6、IL-8、TNF-α 的升高与患者进展至急性呼吸窘迫综合征（acute respiratory distress syndrome，ARDS）密切相关，因此，清除细胞因子有可能改善危重型新型冠状病毒感染患者的预后成为研究热点。然而，结果却令人失望。Stockmann 等针对新型冠状病毒感染重症患者的随机对照研究结果发现，治疗组纳入 23 例去甲肾上腺素用量＞0.2μg/（kg · min）、C 反应蛋白＞100mg/L，同时具备肾脏支持治疗指征的血管麻痹的新型冠状病毒感染患者，接受 CytoSorb 治疗 3～7 天，主要终点（休克缓解时间）、次要终点（IL-6 水平、升压药物的使用剂量、机械通气时间、7 天与 30 天病死率）均无显著差异。Supady 等对 34 例接受体外膜氧合（extracorporeal membrane oxygenation，ECMO）支持的新型冠状病毒感染患者进行的随机对照试验发现，接受 CytoSorb 治疗组与对照组 72h IL-6 水平无显著差异，30 天生存率治疗组为 18%（3/17），对照组为 76%（13/17），因此，结论为细胞因子吸附不会降低血清 IL-6 水平并对生存率产生负面影响。于凯江等对 17 例未合并 AKI 的危重型新型冠状病毒感染患者使用 oXiris 高吸附滤器治疗，与对照组相比，患者循环中 IL-2、IL-4、IL-6、IL-10、TNF-α 及 IFN-γ 这些细胞因子与炎症趋化因子均未见显著差异。

Garbero 等的一项多中心随机对照试验评估高剂量［＞0.2L/（kg · d）血浆处理量］CPFA 治疗感染性休克患者的疗效和安全性，在中期分析中发现，CPFA 组的病死率（55.6%）高于对照组（46.2%）；在没有严重肾衰竭的患者中，与对照组相比，CPFA 组的病死率更高；在处理的血浆量和病死率之间观察到剂量 - 反应关系。由于 CPFA 可能对感染性休克患者产生有害影响，该试验被终止。

（三）细胞因子吸附临床研究存在矛盾的原因

上述研究矛盾结果可能与重症患者的异质性相关。细胞因子在脓毒症患者的疾病进展中起关键作用是毋庸置疑的，但细胞因子半衰期短，循环中的细胞因子可能无法准确反映局部组织中的细胞因子浓度，且目前并无相关细胞因子需要干预的具体阈值推荐，不同疾病导致的细胞因子风暴可能存在不同组合的细胞因子升高，而促炎细胞因子和抗炎细胞因子之间的动态平衡对于实现组织修复、保持内皮完整性和促进炎症消退是必不可少的，不加选择的去除细胞因子可能会导致炎症或免疫抑制，持续存在促血栓形成，导致持续的微循环和线粒体功能障碍，最终引起患者多器官功能障碍和死亡。

目前针对细胞因子吸附治疗危重型新型冠状病毒感染患者的阴性结果的原因可能包括以下几点：①危重型新型冠状病毒感染患者的促炎细胞因子的全身浓度并不像其他原因引起的 ARDS 患者那样高，且可能以肝细胞生长因子和趋化因子 CXC 配体 13 的失调为主；②干预时机过晚；

③ CytoSorb 可以去除包括抗生素和瑞德西韦等抗病毒药物在内的药物，因此，治疗组可能存在抗感染药物剂量不足的问题；④ CytoSorb 没有用作独立的体外治疗，而通常是与肾脏支持或 ECMO 联合使用，这可能产生积极或消极的影响。

三、总结

根据目前的大多数研究结果，细胞因子吸附并未见对人体有显著危害，但其治疗效果存在矛盾，应谨慎看待细胞因子吸附技术。根据上述针对矛盾结果的分析，对重症患者的细胞因子风暴进行动态准确的监测，并明确细胞因子风暴的干预阈值和干预时机可能是进一步研究的主要方向。

（大连市中心医院　葛　冬　杨荣利）

参考文献

[1] FAJGENBAUM D C, JUNE C H. CYTOKINE STORM [J]. N Engl J Med, 2020, 383(23): 2255-2273.

[2] KIELSTEIN J T, ZARBOCK A. Is this the beginning of the end of cytokine adsorption? [J]. Crit Care Med, 2022, 50(6): 1026-1029.

[3] HE Z, LU H, JIAN X, et al. The efficacy of resin hemoperfusion cartridge on inflammatory responses during adult cardiopulmonary bypass [J]. Blood Purif, 2022, 51(1): 31-37.

[4] HELLMAN T, UUSALO P, JÄRVISALO M J. Renal replacement techniques in septic shock [J]. Int J Mol Sci, 2021, 22(19): 10238.

[5] POLI E C, ALBERIO L, BAUER-DOERRIES A, et al. Cytokine clearance with CytoSorb® during cardiac surgery: a pilot randomized controlled trial [J]. Crit Care, 2019, 23(1): 108.

[6] HARM S, SCHILDBÖCK C, HARTMANN J. Cytokine removal in extracorporeal blood purification: an in vitro study [J]. Blood Purif, 2020, 49(1-2): 33-43.

[7] MALARD B, LAMBERT C, KELLUM J A. In vitro comparison of the adsorption of inflammatory mediators by blood purification devices [J]. Intensive Care Med Exp, 2018, 6(1): 12.

[8] FRIESECKE S, STECHER S S, GROSS S. et al. Extracorporeal cytokine elimination as rescue therapy in refractory septic shock: a prospective single-center study [J]. J Artif Organs, 2017, 20(3): 252-259.

[9] PAUL R, SATHE P, KUMAR S, et al. Multicentered prospective investigator initiated study to evaluate the clinical outcomes with extracorporeal cytokine adsorption device (CytoSorb®) in patients with sepsis and septic shock [J]. World J Crit Care Med, 2021, 10(1): 22-34.

[10] BROMAN M E, HANSSON F, VINCENT J L, et al. Endotoxin and cytokine reducing properties of the oXiris membrane in patients with septic shock: A randomized crossover double-blind study [J]. PLoS One, 2019, 14(8): e0220444.

[11] SCHARF C, SCHROEDER I, PAAL M, et al. Can the cytokine adsorber CytoSorb® help to mitigate cytokine storm and reduce mortality in critically ill patients? A propensity score matching analysis [J]. Ann Intensive Care, 2021, 11(1): 115.

[12] SCHITTEK G A, ZOIDL P, EICHINGER M, et al. Adsorption therapy in critically ill with septic shock and acute kidney injury: a retrospective and prospective

cohort study [J]. Ann Intensive Care, 2020, 10(1): 154.

[13] GIRIJA ASS, SHANKAR E M, LARSSON M. Could SARS-CoV-2-induced hyperinflammation magnify the severity of coronavirus disease (COVID-19) leading to acute respiratory distress syndrome? [J]. Front Immunol, 2020, 11: 1206.

[14] POLI E C, ALBERIO L, BAUER-DOERRIES A, et al. Cytokine clearance with CytoSorb® during cardiac surgery: a pilot randomized controlled trial [J]. Crit Care, 2019, 23(1): 108.

[15] STOCKMANN H, THELEN P, STROBEN F, et al. Cytosorb rescue for COVID-19 patients with vasoplegic shock and multiple organ failure: a prospective, open-label, randomized controlled pilot Study [J]. Crit Care Med, 2022 , 50(6): 964-976.

[16] SUPADY A, WEBER E, RIEDER M, et al. Cytokine adsorption in patients with severe COVID-19 pneumonia requiring extracorporeal membrane oxygenation (CYCOV): a single centre, open-label, randomised, controlled trial [J]. Lancet Respir Med, 2021, 9(7): 755-762.

[17] KANG K, LUO Y, GAO Y, et al. Continuous renal replacement therapy with oxiris filter may not be an effective resolution to alleviate cytokine release syndrome in non-aki patients with severe and critical COVID-19 [J]. Front Pharmacol, 2022, 13: 817793.

[18] GARBERO E, LIVIGNI S, FERRARI F, et al. High dose coupled plasma filtration and adsorption in septic shock patients. Results of the COMPACT-2: a multicentre, adaptive, randomised clinical trial [J]. Intensive Care Med, 2021, 47(11): 1303-1311.

[19] WENDEL GARCIA P D, HILTY M P, HELD U, et al. Cytokine adsorption in severe, refractory septic shock [J]. Intensive Care Med, 2021, 47(11): 1334-1336.

[20] KIELSTEIN J T, ZARBOCK A. Is this the beginning of the end of cytokine adsorption? [J]. Crit Care Med, 2022, 50(6): 1026-1029.

第二节　连续性肾脏替代治疗时白蛋白的输注需要被关注

白蛋白是维持机体内稳态的重要物质，参与一系列病理生理过程，包括维持血浆胶体渗透压、内外源性物质转运、调节酸碱平衡、调理免疫、抗氧化及抗凝等。危重症患者常存在白蛋白合成及代谢异常，出现低白蛋白血症，影响预后。连续性肾脏替代治疗（continuous renal replacement therapy，CRRT）患者是危重症患者中的特殊群体，住院病死率高达 30%～60%。CRRT 时低白蛋白血症与预后的相关性、输注白蛋白的安全性，以及白蛋白种类的选择值得关注，本文将就近 2 年来该方面的相关研究做一介绍。

一、低白蛋白血症影响 CRRT 患者的预后

CRRT 患者常合并低白蛋白血症，后者是否会影响患者的病死率、肾功能及肾脏替代治疗（renal replacement therapy，RRT）依赖，这些影响是否与其降低程度相关，RRT 过程中白蛋白水平的变化对预后是否有预测价值，这些问题都是值得我们关注的。

Moon 等对白蛋白水平与 CRRT 患者长期及短期病死率的相关性进行了回顾性分析，共纳入 2010—2016 年进行 CRRT 的 1581 例急性肾损伤（acute kidney injury，AKI）患者，按照 CRRT 初始时

白蛋白水平分为 3 组，即≤2.4g/dl、2.5～2.9g/dl 及≥3.0g/dl 组。随访期最长至 4 年，其中 1040 例患者（65.8%）死亡。≤2.4g/dl 组患者的全因病死率显著高于≥3.0g/dl 组，住重症监护病房（intensive care unit，ICU）及住院病死率，2 周、1 个月及 6 个月病死率，也均为前者显著高于后者。但 2.5～2.9g/dl 组与≥3.0g/dl 组相比较，各组间病死率无显著差异。结果表明，CRRT 患者初始低白蛋白血症与患者长期及短期病死率独立相关，提示 CRRT 期间应当监测血浆白蛋白水平的变化。

Thongprayoon 等的研究中纳入 2006 年 12 月至 2015 年 11 月收入 ICU 的 911 例进行 CRRT 的患者，初始血浆白蛋白水平均值是（3.0±0.7）g/dl，75% 的患者存在低白蛋白血症（<3.5g/dl），90 天病死率是 57%。患者分为 4 组，即≤2.4g/dl、2.5～2.9g/dl、3.0～3.4g/dl 和≥3.5g/dl 组，其中，≤2.4g/dl 组 90 天病死率显著高于≥3.5g/dl 组，2.5～2.9g/dl 和 3.0～3.4g/dl 组病死率升高不明显。

Lv 等对 2009 年 1 月至 2016 年 9 月的 1132 例 CRRT 的 AKI 患者进行了回顾性观察研究，也证实治疗前白蛋白水平与患者 28 天和 90 天病死率相关，<2.5g/dl 组病死率显著高于 2.5～3.0g/dl 组和≥3.0g/dl 组。

在一项关于肿瘤合并 AKI 且进行 CRRT 的患者预后影响因素的研究中，纳入了韩国一家 ICU 在 2013—2020 年收治的 471 例恶性肿瘤患者，分为实体肿瘤组和血液肿瘤组，两组 28 天病死率分别为 58.8% 和 82.0%，存活者的 RRT 依赖分别为 25.0% 和 33.3%，两组白蛋白平均水平分别为 2.9g/dl 和 2.7g/dl。研究证实，无论是实体肿瘤还是血液肿瘤，血浆白蛋白水平是 28 天全因病死率、住院病死率及 RRT 依赖的预测因子。

在 Sheng 等对低白蛋白血症与 AKI 且进行 CRRT 的脓毒症患者预后相关性进行的二次研究中，纳入韩国相关数据库内 794 例 ICU 患者，研究结果显示，白蛋白水平是 CRRT 后 28 天及 90 天预后的独立预测因子，但非线性相关。在 Zheng 等对低白蛋白血症与 AKI 且进行 CRRT 的 ICU 患者预后相关性的二次研究中，从开放数据库中提取两家医院（Yonsei University Health System Severance Hospital 和 National Health Insurance Service Medical Center Ilsan Hospital）2009 年 1 月至 2016 年 9 月 837 例患者的相关信息，结果也支持白蛋白水平影响 CRRT 后 28 天及 90 天病死率。

在 Rhee 等对 CRRT 过程中白蛋白水平变化对患者预后影响的回顾性研究中，纳入 2016 年 1 月至 2020 年 12 月发生 AKI 且 CRRT≥ 72h 的 793 例患者。根据 CRRT 前及结束时白蛋白水平分为 4 组，即持续低水平组（初始及结束时均<3.0g/dl）299 例（37.7%）患者、增加组（初始<3.0g/dl，结束时≥3.0g/dl）85 例（10.4%）患者、降低组（初始≥3.0g/dl，结束时<3.0g/dl）195 例（24.6%）患者和持续高水平组（初始≥3.0g/dl，结束时≥3.0g/dl）214 例（27.1%）患者。对 4 组的住院病死率比较结果显示，持续低水平组及降低组最低，其后是增加组和持续高水平组，持续低水平组显著高于增加组，降低组显著高于持续高水平组。持续低水平组住 ICU 时间较持续高水平组延长 3.55 天。

目前研究结果显示，初始低白蛋白血症及 CRRT 过程中白蛋白变化可影响 CRRT 患者病死率及住 ICU 时间，且其影响与白蛋白降低程度相关，严重低白蛋白血症（<2.5g/dl）患者的病死率显著升高，对 RRT 的依赖增加。

二、CRRT 患者输注白蛋白的安全性

鉴于人工胶体可能加重危重症患者肾功能障碍及对 RRT 的依赖，AKI 且进行 CRRT 的患者在胶

体液选择上仅剩下白蛋白注射液。研究证实，某些状态下输注白蛋白可以减轻肾损伤及减少对 RRT 的需求，如肝肾综合征、自发性腹膜炎、大量腹水引流及脓毒症大量晶体液复苏后等。但 4%～5% 白蛋白注射液含氯量较高，高氯液输注可能造成肾损伤；而 20%～25% 白蛋白注射液会显著升高血浆胶体渗透压，高渗液可能加重肾损伤。那么，CRRT 的危重症患者输注白蛋白是否安全，患者预后能否得到改善呢？

RENAL（randomized evaluation of normal versus augmented level）研究是一项在伴有 AKI 同时接受 CRRT 的危重症患者中进行的前瞻性多中心研究，共有澳大利亚和新西兰的 35 家 ICU 参与。该研究中将 24h 或 48h 内应用白蛋白的患者纳入早期白蛋白组，观察将白蛋白作为早期液体复苏液对预后的影响。1464 例患者中 500 人（34%）接受早期白蛋白输注，这些患者初始时的疾病严重程度评分更高，机械通气比例也更高。经统计校正后，早期白蛋白组与生理盐水对照组相比，90 天病死率及对 RRT 的依赖无显著差异，但 90 天机械通气依赖、90 天住 ICU 率及 90 天住院率显著升高。研究者认为，早期输注白蛋白是安全的，不会升高病死率及加重肾损伤，需要更进一步的研究探讨其对机械通气及住 ICU 时间等方面的影响。

在一项关于比较 5% 白蛋白及生理盐水作为复苏液对大量液体复苏（24h 内复苏液量＞60ml/kg）的患者病死率及肾损伤的研究中，纳入了宾夕法尼亚州西部 13 家医院的 ICU，分为两个独立队列，分别是 2000 年 7 月至 2008 年 10 月（H08）及 2008 年 10 月和 2014 年 12 月（H15），共 18 629 例患者。H08 中 27.7%（673/2428 ）和 H15 中 11.2%（1814/16 201）的患者输注 5% 白蛋白注射液，结果显示，5% 白蛋白组 30 天病死率显著降低，一过性 AKI（72h 内）的发生率显著升高，包括改善全球肾脏病预后组织（kidney disease improving global outcomes KDIGO）2～3 级 AKI 的发生率，但持续 AKI 的发生率没有升高，30 天、90 天及 365 天严重肾脏不良事件（major adverse kidey event within，MAKE）显著降低，包括对 RRT 的需求，两队列的结果相似。

近来的研究显示，白蛋白作为复苏液可能会增加一过性 AKI 的发生，但非持续性。尚无随机对照试验证实 CRRT 期间白蛋白输注会加重肾损伤。其对预后的影响，包括对病死率、机械通气时间及对 RRT 依赖性的影响，以及该影响是否与患者初始白蛋白水平、输注量和 / 或治疗过程中目标白蛋白水平有关，仍有待进一步的研究明确。

三、不同种类白蛋白输注对 CRRT 患者的影响

目前临床主要应用 4%～5%、20% 和 25% 的白蛋白注射液，5% 白蛋白注射液为等渗液，25% 白蛋白注射液渗透压为其 5 倍。目前，有针对不同种类的白蛋白注射液对 CRRT 中低血压的发生及对脱水效率的影响的如下相关研究。

在一项关于输注白蛋白是否能够减少低蛋白血症患者 RRT 期间低血压发生的研究中，65 例 AKI 或终末期肾病（end-stage renal disease，ESKD）伴有低白蛋白血症（＜3g/dl）的患者被随机分为两组，即生理盐水组与白蛋白组，分别在开始治疗前输注 100ml 生理盐水或 25% 白蛋白注射液。结果显示，在 249 次治疗过程中，白蛋白组发生低血压的风险显著低于生理盐水组，脱水量显著增加，更有助于保证治疗的顺利完成及有效脱水。

另一项研究对前述 RENAL 研究中接受早期白蛋白输注的患者，进行了 4% 白蛋白与 20% 白蛋

白输注相关影响的比较，其中345例（45%）患者使用4%白蛋白，155例（20%）患者使用20%白蛋白,271例（35%）患者两者均使用。两者均使用组患者病情更严重，机械通气时间更长。结果显示，20%白蛋白组与4%白蛋白组相比，液体负平衡明显（−288ml *vs.* 245ml），90天病死率及对RRT的依赖未见明显增加。从减轻容量负荷的角度来看，该研究支持选择20%白蛋白注射液。

然而，Buckley等研究则得到相反的结论。在一项回顾性队列研究中，238例患者完成了973次血液净化治疗，根据25%白蛋白的使用情况分为白蛋白组和非白蛋白组，比较两组的净脱水量，结果发现，白蛋白组较非白蛋白组明显减少（1242ml *vs.* 1899ml）。非白蛋白组患者的净脱水量明显多于输注白蛋白总剂量25g或50g的患者。非白蛋白组净脱水量与输注白蛋白总剂量75g或100g的患者相比较，无显著差异。血液透析治疗期间高渗白蛋白输注未增加净脱水量，不支持以25%白蛋白改善血液透析脱水。

在另外一项关于输注100ml的25%白蛋白与生理盐水对持续缓慢低效血液透析（sustained low-efficiency dialysis，SLED）影响的单中心随机双盲安慰剂对照研究中，纳入单家ICU中10个月收治的60例患者，共完成271次治疗，多为脓毒症休克患者，治疗初始仍需要血管活性药物支持。结果显示，两组在超滤量方面没有差异，虽然白蛋白组血流动力学不稳定发生更少，但两组间无统计学差异，尚不能确认高渗白蛋白注射液在维持血流动力学稳定及提高脱水效率方面的优势。

四、结语

CRRT患者常合并低白蛋白血症，白蛋白水平与病死率相关。应当关注CRRT时白蛋白水平的变化、白蛋白输注对预后的影响，但目前关于该方面的研究仍较少，很多问题仍待明确，如输注白蛋白时机的把控、目标水平的确定及白蛋白种类的选择等。

（大连医科大学附属第一医院　李素玮）

参考文献

［1］MOON J J, KIM Y, KIM D K, et al. Association of hypoalbuminemia with short-term and long-term mortality in patients undergoing continuous renal replacement therapy [J]. Kidney Res Clin Pract, 2020, 39(1): 47-53.

［2］THONGPRAYOON C, CHEUNGPASITPORN W, RADHAKRISHNAN Y, et al. Impact of hypoalbuminemia on mortality in critically ill patients requiring continuous renal replacement therapy [J]. J Crit Care, 2021, 68: 72-75.

［3］LV J, WANG H, SUN B, et al. Serum albumin before CRRT was associated With the 28- and 90-day mortality of critically Ill patients with acute kidney injury and treated with continuous renal replacement therapy [J]. Front Nutr, 2021, 8: 717918.

［4］MARTENSSON J, BIHARI S, BANNARD-SMITH J, et al. Small volume resuscitation with 20% albumin in intensive care: physiological effects: the SWIPE randomised clinical trial [J]. Intensive Care Med, 2018, 44(11): 1797-1806.

［5］JOANNIDIS M, WIEDERMANN C J, OSTERMANN M. Ten myths about albumin [J]. Intensive Care Med,

2022, 48(5): 602-605.

[6] O'BRIEN Z, FINNIS M, GALLAGHER M, et al. Early treatment with human albumin solution in continuous renal replacement patients [J]. Blood Purif, 2021, 50(2): 205-213.

[7] MACEDO E, KARL B, LEE E, et al. A randomized trial of albumin infusion to prevent intradialytic hypotension in hospitalized hypoalbuminemic patients [J]. Crit Care, 2021, 25(1): 18.

[8] O'Brien Z, FINNIS M, GALLAGHER M, et al. Hyperoncotic albumin solution in continuous renal replacement therapy patients [J]. Blood Purif, 2022, 51(7): 590-599.

[9] KIM D W, JANG G S, JUNG K S, et al. Hospital mortality and prognostic factors in critically ill patients with acute kidney injury and cancer undergoing continuous renal replacement therapy [J]. Kidney Res Clin Pract, 2022, 41(6): 717-729.

[10] GOMEZ H, PRIYANKA P, BATAINEH A, et al. Effects of 5% albumin plus saline versus saline alone on outcomes from large-volume resuscitation in critically ill patients [J]. Crit Care Med, 2021, 49(1): 79-90.

[11] SHENG S, ZHANG Y H, MA H K, et al. Albumin levels predict mortality in sepsis patients with acute kidney injury undergoing continuous renal replacement therapy: a secondary analysis based on a retrospective cohort study [J]. BMC Nephrol, 2022, 23(1): 52.

[12] RHEE H, JANG G S, KIM S, et al. Worsening or improving hypoalbuminemia during continuous renal replacement therapy is predictive of patient outcome: a single-center retrospective study [J]. J Intensive Care, 2022, 10(1): 25.

[13] ZHENG L J, JIANG W, PAN L, et al. Reduced serum albumin as a risk factor for poor prognosis in critically ill patients receiving renal replacement therapy [J]. BMC Nephrol, 2021, 22(1): 305.

[14] HRYCIW N, JOANNIDIS M, HIREMATH S, et al. Intravenous albumin for mitigating hypotension and augmenting ultrafiltration during kidney replacement therapy [J]. Clin J Am Soc Nephrol, 2021, 16(5): 820-828.

[15] CLARK E G, MCINTYRE L, RAMSAY T, et al. Saline versus albumin fluid for extracorporeal removal with slow low-efficiency dialysis (SAFER-SLED): study protocol for a pilot trial [J]. Pilot Feasibility Stud, 2019, 5: 72.

[16] CLARK E G, MCINTYRE L, WATPOOL I, et al. Intravenous albumin for the prevention of hemodynamic instability during sustained low-efficiency dialysis: a randomized controlled feasibility trial (The SAFER-SLED Study) [J]. Ann Intensive Care, 2021, 11(1): 174.

[17] BUCKLEY M S, ERSTAD B L, LANSBURG J M, et al. Hyperoncotic albumin reduces net fluid loss associated with hemodialysis [J]. Hosp Pharm, 2020, 55(2): 130-134.

第三节 如何把握肾脏替代治疗的时机

肾脏替代治疗（renal replacement therapy，RRT）自 1960 年被引入重症医学以来，已被证明是治疗急性肾损伤（acute kidney injury，AKI）的重大突破，挽救了无数患者的生命。然而，当没有紧急指征时，AKI 患者何时启动 RRT，一直存在争议。早期的回顾性和前瞻性研究揭示了早期 RRT 启动有更多的生存获益可能性。然而，自 2016 年人工肾移植治疗肾损伤（artificial kidney initiation for kidney injury，AKIKI）和重症 AKI 患者早期与晚期启动 RRT（early versus late initiation of RRT in critically ill patients with AKI，ELAIN）的研究发表以来，上述的存活获益成为争论焦点。随后的几个单中心随机对照试验（random control trial，RCT）和 meta 分析均没有证明这种获益，并且研究发现，延迟 RRT 策略，即“watchful waiting”策略，是安全的，还可以降低 RRT 相关不良反应。但是，如果进一步延迟 RRT，则可能带来不良预后。因此，在延迟 RRT 期间，如何执行这种策略，即我们要等什么、看什么，是关注的焦点。本文将近期有关 RRT 时机和“watchful waiting”策略的研究做一简单概述。

一、延迟启动 RRT 是安全的

由于 RRT 可以迅速纠正与 AKI 相关的危及生命的并发症，如严重高钾血症、代谢性酸中毒或液体超负荷引起的肺水肿，所以有理由假设当肾功能降低时，如果早期应用 RRT，早期纠正 AKI 相关并发症，可能会改善 AKI 患者的预后。2016 年的单中心 RCT 研究——ELIAN 研究证实，相较于基于“肾脏疾病：改善全球预后（kidney disease： improving global outcomes，KDIGO）分级”标准的 AKI 3 期，早期（AKI 2 期）启动 RRT 能够显著降低外科手术（主要是心脏手术）术后 AKI 患者的 90 天病死率，以及缩短 RRT 时间和整体住院时间。然而，在同期的人工肾诱导的肾损伤（artificial kidney induced kidney injury，AKIKI）研究中，不仅没有证实早期启动 RRT 的益处，反而发现延迟启动 RRT 组，49% 的严重 AKI 患者最终不需要 RRT，早期启动 RRT 带来更多的低磷血症和导管相关性血流性感染的可能性。随后的大样本、多中心 RCT 研究发现，包括重症监护病房早期与晚期启动透析（the initiation of dialysis early versus delayed in the intensive care unit，IDEAL- ICU）、AKI 常规与加速启动 RRT（the standard versus accelerated initiation of renal replacement therapy in acute kidney injury，STARRT- AKI）、AKIKI 2 研究，也有类似的结果，延迟 RRT 启动组，最终有 33.3%～50.0% 的严重 AKI 患者的肾功能自行恢复，从而避免了 RRT，而早期启动 RRT 组的患者，肾功能恢复延迟，而两组间病死率没有显著性差异。这些研究结果说明，对于严重 AKI 患者，采取延迟启动 RRT 策略是安全的。近期的几个 meta 分析也均得出相似的结果，即延迟启动 RRT 是安全的。

其背后的机制或许在于 AKIKI。早期启动 RRT 或许可以更好地控制代谢异常和其他与病死率升高相关的并发症，如液体超负荷；但是，早期应用 RRT 会使患者不必要地暴露于医源性并发症（低血压、出血、感染或低体温），而 AKI 重症患者的肾脏对这些并发症更敏感，从而导致其肾功能进一步恶化。Gaudry 等对 AKIKI 研究的数据做了进一步分析，发现纳入研究后的前两天的尿量早期组明显少于延迟组，即使排除了应用利尿剂的患者后这个现象仍然存在，并且这两天的尿量与肾功能恢复独立相关。Gaudry 等指出，保守性治疗策略，即延迟启动 RRT 策略，可以降低或避免这些并发症的发生，从而给肾脏自行恢复的机会。最近的一项纳入了近期的 10 个 RCT 研究的 meta 分析的结果是令人惊讶的，也是引人深思的，此研究发现，90.8% 的存活者在不需要 RRT 的情况下避免了潜在的 RRT 相关风险，更不用说在医疗成本、时间、人力和物力方面的节省了。

二、“wait and see”具体所指

虽然现有证据显示，延迟启动 RRT 等待时间越长，最终不需要 RRT 的比例可能越高，如，

STARRT-AKI 研究、IDEAL-ICU 研究和 AKIKI 研究分别延迟了 25h、48h 和 57h，最终不需要 RRT 的比例在 38%～49%。然而，延迟启动或许也是要付出代价的。在 AKIKI 研究和 IDEAL-ICU 研究中，虽然晚期组最终没有启动 RRT 治疗的患者的病死率最低，分别是 37.1% 和 29.0%，但是晚期组最终需要 RRT 治疗的患者病死率最高，分别达到 61.8% 和 58.4%，IDEAL-ICU 组因紧急指征启动 RRT 的 41 例患者中，28 例死亡。而且，RRT 启动延迟并不是无止境的。2021 年，仍然是 Gaudry 等完成了一项大样本、多中心的 RCT 研究——AKIKI 2 研究，其目的就是想验证进一步延迟启动 RRT，相较于"常规"延迟组，是否能够有更多的不需要 RRT 的时间，有更多的获益，其结果证明，进一步延迟启动 RRT 导致 60 天病死风险显著升高。这些证据说明，延迟策略等待的风险也是需要考虑进去的，例如，导致疾病的不可逆、器官衰竭和液体超负荷的风险增加，而这些是与高病死率相关的。因此，在"watchful waiting"策略中，我们等什么、看什么是值得关注的问题。

实际上，在此等待、观察期间，我们"等待"一些患者的肾脏功能能够自行恢复，从而不需要 RRT，但是又不能因为"等待"而错失 RRT 的最佳时机，导致一些患者病情加重、预后不良。因此，需要一些指标来帮助我们观察和识别两大类患者。

大部分有关 RRT 时机的研究都是应用 AKI 严重程度分级来确定早期组和延迟组，大部分研究结果也是一致的，即两组对于预后的影响没有显著性差异。这些结果说明，仅仅用 AKI 严重程度分级来指导 RRT 启动时机仍属于群体化治疗，是不精准的。我们需要一些"等待"界限的特异性指标，目前的研究证据显示，动态的肾功能、生物标志物及决策工具等有助于帮助临床判断。

1. 动态肾功能评估　无论是肾功能的恢复还是恶化，都是一个动态的过程，包括尿量、血清肌酐（serum creatinine，Scr）及尿素氮的水平。但是，除了紧急指征外，目前没有足够证据证明哪一个水平的肾功能需要启动 RRT。用实时在线监测肾小球滤过率来确定 AKI 进展和 RRT 时机的新技术的作用目前仍然不清楚。

2. 需求 - 能力匹配评估　RRT 是指当肾功能不能满足机体代谢需求，而需要额外帮助的时候的替代治疗。2016 年，急性透析质量倡议（acute dialysis quality initiative，ADQI）组织建议将患者病情对于肾脏的需求超过肾脏能力的时候，作为 RRT 启动的时机，而不建议仅仅将 AKI 严重程度作为 RRT 的启动时机。2022 年 *Crit Care* 发表的研究就是评估"需求 - 能力"不匹配的程度是否能够指导 RRT 启动策略。这个研究通过分析 AKIKI 和 IDEAL-ICU 2 个大样本多中心 RCT 研究中延迟组 48h 内启动 RRT 的因素，建立 48h 内启动 RRT 预测风险模型，他们将 2 个研究的所有人的病情危重程度按照这个预测模型由低到高分成 5 等份，再去分析每一等份的早期组和延迟组的治疗效应，即 60 天病死的风险。结果证实，唯一能够获益于早期 RRT 的患者是那些风险高但又不是最高的患者，即第四层患者。也就是说，早期启动 RRT 对于那些病情不太重的患者，即中低危患者，是有害的，因为这些患者根本不需要 RRT 治疗；相反，对于那些特别重的患者，早期 RRT 可能是不必要的，因为这些患者的预后超过了潜在的获益，或者是因为早期 RRT 可能会通过破坏这些患者内在的弱平衡而带来进一步的损伤。此研究结果也说明，AKI 分级系统不能精准地反映 RRT 时机的病理状态；另一方面也说明，晚期启动 RRT 的时机需要再精化；最后，应用风险模型预测 RRT 时机或许是可行的。需要强调的是，这种匹配性评估也是动态的。

3. 生物标志物　2020 年，ADQI 组织建议结合临床，生物标志物数据可用于筛选出需要 RRT

的患者和选择 RRT 启动的最佳时机。Chen 等的 meta 分析结果显示，如果 AKI 患者同时伴有高血浆中性粒细胞明胶酶相关脂质运载蛋白（neutrophil gelatinase-associated lipocalin，NGAL）水平时，早期启动 RRT 有可能减少 RRT 应用时间。最近一项超过 15 000 例患者的 meta 分析结果显示，尿和血的 NGAL、Scr 和胱抑素（cystatin）C 、尿白细胞介素 -18 和组织金属蛋白酶抑制因子（tissue inhibitor of metalloproteinases，TIMP）-2 、胰岛素样生长因子结合蛋白（insulin-like growth factor-binding protein，IGFBP）-7 均对启动 RRT 的时机有一定的预测能力，但缺少有力证据。尿 C-C 基续细胞因子配体 14 水平与持久 AKI 3 期相关，是一个新型生物标志物，可用于指导 RRT 启动的时机，但是，同样缺少有力的证据。

一些研究发现，呋塞米应激试验（furosemide stress test，FST）能够预测 AKI 的进展和是否需要 RRT，甚至优于常规 AKI 生物标志物。FST 研究显示，86% 对 FST 有反应的患者可以避免 RRT，而 75% 对 FST 没有反应的患者最终需要 RRT。

4. AKI 亚型　AKI 患者肾功能的恢复和进展与原发疾病、合并症相关，现有研究主要终点的阴性结果隐藏在疾病进展的高度异质性中，这不能通过纳入时 AKI 的分期准确预测。Chen 和 Pan 等的 meta 分析结果显示，外科手术后 AKI 患者，或者需要连续性肾脏替代治疗（continuous renal replacement therapy,CRRT）的患者，早期启动 RRT 或许有益。但是，基于 AKI 分级的 RRT 启动时机，仍然是群体化医学，仍有可能让一部分患者选择了非最佳时机。

5. 机器学习技术　其已经被用于预测 AKI，而且到目前为止，已经有 4 个模型被用于预测 RRT 的时机，但这些研究需要应用前瞻性和或干预性研究来验证。

总之，早期启动 RRT 可能不仅不能带来生存获益，反而可能增加一些不良结果，例如，加重或延缓肾脏功能的恢复，甚至增加病死的风险。应用“watchful waiting”策略下的延迟启动是安全的，在这个策略下，我们“等待”肾脏恢复，“等待”RRT 最佳时机。此过程中，应用 AKI 严重程度来判断 RRT 时机的策略是不精准的。动态肾功能评估，尤其是动态肾功能需求 - 能力匹配性的评估，联合肾脏损伤生物标志物检测、机器学习技术等方法有助于识别哪些患者何时可能获益于 RRT。但是，现有的证据均不足，均需要更多研究来证实。

（河北医科大学第四医院　刘丽霞　胡振杰）

参考文献

［1］GAUDRY S, HAJAGE D, SCHORTGEN F, et al. Initiation strategies for renal-replacement therapy in the intensive care unit [J]. N Engl J Med, 2016, 375(2): 122-133.

［2］ZARBOCK A, KELLUM J A, SCHMIDT C, et al. Effect of early vs delayed initiation of renal replacement therapy on mortality in critically ill patients with acute kidney injury: the elain randomized clinical trial [J]. JAMA, 2016, 315(20): 2190-2199.

［3］BARBAR S D, CLERE - JEHL R, BOURREDJEM A, et al. Timing of renal - replacement therapy in patients with acute kidney injury and sepsis [J]. N Engl J Med, 2018, 379(15): 1431-1442.

［4］STARRT-AKI INVESTIGATORS, CANADIAN

CRITICAL CARE TRIALS GROUP, AUSTRALIAN AND NEW ZEALAND INTENSIVE CARE SOCIETY CLINICAL TRIALS GROUP, et al. Timing of initiation of renal-replacement therapy in acute kidney injury [J]. N Engl J Med, 2020, 383(3): 240-251.

[5] GAUDRY S, HAJAGE D, MARTIN - LEFEVRE L, et al. Comparison of two delayed strategies for renal replacement therapy initiation for severe acute kidney injury (AKIKI 2): a multicentre, open-label, randomised, controlled trial [J]. Lancet, 2021, 397(10281): 1293-1300.

[6] GAUDRY S, HAJAGE D, BENICHOU N, et al. Delayed versus early initiation of renal replacement therapy for severe acute kidney injury: a systematic review and individual patient data meta-analysis of randomised clinical trials [J]. Lancet, 2020, 395(10235): 1506-1515.

[7] CHEN J J, LEE C C, KUO G, et al. Comparison between watchful waiting strategy and early initiation of renal replacement therapy in the critically ill acute kidney injury population: an updated systematic review and meta-analysis [J]. Ann Intensive Care, 2020, 10(1): 30.

[8] PAN H C, CHEN Y Y, TSAI I J, et al. Accelerated versus standard initiation of renal replacement therapy for critically ill patients with acute kidney injury: a systematic review and meta-analysis of RCT studies [J]. Crit Care, 2021, 25(1): 5.

[9] BENICHOU N, GAUDRY S, DREYFUSS D. The artificial kidney induces acute kidney injury: yes [J]. Intensive Care Med, 2020, 46(3): 513-515.

[10] MEHTA R L, MCDONALD B, GABBAI F, et al. Nephrology consultation in acute renal failure: does timing matter? [J]. Am J Med, 2002, 113(6): 456-461.

[11] SCHNEIDER A G, MOLITORIS B A. Realtime glomerular filtration rate: improving sensitivity, accuracy and prognostic value in acute kidney injury [J], Curr Opin Crit Care, 2020, 26: 549-555.

[12] OSTERMANN M, JOANNIDIS M, PANI A, et al. Patient selection and timing of continuous renal replacement therapy [J]. Blood Purif, 2016, 42(3): 224-237.

[13] GROLLEAU F, PORCHER R, BARBAR S, et al. Personalization of renal replacement therapy initiation: a secondary analysis of the AKIKI and IDEAL-ICU trials [J]. Crit Care, 2022, 26(1): 64.

[14] OSTERMANN M, ZARBOCK A, GOLDSTEIN S, et al. Recommendations on acute kidney injury biomarkers from the acute disease quality initiative consensus conference: a consensus statement [J]. JAMA Netw Open, 2020, 3(10): e2019209.

[15] KLEIN S J, BRANDTNER A K, LEHNER G F, et al. Biomarkers for prediction of renal replacement therapy in acute kidney injury: a systematic review and meta-analysis [J]. Intensive Care Med, 2018, 44(3): 323-336.

[16] BAGSHAW S M, AL-KHAFAJI A, ARTIGAS A, et al. External validation of urinary C-C motif chemokine ligand 14 (CCL14) for prediction of persistent acute kidney injury [J]. Crit Care, 2021, 25(1): 185.

[17] LUMLERTGUL N, PEERAPORNRATANA S, TRAKARNVANICH T, et al. Early versus standard initiation of renal replacement therapy in furosemide stress test non-responsive acute kidney injury patients (the FST trial) [J]. Crit Care, 2018, 22(1): 101.

[18] KOYNER J L, DAVISON D L, BRASHA-MITCHELL E, et al. Furosemide stress test and biomarkers for the prediction of AKI severity [J]. J Am Soc Nephrol, 2015, 26(8): 2023-2031.

[19] BOUCHARD J, MEHTA R L. Timing of kidney support therapy in acute kidney injury: what are we waiting for? [J]. Am J Kidney Dis, 2022, 79(3): 417-426.

第四节　如何选择重症患者肾脏替代治疗的模式

近年来，随着人口老龄化加剧、环境因素恶化、食品和药物的不安全使用等因素，使急性肾损伤（acute kidney injury，AKI）的发病率显著上升。而重症患者由于常继发于脓毒症、心脏大血管手术后、各种原因导致的休克及多发伤等，更易导致AKI。在疾病的急性期，AKI可升高患者的病死率，而疾病的恢复期肾功能恢复不良也使得许多患者长期依赖肾脏替代治疗（renal replacement therapy，RRT），从而大大降低了患者的长期生存质量，也增加了巨额的医疗花费和社会的医疗负担。Mehta1等发现，全世界每年约有1330万住院患者发生AKI，而有近170万患者死于AKI及其并发症。而危重症患者AKI的发生率为30%～40%，其院内病死率也在24.2%～72.6%。与国外的流行病学结果类似，我国危重症患者AKI发生率也在30%左右，病死率为16.7%。无论国内还是国外的流行病学研究均提示，AKI有较高的发病率和病死率，因此，越来越多的研究聚焦于对AKI的发病机制和早期生物标志物的探讨，试图从发病源头和尽早识别的角度来干预疾病的进展。在AKI的治疗上，肾脏替代治疗（renal replacement therapy，RRT）是重要的治疗手段，但是关于AKI的RRT研究却为数不多，如治疗模式、剂量、时机和疗程等，根据不同疾病和患者的不同病情状态如何进行RRT目前仍有争议，且研究结论存在较大差异。因此，需要更多的研究来给予临床医师明确的指导方向。

一、RRT常用的模式

众所周知，RRT是AKI特别是重症AKI的重要治疗手段，它使AKI的病死率大大降低。对于AKI患者如何选择RRT模式，目前仍然存在争议。临床常用的治疗方式包括腹膜透析（peritoneal dialysis，PD）、间歇性血液透析（intermittent hemodialysis，IHD）、持续缓慢低效血液透析（sustained low-efficiency dialysis，SLED）和连续性肾脏替代治疗（continuous renal replacement therapy，CRRT）。而CRRT又包括连续性静脉-静脉血液滤过（continuous veno-venous hemofiltration，CVVH）、连续性静脉-静脉血液透析（continuous veno-venous hemodialysis，CVVHD）、连续性静脉-静脉血液透析滤过（continuous veno-venous hemodiafiltration，CVVHDF）和缓慢连续性超滤（slow continuous ultrafiltration，SCUF），不同的模式对应于不同的疾病治疗需求。目前来看，PD在重症医学科应用不多，考虑患者病情的需要，最常用的为血液透析/滤过尤其是CRRT。从地域方面来说，可能因费用问题，低收入和中低收入国家的IHD和SLED应用比例较高，高收入和中高收入国家的CRRT应用比例较高。

（一）CRRT在重症患者中的应用

CRRT因其对血流动力学影响更小，更缓慢的液体清除，使得对重症患者在某种程度上的治疗效果明显优于IHD。血流动力学的状态作为决定治疗模式的重要基础之一，在保证血流动力学稳定的前提下，尽可能根据患者的具体情况选择最优的模式。例如，改善全球肾脏病预后组织（kidney disease improving global outcome，KDIGO）指南建议，对于血流动力学不稳定的AKI患者，建议使用CRRT，而不是标准的IHD；对于伴有急性脑损伤或其他原因所致的颅内压增高或弥漫性脑水肿的AKI患者，也建议使用CRRT，而不是标准的IHD。有研究表明，接受CRRT的重症AKI患者进入慢性透析的比例明显低于接受 IHD 的患者，特别是对合并基础心肺功能不全和肾功能不全的患者更有优势，因此，对于重症 AKI 患者，CRRT 可能改善了患者的预后及增加了肾功能恢复的可能性。那么，是不是所有重症患者都应该选择 CRRT 呢？有研究者对重症监护病房（intensive care unit，ICU）患者进行不同模式的肾脏替代治疗对比，发现不管是应用 CRRT 还是 IHD，对 AKI 患者 30 天和 60 天，甚至 90 天和 1 年的生存率均无明显差异。

（二）SLED 在重症患者中的应用

SLED 是一种混合模式，需要使用传统的血液透析机输送 RRT，但持续时间比典型的 IHD 长（如 6～12h *vs.* 3～4h），血流量较低。与传统的 IHD 相比，长时间提供了较低的超滤率，从而降低了透析性低血压的风险。与 CRRT 相比，SLED 可以很容易地在不抗凝的情况下运行，由于其间歇性，在大部分时间里将患者从透析装置中解放出来，以便于移动和进行检查。也由于其间歇性，SLED 可能比 CRRT 更便宜。因此，可以理解 SLED 是综合了 IHD 和 CRRT 的一种中间状态模式。虽然 SLED 可能是 CRRT 的合适替代方案，但目前还缺乏比较这两种 RRT 模式与患者预后相关的高质量研究。

二、间断与持续 RRT 的比较

IHD 和 CRRT 是治疗严重 AKI 患者的两种主要的肾替代治疗方式。之前基于多项研究进行的荟萃分析并没有显示这两种模式之间的生存差异。随着近年来 RRT 实施质量的提高，如枸橼酸的临床广泛应用后 CRRT 的抗凝有效性提高，滤器寿命延长，而 IHD 增加了患者的早期康复的可能性，降低了深静脉管路的使用率，从而在一定程度上降低了导管相关性血流感染的风险。因此，针对目前的医疗行为变革，有必要重新评估 IHD 或 CRRT 的选择是否会影响严重 AKI 患者的生存率。

去年一项在泰国和印度尼西亚两个国家共 17 家 ICU 进行的多中心研究中，研究者对入 ICU 的 AKI 患者随机进行不同 RRT 模式治疗，比较不同治疗模式后患者 30 天的病死率和肾脏恢复情况。研究共纳入 2844 例 AKI 患者，进行的治疗模式包括 IHD、CRRT、PD 和 SLED。结果发现，导致 AKI 最常见的原因为脓毒症。脓毒症所致 AKI 患者选用的 RRT 模式更倾向于 CRRT 或 PD，而不是 IHD 或 SLED。而且应用 CRRT 或 PD 的患者基础病情严重程度更重，血流动力学更不稳定，使用血管活性药物和机械通气的比例更高。在患者病情的不同阶段也有进行不同模式的转换，但是，不管最初以哪种模式进行的肾脏替代治疗，患者在 30 天的病死率和肾脏恢复情况无明显统计学差异。因此，对于重症患者，这 4 种模式的肾脏替代治疗都是可以接受的。但是此研究的局限性在于研究人群为泰国和印度尼西亚两个发展中国家，而且患者的最初 RRT 模式也不是随机的，因此，是否适用于发达国家还需要进一步验证。

为了解发达国家的现状，一项在加拿大进行的回顾性队列研究也比较了 SLED 与 CRRT 不同模式用于重症患者 AKI 的治疗情况。此研究在加拿大一家三级医院的 4 个 ICU 中进行，包括内科 ICU、外科 ICU、神经创伤科 ICU 和心血管科 ICU，共纳入了 284 例患者，其中 95 例首次使用的是 SLED 模式，189 例首次使用的是 CRRT 模式。结果发现，两组患者 90 天和 1 年的病死率无差异，但 SLED 组患者 90 天内的透析需求率较 CRRT 组高。此结论与前期研究似乎表现一致，但此研究的局限性和上一研究也一样，缺乏随机化，这导致了不可避免的选择偏差和不可测量的混淆的风险。因此，我们仍然在期待有更高质量的随机对照研究给予明确的答案。

以上两项近期研究均以重症 AKI 患者为研究对象，而 ICU 占比较高的还是脓毒症所致 AKI。那么，作为缺血再灌注损伤所致 AKI（心脏手术后 AKI），是否也能得到同样的结果呢？近期发表的一项研究给予了相应的答案，Marc Vives 等纳入了加拿大一家心脏重症监护病房的 351 例患者，他们在心脏手术后发生 AKI 均需 RRT。此研究中心患者从最初 10 年以 CRRT 模式为主过渡到近 3 年多以 SLED 模式为主。通过比较，发现 SLED 和 CRRT 两组模式对患者术后低心排综合征的影响无明显差异。两组患者在病死率、脑卒中发生率及心肌梗死发生率方面亦无明显差异。但 SLED 组患者的花费更低。

为了比较 IHD 和 CRRT 对于重症患者的预后有无影响，有研究者对人工肾移植治疗肾损伤（artificial kidney initiation for kidney injury，AKIKI）和重症监护病房早期与延迟透析（initiation of dialysis early versus delayed in the intensive care unit，IDEAL-ICU）研究进行了二次分析，两项研究共纳入 543 例接受 RRT 的患者。其中，最初接受 CRRT 的患者有 269 例，最初接受 IHD 的患者有 274 例。而 CRRT 治疗的患者中有 20.8% 转为 IHD 治疗，IHD 治疗的患者中有 17.5% 转为 CRRT 治疗。通过比较两组人群 60 天的病死率有无差异发现，两组最初应用不同 RRT 模式的重症 AKI 患者在 60 天的病死率及肾脏恢复情况均无明显差异，进一步行亚组分析发现，对于病情严重程度更轻的人群（SOFA 3～10 分），IHD 似乎结局更好。总体来说，还是需要更多的高级别循证医学证据来支持，例如，用前瞻性随机对照研究来进一步比较两种模式对于重症 AKI 患者的优劣。

综上所述，对于重症 AKI 患者来说，初始使用 CRRT 模式还是 IHD 模式，以目前的研究结果和二次分析都认为对患者的生存率和肾脏恢复率无明显差异。但是临床医师会根据患者的疾病类型和状态选择不同的模式，总体来说，对于血流动力学不稳定、心指数低、多器官功能不全的患者可能更倾向于初始使用 CRRT 模式；而对于疾病严重程度相对较轻的患者，选用 IHD 作为初始模式，可减少对患者的束缚，促进患者的康复和尽早活动，同时还可以降低患者的花费和减少护理的工作量。但是，未来需要高质量的大样本随机对照试验研究来给予更加充分的证据支持目前的结论。

（武汉大学中南医院　王　静　彭志勇）

参考文献

［1］LEWINGTON A J, CERDÁ J, MEHTA R L. Raising awareness of acute kidney injury: a global perspective of a silent killer [J]. Kidney Int, 2013, 84 (3): 457-467.

［2］SIEW E D, DAVENPORT A. The growth of acute kidney injury: a rising tide or just closer attention to detail [J]. Kidney Int, 2015, 87(1): 46-61.

［3］SAMIMAGHAM H R, KHEIRKHAH S, HAGHIGHI A, et al. Acute kidney injury in intensive care unit: incidence, risk factors and mortality rate [J]. Saudi J Kidney Dis Transpl, 2011, 22(3): 464-470.

［4］LEI Y, NIE S, SUN D H, et al. Epidemiology of acute kidney injury in Chinese critical patients [J]. J South Med Univ, 2016, 36(6): 744-750.

［5］WALD R, SHARIFF S Z, ADHIKARI N K, et al. The association between renal replacement therapy modality and long-term outcomes among critically ill adults with acute kidney injury: a retrospective cohort study [J]. Crit Care Med, 2014, 42(4): 868-877.

[6] LINS R L, ELSEVIERS M M, VAN DER NIEPEN P, et al. Intermittent versus continuous renal replacement therapy for acute kidney injury patients admitted to the intensive care unit: results of a randomized clinical trial [J]. Nephrol Dial Transplant, 2009, 24(2): 512-518.

[7] LIANG K V, SILEANU F E, CLERMONT G, et al. Modality of RRT and recovery of kidney function after AKI in patients surviving to hospital discharge [J]. Clin J Am Soc Nephrol, 2016, 11(1): 30-38.

[8] PANAPUT T, PEERAPORNRATANA S, SIRIVONGRANGSON P, et al. Modalities of renal replacement therapy and clinical outcomes of patients with acute kidney injury in a resource-limited setting: Results from a SEA-AKI study [J]. J Crit Care, 2021, 5(6): 18-25.

[9] HARVEY A K, BURNS K E A, MCARTHUR E, et al. Short-and long-term outcomes of sustained low efficiency dialysis vs continuous renal replacement therapy in critically ill patients with acute kidney injury [J]. J Crit Care, 2021, 62: 76-81.

[10] VIVES M, KARKOUTI K, RAO V, et al. Acute kidney injury after cardiac surgery: Sustained low efficiency compared to continuous renal replacement therapy [J]. J Clin Anes, 2022, 77: 110642.

[11] GAUDRY S, GROLLEAU F, BARBAR S, et al. Continuous renal replacement therapy versus intermittent hemodialysis as first modality for renal replacement therapy in severe acute kidney injury: a secondary analysis of AKIKI and IDEAL-ICU studies [J]. Crit Care, 2022, 26(1): 93.

第五节 预防连续性肾脏替代治疗管路凝血的几项非药物性干预措施

众所周知，连续性肾脏替代治疗（continuous renal replacement therapy，CRRT）已经是重症监护病房（intensive care unit，ICU）内广泛应用的治疗措施，而管路中血栓的形成是中断 CRRT 治疗的重要原因之一。由于管路内凝血而造成的治疗中断会导致达不到治疗目标、增加医疗成本及增加医护人员工作量，所以，CRRT 治疗中断也是 CRRT 质量控制的关键指标之一。CRRT 药物抗凝的临床实践已经取得了巨大进步，从肝素抗凝、低分子量肝素抗凝到枸橼酸体外局部抗凝，使得 CRRT 治疗的效率和安全性得到不断提升。然而，药物抗凝的局限性也比较明显，例如，肝素和低分子量肝素抗凝使患者的出血风险增加；当患者严重肝衰竭、三羧酸循环障碍时，枸橼酸抗凝的应用也会受到限制，所以，我们有必要对预防 CRRT 管路凝血的非药物干预措施进行研究和总结。

在 CRRT 过程中，血流停滞或湍流形成，血液浓缩，血液与导管、空气、滤器接触，进而激活机体凝血系统等因素均是血栓形成的重要原因。所以，在 CRRT 期间，通过选择合适的血液净化模式、血流速度、导管类型、置管部位及过滤器等非药物方法可能起到延长管路寿命的作用。尽管与药物干预相比，非药物干预影响 CRRT 治疗的研究较为欠缺，但仍然可以提供一定的参考。

一、CRRT 的模式

CRRT 的常用模式包括连续性静脉 - 静脉血液滤过（continuous veno-venous hemofiltration，CVVH）、连续性静脉 - 静脉血液透析（continuous veno-venous hemodialysis，CVVHD）和连续性静脉 - 静脉血液透析滤过（continuous veno-venous hemodiafiltration，CVVHDF）等。理论上，CVVH 对中分子溶质的

清除率比 CVVHD 高，但在实践中，有研究认为两者的清除率相当。虽然许多研究对不同 CRRT 模式的溶质清除率或病死率进行了比较，但很少将滤器寿命作为一个衡量指标。有限的证据显示，与 CVVH 相比，CVVHD 或 CVVHDF 可能会延长滤器的寿命，尽管 CVVHD 和 CVVHDF 的滤器寿命并没有区别（中位数 16.4h *vs*. 16.8h），但 CVVHD 机器报警的发生风险更低。

二、前稀释和后稀释

小样本随机对照试验（randomized controlled trial，RCT）和相关的系统综述提示，CRRT 前稀释能够改善滤器的寿命。CRRT 前稀释可以减少血液浓缩，但是，过度的血液稀释会降低 CRRT 的溶质清除速度，进而降低了 CRRT 治疗的效率。为了平衡 CRRT 治疗效率和滤器、管路的使用寿命，可以联合使用前稀释和后稀释，或者在不影响血流动力学稳定的情况下保持相对高的血流速（≥200ml/min）。

三、血流速

目前，在全球范围内，CRRT 的血流速从 80ml/min 到＞300ml/min 不等，在目前的专家共识里倾向于推荐血流速≥200ml/min。然而，两项 RCT 研究结果显示，与专家推荐的标准血流速相比，较高的血流速可能对延长 CRRT 管路寿命没有影响。此外，最近一项观察性研究结果表明，低血流速也并不是影响血液净化管路寿命的独立因素。所以，血流速对血管通路寿命的影响仍然可以做进一步深入研究。

四、血管通路的建立和导管类型

改善全球肾脏病预后组织（kidney disease improving global outcome，KDIGO）指南根据一项小样本 RCT 研究，建议使用非隧道式导管，而不是隧道式导管作为 CRRT 的血管通路。此项 RCT 的研究结果显示，虽然隧道式导管引起的置管局部功能障碍、感染及血栓等并发症更少，导管使用寿命也更长，但是，隧道式导管会增加置管操作时间，并会导致腹股沟区及股部血肿等并发症发生率的升高。由于该研究样本量小，而且使用的是 CRRT 中目前并不常用的导管置入方式，导致研究结果的普遍性及可信度不高，所以目前没有可靠证据支持推荐使用隧道式导管。不过，目前一项比较隧道式和非隧道式导管作为 CRRT 初始置管的 RCT 研究已经注册并在研究中，虽然试验情况还不清楚，但结果仍然值得期待。

对于放置血管通路的位置，指南建议首选右侧颈内静脉，其后依次是股静脉、左侧颈内静脉和锁骨下静脉。因为经过右侧颈内静脉的导管进入上腔静脉的路线接近直线，与血管壁接触的概率最低，因此，形成狭窄或血栓等并发症的风险较小。相反，通过锁骨下静脉或左侧颈内静脉插入的导管有一个或多个角度，提高了导管与血管壁接触的概率，从而增加发生并发症的风险。一项对接受 CRRT 和间歇性血液净化治疗患者的 RCT 研究结果显示，对比颈内静脉置管和股静脉置管，两者在导管留置时长和并发症方面，除了在高体重指数的患者人群中有差异以外，在其他患者人群中无显著性差异。

对于不同类型的导管，将标准的尖端位于上腔静脉内的双腔导管、尖端位于右心房的加长双腔导管，以及经过表面改良的标准长度双腔导管进行对比发现，与标准长度导管尖端位于上腔静脉内相比，到达右心房的长导管可能会延长管路及滤器的寿命；经过表面改良处理的双腔导管［在导管表面含有疏水性聚二甲基硅氧烷（polydimethylsiloxane，PDMS）涂层，从而为导管表面提供了亲水-疏水的微结构，在体外实验中可以改善导管与血液的相容性］与标准的双腔导管相比，可能会延长导管的寿命。

五、滤器的类型

在血液净化过程中，滤器是与血液接触面积最大的位置，因此，也是最容易形成血栓的位置。根据物理学原理，长度更短、直径更粗、经过抗凝处理的中空纤维可能能够延长滤器的使用寿命。

目前，已有许多关于滤器对临床结局影响的研究，但是，大多数证据的确定性很低。目前希望较大的是聚乙烯亚胺涂层 AN69 膜（AN69ST 膜），其中空纤维膜表面有肝素结合在聚合物上，非随机临床研究提示，这种膜可以减少 RRT 期间肝素的用量。然而，在 RCT 研究中，尚未证明 AN69ST 膜比其他滤过膜有更长的滤器寿命。此外，一项小样本 RCT 研究表明，在高出血风险的患者中，枸橼酸比 AN69ST 膜能提供更好的局部抗凝效果。因此，现阶段尚没有足够的证据来推荐使用 AN69ST 膜滤器。目前有两项注册的 RCT 研究正在进行中，以确定 AN69ST 膜对滤器寿命的影响。

新型的 oXiris 滤器是以 AN69ST 膜为基础，在带正电荷的聚乙烯亚胺涂层上预先包被了带负电荷的肝素，从而起到一定的局部抗凝作用。此外，该滤器还能够吸附带负电荷的内毒素，同时通过对流和吸附作用清除部分炎症介质。但是，目前对 oXiris 滤器的研究主要集中在其对炎症因子的清除及对疾病预后的影响，尚无关于其使用寿命的研究。

在中空纤维多而短的滤器与常规滤器相比较方面，目前的研究结果提示，中空纤维多而短的滤器反而可能缩短滤器的使用寿命；而平板型透析器对滤器寿命的影响因为研究的证据级别过低而不能确定，而且由于其低下的治疗效能，已经在 20 世纪 70 年代被中空纤维滤器所取代；至于膜面积大的滤器，目前也还没有可靠的证据来判断它对滤器寿命的影响。

综上所述，目前对于 CRRT 过程中非药物抗凝的措施中，选择前稀释联合后稀释、血流动力学稳定时使血流速≥200ml/min、无禁忌证时使用尖端位于右心房的静脉置管、使用右侧颈内静脉置管是目前值得尝试的策略；而 CRRT 模式的选择，使用 AN69ST 膜滤器、PDMS 表面改良的双腔导管等措施的效果，尚需要进一步的高质量证据来验证。

（南方医科大学珠江医院　刘占国　常　平）

参 考 文 献

［1］TSUJIMOTO Y, MIKI S, SHIMADA H, et al. Nonpharmacological interventions for preventing clotting of extracorporeal circuits during continuous renal replacement therapy [J]. Cochrane Database Syst Rev, 2021, 9: CD013330.

［2］KHWAJA A. KDIGO clinical practice guideline for acute kidney injury [J]. Kidney Int Suppl, 2012, 120(4): c179-184.

[3] RICCI Z, RONCO C, BACHETONI A, et al. Solute removal during continuous renal replacement therapy in critically ill patients: convection versus diffusion [J]. Crit Care, 2006, 10(2): R67.

[4] CLARK W R, LEBLANC M, RICCI Z, et al. Quantification and dosing of renal replacement therapy in acute kidney injury: areappraisal [J]. Blood Purification, 2017, 44(2): 140-155.

[5] SAUDAN P , NIEDERBERGER M, DE SEIGNEUX S, et al. Adding a dialysis dose to continuous hemofiltration increases survival in patients with acute renal failure [J]. Kidney Int, 2006, 70: 1312-1317.

[6] SANSOM B, SRIRAM S, PRESNEILL J, et al. Low blood flow continuous veno-venous haemodialysis compared with higher blood flow continuous veno-venous haemodiafiltration: effect on alarm rates, filter life, and azotaemic control [J]. Blood Purif, 2022, 51(2): 130-137.

[7] VAN DER VOORT P H, GERRITSEN R T, KUIPER M A, et al. Filter run time in CVVH: pre-versus post-dilution and nadroparin versus regional heparin-protamine anticoagulation [J]. Blood Purification, 2005, 23(3): 175-180.

[8] DE PONT A C, BOUMAN C S, BAKHTIARI K, et al. Predilution versus postdilution during continuous venovenous hemofiltration: a comparison of circuit thrombogenesis [J]. ASAIO Journal, 2006, 52(4): 416-422.

[9] CLARK W R, TURK J E, KRAUS M A, et al . Dose determinants in continuous renal replacement therapy [J]. Artif Organs, 2003, 27(9): 815-820.

[10] FEALY N, AITKEN L, TOIT E, et al. Continuous renal replacement therapy: current practice in Australian and New Zealand intensive care units [J]. Crit Care Resusc, 2015, 17: 83-91.

[11] UCHINO S, BELLOMO R, MORIMATSU H, et al. Continuous renal replacement therapy: a worldwide practice survey. The beginning and ending supportive therapy for the kidney (B. E. S. T. kidney) investigators [J]. Intensive Care Med, 2007, 33: 1563-1570.

[12] RONCO C, RICCI Z, DE BACKER D, et al. Renal replacement therapy in acute kidney injury: controversy and consensus [J]. Crit Care, 2015, 19: 146.

[13] FEALY N, AITKEN L, DU TOIT E, et al. Evaluation of urea and creatinine change during continuous renal replacement therapy: effect of blood flow rate [J]. Critical Care &Resuscitation, 2018, 20(1): 41-47.

[14] FEALY N, AITKEN L, DU TOIT E, et al. Faster blood flow rate does not improve circuit life in continuous renal replacement therapy: a randomized controlled trial [J]. Crit Care Med, 2017, 45(10): e1018-e1025.

[15] FEALY N, AITKEN L, DU TOIT E, et al. Faster blood flow rate does not improve circuit life in continuous renal replacement therapy: a randomized controlled trial [J]. Critical Care Medicine, 2017, 45(10): e1018-1025.

[16] KLOUCHE K, AMIGUES L, DELEUZE S, et al. Complications, effects on dialysis dose, and survival of tunneled femoral dialysis catheters in acute renal failure [J]. Am J Kidney Dis, 2007, 49(1): 99-108.

[17] PARIENTI J J, THIRION M, MÉGARBANE B, et al. Femoral vs jugular venous catheterization and risk of nosocomial events in adults requiring acute renal replacement therapy: a randomized controlled trial [J]. JAMA, 2008, 299: 2413-2422.

[18] MORGAN D, HO K, MURRAY C, et al. A randomized trial of catheters of different lengths to achieve right atrium versus superior vena cava placement for continuous renal replacement therapy [J]. Am J Kidney Dis, 2012, 60: 272-279.

[19] MEIER P , MEIER R, TURINI P, et al. Prolonged catheter survival in patients with acute kidney injury

on continuous renal replacement therapy using a less thrombogenic micropatterned polymer modification [J]. Nephrol Dial Transplant, 2011, 26: 628-635.

[20] CHANARD J, LAVAUD S, MAHEUT H, et al. The clinical evaluation of low-dose heparin in haemodialysis: a prospective study using the heparin-coated AN69 ST membrane [J]. Nephrol Dial Transplant, 2008, 23: 2003-2009.

[21] KESSLER M, GANGEMI C, GUTIERREZ MARTONES A, et al. Heparin-grafted dialysis membrane allows minimal systemic anticoagulation in regular hemodialysis patients: a prospective proof-of-concept study [J]. Hemodial Int, 2013, 17: 282-293.

[22] SCHETZ M, VAN CROMPHAUT S, DUBOIS J, et al. Does the surface-treated AN69 membrane prolong filter survival in CRRT without anticoagulation? [J]. Intensive Care Med, 2012, 38(11): 1818-1825.

[23] EVENEPOEL P, DEJAGERE T, VERHAMME P, et al. Heparin-coated polyacrylonitrile membrane versus regional citrate anticoagulation: a prospective randomized study of 2 anticoagulation strategies in patients at risk of bleeding [J]. Am J Kidney Dis, 2007, 49: 642-649.

[24] SCHWINDENHAMMER V, GIRARDOT T, CHAULIER K, et al. OXiris use in septic shock: experience of two french centres [J]. Blood Purif, 2019, 47 Suppl 3: 1-7.

[25] 乐元洁，汪卫栋．不同滤器对脓毒症休克患者预后的影响：单中心研究［J］．中华急诊医学杂志，2022，31（5）：683-686.

[26] 李江涛，王爱丽，王立瑞，等．oXiris 滤器在脓毒症急性肾损伤治疗中的应用评价：病例系列研究［J］．中华肾脏病杂志，2021，37（10）：831-838.

[27] DUNGEN H D, VON HEYMANN C, RONCO C, et al. Renal replacement therapy: physical properties of hollow fibers influence efficiency [J]. International Journal of Artificial Organs, 2001, 24(6): 357-366.

第十三章　体外生命支持

第一节　清醒体外膜氧合需要谨慎清醒地拓展适应证

近年来体外膜氧合（extracorporeal membrane oxygenation，ECMO）已成为急性可逆性呼吸循环衰竭的有效支持手段。ECMO患者由于各种原因进行气管插管机械通气及深镇静，由此带来一系列气管插管机械通气和镇静相关并发症，不利于早期康复。清醒ECMO是指在患者清醒状态下进行ECMO呼吸循环支持，给予清醒ECMO患者适当的镇痛或浅镇静，采用无创通气或者自主呼吸，减少深镇静和人工气道机械通气带来的呼吸机相关感染、ICU获得性肌无力、膈肌功能障碍和胃肠功能损伤等相关副作用，有利于患者尽早进行康复锻炼。但是清醒ECMO患者又存在自主呼吸导致的肺损伤（self-inflicted lung injury，SILI）、增加氧耗、引发肺部感染、加重呼吸衰竭等，甚至出现不良预后。因此，清醒ECMO需要谨慎清醒地拓展适应证，在严密的监测下进行动态评估和调整，对改善预后具有重要的临床意义。

一、清醒ECMO的临床意义

早在20世纪70～80年代ECMO进入临床应用时，就已经有在动物实验中成功应用清醒ECMO的报道。越来越多小样本观察性报告和回顾性研究显示了清醒ECMO临床应用的安全性和可行性。但是，清醒ECMO患者处于呼吸循环不稳定状态下也存在较多风险和问题。静脉-静脉ECMO（veno-venous extracorporeal membrane oxygenation，V-V ECMO）和静脉-动脉ECMO（veno-arterial extracorporeal membrane oxygenation，V-A ECMO）采用清醒ECMO的利弊有所不同，在不同适应证患者对预后的影响也不一致（表13-1-1），因此需要仔细进行评估和判断，谨慎选择合适的适应证。清醒ECMO对患者预后的影响尚不明确，就目前以观察性研究为主的临床证据来看，清醒ECMO患者的撤机成功率和出院存活率均好于常规插管镇静ECMO患者，今后需要更多临床研究进一步证实。

表13-1-1　清醒ECMO的利弊

模式	利	弊
清醒V-V ECMO	• 保留自主呼吸，改善通气血流比例失调 • 自主呼吸有效维持功能残气量 • 维持膈肌收缩，防止VIDD • 减少呼吸机/气管插管相关的肺部感染 • 减少谵妄	• 过强自主呼吸产生的过高跨肺压导致肺损伤、加重肺水肿 • 高呼吸做功导致氧耗增加 • ECMO设备出现故障时可能需要紧急气管插管机械通气 • 患者不适、疼痛和焦虑 • 气道自洁能力不佳导致肺部感染加重

续表

模式	利	弊
清醒 V-V ECMO	• 自主呼吸利于血液和淋巴回流 • 有利于尽早康复锻炼 • 利于患者交流和自主进食 • 改善预后	• 有创设备尤其是 ECMO 意外拔管或脱管的风险 • 清醒 ECMO 过程中再次插管增加病死率
清醒 V-A ECMO	• 防止 VIDD • 减少呼吸机 / 气管插管相关的肺部感染 • 减少谵妄 • 有利于尽早康复锻炼 • 利于患者交流和自主进食 • 改善预后	• 过强自主呼吸产生的胸腔内负压导致肺水肿 • 自主呼吸明显增加氧耗 • 患者不适、疼痛和焦虑 • 有创设备意外拔管或脱管的风险 • 导管扭曲受压等导致血流动力学不稳定

注：VIDD. 机械通气相关膈肌功能障碍。

二、清醒 ECMO 的临床适应证

清醒 ECMO 需要选择合适的患者，在 ECMO 支持过程中进行精准化监测和管理，保证清醒 ECMO 安全有效地实施。由于 ECMO 支持呼吸和循环的患者病理生理改变不同，清醒 VV-ECMO 和清醒 VA-ECMO 有不同的适应证选择。

(一) V-V ECMO

清醒 V-V ECMO 患者在 ECMO 支持下维持有效的气体交换，清醒同时保留自主呼吸。ECMO 的适应证不同，甚至急性呼吸窘迫综合征（acute respiratory distress syndrome，ARDS）的病因不同，对清醒 ECMO 的耐受程度也有所不同。

1．肺移植患者移植前后　清醒 V-V ECMO 的早期应用经验大多来自等待肺移植患者，因其主要是单器官功能衰竭，经 ECMO 提供有效的气体交换支持后，患者的自主呼吸明显好转，可以进行正常的呼吸、饮食乃至自主活动锻炼。近年来临床研究证实，给予肺移植患者清醒 ECMO 支持可以明显改善患者的近期和远期预后。

2．慢性阻塞性肺疾病（chronic obstructive pulmonary disease，COPD）患者　对于 COPD 急性发作患者，经 ECMO 辅助治疗，可以进行有效气体交换支持下的清醒活动，等待肺功能的恢复。体外二氧化碳清除（Extracorporeal carbon dioxide removal，$ECCO_2R$）模式对于 COPD 急性发作可以避免人工气道机械通气，减少相关并发症。近期的研究大多集中在低流速 $ECCO_2R$ 降低 CO_2，减少插管和人工气道机械通气，但是其风险和利益尚需进一步明确。

3．ARDS 患者　ECMO 已经成为重度 ARDS 患者的有效支持手段，可以维持气体交换，保护性甚至超保护性通气减轻肺损伤。部分 ARDS 患者即使在 ECMO 支持下氧合改善，但是仍有明显的呼吸窘迫和过强的自主呼吸，这可能与虽然患者气体交换得以改善，但还存在肺容积明显减少、肺牵张反射、神经反射、炎症神经递质的作用等原因，需要严密监测，采用深镇静策略甚至应用肌松药，避免导致肺损伤的进一步加重。另外 ARDS 患者往往合并其他器官功能障碍，因此是否可以进行清醒 ECMO，需要仔细评估患者病情后进行判断。

ECMO 是新型冠状病毒感染导致的急性呼吸衰竭患者的支持手段，仔细评估呼吸力学和呼吸驱动后，其他一些患者若符合进行清醒 ECMO 的指征，也是清醒 ECMO 的适应证，但需要注意 ECMO 的应用时机和是否能进行肺保护性通气。对于有高危气压伤风险的新型冠状病毒感染患者，采用清醒 ECMO 支持治疗是安全可行的，有可能避免气管插管和气压伤。另一方面，新近发表的小样本回顾性研究中纳入采用清醒 ECMO 支持的新型冠状病毒感染患者，通过倾向性评分和常规人工气道机械通气 ECMO 进行匹配，结果发现 18 例清醒 ECMO 的新型冠状病毒感染患者中有 14 例最终实施气管插管机械通气，4 例始终清醒 ECMO 的患者均存活，清醒 ECMO 和常规 ECMO 两组患者的存活率均为 50%，差异无统计学意义，而采用清醒 ECMO 后再插管的患者病死率更高。因此，清醒 ECMO 是否安全进行需要结合患者呼吸力学、自主呼吸努力和器官功能仔细评估，必要时及时实施气管插管，避免肺损伤加重，导致预后不佳。

4．免疫抑制患者呼吸衰竭　免疫抑制患者出现呼吸衰竭时，采用人工气道机械通气病死率高，采用清醒 ECMO 支持是否可能避免气管插管、改善患者预后是医学界关注的问题。但近期研究显示，免疫抑制患者 ECMO 支持的 6 个月生存率不高，仅为 30%，因此对于免疫抑制患者出现呼吸衰竭，需要考虑原发病。

5．其他原因导致的急性呼吸衰竭患者　致命性的哮喘持续状态、急性肺栓塞伴严重呼吸循环障碍、间质性肺疾病和肺泡出血导致的急性呼吸衰竭等也可以考虑进行清醒 ECMO 支持治疗。致命性的哮喘持续状态常规治疗无效，采用 ECMO 特别是 $ECCO_2R$，避免气管插管和镇静，使患者在清醒状态下保留自主呼吸和气道自洁能力，可取得良好的临床疗效。

因此，进行清醒 ECMO 需要患者清醒配合、无明显谵妄，血流动力学趋向稳定，无心律失常，气道分泌物不多、具有气道保护能力，实时自主呼吸努力评估，避免由于过强的自主呼吸导致肺损伤加重，同时监测患者的呼吸循环功能情况。

（二）VA-ECMO

对于 VA-ECMO 患者采用清醒 ECMO 支持治疗，可以避免深镇静带来的副作用，有利于等待恢复和进一步临床决策。对急性暴发性心肌炎、急性心肌梗死、急性肺栓塞和心脏手术后等各种原因导致的心源性休克患者进行 VA-ECMO 支持治疗后，在符合机械通气脱机拔管条件时，应尽早撤离机械通气。对于急性暴发性心肌炎、高危经皮冠状动脉介入治疗（percutaneous coronary intervention，PCI）等患者，可以在清醒状态下放置 ECMO，但是也要注意潜在的风险和陷阱。例如，对心功能正常或代偿的高危 PCI 患者预防性应用清醒 ECMO，一旦患者出现呼吸抑制或呼吸衰竭，必须立即进行气管插管人工气道机械通气或调整静脉管路的位置，防止出现医源性的上半身缺氧，进而发展为不可逆的心、脑损害。对于已经行气管插管人工气道机械通气支持的 VA-ECMO 患者，如循环趋向好转，在偿还氧债、保证灌注、不增加心肺负荷的情况下，可考虑撤离人工气道机械通气行清醒 ECMO，有可能改善 ECMO 患者预后。

三、清醒 ECMO 如何兴利除弊

在清醒 ECMO 的实施和管理方面需要注意如下几个方面的问题，避免清醒 ECMO 的相关风险和并发症，以便更好获益。

首先，清醒 ECMO 实施的一个关键问题是对患者呼吸循环影响的精准监测，尤其是对心 -

肺-ECMO系统之间相互影响的监测。由于没有气管插管和人工气道机械通气，清醒V-V ECMO患者的潮气量和压力等力学监测受到限制，导致呼吸监测容易被忽略。患者自主呼吸过强导致过高的跨肺压和潮气量，是自主呼吸导致肺损伤的重要原因。对于清醒V-V ECMO患者需要密切监测其呼吸驱动和自主呼吸努力的强弱，必要时可留置食管测压导管进行跨肺压监测，指导临床管理。对于气道自洁能力有限或需要保留人工气道的患者，可以尽早采用气管切开等方式改善气道管理，有利于尽早过渡到清醒ECMO。对V-A ECMO患者的循环监测常借助有创动脉血压、心脏超声检查等，在循环改善后可以尽早进行呼吸评估，评估通过后拔除气管插管，采用无创通气、高流量氧疗支持辅助自主呼吸，进行清醒ECMO。对合并呼吸衰竭的V-A ECMO患者需要警惕上半身缺氧的发生，实时动态密切监测患者右上肢的经皮血氧饱和度，评估患者氧供需情况。清醒ECMO需要进行精准的呼吸循环监测，以避免加重肺损伤或导致心肺功能恢复延迟、患者撤离ECMO困难甚至不良预后。

其次，清醒ECMO患者的活动可能导致ECMO管路打折、受压等影响血流，或者导致置管部位出血等问题，通过采用超声引导下Seldinger技术进行穿刺置管，稳妥牢固固定，加强护理，可避免损伤和出血的发生。对于有条件的V-V ECMO患者，可选择双腔导管颈内静脉置入，减少下肢股静脉置管后活动受限，更有利于ECMO患者的活动康复。由于双腔插管管径较粗，通过经食管超声、经胸超声、介入引导甚至床边移动X射线片的辅助，可以安全地植入，避免常规ECMO需要两根导管（颈内静脉和股静脉ECMO导管），导致活动受限。但是，采用颈静脉双腔ECMO导管也要关注其对右心和颅内并发症的影响。

再次，对于清醒ECMO患者的镇静镇痛采用镇痛为先、最小化镇静策略，注意进行动态调整，在不同病程阶段滴定合适的镇痛镇静药物，给予最大化人文关怀，从而实现早期康复。

最后，尽管理论上清醒ECMO在气体交换、减少镇静相关并发症、早期康复锻炼和交流关怀方面具有优势，但大多数ECMO患者最终无法避免气管内插管，尤其是患者过强的自主呼吸加重肺损伤、气道自洁能力差易合并细菌性感染、脓毒症，以及原发疾病进展，最终导致预后不良。清醒ECMO是否改善患者预后仅有小样本临床观察性研究，对不同患者预后的影响尚不明确，目前研究中出现的阳性结果可能是因为研究对象病情相对较轻，允许实施清醒ECMO，预后相对较好。最近一项综述纳入了29项观察性和1项随机对照临床研究，包括1157例接受清醒体外生命支持的患者和早期康复联合应用，绝大多数患者为卧床锻炼，出院存活率达到了70.8%。

综上所述，撤离ECMO挽救生命是终极目标，没有指征和监测的、缺乏敬畏心的清醒ECMO滥用是最值得担忧之处。总之，需要清醒地拓展清醒ECMO的适应证，气管插管人工气道机械通气后可部分实施清醒ECMO、清醒ECMO后精准化监测患者呼吸情况和实时调整治疗策略，改善患者预后，才能更好地应用清醒ECMO。

（东南大学附属中大医院　刘松桥）

参 考 文 献

[1] RAWLINGS C A, BISGARD G E, DUFEK J H, et al. Prolonged perfusion with a membrane oxygenator in awake ponies [J]. J Thorac Cardiovasc Surg, 1975, 69(4): 539-551.

[2] HWANG W W, YAMASHIRO S M, SEDLOCK D, et al. Ventilatory response to CO_2 and O_2 near eupnea in awake dogs [J]. J Appl Physiol (1985), 1988, 65(2): 788-796.

[3] LANGER T, SANTINI A, BOTTINO N, et al. "Awake" extracorporeal membrane oxygenation (ECMO): pathophysiology, technical considerations, and clinical pioneering [J]. Crit Care, 2016, 20(1): 150.

[4] YU X, GU S, LI M, et al. Awake extracorporeal membrane oxygenation for acute respiratory distress syndrome: which clinical issues should be taken into consideration [J]. Front Med (Lausanne), 2021, 8: 682526.

[5] CUCCHI M, MARIANI S, DE PIERO M E, et al. Awake extracorporeal life support and physiotherapy in adult patients: a systematic review of the literature [J]. Perfusion, 2022: 2676591221096078.

[6] MONTERO S, HUANG F, RIVAS-LASARTE M, et al. Awake venoarterial extracorporeal membrane oxygenation for refractory cardiogenic shock [J]. Eur Heart J Acute Cardiovasc Care, 2021, 10(6): 585-594.

[7] KIM H A, KIM Y S, CHO Y H, et al. Implementation of venoarterial extracorporeal membrane oxygenation in nonintubated patients [J]. J Chest Surg, 2021, 54(1): 17-24.

[8] MANG S, REYHER C, MUTLAK H, et al. Awake extracorporeal membrane oxygenation for COVID-19-induced acute respiratory distress syndrome [J]. Am J Respir Crit Care Med, 2022, 205(7): 847-851.

[9] MOHITE P N, SABASHNIKOV A, REED A, et al. Extracorporeal Life Support in "Awake" Patients as a Bridge to Lung Transplant [J]. Thorac Cardiovasc Surg, 2015, 63(8): 699-705.

[10] KIM N E, WOO A, KIM S Y, et al. Long- and short-term clinical impact of awake extracorporeal membrane oxygenation as bridging therapy for lung transplantation [J]. Respir Res, 2021, 22(1): 306.

[11] BRAUNE S, SIEWEKE A, BRETTNER F, et al. The feasibility and safety of extracorporeal carbon dioxide removal to avoid intubation in patients with COPD unresponsive to noninvasive ventilation for acute hypercapnic respiratory failure (ECLAIR study): multicentre case-control study [J]. Intensive Care Med, 2016, 42(9): 1437-1444.

[12] BARRETT N A, HART N, DALY K J R, et al. A randomised controlled trial of non-invasive ventilation compared with extracorporeal carbon dioxide removal for acute hypercapnic exacerbations of chronic obstructive pulmonary disease [J]. Ann Intensive Care, 2022, 12(1): 36.

[13] DUIVERMAN M L, WIJKSTRA P J. Extracorporeal CO_2 removal for stable hypercapnic COPD: is it really worth it? [J]. Thorax, 2020, 75(10): 824-825.

[14] CROTTI S, BOTTINO N, RUGGERI G M, et al. Spontaneous breathing during extracorporeal membrane oxygenation in acute respiratory failure [J]. Anesthesiology, 2017, 126(4): 678-687.

[15] SPINELLI E, MAURI T, BEITLER J R, et al. Respiratory drive in the acute respiratory distress syndrome: pathophysiology, monitoring, and therapeutic interventions [J]. Intensive Care Med, 2020, 46(4): 606-618.

[16] LING R R, RAMANATHAN K, SIM J J L, et al. Evolving outcomes of extracorporeal membrane oxygenation during the first 2 years of the COVID-19

pandemic: a systematic review and meta-analysis [J]. Crit Care, 2022, 26(1): 147.

[17] SOROKSKY A, TOCUT M, ROSMAN Z, et al. Awake extracorporeal membrane oxygenation in a patient with COVID-19 pneumonia and severe hypoxemic respiratory failure [J]. Eur Rev Med Pharmacol Sci, 2022, 26(5): 1761-1764.

[18] PATERNOSTER G, BERTINI P, BELLETTI A, et al. Venovenous extracorporeal membrane oxygenation in awake non-Intubated patients with COVID-19 ARDS at high risk for barotrauma [J]. J Cardiothorac Vasc Anesth, 2022, 36(8 Pt B): 2975-2982.

[19] WOHLFARTH P, BEUTEL G, LEBIEDZ P, et al. Characteristics and outcome of patients after allogeneic hematopoietic stem cell transplantation treated with extracorporeal membrane oxygenation for acute respiratory distress syndrome [J]. Crit care Med, 2017, 45(5): e500-e507.

[20] SCHMIDT M, SCHELLONGOWSKI P, PATRONITI N, et al. Six-month outcome of immunocompromised patients with severe acute respiratory distress syndrome rescued by extracorporeal membrane oxygenation. an international multicenter retrospective study [J]. Am J Respir Crit Care Med, 2018, 197(10): 1297-1307.

[21] KOSTAKOU E, KANIARIS E, FILIOU E, et al. Acute severe asthma in adolescent and adult patients: current perspectives on assessment and management [J]. J Clin Med, 2019, 8(9): 34254557.

[22] PISANI L, NAVA S, DESIDERIO E, et al. Extracorporeal CO_2 removal ($ECCO_2R$) in patients with stable COPD with chronic hypercapnia: a proof-of-concept study [J]. Thorax, 2020, 75(10): 897-900.

[23] SCHNEIDER T M, BENCE T, BRETTNER F. "Awake" $ECCO_2R$ superseded intubation in a near-fatal asthma attack [J]. J Intensive Care, 2017, 5: 53.

[24] MOHITE P N, KAUL S, SABASHNIKOV A, et al. Extracorporeal life support in patients with refractory cardiogenic shock: keep them awake [J] Interact Cardiovasc Thorac Surg, 2015, 20(6): 755-760.

[25] SOMMER W, MARSCH G, KAUFELD T, et al. Cardiac awake extracorporeal life support-bridge to decision? [J]. Artif Organs, 2015, 39(5): 400-408.

[26] ALOZIE A, KISCHE S, BIRKEN T, et al. Awake extra-corporeal membrane oxygenation (ECMO) as bridge to recovery after left main coronary artery occlusion: a promising concept of haemodynamic support in cardiogenic shock [J]. Heart Lung Circ, 2014, 23(10): e217-221.

[27] ABRAMS D, GARAN A R, BRODIE D. Awake and fully mobile patients on cardiac extracorporeal life support [J]. Ann Cardiothorac Surg, 2019, 8(1): 44-53

[28] HOU X, YANG X, DU Z, et al. Superior vena cava drainage improves upper body oxygenation during veno-arterial extracorporeal membrane oxygenation in sheep [J]. Crit Care, 2015, 19(1): 68.

[29] BROCHARD L, SLUTSKY A, PESENTI A. Mechanical ventilation to minimize progression of lung injury in acute respiratory failure [J]. Am J Respir Crit Care Med, 2017, 195(4): 438-442.

[30] CROTTI S, BOTTINO N, SPINELLI E. Spontaneous breathing during veno-venous extracorporeal membrane oxygenation [J]. J Thorac Dis, 2018, 10(Suppl 5): S661-S669.

[31] TELIAS I, SPADARO S. Techniques to monitor respiratory drive and inspiratory effort [J]. Curr Opin Crit Care, 2020, 26(1): 3-10.

[32] ABRAMS D, COMBES A, BRODIE D. Extracorporeal membrane oxygenation in cardio-pulmonary disease in adults [J]. J Am Coll Cardiol, 2014, 63(25): 2769-2778.

[33] FLEET D, MORRIS I, FAULKNER G, et al. Experience with the Crescent® cannula for adult respiratory

VV ECMO: a case series [J]. Perfusion, 2021: 2676591211031462.

[34] SCHWEIGER T, PONHOLZER F, KIFJAK D, et al. A dual-lumen extracorporeal membrane oxygenation cannulation technique using a mobile X-ray device [J]. Ann Thorac Surg, 2022, 114(3): 1050-1054.

[35] GURNANI P K, MICHALAK L A, TABACHNICK D, et al. Outcomes of extubated COVID and non-COVID patients receiving awake venovenous extracorporeal membrane oxygenation. ASAIO J, 2022, 68(4): 478-485.

第二节　机械辅助循环在高危经皮冠状动脉介入治疗中的预防性应用：过犹不及

在我国，目前临床可采用的短期机械辅助循环手段仍然局限于主动脉内球囊反搏（intra-aortic balloon pump，ABP）和体外膜氧合（extracorporeal membrane oxygenation，ECMO）技术，而欧美国家广泛采用的介入型机械辅助装置如 Impella®、Tandem Heart® 等在国内尚未正式开展，或类似原理的国产装置仍处于研发阶段，尚未商品化正式上市。在过去 40 年间，经皮冠状动脉介入治疗（percutaneous coronary intervention，PCI）技术已经成为心肌再血管化最常用的治疗方法。尽管择期 PCI 已被验证认为是安全和相对低风险的治疗手段，但左主干病变、多支复杂病变和合并左心室功能不全仍然是发生术中和术后血流动力学紊乱甚至死亡的高危因素。在实施 PCI 的过程中，针对高危患者通过选择或组合应用机械辅助循环手段，稳定可能出现的或已经存在的血流动力学紊乱，在 PCI 完成后根据需要延长应用至患者血流动力学稳定。在机械辅助循环的保护下，多支病变患者可能实现更完全的心肌再血管化。这种临床选择在我国巨大的人口基数和病例数逐年快速增加的背景下，具有一定吸引力。但高危 PCI 患者是否需要机械辅助循环、何时应用机械辅助循环，目前尚缺乏随机对照临床研究。回顾性研究结论的不一致，已有的研究结果对机械辅助循环的必要性、适应证和时机的把握等存在争议。争议焦点在于高危患者的界定和预防性应用对临床转归的影响，继而对其必要性的质疑。因此，及时总结以 ECMO 技术为代表的机械辅助循环技术在高危 PCI 和其他心脏介入治疗中的预防性应用特征与临床转归相关证据，将有助于机械辅助循环手段在高危心脏介入治疗过程的合理应用。

一、择期 PCI 高危患者的高危风险因素

有关择期 PCI 高危患者的界定，目前多倾向于以下标准：无保护左主干支架置入（左主干病变行 PCI 之前未行冠脉旁路术），左主干狭窄＞50%，三支病变及左心室射血分数＜30% 及使用冠脉介入旋磨装置等。而随着心血管介入技术的发展，心脏结构介入治疗手段如经皮主动脉瓣置换术（TAVR）术应用迅速发展，如何界定结合冠脉介入与结构介入治疗患者的高危标准虽无共识，但多将符合以下标准的患者归入高危风险患者群：心室功能不全（NYHA III/IV 级），肺动脉高压，血流动力学或心脏节律不稳定，经优化治疗仍有心功能不全，其他因素（冠脉病变程度和位置，介入操作中冠脉缺血可能范围，是否应用旋磨等手段，以及合并心脏瓣膜结构与功能状态等）。

二、高危 PCI 患者预防性机械辅助循环应用现状

目前有多个单中心回顾性研究报道了对高危 PCI 患者及整体心脏介入治疗患者预防性应用机械辅助循环。Brscic 等报道了 2018—2020 年单中心高危 PCI 和高危心脏结构介入术中预防性应用 ECMO 的住院和中期死亡率，并将血管并发症、需要干预的出血与治疗成功率作为次要终点。其研究发现，该组病例普遍存在高龄（80±6 岁），19 例（70%）合并严重左心功能不全，平均 Logistic Euroscore 28.7±18.7。7 例（26%）施行复杂冠脉再血管化，7 例（26%）联合 PCI＋TAVI，5 例（19%）联合 PCI ＋Mitraclip®，5 例（19%）单纯 TAVI 及 3 例（11%）联合 TAVI＋Mitraclip，治疗成功率 96%，仅有 1 例因 ECMO 严重血管并发症而住院死亡。平均随访时间 11±6.8 个月，4 例死亡。O'Neill 等针对非急诊高危 PCI 患者预防性应用或术中紧急使用心室辅助支持系统（Impella）的院内转归问题，对从 PCI 临床数据库（cVAD）中筛选出的 971 例高危 PCI 预防性应用 Impella 数据与从 cVAD 和 USpella 数据库中筛选出的 57 例高危 PCI 紧急应用 Impella 病例数据进行了对此研究。结果发现紧急应用组与预防性应用组相比，女性居多（50.9% *vs.* 27.2%，P=0.000 2），具有较高的左室射血分数（40% *vs.* 30%，P<0.000 1），全心衰比例较低（42.1% *vs.* 56.9%，P=0.038 5），以及左主干病变占比较低（40% *vs.* 56.1%，P=0.038 5）。紧急应用组的住院死亡率远高于预防性应用组（校正前 49.1% *vs.* 4.3%，校正后 57.8% *vs.* 4.4%，P 均<0.000 1）。Tarantini 等进行了类似的研究，从意大利 IMP-IT 数据库中筛选出 17 家中心的高危 PCI 合并心源性休克患者，比较预防性应用 Impella 和 PCI 术中与术后放置 Impella 的临床转归。发现对高危 PCI 合并心源性休克患者预防性放置 Impella，具有显著生存优势并可明显减少出血并发症。Davila 等筛选 cVAD 数据库中择期或急诊高危 PCI 患者术中预防性应用 Impella 患者共 507 例，将其分成术中 PCI 结束即撤离 Impella 组（n=464）与维持到术后再撤离组（n=43），进行风险因素分析。研究发现在 cVAD 数据库中择期或急诊高危 PCI 患者中，Impella 应用需要维持到术后的比例为 9%，其住院死亡率约 12%。相关风险因素包括冠状动脉慢性完全闭塞病变等。

Zeitouni 等对美国心脏学院心血管数据库之 PCI 数据库中自 2009—2018 年间逾 210 万例因稳定型冠脉病变行择期 PCI 的患者资料进行分析，研究该组患者预防性应用机械辅助循环特征，并采用倾向性评分评价机械辅助循环手段中主动脉球囊反搏（intra-aortic balloon pump，IABP）与其他机械辅助循环手段如 ECMO 与 Impella 等的临床安全性和有效性。其研究结果发现，PCI 患者预防性应用机械辅助循环比例总体为 0.3%，并呈逐年缓慢上升趋势，由 2009 年的 0.2% 升至 2018 年的 0.6%（P<0.000 1）。而且其中主要增量来自于 Impella 和 ECMO 应用增多，而 IABP 的应用占比保持低水平稳定。在 PCI 预防性应用机械辅助循环患者中，住院主要心血管不良事件和心血管并发症的发生率分别为 7.1% 和 18.8%，而无预防性应用机械辅助循环患者则分别为 0.5% 和 2.3%。与 ECMO 和 Impella 相比，IABP 支持预防性应用具有较高的主要心血管不良事件发生率（9.6% *vs.* 6.0%，校正 OR 为 1.59，CI 1.32～1.91），而具有较低的并发症发生率（18.2% *vs.* 19.1%，校正 OR 为 0.88，CI 0.77～0.99）。而完全不采用机械辅助循环的中心由 71.6% 下降到 64.4%。此项研究发现 PCI 中高危患者预防性应用 IABP 并未出现显著增长。而类似结果也反映在 IABP 在心源性休克的救治中的作用评价。同时，预防性应用 Impella 和 ECMO 与 IABP 相比具有更低的死亡率、更低

的心源性休克或心衰发生率。这种优势更多体现在左心室功能受损或广泛冠脉病变患者中，而左主干病变并未表现出优势。Impella 和 ECMO 主要不良事件是需要外科干预的出血，而脑卒中、心脏压塞和其他血管并发症则无显著差异。

三、总结

上述临床证据与数据分析表明，在高危心脏介入中预防性应用机械辅助循环对于降低死亡率可能有益。但目前在总体 PCI 和心脏介入中预防性应用的比例还不到 1%，而且是否进行预防性应用还受患者病情、治疗团队主观意志和客观能力等多种因素的影响。对高危患者应用机械辅助循环，特别是以 ECMO 和 Impella 为代表的辅助循环技术，尚存在较高的实施相关并发症的可能，不仅对患者预后构成风险因素，而且浪费医疗资源。因此，临床针对高危 PCI 患者预防性应用机械辅助循环的适应证与时机还需要进一步临床研究验证。对于此类患者，提高 PCI 技术手段与技能的同时，一方面把握机械辅助循环稳定血流动力学，帮助充分再血管化的核心目的，同时清醒地认识机械辅助循环的风险，避免“过犹不及”，未来仍需要业内更多的经验积累和临床研究。

（复旦大学附属中山医院　李　欣）

参考文献

[1] VORA A N, DAI D, GURM H, et al. Temporal trends in the risk profile of patients undergoing outpatient percutaneous coronary intervention: a report from the national cardiovascular data Registry's cathPCI Registry [J]. Circ Cardiovasc Interv, 2016, 9: e003070.

[2] NEUMANN F J, SOUSA-UVA M, AHLSSON A, et al. 2018 ESC/EACTS Guidelines on myocardial revasculari-zation [J]. Eur Heart J, 2019, 40: 87-165.

[3] ZEITOUNI M, SILVAIN J, GUEDENEY P, et al. Periprocedural myocardial infarction and injury in elective coronary stenting [J]. Eur Heart J, 2018, 39(13): 1100-1109.

[4] SILVAIN J, ZEITOUNI M, PARADIES V, et al. Procedural myocardial injury, infarction and mortality in patients undergoing elective PCI: a pooled analysis of patient-level data [J]. Eur Heart J, 2021, 42: 323-334.

[5] THIELE H, ZEYMER U, NEUMANN F J, et al. Intraaortic balloon pump in cardiogenic shock II (IABP-SHOCK II) trial investigators. Intra-aortic balloon counterpulsation in acute myocardial infarction complicated by cardiogenic shock (IABP-SHOCK II): final 12 month results of a randomised, open-label trial [J]. Lancet, 2013, 382: 1638-1645.

[6] HOLGER T, UWE Z, NATHALIE T, et al. Intraaortic balloon pump in cardiogenic shock complicating acute myocardial infarction [J]. Circulation, 2019, 139: 395-403.

[7] KRISCHAN D S, THOMAS K, RAIMUND E, et al. Supported high-risk percutaneous coronary intervention with the Impella 2. 5 device [J]. J Am Coll Cardiol, 2009, 54: 2430-2434.

[8] ALEXANDER L, ANNEMARIE EE, CHRISTIAN J, et al. Percutaneous left-ventricular support with the Impella-2. 5–Assist device in acute cardiogenic shock [J]. Circ Heart Fail, 2013, 6: 23-30.

[9] LEVINE G N, BATES E R, BLANKENSHIP J C, et al.

2011 ACCF/AHA/SCAI guideline for percutaneous coronary intervention: a report of the American College of Cardiology Foundation/American Heart Association Task Force on practice guidelines and the society for cardiovascular angiography and interventions [J]. Circulation, 2011, 124: e574-e651.

[10] ZEITOUNI M, MARQUIS-GRAVEL G, SMILOWITZ N R, et al. Prophylactic mechanical circulatory support use in elective percutaneous coronary intervention for patients with stable coronary artery disease [J]. Circ Cardiovasc Interv, 2022, 15(5): e011534.

[11] BRSCIC E, ROVERO G, TESTA K, et al. In-hospital and mid-term outcomes of ECMO support during coronary, structural, or combined percutaneous cardiac intervention in high-risk patients - a Single-center experience [J]. Cardiovasc Revasc Med, 2021, 32: 63-67.

[12] O'NEILL B P, GRINES C, MOSES J W, et al. Outcomes of bailout percutaneous ventricular assist device versus prophylactic strategy in patients undergoing nonemergent percutaneous coronary intervention [J]. Catheter Cardiovasc Interv, 2021, 98(4): E501-E512.

[13] TARANTINI G, MASIERO G, BURZOTTA F, et al. IMPella mechanical circulatory support device in Italy (IMP-IT) registry authors. timing of Impella implantation and outcomes in cardiogenic shock or high-risk percutaneous coronary revascularization [J]. Catheter Cardiovasc Interv, 2021, 98(2): E222-E234.

[14] DAVILA C D, SHARMA S, KRISHNAMOORTHY P, et al. Prevalence and clinical correlates of extended mechanical support in patients undergoing high-risk percutaneous coronary intervention in current clinical practice: insights from the cVAD registry [J]. Cardiovasc Revasc Med, 2020, 21(3): 342-347.

[15] PATTERSON T, PERERA D, REDWOOD S R. Intra-aortic balloon pump for high-risk percutaneous coronary intervention [J]. Circ Cardiovasc Interv, 2014, 7: 712-720.

第三节　如何优化静脉－静脉体外膜氧合的撤离

急性呼吸窘迫综合征（acute respiratory distress syndrome，ARDS）是重症患者常见疾病，是突发公共卫生事件中严重呼吸传染性疾病的主要死因。尽管医疗技术不断优化，但 ARDS 的全球病死率仍高达 40%。体外膜氧合（extracorporeal membrane oxygenation，ECMO）技术是重度 ARDS 患者呼吸支持及治疗的重要手段，而 ECMO 治疗的撤离依赖于患者自身肺功能的恢复。目前临床常用患者病情是否改善及自主氧合试验来评价患者是否可撤离静脉 - 静脉体外膜氧合（venous-venous ECMO，V-V ECMO），但这些评估手段具有较强的主观性，且单一氧合并不能充分地反映患者的肺功能状态。因此，有越来越多的研究探讨如何更好地预测 V-V ECMO 撤离的成功率，从而优化 V-V ECMO 的撤离。

一、V-V ECMO 的上机指征与撤离指征

V-V ECMO 适用于在其他所有的机械辅助肺保护通气都难以维持时，由急性的可逆的病因引发的呼吸衰竭。V-V ECMO 的生理学原理包括：①保障氧合和二氧化碳排出（换气）；②保障肺保护性

通气的有效实施，避免有害的机械通气。

1. V-V ECMO 的上机指征　传统上，V-V ECMO 的主要适应证为继发于中重度 ARDS（柏林定义），在优化通气如氮气吸入、俯卧位、高频振荡通气的条件下也难以改善的顽固性低氧血症。2021 年更新的 ELSO 指南则推荐，在患者病死率风险大于 50% 时考虑 ECMO，在患者病死率风险大于 80% 的时候应采用 ECMO。该指南采用联合氧合指数与 Murray 评分来评估患者病死率风险。V-V ECMO 的应用指征包括：尽管有最优化的机械通气支持［吸入气氧浓度（FiO_2）≥0.8，潮气量为 6ml/kg，呼气末正压（PEEP）≥10cmH_2O］及诸如一氧化氮吸入、俯卧位通气，但仍存在以下情况之一，且无禁忌证：①动脉血氧分压（PaO_2）/FiO_2＜50mmHg 持续＞3h；② PaO_2/FiO_2＜80mmHg 持续＞6h；③ FiO_2＝1.0，PaO_2/FiO_2＜100mmHg；④动脉血气 pH 小于 7.25［动脉二氧化碳分压（$PaCO_2$）＞60mmHg］持续 6h 以上，呼吸频率＞35 次 / 分，持续气道压力升高［吸气峰压（PIP）＞30cmH_2O，平台压（Pplateau）＞25cmH_2O］；⑤合并心源性休克或心脏停搏；⑥ Murray 肺评分＞3 分。

2. V-V ECMO 的撤离指征　V-V ECMO 的撤离最终取决于肺功能的改善。ECMO 的撤机标准包括：维持血氧饱和度（SpO_2）＞90% 的前提下，患者基本疾病好转和对目标呼吸机支持标准具有耐受性（FiO_2＜0.5；PEEP＜10cmH_2O；潮气量 6～8ml/kg；可保持 PIP＜30cmH_2O 和 Pplateau＜25cmH_2O；呼吸频率达到每分通气量约 100ml/kg）。

二、V-V ECMO 撤离试验

（一）自主氧合试验

一旦患者达到临床好转，并达到目标呼吸机支持标准，则可以开始 ECMO 自主氧合试验，通过直接关闭 ECMO 气流的方式进行，而无须对血流量进行调整。部分 ECMO 中心试验性脱机前血流量降至 2L/min 以下甚至更低，此时血栓发生风险较高，应谨慎进行。具体方法如下：①调节呼吸机参数（呼吸频率 10～30 次 / 分、FiO_2 0.4～0.6、潮气量＜6ml/kg、Pplateau＜30cmH_2O、PEEP＜12cmH_2O）至可接受水平；② V-V ECMO 血流量不变，抗凝不变，关闭 ECMO 气流；③监测 SaO_2、PaO_2、气道压力、呼吸频率、潮气量等变化；④监测时间 2～4h。对于各项指标符合要求的患者（SaO_2＞95%、$PaCO_2$＜50mmHg），可考虑撤离 ECMO。

（二）ECMO 脱氧激发试验和 ECMO CO_2 试验

意大利学者 Gattinoni 在 2019 年提出 ECMO 脱氧激发试验和 ECMO CO_2 试验，通过这两步试验可评估患者是否可安全撤离 ECMO。

1. ECMO 脱氧激发试验　在开始试验之前，先将呼吸机上的 FiO_2 增加至 60%，以防止 ECMO 脱机期间可能发生的短暂低氧血症。这种低氧血症发生的部分原因是 ECMO 支持期间消除了缺氧导致的血管收缩。ECMO 的支持力度降低可能会导致 SvO_2 的下降，从而使得机体恢复生理性缺氧血管收缩。EDCT 的作用是留出时间恢复生理性缺氧血管收缩，优化通气血流比（$\dot{V}/\dot{Q}$）。如果 $\dot{V}/\dot{Q}$ 不恢复，分流导致的功能性死腔增加，则机体排出二氧化碳的能力会受损。在 ECMO 脱氧激发试验的 5min 之内，将 ECMO 氧浓度逐步从 100% 降低到 60%、30%、21%。在整个测试过程中，关注患者的 SpO_2 和呼吸中枢驱动力（P0.1）水平。如果患者 SpO_2＞88% 且 P0.1＜10cmH_2O，则提示 ECMO 脱氧激发试验通过，可以继续进行步骤 2—ECMO CO_2 试验。如果试验过程中 SpO_2 和 P0.1 不达标，则认为患者存在“ECMO 依赖”，无法撤离 ECMO。

2．ECMO CO_2 试验　在这一阶段的脱机试验中，ECMO 的气流速每 5～10min 降低 30%，同时密切监测患者的反应。患者出现 SpO_2＜88%，呼吸频率＞35 次 / 分或 P0.1＞10cmH$_2$O 则提示脱机失败和试验中断。如果患者不存在上述表现，则认为试验成功，可撤离 ECMO。

ECMO 能否成功撤离与患者的临床结局密切相关，标准化的 ECMO 评估和撤离方法对于明确患者是否仍依赖 ECMO 至关重要。此外，它为临床医师提供了一个可重复的 ECMO 解决方案，并为研究人员提供了一个工具来比较 ECMO 在临床试验中的持续时间。

三、$PetCO_2/PaCO_2$ 预测 V-V ECMO 撤离失败的价值

临床常用 PaO_2/FiO_2 水平预测 V-V ECMO 撤离失败，但近年来的 ECMO 相关临床研究提示，低氧仅占 V-V ECMO 撤离失败原因中的 30%，单纯使用 PaO_2/FiO_2 来预测 V-V ECMO 的撤离并不充分。一项生理队列研究发现，过度通气是 V-V ECMO 撤离失败的重要原因，其机制似乎相当明确：所有患者都通过增加分钟通气量和吸气努力强度，以实现 CO_2 的清除。而这一现象与 CO_2 清除装置的研究相反——为了保持 $PaCO_2$ 恒定，患者的自发分钟通气量会减少，甚至导致呼吸暂停。然而，为了在单位时间内清除相同数量的二氧化碳，在 V-V ECMO 撤离试验中失败的患者通过增加吸气努力来增加 CO_2 的清除，导致胸膜压的变化超过 15cmH$_2$O，并且是 V-V ECMO 撤离试验成功患者的两倍。因此，反映 CO_2 清除效率的指标可成为预测 V-V ECMO 撤离成功与否的有效指标。

$PetCO_2$ 指呼气末二氧化碳分压，$PaCO_2$ 为动脉血二氧化碳分压，死腔率可通过公式：1-$PetCO_2/PaCO_2$ 计算得出，因此 $PetCO_2/PaCO_2$ 可反映肺泡无效腔。生理学研究还提示，$PetCO_2/PaCO_2$ 还可反映肺血流。与 PaO_2/FiO_2 相比，$PetCO_2/PaCO_2$ 对 V-V ECMO 的撤离可能有更好的预测价值。

在一项对接受 V-V ECMO 治疗的重度急性呼吸窘迫综合征成人机械通气的多中心研究中，该研究包括一个生理学队列（n=26）的前瞻性干预性研究和一个回顾性临床队列（n=638），研究者发现临床组和生理组的 V-V ECMO 撤离失败率分别为 37% 和 42%。生理队列组 V-V ECMO 撤离失败的主要原因是吸气努力增加、分钟通气量增加。尽管所有患者呼出的二氧化碳量相似，但在撤机试验失败的患者中，患者需要更高的分钟通气量来维持 $PaCO_2$ 不变。生理组队列研究结果显示，$PetCO_2/PaCO_2$ 比值与 V-V ECMO 撤离成功率显著相关。在单因素 logistic 回归分析中，$PetCO_2/PaCO_2$≥0.84 作为最佳临界值，其预测 V-V ECMO 失败的敏感度为 92%，特异度为 80%，阳性似然比 4.6。使用临床队列对此指标进行外部验证，研究者证实 $PetCO_2/PaCO_2$ 再次与 V-V ECMO 撤离结局密切相关。因此，通过此研究发现 $PetCO_2/PaCO_2$ 可作为临床简便易得，且可有效预测 V-V ECMO 撤离结局的指标。

总之，V-V ECMO 被认为是对常规治疗无效反应的呼吸衰竭患者进行抢救治疗的重要措施。技术的改进及对这些患者复杂的生理、病理生理的理解是有效救治患者的基础。从 2009 年初由于 H1N1 流感的流行，V-V ECMO 启用数量的显著增长，到新型冠状病毒感染疫情暴发、蔓延，V-V ECMO 的使用日益广泛，建立标准化的技术流程势在必行。ECMO 的上机指征、撤机指征，以及评估 V-V ECMO 是否可成功撤离的自主氧合试验、ECMO 脱氧激发试验、ECMO CO_2 试验都在逐步完善中。

$PetCO_2/PaCO_2$ 是最近提出的可预测 V-V ECMO 撤离结局的指标，具有较好的预测准确率，可用于临床使用，后续仍待进一步研究探讨优化 V-V ECMO 撤离程序。

（东南大学附属中大医院　孙　骎　刘　玲）

参考文献

[1] BELLANI G, LAFFEY J G, PHAM T, et al. Epidemiology, patterns of care, and mortality for patients with acute respiratory distress syndrome in intensive care units in 50 countries [J]. JAMA, 2016, 315(8): 788-800.

[2] CZAPRAN A, STEEL M, BARRETT N A. Extracorporeal membrane oxygenation for severe respiratory failure in the UK [J]. J Intensive Care Soc, 2020, 21(3): 247-255.

[3] TONNA J E, ABRAMS D, BRODIE D, et al. Management of adult patients supported with venovenous extracorporeal membrane oxygenation (VV ECMO): guideline from the Extracorporeal Life Support Organization (ELSO) [J]. ASAIO J, 2021, 67(6): 601-610.

[4] BRODIE D, SLUTSKY A S, COMBES A. Extracorporeal life support for adults with respiratory failure and related indications: a review [J]. JAMA, 2019, 322(6): 557-568.

[5] MARHONG J D, TELESNICKI T, MUNSHI L, et al. Mechanical ventilation during extracorporeal membrane oxygenation. An international survey [J]. Ann Am Thorac Soc, 2014, 11(6): 956-961.

[6] VASQUES F, ROMITTI F, GATTINONI L, et al. How I wean patients from veno-venous extracorporeal membrane oxygenation [J]. Crit Care, 2019, 23(1): 316 .

[7] GATTINONI L, VASSALLI F, ROMITTI F, et al. Extracorporeal gas exchange: when to start and how to end? [J]. Crit Care, 2019, 23(Suppl 1): 203.

[8] HEUTS S, MAKHOUL M, MANSOURI A N, et al. Defining and understanding the "extracorporeal membrane oxygenation gap" in the veno-venous configuration: timing and causes of death [J]. Artif Organs, 2022, 46(3): 349-361.

[9] ABRAMS D, FERGUSON N D, BROCHARD L, et al. ECMO for ARDS: from salvage to standard of care? [J]. Lancet Respir Med, 2019, 7: 108-110.

[10] GANNON W D, STOKES J W, BLOOM S, et al. Safety and feasibility of a protocolized daily assessment of readiness for liberation from venovenous extracorporeal membrane oxygenation [J]. Chest, 2021, 160: 1693-1703.

[11] SEILER F, TRUDZINSKI F C, HORSCH S I, et al. Weaning from prolonged veno-venous extracorporeal membrane oxygenation (ECMO) after transfer to a specialized center: a retrospective study [J]. J Artif Organs, 2018, 21: 300-307.

[12] LAZZARI S, ROMITTI F, BUSANA M, et al. End-tidal to arterial PCO_2 ratio as guide to weaning from venovenous extracorporeal membrane oxygenation [J]. Am J Respir Crit Care Med, 2022, 206(8): 973-980.

[13] BELLIATO M, CREMASCOLI L, EPIS F, et al. Carbon dioxide elimination during veno-venous extracorporeal membrane oxygenation weaning: a pilot study [J]. ASAIO J, 2021, 67: 700-708.

[14] BONIFAZI M, ROMITTI F, BUSANA M, et al. End-tidal to arterial PCO_2 ratio: a bedside meter of the

overall gas exchanger performance [J]. Intensive Care Med Exp, 2021, 9: 21.

[15] BANZETT R, STROHL K, GEFFROY B, et al. Effect of transrespiratory pressure on $PETCO_2$-$PaCO_2$ and ventilatory reflexes in humans [J]. J Appl Physiol Respir Environ Exerc Physiol, 1981, 51(3): 660-664.

[16] KALLET R H, LIPNICK M S. End-tidal-to-arterial PCO_2 ratio as Signifier for physiologic deadspace ratio and oxygenation dysfunction in acute respiratory distress syndrome [J]. Respir Care, 2021, 66: 263-268.

第四节　体外膜氧合辅助后剧烈的氧分压变化引起的神经系统预后不良

一、股 - 股 V-A ECMO 期间体外氧合与全身氧合的关系

在治疗难治性心源性休克或心搏骤停期间，外周静脉 - 动脉体外膜氧合（veno-arterial extracorporeal membrane oxygenation，V-A ECMO）通过恢复足够的氧输送，增加全身血流量从而达到改善灌注的目的。然而，V-A ECMO 环路中氧合器的作用会影响动脉血氧饱和度（SaO_2）和动脉血氧分压（PaO_2）。在 V-A ECMO 支持期间，主要有以下几个因素会影响患者的氧输送：血红蛋白水平、患者本身肺功能、氧合器效能、患者自身心输出量和 ECMO 血流量。

体外氧合必须与脑和冠状动脉氧合区分开来，脑和冠状动脉氧合取决于以下几个因素：混合静脉血氧饱和度（SvO_2）、血红蛋白浓度、患者本身肺功能、呼吸机吸入氧浓度（FiO_2）、呼气末正压，以及患者自身心 / 肺功能与 V-A ECMO 支持之间的比率。虽然体外氧合首先影响身体下部的氧合，但它也可能影响脑和冠状动脉的氧合，临床替代指标是右桡动脉 PaO_2 和 SaO_2。

在 V-A ECMO 支持的早期阶段，体外氧合血液和患者自身血液混合区位于主动脉弓的近端，全身氧合主要由氧合器提供。对于当前氧合器的特性，空氧混合器氧浓度（F_SO_2）通常设置为 100%，因此膜肺出口氧分压（$P_{POST}O_2$）可升至 500mmHg；因此，在右桡动脉采集的动脉血气中经常观察到高氧血症，在这种情况下，V-A ECMO 可能导致脑和冠状动脉高氧血症。当心脏恢复时，V-A ECMO 还可能通过增加 SvO_2 来改善脑和冠状动脉的氧合。当恢复中的心脏接收从受损的肺部（如由于肺炎）回流的严重低氧的血液时，就会出现上半身低氧。由于从左心室排出的血液 PaO_2 低，因此在上腔静脉（superior vena cava，SVC）中测得的上半身静脉血氧饱和度更低。如果静脉插管从下腔静脉（inferior vena cava，IVC）而不是上腔静脉引流血液，低 $S_{SVC}O_2$ 将导致低 SvO_2 并最终导致主动脉根部 SaO_2 降低。相反，如果静脉插管尖端向 SVC 移动，则来自 SVC 的低氧血液将优先通过 V-A ECMO 引流，并通过膜肺供氧。然后，SvO_2 将主要由 IVC 的血氧饱和度确定。当 V-A ECMO 富氧的血液从下半身回流到下腔静脉时，部分氧气被利用，下腔静脉血氧饱和度较高，从而增加 SvO_2，最终增加 SaO_2。来自北京安贞医院的一项对 15 例 V-A ECMO 支持的患者进行的试验研究显示，将静脉引流插管尖端从 IVC 转移到 SVC，可使右桡动脉 PaO_2 从 127mmHg 增加到 153mmHg。

二、高氧程度和过程都导致不良神经系统预后

一项单中心观察性研究显示在接受 V-A ECMO 治疗的患者中，早期高氧血症的持续时间和严重程度与出院时的不良神经预后和死亡率独立相关。在 132 名接受 ECMO 的患者中，127 人（96.5%）

在前 24h 内暴露于轻度高氧。105 名患者（79.6%）的神经功能预后较差。神经功能预后不良的患者在轻度（PaO_2＞120mmHg）高氧（19.1h *vs.* 15.2h；P＝0.01）、中度（PaO_2＞200mmHg）高氧（14.6h *vs.* 9.2h；P＝0.003）和重度（PaO_2＞300mmHg）高氧（9.1h *vs.* 4.0h；P＝0.003）的暴露时间更长。多变量分析仍显示神经功能预后较差的患者在轻度、中度和重度高氧持续时间更长。此外，高氧的持续时间与院内死亡率独立相关。另外一项研究提示，较低的通气压力、避免高氧和相对不变的 CO_2（ECMO 前至 ECMO）均与体外膜氧合辅助心肺复苏（extracorporeal cardiopulmonary resuscitation，ECPR）后患者的存活率相关。

ECPR 患者代表了一种特定的医学状况，其中高氧血症似乎特别有害。对 7488 名 ECPR 患者的 ELSO 数据库进行的回顾性分析显示，ECMO 前和 ECMO 开始后 24h PaO_2 的增加与院内死亡率相关。值得注意的是，继发于体外二氧化碳去除的高氧血症和低碳酸血症的各自作用仍然存在争议。事实上，ECMO 诱导的 $PaCO_2$ 快速下降也可能通过脑血管收缩导致脑缺血。

三、ECMO 前后氧分压的变化与死亡相关

利用 ECPR 数据的研究发现，大幅度的氧分压变化增加患者的死亡风险。尽管在一些研究中认为早期高氧血症与死亡之间有很强的关联，但关于高氧血症可能增加 V-A ECMO 患者死亡率机制的研究很少。高氧血症影响体内平衡和器官功能，即使在暴露于吸入氧气的健康志愿者中，高氧血症也会诱导自由基氧的产生。在 V-A ECMO 期间，高氧血症可能是自由基氧产生和再灌注损伤的助推器。在一项实验动物研究中，当 PaO_2 大于 300mmHg 时，TNF-α 和 IL-6 水平显著升高。这些发现表明 V-A ECMO 期间的高氧血症增强了全身炎症。在 V-A ECMO 支持的猪的实验研究中，随着 ECMO 的持续时间延长，肠黏膜损伤和肠通透性逐渐增加，表明高氧血症暴露持续时间的作用。这些结果表明，高氧血症以剂量和时间依赖性方式改变了肠道功能。尽管 V-A ECMO 和肠道期间高氧血症的临床数据很少，但高氧血症似乎会增强 V-A ECMO 继发的肠道功能障碍。

四、需要关注高氧的临界值

一项多中心 ECPR 数据回顾分析对高氧患者进行了分层，极度高氧（PaO_2＞400mmHg）暴露患者 30 天后出现不良神经系统预后。来自另外一项观察性研究报道了 V-A ECMO 患者的高氧血症（通常在右桡动脉取样）与结局之间的关联。在这些研究中，严重的高氧血症通常由 PaO_2 定义，PaO_2≥300mmHg 通常与最差的结果相关。尽管高氧血症会对患者预后产生有害影响，但由于多种原因，其因果关系仍然值得讨论。因为高氧血症的定义是可变的，在不同的研究中用于定义高氧的 PaO_2 阈值范围为 101～301mmHg。例如，在一项以 PaO_2＞ 200mmHg 作为高氧血症临界值的单中心 ECPR 研究中，回顾性数据未发现 ECMO 高氧血症对院外心肺复苏存活率的影响。

五、ECMO 需要避免过高和过低的氧分压

在最近的“ELSO 成人心脏病患者静脉动脉体外膜氧合临时指南”中，专家建议“应避免过度低氧血症和高氧血症”。尽管缺乏证据，他们进一步建议“应管理气体混合器氧气浓度，以针对氧合器后轻度高氧血症（$P_{POST}O_2$ 150mmHg）”，然而这些建议并没有规定 $P_{POST}O_2$ 的下限和上限。专家

建议监测右桡动脉 PaO_2 以检测差异性低氧血症，但没有提及 PaO_2 目标。他们建议“针对患者动脉”的桡动脉血氧饱和度为 92%～97%。最后，指南没有提供任何关于术后体外氧合的建议。$P_{POST}O_2$ 的 150mmHg 目标不是一个随机数据，一些观察性和临床前数据支持这一建议，它可能对于划分低氧血症和严重高氧血症是一个比较安全的分界值。

高氧血症可能是增强宿主对损伤反应的触发因素。最近的一项荟萃分析强调了这些发现，通过分析 5000 多名 ICU 患者，发现保守氧疗与较短的机械通气时间、ICU 住院期间新器官衰竭的减少及肾脏替代治疗的风险较低有关。高氧血症的危害主要是源自高氧分压还是持续时间暴露，或两者兼而有之？尽管有几项动物实验研究证明了高氧血症的有害作用，但短期暴露（即体外循环）期间的随机临床研究并未证明这些作用。体外循环期间进行的研究很有意义，因为它们涉及患有心血管疾病的特定人群，并伴有受控的缺血再灌注损伤和高氧血症。因此，PaO_2 高达 500mmHg 与最差的心血管功能、肾脏和神经系统结局没有明显相关性。对于短期暴露，高氧血症可能无害。我们应该考虑的另一个因素可能是暴露于高氧血症的持续时间。氧疗同时具有剂量效应和时间暴露效应，一些动物实验研究证明了高氧血症的时间暴露效应，特别是在缺血再灌注过程和全身炎症期间。

虽然没有定义相关阈值，但 ELSO 专家同时建议避免体外低氧血症。在没有 ECMO 的重症患者中，建议在机械通气期间将 SaO_2 维持在 92% 以上。ARDS 甚至可以设定更低的容忍下限（$SaO_2 \geq 88\%$，$PaO_2 \geq 55mmHg$）。然而，最近几项关于氧合目标的随机研究引起了人们对 PaO_2 目标低于 70mmHg 与较高水平相比可能产生的危害的担忧。总之，即使应该避免高氧血症，$P_{POST}O_2$ 也不应该低于 70mmHg。

定义 V-A ECMO 患者的体外氧合目标仍然具有挑战性，目前没有相关的随机试验来回答这个问题。观察性研究的数据受到其试验方案设计和高氧血症定义的限制。在 V-A ECMO 支持期间理想氧合目标的具体数据尚未确定，但从目前已有的研究来看，避免低氧血症和严重高氧血症似乎是合理的。

（首都医科大学附属北京安贞医院　杜中涛　侯晓彤）

参考文献

［1］WINISZEWSKI H, GUINOT P G, SCHMIDT M, et al. Optimizing PO_2 during peripheral veno-arterial ECMO: a narrative review [J]. Crit Care, 2022, 26(1): 226.

［2］AL-KAWAZ M N, CANNER J, CATUREGLI G, et al. Duration of hyperoxia and neurologic outcomes in patients undergoing extracorporeal membrane oxygenation [J]. Crit Care Med, 2021, 49(10): e968-e977.

［3］TONNA J E, SELZMAN C H, BARTOS J A, et al. The association of modifiable mechanical ventilation settings, blood gas changes and survival on extracorporeal membrane oxygenation for cardiac arrest [J]. Resuscitation, 2022, 174: 53-61.

［4］DIEHL A, BURRELL A J C, UDY A A, et al. Association between arterial carbon dioxide tension and clinical outcomes in venoarterial extracorporeal membrane oxygenation [J]. Crit Care Med, 2020,

48(7): 977-984.

[5] BARROT L, ASFAR P, MAUNY F, et al. LOCO$_2$ Investigators and REVA research network. Liberal or conservative oxygen therapy for acute respiratory distress syndrome [J]. N Engl J Med, 2020, 382(11): 999-1008.

[6] STOLL S E, PAUL E, PILCHER D, et al. Hyperoxia and mortality in conventional versus extracorporeal cardio-pulmonary resuscitation [J]. J Crit Care, 2022, 69: 154001.

[7] CAI T, LI C, XU B, et al. Drainage from superior vena cava improves upper body oxygenation in patients on femoral veno-arterial extracorporeal membrane oxygenation [J]. Front Cardiovasc Med, 2022, 8: 807663.

[8] FALK L, SALLISALMI M, LINDHOLM J A, et al. Differential hypoxemia during venoarterial extracorporeal membrane oxygenation [J]. Perfusion, 2019 , 34(1_suppl): 22-29.

[9] HAYES R A, SHEKAR K, FRASER J F. Is hyperoxaemia helping or hurting patients during extracorporeal membrane oxygenation? Review of a complex problem [J]. Perfusion, 2013, 28(3): 184-193.

[10] WOLBARSHT M L, FRIDOVICH I. Hyperoxia during reperfusion is a factor in reperfusion injury [J]. Free Radic Biol Med, 1989, 6(1): 61-62.

[11] FUJII Y, TATSUMI E, NAKAMURA F, et al. PaO$_2$ greater than 300 mmHg promotes an infammatory response during extracorporeal circulation in a rat extracorporeal membrane oxygenation model [J]. J Thorac Dis, 2020, 12(3): 749-757.

[12] ANDREI S, NGUYEN M, BERTHOUD V, et al. Evaluation of the oxiris membrane in cardiogenic shock requiring extracorporeal membrane oxygenation support: study protocol for a single center, single-blind, randomized controlled trial [J]. Front Cardiovasc Med, 2021, 8: 738496.

[13] GUO M, YAO D, LI L, et al. Intestinal conditioning after cardiac arrest: the use of normothermic extra-corporeal membrane oxygenation in the non-heart-beating animal model [J]. Artif Organs, 2016, 40(8): 738-745.

[14] KOBAYASHI M, KASHIURA M, YASUDA H, et al. Hyperoxia is not associated with 30-day survival in out-of-hospital cardiac arrest patients who undergo extracorporeal cardiopulmonary resuscitation [J]. Front Med (Lausanne), 2022, 9: 867602.

[15] KASHIURA M, YASUDA H, KISHIHARA Y, et al. Association between short-term neurological outcomes and extreme hyperoxia in patients with out-of-hospital cardiac arrest who underwent extracorporeal cardiopulmonary resuscitation: a retrospective observational study from a multicenter registry [J]. BMC Cardiovasc Disord, 2022, 22(1): 163.

[16] RICHARDSON A S C, TONNA J E, NANJAYYA V, et al. Extracorporeal cardiopulmonary resuscitation in adults. Interim guideline consensus statement from the extracorporeal life support organization [J]. ASAIO J Am Soc Artif Intern Organs, 2021, 67(3): 221-228.

[17] HALTER M, JOUFROY R, SAADE A, et al. Association between hyperoxemia and mortality in patients treated by eCPR after out-of-hospital cardiac arrest [J]. Am J Emerg Med, 2019, 38(5): 900-905.

[18] CHANG W T, WANG C H, LAI C H, et al. Optimal arterial blood oxygen tension in the early postresu-scitation phase of extracorporeal cardiopulmonary resuscitation: a 15-year retrospective observational study. Crit Care Med, 2019, 47(11): 1549-1556.

[19] ABOU-ARAB O, HUETTE P, GUILBART M, et al. Hyperoxia during cardiopulmonary bypass does not increase respiratory or neurological complications: a post hoc analysis of the CARDIOX study [J]. Br J

Anaesth, 2020, 125(5): e400-401.

[20] GOTTLIEB J, CAPETIAN P, HAMSEN U, et al. German S3 guideline: oxygen therapy in the acute care of adult patients [J]. Respir Int Rev Thorac Dis, 2022, 101(2): 214-252.

[21] PAPAZIAN L, FOREL J M, GACOUIN A, et al. Neuromuscular blockers in early acute respiratory distress syndrome [J]. N Engl J Med, 2010, 363(12): 1107-1116.

[22] GUÉRIN C, REIGNIER J, RICHARD J C, et al. Prone positioning in severe acute respiratory distress syndrome [J]. N Engl J Med, 2013, 368(23): 2159-2168.

第五节 俯卧位通气对于静脉－静脉体外膜氧合辅助的急性呼吸窘迫综合征患者的价值

急性呼吸窘迫综合征（acute respiratory distress syndrome，ARDS）是由多种诱因所致的严重肺损伤，以呼吸窘迫和低氧血症为主要临床特征。ARDS 的治疗策略随着多次临床定义的更新和多个临床研究的发表而不断发展演变，目前仍以肺保护性通气策略为核心，包含从早期的限制潮气量、控制平台压和设置适当的呼气末正压（PEEP）等，其理念和内涵在不断地丰富和发展。在通气策略方面，除了传统的小潮气量通气，还包括限制驱动压或机械能、个体化的呼气末正压滴定和自主呼吸努力的监测等。其他可能有效的治疗手段包括使用神经肌肉阻滞剂、使用糖皮质激素（特别是与新型冠状病毒感染相关的 ARDS）和保守的液体治疗策略等。对于重度 ARDS，俯卧位通气和体外膜氧合（extracorporeal membrane oxygenation，ECMO）支持则可能是挽救患者生命的最重要的治疗手段。目前的指南推荐对于中至重度 ARDS（PaO_2/FiO_2 小于 150mmHg）患者，当没有明显禁忌证时，均应考虑采用俯卧位通气治疗，而对于严重低氧血症的重度 ARDS 患者，可考虑采用体外膜氧合支持。

对于中至重度 ARDS 患者，建议采用俯卧位通气作为支持治疗。俯卧位通气能改善肺均一性，改善通气血流比（$\dot{V}/\dot{Q}$），从而改善氧合和呼吸力学。这些效应会降低现有肺损伤加重的风险，最终降低死亡率。尽管在 ARDS 患者中俯卧位通气得到广泛使用，甚至也用于清醒的非插管的有自主呼吸的患者，但患者一旦得到 ECMO 支持，俯卧位通气的使用就急剧减少。目前对行 ECMO 支持的 ARDS 患者是否联合实施俯卧位通气尚存争议，因而本文主要讨论 ECMO 支持的 ARDS 患者使用俯卧位通气的价值。

一、接受 V-V ECMO 支持的 ARDS 患者，还需要行俯卧位通气吗？

目前的临床现状是 ARDS 患者一旦接受 ECMO 支持，俯卧位通气的使用就急剧减少。其原因可能是临床医师考虑到以下几个方面：第一，ECMO 支持的患者行俯卧位通气若发生 ECMO 管道相关并发症，其后果可能是致命性的。第二，患者已行 ECMO 支持，已达到肺保护和肺休息的目的，再行俯卧位通气治疗可能没有额外临床获益；或这部分患者在接受 ECMO 支持前曾接受过俯卧位通气而并未能逆转病情，被归为俯卧位通气无反应者。第三，患者在接受 ECMO 前并未行俯卧位通气，在启动 ECMO 后也并未积极实施。

因此，目前对于 ECMO 患者是否需要或者有必要接受俯卧位通气治疗有三种不同的观点：第一种观点认为 ECMO 患者不应行俯卧位通气，因为 ECMO 患者行俯卧位通气一旦发生并发症，其后果严重；且大部分患者在 ECMO 支持前已使用包括俯卧位通气等在内的多种常规通气手段，氧合或顺应性改善欠佳才行 ECMO 支持，对这部分患者而言，行俯卧位通气治疗可能并不获益。第二种观点认为，对于没有明显禁忌证的患者，所有行 ECMO 支持的患者均应接受俯卧位通气治疗，因为俯卧位通气治疗带来的生理学益处尤其是肺保护作用已被证实，且在操作充分的情况下，ECMO 患者俯卧位通气过程中并发症的发生率并没有被证实高于非 ECMO 患者。第三种观点则认为应只对特定的一组患者进行俯卧位通气，即应寻找可能从俯卧位通气中获益的那部分 ECMO 患者，比如有学者认为对胸部 CT 提示病变部位以背侧肺部为主的患者进行俯卧位，因为这类患者仰卧位时的通气分布更加不均匀，俯卧位会使他们的获益更大，对于这部分患者，应积极实施俯卧位通气。

二、V-V ECMO 患者行俯卧位通气有效性的相关证据

有不少研究证实 ECMO 患者行俯卧位通气后可获得生理学益处，包括氧合和呼吸系统顺应性的改善。有两项研究使用俯卧位通气作为挽救性治疗均观察到了氧合的改善。第一项研究纳入的患者是 ECMO 支持 7 天后仍不能撤机的患者或使用 ECMO 和机械通气（FiO_2 为 100%）但 PaO_2/FiO_2＜85mmHg 的患者，伴或不伴平台压＞25cmH_2O。第二项研究纳入的患者至少满足以下三个条件中的一个：严重低血氧（PaO_2/FiO_2 低于 70mmHg）、平台压＞ 32cmH_2O 或 ECMO 支持 10 天无法撤离。值得注意的是，在 Kimmoun 等的研究中，延长俯卧位通气时间至 24h，结果显示俯卧位通气结束时患者氧合和呼吸力学都有改善。同样，最近的一项研究结果表明俯卧位通气持续 16h 能改善氧合和呼吸力学，可见长时间的俯卧通气时间可使患者获得较大的益处。

关于实施俯卧位能否改善接受 ECMO 支持的 ARDS 患者临床预后的研究多为回顾性研究或观察性队列研究。一项单中心的回顾性研究比较了 ECMO 支持的 ARDS 患者接受俯卧位和非俯卧位通气的临床结局，其中 14 例使用了俯卧位，11 例未使用俯卧位。结果表明，俯卧位通气的患者更不容易撤离 ECMO，28 天死亡率更高。但是，这一研究存在很重要的选择偏倚，即俯卧位通气是在使用 ECMO 和机械通气（FiO_2 为 100%）并 PaO_2/FiO_2＜85mmHg 且肺实变的区域超过 50% 才开始的。另一个研究分析了 38 对匹配的 ARDS 患者，结果显示 ECMO 脱机率和住院生存率无显著性差异，在 ECMO 支持开始后的前 17h 进行俯卧位通气的患者相比延迟进行俯卧位通气或未进行俯卧位通气的患者，其院内死亡率和 60 天死亡率更低。一项 240 例接受 ECMO 的 ARDS 患者的多中心回顾性研究中，多因素分析显示俯卧位通气与降低院内死亡率有关。此外，在该队列中的 66 对匹配患者中，俯卧位患者的死亡率较低，但 ECMO 持续时间较长。

Petit 等的一项历时 8 年的单中心回顾性研究中，通过倾向评分匹配分析比较了 ECMO 期间接受与未接受俯卧位通气的 ARDS 患者，以俯卧位 16h 后静态顺应性增加≥3ml/cmH_2O 定义为俯卧位通气有反应者。在 298 例接受 ECMO 支持的严重 ARDS 成年人中，64 例接受俯卧位通气。尽管两组的 ECMO 持续时间相似，但俯卧位通气组 90 天内撤离 ECMO 并存活的概率高于无俯卧位通气组，90 天死亡率明显低于无俯卧位通气组（$P<0.01$）。两组间的 ECMO 相关并发症具有可比性。

而对于需要行 ECMO 支持的新型冠状病毒感染患者的观察性研究发现，俯卧位通气有利于改善死亡率。对于行 V-A ECMO 或 V-V ECMO 的心胸术后患者，俯卧位通气同样可以改善氧合且没有严

重的并发症发生。2022年发表的合并了5项研究的涉及889位患者的个体化数据分析显示，俯卧位通气并不改善ECMO患者的ICU死亡率，但在使用倾向性评分对基线数据匹配后，俯卧位通气组患者60天死亡率降低。Poon等纳入了11项研究的荟萃分析表明，接受ECMO支持的ARDS患者，如果实施俯卧位通气，累积生存率达到57%；然而，接受俯卧位通气患者的ECMO支持时间更长，ICU住院天数增加。而最近一项纳入了13项研究共1836例患者的荟萃分析表明，俯卧位通气联合ECMO支持可以改善28、60、90天ICU和住院生存率，然而，机械通气时间有所延长。

总体而言，就现有的研究证据来看，V-V ECMO患者实施俯卧位通气，可改善氧合和呼吸力学，并可能改善生存率等临床结局。但实施俯卧位通气的时机、时长、具体人群的选择，实施俯卧位后对ECMO及机械通气时间的影响，各研究之间存在差异。

三、俯卧位通气对V-V ECMO辅助ARDS患者的病理生理改变机制

（一）俯卧位通气对ARDS患者生理学的影响

俯卧位通气的生理学效应已经基本得到认可，但每个患者对俯卧位通气的反应可能不同，甚至同一患者在病程的不同时段其反应也可能存在差异。

1. 对呼吸力学和通气血流比（$\dot{V}/\dot{Q}$）的影响　正常情况下，因为与床面接触限制了腹部的扩张及后胸壁的顺应性较差的原因，俯卧位会降低胸壁的顺应性。而事实上，在ARDS患者中实施俯卧位通气可以使肺实质中产生更均匀的压力和应力分布，导致更均匀的肺膨胀，降低非重力依赖区肺过度膨胀的风险，同时减少重力依赖区肺泡反复的开放和塌陷。因此，俯卧位通气对胸壁和肺顺应性产生的是相反的影响。还应该注意的是，由于肺的背侧质量大于腹侧质量，俯卧位通气可能会促进肺复张，这是由于当患者俯卧位时，灌注主要保留在肺背侧区，这些与俯卧位相关的局部通气改变导致更均匀的$\dot{V}/\dot{Q}$分布。

2. 对气体交换的影响　因为前面提到的机制（更多肺泡单位开放、更好的$\dot{V}/\dot{Q}$比、前胸壁顺应性较低），俯卧位通气可以改善氧合。然而，俯卧位通气也可能对$PaCO_2$水平有影响。的确，在维持同样通气时间的情况下，$PaCO_2$降低的患者表现出更好的结局。这些变化可能与肺复张增加有关。

3. 对血流动力学的影响　俯卧位也与右心室负荷降低有关，这导致心脏指数增加和心率下降。低氧血症、高碳酸血症、高驱动压和平台压被认为是ARDS患者中急性肺心病的危险因素，而俯卧位通气可以改善以上这些危险因素。重要的是，这也可能部分解释了俯卧位通气改善ARDS患者生存的原因，因为在氧合改善和生存之间没有观察到关联。

4. 对医院获得性呼吸道感染的影响　俯卧位通气的另一个潜在的重要影响是，由于解剖学原因和重力的影响，当患者俯卧位时，肺的背侧高于口腔，有利于呼吸道分泌物的排出。但是一项PROSEVA试验（严重ARDS患者俯卧位通气）的后续研究发现，俯卧位与降低呼吸机相关性肺炎的发生率无关。

（二）相关研究证据

一些研究报道了俯卧位后患者氧合和呼吸系统顺应性（Crs）的改善。呼吸力学的改善，具体定义为Crs提高＞3ml/cmH$_2$O（代表潮气量增加约40ml），与较高的体重指数、更常见的病毒性肺炎、更短的ECMO持续时间和较低的背侧潮气量分布有关。有趣的是，对俯卧位通气有反应的患者

Crs 的更高增长持续到恢复仰卧位后 6h。这些研究得到的另一个重要的结论是，可使用电阻抗断层成像（EIT）对 ECMO 患者俯卧时肺通气进行监测。首先，通过 EIT 确定的俯卧位时最佳呼气末正压（PEEP）水平明显低于仰卧位，最佳 PEEP 定义为在 PEEP 递减法中能维持肺泡最小塌陷和过度膨胀的 PEEP。此外，由于俯卧位增加了肺的均一性，同样的 PEEP 水平不太可能导致肺过度膨胀。最后，还观察到俯卧位时较低的 PEEP 水平和局部通气分布的相关变化与呼吸力学没有关联。因此，俯卧位后呼吸力学的变化不能代替俯卧位引起的通气分布变化。事实上，即使是在俯卧位后出现较低 Crs 的患者，也观察到局部通气的变化。

Laghlam 等的研究发现，新型冠状病毒感染相关的 ARDS，V-V ECMO 条件下的俯卧位通气改善了呼吸力学和氧合参数，PaO_2/FiO_2 比值及顺应性显著增加，驱动压显著下降，恢复仰卧位后，对呼吸力学的影响也会持续存在。Poon 等的荟萃分析表明，结合俯卧位之前的定量肺部 CT 扫描结果，腹侧和腹内侧区域正常通气肺组织较多的患者在 ECMO 期间更有可能从俯卧位通气过程中改善其静态顺应性。与此类似，Petit 等的研究表明，对于静态顺应性未改善即对俯卧位通气无反应的患者，腹侧和内侧腹侧肺区无通气或通气不良的比例相对较高。

四、V-V ECMO 患者行俯卧位通气需要关注的要点和并发症

ECMO 患者俯卧位通气的操作和非 ECMO 患者基本相同。但是，ECMO 患者需要更多的工作人员参与操作。根据团队的经验和患者的体重指数，需要 4～8 人。一个人负责管理患者的头部和人工气道，如存在 ECMO 颈内静脉置管，应在实施俯卧位通气过程中保护好静脉导管。一个人协调整个俯卧位过程。另一个人必须评估 ECMO 正常运作，并照顾大腿部的 ECMO 管路。最后，床两边各有 1～3 名工作人员负责翻身。在俯卧操作过程中，需要特别注意 ECMO 流量和 ECMO 管路的完整性和潜在的移位风险。另一个关键问题是翻身的方向。在翻身时应优先考虑 V-V ECMO 的回输管道或中心静脉导管，让它们在翻身时位于顶部，特别是对有股 - 颈静脉通路的患者。在开始操作前，必须检查所有管路（ECMO 管路、中心静脉导管、动脉导管和呼吸机管路）的合适长度。还应注意枕头的使用是必要的，以避免腹股沟区的导管受压，并有助于正确评估置入导管位置以发现任何出血。

部分 ECMO 患者未进行俯卧位通气的主要原因之一是担心 ECMO 相关并发症的风险，这可能是致命的。最危险的并发症是 ECMO 套管脱出或血流量突然减少。在目前的临床研究中，大部分研究并未报道 ECMO 患者行俯卧位通气导致相关并发症显著增加。但在一项规模最大的研究分析中，有 6 例在俯卧位操作实施过程中出现呼吸或血流动力学不稳定，且需要中止。最近的一项包括来自七项不同研究的综述表明，ECMO 患者在俯卧位期间并发症的发生率非常低，更重要的是，所有不良事件都被迅速成功解决。鲜有报告 ECMO 导管、胸管或者气管导管移位的病例。

五、小结和展望

综上所述，俯卧位通气已被多项研究证明可改善中重度 ARDS 患者的生存率。多项观察性研究结果表明，ECMO 支持的 ARDS 患者采用俯卧位通气是安全的，并且有许多生理上的好处，且可能降低患者的死亡率。因此我们建议，对于没有明显俯卧位禁忌证的行 ECMO 支持的重度 ARDS 患者，可以尽早行俯卧位通气治疗，并评估俯卧位通气治疗对患者的疗效，寻找对患者最佳的获益方式。同

时也应该注意，目前的证据主要基于生理学、回顾性和观察性队列研究，重度 ARDS 患者 ECMO 联合俯卧位通气是否会更加有效仍需要大型前瞻性对照研究。

在该领域，尚存在非常大的探讨空间，在未来的研究中需要解决几个关键性的问题：第一，甄别哪些 ECMO 患者将受益于俯卧位通气，是所有 ECMO 患者还是具有特定特征的 ECMO 患者？第二，ECMO 患者俯卧位通气的时机问题，目前对 ECMO 患者行早期常规还是后期挽救性使用俯卧位治疗仍存在争议。第三，俯卧位通气的持续时间和停止俯卧位通气的时机和指征。有些研究表明，俯卧位的益处可能会在超过 16h 后持续增加。第四，评估 ECMO 患者行俯卧位通气是否有效的研究结局应该是氧合、顺应性或呼吸力学的改善、减少 ECMO 持续时间，还是降低死亡率等临床预后？

（广州医科大学附属第一医院　徐勇昊）

参考文献

[1] BROWER R G, MATTHAY M A, MORRIS A, et al. Ventilation with lower tidal volumes as compared with traditional tidal volumes for acute lung injury and the acute respiratory distress syndrome [J]. N Engl J Med, 2000, 342(18): 1301-1308.

[2] AMATO M B, MEADE M O, SLUTSKY A S, et al. Driving pressure and survival in the acute respiratory distress syndrome [J]. N Engl J Med, 2015, 372(8): 747-755.

[3] SERPA N A, DELIBERATO R O, JOHNSON A, et al. Mechanical power of ventilation is associated with mortality in critically ill patients: an analysis of patients in two observational cohorts [J]. Intensive Care Med, 2018, 44(11): 1914-1922.

[4] PAPAZIAN L, FOREL J M, GACOUIN A, et al. Neuromuscular blockers in early acute respiratory distress syndrome [J] N Engl J Med, 2010, 363(12): 1107-1116.

[5] GUERIN C, REIGNIER J, RICHARD J C, et al. Prone positioning in severe acute respiratory distress syndrome [J]. N Engl J Med, 2013, 368(23): 2159-2168.

[6] ROCA O, PACHECO A, GARCIA-DE-ACILU M. To prone or not to prone ARDS patients on ECMO [J]. Crit Care, 2021, 25(1): 315.

[7] KIPPING V, WEBER-CARSTENS S, LOJEWSKI C, et al. Prone position during ECMO is safe and improves oxygenation [J]. Int J Artif Organs, 2013, 36(11): 821-832.

[8] KIMMOUN A, ROCHE S, BRIDEY C, et al. Prolonged prone positioning under VV-ECMO is safe and improves oxygenation and respiratory compliance [J]. Ann Intensive Care, 2015, 5(1) 35.

[9] MASUDA Y, TATSUMI H, IMAIZUMI H, et al. Effect of prone positioning on cannula function and impaired oxygenation during extracorporeal circulation [J]. J Artif Organs, 2014, 17(1): 106-109.

[10] GUERVILLY C, HRAIECH S, GARIBOLDI V, et al. Prone positioning during veno-venous extracorporeal membrane oxygenation for severe acute respiratory distress syndrome in adults [J]. Minerva Anestesiol, 2014, 80(3): 307-313.

[11] LUCCHINI A, DE FELIPPIS C, PELUCCHI G, et al. Application of prone position in hypoxaemic patients

supported by veno-venous ECMO [J]. Intensive Crit Care Nurs, 2018, 48: 61-68.

[12] GARCIA B, COUSIN N, BOUREL C, et al. Prone positioning under VV-ECMO in SARS-CoV-2-induced acute respiratory distress syndrome [J]. Crit Care, 2020, 24(1): 428.

[13] GIANI M, MARTUCCI G, MADOTTO F, et al. Prone Positioning during venovenous extracorporeal membrane oxygenation in acute respiratory distress syndrome. A multicenter cohort study and propensity-matched analysis [J]. Ann Am Thorac Soc, 2021, 18(3): 495-501.

[14] FRANCHINEAU G, BRECHOT N, HEKIMIAN G, et al. Prone positioning monitored by electrical impedance tomography in patients with severe acute respiratory distress syndrome on veno-venous ECMO [J]. Ann Intensive Care, 2020, 10(1): 12.

[15] GARCIA B, COUSIN N, BOUREL C, et al. Prone positioning under VV-ECMO in SARS-CoV-2-induced acute respiratory distress syndrome [J]. Crit Care, 2020, 24(1): 428.

[16] RILINGER J, ZOTZMANN V, BEMTGEN X, et al. Prone positioning in severe ARDS requiring extracorporeal membrane oxygenation [J]. Crit Care, 2020, 24(1): 397.

[17] PETIT M, FETITA C, GAUDEMER A, et al. Prone-positioning for severe acute respiratory distress syndrome requiring extracorporeal membrane oxygenation [J]. Crit Care Med, 2022, 50(2): 264-274.

[18] ZAAQOQ A M, BARNETT A G, GRIFFEE M J, et al. Beneficial effect of prone positioning during venovenous extracorporeal membrane oxygenation for coronavirus disease 2019 [J]. Crit Care Med, 2022, 50(2): 275-285.

[19] GENTY T, CHEREL Q, THES J, et al. Prone positioning during veno-venous or veno-arterial extracorporeal membrane oxygenation: feasibility and complications after cardiothoracic surgery [J]. Crit Care, 2022, 26(1): 66.

[20] GIANI M, REZOAGLI E, GUERVILLY C, et al. Prone positioning during venovenous extracorporeal membrane oxygenation for acute respiratory distress syndrome: a pooled individual patient data analysis [J] Crit Care, 2022, 26(1): 8.

[21] POON W H, RAMANATHAN K, LING R R, et al. Prone positioning during venovenous extracorporeal membrane oxygenation for acute respiratory distress syndrome: a systematic review and meta-analysis [J]. Crit Care, 2021, 25(1): 292.

[22] PAPAZIAN L, SCHMIDT M, HAJAGE D, et al. Effect of prone positioning on survival in adult patients receiving venovenous extracorporeal membrane oxygenation for acute respiratory distress syndrome: a systematic review and meta-analysis [J]. Intensive Care Med, 2022, 48(3): 270-280.

[23] AYZAC L, GIRARD R, BABOI L, et al. Ventilator-associated pneumonia in ARDS patients: the impact of prone positioning. A secondary analysis of the PROSEVA trial [J]. Intensive Care Med, 2016, 42(5): 871-878.

[24] LAGHLAM D, CHARPENTIER J, HAMOU Z A, et al. Effects of prone positioning on respiratory mechanics and oxygenation in critically ill Patients with COVID-19 requiring venovenous extracorporeal membrane oxygenation [J]. Front Med (Lausanne), 2021, 8: 810393.

[25] CULBRETH R E, GOODFELLOW L T. Complications of prone positioning during extracorporeal membrane oxygenation for respiratory failure: a systematic review [J]. Respir Care, 2016, 61(2): 249-254.

第十四章 重症超声

第一节 超声可视化容量评估带来的理念革新

血流动力学容量评估包括对容量状态及容量反应性的评估，是容量管理和血流动力学治疗的基础。近些年随着重症床旁超声的推广及普及，超声的可视化使患者容量评估及干预更加精准。近几年超声作为一种新的技术在容量评估方面也带来了一些理念的革新。

一、超声对心功能的判断是容量判断的基础

容量状态指心脏的前负荷状态，即心功能处于 Starling 曲线的位置；而容量反应性是指扩容后的效果，是对前负荷储备的评估，反映患者对容量的耐受情况，是前负荷和心功能情况的综合效应。因此，容量评估尤其是容量反应性的评估应从心功能评估开始，而超声在心脏功能定性和定量评估方面具有不可替代的优势。超声评估通过对心脏功能分型从而对不同心脏功能状态进行特异性的容量评估。对于左心室收缩及舒张功能均正常的患者其存在容量反应性的可能性较大；而对于舒张功能不全包括单纯左心室舒张功能不全和或左心室收缩功能不全的患者容量反应性判断需谨慎。另外，对于左、右心同时有不同程度受累的患者，不能单纯判断左、右心的功能，还应根据左、右心匹配情况选择容量反应性评估的方法及干预的措施。

另外，也必须重视心脏的基础功能对容量反应性的评估。临床较为常见的脱机相关肺水肿的发生与患者的前负荷状态相关，这类患者通过超声可视化对基础心脏功能的判断显得尤为重要，包括对于老年、肥胖的人群，既往有基础心脏病（包括心肌肥厚或扩张、心脏瓣膜结构异常）、慢性阻塞性肺疾病均为其发生的独立危险因素，脱机前应用超声评估心脏的基础状态及左心室充盈压（E/E′），才能更好地评估容量及优化容量管理。而对严重瓣膜结构性病变、动态左心室流出道梗阻、心内分流等患者的容量评估，心脏超声显得尤为重要。

二、容量评估注重静脉回流及右心功能的超声评估

右心作为静脉回流的终点，其功能对容量状态及容量反应性的作用需要被格外关注，如果右心功能障碍，即使左心功能正常，仍然无法从右心获取足够的容量，甚至将因为右心功能异常引起室间隔左移造成左心受压，使心输出量进一步减少。研究表明，右心室扩张与中心静脉压（central venous pressure，CVP）升高表明右心处于充血状态，是发生右心衰竭的潜在征象。而我们的研究也表明，右心功能障碍的机械通气脓毒症患者与其 30 天死亡率相关。正常的右心功能是应用 Starling 曲线评估容

量储备的前提。超声通过右心的大小、右心室舒张末面积 / 左心室舒张末面积＞0.6 及室间隔是否存在矛盾运动（D 字征）等征象发现右心室张力异常，结合三尖瓣反流速度估算的肺动脉压力诊断及评估肺动脉高压的严重程度，而这往往是这类患者容量评估及干预的关键。

近些年静脉超声评估在容量评估中的作用越来越受到重视。2020 年 William 团队使用静脉淤血超声分级系统（VExUS）预测心脏手术后发生急性肾损伤（acute kidney injurg，AKI）的能力，发现结合扩张的下腔静脉（≥2cm）的分级与 AKI 进展密切相关。VExUS 评分包括肝静脉、门静脉、肾内静脉及下腔静脉多普勒综合评估静脉充血的程度为早期提供肝脏、肠道和肾脏静脉充血的证据，从而帮助预测终末器官损伤的早期迹象，进一步优化患者的液体管理。VExUS 评分被证明在儿童中与 CVP 密切相关。静脉系统的超声评估可为临床容量的评估及干预提供更加有价值的信息。

三、超声对容量的评估衍生的新指标和方法

传统方法对容量的评估指标分为以压力指标及容积指标为主的静态指标，以及利用心肺交互作用衍生的动态指标及容量负荷试验、直腿抬高试验、呼吸末阻断等动态手段观察前后指标的变化判断容量反应性。而超声可以对心脏、血管进行可视化评估，与传统的动态手段相结合，衍生出新方法及指标，对临床容量状态及容量反应性也有一定的价值。例如，基于心肺交互作用理论衍生出三尖瓣、肺动脉瓣、二尖瓣、肱动脉及左心室流出道流速变化。

研究证实，呼气末阻断左心室流出道 - 速度时间积分（LOVT-VTI）变化对容量反应性的预测准确性或优于传统的容量负荷试验。也有研究表明，通过直腿抬高试验，超声监测 LOVT-VTI 也能预测容量反应性。而近期的研究表明，对于机械通气的患者通过呼气末正压通气（positive end expiratory pressure，PEEP）的改变，通过经胸超声测得速度时间积分（VTI）的变化与直腿抬高试验均显示有良好的相关性，为临床预测重症患者容量反应性提供另一种思路。也有关于“mini- 容量复苏”的研究，在 1min 内使用不多于 100ml 液体进行容量负荷试验，应用 VTI 变化可准确预测容量反应性。这些新的方法尽管存在不同的适应证，但超声的可视化评估至少为临床医师提供了一种新的思路和选择。

另外，结合不同器官超声可视化的血流评估，可以增加对容量耐受性判断的准确性。例如，临床上最常见的对急性呼吸窘迫综合征患者容量评估，肺部超声提示大量的 B 线，对于左心房压正常的患者，尽管临床征象及其他指标提示有容量不足或存在容量反应性，但此类患者的容量窗口较窄，其耐受性较差，必须使用超声进行滴定化容量管理。

四、超声新技术及数据处理技术开发将进一步深化临床应用

随着超声技术的不断发展，基于斑点追踪、超声造影、3D-4D 超声等先进的成像技术及图像分析处理软件的开发，也将进一步深化超声的可视化应用，为实时动态、准确评估脏器结构功能尤其是容量评估提供更加可靠的手段。另外，超声平台可收集大量的数据，基于大数据分析的人工智能的使用，也将为临床应用提供更加准确的信息。最近研究表明，机器学习处理超声心动图数据，并生成与舒张功能分级建议相符的自动连续舒张功能评分，方便临床实施。另外，预测心脏功能及容量反应性的全自动化机器学习算法的实施及对基准超声图像进行聚类，结合临床医师的专业知识，通过深度学习轨迹可能更有效地做出临床决策。超声新技术与人工智能、机器学习的结合也将推动超声可视化技

术应用的再一次飞跃。

床旁超声由于无创、实时、动态、可重复性等特点，不仅在容量的可视化评估方面具有极其重要的价值，而且在重症患者的评估及干预方面，尤其对血流动力学治疗的不同位点的干预，均发挥着重要作用，是每一名医师尤其是重症医学医师必须掌握的工具。

（北京协和医院　周高生　张宏民）

参考文献

[1] TOMASONI D, ADAMO M, METRA M. July 2021 at a glance: focus on blood volume distribution, haemodynamics and adherence to therapy [J]. Eur J Heart Fail, 2021, 23(7): 1059-1061.

[2] DÍAZ-GÓMEZ J L, MAYO P H, KOENIG S J. Point-of-care ultrasonography [J]. N Engl J Med, 2021, 385(17): 1593-1602.

[3] DE BACKER D, AISSAOUI N, CECCONI M, et al. How can assessing hemodynamics help to assess volume status? [J]. Intensive Care Med, 2022, 48(10): 1482-1494.

[4] SI X, CAO D Y, CHEN J, et al. Effect of systolic cardiac function on passive leg raising for predicting fluid responsiveness: a prospective observational study [J]. Chin Med J (Engl), 2018, 131(3): 253-261.

[5] LEVITOV A, FRANKEL H L, BLAIVAS M, et al. Guidelines for the appropriate use of bedside general and cardiac ultrasonography in the evaluation of critically ill patients-part ii: cardiac ultrasonography [J]. Crit Care Med, 2016, 44(6): 1206-1227.

[6] MITCHELL J R, WHITELAW W A, SAS R, et al. RV filling modulates LV function by direct ventricular interaction during mechanical ventilation [J]. Am J Physiol Heart Circ Physiol, 2005, 289(2): H549-557.

[7] TEBOUL J L. Weaning-induced cardiac dysfunction: where are we today [J]. Intensive Care Med, 2014, 40(8): 1069-1079.

[8] 王小亭，刘大为，于凯江，等. 中国重症超声专家共识［J］. 中华内科杂志，2016，55（11）：900-912.

[9] MARRA A M, SHERMAN A E, SALZANO A, et al. Right side of the heart pulmonary circulation unit involvement in left-sided heart failure: diagnostic, prognostic, and therapeutic implications [J]. Chest, 2022, 161(2): 535-551.

[10] KEEN J, PRISCO S Z, PRINS K W. Sex differences in right ventricular dysfunction: insights from the bench to bedside [J]. Front Physiol, 2020, 11: 623129.

[11] ZHANG H, HUANG W, ZHANG Q, et al. Prevalence and prognostic value of various types of right ventricular dysfunction in mechanically ventilated septic patients [J]. Ann Intensive Care, 2021, 11(1): 108.

[12] GUÉRIN C, MATTHAY M A. Acute cor pulmonale and the acute respiratory distress syndrome [J]. Intensive Care Med, 2016, 42(5): 934-936.

[13] BEAUBIEN-SOULIGNY W, ROLA P, HAYCOCK K, et al. Quantifying systemic congestion with point-of-care ultrasound: development of the venous excess ultrasound grading system [J]. Ultrasound J, 2020, 12(1): 16.

[14] ROLA P, MIRALLES-AGUIAR F, ARGAIZ E, et al. Clinical applications of the venous excess ultrasound (VExUS) score: conceptual review and case series [J]. Ultrasound J, 2021, 13(1): 32.

[15] ARGAIZ E R. VExUS Nexus: bedside assessment of venous congestion [J]. Adv Chronic Kidney Dis, 2021, 28(3): 252-261.

[16] MENÉNDEZ-SUSO J J, RODRÍGUEZ-ÁLVAREZ D, SÁNCHEZ-MARTÍN M. Feasibility and utility of the venous excess ultrasound score to detect and grade central venous pressure elevation in critically ill children [J]. J Ultrasound Med, 2022, 42(1): 211-220.

[17] MICHARD F, TEBOUL J L. Predicting fluid responsiveness in ICU patients: a critical analysis of the evidence [J]. Chest, 2002, 121(6): 2000-2008.

[18] VIEILLARD-BARON A, MILLINGTON S J, SANFILIPPO F, et al. A decade of progress in critical care echocardiography: a narrative review [J]. Intensive Care Med, 2019, 45(6): 770-788.

[19] JOZWIAK M, MERCADO P, TEBOUL JL, et al. What is the lowest change in cardiac output that transthoracic echocardiography can detect [J]. Crit Care, 2019, 23(1): 116.

[20] BOU CHEBL R, WUHANTU J, KIBLAWI S, et al. Bedside echocardiography and passive leg raise as a measure of volume responsiveness in the emergency depart-ment [J]. J Ultrasound Med, 2019, 38(5): 1319-1326.

[21] ZHOU G, ZHANG H, WANG X, et al. Variation of left ventricular outflow tract velocity time integral at different positive end-expiratory pressure levels can predict fluid responsiveness in mechanically ventilated critically ill patients [J]. J Cardiothorac Vasc Anesth, 2022, 36(8 Pt B): 3101-3108.

[22] MUKHTAR A, AWAD M, ELAYASHY M, et al. Validity of mini-fluid challenge for predicting fluid responsiveness following liver transplantation [J]. BMC Anesthesiol, 2019, 19(1): 56.

[23] VIGNON P, EVRARD B, ASFAR P, et al. Fluid administration and monitoring in ARDS: which management [J]. Intensive Care Med, 2020, 46(12): 2252-2264.

[24] QIAN J, XIE J, LAKSHMIPRIYA T, et al. Heart infection prognosis analysis by two-dimensional spot tracking imaging [J]. Curr Med Imaging, 2020, 16(5): 534-544.

[25] KORATALA A, KAZORY A. Point-of-care doppler ultrasonography: a new dimension to kidney imaging [J]. Kidney Int, 2021, 100(5): 1141-1142.

[26] BADANO L P, MURARU D, CIAMBELLOTTI F, et al. Assessment of left ventricular diastolic function by three-dimensional transthoracic echocardiography [J]. Echocardiography, 2020, 37(11): 1951-1956.

[27] KOLOSSVÁRY M. AI can evaluate cardiac ultrasounds: but what's next [J]. JACC Cardiovasc Imaging, 2022, 15(4): 564-565.

[28] KAGIYAMA N, PICCIRILLI M, YANAMALA N, et al. Machine learning assessment of left ventricular diastolic function based on electrocardiographic features [J]. J Am Coll Cardiol, 2020, 76(8): 930-941.

[29] SHOKOOHI H, LESAUX M A, ROOHANI Y H, et al. Enhanced point-of-care ultrasound applications by integrating automated feature-learning systems using deep learning [J]. J Ultrasound Med, 2019, 38(7): 1887-1897.

第二节 重症超声质量控制标准精析

重症超声是重症专业医师不可或缺的检查、评估与监测手段，在国内，随着重症超声的普遍应用与实践，重症先行者们对重症及重症超声的认识逐渐加深，且已进入深水区。2022 年，中国重症超声研究组（Chinese Critical Ultrasound Study Group，CCUSG）针对重症超声的应用原则和质控标准进行了专家讨论并发布了相应的共识，其中对重症超声的最新定义、应用原则、教育培训体系及具体的质控指标进行了详细的阐述。这为重症超声良好的临床应用前景及医疗质量的提升提供了非常有价值的向导。

一、针对重症超声概念的新认识

在 2016 年中国重症超声研究组推出的第一份专家共识中，对重症超声的定义：重症超声是在重症医学理论指导下，运用超声技术针对重症患者，问题导向的多目标整合的动态评估过程，是确定重症治疗，尤其是血流动力学治疗方向及指导精细调整的重要手段。随着重症超声应用经验的不断积累和技术的发展，在原来的定义上，进一步拓展了对重症超声的认识，最新的重症超声定义：重症超声是在重症医学理论指导下，重症专业医师基于重症临床需求以床旁超声为主要手段进行动态临床评估，并在相关流程的引导下整合分析解读为以形态结构、病理生理和病因学为主要要素的多维度临床信息，用以引导更安全地操作、提升对疾病重症化的认知水平、支撑更精准的诊疗决策及推动精细化管理的重要技术手段。新认识的进步在于，强调了重症超声的主体、流程引导、临床信息及临床解读等关键环节，为 CPVAP 原则的产生提供了理论基础。

重症超声可视化专项诊疗是基于相应理论构架将重症理念扎根落地的具体实施流程。例如，急性呼吸循环障碍的专项诊疗、休克的专项诊疗、急性呼吸窘迫综合征的专项诊疗、脱机相关性的专项诊疗及颅内高压相关性的专项诊疗等。专项诊疗包括相应的重症核心理念、病理生理基础、临床医学基础，围绕相应的诊疗专项有相应的评估方案、解读流程、分析思路、重症认知（如对于休克机制、演进等的认识）及精准的决策，是对 CPVAP 原则的良好阐释。

二、重症超声质控的 CPVAP 原则

CPVAP 的原则是中国重症超声研究组，以尹万红教授及王小亭教授为代表的重症超声先行者们，在不断的实践中总结提炼出的对重症超声概念的落地和具象化，以及对重症超声行为过程的临床化与重症化规范，牢牢抓住了重症超声基于重症的本质，强调了临床信息和解读的重要性。

CPVAP 的核心要点在于，首先，做重症超声的基础需先进行临床辨析，这是区别传统超声与重症超声最重要的关键点，也是区别重症超声作为监测工具和重症诊疗的要点。在使用重症超声之前，需要先掌握患者的重症状态，重症状态决定重症超声的需求、使用、临床解读和临床决策方案，即临床辨析。临床辨析的要点：第一步，需要提炼症状信息，在重症患者发生急性病情变化时，首先表现出来的是一系列临床症状，面对繁多的临床症状，需要提炼其中的重要信息。第二步，需要进行信息组合，形成症状群。面对临床症状，不能针对单个的临床症状做处理，而应该将症状组合起来，形成症状群，或者形成信息链，有助于快速抓住主要矛盾。第三步，找出主要矛盾和协同矛盾的机制。例如，针对血压下降、尿量减少、乳酸升高等临床症状，提炼出主要矛盾是急性循环障碍。面临主要矛盾，需要明确循环障碍背后的机制，例如，休克的原因是低心输出量还是低血管张力，还需进一步明确低心输出量或者低血管张力背后的机制。同时也要关注是否存在其他的协同矛盾，例如，是否合并

急性呼吸功能障碍或急性中枢神经系统功能障碍及其背后的机制。临床辨析是重症超声最关键的环节，有了临床辨析才能进一步确认超声方案、指导重证超声临床解读并引导诊疗决策。

临床目的决定临床方案的选择，如是急性呼吸循环障碍，方案选择应包括以心、肺为核心，包括血管张力、组织灌注、脏器功能的评价；如是中枢神经系统障碍，则需选择以颅脑为核心，以心、肺为基础的方案。在检查过程中，根据新的发现，评估是否需要拓展检查，例如，在进行以心、肺为核心评价的过程中，发现瓣膜有赘生物，怀疑有感染灶引起的菌血症，则需拓展病灶筛查，对于脱机患者，可拓展膈肌功能、腹腔压力的筛查。方案化检查可获取全面信息，避免以偏概全，方案是由每个切面组成的，故切面的获取、图像标准及异常图像的识别至关重要。

切面的获取需做到“快、好、稳、准”。快速获取图像，需掌握重症超声的基本手法、脏器的基础解剖及手法技巧。图像质量好即图像增益适中、深度合适，图像质量是所有超声图像必须满足的基本要求。图像稳定有两层含义，其一，是指储存或者用于分析解读的图像无晃动；其二，对于需精细测量的指标或动态指标需要波形和状态稳定，如左心室流出道速度时间积分（VTI）的测量，需保证至少连续的 3 个 VTI 的波形几乎一致。每一个切面的图像内容和冻结的测量图片都有相应的标准，熟知图像标准是识别异常超声征象的基本前提。

解读有两个关键环节，第一步是客观梳理超声异常，第二步是重症超声临床解读。客观异常可基于血流动力学六步法，梳理心脏基础，如腔壁、瓣流是否有异常，容量状态及反应性，右心功能，左心舒张及收缩功能，外周灌注的情况。肺部超声可根据 BLUE-plus 或 12 分区法梳理每个部位的肺超模式及分布情况。重症超声临床解读，即将超声图像的异常与临床情况融合，结合重症理念分析解读患者脏器障碍的机制、脏器障碍的状态，分析重症病因、先导病因和基础状态。结合上述分析，才能合理且高效地推进诊疗决策，按照实践工作流进行治疗，有助于提高临床医师的治疗规范性、同质性和安全性，并提高诊疗效率。

三、重症超声及可视化诊疗教育培训质控

CPVAP 作为重症超声临床实践的基本原则，非常好地抓住了重症超声基于重症的本质特征，体现了问题导向的应用原则，有助于规范重症医师的临床行为，并且可避免治疗超声征象、将超声工具化和脱离临床等应用误区。基于 CPVAP 的应用可以看出，CPVAP 不仅能够指导重症超声实践，还有助于提升临床医师规范应用重症超声的能力，包括临床辨析能力、方案选择能力、切面质控能力、解读能力及临床决策能力，这正是重症超声培训所需要涉及的内容，故 CPVAP 原则也是组织合理的重症超声培训的基本原则。因此，在《重症超声应用及培训原则与质量控制标准》中，对中国重症超声研究组举办的重症超声培训体系进行了详细介绍，参照依据也是 CPVAP 原则的体系化培训。

培训体系包含短期培训、能力培养、认证及研修。其中，第一阶段的短期培训是所有培训层级的基础和必备阶段，以重症基础、重症思维、重症超声理论基础和操作技能为主要内容，包含了以病例为载体的临床辨析、方案的选择等。但是，临床辨析、解读、决策等能力不是通过简单的两天培训就能获得，故推出第二阶段——能力培养，通过病例练习重点锻炼临床解析能力及决策能力。因为重症超声不是简单的超声检查，不是依靠简单的图像获取评价就能考核，故提出特有的认证环节。研

修则是在能力认证的基础上，通过1～3个月的理论课程拓展、技能培训加固、专项查房、病例总结、参与临床科研等培训，要求学员掌握各个重症超声的临床诊疗专项。

重症超声的培训主体包括培训机构、培训人员、培训物资和培训平台四个方面。重症超声的应用场景是实际临床工作，故临床科室是主要培训机构，培训内容应包括理论、技能与实践应用，其中理论应包含重症理念、重症疾病病理生理、重症分析思路，技能即操作技巧与切面质控，实践应用即实践工作流。重症超声的培训人员应具有扎实重症功底、能熟练使用重症超声，且需不断更新理念并掌握科学的教学技巧，方能将抽象的医学知识、复杂的病理生理机制、严谨的重症思维、最新的重症理念传输给学员。重症超声技术的掌握需经过不断练习，不断地从临床实践中积累经验，故培训机构需拥有足够的设备及相关耗材和相应的环境才能满足重症超声的培训需求。

四、重症超声应用及管理质控指标

培训是临床能力前端，目的是提高医师的临床能力。而应用原则和过程中的质控是为了保证合理使用，但这并不是一个闭环，还需以质控的方式促进质量持续提升，形成前中后的闭环体系，保障重症超声的合理应用。因此，在《重症超声应用及培训原则与质量控制标准》中，经过多次专家讨论，专门提出用于指导质控工作的具体质控指标，通过质控检查倒推形成质量提升计划，提高团队的重症超声应用能力。

质控指标包括结构指标、过程指标和360度评价。结构指标即重症超声的硬件及人员配置，临床科室应具备基本的设备条件、资质医师人数和实施规范，以保障重症超声实施的可行性和规范性。在重症超声的应用过程中，医师容易陷入各种误区，包括方案的选择、图像质控、图像判断和解读、治疗决策及反馈各个环节，故设置针对重症超声应用过程的质控指标，包含超声方案选择完整率、图像质控合格率、判读正确率、临床解读合格率、治疗反馈率，以及重症超声使用过程中的不良事件发生率，以实现逆向质控，从而提升临床医师重症超声应用能力。质控的价值体现在效果评价，如重症超声结合临床的分析意见是否被临床采纳，采纳后是否改变临床策略，并进行360度的多维度评价，从管理层者、实施者、其他人员等多个层面评估实施重症超声后对诊疗及提升专业水平的价值。

从质控指标的细节不难看出，重症超声的质控，既包括过程质控，也包含后效评价。通过基于质控指标的评价结果，可真实反映临床科室相关指标的合格率，反映重症超声及重症诊疗质量的真实水平，并根据结果提出质控改进计划，并进一步从后端推动临床诊疗的持续改进，体现出持续提高质控质量、提升重症认知，并改进临床医师诊疗水平的价值。

重症超声已是重症诊疗的一部分，可借助其可视化手段不断提高重症认知水平。重症超声的应用过程主要分为获取可视化信息和解读与应用，在这个过程中需要注意的是，临床医师的能力和对重症超声的认识与经验，是影响应用结果的关键。所以，以持续提高质量为主要目的的质量控制，以具体的标准来推进质量控制是非常重要的保障手段。而作为应用的前端，培训是应用的前提，由此组成了培训、应用与质控的一体化保障体系。

（四川大学华西医院 尹万红 秦 瑶）

参考文献

［1］ROBBA C, WONG A, POOLE D, et al. European Society of Intensive Care Medicine task force for critical care ultrasonography. Basic ultrasound head-to-toe skills for intensivists in the general and neuro intensive care unit population: consensus and expert recommendations of the European Society of Intensive Care Medicine [J]. Intensive Care Med, 2021, 47(12): 1347-1367.

［2］尹万红，王小亭，刘大为，等．重症超声应用及培训原则与质量控制标准［J］．中华内科杂志，2022，61（6）：13．

［3］CONLON T W, YOUSEF N , MAYORDOMO-COLUNGA J, et al. Establishing a risk assessment framework for point-of-care ultrasound [J]. European Journal of Pediatrics, 2022, 181(4): 1449-1457.

［4］尹万红，王小亭，刘大为，等．重症超声临床应用技术规范［J］．中华内科杂志，2018，57（6）：397-417．

［5］尹万红，张中伟，康焰．重症超声核心技术与可视化诊疗核心技能［J］．四川大学学报（医学版），2019，50（6）：787-791．

［6］张丽娜，尹万红，何伟，等．基于重症超声的重症新型冠状病毒肺炎救治建议［J］．中华内科杂志，2020，59（09）：677-688．

［7］秦瑶，尹万红，曾学英，等．重症超声在病毒性肺炎患者循环障碍中的应用思考——基于重症超声的新分型与精准治疗［J］．四川大学学报（医学版），2021，52（4）：555-560．

［8］尹万红，康焰．新型冠状病毒肺炎急性呼吸窘迫综合征的血流动力学治疗［J］．协和医学杂志，2020，11（5）：518-521．

［9］SU E, SONI N J, BLAIVAS M, et al. Regulating critical care ultrasound, it is all in the interpretation [J]. Pediatr Crit Care Med, 2021, 22(4): e253-e258.

［10］LAU V, PRIESTAP F, LANDRY Y, et al. Diagnostic accuracy of critical care transesophageal echocardiography vs cardiology-led echocardiography in ICU patients [J]. Chest, 2019, 155(3): 491-501.

［11］WONG A, GALARZA L, DUSKA F. Critical care ultrasound: a systematic review of international training com-petencies and program [J]. Crit Care Med, 2019, 7(3): e256-e262.

［12］WONG A, GALARZA L, FORNI L, et al. Recommendations for core critical care ultrasound competencies as a part of specialist training in multidisciplinary intensive care: a framework proposed by the European Society of Intensive Care Medicine (ESICM) [J]. Crit Care, 2020, 24(1): 393.

第三节　重症超声如何才能改变结局

重症超声（Critical Care Ultrasonography，CCUS）是在重症医学理论指导下，运用超声技术，针对重症患者，以问题为导向的、多目标整合的动态评估过程，是确定重症治疗，尤其是血流动力学监测方面及调整精细治疗的重要手段。CCUS 具有动态、实时、可视化及床旁应用等特点，使其在重症医学领域被广泛应用，成为重症监护室（Intensive Care Unit，ICU）中不可或缺的宝贵工具。目前在全世界范围的 ICU 中，CCUS 在诊断、评估、辅助有创操作及指导治疗等方面的应用不断增加，从而产生了深远影响。正因如此，针对 CCUS 的研究逐渐增多，在众多研究之中，重症患者的治疗结局作为衡量 CCUS 有效性的一个极其关键的因素而备受关注。

随着重症医学的快速发展，CCUS 也越来越受到重视。目前 CCUS 已经整合了包括心脏、肺部、膈肌、腹部、颅脑等多部位的超声评估技术，从而为重症患者的病情诊断和临床治疗提供了实时、可视化及目标导向性的帮助。因此，CCUS 具有改善重症患者结局的巨大潜力。

一、基于心、肺功能评估的 CCUS

近年来，CCUS 已成为一种床旁实时获取血流动力学参数的重要工具，在血流动力学监测和指导临床决策等方面发挥着极其关键的作用。例如，通过评估心肺功能、心肺互作情况和血管内容量状态等来指导液体复苏。目前已有研究证实，CCUS 用于指导重症患者液体复苏，可减少复苏液体用量，甚至降低病死率。Jiang 等还提出早期 CCUS 与降低患者的住院病死率和 30 天病死率相关，可改善患者结局。

CCUS 同样适用于评估重症患者的休克类型及评估休克患者血流动力学状态。2014 年欧洲危重病医学会休克及血流动力学监测共识提出，心脏超声应作为初步评估休克类型的首选方式。休克会减少氧流和血流对实体器官的灌注，与病死率增加密切相关，而重症患者中发生休克的比例高达 1/3。其中，脓毒症及感染性休克作为典型重症，已经挑战了临床医师数个世纪。2018 年一项基于 MIMIC 数据库中对脓毒症的分析研究表明，CCUS 可有效降低脓毒症患者的 28 天病死率。这可能与 CCUS 能快速、准确地对心功能进行评估密切相关。右心室功能障碍和左心室舒张功能障碍与患者的预后独立相关，而 CCUS 可以快速、准确地进行识别和诊断，从而改善患者结局。同样，包括二尖瓣环平面收缩期位移（mitral annular plane systolic excursion，MAPSE）、三尖瓣环平面收缩期位移（tircuspid annular plane systolic excursion，TAPSE）TAPSE 在内的多个 CCUS 评估心功能的指标，也被证实与患者 28 天病死率独立相关。

直接或间接肺损伤是重症患者常见的并发症，与病死率密切相关。不同于过去常用的氧合指数（PaO_2/FiO_2）等指标，肺部超声（Lung Ultrasound，LUS）作为 CCUS 的重要组成部分，不仅能对肺损伤的严重程度进行评估，还能准确、具体地揭示肺损伤时的病理生理变化，从而指导临床治疗，具有显著的优越性。这也被多项研究所证实，例如，Yin 等的研究结果支持 LUS 的重要性不亚于休克患者的乳酸水平，并提出肺部超声评分（Lung Ultrasound Score，LUSS）是与重症患者 28 天病死率密切相关的独立危险因素，较高的 LUSS 与 28 天病死率的增加显著相关。国际指南同样支持在 ICU 多种常见的临床情况下应用 CCUS 来指导治疗。此外，自新型冠状病毒感染疫情暴发以来，CCUS 在临床中的应用频率显著增长。引起这一现象的一个重要原因是，CCUS 不会明显受限于医护人员的个人防护，可以床旁实时、精确评估新型冠状病毒感染患者的心、肺及其他各个器官病理生理变化，从而更精准地指导新型冠状病毒感染的治疗。

随着 CCUS 应用的普及，越来越多的医护人员发现，基于心、肺超声的血流动力学评估可以目标导向性地指导治疗，从而改善重症患者的结局。这既包括短期结局，如早期识别急性肺心病患者的右心功能障碍有利于改善急性呼吸窘迫综合征患者的病死率；同样还包括长期结局，如对长期血液透析的患者，在透析前通过 LUS 评估其肺水肿情况来设定超滤水平，可降低长期随访过程中失代偿性心力衰竭和心血管事件复发的风险，对心力衰竭患者，通过评估肺部 B 线数量调整其利尿剂治疗剂量，使患者在出院后180天的随访期间接受更多的利尿剂，可减少患者因心力衰竭恶化造成的紧急就诊和住院，甚至降低患者病死率。

二、新兴CCUS技术对结局的作用

除了心、肺超声以外，膈肌、腹部、颅脑超声等新兴的CCUS技术也越来越多地被应用于ICU患者的诊断和治疗之中，而这些新兴的CCUS技术同样可帮助重症医师及时评估病情，做出正确诊断，并目标导向性地对患者进行治疗干预。

膈肌超声是一种应用广泛且实用的非侵入性技术，是床旁评估ICU患者膈肌功能的首选方式。通过应用膈肌超声，可以让重症医师快速获取膈肌功能相关信息，从而及早发现并诊断膈肌无力或膈肌麻痹等异常情况。同时，结合心、肺超声，有利于评估重症患者是否存在脱机困难的风险，预测脱机结果，并辅助诊断脱机失败的原因。由此可见，结合对膈肌功能的评估，可能会改善重症患者的结局。

针对腹部超声是否改变重症患者结局的研究目前相对较少，但不应否认，腹部超声已经是腹腔及腹腔脏器最成熟的评估方式之一。作为CCUS的新兴部分，腹部超声目前更侧重于重症患者脏器血流及积液等方面的评估，这意味着其目的不是要取代传统的腹部超声，而是要加强重症患者的管理，以及更深化地指导临床治疗。

颅脑超声通过评估颅内血肿及肿块、颅内压是否升高及脑血流灌注状态等方面快速评估神经重症患者的病理变化。但针对颅脑超声是否改善重症患者结局，以及是否应成为神经重症患者一线评估工具，目前还存在一定的争议。但不应否认，整合心、肺及颅脑超声的CCUS技术在神经重症患者中的应用越发普遍，尤其是对于神经系统受损并伴有血流动力学不稳定和急性呼吸衰竭的患者。

此外，超声辅助下的有创操作也是CCUS的重要组成部分。例如，多项研究结果表明，超声引导下中心静脉穿刺置管技术可显著减少穿刺尝试次数，提高成功率，从而减少穿刺并发症，最终可改善患者预后。

三、CCUS规范化培训

值得一提的是，并非所有研究结果都支持CCUS对患者结局的改善作用，也存在一些阴性的研究结果。例如，Merz等在休克患者中应用经食管超声检查时，没有发现患者生存率发生显著改善。Takagi等的研究表明，在ICU的重症患者中，早期进行心脏超声检查与患者的短期或长期生存率无明显相关性。Mayo等认为，目前尚缺乏设计严谨的大型前瞻性随机对照研究来充分证明CCUS可改善重症患者的病死率或重症发病率。

导致上述研究结果的一个重要原因可能是：不同操作者获取的CCUS图像质量及对图像结果的解读能力可能存在很大差异。必须承认的是，目前许多一线重症医护人员尚未具备CCUS的基本能力，或未将CCUS正确应用于临床实践之中。而如果操作者不具备正确获取和解读CCUS图像的能力，贸然应用CCUS来评估和指导临床治疗可能是有害的。所以，如何更好地评估CCUS对患者结局的影响，甚至使CCUS更好地改善患者结局，关键是提高操作者获取高质量图像和解读图像结果的能力。进行 CCUS 规范化培训可能是解决该难题的重要方法之一，正如 Lauerman 等的研究表明，正式的 CCUS 培训可以显著提高重症医护人员的 CCUS 技能水平。这意味着正式培训或认证，以及对 CCUS 技能水平的维持似乎是极为重要的。

（北京协和医院 王广建 王小亭）

参 考 文 献

[1] 尹万，王小亭，刘大为，等．重症超声临床应用技术规范［J］．中华内科杂志，2018，57（06）：397-417.

[2] VIEILLARD-BARON A, MILLINGTON S J, SANFILIPPO F, et al. A decade of progress in critical care echocardiography: a narrative review [J]. Intensive Care Med, 2019, 45(6): 770-788.

[3] SCHNITTKE N, SCHMIDT J, BARVALIA U, et al. Assessment of dynamic changes in cardiac function during resuscitation of patients with suspected septic shock: a prospective, observational, cohort study [J]. Am J Emerg Med, 2020, 38(12): 2653-2657.

[4] BUCHANAN B M, BRINDLEY P G, BAGSHAW S M, et al. Development of a critical care ultrasound curriculum using a mixed-methods needs assessment and engagement of frontline healthcare professionals [J]. Can J Anaesth, 2021, 68(1): 71-80.

[5] VIGNON P, BEGOT E, MARI A, et al. Hemodynamic assessment of patients with septic shock using transpulmonary thermodilution and critical care echocardiography: a comparative study [J]. Chest, 2018, 153(1): 55-64.

[6] FERRADA P, EVANS D, WOLFE L, et al. Findings of a randomized controlled trial using limited transthoracic echocardiogram (LTTE) as a hemodynamic monitoring tool in the trauma bay [J]. J Trauma Acute Care Surg, 2014, 76(1): 31-37; discussion 37-38.

[7] JIANG H, XU W, CHEN W, et al. Value of early critical care transthoracic echocardiography for patients undergoing mechanical ventilation: a retrospective study [J]. BMJ Open, 2021, 11(10): e048646.

[8] KOSTER G, VAN DER HORST I C C. Critical care ultrasonography in circulatory shock [J]. Curr Opin Crit Care, 2017, 23(4): 326-333.

[9] CECCONI M, DE BACKER D, ANTONELLI M, et al. Consensus on circulatory shock and hemodynamic monitoring. Task force of the European Society of Intensive Care Medicine [J]. Intensive Care Med, 2014, 40(12): 1795-1815.

[10] RHODES A, EVANS L E, ALHAZZANI W, et al. Surviving sepsis campaign: international guidelines for management of sepsis and septic shock: 2016 [J]. Intensive Care Med, 2017, 43(3): 304-377.

[11] FENG M, MCSPARRON J I, KIEN D T, et al. Transthoracic echocardiography and mortality in sepsis: analysis of the MIMIC-III database [J]. Intensive Care Med, 2018, 44(6): 884-892.

[12] ZOU T, YIN W, LI Y, et al. Hemodynamics in shock patients assessed by critical care ultrasound and its relationship to outcome: a prospective study [J]. Biomed Res Int, 2020, 2020: 5175393.

[13] YIN W, LI Y, ZENG X, et al. The utilization of critical care ultrasound to assess hemodynamics and lung pathology on ICU admission and the potential for predicting outcome [J]. PLoS One, 2017, 12(8): e0182881.

[14] CAMELI M, MONDILLO S, SOLARI M, et al. Echocardiographic assessment of left ventricular systolic function: from ejection fraction to torsion [J]. Heart Fail Rev, 2016, 21(1): 77-94.

[15] YIN W, ZOU T, QIN Y, et al. Poor lung ultrasound score in shock patients admitted to the ICU is associated with worse outcome [J]. BMC Pulm Med, 2019, 19(1): 1.

[16] LEVITOV A, FRANKEL H L, BLAIVAS M, et al. Guidelines for the appropriate use of bedside general and cardiac ultrasonography in the evaluation of critically ill patients-part ii: cardiac ultrasonography [J]. Crit Care Med, 2016, 44(6): 1206-1227.

[17] GUAN W J, NI Z Y, HU Y, et al. Clinical characteristics of coronavirus disease 2019 in China [J]. N Engl J Med, 2020, 382(18): 1708-1720.

[18] MOJOLI F, BOUHEMAD B, MONGODI S, et al. Lung ultrasound for critically ill patients [J]. Am J Respir Crit Care Med, 2019, 199(6): 701-714.

[19] MEKONTSO DESSAP A, BOISSIER F, CHARRON C, et al. Acute cor pulmonale during protective ventilation for acute respiratory distress syndrome: prevalence, predictors, and clinical impact [J]. Intensive Care Med, 2016, 42(5): 862-870.

[20] ZIELESKIEWICZ L, LOPEZ A, HRAIECH S, et al. Bedside POCUS during ward emergencies is associated with improved diagnosis and outcome: an observational, prospective, controlled study [J]. Crit Care, 2021, 25(1): 34.

[21] ZOCCALI C, TORINO C, MALLAMACI F, et al. A randomized multicenter trial on a lung ultrasound-guided treatment strategy in patients on chronic hemodialysis with high cardiovascular risk [J]. Kidney Int, 2021, 100(6): 1325-1333.

[22] TUINMAN P R, JONKMAN A H, DRES M, et al. Respiratory muscle ultrasonography: methodology, basic and advanced principles and clinical applications in ICU and ED patients-a narrative review [J]. Intensive Care Med, 2020, 46(4): 594-605.

[23] WONG A, VIEILLARD-BARON A, MALBRAIN M. Emergency bedside ultrasound: benefits as well as caution-part 1. general [J]. Curr Opin Crit Care, 2019, 25(6): 613-621.

[24] ROBBA C, GOFFI A, GEERAERTS T, et al. Brain ultrasonography: methodology, basic and advanced principles and clinical applications. A narrative review [J]. Intensive Care Med, 2019, 45(7): 913-927.

[25] WILLIAMSON C A, CO I, PANDEY A S, et al. Accuracy of daily lung ultrasound for the detection of pulmonary edema following subarachnoid hemorrhage [J]. Neurocrit Care, 2016, 24(2): 189-196.

[26] RAJAJEE V, DIAZ-GOMEZ J L. Critical care ultrasound should be a priority first-line assessment tool in neurocrit care [J]. Crit Care Med, 2019, 47(6): 833-836.

[27] GARTLEHNER G, WAGNER G, AFFENGRUBER L, et al. Point-of-care ultrasonography in patients with acute dyspnea: an evidence report for a clinical practice guideline by the american college of physicians [J]. Ann Intern Med, 2021, 174(7): 967-976.

[28] LANSPA M J, BURK R E, WILSON E L, et al. Echocardiogram-guided resuscitation versus early goal-directed therapy in the treatment of septic shock: a randomized, controlled, feasibility trial [J]. J Intensive Care, 2018, 6: 50.

[29] CLATTENBURG E J, WROE P, BROWN S, et al. Point-of-care ultrasound use in patients with cardiac arrest is associated prolonged cardiopulmonary resuscitation pauses: a prospective cohort study [J]. Resuscitation, 2018, 122: 65-68.

[30] MERZ T M, CIOCCARI L, FREY P M, et al. Continual hemodynamic monitoring with a single-use

transesophageal echocardiography probe in critically ill patients with shock: a randomized controlled clinical trial [J]. Intensive Care Med, 2019, 45(8): 1093-1102.

[31] TAKAGI K, AKIYAMA E, PATERNOT A, et al. Early echocardiography by treating physicians and outcome in the critically ill: an ancillary study from the prospective multicenter trial FROG-ICU [J]. J Crit Care, 2022, 69: 154013.

[32] MAYO P H, CHEW M, DOUFLE G, et al. Machines that save lives in the intensive care unit: the ultrasonography machine [J]. Intensive Care Med, 2022, 48(10): 1429-1438.

[33] SU E, LIN E. Data validity issues in critical care ultrasound, will they sink the ship? [J]. Pediatr Crit Care Med, 2020, 21(4): 401-402.

[34] STOWELL J R, KESSLER R, LEWISS R E, et al. Critical care ultrasound: a national survey across specialties [J]. J Clin Ultrasound, 2018, 46(3): 167-177.

[35] LAUERMAN M H, HAASE D J, TEETER W, et al. Surgical intensivist-led training in critical care ultrasound improves performance [J]. Am Surg, 2021, 87(8): 1238-1244.

第十五章　重 症 康 复

第一节　重症患者接受体外生命支持期间的康复治疗

ICU 获得性衰弱（intensive care unit acquired weakness，ICU-AW）是危重疾病的严重后遗症之一，并且可能在原发病得到改善后仍长期持续存在。与心肺衰竭患者神经肌肉功能障碍相关的因素包括人工气道机械通气、使用镇静药物和皮质类固醇。除上述因素外，卧床不动是一个重要且有干预可能的因素。即使是健康受试者，持续的每周卧床休息都会造成高达 5% 的下肢肌肉力量损失。

随着越来越多的研究强调早期识别和干预引起 ICU-AW 的潜在危险因素，以及参与早期康复治疗的益处，重症医学已经发生了治疗模式的转变。大量研究证实，在重症患者中实施早期康复锻炼不仅是安全可行的，而且能够缩短 ICU 和住院时间、减少谵妄的发生和缩短机械通气时间。重症患者早期康复已经逐渐成为重症患者标准化治疗的重要组成之一。

随着体外生命支持（extracorporeal life support，ECLS）的广泛应用，人们越来越关注早期康复锻炼是否能够或应该被推广给这一类有更大风险发展为 ICU-AW 的患者。由于存在心脏和呼吸功能不全的极端情况，这类人群通常被认为病情太不稳定而无法进行物理锻炼。然而，由于 ECLS 有可能提供足够的血流动力学和呼吸支持，因此现在有更多机会让这些患者参与积极的物理治疗和早期活动，相关的研究也越来越多。最先是个别病例报告和小型病例系列研究报道了在体外膜氧合（extracorporeal membrane oxygenation，ECMO）患者中开展早期康复的可行性和安全性。随后又涌现出一些证据等级较高的研究，但大部分都是回顾性队列研究，仅有个别小型随机对照研究。

关于 ECLS 患者康复锻炼的大部分数据集中在对 ECMO 患者的研究中。由于接受 ECMO 治疗的心源性休克患者往往疾病更重，且潜在的预后往往不确定，因此针对这类患者的研究大部分为小型病例系列研究和病例报告，研究证据级别比较低。其次，呼吸 ECMO 的运行时间往往比心脏 ECMO 运行时间更长，有更多机会开展康复治疗。虽然应谨慎将此类数据扩展到接受机械循环支持的心脏疾病人群，但来自呼吸衰竭 ECMO 人群的数据仍是可以提供大量信息的。结合最近发表的文献研究结果，本文旨在探讨目前对接受 ECLS 的患者开展早期康复的最新进展，包括可能的获益患者人群、回路特定因素，以及潜在的风险和禁忌证。

一、选择合适的 ECLS 患者进行物理康复治疗

既往有研究人员已经证实在 ECMO 患者中进行早期康复锻炼是安全和可行的。一些接受 ECLS

支持的患者可能比其他患者受益更多。例如，由于维持身体状况是患者获得移植候选资格的重要条件，早期活动可能对等待心脏或肺移植的患者更加有益。让危重患者参与积极的物理治疗和早期活动必然涉及减少镇静甚至采取清醒 ECMO 拔除气管插管，而清醒、拔管和移动策略是否可以应用于任何特定患者通常取决于潜在疾病的严重程度和所需的外界支持条件。此外，早期康复是否优于常规护理，哪些患者可能从早期康复中获益或受到伤害，以及哪些患者特征最有可能预测早期康复的成功实施，这些都是正在开展的研究方向。

确定早期活动的适当性取决于以下几个因素：机械支持的目的是过渡到患者康复（bridge to recovery，BTR）还是过渡到患者移植（bridge to transplantation，BTT）、ECMO 插管的位置、患者疾病的严重程度及他们能够参与物理治疗的能力等。积极的物理治疗越来越被认为有利于接受 ECMO 的 BTT 患者。最近一项针对 121 名 ECMO BTT 患者的队列研究发现，步行是移植成功的独立预测因子（*OR* 7.6，95%*CI* 2.2～26.6，P=0.002）。其研究除证明了安全性和可行性外，仍然缺乏早期活动对因为急性疾病需要 ECMO 支持患者的影响的数据。纽约长老会医院 Abrams 等研究回顾性分析了从 2009 年 4 月至 2020 年 1 月期间 177 名（117/511，35%）接受主动物理治疗的 ECMO 支持患者，包括 124 名（70%）BTT 患者和 53 例（30%）BTR 患者。这 177 名患者进行了 2706 次积极的物理治疗，其中 138 名患者（78%）实现了下床活动。108 名（61%）患者下床走动 1284 次，其中有股部血管置管的 34 人活动了 250 次。移植过渡支持（*OR* 17.2，95%*CI* 4.12～72.1）、V-V ECMO（*OR* 2.83，95%*CI* 1.29～6.22）、较晚的置管时间（*OR* 1.65，95%*CI* 1.37～1.98）和较高的 Charlson 合并症指数（*OR* 1.53，95%*CI* 1.07～2.19）与实现下床物理治疗的概率增加相关，而人工气道机械通气（*OR* 0.11，95%*CI* 0.05～0.25）和股部血管置管（*OR* 0.19，95%*CI* 0.04～0.92）与进行离床活动的概率降低有关。物理治疗过程中不良事件发生率约 2%。

这项研究是目前关于 ECMO 支持期间早期康复研究里纳入人数最多的，有 177 名患者参加了超过 2 700 次物理治疗，其中站立或更大程度的活动占所有治疗的 85%，近 50% 患者实现了离床步行。间质性肺病是 BTT 组最常见的呼吸衰竭病因（51%），急性呼吸窘迫综合征（acute respiratory distress syndrome，ARDS）（60%）是 ECMO 作为 BTR 最常见的适应证。与 BTT 患者相比，BTR 患者的疾病严重程度评分更高。85% 的 BTR 患者在 ECMO 开始前接受人工气道机械通气，而 BTT 患者只有 32%。BTR 患者通常需要深度镇静和神经肌肉阻滞来优化气体交换和呼吸力学，这些情况导致在 BTR 患者中开展主动物理治疗变得更加困难，更不用说下床活动了，且这些影响在研究开展的最初几年尤为突出。这也反映了对 BTR 患者进行任何主动物理治疗的比例相对较低的原因。另外，与 BTT 相比，BTR 患者 ECMO 的运行时间更短，意味着在这些患者清醒且 ECMO 运转的时间窗内让这些患者活动的机会更有限。这也让临床医师对预计不需要长期 ECMO 维持的 BTR 患者开展早期下床活动的必要性提出了质疑。

另外值得注意的是，整个队列中 64%（BTR 的 83%）的初始配置是 V-V ECMO，而其余患者为 V-A ECMO 支持。在 BTT 组中，V-V ECMO（*OR* 2.77，95%*CI* 1.18～6.48）、使用人工气道机械通气（*OR* 0.10，95%*CI* 0.04～0.26）和股动脉插管（*OR* 0.13，95%*CI* 0.02～0.79）都与下床物理治疗显著相关。在 BTR 组中，年龄较大（*OR* 1.10，95%*CI* 1.03～1.18）和人工气道机械通气（*OR* 0.08，95%*CI* 0.01～0.62）是重要影响因素。BTT 组中与 V-V ECMO 相关的较高的下床活动概率反映了

单纯由于气体交换障碍接受 ECMO 而心脏功能充分保留的患者可能更适合下床活动。由于 BTR 组患者 80% 以上均采用 V-V ECMO，因此未见到 ECMO 模式对下床活动成功率的影响（*OR* 0.40，95%*CI* 0.02～0.84）

此研究的排除标准也可以为我们在选择患者时提供参考，包括大量出血、不稳定的心律失常、尽管使用大剂量血管活性药物但血流动力学仍不稳定的、严重的低氧血症、使用镇静剂或神经肌肉阻滞剂使患者无法积极参与主动运动的。

二、ECLS 患者康复的时机选择

目前指南还未对 ECLS 患者开展康复锻炼甚至下床活动的时机进行明确界定。澳大利亚和新西兰重症研究中心对此开展过一个随机对照研究，该研究旨在明确与标准实践相比，在 ECMO 72h 内进行早期体能训练是否可行，且能否改善患者的肌肉力量和功能状态。尽管与常规治疗组相比，早期康复治疗组在 ECMO 持续时间、机械通气时间、ICU 或住院时间、ICU 再入住率和死亡率方面没有差异，但早期干预组幸存者出院时的功能恢复有所改善，两组功能评分分别为 6 和 5，*P*＝0.027。干预组达到可以完全独立完成洗澡、穿衣、如厕、排便和进食的水平。干预组有 1 名（10%）患者转入康复机构，而标准护理组有 5 名（50%）患者，*P*＝0.11。由于此研究仅纳入了 20 名 ECMO 患者，且计划纳入的 4 个研究中心中的 1 个中心因为没有足够人力而无法参加，因此其研究结果具有局限性，无法代表整体 ECMO 患者特点，仍然需要进一步的大规模研究来明确 ECMO 期间康复治疗的时机和有效性。同时值得注意的是，这一研究中除了 2 个患者是为了过渡到左心辅助装置，其他都是 BTR，证明早期康复在 BTR 患者中也是安全可行的，尽管其有效性有待进一步确定。

三、血管置管策略

ECLS 患者的物理锻炼应考虑到插管策略的各个方面，尤其是血管内插管扭转和移位的风险。上半身插管包括用于 V-V ECMO 的双腔插管或用于 V-A ECMO 的上半身动脉和颈内静脉插管。与传统采取股动静脉插管相比，它可以增加患者活动能力、减少 ICU 获得性衰弱、缩短机械通气天数、减少镇静、更早启动康复和更短的 ICU 停留时间。因此，上半身插管传统上被认为能够更加容易和更加安全地让患者开展活动锻炼。同时，关于早期康复治疗的可行性和安全性的早期研究大多数涉及 V-V ECMO，且多用上半身插管。

但股部血管插管并不是 ECMO 患者活动的禁区。在马里兰大学医学中心（University of Maryland Medical Center，UMMC），由于主要的血管通路为股部血管插管，因此在 2014 年该中心开发并全面实施了包括物理治疗师、ICU 医师、护士、灌注师和外科医师在内的团队协作，目标是在医疗条件允许的情况下为每位 ECMO 支持的患者提供早期康复服务。他们回顾性分析了在 UMMC 接受 V-A ECMO 和 V-V ECMO 支持的患者进行康复锻炼的可行性和安全性。该研究显示在 ECMO 支持的 254 名患者中，167 名患者（66.7%）在 ECMO 支持下共接受了 607 次物理治疗。在这个队列中，134 名患者（80.2%）在物理治疗干预期间至少有一根股部血管插管。167 名患者中的 66 名（39.5%）接受了双侧股血管插管，44 名（26.3%）接受了 V-A ECMO，仅有 5 例病例使用了双腔导管。25 名患者（15%）

（13 名双侧股血管插管病例）参加了站立或步行活动。109 名患者康复，其中 75 名（68.8%）ECMO 患者成功出院至康复机构；26 名患者（23.8%）回家。因涉及 2 次心律失常发作和 1 次低血压事件（<0.5%）而中断了治疗过程 3 次，但当天恢复了活动和锻炼，未报告重大事件。但我们应注意到这篇研究中只有 4 名股部血管插管患者下地行走了，这可能还是会让我们对股部血管插管的 ECMO 患者下地活动的安全性产生怀疑。

Abrams 等的研究无疑证明了股部血管插管与下床活动减少有关，更重要的是它验证了有股部血管插管（包括股动脉置管）的患者仍然是可以下地行走的。其研究在总共进行的 2 706 次主动物理治疗（BTT n=2486，BTR n=220）中，每位患者治疗的中位数为 8 次（IQR，2～21），BTT 的治疗次数明显多于 BTR 患者。138 名（78%）患者达到 ICU 移动量表（The ICU Mobility Scale，IMS）≥4，共 2298 个疗程（占所有疗程的 85%）。BTT 患者下床活动的速度明显快于 BTR 患者（1 天 *vs.* 3 天）。61% 的患者（n=108；BTT n=95，BTR n=13）下地行走，共进行了 1284 次（占所有疗程的 47%），每位患者的平均最大步行距离为 113（IQR，40.5～244）m。以上研究也表明通过多学科协作和精准的治疗方案，比起患者疾病本身特点，置管位置已不再是严重影响 ECMO 期间实施康复锻炼的决定性因素。同时这一结果也提醒我们，当在制定 ECMO 患者早期康复方案的时候，还应注意到不同患者可能存在的活动强度的差异。

除了插管策略外，还必须考虑移动 ECMO 设备本身（包括离心泵、膜肺、气源、控制台、管道）的能力。体外回路的进步，包括越来越紧凑的带有集成泵、膜肺和控制台的回路，使 ECMO 患者的活动和行走变得更加容易。

综上所述，在合适的 ECLS 支持患者中开展早期康复治疗是可行且有效的。尽管上半身插管的安全性更高，但现有研究提示股动静脉插管安全性也是可以接受的，甚至可以开展下床活动。对 ECLS 患者进行早期康复锻炼需要包括康复治疗师、ICU 医师等在内的多学科协作，且目前仍然缺乏大量随机对照研究来进一步证实其有效性和最佳实施方案，以期达到最大风险效益比，这也是今后值得我们进一步努力的方向。

（河南省人民医院　邵换璋）

参 考 文 献

［1］HERRIDGE M S, TANSEY C M, MATTE A, et al. Functional disability 5 years after acute respiratory distress syndrome [J]. N Engl J Med, 2011, 364: 1293-1304.

［2］NEEDHAM D M. Mobilizing patients in the intensive care unit: improving neuromuscular weakness and physical function [J]. JAMA, 2008, 300: 1685-1690.

［3］BERG H E, LARSSON L, TESCH P A. Lower limb skeletal muscle function after 6 wk of bed rest [J]. J Appl Physiol (1985), 1997, 82: 182-188.

［4］WALDAUF P, JIROUTKOVA K, KRAJCOVA A, et al. Effects of rehabilitation interventions on clinical outcomes in critically ill patients: systematic review and meta- analysis of randomized controlled trials [J]. Crit Care Med, 2020, 48(7): 1055-1065.

［5］DEL SORBO L, CYPEL M, FAN E. Extracorporeal

life support for adults with severe acute respiratory failure [J]. Lancet Respir Med, 2014, 2: 154-164.

[6] ABRAMS D, JAVIDFAR J, FARRAND E, et al. Early mobilization of patients receiving extracorporeal membrane oxygenation: A retrospective cohort study [J]. Crit Care, 2014, 18(1): R38.

[7] FUEHNER T, KUEHN C, HADEM J, et al. Extracorporeal membrane oxy- genation in awake patients as bridge to lung transplantation [J]. Am J Respir Crit Care Med, 2012, 185: 763-768.

[8] WELLS C L, FORRESTER J, VOGEL J, et al. Safety and feasibility of early physical therapy for patients on extracorporeal membrane oxygenator: University of Maryland Medical Center Experience [J]. Crit Care Med, 2018, 46(1): 53-59.

[9] ECMO-PT STUDY INVESTIGATORS, INTERNATIONAL ECMO Network. Early mobilisation during extracorporeal membrane oxygenation was safe and feasible: a pilot randomised controlled trial [J]. Intensive Care Med, 2020, 46(5): 1057-1059.

[10] HAYES K, HOLLAND A E, PELLEGRINO V A, et al. Early rehabilitation during extracorporeal membrane oxygenation has minimal impact on physiological parameters: a pilot randomised controlled trial [J]. Aust Crit Care, 2021, 34(3): 217-225.

[11] WEILL D, BENDEN C, CORRIS P A, et al. A consensus document for the selection of lung transplant candidates: 2014——an update from the pulmonary transplantation council of the international society for heart and lung transplantation [J]. J Heart Lung Transplant, 2015, 34: 1-15.

[12] DOWNEY P, RAGALIE W, GUDZENKO V, et al. Ambulatory central veno-arterial extracorporeal membrane oxygenation in lung transplant candidates [J]. J Heart Lung Transplant, 2019, 38(12): 1317-1319.

[13] ABRAMS D, MADAHAR P, ECKHARDT C M, et al. Early mobilization during extracorporeal membrane oxygenation for cardiopulmonary failure in adults: factors associated with intensity of treatment [J]. Ann Am Thorac Soc, 2022, 19: 90-98.

[14] BISCOTTI M, BACCHETTA M. The “sport model”: extracorporeal membrane oxygenation using the subclavian artery [J]. Ann Thorac Surg, 2014, 98: 1487-1489.

[15] CHICOTKA S, ROSENZWEIG E B, BRODIE D, et al. The “central sport model”: extracorporeal membrane oxygenation using the innominate artery for smaller patients as bridge to lung transplantation [J]. ASAIO J, 2017, 63: e39-44.

[16] HODGSON C L, STILLER K, NEEDHAM D M, et al. Expert consensus and recommendations on safety criteria for active mobilization of mechani-cally ventilated critically ill adults [J]. Crit Care, 2014, 18: 658.

[17] ABRAMS D, JAVIDFAR J, FARRAND E, et al. Early mobilization of patients receiving extracorporeal membrane oxygenation: a retrospective cohort study [J]. Crit Care, 2014, 18: R38.

[18] LEHLE K, PHILIPP A, HILLER K A, et al. Efficiency of gas transfer in venovenous extracorporeal membrane oxygenation: analysis of 317 cases with four different ECMO systems [J]. Intensive Care Med, 2014, 40: 1870-1877.

[19] ABRAMS D, COMBES A, BRODIE D. Extracorporeal membrane oxygenation in cardiopulmonary disease in adults [J]. J Am Coll Cardiol, 2014, 63: 2769-2778.

第二节 预防新冠后遗症重症监护病房可以做些什么

随着患者群体的不断扩大，全社会对于新冠后遗症患者康复的评估、管理及预后引起广泛关注。本文总结了新型冠状病毒（简称新冠病毒）感染患者在重症监护病房（intensive care unit，ICU）中接受早期康复的最新进展，并希望能够建立完善的多学科、多维度康复模式，以提高新冠后遗症患者康复治疗的有效性。

一、认识新冠后遗症

自 2019 年底新型冠状病毒进入我们的生活，它影响并威胁着数以亿计人的健康。近三年来，对于新型冠状病毒感染的预防和治疗已经形成了规范化的治疗准则。但是随着从急性感染中恢复的患者越来越多，我们发现大流行后的另一场大流行正悄然而至——“新冠长期症状”，也称为新型冠状病毒感染急性后遗症（简称新冠后遗症），即一部分新冠病毒感染者感染后伴随着一些长期不适症状。目前对新冠后遗症医学界还没有公认统一的临床定义，美国疾病控制与预防中心的指南对此的定义为：感染新冠病毒 4 周后仍然持续存在的，或新发的、或复发的健康问题。世界卫生组织则把新冠后遗症的定义时间延长至 12 周。新冠后遗症流行病学报道在各国不尽相同，据报道我国的新冠后遗症发生率为 49%～76%，美国为 16%～53%。美国的一项研究显示，新冠后遗症导致全因死亡风险显著增加。新冠后遗症已经变成全球普遍的公共卫生问题。

目前学术界普遍认为，新冠后遗症与新冠病毒在急性感染后潜伏在各组织中形成慢性感染，以及由感染引发的自身免疫反应有关。新冠后遗症涉及 200 多种不同症状，常见的有疲劳、认知功能障碍、嗅觉和味觉丧失、气促、咳嗽、焦虑、抑郁等。不同患者可罹患至少 2 种，甚至数十种症状。正因如此，新冠后遗症的相应诊断及治疗需要医疗体系内部高效协调，并呼吁成立新冠后遗症诊所以应对日益增加的新冠后遗症卫生服务需求。

二、ICU 中新冠病毒感染患者的早期康复

（一）ICU 是新冠后遗症患者的早期康复场所

ICU 不仅是救治重症新型冠状病毒感染的主战场，也是预防新冠后遗症的早期康复场所。虽然新冠后遗症在未接受住院治疗的轻症及无症状感染者中同样存在，但 ICU 幸存者往往更容易出现并且更加严重。例如，发生肺 CT 及肺功能异常的概率更高、心血管事件风险显著增加等等。需要气管插管行机械通气的患者中 98% 报告了持续存在的症状，其中最常见的是神经精神和肌肉骨骼症状。重症监护病房后综合征（post-Intensive Care Syndrome，PICS）与新冠后遗症有着明显的重合，如呼吸困难、认知功能障碍、慢性疼痛、疲劳、抑郁、睡眠紊乱、运动功能障碍等。多年来针对 PICS 形成的 ICU 护理模式为新冠后遗症的防治提供了框架。研究表明，ICU 早期康复治疗可以显著改善患者的日常生活活动、运动功能、住院时间和机械通气时间，改善患者的功能结局，并且对于危重患者是安全可行的。

（二）新冠后遗症风险因素

欧洲呼吸学会（European Respiratory Society，ERS）采取的基于系统的文献检索确定的新型冠状病毒感染患者的年龄、疾病严重程度（氧合指数、呼吸机支持模式、急性呼吸窘迫综合征和影像学表现等）和生物学参数（D- 二聚体、T 细胞计数、乳酸脱氢酶和白细胞介素 -6）是新冠后遗症中一氧化碳弥散量（肺功能检测中换气功能的衡量指标之一）异常和肺纤维化发生的最佳预测因子。另一项关于新冠后遗症风险因素的研究指出，女性、肝脏疾病、既往高血压和住院时间与新冠后遗症风险增加相关。确定新冠后遗症风险因素，对高危人群进行筛选并进行强化的针对性的防治措施可提高新冠后遗症预防的有效性。

（三）多学科参与的 ICU 早期康复

1．物理康复　对入住 ICU 的新型冠状病毒感染患者进行物理康复治疗是预防并发症、促进患者康复的必要策略。

（1）功能康复：重症患者可采用俯卧或半卧位、适度头部抬高、肢体活动及床上和床边的坐姿和站姿进行呼吸训练。虽然对于新型冠状病毒感染患者进行被动的早期活动是否有益尚无文献报道，但基于以往 ICU 中镇静患者的早期康复经验，新型冠状病毒感染重症患者可接受被动活动进行早期康复训练从而预防新冠后遗症。神经肌肉电刺激（neuromuscular electrical stimulation，NMES）长期以来一直被用作治疗肌肉无力的方法，针对特定肌群的 NMES 可有效改善患者肌肉体积及力量、缩短机械通气时间、预防深静脉血栓形成。一项使用咽神经电刺激（pharyngeal electrical stimulation，PES）成功治疗插管引起的严重神经源性拔管后吞咽困难的病例报告中提出，PES 可能有助于 ICU 获得性吞咽功能障碍患者的治疗并缩短住院时间。此外功能性电刺激脚踏车训练，即对下肢肌肉进行协调刺激使卧床患者产生骑自行车的运动，可产生较大的运动强度，能满足针对心血管、认知功能和活动能力修复的康复需求。

（2）肺康复：ICU 中的早期肺康复需要谨慎考虑，因为有产生气溶胶的风险。医护人员应在采取完善的个人防护前提下开始进行必要的活动。ICU 内可采取的肺康复形式有胸部理疗、肺复张、声门下分泌物的吸引、体位引流等。但需要患者病情相对稳定时才能开始进行康复干预。对于出现高热、呼吸困难加重、呼吸频率＞30 次 / 分、氧疗时脉搏血氧饱和度＜93% 或无创通气期间需要吸入氧浓度＞50%、呼气末正压＞10cmH_2O、呼吸窘迫、高血压、心动过缓或心动过速、并发心律失常、休克、深度镇静或 24～48h 有影像学病变进展（＞50%）的患者，应停止肺康复治疗。

（3）认知康复：已知早期神经康复可改善脑损伤后意识障碍患者的预后。神经康复主要包括连续性的神经反应评估及制定个性化的康复方案，如运动锻炼、口腔护理、视觉刺激、情景模拟及药物干预（神经兴奋剂）等。一项回顾性研究共纳入 26 名 ICU 内严重新型冠状病毒感染患者在停止镇静后意识恢复受损的患者，所有患者均接受了早期神经康复，其中 12 名（57%）患者在出院前恢复到最低意识状态（minimally conscious state，MCS）或者更好。进一步亚组分析发现，26 名患者中 MCS 组与意识障碍未恢复组（植物状态 / 无反应觉醒综合征，vegetative state/unresponsive wakefulness state，VS/UWS）相比，在镇静镇痛药物、神经兴奋剂、神经肌肉阻滞剂的应用及炎症反应程度上有显著差异。表明 ICU 内镇静镇痛等上述药物的使用可能对新型冠状病毒感染患者的神经系统预后产生影响，尚需更多的研究数据支持。

此外一项回顾性分析结果表明，早期气管切开（＜10 天）可显著减少机械通气及住院时间，并且在一定程度上减少镇静药物的应用，对患者的恢复有着积极作用。

2．药物预防　有报告提出白细胞介素 -6（Interleukin 6，IL-6）与新冠后遗症的神经系统症状（如长期疲劳、睡眠困难、抑郁和焦虑等）有关。针对 IL-6 的靶向用药托珠单抗在临床中应用于新型冠状病毒感染患者的治疗中，被证明可降低住院患者的不良结局风险及继发感染风险。表明托珠单抗对预防新冠后遗症可能有益，但需要更多的证据支持，临床应谨慎使用。

ICU 患者通常会出现营养摄入不均衡、营养不良的问题，与重症患者不良预后有关。维生素及微量元素的缺乏会对感染中的免疫系统的激活产生负面影响。如维生素 C 可调节适应性免疫系统并通过多种机制减轻炎症反应。同样其对预防新冠后遗症也可能有积极影响，比如认知功能的改善。因此，对 ICU 患者需要制定个体化的营养支持方案，以改善重症患者的不良预后。

世界卫生组织推荐将皮质类固醇常规应用于新型冠状病毒感染患者的治疗中，可显著降低住院死亡率。但是一项针对 104 名接受皮质类固醇治疗患者的多变量调整回归分析发现，皮质类固醇的使用对新型冠状病毒感染患者出院后的持续症状没有影响。

3．心理干预　ICU 患者本身面临极端的生理及心理压力，因疫情实行的封闭式管理使得其心理压力更大，产生焦虑、抑郁、既往精神疾病加重等不良的后果。对此采取视频探视及建立高效的沟通可有效降低患者的焦虑、抑郁情绪，有利于患者康复及提高护理质量。

三、新冠后遗症需要多学科、多维度的康复治疗

由于 ICU 资源紧张，新冠后遗症的防治应面向包括 ICU 出院后的所有新型冠状病毒感染患者。PICS 与新冠后遗症重叠的症状和同样的多学科护理需求使得 ICU 康复诊所和 PICS 防治框架为新冠后遗症管理提供了基础。欧美地区已经建立了多所专门的新冠后遗症诊所，由理疗师、康复心理学家、物理治疗师、职业治疗师、言语 - 语言病理学家以及药师组成。新冠后遗症诊所可以为新冠后遗症患者提供多维度的康复模式，以应对新的流行大潮。患者可以接受系统的诊断及规范的康复治疗，以最快的速度恢复日常的生活与工作。

所有新冠患者都有可能出现新冠后遗症，由于其复杂的致病机制、多种多样的临床表现为诊断和治疗带来了极大的困难。对危重症新型冠状病毒感染患者应采取跨学科的早期康复治疗以预防新冠后遗症，同时应完善新冠后遗症诊断及治疗模式，以妥善应对后疫情时代即将来临的新冠后遗症大流行。

（哈尔滨医科大学附属第二医院　白晶晶　王洪亮）

参 考 文 献

［1］HUANG C. 6-month consequences of COVID-19 in patients discharged from hospital: a cohort study [J]. Lancet, 2021, 397(10270): 220-232.

［2］HUANG L. 1-year outcomes in hospital survivors with COVID-19: a longitudinal cohort study [J]. Lancet, 2021, 398(10302): 747-758.

[3] HIRSCHTICK J L. Population-based estimates of post-acute sequelae of severe acute respiratory syndrome coronavirus 2 (SARS-CoV-2) Infection (PASC) prevalence and characteristics [J]. Clinical Infectious Diseases, 2021, 73(11): 2055-2064.

[4] LOGUE J K. Sequelae in adults at 6 months after COVID-19 infection [J]. JAMA Netw Open, 2021, 4(2): e210830.

[5] AL-ALY Z. High-dimensional characterization of post-acute sequelae of COVID-19 [J]. Nature, 2021, 594(7862): 259-264.

[6] LEDFORD H. Do vaccines protect against long COVID? What the data say [J]. Nature, 2021, 599(7886): 546-548.

[7] DEER R R. Characterizing long COVID: deep phenotype of a complex condition [J]. Ebiomedicine, 2021, 74: 103722.

[8] SONNWEBER T. Investigating phenotypes of pulmonary COVID-19 recovery: A longitudinal observational prospective multicenter trial [J]. Elife, 2022, 11: e72500.

[9] WIEMKEN T L, MCGRATH L J, ANDERSEN K M, et al. Coronavirus disease 2019 severity and risk of subsequent cardiovascular events [J]. Clin Infect Dis, 2023, 76(3): e42-e50.

[10] IRISSON-MORA I. Comparison between the persistence of post COVID-19 symptoms on critical patients requiring invasive mechanical ventilation and non-critical patients [J]. Plos One, 2022, 17(8): e273041.

[11] VRETTOU C S. Post-Intensive care syndrome in survivors from critical illness including COVID-19 patients: a narrative review [J]. Life (Basel), 2022, 12(1): 107.

[12] STUTZ M R. Early rehabilitation feasibility in a COVID-19 ICU [J]. Chest, 2021, 160(6): 2146-2148.

[13] ANTONIOU K M. European Respiratory Society statement on long COVID follow-up [J]. European Respiratory Journal, 2022, 60(2): 2102174. .

[14] TLEYJEH I M. Prevalence and predictors of post-acute COVID-19 syndrome (pacs) after hospital discharge: a cohort study with 4 months median follow-up [J]. Plos One, 2021, 16(12): e260568.

[15] BURGESS L C. Effect of neuromuscular electrical stimulation on the recovery of people with COVID-19 admitted to the intensive care unit: a narrative review [J]. Journal of Rehabilitation Medicine, 2021, 53(3): m164.

[16] TRAUGOTT M. Successful treatment of intubation-induced severe neurogenic post-extubation dysphagia using pharyngeal electrical stimulation in a COVID-19 survivor: a case report [J]. J Med Case Rep, 2021, 15(1): 148.

[17] DELEY G. Early rehabilitation in ICU for COVID-19: what about FES-cycling? [J] Critical Care, 2021, 25(1): 94.

[18] BATTAGLINI D. Chest physiotherapy: an important adjuvant in critically ill mechanically ventilated patients with COVID-19 [J]. Respir Physiol Neurobiol, 2020, 282: 103529.

[19] GURIN L. Early neurorehabilitation and recovery from disorders of consciousness after severe COVID-19 [J]. Neurocritical Care, 2022, 36(2): 357-371.

[20] EVRARD D. Tracheostomy in COVID-19 acute respiratory distress syndrome patients and follow-up: a parisian bicentric retrospective cohort [J]. Plos One, 2021, 16(12): e261024.

[21] KAPPELMANN N. Interleukin-6 as potential mediator of long-term neuropsychiatric symptoms of COVID-19 [J]. Psychoneuroendocrinology, 2021, 131: 105295.

[22] MOTTI M L. The role of nutrients in prevention, treatment and post-coronavirus disease-2019 (COVID-19) [J]. Nutrients, 2022, 14(5): 1000 .

[23] CHAN S K A. No impact of corticosteroid use during the acute phase on persistent symptoms post-COVID-19 [J]. Int J Gen Med, 2022, 15: 6645-6651.

[24] ROSE L. Communication and virtual visiting for families of patients in intensive care during the COVID-19 pandemic: a uk national survey [J]. Ann Am Thorac Soc, 2021, 18(10): 1685-1692.

[25] PARKER A M. Addressing the post-acute sequelae of SARS-CoV-2 infection: a multidisciplinary model of care [J]. Lancet Respir Med, 2021, 9(11): 1328-1341.

[26] PHILLIPS S. Confronting our next national health disaster-long-haul covid [J]. N Engl J Med, 2021, 385(7): 577-579.

第三节　重症患者早期动员和康复的优化策略

研究表明，ICU 获得性衰弱（intensive care unit acquired weakness，ICU-AW）常与患者较差的长期生存率、身体功能和生活质量下降有关。目前多数指南建议对重症患者进行早期动员和康复，尽管有一些证据和指南的支持，但 ICU 患者运动康复的实施情况并不理想。我们仍需要进一步研究干预的最佳时机、类型和治疗剂量，以及它们对患者长期结局的影响。本文提出了帮助 ICU 临床医师优化患者早期康复的 10 个策略，目的是为在 ICU 中实施早期康复提供指导，优化其安全性和有效性，以改善患者的体验和预后。

一、创建具备带头人的多学科团队

重症患者早期康复是一项综合的干预工作，需要多学科团队的协作，而不仅仅是运动训练。早在 2009 年英国国家卫生与临床优化研究所在重症患者康复指南中就提出，需要重症医学及康复专业医护人员共同完成对患者康复需求的评估。一项来自澳大利亚的关于重症患者早期康复的多学科实践指导中也提出，在 ICU 中由医护和康复治疗等人员组成的多学科团队策略可降低不良反应的发生率。近期发表的一项研究也显示，针对不同的患者应制定个体化的康复训练方法，而早期加强多学科协作并提供个性化的动态康复计划，对重症患者的康复是非常有利的。因此，建议在 ICU 中采取包括康复专业人员在内的多学科团队协作的康复策略。

早期康复在具备优先考虑并重视康复干预理念的 ICU 中更易获得成功。学科带头人可利用领导力和沟通技巧来帮助发展这种理念，以教育、培训、协调和促进患者运动康复；同时他们可领导团队成员重视安全和实用技能，从而提高团队的信心和能力。

二、建立更完善的结构化质量改进标准

对重症患者启动早期康复存在很多障碍，而 Needham 等提供了一种结构化质量改进方法，可以极大地促进重症患者的早期动员和康复的成功实施。这种质量改进的方法包括 4 个步骤：①总结证据，如通过查阅文献筛选能够改善患者预后的干预措施，选择其中效益最大、实施障碍最低的干预措施，将干预措施转化为行为；②识别执行过程中的障碍，如镇静过深或缺乏设备；③建立实施指标，如镇静目标、患者运动强度和频率；④通过适当参与、教育、执行和评估，确保所有符合条件的患者

都能接受这种干预性治疗。

三、明确实施障碍和促进因素

ICU患者的早期康复是安全、可行和有益的。然而，将早期康复作为重症患者常规临床治疗的一部分，对许多国家的医务人员来说仍然具有挑战性。Watanabe等研究发现，在纳入的177例患者中，116例患者（66%）在ICU第7天完成动员。动员障碍包括第1和第2天为循环状态，第3、4、5天为意识水平，第6和第7天为医务人员因素。多因素分析显示，患者意识水平（*OR* 0.38，*P*=0.01）、医务人员因素（*OR* 0.49，*P*=0.01）与动员显著相关。研究结果表明，ICU动员障碍可随着时间推移而改变。一项系统评价确定了早期康复的28个独特障碍，包括与患者相关的障碍（如生理不稳定，以及血管通路装置、导管和引流管等治疗设备）、结构障碍（如有限的人员和康复设备）、程序障碍（如缺乏协调和延迟筛选资格）和文化障碍（如以前的工作经验和ICU患者护理的优先事项）。

已有研究确定了早期康复遇到的各种障碍并讨论了克服这些障碍的策略，包括实施安全指南，应用新的适合ICU的康复设备，加强康复前的疼痛管理，调整镇静深度，对患者进行教育和鼓励，跨专业培训、教育和查房，以及纳入医师主导制度等。

四、加强多学科沟通交流

早期动员和康复计划所需的多专业团队的协同工作取决于最佳的沟通。一项回顾性研究显示，康复治疗前组织多学科交流会议，对常规护理的局限性及早期康复可能面临的障碍进行调查讨论，并提出改善的策略，对重症患者的康复是非常有利的。一个单中心循证实践项目研究表明，采用多学科方法实施早期动员方案后，在不增加人力资源的情况下，ICU患者的动员性得到了提高。

一项多国家、多中心的前瞻性随机对照临床试验研究结果发现，相较于常规护理对照组，早期康复干预组的治疗团队每天为每位患者投入最多15min的时间来进行跨专业沟通交流（早上分配目标，并进行闭环沟通），尽管两组物理治疗的总持续时间相同，但干预组在外科ICU的时间和总住院时间明显缩短，并且患者在出院时的功能独立性更强。Hermes等研究显示，不同专业人员对患者动员能力的评分不同，护士和医师对患者动员能力的估计明显低于理疗师。跨专业培训、查房和动员行动可以进一步提高重症治疗团队对动员知识的掌握和实践水平。

因此，我们建议ICU使用合适的多学科交流的框架结构来促进跨专业沟通，该结构应使用严格的动员算法和便利的跨专业沟通，以确保所有团队成员有机会提出问题，并使得康复目标和成果的信息能够在团队成员中及时不间断地更新和传递。

五、制定患者的个体化方案

鉴于患者住ICU前和转出ICU后各器官功能状态的巨大差异，以及ICU患者对于早期动员和康复的反应各不相同，因此应根据患者的具体情况，制定个性化的目标，而且多个ICU早期康复的随机对照研究均支持采用以目标为导向的早期个体化康复方案。

早期康复是基于体位、气道廓清、活动、运动（主动或被动）以及神经肌肉电刺激等技术手段来实现的，但是它有时候可能让患者疲倦、不舒适和面临自身功能受损的困难。因此，早期康复前一定要与患者（意识清醒状态下）及家属进行充分沟通和教育，这是此项措施得以顺利实施的基础。随着认知状态的改善，患者可能会对肌肉无力的严重程度感到震惊，在危重病的早期阶段，患者可能更倾向于关注多学科团队设定的短期目标（例如，坐在椅子上）。随着患者病情的进一步改善，他们可能会更多地参与目标设定和长期康复计划（例如，走更长的距离、坐在室外）。

六、采用安全有效的标准

目前许多研究已证明，ICU 患者在床上和下床动员是安全的，很少会发生严重事件，发生的大多数不良事件是短暂和良性的。为了能够在 ICU 环境中安全地进行早期康复活动，并将后遗症的风险降至最低，在康复干预之前对患者进行仔细评估至关重要。因此，为有利于重症患者早期康复的顺利实施，迫切需要提供一些安全有效的客观标准证明此类患者启动康复训练是安全合理的。

Hodgson 等提供了一个评估重症患者安全性的交通信号灯系统，该系统提供了跨越呼吸、血流动力学、神经系统和其他身体系统的特定标准，方便医师在患者个体动员和康复时参考。在该研究中，除血管活性药物水平外，所有能够进行康复的安全标准均已达成共识。研究还提出，经气管插管不是早期活动的禁忌证，吸入氧气浓度低于 60%、经皮血氧饱和度超过 90%，以及呼吸频率低于 30 次 / 分时进行康复被认为是安全的标准。在该系统中，“红灯”表示在康复过程中发生严重安全事件的可能性增加，需要有经验丰富的决策；“黄灯”表示应根据收益与风险进行评估的潜在风险；“绿灯”表示动员康复通常是安全的。

七、实施针对疼痛、镇静、谵妄和睡眠的集束化护理

ICU 早期康复包括疼痛、镇静、谵妄和睡眠管理，早期活动，心理干预，改善认知功能等多方面内容。ICU 早期康复管理是 ICU 集束化管理中重要组成部分，亦是减少谵妄天数的唯一干预措施。然而患者的药物镇静状态和谵妄状态是早期活动和康复的常见障碍之一，临床中仍有许多患者在没有深度镇静适应证的情况下被实施深度镇静。为确保获得 ICU 集束化策略的所有益处，应避免不必要、深度和长期的镇静，但是镇静水平不足也是此类实践中最常见的障碍之一。

临床指南认为疼痛、镇静、谵妄、睡眠管理和早期动员与康复密切相关。通过现有的循证实践（如指南所述）评估和管理这些问题，对于最大限度地提高患者参与康复的能力非常重要。

八、配备康复训练的必要设备

早期活动和康复的障碍可能包括 ICU 获得性衰弱、身体功能受损、创伤和肥胖。康复设备可以扩大治疗选择，增加患者的灵活性和活动强度，并降低工作人员受伤的风险。选择康复设备可能具有挑战性，重要的考虑因素包括设备成本 / 可用性、科室或患者之间共享设备的能力（包括感染控制因素），以及可用于患者康复和方便存储设备的物理空间。特定设备的循证支持仍需进一步论证，包括神经肌肉电刺激仪、床上脚踏车、站立床和其他设备。

九、评估最佳干预时机、干预类型和治疗剂量

在重症早期康复方面存在重要的知识空白，包括干预时机、治疗剂量和干预类型。关于干预时

机“早期”的定义尚不明确，一项前瞻性队列研究结果表明，在患者入住 ICU 48h 内开始康复干预，可以显著缩短患者最早离床时间，减少住 ICU 和总住院时间。而近年一项多中心的随机对照研究表明，对入住 ICU 72h 和气管插管 48h 内给予目标导向的早期康复干预的患者获益明显优于常规治疗对照组。一项回顾性研究结果表明，在入住 ICU 后 2 或 3 天内开始康复可能优于延迟康复。同时鉴于患者在开始机械通气后的 48h 就出现膈肌萎缩变薄，德国麻醉学和重症监护医学学会建议应在患者入住 ICU 72h 内进行早期康复干预。一个网络荟萃分析显示，在机械通气后 48～72h 开始动员可能是改善机械通气患者临床结果的最佳时机。因此，ICU 患者病情一旦相对稳定后应尽早启动早期康复方案，最好是在入住 ICU 72h 内，以便使患者最大程度地获益。

目前关于早期康复治疗剂量对 ICU 患者预后影响的研究很少。一项国际前瞻性队列研究观察外科重症监护病房患者动员治疗水平和持续时间对其独立生活能力丧失的影响，结果发现，在各个中心和患者之间，动员治疗剂量有很大的差异，这不能用患者的共病或疾病严重程度来解释。高动员剂量与出院风险降低相关［调整后 *OR*（a*OR*）0.21；95% 可信区间 0.09～0.50；$P<0.001$］，高动员剂量是患者出院后自主生活能力的独立预测指标。而最新发表的一项 mata 分析结果表明，接受低剂量早期康复干预（每周少于 5 天）可减少患者机械通气时间、住 ICU 和总住院时间，而接受高剂量早期康复干预（每周不少于 5 天）并未改善任何结果。此项结果表明，危重患者身体康复的剂量反应关系并不是线性的，更高剂量的康复治疗反而可能使患者获益减少。这项研究结果和其他几项研究结果相类似，例如，在脑卒中、肺康复和胸外科术后的患者中，高剂量的康复治疗并没有带来更好的结果。可能原因是在危重疾病中，训练反应所需的肌肉疲劳阈值较低，或训练反应受危重疾病引起的神经和肌肉变化的限制。因此，早期康复治疗剂量对 ICU 患者预后的影响仍有待进一步研究证实。

干预类型包括主动动员功能、床上踏板车、电肌肉刺激（有或没有被动 / 主动锻炼）、站立床和各种康复设备的使用。此外，每种干预类型的强度、持续时间和频率也都是重要的考虑因素。我们需要更多研究以进一步了解潜在的益处或危害。在此之前，临床医师的判断将发挥重要作用，并且必须根据患者个体差异和危重病不同阶段的动态变化进行调整。

十、评估结果和绩效

在 ICU 早期动员中需要采取适合 ICU 环境并与临床护理相结合的康复相关措施，以设定患者康复目标并跟踪其进展，将稀缺的康复资源分配给可能受益最大的患者，并对结构化质量改进计划进行评估，了解患者在危重病前的身体功能，同时患者自己的康复目标也是重要的参考因素。

总之，近 10 年来关于 ICU 早期动员的证据在不断发展，大型多中心试验也在逐步开展。未来，一方面我们需要在临床上重点关注重症患者早期动员和康复存在的障碍，考虑如何更好地优化康复策略以便使患者获益最大化；另一方面要不断完善关于干预时机、类型和治疗剂量的循证证据，特别是对于早期动员和康复能否影响患者远期预后值得进一步深入研究。

（吉林大学第一医院　卢俊英　张　东）

参考文献

[1] HODGSON C L, SCHALLER S J, NYDAHL P, et al. Ten strategies to optimize early mobilization and rehabilitation in intensive care [J]. Crit Care, 2021, 25(1): 324.

[2] WHITE C, CONNOLLY B, ROWLAND M J. Rehabilitation after critical illness [J]. BMJ, 2021, 373: n910.

[3] WANG Y T, LANG J K, HAINES K J, et al. Physical Rehabilitation in the ICU: A systematic review and meta-analysis [J]. Crit Care Med, 2022 , 50(3): 375-388.

[4] WALDAUF P, JIROUTKOVA K, KRAJCOVA A, et al. Effects of rehabilitation interventions on clinical outcomes in critically Ill patients: systematic review and meta-analysis of randomized controlled trials [J]. Crit Care Med, 2020, 48(7): 1055-1065.

[5] CHIARICI A, ANDRENELLI E, SERPILLI O, et al. An early tailored approach is the key to effective rehabilitation in the intensive care unit [J]. Arch Phys Med Rehabil, 2019, 100(8): 1506-1514.

[6] PARRY S M, NYDAHL P, NEEDHAM D M. Implementing early physical rehabilitation and mobilisation in the ICU: institutional, clinician, and patient considera-tions [J]. Intensive Care Med, 2018, 44(4): 470-473.

[7] WATANABE S, LIU K, MORITA Y, et al. Changes in barriers to implementing early mobilization in the intensive care unit: a single center retrospective cohort study [J]. Nagoya J Med Sci, 2021, 83(3): 443-464.

[8] ALAPARTHI G K, GATTY A, SAMUEL S R, et al. Effecti-veness, safety, and barriers to early mobilization in the intensive care unit [J]. Crit Care Res Pract, 2020, 2020: 7840743.

[9] LINKE C A, CHAPMAN L B, BERGER L J, et al. Early mobilization in the ICU: a collaborative, integrated approach [J]. Crit Care Explor, 2020, 2(4): e0090.

[10] HERMES C, NYDAHL P, BLOBNER M, et al. Assessment of mobilization capacity in 10 different ICU scenarios by different professions [J]. PLoS One, 2020, 15(10): e0239853.

[11] SCHALLER S J, ANSTEYM, BLOBNERM, et al. Early, goal-directed mobilisation in the surgical intensive care unit: a randomised controlled trial [J]. Lancet, 2016, 338(10052): 1377-1388

[12] CORNER E J, MURRAY E J, BRETT S J. Qualitative, grounded theory exploration of patients' experience of early mobilisation, rehabilitation and recovery after critical illness [J]. BMJ Open, 2019, 9(2): e026348.

[13] HODGSON C L, STILLER K, NEEDHAM D M, et al. Expert consensus and recommendations on safety criteria for active mobilization of mechanically ventilated critically ill adults [J]. Crit care, 2014, 18(5): 658.

[14] LINKE C A, CHAPMAN L B, BERGER L J, et al. Early mobilization in the ICU: a collaborative, integrated approach [J]. Crit Care Explor, 2020, 2(4): e0090.

[15] LANG J K, PAYKEL M S, HAINES K J, et al. Clinical practice guidelines for early mobilization in the ICU: a systematic review [J]. Crit Care Med, 2020, 48(11): e1121-1128.

[16] DING N, ZHANG Z, ZHANG C, et al. What is the optimum time for initiation of early mobilization in mechanically ventilated patients? a network meta-analysis [J]. PLoS One, 2019, 14(10): e0223151.

[17] SCHEFFENBICHLER F T, TEJA B, WONGTANGMAN K, et al. Effects of the level and duration of mobilization therapy in the surgical ICU on the loss of the ability to live independently: an international prospective cohort study [J]. Crit Care Med, 2021,

49(3): e247-e257.

[18] ZAYED Y, KHEIRI B, BARBARAWI M, et al. Effects of neuromuscular electrical stimulation in critically ill patients: a systematic review and meta-analysis of randomized controlled trials [J]. Aust Crit Care, 2020, 33(2): 203-210.

[19] PATON M, LANE R, PAUL E, et al. Mobilization during critical illness: a higher level of mobilization improves health status at 6 months, a secondary analysis of a prospective cohort study [J]. Crit Care Med, 2021, 49(9): e860-869.

第四节　神经肌肉电刺激在重症康复中的作用

随着重症医学技术的发展和进步，危重患者的存活率逐渐提高。然而，在危重患者生存率提高的同时，也发现了一些新的问题，如肌肉功能和力量丧失所导致的肌肉无力。神经肌肉电刺激（neuromuscular electrical stimulation，NMES）作为一种被认为可能更安全、便携的治疗技术，近年来在危重患者康复方面逐步得到应用，但尚未被广泛应用。

一、神经肌肉电刺激对于 ICU 获得性衰弱的影响

重症患者在重症监护病房（intensive care unit，ICU）期间易出现 ICU 获得性衰弱（ICU acquired weakness，ICU-AW），主要表现为脱机困难、轻瘫或者四肢瘫痪、反射减少和肌肉萎缩，这严重影响了患者的早期及长期预后。有研究表明，在进入 ICU 后的第一周，患者的肌肉容量损失约 11%，这种损失在多脏器功能衰竭患者中则更为明显。虽然进行早期主动肌肉训练可缓解 ICU-AW，但大部分重症患者在早期无法配合主动活动。NMES 可以起到改善或恢复被刺激肌肉和肌群自主运动的作用。

1. 刺激强度对预后的影响　2016 年 Fischer 等通过随机对照试验（randomized controlled trial，RCT），实施 NMES 干预组平均刺激强度 40mA，利用肌肉超声测量股四头肌肌层厚度来评估肌肉容量变化，同时结合 MRC 评价肌力，结果发现 NMES 干预组患者肌力恢复斜率比对照组高 4.5 倍，NMES 可以促进重症患者的肌肉力量恢复，但其对于肌肉容量的作用尚不明确。2019 年 Grunow 等研究了入院 72h 内序贯器官衰竭评估（sequential organ failure assessment，SOFA）评分≥9 患者的早期 NMES 和物理治疗，将队列分为有收缩反应和无收缩反应组（＞50% *vs.*≤50% 收缩反应），观察到无收缩反应患者的 SOFA 评分更高；患者对 NMES 表现出的不同收缩反应，似乎取决于疾病的严重程度，也与潜在的结局相关。既往大多数关于 NMES 的研究仅报告了 NMES 疗程次数及持续时间，而未提及成功转化为肌肉收缩的相对刺激量，而无效的刺激可能影响 NMES 的治疗效果。根据以往研究可以看出，NMES 在对于重症患者改善肌肉容量、肌力、功能恢复等方面存在争议。其结果存在差异的可能原因：NMES 的刺激强度对肌肉收缩的有效作用存在稀释效应；更高的刺激强度可以促进更多的肌肉收缩，从而改善患者预后。

近期的研究显示出了一些更加积极的结果。比利时鲁汶大学的一项研究纳入 50 名危重患者进行临床随机对照研究，通过实施 NMES 干预组平均强度为 75mA 的随机对照试验，利用超声、MRC、肌肉活检方式评估干预组的效果。结果发现，与对照组相比，干预组患者肌肉结构恢复明显，肌肉

容量保留更好，肌纤维向更大的 1 型和 2 型肌纤维转变，而肌力变化则无明显差异。这可能是由于 NMES 处理后第 7 天的观察时间窗过短，不足以引起肌力变化，提示在以后研究中应充分考虑 NEMS 的刺激强度和肌力时变性对结果的影响。从分子生物学角度分析，干预组与对照组相比，肌纤维倾向于向更大类型肌纤维转变，促进蛋白质合成 *MyHC-I* 基因的表达显著增加，促进蛋白降解基因 *atrogin-1* 和 *MURF-1* 的表达没有差异，表明 NMES 促进肌肉蛋白合成可能是改善肌肉容量保留的原因。另外，从安全性角度评估 NMES 应用，对照组与干预组活检结果显示炎症细胞浸润和肌细胞坏死没有区别，表明 NMES 没有加重危重患者肌肉坏死和炎症反应。这一临床研究从组织超声、分子生物及其安全性角度证明了 NMES 为预防 ICU 获得性衰弱带来了新的曙光，同时也提示我们 NEMS 的作用受到肌力时变性的影响，NMES 干预后观察时间窗过短可能不足以引起肌力变化。

2. 刺激频率对预后的影响 Poulsen 等的研究表明，脓毒性休克患者进入 ICU 的第一周内股四头肌容量明显减少，7 天内每天给予 60min 低刺激频率的 NMES 干预不能减少肌肉容量的损失。Rodriguez 等在 NMES 中采用高刺激频率，结果显示对严重脓毒症需要机械通气患者的肌肉无力有预防作用。从既往研究可以猜测，更高的刺激频率可能促进更多的肌肉收缩，从而改善患者预后。

近期 Righetti 等报道了 NMES 干预重症新型冠状病毒感染合并脓毒症和感染性休克急性期患者，发现 NMES 的康复治疗使患者的肌肉力量和功能得到了改善，且对肌肉容量具有潜在的保护作用。此研究与 Rodriguez 等的研究均表明，使用高刺激频率进行肌肉电刺激可能使患者获益。较高的刺激频率虽然可产生更大收缩力，但也更容易引发肌肉疲劳，已有研究对于刺激的最佳频率没有进行充分的探索，未来仍需要大型 RCT 研究进行支持。

3. 启动时机选择及联合应用对预后的影响 2019 年 Wollersheim 等的一项研究筛选入院 72h 内 SOFA 评分≥9 分的 50 例患者，结果发现与未接受 NMES 治疗相比，接受 NMES 治疗的脓毒症合并 ICU 获得性衰弱患者，在住 ICU 期间首次清醒、ICU 出院或 12 个月随访时肌力和功能并未得到改善，但可以改善肌肉容量。Fossat 等研究入住 ICU 中位数时间为 30h 的患者，接受 NMES 治疗的患者并未得到良好预后，分析其原因可能为联合床上脚踏车疗法加重了肌肉负担。既往研究结果之间存在差异可能为以下原因：①启动 NMES 的时间不同对结果有影响；② NMES 联合应用及其最佳联合方案可能影响效果。

Débora 等的研究将入 ICU48h 内 139 名机械通气患者分为早期活动（early mobilization，EM）组和 EM＋NMES 组，两组均每日接受 EM 治疗。分析表明 NMES 危重功能状态评分，EM＋NMES 组与 EM 组相比（EM＋NMES 组：EM 组相比），清醒第一天 22（15～26）：12（8～22），（$P=0.019$）；出 ICU 时 28（21～33）：18（11～26），（$P=0.004$）；出院时 33（27～35）：25（17～33），（$P=0.014$），均有所改善。另外，NMES＋EM 干预组可以缩短机械通气持续时间、住院时间、入 ICU 后第一次独立站立所需时间，降低 ICU-AW 发生率，改善肌力。与以往的研究相比，本研究启动 NMES 的时间为入 ICU48h。既往没有提及或者未达到成功转化为有效肌肉收缩的相对刺激量，而无效刺激可能稀释 NMES 的治疗作用，在此研究中疗程的 80% 时间窗会出现肌肉收缩，使用的最大刺激强度高达 120mA。这一研究证实，EM＋NMES 干预可改善危重患者神志清醒第一天、出 ICU 及其出院时功能状态，但未探索更长时间的预后效果。综合以上研究我们或许可以推测 NMES 实施时间更早、转化有效收缩时间窗更长、有效联合可能改善危重患者的功能状态。

4．意识状态对预后的影响　Routsi 等纳入了脑出血的危重昏迷患者，发现 NMES 干预可预防 ICU-AW 的发展，并缩短脱机时间。而对于有独立活动能力且意识清醒的 ICU 患者能否行 NMES 仍然存在争议，同时研究对象意识状态的不同稀释了以 MRC 为主要终点指标的 NEMS 治疗效果。一些学者认为，当患者的意识水平提高时，不应使用 NMES，患者可以进行自主活动。Bao 等研究了 65 例意识清醒且无中枢及周围神经损伤的患者，其中没有神经功能障碍的 ICU 患者可以在床上进行积极主动活动，而对清醒患者的肌力评价更加准确；最终发现对于清醒且可以床上 NMES 干预联合早期主动运动可以预防肌肉萎缩、改善肌力及其关节活动功能。该研究表明，NMES 或可增加主动运动患者的治疗效果。

二、小结与展望

近期一些高质量 RCT 研究表明，NMES 干预组相比对照组而言，可以改善患者肌肉萎缩、肌力及整体出院时的功能状态；NMES 在 ICU 获得性衰弱中的应用是安全、可行的。但目前国内外研究关于 NMES 对 ICU 获得性衰弱干预参数各不相同，进行干预的最佳时机及 NMES 最佳联合方案，都有待进一步论证。因此，为了规范 NMES 的临床应用，有待制定统一且最佳的标准。NMES 治疗仍需要更大样本量的临床试验研究，以明确干预细节、干预时间、联合其他方法的效果。

（河南省人民医院　秦秉玉　董　鑫　赵霞飞）

参考文献

［1］SEGERS J, HERMANS G, CHARUSUSIN N, et al. Assessment of quadriceps muscle mass with ultrasound in critically ill patients: intra- and inter-observer agreement and sensitivity [J]. Intensive Care Med, 2015, 41(3): 562-563.

［2］FISCHER A, SPIEGL M, ALTMANN K, et al. Muscle mass, strength and functional outcomes in critically ill patients after cardiothoracic surgery: does neuromuscular electrical stimulation help? The Catastim 2 randomized controlled trial [J]. Crit Care, 2016, 20: 30.

［3］GRUNOW J J, GOLL M, CARBON N M, et al. Differential contractile response of critically ill patients to neuromuscular electrical stimulation [J]. Crit Care, 2019, 23(1): 308.

［4］SEGERS J, VANHOREBEEK I, LANGER D, et al. Early neuromuscular electrical stimulation reduces the loss of muscle mass in critically ill patients - A within subject randomized controlled trial [J]. J Crit Care, 2021, 62: 65-71.

［5］POULSEN J B, MØLLER K, JENSEN C V, et al. Effect of transcutaneous electrical muscle stimulation on muscle volume in patients with septic shock [J]. Crit Care Med, 2011, 39(3): 456-461.

［6］RODRIGUEZ P O, SETTEN M, MASKIN L P, et al. Muscle weakness in septic patients requiring mechanical ventilation: protective effect of transcutaneous neuromuscular electrical stimulation [J]. J Crit Care, 2012, 27(3): 319. e1-8.

［7］RIGHETTI R F, GRAMS S T, COSTA W, et al. Neuromuscular electrical stimulation in patients with severe COVID-19 associated with sepsis and septic shock [J]. Front Med (Lausanne), 2022, 9: 751636.

[8] WOLLERSHEIM T, GRUNOW J J, CARBON N M, et al. Muscle wasting and function after muscle activation and early protocol-based physiotherapy: an explorative trial [J]. J Cachexia Sarcopenia Muscle, 2019, 10(4): 734-747.

[9] FOSSAT G, BAUDIN F, COURTES L, et al. Effect of in-bed leg cycling and electrical stimulation of the quadriceps on global muscle strength in critically ill adults: a randomized clinical trial [J]. Jama, 2018, 320(4): 368-378.

[10] CAMPOS D R, BUENO T B C, ANJOS J, et al. Early neuromuscular electrical stimulation in addition to early mobilization improves functional status and decreases hospitalization days of critically ill patients [J]. Crit Care Med, 2022, 50(7): 1116-1126

[11] ROUTSI C, GEROVASILI V, VASILEIADIS I, et al. Electrical muscle stimulation prevents critical illness polyneuromyopathy: a randomized parallel intervention trial [J]. Crit Care, 2010, 14(2): R74.

[12] HIROSE T, SHIOZAKI T, SHIMIZU K, et al. The effect of electrical muscle stimulation on the prevention of disuse muscle atrophy in patients with consciousness disturbance in the intensive care unit [J]. J Crit Care, 2013, 28(4): 536. e1-7.

[13] BAO W, YANG J, LI M, et al. Prevention of muscle atrophy in ICU patients without nerve injury by neuromuscular electrical stimulation: a randomized controlled study [J]. BMC Musculoskelet Disord, 2022, 23(1): 780.

第十六章 重症科研

第一节 脓毒症生物标志物研究进展

生物标志物可用于脓毒症的诊断、预后评估、早期识别、危险分层和合理治疗。在脓毒症研究中，研究者已经发现了一系列生物标志物，如急性相反应蛋白、细胞因子、损伤相关分子模式（damage-associated molecular patterns，DAMPs）、内皮细胞和血脑屏障标志分子、非编码 RNA（non-coding RNA，ncRNA）和微 RNA（microRNA，miRNA）、细胞膜表面分子、激素和肽类物质。这些生物标志物有助于预测脓毒症的发生、脓毒症相关器官功能障碍和脓毒症所致死亡。

一、急性相反应蛋白

血清穿透素 -3（PTX-3）是一种急性相反应蛋白，在病原体或炎症刺激下，巨噬细胞、树突状细胞、成纤维细胞和神经胶质细胞可快速分泌 PTX-3。有前瞻性研究分析了联合 PTX-3、IL-6、降钙素原和乳酸预测脓毒症或脓毒症休克的能力。研究发现，联合上述指标能准确预测脓毒症或脓毒症休克患者的 28 天全因死亡率，预测能力优于序贯器官功能衰竭（sequential organ failure assessment，SOFA）评分。补体激活是启动脓毒症炎症反应的关键环节，补体水平变化与脓毒症的发生和发展有密切关系。脓毒症并发弥散性血管内凝血患者补体 C3 水平更低；补体激活后形成的末端通路产物 SC5b-9 水平更高。根据 SC5b-9 水平对脓毒症分层，SC5b-9 最高水平组（＞501ng/ml）血小板减少最严重，患者死亡率最高（33%）。

二、损伤相关分子模式

DAMPs 是受损细胞或应激细胞释放的内源性危险分子。DAMPs 与模式识别受体（pattern recognition receptors，PRRs）相互作用激活固有免疫，促进脓毒症免疫反应。DAMPs 有助于机体防御反应，也可以促进病理性炎症反应。目前与脓毒症相关的 DAMPs 研究较多，如钙卫蛋白、中性粒细胞明胶酶相关脂质运载蛋白等。中性粒细胞和巨噬细胞发生细胞应激或细胞损伤时释放钙卫蛋白。脓毒症患者血浆钙卫蛋白水平高于外伤患者和其他疾病患者，脓毒症 30 天死亡患者的钙卫蛋白水平高于存活组。Larsson 等研究比较了钙卫蛋白和降钙素原预测脓毒症的能力，受试者操作特征曲线（receiver operator characteristic curve，ROC curve）结果显示钙卫蛋白曲线下面积（area under the curve，AUC）（0.79）明显高于降钙素原（0.49）。中性粒细胞明胶酶相关脂质运载蛋白（neutrophil gelatinase-associated lipocalin，NGAL）是一种脂质运载蛋白，生理状态下在中性粒细胞、肾、结肠、肺上皮细胞等低度表达，病理状态下是全身炎症及氧化应激的标志物。一项前瞻性研究纳入 14 名脓毒症患者和 16 名非脓毒症患者，分析 IL-6 和 NGAL 对脓毒症预后的预测效能。结果显示，脓毒症患者血清 IL-6 和 NGAL 水平高于非脓毒症患者；在脓毒症患者中，IL-6 水平下降与重症监护病房（intensive care unit，ICU）内存活相关；NGAL 水平升高提示预后不良。

三、内皮细胞与血脑屏障标志物

严重感染会时，一些蛋白质分子出现损伤与分解，导致内皮细胞和血脑屏障损伤。例如，紧密连接相关蛋白（Occludin，OCLN）释放入血，标志着内皮细胞和血脑屏障受损。对脓毒症死亡患者尸检发现，38% 患者脑组织微血管内皮细胞不表达 OCLN；高 SOFA 评分和降钙素原＞10μg/L 与血脑屏障损害相关；C 反应蛋白（C-reactive protein，CRP）值＞100mg/L 时小脑的血脑屏障损害更常见。有研究认为，发生脓毒症时，S100 钙结合蛋白 B（S100B）水平升高，与血脑屏障破坏、胶质细胞损伤和胶质细胞激活有关，可作为脑损伤标志物。

四、ncRNA 和 miRNA

ncRNA 由 DNA 转录，但不翻译成蛋白质。miRNA 是一种非编码小 RNA 分子，具有沉默 RNA 和调控转录后基因表达的功能。常有研究报道将二者作为脓毒症生物标志物。有研究显示，脓毒症患者外周血 ncRNA（lnc-MALAT1）和 miRNA（miR-125a）较健康对照组水平高，lnc-MALAT1 和 miR-125a 与急性生理和慢性健康评分（APACHE-II）评分、SOFA 评分、血肌酐、降钙素原、TNF-α、IL-1β、IL-6 和 IL-8 水平呈正相关。另外，lnc-MALAT1/miR-125a 比值可以预测脓毒症 28 天死亡率。有研究得出相似的结论，即 lnc-MALAT1 能够独立预测脓毒症诊断、疾病严重性和疾病预后。lnc-MEG3 作为另外一种 ncRNA 而也受到关注。研究数据表明，与健康对照组相比，脓毒症患者外周血 lnc-MEG3 表达增加，miR-21 表达下降，lnc-MEG3/miR-21 比值升高；lnc-MEG3 表达和 lnc-MEG3/miR-21 比值可以准确预测脓毒症发生，miR-21 能够预测脓毒症风险下降（AUROC 为 0.801）。一项关于非编码小 RNA 分子 miR-125a 和 miR-125b 的研究显示，外周血 miR-125a 和 miR-125b 水平增加，二者可以预测脓毒症发生风险，ROC 曲线下的面积（AUC）分别为 0.749 和 0.839。MiR-125b 上调与脓毒症严重程度相关，还与脓毒症死亡率上升相关。miR-126 对脓毒症诊断、脓毒症疾病严重程度和死亡率也有预测效能。一项研究纳入 208 例脓毒症患者，研究发现脓毒症患者 miR-126 水平升高，循环 miR-126 表达可以鉴别脓毒症（AUC 为 0.726）；另外 miR-126 表达与 APACHE II 评分、肌酐水平、CRP 水平正相关；miR-126 水平还可以预测脓毒症死亡率（AUC 为 0.619）。

五、细胞膜受体

细胞外分子刺激或结合细胞膜受体，下游启动细胞信号传导。CD13、CD64 和人类白细胞抗原（HLA-DR）均为细胞膜受体，外周血 CD13、CD64 和 HLA-DR 细胞膜分子的表达对预测脓毒症死亡率有较好的敏感度和特异度。脓毒症患者中性粒细胞 CD64（neutrophil CD64，nCD64）表达升高，nCD64 可用于区分脓毒症患者血培养是否为阳性，联合 nCD64 和 SOFA 评分能够有效预测脓毒症 28 天死亡率，AUC 为 0.91。髓样细胞表达激发受体（TREM-1）是中性粒细胞、巨噬细胞和成熟单核细胞表达的细胞表面分子。TREM-1 活化可以调控促炎细胞因子反应，在固有免疫反应中发挥重要作用。在一项关于脓毒症儿童的研究中，脓毒症休克患者的 TREM-1 水平高于严重脓毒症患者。在炎症过程中，TREM-1 可以从细胞膜释放，成为可溶性 TREM-1，即 sTREM-1。感染性疾病患者的血清、胸腔积液、痰液和尿液中均可以检测出 sTREM-1。因此，联合 sTREM-1 和特定临床指标可以有效预测感染性疾病的死亡率。可溶性尿激酶型纤溶酶原激活物受体（suPAR）是近年来发现的新型炎症标志物，其反映机体的免疫活化水平，在多种疾病中升高。脓毒症患者 suPAR 水平高于 SIRS 患者，AUC 值分别为 0.89 和 0.82。

六、激素类物质

肾上腺髓质激素（adrenomedulin，ADM）在多种组织中合成，包括肾上腺皮质、肾脏、肺、血管和心脏。ADM 的生物学效应包括舒张血管、正性肌力、利尿和舒张支气管。研究关注了肾上腺髓质素激素原中性质较为稳定的人肾上腺髓质前体中段肽（MR-proADM），数据显示 MR-proADM 可以独立预测 5 种器官衰竭（呼吸、凝血、心血管、神经和肾脏）。此项研究同时关注乳酸和降钙素原预测效应：乳酸可以预测 3 种器官衰竭（凝血、心血管和神经）；降钙素原可以预测心血管和肾脏功能衰竭。在脓毒症患者和 ICU 患者中，有生物活性的 ADM 表达升高与死亡率相关，*OR* 值分别为 1.23 和 1.22。

七、中性粒细胞相关生物标志物

中性粒细胞产物与感染免疫导致的病理生理学改变有关。抵抗素和髓过氧化物酶（myeloperoxidase，MPO）是中性粒细胞的产物，近期研究报道了二者对严重脓毒症和脓毒症休克的预测价值。脓毒症患者入 ICU 第 1 天，抵抗素和 MPO 水平升高与发生器官衰竭相关；高水平 MPO 与凝血事件和肾衰竭相关。

八、总结

近年来虽然脓毒症治疗取得了快速进展，但是脓毒症死亡率和远期预后仍不容乐观。生物标志物的研究有助于脓毒症诊断，有助于早期对疾病进行干预，降低死亡风险。脓毒症早期表现为过度炎症反应，后期呈现免疫抑制表型，随之出现多器官功能障碍。根据脓毒症不同的病理生理阶段，有目的地识别新型生物标志物，有助于预测和识别脓毒症的发生和转归，为脓毒症精准治疗提供新思路。

（武汉大学中南医院　王大伟）

参考文献

[1] SONG J, MOON S, PARK D W, et al. Biomarker combination and SOFA score for the prediction of mortality in sepsis and septic shock: a prospective observational study according to the Sepsis-3 definitions [J]. Medicine (Baltimore), 2020, 99(22): e20495.

[2] ABE T, KUBO K, IZUMOTO S, et al. Complement activation in human sepsis is related to sepsis-induced disseminated intravascular coagulation [J]. Shock, 2020, 54(2): 198-204.

[3] LARSSON A, TYDÉN J, JOHANSSON J, et al. Calprotectin is superior to procalcitonin as a sepsis marker and predictor of 30-day mortality in intensive care patients [J]. Scand J Clin Lab Invest, 2020, 80(2): 156-161.

[4] MATSUURA R, KOMARU Y, MIYAMOTO Y, et al. Different biomarker kinetics in critically ill patients with high lactate levels [J]. Diagnostics (Basel), 2020, 10(7): 454.

[5] BARICHELLO T, GENEROSO J S, COLLODEL A, et al. The blood-brain barrier dysfunction in sepsis [J]. Tissue Barriers, 2021, 9(1): 1840912.

[6] ERIKSON K, TUOMINEN H, VAKKALA M, et al. Brain tight junction protein expression in sepsis in an autopsy series [J]. Crit Care, 2020, 24(1): 385.

[7] WU L, FENG Q, AI M L, et al. The dynamic change of serum S100B levels from day 1 to day 3 is more associated with sepsis-associated encephalopathy [J]. Sci Rep, 2020, 10(1): 7718.

[8] LIU W, GENG F, YU L. Long non-coding RNA MALAT1/microRNA 125a axis presents excellent value in discriminating sepsis patients and exhibits positive association with general disease severity, organ injury, inflammation level, and mortality in sepsis patients [J]. J Clin Lab Anal, 2020, 34(6): e23222.

[9] CHEN J, HE Y, ZHOU L, et al. Long non-coding RNA MALAT1 serves as an independent predictive biomarker for the diagnosis, severity and prognosis of patients with sepsis [J]. Mol Med Rep, 2020, 21(3): 1365-1373.

[10] NA L, DING H, XING E, et al. Lnc-MEG3 acts as a potential biomarker for predicting increased disease risk, systemic inflammation, disease severity, and poor prognosis of sepsis via interacting with miR-21 [J]. J Clin Lab Anal, 2020, 34(4): e23123.

[11] ZHAO D, LI S, CUI J, et al. Plasma miR-125a and miR-125b in sepsis: Correlation with disease risk, inflammation, severity, and prognosis [J]. J Clin Lab Anal, 2020, 34(2): e23036.

[12] ZHU X. MiR-125b but not miR-125a is upregulated and exhibits a trend to correlate with enhanced disease severity, inflammation, and increased mortality in sepsis patients [J]. J Clin Lab Anal, 2020, 34(3): e23094.

[13] LIN R, HU H, LI L, et al. The potential of microRNA-126 in predicting disease risk, mortality of sepsis, and its correlation with inflammation and sepsis severity [J]. J Clin Lab Anal, 2020, 34(9): e23408.

[14] MAHMOODPOOR A, MOVASSAGHPOUR A, TALEBI M, et al. Value of flow cytometry (HLA-DR, CD14, CD25, CD13, CD64) in prediction of prognosis in critically ill septic patients admitted to ICU: a pilot study [J]. J Clin Anesth, 2020, 61: 109646.

[15] YIN W P, LI J B, ZHENG X F, et al. Effect of neutrophil CD64 for diagnosing sepsis in emergency depart-ment [J]. World J Emerg Med, 2020, 11(2): 79-86.

[16] ŞEN S, KAMIT F, İŞGÜDER R, et al. Surface TREM-1 as a prognostic biomarker in pediatric sepsis [J]. Indian J Pediatr, 2021, 88(2): 134-140.

[17] WRIGHT S W, LOVELACE-MACON L, HANTRAKUN V, et al. sTREM-1 predicts mortality in hospitalized patients with infection in a tropical, middle-income country [J]. BMC Med, 2020, 18(1): 159.

[18] SHARMA A, RAY S, MAMIDIPALLI R, et al. A comparative study of the diagnostic and prognostic utility of soluble urokinase-type plasminogen activator receptor and procalcitonin in patients with sepsis and systemic inflammation response syndrome [J]. Indian J Crit Care Med, 2020, 24(4): 245-251.

[19] ANDRÉS C, ANDALUZ-OJEDA D, CICUENDEZ R, et al. MR- proADM to detect specific types of organ failure in infection [J]. Eur J Clin Invest, 2020, 50(6): e13246.

[20] LUNDBERG O H M, LENGQUIST M, SPANGFORS M, et al. Circulating bioactive adrenomedullin as a marker of sepsis, septic shock and critical illness [J]. Crit Care, 2020, 24(1): 636.

[21] BONAVENTURA A, CARBONE F, VECCHIÉ A, et al. The role of resistin and myeloperoxidase in severe sepsis and septic shock: results from the albios trial [J]. Eur J Clin Invest, 2020, 50(10): e13333.

第二节　基于多组学证据的脓毒症内型异质性研究进展

脓毒症是指宿主对感染的免疫反应失调引起的危及生命的器官功能衰竭。近年来，随着对脓毒症的研究不断深入，研究人员发现脓毒症并非各种临床表现的简单“堆砌”，而是多种异质性的复杂集合。宿主对脓毒症反应异质性的本质可能是分子、蛋白质、代谢和免疫细胞功能特异性的结合。随着多组学技术的进步，可根据脓毒症的多个组学特征对脓毒症的内型异质性进行分型，并将脓毒症的内型异质性和临床亚型相结合，对脓毒症进行全面分型，以期达到患者个体化治疗的目标。

一、转录组学

在脓毒症的病理生理变化过程中，免疫反应在不同阶段会有不同的表现，而这种变化与基因的表达与调控密切相关。转录组学可全面展示基因的表达和调控活动，绘制脓毒症差异基因的表达谱。目前大多数研究是基于免疫反应，使用血液白细胞转录组数据对脓毒症患者进行分层。有研究通过无监督的层次聚类分析了感染性休克儿童的差异表达基因，将感染性休克分为 3 个亚型，其中适应性免疫抑制型患者的 ICU 死亡率、疾病严重程度最高。有研究对社区获得性肺炎和多器官功能障碍综合征危重症患者外周血白细胞的全基因表达进行分析，将其分为 SRS1 和 SRS2 两个亚型，其中 SRS1 型与免疫抑制、内毒素耐受、T 细胞耗竭、人类白细胞抗原Ⅱ下调以及代谢紊乱有关，且患者的死亡率更高。在脓毒症分子诊断和风险分层的研究中，研究者将脓毒症分为 4 种亚型：即 MARS1 至 MARS4，发现 MARS1 亚型的患者死亡率最高，其先天性和获得性免疫功能相关基因表达减少，细胞代谢途径增加；MARS2 亚型和 MARS4 亚型模式识别和炎症因子信号通路上调，表现为高炎状态；MARS3 亚型获得性免疫功能的相关途径表达增加，该组患者死亡率相对较低。Sweeney 等对脓毒症患者转录组进行了无监督的聚类分析，将脓毒症分为 3 种亚型：①高炎症亚型，以 IL-1 受体增加、模式识别受体活性增加、补体激活为标志的先天性免疫表达增加和获得性免疫表达减少；②适应性亚型，以干扰素信号为标志的先天性和获得性免疫表达下降；③凝血亚型，凝血系统和补体系统异常，如血小板脱颗粒和糖胺聚糖结合。其中高炎症型死亡率最高，为 30%，而适应性亚型和凝血亚型的死亡率分别为 8% 和 25%。有研究将不同感染源患者的白细胞转录组数据进行分析，腹部感染源患者的细胞因子信号通路低表达，干扰素信号通路显著降低；腹部和皮肤感染源患者的先天性免疫转录增强；而呼吸道、泌尿和心血管感染源患者的转录减弱；腹部、中枢神经系统和皮肤感染源患者的适应性免疫反应转录增强。转录组学有助于从基因层面了解脓毒症的发生和发展，有助于早期识别不同免疫反应的患者，将基因分型和患者临床预后相结合，对临床转归进行判断。

二、蛋白组学

蛋白质是生命活动的承载者，机体对脓毒症的反应通过蛋白质的生物学功能实现，但在复杂的脓毒症病程中，通过单一特定的标志物往往难以早期识别脓毒症，而蛋白组学可同时检测多种蛋白质，更有利于探索脓毒症的生理病理机制。一项对脓毒症患者的192种蛋白质的研究发现，同健康受试者相比，脓毒症和感染性休克患者的波形蛋白显著增加，尤其是死亡患者的血清波形蛋白水平显著增加。通过对早期脓毒症患者的血清蛋白组的分析发现，生存患者中性粒细胞明胶酶相关脂质运载蛋白（neutrophil gelatinase-associated lipocalin，NGAL）和血管细胞黏附分子1（vascular cell adhesion molecule-1，VCAM-1）浓度增加，这两种分子参与了炎症反应。另一项研究发现感染性休克患者中的循环多肽水平更高，提示蛋白分解程度和预后存在关联。有研究根据患者的体温将感染性休克患者分为4种亚型：高热慢退、高热快退、常温和低温。低温组患者的促炎和抗炎细胞因子水平始终低下，高热组患者的细胞因子水平都显著高于低温组患者。随着时间的推移，高热慢退组患者的细胞因子水平没有显著变化，但高热快退组患者的IL-6、IL-8和G-CSF水平在24h内显著降低。蛋白组学的研究有利于对脓毒症的病理生理机制的理解，并寻找预测患者进展的新蛋白，以及确定影响患者预后的关键蛋白。

三、代谢组学

除了转录组学和蛋白表达谱发生巨大改变外，脓毒症患者的代谢谱也发生相应变化。有研究检测了脓毒症患者和对照组受试者代谢物的变化，发现二甲基异氨酸、2-苯乙酰胺、甘油-磷酰乙醇胺和D-半胱氨酸水平与脓毒症的严重程度相关。此外，S-（3-甲基丁酰基）-二氢硫代硫铵-E、甘油磷胆碱和S-琥珀酰谷胱甘肽的浓度在患者死亡前48h内升高，提示它们或许可用于预测死亡率。一项回顾性分析发现，高水平的腐胺、溶菌素与社区获得性肺炎、腹部感染患者的高死亡率相关。通过对感染性休克患者血清样本的分析发现，葡萄糖、3-羟基丁酸、O-乙酰肉碱、琥珀酸、肌酸、磷酸肌酸及支链氨基酸和精氨酸等代谢产物浓度降低，提示参与能量代谢的代谢物在脓毒症中发挥重要作用。基础研究表明，溶血磷脂酰胆碱可有效预防和治疗脓毒症和微生物感染，在临床研究中有学者分析了脓毒症患者发病第1天和第7天的血浆样本，鉴定了137种代谢物，发现在死亡患者中，第1天和第7天的溶血磷脂酰胆碱和磷脂酰胆碱浓度低于幸存患者，这些脂质特别是长链多不饱和脂肪酸的减少，可能会导致T细胞活化增加和过度的免疫反应。也有研究证实了该观点，即发现脓毒症患者的LPC浓度显著降低，且与死亡率呈负相关。代谢物是宿主对脓毒症反应的最终产物，放大了转录组和蛋白组的变化，其变化程度与疾病的严重程度呈正相关，可用于预测患者的预后，未来期待可以应用代谢组的变化对脓毒症患者的治疗效果进行评估，以及调整治疗方案。

四、免疫细胞功能特异性：基于单细胞转录组学

在脓毒症的不同阶段，人体免疫细胞功能状态各异，其相互作用的网络也很复杂，单细胞测序技术可发现异质性的免疫细胞群及其生理作用。有研究应用单细胞 RNA 测序技术分析盲肠结扎穿孔小鼠脓毒症中免疫细胞亚群的数量随时间的变化，发现外周血和脾中未成熟 B 淋巴细胞大量增殖，提示 B 细胞成熟受损，而经典树突状细胞亚群细胞，迁移性（Fscn1 高表达）的 cDC2 细胞群（细胞群特征为 Itgam、Runx3、Sirpa 和 Zbtb46 高表达）在脓毒症初期数量的显著增加，该细胞亚群的趋化因子受体 7（细胞迁移）和 H2-Q6（MHC-Ⅱ，抗原呈递）上调，在体内可诱导 $CD4^+T$ 淋巴细胞向 Tregs 和 Th2 的表型转变，缓解高炎症状态并减轻器官损伤。有研究对 4 名脓毒症和 5 名健康受试者的免疫细胞进行单细胞转录分析发现，T 淋巴细胞亚群中的差异表达基因均与细胞重要功能相关，如核糖体、线粒体、糖酵解、转录和结合蛋白，且大多数是下调表达的，这表明在脓毒症晚期 T 淋巴细胞出现衰竭或功能障碍。此外，自然杀伤细胞（natural killer cell，NK cell）（简称 NK 细胞）差异表达基因与抗原加工和呈递及 NK 细胞介导的细胞毒性有关，且是下调表达的，提示其与细胞功能受损有关。对 2 名脓毒症患者和 1 名健康受试者的单细胞 RNA 测序分析发现，脓毒症患者几乎所有的 T、NK 和 B 细胞亚群明显降低，提示免疫耗竭，但是也有 $CD8^+Te$ 细胞（$CCL5^+GZMB^+$）、$CD8^+Tem$ 细胞（$GZMA^+GZMK^+$）和浆细胞等多种细胞亚型比例的升高，其可能的机制为 NK 细胞促进 B 细胞向浆细胞的分化增殖，以及单核细胞亚群促进 T 细胞的激活和耗竭。在脓毒症恢复期有一种新的单核细胞类型：$CD24^+Mono$（$CD24^+CAMP^+$），该细胞群调节胞吐、对细菌的反应和对其他生物的防御反应。有研究对 ICU 脓毒症患者和对照组的外周血单个核细胞进行了细胞 RNA 序列分析，将单核细胞亚群分为不同的亚群，其中一群以 RETN、ALOX5AP 和 IL1R2 高表达为特征，主要是 $CD14^+$细胞，与严重程度呈负相关。

除了对整个白细胞群进行全基因表达分析，还有研究对单个细胞群进行分析。有研究者通过体外使用脂多糖刺激中性粒细胞以模拟脓毒症，对脂多糖刺激后的中性粒细胞进行转录组分析，将中性粒细胞分为两个亚型：PD-L1 高表达型和 MHC-Ⅱ高表达型，认为二者分别是免疫激活和免疫抑制的标志。PD-L1 高表达的中性粒细胞亚群通过直接接触脾脏来源的淋巴细胞，诱导调节性 T 淋巴细胞的产生。单个细胞群的转录组研究，丰富了白细胞转录组对于宿主对脓毒症反应的分析，使得这一过程更加细致、全面。

五、结语

虽然目前关于脓毒症的研究较多，但脓毒症的病理生理机制仍未被完全阐明。基于多组学的研究有助于认识宿主对脓毒症的免疫反应，深化对脓毒症内型异质性的理解。相信随着脓毒症多组学研究的深入与全面，宿主对脓毒症的免疫反应的过程将会被清晰的展示出来，最终能够了解由不同感染部位、不同病原体、不同性别、不同年龄、个体差异等因素引起的异质性，进而针对不同患者制定个体化的治疗方案，实现脓毒症的精准医疗。

（武汉大学中南医院　李一鸣　彭志勇）

参考文献

[1] WONG H R, CVIJANOVICH N, LIN R, et al. Identification of pediatric septic shock subclasses based on genome-wide expression profiling [J]. BMC Med, 2009, 7: 34.

[2] DAVENPORT E E, BURNHAM K L, RADHAKRISHNAN J, et al. Genomic landscape of the individual host response and outcomes in sepsis: a prospective cohort study [J]. Lancet Respir Med, 2016, 4(4): 259-271.

[3] SCICLUNA B P, VAN VUGHT L A, ZWINDERMAN A H, et al. Classification of patients with sepsis according to blood genomic endotype: a prospective cohort study [J]. Lancet Respir Med, 2017, 5(10): 816-826.

[4] SWEENEY T E, AZAD T D, DONATO M, et al. Unsupervised analysis of transcriptomics in bacterial sepsis across multiple datasets reveals three robust clusters [J]. Crit Care Med, 2018, 46(6): 915-925.

[5] PETERS-SENGERS H, BUTLER J M, UHEL F, et al. Source-specific host response and outcomes in critically ill patients with sepsis: a prospective cohort study [J]. Intensive Care Med, 2022, 48(1): 92-102.

[6] SU L, PAN P, YAN P, et al. Role of vimentin in modulating immune cell apoptosis and inflammatory responses in sepsis [J]. Sci Rep, 2019, 9(1): 5747.

[7] DECOUX A, TIAN Y, DELEON-PENNELL K Y, et al. Plasma glycoproteomics reveals sepsis outcomes linked to distinct proteins in common pathways [J]. Crit Care Med, 2015, 43(10): 2049-2058.

[8] BAUZÁ-MARTINEZ J, ALETTI F, PINTO B B, et al. Proteolysis in septic shock patients: plasma peptidomic patterns are associated with mortality [J]. Br J Anaesth, 2018, 121(5): 1065-1074.

[9] BHAVANI S V, WOLFE K S, HRUSCH C L, et al. Tem-perature trajectory subphenotypes correlate with immune responses in patients with sepsis [J]. Crit Care Med, 2020, 48(11): 1645-1653.

[10] SU L, HUANG Y, ZHU Y, et al. Discrimination of sepsis stage metabolic profiles with an LC/MS-MS-based metabolomics approach [J]. BMJ Open Respir Res, 2014, 1(1): p. e000056.

[11] NEUGEBAUER S, GIAMARELLOS-BOURBCULIS E J, PELEKANOU A, et al. Metabolite profiles in sepsis: developing prognostic tools based on the type of infection [J]. Crit Care Med, 2016, 44(9): 1649-1662.

[12] MICKIEWICZ B, DUGGAN G E, WINSTON B W, et al. Metabolic profiling of serum samples by 1H nuclear magnetic resonance spectroscopy as a potential diagnostic approach for septic shock [J]. Crit Care Med, 2014, 42(5): 1140-1149.

[13] FERRARIO M, CAMBIAGHI A, BRUNELLI L, et al. Mortality prediction in patients with severe septic shock: a pilot study using a target metabolomics approach [J]. Sci Rep, 2016, 6: 20391.

[14] DROBNIK W, LIEBISCH G, AUDEBERT F X, et al. Plasma ceramide and lysophosphatidylcholine inversely correlate with mortality in sepsis patients [J]. J Lipid Res, 2003, 44(4): 754-761.

[15] YAO R Q, LI Z X, WANG L X, et al. Single-cell transcriptome profiling of the immune space-time landscape reveals dendritic cell regulatory program in polymicrobial sepsis [J]. Theranostics, 2022, 12(10): 4606-4628.

[16] DARDEN D B, DONG X, BRUSKO M A, et al. A novel single cell RNA-seq analysis of non-myeloid circulating cells in late sepsis [J]. Front Immunol, 2021, 12: 696536.

[17] WANG T, ZHANG X, LIU Z, et al. Single-cell RNA sequencing reveals the sustained immune cell dysfunction in the pathogenesis of sepsis secondary

to bacterial pneumonia [J]. Genomics, 2021, 113(3): 1219-1233.

[18] REYES M, FILBIN M R, BHATTACHARYYA R P, et al. An immune-cell signature of bacterial sepsis [J]. Nat Med, 2020, 26(3): 333-340.

[19] QI X, YU Y, SUN R, et al. Identification and characterization of neutrophil heterogeneity in sepsis [J]. Crit Care, 2021, 25(1): 50.

第三节　清醒俯卧位研究进展

俯卧位通气在有创机械通气的急性呼吸窘迫综合征患者中的应用已经长达 40 余年，已被证实可改善氧合，减轻呼吸机相关肺损伤。近年来，随着临床研究的深入，这些生理益处被转化为改善患者的临床预后。由于生理效应的优势，俯卧位通气也被应用于非插管的急性呼吸衰竭患者，以改善氧合、延迟甚至避免气管插管。随着新型冠状病毒感染疫情的全球暴发，俯卧位通气在自主呼吸的急性呼吸衰竭患者中被广泛应用。作为近两年的研究热点，清醒俯卧位通气的研究一步步深入，充分展现了重症科研可持续发展的研究思路。而针对某一切入点逐步深入是可持续科研的主要动力，但如何逐步深入、把握研究方向是科研的难点之一。因此，通过学习清醒俯卧位的临床研究可指导重症医学科医师提高临床科研能力。

一、清醒俯卧位降低低氧血症患者插管率

新型冠状病毒感染疫情大流行前，清醒俯卧位通气治疗仅局限于小样本观察性研究，缺乏足够的证据。随着新型冠状病毒感染疫情的大流行，清醒俯卧位通气治疗逐渐由回顾性研究逐渐走向大样本前瞻性研究。随着大量相关研究的出现，更高水平的循证医学证据应运而生。

2021 年一项前瞻性、多中心的、随机对照的协作荟萃试验纳入了 6 个国家共 1126 名急性呼吸衰竭的新型冠状病毒感染患者，采用随机分组将患者分为清醒俯卧位通气治疗组和标准治疗组，以治疗失败（气管插管和 28 天内死亡）作为主要结局指标。此研究结果显示清醒俯卧位组中 40% 的患者治疗失败，而标准治疗组中 46% 的患者治疗失败。相对于标准治疗组，清醒俯卧位组插管风险比为 0.75（0.62～0.91），死亡风险比为 0.87（0.68～1.11）。研究证实了对于接受经鼻高流量氧疗的新型冠状病毒感染导致急性呼吸衰竭的患者，清醒俯卧位不仅安全，而且可以降低整体治疗失败的发生率及气管插管率。

该研究基于大样本、多中心的个体患者水平数据，比单一的多中心研究更有效、便宜并且启动迅速，为清醒俯卧位通气治疗的临床实施提供了有力的证据。但是，值得注意的是，该研究仍需进一步深入探讨。

1. 主要结局指标的选择　随机对照临床研究通常使用单时间点全因死亡率作为主要结局指标，虽然死亡率对患者预后具有重要意义且易于解释和分析，但其代表的统计信息有限，往往需要大样本量。综合指标近年来逐渐被应用于重症临床研究中，但值得注意的是，综合指标并不会增加统计效能，并且由于各个指标可能在量级和重要性上并不平等，因此综合指标的应用往往存在争议。本研究采用综合指标作为主要结局指标，具有一定的合理性和临床意义。与标准治疗相比，清醒俯卧位降低

了治疗失败的发生概率，主要是由于气管插管率的降低。

2．清醒俯卧位的持续时间　此荟萃试验纳入了 6 项临床随机对照研究，总体方案的目标是尽可能长时间保持俯卧位，理想状态下每天超过 16 h。但是，平均俯卧位持续时间在不同的试验中差异较大，可能与患者的个体和地区差异相关。进一步的亚组分析显示，俯卧位大于 8 h 的 151 例患者中有 25 例（17%）治疗失败，而俯卧位小于 8h 的 413 例患者中有 198 例（48%）治疗失败，这与对照组 557 例患者总体治疗失败的比例 46%（257 例）相似，提示短时间的俯卧位不能降低插管率。然而，虽然长时间的清醒俯卧位可减少插管，但病情较重的患者由于病情严重而难以进行长时间的俯卧位。

3．清醒俯卧位持续时间的影响因素　清醒俯卧位持续时间的巨大差异，是由多种混杂因素影响的结果，这些因素包括年龄、认知障碍、体型、并发症、俯卧位舒适程度、疾病严重程度及医护的鼓励等。既往大部分观察性研究发现，很少有患者俯卧位持续时间超过 8h。同时，本研究中 96% 的患者在重症医学科或者中级护理病房治疗，而不是普通病房。因此，延长清醒俯卧位通气持续时间需要从多个维度进行调整。未来的研究应该确定有效的策略，以优化医院、护理部门和患者水平的清醒俯卧位持续时间。

二、清醒俯卧位不能降低低氧血症患者的插管率

在对非插管的急性呼吸窘迫综合征患者和严重的新型冠状病毒感染患者的观察性研究中发现，清醒俯卧位可改善患者气体交换和氧合。但是，这些改善是否能够转化为改善临床预后仍存在争议，已有的研究显示出相反的结果。因此，有观点认为清醒俯卧位持续时间的差异可能解释这一矛盾现象。

近期开展的一项多中心随机对照试验研究旨在探究长时间清醒俯卧位对低氧血症的新型冠状病毒感染患者临床预后的影响。该研究共纳入了 75 名接受高流量或者无创通气的新型冠状病毒感染患者，随机分为俯卧位组和对照组。俯卧位组俯卧位通气持续时间至少 16 h，对照组不鼓励俯卧位通气。该研究的主要结局指标为 30 天内插管。该研究结果显示，俯卧位组和对照组均有 33% 的患者在 30 天内进行了气管插管。应用俯卧位方案虽然能延长清醒俯卧位持续时间，但是并不降低气管插管率。

显然，这一结果并不支持长时间清醒俯卧位改善低氧血症患者的临床预后。然而，此研究结果需谨慎解读。此研究中清醒俯卧位作为标准治疗的一部分，对照组的患者同样实施了俯卧位治疗，俯卧位组清醒俯卧位持续时间比对照组长。俯卧位组每天俯卧位中位持续时间为 9.0h，而对照组为 3.4h。值得注意的是，最佳的清醒俯卧位持续时间仍是未知的。既往研究证实，与不进行俯卧位通气相比，俯卧位中位每日持续时间 17h 可降低气管插管患者的病死率。因此，本研究中这一时间差异可能不足以降低插管率。另一方面，气管插管的患者需要加强镇痛镇静达到俯卧位持续时间的目标，而这在清醒俯卧位中并不可行。本研究中俯卧位组仅 6% 的患者俯卧位时间达到了 16 h。因此，不能耐受足够长的时间是清醒俯卧位通气的主要限制。

三、清醒俯卧位持续时间与低氧血症患者预后相关

虽然已有证据证实高流量氧疗联合清醒俯卧位可降低新型冠状病毒感染患者气管插管率，但是清醒俯卧位持续时间的长短与预后的相关性仍不清楚。进一步地深入探讨不同清醒俯卧位持续时间对

患者临床预后的影响，是明确最佳俯卧位持续时间以优化临床治疗、改善预后的重要手段。

阿根廷学者们近期进行了一项前瞻性、多中心的观察性研究，共纳入了6个中心的接受高流量氧疗至少4h的新型冠状病毒感染患者。患者入组后予高流量氧疗，同时鼓励患者尽可能长的时间俯卧位通气，并不设置最高俯卧位通气持续时间。另外，为了增加患者的耐受性，允许使用镇痛药（阿片类）或轻度镇静药（右美托咪定）。主要结局指标定义为气管插管，次要结局指标为院内死亡。研究共纳入了335名患者，其中接受清醒俯卧位通气不低于6h的187名患者被分为干预组，而148名俯卧位时间低于6h的患者被分入对照组。干预组患者每天中位清醒俯卧位持续时间为12h，中位持续天数为5天。研究结果表明，俯卧位每天至少持续6h可降低气管插管率，持续时间越长，气管插管风险越低，清醒俯卧位持续时间超过8h可减少院内死亡率。

该研究通过不同时间长度的清醒俯卧位治疗，得出降低气管插管率和死亡率的俯卧位时间，表明清醒俯卧位的生理优势可转化为临床预后的获益。这一结果为清醒俯卧位的临床应用提供了有力支持和依据。然而，值得注意的是，该研究纳入的患者均在ICU接受治疗，因此结果不能扩展至普通病房或轻度的急性呼吸衰竭患者。

四、总结

随着清醒俯卧位在新型冠状病毒感染患者中的广泛应用，研究证实清醒俯卧位持续时间与低氧血症患者临床预后相关，每日清醒俯卧位持续时间不低于6 h可能改善新型冠状病毒感染患者临床预后。清醒俯卧位作为近年来的研究热点，不断有临床研究尝试阐明清醒俯卧位对低氧血症患者临床预后的影响。随着研究的深入，从发现问题再到解决问题，无论是研究设计、纳入标准还是结局指标的选择，不断出现的清醒俯卧位研究充分体现了由表及里，由点入面的特征，也展现了可持续化重症科研的研究思路。

（东南大学附属中大医院　袁雪燕　刘　玲）

参考文献

[1] PIEHL M A, BROWN R S. Use of extreme position changes in acute respiratory failure [J]. Crit Care Med, 1976, 4(1): 13-14.

[2] GATTINONI L, VAGGINELLI F, CHIUMELLO D, et al. Physiologic rationale for ventilator setting in acute lung injury/acute respiratory distress syndrome patients [J]. Crit Care Med, 2003, 31: S300-S304.

[3] GUÉRIN C, REIGNIER J, RICHARD J C, et al. Prone positioning in severe acute respiratory distress syndrome [J]. N Engl J Med, 2013, 368(23): 2159-2168.

[4] SCARAVILLI V, GRASSELLI G, CASTAGNA L, et al. Prone positioning improves oxygenation in spontaneously breathing nonintubated patients with hypoxemic acute respiratory failure: a retrospective study [J]. J Crit Care, 2015, 30: 1390-1394.

[5] VALTER C, CHRISTENSEN A M, TOLLUND C, et al. Response to the prone position in spontaneously breathing patients with hypoxemic respiratory failure [J]. Acta Anaesthesiol Scand, 2003, 47: 416-

418.

[6] PELOSI P, BRAZZI L, GATTINONI L. Prone position in acute respiratory distress syndrome [J]. Eur Respir J, 2002, 20, 1017-1028.

[7] EHRMANN S, LI J, IBARRA-ESTRADA M, et al. Awake prone positioning for COVID-19 acute hypoxaemic respiratory failure: a randomised, controlled, multinational, open-label meta-trial [J]. Lancet Respir Med, 2021, 9: 1387-1395.

[8] HARHAY M O, WAGNER J, RATCLIFFE S J, et al. Outcomes and statistical power in adult critical care randomized trials [J]. Am J Respir Crit Care Med, 2014, 189: 1469-1478.

[9] MCKENNA S P, HEANEY A. Composite outcome measurement in clinical research: the triumph of illusion over reality? J Med Econ, 2020, 23(10): 1196-1204.

[10] WEATHERALD J, NORRIE J, PARHAR K K S. Awake prone positioning in COVID-19: is tummy time ready for prime time? [J]. Lancet Respir Med, 2021, 9(12): 1347-1349.

[11] WEATHERALD J, SOLVERSON K, ZUEGE D J, et al. Awake prone positioning for COVID-19 hypoxemic respiratory failure: a rapid review [J]. J Crit Care, 2021, 61: 63-70.

[12] FERRANDO C, MELLADO-ARTIGAS R, GEA A, et al. Awake prone positioning does not reduce the risk of intubation in COVID-19 treated with high-flow nasal oxygen therapy: a multicenter, adjusted cohort study [J]. Crit Care, 2020, 24(1): 597.

[13] PADRÃO E M H, VALENTE F S, BESEN B A M P, et al. Awake prone positioning in COVID-19 hypoxemic respiratory failure: exploratory findings in a single-center retrospective cohort study [J]. Acad Emerg Med, 2020, 27(12): 1249-1259.

[14] FERRANDO C, MELLADO-ARTIGAS R, GEA A, et al. Awake prone positioning does not reduce the risk of intubation in COVID-19 treated with high-flow nasal oxygen therapy: a multicenter, adjusted cohort study [J]. Crit Care, 2020, 24(1): 597.

[15] ROSÉN J, VON OELREICH E, FORS D, et al. Awake prone positioning in patients with hypoxemic respiratory failure due to COVID-19: the PROFLO multicenter randomized clinical trial [J]. Crit Care, 2021, 25(1): 209.

[16] ESPERATTI M, BUSICO M, FUENTES N A, et al. Impact of exposure time in awake prone positioning on clinical outcomes of patients with COVID-19-related acute respiratory failure treated with high-flow nasal oxygen: a multicenter cohort study [J]. Crit Care, 2022, 26(1): 16.

第四节 神经标志物在心搏骤停患者预后判断中的价值

心搏骤停是指由各种原因引起的心脏突然停止搏动，可分为院内心搏骤停和院外心搏骤停。美国心脏协会的数据显示：院内心搏骤停成年患者存活率为23.8%，院外心搏骤停成年患者存活率为10.6%。欧洲注册数据显示，院外心搏骤停的发生率为80/10万，10%患者存活至出院，仅有5%可以获得完全的神经功能恢复。心搏骤停幸存者的大多数不良预后和死亡都归因于心搏骤停后脑血流动力学改变所致的缺血缺氧性脑损伤，这种脑损伤通常表现为昏迷状态。准确的神经预后判断可以避免在不良预后不可避免的情况下进行徒劳的治疗，同时可以防止对有机会实现神经功能恢复的患者过早地撤离维持生命治疗。由此可见，及时的脑监测与脑保护对于心搏骤停患者十分重要。早期识别和监测心搏骤停后脑损伤仍是一个巨大的挑战。虽然神经电生理监测、神经影像学检查、神经系统查体等在神经监测和神经成像中应用广泛，但这些检查有严重局限性：不容易获得，不能用于持续脑功能评估，并且经常需要将患者送到放射科。因而迫切需要一种简便、快速、有效的检测手段来评估心搏骤停患者脑损伤进展及预后，神经标志物即是其中重要的一种方法，本文即综述神经生化标志物在心搏骤停患者预后判断中的价值。

一、神经标志物概述

在过去 20 年中，有多种神经标志物被应用于判断心搏骤停患者预后，如欧洲复苏委员会与欧洲危重病医学会心搏骤停预后指南中推荐的神经元特异性烯醇化酶（neuron specific enolase，NSE）；血清生物标志物 S100 钙结合蛋白 B（S100B）等。理想的神经生物标志物应仅表达在中枢神经系统，其水平不会因中枢神经损伤以外的其他因素而改变。如何挖掘出对判断心搏骤停患者神经学预后有价值的新型神经标志物是当前面临的挑战，也是研究热点。近年来，几种新型神经标志物包括神经丝蛋白（neurofilament protein，NFP）、泛素 C 末端水解酶 L1（ubiquitin carboxy-terminal hydrolases L1，UCH-L1）、胶质纤维酸性蛋白（glial fibrillary acidic protein，GFAP）和 Tau 蛋白等被发现，初步证实了上述标志物与心搏骤停患者神经学预后的相关性。随着这些神经标志物相关基础与临床研究的深入，将来可为心搏骤停患者预后提供重要的判断价值，为医师临床决策及家属后续治疗意愿提供重要参考。

二、神经丝蛋白

神经丝轻链蛋白（neurofilaments light chain protein，NfL）是神经丝蛋白的一个组成部分，是仅在神经元中表达的一种结构支架蛋白，主要在大脑白质的有髓轴突中表达。各种病理过程导致轴突损伤使 NfL 释放到细胞外液、脑脊液和外周血中。有研究表明，NfL 对院外心搏骤停后神经系统不良预后的预测价值高，而且准确性高于 NSE。Wihersaari 等检测了院外心搏骤停患者入 ICU 及院外心搏骤停后 24h、48h 和 72h 血浆 NFP 浓度并评估了院外心搏骤停 6 个月后的神经功能预后，结果表明在院外心搏骤停后 48h，神经预后良好的患者中位（四分位距）血浆 NfL 浓度［19（11～31）pg/ml］显著低于神经预后不良的患者［2343（587～5829）pg/ml］。

Hunziker 等也发现神经预后较差的心搏骤停患者入院时血清 NfL 水平比神经预后良好的心搏骤停患者高出 14 倍，并且在院外心搏骤停评分和心搏骤停医院预后评分中加入 NfL 这一指标可显著改善这两项评分的 ROC 曲线下面积（AUC）：院外心搏骤停评分（0.82～0.89，$P<0.001$）；CAHP（0.89 到 0.92，$P<0.05$）。一项最新的荟萃分析通过分析心搏骤停患者自主呼吸循环恢复后 48 h 神经标志物，发现与 NSE、S100B、GFAP、UCH-L1、Tau 蛋白等相比，NfL 对于不良神经系统预后具有最高的预测价值，其 AUC 为 0.92（95%*CI* 0.84～0.97）。

三、Tau 蛋白

Tau 蛋白为大家所熟知是因为其是阿尔茨海默病（Alzheimer's disease，AD）的标志性蛋白和治疗靶点。Tau 蛋白是稳定神经轴突微管结构的蛋白质，主要位于中枢神经系统脑白质中，缺血性损伤会导致Tau分子的过度磷酸化而从微管上解离，聚集形成不溶性物质，干扰轴突信号的传导。研究报道血清Tau蛋白水平对预测心搏骤停后神经预后不良有较高敏感度，血清Tau蛋白异常升高的患者有97.2%～98%存在神经预后不良。一项回顾性研究发现，患者心搏骤停后24h内出现早期Tau蛋白升高，24～48h后出现延迟性升高。Mattsson等发现血清Tau蛋白水平升高与心搏骤停后6个月的神经系统不良预后相关，神经预后不良的患者血清Tau蛋白水平［38.5（5.7～245）ng/L］远高于神经预后良好的患者［1.5（0.7～2.4）ng/L］，且其准确性明显优于NSE。Humaloja等发现院外心搏骤停后48和72h的血清Tau蛋白及GFAP在预测院外心搏骤停患者神经预后方面表现出良好的准确性，神经预后不良的患者在院外心搏骤停后48h的Tau蛋白浓度［99.6（14.5～352）pg/ml］高于神经预后良好的患者［3.0（2.2～4.8）pg/ml］；相应神经预后不良患者血清GFAP浓度［1514（886～4995）pg/ml］也高于神经预后良好的患者［238（135～463）pg/ml］。

四、胶质纤维酸性蛋白与泛素C末端水解酶L1

胶质纤维酸性蛋白是星形胶质细胞骨架中中间丝的结构成分，被认为是中枢神经特异性标志物。泛素C末端水解酶L1则主要表达在神经元和神经内分泌细胞，可调节脑蛋白质代谢并清除氧化和错误折叠的蛋白，是神经变性、神经创伤和神经损伤的治疗和诊断靶点。Huesgen等发现GFAP与UCH-L1水平的升高与心搏骤停后神经预后不良相关。来自瑞典的一项前瞻性研究使用大脑神经功能分级评估神经系统预后，发现GFAP预测心搏骤停后神经预后的特异度较高，但敏感度不高。UCH-L1和GFAP以高准确度预测了心搏骤停患者较差的神经系统预后，二者联合可能对判断心搏骤停早期神经预后更为灵敏（AUC：GFAP为0.88～0.89；UCH-L1为0.85～0.87；二者联合为0.90～0.91），其表现明显优于目前指南推荐的神经标志物NSE。Anderson将升高的GFAP与UCH-L1比喻为心搏骤停后脑损伤的一面黑旗，意为警示患者可能存在严重不良神经预后，应当引起临床医师的注意。

五、总结

心搏骤停后脑损伤的病理生理机制极为复杂，存在时域性及区域性差异，并在复苏后一段时间内持续损害器官功能。防止可逆脑损伤向不可逆脑损伤转变的干预时间窗口在心搏骤停后数小时到数天之间，在最初几小时内干预效果最大。心搏骤停患者神经标志物检测有助于心搏骤停后缺血缺氧性脑损伤的早期识别及严重程度评估，并筛选出存在预后不良和长期残疾风险的患者以便提早采取相应的干预措施。

预后评估决定治疗强度。使用神经标志物动态地监测脑损伤可以实现精准干预，积极地保护脑功能，避免过早撤离和有害治疗。当心搏骤停患者经过稳定体征及评估状态的初步处理后，就应当进行病史和神经标志物的采集。心搏骤停后的神经标志物监测应在多个位点上立体进行，多种神经标志物联合监测可能会更好地对脑功能及脑损害进行全方位的评估。

尽管上述神经标志物已在心搏骤停后脑损伤中得到了广泛的研究，但还需要更多的证据来证明它们在心搏骤停患者预后判断中的临床应用价值。

（中南大学湘雅医院　胡雩云　张丽娜）

参考文献

[1] BENJAMIN E J, BLAHA M J, CHIUVE S E, et al. Heart disease and stroke statistics-2017 update: a report from the American Heart Association [J]. Circulation, 2017, 135(10): e146-e603.

[2] ANDERSEN L W, HOLMBERG M J, BERG K M, et al. In-hospital cardiac arrest: a review [J]. Jama, 2019, 321(12): 1200-1210.

[3] GRäSNER J T, LEFERING R, KOSTER R W, et al. EuReCa one-27 nations, one Europe, one registry: a prospective one month analysis of out-of-hospital cardiac arrest outcomes in 27 countries in Europe [J]. Resuscitation, 2016, 105: 188-195.

[4] CRONBERG T, GREER D M, LILJA G, et al. Brain injury after cardiac arrest: from prognostication of comatose patients to rehabilitation [J]. Lancet Neurol, 2020, 19(7): 611-622.

[5] GEOCADIN R G, CALLAWAY C W, FINK E L, et al. Standards for studies of neurological prognostication in comatose survivors of cardiac arrest: a scientific statement from the American Heart Association [J]. Circulation, 2019, 140(9): e517-e542.

[6] NOLAN J P, SOAR J, CARIOU A, et al. European Resuscitation Council and European Society of Intensive Care Medicine Guidelines for post-resuscitation care 2015: section 5 of the european resuscitation council guidelines for resuscitation 2015 [J]. Resuscitation, 2015, 95: 202-222.

[7] RYCZEK R, KWASIBORSKI P J, RZESZOTARSKA A, et al. Neuron-specific enolase and S100B: the earliest predictors of poor outcome in cardiac arrest [J]. J Clin Med, 2022, 11(9): 2344.

[8] MOSEBY-KNAPPE M, MATTSSON-CARLGREN N, STAMMET P, et al. Serum markers of brain injury can predict good neurological outcome after out-of-hospital cardiac arrest [J]. Intensive Care Med, 2021, 47(9): 984-994.

[9] GAETANI L, BLENNOW K, CALABRESI P, et al. Neurofilament light chain as a biomarker in neurological disorders [J]. J Neurol Neurosurg Psychiatry, 2019, 90(8): 870-881.

[10] WIHERSAARI L, REINIKAINEN M, FURLAN R, et al. Neurofilament light compared to neuron-specific enolase as a predictor of unfavourable outcome after out-of-hospital cardiac arrest [J]. Resuscitation, 2022, 174: 1-8.

[11] WIHERSAARI L, ASHTON N J, REINIKAINEN M, et al. Neurofilament light as an outcome predictor after cardiac arrest: a post hoc analysis of the COMACARE trial [J]. Intensive Care Med, 2021, 47(1): 39-48.

[12] HUNZIKER S, QUINTO A, RAMIN-WRIGHT M, et al. Serum neurofilament measurement improves clinical risk scores for outcome prediction after cardiac arrest: results of a prospective study [J]. Crit Care, 2021, 25(1): 32.

[13] HOILAND R L, RIKHRAJ K J K, THIARA S, et al. Neurologic prognostication after cardiac arrest using brain biomarkers: a systematic review and meta-analysis [J]. JAMA Neurol, 2022, 79(4): 390-398.

[14] CONGDON E E, SIGURDSSON E M. Tau-targeting therapies for alzheimer disease [J]. Nat Rev Neurol, 2018, 14(7): 399-415.

[15] RIZVI B, NARKHEDE A, LAST B S, et al. The effect of white matter hyperintensities on cognition is mediated by cortical atrophy [J]. Neurobiol Aging, 2018, 64: 25-32.

[16] RANDALL J, MöRTBERG E, PROVUNCHER G K, et al. Tau proteins in serum predict neurological outcome after hypoxic brain injury from cardiac arrest:

results of a pilot study [J]. Resuscitation, 2013, 84(3): 351-356.

[17] MATTSSON N, ZETTERBERG H, NIELSEN N, et al. Serum tau and neurological outcome in cardiac arrest [J]. Ann Neurol, 2017, 82(5): 665-675.

[18] HUMALOJA J, LäHDE M, ASHTON N J, et al. GFAp and tau protein as predictors of neurological outcome after out-of-hospital cardiac arrest: a post hoc analysis of the COMACARE trial [J]. Resuscitation, 2022, 170: 141-149.

[19] ABDELHAK A, FOSCHI M, ABU-RUMEILEH S, et al. Blood GFAP as an emerging biomarker in brain and spinal cord disorders [J]. Nat Rev Neuro, 2022, 18(3): 158-172.

[20] WANG K K, YANG Z, SARKIS G, et al. Ubiquitin C-terminal hydrolase-L1 (UCH-L1) as a therapeutic and diagnostic target in neurodegeneration, neurotrauma and neuro-injuries [J]. Expert Opin Ther Targets, 2017, 21(6): 627-638.

[21] HUESGEN K W, ELMELIGE Y O, YANG Z, et al. Ultra-early serum concentrations of neuronal and astroglial biomarkers predict poor neurological outcome after out-of-hospital cardiac arrest-a pilot neuroprognostic study [J]. Resusc Plus, 2021, 7: 100133.

[22] LARSSON I M, WALLIN E, KRISTOFFERZON M L, et al. Post-cardiac arrest serum levels of glial fibrillary acidic protein for predicting neurological outcome [J]. Resuscitation, 2014, 85(12): 1654-1661.

[23] EBNER F, MOSEBY-KNAPPE M, MATTSSON-CARLGREN N, et al. Serum GFAP and UCH-L1 for the prediction of neurological outcome in comatose cardiac arrest patients [J]. Resuscitation, 2020, 154: 61-68.

[24] ANDERSON T N, HINSON H E. Damaged: Elevated GFAP and UCH-L1 as the black flag of brain injury [J]. Resuscitation, 2020, 154: 110-111.

第五节　重新定义重症疾病

在重症监护病房（ntensive care unit，ICU）治疗的大多数疾病都是临床综合征，如脓毒症、急性呼吸窘迫综合征（acute respiratory dysfunction syndrome，ARDS），急性肾损伤（acute kidney injury，AKI）、谵妄等，这些疾病的特征不是任何特定的病理改变、基因突变、微生物培养或血清学检测，而是由一系列体征和症状共同描绘出的临床可识别的实体。因此，这些综合征本质上是异质的。例如，脓毒症可由多种感染引起，由不同的病原体导致不同的器官损伤模式；ARDS 可以由肺部直接损伤因素（如肺炎或误吸）或间接损伤因素（如创伤或胰腺炎）引起；谵妄可表现为激越和缄默等。所以，当我们以综合征来划分或者定义一类重症疾病时，他们实际上是一组异质疾病状态的松散集合。

一、以综合征来定义重症疾病的历史渊源

在重症医学的奠基阶段（1955—1980 年），高护患比、机械通气和生理参数的持续监测被引入重症患者的日常诊疗中，重症医学作为一个独立的新兴医学专业逐步得到认可。在此阶段，重症疾病被定义为器官水平的病理生理异常（如休克和呼吸衰竭），重症医学的主要任务是维持器官水平的稳态（如呼吸和循环辅助）。这些观念和技术进步在生理学水平上部分解释了宿主对损伤的反应，挽救了部

分既往条件下可能已经死亡的患者的生命。

重症医学发展的第二个阶段可以称之为加速阶段（1980—2020 年），在此阶段，大量的基础和转化研究提供了对宿主反应更好的病理生理学解释。重症评分系统和以综合征来定义重症疾病是这一阶段重症医学发展的重要特征，如急性生理和慢性健康状况评分、全身炎症反应综合征、脓毒症和 ARDS 的定义等。这些客观评分系统和标准的综合征定义，能够客观且可重复地识别相应的患者队列，为临床和转化研究奠定了严格的基础，建立了对重症疾病的结构性认识。

二、以综合征来定义重症疾病的局限性

以综合征来定义或区分重症疾病是基于疾病的临床表现，而不是基于产生这些临床表现的潜在生物学过程。因此，这一疾病定义或区分框架具有其内在的局限性。例如，由严重急性呼吸综合征冠状病毒 2（severe acute respiratory syndrome coronavirus 2，SARS-CoV-2）导致的肺部感染和严重呼吸衰竭，按照目前的综合征定义，毫无疑问他们可以诊断为 ARDS，但随机对照试验显示这类患者可以从静脉糖皮质激素治疗中获益，这与既往在 ARDS 患者中进行的类似研究的结果并不一致，提示 SARS-CoV-2 感染可能具有独特的病理生理机制和临床表型。

事实上，随着组学科学、数据科学和机器学习的进步，越来越多的研究发现常见的重症综合征具有明显的异质性。例如，使用分层聚类算法分析儿童和成人脓毒症患者的基因表达数据，发现了对严重感染具有不同转录组反应的患者亚群。同样，使用潜在类别分析法分析 ARDS 患者的临床和生物标志物数据，也发现 ARDS 患者有低炎症和高炎症反应亚型。这些发现与临床医师的日常经验也存在共鸣。例如，某些患者尽管有共同的综合征诊断，但在疾病过程和临床结局方面却表现出很大的差异。这提示，当前对重症疾病的综合征定义并不能充分反映重症疾病的全部复杂性。

重症医学正在进入发展的第三阶段，即精准医疗阶段，当前基于综合征的重症疾病定义或分类框架，因为其固有的缺陷，可能难以满足重症患者精准诊疗的需要，我们需要重新考虑对重症疾病进行定义或分类的方法，以满足重症医学在新的历史阶段的发展需求。

三、重新定义重症疾病的可能路径

从概念上讲，一个理想的疾病定义或分类系统应该包括疾病的诱发因素及其导致的生理紊乱，并且可以对疾病的治疗措施和预后进行指导和预测。例如，肿瘤学中的 TNM 分期系统不是将肿瘤定义为单一疾病，而是作为肿瘤及相关疾病的集合，肿瘤的进展程度可以指导患者的治疗措施选择，也可以辅助患者的预后判断。有学者将这一定义方式应用于重症疾病，提出了定义重症疾病的 PIRO（predisposition，insult，response，organ dysfunction）模型，即从患者对疾病的易感性、造成损伤的因素、患者的宿主反应和导致的器官功能障碍 4 个方面对重症疾病进行区分和定义。PIRO 模型强调患者的临床结局不单与患者的临床特征是否满足某种综合征的诊断标准相关，而且受到其基线生理状态、损伤因素的性质及宿主反应的方式的影响。它较当前综合征定义的重要变化是，它从损伤因素出发，并且依据损伤因素、其造成的生理影响和潜在治疗措施之间的因果关系而建立，而不是像综合征定义那样，只是将一些相关的疾病特征集合起来，因此，因果关系是 PIRO 模型的一个关键特征。

但 PIRO 模型还只是认识重症疾病复杂性和异质性的第一步，研究已经发现，不同的损伤因素可

能会导致共同的分子损伤模式。如在创伤和烧伤的疾病过程中都激活了相似的炎症途径，而在细菌性脓毒症和病毒性脓毒症之间也存在着分子路径的相似性。这表明，某些信号途径可能会在不同的重症疾病中存在，尽管这些信号途径由不同的损伤因素所诱发。因此，某些重症疾病状态可能是通过不同的因果路径达到的，而在不同的重症疾病状态之间也可能存在共享的疾病机制。

这些发现提示重症疾病的生物学决定因素存在着极大的丰富性，与传统的疾病模型假设损伤因素和疾病状态之间的一一对应不同，损伤因素与疾病状态之间的一对多关系甚至多对多关系可能更反映重症疾病的复杂性。这种损伤因素与疾病之间的复杂对应关系也提示，损伤因素本身很重要，而最终的生理状态可能更好地表征患者的当前状态。

进一步而言，一个新的疾病框架除了能体现或者适应重症疾病的这种复杂性和异质性外，还需要在诊断和治疗之间建立更密切的对应关系。目前的重症疾病综合征分类能够对疾病的预后起到部分预测作用，如感染性休克患者的病死率约40%，但综合征定义却无法预测患者对某种治疗措施的反应，如感染性休克患者能否从内毒素吸附这项措施中获益。因此，新的重症疾病定义或分类框架不仅应该像综合征那样具有预后预测意义，而且还应该具有对治疗反应的预测性，使研究者和医务人员能够更专注于可以改善患者临床结局的措施。

在PIRO模型的基础上，研究者们引入了可治疗特征这一概念：一种以生物标志物为特征的特定生理紊乱状态，预示着对特定疗法的可预测反应。此处生物标志物的概念非常广泛，它可以是与患者的生物学异常相对应的任何可观察到的患者特征，并且这种特征可以预测患者对治疗的反应。例如，生物标志物可以是某个基因转录水平或者细胞因子表达水平的检测物，也可以是氧饱和度、心率变异性等临床变量，只要这些生物标志物可以与损伤因素或其造成的生理影响相对应，并且可以与患者对特定治疗措施的反应联系起来。近来对新型冠状病毒感染的临床研究证明了使用可治疗特征概念来对重症疾病进行诊断和分类的潜在可行性。如前所述，糖皮质激素在治疗ARDS中的作用仍不确定，但许多由SARS-CoV-2引起的ARDS似乎对糖皮质激素的治疗反应良好。在这里，对SARS-CoV-2病毒的核酸检测呈阳性可以被视为ARDS亚型的生物标志物，其帮助我们识别了对糖皮质激素具有良好治疗反应的ARDS亚型患者。

四、未来的发展方向

需要指出的是，不管是PIRO模型还是可治疗特征模型，都只是对重症疾病进行重新定义或分类的可能的前进方式之一。尽管上述模型较目前使用的重症疾病综合征定义有某些方面的优势，但他们仍停留在假说阶段，未来还需要大量的工作去发现和完善其理论基础，并验证其临床可行性。

例如，可治疗特征模型要求理解重症疾病的潜在发病机制，并且明确治疗措施与发病机制之间的相关性。因此，还需要大量的基础研究明确可治疗特征背后的潜在机制。而要将可治疗特征模型这一概念付诸实施，识别和验证可用于ICU环境的新型生物标志物是一个重要的前提。而这需要研究者首先明确生物标志物与疾病状态之间的对应关系，并且最好能够开发无创、快速、准确且可重复的生物标志物检测方法，以满足临床应用的需求。

除此之外，如何克服现有研究方法的局限，排除混杂因素的干扰，明确在重症疾病中，致病因素、宿主反应与疾病状态之间的因果关系；如何利用数据科学，从海量的临床数据、组学数据中识别出重症疾病“可治疗的特征”，这都是我们试图去重新认识、分类和定义重症疾病时所遇到的挑战。虽然困难重重，但是对重症疾病实行精准诊疗是重症医学进入新的发展阶段后的必然要求，这一内在需求将会驱使我们对现有的重症疾病诊断和分类框架进行全面的重新配置。

（武汉大学中南医院　刘　畅）

参考文献

［1］HORBY P, LIM W S, EMBERSON J R, et al. Dexamethasone in hospitalized patients with covid-19 [J]. N Engl J Med, 2021, 384(8): 693-704.

［2］WONG H R, CVIJANOVICH N, LIN R, et al. Identification of pediatric septic shock subclasses based on genome-wide expression profiling [J]. BMC Med, 2009, 7: 34 .

［3］WONG H R, WHEELER D S, TEGTMEYER K, et al. Toward a clinically feasible gene expression-based subclassification strategy for septic shock: proof of concept [J]. Crit Care Med, 2010, 38(10): 1955-1961.

［4］WONG H R, CVIJANOVICH N Z, ALLEN G L, et al. Validation of a gene expression-based subclassification strategy for pediatric septic shock [J]. Crit Care Med, 2011, 39(11): 2511-2517 .

［5］MASLOVE D M, TANG B M, MCLEAN A S. Identification of sepsis subtypes in critically ill adults using gene expression profiling [J]. Crit Care, 2012, 16(5): R183.

［6］SWEENEY T E, AZAD T D, DONATO M, et al. Unsupervised analysis of transcriptomics in bacterial sepsis across multiple datasets reveals three robust clusters [J]. Crit Care Med, 2018, 46(6): 915-925.

［7］CALFEE C S, DELUCCHI K, PARSONS P E, et al. Subphenotypes in acute respiratory distress syndrome: latent class analysis of data from two randomised controlled trials [J]. Lancet Respir Med, 2014 , 2(8): 611-620.

［8］CALFEE C S, JANZ D R, BERNARD G R, et al. Distinct molecular phenotypes of direct vs indirect ARDS in single-center and multicenter studies [J]. Chest, 2015, 147(6): 1539-1548.

［9］FAMOUS K R, DELUCCHI K, WARE L B, et al. Acute respiratory distress syndrome subphenotypes respond differently to randomized fluid management strategy [J]. Am J Respir, Crit Care Med, 2017 , 195(3): 331-338.

［10］MARSHALL J C. The PIRO (predisposition, insult, response, organ dysfunction) model: toward a staging system for acute illness [J]. Virulence, 2014, 5(1): 27-35.

［11］XIAO W, MINDRINOS MN, SEOK J, et al. A genomic storm in critically injured humans [J]. J Exp Med, 2011, 208(13): 2581-2590.

［12］SWEENEY T E, LIESENFELD O, WACKER J, et al. Validation of inflammopathic, adaptive, and coagulopathic sepsis endotypes in coronavirus disease 2019 [J]. Crit Care Med, 2021, 49(2): e170-e178.

［13］SINGER M, DEUTSCHMAN C S, SEYMOUR C W, et al. The third international consensus definitions for sepsis and septic shock (Sepsis-3) [J]. JAMA, 2016, 315(8): 801-810.

［14］MASLOVE D M, TANG B, SHANKAR-HARI M, et al. Redefining critical illness [J]. Nat Med, 2022, 28(6): 1141-1148.

第十七章　重症大数据

第一节　通过机器学习早期预测重症监护病房患者血流动力学波动

重症患者发生血流动力学不稳定非常普遍，流行病学研究显示，约 1/3 的重症监护病房（intensive care unit，ICU）患者会发生血流动力学不稳定。然而传统的血流动力学指标，包括血压、心率等参数的改变往往在休克发生后才被发现，可能会导致延误诊治并升高患者的病死率。早期识别患者血流动力学变化能有效提高患者的存活率，因此，如何早期预测 ICU 患者出现血流动力学波动并予以早期干预，是避免患者发生休克或尽可能缩短休克时间，改善患者预后的重要措施。既往有一些预警评分可帮助早期预警患者突然出现病情恶化，然而，鉴于各种原因使得预测准确性较差。随着人工智能技术的不断发展，通过利用重症患者的海量数据，使用机器学习的方法可以大幅度提高血流动力学波动的预测准确性，为实现早期干预提供了可靠依据。本文将针对如何通过机器学习早期预测 ICU 患者血流动力学波动进行综述。

一、大数据来源

数据是构建预警模型、实现早期准确预测的基石。为了尽早发现患者病情变化，及时评估并调整治疗方案，ICU 患者的各项生命体征和生理学指标均受到了严密监测。来自监护设备、实验室检查、各种支持治疗如机械通气产生的各种参数，均是构建血流动力学波动的重要数据来源。依据临床诊疗过程中产生的动态海量数据，可以构建重症患者的血流动力学波动的预警模型。国外很多中心通过自己的数据平台，已经成功构建了血流动力学预警模型。遗憾的是，目前我国仅有少数重症医学中心可以实现监护数据的高频率采集及记录，同时把实验室数据、各种治疗和监测参数整合到一个软件系统中，从而形成完整的大型数据库。多数中心仅仅按照每小时的频次记录患者的各种参数，大大限制了构建优质模型的成功率。因此，搭建各自 ICU 患者诊疗数据采集、记录、整合平台是实现人工智能早期预警的前提。

尽管目前搭建数据平台的技术日趋成熟，但需要耗费大量的人力和资源。为实现血流动力学波动预警模型的构建，可以先实现部分数据的采集与记录。目前大部分中心均具有监护设备的中央服务器，通过采集记录监护仪的高频连续的生命体征、心电图、有创血压波形等数据，同样可以构建较为准确的血流动力学预警模型，为临床早期预警提供帮助。逐步分级实现数据平台的搭建，最终实现临床海量数据的整体获取。

除了搭建自己的数据平台，公共数据库也是构建预警模型的重要数据来源。目前较为完善的包括重症监护医学信息数据库（medical information mark for intensive care，MIMIC- Ⅲ）和急诊重症监护病房（emergency intensive care unit，EICU）等在内的大型临床数据库。这些数据库由专业的数据库研发团队进行数据预处理，以高颗粒度数据收集记录了 ICU 内发生的实时事件。通过数据使用协议，使得全球的研究者可以获取这些资料并开展具有重复性的临床研究，为机器学习预测 ICU 患者血流动力学变化提供数据来源。然而值得注意的是，各个数据库的数据很难保持时间的同步性，缺乏多模态的数据，使得各个数据平台的数据难以整合并进行分析。因此，创建一个通用的数据集，整合多中心数据平台，实现多中心、大规模、全面的实时数据收集具有重要意义。

二、具体算法

（一）模型构建的过程

预警模型的构建包含了一系列的步骤，通过机器学习预测重症患者的血流动力学的具体步骤可归纳分为三大环节，即数据准备环节、机器学习环节与评价环节。包含以下步骤：数据的获取、清洗与处理，变量的选取，选择准备构建的模型种类，模型构建，模型优化及模型验证。

数据准备环节包括数据的获取、清洗与处理及变量的选取。针对血流动力学不稳定进行定义，建立纳入及排除标准并确立预测目标。建立或从原有数据库中按照纳入及排除标准筛选患者并提取数据，按照既定频率记录患者各项检测指标，筛选对预测模型可产生阳性影响的特征监测。

机器学习环节包括选择准备构建的模型种类、模型构建及模型优化。根据最终的目的确定好构建的模型种类，选择不同的算法，将这些特征纳入选择的算法模型中，构建早期预警系统。然后进行变量的优化，可以进行额外的特征选择或简化变量，改变应用于每个模型参数的权重，在最小化过度拟合的情况下同时实现最大的灵敏度和特异度。最后针对模型进行重复训练和测试。

评价环节则是将已经建立的预警系统运用在符合纳入及排除标准的其他患者中，外部验证该系统的灵敏度和特异度，以及同传统方法的比较，评价其早期预测血流动力学改变的能力。

（二）机器学习构建模型的算法

机器学习构建模型的算法是研究怎样使用计算机模拟或实现人类学习活动的科学，目前已经运用到各个领域。现已有较多研究通过机器学习的不同算法构建 ICU 患者血流动力学波动的预警模型。根据学习方法的不同，可以将构建血流动力学波动预警模型的机器学习算法分为监督学习和无监督学习两大类。

监督学习是指利用一组事先标记过的样本调整分类器的参数，使其达到所要求性能的过程。在监督学习中，每个实例都是由一个输入对象和一个期望的输出值组成。监督学习通过分类或者回归的方式来进行血流动力学波动的预警。前期研究运用的分类算法包括朴素贝叶斯、支持向量机、随机森林、K 最近邻（k-nearest neighbor，KNN）分类算法等，回归则包括逻辑回归和线性回归两种算法。

与监督学习不同，无监督学习是指针对没有给定事先标记过的训练示例，自动对输入的资料进行分类。前期研究主要通过聚类或者降维两种方式来构建 ICU 患者血流动力学波动的预警模型。聚类方法包括 K- 平均算法、隐马尔可夫模型、高斯混合模型及层次结构式分类等方法，例如，Bose 等针对 ICU 过渡病房患者，通过 K- 平均算法构建了呼吸循环不稳定的预警模型。主成分分析和密度估计是通过降维构建预警模型的常用方法，可以使得模型更为简单，方便应用。

（三）各模型的优劣势

在已构建的ICU患者血流动力学波动的预警模型中，循环状态早期预警系统（circulation early warning system，circEWS）/循环状态早期预警系统轻量版（circulation early warning system-lite，circEWS-lite）和血流稳定性指数（habitat stability index，HSI）模型是最著名的两个模型。CircEWS是Hyland等研究者开发的早期预警系统，其目的是预警患者在8h后出现循环衰竭的危险性。该研究将循环衰竭定义为动脉乳酸升高≥2mmol/L及平均动脉压（mean arterial pressure，MAP）≤65mmHg或者患者正在使用血管加压药或增强心肌收缩力药物。通过建立“高时间分辨率ICU数据集”（HiRID）数据库，收集了2008—2016年来自36 098例患者的710个变量并进一步整合药物及生理学变量，筛选出209个变量的5278个特征。按照5min的自适应归值对这些变量进行数据采集，该模型在每个时间点会提取每个变量的4种特征，包括静态患者信息、变量测量强度、子序列及多尺度的时间序列。根据来自112个变量的最显著的500个特征，通过梯度增强集成决策树（light gradient boosting machine，LightGBM）、逻辑回归及神经网络3种算法构建模型，结果显示采用LightGBM算法构建的circEWS展现了最好的预测效果，预测8h后发生循环衰竭的受试者曲线下面积（area under curve，AUC）为0.940。

为进一步增加模型的可行性，研究针对16个变量中提取的176个特征构建了紧凑模型（circEWS-lite），结果显示其预测8h后发生循环衰竭的受试者曲线下面积为0.939。最后使用重症监护医学信息数据库-Ⅲ（medical information mark for intensive care Ⅲ，MIMIC-Ⅲ）的数据进行外部验证，发现该预测模型仍然有很好的预测准确性。

从上述的特点可以看出，circEWS/circEWS-lite具有较高的预测准确性，并且可以实现动态预测。更为重要的是，该模型可以预测8h内的血流动力学波动事件，给了临床医师足够的时间对患者进行进一步评估，从而判断患者会真正发生血流动力学波动的可能性，并进行更为合适的处理。外部验证的结果显示模型的稳定性良好，提示有推广运用的潜力。然而，该模型也存在一定局限性，首先，基于机器学习构建的circEWS/circEWS-lite模型不具有可解释性，仅仅能预警是否会发生血流动力学波动，而无法提醒医务人员引起血流动力学波动的可能原因；其次，即使是紧凑模型circEWS-lite也包含了172个特征，其中有些特征临床实时采集相对困难，并且数据采用的频率很高，部分限制了其推广应用；再次，该模型发生误报警的比例也较高，模型的精准性不足30%，尤其适用于频率较低数据的时候精准性会进一步降低；最后，该模型也不适用于所有的ICU患者，亚组分析发现合并神经系统功能障碍的患者，其预测血流动力学波动的准确性显著降低。

HSI模型是由Rahman等研究者所创建，可以预测1h内发生的血流动力学波动。研究者运用了EICU数据库中的数据来进行机器学习及验证。收集血流动力学不稳定并接受不同干预措施前1h的变量，并同时选定一名稳定患者随机时间下的变量作为阴性对照进行模型训练。该研究纳入了ICU常见指标，包括生命体征、实验室检查、血气分析及机械通气参数等33个变量，采用监督学习方法构建预警模型。根据纳入变量的不同评估构建了4个模型：①基本模型，该模式仅可获取少量生命体征数据进行预测；②基本实验室模型，除生命体征外还可获得实验室检查指标；③基本－机械通气模型，当可以获取通气设置时，将其纳入基本模型；④全特征模型，将全部可获得的变量纳入预测模型。模型构建成功后通过内部及外部验证，确定模型的稳定性。HSI模型预测在血流动力变化前1h

进行的所有干预（包括使用药物、液体输注及血制品输注）的 AUC 为 0.82，预测使用缩血管药物时 AUC 为 0.88。亚组分析显示，无论是在不同的 ICU 类型下，还是在不同的通气方式下，HSI 模型均有较好的表现。

与 circEWS/circEWS-lite 模型相比，尽管 HSI 模型预测的 AUC 有所降低，但仍然保持了较高水平。此外，该模型提供了采用所需不同变量的模型，包括仅仅纳入了生命体征数据的基本模型，有利于模型的推广应用。此外，该模型给出了所需干预措施的预测，进一步辅助临床医师制定治疗决策。然而，该模型也有一定的局限性，首先，其预测的时间窗相对较窄；其次，一些其他的血流动力学参数如心输出量、每搏输出量等指标没有纳入模型中来，会影响模型预测的准确性；再次，与 circEWS/circEWS-lite 模型相似，该模型对于神经 ICU 患者的预测准确性较低。后期的外部验证研究也显示，该模型预测血流动力学波动的敏感度较好，但特异度相对较差，对于病情相对平稳的患者，会低估发生血流动力学波动的风险。

三、未来展望

机器学习预测血流动力学可动态观测患者血流动力学变化，对未来可能发生的血流动力学不稳定进行预测，其预见性明显优于传统的以阈值进行评判的方式。然而，如何利用构建的模型应用于临床，从而辅助临床医师更早预测 ICU 患者发生血流动力学波动从而采取合理措施，最终改善患者预后，是未来需要解决的问题。

首先，在数据来源方面，监护仪设备中包括生命体征等数据的收集相对容易，然而全数据的整合还很难在大部分中心开展。构建全数据的数据平台，尤其是构建多中心的、互联互通的数据平台，实现数据高频率、准确地自动获取是构建并应用预警模型的基础。此外，一些实验室检查数据也很难进行高频率的采集。因此，通过无创连续的检测手段进行数据采集有待研发并运用于临床。目前基于汗液的电解质、生化指标及乳酸水平的测定已经被开发出来，但仍需进一步证实其准确性。

其次，目前构建的模型具有较高的灵敏度但较低的特异度，也就是误报警率较高。如何在保障准确性的同时减少误报警率和提高召回率是当前机器学习急需解决的问题。目前已经有少部分回顾性的实验在对各模型的临床应用进行检验，但仍然需要更多的前瞻性研究去检验机器学习的可靠性，尤其是将国外构建的模型应用于我国患者是否适用需要进一步验证。利用我国患者自己的数据，通过不同的算法构建自己的预警模型并不断优化，也是未来工作的方向。

再次，检验预警模型的效果是未来的工作重点。将预警模型部署到临床，针对预警结果进行干预是否可以改善患者预后需要高质量的研究来明确。Wijnberge 等在手术过程部署机械学习构建的预警模型，进行首个随机对照研究［术中低血压预测（intraoperative hypotension during elective noncardiac surgery，HYPE）试验的研究］，结果显示依据预警模型指导的早期干预可以显著降低择期手术患者术中发生低血压的时长。然而，HYPE 是一个初步研究，仅纳入了 68 例患者，后期针对预警模型是否可以改善患者最终预后的大规模多中心随机对照研究需要进一步开展。

总之，血流动力学波动在 ICU 非常常见，早期识别并干预可以改善患者预后。采用 ICU 患者的海量数据，通过机器学习构建早期预警模型可以准确地预测血流动力学波动的发生。目前这一领域在我国刚刚起步，需要构建每个中心的数据平台，并且按照统一的标准实现多中心的数据链接，从而为预警模型的构建与应用奠定基础。此外，将预警模型部署到临床，通过前瞻性随机对照研究明确预警模型是否可以改善患者预后也是未来的工作重点。

（东南大学附属中大医院　王涛丰　谢剑锋）

参考文献

[1] RIVERS E, NGUYEN B, HAVSTAD S, et al. Early goal-directed therapy in the treatment of severe sepsis and septic shock [J]. N Engl J Med, 2001, 345(19): 1368-1377.

[2] DUKE G, GREEN J, BRIEDIS J. Survival of critically ill medical patients is time-critical [J]. Crit Care Resusc, 2004, 6(4): 261-267.

[3] HYLAND S L, FALTYS M, HÜSER M, et al. Early prediction of circulatory failure in the intensive care unit using machine learning [J]. Nat Med, 2020, 26(3): 364-373.

[4] POTES C, CONROY B, XU-WILSON M, et al. A clinical prediction model to identify patients at high risk of hemodynamic instability in the pediatric intensive care unit [J]. Crit Care, 2017, 21(1): 282.

[5] RAHMAN A, CHANG Y, DONG J, et al. Early prediction of hemodynamic interventions in the intensive care unit using machine learning [J]. Crit Care, 2021, 25(1): 388.

[6] RAMSPEK C L, JAGER K J, DEKKER F W, et al. External validation of prognostic models: what, why, how, when and where? [J]. Clin Kidney J, 2020, 14(1): 49-58.

[7] FACKLER J C, WATTS C, GROME A, et al. Critical care physician cognitive task analysis: an exploratory study [J]. Crit Care, 2009, 13(2): R33.

[8] JOHNSON A E, POLLARD T J, SHEN L, et al. MIMIC-III, a freely accessible critical care database [J]. Sci Data, 2016, 3: 160035.

[9] POLLARD T J, JOHNSON A E W, RAFFA J D, et al. The eICU Collaborative Research Database, a freely available multi-center database for critical care research [J]. Sci Data, 2018, 5: 180178.

[10] VINCENT J L, NIELSEN N D, SHAPIRO N I, et al. Mean arterial pressure and mortality in patients with distributive shock: a retrospective analysis of the MIMIC-III database [J]. Ann Intensive Care, 2018, 8(1): 107.

[11] HOU N, LI M, HE L, et al. Predicting 30-days mortality for MIMIC-III patients with sepsis-3: a machine learning approach using XGboost [J]. J Transl Med, 2020, 18(1): 462.

[12] O'HALLORAN H M, KWONG K, VELDHOEN R A, et al. Characterizing the Patients, Hospitals, and Data Quality of the eICU Collaborative Research Database [J]. Crit Care Med, 2020, 48(12): 1737-1743.

[13] VAIRAVAN S, ESHELMAN L J, HAIDER, S, et al. Prediction of mortality in an intensive care unit using logistic regression and a hidden Markov model [J]. Computing in Cardiology, 2012, 39: 393-396.

[14] BOSE E L, CLERMONT G, CHEN L, et al. Cardiorespiratory instability in monitored step-down unit patients: using cluster analysis to identify patterns of change [J]. J Clin Monit Comput, 2018, 32(1): 117-126.

[15] DUNG-HUNG C, CONG T, ZEYU J, et al. External validation of a machine learning model to predict hemodynamic instability in intensive care unit [J]. Crit

Care, 2022, 26(1): 215.
[16] COLON HIDALGO D, PATEL J, MASIC D, et al. Delayed vasopressor initiation is associated with increased mortality in patients with septic shock [J]. J Crit Care, 2020, 55: 145-148.
[17] SEKI Y, NAKASHIMA D, SHIRAISHI Y, et al. A novel device for detecting anaerobic threshold using sweat lactate during exercise [J]. Sci Rep, 2021, 11(1): 4929.
[18] SEKIGUCHI Y, FILEP E M, BENJAMIN C L, et al. Does dehydration affect the adaptations of plasma volume, heart rate, internal body temperature, and sweat rate during the induction phase of heat acclimation? [J]. J Sport Rehabil, 2020, 29(6): 847-850.
[19] VAN DE SANDE D, VAN GENDEREN M E, HUISKENS J, et al. Moving from bytes to bedside: a systematic review on the use of artificial intelligence in the intensive care unit [J]. Intensive Care Med, 2021, 47(7): 750-760.
[20] VAN CALSTER B, MCLERNON D J, VAN SMEDEN M, et al. Topic Group 'Evaluating diagnostic tests and prediction models' of the STRATOS initiative. Calibration: the Achilles heel of predictive analytics [J]. BMC Med, 2019, 17(1): 230.
[21] WIJNBERGE M, GEERTS B F, HOL L, et al. Effect of a machine learning-derived early warning system for intraoperative hypotension vs standard care on depth and duration of intraoperative hypotension during elective noncardiac surgery: the HYPE randomized clinical trial [J]. JAMA, 2020, 323(11): 1052-1060.

第二节　人工智能在新型冠状病毒感染预测中的经验和如何应对将来可能发生的大流行

2020 年，新型冠状病毒感染席卷全球，突如其来的疫情对世界各国的生产生活产生了严重影响。目前，遏制新型冠状病毒感染的工作取得了阶段性的胜利，以大数据、人工智能（artificial intelligence，AI）为代表的新一代信息技术广泛应用于疫情防控、诊疗、管理决策等领域，为抗击疫情发挥了重要作用，但是除了新型冠状病毒感染及人类已知的各种传染病外，全球可能还会面临更大规模流行病的侵袭和冲击。因此，借助人工智能进行流行病学监测，早期识别高危病毒、早期防控、预防下一次大流行是目前研究的热点。

一、人工智能在新型冠状病毒感染中的经验

新型冠状病毒感染暴发后，以大数据和 AI 为代表的新一代信息技术广泛应用于疫情防控、诊疗和管理决策，在抗击新型冠状病毒感染大流行中发挥了重要作用。

首先是 AI 在新型冠状病毒感染疫情分析、预测中的应用。对疫情进行有效分析、经验总结和临床转化应用是控制新型冠状病毒感染疫情传播的重要手段，随着新型冠状病毒感染疫情的不断扩散，大量疫情相关患者的临床数据库也呈现在公共卫生平台上，可供通过 AI 技术进行总结、分析。在新型冠状病毒感染疫情暴发初期，Subudhi 等建立机器学习（machine learning，ML）模型，将新型冠状病毒感染确诊患者的电子病历整体导入，经过数轮临床数据分析和模型训练，能够准确预测出病毒感染的高风险群体，这一功能为政府公共卫生部门的系统决策提供了有效参考；同时，还有

研究通过 AI 算法对新型冠状病毒感染患者进行血清蛋白组学和代谢组学分析，最终计算出新型冠状病毒感染患者的血清中出现了巨噬细胞失调、血小板脱颗粒、补体系统抑制和代谢抑制等多项蛋白分子水平的变化，这一结果可应用于筛选血液中潜在的阳性生物学标志物，为临床表现阴性的患者提供快速诊断及病情程度预测。AI 技术也广泛应用于对新型冠状病毒感染的传播预测中，为政府公共卫生部门早期决策响应和预防新暴发事件提供积极参考。在疫情早期，临床数据量尚不足，对此 Buscema 等率先提出了一种新型拓扑加权算法（topological weighted centroid，TWC），该算法能够在有限的临床数据和疫情信息中实现深度挖掘、分析，以热图的模式预测、呈现未来一段时间疫情的可能扩散模式。虽然目前这种基于 AI 模型做出的疫情分析、预测仍处于理论水平，尚未真正投入实践应用中，但这种创新模式为疫情防控工作提出了新的启发和思路，相信在未来算法模型更加成熟、准确后，在新一轮疫情或面临其他流行病时一定能够为防疫工作提供更科学的保障，参考模型预测结果，公共卫生部门可以早期决策，提升疫情防控效率。

其次是 AI 在新型冠状病毒感染疫情防控中的应用。如在机场、铁路及各种大型室内场所入口安装智能测温系统，利用人脸识别技术，并结合温度传感器来检测人的体温，能够起到初步筛查的目的。利用人工智能语音机器人进行语音合成，应用到部分居民区来进行防疫知识的科普。通过大数据平台进行数据集成和智能分析，区分个人是感染患者、密切接触者、非密切接触者、在发热门诊登记者还是健康状况正常者，最后生成 3 种不同颜色（红色、黄色、绿色）的二维健康代码图像，将所有流动人口分为 3 类，方便各级政府、机构和社区采取相应的预防控制和管理措施。在新型冠状病毒感染患者的管理过程中，运用远程医疗平台将患者、专家及信息连接起来，为社区居民和医务人员提供预防和治疗指导、培训、交流和远程会诊，大大节省了时间成本，同时避免了与新型冠状病毒感染患者的密切接触，降低了感染的风险。

再次是 AI 在新型冠状病毒感染病情诊断、评估中的应用。在疑似新型冠状病毒感染患者的评估和诊断中，胸部 X 线片和计算机断层扫描（computed tomography，CT）是常规诊断手段，由于患者数量激增、影像学读片需求大，影像科的医疗资源相对不足，针对这一问题，运用 AI 技术通过构建算法模型对确诊患者的影像学数据库进行深度学习后，可对疑似患者做出智能诊断，降低了影像科医师的工作压力，提高了新型冠状病毒感染的诊断效率和精准性。例如，Wang 等构建了深度学习模型，对 2447 例确诊新型冠状病毒感染患者的胸部 CT 数据进行学习，经过训练后，推出了 AI 评估及诊断系统，该算法模型对于新型冠状病毒感染患者诊断的灵敏度为 92%，特异度为 85%，并且与影像科高年资医师小组的评判水平相比，该系统的诊断时间平均缩短了 16min。AI 技术同样实现了对患者的病情评估及风险预测。基于患者入院时的血氧饱和度及动脉氧分压等参数分析，Assaf 等建立的 ML 算法模型对 6995 例新感染新型冠状病毒感染患者进行预后推导，并将其预后转归分类为“需要机械通气”“多器官功能衰竭”“ICU 重症监护”“死亡”4 个等级，该模型整体敏感度达到 88.0%，特异度达到 92.7%，准确率为 92.0%，证实了 AI 技术在患者风险评估、预后预测和临床管理中的良好效果。Wu 等开展的国际多中心研究中，通过 752 例确诊新型冠状病毒感染患者的临床检验结果、影像学特征、预后转归等数据开发并验证了新型 AI 算法，该算法可对患者病情进行量化以区分重症、危重症患者，辅助临床早期分诊、决策。此类 AI 技术在新型冠状病毒感染患者诊断、评估方面的应用可以帮助临床医师根据患者病情轻重合理化安排医疗资源，为患者的生命健康提供保障。

最后是 AI 在新型冠状病毒感染治疗中的应用。由于药品或疫苗的研发需要经过体外实验、动物实验及人体试验等漫长过程，从实验到临床应用通常需要长达数年的时间，耗时长、风险高、价格贵，同时成功率不足 3%。因此，在疫情暴发的紧急情况之下，新型冠状病毒感染特效药物研发的问题急需解决。AI 技术弥补了传统药物、疫苗研发中存在的不足，其可通过建立智能模型分析病毒结构、检测潜在靶标，促进临床新型药物的研发。例如，有研究通过使用深度学习算法对 2003 年暴发的严重急性呼吸综合征（severe acute respiratory syndrome，SARS）病毒遗传学数据库进行分析后发现，新型冠状病毒感染和 SARS 病毒之间存在多重相似性，通过对比学习 SARS 病毒的数据库，最终该算法对严重急性呼吸综合征冠状病毒 2 型（severe acute respiratory syndrome coronavirus 2，SARS-CoV-2）潜在有效药物的药理结构进行了预测；Ong 等通过基于 ML 算法的 Vaxign 疫苗反向研发系统对 SARS-CoV-2 的蛋白序列进行分析来预测病毒潜在免疫靶点，结果表明含有结构蛋白和非结构蛋白的“Sp/Nsp 鸡尾酒疫苗”能够有效诱导免疫应答，促进了新型冠状病毒感染疫苗的研发进展。在新型冠状病毒感染的治疗中，除了不断追寻新药、新疫苗的研发外，有学者通过 AI 算法识别出治疗类风湿关节炎的药物巴瑞替尼（Baricitinib）对 SARS-CoV-2 有潜在疗效，部分确诊患者使用巴瑞替尼治疗后病情有所好转，这项成果于 2020 年发表在《柳叶刀》（*The Lancet*）杂志上。通过 AI 技术实现的“老药再利用”快速筛选模式对于挖掘 SARS-CoV-2 特效药、筛查疾病潜在作用靶点及提高患者生存率方面具有深远意义。

在 AI 技术的辅助下，新型冠状病毒感染的疫情监测、准确防控、临床诊断、病情评估、院内管理、疾病治疗及药物、疫苗研发的效率都得到了巨大提升，这表明应用大数据和人工智能应对新型冠状病毒感染大流行是可行的，可为今后突发公共卫生事件的预防、诊断、治疗和管理决策提供参考。

二、人工智能预测和应对下一次大流行

新型冠状病毒感染大流行对世界各国的生产和生活产生了严重影响，全球范围内许多新型冠状病毒感染传染性的研究工作仍在进行，尝试解决公众比较关心的两个问题：新型冠状病毒感染疫情何时结束？疫情结束后，还会有下一次大流行吗？ 为此，约翰·霍普金斯大学的系统科学与工程中心（Center for Systems Science and Engineering，CSSE）建立了一个新确诊病例和死亡病例数的在线数据库，包括世界卫生组织（World Health Organization，WHO）等不同机构及中国、中国台湾、美国、澳大利亚、新加坡、意大利、法国和以色列等不同国家和地区的地方卫生机构的报告。Rios 等利用人工智能对各国的新病例和死亡病例数进行了时间分析，采用分层聚类的方法对病例进行增量建模，这样就可以将一个国家的现状与其他国家的现状进行比较，以预测下一次大流行的趋势。

2020 年，Malki 等开发了 SARIMA（seasonal autoregressive integrated moving Average）预测模型，可以估计病毒被遏制的预期时间及新型冠状病毒感染大流行第二次反弹的风险，该研究同样可以用于预测其他国家的情况，因为病毒的性质在任何地方都是相同的。这些人工智能手段可以帮助政府采取行动，为未来做出合理的决定和计划，从而将人们的焦虑降至最低，并促使人们为大流行的下一个阶段做好准备。

随着全球化进程快速发展，以及人与自然的交互日益频繁，会有更多未知的病毒侵袭人类社会。比尔·盖茨在 2022 年出版的《如何预防下一次大流行》中提到“在接下来的 20 年里，无论是自然的

还是人为的，再次发生大规模疫情的可能性超过 50%”。疫情暴发无法避免，大流行却可以防范，早在 2018 年的 2 月 23 日，《科学》杂志就曾发表文章，称全球病毒计划启动——通过病毒检测和样品搜集，一方面获得“病毒生态学”大数据，包括宿主范围、地理分布和流行病学；另一方面，则是通过测序病毒基因组获得数据库，建立一个综合自然病毒生态学和遗传学的病毒超级数据谱，随着这一变革性和颠覆性模式的升级，为世界提供公共健康的“工具盒”，建立一个病毒威胁和传染性疾病的全球大数据库，以针对未来的威胁进行研究和制定对策。

冠状病毒作为一种动物源性病原体，可以跨越物种屏障，在人类中引起大流行。Zheng 等从冠状病毒基因组资源库中下载了 3257 个基因组，提出了一种基于病毒基因组序列的深度学习模型，该模型结合了双向门控循环单位网络和一维卷积，直接输入动物源冠状病毒的基因组序列提取特征，用于大流行风险的早期预测。结果发现，6 种特异性模型对相应的病毒组均有较好的性能，该模型掌握了动物源性冠状病毒全基因组的特征，可以预测跨物种感染的风险，对下一次大流行进行预警。

然而，对人畜共患病的预测是一项巨大挑战，因为全球野生动物身上有 160 多万种未知病毒。为了开发相关模型，Mollentze 等收集了来自 36 个科的 861 种病毒的数据集。机器学习模型会根据在病毒基因组中观察到的模式来确定病毒感染人类的概率。然后，研究人员用表现最佳的模型来预测从各种动物中取样的其他病毒引发潜在人畜共患病的模式。研究人员发现，病毒基因组可能具有独立于病毒分类关系的可概括特征，并且可能涉及病毒感染人类的预适应过程。此外，他们还开发出利用病毒基因组识别潜在的人畜共患病的机器学习模型。不过，计算机模型作为一种初步工具，只能在识别具备感染人类潜力的人畜共患病毒上做初步筛查，即通过验证性实验室测试对这些模型标记的病毒的潜在风险做出判断。这一发现为我们可以利用人工智能技术从病毒基因序列中提取的大量信息补充了关键的一部分。而从基因组序列中提取的信息越多，就能越早确定病毒的起源及其引发人畜共患病的风险有多高。随着更多的病毒被“表征”，机器学习模型在识别稀有病毒方面将越发有效。这些病毒必须被密切监测，且必须优先考虑开发针对它们的预防性疫苗。

三、小结

综上所述，在 AI 技术的辅助下，新型冠状病毒感染的疫情分析预测、临床诊断、病情评估、院内管理、疾病治疗及药物、疫苗研发的效率都得到了巨大提升，不但减轻了临床医师的工作负荷，减少医疗资源的消耗，也为新型冠状病毒感染患者的健康和安全带来科学保障，更为应对将来可能发生的大流行积累了经验。然而，由于相关研究目前大都处于理论阶段，其计算结果和准确性仍有待通过临床进一步确认，很多研究成果尚未转化入临床疫情防控工作之中。在未来，仍需要在大规模的研究中进行验证，以预测和应对可能发生的下一次大流行。

（山东第一医科大学附属省立医院　宋　璇　王春亭）

参 考 文 献

[1] SUBUDHI S, VERMA A, PATEL A B. Prognostic machine learning models for COVID-19 to facilitate decision making [J]. Int J Clin Pract, 2020, 74(12): e13685.

[2] SHEN B, YI X, SUN Y, et al. Proteomic and metabolomic haracterization of COVID-19 patient sera [J]. Cell, 2020, 182(1): 59-72.

[3] BUSCEMA P M, DELLA TORRE F, BREDA M, et al. COVID-19 in Italy and extreme data mining [J]. Physica A, 2020, 557: 124991.

[4] SONG X, LIU X, WANG C. The role of telemedicine during the COVID-19 epidemic in China-experience from Shandong province [J]. Crit Care, 2020, 4(1): 178.

[5] JALABER C, LAPOTRE T, MORCET-DELATTRE T, et al. Chest CT in COVID-19 pneumonia: a review of current knowledge [J]. Diagn Interv Imaging, 2020, 101(7-8): 431-437.

[6] NERI E, MIELE V, COPPOLA F, et al. Use of CT and artificial intelligence in suspected or COVID-19 positive patients: statement of the Italian Society of Medical and Interventional Radiology [J]. Radiol Med, 2020, 125(5): 505-508.

[7] NAGPAL P, NARAYANASAMY S, VIDHOLIA A, et al. Imaging of COVID-19 pneumonia: patterns, pathogenesis, and advances [J]. Br J Radiol, 2020, 93(1113): 20200538.

[8] WANG M, XIA C, HUANG L, et al. Deep learning-based triage and analysis of lesion burden for COVID-19: a retrospective study with external validation [J]. Lancet Digit Health, 2020, 2(10): e506-e515.

[9] ASSAF D, GUTMAN Y, NEUMAN Y, et al. Utilization of machine-learning models to predict the risk for critical COVID-19 [J]. Intern Emerg Med, 2020, 15(8): 1435-1443.

[10] WU G, YANG P, XIE Y, et al. Development of a clinical decision support system for severity risk prediction and triage of COVID-19 patients at hospital admission: an international multicentre study [J]. Eur Respir J, 2020, 56(2): 2001104.

[11] XUE H, LI J, XIE H, et al. Review of drug repositioning approaches and resources [J]. Int J Biol Sci, 2018, 14(10): 1232-1244.

[12] RUSSO G, RECHE P, PENNISI M, et al. The combination of artificial intelligence and systems biology for intelligent vaccine design [J]. Expert Opin Drug Discov, 2020, 15(11): 1267-1281.

[13] CHEN J, SEE K C. Artificial intelligence for COVID-19: rapid review [J]. J Med Internet Res, 2020, 22(10): e21476.

[14] ONG E, WONG M U, HUFFMAN A, et al. COVID-19 coronavirus vaccine design using reverse vaccinology and machine learning [J]. bioRxiv [Preprint], 2020. Update in: Front Immunol, 2020, 11: 1581.

[15] RICHARDSON P, GRIFFIN I, TUCKER C, et al. Baricitinib as potential treatment for 2019-nCoV acute respiratory disease [J]. Lancet, 2020, 395(10223): e30-e31.

[16] SHINDO N, TOYOSHIBA H. Drug repositioning to combat COVID-19 using artificial intelligence system [J]. Nihon Yakurigaku Zasshi, 2022, 157(1): 41-46.

[17] KOMATSU H, TANAKA T, YE Z, et al. Identification of SARS-CoV-2 main protease inhibitors from FDA-approved drugs by artificial intelligence-supported activity prediction system [J]. J Biomol Struct Dyn,

2023, 41(5): 1767-1775.

[18] COVID-19 Data Repository by the Center for Systems Science and Engineering (CSSE) at Johns Hopkins University.

[19] RIOS R A, NOGUEIRA T, COIMBRA D B, et al. Country transition index based on hierarchical clustering to predict next COVID-19 waves [J]. Sci Rep, 2021, 11(1): 15271.

[20] MALKI Z, ATLAM E S, EWIS A, et al. ARIMA models for predicting the end of COVID-19 pandemic and the risk of second rebound [J]. Neural Comput Appl, 2021, 33(7): 2929-2948.

[21] KOU Z, HUANG Y F, SHEN A, et al. Prediction of pandemic risk for animal-origin coronavirus using a deep learning method [J]. Infect Dis Poverty, 2021, 10(1): 128.

[22] MOLLENTZE N, BABAYAN S A, Streicker D G. Identifying and prioritizing potential human-infecting viruses from their genome sequences [J]. PLoS Biol, 2021, 19(9): e3001390.

第三节 人工智能在重症医学应用中的优势和不足

在数据繁多庞杂的重症医学领域，越来越多的临床研究中应用了先进的人工智能技术，引起了新一轮重症医学传统诊疗模式的变革。然而，我们对人工智能在重症医学中的作用和实用性的理解仍相当表浅。为增强我们对重症医学中人工智能应用的总体情况的认识并深入了解其优势和缺陷，以便更好地在重症医学中应用人工智能，本文着重介绍目前人工智能在重症医学中的应用，并对其局限性和存在的问题进行总结，最后展望重症医学中人工智能未来的发展和应对。

一、人工智能在重症医学的应用

（一）疾病的识别

疾病发生发展的隐蔽性导致对疾病的识别非常具有挑战性。人工智能借助其强大的文字和图像数据感知分析能力，能够显著提高疾病识别的精准度，例如，机器学习模型可以把充血性心力衰竭与其他肺部疾病进行区分；带变分自动编码器的半监督机器学习算法可以对继发于充血性心力衰竭的肺水肿进行量化预测；在新型冠状病毒感染大流行期间，通过对入院患者的临床影像数据进行处理，人工智能模型可以将新型冠状病毒感染与社区获得性肺炎进行区分；基于卷积神经网络的图像分割与识别，应用颅脑 CT 对创伤性脑损伤进行识别，人工智能实现了比人工阅读更高的准确度；多尺度注意力神经网络可以对创伤性腹水进行可视化的定量测量分析。

（二）疾病病情演变的预测

重症患者的病情瞬息万变，提前预测疾病的演变对重症患者来说非常重要。早期，人们利用人工智能的各种算法模型对重症监护病房（intensive care unit，ICU）住院时间和死亡率进行预测，这些模型的表现优于传统评分系统。近期，利用机器学习模型，根据床边监护仪连续记录的生命体征，可对入院患者发生心肺功能不全事件的风险趋势进行评估。缺氧和呼吸窘迫也是主要的预测目标，其作用在最近的新型冠状病毒感染大流行期间尤为重要。在新型冠状病毒感染大流行的前几个月，利用图像、生物和临床变量，通过人工智能驱动的模型可以预测新型冠状病毒感染的进展。此外，利用电子病历数据中的心搏骤停风险分诊评分来预测心搏骤停，与传统的预警评分系统相比，人工智能预测术后患者出现严重不良事件的准确度更高。脓毒症是导致危重症患者发病、死亡和高医疗负担的主要原因之一，利用ICU的实时数据，人工智能可以比临床识别提前4～12h准确预测ICU患者脓毒症的发生。

（三）疾病表型分析

重症疾病的表现方式往往非常复杂，且随着时间的推移而变化。凭借着从复杂数据中进行模式识别的强大能力，人工智能可以描绘重症患者的表型，这些表型可以反映临床状态，从而开辟个性化的管理途径。脓毒症是ICU最常见的疾病之一，也是一种高度异质的综合征。最近，使用不同的临床试验队列，通过k均值聚类算法（k-means clustering algorithm）（一种无监督机器学习模型）将脓毒症分为4种表型（α、β、γ和δ）。这些表型具有独特的人口统计学特征和不同的生化表现，与宿主反应模式及最终的临床预后相关。在急性呼吸窘迫综合征中，人工智能通过潜在类别分析揭示了与不同临床特征、治疗反应和临床结果相关的两种亚型（低炎症亚型和高炎症亚型）。这种机器学习驱动的急性呼吸窘迫综合征表型模型能在临床上准确、可行地应用，并扩展我们在评估和治疗复杂疾病方面的知识。

（四）指导临床决策

重症疾病非常复杂，不可能用一刀切的治疗方案解决。过去的10年中，人们对智能检测机械通气中的人机不同步产生了相当大的兴趣。基于机械通气压力和流量信号的形态变化，目前已经开发出各种机器学习系统，能够有效地检测出人机不同步，有些系统已被商业化。迄今，人们还没有在各种研究中找到最佳的治疗方案来改善感染性休克的预后。人工智能使用强化学习的方法至少可以部分解决感染性休克时各种潜在条件和不同宿主反应的异质性，以提供个性化的解决方案。强化学习中的算法旨在检测给定状态下的众多变量以构建动作模型，然后从动作结果的奖励或惩罚中学习。将其应用于脓毒症人群，强化学习可以为脓毒症治疗提供最佳的决策方案。人工智能所选择的治疗方法可能要比临床医师可靠得多，可以为脓毒症患者提供个性化的治疗决策，并改善患者的预后。在接受机械通气的患者中提取具有44个特征的时间序列数据，通过强化学习算法为重症患者提出动态的优化的机械通气方案，以找到呼气末正压、吸氧浓度和理想体重调整潮气量的优化设置。与临床医师的传统临床决策相比，强化学习通过动态选择优化的、个性化的通气策略，提供可重复的高效机械通气，可能对重症患者更有益。这些例子表明，人工智能在指导重症患者的治疗决策方面可能具有重要作用。

二、人工智能在重症医学中应用的局限性和存在的问题

（一）不可解释性

人工智能模型往往通过提高神经网络节点层的复杂度，增强对输入数据复杂隐式特征的感知能力。人工智能模型在许多实际应用中能够产生看似准确的输出，但往往无法向用户清楚地解释其计算正确性的明确原因。人工智能的“不可解释性”很可能对其进入日常临床诊疗产生巨大的阻力。在没有明确科学证据的情况下，临床医师会担心人工智能可能会进行不必要的干预或改变治疗策略，很容易违反医学伦理学的第一条原则，即“不伤害”原则；另一方面，在人类医学史上，许多新的治疗方法在首次引入时同样没有足够的科学证据。近期有学者认为，对于人工智能模型的应用，一方面可通过大量实验验证模型的准确性，另一方面通过该领域专家对模型进行人工评价分析，能够有效缓解临

床诊疗对人工智能“可解释性”不完备的担忧。目前已经出现了许多研究用于解决深度学习模型过于复杂的问题，例如，目前已开发出一种新的机器学习技术，可以在术中低氧血症发生之前对其进行预测，并且将高精度复杂模型与可解释性相结合。这种准确性和可解释性的结合使临床医师能够获得最好的预测，同时还可以深入了解做出这些预测的原因。

（二）缺乏鲁棒性

人工智能在实际临床应用中的接受程度受限，重要原因之一为缺乏足够的临床试验，可复现性和鲁棒性差。最近的一项研究发现，约 93% 的人工智能文章没有进行外部验证，只有 2% 的研究进行了前瞻性验证。目前重症医学中的人工智能模型主要是利用回顾性数据进行训练，并没有进行外部验证或前瞻性评估。对报告标准和偏倚风险的遵守也不尽人意，人工智能的大部分研究并没有在实际临床中进行测试，且具有很高的偏倚风险。因此，考虑到证明科学假说所需的传统随机对照试验的科学严谨性，人工智能模型的成熟度和鲁棒性对于日常实践来说将更没有说服力。高复杂度且精密的人工智能模型，如强化学习同样充满挑战。复杂模型往往需要海量的计算资源，且难以直接在患者身体上进行测试，使得模型不能在真实临床环境中进行训练或测试。逆强化学习可对奖励权值进行推断，这可能发展为一种新的构建决策路径与模型无关的强化学习方法，这种方法有效避免了人工设计奖励函数。有了这些算法上的进步，当输入数据发生变化时，决策辅助模型将极大地增加其鲁棒性和可靠性，这可能是重症监护数据科学的一大优势，因为重症监护数据科学的工作是以巨大的数据量和极端的异质性进行的。

（三）伦理问题

在重症医学中使用人工智能仍是一个全新领域，可能会出现若干伦理问题。第一个伦理问题是数据隐私和共享的冲突，数据科学技术用于各种数据收集和处理，以找到隐藏的数据特征，在这个过程中，可能导致数据的泄漏，特定数据一旦被人工智能模型使用，就很难将其从数据集中彻底清除；第二个伦理问题是床边人工智能模型的安全性，大部分人工智能驱动的医疗解决方案属于部分自动化，仍需要临床医师参与决策，此外，患者的自主意愿也可能与人工智能建议发生矛盾。认识到这些伦理问题和人工智能局限性的存在，并更多地了解及尊重患者的自主意愿，可以让研究人员和临床医师开发更实用和符合伦理的人工智能解决方案。

三、未来的发展和应对

（一）数据去标识化、标准化和共享策略

与其他临床研究一样，需要从许多不同角度对人工智能解决方案进行验证。外部验证和前瞻性研究需要跨单位协同合作形成数据池，为面向重症医学的人工智能研究创造这样的环境需要进行大量的基础工作。其中，医疗数据的去标识化可能是确定数据隐私和可用性的第一步。近期欧洲重症医学会描述了不同数据源整合并进行去标识化的一般过程：①使用匿名化阈值，将个人数据与匿名数据分开；②基于风险的迭代式去除个人数据；③需有外部审查过程，以确保隐私和符合法律准则。这样的去标识化过程将确保数据整合的安全，进一步促进高质量人工智能模型的训练。

多单位协同工作中数据标准化极为重要。各医院系统的数据标准不同，即使在同一医院系统内部，微小的数据标准差异都可能为数据标准化带来挑战。此外，信息粒度更细的数据，如生理学波形

数据，更加难以标准化。未来需要研究人员开发一种标准格式，便于临床和生理数据的快速交换。

虽然我们不能完全消除对数据隐私暴露的担忧，但当这些问题不那么重要时，可以进行快速的人工智能部署，例如，联合学习模型可以被设置为仅在本地进行训练，而非从本地收集数据到一个中心位置进行模型训练。不同的数据中心分布不平衡或有偏差时，联合学习可能更加有用，例如，在新型冠状病毒感染大流行期间，出现了跨地区的联合学习项目，在全球范围内，20 个学术中心通过在一个强大的云计算系统内构建联合学习，合作预测新型冠状病毒感染的临床预后。

（二）新的人工智能模型和试验设计

为人工智能模型生成带标签的训练数据是一项艰巨的劳动密集型任务，且需要大量的资源。为了提高这项任务的效率，研究者需引入新的人工智能模型，如弱监督学习。弱监督学习可以在只有部分领域专家参与的情况下生成数据标签，例如，用医学本体和专家生成的规则对到急诊科就诊的有新型冠状病毒感染相关症状的患者进行弱监督分类任务。当基于本体的弱监督与预训练的语言模型相结合时，创建分类器的资源成本比简单的弱监督学习要低得多，与多数投票分类器相比，展示出更高的性能。结果显示，这种人工智能模型可以在短时间内将非结构化的图表数据用于机器学习的训练。在新型冠状病毒感染大流行的环境下，不需要过多的专家对数据进行标注。未来的临床试验也可以用人工智能模型来设计，特别是使参与者的收益最大化、风险最小化，并使有限的资源得到最高效的利用。

（三）人工智能的实时应用

重症患者病情变化迅速，重症医学中的人工智能最好是实时的，以确保能及时应对病情变化。实时人工智能模型应该配备一个非常快速的数据预处理平台，并且能够同时解析新的输入数据并更新模型，输出的结果也应该迅速传递到床边。目前几乎没有临床研究完成了这种严格意义上的实时预测。尽管这对目前的技术来说是一项具有挑战性的任务，但将实时人工智能模型应用到重症医学中，可以在没有时间延迟的情况下，对诊断或治疗带来显著的益处。

（四）人工智能应用后的质量控制

一旦人工智能实现高性能，并证实在实际临床中有用，人工智能的实施策略及质量控制就随之而来。近期美国国立卫生院发表了一份关于人工智能在医疗领域应用的白皮书，敦促制定指导方针和法律条款，以实现更安全、更有效和个性化的医疗。未来需要解决隐性和显性偏见，开发和部署适当的培训和教育工具，并避免对人工智能解决方案进行过度监管或过度立法。

（山东第一医科大学附属省立医院　郭倩倩　王　鹏　张继承）

参 考 文 献

［1］ YOON J H, PINSKY M R, CLERMONT G. Artificial intelligence in critical care medicine [J]. Crit Care, 2022, 26(1): 75.

［2］ GUTIERREZ G. Artificial intelligence in the intensive care unit [J]. Crit Care, 2020, 24(1): 101.

［3］ KELLY C J, KARTHIKESALINGAM A, SULEYMAN M, et al. Key challenges for delivering clinical impact with artificial intelligence [J]. BMC Med, 2019, 17(1): 195.

［4］ SHEVLIN H, VOLD K, CROSBY M, et al. The limits

of machine intelligence: despite progress in machine intelligence, artificial general intelligence is still a major challenge [J]. EMBO Rep, 2019, 20(10): e49177.

[5] DESAI A N. Artificial intelligence: promise, pitfalls, and perspective [J]. JAMA, 2020, 323(24): 2448-2449.

[6] SEAH J C Y, TANG J S N, KITCHEN A, et al. Chest radiographs in congestive heart failure: visualizing neural network learning [J]. Radiology, 2019, 290(2): 514-522.

[7] HORNG S, LIAO R, WANG X, et al. Deep learning to quantify pulmonary edema in chest radiographs [J]. Radiol Artif Intell, 2021, 3(2): e190228.

[8] LI L, QIN L, XU Z, et al. Using artificial intelligence to detect COVID-19 and community-acquired pneumonia based on pulmonary CT: evaluation of the diagnostic accuracy [J]. Radiology, 2020, 296(2): E65-E71.

[9] MONTEIRO M, NEWCOMBE V F J, MATHIEU F, et al. Multiclass semantic segmentation and quantification of traumatic brain injury lesions on head CT using deep learning: an algorithm development and multicentre validation study [J]. Lancet Digit Health, 2020, 2(6): e314-e322.

[10] DREIZIN D, ZHOU Y, FU S, et al. A multiscale deep learning method for quantitative visualization of traumatic hemoperitoneum at CT: assessment of feasibility and comparison with subjective categorical estimation [J]. Radiol Artif Intell [J], 2020, 2(6): e190220.

[11] LASSAU N, AMMARI S, CHOUZENOUX E, et al. Integrating deep learning CT-scan model, biological and clinical variables to predict severity of COVID-19 patients [J]. Nat Commun, 2021, 12(1): 634.

[12] BARTKOWIAK B, SNYDER A M, BENJAMIN A, et al. Validating the electronic cardiac arrest risk triage(eCART) score for risk stratification of surgical inpatients in the postoperative setting: retrospective cohort study [J]. Ann Surg, 2019, 269(6): 1059-1063.

[13] NEMATI S, HOLDER A, RAZMI F, et al. An interpretable machine learning model for accurate prediction of sepsis in the ICU [J]. Crit Care Med, 2018, 46(4): 547-553.

[14] SEYMOUR C W, KENNEDY J N, WANG S, et al. Derivation, validation, and potential treatment implications of novel clinical phenotypes for sepsis [J]. JAMA. 321(20): 2003-2017.

[15] CALFEE C S, DELUCCHI K L, SINHA P, et al. Acute respiratory distress syndrome subphenotypes and differential response to simvastatin: secondary analysis of a randomised controlled trial [J]. Lancet Respir Med, 2018, 6(9): 691-698.

[16] KOMOROWSKI M, CELI L A, BADAWI O, et al. The artificial intelligence clinician learns optimal treatment strategies for sepsis in intensive care [J]. Nat Med, 2018, 24(11): 1716-1720.

[17] PEINE A, HALLAWA A, BICKENBACH J, et al. Development and validation of a reinforcement learning algorithm to dynamically optimize mechanical ventilation in critical care [J]. NPJ Digit Med, 2021, 4(1): 32.

[18] DURÁN J M, JONGSMA K R. Who is afraid of black box algorithms? On the epistemological and ethical basis of trust in medical AI [J]. J Med Ethics, 2021, 18(47): 329-335.

[19] LUNDBERG S M, NAIR B, VAVILALA M S, et al. Explainable machine-learning predictions for the prevention of hypoxaemia during surgery [J]. Nat Biomed Eng, 2018, 2(10): 749-760.

[20] FLEUREN L M, THORAL P, SHILLAN D, et al. Machine learning in intensive care medicine: ready for take-off? [J]. Intensive Care Med, 2020, 46(7): 1486-1488.

[21] NAGENDRAN M, CHEN Y, LOVEJOY C A, et al.

Artificial intelligence versus clinicians: systematic review of design, reporting standards, and claims of deep learning studies [J]. BMJ, 2020, 368: m689.

[22] FU J, LUO K, LEVINE S. Learning robust rewards with adversarial inverse reinforcement learning [J]. 2017, arXiv: 1710. 11248.

[23] THORAL P J, PEPPINK J M, DRIESSEN R H, et al. Sharing ICU patient data responsibly under the Society of Critical Care Medicine/European Society of Intensive Care Medicine Joint Data Science Collaboration: the Amsterdam university medical centers database (AmsterdamUMCdb) example [J]. Crit Care Med, 2021, 49(6): e563-e577.

[24] LAIRD P, WERTZ A, WELTER G, et al. The critical care data exchange format: a proposed flexible data standard for combining clinical and high frequency physiologic data in critical care [J]. Physiol Meas, 2021, 42(6): 065002.

[25] DAYAN I, ROTH H R, ZHONG A, et al. Federated learning for predicting clinical outcomes in patients with COVID-19 [J]. Nat Med, 2021, 27(10): 1735-1743.

[26] FRIES J A, STEINBERG E, KHATTAR S, et al. Ontology-driven weak supervision for clinical entity classification in electronic health records [J]. Nat Commun, 2021, 12(1): 2017.

[27] MATHENY M E, WHICHER D, THADANEY I S. Artificial intelligence in health care: a report from the National Academy of Medicine [J]. JAMA, 2020, 323(6): 509-510.

第四节　通过人工智能早期预测脓毒症的可能性

脓毒症是一种由宿主对感染的反应引起的危及生命的器官功能障碍，可威胁人类的生命。严重的脓毒症和感染性休克是院内死亡的主要原因之一。脓毒症的早期预测和诊断对降低患者死亡率至关重要，但由于感染原、免疫反应和病理生理变化的异质性使得脓毒症的识别和治疗变得困难。此外，年龄、性别和并发症的多样性可影响脓毒症患者的症状和结局。因此，早期预测脓毒症具有一定挑战性。

一、大数据来源与模型算法

高分辨率医学成像、具有连续输出生理指标的生物传感器、基因组测序和电子医疗记录等为大数据的来源。单靠人力来分析这些数据显然已经超出了人类的极限，这就需要依赖机器。近年来，医学见证了机器学习作为一种分析大量数据的新工具的出现。提前诊断脓毒症的机器学习模型通常是左对齐或右对齐的模型。左对齐模型预测脓毒症发生在一个固定的时间点之后，可有不同的发生时间点，如入院时或术前；右对齐模型预测脓毒症是否会在一段不同的时间后发生，也称为实时或连续预测模型。从临床角度来看，它们十分有作用，因为它们可以引发直接的临床行动，如抗生素类药物的使用。

二、人工智能模型预测脓毒症的发生

（一）用结构化和非结构化临床数据来预测和诊断脓毒症

Kim 等的团队开发了一种人工智能算法，即脓毒症相关风险评估（sepsis early risk assessment,

SERA）算法。这项研究共纳入240例新加坡政府医院的脓毒症患者。在脓毒症发作前12h获得了高预测准确性［曲线下面积（area under curve，AUC）0.94，敏感度87%和特异度87%］。将SERA算法与医师的预测进行了比较，显示了该算法有可能将脓毒症的早期检测率提高32%，并将假阳性率降低17%。在脓毒症发生前4～48h的临床环境中，它能够标记出比医院医师多21%～32%的脓毒症风险患者。

（二）集成学习模型早期预测脓毒症

Zhen等的团队纳入了来自3个不同医院系统的40 336例重症监护病房（intensive care unit，ICU）患者。将基于脓毒症临床先验知识的人工特征与长短期记忆神经网络自动提取的深层特征相结合，建立了集成学习框架下的预测模型。模型中包括每个人每小时测量和记录的40个临床变量，包括8个生命体征、26个化验值和6个人口学数据。最终提出了一个集成学习框架下的脓毒症早期预测模型，并使该模型能够基于电子病历，提前6h预测脓毒症，并且集成学习在性能上比任何单一模型都有显著的改善（$P<0.01$）。

（三）机器学习算法准确地提前48h预测严重脓毒症

Hoyt团队利用不同的患者数据集开发和验证机器学习算法（machine learning algorithm，MLA），以预测发病前48h的严重脓毒症。共纳入了2001—2015年461个卫生中心收集的510 497例住院和急诊患者，以及2017年从一家社区医院收集的20 647例住院和急诊患者。将MLA表现与常用的疾病严重程度评分系统进行比较，并在严重脓毒症发作前0h、4h、6h、12h、24h和48h进行评估。对于发病前48h的预测，MLA在测试数据集上的AUROC为0.827（95%*CI* 0.806～0.848）。在外部验证数据集上，发病时MLA的AUROC为0.948（95%*CI* 0.942～0.954）。MLA只使用从现有患者电子健康记录中提取的随时可用的生命体征，就可以准确地提前48h预测严重脓毒症的发生。

三、人工智能模型的优劣

（一）单个模型的性能和临床相关性

在临床上，准确识别脓毒症并预测有发展为脓毒症风险的患者对于改进治疗至关重要。目前识别脓毒症患者的方法主要围绕生物标志物和临床诊断标准，如全身炎症反应综合征（systemic inflammatory response syndrome，SIRS）和快速序贯器官衰竭评估（quick sequential organ failure assessmeent，qSOFA）。然而，人们对qSOFA的低敏感性提出了担忧，可能会导致对脓毒症识别的延迟。另一方面，SIRS标准的高度敏感性可能带来对脓毒症的过度诊断，导致不适当的抗生素使用。此外，大多数被调查的生物标志物没有显示出区分能力或临床相关性。但是所有提出的机器学习模型都提供了一种新的方法，能够以优异的个体表现提前连续识别脓毒症。这些模型代表了广泛使用的SIRS和序贯器官衰竭评估（sequential organ failure assessment，SOFA）标准的替代方案。

（二）患者异质性

理想情况下，所有模型的AUROC值将汇集在一起，以估计整体机器的学习性能。然而，不同研究之间脓毒症定义的相当大的异质性阻碍了这种计算。由于缺乏脓毒症诊断的“金标准”，因此，可以采用多种定义来诊断脓毒症，并且定义脓毒症发病时间的方式也存在差异。

（三）临床模型性能

人工智能预测脓毒症最重要的一点就是预测是否能为患者带来更好的临床结果。然而，很少有研究调查与脓毒症预测相关的直接临床结果，而是将治疗决断留给临床医师自行决定。在脓毒症发作之前，临床上明显的脓毒症体征可能是细微的或不存在的，而人工智能预测脓毒症研究中的假阳性警报可能会造成警报疲劳。并且到目前为止，还没有令人信服的证据可以表明机器学习预测可以改善脓毒症患者的结果。

四、未来方向

首先，应鼓励研究者按照相关规定努力实现代码和数据的共享，从而可以轻松地进行数据汇总、模型再培训和比较。其次，许多模型都是在相似的人口基础上开发的，具体而言，在可免费获取的模拟数据库上测试了许多模型，而所有模型都是在美国开发的，而在中低收入国家没有开发或验证任何模型。因此，应鼓励根据不同中心和国家的数据开发模型，以确保其通用性。同时，需要进一步的研究来确定这些模型在临床工作流程中的有效整合策略，并评估其对相关临床结果的影响。在研究中可以发现大多数模型只使用临床医师可用数据中的一小部分，这可能为未来的模型提供进一步提高预测性能的机会。最后，在脓毒症试验中，基线特征可能导致临床相关的异质性。为了对更多同质的患者群体进行治疗，可以研究通过机器学习模型准确识别预先指定的人群。

由此可见，在临床实践中，脓毒症的识别可能会延迟，而及时发现可以加快脓毒症的诊断和治疗。人工智能预测脓毒症可以提前预测脓毒症的发生，从而节约时间，为医师提供了更多开始治疗的机会，从而改善患者的预后，降低死亡率。

（哈尔滨医科大学附属第一医院　王常松　彭雅慧）

参考文献

［1］TOPOL E J. High-performance medicine: the convergence of human and artificial intelligence [J]. Nat Med, 2019, 25(1): 44-56.

［2］BEAM A L, KOHANE I S. Big data and machine learning in health care [J]. JAMA, 2018, 319(13): 1317-1318.

［3］YU K H, BEAM A L, KOHANE I S. Artificial intelligence in healthcare [J]. Nat Biomed Eng, 2018, 2(10): 719-731.

［4］KHOSHNEVISAN F, IVY J, CAPAN M , et al. Recent temporal pattern mining for septic shock early prediction [C]. IEEE International Conference on Healthcare Informatics(ICHI), 2018: 229-240.

［5］NACHIMUTHU S K, HAUG P J. Early detection of sepsis in the emergency department using dynamic Bayesian networks [J]. AMIA Annu Symp Proc AMIA Symp, 2012, 2012: 653-662.

［6］THOTTAKKARA P , OZRAZGAT-BASLANTI T, HUPF B B, et al. Application of machine learning techniques to high-dimensional clinical data to forecast postoperative complications [J]. PLoS One, 2016, 11(5): e0155705.

［7］BIHORAC A, OZRAZGAT-BASLANTI T, EBADI A, et al. mysurgeryrisk: development and validation of a machine-learning risk algorithm for major complications and death after surgery [J]. Ann Surg, 2019, 269(4): 652-662.

[8] GOH K H, WANG L, YEOW A Y, et al. Artificial intelligence in sepsis early prediction and diagnosis using unstructured data in healthcare [J]. Nat Commun, 2021, 12(1): 711.

[9] HE Z, DU L, ZHANG P, et al. Early sepsis prediction using ensemble learning with deep features and artificial features extracted from clinical electronic health records [J]. Crit Care Med, 2020, 48(12): e1337-e1342.

[10] BURDICK H, PINO E, GABEL-COMEAU D, et al. Validation of a machine learning algorithm for early severe sepsis prediction: a retrospective study predicting severe sepsis up to 48 h in advance using a diverse dataset from 461 US hospitals [J]. BMC Med Inform Decis Mak, 2020, 20(1): 276.

[11] MØLLER M H, ALHAZZANI W, SHANKAR-HARI M. Focus on sepsis [J]. Intensive Care Med, 2019, 45(10): 1459-1461.

[12] MAKAM A N, NGUYEN O K, AUERBACH A D. Diagnostic accuracy and effectiveness of automated electronic sepsis alert systems: a systematic review [J]. J Hosp Med, 2015, 10(6): 396-402.

[13] ALSOLAMY S, AL SALAMAH M, AL THAGAFI M, et al. Diagnostic accuracy of a screening electronic alert tool for severe sepsis and septic shock in the emergency department [J]. BMC Med Inform Decis Mak, 2014, 14: 105.

[14] SERAFIM R, GOMES J A, SALLUH J, et al. A comparison of the quick-SOFA and systemic inflammatory response syndrome criteria for the diagnosis of sepsis and prediction of mortality: a systematic review and meta-analysis [J]. Chest, 2018, 153(3): 646-655.

[15] HIENSCH R, POERAN J, SAUNDERS-HAO P, et al. Impact of an electronic sepsis initiative on antibiotic use and health care facility-onset clostrid-ium dificile infection rates [J]. Am J Infect Control, 2017, 45(10): 1091-1100.

[16] PARLATO M, PHILIPPART F, ROUQUETTE A et al. Circulating biomarkers may be unable to detect infection at the early phase of sepsis in ICU patients: the CAPTAIN prospective multicenter cohort study [J]. Intensive Care Med, 2018, 44(7): 1061-1070.

[17] SHANKAR-HARI M, DATTA D, WILSON J, et al. Early PREdiction of sepsis using leukocyte surface biomarkers: the ExPRES-sepsis cohort study [J]. Intensive Care Med, 2018, 44(11): 1836-1848.

[18] BARTON C, CHETTIPALLY U, ZHOU Y, et al. Evaluation of a machine learning algorithm for up to 48-hour advance prediction of sepsis using six vital signs [J]. Comput Biol Med, 2019, 109: 79-84.

[19] CALVERT J, DESAUTELS T, CHETTIPALLY U, et al. High-performance detection and early prediction of septic shock for alcohol-use disorder patients [J]. Ann Med Surg, 2016, 8: 50-55.

[20] CALVERT J S, PRICE D A, CHETTIPALLY U K, et al. A computational approach to early sepsis detection [J]. Comput Biol Med, 2016, 74: 69-73.

[21] KAM H J, KIM H Y. Learning representations for the early detection of sepsis with deep neural networks [J]. Comput Biol Med, 2017, 89: 248-255.

[22] DESAUTELS T, CALVERT J, HOFFMAN J, et al. Prediction of sepsis in the intensive care unit with minimal electronic health record data: a machine learning approach [J]. JMIR Med Inf, 2016, 4(3): e28.

[23] NEMATI S, HOLDER A, RAZMI F, et al. An interpretable machine learning model for accurate prediction of sepsis in the ICU [J]. Crit Care Med, 2018, 46(4): 547-553.

[24] HENRY K E, HAGER D N, PRONOVOST P J, et al. A targeted real-time early warning score (TREWScore) for septic shock [J]. Sci Transl Med, 2015, 7(299): 299ra122.

[25] WANG R Z, SUN C H, SCHROEDER P H, et al. Predictive models of sepsis in adult ICU patients [C]. IEEE International Conference on Healthcare Informatics (ICHI), 2018: 390-391.

[26] GUILLÉN J, LIU J, FURR M, et al. Predictive models for severe sepsis in adult ICU patients [C]. Systems and Information Engineering Design Symposium, IEEE, 2015: 182-187.

[27] SCHERPF M, GRÄßER F , MALBERG H, et al. Predicting sepsis with a recurrent neural network using the MIMIC III database [J]. Comput Biol Med, 2019, 113: 103395.

[28] DE GROOTH H J, POSTEMA J, LOER S A, et al. Unexplained mortality differences between septic shock trials: a systematic analysis of population characteristics and control-group mortality rates [J]. Intensive Care Med, 2018, 44(3): 311-322.

第五节 机器学习技术在急性肾损伤早期预警及预后评估中的研究

急性肾损伤（acute kidney injury，AKI）是由多种病因引起的以肾脏功能急剧减退为主要特征的临床综合征，具有高度异质性。AKI 发病率高、预后差。既往研究结果显示，普通病房 AKI 的发病率为 3.0%～18.3%，且一旦患病，患者病死率可高达 10%～20%。而在重症监护病房（intensive care unit，ICU），AKI 发病率则显著上升，研究报道，1/3～2/3 的危重症患者存在 AKI，同时重症患者并发 AKI 后病死率更高。

早期预警有助于及早识别潜在 AKI 患者并提早应对病情恶化，然而临床尚无 AKI 早期特异性检测指标及手段。目前关于 AKI 诊断的最新国际指南为 2012 年发布的改善全球肾脏病预后组织（Kidney Disease： Improving Global Outcomes，KDIGO）标准，其包括肌酐和尿量指标，这两者主要反映肾脏的功能状态，而肾脏损伤通常达到一定程度才会发生功能改变，这意味着肌酐和尿量作为肾脏功能性生物指标无法反映早期肾脏损伤状态。既往研究已证实，大量临床指标是 AKI 发生潜在的独立危险因素，包括年龄、性别、基础疾病、血常规指标、血生化指标及治疗措施等，但单一的指标无法实现 AKI 的精准预测。那么，应如何汇集这些临床容易获取的指标并进行整合分析成为 AKI 预警的关键环节。机器学习技术作为人工智能的子集，因其具备快速处理海量数据和智能化分析的能力，目前已在 AKI 发病风险早期预警及预后评估中成功开展相应研究。这一信息学和医学的交叉协同发展极大地促进了多模态临床数据的融合，实现了 AKI 早期预警，为临床医师提供充分的决策支持，同时数据的复杂性也为研究者带来相应的挑战。

一、机器学习在急性肾损伤发病风险早期预警中的研究

1. 脓毒症 AKI 早期预警　脓毒症是 AKI 发生的常见病因之一。Yue 等通过国际开源性从重症监护医学信息数据库 - Ⅲ（medical information mark for intensive care Ⅲ，MIMIC- Ⅲ）中提取 3176 例脓毒症患者首日临床资料，构建了 7 种常用的机器学习模型用于预警住院期间患者 AKI 的发病风险，在

验证集内通过对比不同预警模型的受试者工作特征曲线（receiver operating characteristic curve，ROC）及临床决策曲线，发现极端梯度提升（extreme gradient boosting，XGBoost）模型曲线下面积（area under the curve，AUC）最大，为 0.821，同时该模型净获益值最大，整体表现最佳。Zhou 等基于 2617 例脓毒症患者的临床资料，在纳入 16 个常规临床指标进行机器学习建模后，发现该模型能够准确预警 AKI 的发生（AUC 0.857，95% *CI* 0.839～0.874）。Luo 等基于 MIMIC- Ⅲ中 5984 例脓毒症患者的临床资料，在训练集中构建了 4 种机器学习模型和 1 种 Logistic 模型用于区分短暂性和持续性 AKI，结果发现人工神经网络模型和 Logistic 模型在验证集中表现最佳（AUC 均为 0.760），最后该团队在不降低精准度的条件下进一步简化该模型，形成汇集 14 个变量的机器学习简化模型，能够准确区分脓毒症后短暂性和持续性 AKI。

2．心脏手术后 AKI 早期预警　心脏手术后预警 AKI 发生是临床研究的另一热点话题。近期，美国研究团队通过提取 2000—2019 年共计 63 260 例心脏手术后患者的资料，纳入变量构建相应机器学习模型，结果发现该模型不仅能准确预测心脏手术后 3 天和 14 天内中重度 AKI 的发生（AUC 分别为 0.876 和 0.854），还能准确预测心脏手术后 3 天和 14 天内 AKI 确诊患者接受透析治疗的风险（AUC 值分别为 0.916 和 0.900），该研究结果发表于《美国医学会杂志》（*The Journal of the American Medical Association*，*JAMA*）。Tseng 团队通过回顾性收集当地医院 2016—2018 年共计 671 名接受心脏手术患者术前、术中的临床资料，构建并验证 6 种不同机器学习模型在预警 AKI 风险中的效能，结果在验证集中发现 RF（random forest，RF）模型 AUC 值最大（0.839，95% *CI* 0.772～0.898），同时该团队进一步采用 SHAP（shapley additive explanations）法对 RF 模型进行全局和局部解释，发现术中尿量、红细胞输注量，术前血红蛋白含量在 RF 模型中占比最高。Zhang 等回顾性分析其所在医院 2017—2019 年接受心脏手术患者术前及术后 6h 的临床资料，在构建了 3 种机器学习方法预警 AKI 发病风险后［深度学习模型（deep learning）、随机森林模型（random forest）和 XGBoost 模型］对比验证集结果，发现 Deep learning 表现最佳（AUC 0.881，95%*CI* 0.831～0.930），同时该团队还开发了一种便于临床计算的列线图，为心脏手术后 AKI 早期预警提供充分的决策支持。另外，Kalisnik 等基于机器学习技术开发了心脏手术后 12h 内 AKI 发病风险的预警系统“Detect-A（K）I”，该系统能够精准预测心脏手术后早期 AKI 的发病风险（AUC 0.880，灵敏度 78.0%，特异度 78.9%）。

3．器官移植后 AKI 早期预警　重要器官移植也是 AKI 发生的常见病因。Zhang 等回顾性提取了横跨 5 年共计 894 例肝移植患者的临床数据，在训练集内构建了用于预测肝移植后 7 天内 AKI 发病风险的 5 种机器学习模型，同时该团队在验证集开展效能对比，发现梯度提升机（gradient boosting machine，GBM）模型的 AUC 值最大（0.76，95%*CI* 0.70～0.82），同时该团队进一步采用 SHAP 法对 GBM 模型分别进行变量层面和个体层面解释，最后团队还开发了一款网页计算器，方便全球临床工作者进行快速准确的评估。He 等和 Lee 等就肝移植后 AKI 发病风险问题分别构建了 random forest 和 GBM 模型，两团队均证实了机器学习性能优于传统的 Logistic 回归模型，肯定了机器学习在肝移植后 AKI 预警中的价值。在心脏移植 AKI 早期预警方面，我国学者 Li 等在纳入 107 例接受心脏移植的患者后，采用机器学习方式成功构建术后 7 天内 AKI 3 期发病风险的预警模型（AUC 0.821，95% *CI* 0.740～0.901，灵敏度 86.0%，特异度 70.3%），该模型优于目前公认的 Cleveland 评分模型（$P<0.05$）。

4．其他病因的 AKI 早期预警　在普通病房中，AKI 预警通常较为困难。美国研究者基于近 50 万例住院患者资料（不包含 ICU 和急诊患者），通过构建一种用于预警普通病房患者住院后 48h 内 AKI 2 期发病风险的机器学习模型，发现该模型在外部验证集内能准确识别 AKI 发病风险（验证集 1 的 AUC 0.86，95% *CI* 0.86～0.86；验证集 2 的 AUC 0.85，95% *CI* 0.84～0.85；验证集 3 的 AUC 0.860，95% *CI* 0.86～0.86）。在急诊病房中，有研究者通过回顾性收集 5 万余例临床资料，构建了多种机器学习模型，分别预警 24h 内、48h 内、72h 内 AKI 的发病风险（AUC 0.74～0.81），证实了急诊病房采用机器学习早期预警 AKI 的临床价值。Kashani 团队通过整合 AKI 潜在的临床危险因素，构建了 Random forest 模型，而后该模型每隔 15min 进行一次预警，结果发现能够提前 6h 检出约 30% 的 AKI 实际患病者。

二、机器学习在 AKI 预后评估中的研究

预后评估能够将 AKI 患者按疾病严重程度风险进行分层，对于指导 AKI 患者个体化精准治疗具有重要意义。Neyra 等开展了一项横跨 9 年共计纳入 9587 例 AKI 患者的多中心预后预警研究，研究者分别构建了住院病死风险预警模型和 MAKE（由死亡、接受透析治疗及肾小球滤过率降低超过 50% 组成的复合结局）风险预警模型，结果显示两个模型均能有效预警对应结局的发生（外部验证 AUC 分别为 0.74 和 0.73）。该团队通过提取 MIMIC- Ⅳ数据库内共计 22 360 例 AKI 患者的临床资料，在训练集中分别构建了 6 种机器学习模型［XGBoost、random forest、支持向量机（support vector machine，SVM）、朴素贝叶斯（naive bayes）、K 最近邻（k-nearest neighbor，KNN）分类算法、decision tree］和 1 种 Logistic 回归模型用于预警 AKI 患者住院病死风险，结果发现在验证集内 XGBoost 模型的 AUC 最大，为 0.890，同时该团队进一步采用 SHAP 法和 LIME（local interpretable model-agnostic explanations）法分别在变量层次和个体层次对 XGBoost 模型进行解释，充分阐明了机器学习技术及相应的解析方法在 AKI 预后评估中的优势。Luo 等以 MIMIC- Ⅳ数据库中脓毒症 AKI 病例为训练集（n=12 132），急诊重症监护病房（emergency intensive care unit，EICU）数据库中脓毒症 AKI 病例为外部验证集（n=3741），构建了一种用于预测脓毒症 AKI 患者收住 ICU 后 2 天、3 天、5 天和 28 天内实时病死风险的 XGBoost 机器学习模型，该模型在外部验证集中表现良好（AUC 为 0.748～0.818）。

三、机器学习在 AKI 早期预警和预后评估中存在的挑战

1．模型构建的合理性　变量选择是模型构建前期工作的关键环节，如何选择变量、选择哪些变量对于建模至关重要。目前多数研究者仍采用单因素 - 多因素分析筛选出的变量进行模型构建，然而该方法忽略了各变量间的相关性，容易造成多重共线性问题，同时还可能遗漏某些关键变量。LASSO（least absolute shrinkage and selection operator）回归能够很好地处理高维数据的多重共线性问题，同时对因变量数据要求较低。但其仍存在以下缺陷：缺少解释分组效应信息的能力，无法处理非线性等问题；另外，在数据准备工作中不可避免地存在异常值及缺失值，一旦忽视这些异常值或缺失值，在建模场景下可能导致结论出现较大的误差，因此，如何处理这些异常值或缺失值也是模型构建的重要环节。

2. 模型应用的解释性　尽管大量研究证实机器学习模型较传统的回归模型具有更好的预警效能，但机器学习模型透明度较低，因此，往往被称为“黑盒”模型，即人们无法明确机器学习内部是如何做出的最终决策。这一缺点限制了机器学习技术在 AKI 预警中的临床应用。Ribeiro 等在 2016 年提出的 LIME 法能够针对复杂机器学习模型进行局部线性解释，然而该方法对模型的解释不稳定，无法处理非线性关系，同时还需提前定义待解释模型的复杂程度，造成 LIME 法在应用过程中具有较大的局限性。2018 年由 Lundberg 等提出的 SHAP 法能够通过提供全局和局部双重解释，更好地阐述机器学习模型的决策产生过程。目前该方法已成功在 AKI 预警及预后评估研究中开展应用。

3. 模型推广的普适性　成功构建的 AKI 预警工具需要海量数据进行验证，然而近期一项关于人工智能技术在 ICU 应用的荟萃分析显示，绝大多数人工智能仍停留在模型训练和验证阶段，极少数开展了临床随机对照试验进行验证。纵观 AKI 早期预警和预后评估的大量研究，目前尚无开展临床随机对照试验证实机器学习的临床应用效能，同时在已构建的 AKI 早期预警模型中，部分缺乏外部多中心验证，这将导致模型在临床使用中的普适性存疑，进而无法实现大范围推广应用。

四、未来展望及总结

机器学习技术用于 AKI 早期预警目前尚处于起步阶段，但其采用早期临床指标就能准确预测未来 AKI 发病风险的优势有助于疾病分级，符合国家关于重大疾病预防提出的“关口前移”策略。同时，考虑到 AKI 是一种高度异质性疾病，在已确诊 AKI 的人群中，采用机器学习的方法建立临床和分子分型体系，将高度异质性的 AKI 病患进行归类管理，最后根据不同表型患者接受不同治疗方式的反应，在临床实践中在真正意义上实行“一人一策”制度，最终实现 AKI 的智能化、精准化诊疗。

（武汉大学中南医院　胡　畅　彭志勇）

参考文献

［1］HOSTE E A, BAGSHAW S M, BELLOMO R, et al. Epidemiology of acute kidney injury in critically ill patients: the multinational AKI-EPI study [J]. Intensive care Med, 2015, 41(8): 1411-1423.

［2］KADDOURAH A, BASU R K, BAGSHAW S M, et al. Epidemiology of acute kidney injury in critically ill children and young adults [J]. N Engl J Med, 2017, 376(1): 11-20.

［3］HOSTE E A J, KELLUM J A, SELBY N M, et al. Global epidemiology and outcomes of acute kidney injury [J]. Nat Rev Nephrol, 2018, 14(10): 607-625.

［4］KELLUM J A, LAMEIRE N, KDIGO AKI GUIDELINE WORK GROUP. Diagnosis, evaluation, and management of acute kidney injury: a KDIGO summary (Part 1) [J]. Crit Care, 2013, 17(1): 204.

［5］CHANG-PANESSO M. Acute kidney injury and aging [J]. Pediatr Nephrol, 2021, 36(10): 2997-3006.

［6］NEUGARTEN J, SANDILYA S, SINGH B, et al. Sex and the risk of AKI following cardio-thoracic surgery: a meta-analysis [J]. Clin J Am Soc Nephrol, 2016, 11(12): 2113-2122.

［7］LUN Z, MAI Z, LIU L, et al. Hypertension as a risk factor for contrast-associated acute kidney injury: a meta-analysis including 2, 830, 338 Patients [J]. Kidney

Blood Press Res, 2021, 46(6): 670-692.

[8] WU M, LUAN Y Y, LU J F, et al. Platelet count as a new biomarker for acute kidney injury induced by hemorrhagic shock [J]. Platelets, 2020, 31(1): 94-102.

[9] PRIYANKA P, ZARBOCK A, IZAWA J, et al. The impact of acute kidney injury by serum creatinine or urine output criteria on major adverse kidney events in cardiac surgery patients [J]. J Thorac Cardiovasc Surg, 2021, 162(1): 143-151.

[10] VAN DEN AKKER J P, EGAL M, GROENEVELD A B. Invasive mechanical ventilation as a risk factor for acute kidney injury in the critically ill: a systematic review and meta-analysis [J]. Crit Care, 2013, 17(3): R98.

[11] YUE S, LI S, HUANG X, et al. Machine learning for the prediction of acute kidney injury in patients with sepsis [J]. J Transl Med, 2022, 20(1): 215.

[12] ZHOU J, BAI Y, WANG X, et al. A simple risk score for prediction of sepsis associated-acute kidney injury in critically ill patients [J]. J Nephrol, 2019, 32(6): 947-956.

[13] LUO X Q, YAN P, ZHANG N Y, et al. Machine learning for early discrimination between transient and persistent acute kidney injury in critically ill patients with sepsis [J]. Sci Rep, 2021, 11(1): 20269.

[14] DEMIRJIAN S, BASHOUR C A, SHAW A, et al. Predictive accuracy of a perioperative laboratory test-based prediction model for moderate to severe acute kidney injury after cardiac surgery [J]. Jama, 2022, 327(10): 956-964.

[15] TSENG P Y, CHEN Y T, WANG C H, et al. Prediction of the development of acute kidney injury following cardiac surgery by machine learning [J]. Crit Care, 2020, 24(1): 478.

[16] ZHANG H, WANG Z, TANG Y, et al. Prediction of acute kidney injury after cardiac surgery: model development using a Chinese electronic health record dataset [J]. J Transl Med, 2022, 20(1): 166.

[17] KALISNIK J M, BAUER A, VOGT F A, et al. Artificial intelligence-based early detection of acute kidney injury after cardiac surgery [J]. Eur J Cardiothorac Surg, 2022, 62(5): ezac289.

[18] ZHANG Y, YANG D, LIU Z, et al. An explainable supervised machine learning predictor of acute kidney injury after adult deceased donor liver transplantation [J]. J Transl Med, 2021, 19(1): 321.

[19] HE Z L, ZHOU J B, LIU Z K, et al. Application of machine learning models for predicting acute kidney injury following donation after cardiac death liver transplantation [J]. Hepatobiliary Pancreat Dis Int, 2021, 20(3): 222-231.

[20] LEE H C, YOON S B, YANG S M, et al. Prediction of acute kidney injury after liver transplantation: machine learning approaches vs. logistic regression model [J]. J Clin Med, 2018, 7(11): 428.

[21] LI T, YANG Y, HUANG J, et al. Machine learning to predict post-operative acute kidney injury stage 3 after heart transplantation [J]. BMC Cardiovasc Disord, 2022, 22(1): 288.

[22] CHURPEK M M, CAREY K A, EDELSON D P, et al. Internal and external validation of a machine learning risk score for acute kidney injury [J]. JAMA Netw Open, 2020, 3(8): e2012892.

[23] MARTINEZ D A, LEVIN S R, KLEIN E Y, et al. Early prediction of acute kidney injury in the emergency department with machine-learning methods applied to electronic health record data [J]. Ann Emerg Med, 2020, 76(4): 501-514.

[24] CHIOFOLO C, CHBAT N, GHOSH E, et al. Automated continuous acute kidney injury prediction and surveillance: a random forest model [J]. Mayo Clin Proc, 2019, 94(5): 783-792.

[25] NEYRA J A, ORTIZ-SORIANO V, LIU L J, et al. Prediction of mortality and major adverse kidney events in critically ill patients with acute kidney injury [J]. Am J Kidney Dis, 2023, 81(1): 36-47.
[26] HU C, TAN Q, ZHANG Q, et al. Application of interpretable machine learning for early prediction of prognosis in acute kidney injury [J]. Comput Struct Biotechnol J, 2022, 20: 2861-2870.
[27] LUO X Q, YAN P, DUAN S B, et al. Development and validation of machine learning models for real-time mortality prediction in critically ill patients with sepsis-associated acute kidney injury [J]. Front Med (Lausanne), 2022, 9: 853102.
[28] LUNDBERG S M, ERION G, CHEN H, et al. From local explanations to global understanding with explainable ai for trees [J]. Nat Mach Intell, 2020, 2(1): 56-67.
[29] VAN DE SANDE D, VAN GENDEREN M E, HUISKENS J, et al. Moving from bytes to bedside: a systematic review on the use of artificial intelligence in the intensive care unit [J]. Intensive Care Med, 2021, 47(7): 750-760.
[30] CHAUDHARY K, VAID A, DUFFY A, et al. Utilization of deep learning for subphenotype identification in sepsis-associated acute kidney injury [J]. Clin J Am Soc Nephrol, 2020, 15(11): 1557-1565.
[31] VAARA S T, BHATRAJU P K, STANSKI N L, et al. Subphenotypes in acute kidney injury: a narrative review [J]. Crit Care, 2022, 26(1): 251.

第六节 人工智能有助于连续性肾脏替代治疗的精准化管理

连续性肾脏替代治疗（continuous renal replacement therapy，CRRT）是急性肾损伤（acute kidney injury，AKI）主要的支持手段，也是重症感染、急性呼吸窘迫综合征（acute respiratory distress syndrome，ARDS）、重症急性胰腺炎等非肾脏疾病的重要治疗技术。其治疗效果受多种因素的影响，包括治疗的时机、剂量和模式等，目前仍没有统一的肾脏替代治疗标准，不同疾病状态需要精准化的管理策略。同时，由于重症监护病房（intensive care unit，ICU）中接受 CRRT 的患者病情复杂且变化快，产生的数据量较大，医护人员关注 CRRT 患者的时间和精力相对短缺。利用人工智能技术可帮助弥补这些缺点，不仅可以对患者进行 24h 全天候的实时监测，及时预警，节约人力成本，还有助于评估 CRRT 的干预时机（上机前）、预测不良事件的发生及预后（上机后）及筛选目标人群等。

一、人工智能有助于评估 CRRT 干预时机

人工智能依据医师过去的临床判断，即从 ICU 历史数据中学习临床医师对 CRRT 干预时机的预判经验，并且达到一定的准确率，从而形成预警模型，可以缓解当前医护人员相对短缺的情况，有一定的社会和经济价值。为实现这一目的，张娅峰等的研究使用了梯度提升决策树（gradient boosting decision tree，GBDT）、支持向量机（support vector machine，SVM）等机器学习算法开发决策模型，预测 ICU 患者何时需要紧急 CRRT 干预。他们提取患者在 ICU 期间的所有可用数据（生命体征、实验室检查结果、病程记录及人口统计学数据等），通过探索数据与 CRRT 干预之间的相关性，采用五折交叉验证的方法找到备选参数组合下的最优参数模型。然后结合临床实际需求场景对机器学习模型

在测试集和验证集上的预测结果进行详细分析，还给出了一系列变量重要性的排序建议。结果发现，GBDT 模型的准确率和召回率可达到 80% 以上，曲线下面积（area under the curve，AUC）为 0.84。作为预警模型，用来提示医护人员哪些患者进行 CRRT 干预会有一定效果，节省了一定的时间和精力。

目前重症患者启动 CRRT 的最佳时机尚不清楚，接受体外膜氧合（extracorporeal membrane oxygenation，ECMO）治疗的患者同样如此。ECMO 是继 CRRT 之后救治重症患者的又一利器，而联合使用 ECMO 和 CRRT 在 ICU 中并不少见。在两者联合使用时 CRRT 启动的指征和时机值得重视。Guru 等尝试利用机器算法自动识别电子病历的相关词条，辅助判断 ECMO 患者启动 CRRT 的时机，该算法在训练组中判断准确率为 99%，而在验证组中准确率为 100%。该研究筛选了 488 例接受 ECMO 的患者，共有 213 例患者接受了 CRRT。120 例患者通过评估并纳入随机研究中，其中 60 例患者作为训练组，60 例患者作为验证组。在训练和验证子集中比较了机器算法和全面手动搜索的总体一致性，以评估 CRRT 的启动时机。在训练组（n=55）中，自动化电子搜索策略与手动搜索达成了极高的一致性（电子搜索鉴定出 54 例患者，手动搜索鉴定出 55 例患者，κ=0.99）。在验证组（n=52）中，一致率为 100%（两种方法都鉴定出 52 例患者，κ=1.0）。用该机器搜索算法确定 ECMO 患者 CRRT 的起始时机具有高灵敏度和特异度。

二、人工智能有助于预测 CRRT 不良事件的发生

液体精准管理是 CRRT 精准化管理的重要内容。CRRT 上机后，临床医师必须连续评估液体平衡状态并设定相应目标，根据相应目标及时进行液体管理策略和方案调整。确保患者在可耐受的条件下缓慢提高清除率，从而避免低血压，减少终末器官低灌注。有研究显示，40%CRRT 患者上机后会发生低血压。目前尚无评分模型预测 CRRT 上机后的低血压。Kang 等利用极端梯度提升机（extreme gradient boosting machine，XGB）、轻量级梯度提升机（light gradient boosting machine，LGBM）和深度神经网络（deep neural network，DNN）的机器学习模型成功预测了 CRRT 上机后发生低血压的风险，与序贯器官衰竭评分（sequential organ failure assessment，SOFA）、急性生理与慢性健康评分Ⅱ（acute physiology and chronic health evaluation Ⅱ，APACHE Ⅱ）和接受 CRRT 的急性肾损伤患者的简化病死率评分系统（abbreviated mortality scoring system for acute kidney injury with CRRT）等传统评分模型相比表现更好。在因 AKI 而开始 CRRT 的 2349 例成年患者中，将 70% 和 30% 的患者随机分配到训练集和测试集中。低血压事件被定义为平均动脉压（mean arterial pressure，MAP）在上机后 6h 内比初始值降低≥20mmHg。该研究比较了 SVM、DNN、LGBM 和 XGB 与 SOFA、APACHE Ⅱ和 Mosaic 等传统评分模型。XGB 模型显示出最高的受试者工作特征曲线下面积（AUROC）（0.828，95% *CI* 0.796～0.861），DNN 和 LGBM 模型的 AUROC 分别为 0.822，95% *CI* 0.789～0.856 和 0.813，95% *CI* 0.780～0.847。机器学习模型在开始 CRRT 前成功预测了低血压，这有助于临床医师制定相关的治疗预案，防止 CRRT 上机后低血压的发生。

三、人工智能有助于预测 CRRT 患者预后

严重 AKI 且病情不稳定（尤其是血流动力学不稳定）的 ICU 患者，CRRT 可以较为平稳快速地改善由 AKI 引起的内环境紊乱。但 CRRT 患者病死率仍然很高，为 30%～70%。对于 ICU 中接受

CRRT 的患者，精准预测患者预后是一个很重要的议题。准确的风险预测工具能提供有价值的信息，可以帮助医师做出更有效的临床判断、制定适当的治疗策略，并帮助患者家属做出理性的选择。

已经有几种针对 AKI 重症患者的病死率预测模型，但是，这些预测模型并未关注需要 CRRT 的患者，例如，APACHE Ⅱ和 SOFA，并不能充分预测接受 CRRT 患者的病死率。Kang 等将 3 种机器学习模型——随机森林模型（random forest model，RF）、人工神经网络（artificial neural network）和 XGB 与 APACHE Ⅱ和 SOFA 评分及 Mosaic 模型进行了比较。他们将共计 1571 例接受 CRRT 的成年 AKI 患者分为训练组（70%，n=1094）和测试组（30%，n=477），主要结局事件是患者住 ICU 期间的病死率。作者将 3 种机器学习算法的受试者 AUROC 与 APACHE Ⅱ、SOFA 和 Mosaic 模型结果进行了比较。结果显示，对于住 ICU 期间的病死率，RF 显示出最高的预测能力，其 AUROC 为 0.784（95% *CI* 0.744～0.825），人工神经网络和 XGB 预测能力稍逊一筹（AUROC 为 0.776，95%*CI* 0.735～0.818）。而 APACHE Ⅱ、SOFA、Mosaic 模型的 AUROC 分别为 0.611，95% *CI* 0.583～0.640；0.677，95% *CI* 0.651～0.703 和 0.722，95% *CI* 0.677～0.767。该研究显示，与传统的评分模型相比，机器学习模型提高了对接受 CRRT 的 AKI 患者病死率预测的准确性。当然，本研究有一些局限性，由于是单中心研究，模型可能不能直接适用于具有不同治疗计划和其他中心的患者。

Hung 等应用机器学习算法，对来自彰化基督教医院临床研究数据库（CCH）中接受 CRRT 的患者进行分析，建立了一个 SHAP（shapley additive explanation）模型。他们从 CCH 临床研究数据库中确定了 2932 例在 2010 年 1 月 1 日至 2021 年 4 月 30 日期间接受 CRRT 的 ICU 患者，并将其纳入本研究。基于机器学习（machine learning，ML）和 SHAP 评估住院病死率的风险，并帮助临床医师了解 ML 模型的结果。极端梯度提升机和梯度提升机（gradient boosting machine）模型具有更高的分辨能力，AUROC 分别为 0.806，95% *CI* 0.770～0.843 和 0.823，95% *CI* 0.788～0.858。SHAP 模型显示，APACHE Ⅱ、白蛋白水平和 CRRT 启动时机是模型最关键的特征，其次是年龄、血钾和肌酐水平、血氧饱和度（SpO_2）、平均动脉压、国际标准化比率及血管活性药物的使用。ML 模型、SHAP 和局部解释相结合可以帮助临床医师理解关键特征，并做出相应的医疗决策以防止院内死亡。这可能是首次尝试将 ML 算法联合 SHAP 模型应用于电子病历（electronic medical records，EMRS）进行数据提取和预测。

Pattharawin 等评估了 7 种方法，包括逻辑回归（logistic regression，LR）、RF、SVM、自适应提升（adaptive boosting，adaboost）、XGB、多层感知器（multilayer perceptron，MLP）和具有长短期记忆网络（long short-term memory，LSTM）的 MLP（MLP + LSTM），来预测接受 CRRT 的危重症患者中的无须 RRT 幸存者（renal replacement therapy-free survival，RRTFS）。RRTFS 定义为患者存活出院，并且在出院前 7 天不需要任何形式的 RRT 或更长时间的血液透析、腹膜透析或 CRRT。数据从 MIMIC-Ⅲ数据库提取，在排除了慢性透析和肾脏移植的患者之后，纳入有 AKI 且年龄≥18 岁的 CRRT 患者。通过使用 AUROC 来评估模型性能。在 684 例接受 CRRT 的 AKI 患者中，有 205 例（30%）患者为 RRTFS。患者的中位年龄为 63 岁，简化急性生理评分（simplified acute physiology score，SAPS）Ⅱ为 67（四分位间距 52～84）。MLP + LSTM 有最高的 AUROC（0.70，95%*CI* 0.67～0.73），其次是 MLP（AUROC 0.59，95%*CI* 0.54～0.64）、LR（AUROC 0.57，95%*CI* 0.52～0.62）、SVM（AUROC 0.51，95%*CI* 0.46～0.56）、

Adaboost（AUROC 0.51，95%*CI* 0.460～0.55）、RF（AUROC 0.44，95%*CI* 0.39～0.48）和 XGB（AUROC 0.43，95%*CI* 0.38～0.47）。从以上结果可知，MLP + LSTM 模型的表现优于其他预测 RRTF 的模型。

四、人工智能有助于筛选 CRRT 目标人群

EUPHRATES（evaluating the use of polymyxin B hemoperfusion in a randomized controlled trial of adults treated for endotoxemia and septic shock）随机临床试验表明，多黏菌素 B 血液灌流（polymyxin B hemoperfusion，PMX）不能有效降低脓毒症休克患者 28 天病死率。考虑到 EUPHRATES 试验可能在某些脓毒症休克亚组患者中的治疗效果不佳，Osawa 等基于机器学习的算法，找到一个靶向使用 PMX 有效的脓毒症亚型。他们回顾性分析了来自日本多中心登记处的数据，以确定被送往有 PMX 的医院的脓毒症休克患者（年龄≥16 岁）。从 34 个 ICU 确定了 2131 例患者作为训练组，并从另外 38 个 ICU 确定了 772 例患者作为验证组。应用因果森林算法（causal forest）评估 PMX 对 28 天病死率的个体治疗效果（individual treatment effects，ITEs），并根据潜在的混杂因素进行调整。因果森林算法是一种基于机器学习的算法，应用协变量来评估每个个体的治疗效果。此外，该研究使用 Policytree 算法来选择最佳标准确定 PMX 的最佳目标，主要使用与脓毒症凝血病相关的协变量。为了确认研究结果的一致性，使用治疗加权的逆概率评估了 PMX 在验证组目标亚群中的治疗效果。PMX ITEs 前 20% 的患者在入院时更可能患有严重的凝血功能障碍［即凝血酶原时间（prothrombin time，PT）- 国际标准化比值（international normalized ratio，INR）较高，纤维蛋白原水平较低］。此外，根据 Policytree 算法的结果，我们选择了 PMX 的潜在治疗靶点为 PT-INR≥1.4（46% 的训练组）的脓毒症休克和凝血功能障碍患者。在验证组中，对目标亚群的 PMX 使用与较低的 28 天病死率显著相关（调整后的风险差为－15.7%，95%*CI* －0.256～－0.580）。上述结果表明脓毒症凝血病的参数可以是 PMX 治疗脓毒症的潜在靶点。该发现可能有助于定制 PMX 的使用，并将其与未来的干预试验联系起来。

未来人工智能将进一步促进 CRRT 的精准化管理，使临床医师能够在不同人群或个人之间建立最佳和个性化的干预。但如同所有新兴技术一样，仍有很多挑战需要克服，例如，人工智能应用于 CRRT 模式的选择、CRRT 剂量的调整、CRRT 抗凝及 CRRT 质量控制等领域。

（山东第一医科大学附属省立医院　王　峰　张继承）

参 考 文 献

［1］LOFTUS T J, SHICKEL B, OZRAZGAT-BASLANTI T, et al. Artificial intelligence-enabled decision support in nephrology [J]. Nat Rev Nephrol, 2022, 18(7): 452-465.

［2］SAMONI S, HUSAIN-SYED F, VILLA G, et al. Continuous renal replacement therapy in the critically ill patient: from garage technology to artificial intelligence [J]. J Clin Med, 2021, 11(1): 172.

［3］唐雪，李森森，张凌，等，连续性肾脏替代治疗护理信息化系统的构建及应用［J］，中国血液净化，2022，21（4）：300-304.

［4］YUAN Q, ZHANG H, DENG T, et al. Role of artificial

intelligence in kidney disease [J]. Int J Med Sci, 2020, 17(7): 970-984.

[5] 张娅峰. 基于机器学习的ICU连续肾脏替代治疗干预预测模型研究[D]. 广州：华南理工大学，2020.

[6] GURU P K, SINGH T D, PASSE M, et al. Derivation and validation of asearch algorithm to retrospectively identify CRRT initiation in the ECMO patients [J]. Appl Clin Inform, 2016, 7(2): 596-603.

[7] SHAWWA K, KOMPOTIATIS P, JENTZER J C, et al. Hypotension within one-hour from starting CRRT is associated with in-hospital mortality [J]. J Crit Care, 2019, 54: 7-13.

[8] BZDOK D, ALTMAN N, KRZYWINSKI M. Statistics versus machine learning [J]. Nat Methods, 2018, 15(4): 233-234.

[9] KANG M W, KIM S, KIM Y C, et al. Machine learning model to predict hypotension after starting continuous renal replacement therapy [J]. Sci Rep, 2021, 11(1): 17169.

[10] IU Y S, YANG C Y, CHIU P F, et al. Machine learning analysis of time-dependent features for predicting adverse events during hemodialysis therapy: model development and validation study [J]. J Med Internet Res, 2021, 23(9): e27098.

[11] HOSTE E A, BAGSHAW S M, BELLOMO R, et al. Epidemiology of acute kidney injury in critically ill patients: the multinational AKI-EPI study [J]. Intensive Care Med, 2015, 41(8): 1411-1423.

[12] TOLWANI A. Continuous renal-replacement therapy for acute kidney injury [J]. N Engl J Med, 2012, 367(26): 2505-2514.

[13] DA HORA PASSOS R, RAMOS J G, MENDONÇA E J, et al. A clinical score to predict mortality in septic acute kidney injury patients requiring continuous renal replacement therapy: the HELENICC score [J]. BMC Anesthesiol, 2017, 17(1): 21.

[14] KIM Y, PARK N, KIM J, et al. Development of a new mortality scoring system for acute kidney injury with continuous renal replacement therapy [J]. Nephrology (Carlton), 2019, 24: 1233-1240.

[15] OH T R, SONG S H, CHOI H S, et al. Predictive model for high coronary artery calcium score in young patients with non-dialysis chronic kidney disease [J]. J Pers Med, 2021, 11(12): 1372.

[16] STENWIG E, SALVI G, ROSSI P S, et al. Comparative analysis of explainable machine learning prediction models for hospital mortality [J]. BMC Med Res Methodol, 2022, 22(1): 53.

[17] KANG M W, KIM J, KIM D K, et al. Machine learning algorithm to predict mortality in patients undergoing continuous renal replacement therapy [J]. Crit Care, 2020, 24(1): 42.

[18] HUNG P S, LIN P R, HSU H H, et al. Explainable machine learning-based risk prediction model for in-hospital mortality after continuous renal replacement therapy initiation [J]. Diagnostics (Basel), 2022, 12(6): 1496.

[19] PATTHARANITIMA P, VAID A, JALADANKI S K, et al. Comparison of approaches for prediction of renal replacement therapy-free survival in patients with acute kidney injury [J]. Blood Purif, 2021, 50(4-5): 621-627.

[20] DELLINGER R P, BAGSHAW S M, ANTONELLI M, et al. Effect of targeted polymyxin b hemoperfusion on 28-day mortality in patients with septic shock and elevated endotoxin level: the EUPHRATES randomized clinical trial [J]. JAMA, 2018, 320(14): 1455-1463.

[21] 赵宇亮，韦伟，张凌，等. 连续性肾脏替代治疗的信息化及人工智能[J]. 华西医学，2022，37（7）：1066-1069.

第十八章 重症护理

第一节 机械通气患者雾化吸入抗菌药物护理要点

机械通气已成为重症监护病房（intensive care unit，ICU）的一项常规治疗，有研究显示，50%～70% 的 ICU 患者接受过机械通气治疗。呼吸机相关性肺炎（ventilator-associated pneumonia，VAP）是重症患者机械通气时的常见并发症之一。由于细菌耐药问题日趋严重，使得抗菌药物雾化吸入已成为临床救治多重耐药菌感染导致 VAP 患者的方法之一，它不仅可以实现更高的肺组织药物浓度，提高疗效，同时可避免静脉使用抗菌药物可能带来的剂量相关的不良反应。近年来抗菌药物经气道应用已逐渐得到广泛推广，该治疗直接向感染的肺部输送抗菌药物，是实现高效雾化抗菌药物治疗的关键，但受众多因素影响，操作不当可能会导致高达 97% 的抗菌药物在肺外沉积（如雾化器容器、呼吸机回路、气管导管内残留的抗菌药物及患者呼出的抗菌药物）。护理人员如何通过规范操作减少这些因素的影响，进而提高治疗效果至关重要。本文将从影响抗菌药物雾化吸入的几个方面，介绍相关护理要点。

一、雾化用抗菌药物的管理

有效的抗菌药物治疗需要在感染部位达到适当的药物浓度。抗菌药物雾化治疗的实际效果与药物在靶部位的沉降相关，通过雾化将液体药物转化为一种可以进入肺部的气溶胶，使其沉积在气道或肺泡。实现肺组织有效抗菌药物浓度的主要挑战是充分输送每一剂量药物，避免气溶胶损失。雾化用抗菌药物的使用受药物剂型、药物浓度、配制方法等多种因素的影响。

1. 关注药物的剂型，选择合适的药液　临床仅少量种类的抗菌药物具有雾化剂型，多数情况下只能通过静脉药物配制后再进行气道使用。依据 2021 年成人抗感染药物下呼吸道局部应用专家共识，国内外已获批经气道局部使用适应证或药品说明书列有相关用法的药物有以下几种：①抗生素如氨基糖苷类（妥布霉素、阿米卡星）、多黏菌素、β- 内酰胺类（氨曲南和头孢他啶）、喹诺酮类（环丙沙星和左氧氟沙星）；②抗病毒药物如扎那米韦；③抗真菌药物如两性霉素 B；④其他如喷他脒。临床使用这些抗菌药物时，需要注意选择药物中可雾化吸入的剂型，提高药物在肺部作用浓度。若没有雾化剂型时，可选择静脉用剂型，但需要注意以下几点：①药液 pH 过低会引起咳嗽，甚至导致气管痉挛；②药液渗透压过高会引起咳嗽和气管痉挛；③注射液中辅料可能会对气管有刺激；④吸入过多的颗粒会引起支气管痉挛，出现呼吸困难，或刺激膈肌，引起呃逆。此外非雾化吸入制剂的药物无法达到有效雾化颗粒要求，无法经呼吸道清除，可能沉积在肺部，从而增加肺部感染的发生率。非雾化制剂权作雾化制剂使用时应遵循“超说明书用药”原则，权衡利弊，保障患者利益最大化定期评估，防控风险。

2. 关注药物间的协同及配伍作用　医务人员充分了解各种药物在同一雾化器中配伍使用的相容性和稳定性，可更好地提高治疗效果和安全性。雾化药物联合使用的基本原则为：药物混合后能保证在同一雾化器中的相容性、稳定性，无理化性质的配伍禁忌。为保证混合后药物治疗的安全性和有效性，建议进行抗菌药物雾化时，每次使用单一的药物种类，可以避免多种药物之间可能的协同作用带来的用药风险，同时可以避免多剂量药物开瓶后的储存及使用中存在的污染风险。此外，药物混合后储药池内总液量应适宜。目前大部分雾化器属于小容量雾化器，每次能添加的雾化药液的容量为3～6ml，如果添加的药液量过多，雾化器过满将导致呼吸机驱动雾化器的气源压力不足以带动雾化器工作，或无法使雾化液形成气雾，反而会降低雾化效能。

3. 抗菌药物使用注意事项　①高度浓缩或黏稠的溶液会增加颗粒大小，从而可能减少肺部沉积，然而，稀释会增加雾化的持续时间，结果可能会出现抗菌药物稳定性的问题，且高度浓缩的或黏稠的溶液也容易堵塞雾化器，因此，非雾化剂型的抗菌药物进行气道内给药的配制方式需按说明书选择溶媒种类和剂量。②抗菌药物长时间放置会影响药物的稳定性，因此临床需现配现用，且给药前在无菌条件下配制。③除此之外，部分抗菌药物具有全身毒性，在使用这类抗菌药物期间应定期监测药物血浆浓度，并根据检验结果调整剂量，减少药物相关毒性反应。

二、机械通气患者雾化装置的选择

临床上有多种雾化装置可供机械通气患者行抗菌药物雾化治疗，包括喷射雾化器［分为需额外气源驱动的喷射雾化器和不需要额外气源驱动的喷射雾化器（即呼吸机自带雾化功能）］、超声雾化器及振动筛孔雾化器，目前国内无抗菌药物定量雾化剂型。在临床实施中，医护人员应考虑如何选择合适的雾化装置提高雾化效率，进而更好地权衡机械通气患者实施肺保护性通气和提高抗菌药物的肺部沉降率。

1. 根据不同装置的特点选择雾化装置　雾化产生的气溶胶颗粒大小在1～5μm范围内可确保良好的肺内沉积，因此理想雾化装置能提供的气溶胶直径为1～5μm，且残留药量少、噪声低、轻巧便于携带。不同的雾化装置各有优缺点（表18-1-1）。

表18-1-1　不同的雾化装置的特点

类型	优　点	缺　点
喷射雾化器	①结构简单，经久耐用，临床应用广泛 ②叠加振荡波的鼻-鼻窦喷射雾化器可使药物振荡扩散，有效沉淀鼻窦腔，还可湿化鼻窦黏膜，儿童也同样适用	①有噪声 ②需有压缩气源或电源（多为交流电源）驱动 ③鼻-鼻窦喷射雾化器在治疗时需关闭软腭，屏住呼吸，较难掌握，因此在患者掌握吸入方法之前，应由医务人员进行指导
超声雾化器	释雾量大，无噪声	①需要电源（多为交流电源） ②会产生热能，破坏蛋白质，导致药物变性 ③易吸入过量水分 ④目前不推荐机械通气患者使用 ⑤需要准备额外的装置连接在呼吸机管路上

续表

类型	优　点	缺　点
振动筛孔雾化器	① 无噪声，小巧轻便，可用电池驱动 ② 药液可置于呼吸管道上方，不受液体倒流污染 ③ 可随时调整雾化吸入药物量	① 需要电源（电池） ② 耐久性尚未确认，可供选择的设备种类较少

2．根据治疗需求与成本效益选择合适的雾化装置　机械通气患者雾化吸入抗菌药物时首选呼吸机同步雾化或振动筛孔雾化。呼吸机同步雾化指呼吸机自带雾化功能，不需要额外气源驱动的喷射雾化，驱动的气源来自呼吸机送气的气源中分支，这股高速气流喷射至雾化药液振荡成直径2～4μm的雾化颗粒，与患者吸气同步进行，且不会对呼吸机监测的Vt、FiO_2及精准性产生影响。如果机械通气患者使用的呼吸机没有自带雾化功能，临床可选择喷射雾化或者振动筛孔雾化。研究结果显示，与喷射雾化器组相比，振动筛孔雾化器组患者的肺部药物沉降率更高。但由于振动筛孔雾化器是一次性耗材，成本较高，目前只在部分医疗机构中使用。为了提高抗菌药物在肺部的沉降率，增加此项治疗的效果，推荐对实施抗菌药物雾化治疗的机械通气患者选择呼吸机同步雾化或振动筛孔雾化。

三、机械通气患者雾化抗菌药物的操作注意事项

机械通气患者雾化抗菌药物的治疗效果除了受药物特性、雾化装置的影响，还受呼吸机的设置、雾化装置的连接、人工气道、患者等因素影响。

1．通过呼吸机设置可以优化抗菌药物的肺部沉降。包括设置呼吸机的模式、潮气量、吸气时间、流速等。例如，辅助/控制模式比压力支持模式具有更高的药物沉降率；提高潮气量≥8ml/kg，可增加肺部沉降率；低流速≤40L/min及适当延长吸气时间/呼吸周期时间比值可增加气溶胶在下呼吸道的沉积率。在临床上对呼吸机的设置主要依据患者基础疾病、肺损伤程度、呼吸力学等，不当的呼吸机设置可能会增加患者呼吸相关的损伤。例如，对急性呼吸窘迫综合征患者而言，小潮气量肺保护性通气是基本治疗原则，如设置过高的潮气量可能会增加呼吸机相关性肺损伤。因此，针对机械通气患者行抗菌药物雾化治疗时，不应该把增加抗菌药物的肺部沉降率作为调整呼吸机设置的唯一条件。

2．合适的雾化器连接位置的选择对提高雾化疗效、发挥药物最佳功效有重要意义。对机械通气患者行雾化治疗时，在无基础气流状态下，将小容量雾化装置置于距Y型管15cm处可能提高雾化效率；在有基础气流状态下，将小容量雾化装置置于离患者较远处可能提高雾化效率。鉴于雾粒在呼气时造成的损伤，呼吸机同步雾化仅在吸气时产生雾粒，具有理论上的优势。因此，可以将呼吸机同步的喷射雾化器放在靠近Y型管的吸气段。但是，呼吸机同步雾化是以增加治疗时间为代价的，与非同步雾化的比较优势需要进一步的研究证实。

3．雾化前需做好人工气道的准备工作以提高抗菌药物的肺部沉降率。雾化前需充分清除患者的气道分泌物。当患者的呼吸道分泌物多时，先拍背咳痰，必要时吸痰，避免分泌物堵塞气道。若机械通气时送气流量过高，容易在气道狭窄处形成湍流，导致气溶胶在人工气道内的碰撞，最终会减少输送到下呼吸道的气量。因此，需判断人工气道的管径与长度，管径越细、管路越长，气溶胶在人工气道内的碰撞就越多。同时尽量减少使用外接管路与接头（如密闭式吸痰管、呼吸延长管等）。

保持雾化连接管的通畅，避免打折、崩裂。倾倒呼吸回路中冷凝水，保持管路连接紧密，减少漏气等不良情况的发生。雾化过程中关注患者是否出现人机不同步，必要时予镇静治疗以提高人机同步性。

四、抗菌药物雾化吸入相关并发症的预防

抗菌药物雾化吸入治疗已成为医院获得性肺炎 / 呼吸机相关性肺炎一项重要的辅助治疗措施。其治疗中常见并发症的预防和处理也是临床工作中的重要事项。

雾化吸入的最主要并发症是呼吸相关不良事件的发生，如支气管痉挛、低氧血症，还有其他的不良事件如抗菌药物相关的肾毒性，甚至有报道出现严重的心搏呼吸骤停事件。如果出现多次支气管痉挛发作，医师应在每次行抗菌药物雾化吸入前决定是否中断雾化治疗或先使用支气管扩张剂，甚至可暂停此项治疗。有研究指出多种抗菌药物雾化吸入都有可能导致相关的肾毒性，如多黏菌素、阿米卡星、氨基糖苷类药物，在使用这些药物时，需定期监测患者的血药浓度及肾功能，动态调整药物的剂量。对于心搏呼吸骤停事件，报道指出与呼气端过滤器堵塞有关。为了减少抗菌药物气溶胶进入呼吸机及空气中，如患者病情允许，建议机械通气雾化吸入时在呼吸机的呼气端加用过滤器。为了减少过滤器堵塞事件的发生，建议每次雾化更换新的过滤器，并在雾化后及时去除；同时雾化过程中密切关注呼吸机压力变化，评估是否有气道高压，判断是否存在过滤器的堵塞现象。雾化时应同时注意避免院内交叉感染，雾化后立即取下雾化器，避免冷凝水污染雾化器，雾化器应专人专用。

机械通气患者行雾化吸入后也会导致设备相关的不良事件发生，如流量传感器损坏、呼出盒故障、雾化器堵塞等。呼吸机的流量传感器包括多种类型，如果是外置的热导丝类型，雾化前需将此类流量传感器取下，避免雾化期间气溶胶沉积在热导丝上导致流量传感器故障。在呼气端连接过滤器以吸附气溶胶，可以避免损坏呼出盒等部件，除此之外，雾化后可更换备用呼出盒，将呼出盒按照设备说明书进行消毒，也可减少呼出盒的损坏。抗菌药物高度浓缩或黏稠会导致振动筛孔堵塞，雾化期间需监测雾化器出雾效果，每次使用完毕需用无菌蒸馏水冲洗干净，置于通风处晾干保存，减少堵塞发生率。使用外接流量驱动的喷射雾化器时，流量触发可导致触发困难且更易损坏流量传感器，雾化期间呼吸机设置可选择压力触发，并适当降低触发阈值。通过这些规范操作可避免机械通气雾化可能导致的不良事件。

在机械通气期间，向感染的肺区域输送高浓度抗生素是实现高效雾化抗生素治疗的关键。需要考虑以下实际因素并予以优化，包括药物、雾化器、人工气道、呼吸机设置、患者管理。同时，雾化抗菌药物也可能会产生一些并发症，医护人员需要在临床实践中持续关注。目前尚缺乏机械通气患者雾化抗菌药物的规范操作流程，在扩大其临床用途之前，迫切需要雾化技术的优化和雾化程序的标准化。

（东南大学附属中大医院　韦小霞　钱淑媛）

参考文献

[1] LIU L, GAO Z, YANG Y, et al. Economic variations in patterns of care and outcomes of patients receiving invasive mechanical ventilation in China: a national cross-sectional survey[J]. J Thorac Dis, 2019, 11(7): 2878-2889.

[2] KALIL A C, METERSKY M L, KLOMPAS M, et al. Management of adults with hospital-acquired and ventilator-associated pneumonia: 2016 clinical practice guidelines by the infectious diseases society of america and the American thoracic society[J]. Clin Infect Dis, 2016, 1(63): 575-582.

[3] CAMPS-CORTÉS M, GALDÓN-CRESTERMAYER L, SOLÉ-LLEONART C. Nursing points of interest when nebulizing antibiotics in ventilated patients[J]. Intensive Crit Care Nurs, 2022, 69: 103168.

[4] BOISSON M, GRÉGOIRE N, CORMIER M, et al. Pharmacokinetics of nebulized colistin methanesulfonate in critically ill patients[J]. J Antimicrob Chemother, 2017, 72(9): 2607-2612.

[5] 施毅. 完善和规范抗感染药物经气道应用——答复“关于抗菌药物雾化吸入的困惑”［J］. 中华结核和呼吸杂志，2020，43（11）：985-987.

[6] POULAKOU G, SIAKALLIS G, TSIODRAS S, et al. Nebulized antibiotics in mechanically ventilated patients: roadmap and challenges[J]. Expert Rev Anti Infect Ther, 2017, 15(3): 211-229.

[7] 隗强，邵换璋，常薇，等. 机械通气雾化吸入治疗临床路径［J］. 中华危重病急救医学，2020，32（12）：1409-1413.

[8] EHRMANN S, CHASTRE J, DIOT P, et al. Nebulized antibiotics in mechanically ventilated patients: a challenge for translational research from technology to clinical care[J]. Ann Intensive Care, 2017, 7(1): 78.

[9] 中华医学会呼吸病学分会感染学组. 成人抗感染药物下呼吸道局部应用专家共识［J］. 中华结核和呼吸杂志，2021，44（04）：322-339.

[10] 李莉，金海浩，黄清杰. 从9例药品不良事件探讨氨溴索联合地塞米松雾化吸入给药的合理性［J］. 中国新药与临床杂志，2014，33（12）：919-921.

[11] 杜光，赵杰，卜书红，等. 雾化吸入疗法合理用药专家共识（2019年版）［J］. 医药导报，2019，38（02）：135-146.

[12] 中华医学会呼吸病学分会呼吸治疗学组. 机械通气时雾化吸入专家共识（草案）［J］. 中华结核和呼吸杂志，2014，37（11）：812-815.

[13] MICHOTTE J B , JOSSEN E , ROESELER J , et al. In vitro comparison of five nebulizers during noninvasive ventilation: analysis of inhaled and lost doses[J]. J Aerosol Med Pulm Drug Deliv, 2014, 27(6): 430-440.

[14] DOLOVICH M B, DHAND R. Aerosol drug delivery: developments in device design and clinical use[J]. Lancet, 2011, 377(9770): 1032-1045.

[15] LU Q, YANG J, LIU Z, et al. Nebulized ceftazidime and amikacin in ventilator-associated pneumonia caused by pseudomonas aeruginosa[J]. Am J Respir Crit Care Med, 2011, 184(1): 106-115.

[16] 中华医学会重症医学分会重症呼吸学组. 机械通气患者雾化治疗指南［J］. 中华重症医学电子杂志（网络版），2021，7（3）：193-203.

[17] GALINDO-FILHO V C, ALCOFORADO L, RATTES C, et al. A mesh nebulizer is more effective than jet nebulizer to nebulize bronchodilators during non-invasive ventilation of subjects with COPD: a randomized controlled trial with radiolabeled aerosols[J]. Respir Med, 2019, 153: 60-67.

[18] GALINDO-FILHO V C, RAMOS M E, RATTES C S, et al. Radioaerosol pulmonary deposition using

mesh and jet nebulizers during noninvasive ventilation in healthy subjects[J]. Respir Care, 2015, 60(9): 1238-1246.

[19] EHRMANN S, LYAZIDI A, LOUIS B, et al. Ventilator-integrated jet nebulization systems: tidal volume control and effificiency of synchronization[J]. Respir Care, 2014, 59: 1508-1516.

[20] UYT C E, CLAVEL M, GUNTUPALLI K, et al. Pharmacokinetics and lung delivery of PDDS-aerosolized amikacin (NKTR-061) in intubated and mechanically ventilated patients with nosocomial pneumonia[J]. Crit Care, 2009, 13(6): R200.

[21] GUERIN C, FASSIER T, BAYLE F, et al.Inhaled bronchodilator administration during mechanical ventilation: how to optimize it, and for which clinical benefit?[J]. J Aerosol Med Pulm Drug Deliv, 2008, 21(1): 85-96.

[22] PAPAZIAN L, AUBRON C, BROCHARD L, et al. Formal guidelines: management of acute respiratory distress syndrome[J]. Ann Intensive Care, 2019, 9(1): 69.

[23] ARI A, ATALAY O T, HARWOOD R, et al. Influence of nebulizer type, position, and bias flow on aerosol drug delivery in simulated pediatric and adult lung models during mechanical ventilation[J]. Respir Care, 2010, 55(7): 845-851.

[24] EHRMANN S, LUYT C E. Optimizing aerosol delivery of antibiotics in ventilated patients[J]. Curr Opin Infect Dis, 2020, 33(2): 197-204.

[25] RELLO J, ROUBY J J, SOLE-LLEONART C, et al. Key considerations on nebulization of antimicrobial agents to mechanically ventilated patients[J]. Clin Microbiol Infect, 2017, 23(9): 640-646.

[26] VARDAKAS K Z, VOULGARIS G L, SAMONIS G, et al. Inhaled colistin monotherapy for respiratory tract infections in adults without cystic fibrosis: a systematic review and meta-analysis[J]. Int J Antimicrob Agents, 2018, 51(1): 1-9.

[27] HASAN M J, RABBANI R, ANAM A M, et al. The susceptibility of MDR-K. Pneumoniae to polymyxin b plus its nebulised form versus polymyxin b alone in critically Ill South Asian patients[J]. J Crit Care Med (Targu Mures), 2021, 7(1): 28-36.

[28] KADRICHU N, DANIHER D. Improvement of an in vitro model to assess delivered dose and particle size for a vibrating mesh nebulizer during mechanical ventilation[J]. J Aerosol Med Pulm Drug Deliv, 2018, 31 (2): 94-102.

第二节 2021 脓毒症指南的护理解读

脓毒症是指机体对感染的反应失衡而导致危及生命的器官功能障碍，感染相关死亡人数占全球总死亡人数的 54.4%，已经成为严重威胁人类健康的重大疾病之一。脓毒症若在最初几小时内得到适当的治疗，可明显改善脓毒症患者的预后。基于循证医学证据的脓毒症治疗指南推动了全球对脓毒症的认知，强化了医务人员对脓毒症发生发展的理解，规范了脓毒症的临床诊断和治疗，为临床医疗护理行为标准的建立提供了依据。

一、2021 脓毒症指南的介绍

自 2002 年欧洲重症医学学会（European Society of Intensive Care Medicine，ESICM）、美国重症医学

会（Society of Critical Care Medicine，SCCM）和国际“脓毒症”基金会共同发布《巴塞罗那宣言》以来，拯救脓毒症就成为全球重症医学面临的重大的使命之一。2004 年欧洲重症医学会（ESICM）与美国重症医学会（SCCM）联合启动了“拯救脓毒症运动”（Surviving Sepsis Campaign，SSC），制定了专门的临床指南（以下简称 SCC 指南）用于指导脓毒症患者的临床管理。基于循证医学证据的脓毒症治疗指南一直致力于规范和管理脓毒症和脓毒症休克的治疗。SCC 指南持续强化了医务人员对脓毒症病理生理变化的理解，推动了全球对脓毒症的认知，改善了脓毒症患者的生存率。SCC 指南自 2004 年始，已历经 4 次更新，至 2021 年第五版 SCC 指南，成为脓毒症诊治的重要国际性指南。

2021 年 10 月欧洲重症监护医学学会（ESICM）和美国重症医学会（SCCM）以 SCC 指南（2016 版）为基础，共同发布了 SCC 指南（2021 版）。2021 版 SSC 指南运用循证医学方法，对截至 2019 年 7 月的证据进行汇总评估和总结，对脓毒症诊疗提供了全面准确的方向和框架，以期为脓毒症和脓毒症休克患者临床治疗和护理提供最佳实践指导。2021 版 SCC 指南涵盖筛查与早期治疗、感染、血流动力学管理、机械通气、支持治疗及远期结局与照护目标 6 个部分，共计 93 个条目，99 条推荐意见。指南对感染预防、急性呼吸窘迫综合征（ARDS）治疗、营养支持等措施的推荐意见进行了大幅度的删减和改动，但未对急性肾损伤时肾脏替代治疗启动时机、早期活动及重症医学的新疗法进行评价和推荐。2021 版 SCC 指南变化最大是“远期结局与照护目标”，为患者及家属提供了更多的指引和帮助。

SSC 指南 2021 版采用证据推荐分级评估、制订与评价系统（grading of recommend dations assessment，development，and evaluation ，GRADED 系统），将每条推荐意见的证据分为高、中、低和极低 4 种，按照强烈推荐和弱推荐 2 个级别，使用推荐（recommend）或建议（suggest）加以区别。当获益或危害非常明确但证据难以用 GRADE 系统评估时，则采用最佳实践证明（best practice statement，BPS），BPS 贯穿整个文档，代表着作为普遍共识而被广为接受但无法分级的意见，是高于强烈推荐的等级。在 99 条推荐意见中，强烈推荐 21 条，弱推荐 53 条，BPS 共 17 条，无推荐 8 条。与 SCC 指南（2016 版）相比，2021 版指南总的推荐意见数量与之相近（2016 版为 96 条推荐意见），但新指南中强烈推荐数量显著下降，弱推荐数量显著上升，且推荐意见所依据的证据质量的等级明显下调。

二、护理相关问题的探讨

拯救脓毒症运动一直关注重症脓毒症患者的早期识别、早期治疗与目标管理。SCC 指南作为一项国际通用文件，通过指南的普及力求提高全球医护人员对脓毒症的认识从而改善脓毒症预后。护理人员是脓毒症患者生理指标的监测者、检验标本的采集者、疾病治疗的直接实施者及患者身心的照护者，是作为脓毒症患者诊断治疗的重要参与者，在脓毒症患者的诊疗中扮演着重要角色。护理人员在脓毒症早期及时规范地抢救配合和有效的护理观察，都会直接影响患者的治疗及预后。在脓毒症诊疗中，护理人员更需要全面了解 SCC 指南要求，及时更新知识，快速掌握相关知识，才能实现对脓毒症患者的早期识别、动态监测，与重症医师在脓毒症治疗护理方案上达成一致，最终提高脓毒症患者的救治成功率。现对 2021 版脓毒症指南护理相关部分进行解读，并对相关问题进行梳理探讨，为国内同行人员提供参考。

1．脓毒症和脓毒性休克的早期筛查　脓毒症被定义为宿主对感染的反应失调而致的危及生命的器官功能障碍，表现为严重休克、生命体征不平稳、快速进展的多脏器功能衰竭。脓毒症休克则是发生了严重的循环、细胞和代谢异常，这些循环及异常足以使病死率显著增加。脓毒症治疗成败的一个关键是尽早识别出感染，对脓毒症休克进行早期筛查。

对于感染或疑似感染的患者，2018 版 SCC 指南发布脓毒症 Sepsis3.0 定义及诊断标准，将感染与宿主对感染的反应失调定义得更加清晰，同时也聚焦于这种失调的反应所致的器官功能障碍而导致的一系列临床综合征。脓毒症 Sepsis3.0 建议用序贯器官功能衰竭评分（sequential organ failure assessment，SOFA）来评估脓毒症患者的器官功能，当 SOFA 评分较基线上升≥2 分可诊断为脓毒症。由于 SOFA 评分操作比较复杂，专家组还推荐使用快速序贯器官功能衰竭评分（quick sequential organ failure score，qSOFA）对非 ICU 感染或可疑患者进行快速筛查。qSOFA 评分标准：①呼吸频率≥22 次 / 分；②意识改变；③收缩压≤100mmHg（1mmHg＝0.133kPa）。若符合 2 条及以上参数，则提示该患者死亡风险增高。脓毒症休克是在脓毒症的基础上，出现持续低血压，在充分容量复苏后仍需血管活性药物来维持（平均动脉压）≥65mmHg，以及血乳酸浓度＞2mmol/L 即可诊断为脓毒症休克。2021 版 SCC 指南推荐医疗卫生系统对脓毒症患者采取医疗质量改善程序，包括对急症、高危患者进行脓毒症筛查，并采用标准方案进行治疗。不建议单独使用快速序贯器官衰竭评分（qSOFA）作为脓毒症或感染性休克的筛查工具，但建议对疑似患者测量血乳酸。

脓毒症和脓毒症休克是一种致命的临床综合征，致死率相对较高，对患者的管理主要依赖早期识别和迅速启动正确的治疗。SOFA 评分指标包括氧合指数、肌酐、尿量、胆红素、血压、血小板计数及格拉斯哥昏迷（Glasgow coma scale，GCS）评分。SOFA 评分由于很多指标需要等待实验室结果，且统计数据相对复杂，在护理领域的运用也十分受限。qSOFA 评分系统简单快捷，且不需要实验室分析或侵入性操作检测结果，对急诊医师尤其适用。作为 ICU 护理人员，在脓毒症和脓毒症休克患者早期筛查时应仔细观察，捕捉细节，早期发现患者生命体征异常情况的表现，提高护士对脓毒症患者的早期识别能力，快速反应采取预见性护理措施，配合医师抢救。护士应做到：①密切监测患者的生命体征，对于生命体征异常的患者需要严密观察，观察患者四肢末梢皮肤有无花斑；②监测每小时尿量，尿量少于 0.5ml/（kg・h）应警惕病情变化；③观察患者的意识状态有无出现嗜睡昏迷等情况。若患者出现上述表现，应立即建立两条及以上有效静脉通路，保证输液通畅，做好液体管理，配合医师进行抢救。

2. 脓毒症 1h 集束化策略 脓毒症的集束化策略一直是实施“拯救脓毒症运动”SSC 指南的核心，规范化的集束化策略是治疗成功的基石。自 2004 年 SCC 指南发布后，基于新的随机对照试验（randomized controlled trial，RCT）研究和临床试验证据不断完善，在脓毒症 3h 和 6h 集束化策略的基础上，2016 年 SCC 指南修订为 3h 集束化策略，2018 年 SCC 指南将 3h 和 6h 整合更新为 1h 集束化策略，2021 版脓毒症指南仍强调 1h 集束化策略治疗脓毒症患者。1h 集束化策略的计时起点是医疗病历中记录符合脓毒症或脓毒症休克诊断标准最早的时间。1h 集束化策略对脓毒症的早期干预提出了更高的要求，强调临床医护人员应尽早识别与治疗。1h 集束化策略强调 1h 内迅速开始液体复苏和及时使用血管活性药物，在脓毒症发生 1h 内必须同时完成 5 个步骤。这 5 个步骤分别是：①测量乳酸浓度，若初始乳酸水平＞2mmol/L 需监测乳酸变化；弱推荐，低等证据级别。②在抗生素使用之前获取血培养标本；目前已知最佳证据。③给予广谱抗生素；强推荐，中等证据级别。④对于低血压或乳酸

≥4mmol/L 予以 30ml/kg 晶体液进行目标复苏；强推荐，低等证据级别。⑤若患者液体复苏期间或液体复苏后仍存在低血压，应用血管活性药物维持平均动脉压≥65mmHg；强推荐，中等证据级别。

知识更新带来实践进步，在脓毒症和脓毒症休克确诊后早期，脓毒症 1h 集束化策略的实施与应用可提高脓毒症患者抢救成功率和改善预后，提高脓毒症 1h 集束化策略依从性更是脓毒症治疗成功的保证，规范及时全面程序化的护理配合是集束化策略实施的有效保障。严重脓毒症患者若抢救不及时，各脏器一旦发展为不可恢复的实质性损伤，对患者预后是极其不利的，所以对严重脓毒症患者的急救护理一定要迅速，尽可能较早地对患者实施护理干预措施。在患者确诊脓毒症后，护理人员应在 1h 内完成以下任务清单：①给予患者快速进行血气分析，监测乳酸浓度。②观察生命体征，保持呼吸道通畅，吸氧，做好气管插管或气管切开准备，进行机械通气准备。③在抗生素使用前留取血培养。④遵医嘱给予正确使用抗生素治疗。⑤液体管理：保证静脉管路通畅，做好液体管理和用药护理。⑥评估患者的容量状态和组织灌注等血流动力学，监测患者生命体征、平均动脉压，测量中心静脉压（central venous pressure，CVP）、混合静脉血氧饱和度及尿量。

3．检验与治疗的相关内容　脓毒症属于全身炎症反应综合征，主要由细菌等病原微生物侵入机体所致，脓毒症和脓毒症休克的实质是严重感染，及早检验诊断并给予恰当的抗菌药物治疗是改善脓毒症和脓毒症休克预后的关键。既往 SCC 指南已强调对疑似脓毒症患者在应用抗菌药物之前应可能及时、全面地筛查传染源的重要性。2021 版指南仍沿用 2016 版的建议，再次强调对于疑似脓毒症或脓毒症休克的患者，建议在抗生素使用之前留厌氧和需氧血培养标本以分析感染源和指导药敏。护理人员应保证血培养标本采集的准确率，主管医师开立医嘱时，应充分评估检验项目的必要性，根据病情选择相应的检验项目、检验频率和检验时间，留取标本后及时送检。

SCC 指南 2021 版关于脓毒症治疗除 1h 集束化策略外，还有针对患者采取积极的个体化器官功能支持、原发疾病及感染的控制。主要包括：血流动力学管理、机械通气和其他治疗，其他治疗涵盖糖皮质激素、血液净化、输血策略、应激性溃疡与静脉血栓预防、肾脏替代治疗、血糖管理等 16 条推荐意见。早期以目标为导向的护理可有效改善脓毒症患者预后，脓毒症护理工作的关键在于：①病情观察。包括生命体征、意识及瞳孔、尿量、皮肤黏膜等的情况，向医师提供对治疗有用的临床资料。②氧疗与气道管理。包括如吸氧，保持气道通畅，对于机械通气患者应预防呼吸机相关性肺炎的发生。③血液净化护理。肾功能障碍在脓毒症中非常常见，受血压和感染等影响甚至会出现肾功能衰竭，因此应注意监测肾功能指标的变化。若脓毒症患者发生急性肾衰竭或尿量＜0.5ml/（kg・h），早期伴有 2 个或 2 个以上器官功能障碍可进行血液净化治疗，在血液净化过程中做好监护。④监测实验室化验指标变化。观察实验室各项化验指标变化及其趋势，同时注意观察患者有无血栓、出血或皮下瘀血倾向，及时报告医师给予药物治疗。⑤液体治疗护理。严格执行手卫生、遵医嘱正确给药保证输液通畅，遵循无菌技术原则。⑥疼痛管理。正确评估疼痛，遵医嘱适当镇痛、镇静，保证患者舒适。⑦引流管护理。脓毒症患者留置管道较多，加强对各种管道的维护，保持其通畅，并严格执行无菌操作，防止导管相关感染。⑧营养支持治疗护理。注意肠内营养的“六度”：角度、速度、浓度、温度、清洁度、耐受度。⑨早期康复。早期协助或指导患者进行康复功能锻炼。⑩心理支持。减轻患者的烦躁和恐惧，向患者和家属做好宣教工作，让他们了解患者的病情和治疗计划，可以减轻他们的焦虑。

总之，对脓毒症患者的早期发现和规范管理是 SCC 指南的基石，而脓毒症和脓毒症休克的治疗是一个以指南为基石的目标导向治疗和个体化救治过程。护士作为脓毒症患者救治的重要参与者，要不断更新专业知识，全面了解 SSC 指南要求，掌握脓毒症指南相关内容并规范对脓毒症患者的管理；在疾病发展的过程中实现脓毒症的早期识别、动态监测、个体化护理；在脓毒症治疗实施过程中采取严密的监护措施，与重症医师在诊疗护理方案上达成一致。同时护士也应转变观念，变被动执行为主动参与，连续准确地监测各项指标，积极配合医师完成治疗目标，可提高患者的抢救成功率，缩短入住 ICU 时间，节约医疗卫生资源，减轻患者的经济负担。

（解放军总医院第一医学中心　居　晟）

参考文献

［1］EVANS L, RHODES A, ALHAZZANI W, et al. Surviving sepsis campaign: international guidelines for management of sepsis and septic shock 2021［J］. Intensive Care Med, 2021, 47 (11): 1181-1247.

［2］RUDD K E, JOHNSON S C, AGESA K M, et al. Global, regional, and national sepsis incidence and mortality, 1990-2017: analysis for zhe global burden of disease study [J]. Lancet, 2020, 395 (10219): 200-211.

［3］DELLINGER R P, CARLET J M, MASUR H. Surviving sepsis campaign guidelines for management of sepsis and septic shock [J]. Crit Care Med, 2004, 32 (3): 858-873.

［4］Dellinger R P, Levy M M, Carlet J M, et al. Surviving sepsis campaign: international guidelines for management of severe sepsis and septic shock: 2008[J]. Crit Care Med, 2008, 36(1): 296-327.

［5］Levy M M, Dellinger R P, Townsend S R, et al. Surviving sepsis campaign: the surviving sepsis campaign: results of an internation guidelines-base performance improvement program targeting severe sepsis［J］.Crit Care Med, 2010, 38 (2): 367-374.

［6］SINGER M, DEUTSCHMAN C S, SEYMOUR C W, et al.The third international consensus definitions for sepsis and septic shock (Sepsis-3)[J].JAMA, 2016, 315(8): 801-810.

［7］DEUTSCHMAN C S, HELLMAN J, ROCA R F, et al.The surviving sepsis campaign: basic translational science research priorities [J].Crit Care Med, 2020, 48(8): 1217-1232.

［8］KLEINPELL R, SCHORR C A.Targeting sepsis as a performance improvement metric: role of the nurse[J]. AACN Adv Crit Care, 2014, 25(2): 179-186.

［9］LEVY M M, EVANS L E, RHODES A. The surviving sepsis campaign bundle: 2018 update[J]. Crit Care Med, 2018, 46(6): 997-1000.

［10］LEVY M M, EVANS L E, RHODES A.The surviving sepsis campaign bundle: 2018update[J]. Intensive Care Med, 2018, 44(6): 925-928.

［11］RHODES A, EVANS L E, ALHAZZANI W, et al.Surviving sepsis campaign: international guidelines for management of sepsis and septic and septic shock: 2016[J].Intensive Care Med, 2017, 43(3): 304-307.

［12］WILLIAMS D N, HANSEN G T, NICOLAU D P, et al. Comparison of 2 blood culture media shows significant differences in bacterial recovery for patients on antimicrobial therapy [J].Clinical infectious diseases, 2013, 56(6): 790-797.

［13］FREUND Y, KHOURY A, MCKEL M, et al. European

society of emergency medicine position paper on the 1-hour sepsis bundle of the surviving sepsis campaign: Expression of concern[J].Eur J Emerg Med, 2019, 26(4): 232-233.

［14］LEHMAN K D.Evidence-based updates to the 2016 surviving sepsis guidelines nd clinical implications [J]. Nurse Pract, , 2019, 44(2): 26-33.

第三节　如何降低重症监护病房外周静脉导管失败率

血管通路是救治急危重症患者的生命通路，有效静脉通路的建立能够快速完成给药和补液以挽救患者生命，改善患者预后。常见静脉通路主要包括外周静脉导管（peripheral venous catheter，PVC）、经外周置入中心静脉导管（peripherally inserted central catheter，PICC）、中心静脉导管（central venous catheter，CVC）、完全植入式静脉输液港（totally implantable venous access port）。外周静脉通路因其能够快速建立且操作简便，成为临床患者常使用的静脉通路。外周静脉通路作为优先被选择的血管通路，也常用于重症监护病房（intensive care unit，ICU）危重症患者救治。外周静脉通路的建立是临床护理人员护理实践操作中的内容之一，也是基础护理操作内容，但是临床护理人员对于外周静脉导管失败率的关注度不高，临床出现外周静脉导管失败的现象较为普遍。

外周静脉导管失败是指在静脉输液治疗中出现留置针相关的并发症，如静脉炎、导管堵塞等，它是静脉导管留置过程中意外和计划外的导管拔除。导管失败率增高会直接影响患者治疗。目前，国内外研究对外周静脉留置针失效发生率的报道各不相同，为 18.8%～69%，经总结，临床导管失败的原因主要包括静脉炎、导管堵塞、皮下肿胀、液体外渗、导管脱出、导管断裂、导管相关血流感染和静脉血栓形成等。研究显示每日输液量较多的患者，自身静脉炎发生明显增多。

临床上外周静脉导管失败率较高，但是护理人员对于外周静脉导管失败率临床关注度并不高。如何降低外周静脉失败率，是我们值得探讨的问题。

一、外周静脉导管穿刺时机的评估

护理人员需要评估外周静脉导管在重症患者治疗过程中置入的必要性、适应证及置管流程的规范性，这样可以有效应对重症监护病房中外周静脉导管失败率较高的问题。在接近需要使用静脉导管时进行置管，可减少意外脱管和留置导管相关并发症的风险，而患者在没有使用导管的指征时是不需要提前置管的。此外，护理人员还需要在置管前对患者进行评估，以明确外周静脉置管是否充分适合患者的治疗，以及确定外周静脉是否是最合适的血管通路，从而降低导管闲置率。

二、导管通路的选择

对于普通患者进行外周静脉穿刺时建议选用 22～24G 静脉留置针，在手背或前臂进行穿刺，这样可以避免或减少意外拔管及发生静脉炎的风险。但对于危重患者，各指南都认可首先应选用大号留置针 16G、18G、20G 在患者大静脉上建立静脉通路。当患者需要快速输血补液或注射造影剂时，可在上肢静脉使用 16～20G 的外周静脉导管进行留置针操作。当患者生命危急时，可以通过外周静脉通路短期输注刺激性药物或发泡剂，直到中心静脉通路建立，时间不能超过48h。外周静脉通路应首选外周大静脉，采用大口径留置针并同时建立2条静脉通路。对于置管困难的重症患者，在外周静脉置管前可使患者下肢下垂，低于心脏平面，反复握、松拳头；轻拍患者静脉；或使用干热法热敷穿刺部位使血管扩张，以提高穿刺的成功率。在穿刺时使用止血带的时间不要超过1min。如果必须使用止血带进行初步静脉选择，则应在使用止血带2min后将其松开后再重新使用。

三、外周静脉置管部位的选择

对危重患者进行外周静脉置管时应尽量选用能持续治疗的非优势上肢背侧和内侧静脉，如掌背静脉、头静脉、贵要静脉和正中静脉，如在关节活动部位置管仅限短期（＜24h）使用。置管操作时还应该避开躯干、下肢，或因烧伤、骨折治疗等因素导致功能不全的部位，除非计划置管时间≤4天时。在紧急、有生命危险的情况下，也可以选择在颈外静脉、足部或者腿部置管，但在情况允许的时候应尽快更换到上肢继续治疗。外周静脉置管时还应避免在血流不丰富的部位、皮下脂肪层增厚的部位、已经存在静脉输注的部位、血液流通不畅通的部位及可能需要PICC或动脉血流监测的部位留置静脉导管，以减少导管失败及相应并发症的发生。

四、外周静脉置管敷料的选择

外周静脉导管固定敷料可选用无菌透明敷料、半透明敷料、胶体敷料或无菌纱布类敷料。如穿刺部位有出血、渗血或患者出汗较多时，建议选用纱布类敷料进行覆盖，直至上述症状消失，再根据患者状况选择适合导管固定的敷料。研究显示，无菌透明敷料有利于增加导管留置时间、减少留置导管时出现的并发症，且在使用的透明敷料上无须再粘贴胶带。当使用透明无菌敷料进行导管固定时无须常规更换敷料，但是当导管敷料污染、松开、潮湿时需要立即更换，如果使用纱布类敷料每2天或应更早地进行更换。

外周静脉导管穿刺成功后可使用敷料固定导管，在不遮挡穿刺部位的情况下可以使用胶带。如同时有两条静脉通路则需要避免距离过近，并使用单独的敷料固定导管。也可以在不影响穿刺部位的评估、监测、血液循环和药物治疗的情况下使用导管固定装置。需要说明的是在外周静脉导管固定上不能使用绷带，不论使用的绷带是否有弹性。

五、外周导管维护

1. 外周静脉导管评估　护理人员在使用外周静脉置管治疗时，对于留置静脉导管的评估频次常规情况可以每班（8h）一次，如遇12h班时护理人员需要酌情增加评估频次。对持续保留及使用留置针时需要每4h评估一次，对于危重患者或有认知障碍及使用镇静药物的情况，护理人员需要每2h评估1次，或者根据患者情况随时巡视并评估导管使用的有效性。

在对外周静脉导管进行评估时，护理人员可以采用视诊和触诊的方式评估穿刺部位皮肤及局部是否有压痛、皮肤温度是否有异常等，发现异常情况时需要打开敷料进行检查，或者直接拔除导管。

2. 外周静脉导管冲管与封管　外周静脉导管的冲管与封管应首选不含防腐剂的0.9%氯化钠溶液或预充式导管冲洗装置，冲管前需要先消毒接头。冲洗导管时如遇阻力或者无回血时不能强行冲管。冲洗导管时应采用脉冲式正压封管。对于有多次导管相关感染病史的长期留置管患者，可以选用含10～1000U/ml肝素溶液进行封管，封管液的体积应是血管通路容量的2倍，常规外周静脉封管的液体需要3～5ml。

3．外周静脉导管敷料的更换　导管敷料更换的频率与所选择敷料的类型和透气性直接相关，纱布类敷料要求48h更换一次，如使用无菌透明敷料建议5～7天更换一次。导管在使用中敷料如有污染、卷边、潮湿等情况应该立即更换敷料，并定期评估判定导管敷料是否需要更换。在更换导管敷料时，应等待消毒剂完全干燥后再覆盖新敷料，在条件允许的情况下优先选择无菌透明敷料。

4．外周静脉导管拔除　关于外周静脉导管拔除则需要护理人员对患者使用的外周静脉导管进行检查，评估静脉导管是否需要留存，在治疗结束后、紧急状态、非无菌技术下置入的导管、导管功能障碍，以及疑似导管感染或存在神经损伤等情况下，应立即拔除导管，需继续使用静脉导管时可重新建立。患者转入ICU时由外院带入的外周静脉导管则应该在充分评估的基础上进行拔除或重置，重新置管过程需要严格遵守无菌原则。

在给患者进行外周静脉导管置管时，护理人员操作穿刺的次数应遵循的原则是，当一个护士穿刺失败≥2次时，或同一个患者连续穿刺失败＞4次时，医护人员需要尝试寻找其他血管通路用于急救或治疗，避免造成延迟治疗、增加患者疼痛、影响再次血管穿刺，以及增加患者就医成本和增加并发症的风险。

5．外周静脉导管的感染预防与护理管理　预防外周静脉导管感染是外周静脉导管失败率临床管理中比较重要的内容。外周静脉穿刺部位的皮肤消毒建议选择0.5%葡萄糖酸氯己定乙醇溶液消毒，如患者对葡萄糖酸氯己定乙醇溶液过敏，可使用70%乙醇溶液、碘酒代替。对穿刺局部皮肤进行消毒时建议采用螺旋式消毒的方法，也就是以穿刺点为中心环形消毒，至少完成2遍，或达到消毒时间30s，消毒范围≥5cm×5cm，消毒后需要让消毒剂自然待干后再粘贴固定敷料，消毒液不能擦拭或吹干。

置管操作人员需严格执行手卫生要求，在进行穿刺前、中、后及维护导管时均须严格执行手卫生要求。操作人员应避免涂指甲油或佩戴首饰，需要保持指甲清洁。手卫生时需要使用流动水洗手，必要时佩戴清洁或无菌手套，需要特别注意的是佩戴手套不能替代手卫生。

外周静脉置管及留置导管过程中的无菌技术要求护理人员在放置导管、使用导管及导管维护过程中，都要严格执行无菌操作和标准预防措施。穿刺及导管维护时，穿刺处皮肤消毒后非无菌技术不能再次接触穿刺处皮肤，操作中如需触诊应再次执行手卫生及皮肤消毒。对于多次导管相关性感染的长期留置外周静脉的危重患者，在外周静脉导管护理及管理中应最大限度地使用无菌技术，静脉导管一旦出现可疑污染均需立即更换。在外周静脉留置针操作及维护过程中，操作人员应注意个人防护。置管、维护导管及使用导管时操作人员应佩戴尺寸适合的清洁手套，如血液暴露风险增加时，还需要增加防护服、护目镜等装备。操作时如操作人员手套破损或污染后应立即进行更换，所有一次性防护物品做到一人一用，使用后按照医用垃圾进行处理。

6．外周静脉导管留置时间　为了预防和减少静脉炎的发生，临床上外周静脉导管的更换时间通常在72～96h。2020年一项研究表明，根据临床指征进行外周静脉导管更换的静脉炎发生率低于常规每96h更换外周静脉导管的静脉炎发生率，并且前者每1000天的静脉炎发生率明显更低，所以在没有临床更换导管指征的情况下，我们无须常规给患者更换外周静脉导管。

六、外周静脉导管失败的相关原因及对策

导致外周静脉导管失败的原因很多，比如患者不良置管史、患者存在对置管操作不能耐受、临床护理人员的操作因素等。想要降低外周静脉导管失败率，则需要护理人员在静脉导管置管及维护使用中更加系统地进行管理。给患者置管操作前充分评估明确患者是否有不良的置管史，或者存在对置管操作不能耐受的问题。对于危重患者进行外周静脉置管前更应该充分评估患者的外周静脉状态，对于置管困难的患者，可使用血管可视化技术，对穿刺血管进行准确定位，评估静脉的直径和深度，操作时减少对患者的机械刺激，从而提高穿刺的成功率，减少导管失败率的发生。但临床上护理人员可视技术下静脉穿刺技术的操作水平不一，所以对于重症专科护理人员来说，还应加大规范化培训力度以提高此专项操作技能。在延长外周静脉导管使用时间的问题上，多模式干预在预防成人外周静脉置管失败中也起了很大的作用。多模式干预的发现和临床应用使护理人员对日常临床实践决策、知识动员有了深刻的理解。多模式干预可降低外周静脉置管失败率，从而减少住院患者潜在的严重并发症。

血管通路是危重患者的生命通路，外周静脉通路的选择、置管部位的选择、留置导管的维护与管理使用在快速给药和补液以挽救危重患者生命方面起着举足轻重的作用。静脉通路的规范化及落实系统管理体系，可以有效降低 ICU 外周静脉导管失败率。

（北京协和医院　孟彦苓）

参考文献

［1］PANCHAL A R, BARTOS J A, CABANAS J G, et al.2020 American Heart Association guidelines for cardiopulmonary resuscitation and emergency cardiovascular care[J].Circulation, 2020, 142(supplied 2): S366-S468.

［2］THOMAS C, CABILAN C J, JOHNSTON A N B. Peripheral intravenous cannula insertion and sse in a tertiary hospital emergency department: a cross-sectional study [J].Austealas Emerg Care, 2020, 23(3): 166-172.

［3］KANNO C, MURAYAMA R, ABE-DOI M, et al.Development of an algorithm using ultrasonograph assisted peripheral intravebous catheter placement for reducing catheter failure[J].Drug Discov Ther, 2020, 14(1): 27-34.

［4］MURAYAMA R, UCHIDE M, OE M, et al. Removal of peripheral intravenous catheters due to catheter failures among adult patients[J].J Infus Nurs, 2017, 40(4): 224-231.

［5］COOKE M, ULLMAN A J, RAY-BARRUEL G, et al. Not "just"an intravenous line: consumer perspectives onperipheral intravenous cannulation(PIVE). An internationalcr oss-sectional survey of 25 countries[J]. Plos ONE, 2018, 13(2): e019436.

［6］WALLIS M C, MCGRAIL M, WEBSTER J, et al. Risk factors for peripheral inteavenous catheter fairlure: a multivariate analysis of data from a randomized conteolled trial[J]. Infect Control Hosp Epidemiol, 2014, 35(1): 63-68.

［7］姚勋霞，张理想，曹教育，等．外周静脉应用血

管活性药致静脉炎危险因素的评估指标体系构建［J］. 护理学报，2021，28（12）：65-70.

［8］OFFICE OF THE NURSING AND MIDWIFERY SERVICS DIRECTOR, HEALTH SERVICE EXECUTIVE(HSE).Guiding framework for the education, training and competence validation in venepuncture and peripheral intravenous cannulation for nurses and midwives 2017[EB/OL].(2017-05-01)[2022-12-17].http: //hdl.handle.net/10147/622531.

［9］GORSKI L A, HADAWAY L, HAGLE M E, et al. Infusion therapy standards of practice, 8th edition[J].J Infus Nurs, 2021, 44(IS Suppl I): si-s224.

［10］O'Grady N P, Alexander M, Burns L A, et al. Guidelines for the prevention of intravaseular catheter-related infections[J]. Clin Infect Dis, 2011, 52(9): e162-e193.

［11］VENDRAMIM P, AVELAR A F M, RICKARD C M, et al. The RESPECT trial-replacement of peripheral intravenous catheters according to clinical reasons or every 96 hours: a randomized, controlled, non-inferiority trial[J]. Int J Nurs Stud, 2020, 107: 103504.

［12］BLANCO-MAVILLARD I, DE PEDRO-GÓMEZ JE, RODRÍGUEZ-CALERO MÁ, et al. Multimodal intervention for preventing peripheral intravenous catheter failure in adults (PREBACP): a multicentre, cluster-randomised, controlled trial[J]. Lancet Haematol, 2021, 8(9): e637-e647.

第四节　成人重症监护护理质量指标共识

一、共识的介绍

护理质量指标是对护理质量的一种量化测量工具，是用来评价临床护理活动和质量的工具。护理质量指标由护士提供，反映护理结构、过程和结局，能敏感、客观、真实地反映护理质量的水平，为临床护理的质量评价提供科学、客观的依据。很长一段时间以来，几乎没有证据表明护理质量指标量化了欧洲成人重症监护病房（intensive care unit，ICU）提供的护理质量，因此，2021 年 Evangelou 等通过调查和专家共识，确定了 15 项成人 ICU 护理质量的潜在指标，以量化成人 ICU 提供的护理质量。该共识可促进当前护理绩效的评估发展，成为更广泛质量保证战略的一部分，为以后的成人 ICU 护理质量研究提供参考。

二、15 项成人 ICU 护理质量的潜在指标

1. 预防住院患者压力性损伤　预防住院患者压力性损伤的相关措施有：识别有风险的患者，使用压力性损伤风险评估量表进行评估；每班评估患者皮肤，尤其是受压区域；变换体位，至少 2h 翻身一次；做好失禁和潮湿管理；对于有风险的患者使用减压或压力再分布器材；加强营养支持等。目前国内临床上主要通过风险评估和识别工具来识别有压力性损伤风险的患者，以及通过目视皮肤评估来检测可见的组织损伤迹象，但这些方法多依赖个人临床判断，缺乏客观的评估工具。如果评估不充分，可能会使患者面临不必要的风险。Ousey 等通过使用表皮下水分（subepithelial moisture，SEM）评估技术来监测有压力性损伤风险的患者，研究得出该技术可以有效识别压力性损伤的患者，使临床医师能够早期识别患者有皮肤组织损害的迹象，并采取适当的早期干预措施，以限制压力性损伤对患

者造成的破坏性影响。

2. 预防住院患者跌倒 预防住院患者跌倒的相关措施有：选择合适的评估工具评估跌倒风险；提供安全的住院环境；采取针对性的预防措施：如对于高风险患者设置防跌倒警示标识，活动时由专人陪伴，如服用有直立性低血压副作用的药物，嘱患者服用后半小时内保持卧床或坐立；协助患者进行肌力、平衡及步态等功能锻炼，改善患者步态不稳情况，减少跌倒风险。迄今为止，很少有以筛查和减轻医院跌倒风险为目的的教育计划方面的研究，Shaw 等首先通过循证方法设计预防跌倒的最佳教育计划，然后对临床医务工作者进行教育，教育内容包括互动式面对面教学、提供跌倒风险评估的最新证据、小组批判性思维活动、使用临床案例的实践练习。该项教育计划有助于临床医务工作者将所学知识融入临床实践中，可减少医院跌倒的发生概率。

3. 预防呼吸机相关性肺炎 预防呼吸机相关性肺炎的相关措施：执行手卫生，每日评估机械通气及气管插管的必要性，评估镇静程度及效果，每日评估镇静药使用的必要性，避免不必要的深度镇静；抬高床头 30°～45°；按需吸痰，吸痰时严格无菌操作；规范气囊压力管理，至少每隔 6～8h 测量一次气囊压；规范实施气道温湿化，规范呼吸机管道及湿化物品管理，应一人一用一灭菌或使用一次性装置；及时清除声门下分泌等。一项研究显示与早期肠外营养相比，早期肠内营养更能够减少医院内肺炎的发生风险。有研究得出与胃管喂养相比，幽门后喂养会减少患者发生呼吸机相关性肺炎的风险。该研究还推荐给予患者每天口腔护理，可以减少肺炎的发生，但不推荐使用氯己定给患者进行口腔护理，因为可能会危及患者的身心健康。

4. 预防导尿管相关尿路感染 预防导尿管相关尿路感染的相关措施有：执行手卫生；执行无菌操作插入导尿管；选择合适型号和材质的导尿管，需要长期留置导尿管的患者宜使用对尿道刺激小的全硅胶导尿管；正确固定导管；保证尿液引流通畅，导尿管及引流装置连接密闭，管路无扭曲、受压；保持会阴部和尿道口周围清洁等。预防导尿管相关尿路感染最有效的方法之一是减少导尿管使用率并尽快取出导尿管。Tyson 等实施护士驱动的早期尿管拔出方案可显著降低导尿管使用率和导尿管相关尿路感染率，该方案鼓励护理人员评估患者是否需要持续导尿，并在患者不再符合导尿标准时及时移除导尿管。有研究发现，在导尿管插入前使用氯己定对患者进行尿道清洗，可能会降低细菌尿或导尿管相关尿路感染的风险。

5. 预防手术部位感染 预防手术部位感染的相关措施有：术前要对患者进行血糖控制、肠道准备及皮肤准备，必要时应在手术切皮前预防性应用抗生素；戴无菌手套之前，需要用合适的抗菌皂或合适的含酒精的速干消毒剂进行外科手部准备；手术过程中，给予患者氧疗，并且注意给患者保温，优化外科手术技术（也是手术部位预防策略的重中之重）；手术后，要注意患者的营养供给，关注患者的体重及一些重要指标。闭合手术切口的闭合切口负压治疗作为一种预防措施，已被证明可以降低选择性剖腹手术患者的手术部位感染发生率。该方法使用真空治疗对闭合切口施加压力，从而保护伤口免受外部污染，清除伤口中的液体和碎屑，并帮助促进伤口愈合。一项研究表明，围手术期口腔护理可以降低结直肠癌切除术后手术部位感染的发生率。围手术期口腔护理作为一种安全有效的手术部位感染预防方法，在未来的结直肠癌围手术期管理中可能会发挥重要作用。

6. 预防气管导管非计划性拔管 预防气管导管非计划性拔管的相关措施有：每日评估导管固定情况、导管留置的必要性；规范固定气管导管；评估并记录气管导管置管深度及固定有效性，交接班时常规评估并记录；规范气囊压力管理，至少每隔 6～8h 测量一次气囊压，气囊压力维持在 25～30cmH_2O；每日至少执行一次气管内管固定和固定部位皮肤清洁，而且需 2 位护理人员一同执行；保持患者处于安静、舒适状态，及时进行镇痛、镇静及谵妄评估。心理护理可以降低气管导管非计划性拔管的发生率，通常作为必要的护理措施纳入我们的护理常规。气管插管的固定是预防非计划性拔管的最基本措施，各种固定方法各有优缺点，应根据患者的实际情况采取最合适的固定方法。

7. 预防中心静脉导管相关血流感染　预防中心静脉导管相关血流感染的相关措施：严格执行手卫生；置管时使用最大化无菌屏障及无菌技术，包括穿无菌衣、戴无菌手套、最大化无菌铺巾；使用正确的消毒液进行皮肤消毒；选择最佳穿刺部位；选择透明或纱布类无菌敷料覆盖穿刺部位；每日评估留置导管的必要性；每日观察穿刺点及周围皮肤完整性；接触或连接无针接头前用酒精棉片摩擦消毒接头 10～15s；输血后应及时更换附加装。Alkhawaja 等探讨使用国际医院感染控制联盟的多维方法对中心静脉导管相关血流感染率的影响，多维方法内容包括一系列感染预防干预措施、教育、结果监测、过程监测、后果的反馈、过程监测的绩效反馈，结果得出使用多维方法能显著降低中心静脉导管相关血流感染发生率。给予患者中心静脉置管时建议选择外径最小、管腔数量最少的导管，可以减少血栓和血流感染发生率。对于非急性或危重患者，不要使用导管进行预防性使用。

8. 预防多重耐药菌感染　预防多重耐药菌感染的相关措施有：对患者进行日常监测，常用的监测方法包括日常监测、主动筛查和暴发监测；进行手卫生管理；实施隔离预防措施；落实环境和设备清洁消毒；合理运用和管理抗菌药物；进行质量评价和持续改进，建设网络信息平台，可供卫生行政部门、疾病预防控制机构、卫生监督机构与医疗机构实现信息共享和交换；建立多学科协作管理模式，多重耐药菌感染发生涉及多个学科与部门，诊治和预防的难度较大，多学科协作体系在预防、发现、解决临床感染问题方面具有独特优势；加强宣传、培训和教育，培训要点包括多重耐药菌的相关概念、分类、判断标准、流行现状等。Li 等研究发现，荧光标记法能监测耐多药鲍曼不动杆菌定植率和感染率，有效地反映 ICU 环境清洁度，并能客观评价环境干预效果。此外，监控 ICU 环境清理和保持医务工作者人员稳定性对预防多重耐药菌感染是非常重要的。

9. 预防肠内营养管堵塞　预防肠内营养管堵塞的相关措施有：根据患者情况选择合适型号的营养管，同等外径下宜选取较大内径的管路；依据医嘱和说明书正确配制和使用营养液；宜使用营养泵输注营养液；规范营养管冲管：喂养前后、给药前后应使用 20～30ml 温开水冲管；持续喂养过程中，至少每 4h 用 20～30ml 温开水冲管；非液体剂型药物应研磨成细粉，充分溶解后经营养管给药，规范营养管给药；管饲药物不应直接加入营养液中；不宜将 pH≤5 的液体药物与营养液混合；应根据说明书定期更换营养管。有证据显示，预防阻塞需要在处理喂饲管时采取安全措施，包括检查研磨和给药的兼容性，将口服配方奶粉粉碎成细粉，确保在给药前停止喂饲，单独给药，以及在下次给药之前清洗喂饲管道。

10. 预防血管内导管意外拔管　预防血管内导管意外拔管相关措施有：使用标准化的导管固定方式；严格执行手卫生，使用最大化无菌屏障及无菌技术，预防血管内导管相关血流性感染；根据患者情况选择合适型号的导管，选择最佳穿刺部位；使用预充式导管冲洗器，用脉冲方法冲洗导管，实行正压封管；关注患者主诉，评估穿刺点及周围皮肤有无感染征象、导管固定情况、导管功能。有研究表明，使用机器学习开发和验证 ICU 患者意外拔管的预测模型，以使用电子健康记录数据预测

ICU 患者的意外拔管，提出的预测模型使用广泛可用的变量来限制临床医师的额外工作量，该模型具有潜在的临床实用性。还有研究显示，氯己定涂层的外周中心静脉导管技术可考虑用于住院和门诊中度至高危导管相关并发症的患者群体，以减少意外拔管。

11. 住院患者身体约束 住院患者身体约束的护理措施：约束指征合理；约束工具选择合理；约束部位选择合理；约束方式正确，遵医嘱适当镇痛、镇静，并做好镇痛、镇静评分，每 2h 评估一次；约束记录完整，准确记录患者实施约束的原因、时间、部位、用具、数量及约束部位皮肤、血液循环情况等，班班交接。约束期间注重对患者的人文关怀。家庭参与基本患者护理和 ICU 日记对患者和家庭成员的心理结果有积极影响，这些举措在很大程度上可以减少身体约束。

12. 住院患者使用呼吸机天数 机械通气作为危重患者常见的生命支持手段，在临床得到了广泛应用。机械通气相关性膈肌功能障碍（ventilator-induced diaphragm dysfunction，VIDD）是指机械通气后患者出现的用原发疾病、药物或代谢紊乱无法解释的膈肌收缩力降低，以呼吸机依赖为主要临床表现。VIDD 是危重患者撤机困难的重要危险因素，可延长患者机械通气时间、增加肺部感染等并发症的发生率。近年来，VIDD 的发生率呈逐渐上升趋势，关于 VIDD 的研究报告也逐渐增多，主要集中于探究 VIDD 的发病机制、临床诊断和治疗，而关于 VIDD 护理的报告甚少，临床实践中尚未引起护士的重视。ICU 护士作为危重患者治疗、护理方案的具体执行者，与患者接触时间最多，对其进行 VIDD 护理的知信行水平现状进行调查，对早期识别和干预 VIDD 具有重要意义。研究表明，早期康复利于改善机械通气引起的膈膜功能障碍，提前退出呼吸机并拔管。还有研究显示，与晚期气管切开术相比，早期干预与较短的机械通气有关，这些发现具有重要的临床意义，并可能导致需要机械通气的重症成人患者气管切开术时间的改变。

13. 住院患者住院时间 住院时间是一个综合指标，不仅能衡量医疗质量，也能客观衡量护理质量。有研究表明，ICU 患者进行早期活动是安全有效的，早期康复可缩短患者住院时间，改善预后。近年来随着监护技术的不断进步，导管留置、机械通气、连续性肾脏替代治疗、体外膜氧合器等均已不是早期运动的绝对禁忌证，因此在运动前、运动中加强安全监测尤为重要。安全标准主要涉及呼吸系统、心血管系统、神经系统、管路和手术 4 个方面。因此，建议在临床中，必须结合患者实际病情进行专业判断，相关适应证和禁忌证中的评价指标（如血压、呼吸等）需要结合患者疾病情况具体问题具体分析。有研究显示，实施强制性躁动 - 镇静评分条目限制了通气患者的过度镇静，从而减少了 ICU 的机械通气天数，也减少了在 ICU 的住院时间。

14. 住院患者再入院率 对于所有患者来说，离开重症监护病房（ICU）可能不是危重病的结束。尽管不再需要维持生命的治疗，但从 ICU 出院后病情可能会出现恶化，导致意外再入院，甚至死亡。再次入住 ICU 与不良结果相关，如住院时间更长、死亡率更高和医疗费用增加。在瑞典，ICU 出院后 72h 内的非计划再入院被视为不良事件。相反，在最早的适当时间出院可减少昂贵医疗保健的不必要使用，并可改善需要 ICU 住院的其他危重患者的床位可用性。决定何时出院受个人和团队因素的影响，对重症监护者来说是一项艰巨的挑战。可制定不同的干预措施，例如 ICU 联络护士、交接表和外展服务，以改善出院时 ICU 和普通病房之间的临床交接。目前，使用 ICU 过渡计划的益处尚不清楚。研究发现，包括 ICU 联络护士和交接表在内的干预措施改善了护理的连续性，减少了不良事件，但没有证据表明 ICU 再入院率降低。研究显示，出院后缺乏足够社会支持的患者再次入院的风险增加，确定可能影响医院再入院率的因素（例如社会支持）对于高质量的医院到家庭护理过渡非常重要。评估患者的需求和可用的社会支持以满足这些需求可能是出院计划过程的重要组成部分，可以降低再次入院的风险。

15. 住院患者死亡率　死亡率是 ICU 病房关注的重要指标，和患者预后息息相关。Taylor 等研究显示年龄的增加、预先存在的合并症和更严重的疾病与新型冠状病毒感染入住 ICU 的患者的死亡率相关，宿主对疾病的反应，如各种炎症和血栓标记物及呼吸衰竭的严重程度，也可以预测结果。ICU 入院时需要有创机械通气是死亡率的一个重要预测因素，尽管资源、管理策略和入院前恶化都可能改变这一风险因素。建立多种 ICU 疾病风险预测模型有助于及早识别死亡风险高的患者，提前做出全面干预。有研究显示，使用 ICU 特异性抗生素谱与 ICU 住院患者的院内死亡率降低有关。对于不进行 ICU 特异性抗生素检查的医院，其实施提供了一个低风险的感染管理过程，可能会改善患者结局。

三、ICU 的护理指标可以作为护理管理的基础，并促进致力于医疗质量保证愿景的战略

护理敏感指标是护理可以直接影响的患者健康状况变化的标准。护理敏感指标由于其客观性、可随临床实践而改进、可评估护理质量和绩效，以及帮助患者选择治疗等特性，作为一种有效且可靠的工具，越来越多地被应用在临床护理工作中。护理敏感指标通过定义护理的结构和过程来影响护理的结果，可用作监测和评价护理服务质量的指南。护理管理者可依据客观监测的指标，从中发现问题，依据出现的问题进行改进，经过质量管理小组不断的分析、学习、交流，最终提高护理人员的护理能力，改善护理质量，达到管理目标，进而促使医疗质量提升，最终使广大患者受益。

（广西医科大学第一附属医院　黄德斌　陆秀红　覃双文）

参考文献

［1］YANG S, HUANG L H, ZHAO X H, et al. Using the Delphi method to establish nursing-sensitive quality indicators for ICU nursing in China [J]. Res Nurs Health, 2019, 42(1): 48-60.

［2］EVANGELOU E, MIDDLETON N, KYPRIANOU T, et al. Nursing quality indicators for adult intensive care: a consensus study [J]. Nurs Crit Care, 2021, 26(4): 234-243.

［3］OUSEY K, STEPHENSON J, BLACKBURN J. Sub-epidermal moisture assessment as an adjunct to visual assessment in the reduction of pressure ulcer incidence [J]. J Wound Care, 2022, 31(3): 208-216.

［4］SHAW L, KIEGALDIE D, MORRIS M E. Educating health professionals to optimise falls screening in hospitals: protocol for a mixed methods study [J]. BMC Health Serv Res, 2020, 20(1): 54.

［5］SINGER P, BLASER A R, BERGER M M, et al. ESPEN guideline on clinical nutrition in the intensive care unit [J]. Clin Nutr, 2019, 38(1): 48-79.

［6］KLOMPAS M, BRANSON R, CAWCUTT K, et al. Strategies to prevent ventilator-associated pneumonia, ventilator-associated events, and nonventilator hospital-acquired pneumonia in acute-care hospitals: 2022 Update[J]. Infect Control Hosp Epidemiol, 2022, 43(6): 687-713.

［7］TYSON A F, CAMPBELL E F, SPANGLER L R, et al.

Implementation of a nurse-driven protocol for catheter removal to decrease catheter-associated urinary tract infection rate in a surgical trauma ICU [J]. J Intensive Care Med, 2020, 35(8): 738-744.

[8] MITCHELL B, CURRYER C, HOLLIDAY E, et al. Effectiveness of meatal cleaning in the prevention of catheter-associated urinary tract infections and bacteriuria: an updated systematic review and meta-analysis [J]. Bmj Open, 2021, 11(6): e046817.

[9] CHUNG J N , ALI O, HAWTHORNTHWAITE E, et al. Closed incision negative pressure wound therapy is associated with reduced surgical site infection after emergency laparotomy: a propensity matched-cohort analysis [J]. Surgery, 2021, 170(5): 1568-1573.

[10] NOBUHARA H, MATSUGU Y, SOUTOME S, et al. Perioperative oral care can prevent surgical site infection after colorectal cancer surgery: a multicenter, retrospective study of 1 926 cases analyzed by propensity score matching [J]. Surgery, 2022, 172(2): 530-536.

[11] HAY P J, TOUYZ S, CLAUDINO A M, et al. Inpatient versus outpatient care, partial hospitalisation and waiting list for people with eating disorders [J]. Cochrane Database of Systematic Reviews, 2019, 1(1): CD010827.

[12] WU J, LIU Z, SHEN D, et al. Prevention of unplanned endotracheal extubation in intensive care unit: an overview of systematic reviews [J]. Nursing Open, 2023, 10(2): 392-403.

[13] ALKHAWAJA S, SAEED N K, ROSENTHAL V D, et al. Impact of international nosocomial infection control consortium's multidimensional approach on central line-associated bloodstream infection rates in bahrain[J]. J Vasc Access, 2020, 21(4): 481-489.

[14] SCHEARS G J, FERKO N, SYED I, et al. Peripherally inserted central catheters inserted with current best practices have low deep vein thrombosis and central line-associated bloodstream infection risk compared with centrally inserted central catheters: a contemporary meta-analysis [J]. J Vasc Access, 2021, 22(1): 9-25.

[15] LI Y, GE H, ZHOU H, et al. Impact of environmental cleaning on the colonization and infection rates of multidrug-resistant acinetobacter baumannii in patients within the intensive care unit in a tertiary hospital (vol 10, 4, 2021) [J]. Antimicrob Resist Infect Control, 2021, 10(1): 4.

[16] MOTTA A P G, RIGOBELLO M C G, SILVEIRA R, et al. Nasogastric/nasoenteric tube-related adverse events: an integrative review [J]. Rev Lat Am Enfermagem, 2021, 29: e3400.

[17] HUR S, MIN J Y, YOO J, et al. Development and validation of unplanned extubation prediction models using intensive care unit data: retrospective, comparative, machine learning study [J]. Journal of medical Internet research, 2021, 23(8): e23508.

[18] WINKLER M A, SPENCER T R, SIDDIQI N, et al. Clinical experience with a chlorhexidine-coated PICC: a prospective, multicenter observational study [J]. J Vasc Access, 2021: 11297298211049648.

[19] CUI N, YAN X, ZHANG Y, et al. Non-Pharmacological Interventions for minimizing physical restraints use in intensive care units: an umbrella review [J]. Front Med (Lausanne), 2022, 9: 806945.

[20] DONG Z, LIU Y, GAI Y, et al. Early rehabilitation relieves diaphragm dysfunction induced by prolonged mechanical ventilation: a randomised control study [J]. BMC Pulm Med, 2021, 21(1): 106.

[21] CHORATH K, HOANG A, RAJASEKARAN K, et al. Association of early vs late tracheostomy placement with pneumonia and ventilator days in critically ill patients a meta-analysis [J]. JAMA Otolaryngol Head Neck Surg, 2021, 147(5): 450-459.

[22] CARRAWAY J S, CARRAWAY M W, TRUELOVE

C A. Nursing implementation of a validated agitation and sedation scale: an evaluation of its outcomes on ventilator days and ICU length of stay [J]. Applied Nursing Research, 2021, 57: 151372 .

[23] ÖSTERLIND J, GERHARDSSON J, MYRBERG T. Critical care transition programs on readmission or death: a systematic review and meta-analysis [J]. Acta Anaesthesiol Scand, 2020, 64(7): 870-883.

[24] SCHULTZ B E, CORBETT C F, HUGHES R G, et al. Scoping review: social support impacts hospital readmission rates [J]. J Clin Nurs, 2022, 31(19-20): 2691-2705.

[25] TAYLOR E H, MARSON E J, ELHADI M, et al. Factors associated with mortality in patients with COVID-19 admitted to intensive care: a systematic review and meta-analysis [J]. Anaesthesia, 2021, 76(9): 1224-1232.

[26] FITZPATRICK L P, LEVKOVICH B, MCGLOUGHLIN S, et al. Infection management processes in intensive care and their association with mortality [J]. J Antimicrob Chemother, 2021, 76(7): 1920-1927.

[27] ONER B, ZENGUL F D, ONER N, et al. Nursing-sensitive indicators for nursing care: a systematic review (1997-2017) [J]. Nurs Open, 2021, 8(3): 1005-1022.

[28] HE M X, LU H, SHEN N P, et al. Consensus on quality indicators for pediatric oncology nursing care in mainland china: a delphi method and analytic hierarchy process [J]. J Pediatr Hematol Oncol Nurs, 2022, 39(5): 326-334.

第五节　成人重症患者口腔护理的实践证据总结

重症监护病房（Intensive care units，ICU）患者多处于镇静镇痛状态并接受机械通气治疗，导致其罹患呼吸机相关性肺炎（Ventilator associated pneumonia，VAP）的风险增加 3%～21%。VAP 是指发生在行机械通气超过 48h 的患者中的新发肺炎。研究显示，23.8%～36.0% 的 ICU 患者会发生 VAP，VAP 已成为 ICU 最常见、最严重的医院获得性感染，显著增加患者的并发症和死亡率，延长机械通气时间。英国一项研究显示，VAP 患者的 ICU 住院时间延长达 6 天，每次 VAP 发作的住院费用增加 6 000～22 000 英镑。VAP 发生的机制主要为外来病原体定植于气管和支气管。在机械通气过程中，人工气道会消除咳嗽和黏膜反射等人体自然保护机制，使得口咽部的定植病原体更易进入气道，增加 VAP 的发生概率。此外，由于住院期间患者长期卧床嘴唇张开，饮水量受限，唾液分泌减少，从而导致口腔干燥，口干会引发牙齿、舌头和口腔问题，并促进口腔内的细菌活动，从而导致牙齿腐烂、牙周病和口臭，增加气道感染风险。因此，口腔护理在控制 VAP 发生率中起着重要作用，其可有效控制牙菌斑的积累、维持口腔黏膜的完整性、减少口腔和牙龈的炎症，同时，使用的消毒漱口水通过化学作用可减少口腔微生物的数量，从而减少微生物在肺部的传播和定植，最终降低 VAP 的发生风险。因此，规范的口腔护理操作对 ICU 患者的感染控制十分重要，制定口腔护理的实践证据共识可规范护理人员的相关操作，提高 ICU 患者的舒适度，有效预防 VAP 的发生。

一、患者口腔状况评估

1．无论患者是否行机械通气，均应在入院后 6h 内使用标准化口腔护理评估工具完成口腔状况评估，并记录评估结果，评估部位应包括舌头、嘴唇、牙齿、牙龈、唾液、硬腭、软组织和假牙。患者在ICU治疗期间应每12h评估一次口腔状况，将其作为ICU患者系统评估的一部分，并用于识别口腔并发症风险较高的患者。

2. 目前存在许多口腔状况评估工具，但其中大多数尚未得到验证。虽然根据目前的研究尚无法确定最优的评估工具，但专家组一致认为，必须使用规范的评估工具进行评估。

3. 选择的口腔评估工具应在当地得到批准和认可，所有重症护理人员都应接受口腔评估工具使用的标准化培训，以确保其熟悉该工具的使用。目前口腔护理评估工具在不同机构之间及机构内部存在很大差异，口腔评估与护理的相关护理文件也不一致。为进一步规范化ICU患者的口腔评估，英国国家医疗服务体系健康教育协会推出了口腔护理事项评估和记录工具，旨在促进在国家医疗服务体系内的医院实施标准化的口腔护理计划。此外，还有其他几种推荐的评估工具可用于评估口腔护理，如Beck口腔评分表、加拿大安大略省注册护士协会的护理最佳实践指南中建议的评估方法，原卫生部《临床护理实践指南》及床旁口腔检查。

二、口腔护理频率与时长

无论ICU患者是否行机械通气，均应每天刷牙两次，每次至少2min。此外，应每隔2～4h用拭子和负压吸引清洁口腔、清除痰液并湿润口腔。非通气患者可根据患者的实际情况、个人偏好和睡眠周期对刷牙时间进行适当调整。

三、口腔护理方法与工具选择

1. 应使用儿科牙刷或软质小头牙刷为患者刷牙，以去除牙菌斑，并防止患者咬住牙刷。牙菌斑已被证明是呼吸道病原体的蓄水池，说明改善口腔护理可以通过减少存在的牙菌斑数量来降低VAP发生的风险。然而目前的研究结果间存在矛盾，一些数据显示包括牙齿清洁在内的口腔护理降低了VAP的发生风险，而其他数据显示对于VAP的预防没有产生益处。多项研究支持刷牙后使用负压吸引清除口腔分泌物和碎屑。在条件允许的情况下，负压吸引式牙刷是在刷牙的同时清除口腔分泌物和碎屑的理想选择，同时减少用水可能会减少吸入材料的体积。另外，使用一次性牙刷可能是有益的，因为口腔中的病原体可能会在牙刷上定植，然而，一次性牙刷的使用必须与实际资源相平衡。

2. 在两次刷牙间期建议使用拭子清洁和滋润口腔及牙齿。在条件允许的情况下，建议使用抽吸拭子，可同时清除口腔分泌物和碎屑。清洁口腔后，用人工唾液或润滑剂湿润整个口腔黏膜和嘴唇，口腔干燥导致的黏膜炎与致病微生物的口咽定植增加有关。一些研究方案包括使用氯己定、人工唾液和其他保湿剂等制剂对整个口腔和嘴唇进行保湿。

3. 泡沫头拭子可用于患者口腔的清洁和保湿，但必须按照生产厂家的建议使用。泡沫拭子不能储存在液体中，会影响泡沫与拭子棒间的附着力，增加泡沫脱落的可能性。2012年，英国药品和保健品管理局（Medicines and Healthcare Products Regulatory Agency，MHRA）发布了与使用口腔泡沫头拭子有关的警告，因为在使用过程中，头拭可能会从棒上脱落，这可能对患者造成窒息危险。MHRA特别建议应在使用前对泡沫头拭子进行润湿，并在仔细检查泡沫头与拭子棒间的连接是否稳固，使用前不应将泡沫头拭子浸泡在液体中，因为这可能会影响泡沫头与棒的连接强度，并且应在使用前立即润湿拭子，每次使用后应丢弃。在使用泡沫棒之前，应检查泡沫头是否牢固地附着在棒上。

4. 考虑使用可放在床边的口腔护理工具和用品，以增强护理工作流程并便于护理人员按时执行口腔护理方案。

四、口腔清洁溶液的选择与使用

证据显示，刷牙后或在口腔护理过程中使用消毒口腔冲洗液，如氯己定或西吡氯铵，可帮助降低 VAP 风险，尤其是在成人心胸外科 ICU 人群中。但 meta 分析显示，使用氯己定可能会增加患者死亡风险，特别是在非手术患者中。因此目前建议在口腔护理计划中应谨慎使用氯己定。如果个别患者的临床情况需要使用氯己定，应与多专业团队协商并达成一致，并符合当地医院政策。

研究发现，西吡氯铵漱口液可有效去除牙菌斑和预防牙龈炎，可以作为口腔护理清洁溶液。但关于氯己定的使用目前存在广泛争议，文献中也存在相互矛盾的结果。有证据表明，刷牙后添加抗菌漱口液或与全面的口腔护理结合使用可能有助于降低 VAP 的风险。Hua 等的综述得出结论，有效的口腔卫生护理，包括使用氯己定漱口液或凝胶，可将 ICU 患者发生 VAP 的风险从 24% 降低到 18%（*RR* 0.75，95% *CI* 0.62～0.91，*P*＝0.004）。然而，没有证据表明在死亡率、机械通气时间或 ICU 住院时间方面存在显著性差异。进一步的研究发现，使用氯己定预防 VAP 在成人人群中显著有效，特别是在心胸外科 ICU 中，而在非心胸外科 ICU 人群中尚不清楚。有研究者认为，心胸外科 ICU 患者使用氯己定可有效降低 VAP 的发生率可能是因为插管时间较短，有时少于 24h。然而，一项荟萃分析发现，在心胸外科 ICU 以外的患者群体中，使用氯己定进行口腔护理可能会增加死亡率风险[*RR* 1.25，95%*CI* 1.05～1.50]。死亡率可能增加的原因尚不清楚，据推测这可能是由于一些患者因吸入氯己定溶液而导致急性呼吸窘迫综合征，从而增加了死亡率，但尚未得到研究证实。为了降低风险，在使用氯己定漱口液时，建议使用包含吸力的工具（如吸力牙刷和吸力拭子）。没有证据表明氯己定与机械通气持续时间或 ICU 住院时间的显著缩短相关。因此，不建议常规使用氯己定，需要进一步研究以明确氯己定的潜在风险和益处，未来研究应扩大研究人群，探究在更广泛的 ICU 人群中氯己定使用的最佳剂量和频率。

五、关于牙膏使用的建议

虽然没有足够的证据表明牙膏可以减少口腔中的微生物负荷，但研究已证实牙膏可以减少斑块形成和蛀牙的风险。如果使用牙膏，确保有效地将其从口腔中取出。在刷牙期间，考虑使用清创剂帮助去除牙菌斑。过氧化氢可用作清创剂，大于 1% 和小于 3% 浓度的溶液已被证明对去除菌斑和保持牙龈健康安全有效。

六、关于清洁义齿的建议

定期清洁和维护义齿对于义齿佩戴者的口腔护理至关重要。关于清洁义齿的过程证据有限，与义齿清洁相关的临床实践也存在较大差异。基于有限的证据并结合牙科医师的建议，提出以下实践建议：

1. 建议使用牙刷或义齿刷及有效的非研磨性义齿清洁剂对义齿进行日常清洁，频率可根据患者需要增加。

2．证据显示每天将义齿浸泡在义齿清洁溶液中，可能会促使残余的牙菌斑进行额外的化学分解，并对义齿进行进一步的消毒。值得注意的是，义齿清洁溶液只能在口腔外使用，并遵循生产厂家的建议。

3．义齿佩戴者不应将义齿放在嘴里过夜（除非有特殊原因），以降低真菌感染的风险，并使口腔组织有时间愈合。

4．对于患有口炎风险较高的患者，如体弱或住院老年人，在机械清洁后，将义齿浸泡在义齿清洁剂溶液中可能有助于预防义齿口炎和肺炎事件的潜在风险。

七、结论

目前有关ICU患者口腔护理的高质量研究证据相对有限，但可以明确的是，有效的口腔护理可以降低VAP的发生率，提升患者的舒适度和满意度。ICU医护人员需要制定和规范口腔护理的实践政策和建议，规范护理人员的操作流程，以确保有效的口腔护理方案。

（北京协和医院　马慧颖　李尊柱）

参考文献

[1] COLLINS T, PLOWRIGHT C, GIBSON V, et al. British association of critical care nurses: evidence-based consensus paper for oral care within adult critical care units[J]. Nurs Crit Care, 2021, 26(4): 224-233.

[2] LI Y, LIU C, XIAO W, et al. Incidence, risk factors, and outcomes of ventilator-associated pneumonia in traumatic brain injury: a meta-analysis[J]. Neurocrit Care, 2020, 32(1): 272-285.

[3] URDEN L D, STACY K M, LOUGH M E. Priorities in critical carenursing, 8th edn[M]. Canada: Elsevier Health Sciences, 2019.

[4] SCANNAPIECO F A, GIULIANO K K, BAKER D. Oral health status and the etiology and prevention of nonventilator hospital-associated pneumonia[J]. Periodontol 2000, 2022, 89(1): 51-58.

[5] HAGHIGHAT S, MAHJOBIPOOR H, GAVARTI S G. Comparative study of the effect of three oral care protocols on ventilator-associated pneumonia in critically ill patients: a clinical trial[J]. Iran J Nurs Midwifery Res, 2022, 27(2): 99-105.

[6] YIN Y, SUN M, LI Z. Exploring the nursing factors related to ventilator-associated pneumonia in the intensive care unit[J]. Front Public Health, 2022, 10: 715566.

[7] JOHNNY J D, DRURY Z, LY T, et al. Oral care in critically ill patients requiring noninvasive ventilation: an evidence-based review[J]. Crit Care Nurse, 2021, 41(4): 66-70.

[8] CHOI M I, HAN S Y, JEON H S. The effect of professional oral care on the oral health status of critical trauma patients using ventilators[J]. Int J Environ Res Public Health, 2022 , 19(10): 6197.

[9] HUA F, XIE H, WORTHINGTON H V, et al. Oral hygiene care for critically ill patients to prevent ventilator-associated pneumonia[J]. Cochrane Database Syst Rev, 2016, 25, 10(10): CD008367.

第六节　重症监护病房患者家属心理研究现状

由于我国人口基数大，因此据有关数据统计，我国重症监护病房（Intensive Care Unit，ICU）患者数量尤多。ICU 患者病情危重，病情进展快且复杂，救治过程需要大额的医疗费用，疾病预后多不理想，患者病情变化往往在一瞬间，促使患者家属处于一种应激状态，易产生焦虑或抑郁的情绪变化。患者家属是患者社会支持的重要部分，家属的心理健康会直接影响患者的救治。而目前，临床护理人员更重视患者的心理状态（是指人在某一时刻的心理活动水平），往往忽略了家属的心理健康状态，不利于治疗的顺利开展。有研究表明，6%～69% 的患者家属在患者进入 ICU 的 6 个月后会出现心理健康问题。

患者家属的积极心态具有促进患者后续治疗康复的作用。有学者研究指出，患者家属的心理状态可为患者带来积极的影响。故充分了解患者家属的心理状态并采取适当的护理干预计划，缓解其心理和情绪、生活作息上的不良影响，可间接促进患者康复。因此，全面了解患者家属心理健康具有重要的临床研究意义。

一、重症监护病房患者家属心理状态及影响因素

重症监护病房患者家属心理问题主要表现为焦虑和抑郁、急性应激障碍和创伤后应激障碍、复杂性悲伤和习得性无助感。

（一）焦虑和抑郁

焦虑和抑郁是 ICU 患者家属主要的心理问题之一，这可能与患者的病情危重、患者家属担心患者病情预后差、对医疗信息的不了解导致的不确定感有关，是几乎所有家属在患者入住 ICU 期间所伴随的感觉，并随着患者病情的变化而不断加重。

ICU 患者家属的焦虑和抑郁症状与家属的性别、年龄、民族、角色、宗教信仰、经济能力等有关，家属为年轻女性、患者的配偶、少数民族、经济困难等人群更容易产生焦虑和抑郁症状，与这类人群的社会支持较少、处理方式较单一有关。而有宗教信仰的家属抑郁程度相对较低，由于精神信仰可以给予家属精神支撑，使其从信仰中缓解精神和心理压力。

（二）急性应激障碍和创伤后应激障碍

急性应激障碍是指个体在目击、经历或面对自己或他人具有严重伤害、死亡威胁的创伤事件后所表现的应激反应，表现为情感麻木、人格解体、淡漠、茫然、解离性失忆等。在 ICU 患者入院后 3～5 天，约 56.8% 的家属会发生急性应激障碍，如果这些症状持续超过 1 个月便称为创伤后应激障碍，超过 6 个月称为延迟性创伤后应激障碍。

导致 ICU 患者家属出现急性应激障碍和创伤后应激障碍的因素较多，年轻女性、患者病情重、患者死亡、家属与患者关系亲密、家属为主要决策者、经济状况差、不确定感高等均为高危因素。年轻女性较脆弱和敏感，遇到创伤性事件时无法冷静处理，因此心理状况不佳。而患者病情危重、治疗费用相对较高，经济状况较差的家庭越容易出现“人财两空”的状况。当家属为主要照顾者和决策者，

在经济和心理方面压力极大，常有焦虑、抑郁和睡眠剥夺，若未能及时调整，这种长期持续的状态便成为创伤后应激障碍。在医患沟通方面，当家属对患者的病情信息需求得不到满足时，较高的不确定感也使之无力给患者提供帮助，更容易出现心理障碍。

（三）复杂性悲伤和习得性无助感

复杂性悲伤指ICU患者死亡后，丧亲者的分离焦虑未得到适当的调节时所致的个体哀痛，常在失去重要的亲人时发生，症状持续至少6个月。复杂性悲伤虽与焦虑无相关性，但与创伤后应激障碍有强烈的相关性。另外，有额外压力、无社会支持的家属是复杂性悲伤的高发者。

当家属发现自己无力改善患者的病情状况时，出现的失落、无助的情绪和退缩行为，称为家属的习得性无助。超过一半的家属有明显的习得性无助感，这些家属往往是独立决策者，没有共同决策的伙伴，处理问题的方式多是回避型和逃避型，这类人群也更容易发生焦虑、抑郁以及创伤后应激障碍。另外，还有其他影响因素如教育程度低、无医护人员帮助、高压力等。

二、重症监护病房患者家属心理问题干预措施

（一）有效沟通

美国重症医学会发布的ICU临床实践指南中强调，应优先与患者家属进行有效沟通，家属的信息需求被满足是护理质量评估的重要组成部分。有效的沟通可以满足患者家属对信息需求的渴望，减轻患者家属的心理压力。合理的沟通模式可以促进医护人员与患者家属有效沟通，常用的沟通模式有SBAR模式、CICARE模式等。

1. SBAR模式　SBAR模式是由现状（situation）、背景（background）、评估（assessment）和建议（recommendation）四部分组成的。该沟通模式在我国护理工作中主要应用于术前访视、危重患者转运、交接班、危急值报告、护理管理等，能加强护患、医护之间的沟通，保障患者的安全，提高交接班效率，从而提高护理管理水平。有研究表明，根据此模式制定的ICU患者家属探视沟通管理表应用于沟通中，可以减轻患者家属的焦虑症状。

2. CICARE模式　CICARE模式是由接触（connect）、介绍（introduce）、沟通（communicate）、询问（ask）、回答（respond）、离开（exit）6个步骤组成，使护患之间的沟通更有序、规范，互动增强，在提高医护人员沟通能力的同时，增强了患者家属的信任感和安全感。王依等研究表明，运用此沟通模式后患者家属满意度得到了提高。此沟通模式可用于临床各个科室，以及手术前的访视和出院后的随访。临床医护人员可早期应用此沟通模式与患者家属有效沟通，使患者家属可以与医护人员敞开心扉，释放内心压力，减轻焦虑抑郁程度，避免急性应激障碍的发生。

（二）叙事护理

叙事护理是让ICU患者家属将自己的创伤经历进行自我暴露，从而减少家属负面情绪的方法。叙事护理可通过访谈、记日记、歌词创作等方式进行。Yael等为探讨叙事护理对做出临终决策的家属心理压力的影响，以叙事理论为基础，从患者发病、ICU经历、体验感受3个方面，采用半结构式访谈法引导家属讲出患者从发病至进入ICU治疗，家属做出临终决策及对患者死亡的感受等，可改善家属心理状况。

（三）正念疗法

正念疗法是近年来由心理学引入护理学的方法，从佛教正念思想中发展而来，主要包括正念减压法和正念认知行为疗法，是一种通过关注自身当前的内心和体验，使躯体和心灵放松的技巧，可以改善焦虑、抑郁状态。进行一次正念减压法一般用时 8 周，每次持续 2h，具体技术包括正念吃葡萄干、正念冥想、身体扫描、正念行走、正念瑜伽等。短程正念训练对焦虑、抑郁状态的患者家属有积极的疗效，正念疗法可以让家属关注自身感受和体验，改善其焦虑、抑郁、疲乏状态。

（四）合理探视

2011 年美国急救护士协会实践指南中鼓励患者家属探视，促进患者康复，缓解家属焦虑情绪，提高患者及家属的满意度。

1. 探视制度　目前，探视制度分为完全杜绝探视、限制式探视、半开放式探视、完全开放式探视、限制式探视和预约探视相结合等。这些探视方式需要根据患者的实际情况来选择实施。

近年来，视频探视成为一种新兴的探视方式，其优点是可以减少患者感染的机会，方便病房的管理，还可以满足 ICU 患者和患者家属的心理需要，减轻患者家属的不良心理症状。目前国外 ICU 病房已经广泛应用视频沟通模式，患者家属可通过手机、电脑了解患者的基本情况，家属对此探视方式较为肯定。马晓蓉等的研究显示，微信视频探视方式可有效减轻家属的焦虑症状。自新型冠状病毒感染疫情暴发以来，各医疗机构严格限制或停止 ICU 患者家属的探视行为，限制式探视已不能满足患者家属的需求，何进椅等研究表明，在疫情常态化的情况下，微信视频探视降低了 ICU 患者家属的焦虑症状。

2. 探视时间　目前我国 ICU 的探视大部分采用限制式探视。研究表明，ICU 患者家属要求探视持续时间在 0.5h 占 64.5%，1h 占 22.6%，1h 以上占 12.9%。在考虑医院及患者家属双方的情况下，现在我国大部分医院均设立探视时间为 0.5h。法国、英国、瑞士等国家大多将 ICU 探视时间设立为每天 4～6h，比利时、意大利、巴西等国家将 ICU 探视时间设立为每天 0.5～1.5h。在探视过程中，医护人员应结合患者实际情况及家属的心理需求，合理安排探视时间，满足患者家属的探视需求，实现人性化护理，减轻家属焦虑、抑郁等症状，避免创伤后应激障碍的发生。

（五）重症监护日记

重症监护日记是指医护人员或患者家属在患者入住 ICU 期间，通过照片或文字记录患者在 ICU 治疗期间的关键事件，有助于填补患者记忆空白，促进信息的沟通交流及患者出院后心理恢复。

1. 应用情况　患者在 ICU 治疗期间的经历不仅是患者的心理压力源，也是 ICU 患者家属产生不良心理问题的根源。许多学者提出，重症监护日记可以作为 ICU 患者家属心理干预的一种方法，重症监护日记在瑞典使用率达 76.5%，在挪威使用率达 44.3%，丹麦使用率达 39.6%，在德国使用率达 28.3%，在奥地利使用率达 7.3%，在澳大利亚使用率达 19%。在我国，患者日记在慢病患者的自我管理中得到了广泛使用，而在 ICU 中，日记却较少应用。这可能与我国的护理资源缺乏，导致重症监护日记的书写实施困难有关。

2. 应用效果　Mickelson 等对 ICU 患者家属的一项调查研究表明，阅读监护日记可以了解患者的情况，还可以通过文字交流来与患者进行沟通，帮助患者家属抒发自己的真实情感，减轻其焦虑、抑郁、急性应激障碍等不良心理压力；同时重症监护日记可以起到信息传递的作用，为医护人员获取患者家属不良心理状态提供有效信息，也是患者家属与医护人员进行沟通的媒介。McIlroy 等研究显示，重症监护日记可以减少患者家属的创伤后应激障碍。研究表明，患者将重症监护日记看成是其与家属间的人文链接，患者家属则认为这是 ICU 人性化管理的一种手段，体现了“以患者和家庭为中心”的整体化护理模式，使家属感受到人性的温暖，从而对 ICU 的医护人员产生信任感，减轻了焦虑与抑郁症状，避免了创伤后应激障碍的发生。我国在重症监护日记的应用上还处于起步阶段，其应用效果还需要今后进一步探索。

ICU 患者的康复离不开其家属的支持，患者家属的心理健康会直接影响患者的救治。因此，在临床工作中，护理人员不仅要关注患者的心理变化，还要适时评估患者家属的心理动态，早期发现其心理健康问题，给予积极的干预，为患者家属营造一个良好的心理状态，进而促进患者康复。

（西安交通大学第一附属医院　李洁琼）

参考文献

[1] Sivanathan L, Wunsch H, Vigod S, et al. Mental illness after admission to an intensive care unit[J]. Intensive Care Med, 2019, 45(11): 1550-1558.

[2] Mcilroy P A, King R S, Garrouste-Orgeas M, et al. The effect of ICU diaries on psychological outcomes and quality of life of survivors of critical illness and their relatives: a systematic review and meta-analysis[J].Crit Care Med, 2019, 47(2): 273-279.

[3] Garrouste-Orgeas M, Flahault C, Vinatier I, et al. Effect of an ICU diary on posttraumatic stress disorder symptoms among patients receiving mechanical ventilation: a randomized clinical trial[J]. JAMA, 2019, 322(3): 229-239.

[4] Nielsen A H, Angel S, Egerod I, et al. The effect of family-authored diaries on posttraumatic stress disorder in intensive care unit patients and their relatives: a randomised controlled trial(DRIP-study)[J]. Aust Crit Care, 2020, 33(2): 123-129.

[5] MIKKELSEN M E, STILL M, ANDERSON B J, et al. Society of critical care medicine's international consensus conference on prediction and identification of long-term impairments after critical illness[J]. Crit Care Med, 2020, 48(11): 1670-1679.

[6] STAYT L C, VENES T J. Outcomes and experiences of relatives of patients discharged home after critical illness: a systematic integrative review[J].Nurs Crit Care, 2019, 24(3): 162-175.

[7] NELDERUP M, SAMUELSON K. Experiences of partners of intensive care survivors and their need for support after intensive care[J].Nurs Crit Care, 2020, 25(4): 245-252.

[8] VAN SLEEUWEN D, VAN DE LAAR F, GEENSE W, et al. Health problems among family caregivers of former intensive care unit (ICU) patients : an interview study [J].BJGP Open, 2020, 4(4): 1-13.

[9] BURNS M E. A theoretical model of spousal caregiving postintensive care[J].Nurs Sci Q, 2019, 32(2): 120-126.

[10] DE RIDDER C, ZEGERS M, JAGERNATH D, et al. Psychological symptoms in relatives of critically Ill patients: a longitudinal cohort study[J].Crit Care Explor, 2021, 3(7): e0470.

[11] WENDLANDT B, CEPPE A, CHOUDHURY S, et al. Modifiable elements of ICU supportive care and communication are associated with surrogates' PTSD

symptoms[J].Intensive Care Med, 2019, 45(5): 619-626.

[12] TRIPATHY S, ACHARYA S P, SAHOO A K, et al. Intensive Care Unit (ICU) diaries and the experiences of patients' families: a grounded theory approach in a Lower Middle-Income Country (LMIC)[J]. J Patient Rep Outcomes, 2020, 4(1): 63.

[13] NIELSEN A H, ANGEL S, EGEROD I, et al. The effect of family-authored diaries on posttraumatic stress disorder in intensive care unit patients and their relatives: a randomised controlled trial (DRIP-study)[J]. Aust Crit Care, 2020, 33(2): 123-129.

[14] BARRETO B B, LUZ M, RIOS M N O, et al. The impact of intensive care unit diaries on patients' and relatives' outcomes: a systematic review and Meta-analysis[J]. Crit Care, 2019, 23(1): 411.

[15] COX C E, HOUGH C L, JONES D M, et al. Effects of mindfulness training programmes delivered by a self-directed mobile app and by telephone compared with an education programme for survivors of critical illness: a pilot randomised clinical trial[J]. Thorax, 2019, 74(1): 33-42.

[16] ALFHEIM H B, HOFSØ K, SMÅSTUEN M C, et al. Post-traumatic stress symptoms in family caregivers of intensive care unit patients: a longitudinal study[J]. Intensive Crit Care Nurs, 2019, 50: 5-10.

[17] MEYERS E E, SHAFFER K M, GATES M, et al. Baseline resilience and posttraumatic symptoms in dyads of neurocritical patients and their informal caregivers: a prospective dyadic analysis[J]. Psychosomatics, 2020, 61(2): 135-144.

[18] JOH NSON C C, SUCH Y TA M R , DAROWSKI E S, et al. Psychological sequelae in family caregivers of critically III intensive care unit patients: a systematic review[J]. Ann Am Thorac Soc, 2019, 16(7): 894-909.

[19] HARLAN E A, MILLER J, COSTA D K, et al.Emotional experience and coping strategies of family members of critically III patients[J].Chest, 2020, 158(4): 1464-1472.

[20] ZHANG F, NIANQI L, HUANG C, et al.The relationship between childhood trauma and adult depression: the mediating role of adaptive and maladaptive emotion regulation strategies[J].Asian J Psychiatr, 2020, 48: 101911.

[21] MICKELSON R S, PIRAS S E, BROWN L, et al. The use and usefulness of ICU diaries to support family members of critically ill paitients[J].Journal of Crit Care, 2020, 61: 168-176.

[22] 杜玫洁，黄素芳，熊杰，等. ICU 转科患者家属迁移应激的过渡期护理研究进展［J]. 护理学杂志，2022，37（10）：110-113.

[23] 赵燕如，张鑫. ICU 患者家属创伤后成长现状及影响因素分析［J]. 当代护士（下旬刊），2022，29（2）：8-11.

[24] 葛高琪，邹辉煌，胡玉娜，等. 重症监护室患者家属习得性无助感现状及影响因素分析［J]. 解放军护理杂志，2021，38（8）：38-41.

[25] 吕露露，李文雄，张雪静. 重症监护室日记对生存患者及家属心理状态和生活质量影响的 meta 分析［J]. 北京医学，2021，43（7）：632-639.

[26] 赵颖，孙建华，李真，等. 患者家属 ICU 日记使用感受研究的 Meta 整合［J]. 中国护理管理，2021，21（4）：546-552.

[27] 张梦，张晓乐. 家属 ICU 后综合征心理障碍表现及干预措施的研究进展［J]. 中国护理管理，2019，19（2）：261-264.

[28] 方婷婷，胡雯晴，姜东辉. 家属 ICU 后综合征的研究进展［J]. 中华内科杂志，2021，60（2）：166-170.

[29] 李真，吴欣娟，杨慧，等. ICU 日记对患者及家属心理健康干预效果的 meta 分析［J]. 中华护理杂志，2020，55（7）：1091-1096.

[30] 郑俊丽，陶晓坤．ICU 重症患者家属心理状态和应对危机情况的调查分析[J]．国际护理学杂志，2020（7）：1193-1196.

[31] 林琪，曾莉，任君红，等．ICU 患者家属沟通管理的研究进展[J]．中华护理杂志，2020，55（2）：294-298.

[32] 赵英娜，么颖．ICU 病人家属及医护人员对 ICU 日记感知的研究进展[J]．循证护理，2022，8（16）：2188-2191.

[33] YAEL S, AMANDA D M, REYNOLDS C F, et al. Development of a post-intensive care unit storytelling intervention for surrogates involved in decisions to limit life-sustaining treatment[J]. Palliative & Supportive Care, 2014, 13(3): 13.

[34] MCILROY P A, KING R S, GARROUSTE-ORGEAS M, et al. The Effect of ICU diaries on psychological outcomes and quality of life of survivors of critical illness and their relatives: a systematic review and meta-analysis[J]. Crit Care Med, 2019, 47(2): 273-279.

[35] 王依，卢爱金，金艳君．CICARE 沟通模式对消化内科患者满意度的影响[J]．医院管理论坛，2016，33（6）：22-23.

[36] 马晓蓉，张雅文．微信视频探视在 ICU 管理中的应用效果研究[J]．全科护理，2017，15（12）：1498-1499.

[37] 何进椅，黄廷烽，陈敬宇，等．5G 网络技术在疫情常态化防控下 ICU 探视的应用研究[J]．创伤与急诊电子杂志，2020，8（4）：217-222.

第十九章 重症儿童

第一节 不明原因儿童严重急性肝炎的流行现状与应对策略

引发儿童严重急性肝炎的病因众多，以感染性疾病、中毒、自身免疫性疾病等病因较为常见。约10% 的儿童急性肝炎病因不明，部分进展至急性肝衰竭；约 40% 的儿童急性肝衰竭病因不明，但此类病因不明的急性肝炎或肝衰竭无短期集中发病的特征。2022 年 3 月 31 日，英国苏格兰地区最早报道了不明原因儿童严重急性肝炎（acute severe hepatitis of unknown etiology in children，ASHep-UA），随后多个国家报道了此类病例。2022 年 4 月起，欧洲疾病预防控制中心和世界卫生组织（World Health Organization，WHO）官方网站多次发布 ASHep-UA 的相关信息。2022 年 4 月 23 日，WHO 发布了 ASHep-UA 疑似病例的纳入标准。ASHep-UA 的发病机制仍在研究中，尚无特效治疗方案，重症比例较高，严重病例需肝移植。2022 年 1 月，北美儿科胃肠病学、肝病和营养学会发布了《小儿急性肝衰竭诊断和管理》，可作为急性肝衰竭的治疗参考。尽管我国尚无相关病例报告，为严格防范，2022 年 6 月，国家卫生健康委员会颁布了《不明原因儿童严重急性肝炎诊疗指南（试用）》。

一、流行现状

2022 年 3 月 31 日，英国苏格兰地区最早报道了 3 周内发现 5 例 3～5 岁儿童发生不明原因严重肝炎。2022 年 4 月 5 日，英国向 WHO 报告，10 岁以下健康儿童中不明原因急性肝炎病例有所增加。2022 年 4 月 23 日，WHO 将 2021 年 10 月 1 日以后，16 岁及以下儿童血清转氨酶（谷丙转氨酶或谷草转氨酶）超过 500U/L 的急性肝炎（非甲、乙、丙、丁、戊型肝炎）定义为 ASHep-UA 疑似病例，并将与疑似病例密切接触的任何年龄的急性肝炎（非甲、乙、丙、丁、戊型肝炎）患者定义为流行病学关联病例，尚未提出确诊病例诊断标准。

截至 2022 年 7 月 12 日，WHO 公布 35 个国家出现了 1010 例 ASHep-UA 疑似病例，可见于各年龄段儿童，6 岁以下多见，以恶心或呕吐、黄疸、乏力及腹痛症状较为常见，出现症状到住院的中位时间为 4 天；其中欧洲报道的病例数最多（47.9%，484/1010），4.6%（46/1010）需肝移植，病死率为 2.2%（22/1010）。2022 年 7 月 29 日，欧洲监测系统数据显示，腺病毒的检出率最高，占 54.5%（217/398），严重急性呼吸综合征冠状病毒 2 型（severe acute respiratory syndrome coronavirus 2，SARS-CoV-2）检出率为 11.2%，86.6% 的患儿未接种新型冠状病毒感染疫苗，27.8% 的患儿需住重症监护病房，8.1% 的患儿接受了肝移植。报道的各病例之间缺乏明显的流行病学关联，尚不支持其为传染性疾病。

现有研究表明，近期 ASHep-UA 病例并未显著增加。针对 52 家医院（来自 17 个欧洲国家和 7

个非欧洲国家）的调查发现，2022 年 1 月 1 日—4 月 18 日，同时上报了疑似病例和既往数据的 20 家医院中，其中 6 家医院（5 家来自欧洲）的 ASHep-UA 疑似病例数较往年同期增多；同时上报了严重病例和往年数据的 13 家医院中，其中 5 家医院（均来自欧洲）的重症病例数增加。而对欧洲和以色列共 34 家医院（不包括英国）的问卷调查显示，2022 年 1—4 月，12 家医院问卷回复疑似病例增加，但实际记录病例数并无增加；另外 22 家医院的重症肝炎病例无增加，其中 10 家医院无新发儿童肝炎病例。美国 2017—2022 年的数据分析显示，与新型冠状病毒感染大流行前相比，0～11 岁儿童中与肝炎相关的急诊就诊或住院、0～17 岁肝移植或 0～9 岁腺病毒 40/41 型阳性率无增加。

二、可能的发病机制

目前，ASHep-UA 的发病机制尚不清楚，可能与病毒感染和宿主免疫状态相关，但还应警惕食品污染、药物或环境暴露等其他因素，仍需进一步探索。

（一）病毒感染

病毒感染可能与 ASHep-UA 有关，但尚无病毒感染直接导致该病的证据。腺病毒在 ASHep-UA 患儿中的检出率最高，提示其与 ASHep-UA 的相关性较大。Ronan 等报道了 89 例腺病毒感染所致急性重型肝炎，结果发现 48% 为肝移植受者、21% 为骨髓移植受者，表明重症肝炎是免疫功能低下患者感染腺病毒的明确并发症，而健康儿童中腺病毒感染引起严重肝炎的病例少见。部分 ASHep-UA 患儿检出了 SARS-CoV-2。Nishiura 等调查表明，先前暴露于 SARS-CoV-2 的奥密克戎（Omicron）变异株可能会增加儿童严重肝炎的风险。英国卫生安全局数据调查显示，2171 例新型冠状病毒感染患儿中仅 13 例谷丙转氨酶大于 500U/L，这表明急性肝炎不是儿童感染 SARS-CoV-2 的常见特征，提示 SARS-CoV-2 感染与 ASHep-UA 的相关性较弱。此外，亦有少数患儿检出 EB 病毒、肠道病毒、鼻病毒、呼吸道合胞病毒等，少数病例为腺病毒和 SARS-CoV-2 或其他病毒混合感染。但部分病例未查到任何病毒，也无 SARS-CoV-2 感染史。在对腺病毒阳性患者的肝脏活检组织病理学检查中未观察到病毒包涵体，也无腺病毒免疫组织化学证据或电子显微镜可识别的病毒颗粒，虽然尚不能完全排除其他新的或未知病毒感染的可能，但这些结果不支持病毒感染直接导致肝炎的可能性。

（二）宿主免疫状态

宿主免疫状态也可能在 ASHep-UA 的发病中起一定作用。儿童多系统炎症综合征（multisystem inflammation syndrome in children，MIS-C）患者肝脏和胃肠道受累比较常见，SARS-CoV-2 超抗原介导的免疫细胞激活被认为是 MIS-C 的重要发病机制，先前感染的 SARS-CoV-2 可能在肠道中持续存在，并在肠道上皮细胞内反复释放带有超抗原的刺突蛋白，腺病毒感染会引起刺突蛋白介导的高炎症反应并导致严重肝损伤，因此，推测 SARS-CoV-2 超抗原可能是诱发 ASHep-UA 的原因。腺病毒感染导致的肝炎主要见于免疫功能抑制的患者。Baker 等报道了 6 例患者聚合酶链式反应（polymerase chain reaction，PCR）检测 EB 病毒为阳性，但免疫球蛋白 M 抗体为阴性（其中 1 例未检测），提示可能是既往感染重新被激活，亦多见于免疫功能抑制的患儿。这些均提示宿主的固有或获得性免疫异常、宿主对病毒感染的免疫应答反应异常与 ASHep-UA 的发病可能有关。虽然有学者认为可能是一种自身免疫性肝炎，但肝活检和接受肝移植患者被切除肝脏的病理检查均未发现与自身免疫性肝炎相关的证据。

三、应对策略

目前，尚无 ASHep-UA 的统一治疗方案。国家卫生健康委员会颁布的《不明原因儿童严重急性肝炎诊疗指南（试用）》建议，采取对症和支持治疗为主的综合救治措施。肝炎期治疗以休息、营养支持及酌情使用保肝药物为主，但保肝药物的疗效多缺乏循证依据。肝衰竭治疗以生命支持治疗为主，治疗过程中需注意观察有无并发症的发生。当血氨明显升高或伴有肝性脑病时，应将蛋白质的摄入量降至 1g/（kg・d），通便、肠道清洁可减少肠道内氨的吸收和产生。不建议常规输注血制品来纠正凝血异常，注意补充维生素 K_1；勿滥用抗病毒和抗菌药物控制继发感染；体外肝脏支持治疗主要用于常规治疗不能缓解的严重凝血异常、肝性脑病等，或者作为肝移植前的过渡治疗，不推荐常规使用；对症治疗无效的严重肝衰竭患儿，应尽早组织多学科团队评估，决定是否行肝移植。

肝移植是急性肝衰竭的挽救性治疗措施，儿童急性肝衰竭行肝移植的比例高达 10.3%。国内外研究显示，肝移植儿童 1 年存活率为 82.1%～97.3%，10 年存活率可达 76.6%～95%。

目前，WHO 报道的 ASHep-UA 病例数仍在不断增加，需加强防控。WHO 及国家卫生健康委员会均建议，采取标准预防措施，如手卫生、呼吸道卫生、保持室内通风良好、注意饮水及食物安全等，并对疑似病例实施接触和飞沫传播的预防措施。在临床工作中，需警惕出现肝炎症状和体征的儿童，检测血清转氨酶，鼓励诊断、调查和报告潜在病例，一旦发现疑似病例，应按照要求及时上报。

我国虽然尚无相关病例报道，且现有证据不支持 ASHep-UA 为传染性疾病，但多个国家的病例数仍持续增加，需定期监测、加强防控措施，及时上报疑似病例，并持续关注 ASHep-UA 的发病机制及诊治研究进展。

（首都医科大学附属北京儿童医院　李科纯　高恒妙　钱素云）

参考文献

［1］COLLETI JUNIOR J, CAINO F R, TEIXEIRA R, et al. Fulminant acute hepatitis in pediatrics in Latin America and the Caribbean[J]. Rev Assoc Med Bras (1992), 2019, 65(6): 914-921.

［2］苗敏，钱素云．儿童急性肝衰竭病因及转归相关因素分析［J］．中华实用儿科临床杂志，2019,（19）：1462-1466.

［3］MARSH K, TAYLER R, POLLOCK L, et al. Investigation into cases of hepatitis of unknown aetiology among young children, Scotland, 1 January 2022 to 12 April 2022[J]. Euro Surveill, 2022, 27(15): 2200318.

［4］WORLD HEALTH ORGANIZATION. Disease outbreak News: Multi-Country – Acute, severe hepatitis of unknown origin in children[EB/OL].(2022-4-23)[2023-3-20].https: //www.who.int/emergencies/disease-outbreak-news/item/2022-DON376.

［5］SQUIRES J E , ALONSO E M, IBRAHIM S H, et al. North American Society for Pediatric Gastroenterology, Hepatology, and Nutrition Position Paper on the Diagnosis and Management of Pediatric Acute Liver Failure[J]. J Pediatr Gastroenterol Nutr, 2022, 74(1): 138-158.

［6］中华人民共和国国家卫生健康委员会．不明原因

儿童严重急性肝炎诊疗指南（试行）. 国际流行病学传染病学杂志，2022，49（3）：145-147.

[7] WORLD HEALTH ORGANIZATION. Disease Outbreak News: Acute hepatitis of unknown aetiology - the United Kingdom of Great Britain and Northern Ireland[EB/OL].(2022-4-15)[2023-3-20]. https: //www.who.int/emergencies/disease-outbreak-news/item/2022-DON368.

[8] WORLD HEALTH ORGANIZATION. Disease Outbreak News: Acute hepatitis of unknown aetiology in children - Multi-country[EB/OL].(2022-7-12)[2023-3-20]. https: //www.who.int/emergencies/disease-outbreak-news/item/2022-DON400.

[9] EUROPEAN CENTRE FOR DISEASE PREVENTION AND CONTROL/WHO REGIONAL OFFICE FOR EUROPE. Joint ECDC-WHO Regional Office for Europe Hepatitis of Unknown Aetiology in Children Surveillance Bulletin[EB/OL].(2022-11-25)[2023-3-20].https: //www.ecdc.europa.eu/en/hepatitis/joint-hepatitis-unknown-origin-children-surveillance-bulletin.

[10] VAN BEEK J, FRAAIJ P, GIAQUINTO C, et al. Case numbers of acute hepatitis of unknown aetiology among children in 24 countries up to 18 April 2022 compared to the previous 5 years[J]. Euro Surveill, 2022, 27(19): 2200370.

[11] DE KLEINE R H, LEXMOND W S, BUESCHER G, et al. Severe acute hepatitis and acute liver failure of unknown origin in children: a questionnaire-based study within 34 paediatric liver centres in 22 European countries and Israel, April 2022[J]. Euro Surveill, 2022, 27(19): 2200369.

[12] KAMBHAMPATI A K, BURKE R M, DIETZ S, et al. Trends in Acute Hepatitis of Unspecified Etiology and Adenovirus Stool Testing Results in Children - United States, 2017-2022[J]. MMWR Morb Mortal Wkly Rep, 2022, 71(24): 797-802.

[13] RONAN B A, AGRWAL N, CAREY E J, et al. Fulminant hepatitis due to human adenovirus[J]. Infection, 2014, 42(1): 105-111.

[14] NISHIURA H, JUNG S M, HAYASHI K. High population burden of Omicron variant (B.1.1.529) is associated with the emergence of severe hepatitis of unknown etiology in children[J]. Int J Infect Dis, 2022, 122: 30-32.

[15] UK HEALTH SECURITY AGENCY. Investigation into acute hepatitis of unknown aetiology in children in England[EB/OL].(2022-7-26)[2023-3-20]. https: //assets.publishing.service.gov.uk/government/uploads/system/uploads/attachment_data/file/1094573/acute-hepatitis-technical-briefing-4.pdf.

[16] CEVIK M, RASMUSSEN A L, BOGOCH II, et al. Acute hepatitis of unknown origin in children[J]. BMJ, 2022, 377: o1197.

[17] BAKER J M, BUCHFELLNER M, BRITT W, et al. Acute hepatitis and adenovirus infection among children - alabama, October 2021-February 2022[J]. MMWR Morb Mortal Wkly Rep, 2022, 71(18): 638-640.

[18] SICA R, PENNONI S, PENTA L, et al. Gastrointestinal and hepatic involvement during COVID-19 pandemic: A focus on pediatric population and possible future implications[J]. World J Gastroenterol, 2021, 27(40): 7000-7004.

[19] BRODIN P, ARDITI M. Severe acute hepatitis in children: investigate SARS-CoV-2 superantigens[J]. Lancet Gastroenterol Hepatol, 2022, 7(7): 594-595.

[20] ONDA Y, KANDA J, SAKAMOTO S, et al. Detection of adenovirus hepatitis and acute liver failure in allogeneic hematopoietic stem cell transplant patients[J]. Transpl Infect Dis, 2021, 23(2): e13496.

[21] KIM W R, LAKE J R, SMITH J M, et al. OPTN/SRTR 2017 Annual data report: liver[J]. Am J Transplant,

2019, 19 Suppl 2: 184-283.

[22] PU S, JIN S, XIANG B, et al. The current status and outcomes of pediatric liver transplantation in western China: A multi-center retrospective study[J]. Pediatr Transplant, 2020, 24(8): e13810.

[23] ELISOFON S A, MAGEE J C, Ng V L, et al. Society of pediatric liver transplantation: current registry status 2011-2018[J]. Pediatr Transplant, 2020, 24(1): e13605.

[24] STORMON M O, HARDIKAR W, EVANS H M, et al. Paediatric liver transplantation in Australia and New Zealand: 1985-2018. J Paediatr Child Health, 2020, 56(11): 1739-1746.

第二节 《新生儿和儿童体外膜氧合患者营养支持和评估指南》有哪些新意

2022 年，体外生命支持组织（extracorporeal life support organization，ELSO）发表了《新生儿和儿童体外膜氧合（ECMO）患者营养支持和评估指南》（以下简称“ELSO 指南”）。ELSO 指南以循证证据为基础，就新生儿和儿童接受 ECMO 治疗期间的营养评估方法、能量需求评估方法、蛋白质供给量、肠内和肠外营养支持的开始时间、肠内营养不耐受及如何达到营养支持目标等，提供了最佳实践的建议。但因相关研究较少，ELSO 指南所推荐的循证证据的等级相对较低，且所推荐的 ECMO 患儿营养支持治疗的原则与近年国内外发表的危重症儿童营养支持治疗指南有诸多相似之处。本文主要介绍新生儿和儿童 ECMO 治疗期间营养支持现状，对 ELSO 指南要点进行解读，并与现有的相关指南进行对比。

危重症新生儿和儿童患者普遍存在医源性营养和能量摄入不足的问题。在发展中国家，ICU 患者入院时的营养不良率高达 15%～25%，而在 ICU 住院患者中，获得性营养状况恶化也是一种常见的现象，近 1/3 的危重症儿童的营养指标下降。一方面，接受 ECMO 支持治疗的危重症患儿营养不良的风险显著高于其他危重症患者。有相当比例的患儿接受 ECMO 治疗前即存在营养不良。接受 ECMO 后，患儿的能量和蛋白质的摄入量严重不达标。此外，接受 ECMO 治疗的患儿常有代谢增加的趋势，对于 ECMO 支持治疗前已存在营养不良的患儿，因其能量代谢储备低，病情可能因能量需求增加而恶化。另一方面，能量消耗增加可能加速肌肉消耗，一旦累及呼吸肌，可导致患儿机械通气和 ICU 住院的时间延长。ECMO 环路生物材料也可能诱发更为严重的炎症反应，患者血液暴露于 ECMO 回路表面，受体外循环的影响可激活免疫系统，导致氧化应激、全身炎症反应和器官损伤，从而导致能量和蛋白消耗量增加，营养不良的发生风险增大。因此，临床需重视 ECMO 患儿的营养支持治疗，以达到最佳治疗效果。

营养状态是影响接受 ECMO 治疗患儿临床预后的关键因素之一，充分的营养支持治疗可改善预后。接受 ECMO 治疗的患儿营养摄入不足可引起肠道功能受损、免疫屏障完整性破坏、呼吸肌无力及血流动力学不稳定，住院病死率升高。然而，在接受 ECMO 治疗的新生儿和儿童患者中，肠内营养的安全性、耐受性和对结局的影响缺乏相关数据，早期肠内营养是否也可以应用于 ECMO 血流动力学不稳定的患儿尚有待探究。

ELSO 指南讨论了需要进行 ECMO 治疗的新生儿及儿童的营养支持治疗要点，并给出了 5 个方面的最佳临床实践推荐意见。

一、营养筛查与评估

ICU 患儿的营养状态异常除与病情恶化风险和病死率升高相关外，还可增加并发症的发生率。因此，需要再次强调接受 ECMO 治疗的患儿需定期进行营养筛查和评估的重要性。ELSO 指南建议，ICU 患儿入院后 24～48h 进行营养评估是必要的，这是作为管理患儿的基准，同时有利于识别患儿的营养风险程度。基本的评估推荐参考《危重症儿童营养评估及支持治疗指南（2018，中国，标准版）》（以下简称“国内指南”）和《2017 版美国危重患儿营养支持治疗实施与评价指南》（以下简称“ASPEN 指南”），以及 2020 版欧洲儿童、新生儿重症监护学会发布的《儿童危重症患者的营养支持建议》（以下简称“ESPNIC 指南”）建议，以身高别体重（或年龄别体重）Z 值或体重指数（body mass index，BMI）Z 值评估基线营养状况。虽不是所有的常规测评指标都适用于接受 ECMO 治疗的患儿，但全面的营养评估应包括详细的既往营养状态、体格测量、生物学指标，同时进行以营养为重点的体检（nutrition-focused physical exam，NFPE）测评。NFPE 测评考虑了疾病严重程度及患儿体液情况，可以通过检测肌肉脂肪消耗程度、发现潜在的微量元素缺乏征象及评估体液转移。ELSO 指南推荐，NFPE 测评可以作为识别营养不良的辅助工具，有利于早期制定营养支持治疗方案，避免进一步加重营养不良。而儿童常用的营养状况及发育不良筛查工具（STRONGkids）、儿科营养不良评估筛查工具（screening tool for the assessment of malnutrition in pediatrics，STAMP）和患者主观整体营养状况评量表（patient generated-subjective global assessment，PG-SGA）存在耗时多、需专业人员参与、部分工具主观性太强等缺点，并不适用于接受 ECMO 治疗的患儿。目前，还没有被普遍接受的评价 ECMO 治疗危重症儿童营养状态的方法，未来需要研究探索针对接受 ECMO 治疗患儿可靠的营养筛查工具。

二、代谢和营养需求特点

ELSO 指南强调，应重视接受 ECMO 治疗患儿的代谢和营养需求，并提出接受 ECMO 治疗的患儿的能量需求虽然基本与普通危重患儿相似，但常无法预测接受 ECMO 治疗患儿的代谢变化，其临床可表现为低代谢或高代谢状态。间接测热法是检测危重患儿能量消耗的“金标准”，但由于患儿在接受 ECMO 治疗时，CO_2 经体外膜肺排出，不能被热量计准确测量，所以不适用于接受 ECMO 治疗的患儿。现有包括 Schofield 在内的能量消耗预测方程来源于健康儿童数据，由于未纳入应激因素，用于评价接受 ECMO 治疗的患儿也并不完全适合。故目前评估接受 ECMO 治疗患儿的能量需求面临困难和挑战。国内指南建议，将 1～8 岁儿童 50kcal/（kg·d）或 5～12 岁儿童 880kcal/d 作为急性期预估能量消耗的参考目标值。ASPEN 指南则建议，在第 1 周末，危重症患儿的能量摄入至少达到目标能量的 2/3，而不是全能量供给。ESPNIC 指南则建议，在疾病的急性期，为危重症儿童提供的能量摄入不应超过静息时的能量消耗。

危重症儿童的蛋白质需求、利用率及平衡会发生剧烈变化，分解代谢大于合成代谢，进而导致负氮平衡。足量的蛋白质摄入与危重症儿童死亡率降低显著相关，且独立于疾病严重程度。ASPEN 指南、ESPNIC 指南及国内指南均建议，将蛋白质 1.5g/（kg·d）作为最低摄入参考值，但由于分解代谢增加，接受 ECMO 治疗的新生儿和儿童的蛋白质需求增加，且接受 ECMO 治疗的新生儿蛋白质分解 100% 高于年龄匹配的健康新生儿，故 ELSO 指南推荐，接受 ECMO 治疗的新生儿和儿童的蛋白质摄入参考值为 1.5～3g/（kg·d），以补充分解代谢的丢失量。由于不同疾病种类的危重症患儿后期的代谢状态有所差异，故也强调根据患儿的耐受情况采取个体化治疗。

三、启动肠内和肠外营养的时机

与成人相比，儿童宏量营养素储备较低，这种低储备状态可能导致患儿处于营养高风险，而肠内营养依然是危重症患儿的首选营养支持方式。因此，建议对于危重症患儿，应重视早期肠内营养。无论内科、外科疾病及是否应用血管活性药物，都不应作为肠内营养的禁忌证。ESPNIC 指南建议，接受体外生命支持或依赖药物达到血流动力学稳定的患儿，应在入院后 24h 内尽早开始肠内营养，并逐步增加至达到喂养方案或指南的营养目标。虽然肠内营养能否尽早、有效地实施常是 PICU 和 NICU 面临的挑战，但早期肠内营养对降低病死率有益。有相关报道指出，入 ICU 后 72h 内达到营养目标可缩短患者 ICU 入住时间及整个住院时间，并减少死亡风险。由于 PICU 和 NICU 中接受 ECMO 治疗的患儿病情严重，ELSO 指南建议，所有接受 ECMO 治疗的患儿一旦临床病情稳定，应尽快在 48h 内启动肠内营养，这与 ASPEN 指南和国内指南的推荐一致。接受血管活性药物治疗的 ECMO 患儿多数也可耐受早期肠内营养治疗。

危重症儿童肠外营养的启动时机尚存争议。目前，国内外相关指南均不推荐在入住 ICU 的 24h 内开始肠外营养。对于营养风险不高的危重症患儿，当肠内营养无法实施或供给不足时，可在入住 ICU 1 周后（第 8 天）开始行肠外营养。但 ASPEN 指南建议，补充性肠外营养不应拘泥于从入住 ICU 的第 8 天开始，应根据患儿的具体情况进行个体化治疗。PEPaNIC 试验比较了 ICU 中早期与晚期采用肠外营养的优劣，也纳入了接受 ECMO 治疗的患儿，结果显示晚期（7 天后）实施肠外营养的效果更优，但需注意这项研究仍存在某些不足。ELSO 指南推荐，若肠内营养不能实现营养目标则启动肠外营养，营养不良的患儿可在第 3～5 天加用脂肪乳，营养良好的患儿可在第 5～7 天加用脂肪乳。ESPNIC 指南也推荐，当使用肠外营养时，无论是否使用鱼油，复合脂乳剂应被视为首选治疗方案。在 ECMO 应用的初期报道中，使用脂肪乳剂与体外循环通路并发症有关（如体外循环反复凝血、脂质沉积、氧合器功能障碍甚至失效）。但自从氧合器膜材料从微孔聚丙烯转变为无孔聚丙烯后，近期更多的经验表明，脂肪乳剂输注与氧合器失效无关。因此，接受 ECMO 治疗的患儿进行肠外营养时，可常规使用脂类营养素。

四、识别喂养不耐受及推荐管理策略

肠内营养失败最常见的原因是喂养不耐受，尤以胃肠道并发症最为多见，如腹胀、腹泻、恶心、呕吐、胃液反流和误吸等。接受 ECMO 治疗的患儿肠内营养最常见的并发症之一是胃排空延迟，但使用促胃肠动力药物的相关研究证据十分有限。一些研究发现，不同的喂养方式方法对喂养不耐受的影响无明显统计学差异。国内指南也提出幽门后喂养或经胃喂养、持续喂养或间断喂养，均未减少误吸或呼吸机相关肺炎的发生。幽门后喂养与经胃喂养相比、持续喂养与间断喂养相比，均更容易实现目标能量，但经胃比经幽门途径能更早实施肠内营养。ELSO 指南推荐，密切监测患儿是否出现喂养不耐受，若出现喂养不耐受，建议通过改变肠内营养方式、考虑减量喂养的同时保证足量的蛋白质摄入，或者使用水解蛋白配方和促胃肠动力药物进行干预。但现有证据未发现高能量、高蛋白配方奶粉能缩短机械通气时间和入住 PICU 和 NICU 的时间。

五、利用基于专家共识的营养管理运算法则推动营养支持的开展

ELSO 指南推荐，使用阶梯式营养支持运算法则来明确采用早期肠内营养或肠外营养。有证据支持，使用运算法则能显著缩短实现能量目标的时间、减少可能出现的喂养中断及改善最优营养摄入，也有利于提高营养支持治疗的发展。营养运算法可为接受 ECMO 治疗患儿的营养支持治疗方案提供参考，在肠内营养和肠外营养的开展时机、改善营养状态、减少并发症方面提供指导。

总之，与近年发表的危重症儿童营养支持指南（ASPEN 指南、国内指南、ESPNIC 指南）相比，ELSO 指南指出了接受 ECMO 治疗患儿在营养评估、能量需求评估等方面的特殊性，仍强调早期开展肠内营养，并对肠内营养的具体方法、蛋白质供给量和喂养不耐受的处理、肠外营养开展时机及脂类营养素的应用等给出更详细的推荐。尽管该指南尚有诸多问题未能解答，但对接受 ECMO 治疗的新生儿和儿童进行规范的营养支持治疗仍有重要意义。

（重庆医科大学附属儿童医院　国家临床医学研究中心　党红星　许　峰）

参 考 文 献

［1］LEE A E, MUNOZ E, AL DABBOUS T, et al. Extracorporeal Life Support Organization Guidelines for the Provision and Assessment of Nutritional Support in the Neonatal and Pediatric ECMO Patient[J]. ASAIO J, 2022, 68(7): 875-880.

［2］危重症儿童营养评估及支持治疗指南工作组，钱素云，陆国平，等. 危重症儿童营养评估及支持治疗指南（2018，中国，标准版）［J］. 中国循证儿科杂志，2018，13（1）：1-29.

［3］TUME L N, VALLA F V, JOOSTEN K, et al. Nutritional support for children during critical illness: European Society of Pediatric and Neonatal Intensive Care (ESPNIC) metabolism, endocrine and nutrition section position statement and clinical recommendations[J]. Intensive Care Med, 2020, 46(3): 411-425.

［4］曹佳颖，张育才，崔云. 儿童体外膜肺氧合期间的营养管理策略［J］. 中华儿科杂志，2021，59（11）：985-988.

［5］HATAMI S, HEFLER J, FREED D H. Inflammation and Oxidative Stress in the Context of Extracorporeal Cardiac and Pulmonary Support[J]. Front Immunol, 2022, 13: 831930.

［6］MEHTA N M, SKILLMAN H E, IRVING S Y, et al. Guidelines for the Provision and Assessment of Nutrition Support Therapy in the Pediatric Critically Ill Patient: Society of Critical Care Medicine and American Society for Parenteral and Enteral Nutrition [J]. Pediatr Crit Care Med, 2017, 18(7): 675-715.

［7］HUMMELL A C, CUMMINGS M. Role of the nutrition-focused physical examination in identifying malnutrition and its effectiveness[J]. Nutr Clin Pract, 2022, 37(1): 41-49.

［8］LEE Y J. Nutritional Screening Tools among Hospitalized Children: from Past and to Present[J]. Pediatr Gastroenterol Hepatol Nutr, 2018, 21(2): 79-85.

[9] WOLLERSHEIM T, FRANK S, MULLER M C, et al. Measuring Energy Expenditure in extracorporeal lung support Patients (MEEP) - Protocol, feasibility and pilot trial[J]. Clin Nutr, 2018, 37(1): 301-307.

[10] 党红星，许峰. 危重症儿童肠外营养启动的研究进展［J］. 华西医学，2022，37（07）：1103-1107.

[11] VAN PUFFELEN E, HULST J M, VANHOREBEEK I, et al. Outcomes of Delaying Parenteral Nutrition for 1 Week vs Initiation Within 24 Hours Among Undernourished Children in Pediatric Intensive Care: A Subanalysis of the PEPaNIC Randomized Clinical Trial[J]. JAMA Netw Open, 2018, 1(5): e182668.

[12] BEAR D E, SMITH E, BARRETT N A. Nutrition Support in Adult Patients Receiving Extracorporeal Membrane Oxygenation[J]. Nutr Clin Pract, 2018, 33(6): 738-746.

[13] EVELEENS R D, JOOSTEN KFM, DE KONING BAE, et al. Definitions, predictors and outcomes of feeding intolerance in critically ill children: A systematic review[J]. Clin Nutr, 2020, 39(3): 685-693.

[14] RICE-TOWNSEND S E, ALDRINK J H. Controversies of enteral nutrition in select critically-ill ical patients: Traumatic brain injury, extracorporeal life support, and sepsis[J]. Semin Pediatr Surg, 2019, 28(1): 47-52.

第三节　儿童镇痛、镇静现状的警示

目前，镇痛、镇静策略已成为儿童重症监护病房（PICU）重要的生命支持治疗措施之一。镇痛、镇静除了减轻患儿痛苦之外，还可以降低应激、保护器官功能，从而改善患儿的临床和心理结局。然而，不适当的镇静、镇痛会给患儿带来严重伤害和不良预后。镇痛、镇静不足会导致机械通气的患儿人机不协调、焦虑、躁动、意外拔管等不良事件，而深度镇静与重症患者的病死率升高有关。长时间的镇痛、镇静后出现的谵妄及戒断综合征等也是目前临床棘手的问题。另外，PICU 住院期间长期或深度镇静和长时间卧床可造成儿科重症监护后综合征（post-pediatric intensive care syndrome，p-PICS）越来越被重视。因此，采用适宜的镇痛、镇静管理方案，应用具有循证医学证据的综合管理方式实施 PICU 内的镇痛、镇静势在必行。

一、“ABCDEF”集束化管理成人应用现状

2013 年 1 月，美国重症医学会发布了《ICU 成年患者疼痛、躁动和谵妄处理的临床实践指南》（以下简称“PAD”指南），该指南从标题到正文内容均按照疼痛（pain）、躁动（agitation）和谵妄（derilium）的顺序进行排列和叙述。“PAD”指南充分反映了当时镇痛、镇静的最新理念，重视谵妄，进一步明确了 ICU 的镇静目标为轻度镇静，并对所拓建的疼痛评分量表、镇静程度评估及镇静药物的使用均有不同程度的调整。2018 年，美国重症医学会在此基础上发布了《ICU 成年患者疼痛、躁动 / 镇静、谵妄、制动及睡眠障碍管理指南》（以下简称“PADIS 指南”），同时提出了以患者为中心的舒适化（eCASH）镇静治疗原则。为推广指南的实施，美国重症医学会于 2014 年发起，推荐使用成人护理标准“ABCDEF”集束化治疗（表 19-3-1）。“ABCDEF”集束化作为多学科危重症护理指南，也被称为基于 ICU 的康复，不仅针对镇痛镇静，也是预防 ICU 获得性疾病、促进功能恢复、减少 p-PICS 的有效措施。

表 19-3-1 “ABCDEF”的含义

缩写	全称	翻译
A	Assess, prevent, and manage pain	评估、预防和管理疼痛
B	Both SATs (spontaneous awakening trials) and SBTs (spontaneous breathing trials)	自发觉醒试验（SAT）和自发呼吸试验（SBT）
C	Choice of analgesia and sedation	镇痛和镇静的选择
D	Delirium: assess, prevent, and manage	谵妄的评估、预防和管理
E	Early mobility and exercise	早期活动和锻炼
F	Family engagement and empowerment	家庭的参与和激励

这个治疗方案为临床医师提供了一个基于证据的指南，以优化ICU患者的康复和预后。“ABCDEF”集束化的实施能够显著改善患者的预后，包括提高生存率、缩短机械通气持续时间、减少脑器官功能障碍（谵妄和昏迷）的发生、减少物理约束的使用、降低ICU再入院率和改善患者转出ICU后的预后。目前，“ABCDEF”集束化治疗已在成人重症患者中广泛推广，并取得了良好的效果。

二、儿童镇痛、镇静相关指南共识

迄今为止，儿童镇静、镇痛的相关指南共识较少，除了2016年欧洲儿童和新生儿重症监护学会发布的立场声明、2018年《中国儿童重症监护病房镇痛和镇静治疗专家共识（2018版）》，以及《2022年美国重症医学会关于在重症监护病房环境和早期活动理念下预防和处理重症患儿疼痛、躁动、神经肌肉阻滞及谵妄的临床实践指南》，其余指南均为10多年前发布，可供参考的证据有限，且研究对象未针对重症监护新生儿人群，仅关注儿童疼痛的识别和评估，也未提及疼痛管理。

2016年，欧洲儿童和新生儿重症监护学会发布了立场声明，为危重症婴儿和儿童疼痛、镇静、戒断和谵妄评估提供了不同等级证据的临床建议，其中包括疼痛评估的建议5条，镇静评估的建议4条，戒断综合征管理建议3条，谵妄管理的建议3条。不足之处在于多数建议的证据等级不足。

2018年，中华医学会儿科学分会急救学组牵头，在2013版“PAD”指南的基础上进行了更新修订，制定了《中国儿童重症监护病房镇痛和镇静治疗专家共识（2018版）》。该指南更新之处：①突出了镇痛治疗的重要性，强调了镇痛治疗是镇静治疗的基础；②提出目标指导的镇静方法，建议根据患儿特点及器官功能状态个体化选择镇静目标，并根据所评估的镇静状态随时调整镇静深度，即“动态评估，动态调整”；③强调需要动态、连续评估器官功能与储备功能；④强调采用早期充分镇痛，以最小化镇静药物的使用剂量，并辅以尽可能最大化的人文关怀使PICU患儿达到最优化的舒适度；⑤重视谵妄的早期发现和评估，通过去除诱发因素、改善睡眠、早期活动等措施减少谵妄的发生；⑥对镇痛、镇静药物的选择提供了建议。这版指南为中国临床医师在疼痛、躁动/镇静、谵妄、制动和睡眠中断等方面提供了优化管理方案。

2022年，美国重症医学会在原有相关指南的基础上，结合近年的循证医学证据制定的《2022年美国重症医学会关于在重症监护病房环境和早期活动理念下预防和处理重症患儿疼痛、躁动、神经肌肉阻滞及谵妄的临床实践指南》在疼痛、焦虑、谵妄的评估方案、药物与非药物的干预措施等方面都与成人有诸多不同。专家组通过 GRADE（Grading of Recommendations Assessment，Development and Evaluation）方法审查文献、确定证据质量，并将总结的建议分为"强推荐"或"有条件建议"。当间接证据支持益处且无风险或风险最小时，确定为良好实践。当缺乏证据时，不使用专家意见来代替。最终针对疼痛、镇静 / 躁动、医源性戒断、神经肌肉阻滞、谵妄、PICU 环境和早期活动能力 7 个监护领域提出 44 项建议（14 项强推荐和 30 项有条件建议）和 5 项良好实践声明。该指南从综合管理的角度提供了一份较全面、实用性强的临床建议清单，主要关注的领域包括：①使用有效的工具监测疼痛、躁动和谵妄；②增强程序化镇静和镇痛使用；③认识到非药物干预措施对提高患者舒适度和提供全面护理的重要性。该指南仍有 3 个局限性：①缺乏可用的使专家组能够为其他重要临床问题提出建议的文献；②由于危重症儿童需求不同及不同地区资源的可用性，一些建议可能无法适应所有的危重症儿童；③一些适用于患者及家属的问题，工作中没有征求患者或家属的建议；④可能与重症监护团队其他辅助成员直接相关的问题，专家组没有征求意见。不过指南的最后提供了未来的工作方向，为指南的更新提供了指导方针。

三、警示及展望

（一）"ABCDEF"集束化管理在儿科尚未得到充分关注和实施

成人的镇痛、镇静已经有较多的临床经验和相关指南作为参考，且在成人危重症护理方面，已有强有力的证据支持每个个体实施"ABCDEF"集束化治疗的积极临床影响。但在儿科领域缺乏相似的危重症镇痛、镇静指南作为临床诊疗依据，既往共识推荐的治疗方案仍缺乏高质量临床证据支持，支持危重症儿童应用"ABCDEF"集束化的研究数据仍然有限。

在 15 个欧洲国家进行的一项调查显示，在儿科重症监护病房实施个体集束化治疗的地区差异很大。最近一项对中国 PICU 临床医师的调查显示，约 50% 的受访者不知道"ABCDEF"集束化策略，实施镇静评估、疼痛评估和自主呼吸试验的比例分别为 46.4%、39.3% 和 35.6%，高达 80.4% 的医护人员从未进行过谵妄筛查。一项包括美国、加拿大、巴西和欧洲 PICU 在内的调查研究发现，161 个参与调查的 PICU 中，只有 15 个 PICU（9%）将所有 6 项"ABCDEF"集束化措施纳入常规实践。91% 的 PICU 进行了标准化疼痛评估（A），88% 的 PICU 有家庭参与和赋权（F），84% 的 PICU 应用了有效的量表进行常规镇静评估（C），57% 的 PICU 报告了拔管准备情况测试方案或进行自发呼吸试验（B），44% 的 PICU 报告使用经验证的筛查工具进行常规谵妄监测（D），26% 的 PICU 报告了早期运动 / 活动指南、方案或政策（E）。虽然 80% 的 PICU 报告了对医源性戒断综合征的常规评估和记录，但未被纳入集束化管理，且"ABCDEF"的集束化策略实施的差异很大，尤其是自发呼吸试验的实践（B），加拿大的这项比例是 29%，而其他地区比例均高于 50%；在谵妄的监测（D）方面，巴西 PICU 比例最低（18%），而其他地区超过 40%；家庭参与（F）在欧洲 PICU 的比例是 55%，而在美国、加拿大和巴西，家庭参与（F）的比例超过 90%。并且，有别于成人，儿童因其年龄、生长发育的特点，在发育和认知、沟通能力、精神状态和潜在的合并症 / 器官功能障碍方面存在很大的异质性，使得"ABCDEF"集束化策略的临床实施极具挑战。

（二）展望

目前，关于 PICU 内儿童镇痛、镇静的管理，仍有许多问题因缺乏足够的证据来创建具体的建议或良好实践陈述，需要进一步的深入研究。“ABCDEF”集束化在成人实践中取得的成绩为 PICU 儿童的镇痛、镇静管理提供了新的思路，但是与任何新疗法和方法一样，该方法也需要调整以适应儿童的使用。

（中国医科大学附属盛京医院 宋文良）

参考文献

[1] CHOONG K, CANCI F, CLARK H, et al. Practice Recommendations for Early Mobilization in Critically Ill Children[J]. Journal of Pediatric Intensive Care, 2018, 7(1): 14-26.

[2] KUDCHADKAR S R, YASTER M, PUNJABI NM. Sedation, sleep promotion, and delirium screening practices in the care of mechanically ventilated children: a wake-up call for the pediatric critical care community*[J]. Critical Care Medicine, 2014, 42(7): 1592-1600.

[3] ISTA E, SCHOLEFIELD B R, MANNING J C, et al. Mobilization practices in critically ill children: a European point prevalence study (EU PARK-PICU)[J]. Critical Care, 2020, 24(1): 368.

[4] BARR J, FRASER G L, PUNTILLO K, et al. Clinical practice guidelines for the management of pain, agitation, and delirium in adult patients in the intensive care unit[J]. Critical Care Medicine, 2013, 41(1): 263-306.

[5] DEVLIN J W, SKROBIK Y, GÉLINAS C, et al. Clinical practice guidelines for the prevention and management of pain, agitation/sedation, delirium, immobility, and sleep disruption in adult patients in the ICU[J]. Critical Care Medicine, 2018, 46(9): e825-e873.

[6] VINCENT J L, SHEHABI Y, WALSH T S, et al. Comfort and patient-centred care without excessive sedation: the eCASH concept[J]. Intensive Care Medicine, 2016, 42(6): 962-971.

[7] STOLLINGS J L, DEVLIN J W, LIN J C, et al. Best practices for conducting interprofessional team rounds to facilitate performance of the ICU liberation (ABCDEF) bundle[J]. Critical Care Medicine, 2020, 48(4): 562-570.

[8] PUN B T, BALAS M C, BARNES-DALY M A, et al. Caring for critically ill patients with the ABCDEF bundle: results of the ICU liberation collaborative in over 15, 000 adults[J]. Critical Care Medicine, 2019, 47(1): 3-14.

[9] BARNES-DALY M A, PHILLIPS G, ELY E W. Improving hospital survival and reducing brain dysfunction at seven california community hospitals: implementing PAD guidelines via the ABCDEF bundle in 6064 patients[J]. Critical Care Medicine, 2017, 45(2): 171-178.

[10] MORANDI A, PIVA S, ELY E W, et al. Worldwide Survey of the “Assessing Pain, Both Spontaneous Awakening and Breathing Trials, Choice of Drugs, Delirium Monitoring/Management, Early Exercise/Mobility, and Family Empowerment” (ABCDEF) Bundle[J]. Critical Care Medicine, 2017, 45(11): e1111-e1122.

[11] TIPPING C J, HARROLD M, HOLLAND A, et al. The effects of active mobilisation and rehabilitation in ICU on mortality and function: a systematic review[J]. Intensive Care Medicine, 2017, 43(2): 171-183.

[12] ASSOCIATION OF PAEDIATRIC ANAESTHETISTS

OF GREAT BRITAIN AND IRELAND. Good practice in postoperative and procedural pain management, 2nd edition[J]. Pediatric Anesthesia, 2012, 22 Suppl 1: 1-79.

[13] PLAYFOR S, JENKINS I, BOYLES C, et al. Consensus guidelines on sedation and analgesia in critically ill children[J]. Intensive Care Medicine, 2006, 32(8): 1125-1136.

[14] HARRIS J, RAMELET A S, van DIJK M, et al. Clinical recommendations for pain, sedation, withdrawal and delirium assessment in critically ill infants and children: an ESPNIC position statement for healthcare professionals[J]. Intensive Care Medicine, 2016, 42(6): 972-986.

[15] 中华医学会儿科学分会急救学组，中华医学会急诊医学分会儿科学组，中国医师协会儿童重症医师分会. 中国儿童重症监护病房镇痛和镇静治疗专家共识（2018 版）[J]. 中华儿科杂志，2019，57（05）：324-330.

[16] SMITH H, BESUNDER J B, BETTERS K A, et al. 2022 Society of Critical Care Medicine Clinical Practice Guidelines on Prevention and Management of Pain, Agitation, Neuromuscular Blockade, and Delirium in Critically Ill Pediatric Patients With Consideration of the ICU Environment and Early Mobility[J]. Pediatric Critical Care Medicine, 2022, 23(2): e74-e110.

[17] DAVERIO M, von BORELL F, RAMELET A S, et al. Pain and sedation management and monitoring in pediatric intensive care units across Europe: an ESPNIC survey[J]. Critical Care, 2022, 26(1): 88.

[18] ABU-SULTANEH S, HOLE A J, TORI A J, et al. An Interprofessional Quality Improvement Initiative to Standardize Pediatric Extubation Readiness Assessment[J]. Pediatric Critical Care Medicine, 2017, 18(10): e463-e471.

[19] TRAUBE C, SILVER G, REEDER R W, et al. Delirium in Critically Ill Children: An International Point Prevalence Study[J]. Critical Care Medicine, 2017, 45(4): 584-590.

[20] SIMONE S, EDWARDS S, LARDIERI A, et al . Implementation of an ICU Bundle: An Interprofessional Quality Improvement Project to Enhance Delirium Management and Monitor Delirium Prevalence in a Single PICU[J]. Pediatric Critical Care Medicine, 2017, 18(6): 531-540.

[21] HUANG X, LEI L, ZHANG S, et al. Implementation of the “awakening and breathing trials, choice of drugs, delirium management, and early exercise/mobility” bundle in the pediatric intensive care unit of tertiary hospitals in southwestern China: a cross-sectional survey[J]. Journal of International Medical Research, 2021, 49(1): 1220787322.

[22] ISTA E, REDIVO J, KANANUR P, et al. ABCDEF Bundle Practices for Critically Ill Children: An International Survey of 161 PICUs in 18 Countries[J]. Critical Care Medicine, 2022, 50(1): 114-125.

[23] ENGEL J, von BORELL F, BAUMGARTNER I, et al. Modified ABCDEF-Bundles for Critically Ill Pediatric Patients - What Could They Look Like?[J]. Frontiers in Pediatrics, 2022, 10: 886334.

[24] QUINTANA G C, RHEE E, ZIMMERMAN J J. The ICU Liberation ABCDEF Bundle: Utilization Among Critically Ill Little Adults[J]. Critical Care Medicine, 2022, 50(1): 163-165.

[25] WALZ A, CANTER M O, BETTERS K. The ICU Liberation Bundle and Strategies for Implementation in Pediatrics[J]. Current Pediatrics Reports, 2020, 8(3): 69-78.

第四节　发育性止血规律在儿童重症凝血功能障碍诊治中的启示

2021 年，儿童器官功能障碍信息更新授权（Pediatric Organ Dysfunction Information Update Mandate，PODIUM）联席会更新了危重症儿童凝血功能障碍（coagulation dysfunction）的定义和诊断标准，即在无肝功能障碍的情况下，至少符合以下 4 项标准中的 2 项：①血小板计数＜100×10^9/L；②国际标准化比值（international normalized ratio，INR）＞1.5；③纤维蛋白原（fibrinogen，Fib）＜150mg/dl；④ D- 二聚体（D-dimers）高于正常上限的 10 倍或高于检测上限。更新后的定义和诊断标准使诊治儿童凝血功能障碍更为清晰，但其沿用传统的成人凝血功能实验室指标，而婴儿和儿童的凝血功能受到年龄相关的发育性止血（developmental hemostasis）规律影响。近年来，儿童危重症医师已逐步重视发育性止血规律及其对危重症儿童凝血功能紊乱诊治和相关临床问题。

一、发育性止血的一般规律

20 世纪 90 年代，Andrew 等提出发育性止血的概念，即从胎儿、新生儿、婴儿、儿童到成人发育过程中，凝血系统中一系列与年龄相关的生理变化，其中新生儿期和儿童期是出、凝血功能变化最为丰富的阶段。长期以来，经典的外源性、内源性凝血及共同通路模型理论无法解释为何在不同年龄凝血因子水平变化时，婴儿或儿童总体的凝血功能仍在平衡状态的原因。近年来，提出的基于细胞凝血模型由启动、扩增和传播 3 个阶段组成：①内皮细胞表面组织因子暴露，启动凝血；②扩增阶段通过Ⅹa-Ⅴa 复合物和血管性血友病因子（von Willebrand factor，vWF）激活血小板；③传播阶段形成 tenase 复合物（Ⅷa-Ⅸa）和凝血酶原复合物（Ⅷ-Ⅸ）聚集在血小板表面，最终形成大量血凝块。基于此模型为理解发育性止血规律提供了理论基础。

（一）新生儿期出、凝血功能

1．凝血因子　根据出生时凝血因子水平分为：①低于成人水平凝血因子。包括维生素 K 依赖的凝血因子（FⅡ、FⅦ、FⅨ、FⅩ）、FⅪ、FⅫ高分子量激肽原（high molecular weight kininogen，HMWK），出生时约为成人水平的 50%，妊娠周数为 24～29 周的早产儿约为成人水平的 30%。②接近或高于成人水平的凝血因子。足月儿 FⅤ、FⅧ、FⅩⅢ和纤维蛋白原接近成人正常水平，vWF 水平高于成人正常水平。

2．血小板计数和功能　妊娠周数≤32 周的早产儿血小板计数的第 5 百分位为 104×10^9/L，妊娠周数＞32 周早产儿血小板计数的第 5 百分位为 123×10^9/L，足月儿血小板计数＜100×10^9/L 视为血小板计数降低。出生后血小板通过升高的 vWF 水平而表现为黏附能力增强，但出生时血小板对血小板激动剂的反应弱，在生后第 5～9 天可达到正常成人水平。

3．抗凝蛋白和抗凝途径　机体最主要的 3 条抗凝途径相关的抗凝蛋白水平出生时或出生后生理性的变化，会导致抗凝途径的功能改变。

（1）直接抑制凝血酶生成途径：抗凝血酶（antithrombin，AT）、肝素辅助因子Ⅱ和 α_1 抗胰蛋白酶（α_1-antitrypsin）出生时血浆浓度约为成人的 50%，新生儿血浆 α_2 巨球蛋白（α_2-macroglobulin）浓度较成人显著升高，可补偿其他抗凝蛋白低水平导致的抗凝功能低下，这是儿童时期稳定出凝血平衡的重要保护机制。

（2）血栓调节蛋白 - 蛋白 C（thrombomodulin -protein C，TM-PC）途径：蛋白 C 和蛋白 S（protein S）在出生时和婴儿期血浆浓度降低。蛋白 C 以胎儿单链形式存在，其活性与成人相似；蛋白 S 以有活性的游离形式存在，可抵消蛋白 S 血浆浓度低的效应。

（3）组织因子途径抑制物（tissue factor pathway inhibitor，TFPI）：新生儿期血浆水平较低。

4. 纤溶系统　出生时，新生儿的纤溶酶原（plasminogen,PLG）水平为成人值的 50%～66%,6～12 个月升至成人水平。纤溶酶原激活物抑制物 -1（plasminogen activator inhibitor-1，PAI-1）和组织型纤溶酶原激活物（tissue-type plasminogen activator，t-PA）的水平显著升高，接近成人的 2 倍。α_2- 抗纤溶酶（α_2-AP）接近成人水平（80%），D- 二聚体（D-dimer）在出生后最初 3 天，可高达成人正常值的 8 倍，提示分娩导致凝血系统活化。

（二）婴儿期出凝血功能

1. 凝血因子　FⅡ、FⅦ、FⅨ、FⅩ、FⅪ、FⅫ、HMWK 在 6 月龄时接近成人水平；vWF 在 1 岁左右降至成人正常水平。

2. 抗凝蛋白和抗凝途径　6 月龄时的抗凝血酶、肝素辅助因子Ⅱ和 α_1 抗胰蛋白酶与成人值相似。血栓调节蛋白血浆水平升高，这与该时期机体血管内皮表达增加有关。TFPI 出生 6 个月时接近成人水平。

3. 纤溶系统　纤溶酶原和 α_2- 抗纤溶酶水平与成人值相似，t-PA 浓度降低，PAI-1 升高，纤溶系统相比于成人处于抑制状态。

（三）儿童期出凝血功能

儿童期间的凝血因子和抗凝功能基本接近成人水平。t-PA/PAI-1 比值为 0.37，明显低于成人，因此，相较于成人，纤溶系统处于抑制状态。

影响发育性止血规律的其他因素包括血细胞比容、平均红细胞容积升高及内皮细胞表面蛋白聚糖发育不成熟等，这些因素的综合效应巧妙地平衡了促凝 - 抗凝血功能。

二、发育性止血规律对实验室检测正常值的启示

出生时不同胎龄新生儿的凝血功能实验室检测的标准按参考值有所不同，在不同年龄段，凝血功能检测的标准正常值也会有所不同，对诊断凝血功能障碍具有参考价值。不同胎龄新生儿凝血功能指标见表 19-4-1，不同年龄儿童凝血功能指标变化见 19-4-2。

表 19-4-1　不同胎龄新生儿凝血功能指标

胎龄	PT（s）	aPTT（s）	Fib（mg/dl）
<27 周	14.4～36.7	40.5～158.5	70～480
28～34 周	13.9～20.6	30.0～57.0	80～470
30～36 周	10.6～16.2	27.5～79.4	150～373
足月儿	10.1～15.9	31.3～54.5	167～399

注：PT. 凝血酶原时间；aPTT. 活化部分凝血活酶时间；Fib. 纤维蛋白原。

表 19-4-2　不同年龄凝血功能指标变化

凝血功能指标	出生时	1 个月	6 个月	1～5 岁	11～16 岁	成人
PT	1.15	0.95	0.99	0.97	0.99	1.0
aPTT	1.20	1.27	1.11	1.10	1.14	1.0
INR	1.20	0.95	0.95	0.96	0.97	1.0
D-dimer	8.17	1.22	1.22	1.39	1.50	1.0

注：以成年人为标准值 1.0 的倍数变化；PT. 凝血酶原时间；aPTT. 活化部分凝血活酶时间；INR. 国际标准化比值；D-dimer. D- 二聚体。

2012 年，国际血栓形成和止血协会（International Society on Thrombosis & Haemostasis，ISTH）已指出，标准的制定应适合不同年龄段，具体年龄段分组包括新生儿、1 个月至 1 岁、1～5 岁、5～10 岁、11～16 岁 。PODIUM 提出，危重症儿童凝血功能障碍（coagulation dysfunction）的定义和诊断标准是沿用传统的成人凝血功能指标和正常值。在危重症儿童凝血功能障碍诊断应当考虑发育性凝血规律对凝血功能指标的应用，制定适合年龄的不同诊断标准。近期有研究推荐采用血栓弹力图（thromboelastography，TEG）的方法去监测新生儿和婴儿的凝血功能，可以从总体去评估凝血和抗凝系统之间的状态，但针对不同胎龄新生儿和不同月龄婴儿，TEG 相应的正常参考区间，仍值得进一步的研究。

三、发育性止血规律对儿童凝血功能障碍诊断的启示

（一）出血相关事件

新生儿和儿童的出凝血平衡总体倾向于略高凝，即不易发生出血事件的状态。引起出血相关事件的原因如下。

1. 储备问题——维生素 K 缺乏症　维生素 K 在新生儿体内储存量低，出生后 4h 内无法检测到，12h 方后可检测到少量，4 天后达到成人水平，约为 0.4ng/ml。在新生儿期因药物影响、摄入不足等原因可因维生素 K 缺乏导致严重的活动性出血，如颅内出血等。

2. 先天性凝血因子缺乏症诊断时机　基于发育性止血规律特点，罕见先天性凝血因子缺乏症如纤维蛋白原、FⅤ、FⅪ和 FⅩⅢ缺乏症，因其血浆水平在出生时与成人相似，故在新生儿期易于诊断；而 FⅡ、FⅦ、FⅨ、FⅩ缺乏症，因在新生儿期存在生理状态与缺陷状态的时间重叠，因此无法诊断；出生时的 vWF 水平高于成人，因此 vWF 缺乏症通常在出生时或出生后第 1 天诊断。

3. 弥散性血管内凝血应进行个体化诊治　不同病因导致的弥散性血管内凝血（disseminated intravascular coagu- lation，DIC），因其凝血功能紊乱的机制的不同，其治疗措施也有所不同。从年龄相关的角度看，新生儿期引起 DIC 的主要病因是 B 族链球菌感染导致的新生儿早发败血症、围生期窒息、新生儿呼吸窘迫综合征、胎粪吸入综合征、低体温、代谢性酸中毒等；儿童期引起 DIC 的主要病因是脓毒症、创伤、肿瘤和中毒等。因此，针对新生儿和儿童 DIC 的管理策略应个体化，应考虑年龄相关的病因不同、发生 DIC 的机制和分型不同及凝血指标年龄相关的差异，根据每例患儿的临床症状和实验室结果实施精准分析和治疗。目前，仍需要临床研究进一步的验证儿童 ISTH DIC 诊断标准和管理策略。

（二）血栓相关事件

血栓相关事件曾被认为在儿童患者中是罕见的，但最近的一项研究显示，住院儿童患者血栓相关事件发生率达 15/1 万。根据上述婴儿和儿童凝血功能平衡处于相对不易出血的状态，因此，具有发生血栓相关事件的风险。儿童血栓性事件的发生率，呈现年龄相关的双峰分布，分别是婴儿期和青春期。以静脉血栓栓塞（venous thromboembolism，VTE）为例，在 0～1 岁婴儿和 11～18 岁儿童中的发生率分别为 20% 和 50%。超过 90% 的新生儿血栓与导管相关，在青春期 50% 的血栓事件与留置导管相关。

儿童血栓相关事件是多因素所致的结果，其后天因素风险大于先天遗传性易栓基因缺陷。后天危险因素包括手术、创伤、病重卧床、心脏病、脓毒症、恶性肿瘤等。先天性易栓症（congenital thrombophilia，CT）是最重要的先天因素，人群总体发病率为 1 ‰～5‰，与年龄因素相比，更具种族特异性。

四、发育性止血规律对儿童凝血功能障碍治疗的启示

机体止血过程包括初始出血期、促血栓形成、促炎症期和恢复期。儿童各种止血成分定性和定量的年龄相关变化，导致“安全窗”范围较成人更窄，恢复止血而不发生危及生命的出血或血栓形成的治疗空间会更小。

（一）血制品输注

目前国外报道，在儿童血制品输注中存在的临床问题主要有：①大量失血的定义不一致；②指导血制品输注方案的多样性，有些医疗机构未设立儿童大量输血（massive transfusion，MT）应急方案，或者沿用成人的方案；③指导输血实施的各种临床和实验室分析多变；④接受依据成人大量输血方案治疗的危重患儿，病死率居高不下。目前，美国儿科大量输血临床实践表明，建议在儿童患者中，使用黏弹性方法，如 TEG 或旋转血栓弹性测定法（rotational thromboelastometry，ROTEM）在帮助指导管理儿童大量输血方面可能更有效。适用于儿童大量输血的血制品输注方案，有助于挽救更多的儿童。

（二）抗凝和抗血栓的管理

2018 年，美国血液学会更新了儿童静脉血栓栓塞管理指南，但其推荐意见的强度仍较低。ISTH 儿科和新生儿血栓形成和止血小组委员会最近启动了国际儿科血栓形成网络，以促进国际前瞻性观察研究，旨在建立一个基于循证的有效开展临床试验和观察研究的儿科血栓形成网络信息中心。

1．儿童抗凝和抗血栓治疗目标　目前，儿童治疗的目标大多来源于成人的临床研究，但基于发育性止血的规律，成人研究结果能否适用于儿童患者，仍值得探究。以儿童体外膜氧合（ECMO）治疗临床场景为例，Guzzetta 等提出在新生儿接受 ECOM 治疗时，由于处于危重症状态、ECMO 支持和成人血制品预充打破了新生儿发育性止血平衡的因素，因此，不能根据成人 ECMO 抗凝治疗和监测方案来指导新生儿 ECMO 抗凝管理。2021 年，体外生命支持组织（ELSO）在《ECMO 抗凝治疗指南》中指出，抗凝药物使用在儿童和成人之间存在明显差异，在 ECMO 期间的血栓形成和出血管理应根据患者个体和疾病状态进行调整。

2．抗凝和抗血栓药物的使用　儿童使用普通肝素和低分子量肝素（low molecular weight heparin，LMWH）需要考虑的问题包括：①新生儿期，肝素的抗血栓作用因抗凝血酶血浆浓度低而降低；

②在1岁以下的婴儿中，肝素与非抗凝血酶蛋白结合增加，导致与抗凝血酶结合减少；③在婴儿期和儿童期，普通肝素（unfractionated heparin，UFH）和LMWH在体内清除速度比成人快；④aPTT在不同年龄正常值有所不同。Ignjatovic等提出年龄相关肝素反应性的概念，即UFH治疗目标是抗FⅩa活性0.35～0.70U/ml。抗FⅩa浓度与aPTT的相关性存在年龄差异，相同的抗FⅩa，年龄较小儿童的aPTT更高，另外，肝素的抗FⅡa活性也存在年龄特异性。因此，在儿童使用UFH或者LWMH抗血栓或抗凝治疗，无法用标准的aPTT指导调整UFH和LWMH剂量，故有必要监测抗FⅩa活性。华法林是一种口服抗凝剂，竞争性抑制维生素K，由于婴儿摄入高浓度维生素K配方奶粉，可能需要高剂量的华法林才能达到与成人INR测量值相同的抗凝效果。儿童期α_2巨球蛋白抑制凝血酶作用增强，因此，较低剂量的华法林即可有效抑制凝血酶生成。

综上所述，发育性止血描述了凝血系统从胎儿到成人的动态变化，儿童凝血系统不是缩小版的成人，儿科医师在解读凝血检测结果时应考虑年龄相关的凝血变化。发育性止血规律，给儿科医师在诊治儿童凝血功能障碍过程中带来挑战，需要培训专业化和多学科的儿童出、凝血团队（pediatric coagulationisis）指导相关的诊治。

（上海交通大学医学院附属上海儿童医学中心 项 龙 任 宏）

参 考 文 献

［1］FAUSTINO EVS, KARAM O, PARKER R I, et al. Coagulation dysfunction criteria in critically ill children: the podium consensus conference[J]. Pediatrics, 2022, 149(1 Suppl 1): S79-S83.

［2］ANDREW M. Developmental hemostasis: relevance to hemostatic problems during childhood[J]. Semin Thromb Hemost, 1995, 21(4): 341-356.

［3］ANDREW M. The relevance of developmental hemostasis to hemorrhagic disorders of newborns[J]. Semin Perinatol, 1997, 21(1): 70-85.

［4］ACHEY M A, NAG U P, ROBINSON V L, et al. The developing balance of thrombosis and hemorrhage in pediatric surgery: Clinical implications of age-related changes in hemostasis[J]. Clin Appl Thromb Hemost, 2020, 26: 1076029620929092.

［5］GUZZARDO G M, REGLING K. Developmental hemostasis: The evolution of our coagulation system[J]. Neoreviews, 2022, 23(2): e82-e95.

［6］REY Y FORMOSO V, BARRETO MOTA R, SOARES H. Developmental hemostasis in the neonatal period[J]. World J Pediatr, 2022, 18(1): 7-15.

［7］DAVENPORT P, SOLA-VISNER M. Hemostatic challenges in neonates[J]. Front Pediatr, 2021, 9: 627715.

［8］IGNJATOVIC V, KENET G, MONAGLE P. Developmental hemostasis: recommendations for laboratories reporting pediatric samples[J]. J Thromb Haemost, 2012, 10(2): 298-300.

［9］CANNATA G, MARIOTTI ZANI E, ARGENTIERO A, et al. TEG and ROTEM Traces: clinical applications of viscoelastic coagulation monitoring in neonatal intensive care unit[J]. Diagnostics (Basel), 2021, 11(9): 1642.

［10］ARAKI S, SHIRAHATA A. Vitamin K deficiency bleeding in infancy[J]. Nutrients, 2020, 12(3): 780.

［11］宋景春，朱峰，吴俊．弥散性血管内凝血［M］.

北京：中国协和医科大学出版社，2022.

[12] ONISHI T, ISHIHARA T, NOGAMI K. Coagulation and fibrinolysis balance in disseminated intravascular coagulation[J]. Pediatr Int, 2021, 63(11): 1311-1318.

[13] RASHID A, MANSOORI H, ALI S A, et al. Paediatric thrombosis: A five-year experience from a tertiary care center of pakistan[J]. J Ayub Med Coll Abbottabad, 2022, 34(2): 263-268.

[14] VAN OMMEN C H, ALBISETTI M, BHATT M, et al. International pediatric thrombosis network to advance pediatric thrombosis research: Communication from the ISTH SSC subcommittee on pediatric and neonatal thrombosis and hemostasis[J]. J Thromb Haemost, 2021, 19(4): 1123-1129.

[15] LIAN T Y, LU D, YAN X X, et al. Association between congenital thrombophilia and outcomes in pulmonary embolism patients[J]. Blood Adv, 2020, 4(23): 5958-5965.

[16] MINFORD A, BRANDÃO L R, OTHMAN M, et al. Diagnosis and management of severe congenital protein C deficiency (SCPCD): Communication from the SSC of the ISTH[J]. J Thromb Haemost, 2022, 20(7): 1735-1743.

[17] NEFF L P, BECKWITH M A, RUSSELL R T, et al. Massive Transfusion in Pediatric Patients[J]. Clin Lab Med, 2021, 41(1): 35-49.

[18] MONAGLE P, CUELLO C A, AUGUSTINE C, et al. American Society of Hematology 2018 Guidelines for management of venous thromboembolism: treatment of pediatric venous thromboembolism[J]. Blood Adv, 2018, 2(22): 3292-3316.

[19] GUZZETTA N A, DOWNEY L A. Not just small adults: Considering the impact of developmental hemostasis on neonatal extracorporeal circulation[J]. J Thromb Haemost, 2020, 18(6): 1509-1510.

[20] MCMICHAEL ABV, RYERSON L M, RATANO D, et al. 2021 ELSO Adult and Pediatric Anticoagulation Guidelines[J]. ASAIO J, 2022, 68(3): 303-310.

[21] IGNJATOVIC V, FURMEDGE J, NEWALL F, et al. Age-related differences in heparin response[J]. Thromb Res, 2006, 118(6): 741-745.

[22] THORNBURG C D, MONTGOMERY R R, PIPE S W. How we approach: Training pediatric coagulationists[J]. Pediatr Blood Cancer, 2019, 66(12): e27982.

第二十章 重 症 产 科

第一节 氨甲环酸在围生期中的应用

产后出血（postpartum haemorrhage，PPH）是导致孕产妇死亡的主要病因，占所有孕产妇死亡的1/3。每年全球有1.5%的孕产妇死于PPH。PPH的传统定义是产后24h内阴道出血量≥500ml，剖宫产者出血量≥1000ml。

子宫收缩剂是治疗PPH的基石，但仍有大量孕产妇需要手术干预止血，如子宫腔填塞、子宫动脉栓塞、子宫切除等。氨甲环酸（tranexamic acid，TXA）是一种人工合成的赖氨酸衍生物，通过封闭纤溶酶上的赖氨酸结合点，竞争性抑制纤维蛋白与纤溶酶结合，从而抑制纤维蛋白凝块溶解，发挥止血作用，在临床上广泛用于心外、创伤等外科止血。自2012年以来，TXA在PPH领域的作用受到关注。多个国际组织和协会已将TXA纳入PPH的预防和治疗建议指南。

一、氨甲环酸对产后出血的治疗作用

在产后大出血的早期阶段，纤溶亢进和纤维蛋白原被消耗。TXA治疗PPH的有效性，已被高质量的随机对照临床研究证实。

（一）临床证据和指南建议

2009年启动的WOMAN（World Maternal Antifibrinolytic）研究，共纳入全球20 060例受试者，观察TXA对PPH女性死亡或子宫切除的影响。研究结果于2017年发布，对于已确定PPH的女性，产后1～3h早期给予TXA，能将出血导致的死亡率降低近1/3，且未增加不良反应，并减少剖腹手术止血的需求（36%）。一篇包含WOMAN研究关于20 172例女性的荟萃分析表明，TXA降低了因出血导致的死亡（*RR* 0.81，95%*CI* 0.65～1.00），且早期应用TXA更加有效。如果应用TXA延迟，即使延迟时间很短，也会降低患者的获益。

2022年，国际妇产科联盟（International Federation of Gynecology and Obstetrics，FIGO）建议，对于阴道分娩或剖宫产后发生PPH的产妇，分娩后3h内，建议除采用标准治疗外，尽早静脉注射TXA（1g，静脉注射时间大于10min）。如果注射TXA 30min后患者仍有出血，或者在完成第一次TXA注射后24h内再次出血，则再次静脉注射1g TXA。通过增加TXA在PPH中的使用，减少因出血导致的孕产妇死亡。

世界卫生组织（World Health Organization，WHO）也更新了关于早期静脉注射TXA治疗PPH的意见，强调TXA应在分娩3h内给予。TXA的给药方案与WOMAN研究一致。

WOMAN 试验的一项子研究评估了 TXA 对纤维蛋白溶解（简称“纤溶”）的影响。尼日利亚 WOMAN 试验的 167 例受试者被纳入研究，结果发现，产后出血女性的纤溶功能增强，使用 TXA 者 D- 二聚体水平较低［与对照组相比，D- 二聚体水平降低了 2.16mg/L（95%*CI* 0.00～4.31，*P*＝0.05）］，提示氨甲环酸可降低纤溶功能。

（二）氨甲环酸治疗产后出血存在的药代动力学 / 药效学问题

妊娠期母体生理状态变化巨大。药物的吸收、分布、代谢和排泄，均发生显著变化。在妊娠期，母体血容量和体液总量增加；很多蛋白与激素等物质结合，药物与蛋白结合降低；妊娠期白蛋白降低，游离药物易转运至各房室，药物表观分布容积增加；此外，胎盘和胎儿对药物的转运、代谢等因素也影响药物的药代动力学（pharmacokinetics，PK）/ 药效学（pharmacodynamics，PD）。

目前，关于孕产妇应用 TXA 的 PK/PD 的数据较少。TXA 对纤溶的抑制效果尚无公认标准。人们最常关注的纤溶指标是 D- 二聚体，但 D- 二聚体缺乏特异性，妊娠和手术本身均可导致 D- 二聚体升高。在 WOMAN 研究中，静脉注射 TXA 的治疗剂量，由既往非妊娠人群（创伤伴出血）的研究中推算获得，即静注 1g TXA。

在部分欠发达地区，因医疗资源和人员配备等问题，PPH 发生后无法实施 TXA 静脉注射给药。Stanislas 等比较了 15 例健康受试者不同给药方式（静脉滴注、肌内注射、口服）TXA 的药代动力学。结果发现，肌内注射 TXA 1g 3.5min 后即达有效治疗浓度（血浆浓度＞10μg/ml），而口服给药需 66min。肌内注射给药 TXA 1g 时峰浓度为 34.4μg/ml，血浆清除率为 10.1L/h，室间清除率为 15.6L/h，中心分布体积（V1）为 7.7L，外周血分布容积（V2）为 10.8L，肌内注射给药生物利用度为 1.0，提示药物吸收完全且快速。肌内注射给药的不良反应轻微（局部反应、轻微疼痛）。该研究提示，肌内注射可作为静脉注射 TXA 的替代选择。妊娠期药物的药代动力学变化较大，需要孕产妇的数据来进一步明确围生期 TXA 不同给药途径的药代动力学。

二、氨甲环酸对产后出血的预防作用

TXA 在心脏外科和儿科手术中的药代动力学资料提示，术中预防性使用低剂量 TXA（10mg/kg），能达到与高剂量 TXA（100mg/kg）类似的预防效果。基于此，围生期小剂量应用 TXA，可能有预防出血的作用；高剂量 TXA 可引起胃肠道不良反应和癫痫。应用低剂量 TXA 时，母婴的药物暴露较少，不良反应减少。TXA 预防产后出血，已成为近年来产科研究的热门问题。

（一）现有临床证据

目前，关于 TXA 预防 PPH 的临床研究证据有限。已有一些小样本研究发现，TXA 应用于 PPH 高风险人群能够减少出血风险。PPH 高风险人群包括胎盘植入、前置胎盘、既往 PPH 史者等。

2018 年，TRAAP（The Tranexamic Acid for Preventing Postpartum Hemorrhage Following a Vaginal Delivery Trial）研究报道，TXA 不能降低阴道分娩产后出血的发生率，但可降低治疗性子宫收缩药的使用比例。2021 年，新英格兰医学杂志（New England Journal of Medicine，NEJM）发表的 TRAAP2 研究（TRAnexamic Acid for Preventing postpartum hemorrhage after cesarean delivery）共纳入了 4431 例剖宫产女性，结果发现，对于接受子宫收缩药预防用药的剖宫产孕妇，静脉注射 TXA 1g 可显著降低产后出血（估计出血量计算值≥1000ml 或术后 2 天内输注红细胞）的发生率（*RR* 0.84，95%*CI*

0.75～0.94），且不增加3个月内深静脉血栓或肺栓塞的发生率，但不降低出血相关次要临床结局的发生率。2021年，Ioannis等在一项更新的荟萃分析中纳入了36项随机对照研究，总共纳入10 659例剖宫产女性。结果发现，除了常规使用子宫收缩药外，TXA可显著减少出血量（－189.44ml，95%*CI* 218.63～160.25），血红蛋白下降较少（8.22%，95%*CI* 5.54～10.90），降低失血量超过1000ml的风险（*OR* 0.37，95%*CI* 0.22～0.60），输血的需求降低（*OR* 0.41，95%*CI* 0.26～0.65）及额外子宫收缩药的使用（*OR* 0.36，95%*CI* 0.25～0.52），证据级别为中等。亚组分析显示，在低中收入国家静脉注射TXA获益更为显著。另外，需要注意的是，对低出血风险的女性应用TXA，仍可以获益。

已有指南建议使用TXA预防PPH。2016年，英国皇家妇产科学会（Royal College of Obstetricians and Gynaecologist，RCOG）《产后出血管理指南》提到，TXA对于PPH高危患者的预防作用，建议当剖宫产产妇PPH风险增加时，应考虑在缩宫素的基础上，加用TXA（0.5～1g）静脉注射。

（二）亟须解决的科学问题

尽管有多项临床研究支持TXA预防PPH的有效性，然而，目前已开展的关于TXA预防PPH的研究，都没有很好地阐释TXA治疗带来的血栓风险。众所周知，妊娠期母体处于高凝状态，血栓形成的风险高。TXA在围生期的广泛使用会不会增加血栓栓塞的发生率？这是必须要解答的问题。因此，在推荐使用TXA预防PPH之前，需要积累更多的研究证据。亟须大样本多中心的随机对照试验明确TXA的安全性及TXA的安全剂量。

围绕TXA预防使用的安全剂量问题，Homa等从PK/PD角度做了一项研究。该研究纳入30例孕34周以上的剖宫产女性，评价脐带结扎时，静脉注射不同剂量的TXA（5mg/kg、10mg/kg、15mg/kg，最大剂量1g）预防PPH的安全性。药代动力学和药效学目标分别是产后30～60min TXA血浆浓度＞10μg/ml和纤溶最大值＜17%。安全性指标包括血浆凝血酶、D-二聚体水平和乳汁TXA浓度。研究发现，所有患者无严重出血和静脉血栓并发症，最低剂量的TXA（5mg/kg）即可达标；血浆凝血酶水平并不随TXA剂量增加而升高，D-二聚体的变化无显著的组间差异；乳汁TXA浓度为血清峰值浓度的1%，不太可能对婴儿产生抗纤溶作用。该研究证实了TXA预防PPH的有效性和安全性，同时，建议未来的TXA预防性研究中采用0.6g的剂量。

目前，TXA的PK/PD目标值仍存在争议。考虑到当前TXA的药效学数据有限，临床中药代动力学达标更容易实现且可靠。另一些研究认为，更低的血浆TXA浓度（5～10μg/ml）对抑制纤溶同样有效。此外，TXA的抗纤溶作用在血清中可维持7～8h；在Homa等的研究中，直到分娩后4～6h，TXA仍有部分抑制纤溶的作用。因此，理想的TXA血浆浓度仍有待确定。

三、氨甲环酸的应用优势

与常用的PPH治疗药物，如缩宫素和麦角新碱不同，TXA对热稳定，不受储存和冷链运输的限制，具有可广泛使用、保质期长的特点。因此，对于欠发达国家，尤其是冷链运输和储存困难的热带地区，TXA具有良好的应用优势。另一方面，欠发达国家的孕产妇死亡率占全球总数的44%，人口基数庞大，因此，TXA在中、低收入国家和地区的推广应用，具有极其重要的社会意义。

四、小结

尽管现在有多种药物和外科干预措施可用于治疗 PPH，但 TXA 通过抑制纤溶酶对纤维蛋白的溶解，提供了另一种有效的止血方法。早期静脉注射 TXA 可以减少手术出血，显著改善 PPH 产妇的预后。TXA 对 PPH 的预防作用，仍需高质量临床研究综合评估其有效性和安全性。

（首都医科大学附属北京朝阳医院　郭晓夏　李文雄）

参考文献

[1] SHAKUR H, ROBERTS I, FAWOLE B, et al. Effect of early tranexamic acid administration on mortality, hysterectomy, and other morbidities in women with post-partum haemorrhage (WOMAN): an international, randomised, double blind, placebo-controlled trial[J]. Lancet, 2017, 389(10084): 2105-2116.

[2] ESCOBAR M F, NASSAR A H, THERON G, et al. FIGO recommendations on the management of postpartum hemorrhage 2022[J]. Int J Gynaecol Obstet, 2022, 157(Suppl 1): 3-50.

[3] VOGEL J P, OLADAPO O T , DOWSWELL T, et al. Updated WHO recommendation on intravenous tranexamic acid for the treatment of post-partum haemorrhage[J]. Lancet Glob Health, 2018, 6(1): e18-e19.

[4] SHAKUR-STILL H, ROBERTS I, AWOLE B, et al. Effect of tranexamic acid on coagulation and fibrinolysis in women with postpartum haemorrhage (WOMAN-ETAC): a single-centre, randomised, double-blind, placebo-controlled trial[J]. Wellcome Open Res, 2018, 3: 100.

[5] CRASH-2 TRIAL COLLABORATORS, SHAKUR H, ROBERTS I, et al. Effects of tranexamic acid on death, vascular occlusive events, and blood transfusion in trauma patients with significant haemorrhage (CRASH-2): A randomised, placebo-controlled trial[J]. Lancet, 2010, 376(9734): 23-32.

[6] GRASSIN-DELYLE S, SEMERARO M, LAMY E, et al. Pharmacokinetics of tranexamic acid after intravenous, intramuscular, and oral routes: a prospective, randomised, crossover trial in healthy volunteers[J]. Br J Anaesth, 2022, 128(3): 465-472.

[7] SENTILHES L, WINER N, AZRIA E, et al. Tranexamic Acid for the Prevention of Blood loss after vaginal delivery[J]. N Engl J Med, 2018, 379(8): 731-742.

[8] SENTILHES L, SÉNAT M V, LE LOUS M, et al. Tranexamic acid for the prevention of blood loss after Cesarean delivery[J]. N Engl J Med, 2021, 384(17): 1623-1634.

[9] BELLOS I, PERGIALIOTIS V. Tranexamic acid for the prevention of postpartum hemorrhage in women undergoing cesarean delivery: an updated meta-analysis[J]. Am J Obstet Gyneco, 2022, 226(4): 510-523.e22.

[10] FERRARI F A, GARZON S, RAFFAELLI R, et al. Tranexamic acid for the prevention and the treatment of primary postpartum haemorrhage: a systematic review[J]. J Obstet Gynaecol, 2022, 42(5): 734-746.

[11] AHMADZIA H K, LUBAN N L C, LI S, et al. Optimal use of intravenous tranexamic acid for

hemorrhage 1 prevention in pregnant women[J]. Am J Obstet Gynecol, 2021, 225(1): 85.e1-85. e11.
[12] TRAN N T, SCHULTE-HILLEN C, BAR-ZEEV S, et al. How to use heat-stable carbetocin and tranexamic acid for the prevention and treatment of postpartum haemorrhage in low-resource settings[J]. BMJ Glob Health, 2022, 7(4): e008913.

第二节　孕妇合并新型冠状病毒感染的临床特点与肺部超声应用

严重急性呼吸综合征冠状病毒 2 型（severe acute respiratory syndrome coronavirus 2，SARS-CoV-2）属于 β-CoV 属，是引起新型冠状病毒感染的主要病原体。尽管新型冠状病毒感染患者的死亡率低于严重急性呼吸综合征和中东呼吸综合征，但相比之下，新型冠状病毒感染的传播速度更快、范围更广，导致了全球医疗保健危机。2020 年 3 月，新型冠状病毒感染被宣布为疾病大流行。根据美国约翰斯・霍普金斯大学的截至 2022 年 8 月的数据，全球累计新型冠状病毒感染的确诊病例已超过 6 亿，累计死亡病例超 600 万例。

新型冠状病毒感染在所有年龄段都可流行，且不分性别，可导致患有基础疾病及因贫困无法获得和负担医疗服务的患者死亡。全球范围内报告的大多数死亡病例为老年人或有并发症及免疫力低下的患者。孕妇经常面临数种与妊娠相关的并发症，并且由于妊娠期间呼吸和免疫系统适应性的改变，感染并发展为重症的风险升高。目前，关于孕妇合并新型冠状病毒感染的问题尚不十分明确，例如，妊娠是否增加了对 SARS-CoV-2 感染的易感性、孕妇是否更容易出现严重疾病及 SARS-CoV-2 是否增加了不良妊娠等。肺部超声（lung ultrasound，LUS）因其便捷、无创、床旁可获得、无放射暴露等优势，已被广泛应用于呼吸和重症医学领域，在新型冠状病毒感染成年患者的早期诊断和治疗监测中有较多应用。Volpicelli 等发现的 LUS 征象可能是新型冠状病毒感染患者所特有的，如发现该征象则诊断为新型冠状病毒感染的可能性较大。考虑到 CT 对胎儿的辐射及传染病防控的要求，肺部超声在诊断并监测妊娠合并新型冠状病毒感染患者中的价值凸显。本节将概述妊娠合并新型冠状病毒感染患者的临床特点及肺部超声在该人群中的应用。

一、孕妇合并新型冠状病毒感染的临床特点

（一）临床易感性

为保护胎儿免受母体免疫反应的影响，孕妇免疫系统的改变为 T 细胞（$CD4^+$和 $CD8^+$）和自然杀伤细胞的数量及活性减少，且 T 细胞增殖减少，妊娠的相关激素也会削弱细胞免疫，同时还可引起心肺改变，例如，心率和每搏输出量增加而残气量减少，可能使孕妇易发生呼吸道感染。这些潜在的改变都可能会影响孕妇对新型冠状病毒感染的易感性，但目前相关的数据十分有限。Kelly 等在常规术前比较手术患者和临产产妇之间的无症状新型冠状病毒感染患病率，在调整了年龄、种族和性别后，发现产科患者的无症状感染率比外科患者高 15 倍。美国疾病预防控制中心的一份报告显示，实验室确诊的孕妇 SARS-CoV-2 感染病例数高于预期。Lokken 等的研究报告称，在年龄在 20～39 岁的成年患者中，孕妇的感染率相比未妊娠者更高，但该研究也无法解释孕妇与非孕妇之间的检测差异

率。有研究报告曾表明，在常规检测中，妊娠期及围生期女性的SARS-CoV-2感染率更低。因此，目前的数据尚不能明确妊娠是否会增加对SARS-CoV-2的易感性。

（二）临床表现

近期数据表明，与正常人群相比，妊娠合并新型冠状病毒感染患者的临床表现与未妊娠的成年患者相似，但无症状患者更多。最常见的症状为咳嗽、发热、乏力及嗅觉/味觉丧失。Maryamsadat等的一项荟萃分析纳入了128 176例确诊新型冠状病毒感染的非孕妇（228项研究）和10 000例确诊的孕妇（121项研究），研究结果显示，两组患者最常见的症状是发热（孕妇75.5%*vs.* 非孕妇74%）和咳嗽（孕妇48.5%*vs.* 非孕妇53.5%），其次的症状在孕妇中为肌痛（26.5%）和寒战（25%），在非孕妇中为味觉障碍（27%）和乏力（26.5%）。在影像学方面，孕妇胸部CT最常见的影像学表现是磨玻璃影（57%），而非孕妇最常见的是肺实变（76%）。也有研究报道称，磨玻璃影是孕妇与非孕妇共同的胸部影像学表现，存在于81.7%的患者中，其次为浸润性影，在42.5%的患者中出现。实验室检查方面，孕妇相比非孕妇，白细胞计数增多（27%*vs.*14%）、血小板减少（18%*vs.*12.5%）的比例较高，C反应蛋白升高的比例较低（52%*vs.*81%），白细胞计数减少和淋巴细胞减少在两组患者中几乎相同。

（三）危险因素及结局

研究表明，与非重症新型冠状病毒感染的孕妇相比，重症新型冠状病毒感染女性的年龄大3.7岁。在＞35岁的女性中，孕妇患重症新型冠状病毒感染的风险比非孕妇高1.5倍。同时，存在肥胖、吸烟、糖尿病、慢性心肺疾病和先兆子痫的孕妇患重症新型冠状病毒感染的风险更高。英国产科监测系统的数据也有相似发现，黑种人、高龄（＞35岁）、超重或肥胖是孕妇住院的危险因素。

Zambrano等分析了超400 000例来自美国疾病预防控制中心新型冠状病毒感染监测系统中的育龄期女性确诊病例（均为有症状），根据年龄、种族、民族、潜在的医疗条件进行调整后发现，孕妇入住重症监护病房（ICU）的可能性比非孕妇高3倍（10.5/1000*vs.*3.9/1000），需有创通气的可能性高2.9倍（2.9/1000*vs.*1.1/1000），需要体外膜氧合支持的可能性增加了2.4倍（0.7/1000*vs.*0.3/1000），死亡的可能性增加1.7倍（1.5/1000*vs.*1.2/1000）。Afshar等在有症状的新型冠状病毒感染孕妇的前瞻性登记数据中发现，在临床过程方面这些患者和非孕妇也存在不同，25%的孕妇症状的持续8周或更长时间。

越来越多的证据表明，妊娠期间感染SARS-CoV-2与许多不良妊娠结局有关。一些相对高质量的综述和荟萃分析研究发现，与未感染SARS-CoV-2的孕妇相比，感染SARS-CoV-2的孕妇发生先兆子痫、早产和死产的风险增加，其中重症患者与先兆子痫、早产、妊娠糖尿病和低体重儿相关。Villar等的一项多个国家的队列研究发现，与普通孕妇相比，患新型冠状病毒感染的孕妇其先兆子痫/子痫和早产的风险增加。Metz等对1219例SARS-CoV-2检测阳性的孕妇进行观察性研究，发现重症新型冠状病毒感染孕妇与无症状患者相比，剖宫产、妊娠高血压疾病和早产的发生率均升高。

二、孕妇合并新型冠状病毒感染的肺部超声应用

LUS作为一种便捷、便宜、无辐射、可重复的床旁检测设备，是妊娠合并新型冠状病毒感染患者理想的肺部病变监测工具。已有多项研究强调了肺部超声在评估一般新型冠状病毒感染肺炎人群中的优势，而孕妇合并新型冠状病毒感染的LUS表现与一般人群相比是否具有特征性，以及能否用LUS代替CT评估和监测肺部病变是大家关注的焦点。

有研究表明，LUS 可以准确评估新型冠状病毒感染孕妇的肺部病变。来自中国武汉人民医院的一篇回顾性研究发现，孕妇合并新型冠状病毒感染的 LUS 表现与一般人群相似，主要为 B 线增多、胸膜线不规则增粗、胸腔积液及局限于胸膜下的多灶性小实变。此外，定量 LUS 评分与胸部 CT 的表现高度相关，可有效评估孕妇的肺部病变情况。Luigi 等的一篇观察性研究也发现，半定量 LUS 评分与患者症状、疾病进展相关。有症状的新型冠状病毒感染孕妇表现出更高的 LUS 评分（中位数 3.5*vs.*0，*P*＜0.001）。LUS 与新型冠状病毒感染生物标志物，如 C 反应蛋白、白介素 6 和促肾上腺髓质素水平显著相关，并且与动脉血氧饱和度呈负相关。因此，肺部超声可用于帮助管理感染 SARS-CoV-2 的孕妇。然而，也有临床医师认为 LUS 图像是非特异性的，可能会误导新型冠状病毒感染期间对孕妇的诊治。Volpicelli 等发现了一种新型冠状病毒感染的特异性 LUS 征象——“light beam”，这是一种宽大、明亮、带状的垂直伪影，以滑动的方式快速移动，类似一种“开关”效果在屏幕上出现或消失。这种伪影对应于 CT 扫描上早期出现的“磨玻璃样”改变。在随后的单中心系列试点研究中，纳入了 100 例新型冠状病毒感染疑似患者，在 49 例确诊患者中，有 48 例存在多个 light beam；而 12 例未确诊和咽拭子阴性的患者中未观察到这种征象。

总的来说，目前肺部超声在感染 SARS-CoV-2 孕妇人群的应用只有少数有限的样本量的病例分析或研究，缺乏统一的标准以量化 LUS 结果用于整体评估肺部病变的严重程度。因此，LUS 在合并新型冠状病毒感染孕妇中的应用及准确性仍有待进一步的研究。

综上所述，妊娠引起的免疫及心肺系统方面的适应性变化可能造成孕妇对 SARS-CoV-2 的易感性增加。其临床表现与未妊娠的一般患者相似，但无症状感染更多。最常见的症状为咳嗽、发热、乏力以及嗅觉 / 味觉丧失，胸部 CT 最常见的影像学表现为磨玻璃影。高龄、肥胖、吸烟、糖尿病、慢性心肺疾病和先兆子痫是妊娠合并新型冠状病毒感染患者发展为重症的危险因素。妊娠合并新型冠状病毒感染与许多不良妊娠结局相关，包括先兆子痫、早产、死产及低体重儿等。肺部超声因其便捷、廉价及无放射性危害成为孕妇合并新型冠状病毒感染时理想的影像检测方法，但其诊断准确性和应用价值还需要进一步的研究。

（杭州市第一人民医院　王征娴　朱　英）

参 考 文 献

［1］ DORN A V, COONEY R E, SABIN M L. COVID-19 exacerbating inequalities in the US[J]. Lancet, 2020, 395(10232): 1243-1244.

［2］ RODRIGUEZ-MORALES A J, CARDONA-OSPINA J A, GUTIÉRREZ-OCAMPO E, et al. Clinical, laboratory and imaging features of COVID-19: A systematic review and meta-analysis[J]. Travel Med Infect Dis, 2020, 34: 101623.

［3］ QIAO J. What are the risks of COVID-19 infection in pregnant women?[J]. Lancet, 2020, 395(10226): 760-762.

［4］ VOLPICELLI G, GARGANI L, PERLINI S, et al. Lung ultrasound for the early diagnosis of COVID-19 pneumonia: an international multicenter study[J]. Intensive Care Med, 2021, 47(4): 444-454.

［5］ VOLPICELLI G, LAMORTE A, VILLÉN T.

What's new in lung ultrasound during the COVID-19 pandemic[J]. Intensive Care Med, 2020, 46(7): 1445-1448.

[6] VOLPICELLI G, GARGANI L. Sonographic signs and patterns of COVID-19 pneumonia[J]. Ultrasound J, 2020, 12(1): 22.

[7] CHANG J, STREITMAN D. Physiologic adaptations to pregnancy[J]. Neurol Clin, 2012, 30(3): 781-789.

[8] BALEY J E, SCHACTER B Z. Mechanisms of diminished natural killer cell activity in pregnant women and neonates[J]. J Immunol, 1985, 134(5): 3042-3048.

[9] CLARKE A G, KENDALL M D. The thymus in pregnancy: the interplay of neural, endocrine and immune influences[J]. Immunol Today, 1994, 15(11): 545-551.

[10] SALMON B, BRUICK-SORGE C. Pneumonia in Pregnant Women[J]. AWHONN Lifelines, 2003, 7(1): 48-52.

[11] KELLY J C, RAGHURAMAN N, CARTER E B, et al. Preprocedural asymptomatic coronavirus disease 2019 cases in obstetrical and surgical units[J]. Am J Obstet Gynecol, 2021, 224(1): 114-116.

[12] LOKKEN E M, TAYLOR G G, HUEBNER E M, et al. Higher severe acute respiratory syndrome coronavirus 2 infection rate in pregnant patients[J]. Am J Obstet Gynecol, 2021, 225(1): 75.e71-75.e16.

[13] LACOURSE S M, KACHIKIS A, BLAIN M, et al. Low Prevalence of Severe Acute Respiratory Syndrome Coronavirus 2 Among Pregnant and Postpartum Patients With Universal Screening in Seattle, Washington[J]. Clin Infect Di, 2021, 72(5): 869-872.

[14] JAFARI M, PORMOHAMMAD A, SHEIKH NESHIN S A, et al. Clinical characteristics and outcomes of pregnant women with COVID-19 and comparison with control patients: A systematic review and meta-analysis[J]. Rev Med Virol, 2021, 31(5): 1-16.

[15] MATAR R, ALRAHMANI L, MONZER N, et al. Clinical Presentation and Outcomes of Pregnant Women With Coronavirus Disease 2019: A Systematic Review and Meta-analysis[J]. Clin Infect Dis, 2021, 72(3): 521-533.

[16] LASSI Z S, ANA A, DAS J K, et al. A systematic review and meta-analysis of data on pregnant women with confirmed COVID-19: Clinical presentation, and pregnancy and perinatal outcomes based on COVID-19 severity[J]. J Glob Health, 2021, 11: 05018.

[17] KNIGHT M, BUNCH K, VOUSDEN N, et al. Characteristics and outcomes of pregnant women admitted to hospital with confirmed SARS-CoV-2 infection in UK: national population based cohort study[J]. BMJ, 2020, 369: m2107.

[18] ZAMBRANO L D, ELLINGTON S, STRID P, et al. Update: Characteristics of Symptomatic Women of Reproductive Age with Laboratory-Confirmed SARS-CoV-2 Infection by Pregnancy Status - United States, January 22-October 3, 2020[J]. MMWR Morb Mortal Wkly Rep, 2020, 69(44): 1641-1647.

[19] AFSHAR Y, GAW S L, FLAHERMAN V J, et al. Clinical Presentation of Coronavirus Disease 2019 (COVID-19) in Pregnant and Recently Pregnant People[J]. Obstet Gynecol, 2020, 136(6): 1117-1125.

[20] WEI S Q, BILODEAU-BERTRAND M, LIU S, et al. The impact of COVID-19 on pregnancy outcomes: a systematic review and meta-analysis[J]. CMAJ, 2021, 193(16): E540-E548.

[21] VILLAR J, ARIFF S, GUNIER R B, et al. Maternal and Neonatal Morbidity and Mortality Among Pregnant Women With and Without COVID-19 Infection: The INTERCOVID Multinational Cohort Study[J]. JAMA Pediatr, 2021, 175(8): 817-826.

[22] METZ T D, CLIFTON R G, HUGHES B L, et al. Disease Severity and Perinatal Outcomes of Pregnant Patients With Coronavirus Disease 2019 (COVID-19). Obstet Gynecol, 2021, 137(4): 571-580.

[23] BUONSENSO D, PATA D, CHIARETTI A. COVID-19 outbreak: less stethoscope, more ultrasound [J]. Lancet Respir Med, 2020, 8(5): e27.

[24] SOLDATI G, SMARGIASSI A, INCHINGOLO R, et al. Proposal for International Standardization of the Use of Lung Ultrasound for Patients With COVID-19: A Simple, Quantitative, Reproducible Method[J]. J Ultrasound Med, 2020, 39(7): 1413-1419.

[25] DENG Q, ZHANG Y, WANG H, et al. Semiquantitative lung ultrasound scores in the evaluation and follow-up of critically ill patients with COVID-19: a single-center study[J]. Acad Radiol, 2020, 27(10): 1363-1372.

[26] BUONSENSO D, RAFFAELLI F, TAMBURRINI E, et al. Clinical role of lung ultrasound for diagnosis and monitoring of COVID-19 pneumonia in pregnant women[J].Ultrasound Obstet Gynecol, 2020, 56(1): 106-109.

[27] KALAFAT E, YASSA M, KOC A, et al. Utility of lung ultrasound assessment for probable SARS-CoV-2 infection during pregnancy and universal screening of asymptomatic individuals[J]. Ultrasound Obstet Gynecol, 2020, 56(4): 624-626.

[28] KALAFAT E, YAPRAK E, CINAR G, et al. Lung ultrasound and computed tomographic findings in pregnant woman with COVID-19[J]. Ultrasound Obstet Gynecol, 2020, 55(6): 835-837.

[29] DENG Q, CAO S, WANG H, et al. Application of quantitative lung ultrasound instead of CT for monitoring COVID-19 pneumonia in pregnant women: a single-center retrospective study[J]. BMC pregnancy and childbirth, 2021, 21(1): 259

[30] VETRUGNO L, BACIARELLO M, BIGNAMI E, et al. The "pandemic" increase in lung ultrasound use in response to Covid-19: can we complement computed tomography findings? A narrative review[J]. Ultrasound J, 2020, 12(1): 39.

[31] VETRUGNO L, SALA A, ORSO D, et al. Lung Ultrasound Signs and Their Correlation With Clinical Symptoms in COVID-19 Pregnant Women: The "PINK-CO" Observational Study[J]. Front Med (Lausanne), 2022, 8: 768261.

[32] QUARATO C M I, VENUTI M, LACEDONIA D, et al. Diagnosis and monitoring of COVID-19 pneumonia in pregnant women: is lung ultrasound appropriate? Ultrasound in obstetrics & gynecology : the official journal of the International Society of Ultrasound in Obstetrics and Gynecology[J]. Ultrasound Obstet Gynecol, 2020, 56(3): 467-468.

[33] SPERANDEO M, QUARATO C M I, REA G. Diagnosis of coronavirus disease 2019 pneumonia in pregnant women: can we rely on lung ultrasound? [J]. Am J Obstet Gynecol, 2020, 223(4): 615.

第三节　早期预警系统在重症产科中的应用

孕产妇病死率已在国际上被广泛用作衡量孕产妇健康和护理质量的指标。据世界卫生组织（WHO）报道，2000—2017 年，全球孕产妇病死率（maternal mortality rate，MMR）下降了约 38%，但在 2017 年，仍有约 295 000 例女性在怀孕和分娩期间或之后死亡。孕产妇的死亡只是“冰山一角”，在美国每死亡一例孕产妇，就意味着可能有 100 例妇女出现严重的孕产期并发症，而大多数的死亡和严重并发症事件是可以预防的。很多国家建议使用早期预警系统（early warning system，EWS）作为降低孕产妇并发症发生率和病死率的辅助手段。

早期预警系统或早期预警评分系统是利用生命体征变化进行评估以快速识别患者病情的恶化，并进行相应干预升级的工具。自 1997 年推出以来，EWS 已在多种临床环境中使用，包括普通住院病房、重症监护病房和急诊科。在产科中也发展出多个不同的版本，并在不同的国家、地区得以临床应用。

一、早期预警系统在产科中的发展

EWS 是一种临床诊断预测模型，包括一系列的临床观察，如生命体征、临床和实验室检查结果，对这些指标进行跟踪，并按一定的标准触发预定的干预措施，以早期识别高危人群，改善患者的临床预后。自 1997 年以来，早期预警系统已用于非产科专业，但孕妇的生命体征等生理临床观察指标及异常阈值不同于非孕妇，因此，提倡为产科人群改进早期预警系统。2005 年，英国的“拯救母亲生命报告”就强烈建议针对产科人群采用修改的 EWS，从那时起 EWS 在国际上被广泛用于产科患者，并发展成不同的版本（临床观察参数的数量不同，触发阈值不同），然而目前尚无被广泛认可的“金标准”。

不同国家和地区的 EWS 版本不统一，与当地的医疗资源、人种特征及对于产科并发症的定义有很大的关系。据统计，99% 的孕产妇死亡发生在低收入和中等收入国家，为确保 EWS 简单易行并在医疗资源匮乏的地区也能实施，EWS 的评分系统大都包含最基本的生命体征，如脉率、血压、呼吸频率、体温和意识水平。某些版本的 EWS 会增加一些指标，如疼痛评分、尿量、生产方式等来提高对产科特异性并发症的识别能力。

良好的 EWS 需要保证预测的准确性，如果产生大量假阳性结果可能会给医疗保健系统带来过度的负担，而假阴性率过高可能导致不良的临床结局。目前，用于产科的 EWS 大部分是基于临床共识设计的，并针对产科患者对相应的得分阈值进行了改良；少部分通过建立死亡和严重并发症病例的预测模型，进行内部和外部的数据验证，从而形成适合产科的 EWS。2013 年，英国开发了第一个通过统计数据衍生的产科 EWS，该系统从 4400 例孕产妇入住 ICU 前 24h 内搜集的临床观察结果（生理变量）进行了内部验证，显示出良好的区分幸存者和非幸存者的能力［临床评分的曲线下面积（area under the curve，AUC）为 0.957］，但该系统数据仅来源于接受重症监护的患者，可能不适用于无重症监护需求的妇产科患者，且可能只适用于英国国内。

目前，研究较多且性能较好的产科 EWS 包括：①英国“拯救母亲生命报告”提出的改良的产科早期预警系统（the modified early obstetric warning system，MEOWS）；②“国家孕产妇安全伙伴关系”提出的孕产妇早期预警标准（the Maternal Early Warning Criteria，MERC）；③美国数字健康系统和其他医院使用的孕产妇早期预警触发（Maternal Early Warning Trigger，MEWT）工具。不同的预警系统利用不同的参数来触发评估，以 MEOWS 为例，共有 8 个生理参数，每个参数分为两级预警，黄色预警或红色预警，出现两个中度异常参数（黄色预警）或一个重度异常参数（红色预警）将触发临床反应，以紧急评估患者的状态并制订后续监测计划。

二、产科早期预警系统的应用评价和实施

产科 EWS 的目的是识别死亡和严重并发症高危人群，不同版本的预警系统针对产科严重并发症都进行了优化，其中包括严重出血（主要是分娩后出血）、感染（脓毒症，通常在分娩后）、妊娠期高血压（先兆子痫和子痫）和肺栓塞。Umar 等进行的系统文献分析审查了 16 个版本的 EWS，结果表明产科 EWS 可有效地预测严重并发症（在一般产科人群中）和死亡事件（在危重产科患者中）。EWS 有助于提高护理质量，预防产科疾病进展并改善预后。但在所有研究中，EWS 在减少孕产妇死亡方面有效性的证据有限。

（一）早期预警系统诊断的准确性和改善临床结局的有效性

通常使用统计衍生模型开发的用于重症产科人群的 EWS 在预测死亡方面是准确的，预警评分采用进入 ICU 前 24h 的监测数据，各项研究表明，非幸存者的产科早期预警评分值显著高于幸存者，接受者操作特征曲线下面积（area under the receiver operating characteristic curve，AUROC）均在 0.80 以上。对于一般产科人群，产科 EWS 在预测产科并发症或入住 ICU 方面的准确性较高，敏感度为 89%（72%～97%），特异度为 85%（67%～98%），但阳性预测值通常较低，中位数为 41%（25%～74%）。

EWS 在产科人群中的应用可以提高护理质量。一项前后对照研究表明，EWS 实施后，产科人群的生命体征记录较前有所增加，尤其是呼吸频率的记录。另有研究表明，实施 EWS 后，剖宫产术后患者病情的稳定性显著改善（*OR* 2.78，95%*CI* 1.39～5.54），68% 的患者因观察到异常的 EWS 指标而改善了护理质量。另外，产科菌血症患者在 EWS 触发和抗生素给药之间的时间间隔在统计学上明显缩短。

目前的研究并未证实 EWS 的实施可以降低孕产妇的病死率及入住 ICU 的概率，但一些研究表明，在引入 EWS 后，疾病预防控制中心所定义的严重产科并发症，如产后出血引发的并发症明显减少。

（二）早期预警系统的实施

EWS 的有效运行需要硬件的支持，对妇产科医护人员及其他相关人员进行严格的培训，包括对系统观察指标的理解，生命体征的评估，干预流程及基本的心肺复苏培训等。

由于多数妊娠期特异性病症发生在妊娠 20 周之后，如妊娠高血压和妊娠糖尿病等，一般而言，从妊娠 20 周开始，进入产科病房的女性应纳入产科早期预警系统的评估，对于住院患者的评估应持续到分娩后第 6 周。监测的频率多为至少 4 小时一次，已符合出院条件但仍滞留在医院的产后患者的监测的频率可以延长至每 12 小时一次。

不同 EWS 的触发机制基本相同，即根据预设的评分系统计算患者各项生理参数的得分，汇总后得到总分对应不同的预警分级，采取不同的临床路径。多数预警机制会分为 3 级，并以不同颜色代表处理紧急程度，如绿色代表一般观察；橙色需要增加监护频率和病情回顾；红色则需要启动快速反应团队等。快速反应团队可以将重症监护专业知识带到普通病房，但对于产科重症还需要特殊的触发代码及产科专业人士的参与。

三、总结

生理性指标的异常通常先于危重症状态而出现，因此，采用经过改良的孕产妇早期预警评分（EWS）将有助于早期识别、治疗和转诊已经发生或正在发展的危重症患者。

目前，国内尚缺乏针对我国现状的统一的适用于产科的早期预警系统，部分省、市医院利用国外的预警系统已经开展了相应的临床研究，并证实了早期预警系统在围生期应用的可行性和必要性，但总体仍处于探索阶段，需要进一步的政策支持和大规模的研究工作。

（中日友好医院　王书鹏　段　军）

参考文献

[1] LEITAO S, MANNING E, GREENE R A, et al. Maternal morbidity and mortality: an iceberg phenomenon[J]. BJOG, 2022, 129(3): 402-411.

[2] SONIEYA N, MONIKA K K, TRACY M. Early Warning Scores and Their Application in the Inpatient Oncology Settings[J]. JCO Oncology Practice, 2022, 18(6): 465-473.

[3] UMAR A, AMEH C A, MURIITHI F, et al. Early warning systems in obstetrics: A systematic literature review[J]. PLoS One, 2019, 14(5): e0217864.

[4] ZUCKERWISE L C, LIPKIND H S. Maternal early warning systems-Towards reducing preventable maternal mortality and severe maternal morbidity through improved clinical surveillance and responsiveness[J]. Semin Perinatol, 2017, 41(3): 161-165.

[5] QUINN A C, MEEK T, WALDMANN C. Obstetric early warning systems to prevent bad outcome[J]. Curr Opin Anaesthesiol, 2016, 29(3): 268-272.

[6] FRIEDMAN A M, CAMPBELL M L, KLINE C R, et al. Implementing Obstetric Early Warning Systems[J]. AJP Rep, 2018, 8(2): e79-e84.

[7] CHESHIRE J, LISSAUER D, PARRY-SMITH W, et al. Modified Obstetric Early Warning Systems (MObs) Research Group. Escalation triggers and expected responses in obstetric early warning systems used in UK consultant-led maternity units[J]. Resusc Plus, 2020, 30(5): 100060.

[8] BERNSTEIN S. Scoping review on the use of early warning trigger tools for women in labor. J Obstet Gynecol Neonatal Nurs, 2021, 50(3): 256-265.

[9] ARNOLDS D E, CAREY K A, BRAGINSKY L, et al. Comparison of early warning scores for predicting clinical deterioration and infection in obstetric patients[J]. BMC Pregnancy Childbirth, 2022, 22(1): 295.

[10] PATERNINA-CAICEDO A, MIRANDA J, BOURJEILY G, et al. Performance of the Obstetric Early Warning Score in critically ill patients for the prediction of maternal death[J]. Am J Obstet Gynecol, 2017, 216: 58.e1-e8.

第二十一章　重症免疫缺陷治疗

第一节　免疫缺陷患者合并急性呼吸窘迫综合征的机械通气策略探讨

近年来随着移植手术的广泛开展，对实体以及血液肿瘤诊疗技术的更新及免疫抑制药物适应证的不断拓展，需要入住重症监护病房（Intensive Care Unit，ICU）的免疫缺陷患者数量在不断增加。得益于重症监护及器官支持技术的进步，这类患者的预后较既往得到明显改善。但同时我们仍需清醒地认识到，相较于免疫功能正常的患者，需要收治ICU的免疫抑制人群的病死率仍然偏高，这就需要我们进一步优化和改善诊疗策略。急性呼吸衰竭（Acute Respiratory Failure，ARF）甚至急性呼吸窘迫综合征（Acute Respiratory Distress Syndrome，ARDS）是免疫缺陷人群被收治ICU的主要原因，但这类患者最佳的呼吸支持和机械通气策略仍然不明确。因此我们有理由以此为突破口，探索这类患者机械通气的特点，从而发展出一套适合免疫抑制人群的通气策略，最终改善患者的预后。本文中作者将结合近年来的相关研究及本中心的经验对此做一探讨。

一、免疫缺陷患者合并ARDS：选择人工气道机械通气的时机

对于ARDS患者，目前多以氧合指数＜150mmHg作为气管插管人工气道机械通气的时机。但对于存在免疫抑制基础的患者，呼吸支持的选择存在争议。传统观点认为这类人群行人工气道机械通气治疗后继发感染风险大，死亡率甚至可以高达90%，因此选用无创机械通气（Noninvasive Mechanical Ventilation，NIV）或者高流量氧疗（High Flow Nasal Cannula，HFNC）对这类患者进行呼吸支持，尽量避免气管插管的观点成为学界主流。但近年来的一些大型研究对比了NIV或者HFNC与常规氧疗在这类人群中的应用，结果却无法得出NIV或者HFNC可以令这类患者获益的结论。2021年Dumas等发表的一项纳入24项研究，包含11 087例免疫抑制ARDS患者的荟萃分析发现，在校正了各种混杂因素后，患者被收治ICU后延迟的气管插管与升高的病死率显著相关。这对免疫抑制ARDS患者“避免插管”的理论提出了巨大的挑战。当然也有学者对此提出了异议，Dumas等的研究中仅有3篇是前瞻性研究，因此无法确定插管时间与患者病死率之间的因果关系，更重要的是该荟萃分析只纳入了初始NIV后最终需要人工气道机械通气治疗的患者，而没有纳入NIV成功的患者，这就不可避免地导致了较大的选择偏倚。那我们在临床实践中该如何看待这个问题呢？我们的确不能否认NIV或者HFNC对这类患者可以带来一定程度的获益；但在无明显获益的患者中继续坚持“避免插管”的策略显然是有害的，尤其是具有高呼吸驱动或伴有肺外脏器功能损害的患者。因此我们也许更应该关注如何早期识别NIV或HFNC失败高风险的患者，虽然现在我们有许多不同的评价系统，但这些从

未在免疫抑制人群中进行验证。因此在床旁密切地观察患者的病情始终是不可缺少的。

二、免疫缺陷患者合并 ARDS：肺保护通气策略的特点

肺保护通气策略是 ARDS 患者最基本的通气原则。但这种策略是否可以改善免疫缺陷 ARDS 患者预后既往没有相关研究。直到 2020 年 Demoule 等对一项针对免疫抑制 ARDS 患者的多中心前瞻性队列研究的数据进行了二次分析，通过 494 例可获取平台压、顺应性和驱动压（ΔP）的患者资料发现：潮气量、平台压和呼气末正压多在目前指南推荐范围内，其中平台压＞24cmH_2O、ΔP＞14cmH_2O、较低的顺应性与较高的住院病死率独立相关。更有意思的是，研究发现这类人群的死亡率与免疫抑制的类型、ARDS 的严重程度，以及是否存在中性粒细胞缺乏症并不相关。迄今为止该研究第一次评价了呼吸力学指标在机械通气的免疫抑制 ARDS 人群中的意义，其结果具有重要的意义：①明确了肺保护通气策略在 ICU 内已经广泛实施，其同样可以令这类人群获益，相对应的呼吸力学指标要求与免疫正常的 ARDS 人群相仿；②据此我们有理由相信更为严格的肺保护通气策略有望进一步改善免疫抑制患者的临床预后，如对患者进行俯卧位通气或者体外膜氧合（Extracorporeal Membrane Oxygenation，ECMO）治疗。但令人惋惜的是 Demoule 等研究中只有 12% 的患者接受了俯卧位通气，这与 Cortegiani 等对 LUNG SAFE 研究的二次分析结果是相似的。这里面既有患者家属意愿的体现，也存在临床医师考虑患者预后不佳，更多地选择中止或限制进一步治疗。如果我们在临床中改变这种思维，也许对这类患者是有益的。当然，Demoule 等的研究是一个二次分析，肺保护通气对改善免疫抑制 ARDS 患者预后的重要性及其具体实施细节还需要大样本的前瞻性随机对照研究加以证实。

三、免疫缺陷患者合并 ARDS：机械通气撤离的时机

与普通人群相比，免疫抑制患者机械通气过程中更容易发生呼吸机相关性肺炎，这严重影响患者预后。除了需要严格执行呼吸机相关性肺炎的防治措施，尽早安全地令患者撤离机械通气就显得非常重要。遗憾的是目前并没有针对这类人群的关于撤机方面的临床研究。但我们可以从目前撤机相关的一些新进展中得到启发。目前患者撤机主要还是依靠自主呼吸试验进行评估，撤机后予以一定的呼吸支持预防再插管。随着对无创机械通气技术认识的加深，目前发展出一套新的不需要进行自主呼吸试验的快速撤机流程：只要患者存在自主呼吸，神志清醒，有一定咳嗽能力，在使用辅助模式时呼吸末正压和吸气压力都＜15cmH_2O 的情况下氧合指数＞150mmHg，即予以撤机并以无创机械通气序贯，无创机械通气的呼吸末正压和吸气压力与人工气道机械通气时相同。这种快速撤机流程目前在慢性阻塞性肺疾病的患者中已获推荐。而在一些 ARDS 患者，快速撤机流程也体现出可以缩短患者人工气道机械通气时间，提高撤机成功率，减少镇静镇痛药物使用等优势。我们有理由相信，由于免疫抑制人群的特点，快速撤机流程应该会体现出一定的优势。但我们也需要认识到，在具体获益人群的筛选、操作过程中的细节及撤机失败可能对这类人群造成的伤害目前仍然缺乏证据，未来我们需要更多的研究去解决这些问题。

综上所述，近年来随着免疫抑制人群被收治 ICU 的比例越来越高，其预后也得到了一定程度的改善。但从目前的研究来看，这类患者发生 ARDS 时行人工气道机械通气后肺保护通气策略的实施还有很大改进的空间，也许我们撇开这类患者的基础病，单纯地、规范地执行包括插管时机在内的肺

保护通气策略全流程，会有助于进一步改善这类患者的预后。另外还需要注意的是，由于免疫抑制人群的特点，在整个机械通气管理过程中应该尽可能做到“早诊断，早撤机”，从而减少并发症的发生。

（广州医科大学附属第一医院　广州呼吸健康研究院　黄勇波　林志敏　桑　岭）

参 考 文 献

[1] ZAMPIERI F G, ROMANO T G, SALLUH J I F, et al. Trends in clinical profiles, organ support use and outcomes of patients with cancer requiring unplanned ICU admission: a multicenter cohort study[J]. Intensive Care Med, 2021, 47(2): 170-179.

[2] AZOULAY E, MOKART D, KOUATCHET A, et al. Acute respiratory failure in immunocompromised adults[J]. Lancet Respir Med, 2019, 7(2): 173-186.

[3] CORTEGIANI A, MADOTTO F, GREGORETTI C, et al. Immunocompromised patients with acute respiratory distress syndrome: secondary analysis of the LUNG SAFE database[J]. Crit Care, 2018, 22(1): 157.

[4] FAN E, DEL SORBO L, GOLIGHER E C, et al. An Official American Thoracic Society/European Society of Intensive Care Medicine/Society of Critical Care Medicine Clinical Practice Guideline: Mechanical Ventilation in Adult Patients with Acute Respiratory Distress Syndrome[J]. Am J Respir Crit Care Med, 2017, 195(9): 1253-1263.

[5] SHANG Y, PAN C, YANG X, et al. Management of critically ill patients with COVID-19 in ICU: statement from front-line intensive care experts in Wuhan, China[J]. Ann Intensive Care, 2020, 10(1): 73.

[6] ANTONELLI M, CONTI G, BUFI M, et al. Noninvasive ventilation for treatment of acute respiratory failure in patients undergoing solid organ transplantation: a randomized trial[J]. JAMA, 2000, 283(2): 235-241.

[7] ANTONELLI M, CONTI G, BUFI M, et al. Noninvasive ventilation for treatment of acute respiratory failure in patients undergoing solid organ transplantation: a randomized trial[J]. JAMA, 2000, 283(2): 235-241.

[8] HILBERT G, GRUSON D, VARGAS F, et al. Noninvasive ventilation in immunosuppressed patients with pulmonary infiltrates, fever, and acute respiratory failure[J]. N Engl J Med, 2001, 344(7): 481-487.

[9] FRAT JP, RAGOT S, GIRAULT C, et al. Effect of non-invasive oxygenation strategies in immunocompromised patients with severe acute respiratory failure: a post-hoc analysis of a randomised trial[J]. Lancet Respir Med, 2016, 4(8): 646-652.

[10] AZOULAY E, LEMIALE V, MOKART D, et al. Effect of High-Flow Nasal Oxygen vs Standard Oxygen on 28-Day Mortality in Immunocompromised Patients With Acute Respiratory Failure: The HIGH Randomized Clinical Trial[J]. JAMA, 2018, 320(20): 2099-2107.

[11] DUMAS G, LEMIALE V, RATHI N, et al. Survival in immunocompromised patients ultimately requiring invasive mechanical ventilation: a pooled individual patient data analysis[J]. Am J Respir Crit Care Med, 2021, 204(2): 187-196.

[12] PICKKERS P, VAN HAREN F M P. Immunocompromised patients with acute respiratory failure: “don’t wait to intubate”? [J].Am J Respir Crit Care Med, 2021, 204(2): 121-123.

[13] DEMOULE A, ANTONELLI M,

SCHELLONGOWSKI P, et al. Respiratory Mechanics and Outcomes in Immunocompromised Patients With ARDS: A Secondary Analysis of the EFRAIM Study[J]. Chest, 2020, 158(5): 1947-1957.
[14] AMATO M B, MEADE M O, SLUTSKY A S, et al. Driving pressure and survival in the acute respiratory distress syndrome[J]. N Engl J Med, 2015, 372(8): 747-755.
[15] CORTEGIANI A, MADOTTO F, GREGORETTI C, et al. Immunocompromised patients with acute respiratory distress syndrome: secondary analysis of the LUNG SAFE database[J]. Crit Care, 2018, 22(1): 157.
[16] NAIR A P, SASI S, AL MASLAMANI M, et al. Clinical and epidemiological characteristics of stenotrophomonas maltophilia associated lower respiratory tract infections in qatar: a retrospective study[J]. Cureus, 2022, 14(3): e23263.
[17] ROCHWERG B, BROCHARD L, ELLIOTT M W, et al. Official ERS/ATS clinical practice guidelines: noninvasive ventilation for acute respiratory failure[J]. Eur Respir J, 2017, 50(2): 1602426.
[18] VASCHETTO R, TURUCZ E, DELLAPIAZZA F, et al. Noninvasive ventilation after early extubation in patients recovering from hypoxemic acute respiratory failure: a single-centre feasibility study[J]. Intensive Care Med, 2012, 38(10): 1599-1606.
[19] VASCHETTO R, LONGHINI F, PERSONA P, et al. Early extubation followed by immediate noninvasive ventilation *vs*. standard extubation in hypoxemic patients: a randomized clinical trial[J]. Intensive Care Med, 2019, 45(1): 62-71.
[20] CAMMAROTA G, VASCHETTO R, AZZOLINA D, et al. Early extubation with immediate non-invasive ventilation versus standard weaning in intubated patients for coronavirus disease 2019: a retrospective multicenter study[J]. Sci Rep, 2021, 11(1): 13418.

第二节　mNGS 对于免疫缺陷患者合并肺部感染的价值

肺部感染是免疫缺陷患者发生急性呼吸衰竭的首要病因，病死率可达 50%，病原体的诊断延迟是导致其死亡的重要危险因素。因此，早期进行病原微生物诊断对于合并肺部感染的免疫缺陷患者至关重要。然而，目前仍有 30%～65% 的免疫缺陷患者肺部感染病原体难以明确，病原体的多元性、异质性、罕见性对临床医师诊断思维及传统病原体检测方法提出了巨大挑战。近年来，宏基因组学第二代测序技术（metagenomic next-generation sequencing，mNGS）在重症患者病原微生物的诊断中逐渐应用，提高了重症患者病原微生物诊断的及时性及准确性。然而，对于免疫缺陷患者合并肺部感染，mNGS 的价值如何，能否提高病原微生物的诊断效能，值得进一步研究探讨。

一、免疫缺陷患者肺部感染病原学诊断面临的挑战

随着免疫缺陷人群生存期延长，其面临的感染风险增加。其中，肺部感染是免疫缺陷人群最常发生且严重的感染，是患者入住 ICU 的重要原因。早期进行病原学诊断对制定抗感染治疗方案、改善患者预后具有重要意义。然而，免疫缺陷人群的肺部病原学诊断仍面临诸多挑战。

（一）病原体的多元性、异质性、罕见性

不同于免疫功能正常宿主，免疫缺陷患者肺部感染病原体有其自身特点。

首先，混合感染多见。超过 50% 的免疫缺陷患者肺部同时感染两种以上病原体，侵袭性真菌合并病毒及细菌、细菌合并病毒是常见的感染形式。

其次，免疫抑制与免疫功能正常人群易感病原体具有异质性，不同类型的免疫缺陷患者肺部感染病原体也具有异质性。血液系统恶性肿瘤患者由于受累的免疫细胞不同，易感病原体存在区别。例如，中性粒细胞减少、接受造血干细胞移植患者易发生侵袭性真菌感染，淋巴细胞减少患者易发生病毒感染，急性白血病化疗诱导期易发生细菌感染。不同类型的实体器官移植易感病原体也不尽相同。若免疫抑制患者发生院内感染，则病原体存在地区异质性。

此外，免疫抑制人群中不乏罕见病原体及新发病原体感染者，如马尔尼菲蓝状菌、马尔尼青霉菌等罕见病原体在免疫抑制人群的检出率逐渐升高。

（二）诊断效能不足

1．标本采集因素　肺部病原学诊断标本包括咽拭子、痰液、支气管肺泡灌洗液、胸腔积液、血液、尿液等。咽拭子、痰液采集方法简单，但易受口腔定植菌的影响而难以甄别。胸腔积液、血液、尿液检查结果仅能提供参考。支气管肺泡灌洗液（bronchoalveolar lavage fluid，BALF）可采集到下呼吸道样本，但应注意其带来潜在风险及获益。

2．检测方法因素　微生物培养法灵敏度低、周期长、难以检出部分对生长环境要求苛刻的病原体，需多次留取标本以增加阳性率。许多免疫抑制患者在留取病原学标本前已接受抗感染治疗，进一步降低了微生物培养法的阳性率。即使联合血清学检验、多重聚合酶链反应及直接涂片镜检进行综合微生物检测（comprehensive conventional microbiological tests，CMTs），仍有 30%～65% 的免疫抑制人群肺部感染病原学诊断难以明确。

3．诊断思维因素　目前通常遵循“DIRECT”流程对免疫抑制人群肺部感染病因进行综合研判。其中 E 代表“临床医师经验”，需要医师对可能的病原体做出预判断，再进行针对性检测，若预判不周，则诊断不全。证据显示，即使在病原学诊断阳性率极高的医疗中心，临床医师也忽略了对某些常见病原体的检测，后经 mNGS 确证感染。

由此可见，免疫抑制人群肺部感染病原体的多元性、异质性、罕见性是导致病原学诊断困难的客观因素，对临床医师诊断思维及传统病原体检测方法提出了巨大挑战。

二、免疫缺陷患者肺部感染病原学诊断的新机遇

宏基因组学第二代测序技术（metagenomic next-generation sequencing，mNGS）可以直接对临床样本中的核酸进行高通量测序，从而可以检测临床样本中的所有病原体，特别适用于复杂、罕见、新发感染性疾病的检测。目前《中国宏基因组学第二代测序技术检测感染病原体的临床应用专家共识》已推荐对临床疑似感染的免疫抑制患者进行 mNGS 检测。

（一）mNGS 广泛覆盖病原体

2020—2022 年发表的 3 项研究报告了免疫抑制人群肺部混合感染病原体的情况，超过 50% 的免疫抑制患者肺部同时感染两种以上病原体，22%～47% 的患者可同时感染 3 种病原体。

mNGS 尤其适用于混合感染病原体的检测。2022 年 Lin 等的一项研究对比了 mNGS 和 CMTs 对免疫抑制人群 BALF 中混合感染病原体的检测性能，mNGS 对合并感染的检出率显著高于 CMTs（79%

vs. 42%，$P < 0.05$），mNGS 可以识别更多的合并病原体感染。其中耶氏肺孢子菌、铜绿假单胞菌、巨细胞病毒、肺炎克雷伯菌、曲霉菌最常被检出。

针对免疫抑制人群肺部感染病原体的多元性、异质性、罕见性，mNGS 具有其独特价值。mNGS 可同时检测细菌、病毒、真菌、寄生虫多种病原体，尤其适用于某些 RNA 病毒。与微生物培养法相比，mNGS 对病原体载量要求更低，只要含有可检测到的 DNA 或 RNA 即可（在测序覆盖度足够高的前提下），规避了临床抗感染治疗对检出率的影响；与多重聚合酶链反应及血清学检测方法相比，无须临床医师对可能病原体进行预判断，一定程度上避免了对罕见病原体及新发病原体的漏检。

（二）mNGS 对不同病原体的诊断效能

1. 细菌　免疫抑制人群肺部感染近 30% 由细菌导致，尤易见于长期糖皮质激素治疗及中性粒细胞缺乏患者。2022 年中国发表的一项纳入 69 例免疫抑制疑似肺部感染患者的回顾性研究显示，CMTs 对 BALF 中细菌感染诊断的灵敏度和特异度分别为 36% 和 82%；mNGS 的诊断灵敏度为 80%，特异度为 73%。mNGS 的诊断准确度高于 CMTs，但差异无统计学意义（75% *vs.* 65%，$P = 0.23$）。

北京协和医院杜斌教授团队于 2021 年发表的回顾性研究显示，mNGS 对免疫抑制合并肺部感染患者 BALF 的病原学诊断灵敏度为 94.4%，特异度为 78.6%，准确度为 83.3%，与 CMTs 比较未见明显差异，值得注意的是该研究报道的 CMTs 诊断效能远高于其他研究（准确度 88.3% *vs.* 65%），这可能与临床医师诊疗经验、标本采集流程、微生物培养及分子生物学检验技术密切相关。而不同研究中报道的 mNGS 细菌诊断灵敏度及特异度较为恒定。

HIV、恶性肿瘤、实体器官移植等免疫抑制患者发生活动性肺结核的风险增加。微生物培养法检测结核分枝杆菌（mycobacterium tuberculosis，MTB）假阴性率很高。而 mNGS 检测灵敏度与 PCR 相当，PCR 对痰液中 MTB 检测的总体灵敏度为 89%，痰涂片阴性患者的灵敏度为 67%。2021 年一项研究报道显示，mNGS 对 BALF 中 MTB 的检测灵敏度为 66.7%。由于 MTB 污染可能性低且 DNA 提取困难，当 mNGS 报告序列数大于 1～3 时，应考虑为具有临床诊断意义的病原体。

2. 病毒　mNGS 对免疫抑制人群的肺部病毒感染具有良好的诊断效能，2021—2022 年两项研究报道的灵敏度为 85.7%～93%，准确度为 83%～96.7%，CMTs 准确度稍低于 mNGS，但差异均无统计学意义。

应用 mNGS 的优势在于其非靶向性检测性能。杜斌教授团队的研究显示，导致 CMTs 假阴性的主要原因是临床医师未对病原体进行准确的预判断，未进行聚合酶链反应（polymerase chain reaction，PCR）检测。另一项针对儿童呼吸道鼻咽拭子的研究结果显示，mNGS 检测到了 PCR 靶向范围外的 11 株病毒。由此可见，虽然 PCR 技术灵敏度及特异度较好，但其检测范围有限，受限于临床医师的经验性预判。

值得注意的是，当样本中的病毒载量较低时，应增加测序数据的覆盖度（推荐大于 20M 特异性序列数），以避免 mNGS 出现假阴性结果。除良好的诊断性能外，mNGS 还可以协助确定病毒亚型及血清型。

3. 真菌　免疫抑制人群肺部侵袭性真菌感染比例高达 83%，可同时合并其他病原体混合感染，最常检出的病原体为耶氏肺孢子菌、曲霉菌、隐球菌。mNGS 对耶氏肺孢子菌的检测性能优于 CMTs，而对曲霉菌及隐球菌的检出能力不足，导致多项研究中报道的 mNGS 对真菌检测效能存在差异。

（1）耶氏肺孢子菌：mNGS对耶氏肺孢子菌具有良好的检测效能，2021—2022年两项针对免疫抑制人群肺部感染病原体的研究结果显示，mNGS的检测灵敏度均为100%，准确度可达98.3%。CMTs对耶氏肺孢子菌的检测方法包括微生物培养、六胺银染色法（gomori methenamine stain，GMS）、血清或BALF的G实验和PCR检测。前述两项研究显示，mNGS的诊断效能显著优于微生物培养及GMS，后者的灵敏度仅为10%～28%，准确度为55%～74%。GMS联合血清或BALF的G试验或PCR检测可提高检测效能，与mNGS相当，有时需多次采样明确诊断。

（2）曲霉菌：mNGS对免疫抑制人群肺部感染曲霉菌的检测效能不佳。2021年杜斌教授团队研究显示，与CMTs相比，mNGS灵敏度较低（45.5% *vs.* 100%，$P<0.001$）；2022年同类研究报道的灵敏度57 %，而CMTs检测灵敏度为86%。

CMTs对曲霉菌的检测包括微生物培养法、血清或BALF的GM实验，目前研究中报道的mNGS灵敏度低于微生物培养法。联合使用微生物培养法与血清或BALF的GM试验显著提高了诊断效能。

mNGS对曲霉菌、隐球菌等真菌的诊断效能不足，主要归因于其复杂的细胞壁结构，导致裂解困难核酸提取产量低。其次，细胞壁含有丰富的多糖及酚类物质，导致提取的核酸纯度差。

（三）mNGS对临床抗感染治疗决策的影响

mNGS已显示出指导临床抗感染治疗的潜能。2022年一项研究显示，在使用糖皮质激素合并感染的人群中，mNGS抗感染治疗方案的成功率显著高于经验性抗感染治疗（81.8% *vs.* 52.6%）。2019年一项对178例重症肺炎患者的回顾性研究结果提示，mNGS可帮助进行早期病原学诊断，指导抗菌药物的应用，从而降低患者病死率。

同时应注意避免对非病原体的过度治疗。国家卫健委临床检验中心发布的2022年《全国下呼吸道感染宏基因组（DNA和RNA）高通量测序室间质量评价预研活动结果报告》显示，部分第三方检验机构存在假阳性率高、报告解读能力不足等问题，正确解读其回报微生物的临床意义是临床医师面临的新挑战。目前仍期待更多高质量研究以评估mNGS在指导临床抗感染治疗决策中的价值。

三、免疫缺陷患者肺部感染病原学诊断未来的方向

免疫抑制人群肺部感染的传统病原学诊断方案需要临床医师综合患者免疫抑制类型、临床症状及体征、影像学检查结果、CMTs进行综合研判，全面、快速地做出诊断以争取救治时间。然而，各医疗中心诊断流程执行能力、微生物培养及分子生物学实验技术、临床医师诊疗经验存在一定差异。针对免疫抑制人群的肺部感染诊断，mNGS可作为CMTs的有益补充。研究显示，联合使用mNGS与CMTs，可显著提高免疫抑制人群肺部感染的病原学诊断效能。联合使用mNGS与CMTs获得病原学证据，综合患者临床症状、体征、影像学检查结果进行多学科综合研判、正确解读，是免疫抑制人群肺部感染病原学诊断未来的方向。

四、小结

免疫抑制人群肺部感染病原体呈现多元性、异质性、罕见性。mNGS具有覆盖广、灵敏度高、周期短的优势，无偏倚、非靶向的性能，不过度依赖于临床医师的预判断，规避了对罕见病原体及新

发病原体的漏检风险，推荐用于免疫抑制患者肺部感染病原体的检测。对于细菌、病毒、耶氏肺孢子菌，mNGS 具有良好的检测性能，但其对曲霉菌、隐球菌等部分真菌的检测效能不佳。mNGS 与传统微生物检测方法联合使用可进一步提高病原体检出效能，临床医师应根据病原学证据及临床资料进行多学科综合研判，以做出最终病原学诊断。

（中山大学附属第一医院　宋文亮　司　向）

参考文献

[1] AZOULAY E, RUSSELL L, VAN DE LOUW A, et al. Diagnosis of severe respiratory infections in immunocompromised patients[J]. Intensive Care Med, 2020, 46(2): 298-314.

[2] AZOULAY E, MOKART D, KOUATCHET A, et al. Acute respiratory failure in immunocompromised adults[J]. Lancet Respir Med, 2019, 7(2): 173-186.

[3] VAN GAGELDONK-LAFEBER A B, HEIJNEN M L, BARTELDS A I, et al. A case-control study of acute respiratory tract infection in general practice patients in The Netherlands[J]. Clin Infect Dis, 2005, 41(4): 490-497.

[4] SUN T, WU X, CAI Y, et al. Metagenomic Next-generation sequencing for pathogenic diagnosis and antibiotic management of severe community-acquired pneumonia in immunocompromised adults[J]. Front Cell Infect Microbiol, 2021, 11: 661589.

[5] WU X, LI Y, ZHANG M, et al. Etiology of severe community-acquired pneumonia in adults based on metagenomic next-generation sequencing: a prospective multicenter study[J]. Infect Dis Ther, 2020, 9(4): 1003-1015.

[6] HIRECHE O, WEISMAN C, BALTEAN-CARLES D, et al. Low mach number analysis of idealized thermoacoustic engines with numerical solution[J]. J Acoust Soc Am, 2010, 128(6): 3438-3448.

[7] KONTOYIANNIS D P, MARR K A, PARK B J, et al. Prospective surveillance for invasive fungal infections in hematopoietic stem cell transplant recipients, 2001-2006: overview of the transplant-associated infection surveillance network (TRANSNET) database[J]. Clin Infect Dis, 2010, 50(8): 1091-1100.

[8] GARCIA J B, LEI X, WIERDA W, et al. Pneumonia during remission induction chemotherapy in patients with acute leukemia[J]. Ann Am Thorac Soc, 2013, 10(5): 432-440.

[9] MAO Y, SHEN H, YANG C, et al. Clinical performance of metagenomic next-generation sequencing for the rapid diagnosis of talaromycosis in HIV-infected patients[J]. Front Cell Infect Microbiol, 2022, 12: 962441.

[10] BAUER P R, CHEVRET S, AZOULAY E. Acute hypoxaemic respiratory failure in immunocompromised patients: abandon bronchoscopy or make it better?[J]. Eur Respir J, 2019, 54(6): 1902177.

[11] PENG J M, DU B, QIN H Y, et al. Metagenomic next-generation sequencing for the diagnosis of suspected pneumonia in immunocompromised patients[J]. J Infect, 2021, 82(4): 22-27.

[12] LIN P, CHEN Y, SU S, et al. Diagnostic value of metagenomic next-generation sequencing of bronchoalveolar lavage fluid for the diagnosis of suspected pneumonia in immunocompromised patients[J]. BMC Infect Dis, 2022, 22(1): 416.

[13] GRUMAZ S, STEVENS P, GRUMAZ C, et al. Next-generation sequencing diagnostics of bacteremia in septic patients[J]. Genome Med, 2016, 8(1): 73.
[14] AZOULAY E, PICKKERS P, SOARES M, et al. Acute hypoxemic respiratory failure in immunocompromised patients: the Efraim multinational prospective cohort study[J]. Intensive Care Med, 2017, 43(12): 1808-1819.
[15] LEWINSOHN D M, LEONARD M K, LOBUE P A, et al. Official American Thoracic Society/Infectious Diseases Society of America/Centers for disease control and prevention clinical practice guidelines: diagnosis of tuberculosis in adults and children[J]. Clin Infect Dis, 2017, 64(2): e1-e33.
[16] PENG J M, DU B, QIN H Y, et al. Metagenomic next-generation sequencing for the diagnosis of suspected pneumonia in immunocompromised patients[J]. J Infect, 2021, 82(4): 22-27.
[17] GRAF E H, SIMMON K E, TARDIF K D, et al. Unbiased detection of respiratory viruses by use of RNA Sequencing-based metagenomics: a systematic comparison to a commercial PCR panel[J]. J Clin Microbiol, 2016, 54(4): 1000-1007.
[18] FISHMAN J A, RUBIN R H. Infection in organ-transplant recipients[J]. N Engl J Med, 1998, 338(24): 1741-1751.
[19] WANG S, AI J, CUI P, et al. Diagnostic value and clinical application of next-generation sequencing for infections in immunosuppressed patients with corticosteroid therapy[J]. Ann Transl Med, 2020, 8(5): 227.
[20] XIE Y, DU J, JIN W, et al. Next generation sequencing for diagnosis of severe pneumonia: China, 2010-2018[J]. J Infect, 2019, 78(2): 158-169.

第三节 重症免疫缺陷患者需关注消化道出血

随着肿瘤、风湿性疾病、器官移植围手术期等免疫治疗的日益发展，免疫功能低下患者已成为医疗中非常庞大的患者群体。消化道出血是免疫功能低下患者常见的一种严重并发症，部分患者因危及生命的消化道出血需要重症监护。

免疫功能受损的患者消化道出血的风险很高，其原因可能有以下几方面：首先，血液肿瘤患者经常出现凝血功能障碍。其次，20% 的非霍奇金淋巴瘤患者有结外淋巴瘤表现，其最常见的原发部位之一是胃肠道。再次，免疫功能低下的患者感染的风险很高，一些特殊感染常累及胃肠道。如巨细胞病毒（CMV）、单纯疱疹病毒（HSV），由霉病、毛霉菌病、分枝杆菌或艰难梭菌结肠炎。但迄今为止，关于免疫功能低下患者的消化道出血循证医学证据很少，大部分仅来自病例报告。2021 年，Catano 等发表了一个关于重症监护病房（intensive care unit，ICU）中免疫功能低下患者消化道出血的多中心、回顾性队列研究。该研究首次整体描述了免疫功能低下重症患者的消化道出血临床谱，包括 ICU 入院条件、生物学特征、内镜检查结果等，并采用 1∶1 配对（配对因素包括：年龄、出血部位、使用质子泵抑制剂情况、序贯器官衰竭评分、血红蛋白水平），比较了免疫功能受损的消化道出血重症患者与非免疫功能受损的消化道出血重症患者，在临床特征、高危因素及预后方面的差异。这项研究是迄今为止已发表的关于 ICU 免疫功能低下患者消化道出血最大的队列研究，研究结果提示免疫功能受损的重症患者消化道出血值得我们关注！

一、合并消化道出血的免疫功能低下重症患者临床特征

与大多数文献报道相似，Catano 等的研究将免疫缺陷定义为：①使用长期（＞3 个月）或高剂量［＞0.5mg/（kg・d）］类固醇；②使用其他免疫抑制剂药物；③实体器官移植；④过去 5 年内需要化疗的实体瘤、血液恶性肿瘤（无论诊断和接受治疗的时间如何）；⑤原发性免疫缺陷。该研究共纳入 141 名免疫缺陷合并消化道出血的重症患者，年龄中位数为 60（48～69）岁，66% 患者的免疫缺陷原发疾病为恶性血液系统肿瘤，依次为淋巴瘤（29%）、急性白血病（12%）、骨髓瘤（11%）等。61 例（43%）患者在 6 个月内接受过化疗，51% 患者有使用糖皮质激素治疗病史。在患者消化道出血表现方面，30% 呕血，60% 黑便，34% 血便，超过 50% 的患者有基础的血小板减少及凝血时间延长。与非免疫功能受损的消化道出血重症患者相比，免疫功能受损的消化道出血重症患者凝血时间延长、纤维蛋白原降低的发生率更高。在消化道出血的来源方面，73% 患者为上消化出血，27% 为下消化道出血，其中溃疡出血为 27%，恶性病灶出血 26%，曲张静脉出血 15%，感染原因 9%，异常血管出血 6%，未知原因为 12%。

二、免疫功能低下重症患者发生严重消化道出血的高危因素

Catano 等的研究将队列中的严重消化道出血定义为：①呕血、便血，或黑便合并失血性休克和/或血乳酸＞2mmol/L；②胃肠道出血，需要输血超过 5 个单位的红细胞。与非免疫功能受损的重症患者相比，免疫功能缺陷的重症患者严重消化道出血的发生率为 76%，明显高于非免疫功能受损患者中严重消化道出血的发生率 60%，$P<0.05$。多元回归分析显示，免疫功能受损增加严重消化道出血的发生风险（*OR* 2.13，*CI*95% 1.17～3.85，$P=0.01$）。通过多变量分析，严重消化道出血与男性（*OR* 4.48，*CI*95%1.75～11.42，$P=0.00$）、上消化道出血（*OR* 2.88，*CI*95% 1.11～7.46，$P=0.03$）和消化道恶性浸润（*OR* 5.85、*CI*95% 10.45～23.56，$P=0.01$）有关。但是免疫功能缺陷重症患者消化道出血发生的高危因素该研究并未分析。

2019 年 Granholm 等学者在《Intensive Care Med》发表了一个关于 ICU 患者出现消化道出血高危因素的系统性分析。研究共纳入了 8 项研究，116 497 名 ICU 患者。其中 2 项研究为前瞻性队列研究，2 项为随机对照试验研究，4 项为回顾性队列研究。分析纳入所有研究后发现仅男性、急性肾损伤两个因素增加 ICU 患者消化道出血发生的风险。但进一步剔除偏倚较大的研究后发现，慢性肝病、凝血功能障碍、休克均增加消化道出血发生的风险，而肠内营养可降低 GIB 的发生风险。糖皮质激素的使用、NSAID/ASA 药物使用、溶栓治疗、肿瘤、抗凝治疗、机械通气等因素的 95% 可信区间均包括消化道出血风险的增加和降低，因此上述因素均不能明确增加 ICU 患者消化道出血的发生风险。

由此可见，ICU 患者出现消化道出血的高危因素在研究中存在较大差异，而免疫功能缺陷的患者发生消化道出血的高危因素仍需要进一步探讨和总结。

三、免疫功能低下重症患者消化道出血与病死率

重症患者中消化道出血是否增加 ICU 病死率仍存在争议。既往研究发现，ICU 患者中出现消化

道出血会延长患者的ICU住院时间并增加其病死率。但是进一步分析发现校正了疾病严重状态等多因素后，消化道出血的发生并非ICU患者死亡增加的危险因素。那么，在免疫缺陷患者中消化道出血与病死率增加有关吗？免疫缺陷患者中发生消化道出血是否会增加病死率？

在Catano等的研究中，免疫功能缺陷重症患者消化道出血的ICU病死率为23%，30天和90天全因病死率分别为29%和36%。的确，Catano等的进一步分析发现，非免疫受损的消化道出血重症患者ICU病死率为25%，30天和90天全因病死率分别为25%和33%。上述结果提示，虽然免疫功能受损患者严重消化道出血的发生率高，但免疫缺陷和非免疫受损的消化道出血重症患者在ICU死亡率、30天及90天的全因病死率方面两组之间无统计学差异。这些研究结果都提示免疫缺陷重症患者发生消化道出血其病死率与非免疫缺陷重症患者相近。多因素回归分析发现，失血性休克、上消化道出血及长期糖皮质激素使用是死亡风险增加的高危因素。

虽然单纯从病死率来看，免疫缺陷重症患者出现消化道出血的ICU病死为23%，与既往研究报道ICU重症患者合并消化道出血的ICU病死率20%～30%结果相仿。但是病死率仅仅是体现疾病预后状态的一部分。文章并未对其他预后指标进行比较，例如，重症感染发生风险、器官损伤发生的情况、ICU住院时间、总住院时间等。因此免疫功能低下重症患者消化道出血是否会造成这些重症患者预后更差？例如，ICU住院时间延长、重症感染发生率更高、器官损伤更严重等，仍需更多研究探讨和证实。

四、免疫功能低下重症患者合并消化道出血的预防和治疗

免疫功能低下的重症患者是否应该常规进行消化道出血预防？ Catano等的研究发现，住院前给予质子泵抑制剂（proton pump inhibitor，PPI）治疗可显著降低免疫功能低下重症患者的严重消化道出血的发生风险（*OR* 0.25，*CI* 95% 0.10～0.65，$P<0.01$）。而且有趣的是，当与溃疡相关的消化道出血被移除时，PPI治疗的保护作用仍然存在（*OR* 0.22，*CI*95% 0.06～0.70，$P=0.02$）。因此研究认为，在免疫缺陷合并GIB风险增加的患者中应该预防性使用PPI。

预防性使用抑制胃酸的药物包括PPI和H_2受体拮抗剂在ICU中非常普遍，然而其效果、经济效价比、不良事件影响等方面仍存在争议。最新的荟萃分析显示，对于消化道出血风险较高的重症患者，与未预防相比，PPI和H2RA可能导致胃肠道疾病的严重减少出血；而对于风险较低的患者，由于总体消化道出血发生率仅有不到5%，预防消化道出血可能显得不重要。更值得关注的是，荟萃分析同样发现PPI和H2RA都可能导致肺炎的显著增加。因此，重症患者消化道出血风险评估可能是决定是否使用预防治疗的首要问题。

2018年Krag等发表的关于泮托拉唑预防ICU伴有消化道出血高风险患者的随机对照前瞻性临床研究，研究方案将休克、使用抗凝剂、肾脏替代治疗、机械通气持续时间>24h、任何肝病病史、持续性凝血病定义为消化道出血发生的高风险因素。研究共纳入了3350例患者，随机分为泮托拉唑组和安慰剂组。结果发现两组患者的ICU期间消化道出血发生率分别为2.5%和4.2%，无统计学差异。与安慰剂相比，预防使用泮托拉唑并不能降低消化道出血高风险患者90天病死率。2022年，在Halling等又发表了一个关于在ICU伴有消化道出血高风险的患者中预防应用泮托拉唑的随机对照前瞻性临床研究，这个研究着眼于评估预防用药的经济效益价值。研究中同样应用了上述研究的消化

道出血高风险定义。研究结果发现，预防使用泮托拉唑可以降低患者在ICU期间出血的发生率（*OR* 0.019，*CI* 95% －0.035～－0.003，*P*<0.05）。然而，入住ICU一年后的不同总医疗费用、不良事件发生率、90天的死亡率、1年内因消化道出血再次入院、1年保健资源使用情况、1年的就业状态在两组之间均无同统计学差异。由此可见，这两个著名的研究均未能证实ICU重症患者合并高消化道出血风险时预防应用PPI在减少器官损伤、降低病死率、降低医疗费用、减少并发症等方面具有优势。

综上所述，免疫功缺陷重症患者合并消化道出血时死亡率很高，与重症监护病房的消化道出血患者的死亡率无差异。消化道出血的严重性与消化道出血部位、消化道肿瘤浸润有关。上消化道出血、休克、低蛋白血症和长期使用糖皮激素与这类患者病死率增加相关。是否应该常规应用PPI的预防性治疗仍需要更多高质量循证医学研究证实。

（中山大学附属第一医院　刘紫锰　陈敏英）

参 考 文 献

[1] CATANO J, SACLEUX S C, GORNET J M, et al. Gastrointestinal bleeding in critically ill immunocompromised patients[J]. Ann Intensive Care, 2021, 11(1): 130.

[2] BIZET J, COOPER C J, ZUCKERMAN M J, et al. A bleeding colonic ulcer from invasive aspergillus infection in an immunocompromised patient: a case report[J]. J Med Case Rep, 2014, 8: 407.

[3] SIU Y P, TONG M K H, KWOK Y L, et al. An unusual case of both upper and lower gastrointestinal bleeding in a kidney transplant recipient[J]. Transpl Infect Dis, 2008, 10(4): 276-279.

[4] GRANHOLM A, ZENG L, DIONNE J C, et al. Predictors of gastrointestinal bleeding in adult ICU patients: a systematic review and meta-analysis[J]. Intensive Care Med, 2019, 45(10): 1347-1359.

[5] COOK D J, GRIFFITH L E, WALTER S D, et al. The attributable mortality and length of intensive care unit stay of clinically important gastrointestinal bleeding in critically ill patients[J]. Crit Care, 2001, 5(6): 368-375.

[6] COOK D J, FULLER H D, GUYATT G H, et al. Risk factors for gastrointestinal bleeding in critically Ill patients[J]. N Engl J Med, 1994, 330(6): 377-381

[7] TOEWS I, GEORGE A T, PETER J V, et al. Interventions for preventing upper gastrointestinal bleeding in people admitted to intensive care units[J]. Cochrane Database Syst Rev, 2018, 6(6): CD008687.

[8] WANG Y, YE Z, GE L, et al. Efficacy and safety of gastrointestinal bleeding prophylaxis in critically ill patients: systematic review and network meta-analysis[J]. BMJ, 2020, 368: 16744.

[9] KRAG M, MARKER S, PERNER A, et al. Pantoprazole in patients at risk for gastrointestinal bleeding in the ICU[J]. N Engl J Med, 2018, 379(23): 2199-2208.

[10] HALLING C M B, MØLLER M H, MARKER S, et al. The effects of pantoprazole vs. placebo on 1-year outcomes, resource use and employment status in ICU patients at risk for gastrointestinal bleeding: a secondary analysis of the SUP-ICU trial[J]. Intensive Care Med, 2022, 48(4): 426-434.

第四节 重症免疫功能低下患者应警惕肝功能障碍

一般而言，重症医师对存在免疫功能低下的重症患者往往特别注重感染的防治，但研究发现，存在免疫低下的重症患者常在入重症监护病房（intensive care unit，ICU）时即被发现合并肝功能障碍，而且是否合并肝功能障碍与患者住院病死率相关。基于此，ICU重症患者的免疫功能状态及是否合并肝功能障碍应该引起重症医师的足够重视，本文将回顾近年来相关研究进展，为重症医师提供参考。

一、重症免疫功能低下患者肝功能障碍情况

免疫功能低下患者包括接受长期或高剂量激素或免疫抑制剂药物治疗的患者、实体器官移植受者、需要化疗的实体肿瘤患者、血液系统恶性肿瘤患者，以及原发性和继发性免疫缺陷患者。近年来，随着治疗和监测手段的不断进步，许多患者在免疫功能低下的情况下可以生存多年，如联合抗反转录病毒疗法（cART）的广泛使用已将人类免疫缺陷病毒（human immunodeficiencg virus，HIV）感染从一种快速进展并最终致命的疾病转变为对预期寿命影响有限的慢性疾病。与此同时，合并免疫功能低下的重症患者越来越多，而重症疾病也可以导致患者处于免疫功能低下或受损状态，有报道显示，其比例已经接近所有ICU住院患者的1/3左右。

由于免疫功能低下的重症患者感染风险极高，重症医师把更多的关注点聚焦于此类患者的感染防控上。然而研究发现，在重症免疫功能低下患者中，肝功能障碍（hepatic dysfunction，HD）常被低估或者忽视，并且与患者不良预后相关。如有学者通过分析893例危重血液病患者的前瞻性多中心队列研究发现，21%的患者在ICU入院时即发现有HD。尽管急性呼吸衰竭、神经系统疾病和脓毒症仍然是导致免疫缺陷（如HIV感染）患者进入ICU的主要原因，但因肝病导致的入院人数正在增加。无明确病因的高胆红素血症在ICU也很常见，8973例患者中，2803例（31.2%）血清胆红素浓度＞1mg/dl。即使排除肝硬化患者，在4836例ICU入院患者中，也有559例（11.6%）患者出现早期高胆红素血症。

综上所述，肝功能障碍在ICU低免疫人群中是常见且被低估的，对于免疫功能低下患者，肝功能障碍应在ICU入院时排查，并作为其他器官功能障碍进行管理。

二、肝功能障碍可升高重症免疫功能低下患者的病死率

有意思的是，对于HIV感染的重症免疫缺陷患者，研究显示大多数病死率预测因子与HIV没有直接关系，与一般人群相似。这提示患者死亡与免疫缺陷本身关系不大，而更多与脏器损伤（如肝脏损伤）等因素相关。如在一项对血液系统恶性肿瘤重症患者的调查中发现，肝功能障碍患者和非肝功能障碍患者的住院病死率具有明显差异，分别为56.3%和36.3%（$P<0.0001$），提示HD与危重血液病患者的不良预后相关。甚至在新型冠状病毒感染患者中，研究显示超过50%的患者存在肝损伤，且肝功能障碍与较高的病死率相关。而一项大型研究显示，在8973例患者中，有2803例（31%）血清胆红素升高，而且患者的病死率高于胆红素浓度较低的患者（30% *vs*.21%，$P<0.01$）。与胆红素≤1mg/dl相比，胆红素水平在1.1～2.0mg/dl的重症患者和胆红素＞2mg/dl的重症患者的校正病死

率分别为胆红素≤1mg/dl 的患者的 3.85 倍和 9.85 倍。对于 ICU 常见的缺氧性肝炎（hypoxic hepatitis，HH），研究发现其与 ICU 病死率升高相关，与 HH 相关的 28 天病死率可高达 45%～53%。一项全国性调查显示，与无肝病患者相比，有潜在肝病的重症患者，不但肝损伤发生率高，而且其病死率也明显升高（28.5% *vs*.18.8%）。其他研究也证实，患有严重酒精相关性肝炎的患者率更高，肝硬化是重症患者死亡的独立因素。

三、重症免疫功能低下患者肝功能障碍对重症治疗干预的影响

重症免疫功能低下患者肝功能障碍可以对重症患者的救治产生显著影响，重症医师需要对此进行深入了解，以避免治疗无效甚至导致治疗损伤。如美罗培南的药代动力学（pharmacokinetics，PK）在肝硬化患者中会发生改变，终末期肝病模型（model for end-stage liver disease，MELD）评分可显著影响美罗培南药物清除率（clearance rate，CL），慢加急性肝衰竭（acute-on-chronic liver failure，ACLF）可显著影响药物分布容积，阻碍 PK/PD 目标的实现。对于肝功能障碍的危重症患者，静脉注射伏立康唑的负荷剂量应降至 5mg/kg，每 12h 输注 1 次。此外，根据真菌病原体的类型及其对优立康唑的敏感性，肝功能分级 CP-A/B 和 CP-C 患者应考虑采用低剂量或更长剂量间隔的调整维持剂量方案。晚期肝硬化的病理生理变化可改变替加环素的药代动力学，严重肝功能障碍时需要调整替加环素的剂量，并建议使用 MELD 评分进行剂量优化。接受连续性肾脏替代治疗（continuous renal replacement therapy,CRRT）的重症急性肝衰竭（acute liver failure,ALF）和 ACLF 患者的枸橼酸盐清除率显著降低。使用枸橼酸抗凝时可能导致枸橼酸中毒。

出血和静脉血栓栓塞（venous thromboembolism，VTE）是慢性肝病公认的并发症，出血与更严重的疾病和更高的病死率相关。一项纳入 623 例 ICU 重症患者的研究显示，消化道出血占出血事件的 72%，继发于门静脉高压的出血事件超过 90%。125 例（20%）患者发生 VTE，80 例（13%）患者发生早期 VTE，85% 累及门静脉。VTE 在患者入住 ICU 时普遍存在。出血与多脏器衰竭和病死率升高相关。

患者肝功能状态也会影响重症患者血流动力学的管理，如对 273 例肝硬化危重患者时间加权平均动脉压研究显示，平均动脉压低于 75mmHg、70mmHg、65mmHg、60mmHg 和 55mmHg 时，ICU 病死率分别为 14%、18%、26%、41% 和 74%（所有阈值均 P<0.01）。因此，对于入住 ICU 的肝硬化患者，维持平均动脉压大于 65mmHg 可能是一个合理的目标。

四、重症免疫功能低下患者肝功能障碍的评估

造成重症免疫功能低下患者肝功能障碍被严重低估的重要原因就是迄今为止尚无统一的评估指标和评估标准。例如，在不同研究中，重症患者缺氧性肝炎的诊断标准，有定义为排除其他肝损伤原因后谷草转氨基酶（aspartate transaminase，AST）峰值＞正常上限的 5 倍的，也有定义为 72h 内 AST 升高超过正常上限的 20 倍的，以及定义为存在临床环境（循环衰竭或动脉低氧血症）和高于 1000U/L 的转氨酶水平。这样造成重症医师在面临患者出现肝功能障碍时存在是否诊断的困惑，而如果重症医师参考肝功能衰竭的诊断标准，则可能导致肝功能障碍被低估或诊断过于延迟。

同样对重症患者免疫功能状态的评估也缺乏统一的方法和标准。在临床上，通常认为接受长期

或高剂量激素或免疫抑制剂药物的患者、实体器官移植受者、需要化疗的实体肿瘤患者、血液恶性肿瘤患者，以及原发性和继发性免疫缺陷患者存在免疫低下，然而上述疾病患者免疫低下程度仍然缺乏明确的诊断标准，而且对于不在上述范围的重症患者，是否存在免疫功能低下更是缺乏统一标准。尽管存在困难，国内学者对重症患者免疫功能状态的评估进行了初步探索，如吴健锋等人制定了《脓毒症免疫抑制诊治专家共识》，为重症患者免疫功能评估提供了很好的参考方案。该共识中推荐将单核细胞人白细胞抗原-DR（monocyte human leukocyte antigen-DR，mHLA-DR）定量检测作为脓毒症患者天然免疫功能监测的首选指标，同时结合监测中性粒细胞的杀菌功能、自然杀伤细胞计数和分泌功能、补体水平全面了解患者是否存在天然免疫的抑制。推荐将淋巴细胞计数作为脓毒症患者获得性免疫功能障碍的快速筛查指标；通过检测T淋巴细胞计数、分化、增殖和分泌功能来监测脓毒症患者T淋巴细胞功能；通过血清免疫球蛋白定量监测B淋巴细胞功能。但该共识推荐方法是否适用伴有其他脏器功能障碍的重症患者免疫状态的评估，不同的脏器功能障碍导致的免疫功能低下评估标准是否相同，这些问题仍需更多的临床实践和循证依据来回答。

重症患者常出现肝脏功能检查指标异常。而胆汁淤积标志物与不良结局相关，因此胆红素也常在重症患者危重度评估（如SOFA评分和MODS评分）中作为肝脏损伤程度的指标被广泛应用。然而轻度高胆红素血症可能是有益的，它可能是机体适应性改变胆汁酸产生和运输回全身循环的结果，因此早期胆红素升高可能并非诊断肝功能障碍的良好指标。

尽管如此，一些肝脏衰竭评分有助于对存在慢性基础肝病的重症患者预后进行评估，如终末期肝病乳酸模型评分是预测重症肝硬化患者ICU死亡风险、28天、90天和1年死亡率的简单评分系统，具有良好的预测性能，能很好地预测危重肝硬化患者的短期预后，尤其是由酒精和肝炎或酒精单独引起的患者。对1438名疑似感染的肝硬化患者研究显示，慢性肝衰竭-序贯器官功能评分（chronic liver failure-SOFA，CLIF-SOFA）和CLIF-C评分以及SAPSII是评估疑似感染的危重肝硬化患者预后的更好工具。而对于急性和慢性肝衰竭患者，一项纳入274例患者的研究显示，ICU入院前3天的CLIF-SOFA和SOFA评分是死亡率的高度预测指标。对于ACLF患者，CLIF-C ACLF评分≥70能更准确地预测死亡率，这些患者应该尽早进行肝移植。

同时，重症免疫功能低下肝功能障碍评估也需要鉴别是否为重症疾病本身导致的肝功能障碍。其中最常见的就是低灌注和/或缺氧导致的肝功能障碍。缺氧性肝炎由肝细胞缺血和/或供氧不足引起，其组织学特征为小叶中心肝细胞坏死。缺氧性肝炎的典型症状是天冬氨酸转氨酶在心脏、循环或呼吸衰竭时突然显著升高。研究显示缺氧性肝炎同样在ICU被低估，其发生率在1.6%～11.4%。休克（48%）、心搏骤停（25%）和缺氧（13%）是缺氧性肝炎最常见的病因。而对2009—2010年全国2 865 446例休克患者分析发现，有潜在肝病患者与无肝病患者相比，发生急性肝损伤比例明显更高（22.03% *vs.* 3.18%）。因此即使在天冬氨基酸转移酶水平适度升高的患者中，临床医师也应积极寻找任何潜在的血流动力学或呼吸不稳定的证据。

此外，重症患者治疗过程中的药物因素也可能导致肝功能障碍，如肠外营养过量和或大豆脂肪乳剂可能是促成肠衰竭相关肝病（intestinal failure associated liver disease，IFALD）的重要因素。预防和治疗IFALD的基础就是避免和及时处理上述风险因素。抗病毒药物被广泛用于治疗新型冠状病毒感染，接受抗病毒治疗的新冠感染危重患者发生肝损伤的风险显著升高，因此在进行抗病毒治疗时应充分考虑药物的副作用风险。

五、小结

近年来，合并免疫功能低下的重症患者越来越多，在这些患者中，肝功能障碍常被低估或者忽视，并且与患者不良预后相关。重症免疫功能低下患者肝功能障碍对重症治疗干预会产生不利影响，而重症治疗和干预也可能加重肝功能障碍的情况，因此在重症治疗中需要及时评估并避免引起肝功能障碍的风险因素。由于重症免疫功能低下患者肝功能障碍迄今为止尚无统一的评估指标和评估标准，危重度评分和慢性肝衰竭评分可能有助于重症医师对肝功能障碍的评估，但仍需未来进一步的研究证据支持。

（重庆医科大学附属第一医院　刘景仑　周发春）

参考文献

[1] BARBIER F, MER M, SZYCHOWIAK P, et al. Management of HIV-infected patients in the intensive care unit[J]. Intensive Care Med, 2020, 46(2): 329-342.

[2] AZOULAY E, RUSSELL L, VAN DE LOUW A, et al. Diagnosis of severe respiratory infections in immunocompromised patients[J]. Intensive Care Med, 2020, 46(2): 298-314.

[3] BISBAL M, DARMON M, SAILLARD C, et al. Hepatic dysfunction impairs prognosis in critically ill patients with hematological malignancies: a post-hoc analysis of a prospective multicenter multinational dataset[J]. J Crit Care, 2021, 62: 88-93.

[4] AZOULAY É, DE CASTRO N, BARBIER F. Critically Ill Patients With HIV: 40 Years Later[J]. Chest, 2020, 157(2): 293-309.

[5] PIERRAKOS C, VELISSARIS D, FELLEITER P, et al. Increased mortality in critically ill patients with mild or moderate hyperbilirubinemia[J]. J Crit Care, 2017, 40: 31-35.

[6] JUSCHTEN J, BOS L, DE GROOTH H J, et al. Incidence, Clinical characteristics and outcomes of early hyperbilirubinemia in critically ill patients: insights from the MARS study[J]. Shock, 2022, 57(2): 161-167.

[7] SOWAH L A, GEORGE N, DOLL M, et al. Predictors of in-hospital mortality in a cohort of people living with HIV (PLHIV) admitted to an academic medical intensive care unit from 2009 to 2014: a retrospective cohort study[J]. Medicine (Baltimore), 2022, 101(28): e29750.

[8] SALıK F, UZUNDERE O, BıÇAK M, et al. Liver function as a predictor of mortality in COVID-19: A retrospective study[J]. Ann Hepatol, 2021, 26: 100553.

[9] PATEL J J, TANEJA A, NICCUM D, et al . The association of serum bilirubin levels on the outcomes of severe sepsis[J]. J Intensive Care Med, 2015, 30(1): 23-29.

[10] CHAMPIGNEULLE B, GERI G, BOUGOUIN W, et al. Hypoxic hepatitis after out-of-hospital cardiac arrest: incidence, determinants and prognosis[J]. Resuscitation, 2016, 103: 60-65.

[11] JONSDOTTIR S, ARNARDOTTIR M B, ANDRESSON J A, et al. Prevalence, clinical characteristics and outcomes of hypoxic hepatitis in

critically ill patients[J]. Scand J Gastroenterol, 2022, 57(3): 311-318.

[12] WASEEM N, LIMKETKAI B N, KIM B, et al. Risk and prognosis of acute liver injury among hospitalized patients with hemodynamic instability: a nationwide analysis[J]. Ann Hepatol, 2018, 17(1): 119-124.

[13] PATIDAR K R, PENG J L, KAUR H, et al. Severe alcohol-associated hepatitis is associated with worse survival in critically ill patients with acute on chronic liver failure[J]. Hepatol Commun, 2022, 6(5): 1090-1099.

[14] LI Y T, WANG Y C, YANG S F, et al. Risk factors and prognoses of invasive Candida infection in surgical critical ill patients with perforated peptic ulcer[J]. J Microbiol Immunol Infect, 2022, 55(4): 740-748.

[15] BASTIDA C, HERNÁNDEZ-TEJERO M, AZIZ F, et al. Meropenem population pharmacokinetics in patients with decompensated cirrhosis and severe infections[J]. J Antimicrob Chemother, 2020, 75(12): 3619-3624.

[16] LIN X B, LUI K Y, GUO P H, et al. Population pharmacokinetic model-guided optimization of intravenous voriconazole dosing regimens in critically ill patients with liver dysfunction[J]. Pharmacotherapy, 2022, 42(1): 23-33.

[17] BASTIDA C, HERNÁNDEZ-TEJERO M, CARIQUEO M, et al. Tigecycline population pharmacokinetics in critically ill patients with decompensated cirrhosis and severe infections[J]. J Antimicrob Chemother, 2022, 77(5): 1365-1371.

[18] THANAPONGSATORN P, CHAIJAMORN W, SIRIVONGRANGSON P, et al. Citrate pharmacokinetics in critically ill liver failure patients receiving CRRT[J]. Sci Rep, 2022, 12(1): 1815.

[19] OW T W, FATOUROU E, RABINOWICH L, et al. Prevalence of bleeding and thrombosis in critically ill patients with chronic liver disease[J]. Thromb Haemost, 2022, 122(6): 1006-1016.

[20] PATIDAR K R, PENG J L, PIKE F, et al. Associations between mean arterial pressure and poor ICU outcomes in critically ill patients with cirrhosis: is 65 the sweet spot[J]. Crit Care Med, 2020, 48(9): e753-e760.

[21] VAN DEN BROECKE A, VAN COILE L, DECRUYENAERE A, et al. Epidemiology, causes, evolution and outcome in a single-center cohort of 1116 critically ill patients with hypoxic hepatitis[J]. Ann Intensive Care, 2018, 8(1): 15.

[22] RAURICH J M, LLOMPART-POU J A, FERRERUELA M, et al. Hypoxic hepatitis in critically ill patients: incidence, etiology and risk factors for mortality[J]. J Anesth, 2011, 25(1): 50-56.

[23] SQUIRES J E, MCKIERNAN P J, SQUIRES R H. Acute liver dysfunction criteria in critically ill children: The PODIUM consensus conference[J]. Pediatrics, 2022, 149(1 Suppl 1): S59-S65.

[24] Wu J, Luan Y, Ke L. A. [Chinese expert consensus on diagnosis and management of immunosuppression in sepsis][J]. Zhonghua Wei Zhong Bing Ji Jiu Yi Xue, 2020, 32(11): 1281-1289.

[25] JENNISKENS M, LANGOUCHE L, VANWIJNGAERDEN Y M, et al. Cholestatic liver (dys)function during sepsis and other critical illnesses[J]. Intensive Care Med, 2016, 42(1): 16-27.

[26] LI X, GONG M, FU S, et al. Establishment of MELD-lactate clearance scoring system in predicting death risk of critically ill cirrhotic patients[J]. BMC Gastroenterol, 2022, 22(1): 280.

[27] CHEN X F. Prognostic role of MELD-Lactate in cirrhotic patients' short- and long-term prognosis, stratified by causes of cirrhosis[J]. Can J Gastroenterol Hepatol, 2022, 2022: 8449579.

[28] LAN P, WANG S J, SHI Q C, et al. Comparison of the predictive value of scoring systems on the prognosis of

cirrhotic patients with suspected infection[J]. Medicine (Baltimore), 2018, 97(28): e11421.
[29] SY E, RONCO J J, SEARLE R, et al. Prognostication of critically ill patients with acute-on-chronic liver failure using the chronic liver failure-sequential organ failure assessment: a canadian retrospective study[J]. J Crit Care, 2016, 36: 234-239.
[30] RAMZAN M, IQBAL A, MURTAZA H G, et al. Comparison of CLIF-C ACLF score and MELD score in predicting ICU mortality in patients with acute-on-chronic liver failure[J]. Cureus, 2020, 12(2): e7087.
[31] PIRONI L, SASDELLI A S. Intestinal failure-associated liver disease[J]. Clin Liver Dis, 2019, 23(2): 279-291.
[32] RUAN X, LU X, WANG K, et al. Liver injury after antiviral treatment of critically ill patients with COVID-19: a single-centered retrospective cohort study[J]. Ann Palliat Med, 2021, 10(3): 2429-2438.
[33] 吴健锋，栾樱译，柯路. 脓毒症免疫抑制诊治专家共识［J］. 中华危重病急救医学，2020，32（11）：1281-1289.

第二十二章　老 年 重 症

第一节　高风险营养不良老年患者围手术期营养策略

围手术期营养支持治疗对老年患者术后的康复发挥着重要作用，适当合理的营养支持有助于减少术后并发症的发生并促进早期康复。随着年龄的增长，老年患者的身体功能逐渐下降，消化吸收及营养代谢功能也随之发生改变，往往导致其对手术的耐受力及术后康复的能力下降。围手术期合理的营养管理是有效提高老年高风险营养不良患者手术成功率的重要环节。

一、老年人身体功能退行性改变及其对营养状态的影响

老年人器官功能逐年退化，其中在进食、消化、排空等与消化功能密切相关的器官和组织中所发生的结构和功能退行性改变更为明显。口腔是食物进入人体的第一关。随着年龄的增长，老年人的牙齿开始松动甚至脱落，使之处理食物的能力下降，牙周组织的退行性变也会导致咀嚼功能下降，影响食物的摄取。头颈部的肌群直接参与食物向食管的顺利输送，这些肌肉本身及支配其功能的相关神经系统，由于增龄相关的退行性变或疾病导致的功能减退、障碍或运动失调，最终将导致误吸的概率增加。食管是食物进入胃部的唯一通道，食管肌群同样可以随着年龄的增长而发生增龄性改变，从而可能出现异常运动及食管下段括约肌张力减弱等，影响食物向胃部输送，甚至引起胃液向食管反流。胃是消化处理食物的主要器官，其结构的完整、相关细胞的功能及舒缩功能的协调，是决定营养物质吸收的重要因素。老年人的胃黏膜会随着年龄的增长产生不同程度的萎缩，随之而变的是上皮细胞数量的减少，会导致胃液分泌减少，使胃消化食物的能力下降。此外，因年龄的增长及一些基础疾病的影响，老年人全身的血管会发生不同程度的硬化，胃黏膜血管作为全身血管的一部分，其血液供应也将有所减少，从而导致胃壁运动功能减退、胃排空时间延长，这些因素都是导致老年人消化不良的重要原因。小肠是营养物质吸收的主要器官，老年人的小肠发生结构和功能的增龄性变化在所难免，小肠黏膜的萎缩是吸收功能减退的重要因素。大肠除吸收功能之外，处理食物残渣使之排出体外是最重要的功能，老年人增龄性的各种改变，可使大肠黏膜萎缩、黏液分泌能力下降、肠道蠕动功能减弱等，导致排泄能力下降，因此，老年人容易出现便秘。此外，与营养物质的吸收和处理相关的腺体功能变化，也是影响老年人营养状态的重要因素。例如，老年人胰腺的外分泌功能会随年龄的增长而逐渐下降，导致多种营养物质的消化吸收障碍及肝脏合成功能的下降，会导致白蛋白生成减少，容易出现低蛋白血症等营养不良状态。老年人上述消化系统结构和功能的变化是决定肠内营养支持方案的重要影响因素，在实施肠内营养支持前应首先针对这些因素做全面的综合评估。

除上述与消化功能有直接关系的与器官增龄相关的因素之外，支配这些器官的神经系统功能变化也对老年人的消化功能产生诸多影响。老年人神经系统的增龄性功能衰退，加之老年人常见的各种神经系统性疾病，如虚弱、中枢神经系统退行性疾病（如帕金森病）等，对消化系统抵御各种微生物感染的能力及胃肠道消化吸收的能力等都将产生负面的影响。这些负面的影响可以导致老年人甜、酸、苦、咸等基本味觉阈值增加，使食欲下降、能量摄入减少，造成老年人营养不良。此外，衰老的神经系统和/或神经系统疾病还对整个胃肠道功能产生多种影响。吞咽功能障碍是老年人常见的临床问题，有研究显示，神经功能老化、吞咽功能下降在疗养院老人中所占的比例为50%～60%。老年神经系统退行性变及急、慢性脑血管疾病，使老年患者容易出现吞咽功能障碍甚至误吸，这也是营养障碍的重要原因，而营养不良则是住院时间延长、并发症增加及死亡率增加的高风险因素。胃排空是食物消化过程的重要环节，营养物质与小肠之间的相互作用产生的神经体液信号，可以反馈调节胃排空。衰老时，胃排空相对减慢，可以通过神经体液等途径影响食欲，导致"衰老厌食症"。营养物的消化和吸收取决于胃肠道的运动和分泌功能，并由肠神经系统控制。衰老时，肠神经纤维的总数和密度减少、中枢神经系统退行性疾病（如帕金森病和多发性硬化症）等也会导致肠神经纤维（尤其是肌间神经丛）的总数和密度减少，从而影响营养物的消化和吸收。老年人便秘的发生率为30%～50%，与结肠中因衰老出现的肌层神经节比例增加及肠道神经系统和平滑肌组织的胆碱能机制减弱有关。上述神经系统的各种变化对胃肠道功能均会产生诸多影响，因此，在进行肠内营养支持前全面评估高龄老人的神经系统疾病和功能，针对发现的问题做出适当的处理，是提高肠内营养支持成功率、减少相关并发症的重要措施。

老年人的营养状态还与消化系统之外的内分泌功能的变化相关。随着年龄的增长，甲状旁腺激素水平呈增高趋势，可促进更多的钙流入脂肪细胞，加之骨细胞氧化应激增加、细胞衰老等因素，导致老年人的骨组织减少、钙丢失严重，从而促进骨质疏松症的发生与发展。肌肉质量下降是老年人机体退化的另一个特征。随着年龄的增长，老年人肌肉质量也随之下降，70岁时的肌肉质量下降20%～40%，容易发生肌少症。进入老年阶段后，下丘脑分泌的生长激素释放减少、躯体停止生长、肌肉质量下降、脂肪组织增加。骨密度下降、肌肉质量下降和肥胖合称为"骨少症肥胖综合征"，在老年人中相当常见。另外，老年患者胰岛细胞分泌功能逐渐减退，且机体逐渐出现胰岛素抵抗，故糖尿病发病率较高。糖尿病极大地增加了老年患者术后并发症的发生。因此，老年患者的生理变化特征既反映了老年人营养代谢的特征，也增加了对其营养支持过程中必须考虑的许多因素。

二、高风险营养不良老年患者的术前营养筛查

老年患者的营养支持应以系统营养筛查为基础，如有营养不良的危险因素就应进行全面评估，以明确营养不良的诊断及分级，并以此为基础，为老年患者确定治疗目标及营养支持计划。国内外研究建议采用营养风险筛查2002（nutritional risk screening 2002，NRS 2002）筛查成人住院患者营养不良的风险。有营养不良风险或已发生术前营养不良者（NRS 2002≥3分），优先考虑口服营养制剂。微型营养评定简表（MNA-SF）通过病史、体格检查、进食状况等6项内容对患者的营养状况进行评估，以明确患者的营养状况、及时给予营养支持，还能起到改善预后的作用。研究人员通过比较MNA-SF、NRS 2002及主观全面评定（subjective global assessment，SGA）等营养筛查工具在老年患者

营养不良诊断中的价值，发现 MNA-SF 的诊断效率更高。美国肠外与肠内营养学会（American Society for Parenteral and Enteral Nutrition，ASPEN）与欧洲临床营养与代谢协会（European Society for Clinical Nutrition and Metabolism，ESPEN）在 2018 年联合推出了营养不良评定标准——全球领导人营养不良倡议（Global Leadership Initiative on Malnutrition，GLIM），提高了对营养不良老年患者的识别能力。为识别可能从营养干预中获益的重症患者而设计的量表——危重症营养风险评分（nutrition risk score in the critically ill，NUTRIC），对不良临床结局的发生有较好的预测能力。吞咽功能障碍的评估是制定高龄患者营养治疗方案的重要组成部分，目前常采用饮食评估工具（eating assessment tool　EAT-10）、容积 - 黏度吞咽测试（volume-viscosity swallow test，V-VST）等进行吞咽障碍筛查，而内窥镜吞咽评估（fiberoptic endoscopic evaluation of swallowing，FEES）则用于吞咽障碍的确诊。迄今为止，针对老年患者围手术期营养评估的方法并不多，还没有一个营养筛查工具能单独成为住院老年患者营养评估的“金标准”。由于老年人群营养需求及器官功能状态有别于中青年人群，与年龄相关的代谢变化特征和病理生理改变可导致其成为营养不良的高发群体。因此，合理评估老年患者围手术期营养状态，选择合适的营养途径及营养制剂，不仅能提供适当的营养支持，还可以发挥营养治疗的积极作用。

各种引起消化道病变的原因导致机体急性应激、高分解、生理结构破坏及生理功能减弱等，这些因素均可影响老年患者对食物的摄入、消化及吸收，加剧营养不良，也是发生吻合口瘘、伤口愈合不良及感染等并发症的危险因素。老年患者只有通过全面的营养风险筛查和综合评估，才能明确消化系统及相关器官系统的功能状况及营养状态，实现个体化围手术期营养支持的目标。

三、高风险营养不良老年患者的能量供给和蛋白质摄入目标

老年人的静息代谢率普遍下降，约为 20kcal/（kg · d）。在疾病状态下，老年患者每天的能量需求一般为 27～30kcal/kg。由于老年患者在营养需求方面存在很大的个体差异，故围手术期营养支持需要经过严密监控来保证实现推荐的能量供给目标，而实施监控需要考虑的因素包括性别、营养状态、活动量、疾病状况等。2022 年 ESPEN 发布了《老年患者临床营养和水化治疗实践指南》，该指南对老年营养不良患者的营养支持提出了规范性建议。老年人营养物质的供给和相关液体管理均应考虑整体性和个性化原则，以确保足够的营养摄入。众所周知，限制性饮食可能是有害的，而维持和提高营养状况能改善临床病程和生活质量。老年围手术期患者营养不良和脱水的状况比较常见，应该通过营养状态的相关综合评估尽早找出潜在原因并加以适当处理。一般情况下，老年人能量的推荐摄入量为 30kcal/（kg · d），蛋白质至少为 1g /（kg · d），除非特殊情况，老年男性和女性每天应最少分别补充 2.0L 和 1.6L 液体，口服营养应包括膳食纤维，只要无特定的营养素缺乏，就应该根据对健康老年人的建议向其提供微量营养素。使用经过验证的工具对所有老年人进行营养不良常规筛查，以确定是否存在营养不良，然后根据营养状况、身体活动水平、疾病状况及耐受性等进行个体化调整，对老年患者尤为重要。对于通过筛查确定为营养不良或有营养不良风险的老年患者，应根据全面营养评估的结果、严重程度、具体原因及个人偏好等因素，尽可能地向其提供个体化的营养支持治疗。对营养不良或存在营养风险且伴吞咽困难和 / 或咀嚼问题的老年患者，应提供富含营养且质地改良的食物，以保证其充足的膳食摄入。当日常食物的摄入不足以达到营养目标时，应向营养不良、存在营养风险和慢性疾病的老年人提供口服营养补充（oral nutritional supplements，ONS）。营养支持应该与判断病情及预

后相结合，如果口服摄入和肠内营养预计不能维持 3 天，或者不能达到能量需求的 50% 超过 1 周时，应对患者及时实施肠外营养，以满足营养需求、维持或改善营养状况。

年长者中度和重度营养不良的发生率均较高，70 岁以上的年长者营养不良的发生率更高。相对于营养不良不明显的患者而言，术前营养不良患者的总体并发症、感染甚至死亡的发生率更高，住院时间也更长，因此，营养不良可以作为术后不良预后的独立预测因素。

在制订老年围手术期患者的具体营养支持措施时，应包括饮食咨询、强化饮食、ONS 及肠外营养等，条件允许时首选肠内营养。恢复能量供给、改善器官功能状态、避免体重减轻及保护肠道微生菌群等，可有力促进患者术后的早期恢复，因此，对老年围手术期患者的康复治疗，也应该把营养支持的措施融合进去。

四、高风险营养不良老年患者术前营养支持策略

术前营养支持是高风险营养不良老年患者围手术期管理的重要措施，营养支持途径的选择是营养支持的重要环节。只要条件允许，所有患者的营养支持均应首选经口进食，如果不能经口进食则应经鼻胃管进行初始肠内营养支持。对鼻胃管不能耐受且使用促胃动力药效果不理想的患者，可以采用幽门后置管喂养。存在误吸高风险或预计经鼻胃管或鼻肠管喂养＞4 周的老年患者，可考虑行胃或空肠造口置管术进行肠内营养。如果患者存在消化道机械性肠梗阻、严重肠瘘、肠缺血、肠出血等肠内营养禁忌证时，应给予肠外营养支持。

ESPEN 建议当患者存在营养不良或高风险营养不良、预计围手术期＞5 天、不能经口进食或者营养摄入＜目标值的 50% 且＞7 天，应该给予积极的术前营养治疗。肠内营养支持的实施受到多种因素的影响，当患者不能经肠内营养支持或肠内营养支持不能达到能量目标值 50% 的时间超过 7 天时，应及时联合使用肠外营养支持。由于老年患者的消化吸收功能减退，即使正常饮食往往也不能满足机体的营养需求，尤其是已经存在营养不良或营养不良高风险的患者，术前适时给予 ONS，可以最低限度地使这类患者入院后的营养供给达到目标值的 50%～65%，可明显改善术前营养状态，并有效改善手术预后。有研究表明，对于术前存在营养不良高风险的胃癌患者，给予 5～7 天的口服营养支持可以有效改善术后炎症反应、提高机体免疫力、改善营养状态等。对存在严重营养不良的老年患者进行术前营养支持的时间，应根据患者的病情和营养支持过程中的相关指标进行综合评估，手术时机和营养支持的目标应互相兼顾，有指南建议时间为 7～14 天。

老年患者使用口服营养支持制剂是实现营养支持目标的重要措施。术前口服营养支持的常用制剂包括各类肠内营养剂，其含有多种维生素、微量元素，甚至鱼油、谷氨酰胺等药理性营养素。有研究显示，对于择期心脏手术的老年患者术前采取至少 5 天的口服免疫增强营养补充剂进行营养支持，可以有效降低术后感染的发生率。也有报道指出，术前应用免疫营养治疗虽然不能减少消化道肿瘤患者术后 90 天的死亡率及并发症的发生率，但可以缩短住院时间。

老年患者由于吞咽功能的退化，部分患者吞咽液体食物存在困难，可能会刻意避免饮用液体，有时医师也会限制患者的液体摄入或采取增稠剂的方式改变液体性状以利于吞咽，这将有助于减少反流误吸造成的呼吸系统感染，但其弊端是容易造成患者液体摄入不足，在老年患者液体储备功能下降的状态下容易造成脱水且常不被发现。因此，应该对这些患者进行定期监测，如询问患者是否有明显

的口干，细致观察其皮肤和黏膜是否干燥、尿色是否变深等，结合出入量、血浆渗透压等指标综合判断患者的体液平衡状态。为了避免液体不足，使用一些含水量高的食物（如水果泥、菜泥等）可有助于充分的液体摄入。在老年患者饮水、进食时要有足够的工作人员给予监督及协助，避免进食速度过快、保证进食的量、尽量减少呛咳及反流误吸。在口服不能达到液体平衡的目标时，应考虑静脉输液或通过鼻饲管给予饮水以作为必要的液体补充途径。

在对吞咽障碍的老年患者实施术前营养支持的同时，应积极进行吞咽功能障碍的治疗，由临床营养师和康复师一起制订“代偿性方法”联合标准化“训练饮食”方案，以进行康复治疗训练。在此期间，增加食物黏稠度可以延长吞咽障碍患者的进食时间，有利于减少误吸的发生、改善患者的营养状态。通过“代偿性方法”和增加食物黏稠度仍不能达到老年患者的术前营养目标时，应及时给予管饲肠内营养。

有研究人员曾经认为术前 12h 禁食、4h 禁饮可以防止术中误吸的发生。但有研究发现，胃肠功能良好的患者在饮水后 1h，胃内的液体就会被排空，若在术前 2h 饮水，术中误吸的发生率较低。也有研究认为，术前进食碳水化合物可以减少胰岛素抵抗，改善术后饥饿感、焦虑、恶心等症状。荟萃分析表明，大手术患者术前进食碳水化合物还可以改善术后口渴、饥饿及疼痛不适，明显缩短住院时间。另有研究显示，对全膝关节成形术的老年患者在术前 2h 给予口服葡萄糖电解质注射液可以在不增加术后并发症的基础上改善其舒适度、血电解质及血糖情况。目前还没有研究证实长时间禁食可以减少反流误吸，且长期禁食后会带来机体糖代谢及内环境的紊乱，降低机体对手术的耐受能力，反而会增加术后应激反应，因此，多个研究建议允许胃肠功能良好的患者术前 6h 进软食，2h 可以进清流质。有研究证实，大部分老年患者在手术前夜无须禁食，无误吸风险的非糖尿病患者在麻醉前 2h 应摄入适当的碳水化合物，不能进食或术前禁饮者可静脉输注葡萄糖水。考虑到老年患者群体中消化系统等器官功能、基础疾病、病情严重程度、手术部位、手术时间长短等个体化因素和指标的差异非常大，术前禁食的时机和液体种类应该结合病情和营养状态综合评估结果，进行个体化管理。

五、高风险营养不良老年患者术后早期营养策略

高风险营养不良患者术后早期营养支持的实施，首先要选择合适的时机。营养支持时机的选择应当根据不同部位及类型的手术，以及基础疾病、术后恢复情况等进行具体评估。一般认为，预计无法进食＞3 天或饮食摄入低于能量需求的 50% 达 1 周且无消化道相关禁忌证者，应立即启动肠内营养。肠内营养的实施应从少量开始，并根据实施后的耐受情况逐步增加能量。

因相关的伦理问题，还尚未看到严格的肠内营养前瞻性随机对照试验研究，目前关于肠内营养的讨论主要来源于观察性研究。由于增龄对老年患者的系统影响及手术创伤的损耗，相当一部分老年患者在接受肠内营养之前就已发生了明显的体重下降，尤其是需要行经皮内镜胃造口术（percutaneous endoscopic gastrostomy，PEG）的患者。体重下降和营养不良会增加死亡风险，因此，要尽量避免在启动肠内营养前就出现体重下降。研究证实，早期肠内营养能降低危重症患者的死亡风险，并且大量研究也表明，肠内营养能促进肠道运动功能的恢复，有助于维护肠黏膜功能，防止菌群失调和异位，还可以降低术后感染的发生率、缩短术后住院时间。因此，对老年术后患者应积极地评估，争取早期实施肠内营养。

对于老年术后患者而言，大部分仅通过肠内营养难以达到能量需求的目标值。如果口服摄入和肠内营养预计不能维持 3 天，或者不能达到能量需求的 50% 超过 1 周时，就应该实施肠外营养。肠外营养是一种安全有效的治疗方式，可通过外周或中心静脉补充所需的营养物质和微量元素。多数研究证实，老年人无论在家或住院接受肠外营养治疗都是安全可行的。实施肠外营养的指征与中年患者相同，当口服摄入和肠内营养预计不能维持 3 天，或者口服和肠内营养不足以维持个体能量需求的 50% 超过 1 周时，应予以肠外营养，以满足营养需求、维持或改善营养状况。肠内营养和肠外营养可以相互补充、同时进行，在实施过程中应尽量设法逐步增加肠内营养的比例，争取尽早过渡到完全肠外营养。

术后早期蛋白质摄入应尽可能达到足量。如能耐受，老年患者在术后接受营养支持时，蛋白质摄入量至少为 1.0g/（kg·d）。蛋白质摄入量不足是导致瘦组织群丢失、阻碍机体功能恢复的重要原因。对于≥65 岁的患者，即使给予的热量达不到目标总量，只要能摄入足够的蛋白质也能帮助机体维持瘦组织群、减少因热量供给不足而引起虚弱的风险。因此，除外存在肠道功能障碍、肠缺血或肠梗阻的患者，推荐多数患者在手术当天通过餐食或 ONS 摄入高蛋白质营养。因此，术后足量的蛋白质摄入比足量的热量摄入更为重要。

饮食方案要遵循由清流质转为半流质且循序渐进的原则。除非手术禁忌要求，手术后第 1 天即可考虑进食清流质，第 2 天可进食半流质，然后逐渐过渡至正常饮食，往往需要 3～4 天的时间逐渐增加饮食量，摄入量应根据胃肠耐受量逐渐增加。当经口能量摄入少于正常量的 60% 时，应鼓励添加口服肠内营养辅助制剂，出院后可继续口服辅助营养物。当肠内营养不能满足患者康复的营养需求时（＜60% 需求热量），应考虑补充肠外营养。对有发热征象或吻合口瘘、肠梗阻及胃排空障碍风险的患者，不主张其早期进食。

六、高风险营养不良老年患者围手术期营养途径选择

围手术期营养支持治疗适用于所有营养不良和有营养风险的老年患者。营养支持途径的选择与患者的状态等因素密切相关，以能通过经口进食达到足够的热量最为理想。有文献建议，如果预计患者围手术期不能进食超过 5 天、预计超过 7 天的口服摄入量低且不能达到推荐摄入量 50% 的患者，建议对其立即开始营养支持治疗，最好通过 ONS 和肠内营养途径。有研究显示，与接受肠内营养支持的患者相比，接受肠外营养治疗尽管对营养不良的患者总体上是有益的，但其感染风险会增加。

高风险营养不良老年患者术后发生营养不良及相关并发症的风险高，因此，只要经口营养支持能够实施，在患者入院时就应该开始。研究表明，入院时即实施经口营养支持者，可减少住院时间并降低医院感染的风险。大多数情况下，清醒且无口腔、消化道等明显损伤的老年手术患者，可在术后数小时开始经口营养支持，根据个体耐受性、手术创伤情况及基础疾病状态等调整口服摄入量。

对于经口营养支持有困难或者不能达到目标热量者，可放置鼻胃管输注营养液，实施过程中以低流速（如 10～20ml/h）开始，根据患者的耐受情况缓慢增加喂食速度，一般 5～7 天可达到目标摄入量。荟萃分析显示，与空肠造口术、肠外营养及鼻空肠管营养支持相比，经口营养支持结合胃 - 空肠造口术可缩短住院时间，并且更早地恢复正常经口饮食的能力。对营养不良的老年患者行上消化道和胰腺手术时都应考虑使用鼻空肠管或空肠穿刺置管造口术。如果患者需要长期肠内营养（＞4 周），

建议对其行经皮内镜胃造口术。

对于接受移植手术的患者，营养不良对其术后恢复的影响更大，因此，定期评估营养状况、给予合适的膳食更为重要。如存在营养不良的情况，建议使用额外的ONS甚至肠内营养。心、肺、肝、胰和肾移植后，尽量争取在24h内摄入正常食物或进行肠内营养。即使接受小肠移植者，也可以早期启动肠内营养，但在术后第一周的喂养速度应该非常谨慎地增加。

肿瘤患者的能量消耗大，老年肿瘤患者应优先考虑通过肠内营养提供足够的热量。研究表明，肠内营养与癌症患者氮平衡的改善及体重增加有关。如果口服和肠内营养摄入仅能补充<50%的热量需求且超过7天，必须联合实施肠内和肠外两种营养支持途径。如存在肠内营养禁忌证（如肠梗阻），应尽早实施肠外营养。

老年患者的身体功能退化、基础疾病多、个体差异大等因素给围手术期营养治疗带来了极大的挑战。对高风险营养不良老年患者，术前应该做好营养状态评估及营养风险筛查，再结合患者的基础疾病情况选择合适的营养支持方式及营养物质、剂型和容量。通过适当的围手术期营养支持可以减少高风险营养不良老年患者术后并发症的发生，促进患者早日康复。

（广东省人民医院 覃铁和）

参考文献

［1］赵琛，于圆圆，王旭惠，等．高龄老年患者吞咽障碍及误吸的筛查及临床特点［J］．中国康复2020，35（3）：150-152．

［2］ORTEGA O, MARTÍN A, CLAVÉ P. Diagnosis and management of oropharyngeal dysphagia among older persons, state of the art[J]. J Am Med Dir Assoc, 2017, 18 (7): 576-582.

［3］TAKEUCHI K, AIDA J, ITO K, et al. Nutritional status and dysphagia risk among community-dwelling frail older adults[J]. J Nutr Health Aging, 2014, 18 (4): 352-357.

［4］COCK C, BESANKO L, KRITAS S, et al. Impaired bolus clearance in asymptomatic older adults during high-resolution impedance manometry[J]. Neurogastroenterol Motil, 2016, 28 (12): 1890-1901.

［5］HALL K E, PROCTOR D D, FISHER L, et al. American gastroenterological association future trends committee report: effects of aging of the population on gastroenterology practice, education, and research[J]. Gastroenterology, 2005, 129 (4): 1305-1338.

［6］MOJET J, CHRIST-HAZELHOF E, HEIDEMA J. Taste perception with age: generic or specific losses in threshold sensitivity to the five basic tastes?[J]. Chem Senses, 2001, 26 (7): 845-860.

［7］GIEZENAAR C, TRAHAIR L G, RIGDA R, et al. Lesser suppression of energy intake by orally ingested whey protein in healthy older men compared with young controls[J]. Am J Physiol Regul Integr Comp Physiol, 2015, 309 (8): 845-854.

［8］NGUYEN V T T, TAHERI N, CHANDRA A, et al. Aging of enteric neuromuscular systems in gastrointestinal tract[J]. Neurogastroenterol Motil, 2022, 34 (6): e14352.

［9］WOOD RJ. Vitamin D and adipogenesis: new molecular insights[J]. Nutr Rev, 2008, 66(1): 40-46.

［10］MORABITO C, GUARNIERI S, CUCINA A, et al. Antioxidant strategy to prevent simulated microgravityinduced effects on bone osteoblasts[J]. Int J Mol Sci, 2020, 21(10): 3638.

[11] LAMMES E, AKNER G. Resting metabolic rate in elderly nursing home patients with multiple diagnoses [J]. J Nutr Health Aging, 2006, 10(4): 263-270.

[12] KALYANI R R, CORRIERE M, FERRUCCI L. Age-related and disease-related muscle loss: the effect of diabetes, obesity, and other diseases[J]. Lancet Diabetes Endocrinol, 2014, 2 (10): 819-829.

[13] VAN DEN BELD A W, KAUFMAN J M, ZILLIKENS M C, et al. The physiology of endocrine systems with ageing[J]. Lancet Diabetes Endocrinol, 2018, 6(8): 647-658.

[14] 朱鸣雷，黄宇光，刘晓红，等. 老年患者围手术期管理北京协和医院专家共识［J］. 协和医学杂志，2018，9（1）：36-41.

[15] SÁNCHEZ-RODRÍGUEZ D, MARCO E, RONQUILLO-MORENO N, et al. ASPEN-AND-ESPEN: A postacute-care comparison of the basic definition of malnutrition from the American Society of Parenteral and Enteral Nutrition and Academy of Nutrition and Dietetics with the European Society for Clinical Nutrition and Metabolism definition[J]. Clin Nutr, 2019, 38 (1): 297-302.

[16] REIS A M D, FRUCTHENICHT A V G, MOREIRA L F. NUTRIC score use around the world: a systematic review[J]. Rev Bras Ter Intensiva, 2019, 31(3): 379-385.

[17] GAILLARD C, ALIX E, SALLÉ A, et al. Energy requirements in frail elderly people: a review of the literature[J]. Clin Nutr, 2007, 26(1): 16-24.

[18] VOLKERT D, BECK A M, CEDERHOLM T, et al. ESPEN practical guideline: Clinical nutrition and hydration in geriatrics[J]. Clin Nutr, 2022, 41(4): 958-989.

[19] BAUER J, BIOLO G, CEDERHOLM T, et al. Evidence-based recommendations for optimal dietary protein intake in older people: a position paper from the PROT-AGE Study Group[J]. J Am Med Dir Assoc, 2013, 14(8): 542-559.

[20] VOLKERT D, BECK A M, CEDERHOLM T, et al. ESPEN guideline on clinical nutrition and hydration in geriatrics[J]. Clin Nutr, 2019, 38(1): 10-47.

[21] GOMES F, BAUMGARTNER A, BOUNOURE L, et al. Association of nutritional support with clinical outcomes among medical inpatients who are malnourished or at nutritional risk: an updated systematic review and meta-analysis[J]. JAMA Netw Open, 2019, 2(11): e1915138.

[22] AVENELL A, SMITH T O, CURTAIN J P, et al. Nutritional supplementation for hip fracture aftercare in older people[J]. Cochrane Database Syst Rev, 2016, 11: CD001880.

[23] WEIMANN A, BRAGA M, CARLI F, et al. ESPEN practical guideline: Clinical nutrition in surgery[J]. Clin Nutr, 2021, 40 (7): 4745-4761.

[24] 中华医学会肠外肠内营养学分会老年营养支持学组. 中国老年患者肠外肠内营养应用指南（2020）［J］. 中华老年医学杂志，2020，39（2）：119-132.

[25] ZHANG Y, TAN S, WU G. ESPEN PRACTICAL GUIDELINE: Clinical nutrition in surgery[J]. Clin Nutr, 2021, 40 (9): 5071.

[26] CHEN X, YANG K, ZHANG X, et al. Meta-analysis of preoperative oral nutritional supplements for patients with gastric cancer: East Asian experience[J]. Eur J Clin Nutr, 2020, 74 (7): 991-1000.

[27] 中国老年医学学会，中国老年医学学会重症医学分会. 中国老年重症患者肠内营养支持专家共识（2022）［J］. 中华危重病急救医学，2022，34（4）：337-342.

[28] TEPASKE R, VELTHUIS H, OUDEMANS-VAN STRAATEN H M, et al. Effect of preoperative oral

immune-enhancing nutritional supplement on patients at high risk of infection after cardiac surgery: a randomised placebo-controlled trial[J]. Lancet, 2001, 358 (9283): 696-701.

[29] CHALLINE A, RIVES-LANGE C, DANOUSSOU D, et al. Impact of oral immunonutrition on postoperative morbidity in digestive oncologic surgery: a nation-wide cohort study[J]. Ann Surg, 2021, 273(4): 725-731.

[30] CICHERO J A, LAM P, STEELE C M, et al. Development of international terminology and definitions for texture-modified foods and thickened fluids used in dysphagia management: the IDDSI framework[J]. Dysphagia, 2017, 32(2): 293-314.

[31] BRADY M, KINN S, STUART P. Preoperative fasting for adults to prevent perioperative complications[J]. Cochrane Database Syst Rev, 2003, 4: CD004423.

[32] ACKERMAN R S, TUFTS C W, DEPINTO D G, et al. How sweet is this? A review and evaluation of preoperative carbohydrate loading in the enhanced recovery after surgery model[J]. Nutr Clin Pract, 2020, 35(2): 246-253.

[33] CHENG P L, LOH E W, CHEN J T, et al. Effects of preoperative oral carbohydrate on postoperative discomfort in patients undergoing elective surgery: a meta-analysis of randomized controlled trials[J]. Langenbecks Arch Surg, 2021, 406 (4): 993-1005.

[34] HE Y, TANG X, NING N, et al. Effects of preoperative oral electrolyte-carbohydrate nutrition supplement on postoperative outcomes in elderly patients receiving total knee arthroplasty: a prospective randomized controlled trial[J]. Orthop Surg, 2022, 14(10): 2535-2544.

[35] AMERICAN SOCIETY OF ANESTHESIOLOGISTS COMMITTEE. Practice guidelines for preoperative fasting and the use of pharmacologic agents to reduce the risk of pulmonary aspiration: application to healthy patients undergoing elective procedures: an updated report by the American Society of Anesthesiologists Committee on Standards and Practice Parameters[J]. Anesthesiology, 2011, 114 (3): 495-511.

[36] NOBA L, WAKEFIELD A. Are carbohydrate drinks more effective than preoperative fasting: A systematic review of randomised controlled trials[J]. J Clin Nurs, 2019, 28(17-18): 3096-3116.

[37] AMER M A, SMITH M D, HERBISON G P, et al.Network meta-analysis of the effect of preoperative carbohydrate loading on recovery after elective surgery[J]. Br J Surg, 2017, 104(3): 187-197.

[38] XU Q Q, GUO L L, LOU J H, et al. Effect of prophylactic gastrostomy on nutritional and clinical outcomes in patients with head and neck cancer[J]. Eur J Clin Nutr, 2022, 76(11): 1536-1541.

[39] OJO O, OJO O O, FENG Q, et al. The effects of enteral nutrition in critically ill patients with COVID-19: a systematic review and meta-analysis[J]. Nutrients, 2022, 14(5): 1120.

[40] Doley J. Enteral nutrition overview[J]. Nutrients, 2022, 14(11): 2180.

[41] WISCHMEYER P E, CARLI F, EVANS D C, et al. American society for enhanced recovery and perioperative quality initiative joint consensus statement on nutrition screening and therapy within a surgical enhanced recovery pathway[J]. Anesth Analg, 2018, 126(6): 1883-1895.

[42] 中华医学会肠外肠内营养学分会，中国医药教育协会加速康复外科专业委员会. 加速康复外科围术期营养支持中国专家共识（2019 版）[J]. 中华消化外科杂志，2019，18（10）：897-902.

[43] MARTÍNEZ-ORTEGA A J, PIÑAR-GUTIÉRREZ A, SERRANO-AGUAYO P, et al. Perioperative nutritional support: a review of current literature[J]. Nutrients, 2022, 14 (8): 1601.

[44] REIGNIER J, BOISRAMÉ-HELMS J, BRISARD L,

et al. Enteral versus parenteral early nutrition in ventilated adults with shock: a randomised, controlled, multicentre, open-label, parallel-group study (NUTRIREA-2) [J]. Lancet, 2018, 391(10116): 133-143.

[45] MIYAUCHI Y, FURUKAWA K, SUZUKI D, et al. Additional effect of perioperative, compared with preoperative, immunonutrition after pancreaticoduodenectomy: A randomized, controlled trial[J]. Int J Surg, 2019, 61: 69-75.

[46] DEFTEREOS I, YEUNG J M, ARSLAN J, et al. Adherence to ESPEN guidelines and associations with postoperative outcomes in upper gastrointestinal cancer resection: results from the multi-centre NOURISH point prevalence study[J]. Clin Nutr ESPEN 2022, 47: 391-398.

[47] VAN NOORT H H J, ETTEMA R G A, VERMEULEN H, et al. Outpatient preoperative oral nutritional support for undernourished surgical patients: A systematic review[J]. J Clin Nurs, 2019, 28(1-2): 7-19.

[48] BOZZETTI F. Nutritional interventions in elderly gastrointestinal cancer patients: the evidence from randomized controlled trials[J]. Support Care Cancer, 2019, 27(3): 721-727.

第二节　非阿片类镇痛药减少术后老年患者谵妄的发生

术后谵妄（postoperative delirium，POD）是老年患者围手术期最常见的并发症，是以注意力、意识及认知功能波动性障碍为特征的急性精神障碍。POD 患病率在不同手术人群中差异显著。在接受复杂或紧急手术的老年患者中，POD 的发生率为 17%～61%，通常发生在术后第 1～3 天，在低风险手术（如选择性髋关节置换术和膝关节置换术）患者中，其发生率仅为 0.7%～2.2%。谵妄会给患者及其家属带来巨大的负担，可能会给患者带来应激障碍、抑郁和焦虑、延长患者住院时间、神经及运动功能损伤甚至死亡等不良结局，同时对护理谵妄患者的医护人员也有消极的心理影响。

谵妄的病因复杂，包括直接中枢神经系统损伤和异常的应激反应。这两种机制可以影响任何年龄的患者，尤其是老年患者，因其存在不同程度的神经退行性病变，大脑功能对病理生理压力的脆弱性增加。约 40% 的 POD 通常是可逆和可预防的。如何预防和治疗 POD 是目前临床亟待解决的问题。

一、非阿片类镇痛药减少术后谵妄

阿片类药物是围手术期患者常用的镇痛药，但其与老年患者 POD 的发生相关。阿片类药物通过 μ 受体抑制 γ- 氨基丁酸（γ-aminobutyric acid，GABA）中间神经元活动，促进多巴胺释放，同时也通过微透析输送到脑桥网状结构，使胆碱能投射神经元超极化，减少额叶脑桥网状结构中乙酰胆碱的释放，促进 POD 的发生。非阿片类镇痛药的使用减少了阿片类药物的使用剂量，减轻了相应的不良反应，同时在 POD 的预防方面也显示出积极的作用。特别是非甾体抗炎药（non-steroidal anti-inflammatory drugs，NSAIDs）、α_2 肾上腺素能受体激动剂及类固醇在降低老年患者 POD 中显示出良好的前景。

1. NSAIDs　NSAIDs 通过抑制环氧合酶（cyclooxygenase，COX），减少末梢前列腺素的合成，减轻手术创伤引起的炎症反应，从而缓解末梢的伤害性感受及疼痛直觉，同时还可以通过中枢性抗伤害感受效应，抑制前列腺素的合成，从而引起强效镇痛作用。NSAIDs常通过静脉或口服按计划给药，镇痛作用有封顶效应，但当添加至阿片类药物中时，NSAIDs能产生很强的镇痛效果。

Wang等研究了氟比洛芬酯在用于老年患者非心脏大手术后镇痛作用时对谵妄的影响，发现在140例65岁以上患者中，舒芬太尼组和舒芬太尼联合氟比洛芬酯组之间在POD的总体发生率上没有显著差异，但在70岁以上的患者中，舒芬太尼联合氟比洛芬酯组的POD发生率显著低于舒芬太尼组（5.1% *vs.* 20.7%，$P=0.045$）。在按手术类别、手术位置或性别分类的患者中，POD的发生率在组间没有差异。Huang等进行的荟萃分析发现，围手术期使用帕瑞昔布能够有效预防老年患者POD的发生率，帕瑞昔布降低POD的发生率与其抗炎作用、镇痛作用和神经保护作用相关。Mu等进行的一项随机对照试验发现，在老年患者髋关节或膝关术后，使用帕瑞昔布联合吗啡镇痛能降低POD的发生率，而且不会增加不良事件，同时在术后24h、48h和72h吗啡的摄入量明显少于安慰剂组。

目前研究人员对于NSAIDs降低老年患者POD的机制尚不清楚。单用阿片类药物可能不足以有效缓解疼痛，尤其是在骨科手术后的患者中。同时大剂量阿片类药物的应用会使不良反应（如呼吸抑制及术后恶心、呕吐等）的发生风险增加，亦会增加POD的风险。NSAIDs联合阿片类药物多模式镇痛，能够提高镇痛效果，降低阿片类药物的摄入量，减少术后并发症的发生，从而降低老年患者POD的发生。

2．α_2肾上腺素能受体激动剂　α_2肾上腺素能受体激动剂是一类G蛋白偶联受体，存在于中枢神经系统和周围神经系统。作用机制有以下两种：其一为激活G_1蛋白依赖性钾离子通道，使细胞超极化，阻断神经元放电；其二为激活G_0蛋白偶联的钙离子通道，使钙离子内流减少，阻断局部电信号传导。常见的α_2肾上腺素能受体激动剂为右美托咪定和可乐定。右美托咪定和可乐定都可激动α_1和α_2受体，右美托咪定对α_2受体的选择性为可乐定的8倍，因此，右美托咪定的镇痛效果更明显，对血流动力学的影响更小，而可乐定的降压作用相对显著，适用于需要镇痛的高血压患者。

最近一项纳入2183例患者的荟萃分析显示，与安慰剂组相比，围手术期使用右美托咪定镇痛可使65岁以上全身麻醉非心脏手术患者POD的发生率减少43%～77%，但术后住院时间与全因死亡率无显著差异，术中心动过缓（*RR* 1.39）与术中低血压（*RR* 1.25）的发生率却显著增加。另一篇研究右美托咪定与心脏手术患者POD之间关系的系统综述纳入了12篇文章，结果均显示，与其他镇痛药相比，应用右美托咪定可明显减少心脏术后患者谵妄的发生，其中2篇文章还指出，与应用丙泊酚和吗啡相比，接受右美托咪定镇痛的患者POD的发生时间较晚。目前对于右美托咪唑和可乐定镇痛的最佳剂量、给药途径及给药时间尚无定论。Shokri等进行了一项随机对照研究，研究纳入286例接受冠脉搭桥手术的老年患者，将患者随机分为右美托咪定组和可乐定组，右美托咪定组患者术中接受0.7～1.2μg/（kg·h）的初始输注，可乐定组患者术中接受0.5μg/kg的初始输注，根据RASS镇静评分及血压调整剂量，静脉输注持续24h。结果显示，可乐定组术中及术后低血压的发生率更高，右美托咪定组发生谵妄的风险和持续时间更低，机械通气持续时间、ICU住院时间更短，在死亡率上也更低。

右美托咪定与可乐定作为α_2肾上腺素能受体激动剂，虽然镇痛效果远不如阿片类药物，但通过多种镇痛药的联合应用，可获得更好的镇痛效果，并减少POD的发生及药物不良反应。

3．类固醇　类固醇可以抑制术后炎症反应，减少术后恶心、呕吐及疼痛的发生。由于全身性炎症反应在谵妄病理生理过程中的作用，使很多研究开始探讨预防性类固醇的使用是否可以降低谵妄的发生率。Clemmesen 等对 117 例老年髋部骨折患者进行了一项单中心、随机、双盲、安慰剂对照试验，以观察术前单次静脉注射 125mg 甲泼尼龙是否能降低 POD 的严重程度和 / 或发生率。结果发现，术前单剂量 125mg 甲泼尼龙并不降低 POD 的严重程度，但可能会降低老年患者髋部骨折 POD 的发生率和疲劳的严重程度，从而使患者能够重新活动。而 Kluger 等进行的针对髋部骨折手术患者的随机对照试验结果与之形成了对比，该试验将地塞米松与安慰剂进行了比较。研究发现，接受地塞米松治疗患者 POD 的严重程度明显降低，然而，谵妄的发生率并未受到影响，考虑到可能是样本量相对较小，研究无法发现组间结果的重要差异。在老年胃肠外科手术中，Xiang 等对 168 例 65～80 岁计划行腹腔镜胃肠手术的患者进行了一项随机、双盲、安慰剂对照试验，旨在评估术前单剂量甲泼尼龙是否能降低接受胃肠手术的老年患者 POD 的发生率。结果显示，与安慰剂相比，甲泼尼龙可显著降低术后 72h 谵妄的发生率［9（10.7%）*vs.* 20（23.8%），$P=0.03$，*OR* 2.22，95%*CI* 1.05～4.59］。

类固醇在减少 POD 方面具有潜在作用，但同时不能忽视其所带来的不良反应。类固醇的不良反应与剂量和持续使用时间有关，围手术期单次使用通常被认为是安全的，并不会抑制下丘脑 - 垂体 - 肾上腺功能。类固醇围手术期使用的常见问题包括伤口愈合延迟、感染及高血糖。目前尚缺乏针对老年患者的大量循证医学证据，对控制不佳的糖尿病患者可能要更加谨慎。

4. 氯胺酮　氯胺酮的镇痛作用主要是通过阻滞脊髓至网状结构对痛觉传入的信号及其与阿片受体的结合来实现的，但其对脊髓丘脑传导无影响，因而对内脏疼痛的改善有限。随着医学研究的推进，人们发现氯胺酮在缓解抑郁症、改善认知功能障碍、改善慢性疼痛相关的认知功能损伤及免疫调节方面有一定的作用。

Hudetz 等对 2007—2009 年年龄≥55 岁并计划进行择期体外循环冠状动脉搭桥术和 / 或瓣膜置换 / 修复术的 78 例患者（26 例被随机分配到氯胺酮组，26 例被随机分配到安慰剂组，26 例被随机分配到非手术对照组）进行了一项前瞻性随机研究。结果显示，氯胺酮对谵妄有显著的预防效果（28% 的患者绝对减少值，$P=0.01$），但这可能与该药物自身的精神效应有关。而 2017 年发表于 *Lancet* 的一项多中心、国际随机试验（PODCAST）并未重现上述结果，其研究提示，在对年龄≥60 岁的高龄患者行重大手术过程中使用亚麻醉剂量的氯胺酮不会减少 POD 的发生率，不会改善术后疼痛，也不能减少术后阿片类药物的使用量。2018 年一项纳入 6 项随机对照试验的荟萃分析显示，接受氯胺酮治疗的患者 POD 的发生率与安慰剂组比较无显著差异，但其术后认知功能障碍（postoperative cognitive dysfunction，POCD）的发生率有所下降。因此，术中应用氯胺酮这种药物的价值与风险必须重新考虑，后续仍需进一步的深入研究以确定术中使用氯胺酮对 POD 及并发症的预防是否真正有益。

5. 加巴喷丁　加巴喷丁是一种常用于治疗神经性疼痛的抗惊厥药。目前越来越多地被超适应证使用，以作为缓解术后疼痛的辅助药物，并减少术后疼痛和阿片类药物的消耗。梁振英等进行了一项随机、双盲、安慰剂对照试验，研究了使用加巴喷丁在控制术后疼痛并预防 POD 中的作用。研究共纳入 697 例（年龄≥65 岁）在加州大学旧金山医学中心接受脊柱手术或关节置换手术的患者，患者被随机分配至安慰剂组（$n=347$）和加巴喷丁组（$n=350$），在手术和麻醉前 1～2h 给予加巴喷丁（或安慰剂）900mg，在术后前 3 天给予加巴喷丁（或安慰剂）300mg（3 次 / 天），主要结局是 POD，次要结局是术后疼痛、阿片类药物的使用量及住院时间。结果显示，前 3 天 POD 的总发生率为 22.4%，加巴喷丁组为 24.0%，安慰剂组为 20.8%，（95%*CI* −3.22～9.72，$P=0.30$）。根据手术类型、麻醉类型、术前风险状态进行亚组分层时，两组之间的谵妄发生率没有差异。尽管对POD没有影响，但结果显示，加巴喷丁可以减少阿片类药物的剂量。虽然术后阿片类药物的使用量减少，但围手术期加巴喷丁的应用并未减少POD的发生率。

二、多模式疼痛管理策略与术后谵妄

术后疼痛使老年人患POD的风险增加，阿片类药物在治疗疼痛的同时也可以引起谵妄。因此，临床医师越来越多地转向多模式疼痛管理策略，并提出了一种有希望的干预措施——使用辅助性非阿片类药物治疗来减轻术后疼痛及减少阿片类药物的使用，以降低POD的发生率。

最近几项多中心研究表明，通过增加辅助镇痛药不仅可以减少阿片类药物的使用，还可以降低POD的发生风险。在一项纳入620例60岁以上接受择期全髋关节或膝关节置换术患者的随机、双盲、双中心试验中，研究者将入选患者按1：1的比例分配至帕瑞昔布组（手术结束时使用40mg，然后每12小时服用1次，为期3天）和安慰剂组（使用生理盐水），所有患者术中均联合采用脊椎麻醉和硬膜外麻醉，术后静脉注射吗啡以镇痛。主要转归是术后5天内谵妄的发生率。结果显示，谵妄的发生率从安慰剂组的11.0%（34/310）显著降低到帕瑞昔布组的6.2%（19/310）（*OR* 0.56，95%*CI* 0.33～0.96，*P*＝0.031）。术后24h、48h和72h，帕瑞昔布组疼痛的严重程度和吗啡的累积用量显著低于安慰剂组（*P*＜0.01）。Cozowicz C等利用Premier Healthcare数据库进行了一项大规模回顾性队列分析。研究选取2006—2016年265 538例后路腰椎融合术患者，将纯阿片类镇痛与多模式镇痛进行比较，多模式镇痛即全身阿片类镇痛＋对乙酰氨基酚、类固醇、加巴喷丁类药物、氯胺酮、非甾体抗炎药（NSAIDs）、环氧化酶-2（COX-2）抑制剂。研究人员采用混合效应模型研究了多模态镇痛与阿片类药物处方剂量、住院时间/费用及阿片类药物相关并发症之间的关系。结果显示，多模态疼痛管理在阿片类药物中添加NSAIDs/COX-2抑制剂时，与减少阿片类药物处方剂量（－13.3%，95%*CI* －16.7%～9.7%）、住院费用（－2.9%，95%*CI* －3.9%～1.8%）和住院时间（－7.3%，95%*CI* －8.5%～6.1%）相关。多模式镇痛亦与胃肠道并发症的逐步降低（*OR* 0.95，95%*CI* 0.88～1.04）及POD的发生率减少相关（*OR* 1.14，95%*CI* 1.00～1.32）。

三、总结

围手术期特别是在老年患者中使用辅助性非阿片类镇痛药物治疗可以减轻术后疼痛并减少阿片类药物的使用，同时可以降低POD的发生率。但应用非阿片类镇痛药物预防POD时，应根据手术方式、患者个体因素等，考虑其潜在益处与造成的伤害风险之间的平衡。

（绍兴市人民医院 应利君 吕 铁 李智鑫）

参考文献

[1] ZHAO W, HU Y, CHEN H, et al. The effect and optimal dosage of dexmedetomidine plus sufentanil for postoperative analgesia in elderly patients with postoperative delirium and early postoperative cognitive dysfunction: a single-center, prospective, randomized, double - blind, controlled trial[J]. Front

Neurosci, 2020, 14: 549516.

[2] JIN Z, HU J, MA D. Postoperative delirium: perioperative assessment, risk reduction, and management[J]. Br JAnaesth, 2020, 125(4): 492-504.

[3]YANG Q, WANG J, HUANG X, et al. Incidence and risk factors associated with postoperative delirium following primary elective total hip arthroplasty: a retrospective nationwide inpatient sample database study[J]. BMC Psychiatry, 2020, 20(1): 343.

[4] PARTRIDGE J S L, CRICHTON S, BISWELL E, et al. Measuring the distress related to delirium in older surgical patients and their relatives[J]. Int J Geriatr Psychiatry, 2019, 34: 1070-1077.

[5] JIN Z, HU J, MA D. Postoperative delirium: perioperative assessment, risk reduction, and management[J]. Br J Anaesth, 2020, 125(4): 492-504.

[6] HUGHES C G, BONCYK C S, CULLEY D J, et al. American society for enhanced recovery and perioperative quality initiative joint consensus statement on postoperative delirium prevention[J]. Anesth Analg, 2020, 130(6): 1572-1590.

[7] THOMAS N, COLEMAN M, TERRY D. Nurses' experience of caring for patients with delirium: systematic review and qualitative evidence synthesis[J]. Nurs Rep, 2021, 11(1): 164-174.

[8] WANG Y Y, YUE J R, XIE D M, et al. Effect of the tailored, familyinvolved hospital elder life program on postoperative delirium and function in older adults: a randomized clinical trial[J]. JAMA Intern Med, 2020, 180(1): 17-25.

[9] OSMAN N I, BAGHDOYAN H A, LYDIC R. Morphine inhibits acetylcholine release in rat prefrontal cortex whendelivered systemically or by microdialysis to basal forebrain[J]. Anesthesiology, 2005, 103(4): 779-787.

[10] WICK E C, GRANT M C, WU C L. Postoperative Multimodal Analgesia Pain Management With Nonopioid Analgesics and Techniques: A Review[J]. JAMA Surg, 2017, 152(7): 691-697.

[11] WANG X, WANG Y, HU Y, et al. Effect of flurbiprofen axetil on postoperative delirium for elderly patients[J]. Brain Behav, 2019, 9(6): e01290.

[12] HUANG J M, LV Z T, ZHANG B, et al. Intravenous parecoxib for early postoperative cognitive dysfunction in elderly patients: evidence from a meta-analysis[J]. Expert Rev Clin Pharmacol, 2020, 13(4): 451-460.

[13] MU D L, ZHANG D Z, WANG D X, et al. Parecoxib supplementation to morphine analgesia decreases incidence of delirium in elderly patients after hip or knee replacement surgery: a randomized controlled trial[J]. Anesth Analg, 2017, 124(6): 1992-2000.

[14] QIN C, JIANG Y, LIN C, et al. Perioperative dexmedetomidine administration to prevent delirium in adults after non-cardiac surgery: A systematic review and meta-analysis[J].J Clin Anesth, 2021, 71(4): 413-420.

[15] HALPIN E, INCH H, O'NEILL M. Dexmedetomidine's relationship to delirium in patients undergoing cardiac surgery: a systematic review[J]. Crit Care Nurs Q, 2020, 43(1): 28-38.

[16] SHOKRI H, ALI I. A randomized control trial comparing prophylactic dexmedetomidine versus clonidine on rates and duration of delirium in older adult patients undergoing coronary artery bypass grafting[J]. J Clin Anesth, 2020, 61: 109622.

[17] CLEMMESEN C G, LUNN T H, KRISTENSEN M T, et al. Effect of a single pre-operative 125 mg dose of methylprednisolone on postoperative delirium in hip fracture patients; a randomised, double-blind, placebo-controlled trial[J]. Anaesthesia, 2018, 73(11): 1353-1360.

[18] KLUGER M T, SKARIN M, COLLIER J, et al. Steroids to reduce the impact on delirium (STRIDE): a double-blind, randomised, placebo-controlled feasibility

trial of pre-operative dexamethasone in people with hip fracture[J]. Anaesthesia, 2021, 76(8): 1031-1041.

[19] XIANG X B, CHEN H, WU Y L, et al. The Effect of preoperative methylprednisolone on postoperative delirium in older patients undergoing gastrointestinal surgery: a randomized, double-Blind, placebo-controlled trial[J]. J Gerontol A Biol Sci Med Sci, 2022, 77(3): 517-523.

[20] WILSON S H, WILSON P R, BRIDGES K H, et al. Nonopioid analgesics for the perioperative geriatric patient: a narrative review[J]. Anesth Analg, 2022, 135(2): 290-306.

[21] MOON T S, SMITH K M. Ketamine use in the surgical patient: a literature review[J]. Curr Pain Headache Rep, 2021, 25(3): 17.

[22] HUDETZ J A, PATTERSON K M, IQBAL Z, et al. Ketamine attenuates delirium after cardiac surgery with cardiopulmonary bypass[J]. J Cardiothorac Vasc Anesth, 2009, 23: 651-657.

[23] AVIDAN M S, MAYBRIER H R, ABDALLAH A B, et al. Intraoperative ketamine for prevention of postoperative delirium or pain after major surgery in older adults: an international, multicentre, double-blind, ran-domised clinical trial[J]. Lancet, 2017, 390: 267-275.

[24] HOVAGUIMIAN F, TSCHOPP C, BECK-SCHIMMER B, et al. Intraoperative ketamine administration to preventdelirium or postoperative cognitive dysfunction: a sys-tematic review and meta-analysis[J]. Acta Anaesthesiol Scand, 2018, 62: 1182-1193.

[25] CHINCHOLKAR M. Gabapentinoids: pharmacokinetics, pharmacodynamics and considerations for clinical practice[J]. Br J Pain, 2020, 14(2): 104-114.

[26] LEUNG J M, SANDS L P, CHEN N, et al. Perioperative gabapentin does not reduce postoperative delirium in older surgical patients: a randomized clinical trial[J]. Anesthesiology, 2017, 127(4): 633-644.

[27] SWARBRICK C J, PARTRIDGE J S L. Evidence-based strategies to reduce the incidence of postoperative delirium: a narrative review[J]. Anaesthesia, 2022, 77 Suppl 1: 92-101.

[28] MU D L, ZHANG D Z, WANG D X, et al. Parecoxib supplementation to morphine analgesia decreases incidence of delirium in elderly patients after hip or knee replacement surgery: a randomized controlled trial[J]. Anesth Analg, 2017, 124(6): 1992-2000.

[29] COZOWICZ C, BEKERIS J, POERAN J, et al. Multimodal pain management and postoperative outcomes in lumbar spine fusion surgery: a population-based cohort study[J]. Spine (Phila Pa 1976), 2020, 5(9): 580-589.

第三节　基于预测模型的老年重症患者多器官功能障碍综合征的预警

多器官功能障碍综合征（multiple organ dysfunction syndrome，MODS）在危重患者中非常常见，是重症监护病房（intensive care unit，ICU）主要的死亡原因。MODS 的病死率高达 50%～70%。目前我国人口老龄化严重，老年人因基础疾病多、脏器储备能力差、免疫力低下等原因，导致 MODS 的发病率和病死率较高。王士雯等提出了“老年多器官功能障碍综合征（multiple organ dysfunction syndrome in the elderly，MODSE）”这个概念。MODSE 是指老年人（>65 岁）在器官老化和患有多种慢性疾病的基础上，由于某种诱因激发，在短时间内 2 个或 2 个以上器官序贯或同时出现功能不全或衰竭的临床综合征。MODSE 多表现为病情进展迅速、临床表现多种多样、全身炎症反应综合征（systemic inflammatory response syndrome，SIRS）症状不显著，是一个有别于一般 MODS 的独立的临床综合征，其病死率非常高。有研究表明，若发生≥3 个器官功能衰竭，患者的死亡率可达 50%～100%，是导致老年重症患者死亡的主要原因之一。与非老年患者相比，老年患者的病程迁延，病情较重，发生功能障碍的器官系统数量、既往慢性基础疾病比例和数目及脑功能障碍的发生率较高，总住院病死率和发生各脏器功能障碍的病死率均较高。

MODSE 的病因有许多，其中以感染和重要脏器基础疾病的恶化最为常见，肺部感染居首位，占发病诱因的 73.1%，其他部位感染的总和仅为 9%。MODSE 的发病机制尚不明确，目前国内外认同的 MODSE 的发生机制包括过度全身性炎症、微循环改变、线粒体功能障碍及全身血管内补体系统和 / 或凝血级联反应的激活。促炎和抗炎反应之间的稳态丧失被认为是 MODS 发展的关键。

国内外关于 MODSE 的文献及研究非常少，目前临床上常用的脓毒症相关性器官功能衰竭评价（sepsis-related organ failure assessment，SOFA）、急性生理学和慢性健康状态评分Ⅱ（APACHE Ⅱ）主要通过使用器官特异性简单参数评估器官功能障碍的严重程度。SOFA 评分不能区分潜在疾病引起的慢性器官功能障碍和与危重疾病相关的急性器官功能障碍的影响。机器学习可根据不同临床需求及数据特征建立预测模型，与临床常用评分相比，能更好地预测不良结局的发生。机器学习近年来被逐渐应用于临床医学的多个领域。机器学习的本质是通过算法使机器从大量的数据中学习规律并形成响应模型，并对该模型进行验证与改进，通过确定正确的概率分布来推断最可能成功的决策，从而对新的样本做出识别及预测。机器学习越来越多地被用于在许多医学领域开发创新的临床决策支持系统，并显示出自动预测各种患者状况及协助临床决策的巨大潜力。

一、机器学习用于预测 MODSE 患者死亡的风险

Liu 等进行了一个多中心研究，纳入 198 家医院患者，收集了患者入住 ICU 第 1 天的年龄、性别、体重指数（body mass index，BMI）、查尔森共病指数、编码状态、生命体征、肌酐、白细胞、尿量、机械通气、持续肾脏替代治疗及血管加压药等数据，使用 XG-Boost 来构建模型，用 SHAP 方法来解释预测，并与基线模型和常规临床评分系统（包括 SOFA、简化急性生理学评分和急性生理学Ⅲ评分）进行比较，得出的模型整合了跨越生理和老年相关变量的数据，且优于现在广泛使用的评分，可以准确预测 MODSE 患者的死亡风险。该研究还发现，年轻患者与老年患者之间存在差异。在肾脏生物标志物中，最大血尿素氮在年轻老年患者中更为重要，而最大肌酐在老年患者中更加重要。在肝脏生物标志物中，最大碱性磷酸酶在年轻老年患者中更为重要，而最大谷草转氨酶在老年患者中更加重要。

虎磐等提取了 MIMIC- Ⅲ数据库中的数据，纳入 14 329 例 MODSE 患者，采集人口统计学信息、入住 ICU 第 1 天的生命体征、临床干预措施及 SIRS 评分等，将 SOFA 作为模型参数，比较两组患者各指标之间的差异，采用 XGBoost 模型算法进行模型训练，研究死亡相关特征重要性的排名分布，用受试者工作特征曲线评估模型对 MODSE 患者死亡风险的预测价值。模型特征排名前 10 位的指标为呼吸频率、活化的部分凝血酶原时间、年龄、体温、BMI、收缩压、血小板、血糖、休克指数、细胞计数。Xgboost 模型预测 MODSE 患者死亡的 AUC 为 0.853，敏感度为 0.824，特异度为 0.725，准确率为 0.854，高于 SOFA 等各类评分。可以看出，XGBoost 的预测性能更佳。

二、机器学习用于预测老年重症患者单个器官功能损伤的风险

邬金鸣等以 6h 为步长提取了 MIMIC- Ⅲ数据库中的数据，应用逻辑回归、支持向量机、随机森林和轻量梯度提升机（light gradient bcosting machine，LightGBM）构建了重症老年患者急性肾损伤连续风险预测模型，基于 AUC、精确度及召回率进行结果评估，对当前 6h 的数据进行预测，LightGBM 的 AUC 达 0.845～0.925，随机森林、支持向量机和逻辑回归的最高 AUC 均＜0.73，表明应用 LightGBM 预测老年重症患者发生急性肾损伤（acute kidney injury，AKI）的风险是可行的，且其效能优于其他模型。

PENG 等进行了一项多中心研究，对 53 944 例住院老年患者（年龄＞65 岁）的数据进行了回顾性分析，纳入 944 例急性肾脏病患者并随访 1 年，建立了老年住院 AKI 患者死亡率预测模型，分别预测老年患者发生 AKI 后 30 天内和 1 年内的死亡风险。研究发现，AKI 的类型、器官系统衰竭的数量、蛋白尿及急性心肌梗死都是老年 AKI 患者短期和长期死亡的独立危险因素。研究还发现，AKI 阶段不是短期和长期死亡率的危险因素。临床医师应更多关注老年 AKI 合并症患者，因为他们有发生器官衰竭及死亡的高风险。但仅考虑 AKI 患者的一个特征不足以预测预后，许多危险因素均会影响 AKI 的预后。

机器学习在 MODSE 中的应用可以帮助临床医师早期识别 MODSE，预测 MODSE 患者的死亡风险，从而指导临床治疗，做到早期干预。对老年患者的临床特征及危险因素进行分析、尽早开始治疗和预防，以及使用合理的评分系统进行早期预测，可以降低 MODSE 患者的发病率和死亡率。机器学习为 MODSE 的诊疗带来了新的希望和挑战。挑战主要包括如何收集更具有代表性的数据，并如何将其应用到临床中。同时，目前缺乏对 MODSE 模型统一公认的评价标准，而且不是所有的研究都显示了有希望的结果，其所导致的错误成本是不可预估的。与其他科学领域一样，医疗卫生系统也面临着向数据驱动科学快速转型的挑战，如何将与 MODSE 相关的机器学习研究结果转化为真正意义上的临床进展是未来应关注的方向。机器学习革命正在不断临近，还需要做更多的工作来确保未来充满希望而不是陷阱。

中国已进入老龄化社会，MODSE 的发病率在逐年增高。机器学习作为医疗发展的新思路，在 MODSE 诊疗过程中亦发挥着重要的作用。未来可以开展更广泛的研究，将机器学习引入 MODSE 的临床工作中，使其成为诊治 MODSE 的辅助决策工具，有助于减轻患者的负担。

（浙江医院　蔡国龙）

参 考 文 献

［1］ WATSON R S, CROW S S, HARTMAN M E, et al. Epidemiology and outcomes of pediatric multiple organ dysfunction syndrome[J]. Pediatr Crit Care Med, 2017, 18(3_suppl Suppl 1): S4-S16.

［2］ 钱方毅. 老年多器官功能不全综合征的临床重要性［J］. 实用老年医学，2004，5：228-230.

［3］ 王士雯，谭端军. 老年多器官功能不全的研究现状与展望［J］. 内科急危重症杂志，1999，4：

146-147.
[4] 谭清武，李庆华. 老年多器官功能不全综合征的研究现状[J]. 中国康复理论与实践，2007，1：48-50.
[5] 徐海，范玲，黄芪，等. 老年重症肺炎合并多器官功能衰竭的临床分析[J]. 中华医院感染学杂志，2017，27（7）：1518-1520.
[6] 齐海宇，阴赪宏，王超，等. 老年多器官功能障碍综合征患病特点的临床分析[C]. 2008 全国中西医结合危重病、急救医学学术会议，天津，2008-10.
[7] 北京市科委重大项目 MODS 课题组. 1087 例多器官功能障碍综合征临床流行病学调查[J]. 中国危重病急救医学，2007，1：2-6.
[8] FULLERTON J N, SINGER M. Organ failure in the ICU: cellular alterations [J]. Semin Respir Crit Care Med, 2011, 32(5): 581-586.
[9] RAMIREZ M. Multiple organ dysfunction syndrome[J]. Curr Probl Pediatr Adolesc Health Care, 2013, 43(10): 273-277.
[10] POOLE D, ROSSI C, LATRONICO N, et al. Comparison between SAPS II and SAPS 3 in predicting hospital mortality in a cohort of 103 Italian ICUs. Is new always better? [J]. Intensive Care Med, 2012, 38(8): 1280-1288.
[11] LEE K S, SHEEN S S, JUNG Y J, et al. Consideration of additional factors in Sequential Organ Failure Assessment score[J]. J Crit Care, 2014, 29(1): 185.
[12] BRAZEAU N F, PINTO E G, HARVEY H B, et al. Critical limb ischemia: an update for interventional radiologists[J]. Diagn Interv Radiol, 2013, 19(2): 173-180.
[13] PAPPADA S M. Machine learning in medicine: It has arrived, let's embrace it [J]. J Card Surg, 2021, 36(11): 4121-4124.
[14] YUE S, LI S, HUANG X, et al. Machine learning for the prediction of acute kidney injury in patients with sepsis[J]. J Transl Med, 2022, 20(1): 215.
[15] NGIAM K Y, KHOR I W. Big data and machine learning algorithms for health-care delivery[J]. Lancet Oncol, 2019, 20(5): e262-e273.
[16] LIU X, DUMONTIER C, HU P, et al. Clinically interpretable machine learning models for early prediction of mortality in older patients with multiple organ dysfunction syndrome (MODS): an international multicenter retrospective study[J]. J Gerontol A Biol Sci Med Sci, 2022, 78(4): 718-726.
[17] 虎磐，刘晓莉，毛智，等. 基于集成机器学习的ICU 老年多器官功能不全早期死亡风险预测模型[J]. 解放军医学院学报，2019，40（6）：513-518.
[18] 邬金鸣，孙海霞，王嘉阳，等. 基于电子病历的重症老年患者急性肾损伤连续风险预测研究[J]. 首都医科大学学报，2022，43（4）：600-609.
[19] PENG J C, WU T, WU X, et al. Development of mortality prediction model in the elderly hospitalized AKI patients[J]. Sci Rep, 2021, 11(1): 15157.
[20] 李春辉. 老年多器官功能不全综合征的研究进展[J]. 实用老年医学，2018，32（10）：911-914.
[21] 姜莲莲，谢剑锋，杨毅. 机器学习在脓毒症诊治中的研究进展[J]. 中华重症医学电子杂志（网络版），2021，7（03）：252-257.

第四节 老年慢性重症患者：ICU 获得性衰弱的防治是关键

重症监护病房（intensive care unit，ICU）存活者常出现多器官长期后遗症，包括慢性危重病（chronic critical illness，CCI）和重症监护后综合征（post-intensive care syndrome，PICS）。CCI 通常被定

义为危重患者经过一系列治疗后呈现的一种亚急性疾病状态，通常指 ICU 住院时间超过 21 天且需要长时间高强度护理，其特点是患者住院时间长、死亡率高，给患者带来了极大的痛苦，同时也消耗了大量的医疗资源。PICS 是指入住 ICU 的患者出院后遗留的健康问题，包括器官功能障碍、认知及心理问题。

ICU 获得性衰弱（intensive care unit acquired weakness，ICU-AW）是重症患者常见的并发症之一，与患者短期和长期预后不良有关。ICU-AW 是指当患者病情危重时出现的除疾病本身以外没有其他合理解释的全身性肢体无力综合征，主要机制是由神经轴索和 / 或骨骼肌功能障碍造成的危重病并发症，其病理生理复杂多样，主要是危重病性多神经病（critical illness polyneuropathy，CIP）和危重病性肌病（critical illness myopathy，CIM），二者也可统称为危重病性神经肌病（CINM）。ICU-AW 通常是全身性的、对称的，并且会影响肢体（近端多于远端）和呼吸肌，而面部和眼部肌肉则不会受到影响。ICU-AW 会增加 ICU 长期死亡率、机械通气、住院时间及医疗保健相关的费用，增加康复中心长期护理的可能性，降低身体功能和生活质量，还可能出现认知障碍、抑郁、焦虑等，上述症状可持续数天乃至 2 年以上，尤其是神经受累亚型，可长期遗留后遗症，危害极大。

及时诊断 ICU-AW 并针对病因进行早期防治有重要的临床意义。但临床上对于 ICU 获得性衰弱的重视程度及评估频率常满足不了需要，其间既有医务人员因认识不足造成忽略的原因，也有因患者存在认知障碍等因素造成的评估困难。一项涉及 3000 余例 ICU 相关人员的问卷调查显示，仅有 27% 的调查者治疗过 ICU-AW，19% 的受访者主动评估过是否患有 ICU-AW。

ICU-AW 在重症患者尤其是 CCI 老年患者中更多见。随着全球老龄化加剧，ICU 老年患者的占比迅速增加，CCI 及 ICU-AW 受到越来越多的关注。本文主要针对如何防治 ICU-AW 及改善老年 CCI 做一综述。

一、流行病学

有研究报道，ICU 住院患者中，CCI 患者占 5%～10%。ICU-AW 的患病率因纳入研究的患者人群、风险因素、评估时机、诊断方法及对患者院前肌肉功能或整体功能状态的不一致而有很大的差异。一项系统评价报告了 31 项研究，ICU-AW 的中位患病率为 43%（四分位距为 25%～75%）。近期一项对重症新型冠状病毒感染患者的研究显示，ICU-AW 在重症新型冠状病毒感染患者中的发病率高于普通重症肺炎患者，为 65%～80%。随着老龄化的加剧及研究人员对该病的深入研究，其患病率可能更高。

二、危险因素

ICU-AW 的危险因素分为可调节的和不可调节的因素。不可调节的危险因素包括严重疾病、脓毒症及重度炎症状态、多器官功能衰竭、新型冠状病毒感染、高龄、女性等；可调节的危险因素包括低体重、高血糖、肠外营养、药物（使用神经肌肉阻滞剂、皮质类固醇、氨基糖苷类药物和血管活性药物）、制动、合并症及更长的机械通气时间和 ICU 停留时间等。对危重病发生前患有衰弱的老年重症患者而言，危重疾病将使其衰弱症状进一步加重。

三、诊断

ICU-AW 的诊断标准目前尚未统一。在危险因素的影响下，临床表现需满足以下 3 个标准即可怀疑 ICU-AW：①临床表现与神经肌肉异常有关；②临床表现是在危重疾病期间获得的无病前存在的证据；③除危重病外，不能用任何合理的病因来解释症状。

ICU-AW 的评估和检查方法包括：①外周肌力测试。最广泛使用的是 6 级医学研究委员会评分，总分为 60 分，＜48 分考虑存在 ICU-AW，此外还有手持式握力测定及电生理检查［包括全神经传导检查、肌电图检查、单神经传导检查及直接肌肉刺激等］。②影像学技术评估肌肉质量的方法有超声、CT 及 MRI。③双能 X 射线吸收测定法、中子活化分析及生物电阻抗测量。④神经和肌肉活检可以提供重要信息并阐明患病机制。⑤呼吸肌力量评估，如评估最大吸气和呼气压力，以及通过跨膈压力对整体的呼吸肌力量进行检测。以上检测方法均有优缺点及实用意义。

四、预防和治疗措施

由于现有的预防和治疗措施效果非常有限，一些研究得出了矛盾的结果。研究显示，采取集束化的综合防治措施有肯定的疗效。已有的防治措施除积极治疗脓毒症等原发疾病外，还包括避免高血糖、避免早期肠外营养及全营养、减少镇静、早期活动、神经肌肉电刺激、使用药物及 ICU 出院后的康复等。

（一）避免高血糖

在早期使用肠外营养的情况下，与耐受明显的高血糖相比，严格控制血糖，以正常空腹水平为目标，可降低外科、内科和儿科 ICU 患者的发病率和死亡率。强化胰岛素治疗可降低 CIP 和 CIM 的风险，并有助于减少 MV 的持续时间、ICU 停留时间和 180 天死亡率，但会增加由此带来的低血糖的风险。然而，对最佳血糖目标仍然存在争议，因为多中心随机对照试验（randomized controlled trial，RCT）研究表明，中等血糖水平可能更为安全。因此，ICU 患者的最佳血糖目标还需要进一步研究。

（二）避免早期肠外营养及全营养

由危重疾病相关的厌食和胃肠功能障碍引起的严重热量缺乏与肌肉萎缩和虚弱有关。肌肉萎缩一直被认为是肌肉无力的主要肌源性成分。基于观察性研究和专家意见，为了预防肌肉萎缩，营养指南提倡早期全营养，优先通过肠内途径而不是肠外途径补充，强调提供足够的蛋白质作为增强肌肉质量的底物。然而，大型 RCT 显示，早期全肠道喂养达标与低热量喂养相比，自入住 ICU 后的 1 年，并不能提高患者受损的生理功能，因此，很多研究者不再支持这种激进的喂养策略。事实上，虽然第一周停止肠外营养会造成大量营养素的缺乏，但由肠外营养带来的并发症更会延迟重症成人和儿童患者的恢复，对患者的影响更为严重。

早期肠外营养引起的危害包括更多 ICU-AW 的发生及恢复受损、更长时间的呼吸机依赖及在 ICU 的停留时间更长，但未减少肌肉萎缩，说明早期危重患者的分解代谢状况不能因人工喂养而改变。另外，静脉添加氨基酸而非葡萄糖及脂肪，对重症患者不利，因为氨基酸会迅速降解并转换为尿素，但不能合成肌肉蛋白。氨基酸也会抑制肌细胞的自噬，而肌细胞自噬的抑制被认为是 ICU-AW 的机制之一。因此，入住 ICU 1 周内，关于对重症患者添加人工营养的组分、理想的剂量及时机等问题，还需要进一步的研究来证实。

（三）尽量减少镇静

不活动会增加 ICU 获得性虚弱的风险，因此，研究人员测试了（早期）活动和身体康复是否会降低这种风险。此类干预显然需要一项尽量减少镇静的策略。有趣的是，每天中断镇静药输注被证明可以减少机械通气的持续时间及患者对 ICU 的依赖。目前研究人员已经评估了几种（早期）动员和康复模式，但结果不一致。尽管一些系统评价和荟萃分析的结论支持这种干预，但得出的证据质量较低。

（四）早期活动

积极的活动和康复提高了 ICU 患者出院时的肌肉力量，同时提高了出院时在没有帮助情况下行走的可能性，并导致在第 180 天之前的存活天数和出院天数增加。研究人员进一步建议在 ICU 进行高剂量康复以改善 6 个月时的生活质量。最近的一项分析得出结论，与标准护理或非早期康复相比，早期康复能改善短期身体相关结果，从而降低 ICU 获得性虚弱的风险。以定期体育锻炼的形式进行的康复已被证明可以有效避免和改善危重症肌病对衰弱的影响。体育锻炼可以减少局部及全身炎症，并可诱导全身代谢的改变。

（五）神经肌肉电刺激

由于缺乏合作性，大部分患者无法早期主动活动，因此建议使用神经肌肉电刺激（neuromuscular electrical stimulation，NMES）作为替代方案。目前已经在危重患者中进行了几项小型 RCT 研究，NMES 的使用频率、强度及持续时间各不相同，结果也大不相同，这就限制了数据的汇集和解释。但最近的系统评价和荟萃分析并未显示与常规护理相比，使用 NMES 患者的肌肉力量对机械通气和重症监护的依赖性有显著改善。

（六）药物治疗及尽量避免或减量的药物

对最初有希望的药物干预措施（如合成代谢类固醇氧雄龙、生长激素、普萘洛尔、免疫球蛋白及谷氨酰胺治疗）的系统评价显示，目前还不能在常规实践中推荐采用其中的任何一种。研究显示，与常规治疗浅镇静组相比，早期持续使用神经肌肉阻滞剂对重度急性呼吸窘迫综合征（acute respiratory distress syndrome，ARDS）患者的体力活动会造成不良影响且增加心血管不良事件的发生风险，却并不降低患者的 90 天死亡率。神经肌肉阻滞剂可使重症新型冠状病毒感染患者患 ICU-AW 的风险增加 9 倍以上，提示应尽量避免或减少神经肌肉阻滞剂的使用。对于糖皮质激素是否会促使 ICU-AW 的发生，目前有不同的研究结论。总之，研究显示，应控制糖皮质激素的使用剂量及使用时间。

（七）ICU 早期康复和出院后康复

早期干预以预防或减轻 ICU 获得性虚弱的衰弱后果显然很重要。然而，由于研究规模较小，在入住常规病房和出院后进行基于运动的康复是否有益尚不清楚。

（八）多学科协作

Wang 等的研究显示，由重症医师、护士、康复师、心理治疗师、营养师等组成的早期多学科康复团队的建立，可预防 ICU-AW 等并发症，缩短患者的康复过程，提高患者的日常生活能力、肌肉力量及生活质量，这是重症患者早期康复的有效干预策略。

（九）ICU 集束化综合干预措施

由美国重症医学会发起的“ICU 解放协作”项目研究显示，通过在 ICU 内实行 ABCDEF 集束化综合干预措施（“A”代表评估 / 预防 / 治疗疼痛，“B”代表浅镇静及自主呼吸试验，“C”代表镇痛镇静药物的合理选择，“D”代表谵妄的评估 / 预防 / 治疗，“E”代表早期运动及康复，“F”代表家庭参与及授权）7 天后，可显著降低入院后的 7 天死亡风险（调整的 *HR* 0.32）、次日机械通气风险（调整的 *OR* 0.28）、物理约束的使用风险（调整的 *OR* 0.37）、出院后去下级医院而不是直接回家的风险（调整的 *OR* 0.64），且上述预防效果与综合措施的完成数量呈剂量正相关反应，完成数量越多，预防效果越好，其中“A”“C”“E”F”集束化措施被推荐用于预防 ICU-AW。

（十）其他

1．基于间充质干细胞的治疗　一些数据表明，在败血症小鼠模型中，使用间充质干细胞来恢复肌肉卫星细胞中的线粒体功能，可能是未来 ICU-AW 潜在的治疗方向。

2．基于微小核糖核酸（micro RNA，miR）的疗法　预测在危重病幸存者中调节肌肉萎缩和衰弱相关基因表达网络的顶级 miR 被称为“主 miR 调节剂”。肌肉细胞中功能的获得和丧失实验用于证明选定的主 miR 调节剂与体外肌生成之间的因果关系。重要的是，这些 miRs 本身可能作为 ICU-AW 的治疗靶点或药物。一小群预计会影响肌肉生成和肌肉生物能量利用并建立差异表达基因模块的主要 miR 调节剂可能会驱动危重病幸存者的持续肌肉萎缩、虚弱及肌肉恢复。根据 miR 的特征，所有患者在 ICU 出院后早期出现修复性增殖和肥大反应，而在持续肌肉萎缩的患者与成功重建肌肉质量的患者中，从长期来看不再明显。 鉴于 miR 模拟物和 miR 抑制剂具有被开发为治疗剂的潜力，这些发现可能使未来潜在的临床干预成为可能。

3．中医中药　当前中医界对 ICU-AW 已有一定的探索，多集中在中药及针刺等措施干预 ICU-AW 的疗效中。

五、总结

ICU-AW 是危重疾病的常见并发症，与发病率和死亡率相关。在入住 ICU 期间定期重复出现是诊断的基石。ICU-AW 的管理以预防为主，在积极控制脓毒症等原发病的基础上，尽量减少镇静和制动、限制与 ICU-AW 相关药物的使用、合理进行血糖控制和胰岛素治疗、避免早期肠外营养及全营养治疗等可积极预防及改善预后，采用以康复为主要目的的多学科协作模式及 ABCDEF 集束化的综合管理模式，对 ICU-AW 的防治具有更大的作用。由于目前尚未证实具体有效的药物干预，因此，还需要进一步的研究来探索新的预防和治疗策略，以及大型 RCT 来评估这些策略。此外，神经功能缺损可能在 ICU 出院后持续存在，这是 ICU 后综合征的一部分，它强调了重症监护医师在 ICU 出院后跟踪随访这部分患者的重要性。很重要的是，只有积极提高 ICU 医护人员对 ICU-AW 的认识，提高诊断率，并采取相应的防治措施，才能进一步降低慢性重症尤其是老年慢性重症疾病为老年患者带来的危害。

（四川省医学科学院　四川省人民医院　赵　航　曾庆萃　龙怀聪）

参考文献

[1] VOIRIOT G, OUALHA M, PIERRE A, et al. Chronic critical illness and post-intensive care syndrome: from pathophysiology to clinical challenges[J]. Ann Intensive Care, 2022, 12(1): 58

[2] KASINATHAN A, SHARAWAT I K, SINGHI P, et al.Intensive care unit-acquired weakness in children: a prospective observational study using simplified serial electrophysiological testing (PEDCIMP study)[J]. Neurocritical Care, 2021, 34(3): 927-934.

[3] VANHOREBEEK I, LATRONICO N, BERGHE G.ICU acquired weakness[J].Intensive Care Med, 2020, 46(4): 637-653.

[4] ZHANG W, WU J, GU Q, et al.Changes in muscle ultrasound for the diagnosis of intensive care unit acquired weakness in critically ill patients[J].Scientific Reports, 2021, 11(1): 1-11.

[5] WU Y，ZHANG Z，JIANG B, et al. Current practice and barriers to ICU-acquired weakness assessment: a cross-sectional survey[J]. Physiotherapy, 2021, 112: 135-142.

[6] PIVA S, FAGONI N, LATRONICO N. Intensive care unit-acquired weakness: unanswered questions and targets for future research[J]. F1000Res, 2019, 8: F1000.

[7] RAHIMINEZHAD E, ZAKERI M A, DEHGHAN M. Muscle strength/intensive care unit acquired weakness in COVID-19 and non-COVID-19 patients[J]. Nurs Crit Care, 2022, 27: 12830.

[8] NÚÑEZ-SEISDEDOS M N, LÁZARO-NAVAS I, LÓPEZ-GONZÁLEZ L, et al. Intensive care unit-acquired weakness and hospital functional mobility outcomes following invasive mechanical ventilation in patients with COVID-19: a single-centre prospective cohort study[J]. J Intensive Care Med, 2022, 37(8): 1005-1014.

[9] WOLFE K S, PATEL B K, MACKENZIE E L, et al. Impact of vasoactive medications on ICU-acquired weakness in mechanically ventilated patients[J]. Chest, 2018, 154(4): 781-787.

[10] TORTUYAUX R, DAVION J B, JOURDAIN M. Intensive care unit-acquired weakness: Questions the clinician should ask[J]. Rev Neurol (Paris), 2022, 178(1-2): 84-92.

[11] PUN B T, BALAS M C, BARNES-DALY M A, et al. Caring for critically ill patients with the ABCDEF bundle: Results of the ICU liberation collaborative in over 15, 000 adults[J]. Crit Care Med, 2019, 47: 3-14

[12] MART M F, PUN B T, PANDHARIPANDE P, et al. ICU Survivorship-The Relationship of Delirium, Sedation, Dementia, and Acquired Weakness[J]. Crit care Med, 2021, 49(8): 1227-1240.

[13] GUNST J, VAN DEN BERGHE G. Intensive care nutrition and post intensive care recovery[J]. Crit Care Clin, 2018, 34: 573-583.

[14] VANHOREBEEK I, VERBRUGGEN S, CASAER M P, et al. Effect of early supplemental parenteral nutrition in the paediatric ICU: a preplanned observational study of post-randomisation treatments in the PEPaNIC trial[J]. Lancet Respir Med, 2017, 5: 475-483.

[15] THIESSEN S E, DERDE S DERESE I, et al. Role of glucagon in catabolism and muscle wasting of critical illness and modulation by nutrition[J]. Am J Respir Crit Care Med, 2017, 196: 1131-1143;

[16] GUNST J, VANHOREBEEK I, THIESSEN S E, et al. Amino acid supplements in critically ill patients[J]. Pharmacol Res, 2018, 130: 127-131.

[17] GUNST J, VAN DEN BERGHE G. Intensive care nutrition and post intensive care recovery[J]. Crit Care

Clin, 2018, 34: 573-583.

[18] LATRONICO N, HERRIDGE M, HOPKINS R O, et al. The ICM research agenda on intensive care unit-acquired weakness[J]. Intensive Care Med, 2017, 43: 1270-1281.

[19] TIPPING C J, HARROLD M, HOLLAND A, et al. The effects of active mobilisation and rehabilitation in ICU on mortality and function: a systematic review[J]. Intensive Care Med, 2017, 43: 171-183.

[20] ZHANG L, HU W, CAI Z, et al. Early mobilization of critically ill patients in the intensive care unit: a systematic review and meta-analysis[J]. PLoS ONE, 2019, 14: e0223185.

[21] ZAYED Y, KHEIRI B, BARBARAWI M, et al. Effects of neuromuscular electrical stimulation in critically ill patients: A systematic review and meta-analysis of randomised controlled trials[J]. Aust Crit Care, 2020, 33(2): 203-210.

[22] SHEPHERD S J, NEWMAN R, BRETT S J, et al. Pharmacological therapy for the prevention and treatment of weakness after critical illness: a systematic review[J]. Crit Care Med, 2016, 44: 1198-1205.

[23] NATIONAL HEART, LUNG, AND BLOOD INSTITUTE PETAL CLINICAL TRIALS NETWORK. Early Neuromuscular Blockade in the Acute Respiratory Distress Syndrome[J]. N Engl J Med, 2019, 380(21): 1997-2008.

[24] NÚÑEZ-SEISDEDOS M N, LÁZARO-NAVAS I, LÓPEZ-GONZÁLEZ L, et al. Intensive care unit-acquired weakness and hospital functional mobility outcomes following invasive mechanical ventilation in patients with COVID-19: a single-centre prospective cohort study[J]. J Intensive Care Med, 2022, 37(8): 1005-1014.

[25] KIM S Y, KUMBLE S, PATEL B, et al. Managing the rehabilitation wave: rehabilitation services for COVID-19 survivors[J]. Arch Phys Med Rehabil, 2020, 101(12): 2243-2249.

[26] WANG B, HE X, TIAN S, et al. Influence of early multidisciplinary collaboration on prevention of ICU-acquired weakness in critically ill patients[J]. Dis Markers, 2022, 2022: 3823368.

[27] ZIMMERMAN J J, HARMON L A, SMITHBURGER P L, et al. Choosing wisely for critical care: The next five[J]. Crit Care Med, 2021, 49: 472-481.

[28] ROCHETEAU P, CHATRE L, BRIAND D, et al. Sepsis induces long-term metabolic and mitochondrial muscle stem cell dysfunction amenable by mesenchymal stem cell therapy[J]. Nat Commun, 2015, 6: 10145.

[29] WALSH C J, ESCUDERO KING C, GUPTA M, et al. MicroRNA regulatory networks associated with abnormal muscle repair in survivors of critical illness[J]. J Cachexia Sarcopenia Muscle, 2022, 13(2): 1262-1276.

[30] 赵馥，林新锋，陈伟焘，等. 强肌健力方治疗 ICU 得性肌无力的疗效观察与机制探讨［J］. 广州中医药大学学报，2019，36（4）：481-486.

[31] 俞静玉，吴力，刘文奇. 针刺联合四妙汤加减治疗湿热型 ICU 获得性肌无力 37 例临床研究［J］. 江苏中医药，2019，51（6）：66-68.

第二十三章 高 原 重 症

第一节 星形胶质细胞在高原脑水肿发病中的作用

暴露于高海拔后发生的脑水肿称为“高原脑水肿”（high-altitude cerebral edema，HACE），通常被认为是急性高山病（acute mountain sickness，AMS）的延伸。HACE 是海拔超过 2500m 的罕见并发症，往往在急进高原或海拔快速上升后发生。研究表明，HACE 可能发生在儿童、青少年、成年人等各年龄段人群中。年轻男性和患有高原肺水肿（high altitude pulmonary edema，HAPE）的人群更易发生 HACE。有报道显示，成人 HACE 的发病率为 0.5%～3.4%，具体数值取决于海拔高度和海拔上升的速度。近几年随着高原旅游及开发等的不断发展，从平原到达高原的人数不断增加，HAPE 的发病率有上升趋势。儿童发病率与成年人相似。HACE 的风险因素包括高海拔疾病的既往史、缺乏适应、重体力消耗及从低海拔地区上升较快。因此，有学者建议预防 HACE 的最有效方法是每晚在 2500m 以上的海拔高度逐渐上升不超过 500m，每 3～4 晚在同一海拔高度增加 1 天。当出现 HACE 后，早期往往表现为剧烈头痛、呕吐、视力障碍、共济失调等症状，严重者还可出现低血糖、低体温、低钠血症、酸中毒及癫痫发作等症状，随后会昏迷甚至死亡。海拔降低后症状可得到一定程度的缓解，若不及时处理往往会造成严重的并发症，危及生命。

星形胶质细胞是一类外胚层、神经上皮来源的神经细胞，是哺乳动物脑内分布最广泛的一类细胞，也是胶质细胞中体积最大的一种，负责中枢神经系统的稳态。星形胶质细胞形成了血脑屏障的实质部分，是血脑屏障不可或缺的组成部分，并通过分泌生长因子、形态发生素及细胞外囊泡与内皮细胞交换。这些分泌因子通过调节紧密连接蛋白的表达来控制血脑屏障的完整性。星形胶质细胞 - 内皮细胞通讯在与血脑屏障损伤相关的各种神经系统疾病中尤为重要。近年来的研究认为，星形胶质细胞在 HACE 的发生发展中起重要作用。

一、星形胶质细胞与大脑类淋巴系统

脑脊液沿着贯穿脑动脉周围的血管间隙（所谓的“Virchow-Robin 空间”）流入脑实质。进一步的研究表明，来自动脉周围间隙的水通过水通道蛋白 4（AQP-4）主动输送到间质间隙。然后，间质液通过 AQP-4 水通道被清除到脑静脉周围的血管周围间隙，这一过程被称为脑部的类淋巴系统。用于预防 HACE 的药物乙酰唑胺是 AQP-4 的分子阻断剂。这种药物对 AQP-4 的阻断发生在 AQP-4 分子的细胞外孔入口处，在大脑中星形胶质细胞末端的血管周围侧。抑制大脑动脉周围星形胶质细胞中的这些水通道会减少水流入间质间隙，但同时在类淋巴系统静脉侧阻断 AQP-4 会損失水，因此，净效应

将接近于零。AQP-4 分子在星形胶质细胞上表达，这些神经胶质细胞在这一过程中起主要作用。

大脑的类淋巴系统在 HACE 的发病机制中可能发挥重要作用。水通道蛋白是类淋巴系统的主要成分，水主要通过 AQP-4 水通道进入大脑的细胞间隙。似乎在脑实质中发现的大部分水都是通过 AQP-4 通道进入这个空间的。此外，水分子主要通过血管周围间隙静脉侧星形胶质细胞表达的 AQP-4 通道离开细胞间隙。因此，在病理状态下，星形胶质细胞在大脑类淋巴系统中参与脑水肿的形成。

对星形胶质细胞介导的间质液体流动的发现解决了水如何进入和离开脑实质的谜团。一般来说，水不能像在其他组织中那样自由地流入细胞外脑间隙。大脑血管中的内皮细胞构成血脑屏障，负责维持中枢神经系统的稳态，与周围的内皮细胞有很大不同。它们的特点是存在紧密连接、黏附分子低表达、缺乏窗孔及最小的胞饮活性。在缺氧、炎症等因素的刺激下，这些结构会发生病理改变，大脑类淋巴系统受到影响，使血脑屏障被破坏。有学者提出，改变了的脑间质液体流动在几种脑部病变中起重要作用，包括神经退行性疾病（如阿尔茨海默病和帕金森病）及某些类型的脑水肿。因此，HACE 很可能与大脑类淋巴系统损害造成脑间质内水的流通受阻，从而使星形胶质细胞介导的间质液体流量改变有关。

研究标明，水分子不能自由地进入脑实质。大部分水通过星形胶质细胞上表达的 AQP-4 水通道进入大脑细胞间隙。这些水通道不仅可以在脑脊液和脑实质之间进行水交换，而且还有助于从脑组织中清除废物。尽管血脑屏障的破坏似乎是脑水肿的先决条件，但水分子无论来自毛细血管腔还是来自 Virchow-Robin 空间，都应该通过这些水通道进入脑实质。因此，HACE 的产生可能不仅源于血脑屏障的破坏，还可能与星形胶质细胞 AQP-4 的功能改变有关，水通道在这里也发挥着重要作用。研究表明，AQP-4 的调节作用在脑水肿的发展和消退中都存在，也都起着至关重要的作用。

HACE 与高海拔地区的睡眠密切相关。虽然在清醒的状态下大脑的耗氧量更高，但是在高海拔地区，清醒的大脑对缺氧的敏感性似乎低于睡眠中的大脑。这是因为大脑类淋巴系统主要在睡眠期间活跃，水通过 AQP-4 水通道的流动主要发生在睡眠期间。目前尚不清楚哪种机制激活了睡眠大脑中的 AQP-4 通道。一些研究人员认为，睡眠期间脑血管搏动的增加及睡眠期间的身体姿势（侧卧位和俯卧位）可能会激活大脑类淋巴系统。因此，睡眠中的大脑更容易出现水肿。在高海拔地区，睡眠是发生 HACE 的众所周知的风险因素，避免 HACE 的一种常见方法是“爬高、睡低”。

大脑类淋巴系统是一种被逐渐认识的途径，大脑通过该途径回收间质液并清除代谢废物。现在的观点认为大脑类淋巴系统在脑积液稳态中发挥重要作用，可以控制脑脊液的流入和流出。星形胶质细胞上表达的 AQP-4 是一种双向水通道蛋白，在大脑类淋巴系统稳态中起核心作用。

二、星形胶质细胞与低氧

随着海拔升高，大气压逐渐降低，环境发生着变化，空气中的氧分压及氧含量也逐渐下降，因此，吸入气的氧含量较低海拔地区明显降低。高原低气压、低氧含量、干燥寒冷、强辐射及气候多变的环境对人体健康有巨大的影响，高海拔地区急慢性缺氧可诱发机体产生多种病理生理变化。

大脑对缺氧特别敏感，高原持续缺氧时大脑中动脉直径和流速的增加会造成脑血流量增加，脑供氧是通过增加动脉流入来维持的，而这一过程先于脑水肿的发展。缺氧也是增加微血管通透性的重要因素。在低氧压和高海拔红细胞增多症的影响下，缺氧诱导的脑血管舒张，导致脑微血管床过度灌注，进而导致颅内高压伴毛细血管压力升高及毛细血管渗漏。这些压力源对血脑屏障的破坏导致随后的血管源性脑水肿。对HACE患者的神经影像学检查也显示，大脑存在血管源性水肿伴白质和胼胝体微出血。但是，也有学者反对将容量超负荷和颅内高压作为主要原因，因为他们认为缺氧诱导自由基形成，导致 Na^+/K^+ ATP酶泵受损/失效，导致星形胶质细胞因氧化应激造成渗透性肿胀，随后出现细胞毒性水肿。动物实验已经发现，在啮齿动物中，低压缺氧与星形胶质细胞AQP-4的表达增加有关。在暴露于间歇性缺氧的小鼠中，AQP-4在星形胶质细胞中的表达也同样增加。然而，在另一项动物实验中，星形胶质细胞的AQP-4表达的增加仅在接受低压缺氧和促炎刺激（注射脂多糖）的啮齿动物中被观察到。在该实验中，研究人员还发现，在联合暴露于低压缺氧和脂多糖后，血脑屏障的通透性增加，导致维持血脑屏障完整性的蛋白质表达减少。低压缺氧引起的细胞毒性脑水肿除了与血脑屏障的破坏有关之外，还与星形胶质细胞AQP-4的表达增加使其介导的间质液流量改变有关。

有研究在体内实验中通过将小鼠暴露于低压缺氧（海拔7000m）环境中诱导HACE模型，发现小胶质细胞被激活并迁移到血管中。高选择性CSF-1R抑制剂（PLX5622）去除小胶质细胞明显缓解了脑水肿。体外实验发现，缺氧可以诱导培养的小胶质细胞活化，导致内皮紧密连接的破坏及星形胶质细胞的肿胀。缺氧通过上调核呼吸因子1（nuclear respiratory factor 1，NRF1）激活小胶质细胞，进而通过转录激活核因子kappa B p65（nuclear factor kappa B p65，NF-κB p65）和线粒体转录因子A（mitochondrial transcription factor A，TFAM）诱导炎症因子释放，从而发生炎症反应。炎症反应通过上调星形胶质细胞上的AQP-4，造成星形胶质细胞肿胀，从而发生脑水肿。因此，高原低氧可造成患者缺氧，通过刺激小胶质细胞及星形胶质细胞的活化造成脑血管内皮紧密连接破坏，并且产生炎症反应，促使星形胶质细胞上的主要水通道蛋白AQP-4表达上调，最终发生细胞毒性脑水肿。

高原脑水肿是一种潜在的致命性脑病，与高原低压缺氧的时间依赖性暴露有关。HACE的形成受血管源性水肿和细胞毒性水肿的影响。星形胶质细胞及其表达的AQP-4在HACE的发生发展中起重要作用。目前关于星形胶质细胞在HACE中的确切作用机制还不十分明确，期待未来进一步的研究来证实。

（西安交通大学第一附属医院 郭利涛
青海省人民医院 陈 强 马四清）

参考文献

[1] SIMKA M, LATACZ P, CZAJA J. Possible role of glymphatic system of the brain in the pathogenesis of high-altitude cerebral edema[J]. High Alt Med Biol, 2018, 19(4): 394-397.

[2] JENSEN J D, VINCENT A L. High Altitude Cerebral Edema[M].Treasure Island (FL): StatPearls Publishing, 2023.

[3] BENJAMIN D O, BASNYAT B, MATTINGLY B, et al. Pediatric high altitude cerebral edema in the nepal himalayas[J]. Wilderness Environ Med, 2019, 30(3): 306-309.

[4] ZELMANOVICH R, PIERRE K, FELISMA P, et al. High altitude cerebral edema: improving treatment options[J].Biologics (Basel), 2022, 2(1): 81-91.

[5] TURNER R E F, GATTERER H, FALLA M, et al. High-altitude cerebral edema: Its own entity or end-stage acute mountain sickness? [J]. J Appl Physiol, 2021, 131: 313-325.

[6] ZUBIETA-CALLEJA G R, ZUBIETA-DEURIOSTE N. High Altitude Pulmonary Edema, High Altitude Cerebral Edema, and Acute Mountain Sickness: an enhanced opinion from the High Andes-La Paz, Bolivia 3, 500 m[J]. Rev Environ Health, 2022, 2.

[7] PIVORIŪNAS A, VERKHRATSKY A. Astrocyte-endotheliocyte axis in the regulation of the blood-brain barrier[J]. Neurochem Res, 2021, 46(10): 2538-2550.

[8] PREININGER M K, KAUFER D. Blood-brain barrier dysfunction and astrocyte senescence as reciprocal drivers of neuropathology in aging[J]. Int J Mol Sci, 2022, 23(11): 6217.

[9] HABLITZ L M, NEDERGAARD M. The glymphatic system: a novel component of fundamental neurobiology[J]. J Neurosci, 2021, 41(37): 7698-7711.

[10] PLOG B A, NEDERGAARD M. The glymphatic system in central nervous system health and disease: past, present, and future[J]. Annual Review of Pathology, 2018, 13(1): 379-394.

[11] BENVENISTE H, ELKIN R, HEERDT P M, et al.The glymphatic system and its role in cerebral homeostasis[J]. J Appl Physiol, 2020, 129: 1330-1340.

[12] SALMAN M M, KITCHEN P, ILIFF J J, et al. Aquaporin 4 and glymphatic flow have central roles in brain fluid homeostasis[J]. Nat Rev Neurosci, 2021, 22: 650-651.

[13] KITCHEN P, SALMAN M M, HALSEY A M, et al. Targeting aquaporin-4 subcellular localization to treat central nervous system edema[J]. Cell, 2020, 181(4): 784-799.

[14] LIU X Q, PAN C, SI L N, et al. Definition of acute respiratory distress syndrome on the plateau of Xining, Qinghai: a verification of the Berlin Definition Altitude-PaO2/FiO2-Corrected Criteria[J]. Front Med (Lausanne), 2022, 9: 648835.

[15] PROBST C K, MONTESI S B, MEDOFF B D, et al. Vascular permeability in the fibrotic lung[J]. Eur Respir J, 2020, 56(1): 1900100.

[16] 马四清. 高原慢性低氧暴露下的急性呼吸窘迫综合征：更应关注右心功能［J］. 解放军医学杂志，2022，47（4）：0321-0325.

[17] SYDYKOV A, MAMAZHAKYPOV A, MARIPOV A, et al. Pulmonary hypertension in acute and chronic high altitude maladaptation disorders[J].Int J Environ Res Public Health, 2021, 18(4): 1692.

[18] ANDERSSON U, OTTESTAD W, TRACEY K J. Extracellular HMGB1: a therapeutic target in severe pulmonary inflammation including COVID-19? [J]. Mol Med, 2020, 26(1): 1-13.

[19] URUSHIDA Y, KIKUCHI Y, SHIMIZU C, et al. Improved neuroimaging findings and cognitive function in a case of high-altitude cerebral edema[J]. Intern Med, 2021, 60(8): 1299-1302.

[20] SCHMIDT W F J, WACHSMUTH N, JIMENEZ J, et al. Hemoglobin Mass and Blood Volume in Patients With Altitude-Related Polycythemia[J]. Front Physiol, 2022, 13: 867108.

[21] HACKETT P H, YARNELL P R, WEILAND D A, et al. Acute and Evolving MRI of High-Altitude Cerebral Edema: Microbleeds, Edema, and Pathophysiology[J]. AJNR Am J Neuroradiol, 2019, 40(3): 464-469.

[22] WANG C, YAN M, JIANG H, et al. Mechanism of aquaporin 4 (AQP 4) up-regulation in rat cerebral edema under hypobaric hypoxia and the preventative effect of puerarin[J]. Life Sci, 2018, 193: 270-281.

[23] ZHOU Y, HUANG X, ZHAO T, et al. Hypoxia augments LPS-induced inflammation and triggers high altitude cerebral edema in mice[J]. Brain Behav

Immun, 2017, 64: 266-275.

[24] WANG X, CHEN G, WAN B, et al. NRF1-mediated microglial activation triggers high-altitude cerebral edema[J]. J Mol Cell Biol, 2022, 14(5): mjac036.

第二节　海拔与新型冠状病毒感染：朋友还是敌人

在高海拔地区观察到的呼吸反应/症状与由严重急性呼吸综合征冠状病毒2型（severe acute respiratory syndrome coronavirus 2，SARS-CoV-2）引起的新型冠状病毒感染相关的呼吸反应/症状有一些相似之处，即动脉血氧分压（PaO_2）减少（即低氧血症）、过度换气引起的二氧化碳分压降低（即低碳酸血症）及严重病例中急性呼吸窘迫综合征（acute respiratory distress syndrome，ARDS）的发展。然而，尽管新型冠状病毒感染诱发的ARDS与高海拔疾病的病理生理存在重叠，但这些症状在其他疾病（如心力衰竭、肺栓塞、慢性阻塞性肺疾病等）的病理过程中也很常见。迄今为止，高原/低氧暴露在预防SARS-CoV-2感染或治疗受感染个体方面的影响及其风险和/或益处仍未知。虽然海拔与新型冠状病毒感染引起的缺氧之间明确存在一些类似的结局（如呼吸模式改变和全身性低氧血症），但在以下5个方面仍存在分歧。

一、高原疾病与SARS-CoV-2诱发的病理是否具有相似的机制

高原肺水肿（high-altitude pulmonary ederna，HAPE）是由过度缺氧性肺血管收缩（hypoxic pulmonary vasoconstriction，HPV）和异常高的平均肺动脉（pulmonary artery，PA）压力引起的非心源性肺水肿，导致非炎症性肺泡-毛细血管渗漏及水肿形成。与HAPE相比，ARDS中仅适度升高的PA压力构成了后果而非原因，新型冠状病毒感染诱导的ARDS的主要特征是细胞因子介导的严重炎症反应，除此之外，还会严重影响肺气体交换和毛细血管完整性。冠状病毒被认为可以通过与膜结合的血管紧张素转换酶2（angiotensin-converting enzyme 2，ACE2）之间的相互作用来感染呼吸道上皮细胞。此外，有学者提出SARS-CoV-2的刺突蛋白对ACE2的下调、血管紧张素Ⅱ的升高及血管紧张素1～7的降低有相关的有害影响，这一点可以解释新型冠状病毒感染患者中出现的细胞因子风暴和多器官功能障碍。

二、用于治疗高海拔疾病的药物是否对治疗新型冠状病毒感染有效

补充氧气供应是HAPE的首选疗法，可导致HPV和PA压力的迅速降低，然后在数小时/数天内完全恢复。在新型冠状病毒感染患者中，若有严重呼吸窘迫，建议对SpO_2为90%～95%的患者补充氧疗。具有临床意义的解释是关于地塞米松在严重新型冠状病毒感染患者中的有效性的新发现，因为这种药物也被认为是预防严重高原疾病的“灵丹妙药”。

三、高海拔地区的新型冠状病毒感染患病率是否较低

通过比较高海拔和低海拔地区（如中国西藏自治区、玻利维亚及厄瓜多尔）的流行病学数据发现，高海拔地区新型冠状病毒感染的患病率可能较低。这与另一份关于青藏高原极小局部新型冠状病毒感

染传播的报告一致。最近，也有学者提出居住在高海拔地区会降低新型冠状病毒感染的发生率，但不会降低其死亡率。

四、轻度低氧血症的相关治疗

在轻度缺氧损伤后，机体会通过诱导强烈相关的活性氧（reactive oxygen species，ROS）信号、低氧诱导因子（hypoxia inducible factor，HIF）及炎症通路进行缺氧调理，可能会增强线粒体的抗氧化能力及免疫功能。如果相关的细胞缓冲能力在处理生物能量学上存在轻微缺陷，系统炎症防御的抗氧化能力也会降低，如新型冠状病毒感染，即便是轻微的缺氧损伤也可能导致持续损害。

五、新型冠状病毒感染流行期间缺氧（预）调理对患者或个人是否有益

低氧调节可能是降低健康个体感染 SARS-CoV-2 的风险及疾病严重程度的一种有前途的方法。特别是在内源性抗氧化能力、线粒体、免疫系统功能的提高，以及氧气输送系统的改善［如通过 HIF 诱导的促红细胞生成素（erythropoietin，EPO）和血管内皮生长因子（vascular endothelial growth factor，VEGF）介导］方面，均表明低氧调节对随后的 SARS-CoV-2 感染有潜在的益处。然而，任何预处理策略的实用性都是值得怀疑的，还需要进一步的研究来证实。在急性感染情况下，暴露于缺氧环境下可能是有害的。因此，在去往高海拔或缺氧暴露之前，对运动员或患者进行仔细的新型冠状病毒感染筛查至关重要。

（青海省人民医院　宋　康　马四清）

参考文献

［1］MILLET G P, DEBEVEC T, BROCHERIE F, et al. Altitude and COVID-19: Friend or foe? A narrative review[J]. Physiol Rep, 2021, 8(24): e14615.

［2］PUN M, TURNER R, STRAPAZZON G, et al. Lower iIncidence of COVID-19 at high altitude: facts and confounders[J]. High Alt Med Biol, 2020, 21(3): 217-222.

［3］LUKS A M, SWENSON E R. COVID-19 lung injury and high-altitude pulmonary edema. A false equation with dangerous implications[J] .Ann Am Thorac Soc, 2020, 17(8): 918-921.

第二十四章 ICU后综合征

第一节 体外膜氧合治疗远期预后

体外膜氧合（extracorporeal membrane oxygenation，ECMO）是重要的挽救生命的治疗措施，可为传统医疗方法难以处理的严重心肺功能衰竭患者提供血流动力学及呼吸支持。据体外生命支持组织报告，近五年实施静脉-静脉体外膜氧合（venous-venous ECMO，VV-ECMO）和静脉-动脉体外膜氧合（venous-arterial ECMO，VA-ECMO）治疗的患者，出院率分别为58%和48%。接受ECMO治疗的患者常存在多器官功能不全，需要侵入性操作，且重症监护病房（intensive care unit，ICU）住院时间较长，存在潜在的身体、认知和心理障碍的风险。尽管ECMO的临床应用越来越广泛，部分重症患者会从中受益，短期生存率有所提高，但是存活患者的远期生存及生存质量仍然面临诸多问题，值得关注。

一、体外膜氧合患者的远期生存

尽管目前ECMO患者的短期生存率有所提高，但是仍然面临出院后远期生存率降低的问题。Rossong等对370例ECMO患者的远期预后及生存质量的研究发现，288例VA-ECMO患者30天、1年和5年的生存率分别为46%、39%和33%，82例VV-ECMO患者30天、1年和5年生存率分别为48%、40%和36%，在启动VA-ECMO或VV-ECMO后至少存活30天的患者中，5年生存率分别为73%和71%。Enger等对553例急性呼吸窘迫综合征（acute respiratory distress syndrome，ARDS）行ECMO治疗的患者进行研究后发现，患者在出院后的生存率呈逐步降低的趋势，其1个月、3个月、1年、5年的生存率分别为99%、95%、86%、76%，对出院幸存患者进行长期随访（2007—2013年），发现其病死率高于年龄和性别相匹配的健康人群。Wang等在对重度ARDS患者一年的随访中发现，ECMO治疗患者的总体存活率为64%，高于非ECMO治疗的患者（41%），提示对于重度ARDS患者，ECMO治疗可能优于常规机械通气治疗患者，1年后在ECMO治疗存活患者中有67%重返工作岗位，非ECMO患者有50%重返工作岗位，但两组之间无显著差异。目前对于远期生存的时间界定尚无统一认识，部分研究分别以90天、6个月、1年、18个月为时间起点，因此，需要更多大样本的研究进行观察。

二、体外膜氧合患者远期生存的影响因素

ECMO患者的远期生存受到包括基础疾病状态、患者年龄、免疫功能状态等多种因素的影响。Enger等的研究指出，高龄、免疫缺陷状态、较高的ECMO前脓毒症相关性器官功能衰竭评价（sepsis-related organ failure assessment，SOFA）评分及较长的 ECMO 支持时间与较高的远期病死率相关，而高龄和免疫缺陷状态是晚期患者病死率的重要预测因素。有研究发现，因肺部感染（吸入性肺炎除外）接受 ECMO 治疗的患者比肺外源性的 ARDS 患者有更好的短期与远期预后，提示疾病状态与 ECMO 患者的远期预后密切相关。ARDS 患者的远期预后与其基础合并症和年龄有关，其潜在基础疾病可能会导致患者的远期死亡。ECMO 患者的免疫功能状态与远期生存密切相关。有多中心研究发现，对免疫功能不全合并中重度与重度 ARDS 且行 ECMO 治疗的患者，6 个月的存活率仅为 30%，其中实体器官移植、使用长疗程或大剂量糖皮质激素或免疫抑制剂、艾滋病、血液系统恶性肿瘤及实体肿瘤的患者合并 ARDS 接受 ECMO 治疗的 6 个月生存率分别为 40%、37%、26%、24% 及 20%。因此，改善患者的免疫状态、积极控制感染及合理使用抗生素将有助于提高 ECMO 患者的远期生存率。此外，ECMO 的启动时间与患者的远期生存率相关，VV-ECMO 可显著降低潮气量、平台压和驱动压，这与改善 ARDS 患者的生存有关，因此，早期启动 ECMO 治疗，患者可能会受益。

三、体外膜氧合患者的远期生存质量

ECMO 在重度 ARDS 患者、高危心脏疾病患者及心肺复苏中的应用越来越广泛，但是目前关于患者的远期预后，尤其是远期生活质量的研究相对较少。ECMO 存活患者常存在心肺功能改变、躯体运动能力下降、认知功能障碍及严重的精神后遗症。

1. ECMO 患者远期肺功能的改变　ECMO 患者尤其是接受 VV-ECMO 治疗的重度 ARDS 患者常存在肺形态及功能的改变。瑞典学者 Bahr 等对 1995—2010 年接受 VV-ECMO 治疗的 38 例存活患者进行了随访，中位随访时间为 9 年，37% 的患者肺功能正常，13% 的患者以阻塞性肺疾病为主，21% 的患者以限制性肺疾病为主，29% 的患者有肺血管疾病，表现为扩散能力下降。该研究对 37 例患者进行了薄层 CT 扫描，发现 81% 的患者存在肺部残留病变，多数表现为肺间质纤维化与瘢痕形成，平均受累肺组织达 7%，44% 的病变呈弥漫性分布，50% 的患者前肺野受累，6% 的患者后肺野受累。德国学者 Rilinger 等在最近的一项单中心研究中，对 2010—2019 年接受 ECMO 治疗存活的患者进行了圣乔治呼吸问卷（St Georges respiratory questionnaire，SGRQ），最终 52 例患者接受了问卷调查，平均 SGRQ 得分为 19.4 分，介于普通人群与慢性阻塞性肺疾病（chronic obstructive pulmonary disease，COPD）人群之间，在对其中每一个分项（生活影响、呼吸道症状、活动限制）的比较中发现，ECMO 患者呼吸功能限制水平同样介于正常患者与 COPD 患者之间，甚至有研究报道其症状在出院后 54 个月依然存在。有研究显示，重度 ARDS 接受 ECMO 治疗的患者出院后 12 个月的 SGRQ 评分显著低于常规机械通气治疗患者（10.5 *vs.* 33.9）。这可能与 ECMO 患者接受了更有利于肺保护甚至超肺保护的通气策略有关。

2. ECMO 患者的远期躯体功能与健康　ECMO 患者往往存在躯体健康功能受损的问题，影响了远期预后及生存质量。健康相关生存质量常用健康调查简表（the MOS item short from health survey，SF-36）进行评估，SF-36 量表由 8 个独立领域的 36 个问题组成，大致分为物理成分评分（physical component score，PCS）和心理成分评分（mental component score，MCS）。有学者对爱尔兰成人 VV-ECMO 患者 36 个月后的生存质量进行了研究，发现男性患者与年龄匹配的正常男性相比，其 PCS 评分为（39 ± 13）分，显著低于正常男性［（51 ± 8）分］，而女性患者与年龄匹配的正常女性人群相比同样显著下降（32 ± 7 *vs.* 50 ± 11）。最近的一项研究对 108 例 ECMO 存活患者进行了随访，最终有 60 例患者（48 例 VA-ECMO 患者，12 例 VV-ECMO 患者）完成了随访。研究发现：VA-ECMO 存活患者在长达 4.2 年的中位随访时间内，29% 的患者表现出难以完成日常生活活动（activities of daily living，ADL），27% 的患者表现出难以完成工具性日常生活活动（instrumental activities of daily living，IADL）（即需借助一些小的工具才能完成的各种日常生活活动）；VV-ECMO 患者在长达 5.7 年的中位随访时间内，75% 的患者表现出难以完成 ADL，67% 的患者表现出难以完成 IADL。Rossong 等的研究通过欧洲五维健康量表（EuroQol-5 dimension-5 level，EQ-5D-5L）的调查发现，在 ECMO 存活患者中有 52% 存在活动能力的下降，6% 存在自理能力的下降。ECMO 患者的远期躯体功能与健康的改变可能与患者的基础疾病状态、ICU 住院时间及其导致的 ICU 后综合征有关，可以通过康复锻炼治疗来改善躯体功能。此外，也有研究指出，在 VV-ECMO 患者中有 53%～83% 在经过治疗后可以重返工作岗位。因此，ECMO 治疗作为心肺功能障碍患者的挽救治疗措施，具有重要的临床应用价值。

3．ECMO 患者的认知功能与心理健康　重症患者常因疾病本身的状态合并认知功能障碍，在对 ARDS 接受 ECMO 治疗后存活患者的研究发现，其认知功能障碍的发生率为 14%～23%，主要表现在整体智力水平、延迟口头记忆和视觉记忆及语言识别等方面，但 ARDS 患者接受 VV-ECMO 治疗并不会导致额外的认知功能障碍，甚至 ECMO 治疗将有助于 ARDS 患者认知功能障碍的改善。Daou 等的一项多中心研究发现，接受 ECMO 治疗的 ARDS 患者在出院 6 个月后有 14% 存在认识功能障碍，显著低于非 ECMO 治疗的 ARDS 患者（28%），出院 12 个月后 ECMO 患者基本无认知功能障碍，而常规机械通气患者仍然有 19% 存在认知功能障碍。Bahr 等的研究发现，如果不受脑血管病变的影响，重度 ARDS 患者在 ECMO 治疗后的数年内均具有正常的认知功能，且低氧血症不会影响重度 ARDS 患者的认知功能。目前缺少专门针对 VA-ECMO 对患者认知功能影响的相关研究，但是 Bahr 等通过 VA-ECMO 患者与 VV-ECMO 患者的比较发现，不同 ECMO 模式对于患者认知功能的影响并无显著差异。ECMO 改善患者认知功能的具体机制尚不明确，可能与缺氧的改善有关。

ECMO 存活患者常存在 ICU 后综合征，包括焦虑、抑郁及创伤后应激障碍（post-traumatic stress disorder，PTSD），且发生率较高。有研究表明，ECMO 患者的贝克抑郁评分（Beck's depression inventory-Ⅱ，BDI-Ⅱ）显著高于非 ECMO 患者（12.75 ± 9.2 *vs.* 4.8 ± 5.2），25% 的 ECMO 患者患有中重度抑郁（BDI-Ⅱ＞20 分）。ECMO 患者抑郁的发病率为 8%～43%。一项国内研究发现，VV-ECMO 存活患者较 VA-ECMO 患者具有更高的抑郁发生率，但是 18%～28% 的抑郁患者在随后的 12 个月内逐步得到改善。不同的 ECMO 模式下，患者焦虑的发生率也不同，在 VA-ECMO 患者中有 28%～38% 产生了焦虑，而 VV-ECMO 患者中有 34%～55% 产生了焦虑，接受混合模式治疗的患者则有 18%～21% 产生了焦虑。ECMO 存活患者焦虑的发生率会随着时间的推移而呈现增高的趋势。Tramm 等在对 ARDS 接受 ECMO 治疗后存活 1 年的患者的随访中发现，其焦虑的发生率从 3 个月时的 9% 上升至 12 个月时的 21%。但对于 ARDS 患者而言，ECMO 治疗存活患者与非 ECMO 治疗存活患者在焦虑的发生率上并无显著差异。ECMO 存活患者 PTSD 的发生率为 5%～41%，这与 ECMO 的治疗模式无关，且在具有同样 SOFA 评分的 ARDS 患者中，ECMO 患者与非 ECMO 患者 PTSD 的发生率无显著差异。

综上所述，ECMO 作为心肺功能障碍患者的挽救性治疗措施，为重症患者的救治带来了新的希望，但是仍然面临出院后远期生存率下降及远期生活质量有待提高等问题。因此，要不断优化 ECMO 治疗指征及治疗期间的管理，使患者早期康复，并对患者进行早期的精神与心理干预，进而改善 ECMO 存活患者的远期预后。

（苏州大学附属第一医院　王　俊）

参考文献

[1] ABRAMS D, COMBES A, BRODIE D. Extracorporeal membrane oxygenation in cardiopulmonary disease in adults[J]. J Am Coll Cardiol, 2014, 63(25 Pt A): 2769-2778.

[2] LAFC G, BUDAK A B, YENER A U, et al. Use of extracorporeal membrane oxygenation in adults[J]. Heart Lung Circ, 2014, 23(1): 10-23.

[3] BURNS S, CONSTANTIN N, ROBLES P. Understanding the long-term sequelae of ECMO survivors[J]. Intensive Care Med, 2018, 44(7): 1144-1147.

[4] ROSSONG H, DEBREUIL S, YAN W, et al. Long-term survival and quality of life after extracorporeal membrane oxygenation[J]. J Thorac Cardiovasc Surg, 2022, 18: S0022-5223(22)00204-5.

[5] ENGER TB, PHILIPP A, LUBNOW M, et al. Long-term survival in adult patients with severe acute lung failure receiving veno-venous extracorporeal membrane oxygenation[J]. Crit Care Med, 2017, 45(10): 1718-1725.

[6] WANG Z Y, LI T, WANG C T, et al. Assessment of 1-year outcomes in survivors of severe acute respiratory distress syndrome receiving extracorporeal membrane oxygenation or mechanical ventilation: a prospective observational study[J]. Chin Med J (Engl), 2017, 130(10): 1161-1168.

[7] VON BAHR V, HULTMAN J, EKSBORG S, et al. Long-term survival in adults treated with extracorporeal membrane oxygenation for respiratory failure and sepsis[J]. Crit Care Med, 2017, 45(2): 164-170.

[8] MARSH L C, LEACH R M, BLANE J, et al. Long-term cognitive and psychiatric outcomes of acute respiratory distress syndrome managed with Extracorporeal Membrane Oxygenation[J]. Respir Med, 2021, 183: 106419.

[9] O'BRIEN S G, CARTON E G, FEALY G M. Long-term health-related quality of life after venovenous extracorporeal membrane oxygenation[J]. ASAIO J, 2020, 66(5): 580-585.

[10] CHIUMELLO D, COPPOLA S, FROIO S, et al. What's next after ARDS: long-term outcomes[J]. Respir Care, 2016, 61(5): 689-699.

[11] SCHMIDT M, SCHELLONGOWSKI P, PATRONITI N, et al. Six-month outcome of immunocompromised patients with severe acute respiratory distress syndrome rescued by extracorporeal membrane oxygenation. An international multicenter retrospective study[J]. Am J Respir Crit Care Med, 2018, 197(10): 1297-1307.

[12] COMBES A, BRECHOT N, LUYT C E, et al. Extracorporeal membrane oxygenation: beyond rescue therapy for acute respiratory distress syndrome?[J]. Curr Opin Crit Care, 2017, 23(1): 60-65.

[13] WILCOX M E, JARAMILLO-ROCHA V, HODGSON C, et al. Long-term quality of life after extracorporeal membrane oxygenation in ARDS survivors: systematic review and meta-analysis[J]. J

Intensive Care Med, 2020, 35(3): 233-243.

[14] VON BAHR V, KALZEN H, FRENCKNER B, et al. Long-term pulmonary function and quality of life in adults after extracorporeal membrane oxygenation for respiratory failure[J]. Perfusion, 2019, 34(1_suppl): 49-57.

[15] RILINGER J, KROTZSCH K, BEMTGEN X, et al. Long-term survival and health-related quality of life in patients with severe acute respiratory distress syndrome and veno-venous extracorporeal membrane oxygenation support[J]. Crit Care, 2021, 25(1): 410.

[16] GRAY E L, FORREST P, SOUTHWOOD T J, et al. Long-term outcomes of adults with acute respiratory failure treated with veno-venous extracorporeal membrane oxygenation[J]. Anaesth Intensive Care, 2021, 49(6): 477-485.

[17] GRASSELLI G, SCARAVILLI V, TUBIOLO D, et al. Quality of life and lung function in survivors of extracorporeal membrane oxygenation for acute respiratory distress syndrome[J]. Anesthesiology, 2019, 130(4): 572-580.

[18] ABRAMS D, SCHMIDT M, PHAM T, et al. Mechanical ventilation for acute respiratory distress syndrome during extracorporeal life support. Research and practice[J]. Am J Respir Crit Care Med, 2020, 201(5): 514-525.

[19] KHAN I R, SAULLE M, OLDHAM M A, et al. Cognitive, psychiatric, and quality of life outcomes in adult survivors of extracorporeal membrane oxygenation tTherapy: a scoping review of the literature[J]. Crit Care Med, 2020, 48(10): e959-e970.

[20] SYLVESTRE A, ADDA M, MALTESE F, et al. Long-term neurocognitive outcome is not worsened by of the use of venovenous ECMO in severe ARDS patients[J]. Ann Intensive Care, 2019, 9(1): 82.

[21] DAOU M, LAUZON C, BULLEN E C, et al. Long-term cognitive outcomes and sleep in adults after extracorporeal life support[J]. Crit Care Explor, 2021, 3(4): e0390.

[22] VON BAHR V, KALZEN H, HULTMAN J, et al. Long-term cognitive outcome and brain imaging in adults after extracorporeal membrane oxygenation[J]. Crit Care Med, 2018, 46(5): e351-e358.

[23] ALONSO-FERNANDEZ-GATTA M, GONZALEZ-CEBRIAN M, MERCHAN-GOMEZ S, et al. Post-traumatic stress disorder symptoms after veno-arterial extracorporeal membrane oxygenator support[J]. Heart Lung, 2021, 50(6): 775-779.

[24] CHEN K H, CHEN Y T, YEH S L, et al. Changes in quality of life and health status in patients with extracorporeal life support: A prospective longitudinal study[J]. PLoS One, 2018, 13(5): e0196778.

[25] TRAMM R, ILIC D, SHELDRAKE J, et al. Recovery, risks, and adverse health outcomes in year 1 after extracorporeal membrane oxygenation[J]. Am J Crit Care, 2017, 26(4): 311-319.

第二节　重症新型冠状病毒感染患者的远期预后

新型冠状病毒感染疫情暴发以来在世界范围内迅速传播，累计感染了全球数以亿计的人口。虽然新型冠状病毒感染引起的症状有所减轻，但部分患者仍存在包括疲劳、头痛及呼吸困难等在内的长期症状，导致生活质量明显下降。新型冠状病毒感染的后遗症涉及呼吸、循环、神经、消化及心理认知等多个系统，对患者个体、家庭及社会的负面影响正在逐步显现。新型冠状病毒感染患者的远期预后已成为目前国际社会高度关注的焦点，也是一个不可忽视的公共卫生健康问题。

一、新型冠状病毒感染患者远期预后的现状

新型冠状病毒感染后遗症也被称为新型冠状病毒感染长期症状，是指新型冠状病毒感染患者发病后或无症状感染者在确诊后 3 个月内存在的、持续至少 2 个月的症状，且无法由其他疾病诊断来解释，通常会对患者的日常生活产生影响。一项纳入全球 25 项观察性研究的 meta 分析显示，新型冠状病毒感染最常见的长期症状包括胸痛（89%）、疲劳（65%）、呼吸困难（61%）及咳嗽咳痰（59%）等。英国一项对 27 万余例新型冠状病毒感染治愈者的调查研究显示，＞50% 的新型冠状病毒感染患者在治愈半年后仍会受到长期症状的影响。在国内，研究者对武汉金银潭医院 2020 年 1 月至 2020 年 5 月出院的 1192 例新型冠状病毒感染患者进行了为期 2 年的随访研究，发现至少存在 1 种症状患者的比例从治愈后 6 个月时的 68% 下降至 12 个月时的 49%，而在 24 个月时又上升至 55 %。另有研究表明，在感染 12 个月后，20 %～50 % 的患者有肺弥散障碍，且部分患者难以在感染后 1 年的时间内完全恢复至患病前的状态。相较于普通型患者，重型新型冠状病毒感染患者在远期仍存在症状和肺功能障碍的比例更高。此外，女性新型冠状病毒感染患者相较于男性患者，更可能在治愈后出现长期后遗症，约 42.6 % 的儿童在距离首次感染 4 个月后仍存在新型冠状病毒感染症状。新型冠状病毒感染导致的免疫系统紊乱和炎症反应可能是引起相关受累器官出现持续性损伤并造成长期后遗症的病理生理学基础。关于中性粒细胞、C 反应蛋白等炎症指标的研究表明，低程度的炎症反应在患者出院后可持续存在，从而引起氧化应激，导致组织损伤。研究人员对新型冠状病毒感染康复患者的长期心理健康状况进行评估后发现，部分患者存在明显的创伤后应激障碍、焦虑、抑郁、失眠等心理健康问题，相关原因可能是性别、年龄、经济状况、社会孤立及对感染的恐惧等多种因素。

二、新型冠状病毒感染后遗症的表现及类型

1. 呼吸系统　人体感染新型冠状病毒感染后会出现许多长期的肺部症状，包括呼吸困难、肺功能异常、肺纤维化等。对于重症患者，出院后持续性肺功能受损的可能性更大，从而导致长期吸氧或依靠呼吸机辅助呼吸。有研究对重症新型冠状病毒感染患者在康复出院 3 个月时进行了评估，发现 81% 的患者胸部 CT 影像仍存在异常。德国一项随访研究根据患者急性感染期病情的严重程度，分为未住院组及住院无须吸氧组、需低流量吸氧组、需高流量吸氧组、需人工气道机械通气组、接受体外膜氧合治疗组，结果显示，急性感染期患者的病情严重程度与随访 1 年的肺功能损害、胸部 CT 及呼吸系统症状明显相关。此外，有研究发现新型冠状病毒感染患者普遍存在过度通气综合征，这可能与患者持续存在的呼吸困难有关。新型冠状病毒感染康复患者的肺部损伤可能会持续很长时间，因此，在密切随访的同时进行相关的肺功能康复训练以改善肺功能是非常有必要的。

2. 心血管系统　引起新型冠状病毒感染的病毒可结合位于心肌细胞表面的血管紧张素转换酶 2（angiotensin-converting enzyme 2，ACE2），从而进入心肌细胞，造成心肌细胞损伤，使心脏成为病毒损伤的靶器官的风险增加。心脏不适是许多新型冠状病毒感染患者后期的常见症状。一项对 139 例曾患新型冠状病毒感染的医护人员的随访研究结果显示，出院后 11 周，41.7% 的康复者至少有 1 种与心血管系统有关的症状，主要表现为胸痛、呼吸困难等，49.6% 的康复患者有心电图的异常，60.4% 的康复患者有心脏磁共振成像的异常。一项队列研究显示，在罹患新型冠状病毒感染后 1 年内，包括

心律失常、炎性心脏病、缺血性及非缺血性心脏病等在内的20种心血管疾病的长期风险增加，其中心律失常的风险增加69%，炎症性心脏病的风险增加66%，心力衰竭的风险增加72%，且新型冠状病毒感染患者急性期病情越严重，后期心血管疾病的发病风险越高。

3. 神经精神系统　引起新型冠状病毒感染的病毒会引发一系列神经系统症状，主要包括嗅觉障碍、味觉障碍、头痛、头晕等，这些症状在重症患者中的发生比例较高，且部分症状在患者康复后也会持续存在。研究发现，新型冠状病毒感染急性期后有＞50%的患者存在嗅觉或味觉障碍，部分患者的此类症状可持续至感染后1年。头痛是新型冠状病毒感染患者神经系统另一常见的持续症状。一项来自西班牙的研究显示，1/4的患者有偏头痛样的疼痛发作，在6周和3个月的随访期内，有超过50%的持续性头痛的患者既往无头痛反复发作的病史。此外，持续性头痛与嗅觉或味觉功能障碍之间还存在相关性，这可能涉及病毒侵入周围神经末梢从而引发持续的感染及炎症等机制。除神经系统症状外，新型冠状病毒感染患者也会经历各种长期的精神症状。一项在美国开展的大型队列研究表明，新型冠状病毒感染不仅影响患者的精神健康，其程度还会随新型冠状病毒感染的严重程度而增加，对于重症患者，后期精神疾病的发生率为46.42%，其中25.79%为首次确诊。一项针对402例新型冠状病毒感染康复后出院患者的研究表明，患创伤后应激障碍的比例为28%，患抑郁症的比例为31%，患焦虑症的比例为42%，失眠的比例为40%。新型冠状病毒感染引发的免疫调节紊乱，以及经济压力、社会孤立、对疾病的恐惧等社会心理因素，共同影响着康复患者精神心理障碍的发生发展，因此，对于康复人群的精神心理健康评估需长期进行。

4. 其他脏器功能障碍　一项对新型冠状病毒感染康复患者消化道症状的回顾性研究发现，长期症状包括腹泻、恶心、呕吐、腹痛、食欲缺乏等。98%的受试儿童在感染病毒初期报告有胃肠道症状，而在感染后6个月时仍有13%的受试儿童出现胃肠道症状，这些症状可能与消化道中的病毒不断复制或肠道微生物菌群的失调有关。新型冠状病毒感染患者住院期间急性肾损伤（acute kidney injury，AKI）的发生率很高，而大量患者在出院时的肾功能尚不能得到完全恢复。有研究发现，在住院期间需接受肾脏替代治疗的AKI患者中，有8%在出院后仍需要血液透析治疗。另有研究显示，在住院期间并发肾脏疾病的患者中，36%的患者在出院前已完全恢复健康，但后续在这些康复患者中又有14%的患者出现了肾脏疾病的复发。因此，需要对急性期存在肾损伤及出院后新发肾功能不全的新型冠状病毒感染康复人群进行肾功能的密切监测，以便及时采取适宜的防治措施来改善肾功能，从而减轻疾病的长期负担。重症新型冠状病毒感染患者的另一个后期严重并发症是由于长期卧床和营养不良所致的肌肉萎缩，其症状可能持续数月甚至数年之久。在对新型冠状病毒感染康复患者为期6个月的随访中发现，曾经的重症患者出现肌无力、活动障碍等症状的概率更高。

三、改善新型冠状病毒感染患者远期预后的对策

随着新型冠状病毒感染治愈者人数的不断增加，相关后遗症给他们的工作与生活带来了严重的影响，而长期持续症状及其发生发展的相关机制目前尚未完全明确。因此，需要通过基础研究以明确新型冠状病毒感染患者长期症状的发生机制，早期识别严重或长期后遗症的高风险人群，进一步筛查相关预后标志物，不断探索临床有效的包括药物和非药物在内的相关干预措施。对康复人群进行全面、密切的随访是今后医疗工作的重点，需要为新型冠状病毒感染患者建立完整的健康信息追踪档案，

加强对出院患者的监测，做好患者的随访复诊工作。多学科介入，建立针对不同患者人群的个性化的康复治疗体系，完善心理卫生服务体系，做好人文关怀，向患者提供多元化的心理服务，促进后遗症群体的全面康复，使其获得更好的生存质量，这些措施可以有效减少新型冠状病毒感染长期症状为患者带来的远期疾病负担和经济负担。

（南通大学附属医院　赵宏胜　王逸平）

参考文献

[1] CARFÌ A, BERNABEI R, LANDI F. Persistent symptoms in patients after acute COVID-19[J]. JAMA, 2020, 324(6): 603-605.

[2] SORIANO J B, MURTHY S, MARSHALL J C, et al. A clinical case definition of post-COVID-19 condition by a Delphi consensus[J]. Lancet Infect Dis, 2022, 22(4): e102-e107.

[3] CABRERA MARTIMBIANCO AL, PACHECO RL, BAGATTINI ÂM, et al. Frequency, signs and symptoms, and criteria adopted for long COVID-19: A systematic review[J]. Int J Clin Pract, 2021, 75(10): e14357.

[4] TAQUET M, DERCON Q, LUCIANO S, et al. Incidence, co-occurrence, and evolution of long-COVID features: A 6-month retrospective cohort study of 273, 618 survivors of COVID-19[J]. PLoS Med, 2021, 18(9): e1003773.

[5] HUANG L, LI X, GU X, et al. Health outcomes in people 2 years after surviving hospitalisation with COVID-19: a longitudinal cohort study[J]. Lancet Respir Med, 2022, 10(9): 863-876.

[6] HUANG L, YAO Q, GU X, et al. 1-year outcomes in hospital survivors with COVID-19: a longitudinal cohort study[J]. Lancet, 2021, 398(10302): 747-758.

[7] HUANG C, HUANG L, WANG Y, et al. 6-month consequences of COVID-19 in patients discharged from hospital: a cohort study[J]. Lancet, 2021, 397(10270): 220-232.

[8] ZHANG S, BAI W, YUE J, et al. Eight months follow-up study on pulmonary function, lung radiographic, and related physiological characteristics in COVID-19 survivors[J]. Sci Rep, 2021, 11(1): 13854.

[9] PHOSP-COVID COLLABORATIVE GROUP. Clinical characteristics with inflammation profiling of long COVID and association with 1-year recovery following hospitalisation in the UK: a prospective observational study[J]. Lancet Respir Med, 2022, 10(8): 761-775.

[10] BUONSENSO D, MUNBLIT D, DE ROSE C, et al. Preliminary evidence on long COVID in children[J]. Acta Paediatr, 2021, 110(7): 2208-2211.

[11] YONG S J. Long COVID or post-COVID-19 syndrome: putative pathophysiology, risk factors, and treatments[J]. Infect Dis (Lond), 2021, 53(10): 737-754.

[12] MAAMAR M, ARTIME A, PARIENTE E, et al. Post-COVID-19 syndrome, low-grade inflammation and inflammatory markers: a cross-sectional study[J]. Curr Med Res Opin, 2022, 38(6): 901-909.

[13] JIANG D H, ROY D J, GU B J, et al. Postacute sequelae of severe acute respiratory syndrome coronavirus 2 infection: a state-of-the-art review[J]. JACC Basic Transl Sci, 2021, 6(9): 796-811.

[14] QIN W, CHEN S, ZHANG Y, et al. Diffusion capacity

abnormalities for carbon monoxide in patients with COVID-19 at 3-month follow-up[J]. Eur Respir J, 2021, 58(1): 2003677.

[15] BALBI M, CONTI C, IMERI G, et al. Post-discharge chest CT findings and pulmonary function tests in severe COVID-19 patients[J]. Eur J Radiol, 2021, 138: 109676.

[16] STEINBEIS F, THIBEAULT C, DOELLINGER F, et al. Severity of respiratory failure and computed chest tomography in acute COVID-19 correlates with pulmonary function and respiratory symptoms after infection with SARS-CoV-2: An observational longitudinal study over 12 months[J]. Respir Med, 2022, 191: 106709.

[17] BOUTELEUX B, HENROT P, ERNST R, et al. Respiratory rehabilitation for Covid-19 related persistent dyspnoea: a one-year experience[J]. Respir Med, 2021, 189: 106648.

[18] EIROS R, BARREIRO-PÉREZ M, MARTÍN-GARCÍA A, et al. Pericardial and myocardial involvement after SARS-CoV-2 infection: a cross-sectional descriptive study in healthcare workers[J]. Rev Esp Cardiol (Engl Ed), 2022, 75(9): 734-746.

[19] XIE Y, XU E, BOWE B, et al. Long-term cardiovascular outcomes of COVID-19[J]. Nat Med, 2022, 28(3): 583-590.

[20] GARG M, MARALAKUNTE M, GARG S, et al. The Conundrum of 'Long-COVID-19': A Narrative Review[J]. Int J Gen Med, 2021, 14: 2491-2506.

[21] SUDRE C H, MURRAY B, VARSAVSKY T, et al. Attributes and predictors of long COVID[J]. Nat Med, 2021, 27(4): 626-631.

[22] AKINCI T. Post-discharge persistent headache and smell or taste dysfunction after hospitalisation for COVID-19: a single-centre study[J]. Ir J Med Sci, 2023, 192(1): 369-375.

[23] DE MELO G D, LAZARINI F, LEVALLOIS S, et al. COVID-19-related anosmia is associated with viral persistence and inflammation in human olfactory epithelium and brain infection in hamsters[J]. Sci Transl Med, 2021, 13(596): eabf8396.

[24] TAQUET M, GEDDES J R, HUSAIN M, et al. 6-month neurological and psychiatric outcomes in 236 379 survivors of COVID-19: a retrospective cohort study using electronic health records[J]. Lancet Psychiatry, 2021, 8(5): 416-427.

[25] MAZZA M G, DE LORENZO R, CONTE C, et al. Anxiety and depression in COVID-19 survivors: Role of inflammatory and clinical predictors[J]. Brain Behav Immun, 2020, 89: 594-600.

[26] AIYEGBUSI O L, HUGHES S E, TURNER G, et al. Symptoms, complications and management of long COVID: a review[J]. J R Soc Med, 2021, 114(9): 428-442.

[27] PENNER J, ABDEL-MANNAN O, GRANT K, et al. 6-month multidisciplinary follow-up and outcomes of patients with paediatric inflammatory multisystem syndrome (PIMS-TS) at a UK tertiary paediatric hospital: a retrospective cohort study[J]. Lancet Child Adolesc Health, 2021, 5(7): 473-482.

[28] STEVENS J S, KING K L, ROBBINS-JUAREZ S Y, et al. High rate of renal recovery in survivors of COVID-19 associated acute renal failure requiring renal replacement therapy[J]. PLoS One, 2020, 15(12): e0244131.

[29] CHAN L, CHAUDHARY K, SAHA A, et al. AKI in hospitalized patients with COVID-19[J]. J Am Soc Nephrol, 2021, 32(1): 151-160.

第三节　重症监护病房期间谵妄对远期预后的影响

谵妄是一种以急性发生、波动的意识及认知障碍为特征的神经精神综合征，是危重症相关脑功能障碍的最常见表现。高达 50% 的重症监护病房（intensive care unit，ICU）患者会出现谵妄，并影响住院甚至远期结局，给患者和家庭带来了沉重的负担。近年来 ICU 内的谵妄越来越受到重视，已成为一个重要的公共卫生问题。

既往众多研究显示，ICU 谵妄患者与非谵妄患者相比，住院病死率更高，机械通气和住院时间更长，医疗费用更高。但近年，一些大型前瞻性队列研究相继发现，在调整混杂因素后，ICU 谵妄与死亡率之间无相关性，提示谵妄发作前的疾病严重程度是导致 ICU 死亡风险增加的根本原因。2020 年一项对荷兰 14 个 ICU 的 1495 例患者的研究分析再次提示，ICU 谵妄事件及谵妄时间与 ICU 住院后的短期病死率（28 天及 90 天）均无显著关联。有学者提出，未来的研究应该关注持续性谵妄的发作及其长期后遗症，而不是急性死亡率。

尽管 ICU 幸存者经历长程疾病的确切原因并不一致，但在先前的研究中，谵妄是 ICU 期间一致明确的导致后续远期认知障碍的风险因素。在 3 个月和 12 个月的随访中，ICU 谵妄持续时间较长与患者整体认知功能的下降独立相关。本文重点探讨 ICU 期间与危重症相关的谵妄对远期预后的影响，阐述谵妄对 ICU 幸存者远期结局的影响、危险因素及干预措施。

一、谵妄对远期结局的影响

1. 远期生存情况　与短期生存情况相似，ICU 谵妄与 ICU 后远期死亡率之间的关系尚不明确，评估谵妄与死亡率之间关联的队列研究在 1～12 个月的随访中得出了不一致的结果。

一些研究发现，与从未发生谵妄的患者相比，谵妄患者 6 个月的病死率增加，ICU 期间谵妄时间与入住 ICU 1 年后的死亡时间相关（*HR* 1.1，95% *CI* 1.0～1.2）。近期 Janssen 等在对 627 例接受腹部大手术的 70 岁以上的老年患者的研究中发现，术后谵妄与 1 年死亡率显著相关（*HR* 4.36，95%*CI* 2.45～7.75）。

但一项纳入 1101 例 ICU 幸存者的大型前瞻性队列研究出现了不一致的结果。该研究在对性别、入院类型、ICU 住院期间急性生理学和慢性健康状况评价Ⅳ（acute physiology and chronic health evaluation，APACHE Ⅳ）评分、累积的脓毒症相关性器官功能衰竭评价（sepsis-related organ failure assessment，SOFA）评分进行调整后，发现 ICU 期间谵妄天数与 1 年死亡率之间并无关联（*HR* 1.26，95%，*CI* 0.93～1.71）。在这些研究中，ICU 患者群体、谵妄的测量和评估方法（如发病率、患病率、持续时间及严重程度）及如何考虑潜在的混杂因素均存在重要差异。

最近，Fiest 等评估了 ICU 谵妄与死亡率之间的关系。该研究对 12 137 例连续入住加拿大 14 个 ICU 且入住时间超过 24h 的成年患者进行了长达 2.5 年的随访，结果显示，ICU 谵妄与出院后 30 天死亡率的增加有关（*HR* 1.44，95%*CI* 1.08～1.92），但与出院后 30 天以上的死亡无显著关联（30～90 天的 *HR* 1.00，95%*CI* 0.81～1.20；>90 天的 *HR* 1.09，95% *CI* 0.91～1.16）。该研究使用倾向性评分进行匹配，统计方法考虑到了谵妄评估的时间依赖性、ICU 患者的聚类及评估谵妄的不同方法（如持续时间和严重程度）。

2. 认知功能障碍　如前所述，先前已有较多研究证实谵妄是ICU期间导致后续远期认知障碍的风险因素，ICU谵妄持续时间较长与ICU后3个月及12个月整体认知功能下降独立相关。

最近一项纳入24项研究包含3562例谵妄患者和6987例非谵妄对照患者的荟萃分析显示，谵妄与远期认知功能下降之间存在显著关联，其中23项研究的估计效应大小为0.45（95% *CI* 0.34～0.57，$P<0.001$）。

3. 创伤后应激障碍　一项在澳大利亚开展的纳入103例机械通气超过24h的ICU患者的前瞻性多中心队列研究发现，12个月后，ICU谵妄患者的IES-R评分［评估创伤后应激障碍（posttraumatic stress disorder，PTSD）］显著高于无谵妄患者（$P=0.028$）。多因素回归分析显示，谵妄与12个月时的PTSD症状独立相关（IES-R评分高2点，$P=0.047$）。

4. 日常活动功能及其他远期结局　Janssen等在对腹部大手术老年患者的研究中发现，术后谵妄除了与1年病死率相关之外，与6个月和12个月后更差的日常活动功能也相关（日常活动依赖性评分存在差异，$P=0.013$ *vs.* $P=0.004$）。

一项对682例急性卒中幸存者3个月及12个月远期结局的随访研究发现，谵妄患者在出院后入住其他医院或疗养院的可能性更高，并且比非谵妄患者更容易发生残疾。

其他相关的远期结局还包括在长期护理机构中需要持续护理、次年的运动感觉功能恶化等。

二、谵妄影响远期预后的因素

1. 谵妄亚型　假设谵妄与远期认知障碍之间的联系是直接或间接通过全身炎症反应诱导的脑实质细胞活化，以及中枢神经系统内促炎性细胞因子及炎症介质的表达。这种急性炎症反应可能诱发小胶质细胞从静息状态激活，而活化的小胶质细胞可能会延续慢性神经炎症和神经毒性状态，这在一定程度上解释了远期认知障碍。

2018年一项纳入1040例ICU患者的大型多中心前瞻性队列研究描述了缺氧、脓毒症、镇静药暴露、代谢障碍及未分类的5种谵妄临床亚表型，发现缺氧性谵妄（D3与D0的评分差异为–3.76，95%*CI* –7.16～–0.37）、脓毒症性谵妄（D3与D0的评分差异为–3.67，–7.13～–0.22）及未分类谵妄（D3与D0的评分差异为–4.70，–7.16～–2.25）与12个月时认知障碍的风险增加有关，提示炎症相关的谵妄临床表型与远期认知障碍相关，将谵妄亚表型视为急性脑损伤的风险因素，可早期识别并减轻相关风险，以减少远期不良影响。但最近的一项研究对2个前瞻性多中心队列的二次分析中纳入了548例患者，其中88%的患者接受了机械通气，在3个月或12个月的随访中，危重疾病早期测量的全身炎症和凝血标志物与远期认知结果无关，并且与残疾结果的相关性不一致。

另外，一项纳入556例成人患者的前瞻性多中心队列研究的二次分析，将谵妄分为活动减退（Richmond躁动和镇静量表≤0分）和活动活跃（Richmond躁动和镇静量表>0分）2种类型，结果发现，低活动型谵妄比活动活跃型谵妄更常见（68.9% *vs.* 16.8%），而且低活动型谵妄每增加1天，与3个月时更高的工具性日常生活活动依赖相关（0.24点，95% *CI* 0.07～0.41，$P=0.006$），但与12个月的生活质量无关，而运动活跃型谵妄与早期或远期的日常生活依赖及心理健康结果均无关。

2. 镇痛镇静治疗　镇静作用与ICU幸存者认知结果之间的关系尚未得到很好的研究。一项包含

10 项随机对照试验和 1 项回顾性队列研究（$n=1216$）的荟萃分析发现，浅镇静与远期认知障碍的风险降低相关（*OR* 0.75，95%*CI* 0.63～0.90），但其中只有 2 项被纳入的研究考虑了特定假设，即较高剂量的镇痛镇静药物可能与出院后的认知障碍有关，结果均显示，谵妄是远期认知功能恶化的独立因素，而与镇痛镇静药物并无显著关联。然而，在镇静状态下出现多天谵妄的危重患者，比谵妄持续时间较短（或根本没有）的患者发生远期认知障碍的风险更高，提示镇静、宿主易感性和远期认知结果之间存在复杂的相互作用。因此，需要随机对照试验来明确通过限制镇静药暴露及减少谵妄的干预措施是否能改善 ICU 幸存者的远期认知障碍。

评估 ICU 中特定类别的药物（如苯二氮䓬类药物、丙泊酚、右美托咪定、阿片类药物等）对于更好地了解谵妄与 ICU 后死亡率及患者预后的关系非常重要。

3. 既往存在的虚弱及认知障碍　既往已有相关研究发现，预先存在的认知功能障碍和虚弱是 ICU 谵妄患者不良结局的重要预测因素，可导致死亡率增加及 ICU 不良预后。

最近，Ferrante 等对 754 例 70 岁以上老年患者进行了连续监测，并随访至 ICU 出院后 6 个月，发现在入住 ICU 前即存在认知功能损害（即使是最轻的）与出院 6 个月内 ICU 后残障发生率的增加有关，中度认知障碍使出院后入住疗养院的可能性增加了 1 倍。

另外，Sanchez 等在对 997 例年龄＞50 岁的 ICU 患者的研究发现，与非虚弱患者相比，虚弱患者发生谵妄的风险更大（17% *vs.* 10%，*AOR* 1.71，95%*CI* 1.20～2.43，$P=0.003$）、住院时间更长（2.6 天，95% *CI* 1～7，$P=0.009$）。因此，需要识别 ICU 既往存在认知障碍及虚弱的患者，并积极采取措施降低 ICU 谵妄等不良事件的发生风险。

4. ICU 后暴露因素　入住 ICU 后的暴露（如康复服务、再次入院）和患者康复轨迹的可变性会影响幸存者在 ICU 的结局，因此有必要考虑这些因素。

三、预防治疗

ICU 谵妄的发生率和持续时间可能是 ICU 后综合征的潜在可改变风险因素。预防谵妄发生是否可以改善远期预后值得关注。

多项（分别来自美国、英国、丹麦、德国及日本）关于谵妄预防及管理的国际指南针对谵妄的评估和管理提出了 73 条建议。关于药物治疗方面，大多数指南不推荐任何预防谵妄的药物，但建议尽量减少镇静药的用量。所有指南均推荐非药物多成分干预作为谵妄管理策略。既往大多数研究都集中在 ICU 住院期间对患者进行干预以减少认知障碍方面，包括优化肠内营养、液体治疗、镇静、撤机、康复活动、认知训练、使用他汀类药物及提高睡眠质量等策略。下文着重介绍近年来的干预措施。

1. ABCDEF 集束化干预措施　由 PADIS 临床实践指南支持的 ICU 质量改进集束化干预措施——ABCDEF 集束化治疗（“A”代表评估、预防和管理疼痛，“B”代表自发觉醒和自主呼吸，“C”代表镇痛镇静药的选择，“D”代表谵妄的评估、预防及管理，“E”代表早期活动和锻炼，“F”代表家庭参与）可降低住院病死率，并与 ICU 谵妄发生率（*AOR* 0.60，95%*CI* 0.49～0.72）、ICU 再入院率（*AOR* 0.54，95%*CI* 0.37～0.79）的降低有关。此类干预措施对远期死亡率和患者结局的影响需要更多的研究来评估。

2. 使用镇痛镇静药物　目前指南建议对接受机械通气的成人患者使用右美托咪定或丙泊酚进行

轻度镇静，而避免使用苯二氮䓬类镇静药物。但这些镇静药在唤醒、免疫及炎症方面存在差异，其是否会对进行轻度镇静机械通气的成人患者产生不同的影响目前尚不清楚。最近，*New England Journal of Medicine* 发表了一项多中心、双盲研究，纳入机械通气的脓毒症成人患者 422 例，这些患者随机接受右美托咪定或异丙酚镇静治疗，结果显示，两组患者在无谵妄或昏迷的存活天数上无差异（10.7 天 *vs.* 10.8 天，*OR* 0.96，95%*CI* 0.74～1.26）。

另一项研究对连续入住 ICU 超过 24h 的 4075 例成人患者评估了阿片类药物暴露、剂量与谵妄发生之间的关联，发现在没有谵妄的清醒患者中使用任何阿片类药物都会增加第 2 天谵妄的发生风险（*OR* 1.45，95%*CI* 1.24～1.69），每天静脉注射 10mg 吗啡当量的阿片类药物可导致次日谵妄风险增加 2.4%。

3．使用抗精神药物　鉴于重症成人患者 ICU 期间经常使用抗精神药物治疗，进一步探索 ICU 后药物治疗与患者死亡率和结局之间的关系逐渐受到重视。

2018 年 REDUCE 研究发现，预防性使用氟哌啶醇并不能改善 ICU 谵妄高危成人患者的短期预后。最近，Paul 等对 1789 例入住 ICU 患者 6 个月后远期生活质量的影响进行了二次分析，发现氟哌啶醇组与安慰剂组的远期生活质量同样无差异（身体成分总分 39 ± 11 *vs.* 39 ± 11，*P*＝0.35；心理成分总分 50 ± 10 *vs.* 51 ± 10，*P*＝0.678），而镇静药引起的昏迷天数与远期生活质量的下降显著相关。

4．康复　目前有 2 项正在进行的相关研究。其中一项是研究预防和康复对老年患者 ICU 后认知障碍益处的可行性试验，这项基于美国的 ICU 后问题解决研究（PIC-UPS）是对在不同患者群体中开发和测试的问题解决策略；另一项研究预防和康复对患者入住 ICU 后每天认知障碍的改善结果试验（IMPROVE）是一项正在进行的随机对照临床试验，旨在评估体育锻炼和认知训练相结合的方式对≥50 岁在 ICU 住院期间出现谵妄的 ICU 幸存者认知功能的效果。

谵妄是重症患者急性脑功能障碍最常见的表现，它不仅与短期不良结局有关，重要的是与在 ICU 中持续的其他生理损伤及远期结局（如认知障碍）有关。这种关系背后的病理生理机制仍然是一个需要积极研究的领域，对这些机制的研究会指导有针对性的干预措施，从而改善患者的认知功能和生活质量。

（南京鼓楼医院　董丹江）

参 考 文 献

［1］SALLUH J L, WANG H, SCHNEIDER E B, et al. Outcome of delirium in critically ill patients: systematic review and meta-analysis[J]. BMJ, 2015, 250: 2538.

［2］KLEIN KLOUWENBERG P M, ZAAL I J, SPITONI C, et al. The attributable mortality of delirium in critically ill patients: prospective cohort study[J]. BMJ, 2014, 349: g6652.

［3］DUPREY M S, VAN DEN BOOGAARD M, VAN DER HOEVEN J G, et al. Association between incident delirium and 28- and 90-day mortality in critically ill adults: a secondary analysis[J]. Crit Care, 2020, 24(1): 161.

［4］VAN DEN BOOGAARD M, SCHOONHOVEN L, EVERS A W, et al. Delirium in critically ill patients: impact on long-term health-related quality of life and cognitive functioning[J]. Crit Care Med, 2012, 40: 112-118.

［5］WOLTERS A E, PEELEN L M, VELDHUIJZEN D

S, et al. Long-term Self- reported cognitive problems after delirium in the intensive care unit and the effect of systemic inflammation[J]. J Am Geriatr Soc, 2017, 65(4): 786-791.
[6] SAKURAMOTO H, SUBRINA J, UNOKI T, et al. Severity of delirium in the ICU is associated with short term cognitive impairment. A prospective cohort study[J]. Intensive Crit Care Nurs, 2015, 31: 250-257.
[7] PANDHARIPANDE P P, GIRARD T D, JACKSON J C, et al. Long-term cognitive impairment after critical illness[J]. N Engl J Med, 2013, 369(14): 1306-1316.
[8] VAN ROMPAEY B, SCHUURMANS M J, SHORTRIDGE-BAGGETT L M, et al. A comparison of the CAM-ICU and the NEECHAM Confusion Scale in intensive care delirium assessment: an observational study in non-intubated patients[J]. Crit Care, 2008, 12(1): R16.
[9] PISANI M A, KONG S Y, KASL S V, et al. Days of delirium are associated with 1-year mortality in an older intensive care unit population[J]. Am J Respir Crit Care Med, 2009, 180(11): 1092-1097.
[10] JANSSEN T L, STEYERBERG E W, VAN HOOF-DE LEPPER C C H A, et al. Long - term outcomes of major abdominal surgery and postoperative delirium after multimodal prehabilitation of older patients[J]. Surg Today, 2020, 50(11): 1461-1470.
[11] WOLTERS A E, VAN DIJK D, PASMA W, et al. Long-term outcome of delirium during intensive care unit stay in survivors of critical illness: a prospective cohort study[J]. Crit Care, 2014, 18(3): R125.
[12] FIEST K M, SOO A, HEEL LEE C, et al. Long-term outcomes in intensive care unit patients with delirium: a population-based cohort study[J]. Am J Respir Crit Care Med, 2021, 204(4): 412-420.
[13] GOLDBERG T E, CHEN C, WANG Y, et al. Association of delirium with long-term cognitive decline a meta-analysis[J]. JAMA Neurol, 2020, 77(11): 1373-1381.
[14] BULIC D, BENNETT M, GEORGOUSOPOULOU E N, et al. Cognitive and psychosocial outcomes of mechanically ventilated intensive care patients with and without delirium[J]. Ann Intensive Care, 2020, 10(1): 104.
[15] PASIŃSKA P, WILK A, KOWALSKA K, et al. The long-term prognosis of patients with delirium in the acute phase of stroke: PRospective Observational POLIsh Study (PROPOLIS)[J]. J Neurol, 2019, 266(11): 2710-2717.
[16] HSIEH S J, SOTO G J, HOPE A A, et al. The association between acute respiratory distress syndrome, delirium, and in- hospital mortality in intensive care unit patients[J]. Am J Respir Crit Care Med, 2015, 191(1): 71-78.
[17] BRUMMEL N E, JACKSON J C, PANDHARIPANDE P P, et al. Delirium in the ICU and subsequent long-term disability among survivors of mechanical ventilation[J]. Crit Care Med, 2014, 42(2): 369-377.
[18] KHAN B A, ZAWAHIRI M, CAMPBELL N L, et al. Biomarkers for delirium - a review[J]. J Am Geriatr Soc, 2011, 59(Suppl 2): S256-S261.
[19] VAN GOOL W A, VAN DE BEEK D, EIKELENBOOM P. Systemic infection and delirium: when cytokines and acetylcholine collide[J]. Lancet, 2010, 375: 773-775.
[20] GIRARD T D, THOMPSON J L, PANDHARIPANDE P P, et al. Clinical phenotypes of delirium during critical illness and severity of subsequent long- term cognitive impairment: a prospective cohort study[J]. Lancet Respir Med, 2018, 6: 213-222.
[21] BRUMMEL N E, HUGHES C G, THOMPSON J L, et al. Inflammation and coagulation during critical illness and long-term cognitive impairment and disability[J]. Am J Respir Crit Care Med, 2021, 203(6): 699-706.

[22] RENGEL K F, HAYHURST C J, JACKSON J C, et al. Motoric subtypes of delirium and long-term functional and mental health outcomes in adults after critical illness[J]. Crit Care Med, 2021, 49(5): e521-e532.

[23] PORHOMAYON J, JOUDE P, ADLPARVAR G, et al. The impact of high versus low sedation dosing strategy on cognitive dysfunction in survivors of intensive care units: a systematic review and meta-analysis[J]. J Cardiovasc Thorac Res, 2015, 7(2): 43-48.

[24] HUGHES C, MAILLOUX P, DEVLIN J W, et al. Dexmedetomidine vs. propofol for sedation in mechanically ventilated adults with sepsis[J]. N Engl J Med, 2021, 384(15): 1424-1436.

[25] DUPREY M S, DIJKSTRA-KERSTEN S M A, ZAAL I J, et al. Opioid use increases the risk of delirium in critically ill adults independent of pain[J]. Am J Respir Crit Care Med, 2021, 204(5): 566-572.

[26] Ferrante L E, Murphy T E, Gahbauer E A, et al. Pre–intensive care Unit cognitive status, subsequent disability, and new nursing home admission among critically illl older adults[J]. Ann Am Thorac Soc, 2018, 15(5): 622-629.

[27] Ferrante L E, Murphy T E, Leo-Summer L S, et al. The combined effects of frailty and cognitive impairment on post-ICU disability among older ICU survivors[J]. Am J Respir Crit Care Med, 2019, 200(1): 107-110.

[28] Sanchez D, Brennan K, Al Sayfe M, et al. Frailty, delirium and hospital mortality of older adults admitted to intensive care: the Delirium (Deli) in ICU study[J]. Crit Care, 2020, 24(1): 609.

[29] Haines K J, Hibbert E, McPeake J, et al. Prediction models for physical, cognitive, and mental health impairments after critical illness: a systematic review and critical appraisal[J]. Crit Care Med, 2020, 48: 1871-1880.

[30] Celis-Rodríguez E, Díaz Cortés JC, Cárdenas Bolívar Y R, et al. Evidence-based clinical practice guidelines for the management of sedoanalgesia and delirium in critically ill adult patients[J]. Med Intensiva, 2020, 44(3): 171-184.

[31] Devlin J W, Skrobik Y, Gélinas C, et al. Clinical Practice Guidelines for the Prevention and Management of Pain, Agitation/Sedation, Delirium, Immobility, and Sleep Disruption in Adult Patients in the ICU[J]. Crit Care Med, 2018, 46(9): 825-873.

[32] Fonsmark L, Hein L, Nibroe H, et al. Danish national sedation strategy. Targeted therapy of discomfort associated with critical illness. Danish Society of Intensive Care Medicine (DSIT) and the Danish Society of Anesthesiology and Intensive Care Medicine (DASAIM)[J]. Dan Med J, 2015, 62(4): C5052.

[33] Baron R, Binder A, Biniek R, et al. Evidence and consensus based guideline for the management of delirium, analgesia, and sedation in intensive care medicine. Revision 2015 (DAS-Guideline 2015) - short version[J]. Ger Med Sci, 2015, 13: 19.

[34] Pun B T, Balas M C, Barnes-Daly M A, et al. Caring for critically ill patients with the ABCDEF bundle: results of the ICU Liberation Collaborative in over 15, 000 adults[J]. Crit Care Med, 2019, 47(1): 3-14.

[35] van den Boogaard M, Slooter A J C, Brüggemann R J M, et al. Effect of haloperidol on survival among critically ill adults with a high risk of delirium: The REDUCE randomized clinical trial[J]. JAMA, 2018, 319(7): 680-690.

[36] Rood P J T, Zegers M, Slooter A J C, et al. Prophylactic haloperidol effects on long-term quality of life in critically ill patients at high risk for delirium: results of the REDUCE study[J]. Anesthesiology, 2019, 131(2): 328-335.

[37] Wang S, Hammes J, Khan S, et al. Improving recovery and outcomes every day after the ICU (IMPROVE): study protocol for a randomized controlled trial[J]. Trials, 2018, 19(1): 196.

第二十五章　重 症 人 文

第一节　对重症患者 ICU 后综合征的新认知及早期康复管理

重症监护需求的增长和重症监护病房（intensive care unit，ICU）死亡率的下降使 ICU 幸存者的数量不断增加，然而，无论入住 ICU 的初始原因是什么，长时间入住 ICU 的幸存者都可能会遭受一系列与重症、治疗、器官功能支持及独特的 ICU 环境等相关的不良问题，包括身体、心理和社会问题，这些问题被统称为 ICU 后综合征（post-intensive care syndrome，PICS）。PICS 代表因入住 ICU 而在出院后引起的剩余健康问题，其普遍存在，最终会阻止患者恢复至入住 ICU 前的功能和工作水平，并可能与出院后不久再次入院有关。最新的一篇综述针对 PICS 的定义、病因、风险因素及可能的咨询和治疗策略做了详细阐述，认为 PICS 的主要特点是新发的或恶化的躯体（神经肌肉无力和日常生活活动自主性降低）、精神［焦虑、抑郁、创伤后应激障碍（posttraumatic stress disorder，PTSD）］和神经认知障碍，这三个方面（躯体、精神和认知）之间存在复杂的关系，其中一个方面出现障碍通常与另外某个方面新发或恶化的功能障碍有关。对此，人们逐渐意识到，ICU 幸存者有大量的康复需求，但由于缺乏综合康复途径，这些需求没有得到常规的解决。

康复被定义为在严重疾病后恢复正常（或接近正常）生活的过程，传统意义上侧重躯体康复。然而，应意识到的是，PICS 的精神症状（如抑郁和 PTSD）可能会阻止患者参与躯体康复，从而加重躯体的持续缺陷，而这也应被视为整体康复计划的一部分。

一、PICS 新认知

（一）ICU 获得性衰弱

躯体缺陷在 ICU 幸存者中很常见，它们是持久的，严重到足以损害生活质量。患者出现危重症前的健康和功能可能是长期躯体功能更重要的决定因素。目前的文献中涉及两个相似的概念，分别为 ICU 获得性肌无力（acquired muscle weakness，AMW）和持续性 ICU 获得性衰弱（intensive care unit acquired weakness，ICUAW）。

ICUAW 涉及的病理过程并不一致，其基础是由于合并肌病和多发性神经病变而导致的肌肉质量和功能的丧失。大多数患者出现肌萎缩，称为“危重病性肌病”（critical illness myopathy，CIM），而少数患者出现轴突损伤，称为“危重病性多发性神经病”（critical illness polyneuropathy，CIP）。新近的动物和人类研究均表明，神经成分很少参与持续的 ICUAW，相反，肌肉成分的改变是主要机制。CIM 后持续衰弱的特征是由于肌肉收缩性受损和肌肉萎缩导致的力量损失。炎症是导致相关的生理改变早期发展的一个主要危险因素。危重病期间能量损伤、全身炎症及氧化应激的增加导致泛素 - 蛋白分解途径的上调及自噬的失调，从而导致快速和严重的肌肉蛋白分解，并直接参与肌肉萎缩。炎症和高血糖还会导致线粒体功能的丧失，影响能量生产，导致肌肉功能障碍和萎缩。此外，外周胰岛素抵抗、离子通道转运的可逆性损伤、细胞内钙稳态紊乱、脂肪毒性、肌肉停用、微循环障碍及细胞因子释放导致的肌肉失神经，均会导致危重患者出现肌无力。

虽然危重病期间肌肉萎缩和功能障碍的病理生理学似乎被部分阐明，但持续的肌肉功能障碍导致 ICU 患者出院后身体恢复受损的机制仍不清楚。新近的研究报道，与急性危重病相关的肌肉萎缩有关的机制，即线粒体含量、肌肉蛋白分解增强及自噬失调，这在患者入住 ICU 6 个月后可恢复到基线水平。相反，持续的肌肉无力可能是由于肌肉干细胞（更为人所知的是卫星细胞）数量的减少而导致的肌肉再生持续受损。在危重病期间，这些细胞由于炎症而枯竭，尽管炎症已经消退，在持续肌肉无力的患者中这些细胞似乎仍然较少再生，表明这些细胞受到了长期的损伤。在老年人和肌肉疾病患者中发现，卫星细胞表观基因组的改变降低了这些细胞的再生能力，而这些改变可能为持续的 ICUAW 提供未来的治疗靶点。

值得注意的是，患有持续性肌肉无力的危重病幸存者的肌肉质量似乎可以恢复正常，而收缩能力在 ICU 出院几个月后仍然受损，这表明肌肉体积与力量之间存在不平衡。严重疾病期间的广泛炎症是肌肉结构改变的原因，肌肉组织会被脂肪细胞或纤维化取代。最近的文献报道，肌肉修复和再生基因共表达网络失调存在于持续肌肉萎缩和虚弱的危重症幸存者中，肌肉 micro RNA 490-3p 和 micro RNA-744-p（均为负性的肌肉生成调节因子）的增加可能会影响 ICU 幸存者的长期肌肉无力。尽管这些发现可能代表部分群体的变异性，但肌肉 micro RNA 调节可作为一种潜在的治疗策略来防止肌肉再生失调。

另外，肌肉抑制素在肌肉骨骼肌萎缩中的作用最近受到了关注。肌肉生长抑制素是肌肉生成的负调节因子，与危重病患者的炎症呈负相关，可防止急性期过度肌肉萎缩。有争议的是，在脓毒症小鼠模型中，完全抑制肌肉生长抑制素可防止肌肉萎缩并提高存活率，这为减轻危重疾病引起的肌肉萎缩提供了潜在的药理学靶点。然而，这些发现需要在 ICU 后的普通人群中得到证实。

（二）精神或心理障碍

抑郁、焦虑和 PTSD 是与 PICS 相关的常见精神障碍。这三种精神障碍也被称为心理 PICS，被认为是 ICU 后健康相关的生活质量下降的主要原因，并可在出院后持续 5 年以上。

危重症患者和 ICU 治疗后存活下来的患者将承受巨大的压力，如机械通气和呼吸窘迫、气管插管的不适、因固定和治疗引起的疼痛、炎症级联反应的激活、下丘脑 - 垂体 - 肾上腺轴的紧张、各种药物的使用及谵妄发作，同时还可能有缺乏沟通的可能性及自主性的降低。所以不难相信，ICU 幸存者容易抑郁。ICU 后抑郁原因的现有假设之一是由于急危疾病引起的神经元变化。有证据表明，抑郁症状通常与躯体相关，而不是与认知相关，这在治疗策略中可能很重要，因为躯体相关抑郁症是抗抑郁药物抵抗的，因此，非药物干预（如康复和早期动员策略）可能更重要。不幸的是，医院焦虑和抑郁量表（hospital anxiety and depression scale，HADS）却限制了医师对 ICU 幸存者抑郁的评估。因为 HADS 通常用于筛查住院患者的抑郁症状，并不构成抑郁的诊断。诊断抑郁症的“金标准”是由训练有素的临床医师进行的诊断性访谈。

PTSD症状通常在创伤事件的3个月内出现，但也可能在长时间的潜伏期后出现。入住ICU的患者经常会遭受巨大的警报声、夜间大量的光照、侵入性操作（如中心静脉导管、动脉导管及气管插管）及与严重疾病相关的身体不适，如疼痛、躁动、压力等。不论症状持续时间多长，反复发作性的症状、回避症状和持续性耳鸣症状均有报道。有证据表明，PTSD与不能回忆ICU住院经历密切相关，不能回忆、缺乏事实记忆、存在妄想或存在恐惧记忆的患者发生PTSD的风险较高。重要的是，与PTSD相关的回避症状可能会阻止患者配合随访，从而降低此类精神障碍的准确诊断和恰当管理。值得注意的不是预防这些创伤性情况，而是为患者找到应对ICU不适和压力的策略。通过对创伤患者进行早期ICU内临床心理学家干预，可以为患者提供策略以应对疼痛、焦虑、压力、无助感及绝望感。

此外，在ICU幸存者中普遍存在的心理障碍是焦虑。32%～40%的患者从ICU出院1年后仍会出现焦虑症状。迄今为止，关于ICU后患者焦虑的有价值的研究是有限的。

未来有关PICS的心理方面的研究需要克服的更具体的困难是对主要出现认知障碍的患者进行筛查和随访，因为很难对这类患者进行测试。目前研究中所使用的方法的其他限制因素是样本量小和相对较短的随访期。PICS的某些症状已被证明在出院后可持续影响5～15年。被研究者基线特征的巨大差异及最终选择的随访时间的长短，可以解释在各种研究中有关PICS的结果争议，建议采用更大规模的长期随访随机对照试验，以探讨在PICS患者中ICU住院的长期影响，并评估某些干预措施，如早期康复和ICU后诊所。除了更大规模的随机临床试验之外，还必须考虑到患有严重缺陷的ICU幸存者可能很难参加临床康复和随访设施（特别是在低收入的情况下），这就需要提高家庭康复策略的重要性。

（三）认知障碍

约40%的ICU幸存者在危重病3～6个月后会出现认知障碍。认知障碍是一种获得性痴呆症，其严重程度与轻至中度阿尔茨海默病相当，症状包括受损的长期记忆、注意力、语言、决策及执行功能，被认为与多种机制有关。许多损伤机制已被假设，并且在某些动物模型中得到证实，包括代谢异常、脑缺血、过度炎症、血脑屏障破坏、氧化应激及小胶质细胞活化等，全身炎症可能发挥了重要的作用。随着时间的推移，认知障碍经常持续存在，并以神经解剖学异常为标志（如海马萎缩）。认知障碍的危险因素被广泛描述，包括低氧血症、低血压、葡萄糖失调、药物毒性（特别是镇静药和镇痛药）、谵妄持续时间、机械通气持续时间及急性继发性脑病（如精神错乱）。然而，这些变化的生物学基础仍然难以捉摸，哪些是因果关系、哪些仅仅是“标志物”尚不清楚。另外，在人类中对有关认知障碍机制的研究还很少。

迄今为止，主流假说认为与脓毒症或炎症性危重病相关的全身性炎症可诱导一些急性中枢神经系统损伤和中枢神经系统细胞（如血脑屏障内皮细胞或神经胶质细胞）的潜在长期激活，并因此促进导致神经元死亡和神经障碍的低度长期炎症。然而，目前研究数据还不足以支持这种说法，全身性炎症诱导的急性脑功能障碍和长期神经认知障碍是否通过重叠或离散的机制发生仍有待研究。最主要的是，更详细地描述该神经系统后遗症很有必要，这必然涉及重新关注机制和基础科学模型问题。

二、扩大对PICS的认识

虽然许多ICU幸存者表现出一种或多种PICS症状，但疾病往往未经诊断和治疗，其主要原因是缺乏 PICS 的明确定义，而且在 ICU 人群中缺乏经过验证的筛查工具。有文献建议扩大对 PICS 的认知范围，包括其他可能与 ICU 后幸存者相关的领域，并进一步提高对 ICU 生存者长期后遗症的认识。然而，在广泛采用这种方法之前，还要评估它的有效性。由于 PICS 会造成各种损伤，因此，将所有这些因素整合到一个筛选工具中是一个巨大的挑战。PICS 症状中许多可能的结果评估和测量方法均会影响临床研究，并影响结果的可重复性及跨研究比较的能力。此外，一些重要的结果可能无法测量或未报告。在形成 PICS 诊断标准时，一个经常被讨论的障碍是现有的 PICS 单个组分筛选测试工具的多样性。这些测试在有效性、可行性及成本效益方面存在差异，会影响研究人员在某些干预或研究中做出的选择。另外，医疗保健专业人员对 PICS 也缺乏认识，因此，亦会造成 PICS 的诊断不足。另一个阻碍是时机问题。何时开始对刚刚经历过危及生命的 ICU 幸存者进行测试是合适的？是否应该在 ICU 住院期间对患者进行筛查，以尽早启动干预策略？早期测试可靠吗？这些关于测试适当时机的问题是值得讨论和研究的重要问题。最后，还应定义其他相关标准，如对患者诊断 PICS 时是否所有三个方面（认知、精神和躯体）都必须受损？基于此，为扩展的 PICS 概念中包含的组件创建一个核心结果集，可以采用一种协调的方法来评估关键功能障碍，并在不同的研究中进行比较，也可以提供每个患者临床状态的更准确的图像。重要的是，还需要识别出最合适的测试工具。测试工具要易于使用、可靠、标准化，并能在不同的时间点重复。

此外，与 PICS 有关的“长期”的含义是模糊的，并取决于几个因素。首先，长期的出院后时间将部分取决于 ICU 前的状态。其次，不同患者在入住 ICU 后的健康轨迹和康复情况有很大差异，但仍没有有效的工具来评估其恢复的潜力。然而，预计与入住 ICU 前健康的患者相比，入住 ICU 前虚弱或残疾的患者恢复的机会更低。高龄并不总是未来损伤的可靠预测因素。另外，时间框架也取决于所考虑的结果，一些结果可能需要时间来显示，一些结果出现得早但改善得很快，还有一些结果则嵌入在不同时间跨度的多个领域中。

三、PICS 的早期康复管理

合并形成危重病后遗症 PICS 的病理生理学机制是复杂的。ICU 幸存者在长时间住院后所经历的一些疾病可能或至少部分与未解决的器官衰竭和炎症导致的代谢和神经内分泌紊乱有关。虽然不是所有的促成因素都是可以改变的，但 PICS 的一些临床表型可能至少部分是由 ICU 住院期间的医疗干预、流程、药物甚至治疗不足引起的，因此，有可能通过干预措施预防或至少减轻个别患者的这些因素。

预防 PICS 的一个众所周知的策略是发表于 2019 年的 ABCDEF 集束化策略。这是一个综合的、跨专业的方法，可用于危重患者的症状管理，旨在优化 ICU 出院后患者的健康状况。ABCDEF 集束化策略：“A”代表评估、预防和管理疼痛；“B”代表呼吸试验，包括自主觉醒试验和自主呼吸试验；“C”代表镇静药和镇痛药的选择；“D”代表谵妄评估、预防及管理；“E”代表早期活动和锻炼；“F”代表家庭参与。ABCDEF 集束化策略适用于每一例 ICU 患者，无论患者的入院诊断或通气状态如何，其侧重于症状缓解而不是疾病过程，有助于实现唤醒更多患者来参与自主康复和促进康复的最终目标。

在减轻 PICS 的背景下，一些策略值得特别的关注，如限制镇静、优化营养摄入、早期动员康复锻炼及吸引家庭成员。

（一）镇静限制

尽管使用较轻的镇静或不使用镇静已被证明是安全的，但是深度和长期持续镇静，特别是使用苯二氮䓬类药物在 ICU 患者中仍然很常见。较少的镇静作用和避免使用苯二氮䓬类药物可能与更好的心理健康结果相关。在临床实践中，实现更轻的镇静需要一种多模式方法，包括充分的疼痛管理、优先考虑患者的觉醒、教育 ICU 团队、每小时重新评估镇静的需要及促进睡眠。努力改善环境和护理在 ICU 内尽可能地做到人道主义和以人为本，对患者、家属及照顾者的心理健康会产生积极的影响。非药物干预（如催眠、音乐疗法和放松技巧）可能有助于减少患者的疼痛、激动及焦虑。

（二）营养摄入

危重病的特征是对应激和合成代谢抵抗的不受控制的分解代谢反应，在损伤后的早期急性期会引发急性炎症反应和明显的应激代谢，从而导致分解代谢、胰岛素抵抗及合成代谢抵抗的增加。促炎性细胞因子和介质的分泌上调与肌肉分解代谢增加有关，会导致瘦体重净损失，使躯体功能和免疫功能下降，所有这些都是营养不良的特征。肌肉重量减少是营养不良的标志性指标，也是公认的 PICS 症状。虽然急性期由于持续的炎症和合成代谢抵抗，营养效果可能会减弱，但由于饮食和营养状况的优化能转化为功能、认知及心理健康的改善，因此，营养应被视为 ICU 康复和恢复的重要组成部分。然而，营养康复（即疾病后恢复或优化营养状态的过程）很少被优先考虑，可能是因为其在重症康复和研究中是一个没有被充分认识和重视的领域。目前仍缺乏针对 ICU 后阶段最佳营养策略的研究。

最近的一篇综述提供了对营养康复领域的总结。ICU 幸存者在获得最佳营养方面面临着许多障碍，这些障碍来自生理（如食欲缺乏和早饱）、功能（如吞咽困难、独立进食能力降低）和心理（如情绪低落、身体畸形）方面。与组织相关的障碍，如不适当的喂养时间和用餐中断，经常会影响 ICU 幸存者的进食能力。另外，在病房工作的康复师经常缺乏对正在康复的危重患者的特定需求知识，这可能会对 ICU 后的营养治疗产生负面影响。在 ICU 出院后，患者的营养摄入基本不足，最大的营养不足发生在那些过早停用肠内营养并依赖口服饮食作为唯一营养来源的患者。因此，应采取以患者为中心和家庭参与的方法来改善营养康复的实用策略。

ICU 生存期的营养研究仍处于起步阶段，还有许多工作要做，需要对 ICU 患者从 ICU 到出院后的几个月至几年内的营养状况进行纵向研究。这些工作内容包括：①检查幸存者摄入和吸收的热量和营养物质，并阐明他们在恢复轨迹中的营养需求（如蛋白质和热量）；②进一步描述障碍和促进因素，以优化患者在恢复中的营养状况；③描述营养状况的长期变化，包括身体成分的评估、营养保健和服务的提供情况；④获得更全面了解 ICU 幸存者和家属对 ICU 康复期间营养的看法和重视程度；⑤未能评估和优化那些参加身体康复计划的患者的营养状况可能会限制干预的效果；⑥需要进行研究来开发新的营养干预措施，潜在的营养和营养干预可能包括促进肌肉蛋白合成或向合成代谢环境转变的制剂（如支链氨基酸、β- 羟基 -β- 丁酸甲酯和肌酸），表现出抗炎特性，调节食欲和饱腹感，或沿着肠 - 脑轴促进神经元突触的可塑性。鉴于营养与 PICS 之间的相互作用，在制订多学科康复策略时，必须考虑提高 ICU 幸存者的营养状况，对此应纳入营养领域的专家（营养师），旨在加强 ICU 康复策略和改善危重病幸存者的结局。

（三）早期康复运动

寻找相关的临床前模型来研究ICUAW的长期后果对于寻找创新的治疗靶点至关重要。目前，还没有相关的治疗药物来预防或改善ICUAW。为了减少肌肉萎缩和虚弱的发生率和严重程度，早期肌肉激活、物理治疗及ICU出院后转介到适当的物理康复途径可能是有价值的。早期康复的主要目的是通过改善活动状态和肌肉力量以维持、提高或重新获得日常生活活动来提高生活质量，其潜在好处可能还包括减少可能影响功能恢复的与制动相关的负面影响及并发症。

早期康复实践中“早期”的定义通常是指在ICU停留期间的任何时间实施除常规护理外的强化物理康复。然而，“早期”尚未明确，因为在各种研究中，干预的开始时间可能相差1周左右。在过去的10年中，有超过40个随机试验评估了ICU患者的早期康复，至少有8个国际指南推荐ICU患者的早期康复，其目的通常旨在降低ICUAW的发生率。然而，最新的几篇综述报告指出，患者入住ICU后应立即开始物理康复干预，康复干预是安全的，这些措施可能会改善短期预后（如缩短机械通气和入住ICU时间及住院时间），但目前几乎没有证据表明这些措施能始终转化为长期功能而使患者受益。而且，物理康复对ICU患者的死亡率似乎也没有影响。另外，ICU后在其他阶段采取的身体干预措施及出院后6周运动计划对身体功能的恢复及与健康相关的生活质量也没有显示出有益的影响。

以上证据表明，在ICU中进行积极的身体康复是可能的、安全的，并且对短期ICU结果有有益的影响。与ICUAW发病机制相比，研究人员对ICUAW消退的理解仍不太清楚，很难了解ICU幸存者ICUAW的真正可逆性，也不可能了解残余CIM和CIP对长期功能缺陷的影响。而且，物理康复对临床结果的剂量反应也是未知的。此外，在实施早期康复时，还需要进一步阐明哪些患者、哪些干预措施、哪些共同干预措施最可能使患者受益，以及何时实施这些问题。因此，旨在改善功能的康复治疗设计是基于对ICUAW自然史的不完全了解，这可能解释了为什么大多数干预研究未能显示长期获益。急性肌肉萎缩和慢性健康不良与短期和长期结果之间存在复杂的相互作用。

尽管有证据和指南的支持，在ICU实施康复的变异度却很大。对此，2021年的一篇研究述评总结了以下10项措施来帮助ICU医师优化早期康复治疗。

1. 创建指定主导者的多学科团队　早期康复在优先考虑并重视康复干预的ICU环境氛围中更为成功。实干的主导者可以领导和利用沟通技能来教育、培训、配合及促进患者运动，更好地促进ICU氛围。主导者来支持团队成员，强调安全和实用技能，以提高团队的信心和能力。

2. 使用结构化质量优化（quality improvement，QI）过程　结构化的QI方法包括4个步骤：①总结证据；②识别障碍（如镇静或缺乏设备）；③建立实施指标（如镇静目标、患者运动频率和强度）；④确保所有符合条件的患者接受干预（通过适当的参与、教育、执行及评估）。通过QI可以极大地促进早期康复的成功实施。

3. 识别障碍和促进因素　早期康复的障碍包括与患者相关的障碍（如生理不稳定和医疗设备）、结构障碍（如人员和设备有限）、程序障碍（如缺乏协调和资格筛选延迟）及环境氛围不足（如因循守旧和ICU对患者护理的优先级）。克服障碍的策略包括实施安全指南和移动协议、跨专业培训、教育和查房，以及纳入医师主导制度。

4. 促进多专业的沟通　早期康复计划所需的多专业团队的工作取决于最佳沟通。建议使用一种适合每个 ICU 的结构来促进跨专业沟通，该结构允许（基于算法的）康复目标，包括让所有团队成员有机会提出问题，并确保康复目标和成果在成员中不断更新。

5. 了解患者的喜好　ICU 患者早期康复的经验是不同的。它可能会让患者感到疲劳、不舒服，但在某些时候对患者来说却是激励和回报。随着认知状况的改善，患者可能会对肌肉无力的严重程度感到震惊。在危重症的早期阶段，患者可能更倾向于关注由多学科团队设定的短期目标（如坐在椅子上）。随着病情的改善，他们可能会更专注于目标设定和更长期的康复计划（如步行更长的距离、坐在室外等）。

6. 采用安全标准　ICU 床上和床下康复是安全的，很少发生严重事件。评估安全的一种方法是交通信号灯系统，可以提供呼吸、血流动力学、神经及其他身体系统的特定标准，在对每个患者行个体化康复时需加以考虑。在这个系统中，“红灯”表示在动员过程中发生严重安全事件的可能性增加，需要有经验的决策；“黄灯”表示应根据收益与风险来评估潜在风险；“绿灯”表示运动康复总体上是安全的。

7. 疼痛、镇静、谵妄和睡眠集束化治疗　患者的镇静和谵妄状态是早期康复的常见障碍。更广泛地说，临床指南认为，疼痛、镇静、谵妄、睡眠与早期康复密切相关。通过现有的循证实践（如指南所述）对这些问题进行评估和管理，对于最大限度地提高患者参与康复的能力非常重要。

8. 获得任何必要的设备　早期康复的障碍可能包括 ICUAW、身体功能受损、创伤及肥胖。康复设备可以扩大治疗选择，增加患者的灵活性和活动水平，并减少对工作人员的伤害风险。选择康复设备的考虑因素包括设备成本 / 可用性、科室或患者之间共享设备的能力（包括感染控制因素），以及可用于患者康复和方便设备存储的物理空间。

9. 评估干预的最佳时机、类型和运动量　目前业内在康复方面存在着显著的认知差距，包括干预的时间、类型及运动量。ICU 住院后 2～3 天内开始康复可能优于延迟康复。可以考虑的干预类型包括患者主动运动功能、卧床周期运动测量、肌肉电刺激（有或没有被动 / 主动运动）、摆动升降台及各种康复设备的使用。每种干预类型的强度、持续时间和频率也是需要考虑的重要因素。在此之前，临床医师的判断将发挥重要作用，而且康复目标和计划必须根据患者的个体差异和危重疾病的动态演变量身定做。

10. 评估结局和获益　需要采取适合 ICU 环境并与临床护理相结合的相关康复措施，以设定患者康复目标并跟踪其进展，将稀缺的康复资源分配给可能受益最大的患者，并对结构化 QI 项目进行评估。了解患者在重病前的身体功能及他们自身的康复目标也是重要的考虑因素。

目前关于 ICU 早期康复的证据仍在不断发展。需要进一步的研究来了解干预的最佳时机、类型、运动量，以及它们对患者长期预后的影响。帮助 ICU 医师优化早期康复治疗的 10 项策略为在 ICU 实施早期康复提供了指导，目的是优化安全性和有效性，以改善患者的体验及结果。

（四）家庭参与

越来越多的指南和专家意见鼓励家人参与 ICU 管理。不受限制或灵活的就诊时间有可能减少 ICU 患者的精神错乱和焦虑症状。家人还可以与护理人员一起完成 ICU 日记，这些日记可以记录每个患者在 ICU 住院期间发生的所有事件，并可能通过帮助患者弥补记忆空白，促进危重病后的心理恢复。这些日记可以预防或减少 ICU 幸存者的心理症状或创伤后应激障碍的相关数据，这可能部分与研究人群的不同心理特征有关。

四、总结

随着ICU存活率的提高、对PICS意识的提高及对ICU幸存者更长时间的随访，ICU患者目前更有可能成为慢性疾病患者。PICS是一种广泛的临床表型的综合征，并非所有症状都与ICU疾病的严重程度有关。ICU住院期间的某些预防措施及ICU后的康复工作已显示出重要性。对此，只有一部分问题得到了充分研究，仍有许多具体干预措施尚未经过临床研究的检验，需要进一步的研究来评估对ICU患者住院期间所采取的策略，以预防或限制在个别患者中PICS的后期发展，镇静限制、早期康复运动、营养摄入、家庭参与可能对患者和家属有利，然而，PICS的康复管理研究领域依然具有挑战性，需要做更多的工作来标准化PICS的预防和管理。

（新疆医科大学第一附属医院　王正凯　于湘友
复旦大学附属中山医院　马国光）

参考文献

[1] RAMNARAIN D, AUPERS E, DEN OUDSTEN B, et al. Post Intensive Care Syndrome (PICS): an overview of the definition, etiology, risk factors, and possible counseling and treatment strategies[J]. Expert Rev Neurother, 2021, 21(10): 1159-1177.

[2] GOOSSENS C, WECKX R, DERDE S, et al. Impact of prolonged sepsis on neural and muscular components of muscle contractions in a mouse model[J]. J Cachexia Sarcopenia Muscle, 2021, 12(2): 443-455.

[3] BOELENS Y F N, MELCHERS M, VAN ZANTEN A R H. Poor physical recovery after critical illness: incidence, features, risk factors, pathophysiology, and evidence-based therapies [J]. Curr Opin Crit Care, 2022, 28(4): 409-416.

[4] VOIRIOT G, OUALHA M, PIERRE A, et al. Chronic critical illness and post-intensive care syndrome: from pathophysiology to clinical challenges [J].Ann Intensive Care, 2022, 12(1): 58.

[5] DOS SANTOS C, HUSSAIN S, MATHUR S, et al. Mechanisms of chronic muscle wasting and dysfunction after an intensive care unit stay. a pilot study[J].Am J Respir Crit Care Med, 2016, 194(7): 821-830.

[6] MASSENET J, GARDNER E, CHAZAUD B, et al. Epigenetic regulation of satellite cell fate during skeletal muscle regeneration [J]. Skeletal muscle, 2021, 11(1): 4.

[7] OWEN A, PATEL S, SMITH J, et al. Chronic muscle weakness and mitochondrial dysfunction in the absence of sustained atrophy in a preclinical sepsis model[J]. Elife, 2019, 8:e49920.

[8] WALSH C, ESCUDERO KING C, GUPTA M, et al. MicroRNA regulatory networks associated with abnormal muscle repair in survivors of critical illness [J].J Cachexia Sarcopenia Muscle, sarcopenia and muscle, 2022, 13(2): 1262-1276.

[9] KOBAYASHI M, KASAMATSU S, SHINOZAKI S, et al. Myostatin deficiency not only prevents muscle wasting but also improves survival in septic mice [J]. Am J Physiol Endocrinol Metab, 2021, 320(1):

E150-E159.

[10] MART M, PUN B, PANDHARIPANDE P, et al. ICU Survivorship-the relationship of delirium, sedation, dementia, and acquired weakness [J]. Crit Care Med, 2021, 49(8): 1227-1240.

[11] ROUSSEAU A, PRESCOTT H, BRETT S, et al. Long-term outcomes after critical illness: recent insights [J]. Critical care (London, England), 2021, 25(1): 108.

[12] KAWAKAMI D, FUJITANI S, MORIMOTO T, et al. Prevalence of post-intensive care syndrome among Japanese intensive care unit patients: a prospective, multicenter, observational J-PICS study [J]. Critical care (London, England), 2021, 25(1): 69.

[13] PUN B T, BALAS M C, BARNES-DALY M A, et al. Caring for critically ill patients with the ABCDEF bundle: results of the ICU liberation collaborative in over 15,000 adults [J]. Crit Care Med, 2019, 47(1): 3-14.

[14] ROSENTHAL M, VANZANT E, MOORE F. Chronic critical illness and PICS nutritional strategies [J]. J Clin Med, 2021, 10(11):2294.

[15] MOISEY L, MERRIWEATHER J, DROVER J. The role of nutrition rehabilitation in the recovery of survivors of critical illness: underrecognized and underappreciated [J]. Critical care (London, England), 2022, 26(1): 270.

[16] INOUE S, HATAKEYAMA J, KONDO Y, et al. Post-intensive care syndrome: its pathophysiology, prevention, and future directions [J]. Acute medicine & surgery, 2019, 6(3): 233-246.

[17] WALDAUF P, JIROUTKOVÁ K, KRAJČOVÁ A, et al. Effects of rehabilitation interventions on clinical outcomes in critically ill patients: systematic review and meta-analysis of randomized controlled trials[J]. Crit Care Med, 2020, 48(7): 1055-1065.

[18] LANG J, PAYKEL M, HAINES K, et al. Clinical practice guidelines for Early mobilization in the ICU: a systematic review[J]. Crit Care Med, 2020, 48(11): e1121-e1128.

[19] PAULEY E, WALSH T S, GRIFFITH D M. Physical rehabilitation and critical illness[J]. Anaesthesia and Intensive Critical Care, 2021, 22(11): 690-692.

[20] WANG Y, LANG J, HAINES K, et al. Physical rehabilitation in the ICU: a systematic review and meta-analysis[J].Crit Care Med, 2022, 50(3): 375-388.

[21] HODGSON C, SCHALLER S, NYDAHL P, et al. Ten strategies to optimize early mobilization and rehabilitation in intensive care[J]. Crit care, 2021, 25(1): 324.

第二节　重症监护病房患者的临终决策由谁来决定

由于所患疾病的危重性不同、各种原发性和继发性损伤及重症患者对治疗不可预测的反应，死亡在重症监护病房（intensive care unit，ICU）中是非常普遍的。据统计，目前全世界有 10%～30% 的患者死于 ICU。当全力治疗不再对 ICU 患者有益时，应考虑取消 / 撤离非有益的治疗并将患者转向安宁疗护。临终决策是做出关于取消或撤离可能延长患者生命的治疗措施的决定，或者采取可以缓解疼痛或其他症状的措施（尽管这些措施可能会缩短患者的生命）的决定。在 ICU 进行的临终决策应基于患者危重状态和不良预后，围绕其价值观、照护目标及愿望，遵循相应的伦理原则，由多学科团队成员与患者家属和代理决策者共同协商后做出终结患者生命的决定。

一、对ICU患者进行临终决策时应遵循的伦理原则

Spoljar等对涉及ICU临终决策的伦理问题的指南或专家共识进行了一项系统评价，纳入了1990—2019年的15篇文献，共梳理出12项伦理原则，包括自主、隐私保护、不伤害、尊重患者的尊严、同情、行善（有利）、职业责任、社会公正、恰当治疗、透明、公平、双效原则。而在这些原则中，最常见的是自主、行善、不伤害、公平原则。

1. 自主原则　这一原则强调保护患者自主决定的权利。ICU中各种监护和治疗须以患者为中心，患者的权利、愿望和价值观应得到充分的尊重。如果可以的话，应与患者一起决定是否取消/撤离生命支持治疗（life-sustaining treatment，LST），但若患者不愿意，不应将这种责任强加给他们。大多数患者入住ICU后常因气管插管、谵妄、镇静等因素，或者因本身病情危重而失去决策能力，这时由指定的家属或代理决策者基于先前已知的或患者陈述过的愿望和价值观做出临终决定。

2. 行善原则　行善是指通过治疗疾病促进健康和/或减轻疼痛、苦恼及忧虑来造福患者。行善原则强调减轻影响ICU临终患者生活质量的各种症状。在患者生命的末期，ICU人员也有责任向患者提供最优的疗护措施。

3. 不伤害原则　不伤害原则强调避免伤害和将伤害的风险最小化。ICU中的一些诊疗操作和干预措施难免会引起疼痛和损伤，如果益处大于伤害，目的也不是伤害患者，那么可以认为伤害是合理的。

4. 公平原则　要确保医疗资源的公平分配，并要求在提供健康服务时保持公正。ICU的医疗资源通常是有限的，医护人员对所有患者都应平等对待，并予以恰当的监护及治疗。在任何情况下，都不应实施或维持患者及其家属要求的无效的治疗方法和措施。

二、对ICU患者进行临终决策的主要内容

荷兰的研究团队将临终决策的实践内容分为6类，分别为安乐死、医师协助自杀（physician-assisted suicide，PAS）、在无患者明确要求的情况下死亡、缓解患者症状、放弃延长生命的治疗、持续深镇静。另有研究者将生命终结的形式分为取消或撤离LST、积极缩短死亡的过程、心肺复苏（cardiopulmonary resuscitation，CPR）未成功和脑死亡。参考以上及其他研究，下文将ICU临终决策的主要内容分为5个方面。

1. 不要压胸复苏（do-not-resuscitate，DNR）/不要插管（do-not-intubate，DNI）‘Code Status’是指一个人在心搏或呼吸停止时接受或不接受紧急治疗措施。心搏停止时的急救措施包括胸外心脏按压、电除颤及使用强心剂；呼吸停止时的急救措施包括气管插管和机械通气。“Code Status”可分为“Full Code”（接受所有的急救措施）、DNR/DNI和“DNR Only”（只接受气管插管和机械通气）。对于一些ICU终末期患者来说，CPR可能是一种不必要的干预。以下情况可以考虑DNR：可能无法从CPR中获益；CPR会造成患者永久性损伤或意识丧失；CPR后不太可能恢复，生活质量差。DNR的指令并不意味着自动撤离其他治疗方法。如果患者的病情出现变化，应重新考虑“Code Status”。在重症患者收住ICU后的24～48h就应对其复苏问题进行讨论，以做出DNR/DNI的决定。

2. 取消/撤离LST　LST主要有机械通气、体外膜氧合、主动脉内球囊反搏、左心室辅助装置、

升压药物、肾脏替代治疗、肠内或肠外营养、静脉输液等。限制 LST 的类型可分为患者不入住 ICU、取消 LST、继续 LST、撤离 LST 等。取消 LST 指不启动 LST 或不增加 LST 的治疗强度，而撤离 LST 指主动停止正在进行的 LST。与限制 LST 相关的因素包括年龄的增长、患有严重的共病、急诊手术或创伤后入院及入住 ICU 前 24h 内曾行 CPR。LST 的撤离时间可由患者家属选择，撤离 LST 并不意味着患者立即死亡。同时，患者家属应清楚地理解取消或撤离 LST 与取消或撤离监护无关。取消 LST 与撤销 LST 之间并没有伦理差异，这是由职业责任、行善、不伤害、自主等伦理原则所支持的。取消 / 撤离 LST 的实践在世界不同的地区存在较大差异，可能是受到文化、宗教、社会因素及伦理的影响。在 Ethicus-2 研究中，有 11.8% 的 ICU 患者被限制 LST，限制治疗在北欧、澳大利亚 / 新西兰、北美比在非洲、拉丁美洲和南欧更为常见，而取消 LST 比撤离 LST 更为常见。

3. 临终拔管　临终时撤离呼吸机和拔出气管内导管可单独进行也可同时进行。应在患者因疾病进展而死亡前相对较短的时间内拔管。在使用神经肌肉松弛药时则不宜拔出患者体内的导管，应待药物作用消失后再进行。需要注意的是，拔管患者仍可能会保持数小时甚至数天的自然呼吸。

4. 临终镇静　即使可能会加速死亡，减轻生命末期患者疼痛的方法也是被临床广泛采用的。当死亡不可避免时，可以采用持续深镇静的方法，通过降低患者的意识水平来减轻患者的痛苦和不适，并做出最后的努力。常用的药物有咪达唑仑和异丙酚，有时可加用阿片类药物。

5. 安乐死 / 医师协助自杀　安乐死是由医师采取积极的方式引起患者死亡。PAS 是由患者自我服用处方药物而有意结束生命。撤离体外膜氧合或左心室辅助装置不同于安乐死 /PAS，这是因为取消 / 撤离 LST 后死亡是基础疾病的自然后果，而安乐死 /PAS 的死亡与采取新的干预措施有关。通过安乐死 /PAS 缩短患者死亡的过程并不常见，可能是因为大多数 ICU 患者无法表达自己的意愿，积极加速患者死亡是不可接受或非法的，而撤离 LST 是更好的选择。即使是在安乐死 /PAS 合法的国家，医师也有权取消患者的安乐死 /PAS 的请求。

三、临终决策前的沟通

ICU 人员应及早与家属针对患者的治疗目标、愿望、预后、DNR 的可能性及与生命终结选择有关的生前预嘱（advance directives，ADs）等进行讨论，从而更好地进行后续的临终决策。

1. 预立医疗照护计划与 ADs　预立医疗照护计划（advance care planning，ACP）是指通过书面文件和医嘱讨论患者的安宁疗护、理清相关的价值观和目标及体现其愿望的整个过程。其类型包括委托书、监护权、ADs、LST 的医嘱（physician/medical orders for life-sustaining treatment，POLST/MOLST）等，它们在管辖权、适用范围及其对临终决策的影响等方面存在差异，其中唯一具有法律约束力的是 POLST/MOLST。ADs 是患者清醒时明确表示的其在临终时有关 LST 选择、照护意愿及决定临终代理人的正式文件，是 ACP 的核心部分。ADs 指在患者失去决策能力时通过指导未来可预期的治疗决策来保护患者的自主权力。然而，多数患者入住 ICU 时病情危重，且为非预期入住，不太可能有 ADs。这时，患者家属应提供有关患者愿望和价值观的相关信息，并确定患者的主要决策者，然后针对患者可接受的生活质量进行有关愿望和照护目标的讨论。患者家属应持续参与对 ICU 患者状况的评估。

2. 家庭会议　患者入住 ICU 期间，可定期召开多学科参与的家庭会议来接受专科指导、讨论监护目标、评估家属需求、增进相互信任并减少医患之间的冲突。患者的主管医师应向患者及其家属提供有关患者病情和预后的详细信息。然而，在关于重症患者预后和监护目标的医师 - 家庭会议中，有 1/4 的会议缺乏关于患者愿望和价值观的重要元素。当进行临终决策时，家庭会议的质量就显得尤为重要。

四、医患共同做出临终决策

临终决策是一个动态的过程，包括评估患者的预后、尊重患者的意愿和价值观，以及进行医患间的互动以实现以患者为中心的共同决策目标。共同决策的模式是做出临终决策的首选方式。Liu 等的研究显示，家庭 - 医师共同决策改善了家庭成员的满意度和抑郁情绪，缩短了患者在 ICU 的住院时间，并加强了患者与 ICU 医师之间的合作。尽管临终决策的类型、时机和频率具有较大的区域差异性，但是获得患方的知情同意和在医护团队成员之间达成共识是很重要的。

1. 多学科团队协作　关于取消 / 撤离治疗的讨论和决定应包括多学科团队的所有成员。ICU 医师对患者的治疗负所有责任，是启动临终决策的重要人选，主导患者的整个临终决策过程。ICU 护士花在患者身上的时间更多，在与患者及其家属的接触和沟通中，最有可能了解患者的价值观和临终愿望。原科室主管医师在评估患者预后、做出取消 / 撤离 LST 决定的过程中也扮演着重要的角色。整个团队之间达成共识是取消 / 撤离非有益的治疗首要且最重要的步骤。与患者没有直接接触或与重症监护无关的个体，在临终决策过程中不具备做出重大决策所需的洞察力和经验。

在进行决策前后，与缓和医疗、伦理学等学科的专家进行密切合作，有助于患者、代理决策者、家庭成员及临床医师之间达成共识。在 ICU 早期启动缓和医疗咨询与患者更大程度地向 DNR/DNI 和安宁疗护的转换有关。当家庭成员和 / 或临床团队成员之间存在分歧时，伦理咨询可能会有所帮助。研究表明，在 ICU 期间进行缓和医疗咨询和伦理咨询均会缩短患者 ICU 的住院时间，甚至会减少高死亡风险患者的 ICU 住院次数。

2. 进行有效的沟通　在进行临终决策时，各方之间在所有层面上的沟通都很重要。临床医师和患者家属之间的沟通是 ICU 临终决策的核心。及时如实地沟通患者的预后及 LST 的有限性，有助于防止家属过度悲伤、减轻创伤后应激反应。沟通必须清晰、公开、诚实，应选择合适的时机并在安静的地方进行，要有充分的时间来达成共识。结构化的沟通工具有助于改进临终决策过程，并降低 ICU 医疗资源的使用。2017 年美国重症医学会指南建议使用“VALUE”指导医护人员与 ICU 预后不佳患者家属之间的沟通。

3. 做好医疗记录　取消 / 撤离 LST 的决定应详细记录在患者的医疗文书中，并有明确的医嘱指示哪些治疗或措施不采用或撤离，哪些仍应继续。应妥善地保存患者的医疗记录。通过医疗记录，能够评估医师的意图，为做出的决策提供清晰的解释和理由，并确保医师在后期接受审查时不会出现问题。

4. 影响 ICU 临终决策的因素　在进行临终决策时，大多数代理决策者优先尊重患者意愿和减轻患者痛苦，但也会考虑其他情况，如患者的年龄和预后、家庭成员意见的一致性及可能需要的长期治疗花费等。ICU 医师通常面临患者预后的不确定性，不能准确判断患者的预后，从而很难为家庭成员针对治疗决策的可能结果做出恰当的评估。在极度紧张和有压力的情况下，医师、患者和家属做出的决策均易受到无意识的认知偏差的影响。医师先前的经验会影响决策，如有康复经验的医师倾向于继续行 LST。代理决策者可出现更多的偏差。医师与护士之间缺乏沟通和理解也可能会影响患者的临终决策。

综上所述，对大多数ICU患者来说，临终决策往往是在没有患者参与的情况下做出的。进行临终决策是一个涉及多方面的复杂过程，需要患者家属和ICU多学科团队成员的共同协作，使各项决定符合患者的价值观和目标，确保患者的自主权利及死亡的尊严。ICU临终决策给代理决策者和医护团队成员提出较高的要求和责任。除了加大力度对所涉及的人员进行知识和技能的培训之外，制定和应用相关的流程、方案及指南将有助于ICU高风险死亡患者的临终决策，并提高安宁疗护的质量。

（重庆大学附属三峡医院　潘鹏飞
新疆医科大学第一附属医院　于湘友）

参考文献

[1] JENSEN H I, HALVORSEN K, JERPSETH H, et al. Practice recommendations for end-of-life care in the intensive care unit[J]. Crit Care Nurse, 2020, 40(3): 14-22.

[2] SPOLJAR D, CURKOVIC M, GASTMANS C, et al. Ethical content of expert recommendations for end-of-life decision-making in intensive care units: a systematic review[J]. J Crit Care, 2020, 58: 10-19.

[3] CANADIAN CRITICAL CARE SOCIETY ETHICS COMMITTEE. Withholding and withdrawing life-sustaining treatment: the Canadian Critical Care Society position paper[J]. Can J Anaesth, 2018, 65(1): 105-122.

[4] AKDENIZ M, YARDIMCI B, KAVUKCU E. Ethical considerations at the end-of-life care[J]. SAGE Open Med, 2021, 9: 20503121211000918.

[5] VAN DER HEIDE A, VAN DELDEN J J M, ONWUTEAKA-PHILIPSEN B D. End-of-life decisions in the Netherlands over 25 years[J]. N Engl J Med, 2017, 377(5): 492-494.

[6] AVIDAN A, SPRUNG C L, SCHEFOLD J C, et al. Variations in end-of-life practices in intensive care units worldwide (Ethicus-2): a prospective observational study[J]. Lancet Respir Med, 2021, 9(10): 1101-1110.

[7] TEIXEIRA C, CARDOSO P R C. How to discuss about do-not-resuscitate in the intensive care unit?[J]. Rev Bras Ter Intensiva, 2019, 31(3): 386-392.

[8] ESTELLA Á, SARALEGUI I, RUBIO SANCHIZ O, et al. Update and recommendations in decision making referred to limitation of advanced life support treatment[J]. Med Intensiva (Engl Ed), 2020, 44(2): 101-112.

[9] METAXA V. End-of-life issues in intensive care units[J]. Semin Respir Crit Care Med, 2021, 42(1): 160-168.

[10] ŠPOLJAR D, VUČIĆ M, PERŠEC J, et al. Experiences and attitudes of medical professionals on treatment of end-of-life patients in intensive care units in the Republic of Croatia: a cross-sectional study[J]. BMC Med Ethics, 2022, 23(1): 12.

[11] ZWAKMAN M, JABBARIAN L J, VAN DELDEN J, et al. Advance care planning: a systematic review about experiences of patients with a life-threatening or life-limiting illness[J]. Palliat Med, 2018, 32(8): 1305-1321.

[12] GAO L, ZHAO C W, HWANG D Y. End-of-life care decision-making in stroke[J]. Front Neurol, 2021, 12: 702833.

[13] DAVIDSON J E, ASLAKSON R A, LONG A C, et al. Guidelines for family-centered care in the neonatal, pediatric, and adult ICU[J]. Crit Care Med, 2017, 45(1): 103-128.

[14] SCHEUNEMANN L P, ERNECOFF N C, BUDDADHUMARUK P, et al. Clinician-family

communication about patients' values and preferences in intensive care units[J]. JAMA Intern Med, 2019, 179(5): 676-684.

[15] LIU X, HUMPHRIS G, LUO A, et al. Family-clinician shared decision making in intensive care units: cluster randomized trial in China[J]. Patient Educ Couns, 2022, 105(6): 1532-1538.

[16] NORDENSKJÖLD SYROUS A, ÅGÅRD A, KOCK REDFORS M, et al. Swedish intensivists' experiences and attitudes regarding end-of-life decisions[J]. Acta Anaesthesiol Scand, 2020, 64(5): 656-662.

[17] VALLABHAJOSYULA S, INGRAM C. In high-risk ICU patients, early palliative care consultation increased transition to DNR/DNI status[J]. Ann Intern Med, 2020, 172(6): JC30.

[18] KERCKHOFFS M C, KANT M, VAN DELDEN J J M, et al. Selecting and evaluating decision-making strategies in the intensive care unit: a systematic review[J]. J Crit Care, 2019, 51: 39-45.

[19] MALEY J H, WANIS K N, YOUNG J G, et al. Mortality prediction models, causal effects, and end-of-life decision making in the intensive care unit[J]. BMJ Health Care Inform, 2020, 27(3): e100220.

[20] ROGGE A, WITT V D, VALDUEZA J M, et al. Experience in rehabilitation medicine affects prognosis and end-of-life decision-making of neurologists: a case-based survey[J]. Neurocrit Care, 2019, 31(1): 125-134.

第三节　重症监护病房患者的舒适化诊疗

一、重症监护病房中的同情与人文主义

随着医学模式的转变及重症医学的发展和完善，越来越需要重视对患者的人文关怀，也就是对患者人格和人权的重视。人文关怀是对人的生存状态的关注，对人的尊严和符合人性的生活条件的肯定及对人类的理解，其核心表现为对人的精神价值的重视及对人性的根本关怀。医学一直被认为是最具人文主义传统的一门学科，医师是富含人情味的职业。20 世纪医学技术有了极大的进步，但人们却对医学的非人性化趋势产生了越来越多的焦虑，笔者呼吁重新审视医学的目的与价值，期盼医学人文关怀传统的复兴。

人文精神是整个医学的灵魂，医疗和医学在“同情、关怀和尽力救护”中诞生，并成为文明社会中的一种社会责任和职业。他从来就不单纯是一门技术，其背后的人文主义精神同样可贵。随着近代科学技术的兴起，工具理性获得了权威的话语权，而人文精神渐渐退隐到幕后，医学的人文关怀逐渐缺失。由于重症监护病房（intensive care unit，ICU）是抢救危重患者的特殊场所，其管理方式具有封闭性，患者又处于危重状态，心理、生理受到严重的影响，所以 ICU 的治疗工作尤为重要，人文关怀更是不可缺少。医师在职业生涯中见证了很多方面的进步，如对危重病病理生理学的理解、用于支持患者衰竭器官系统的技术，以及与患者及其家属在沟通和共同决策方面的改善。虽然这些变化很重要，但现在的目标是反思危重症临床医师的同情在努力支持危重患者及其家属，以及与跨学科 ICU 同事协作方面发挥的基础作用，尤其是在面临死亡或危及生命的危重疾病时。在床旁与危重患者在一起，与悲伤和痛苦的家庭成员在一起并给予支持，同时能够在混乱和复杂的 ICU 环境中照顾所治疗的所有其他危重患者，要做到所有这些需要一套独特的技能。医师对患者的共情是一种深切的生命参与

和体验，医师通过共情可以感受到患者内心真实的痛苦，理解生命的本质，自然会在内心唤醒慈悲的种子，患者同样也能感受到医师充满人性的关怀，从而建立真正的信任。具有人文精神的医师是人类身心健康的守望者，这份守望拥有一个恰当的时空距离，不仅具有一种科学的理性，同样饱含人文精神的温度。

二、重症医学之舒适化诊疗：发展与挑战

舒适化诊疗是指让患者在安全、无痛、舒适的状态下接受检查和治疗，是在保障医疗安全的基础上追求医疗的舒适化、人性化，提升患者的满意度，给予患者人文关怀和尊严。舒适化诊疗涉及护理、无痛诊疗、疼痛管理、围手术期舒适管理及临终关怀等领域。随着重症医学的发展和治疗理念的不断更新，重症患者的舒适化诊疗受到越来越多的关注。

ICU 患者常经历疼痛等不适。一项关于 ICU 机械通气患者疼痛和镇静评估及管理的研究显示，约 33% 的机械通气患者伴有疼痛。一项多中心前瞻性队列研究显示，约 80% 的患者存在疼痛不适，但仅有 14.7% 的患者接受了有效治疗。上述结果表明，许多重症患者经历疼痛而未得到有效的治疗，这一问题应引起重视。如果疼痛不能得到有效控制，可能衍生出一系列生理反应，如心动过速、心肌氧耗增加、免疫功能抑制、凝血功能异常、机体分解代谢持续增强等，由此可能给重症患者带来痛苦并影响其疾病的演变。目前，随着相关指南的发布与更新，对重症患者实施以患者为中心、镇痛为基础的最小化镇静的理念得到迅速普及，并逐渐受到业内的广泛认可。通过使用镇痛、最小化镇静、促进睡眠、早期活动、最大化的人道主义护理，有助于患者的康复，并有望预防长期入住 ICU 引起的认知功能障碍及心理并发症，最终改善临床结局。舒适化诊疗包括患者就诊过程中享受的生理和心理的双重舒适，帮助患者消除不适和疼痛，减少并发症，给予患者安慰，缓解焦虑，为患者提供相关知识，传播希望。

ICU 是集中救治危重患者的地方，在试图纠正器官衰竭的过程中，临床医师可能会忽视患者正在经历的事情，如在死亡的边缘挣扎、无法说话、双手被约束、陌生人进出房间、周边的仪器发出刺耳的报警声、失去家人的陪伴等。在面对失去知觉或不能说话的患者时，医师可能会不经介绍就进入患者的房间，在患者不知情的情况下接触患者或进行有创操作，与护士讨论患者发生了什么事，然后离开患者的房间而不跟患者说一句话。临床医师可能不记得看似无意识的患者可能会感觉并记住他们正在经历的事情。虽然 ICU 临床医师可能有危重症治疗的专业知识，但很少有人经历过 ICU 患者的生活，或者仔细思考过这种体验可能是什么感觉。对于那些有过患病经历的临床医师来说，经验教会了他们家人在床边的陪伴、身体上的接触、平静的解释及支持性语言的重要性。此外，限制性探视系统从某些程度上来讲相当于在患者生命最脆弱的时刻将他们最核心的支持系统抽离。这些都是 ICU 舒适化诊疗将要面临的挑战。

三、提高重症监护病房患者的舒适度：应该怎么做

提高 ICU 患者的舒适度，首先应使患者成为医师关注的中心，以患者为中心是 ICU 的首要原则，最大限度地关注患者可以改善其体验。ICU 团队所有成员的使命是改善患者的健康和体验，包括身体和心理两个方面。临床医师应牢记良好的终末期治疗对于患者获取更好的体验尤为重要，对于终末期

患者，应该让他们有尊严地离开。

镇痛治疗是ICU综合治疗的重要组成部分，充分的疼痛控制对于早期恢复活动能力和保持患者满意度至关重要，但不恰当的疼痛管理策略可能会导致呼吸抑制、呼吸机相关性肺炎、心血管事件、胃肠功能障碍、伤口愈合不良、药物耐受或药物依赖等不良反应，因此，应强调采用人性化的合理镇痛策略。镇静有助于焦虑或躁动的患者处于一种平静安详的状态，同时具有一定的镇痛作用，有利于减少镇痛药的剂量，从而较少不良反应。然而，常规镇静并非必需，应时刻警惕镇静药可能会使患者出现认知功能障碍或对血流动力学造成不良影响。除了有效的镇痛镇静，临床医师还应通过了解患者的经历及产生不适的原因来改变ICU的环境，向患者提供合理的护理措施并与患者进行沟通，可采取的措施主要有降低噪声，提供自然光，设置时钟、电话和电视，维护患者隐私，向患者提供灵活的探视时间，与患者进行有效的信息交流，对患者进行合适的口腔和气道护理等。医疗设备（如呼吸机、肾脏替代设备、输液泵、体外膜氧合器等）有可能影响患者、家属及医护人员的ICU体验，如警报引起的过多的噪声或束缚患考的线路、管道、电缆等。噪声是造成患者不适的常见原因，并可能对到访的家人和医护人员造成负面影响。通过处理不同方面的不适，可以降低ICU后综合征的发生率及严重程度。

既往人们常认为，家庭的存在干扰了临床医师的工作。然而，相关研究表明，家庭参与的治疗可以减少焦虑、困惑及临床并发症，缩短住院时间，改善患者的认知能力。此外，由于缩短了ICU住院时间和病房住院时间，在一定程度上降低了经济成本。如果患者不能战胜危重疾病，ICU后综合征将影响其家庭。毫无疑问，患者的家庭成员扮演着重要的角色，他们是真正了解患者过去实际状态、价值观、偏好及愿望的人，应该成为多学科团队的一部分。开放探视可减少谵妄的频率和持续时间、提高患者和家庭的满意度，并减少家庭成员的焦虑和抑郁。

四、重症监护病房舒适化诊疗：任重而道远

随着重症医学的发展和治疗理念的不断更新，舒适化诊疗得到越来越广泛的应用，发展人性化的ICU、有温度的ICU已成为大势所趋。然而，由于受到ICU环境、患者病情等因素的影响，实现这一目标任重而道远。

在ICU的这道门里，不仅是救死扶伤、充满硝烟的战场，更是一块溢满爱心、同情及温暖的地方。医师的目标不仅是让患者活着，更是让患者有质量地活着。同时医师应该明白，并不是所有的ICU患者都能存活，ICU中的大多数死亡是由于停止或中止维持生命的治疗引起的，在这些情况下，治疗的目标从延长生命过渡到关注舒适度上。当医师与做出决定的家庭成员交谈时，经常会说，“我们会尽一切努力让他们感到舒服”，其目的是让患者能够有尊严地死亡，没有痛苦和焦虑。医师同样应该关注家庭成员，对家庭成员来说，目睹“劣质”死亡或生命终末期的痛苦可能会影响他们的心理状况。ICU工作人员应富有同情心，在患者去世后，愿意走进一个房间去安慰他们的家人，在他们悲伤的时候完全在场并支持他们。最后，ICU舒适化诊疗面对的不仅是患者，同时还包括患者的家庭成员及ICU医护人员等。在临床工作中还要做到自我照顾（包括睡眠、锻炼、培养医学之外的兴趣等），这一重要的做法可以为他人树立榜样，并应成为ICU文化的一部分。

（新疆医科大学第一附属医院　杜欣欣　柴瑞峰　于湘友）

参考文献

[1] WILSON M E, BEESLEY S, GROW A, et al. Humanizing the intensive care unit[J]. Crit Care, 2019, 23(1): 32.

[2] CURTIS J R, LEVY M M. Providing compassionate care in the ICU[J]. Am J Resp Crit Care, 2022, 205(9): 990-991.

[3] PAYEN J, CHANQUES G, MANTZ J, et al. Current practices in sedation and analgesia for mechanically ventilated critically ill patients[J]. Anesthesiology (Philadelphia), 2007, 106(4): 687-695.

[4] MA P, LIU J, XI X, et al. Practice of sedation and the perception of discomfort during mechanical ventilation in Chinese intensive care units[J]. J Crit Care, 2010, 25(3): 451-457.

[5] VINCENT J, SHEHABI Y, WALSH T S, et al. Comfort and patient-centred care without excessive sedation: the eCASH concept[J]. Intens Care Med, 2016, 42(6): 962-971.

[6] DEVLIN J W, SKROBIK Y, GÉLINAS C, et al. Clinical practice guidelines for the prevention and management of pain, agitation/sedation, delirium, immobility, and sleep disruption in adult patients in the ICU[J]. Crit Care Med, 2018, 46(9): e825-e873.

[7] VINCENT J L. 12 Things to do to improve wellbeing in the ICU [J]. ICU Management & Practice, 2021, 21(2): 66-68.

[8] LATOUR J M, KENTISH-BARNES N, JACQUES T, et al. Improving the intensive care experience from the perspectives of different stakeholders[J]. Crit Care, 2022, 26(1): 218.

[9] HEYLAND D K, DAVIDSON J, SKROBIK Y, et al. Improving partnerships with family members of ICU patients: study protocol for a randomized controlled trial[J]. Trials, 2018, 19(1): 3.

[10] DAVIDSON J E, ASLAKSON R A, LONG A C, et al. Guidelines for family-centered care in the neonatal, pediatric, and adult ICU[J]. Crit Care Med, 2017, 45(1): 103-128.

[11] NING J, COPE V. Open visiting in adult intensive care units-A structured literature review[J]. Intens Crit Care Nur, 2020, 56: 102763.

[12] METAXA V, ANAGNOSTOU D, VLACHOS S, et al. Palliative care interventions in intensive care unit patients[J]. Intens Care Med, 2021, 47(12): 1415-1425.

第四节　重症监护病房终末期患者的姑息治疗：越少越精确

重症医学科传统的治疗目标在于通过病因及生命支持治疗降低患者的病死率，维持患者的器官功能，促进患者恢复。但随着越来越多的生命终末期患者入住重症监护病房（intensive care unit, ICU），对生命终末期患者的治疗成为 ICU 医护人员必须面对的问题。姑息治疗不同于临终关怀治疗，应作为一项基本治疗手段早期应用于 ICU 有适应证的患者中，但在 ICU 临床实践活动中如何精准有效地实施姑息治疗尚存在争议。

一、ICU 终末期患者诊治中存在的问题

虽然 ICU 医疗设备及救治技术在不断进步，但仍有 10%～30% 的患者在 ICU 住院期间死亡，且

部分存活患者遗留严重的功能障碍，使生活质量严重下降。虽然国情不同，国内外专家学者在有关危重症患者的生命终末期治疗方面仍取得了诸多共识，他们逐渐意识到重症医学的成功不应仅用存活率的数字来衡量，还应反映在存活患者的生活质量及病情无法逆转患者的死亡质量等方面。

1. 对 ICU 终末期患者的判定尚存在争议　目前对于 ICU 终末期患者的判定多依靠主管医师团队的专业知识及临床经验来判断，尚缺乏客观的评价指标。若判定过于宽松，意味着本来有救治希望的患者会被过早地放弃救治；若判定过于严格，则可能会增加患者的痛苦，造成资源的浪费，加重家属的精神及经济负担。研究表明，在对生命终末期进行判定时，缺乏临床经验的年轻医师往往更加延迟，甚至避免做出此类决策。由于 ICU 内疾病的复杂性，大多数临床医师在判定终末期疾病方面仍面临许多挑战。这些挑战源于临床医师的临床经验、专业基础知识、患者的家庭因素及宗教信仰等。但临床上大多数医师可能将出现治疗无效、不可逆性颅脑损伤、长时间严重多器官功能衰竭及预期生存期缩短等情况的疾病归纳为终末期疾病。

2. 减少 ICU 的无效治疗并保障患者有尊严地死亡　若治疗措施无法使患者获益，即不能提高患者的生活质量，或者在可接受的生活质量下不能显著延长寿命，或者治疗费用及医疗资源消耗远超过治疗获益，则应认定为无效治疗。无效治疗在全球 ICU 内普遍存在，例如，对已经被判定为终末期的患者继续使用血管活性药物、机械通气及肾脏替代治疗等。这些治疗对于医师来说可能是“尽一切可能来救治”，但从患者及家属的意愿来说，他们可能并不希望接受这种无效治疗。也有研究提示，若 ICU 患者接受的无效治疗时间每缩短 1 天，每年将有 100 例患者会得到更有效的救治，同时减少 ICU 内的无效治疗也能更加节约本就稀缺的重症医疗资源。当重症患者已处于终末期而死亡不可避免时，ICU 医师要充分考虑患者的尊严，当患者无法表达个人意愿时，应由了解其意愿的家属代为表达。医务人员应在患者生命的最后过程保证患者有尊严地死亡。保证患者有尊严地死亡不仅是对人内在价值的认可，也是对身体舒适、自主、人际关系等外在价值的认可。受到传统道德和社会伦理等多因素的影响，部分患者家属仍主张在生命终末期继续行无效的积极治疗，甚至无视患者本人的意愿。此时，临床医师结合行善（beneficence）、不伤害（nonmaleficence）、自主（autonomy）及公正（distributive justice）等伦理学的基本原则，向患者家属解释限制生命支持治疗的理由、措施及结局，可以得到患者家属的认同。很多入住 ICU 的患者已经缺失了自我表达的能力，且很少有医师能够在患者有能力表达自我意愿前或入住 ICU 前与患者及其家属深入探讨无效治疗及死亡的相关话题，而早期介入的姑息诊疗可能有助于避免此类矛盾的发生，并有助于患者及其家属早期充分地按照自己的意愿来做出合理的诊疗安排。

二、ICU 中的姑息治疗

姑息治疗又称“支持治疗”“生命末期照护”“缓和治疗”“舒缓治疗”等。作为一门新兴的临床学科，其在全球发展迅速，目前已成为国际公认的公共卫生安全领域的重要组成部分。姑息治疗是以多学科团队协作模式对现代医学无法治愈或患有致命性疾病的患者进行躯体和心理学症状的评估和治疗，识别并处理患者精神上的不适，与患者进行交流，明确管理目标，协助医师制定复杂的医疗决策，医护协调管理，以提高患者的生活质量并对患者家属及看护人员予以整体关怀。

姑息治疗（palliative care）和临终关怀（hospice）是两个不同的概念。姑息治疗是跨学科管理，由医学人员、护理学人员、社会工作者及其他专业人员共同参与，采用先进的沟通技巧建立管理目标，使治疗方案与个体化需求目标相匹配。通过提供先进的管理，姑息治疗可为患者、家属及主治医师提供额外的支持。理想的情况是，在疾病确诊时就应启动姑息治疗，在提供以疾病为导向的治疗和根本治疗方案的同时提供姑息治疗。而临终关怀常用于生存时间＜6 个月且愿意放弃根本治疗的患者，在一定程度上可视为姑息治疗的最后一个环节。

既往研究报道，高达 75% 的 ICU 患者会出现痛苦的症状（如 57% 患有创伤性压力，80% 有焦虑、抑郁等），并在转出 ICU 后仍存在上述症状。因此，约 20% 的此类患者可能需要姑息治疗。目前许多研究都充分证明了为 ICU 患者提供姑息治疗的重要性，这有助于减轻侵入性治疗引起的躯体症状并设定以患者为中心的护理目标。对于重症患者，无论患者的年龄、诊断或预后如何，姑息治疗被认为是危重症患者综合治疗的核心组成部分。在 ICU 中贯彻姑息治疗理念对于改善重症患者的生活质量至关重要。而早期 ICU 对于姑息治疗的侧重点更偏向于“临终关怀”，因此，医务人员应掌握相应的基本知识和基本技能，做好危重症患者的管理，与患者（或家庭成员）进行清晰、明确的沟通，并根据患者（或家庭成员）的价值观、目标及偏好采取共同决策的治疗方式及措施。

疼痛是严重疾病患者常经历的症状，也是患者的主观体验，应该得到充分的理解和尊重。ICU 医师应当适当使用镇静药、镇痛药和非药物手段来缓解患者的痛苦，但要充分考虑到患者及其家属的因素（如自主权、能力的确定、委托他人等），最大限度地整合资源以减轻患者死亡所带来的影响。此外，患者心理和躯体的痛苦及实际经济负担都深切地影响到患者的家属，可以表现为抑郁、恐惧、焦虑、疲劳、厌食及早期创伤后应激症状。ICU 出院后症状的持续存在可导致与健康相关生活质量的恶化。因此，对患者的真实价值观、目标和喜好进行清晰且细致入微的讨论至关重要。ICU 的护理人员是高质量 ICU 内姑息治疗的核心“元件”，通常是与患者最接近的、最稳定的支持系统。ICU 护士在其他方面的关键作用还包括：可以打开 ICU 医护人员与患者家庭成员之间进行专业沟通的渠道；向患者家庭成员提供清晰、可靠、连贯性、连续性的 ICU 家庭会议。护士参加此类会议是评估 ICU 护理质量的一项指标。

ICU 中的姑息治疗模式主要分为 3 种：第一种是 ICU 临床医师提供的初级姑息治疗，是欧洲大多数地区的主要方式；第二种是姑息治疗专家在 ICU 中提供大部分姑息治疗，尽管这种方式不常用，但在美国一些医疗机构中仍然存在；第三种是美国和英国最常见的模式，即 ICU 医师提供初级姑息治疗，仅招募姑息治疗专家为接受更复杂姑息治疗的患者和家属进行咨询，然后在 ICU 和姑息治疗团队之间共享治疗。在上述 3 种姑息治疗中，临床医师经常参与对 ICU 临床医师的培训、支持及建议。但目前不可能使用现有证据来确定最佳方法，而“最佳”方法似乎会因疾病的种类不同而不同，具体取决于多种因素，包括临床医师的专业知识和兴趣及患者和家庭成员的需求等。

三、ICU 终末期患者的姑息治疗：越少越精确

正如前文所言，姑息治疗的重点是减轻疼痛、对患者进行情感支持及最大限度地提高患者的生活质量。积极的医疗治疗并不总是合适的，尤其是当它超越了患者最基本的需求时。例如，激进型的医疗护理可导致晚期血液系统恶性肿瘤患者遭受更多的痛苦并带来沉重的医疗健康负担，使用综合姑息治疗模式可以减少急诊就诊的次数、减少意外住院的次数、降低入住 ICU 的风险，并且可以减少

死亡前 14 天内化疗或其他治疗的需求。也有研究提示，在心脏衰竭治疗计划中增加姑息治疗可以显著降低反复住院的风险，降低机械通气及除颤器植入等侵入性手术的需求。姑息治疗可以补充和加强重症监护措施的实施，以满足重症患者及其家属的不同需求。姑息治疗是基于需要而非预后，并且能与所有适当的延长生命或康复性护理一起，为患者提供最佳治疗。一项基于我国癌症患者的研究提示，在 2018 年死亡的 256 万癌症病例中，仅有不到 1% 的患者接受了姑息治疗。这一情况在 ICU 内可能更加不如人意，因此，ICU 临床医师和专家提供的姑息治疗对 ICU 患者、患者家庭及临床医师采取重要决定都有积极的贡献。ICU 中的姑息疗法已渐趋成熟，在日益多元化的社会中，其指导原则比以往任何时候都更重要。妥善地应用姑息治疗看似减少了针对 ICU 疾病的救治干预，其实是减少了不必要的 ICU 入住率，也减少了 ICU 中的无效治疗，更能帮助患者在最后的死亡过程中保持自己的尊严，也能使家属获得更大的心理安慰，这更能体现医学的艺术与价值。展望未来，关于对 ICU 终末期患者有效精准地实施姑息治疗的相关证据越来越多，这为姑息治疗提供了新的机会，也为创建更有温度的 ICU 环境提供了更多的支持和依据。

（新疆医科大学第一附属医院　于湘友　李　祥　王　毅）

参 考 文 献

［1］ MYBURGH J, ABILLAMA F, CHIUMELLO D, et al. End-of-life care in the intensive care unit: Report from the Task Force of World Federation of Societies of Intensive and Critical Care Medicine[J].J Crit Care, 2016, 34: 125-130.

［2］ TENO J M, GOZALO P, TRIVEDI A N, et al. Site of death, place of care, and health care transitions among US medicare beneficiaries, 2000-2015[J]. JAMA, 2018, 320(3): 264-271.

［3］ METAXA V, ANAGNOSTOU D, VLACHOS S, et al. Palliative care interventions in intensive care unit patients[J].Intensive Care Med, 2021, 47(12): 1415-1425.

［4］ DE ROQUETAILLADE C, BREDIN S, LASCARROU J B, et al. Timing and causes of death in severe COVID-19 patients[J]. Crit Care, 2021, 25(1): 224.

［5］ SPRUNG C L, TRUOG R D, CURTIS J R, et al. Seeking worldwide professional consensus on the principles of end-of-life care for the critically ill. The Consensus for Worldwide End-of-Life Practice for Patients in Intensive Care Units (WELPICUS) study[J]. Am J Respir Crit Care Med, 2014, 190(8): 855-66.

［6］ HUYNH T N, KLEERUP E C, WILEY J F, et al. The frequency and cost of treatment perceived to be futile in critical care[J]. JAMA Intern Med, 2013, 173(20): 1887-1894.

［7］ FORTE D N, VINCENT J L, VELASCO I T, et al. Association between education in EOL care and variability in EOL practice: a survey of ICU physicians[J]. Intensive Care Med, 2012, 38(3): 404-412.

［8］ WILSON M E, HOPKINS R O, BROWN S M. Long-Term functional outcome data should not in general be used to guide end-of-life decision-making in the ICU[J]. Crit Care Med, 2019, 47(2): 264-267.

［9］ CARTER H E, WINCH S, BARNETT A G, et al. Incidence, duration and cost of futile treatment in end-of-life hospital admissions to three Australian public-sector tertiary hospitals: a retrospective multicentre cohort study[J]. BMJ Open, 2017, 7(10): e017661.

[10] ANESI G L, ADMON A J, HALPERN S D, et al.Understanding irresponsible use of intensive care unit resources in the USA[J].Lancet Respir Med, 2019, 7(7): 605-612.

[11] COOK D, ROCKER G. Dying with dignity in the intensive care unit[J]. N Engl J Med, 2014, 370(26): 2506-2514.

[12] DAVIS M P, VANENKEVORT E A, ELDER A, et al. When does early palliative care influence aggressive care at the end of life? [J].Support Care Cancer, 2022, 30(6): 5371-5379.

[13] KHANDELWAL N, LONG A C, LEE R Y, et al. Pragmatic methods to avoid intensive care unit admission when it does not align with patient and family goals[J].Lancet Respir Med, 2019, 7(7): 613-625.

[14] SEYMOUR J, CLARK D, MARPLES R. Palliative care and policy in England: a review of health improvement plans for 1999–2003[J]. Palliative Medicine, 2002, 16(1): 5-11.

[15] ROTH A R, CANEDO A R. Introduction to hospice and palliative care[J]. Prim Care, 2019, 46(3): 287-302.

[16] 海峡两岸医药卫生交流协会全科医学分会. 姑息治疗与安宁疗护基本用药指南［J］. 中国全科医学，2021，24（14）：1717-1734.

[17] KELLEY A S, MORRISON R S. Palliative care for the seriously ill. N Engl J Med, 2015, 373(8): 747-755.

[18] EDWARDS J D, VOIGT L P, NELSON J E. Ten key points about ICU palliative care[J]. Intensive Care Med, 2017, 43(1): 83-85.

[19] ITO K, GEORGE N, WILSON J, et al. Primary palliative care recommendations for critical care clinicians[J]. J Intensive Care, 2022, 10(1): 20.

[20] PENROD J D, PRONOVOST P J, LIVOTE E E, et al. Meeting standards of high-quality intensive care unit palliative care: clinical performance and predictors[J]. Crit Care Med, 2012, 40(4): 1105-1112.

[21] NELSON J E, CORTEZ T B, CURTIS J R, et al. Integrating palliative care in the ICU: the nurse in a leading role[J]. J Hosp Palliat Nurs, 2011, 13(2): 89-94.

[22] MERCADANTE S, GREGORETTI C, CORTEGIANI A. Palliative care in intensive care units: why, where, what, who, when, how[J]. BMC Anesthesiol, 2018, 18(1): 106.

[23] CURTIS J R, HIGGINSON I J, WHITE D B. Integrating palliative care into the ICU: a lasting and developing legacy[J]. Intensive Care Medicine, 2022, 48(7): 939-942.

[24] CHAN K Y, GILL H S H, CHAN T S Y, et al. Impact of integrated palliative care in acute and aggressive medical care for patients with advanced haematological malignancies: a retrospective matched case-control study[J]. The Lancet Oncology, 2022, 23: S10.

[25] DIOP M S, BOWEN G S, JIANG L, et al. Palliative care consultation reduces heart failure transitions: a matched analysis[J]. J Am Heart Assoc, 2020, 9(11): e13989.

[26] ZHANG X Y, ZHANG X T, LI Y L, et al. Factors affecting acceptance of palliative care in mainland China: a national cross-sectional study[J]. J Clin Nurs, 2022, 29.

第二十六章　重症教学与培训

第一节　重症医学毕业后教育的中国实践

近年来，在各方努力下，中国重症医学毕业后教育取得了长足的进步，住院医师规范化培训、专科医师规范化培训也在先后开展着，中国重症医学毕业后教育取得了可喜的成果，然而在后疫情时代，重症医学毕业后教育仍面临诸多挑战，如在培训质控、生源吸引度、受训医师待遇及职业倦怠等诸多方面仍需进一步提升。本文结合文献和国内相关专业（如重症医学专业、其他优势专业等）实践，对重症医学毕业后教育的成效与经验进行总结，并根据现有数据对存在的问题和难点进行点评及展望。

一、背景

重症医学于 2008 年在中国成为独立的学科。迄今，距离 20 世纪 80 年代重症医学被引入中国已过去 30 余年。尽管目前仍然缺乏全国人口普查的相关数据，但研究人员普遍认为，在过去 10 年中，重症医学有了很大的进步。因此，为满足临床日益增长的需求，通过公认可行的培训计划培训合格的重症监护病房（intensive care unit，ICU）医师已成为一项重大的挑战。中国不同医疗专科的规范化培训教育多年来一直在进行标准化，但重症监护住院医师的标准化培训仍在发展中。2008 年 7 月，重症医学被正式确认为一门与内科学、外科学等并列的、独立的二级学科。2009 年发布的《重症医学学科建设与管理指南（试行）》认定重症医学为临床医学二级学科及临床一级诊疗科目，并对重症医学团队的基本技能提出了若干意见。但截至 2010 年，中国还没有正式认可的重症监护培训项目。此外，在重症监护规范化培训的评估和认证方面，还没有达成一致意见，这使中国医疗改革方案提出的医疗专业人员自由流动的目标更难以实现。

重症医学科的主要业务范围为急危重症患者的抢救和延续性生命支持、防治和治疗多器官功能障碍患者及器官功能支持。重症医学作为新兴的综合学科，也是一门交叉学科，其特点是涵盖的疾病多起病急、病情危重，在教学上无论是理论知识还是临床培训均有别于一般的医学课程，其临床质量和教学质量的质控难度高，具有更大的难度和挑战性。

二、重症医学培训现状

重症医学已经成为一门体系完整的学科，是临床医学的重要组成部分。重症医学不仅在临床、科研及教学方面有全方位发展，而且已经涉及包括重症疾病预警与筛查、病因与预防、监测与治疗、功能性预后等在内的多领域的发展全过程。重症医学的知识范畴有明确的自身特点，它所应用的知识与普通的医学知识有明显的区别：首先，不是所有的医学知识都包含在重症医学的知识范围内；其次，重症医学本身涉及多系统、多学科的结合，同时又对从业者的知识体系提出了极大的挑战。

1. 师资力量　重症医学在我国的发展时间尚短，许多医院甚至刚建立重症医学科不久，师资较为缺乏，ICU 的医护人员多来自其他临床科室，未受过正规的重症医学教育，在教学和临床实践中难免会出现不同的看法。因此，发展并完善重症医学规范化培训、加强教师队伍建设迫在眉睫。

2. 培训生源　美国的研究资料表明，仅有 3.4% 的住院医师最终愿意从事重症医学的临床工作。2013 年，国家卫生健康委员会（原国家卫生和计划生育委员会）等六部委联合发布了《关于建立住院医师规范化培训制度的指导意见》，明确了经过院校教育毕业后的医学生成为一名合格的临床医师需要进行必要的培训。尽管这样的培训目标是帮助医学生掌握扎实的临床专业知识和临床实践技能，强化其独立承担疾病诊疗的能力，完成从医学生到合格医师的衔接，但不可避免地会导致医学生就业晚、长时间处于薪资水平不高的境况，加之本科生的课程并未设置重症医学，许多医学生对于急危重症的救治仍缺乏基本的了解。此外，重症医学涉及多个学科专业，知识覆盖面广，同时急、危、重症又导致从业人员工作压力大，在如此高压之下会导致职业倦怠。一项研究对 142 名住院医师进行了随访，其中 85 名（60%）住院医师存在职业倦怠。这些原因的存在导致许多医学生对重症医学望而却步。

3. 培训制度　重症医师在临床工作中接诊的是病情变化迅速的危重症患者，这对医师的综合能力有很高的要求。而目前的规范化培训仍然缺乏完整的体系，本科毕业后的医学生从未接触过重症医学，因此，其从毕业生到合格的 ICU 医师之间仍存在巨大的鸿沟，况且重症医学的培训模式仍然在探索阶段，不足以支撑大范围、全面的规范化医师培训。另外，目前对培训结果的评价体系仍不健全，如何评估重症医师具备的综合能力及能否迅速准确地应对突发的危急情况仍缺乏经验。

4. 区域发展不平衡　我国医疗资源分布的差异直接导致专科医师培训区域发展不均衡。经济发达地区的财政支持充足，医疗资源丰富，专科医师培训处于领先水平，教学性医院相较于区县及非教学性医院具有更规范的培训制度、更完善的培训内容及更严谨的考核制度。经济相对落后地区医院的重症医学科硬件设施配置不完善，难以满足教学需求，培训基地的数量和质量均难以与经济发达地区相抗衡。这一现状极大地影响了全国重症医学专科医师规范化培训的整体水平。

5. 疫情的影响　新型冠状病毒感染疫情对世界各国的医疗卫生系统提出了严峻的挑战，尤其暴露出重症医学专业人才严重匮乏的问题。许多重症医学专业医师没有或仅短暂接受过相关的专业培训，甚至没有接受过应对突发公共卫生事件的培训。重症专业医师水平参差不齐，救治能力的均质性较差，对病情的评估和处理方式不一致，这就导致了救治结果的差异性较大。一项调查研究表明，疫情严重或高危地区居民的临床就业意愿明显低于疫情稳定地区，参与呼吸内科和重症医学科的意愿也较低。这就对规范化培训提出了极大的挑战。另外，后疫情时代下，许多课程只能线上参与，而重症医学涉及的临床实践无法仅通过线上课程来传授。这些问题都给目前仍在探索阶段的重症医学培训教育带来了很大的挑战，限制其进一步的发展。

三、重症医学教育的发展及展望

1. 重症医学培训平台　重症医学近年来发展迅猛，2016 年的一项调查总结了亚洲 ICU 的发展，指出目前 9% 的医院床位为 ICU 病床，大多数是封闭病房，84% 的 ICU 护士与患者比例为 1∶2 或 1∶1，在中国这一比例为 1∶1.4～1∶2。经委员会认证的 ICU 医师在低收入国家不常见，15.9% 的医院缺乏认证的专科 ICU 医师，封闭式的 ICU 在私立医院和较小型的医院较少。这说明重症医学的团队结构和组织都有很大的差异。规范化的重症医学培训必须依赖规范化的培训平台，其中培训基地的硬件设施是保障重症专科规范化培训工作能有效开展的必要条件。重症专科对学生实践能力的要求比其他专科更高，如深静脉穿刺、支气管镜、气管插管、经食管彩色多普勒超声等，这些都是其他专科都较少见但在重症专科尤为重要的操作，也都是在重症培训过程中需要更多硬件支持的操作项目。培训平台内专科的多元化是保证重症医疗团队结构完善的基础。重症监护领域涉及的呼吸治疗、营养支持、基础康复治疗等内容都需要团队的完善和支持。目前在重症专科培训的架构内关于支持治疗相关的培训仍然欠缺，究其原因，可能是平台内这一组织结构的缺失所造成的。

2. 师资与生源　有资质的专科医师导师是保证规范化培训顺利开展的重要因素。严格的师资准入条件是保证规范化培训质量的关键一环。同时，高质量的师资队伍不仅可以吸引更多的生源参与规范化培训，还可以提高培训基地的整体诊疗水平。师资团队不仅是临床能力的展现，还应有对前沿知识的更新能力。导师的考核管理不仅要纳入临床能力、操作技能、掌握专业新进展知识等内容，还应纳入教育方式是否得当。导师善渔者佳，但善授人以渔者更佳。

在生源方面，重症医学规范化培训仅开始 1 年多，专科培训也不到 10 年的时间，许多医学生对这一专业还不够了解，因此，吸引生源仍需要各方面的努力。首先，政府需要对这些专科培训的 ICU 医师予以一定的经济补贴。在自然灾害与突发公共卫生事件面前，总能看到重症人的身影，他们为危重患者抵抗死神筑起了最后一道防线。重症监护的工作压力大，培训的待遇还得不到应有的保障，难以吸引更多的社会学院参与培训，这都与培训经费短缺有较大的关系。其次，临床专业本科教学内容缺乏重症医学课程。调查显示，82.02% 的医学生从未进入过 ICU，62.92% 的医学生从未学习过重症医学相关的课程和知识，对重症医学了解不足导致医学本科生很少有人毕业后选择这一专业。因此，应对医学本科生课程进行相应的调整，而且从教学目标和培养模式来看，对重症医学有基本的了解对将来选择其他专业也有相应的益处。最后，学位并轨已然是现阶段规范化培训的必然趋势，除了重症医学专业学位硕士培养与住院医师规范化培训并轨外，专科医师规范化培训与临床博士学位研究生培养并轨的趋势也越来越明显。如能从待遇、学位上根本解决这些问题，培训生源将会大大增加。

3. 培训方式及内容　完善重症医学医师规范化培训方案，夯实培训生的临床基础理论和临床技能，使受训者在具备丰富临床经验的同时建立基本的临床诊疗思维，不仅要掌握常见病、多发病的诊疗，还要具备独立思考及分析疑难病例的能力。除此之外，养成基本的科研素养，具备自我学习、更新专业新进展知识的能力，也是保障重症医学能随时代更迭的重要一环。因此，培训方式应适应培训内容，其中基础理论知识和临床经验应从病例中来、到病例中去。纵深教学法是指在进行临床教学时不局限于讲授临床知识，而注重将学生已经学习到的基础医学知识与即将学习的临床知识进行有机地整合，能阐明发病机制、病理改变等基础医学内容，能从基础医学出发解释临床各种症状的发生原理及疾病治疗方法。问题引导式教学（problem based Learning，PBL）是一种以问题为核心、以学生为主体、教师参与指导的教学模式。这一教学模式由来已久，在重症医学培训中的应用也较多，其更强调学生的主动性，培养开放式探究及解决问题的能力。基于情景病例的模拟教学已经实施了许多年，是不同与传统教学的一种方法。传统教学法主要强调知识的灌输，俗称“填鸭式教学”，在调动学员主动学习方面的作用很局限；而情景式教学可以让学员更快、更准确地将所学知识融入临床实际工作中。真实世界的病例讨论不仅可以加强学员们对临床思维的训练，而且可以培养发散式思维，是学员了解诊疗过程的关键。既往的病例讨论多数是学员汇报病例、导师点评，这样的方式可能会导致学员在对病例思考方面的不足。对疑难或典型病例的学习不仅包括病史采集、总结与汇报，还应纳入鉴别诊断及对诊疗方案的讨论。病例讨论的流程应由导师主持、学员汇报病例、其他学员点评，这样不仅可以调动其他学员的积极性，还能激发团队的合作精神，为规范化培训的均质化做出一定的贡献。

四、结语

重症医学教育的发展与医疗整体水平息息相关，规范化培训平台的搭建是基础，培训团队的建设是完善重症医学组织架构的关键一环，而培训生源和师资力量是医院诊疗水平的中坚力量，培训质量的质控又是保证优质培训顺利进行的必由之路。目前重症医学规范化培训仅迈出了开始的关键一步，未来的发展还有赖于培训体系的规范化及流程化管理。只有规范化培训的发展欣欣向荣，重症医学这门学科才能得到真正的发展。

（北京协和医院　刘付蓉　翁　利）

参考文献

［1］邓星奇，沈侃．重症医学在我国的发展历程［J］．医学综述，2021，27（22）：4369-4373.

［2］卫生部办公厅关于印发《重症医学科建设与管理指南（试行）》的通知［J］．中华人民共和国卫生部公报，2009，7：45-48.

［3］HU X, XI X, MA P, et al. Consensus development of core competencies in intensive and critical care medicine training in China [J]. Critical care (London, England), 2016, 20(1): 330.

［4］李增辉，高嗣法，马旭东，等．新重症医学医疗质量控制指标体系构建［J］．中国卫生质量管理，2022，29（3）：26-29.

［5］LORIN S, HEFFNER J, CARSON S. Attitudes and perceptions of internal medicine residents regarding pulmonary and critical care subspecialty training[J]. Chest, 2005, 127(2): 630-636.

［6］SHI C, LUO J M, XIAO Y. The association of sleep quality and burnout among Chinese medical residents under standardized residency training in a tertiary hospital[J]. Sleep Breath, 2023, 27(1):387.

［7］YUN Z, JING L, JUNFEI C, et al. Entrustable Professional Activities for Chinese Standardized Residency Training in Pediatric Intensive Care Medicine [J]. Frontiers in pediatrics, 2022, 10:919481.

［8］林全生，王滔，袁静．专科医师规范化培训的难点及对策探讨［J］．中国继续医学教育，2018，10（29）：8-11.

［9］SHAO L, ZHAO W. Challenges for China’s medical education in the coming post-COVID-19 era [J]. Natl Sci Rev, 2020, 7(10): 1617-1621.

［10］王光杰，赵慧颖，曾庆奇，等．新型冠状病毒肺炎疫情下对重症医学住院医师规范化培训的思考［J］．中华医学教育杂志，2021，41（5）：385-389.

[11] LONG X, ZHANG J, CHEN J, et al. Analyzing the influence of COVID-19 epidemic on the employment intention of resident physicians in China[J]. J Infect Dev Ctries, 2022, 16(6): 1009-1015.

[12] DU B, XI X, CHEN D, et al. Clinical review: critical care medicine in mainland China[J]. Crit Care, 2010, 14(1): 206.

[13] ARABI Y M, PHUA J, KOH Y, et al. Structure, organization, and delivery of critical care in asian ICUs[J]. Crit Care Med, 2016, 44(10): 940-948.

[14] 张玉坤，陈军．重症医学科住院医师规范化培训的临床教学思考［J］．教育教学论坛，2020，22：286-288.

[15] 方宗平，左文强，田晶，等．提高青年重症医学教师教学能力的思考［J］．中华危重病急救医学，2020，32（3）：371-373.

[16] 周元凯，何怀武，丁欣，等．北京协和医学院八年制医学生重症医学轮转教学改进效果的评估［J］．基础医学与临床，2020，40（11）：1588-1591.

[17] 刘宁，沈艳，徐颖，等．基于重症医学专科医师核心胜任力培养的多元化模拟教学研究［J］．中华医学教育杂志，2022，42（3）：272-275.

[18] 张敏敏，李兆申，徐晓璐．纵买教学法在内科学教育中的运用初探［J］．中国高等医学教育，2008，5：92-93.

[19] 陈朝彦，王可．重症医学教学模式探索与实践［J］．蛇志，2021，33（2）：244-245.

[20] 梅鸿．PBL 结合 CBL 教学法在重症医学临床教学中的效果［J］．中国继续医学教育，2022，14（3）：43-47.

[21] 赵慧颖，梁书静，杜安琪，等．以情景病例为基础的模拟教学在住院医师机械通气培训中的应用［J］．中华医学教育杂志，2019，39（11）：860-863.

第二节　重症医师的人文素养培养

重症医学具有知识面广、内容复杂、发展迅速的特征，近年来，在突发自然灾害和重大公共卫生事件中，重症医学的重要性在医学领域及社会领域均得到越来越多的肯定，也得到了长足的发展。然而，与其他临床学科类似，人文教育在重症医学领域亦未得到充分的重视和发展。社会经济的发展对临床医师的人文素养提出了更高的要求，由此，本文拟对重症医学领域的人文教育作简要剖析，结合国内外理论发展及近年来的实践经验，对重症医学人文教育的问题和方向进行点评及展望。

一、重症医学人文教育现状分析

1．在重症医学技术革新背景下人文关怀容易被忽视　在科技高速发展的今天，医疗技术的快速发展与医学人文主义精神的发展不相匹配，从而导致了在竞相追逐医学技术进步的过程中淡薄医学人文精神的现象。近年来伴随不断发展与进步的医疗水平和医学技术，以及不断转变的医学模式，同时伴随人民群众日益增长的文化精神的需求，医患关系之间的复杂化矛盾逐渐显现。在不断发展进步的社会中人们开始更加重视自身价值及人文主义精神，而在患者的就医诊疗过程中，这一点更加明显。

重症医学是临床新兴的一门学科，其主要内容及职责就是对相关急危重病的发生规律、发展规律、诊断方法及治疗方法等进行研究。重症医学科对全院内的重症患者进行集中管理，其医疗质量水平的高低能直接反映医院的技术水平。但是因为重症医学临床医师主要面对的是危重症患者及急症患者，在忙于应对各种临床危急情况的时候，往往会忽略对患者人文方面的关怀。伴随着不断发展的重症医学，很多医学学者也开始反思，开始倡导临床医师在进行诊疗行为及活动过程中应改变以往的冰冷形象，因为临床中的重症患者更需要医护人员的人文关怀。

在重症医学领域，尽管技术创新是该学科的未来导向，但临床医师的床旁实践依然无法被取代。重症医学科需要处理许多急症、重症及生命终末期的患者，重症医学医师最基本的临床工作是抢救危重患者，这对医师的救治能力提出了很高的要求，但随之也使人文关怀常被忽视。此外，重症医师的工作强度相对较大，长期处于“超负荷”运转状态，在保障医疗水平基础上，很难再有精力顾及本应做到的人文关怀，这也是造成重症医学临床实践缺失人文教育的原因之一。

2. 人文教育流于形式、重视度尚待提高　一直以来，国内的临床医学教育着重培养临床思维和专业技能，往往忽略人文素养的培养。虽然近年来国内众多医学院校重新开展了医学人文教育，大多数院校也开设了心理学、医学伦理学、社会医学等课程，但这些课程侧重理论、忽略实践，往往理论脱离实际，使学生无法获得感性的认识，因而缺乏学习兴趣。与临床教学和科研教学不同，医学人文教育包含的主要内容是与人交流，这就决定了这种教育无法单纯从理论课堂和有限的见习、实习中得到充分的落实和延伸。

近年来，在医学教育领域改革中，国内已逐步、全面推行住院医师规范化培训和专科医师规范培训制度，然而，作为目前医学生毕业后教育的重要组成部分，现有的培训体系依然对医学人文教育缺乏前瞻性设计，医学人文教育在整个培训体系中没有得到充分的重视。临床传统的规范化培训主要侧重于培养基本操作、技能及理论知识，往往忽略人文素质培养的必要性及重要性。规范化培训的主要目的是对医学人才的培养体系进行进一步的完善，确保所有的医师都能在正式入职前接受高质量的临床培训，进而使医师的整体素质及水平得到有效的提升。重症临床医护人员在进行传统的规范化培训时很难在临床中融入人文素质教育，这就使部分重症临床医护人员进入临床实际工作时，缺乏对患者及其家属的合理人性化需求的重视，仅重视临床数据，从而导致了医患矛盾的增加。因此，在重症医师的培训中实施人文素质教育具有十分重要的意义。

二、重症医学实践中的人文探索

随着生物医学模式转变为生物 - 心理 - 社会医学模式，家庭在患者疾病康复过程中的作用及参与方式日益受到关注。近年来“以家庭为中心的照护（family-centered care，FCC）”理念正在深刻影响着重症监护病房（intensive care unit，ICU）的发展。FCC 模式根植于对患者和家庭的基本认识，即患者和家庭是保证医疗质量和医疗安全的重要盟友，其与医疗团队人员是合作伙伴关系。FCC 作为一种尊重和响应每个家庭需要和价值观的保健方法，在改善危重疾病健康结局、改善患者和家庭体验、提高医务人员和患者满意度等方面发挥着重要的作用。

2007 年美国重症医学会（Society of Critical Care Medicine，SCCM）首次发布了 ICU 患者家属支持的临床实践指南，旨在促进 ICU 工作人员探索家属参与的必要性和可行性。2016 年，美国国家临床指南中心更新了 FCC 模式工作指南，强调家属作为患者的照顾合作伙伴，应参与到治疗方案的制订和决策中。2017 年，SCCM 发布了 ICU 的 FCC 循证指南，将 FCC 定义为一种尊重并回应每个家庭需求和价值的医疗模式，同时积极推进ICU中的FCC相关协作项目的开展。SCCM在2017年发布的指南中提出FCC主要包括家属在场、家庭支持、良性沟通、专业团队及环境与运营管理5个方面的内容。

目前，FCC已经成为欧美卫生系统中一个普识的理念。然而，我国FCC相关的研究尚处于起步阶段。由于没有统一的有关ICU的FCC指导原则，对其概念的认识还不够系统、全面及深入，FCC在国内的临床实践还任重道远。

三、重症医学人文教育的展望

1. 将人文精神真正植入工作场景　与其他临床学科相比，重症医学尤其强调团队的上下级之间、医生之间及医护之间的团结和配合，但是在繁重紧张的工作压力下很容易出现不和谐的地方，在医师的诊治观点上也容易存在分歧，这就需要相互之间的尊重、信任、包容及谦虚。因此，医师应该有意识地加强自己的人文修养，从文学典籍中学习语言艺术在交流中的应用；从心理学中学会理解患者、安慰患者；从哲学和伦理学中深悟医学和疾病的本质。如此，可提高重症医师在沟通及团队合作中的人文涵养和个人魅力，更好地为患者服务。

通过提高人文素养开拓医师的思维视野，可以使其在诊疗和科研活动中跳出狭隘的专业视野，站在“人”的系统高度来看问题。例如，在诊疗危重患者时要考虑到患者的生存质量、经济能力、家庭背景、文化及宗教信仰背景、心理反应等情况，并做出合理、人道的医疗决策，也就是说要同时考虑医学人性的一面。在临床科研中是否考虑到患者以后的生存质量、家庭的压力、经济费用的压力、心理状态、医源性损害、伦理等指标和因素，在临床实践中是否用患者最少的钱最合理地去解决问题，是否考虑到对处于弱势群体的患者进行使其付出大量费用的治疗有何意义，是否考虑到对濒临死亡的患者进行昂贵无效的检查和治疗是否是在浪费资源，在临床工作中又如何对待脑死亡的患者，针对这些问题，可以从伦理学、社会学、哲学、法律等人文知识中找到答案或启示。

2. 对危重患者的人文关怀　在重症医学科，不同疾病患者对人文关怀的需求是有区别的，医师在接触患者之前，需预先熟悉患者的基本情况（如年龄、背景、疾病特点等），针对不同患者的具体情况，给予不同的人文关怀，以此取得患者的信任。例如：建立人工气道的清醒患者由于无法用言语表达自己的需求与感受，容易出现恐惧心理和烦躁情绪，医护人员可以通过图片与患者进行交流，耐心领会患者的内心感受，满足患者的需求；对于危重患者，为了避免其突然得知病情而导致的恐慌与失望，医护人员需循序渐进地告知患者病情及相关的治疗措施，让患者有一定的缓冲时间从而更好地接受现实。

重症医师在临床诊疗工作中要加强与患者及其家属的沟通和解释工作，充分尊重患者的知情权。在进行医疗决策时，不局限于医学问题本身，还要尊重和考虑患者的生存质量、经济能力、心理状态、文化及宗教信仰等方面。在临床实践中要保护患者的隐私，平等地对待每一位患者。

在FCC的理念下，SCCM建议增加患者家属在诊疗过程中的参与度，如开放探视、危重患者的家庭成员可以参加跨学科小组讨论，甚至在有专门的工作人员予以支持的情况下，允许患者家属待在抢救现场等。这些措施有助于增进患者家属对患者病情的了解并提高患者家属的参与度，但其具体实施细节仍有待探索。

3．对患者家属的人文关怀　研究表明，1/4～1/2的危重患者的家庭成员会出现心理症状，包括急性压力、创伤后压力、广泛性焦虑和抑郁等，导致重症监护后综合征（post-intensive care syndrome，PICS），而临床医师不恰当的沟通常会加重这一问题的严重性。越来越多的证据表明，对危重患者家属的支持也可以改善患者的预后。

对此，美国SCCM发布的FCC循证指南提出了一系列可供参考的建议：①为危重患者的家属提供开放或灵活的家庭服务，以满足他们的需要，同时为医护人员提供支持，并积极鼓励医护人员与家属合作，提高家庭满意度。②危重患者的家庭成员可以选择参加跨学科小组讨论，以提高沟通的满意度，增加家庭成员的参与度。③危重患者的家属可以选择在抢救过程中在场，并由一名工作人员负责支持家属。④ICU可以采用常规的跨学科家庭会议，以提高家庭成员对临床医师沟通和信任的满意度，减少临床医师与家庭成员之间的冲突。⑤ICU的临床医师在与家庭成员交流时，应该使用结构化的交流方法（如价值记忆法），尤其是应该积极倾听，表达同理心，围绕不放弃和决策做出支持性声明。⑥ICU医师应接受以家庭为中心的沟通培训，可将其作为重症监护培训的组成部分。

四、总结

综上所述，本文针对重症医学人文教育现状及国内外进展进行了回顾性分析，并结合近年来的理论发展和临床实践对重症医师人文教育的发展做出了展望。重症医师人文素养的培养依然任重道远。在未来，FCC理念的推广和实践可能会成为重症医学人文发展的重要里程碑。

（复旦大学附属中山医院　董敏慧　诸杜明）

参考文献

［1］唐鸿，吴婧，袁飞，等．重症医学人文素质教育现状研究［J］．现代医药卫生，2020，36（14）：2284-2285.

［2］张彦峰，方宇泉，王威，等．基于人文素质培养理念的规范化培训在重症医学临床的应用进展［J］．国际医药卫生导报，2021，27（14）：2211-2214.

［3］谭继翔，赵林．重症医学专业学位硕士研究生医患沟通能力的培养探讨［J］．现代医药卫生，2021，37（11）：1960-1962，1968.

［4］王茜，徐靖．高等医药院校医学人文社会科学研究存在的问题及对策［J］．中华医学教育探索杂志，2012，11（5）：466-468.

［5］周保纯，朱建军，孙海伟，等．急危重症医学临床规培人文教学探讨［J］．中华急诊医学杂志，2020，29（9）：1259-1261.

［6］甘伟妮．重症医学科实习医生的医学人文精神培养［J］．内科，2018，13（2）：254-256.

［7］王怡洁，朱晓琳，何辰，等．危重症医学教育中的人文教育方法［J］．西北医学教育，2013，21（1）：92-94.

［8］刘文学，杨毅，邱海波．重症医学：被忽视的医学人文［J］．中华医学杂志，2019（35）：2725-2728.

［9］汪明灯．重症医学科医师人文素养与医德［J］．中国医学伦理学，2009，22（6）：51-52.

［10］张姗姗，蒋伊琳．基于“以患者和家庭为中心护理模式”的医院ICU空间模式探析：以美国

SCCM 获奖 ICU 为例［J］. 世界建筑，2019（12）: 116-120.

［11］DAVIDSON J E, ASLAKSON R A, LONG A C, et al. Guidelines for family-centered care in the neonatal, pediatric, and adult ICU[J]. Crit Care Med, 2017, 45(1): 103-128.

［12］JACOB M, HORTON C, RANCE-ASHLEY S, et al. Needs of patients' family members in an intensive care unit with continuous visitation[J]. Am J Crit Care, 2016, 25(2): 118-125.

［13］董婧琦，李尊柱，张欣．ICU 以患者 - 家庭为中心照护理念的演变与临床意义［J］．医学与哲学，2021，42（1）：63-71.

［14］董婧琦，李时雨，张欣．美国重症医学会"以家庭为中心照护循证指南"解读［J］．中国护理管理，2019，19（9）：1426-1429.

［15］田鹏，刘海杰，李正红，等．美国以患者和家庭为中心的护理模式对我国全科医学教育的启示［J］．中国高等医学教育，2007，3：38-39.

［16］陈海萍，杨丹丹，马杰．以家庭为中心探视模式对重症监护病房综合征发生率的影响效果［J］中国药物与临床，2020，20（7）：1227-1229.

［17］木冬妹，陶浙燕，王飞飞，等．以家庭为中心的陪护制度在神经外科重症监护室的应用研究［J］．中华医院管理杂志，20018，34（6）：505-509.

［18］JEZIERSKA N. Psychological reactions in family members of patients hospitalised in intensive care units[J].Anaesthesiol Intensive Ther, 2014, 46(1):42-45.

［19］FERREIRA C A, BALBINO F S, BALIEIRO M M, et al. Family presence during cardiopulmonary resuscitation and invasive procedures in children[J]. Rev Paul Pediatr, 2014, 32(1): 107-113.

［20］OXLAND P, FOSTER N, FIEST K M, et al. Engaging patients and families to help research inform and advance patient and family-centered care in critical care medicine[J]. Crit Care Nurs Clin North Am, 2020, 32(2): 211-226.

人大重阳
RDCY
【RDCY Academic Series】
人大重阳学术作品系列

Research Report on The Development of China's Green Finance

中国绿色金融发展研究报告

2022

主　　编　朱信凯　周月秋　王　文
执行主编　蓝　虹　殷　红

中国金融出版社

责任编辑：张怡姮
责任校对：孙　蕊
责任印制：陈晓川

图书在版编目（CIP）数据

中国绿色金融发展研究报告. 2022／朱信凯，周月秋，王文主编. —北京：中国金融出版社，2023. 5

ISBN 978-7-5220-2033-4

Ⅰ. ①中…　Ⅱ. ①朱… ②周… ③王…　Ⅲ. ①金融业—绿色经济—研究报告—中国—2022　Ⅳ. ①F832

中国国家版本馆CIP数据核字（2023）第098040号

中国绿色金融发展研究报告 2022
ZHONGGUO LÜSE JINRONG FAZHAN YANJIU BAOGAO 2022

出版发行　中国金融出版社

社址　北京市丰台区益泽路2号
市场开发部　(010)66024766，63805472，63439533（传真）
网上书店　www.cfph.cn
　(010)66024766，63372837（传真）
读者服务部　(010)66070833，62568380
邮编　100071
经销　新华书店
印刷　河北松源印刷有限公司
尺寸　210毫米×285毫米
印张　29.25
字数　658千
版次　2023年5月第1版
印次　2023年5月第1次印刷
定价　108.00元
ISBN 978-7-5220-2033-4

编委会名单

张玉军　生态环境部对外合作与交流中心党委书记、主任
周爱国　江苏银行公司部总经理
郭建伟　中国金融出版社原总编辑
唐　杰　中国人民大学环境学院党委书记

主　编

朱信凯　中国人民大学副校长、环境学院原院长
周月秋　中国工商银行首席经济学家
王　文　中国人民大学重阳金融研究院执行院长、中国金融学会绿色金融专业委员会秘书长、兰州大学绿色金融研究院学术委员会主任委员

执行主编

蓝　虹　中国人民大学环境学院教授、博士生导师、生态金融研究中心副主任，中国环境科学学会绿色金融专业委员会副主任
殷　红　中国工商银行现代金融研究院副院长、中国金融学会绿色金融专业委员会副秘书长

编委（按姓氏笔画排序）

马　中　中国人民大学环境学院原院长、教授、博士生导师，《中国绿色金融发展研究报告（2017—2019 年）》第一主编
王　克　中国人民大学环境学院副教授
王　洋　中国工商银行现代金融研究院经理
王晓霞　中国人民大学生态金融中心研究员
邓凯馨　中国工商银行信贷与投资管理部副处长
石　磊　中国人民大学首批杰出学者，中国人民大学环境学院院长助理、教授、博士生导师
乐　宇　中国工商银行风险管理部资深经理
刘　援　生态环境部对外合作与交流中心正高级工程师、主任专家
刘阳洋　清华大学绿色金融发展研究中心初级研究员
许光清　中国人民大学环境学院副教授
严　瑾　工银标准首席经济学家
杜艳春　生态环境环境部环境规划院高级工程师
李　茜　中国工商银行国际业务部副处长
李　乐　生态环境部对外合作与交流中心高级工程师
李建涛　中诚信国际研究院博士后研究员、北京绿色金融协会秘书长助理
吴　蔚　中国工商银行现代金融研究院处长
吴　敏　中国工商银行湖州市分行经理

邱牧远　中国工商银行现代金融研究院经理
宋　科　中国人民大学教务处副处长、副教授
宋祎川　生态环境部环境规划院助理研究员
张　喆　生态环境部固体废物与化学品管理技术中心高级工程师
张　芳　北京绿色金融与可持续发展研究院 ESG 投资研究中心副主任
张静文　中国工商银行现代金融研究院副处长
张榉丹　北京绿色金融与可持续发展研究院 ESG 投资研究中心研究员
陈德愉　北京绿色金融与可持续发展研究院 ESG 投资研究中心研究员
杨　聘　中国人民银行研究局金融市场处负责人
昌敦虎　中国人民大学环境学院副教授、博士生导师
郇志坚　中国人民银行乌鲁木齐中心支行金融研究处处长
郑　军　生态环境部对外合作与交流中心正高级工程师、主任专家
信万里　中国工商银行办公室高级经理
赵　阳　生态环境部对外合作与交流中心高级工程师
胡桂斌　中国工商银行信贷与投资管理部处长
秦鼎坤　赣江新区财政金融局局长
贾其容　中国工商银行现代金融研究院经理
高瑞琪　中国工商银行信贷与投资管理部经理
康　立　中国工商银行现代金融研究院副处长
梁　艳　中国人民银行乌鲁木齐中心支行主任科员
梅德文　北京绿色交易所总经理、北京绿色金融协会秘书长
葛　敏　中国人民大学重阳金融研究院研究员
葛察忠　生态环境部环境规划院首席科学家、研究员
程　琳　北京绿色金融与可持续发展研究院国际合作中心主任
程翠云　生态环境部环境规划院研究员
韩　怿　衢州市人民政府金融工作办公室发展改革处副处长
谭　雪　国网能源研究院有限公司高级研究员
“一带一路”绿色投资原则（GIP）第一工作组（中国工商银行、瑞士再保险集团为工作组共同主席，普华永道为秘书机构）

前　言

2021—2022 年，我国绿色金融最大的特点就是向“双碳”目标聚焦。2021 年 9 月 22 日，中共中央、国务院印发《关于完整准确全面贯彻新发展理念做好碳达峰碳中和工作的意见》，明确了达成“双碳”目标的路线图和施工图。10 月 26 日，国务院印发《2030 年前碳达峰行动方案》，就推进碳达峰工作部署了实施能源绿色低碳转型行动、节能降碳增效行动、工业领域碳达峰行动、交通运输绿色低碳行动等十项重点任务。在顶层设计引领下，我国绿色金融进入了以“减碳”为重心的发展新阶段。

在绿色信贷方面：2021 年 2 月，中国人民银行、市场监管总局、银保监会和证监会四部门联合印发《金融标准化“十四五”发展规划》，提出要加快完善绿色金融标准体系，丰富绿色金融产品与服务标准。5 月 24 日，生态环境部印发《环境信依法披露制度改革方案》，统一规范环境信息依法披露主体内容和途径。8 月，中国人民银行发布《金融机构环信息披露指南》，对金融机构的环境信息披露形式、频次、内容作出要求与指引。

同时，加大了绿色信贷的激励机制建设。2021 年 5 月 27 日，中国人民银行发布《银行业金融机构绿色金融评价方案》，明确将评价结果纳入央行金融机构评级等相关政策和审慎管理工具，大力推动银行业金融机构积极参与绿色金融实践。评估结果为商业银行宏观审慎评估、核准金融机构发债、发放再贷款、核定存款保险费率等差别化管理提供依据。评估结果较差的银行不仅存款保险费率较高，还会受到规模扩张、业务准入、再贷款等货币政策支持工具使用等多方面的限制。此外，与证监会建立了沟通机制，根据央行评级情况，为银行发行上市、增资扩股等重大事项提供参考意见。与银保监会和地方政府共享评级结果。这次央行发布的绿色金融评价方案，与 2018 年发布的评估政策相比，不仅是绿色金融业务由绿色信贷扩充为绿色信贷和绿色债券并举，更重要的是扩大了评估结果的应用场景，使评估结果真正地与银行业金融机构的实际利益相挂钩，这样的评估方案，就有了较强的激励作用。

2021 年 11 月 12 日，中国人民银行印发《关于设立碳减排支持工具有关事宜的通知》，采用“先借后贷”的方式向金融机构提供低成本资金，引导金融机构为具有显著碳减排效应的项目提供优惠利率融资。强调投向上的精准性和直达性，提出了“可操作、可计算、可验证”要求。在利率上比之前的绿色再贷款要低，以往执行的是常规再贷款利率 2.25%，但碳减排支持工具利率为 1.75%。提供的资金比以往绿色再贷款占比都要高，规定符合条件的碳减排贷款，按贷款本金的 60%提供资金支持，体现出专项再贷款政策的优越性。更加强调绿色金融政策与实现的环境绩效的相关性，规定了支持的项目是减排效果显著的。只有金融机构发放了符合碳减排要求的贷款，经中国人民银行审核符合要求后，才会对金融机构发放碳减排支持工具，从而提高了碳减排支持工具的精准滴灌，实现了央行碳减排支持工具直达支持碳减排领域。实现央行碳减排支持工具直达机制的关键有两个重要环节：一是金融机构在发放贷款时，要进行严格的贷前审查，确保所发放的贷款确实是用于支持碳减排企业和项目，这是第一道关键环节。二是央行对金融机构用于申请碳减排支持工具的贷款严格审核，对照有关政策规定，从贷款支持的项目、贷款利率等方面认真审核，剔除金融机构报送的不合格贷款，对其中的合格贷款予以支持。截至2022年3月，中国人民银行已向有关金融机构发放碳减排支持工具资金1 385.6亿元，支持发放碳减排贷款2 309.2亿元。

2021年11月21日，中国人民银行联合国家发展改革委、能源局又设立2 000亿元专项再贷款，向煤炭安全高效绿色智能开采、煤炭清洁高效加工、煤电清洁高效利用、工业清洁燃烧和清洁供热、民用清洁采暖、煤炭资源综合利用和大力推进煤层气开发利用等七大领域提供优惠贷款。

为了吸引更多绿色资金流向地方项目，各地方政府也出台了相关的激励政策，宁夏出台《自治区支持九大重点产业加快发展若干财政措施（暂行）》，对成效显著的金融机构按照新增绿色贷款额度的0.03%给予奖励。广西壮族自治区南宁市出台《南宁市促进金融业高质量发展若干政策》，强化金融机构（企业）评价激励机制，每年对绿色金融改革创新工作进行评价并给予最高80万元奖励。

在上述政策的激励下，我国绿色信贷市场稳步增长。2021年年末，我国本外币绿色贷款余额达到15.9万亿元，同比增长33.05%，高于各项贷款增速21.7个百分点；绿色贷款全年增加3.95亿元，占同期企事业单位贷款增量的32.54%，比2020年提升18.31个百分点。分用途看，基础设施绿色升级产业贷款和清洁能源产业贷款余额分别为7.4万亿元和4.21万亿元，同比分别增长28.3%和31.7%。这两项占整个绿色信贷贷款余额的73%。

随着绿色发展理念的延伸，绿色信贷的着眼点从环境保护、污染防治等传统支持领域扩展至应对气候变化、低碳转型、生物多样性保护等新兴前沿领域，绿色信贷内涵更加丰富广阔。工商银行天津分行通过参贷银团贷款方式为生物多样性保护提供资金支持，为天津北部山区生态保护提供长达25年、37.5亿元的长期融资支持。工商银行湖州分行向电力行业企业发放碳排放权配额质押贷款，帮助企业盘活碳配额资产，并进一步探索打通碳排放权质押、外债登记、跨境人民币结算环节，引入境外资金，发放了浙江省内首笔碳配额质押跨境人民币融资。兴业银行南平分行推出“碳汇贷”，约定林业碳汇远期效益回购。山西临汾大宁县农商行推出“惠宁林益贷”，开展公益林补偿收益权质押贷款试点。邮储银行山西省分行向某热电公司发放3年期贷款1亿元，设定利率与企业可再生能源发电新增装机容量指标完成度相挂钩的绩效目标；浦发银行太原分行向某电力企业发放2年期贷款8 000万元，并约定将贷款利率与企业碳减排效益挂钩。兴业银行成都分行向某企业发放2 500万元的“碳足迹”挂钩贷款，将融资成本与企业碳排放表现挂钩。以财务成本与碳收益的双重激励来调动企业减排积极性，帮助企业低碳转型。

在绿色债券方面：政策体系不断完善，一是绿色债券资金用途标准正式统一。2021 年 4 月 21 日，中国人民银行、国家发展改革委、证监会联合发布《绿色债券支持项目目录（2021 年版）》，正式统一了国内绿色债券募集资金用途标准。《2021 年版目录》结合产业发展状况和生态环境特点等因素对以往绿色项目目录删改和更新，扩充并细化绿色项目范围，强化了碳中和目标约束，并与国际标准接轨。二是中欧共同分类目录助力绿色债券国际化。2021 年 11 月，中欧《可持续金融共同分类目录报告》正式完成并发布。该共同目录以中国《绿色债券支持项目目录》和欧盟《可持续金融分类方案》为基础，采用“趋严”标准，融合各自特点与优势，囊括了中欧共同认可的经济活动清单。共同目录可为国内外绿色债券及其他绿色金融相关产品发行或投资提供标准参考，促进中欧绿色债券交流与合作。三是绿色债券第三方评估认证市场秩序逐步规范。9 月 24 日，绿色债券标准委员会发布了《绿色债券评估认证机构市场化评议操作细则（试行）》（以下简称《细则》）及相关配套文件，制定了详细的绿色债券评估认证机构备案评议标准，并对绿色债券评估认证机构开展市场化评议。

2021 年，得益于碳达峰、碳中和政策的持续深入推进及相关政策利好，我国绿色债券市场迎来跨越式发展。根据气候债券倡议组织（CBI）统计，2021 年，中国境内外市场发行贴标绿色债券 1 095 亿美元（约 7 063 亿元人民币），同比增长 186%，是自 2016 年中国绿色金融体系开始建立以来的最大年度增量。截至 2021 年年底，中国在境内外市场累计发行贴标绿色债券 3 270 亿美元（约 2.1 万亿元人民币）。全球范围内，绿色债券在 2021 年的发行量超 5 000 亿美元，中国从 2020 年的排名第四跃升至 2021 年第二位，仅次于美国。此外，中国绿债市场在 2021 年发行量增长 444 亿美元（2 863 亿元人民币），增量排名第一，高于美国（332 亿美元）、英国（285 亿美元）和德国（209 亿美元）。

从发行主体看，2021 年，非金融企业的绿债发行量首次超过金融企业，非金融企业的绿债发行量增长 482% 至 312 亿美元（2 011 亿元人民币），占整体中国绿债市场发行量近半（46%）。79 家非金融企业参与了发行，是 2020 年（35 家）的 2.3 倍。实体企业对绿色债券迅速增长的需求，有助于绿债主体的多元化，体现了全社会绿色转型发展的巨大动能。

从资金投向看，绿色债券市场募集的大部分资金投向了可再生能源、低碳交通和低碳建筑等实体经济绿色转型的关键领域。其中，用于可再生能源的募集资金增长了 3.6 倍至 413 亿美元（2 664 亿元人民币），占 2021 年中国绿色债券市场整体募集资金（境内外）的 60.6%。低碳交通的募集资金也同比增长了 78% 至 128 亿美元（826 亿元人民币），占中国整体绿债发行量的 18.8%。低碳建筑同比增幅 83% 至 61 亿美元（393 亿元人民币），占中国整体绿债发行量的 8.9%。

从发行机构体制来看，国有企业（包括金融和非金融企业）在绿色债券市场的发行主导地位更加明显。2021 年，按绿色债券发行数目算，国有企业在境内发行的绿债中占比 97%，按发行金额算占比接近 99%，体现出国有企业在中国经济绿色转型领域发挥着重要作用。另外，非国有企业或民营企业的绿债发行尚待改善。2021 年非国有企业绿债发行规模占比 2.6%，比 2020 年下降 2.4 个百分点，是 2016 年以来最低。

从发行成本来看，绿色债券市场认可度不断提升，从一级市场看，绿色债券发行成本优势进一步凸显。与可比普通债券（同一发行人当季发行的非绿色债券并剔除期限溢价因素）相比，2021 年具有发行成本优势的绿色债券占比显著提升至 77%，发行价差由 2020 年的 1BP 扩大到 6BP。从二级市场看，绿色债券交投活动更加活跃，市场对其交易偏好明显上升，国内市场全年共有 703 只债券发生交易，总成交额为 8 754 亿元。尤其自 2021 年 9 月起，绿色债券的二级市场价格优势更加明显，60%的绿色债券成交价格低于同期普通债券价格，平均价差扩大至 2.5BP。

从产品创新来看，2021 年，碳中和债、可持续发展挂钩债券、社会责任债券和可持续发展债券等创新产品相继推出，推动金融支持可持续发展，助力实现国家“双碳”目标。2 月 9 日，中国银行间市场交易商协会创新推出了碳中和债，并于 3 月 18 日发布了《关于明确碳中和债相关机制的通知》，进一步明确了碳中和债的发行要求。7 月 13 日，沪深交易所对《上海证券交易所公司债券发行上市审核规则适用指引第 2 号——特定品种公司债券》《深圳证券交易所公司债券创新品种业务指引第 1 号——绿色公司债券》作出修订，新增了“碳中和绿色公司债券”和“蓝色债券”等内容，并进一步明确其发行条件。4 月 28 日，交易商协会推出可持续发展挂钩债券，为企业可持续发展拓宽新的融资渠道，并在国际资本市场协会（ICMA）《可持续发展挂钩债券原则》的基础上，结合现有自律规则与国内实际情况汇总整理形成了《可持续发展挂钩债券（SLB）十问十答》。

在绿色基金方面：2021 年 9 月 3 日，财政部印发《关于全面推动长江经济带发展财税支持政策的方案》提出国家绿色发展基金等重点投向长江经济带，基金首期规模 885 亿元，中央财政出资 100 亿元，沿江省市政府和社会资本参与出资；2022 年 4 月，证监会发布《关于加快推进公募基金行业高质量发展的意见》，首次明确对基金公司提出了 ESG 方面的要求，促进基金公司对自己的业务模式、运营体系、披露制度等制定 ESG 整合方案；2022 年 4 月，中共中央、国务院发布《关于加快建设全国统一大市场的意见》，第一次明确提出“打造统一的要素资源市场”，并对构建要素资源统一大市场提出具体的政策要求，其中包括“以全国碳排放权交易市场为基础，成立全球气候投融资中心，鼓励设立全球气候基金或绿色基金，引导国内国际资金更好投向应对气候变化领域，打造全球绿色金融资产配置中心”。

在这些政策的激励下，我国各级政府发起绿色发展基金成为一种趋势，包括广东、北京、山东等多个省市已纷纷建立起绿色发展基金或环保基金，地级市也在不断推动绿色基金发展的进程，以带动绿色投融资，这对地方政府投融资改革和协调绿色城镇化资金的筹措十分有利。还有很多民间资本、国际组织等也纷纷参与设立绿色发展基金，PPP 模式的基金成为政府支持绿色发展的主要形式之一。

在绿色私募基金方面，截至 2021 年三季度末，绿色、可持续、ESG 等方向的公私募基金数量接近1 000只，规模合计7 900多亿元，较去年底规模增长36%。其中，私募基金300只，管理规模3 700亿元。截至2021年年末，与绿色生态、低碳环保、环境治理、清洁能源等绿色相关的私募基金超过500只，管理规模逾2 000亿元。其中，股权创投基金占比超九成。

自2021年下半年开始，公募基金开始加大绿色投资布局。根据不完全统计，目前布局绿色投资相关方向的基金公司已有50余家，其中易方达基金、鹏华基金、富国基金、华夏基金、汇添富基金、工银瑞信基金、建信基金、景顺长城基金等公司布局力度较大。CSMAR数据库显示，2021年至今，市场上共计新发行46只绿色公募基金，其中碳中和主题基金增长显著，占比达26%。碳中和、ESG投资理念不断渗入公募基金行业，绿色公募基金数量不断创造新高，公募基金的绿色投资规模不断扩大。

以碳为主题，是2021—2022年绿色基金发展的主要特征。例如，2021年7月15日，由中国宝武携手国家绿色发展基金股份有限公司、中国太平洋保险（集团）股份有限公司、建信金融资产投资有限公司共同发起的宝武碳中和股权投资基金在沪签约设立，总规模500亿元，首期100亿元。2021年7月16日，在全国碳市场正式启动上线交易湖北分会场上，武汉市人民政府、武昌区人民政府与各大参会金融机构、产业资本共同宣布，将共同成立总规模为100亿元的武汉碳达峰基金，这是目前国内首只市政府牵头组建的百亿级碳达峰基金。2021年7月21日，由青松资本和城阳区共同发起的“100亿碳中和产业股权投资基金”，在“搭建资本招商平台推动双碳产业集聚”2021年第二季民营经济创意会上成立。2021年8月，中石化私募基金管理有限公司与山东山科创业投资管理有限公司签约了关于投资设立中石化碳中和母基金的合作备忘录，双方合作的中石化碳中和母基金的目标规模为50亿。

ESG主题基金在市场中的收益也逐渐提升。2021年，泛ESG基金1年的收益率超越市场基金14.459%，两年期收益率超越市场基金36.028%，三年期收益率超越市场基金33.621%。2020年是ESG投资在我国资本市场实践落地的进阶之年，2021年因双碳战略再次为ESG投资带来巨大的投资机遇。Wind数据显示，截至2022年6月9日，市场上的泛ESG基金总规模近2 500亿元。

在绿色保险方面：2020年1月，银保监会发布《关于推动银行业和保险业高质量发展的指导意见》（以下简称《意见》），在绿色转型的关键时期对保险业的发展、保险产品创新和保险资金提供了明确方向。《意见》的内容既包括对已有环责险、巨灾险的要求，更强调了创新绿色保险产品的重要性。在保障生态安全与绿色发展、促进节能减排、实现气候变化的适应与应对过程中，所用到的兼顾风险管控和资金运用的手段，都可以作为绿色保险的创新发展方向。《意见》提出“探索碳金融、气候债券、蓝色债券、环境污染责任保险、气候保险等创新型绿色金融产品”，要“进一步提高环境污染责任强制保险覆盖面与渗透率”，“推进再保险市场建设，扩大巨灾保险试点范围”。2021年1月，银保监会在工作会议上将“积极发展绿色信贷、绿色保险、绿色信托，为构建新发展格局提供有力支持”列入2021年度重点工作。2021年4月28日，银保监会在研究部署银行业保险业支持长江经济带发展的工作会议上指出，“大力发展绿色金融，完善产品服务体系和组织体系，精准支持绿色发展……全力服务碳达峰、碳中和目标达成，创新产品服务，助力生态产品价值实现”。2022年5月，银保监会印发《关于银行业保险业支持城市建设和治理的指导意见》，其中提到要“有序推进碳达峰、碳中和工作，推动城市绿色低碳循环发展”。

绿色保险这些政策，推动着各类碳保险的产生和发展。2020年7月，银保监会重磅发布的《车险综合改革指导意见》，明确提出：“探索在新能源汽车和具备条件的传统汽车中开发机动车里程（UBI）等创新产品。”UBI车险被称为是绿色保单，UBI车险是根据驾驶人的实际驾驶时间、地点、里程、具体驾驶行为来确定该缴纳多少车险，车主为了获得更大的保费优惠就会减少车辆的使用频率，继而降低二氧化碳的排放量。2021年12月，中国保险行业协会发布《新能源汽车商业保险专属条款（试行）》，包括新能源汽车商业保险示范条款和驾乘人员意外伤害保险示范条款，为新能源汽车消费者提供更加全面且有针对性的保险保障。其中除传统承保项目外，涵盖了新能源汽车电池、充电桩的风险保障。绿色建筑性能保险可以对企业建筑开发项目的事前、事中、事后进行阶段性风险保障，开发前有助于项目投融资工程的增信，开发中发挥风险管理作用，开发后针对保险范畴的损失进行及时补损。截至目前，绿色建筑性能保险已在北京、青岛、湖州三个地区落地，每个地区的实践都呈现出相应的特点。2021年4月26日，人保财险青岛分公司向青岛立信达能源服务有限公司签发了全国首张“减碳保”建筑节能保险保单，为青岛蓝海大饭店（黄岛）节能改造项目在运营期（三年）间的节能效果提供每年100万元的风险保障。本项目改造完成后预计年均减碳量可达542.62吨。

在碳汇支持方面，人保财险于2021年3月在福建省顺昌国有林场签下全国首单“碳汇贷”银行贷款型森林火灾保险，为碳汇林提供2 100万元风险保障。“碳汇贷”是福建首例以林业碳汇为质押物、全国首例以远期碳汇产品为标的物的约定回购融资项目。同年4月，人寿财险引入碳汇计量，建立林业损毁与固碳能力减弱计量的函数模型，在福建省龙岩市新罗区创新开发了林业碳汇指数保险，为森林提供前期预警、中期定损、后期支付赔款的全流程风险管理服务。人保财险还于2021年5月推出林业碳汇价格保险，与福建省南平市顺昌县国有林场成功签订。在保险期内，当市场林业碳汇项目价格波动造成保险碳汇的实际价格低于目标价格时，人保财险将按照合同约定进行赔偿。中国人寿财险福建省分公司创新开发出林业碳汇指数保险产品。该产品运用卫星遥感科技手段与碳汇理论方法学相结合，建立了林业损毁与固碳能力减弱计量的函数模型，并于2021年4月在福建省龙岩市新罗区出单。该保单年度保费120万元，在一年中森林累计损失面积达到232亩时，视为保险事故产生，起赔金额100万元，最高赔偿2 000万元。

截至2021年6月，我国天气指数保险试点产品60余种，涉及20多个省份。7个省份推出12项粮食作物天气指数保险；11个省份推出13项牲畜水产养殖类天气指数保险。除了个别天气指数保险向全国推广，大部分试点地区集中在东南沿海，多数分布在上海、浙江、山东、福建等省份。相对于传统保险产品来说，天气指数保险费率较高，基本在4%~12%，集中在5%~

9%中央和地方政府都对天气指数保险试点产品进行了相应的保费补贴，分种类来说，粮食作物和地方特色经济作物类保险产品的补贴区间在70%~90%；水产养殖类天气指数保险产品的补贴区间在30%~70%，相对来说享受的财政支持力度较小。但是相比于传统保险，天气指数保险出现超额赔付的现象较为频繁，例如人保财险2011年起在江西南丰试点的蜜橘低温冻害指数保险，年均赔付率超过80%；大连开发的獐子岛风力指数保险2013年、2014年的赔付率分别高达161%和116%。

在碳金融方面：2021年3月30日，生态环境部公布了《碳排放权交易管理暂行条例（草案修改稿）》，并公开意见征集至4月30日。这是中国官方第三次对国务院层级的碳交易立法公开征求意见。"草案修改稿"提出，全国碳排放权交易市场的交易产品主要是碳排放配额，经国务院批准可以适时增加其他交易产品。《碳排放权交易管理办法（试行）》2021年5月17日，经过6个月征求意见，碳排放权交易、登记、结算管理规则发布，划定了该三个环节各个参与主体（各级政府、交易机构、注册登记结算结构等）的职能，明确了三个环节的监管体系，提出了注册登记结算机构和交易机构的执业规范。同时，该规定指出由上海环境能源交易所、湖北碳排放权交易中心分别暂时代理交易机构和注册登记结算机构职能。2020年12月31日，生态环保部发布了《碳排放权交易管理办法》，全文共8章43条，包括总则、温室气体重点排放单位、分配与登记、排放交易、排放核查与配额清缴、监督管理、罚则和附则。罚则规定，重点排放单位虚报、瞒报或拒绝履行排放报告义务的，由主管部门责令限期改正，处1万元以上3万元以下的罚款。逾期未改正的，由省级生态环境部门测算其实际排放量，作为碳配额清缴的依据；对虚报、瞒报部分，等量核减其下一年度碳排放配额。重点排放单位未按时足额清缴碳配额的，由主管部门责令限期改正，处2万元以上3万元以下的罚款；逾期未改正的，对欠缴部分，由省级生态环境部门等量核减其下一年度碳配额。

2021年7月16日，全国碳市场在北京、上海、武汉三地同时开市，第一批交易正式开启。经过一年的实践，全国碳市场基本框架初步建立，运行平稳有序。2021年12月31日全国碳市场第一个履约周期顺利结束，全国碳市场促进我国能源行业减排和加快绿色低碳转型的作用初步显现。2021年12月2日，《企业温室气体排放核算方法与报告指南 发电设施（2021年修订版）》公开征求意见，专门针对数据质量问题提出了一系列监督和解决方案，为2022年履约工作打下了良好基础。

全国碳市场初期仅将电力行业纳入交易，开市当天发电行业总计2 225家发电企业和自备电厂参与交易。截至2022年7月13日收盘，全国碳市场累计成交量约1.94亿吨，累计成交额约84.9亿元，已经成为全球覆盖温室气体排放量规模最大的碳市场。全国碳市场上线交易以来，收盘价最低41元/吨，最高达到62元/吨。碳价从48元/吨起步，2021年度最后一个交易日收盘价为54.22元/吨，较7月16日首日开盘价上涨13%。截至7月13日收盘价59.1元/吨，较首日开盘价上涨23.1%。目前全国碳交易市场的表现并不足以反映其潜力，未来还拥有更为广阔的发展空间。在进入碳市场的配额方面，目前的全国碳市场，首批纳入的是电力行业，这部分虽然属于碳排放最大，也是需要最优先考虑的部分，但是在其他生产制造领域，碳排放也不容忽视。后续必然会扩大准入行业，从而进一步增加市场活力。预计在石化、化工、建材、钢铁、有色、造纸、航空等行业覆盖之后，全国碳市场的配额总量有可能会从目前的45亿吨扩容到70亿吨，覆盖我国二氧化碳排放总量的60%左右。

在碳金融产品创新方面，2021年3月30日，生态环境部公布了《碳排放权交易管理暂行条例（草案修改稿）》首次明确提出设立碳排放政府基金，即国家碳排放交易基金，保障有偿分配收入用途。2022年4月12日，中国证监会发布《碳金融产品》金融行业标准，在碳金融产品分类的基础上，给出了具体的碳金融产品实施要求，为金融机构开发、实施碳金融产品提供指引，有利于有序发展各种碳金融产品，引导金融资源进入绿色领域，支持绿色低碳发展。目前，在碳金融产品创新方面，已经开展的碳金融产品服务包括：碳资产融资产品有碳配额质押、碳减排量质押、碳债券、碳配额回购交易等；碳金融衍生服务有碳资产管理服务、碳市场信息服务、碳市场咨询服务、碳市场指数和碳信用评级等。

目前，我国碳市场的活跃度还不高，交易率不到3%，与欧盟碳交易市场超过400%的交易率相比，还存在较大差距。但这也显示出我国碳交易市场的发展潜力。我国碳交易市场交易率较低，一是因为进入碳市场的行业较少，目前只有燃煤电厂一个行业，碳交易市场活跃度依赖于交易主体之间的碳减排成本差异，只有较多行业进入，才能增加减排企业成本之间的差异，提升市场交易活跃度；二是因为我国碳市场金融化不足，还没有发挥好金融推动扩大交易范围和交易额，调动市场活跃度的能力。目前我国碳市场基本还是一级市场，二级市场还没有很好地开发出来，比如，碳期货等衍生产品还没有开展。随着我国进入碳市场的行业增多，碳市场金融化逐渐成熟，我国的碳市场交易率和成交额将大幅提升。2021年欧盟的年度交易额就达到了6 830亿欧元，等值约4.7万亿元人民币，但其进入交易系统的排放量仅为14亿吨。我国八大行业加入后，进入碳市场的配额总量将达到70亿吨，是欧盟的5倍，如果我国的碳市场活跃度提升后，年度交易额有望突破23万亿元人民币。

我国强制性碳交易市场，现在是两套市场同时运行。一是2021年7月上线的全国强制性碳交易市场，二是从2013年开始试点的地方性碳交易市场。目前，这两套市场都运行平稳。碳交易市场是由政府法律政策构建的市场，总量控制和配额分配都具有强制性，法律政策层级越高，意味着违反者受到的处罚越重，市场交易和金融预期就越稳定。例如，北京市人大通过《关于北京市在严格控制碳排放总量前提下开展碳排放权交易试点的决定》，北京市政府颁布了《北京市碳排放权交易管理办法（试行）》，设立了相应罚则。对未按规定履行碳排放权交易责任的行为，给予相应处罚。其中未按规定报送碳排放报告（适用于2 000吨标准煤（含）以上的法人单位）或者未按规定报送第三方核查报告（仅适用于重点排放单位），由应对气候变化主管部门责令限期改正，逾期未改正的，可以对排放单位处以5万元以下的罚款。对重点排放单位超出配额许可范围进行排放的，由应对气候变化主管部门责令限期履行控制排放责任，并可根据其超出配额许可范围的碳排放量，按照市场均价的3~5倍予以处罚。北京碳市场有明确的罚则，且是七个试点省市中唯一开展过执法的碳市场。基于此，北京碳市场的价格稳居全国最高，起到了较好的减碳效果。

2021 年，试点碳市场年成交额较 2020 年增长了 8.70%，达 17.5 亿元；这很大程度上是由于平均碳价的上升所导致的。深圳、上海、北京、福建的碳价出现了一定的下跌，其余碳市场的碳价均有所上升，且各试点碳价趋于集中，各试点间碳价差异呈现出缩小的趋势。值得注意的是，在 2021 年 7 月 16 日全国碳市场启动后，各试点的碳价均出现短期上升的现象，现在除北京外，其余试点的成交均价都低于全国碳市场的均价，未来可能会向全国碳价靠近。

自愿碳交易市场，是强制性碳减排市场的必要补充。截至 2021 年 12 月 31 日，全国中国温室气体自愿减排项目（CCER）累计成交 4.4 亿吨。其中上海 CCER 累计成交量持续领跑，累计成交达 1.7 亿吨，占比为 38.4%；广东第二，累计成交达 0.7 亿吨，占比为 16.5%；北京、四川、福建、深圳和天津的 CCER 累计成交量在 1 000 万~8 000 万吨，分别占比在 3%~16%；重庆和湖北市场的交易量均不足 1 000 万吨。2021 年 CCER 市场交易活跃，随着全国第一个履约期配额清缴抵消工作的结束，共成交减排量 17 678 万吨，较去年大幅增长 186.5%。其中上海、北京市场 CCER 成交继续保持活跃的态势，分别成交了 6 060.8 万吨与 1 945.9 万吨；天津 CCER 市场 2021 年活跃度显著增加，成交 4 276.6 万吨。

2020 年 12 月 31 日，《碳排放权交易管理办法（试行）》发布，规定“重点排放单位每年可以使用国家核证自愿减排量抵消碳排放配额清缴，抵消比例不得超过应清缴碳排放配额的 5%。用于抵消的减排量不得来自纳入全国碳排放权交易市场配额管理的减排项目”。明确 CCER 可用于全国碳市场配额抵消，抵消比例不超过 5%，抵消类型包括可再生能源、碳汇、甲烷利用等。2021 年 10 月 26 日，全国碳市场抵消机制发布，与试点不同的是，其对可抵消 CCER 的类型、时间、地区等属性均不做任何要求。同日，北京绿色交易所 CCER 公开交易品种新增“全国”类型（即所有满足全国碳市场抵消机制的 CCER 可作为同一种标的进行交易，使用同一套行情），完成了 CCER 交易品种的标准化。自此，CCER 场内市场逐渐形成，成交量大幅上升。同时，由于全国碳市场消纳能力较强，CCER 从买方市场逐渐过渡到相对均衡市场，价格开始与 CEA 价格出现趋同。

国际民航组织第 219 届理事会审议通过了其技术咨询小组（Technical Advisory Body，TAB）出具的关于 CORSIA 合格减排项目体系的评估报告。其中认可了包括中国温室气体自愿减排项目（CCER）在内的 6 个减排项目体系在 2021 年至 2023 年的 CORSIA 试点期内为其提供合格碳减排指标，这些减排项目体系包括：（1）美国碳注册登记簿（ACR）；（2）中国温室气体自愿减排项目（CCER）；（3）清洁发展机制（CDM）；（4）美国气候行动储备方案（CAR）；（5）黄金标准（GS）；（6）核证减排标准（VCS）。标志着我国自愿碳减排市场产品走向了国际，开始了与国际碳交易市场的衔接和融合。

2021 年 11 月 26 日，《国务院关于支持北京城市副中心高质量发展的意见》提出推动北京绿色交易所在承担全国自愿减排（CCER）等碳交易中心功能的基础上，升级为面向全球的国家级绿色交易所。在体制机制上，开始探索建立国际化的自愿碳减排交易体系。

在绿色“一带一路”投融资方面：很多参与“一带一路”倡议的国家都是发展中国家，人口增长速度快。对于人口增长特征与国家面临的重大转型风险之间的相关性，会使它们在低碳转型期间的经济恢复能力减弱。例如，一些东南亚国家极易受到能源转型的影响，因为这些国家40%以上能源供应总量都依赖于进口。尽管面临诸多挑战，但许多“一带一路”沿线国家已采取切实行动，推动低碳转型。“一带一路”沿线的32个国家（占“一带一路”沿线国家的22%；占世界各国的16%）已经承诺会实现净零碳目标。92%的“一带一路”沿线国家已提交了国家自主贡献文件。在第26届联合国气候变化大会格拉斯哥峰会上，“一带一路”沿线国家代表提出了许多倡议，推动了实现“净零”目标的行动。例如，包括部分“一带一路”沿线国家在内的小岛屿国家联盟（AOSIS）（马尔代夫、巴布亚新几内亚、斐济和几内亚比绍等）呼吁停止对化石燃料进行补贴，扩大缓解气候变化的投资规模。

低碳转型将给“一带一路”投资带来转型风险。导致转型风险的一个关键因素是搁浅资产。及时有序地向净零技术转型则会带来竞争优势。此外，乌克兰和俄罗斯冲突引发的通胀上升和能源短缺，削弱了“一带一路”国家的复苏势头，新冠疫情的负面影响也尚未消退。许多国家采取短期措施解决国家能源安全问题，这可能会加剧这些国家对化石燃料的能源依赖，从而阻碍低碳转型。

“一带一路”国家的低碳净零转型，给金融机构带来了风险，也带来了机遇。银行是绿色基础设施债务融资的主要提供者，应加强内部能力，以加强投融资端的气候风险评估。保险公司作为机构投资者以及风险转移解决方案的提供者，发挥着独特的双重作用。“一带一路”地区的很多保险公司已经做出了净零承诺，且正在为可持续/绿色债券进行融资。如果没有保险来消除实体经济活动风险（包括与技术有关的风险）和投资风险，就有可能会出现绿色保护缺口，从而影响高碳领域的市场投资意愿。投资者，尤其对于超过100万亿美元资产和长期投资者来说，其管理资产可在推动转型发展方面发挥重要作用。

2021年11月，习近平主席就在中国-东盟建立对话关系30周年纪念峰会上指出，要全面发挥《区域全面经济伙伴关系协定（RCEP）》的作用，拓展数字经济、绿色经济等新领域合作，并提出要加强应对气候变化对话，加强绿色金融和绿色投资合作，为地区低碳可持续发展提供支撑。进入2022年，全球经贸合作领域的第一个重磅事件便是《区域全面经济伙伴关系协定》（Regional Comprehensive Economic Partnership，RCEP）正式生效。RCEP的15个成员总人口约22.7亿人、国内生产总值约合26.2万亿美元、总出口额约合5.2万亿美元，均占全球总量的30%左右，RCEP生效实施标志着全球人口最多、经贸规模最大、最具发展潜力的自由贸易区正式落地。在关税壁垒大幅降低、采用原产地累计规则和负面清单投资准入等利好措施下，RCEP将进一步细化产业分工，发挥各国比较优势，加快技术、资源的流动和有效配置，促进产业链、价值链的深度互补融合，加速区域一体化和可持续发展进程。

在绿色能源投融资方面：国际能源署（International Energy Agency，IEA）于2022年发布的

《2022世界能源投资》报告指出，2021年中国是世界上最大的清洁能源投资国，投资额达到了3 800亿美元。欧盟是清洁能源的第二大投资区域，总投资额度达到2 600亿美元。美国略逊于欧洲，居于第三位，达到了2 150亿美元。2022年1月20日，国家能源局发布2021年全国电力工业统计数据，截至2021年12月底，全国发电装机容量约23.8亿千瓦，同比增长7.9%。其中，风电装机容量约3.3亿千瓦，同比增长16.6%；太阳能发电装机容量约3.1亿千瓦，同比增长20.9%。2021年，我国非化石能源发电装机历史性突破10亿千瓦，达到111 720万千瓦，同比增长13.4%，占总发电装机容量比重约为47%，这些都表明中国非化石能源的发展已经进入了技术和产业迭代的快行道。

但是，目前可再生能源融资仍然严重不足。以光伏为例，目前中国多数光伏企业融资成本在8%左右，部分企业甚至高达10%以上，而境外融资成本多在3%~5%。高额的融资成本使中国光伏企业成本高企，大幅侵蚀企业利润，严重制约光伏制造业的技术改革和新技术产业化。而光伏和风电补贴得逐渐取消，也增强了其融资困难。近年来随着光伏和风电技术的逐渐成熟，我国光伏和风电的发电成本也日益下降。过去光伏用电和风电用电由于成本高，所以行业以来国家补贴情况严重。随着成本下降，国家光伏和风电用电补贴也开始持续滑坡。根据《国家发展改革委关于完善风电上网电价政策的通知》和《国家发展改革委关于完善光伏发电上网电价机制有关问题的通知》，2021年起我国除户用光伏以外，其余光伏项目和风电项目全部将进入无补贴时代，且目前我国各省份光伏、风电指导价格普遍还比煤电价格便宜一分钱左右。这意味着光伏和风电企业需自负盈亏，收益下降。

2020年我国光伏和风电发电机装机规模仅为5.02亿千瓦时，2021年我国风电、光伏发电新增装机规模超过1亿千瓦，实现“十四五”发展良好开局，但相比国家提出的2030年达到12亿千瓦时的目标仍有近6亿千瓦时的差距，年复合增长仍需要达到8%以上，转换为市场规模，相当于2020年到2030年的10年时间，我国光伏和风电行业市场规模将至少翻一倍，行业发展有着广阔的投资前景。

因此，在绿色能源领域，绿色金融面临着风险和机遇的双重挑战。2021年3月，国家发展改革委等五部门联合下发关于引导加大金融支持力度促进风电和光伏发电等行业健康有序发展的通知，指出各地政府主管部门、有关金融机构要充分认识发展可再生能源的重要意义，合力帮助企业渡过难关，支持风电、光伏发电、生物质发电等行业健康有序发展。

在节能环保资本市场领域：据统计，2021年净利润在十亿以上的节能环保企业共有30家。分行业细分领域来看，水污染治理领域的特变电工（600089.SH）净利润高达98.14亿元，为节能环保概念股中2021年实现净利润最高的企业，生态修复与保护领域的四川路桥（600039.SH）和招商公路（001965.SZ）分别以56.94亿元、55.41亿元位列第二位、第三位。节能环保全行业亏损最严重的三家企业的主要业务涉及生态修复与保护领域、固废处理与资源化领域以及环卫领域，企业名称为华夏幸福（600340.SH）、上海电气（601727.SH）和启迪环境（000826.SZ），亏损额分别为398.36亿元，102.40亿元和45.50亿元。从各上市公司的净利润情况来看，净利润盈利与亏损的公司多属于生态修复领域和节能领域，表明2021年生态修复领域和节能领域的盈利分化比较严重。

从各细分领域来看，2021年水污染治理领域平均净利润总额最高，为6.17亿元，固废处理与资源化领域和环卫领域分别居第二位、第三位，分别为4.36亿元和1.78亿元，而生态保护与修复领域以及环境监测与检测领域的平均净利润总额为负，其中生态保护与修复领域为-3.92亿元。从同比变化幅度来看，2021年较2020年相比实现正增长的领域包括大气污染治理领域和水污染治理领域，其中大气污染治理领域的同比增幅高达81.32%，其次是水污染治理领域，平均净利润总额同比上升29.06%。

在碳普惠领域：碳普惠主要是一种瞄准于消费端减碳的绿色金融手段，可量化高度分散的绿色低碳行为的减碳效应，兑换为惠及公众的低碳权益。碳普惠拓宽了现有金融产品的服务范围，具有普惠性和公益性。居民生活消费端碳减排潜力巨大。联合国环境规划署《2020排放差距报告》指出，当前家庭消费温室气体排放量约占全球排放总量的2/3。联合国IPCC报告《气候变化2022：减缓气候变化》指出，通过落实正确的政策、基础设施和技术，改变人们生活方式和行为，到2050年可以使温室气体排放量减少40%~70%。碳普惠的运行机制主要涉及低碳行为清单、量化核算方法学以及激励机制。

目前，深圳、北京、青岛等多个城市在公共出行领域推出了地方碳普惠方法学。2021年北京市用户在闲鱼平台的二手闲置物品交易实现个人碳减排超7万吨。2021年8月，浙江湖州正式启动碳普惠平台建设，该平台以专业数据库为支撑，将居民的各类减碳行为，如绿色出行、简约包装、按需点餐、垃圾分类等，以“碳币积分”形式核证为可用于交易、兑换商业优惠或获取政策指标的减碳量。利用市场配置推动社会各阶层参与节能减排，共创低碳社会。2021年8月30日，江西省市场监管局批准发布《碳普惠平台建设技术规范》（DB36/T 1476—2021）和《碳普惠平台运营管理规范》（DB36/T 1477—2021）两项地方标准。2021年，深圳首个交通出行的碳普惠运营平台“低碳星球”小程序依托腾讯平台面世。市民可开通自己的“碳账户”，通过腾讯乘车码搭乘公交、地铁等绿色交通工具出行，记录绿色出行数据，并根据《深圳市低碳公共出行碳普惠方法学（试行）》，转换为碳减排量，积累相应的碳积分。这些积分将与线上商店系统联通，置换成一定数量的用户权益。

2022年5月，我国首个消费端碳减排量化标准《公民绿色低碳行为温室气体减排量化导则》正式实施。这是对消费端行为碳减排量化团体标准的首次探索，填补了公民绿色行为碳减排量化评估标准的空白，有助于指导相关方对碳减排行为进行评估测算。该导则推荐了涉及衣、食、住、行、用、办公、数字金融七大类共40项绿色低碳行为，为测算、评估公民绿色行为的碳减排量提供了一把“标尺”。

央行领导的商业银行个人碳账户开发，是碳普惠的重要创新，也是绿色金融的创新模式。商业银行个人碳账户是碳金融的具体实践，是以碳征信为核心，引导商业银行围绕制度、流程、产品三个关键环节进行优化升级，实现资源优化配置的一项金融制度安排，由此实现商业银行投融资业务碳排放核算的可操作、可计量、可验证。碳账户同银行账户一样，不过存储的不是钱币而是碳减排量，通过记录人们日常生活中的低碳行为，应用于绿色出行、绿色消费、绿色生活等节能减排场景。依托碳账户，企业和居民可以结算“减碳账单”，提高减排效率和意识。碳账户场景应用分为个人与企业，可涵盖工业、农业、能源、建筑、交通和居民生活等不同领域。根据不同场景的碳排放数据收集与核算，通过碳交易市场转化为货币价值、形成市场价格，进而发挥价格的成本约束和收益激励作用。中国建设银行、中信银行、中国民生银行、平安银行、浦发银行等纷纷开发出针对客户的个人碳账户，成为2021年至2022年我国绿色金融发展的亮点之一。

在ESG投资领域：根据全球可持续投资联盟（Global Sustainable Investment Alliance，GSIA）统计，截至最新披露数据显示，从投资规模来看，全球五大主要市场（美国、欧洲、日本、加拿大、大洋洲）的ESG投资规模约为35.3万亿美元，与2012年报告期相比规模增长超过160%，8年复合增速约为13%。同期，全球资产管理规模98.4万亿美元，8年复合增速仅6%，远低于ESG投资。从规模占比来看，ESG投资占比由2012年的21.5%提升至最新报告期的35.9%。整体来看，ESG投资规模逐年攀升，在全球资产中的比重也逐渐提升。

2021年8月，中国人民银行发布《金融机构环境信息披露指南》，推动银行业金融机构向公众披露包括但不限于与环境相关的目标战略、治理结构、政策制度、产品创新、环境风险管理流程以及机构投融资与经营活动造成的环境影响等信息，确保银行业在完成了绿色金融或ESG相关工作后进行充分的信息披露，接受社会公众监督。2021年5月，银保监会印发《保险资产管理公司监管评级暂行办法》，评级指标体系结合保险资产管理行业特点、监管要求和资金运用方式，围绕公司治理与内控、资产管理能力、全面风险管理、交易与运营保障、信息披露等方面设计评级指标和评分规则，五个评级层面涉及企业效能评估、客户告知、风险管控、信息披露等ESG框架下的重要指标，对于引导保险资产管理业可持续发展具有重要意义。2021年6月，银保监会发布《中国银保监会关于开展银行业保险业“内控合规管理建设年”活动的通知》强调积极履行社会责任，继续推动小微企业金融服务增量扩面、提质增效，把更多金融资源配置到乡村振兴的重点领域和薄弱环节，大力创新绿色金融产品和服务，着力提升服务实体经济质效，引导银行业金融机构关注与ESG相关的投资产品。

2022年6月，银保监会发布《银行业保险业绿色金融指引》（以下简称《指引》）明确将环境、社会、治理（ESG）风险管理的能力建设放在突出位置。在政策制度及能力建设方面，《指引》要求银行保险机构建立并不断完善环境、社会和治理风险管理的政策、制度和流程。在投融资流程管理方面，《指引》一方面提出对在环境、社会和治理方面存在严重违法违规和重大风险的客户，应当严格限制对其授信和投资；另一方面鼓励银行保险机构提升绿色金融管理水平，采取差异化、便捷化的管理措施，优化对小微企业融资、线上融资等业务的环境、社会和治理风险管理。此外，《指引》明确指出对涉及重大环境、社会和治理风险的信贷客户和投资项目，应当在合同正文和附件要求客户提交环境、社会和治理风险报告。这也积极推动了

ESG 投融资过程中的风险把控以及引导上中下游市场主体关注 ESG 风险。

2021 年 4 月，证监会发布《上市公司投资者关系管理工作指引》，提出进一步增加和丰富投资者关系管理的内容及方式，落实新发展理念的要求，在沟通内容中增加上市公司 ESG 信息。2021 年 5 月，证监会发布了《公开发行证券的公司信息披露内容与格式准则第 2 号〈年度报告的内容与格式〉（征求意见稿）》，对上市公司财务信息、管理层信息等披露规范做出要求，增加 ESG 章节，要求属于“重点排污单位”的公司或其重要子公司，应当根据规定披露公司经营的环境信息。2021 年 6 月，证监会发布《上市公司年报及半年报格式与内容准则》，要求上市企业在年报及半年报中单设“环境与社会责任”章节，鼓励披露碳减排的措施与成效；2021 年 11 月，中国证券业协会发布《证券公司履行社会责任专项评价办法（试行）》。2022 年 4 月，证监会发布《关于加快推进公募基金行业高质量发展的意见》，引导公募行业总结 ESG 投资规律，大力发展绿色金融，积极践行责任投资理念，改善投资活动环境绩效。

随着 2021 年上市公司年报披露完成，沪深交易所发布的数据显示，有超过 1 400 家上市公司独立发布了 ESG 报告，全市场 ESG 报告披露率首破 30%。但总体来看，发布 ESG 披露报告的公司数量并未过半。部分上市公司甚至存在强制性披露内容披露不完整现象。

在绿色金融国际合作方面：2021 年 4 月 G20 财长和中国央行行长会议通过一系列工作计划，包括制定可持续金融路线图，规划可持续金融中长期工作，以及在 2021 年推进三项重点工作，即加强可持续信息披露报送、统筹绿色分类标准等方法和工具、鼓励多边开发机构支持实现《巴黎协定》目标。2021 年 7 月易纲行长在 G20 财长和央行行长视频会议上指出，中国人民银行作为 G20 可持续金融工作组联合主席正在牵头起草明确 G20 可持续金融工作中期规划的总体路线图，并推动统筹绿色分类标准等方法和工具，提高气候和环境相关信息披露和报送要求的兼容性，以及促进多边开发机构的国际金融机构支持《巴黎协定》目标等三项重点工作。10 月 13 日，G20 财长和中国央行行长会议核准了由中国人民银行与美国财政部共同牵头起草的《G20 可持续金融路线图》和《G20 可持续金融综合报告》。易纲行长强调，G20 应发挥协调作用，提高可持续金融分类标准、ESG 评级方法和气候信息披露标准的可比性、兼容性和透明度，促进国际绿色金融市场协调发展，更好支持低碳转型。

2020 年 7 月，由中国、欧盟等经济体共同发起的可持续金融国际平台（IPSF）设立可持续金融分类目录工作组，由中国人民银行和欧委会金融服务和资本市场理事会（DG FISMA）共同主持，旨在推进中欧绿色与可持续金融标准的可比性和互操作性。经过一年多的努力，2021 年 11 月，IPSF 在联合国气候变化大会（COP26）期间召开年会并发布了《可持续金融共同分类目录报告——气候变化减缓（征求意见稿）》，并于 2022 年 6 月发布正式版本。《共同分类目录》一共包含了由中欧分类目录共同认可的 72 项对减缓气候变化有重大贡献的经济活动，覆盖林业、制造业、能源、废物处置、建筑和交通等重点行业。其中，征求意见后新增的 17 项内容包括了对建筑业和制造业实现绿色转型具有重要意义的经济活动。

“一带一路”绿色投资原则（GIP）最初于 2018 年 11 月由中国绿金委、英国伦敦金融城牵头多家国际机构发布，经过三年多的稳步发展，正逐渐成为具有国际影响力的绿色金融倡议。截至2022年6月底，GIP已有来自15个国家和地区的43家签署机构和14家支持机构，持有或管理总资产超过41万亿美元。GIP中长期规划——“2023愿景”中提出，GIP秘书处将通过设立区域办公室，加强与中亚、东南亚和非洲等“一带一路”重点地区的沟通与联络，提升原则的国际影响力，推动中长期目标的实现。GIP首个区域办公室———中亚办公室已于2021年5月正式成立，由巴基斯坦前央行行长Yaseen Anwar担任主席、阿斯塔纳国际金融中心担任秘书处。

2021年4月，央行与监管机构绿色金融网络（NGFS）和国际可持续金融政策研究与交流网络（INSPIRE）共同成立生物多样性和金融稳定联合研究小组，并分别于2021年6月和10月发布了愿景报告和中期报告，提出了监管机构尚未妥善解决的宏观经济和金融风险，并对评估其中的联系展开了深入研究。

2022年3月，研究小组发布最终报告，在深入探讨先前报告中所提问题的同时，还对自然相关场景设计的不同方法展开分析。考虑到目前的能力水平，报告列出了研究议程，确定了近期政策选择，并为央行与监管机构在生物多样性损失方面的行动提出了建议。基于科学共识，报告强调考虑气候和生物多样性之间的关系，以便协调一致的战略方针来解决环境问题。

2021年至2022年，是绿色金融迅猛发展时期，绿色金融内容更加丰富多彩，绿色信贷、绿色债券、绿色保险、ESG投资等版块产品创新更加丰富，碳金融、碳普惠、气候融资、生物多样性融资等新版块不断涌现和发展。绿色金融面临着前所未有的新机遇和新挑战。根据我们对2021年至2022年绿色金融发展的分析，以及对未来发展的展望，特提出以下完善绿色金融的政策建议：

第一，建立科学统一的绿色金融碳核算体系。目前我国碳核算计量基础还较薄弱。除纳入碳排放权交易市场的控排企业外，大部分实体企业还未开展碳核算，金融行业碳核算标准尚未出台，核算边界不统一、核算方法不清晰、数据支撑不足、第三方服务机构资质良莠不齐，使得金融机构尚无法准确核算其绿色信贷实际环境效益，这一定程度上制约了绿色金融发展。

第二，完善公正透明的环境信息披露体系。真实、准确、全面的企业环境信息披露是绿色金融高质量发展的基础。近年来，我国大力推动环境信息披露法制化、制度化，基本建立了涵盖制度、流程、要素的信息披露体系，但信息披露主体的覆盖面还不大，对披露信息的真实性与全面性的监管审核力度还不够，相关部门还需进一步增进信息共享，形成监管合力，为市场提供客观、准确、全面的环境信息，为绿色金融发展提供有力支撑。

第三，积极拓展金融科技在绿色金融领域应用场景。金融科技的应用能为金融机构在产品创新、气候风险识别、流程管理与整合方面提供更便捷有效的工具，但目前金融科技应用面临较大的应用限制，如ESG评价中部分数据来源于各个公共部门，而不少地区信息缺失或更新不及时直接制约了金融科技在该领域的应用。建议可由监管机构或政府牵头联合多部门建立数据中台，打通部门数据壁垒，组成包含碳排放信息、税务数据、环境信息等在内的数据包，有条件地向金融机构开放，便于金融机构开展创新应用。建设ESG评价、信贷资产碳核算等主题库，并集成区块链、数字孪生等技术，为金融机构开展产品创新、风险管理提供支撑。

第四，通过加强绿色金融标准交流开拓国际市场。利用气候相关财务信息披露工作组（TCFD）、“一带一路”银行间常态化合作机制（BRBR）、粤港澳大湾区绿色金融联盟等交流平台，在绿色债券募集资金投向、外部评估、信息披露、存续期管理等多方面加强国际沟通交流，在条件成熟时积极研究与国际先进标准的进一步趋同。同时引入公信力较高的国际认定机构参与认证评级，吸引境外ESG资金投资国内绿色债券，提升国内绿色债券发展的国际化水平。

第五，完善绿色基金的制度框架和激励机制。目前，绿色基金的评估认定标准还不完善，建议通过完善绿色发展基金制度框架，明确绿色发展基金的概念界定、资金投向、运作模式、发展目标、监管机制等，通过立法确定约束性指标，明确各责任主体的法律责任，规范各参与主体的行为。不断完善和细化社会资本参与绿色项目的财政贴息办法、补贴办法、税收优惠政策、项目优先准入等优惠政策，激励社会资本参与积极性，健全问责制度，制定投融资风险考核机制，引进第三方绿色评估机构，将绿色投资业务开展成效、环境风险管理情况纳入金融机构绩效考核体系，严格监督资金的使用方向和影响结果，确保绿色基金投向真正的绿色项目上。

第六，健全保险机构应对气候变化的管理。一是在机构的理念、宗旨、愿景等方面充分反映和体现积极应对气候变化、勇于承担社会责任的价值观。二是在战略规划的制订和战略目标的设定上，充分反映和体现全球应对气候变化对行业和机构的持续影响，明确在减缓和适应气候变化中的贡献方式和贡献目标。三是在机构风险偏好的设计上，充分考虑气候变化风险及其引发的各类风险，明确合理的风险偏好内容和水平。四是借助遥感技术、降雨建模技术、时空风险模拟技术、长期进程和趋势模拟技术等现代技术，来辅助完善气候数据的检测；通过GIS技术和大数据技术整合多行业多灾种数据。在此基础上，通过对保险业务数据、风险地图数据、风险暴露数据、气象预警与历史灾害数据进行分析，为保险机构承保理赔、大型企业风险管理、政府可视化决策提供有力支撑。

第七，增加金融对碳交易市场的支持力度。目前我国碳交易市场活跃度还很低，金融参与不足是原因之一。碳市场要满足信用转换功能、期限转换功能、流动性转换功能等金融市场的基本功能，这就意味着碳市场能够提供足够丰富的多层次产品，不仅包括碳排放权的现货交易，而且包括更多的其他衍生品交易，提供期权、掉期、远期、期货以及其他与金融产品密切相关的一系列服务，如抵质押、资产证券化、担保、再融资等，帮助履约企业以及投资者实现跨期贴现、套期保值、合理套利与风险管理。透明和包容的监管，是发展多元化市场主体和多样化产品的土壤，也是碳市场国际化的前提。2021年4月15日，易纲行长在中国人民银行与国际货币基金组织联合召开的“绿色金融和气候政策”高级别研讨会上，提出构建碳市场应更多体现金融属性，引入碳金融衍生品交易机制，推动碳价格充分反映风险，最大限度发挥碳价格的激励约束作用。

目　录

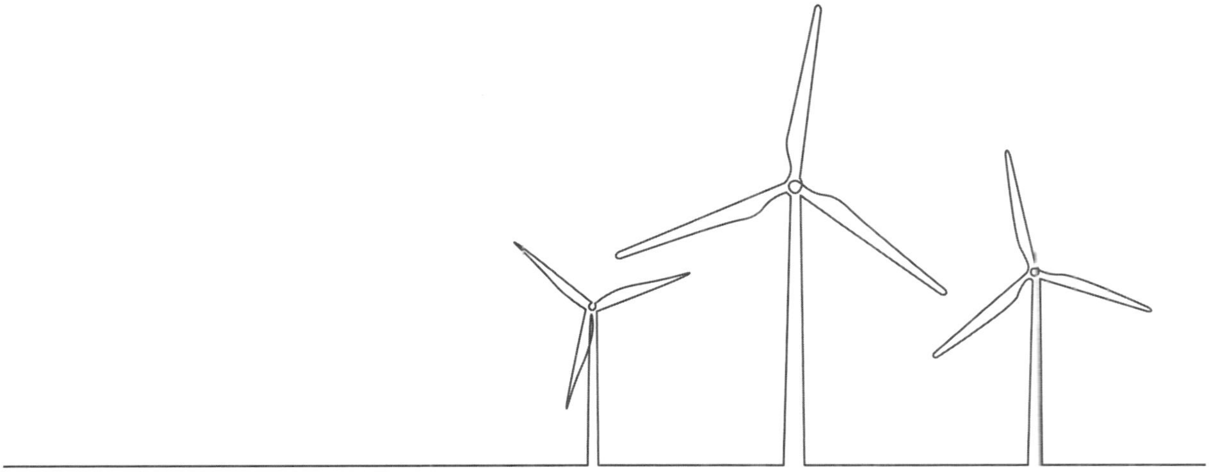

1　绿色金融市场供需现状分析与预测

1.1　综述

根据中国绿色发展和环境保护规划，中国的绿色投融资资金来自六个领域，即可持续能源、基础设施建设、环境修复、工业污染治理、能源与资源节约、绿色产品。生态保护、气候变化适应（如森林碳汇）等领域缺少发展目标和明确标准，未纳入绿色投融资的资金量测算之中。

表 1-1 列示了 2020—2022 年中国绿色投融资资金总量情况，各年绿色投融资资金量的测算方法如下。

2020 年绿色投融资资金量直接来自相关领域的官方统计数据，或者根据国家制定的 2020 年绿色发展目标和 2020 年实际达到的环境保护水平，计算得到的绿色投融资资金量。

2021 年绿色投融资资金量直接来自相关领域的官方统计数据，或者根据国家制定的 2021 年环境保护标准和 2021 年绿色发展目标、结合 2020—2021 年的绿色发展实际趋势，估算得到的绿色投融资资金量。

2022 年绿色投融资资金量是达到国家制定的 2022 年绿色发展目标和 2022 年应达到的环境保护标准，结合已有数据测算得到的绿色投融资资金量（见表 1-1）。

表 1–1　中国绿色投融资资金总量

单位：亿元

领域	类别	2020 年	2021 年	2022 年
可持续能源	清洁和可再生能源（电力）	4 691	4 968	4 285. 4
	生物能（非电力）	1 560	1 785. 6	2 823. 4
工业污染治理	工业废水治理	57. 39	62. 15	91. 8
	工业废气治理	1 107. 2	722. 3	743. 1
	工业固体废物治理	51. 4	53. 6	56. 3
基础设施建设（环境保护）	城镇排水	610. 6	540	200～220
	城镇供水	820. 5	748. 23	788. 9
	城市生活垃圾处理	697. 1	1 151. 17	1 019. 4
	城市轨道交通	6 500	5 859. 8	5 285. 5
环境修复	工商业场地修复	53. 12	61. 31	66. 07
	耕地土壤修复	536	619. 3	619. 3
	地下水修复	557. 38	638. 83	1 301. 15
	农业污染防治	146. 7	171. 9	112. 1
	农村污染防治	136. 6	146. 18	204. 25
	海岸带修复	16	11. 75	4. 16
生态保护与修复	生态保护红线修复	422. 78	303. 97	280. 2
	生物多样性保护	6. 14	14. 47	16. 23
	碳汇工程	3 165. 21	3 221. 26	3 398. 71
能源与资源节约	节能	45. 85	1 503. 9	1 540. 6
	二氧化碳减排	390. 68	2 184. 01	2 051. 15
	节水	3 668	1 598. 65	1 098. 17
绿色产品	绿色建筑	281. 14	281. 14	1 406. 8
	新能源汽车	1 756. 71	2 783. 81	3 950. 04
合计		27 277. 5	29 431. 33	31 142. 73

根据 2020 年和 2021 年绿色金融数据，结合国家出台的相关政策和法律法规，预测 2022 年清洁和可再生能源（电力）、生物能（非电力）、城市轨道交通、碳汇工程、二氧化碳减排、新能源汽车领域投资需求空间较大。工业污染治理、城镇供水、工商业场地修复、地下水修复、农村污染防治、生物多样性保护、节能、节水、绿色建筑领域投资需求呈上升趋势。城镇排水、城市生活垃圾处理、农业污染防治、海岸带修复、生态保护红线修复领域投资需求有所下降，耕地土壤修复领域投资需求与上年度持平。

在可持续能源领域，预计 2022 年可再生能源（电力）与生物能（非电力）投资需求较大。可再生能源（电力）方面，2022 年风电、核电、光伏发电的投资相比于 2021 年均有所下降，水电、生物质发电的投资显著上升，随着我国大力鼓励和支持发展可再生能源，生物质能发电投资热情迅速高涨。近年来，国家大力推进以沙漠、戈壁、荒漠地区为重点大型风电光伏基地建设，同时相关部门组织开展整县（市、区）屋顶分布式光伏开发，这些都将在未来继续促进风电、光伏发电的行业增长。生物能（非电力）方面，2020—2022 年，我国生物质开发利用（非电力）投融资资金实现大幅增长，无害化处理设施建设和规模化大型沼气工程逐渐成为生物质能重要发展方向，生物天然气有很大增长空间。“十四五”规划中明确提出了推动可再生能源非电利用的发展方向，因此生物质开发利用（非电力）投资前景十分乐观。

在工业污染治理领域，预计2022年工业废水治理、工业废气治理、工业固体废物治理投资需求上升。工业废水治理方面，2020年后为实现工业废水处理率达到100%的要求，现有废水治理设备的改造资金需求上升。工业废气治理方面，自2018年以来，非电行业超低排放改造、北方地区清洁取暖治理改造、挥发性有机物治理改造正如火如荼地开展，加之《高耗能行业重点领域能效标杆水平和基准水平（2021年版）》等政策支持以及改造成本的逐渐回落，工业废气治理行业的投资前景呈现向好趋势。工业固体废物治理方面，我国工业固体废物与化学品风险防范投资逐年增加，主要原因在于预测“十四五”时期《“十四五”工业绿色发展规划》等多项政策针对工业固体废物综合利用率提出更高目标，以及化工原料市场需求提升所导致。

在基础设施建设领域，预计2022年城镇供水、城市轨道交通投融资需求有所上升，城镇排水、城市生活垃圾处理投融资需求呈下降趋势。城镇排水方面，2022年投融资资金需求较2021年有所降低，主要是由于2021年处于“十四五”规划的第一年，为实现规划目标投融资需求较大，2021年后投融资又趋向平稳。城镇供水方面，近年来我国城市供水总量总体呈现上升态势，随着供水量的增加，新增投资主要用于增加供水能力的需要和新建供水管道。城市生活垃圾处理方面，《“十四五”城镇生活垃圾分类和处理设施发展规划》中提出加快完善垃圾分类设施体系，由于垃圾分类工作导致的城镇生活垃圾无害化处理能力的上升趋势略有减缓，预计2022年城镇生活垃圾无害化处理能力增速将略低于2021年。城市轨道交通方面，“十四五”开局之年，新增城市轨道交通里程将略有放缓但仍有较大需求空间。由于我国城镇化速度相对放缓，根据“十四五”规划的新的要求，城镇城市轨道交通投资将会转向智能化综合化方向。

在环境修复领域，预计2022年工商业场地修复、地下水修复、农村污染防治投融资需求有所上升，农业污染防治、海岸带修复投融资需求呈下降趋势，耕地土壤修复与上年投融资需求持平。农业污染防治方面，《农业农村部关于落实党中央国务院2022年全面推进乡村振兴重点工作部署的实施意见》指出，2022年深入推进农业投入品减量增效，促进节肥节药节水等，2012—2020年，绿色农业相关工作富有成效，2022年投资需求有所放缓。农村污染防治方面，据《关于印发“十四五”土壤、地下水和农村生态环境保护规划的通知》，农村环境整治稳步实施，但仍存在资源化利用水平不高，资金投入严重缺乏等问题，2022年投资需求有所上升。工商业场地修方面，《建设用地土壤污染状况调查质量控制技术规定（试行）》，进一步加强了建设用地土壤污染状况调查工作的监督管理，在积极探索土壤调查评估和修复全过程咨询服务模式、通过试点加快“治理修复+开发利用”制度创新等要求下，投资需求有所上升。地下水修复方面，由于地下水生态环境保护工作起步较晚，“十三五”关于地下水极差水质的控制目标尚未有效完成，“十四五”期间地下水治理压力较大，地下水修复投融资需求涨幅明显。海岸带修复方面，“十三五”期间目标完成情况较好，“十四五”期间治理压力小，易达到自然岸线保有率要求，投资需求有所下降。耕地土壤修复方面，为实现《土壤污染防治行动计划》

中“到2030年，受污染耕地安全利用率达到95%以上”的目标，未来十年耕地修复投资仍需增加，2022年计算值与上年持平。

在生态保护与修复领域，预计2022年碳汇工程、生物多样性保护投融资需求有所上升，生态保护红线修复投融资需求呈下降趋势。碳汇工程方面，“双碳”目标背景下，我国碳汇工程投融资资金缓慢上升，其中造林投资一直缓慢下降，整体投资需求的上升主要源于总固碳成本的增加。生物多样性保护方面，由于我国进入到国家公园成果验收阶段，新阶段对于国家公园试点有新的要求，需要大量资金满足新的发展需求。此外，2021年我国各级各类自然保护地面积明显增加，自然保护区投资支出较大，生物多样性保护投融资需求整体上升。生态保护红线修复方面，由于处于新规划的开端年，造林量、防沙治沙量及退耕还湿量的估算量有所降低，导致生态保护红线修复投融资需求略微收缩。

在能源与资源节约领域，预计2022年节能投融资需求有所上升，节水、二氧化碳减排投融资需求呈下降趋势。节能方面，在“双碳”目标、能耗严格管控背景下，传统高耗能产业面临转型压力，数据中心等新型高耗能产业绿色转型需求较大，节能产业面临“双碳”目标下技术升级及推广新机遇，投融资需求上升。节水方面，受新冠疫情、降水偏丰等因素影响，工业部门生产经营波动较大。随着疫情防控措施的有效推进，2021年至2022年，工业部门生产经营活动趋向平稳，工业和农业节水技术已达到一定水平，节水潜力在不断缩减，节水投融资需求降低。二氧化碳减排方面，《工业领域碳达峰实施方案》提出构建绿色低碳供应链、加快工业绿色低碳技术变革、主动推进工业领域数字化转型等政策指引，工业领域细分行业减排投资需求增强。受到减污降碳、落实2030年应对气候变化国家自主贡献目标等碳强度控制政策目标影响，尽管略有下降趋势但二氧化碳减排投资需求较强。

在绿色产品领域，预计2022年绿色建筑、新能源汽车投融资需求均呈上升趋势。绿色建筑方面，在城镇新建建筑中装配式建筑比例、新增建筑太阳能光伏装机容量等约束指标指引下，装配式PC建筑、光伏建筑一体化等成为提升绿色建筑质量、促进双碳目标实现的投资需求增长点，绿色建筑投资需求增强。新能源汽车方面，为保持新能源汽车消费其他相关支持的政策稳定，还将继续免征车船税和消费税，包括在上路权限、牌照指标等方面也将予以支持。政策支持使新能源汽车产销增长，随着碳达峰与碳中和各项政策的持续推进，新能源汽车产业投资需求进一步增加。

1.2 清洁和可再生能源（电力）投资需求预测

2020年我国清洁和可再生能源（电力）投资为4 691亿元，装机容量共计9.85亿千瓦；2021年我国清洁和可再生能源（电力）投资为4 968亿元；2021年年底，我国清洁和可再生能源发电装机达到11.18亿千瓦，同比增长13.5%。

2022年我国清洁和可再生能源发电投融资的总资金需求为4 285.4亿元，相较于2021年减少13.7%；总装机容量达到12.91亿千瓦，较2021年增加15.5%。

2020—2022 年，我国清洁和可再生能源发电投融资资金稳定在一定范围内，2022 年资金需求有所下降。2022 年风电、核电、光伏发电的投资相比于 2021 年均有所下降，水电、生物质发电的投资显著上升。近年来，国家大力推进以沙漠、戈壁、荒漠地区为重点大型风电光伏基地建设，同时相关部门组织开展整县（市、区）屋顶分布式光伏开发，这些都将在未来继续促进风电、光伏发电的行业增长。

1.2.1 清洁和可再生能源（电力）投融资现状

根据国家能源局对 2021 年可再生能源发展情况的公示，2021 年我国清洁和可再生能源（电力）运行的相关数据如下：到 2021 年年底，我国清洁和可再生能源（电力）发电装机达到 11.18 亿千瓦，同比增长 13.5%；其中，水电装机 3.91 亿千瓦、风电装机 3.28 亿千瓦、光伏发电装机 3.06 亿千瓦、生物质发电装机 3 798 万千瓦①，分别同比增长 5.7%，16.7%，20.9% 和 28.7%。另外核电装机 0.55 亿千瓦，同比增长 7.8%②。可再生能源发电装机（非核电）约占全部电力装机的 44.7%，同比上升 15.6 个百分点，相比 2020 年有所上升，突破了 40% 的占比③。

2021 年，全国风电新增并网装机 4 757 万千瓦，累计装机 3.28 亿千瓦。2021 年，全国风电发电量 6 526 亿千瓦时，连续第三年突破 4 000 亿千瓦时，同比增长 40.5%；平均利用小时数 2 246 小时④。全国风电弃风电量 206.1 亿千瓦时，同比增加 40.1 亿千瓦时，平均弃风率为 3.1%，同比上升 0.1%。完成投资 2 478 亿元⑤。

2021 年，我国电力生产运行平稳，电力供需总体平衡。从生产端看，2021 年我国电力延续了绿色低碳发展趋势，非化石能源发电装机和发电量均保持较快增长。根据国家统计局发布的数据，2021 年全国水电装机容量 3.91 亿千瓦，同比增长 5.7%，发电量为 13 401 亿千瓦时⑥，同比下降 1.1%。完成投资 988 亿元，同比下降 7.4%⑦。

截至 2021 年年底，我国投入商业运行的核电机组共 53 台，装机容量达到 0.55 亿千瓦（额定装机容量）。核电机组累计上网电量达 3 820.84 亿千瓦时，较 2020 年增加了 392.30 亿千瓦时，同比增长 11.44%⑧。2021 年核电完成投资 538 亿元，同比上涨 42.3%⑨。

我国 2020—2021 年清洁和可再生能源发电投资与装机容量如表 1-2 所示。

---

① http：//zfxxgk. nea. gov. cn/2022-04/21/c_1310587748. htm。
② https：//www. 163. com/dy/article/HAKQRJLK055360RU. html。
③ https：//www. chyxx. com/industry/1101265. html。
④ https：//www. 163. com/dy/article/H2EAILK80519BMQA. html。
⑤ http：//news. sohu. com/a/575587513_120961824。
⑥ https：//baijiahao. baidu. com/s? id=1726882401552923310&wfr=spider&for=pc。
⑦ https：//baijiahao. baidu. com/s? id=1724123194055742365&wfr=spider&for=pc。
⑧ https：//www. 163. com/dy/article/HAKQRJLK055360RU. html。
⑨ https：//baijiahao. baidu. com/s? id=1728082358251231780&wfr=spider&for=pc。

表 1-2　我国 2020—2021 年清洁和可再生能源发电投资与装机容量①②

利用能源类别	2020 年		2021 年	
	完成投资（亿元）	装机容量（亿千瓦）	完成投资（亿元）	装机容量（亿千瓦）
水电（含抽水蓄能）	1 077	3.7	988	3.91
风电	2 618	2.81	2 478	3.28
核电	378	0.51	538	0.55
光伏发电	218	2.53	854	3.06
生物质发电	400	0.30	110	0.38
合计	4 691	9.85	4 968	11.18

1.2.2　清洁能源和可再生能源（电力）投融资资金需求

在稳中求进工作总基调和国家宏观政策逆周期调节的大背景下，2022 年全社会用电量将延续平稳增长。2021 年，受来水偏枯，电煤供需紧张、部分时段天然气供应紧张等因素，全国电力供需形势总体偏紧，年初、迎峰度夏以及 9 月至 10 月部分地区电力供应紧张。在没有大范围极端气温影响的情况下，预计 2022 年全国全社会用电量比 2021 年增长 5%~6%③。在新能源快速发展带动下，2022 年新增装机规模将创历史新高，预计 2022 年全国基建新增发电装机容量 2.3 亿千瓦左右，其中非化石能源发电装机投产 1.8 亿千瓦左右④。预计到 2022 年年底，非化石能源发电装机将首次达到总发电装机规模的一半。

2021 年，中国水力发电装机容量达 3.91 亿千瓦。到 2022 年，常规水电与抽水蓄能电站装机预计将达到 4.1 亿千瓦⑤。按照平均 7 050 元/千瓦计算，2022 年中国水电投资需要 1 340 亿元。

截至 2021 年年底，中国累计风电并网容量已达到 3.28 亿千瓦。综合行业内开工建设信息、风电机组及施工招标信息、国家能源局及各地方政府的年度风电建设方案、区域风电规划、各大风电基地开发进度等信息，预计 2022 年度中国风电新增装机在 0.52 亿千瓦左右⑥。按照平均 3 200 元/千瓦计算⑦，2022 年中国风电投资需要 1 664 亿元。

近年来，我国核电“走出去”战略进展顺利，特别是与“一带一路”相关国家和地区开展了多项合作。预计 2022 年全年中国核电净在运装机容量为 5 672 万千瓦⑧。按照平均 8 475 元/千瓦计算，2022 年中国核电投资需要 175.4 亿元。

2021 年，我国光伏装机容量为 3.06 亿千瓦，根据预测，2022 年光伏新增装机将达 0.94 亿

① https：//www.sohu.com/a/566538335_121123711。
② http：//www.isenlin.cn/sf_0DA11B1A2E714CA5A03036089CAEAE25_209_hzcxr.html。
③ https：//baijiahao.baidu.com/s？id=1737606434494509515&wfr=spider&for=pc。
④ http：//hard.sanhaostreet.com/caijing/202207/258619.html。
⑤ http：//hard.sanhaostreet.com/caijing/202207/258619.html。
⑥ http：//hard.sanhaostreet.com/caijing/202207/258619.html。
⑦ https：//www.sogou.com/link？url=DSOYnZeCC_oFmTickJ_wjzMkVIumkSMDcjVW1uVZJtmsixzmCSwcBa3mlRzfPLR2。
⑧ http：//hard.sanhaostreet.com/caijing/202207/258619.html。

千瓦，即2022年光伏装机容量预计将达4.0亿千瓦①。光伏投资成本步入快速下降通道，我国光伏发电成本未来将大幅下降，成为可再生能源中最具有竞争力的能源。按照平均600元/千瓦计算，2022年中国太阳能发电投资需要564亿元。

随着我国大力鼓励和支持发展可再生能源，生物质能发电投资热情迅速高涨。预计2022年全年装机容量为4 400万千瓦②，预计新增602万千瓦③。目前独立生物质发电项目的投资建设成本为8 000~10 000元/千瓦，据此估计，2022年生物质能发电新增投资542亿元。

综上所述，2022年我国清洁和可再生能源（电力）发电投融资的总资金需求为4 285.4亿元，总装机容量达到12.91亿千瓦，如表1-3所示。

表1-3 我国2022年清洁和可再生能源发电投融资的资金需求以及装机容量

利用能源类别	资金需求（亿元）	总装机容量（亿千瓦）
水电（含抽水蓄能）	1 340	4.1
风电	1 664	3.8
核电	175.4	0.57
光伏发电	564	4.0
生物质发电	542	0.44
合计	4 285.4	12.91

1.3 生物质开发利用（非电力）投资需求预测

2019年，我国生物质开发利用（非电力）投资约为455亿元。根据《生物质能发展“十三五”规划》，预计2020年我国生物质开发利用（非电力）投资约为1 560亿元④。

2022年，我国生物质开发利用（非电力）的资金需求为2 823.4亿元。

2020—2022年，我国生物质开发利用（非电力）投融资资金实现大幅增长，无害化处理设施建设和规模化大型沼气工程逐渐成为生物质能重要发展方向，生物天然气有很大增长空间。“十四五”规划中明确提出了推动可再生能源非电利用的发展方向，因此生物质开发利用（非电力）投资前景十分乐观。

1.3.1 生物质开发利用（非电力）投融资现状

生物质能是重要的可再生能源，具有绿色、低碳、清洁、可再生等特点。加快生物质能开发利用，是推进能源生产和消费革命的重要内容。《中华人民共和国国民经济和社会发展第十四个五年规划和2035年远景目标纲要》明确提出“推动生物技术和信息技术融合创新，加快

① http://hard.sanhaostreet.com/caijing/202207/258619.html。

② http://hard.sanhaostreet.com/caijing/202207/258619.html。

③ http://www.hxny.com/nd-59339-0-50.html。

④ https://huanbao.bjx.com.cn/news/20200509/1070225.shtml。

发展生物医药、生物育种、生物材料、生物能源等产业，做大做强生物经济”。2022 年 5 月，国家发展改革委发布的《“十四五”生物经济发展规划》明确提到“十四五”时期将“开展生物质能清洁供暖替代燃煤，稳步发展城镇生活垃圾焚烧热电联产，推进沼气、生物质成型燃料等其他生物质能清洁取暖”。根据《生物质能发展“十三五”规划》，预计 2022 年，除生物质发电外生物质能开发项目累计投资约为 1 560 亿元。

1.3.2 生物质开发利用（非电力）投融资需求

根据《生物质能发展“十三五”规划》，2015 年生物质成型燃料年利用量约 800 万吨；到 2020 年，生物质成型燃料年利用量 3 000 万吨。由于目前国家规划中未给出生物质成型燃料的实际投资成本数据和“十四五”时期发展指标数据，根据 2015—2020 年增长率推算 2021 年年利用量预计为 3 908 万吨，2022 年年利用量预计为 5 090 万吨；当前的投资成本为 282 元/吨，预计 2022 年发展生物质成型燃料的资金需求将达到 33. 3 亿元[①]。

生物质液体燃料包括生物燃料乙醇、生物柴油。截至 2018 年年底，燃料乙醇产能达到 322 万吨；根据头部生产企业的燃料乙醇产能[②]和 2021 年中国燃料乙醇主要生产企业产能占比计算[③]，可知 2021 年中国燃料乙醇产能为 519 万吨；其中，生物燃料乙醇的投资成本为 5363 元/吨，按年增长率估算 2022 年燃料乙醇产能增加 89. 5 万吨，资金需求为 48 亿元。中国生物柴油行业近年来整体上实现了快速发展，行业产能持续走高。2019 年生物柴油产量为 82. 5 万吨，2020 年产量为 128 万吨，2021 年生物柴油产量约为 150 万吨[④]；根据 2019—2021 年度平均增长率预测 2022 年生物柴油产量约为 204 万吨，2022 年度生物柴油新增产量约为 54 万吨；目前生物柴油的生产设备投资成本约为 1 800 元/吨，原材料收购价格为 6 000 元/吨，2022 年预计生物柴油的资金需求是 42. 1 亿元。因此，2022 年生物质液体燃料资金需求为 90. 1 亿元。

2015 年以来，随着我国环保趋严，以及“煤改气”、城市化进程加快，加大了对天然气的消费需求，国家加快了生物天然气开发利用政策支持。《生物质能发展“十三五”规划》中提出，到 2020 年生物质基本实现商业化和规模化利用，生物天然气产量将达 80 亿立方米，但目前距离这个目标还很远，实际 2018 年年底生物天然气总产能为 0. 576 亿平方米。根据国家能源局《关于促进生物天然气产业化发展的指导意见（征求意见稿）》[⑤]，预计 2020 年生物天然气年产量超过 20 亿立方米，到 2025 年生物天然气产量超过 150 亿立方米。根据增长率推算 2022 年年产量应为 44. 8 亿立方米。预测资金需求将达到 2 700 亿元。

综上所述，我国 2022 年生物质开发利用（非电力）的资金需求为 2 823. 4 亿元。我国 2022 年生物质能（非电力）产量与投融资的资金需求如表 1-4 所示。

---

① http：//www. nea. gov. cn/2016-12/14/c_135904504. htm。

② https：//finance. eastmoney. com/a/202203312329759174. html。

③ https：//www. 163. com/dy/article/HDUDR8K4055360U6. html。

④ https：//www. 163. com/dy/article/H6K8554J055360RU. html。

⑤ https：//ishare. ifeng. com/c/s/7kyFet3me1q。

表 1-4 我国 2022 年生物质能（非电力）产量与投融资资金需求

单位：亿元

项目	生物质成型燃料	生物质液体燃料	生物天然气	总计
产量预测	5 090 万吨	812.5 万吨	44.8 亿立方米	—
投资总额	33.3	90.1	2 700	2 823.4

1.4 中国工业废水治理投资需求预测

2020 年，我国工业废水治理完成投资约为 57.39 亿元，2021 年我国工业废水治理完成投资约为 62.15 亿元，比 2020 年增加了 8.3%。

2022 年，我国工业废水治理资金需求为 91.8 亿元，较 2021 年增加 47.7%。

2020—2022 年，我国工业废水治理投融资资金显著提升，主要原因在于 2020 年后实现工业废水处理率达到 100%的要求①，现有废水治理设备的改造资金需求上升。

1.4.1 工业废水治理投融资现状

我国目前工业废水处理设施产能利用率只有 50%左右，因此“十四五”时期新建工程设施空间不大，升级改造的需求会有所提升。2019 年工业废水治理完成投资约为 69.9 亿元；2020 年工业废水治理完成投资约为 57.39 亿元②，预计 2021 工业废水治理完成投资约为 62.15 亿元③。

1.4.2 工业废水治理投融资资金需求

在我国工业用水量持续下降、工业废水处理能力和企业数量的不断增加以及工业废水再生利用水平的不断提高下，2010—2020 年，我国对工业污染的治理已经取得了较大的进步，工业废水排放量总体上呈下降趋势。2018—2020 年，年度工业废水排放量分别为 186.2 亿吨、180.4 亿吨和 177.2 亿吨④，按照三年间平均下降幅度为 2.4%，预测 2021—2022 年工业废水排放量分别为 172.9 亿吨、168.8 亿吨。此外，2019 年报告中预测从 2020 年开始实现工业废水排放完全达标，但实际上 2018—2020 年，中国污水处理率分别为 95.5%、96.8%和 97.5%⑤，2021 年废水处理率预测值为 98.1%⑥。因此假设 2022 年开始完全达标，则 2022 年工业废水处理量相较于 2021 年新增 7.45 亿吨，即 204 万吨/日。按照工业污水处理设备的改造成本为 4 500 元·日/吨，得到 2021 年中国工业废水治理总资金需求为 91.8 亿元。

我国 2020—2022 年工业废水治理投资如表 1-5 所示。

① https://www.h2o-china.com/news/123313.html。
② 已根据最新数据对上期数进行调整。
③ https://www.askci.com/news/chanye/20220210/1432381744923_3.shtml。
④ https://baijiahao.baidu.com/s?id=1716215860364486679&wfr=spider&for=pc。
⑤ https://www.askci.com/news/chanye/20220210/1432381744923_3.shtml。
⑥ https://www.askci.com/news/chanye/20220210/1432381744923_3.shtml。

表 1-5　我国 2020—2022 年工业废水治理投资　　单位：亿元

项目	2020 年	2021 年	2022 年
投资金额	57.39	62.15	91.8

1.5　工业废气治理投资需求预测

2020 年，我国工业废气治理投资为 1 107.2 亿元；2021 年，我国工业废气治理投资为 722.3 亿元，较 2020 年降低了 34.8%①。

2022 年，我国工业废气治理投融资的总资金需求将达到 743.1 亿元，较 2021 年上升了 2.9%。

2020—2022 年，我国工业废气治理投融资资金处于先降后升的态势，但整体稳定在较高位点，投资需求较大。自 2018 年以来，非电行业超低排放改造、北方地区清洁取暖治理改造、挥发性有机物治理改造正如火如荼地开展，加之政策支持以及改造成本的逐渐回落，工业废气治理行业的投资前景呈现向好趋势。

1.5.1　非电行业超低排放改造投融资

1.5.1.1　非电行业超低排放改造投融资现状

2018 年政府工作报告明确提出，要推动钢铁等非电行业超低排放改造。非电行业超低排放改造由 2018 年拉开序幕，随后的全国环境保护工作会议再次强调，将启动钢铁行业超低排放改造。2019 年 4 月，《关于推进实施钢铁行业超低排放的意见》的发布，意味着非电行业超低排放改造正式开始。目前，各地在充分借鉴电力行业超低排放改造技术成果和经验做法的基础上，正积极推进当地钢铁行业的超低排放改造，同时水泥行业、陶瓷行业、砖瓦行业、平板玻璃行业、燃煤锅炉治理的超低排放改造也在陆续进行。2020 年非电行业超低排放改造投资达到 443.4 亿元左右，2021 年非电行业超低排放改造投资达到 327.3 亿元左右②，相较于 2020 年降低了 26%。

1.5.1.2　非电行业超低排放改造投融资需求

钢铁行业方面，据统计 2017 年全国有待改造的烧结机约 900 台，烧结机面积约 11.6 万平方米。改造路线分别为：电除尘+半干法脱硫除尘+中温 SCR 协同净化工艺，单位投资约 45 万元/平方米；电除尘+活性炭协同治理工艺，单位投资约 55 万元/平方米，因此投资的单位成本按照平均成本 50 万元/平方米计算。《关于推进实施钢铁行业超低排放的意见》规定，2020 年年底前重点区域 60%企业完成改造；到 2025 年年底前，重点区域钢铁企业超低排放改造基本完成（100%）。按照 2021—2015 年相同的改造速率（8%）来计算，得到 2022 年钢铁行业的超

① 引用自上一年报告测算值。
② 引用自上一年报告测算值。

低排放改造资金为46.4亿元。

水泥行业方面，水泥生产过程中本身二氧化硫和烟尘排放不易超标，一般只需要设置脱硝设施。我国新型干法水泥生产线产能约每年25亿吨，其中7亿吨已有脱硝设施。水泥厂安装脱硝设施的总承包价格为300万元/亿吨，脱硝率可达60%以上。如果为全部新型干法水泥生产线安装脱硝设施，还有59.2亿元的市场空间。由于水泥行业的超低排放改造刚刚起步，预计2022年的改造率达到20%~30%，取20%，据此估计，2022年水泥行业的超低排放改造资金为11.8亿元。

陶瓷行业方面，2016年建筑陶瓷生产线3 400多条；卫生陶瓷隧道窑生产线200多条、梭式窑近千座，可改造空间大。改造路线包括袋式除尘、湿法脱硫、湿电除尘、喷雾干燥塔脱硝等系列设备，单位投资大约在600万元/生产线。假设全国范围内均根据特别排放限值进行改造，总投资约为276亿元。由于陶瓷行业的超低排放改造同样也起步较晚，预计2022年的改造率达到20%~30%，取20%，据此估计，2022年陶瓷行业的超低排放改造资金为55.2亿元。

砖瓦行业方面，2016年年底我国有砖瓦企业约5万家。其中，工艺先进的隧道窑企业数量约占行业的20%；工艺落后的轮窑企业数量约占80%；可改造的隧道窑约1万条，其余将被淘汰。改造路线包括湿法除尘或脱硫除尘一体化等，单位投资320万~350万元/生产线。假设全国范围内均按照特别排放限值进行改造，总投资约为320亿~350亿元。根据《建材工业“十三五”发展规划》，加快砖瓦工业供给侧结构性改革和转型升级，及《2030年中国建材工业“创新提升、超越引领”发展战略》中2020年的发展目标，预计2022年的改造率在30%~40%，取30%，所需资金约为100.5亿元。

平板玻璃行业方面，2016年，现有平板玻璃企业222家，年生产能力14.1亿重量箱（即19.6万吨），改造路线为湿法脱硫或半干法脱硫技术、SCR脱硝等，单位投资约1 400万~1 800万元/生产线（产能为600t/d），假设全国范围内均按照特别排放限值进行改造，总投资为45.7亿~58.8亿元。根据国家发展改革委等部门于2021年发布的《高耗能行业重点领域能效标杆水平和基准水平（2021年版）》，2022年1月起平板玻璃行业将加快提标改造、分批升级和淘汰的步伐。假设“十四五”时期可完成该行业提标改造，则平均来看2022年度所需资金约为10.5亿元。

自《燃煤锅炉节能环保综合提升工程实施方案》颁布以来，燃煤工业锅炉行业迎来以燃煤清洁化、替代化为主要技术路线的节能减排革命，燃煤锅炉治理方面，假设治理成本24万/台，2022年工业锅炉治理存有96亿市场空间。

综上所述，2022年中国非电行业超低排放改造的资金需求可以达到320.4亿元，如表1-6所示。

表1-6 我国2022年非电行业超低排放改造投融资资金需求 单位：亿元

项目	钢铁行业	水泥行业	陶瓷行业	砖瓦行业	平板玻璃行业	燃煤锅炉行业	总计
投资总额	46.4	11.8	55.2	100.5	10.5	96	320.4

1.5.2 北方地区清洁取暖治理投融资

1.5.2.1 北方地区清洁取暖治理投融资现状

作为重大民生工程，清洁取暖事关千家万户，关系北方地区群众温暖过冬，是能源生产和消费革命、农村生活方式革命的重要内容。2018 年年底，北方地区清洁取暖率达到约 50.7%①，清洁供热面积为 101 亿平方米②；2019 年年底，北方地区清洁供暖率达到约 55%，清洁供热面积为 116 亿平方米；2020 年年底，北方地区清洁取暖率达到约 65%，清洁供热面积 142 亿平方米。根据 2018—2020 年清洁供热面积增速均值，预测 2021 年清洁供热面积为 168.5 亿平方米，新增供热面积 26.5 亿平方米。2019 年的清洁取暖治理资金投资约为 197.5 亿元③，据此估算得 2021 年北方地区清洁取暖资金投资约为 349 亿元。

1.5.2.2 北方地区清洁取暖治理投融资需求

根据《北方地区冬季清洁取暖规划（2017—2021）》④，到 2019 年北方地区清洁取暖率达到 50%，到 2021 年达到 70%。由此预测 2022 年清洁取暖率将上升约 10%。此外北方地区城乡建筑取暖总面积约 206 亿平方米⑤，因此 2022 年新增清洁取暖面积为 20.6 亿平方米。由试点城市宝鸡市自 2019 年的清洁取暖改造面积及资金投入可以计算得到平均改造成本为 12.14 元/平方米⑥，加上取暖设备采购成本 97.5 亿元⑦，由此推算，2022 年的清洁取暖治理资金需求量为 347.6 亿元。

1.5.3 挥发性有机物治理投融资

1.5.3.1 挥发性有机物治理投融资现状

2015 年 8 月新修订的《大气污染防治法》首次将挥发性有机物（VOCs）纳入监管范围；2016 年 12 月发布的《“十三五”生态环境保护规划》，划定目标在 2020 年前，重点地区重点行业挥发性有机物排放量下降 10%以上；2018 年 1 月，环保部印发了《2018 年重点地区环境空气挥发性有机物监测方案》，确定 2018 年在污染较重的京津冀及周边、长三角、珠三角、成渝、关中地区、辽宁中南部、武汉及周边城市开展监测，其他地区可参照方案自行开展 VOCs 监测，其中直辖市、省会城市及计划单列市须开展自行监测，地级城市如已具备在线 VOCs 监测设备建议开展自行监测。据统计，2019 年全国 VOCs 排放总量约为 2 342 万吨，下降 6.9%⑧。

① http：//www.chic.org.cn/Home/Index/detail1？id=1439。
② http：//www.chic.org.cn/Home/Index/detail1？id=1297。
③ 引用自上一年报告测算值。
④ 截至 2022 年 8 月，新版规划尚未发布。
⑤ https：//www.ndrc.gov.cn/xxgk/zcfb/tz/201712/t20171220_962623.html？code=&state=123。
⑥ https：//chplaza.com.cn/article-6389-1.html。
⑦ http：//www.chinaiol.com/heating/u/0313/47220902.html。
⑧ https：//www.chinairn.com/hyzx/20210820/181258316.shtml。

1.5.3.2 挥发性有机物治理投融资需求

根据《“十三五”生态环境保护规划》，到2020年，建立健全以改善环境空气质量为核心的VOCs污染防治管理体系，实施重点地区、重点行业VOCs污染减排，排放总量下降10%以上。通过与NOx等污染物的协同控制，实现环境空气质量持续改善。根据2019年全国VOCs排放总量约为2 342万吨，以下降率6.9%为此后年份下降率，可计算得2021年全年VOCs排放总量为2 030万吨，2022年全年VOCs排放总量为1 890万吨，2022年全年应降低排放量约140万吨。根据针对特定案例的研究①，已知挥发性有机物（VOCs）平均污染治理成本为5 363.26元/（t·a），因此2022年治理挥发性有机物的资金需求约为75.1亿元。

1.6 工业固体废物与化学品风险防范投资需求预测

2020年，我国工业固体废物与化学品风险防范投资为51.4亿元。2021年工业固体废物与化学品风险防范投资为53.6亿元，比2020年增加了4.3%。

2022年，我国工业固体废物与化学品风险防范投资的总资金需求将达到56.3亿元，较2021年增加了5.0%。

2020—2022年，我国工业固体废物与化学品风险防范投资逐年增加，主要原因在于预测“十四五”时期多项政策针对工业固体废物综合利用率提出更高目标，以及化工原料市场需求提升所导致。

1.6.1 工业固体废物与化学品风险防范投融资现状

2020年，一般工业固体废物综合利用量居前五的依次为电力、热力生产和供应业，黑色金属冶炼和压延加工业，煤炭开采和洗选业，化学原料和化学制品制造业，黑色金属矿采选业，分别占全国一般工业固体废物综合利用量的27.1%、23.0%、14.1%、9.7%和7.2%②。此外，2020年，一般工业固体废物处置量排名前五的行业依次为黑色金属矿采选业，煤炭开采和洗选业，电力、热力生产和供应业，有色金属矿采选业，化学原料和化学制品制造业，分别占全国工业企业一般工业固体废物处置量的21.3%、19.8%、16.9%、13.0%和7.9%③。相比危险废物，一般工业固体废物对环境的危害性比较小，但是与生活垃圾比较，其中堆肥或者焚烧的利用率又比较低，目前，我国一般工业固体废物处理的主要方法是资源化利用。据悉，在2020年我国一般工业固体废物综合利用量20.4亿吨④，综合利用率为55.4%。2019年完成工业固体废物治理投资为17.07亿元，处理量38.02亿吨；2020年完成工业固体废物治理投资为17.31亿元，处理量39.62亿吨；预计2021年完成工业固体废物治理投资为17.59亿元，处理

① http：//html. rhhz. net/hjkxxb/html/20170415002. htm。

② https：//www. chyxx. com/industry/1101479. html。

③ https：//www. chyxx. com/industry/1101479. html。

④ https：//www. chyxx. com/industry/1101479. html。

量41.44亿吨①。

2020年化学品主要产品中，乙烯产量2 160万吨，同比增长4.9%。初级形态的塑料产量10 355万吨，增长7%；合成橡胶产量740万吨，增长0.5%；合成纤维产量5 634万吨，增长3.8%。烧碱产量3 643万吨，增长5.7%；纯碱产量2 812万吨，下降2.9%。化肥产量5 396万吨，下降0.9%；其中氮肥增长2.7%，磷肥下降6.9%，钾肥下降7%。农药产量215万吨，下降1.1%。橡胶轮胎外胎产量81 848万条，增长1.7%。电石产量2 792万吨，增长4.5%②。2020年化工产品的总产量达到4.76亿吨③。

2021年化学品主要产品中，乙烯产量2 826万吨，同比增长30.8%。初级形态的塑料产量11 039万吨，增长6.6%；合成橡胶产量812万吨，增长9.7%；合成纤维产量6 152万吨，增长9.2%。烧碱产量3 891万吨，增长6.8%；纯碱产量2 913万吨，增长3.6%。化肥产量5 446万吨，增长0.9%；其中氮肥增长1.6%，磷肥下降0.7%，钾肥下降1.3%。农药产量250万吨，增长16.3%。橡胶轮胎外胎产量89 911万条，增长9.9%。电石产量2 825万吨，增长1.2%④。2021年化工产品总产量达到5.03亿吨⑤。

根据相关化工企业化学品风险防范改造投资得到单位改造成本为66.7元/吨，得到2020年我国化学品风险防范所需的资金为34.1亿元。2021年我国化学品风险防范所需的资金为36亿元。

综上所述，2020年我国工业固体废物与化学品风险防范投融资资金需求为51.4亿元⑥。2021年我国工业固体废物与化学品风险防范投融资资金需求为53.6亿元。

1.6.2 工业固体废物与化学品风险防范投融资资金需求

根据2021年11月工信部印发《“十四五”工业绿色发展规划》，到2025年大宗工业固废综合利用率应达到57%⑦；2020年我国一般工业固体废物综合利用率为55.4%⑧。在年均综合利用率涨幅不变的情况下，2021年和2022年工业固体废物综合利用率应当分别为55.72%和56.04%。根据2019—2021年年均工业固体废物治处理量增长率估算2022年工业固体废物处理量约为43.26亿吨⑨。则2022年新增工业固体废物治理能力为31.58万吨/日。单位处理成本约1.4元/吨/日，则我国2022年工业固体废物治理投融资的资金需求将达到44.2亿元。

根据宏观经济运行趋势、行业生产、价格走势、结构调整变化以及新冠肺炎疫情等因素综

① https：//www.163.com/dy/article/H4ECI8TV051481OF.html。
② https：//www.sohu.com/a/457830000_120207616。
③ https：//xueqiu.com/1533701086/183066233。
④ https：//www.sohu.com/a/533157054_121106842。
⑤ http：//www.cinic.org.cn/xw/tjsj/1247255.html。
⑥ 已根据最新数据对上期数进行调整。
⑦ http：//www.gov.cn/zhengce/zhengceku/2021-12/03/content_5655701.htm。
⑧ https：//www.chyxx.com/industry/1101479.html。
⑨ https：//www.163.com/dy/article/H4ECI8TV051481OF.html。

合分析判断，预计 2022 年的化工原料上涨 3.6%[①]，达到 5.21 亿吨。根据相关化工企业化学品风险防范改造投资得到单位改造成本为 66.7 元/吨，得到 2022 年我国化学品风险防范所需的资金为 12.1 亿元。

综上所述，2022 年我国工业固体废物与化学品风险防范投融资资金需求为 56.3 亿元。

我国 2020—2022 年工业固体废物治理与化学品风险防范投资如表 1-7 所示。

表 1-7　我国 2020—2022 年工业固体废物治理与化学品风险防范投资　　单位：亿元

项目	2020 年	2021 年	2022 年
投资金额	51.4	53.6	56.3

1.7　城镇排水投资需求预测

2020 年，我国城镇污水处理厂污水处理能力为 1.93 亿立方米/日，新增管道建设 5.87 万公里，新增投资 610.6 亿元。2021 年，全国污水处理能力为 1.97 亿立方米/日，比 2020 年新增 0.04 亿立方米/日[②]。到 2022 年，全国污水处理能力为 2.01 亿立方米/日，比 2021 年新增 0.04 亿立方米/日；排水管道长度增加 2 万公里，新增管网投资为 140 亿元。2022 年我国城镇排水投资需求达 200 亿~220 亿元。

2022 年我国城镇排水投融资资金需求较 2021 年有所降低，主要是由于 2021 年处于“十四五”规划的第一年，为实现规划目标投融资需求较大，2021 年后投融资又趋向平稳。

1.7.1　城镇排水投融资现状

2019 年我国城镇生活污水排放量为 554.65 亿立方米；2020 年的城镇生活污水排放量为 571.36 亿立方米[③]，较 2019 年增长 3.01%，2021 年我国城镇常住人口为 91 425 万人，2020 年我国城镇常住人口 90 200 万人[④]，比上年末增加 1 205 万人，增加了 1.36%，预测 2021 年城镇生活污水排放量将为 579.13 亿立方米，城镇生活污水处理量将为 564.85 亿立方米。

我国污水处理厂数量不断增加，2019 年污水处理厂数量为 2 471 座，2020 年增至 2 618 座，同比增长 5.95%。污水处理厂污水处理能力大幅提升，2019 年污水处理厂污水处理能力 1.79 亿立方米/日，2020 年增至 1.93 亿立方米/日，同比增长 7.82%[⑤]。2020 年城镇污水处理能力较上年增加 0.14 亿立方米/日，按照每日吨污水处理能力的建设成本 1 500~2 000 元计算[⑥]，新增投资 210 亿~280 亿元。根据《“十四五”全国城镇污水处理及再生利用设施建设规

① https://www.sohu.com/a/530602026_473133，沿用 2020 年数据。

② 《2021 年中国城市建设统计年鉴》。

③ 《2021 年中国城市建设统计年鉴》。

④ http://m.yangtse.com/wap/news/1933487.html。

⑤ 《2021 年中国城市建设统计年鉴》。

⑥ https://huanbao.bjx.com.cn/news/20181016/934199.shtml。

划》，我国“十四五”的城镇污水处理能力将提升0.2亿立方米/日，2020年城镇污水处理能力为1.93亿立方米/日，由此推算到2025年我国的城镇污水能力将达到2.13亿立方米/日，较2020年增加0.2亿立方米/日。按照每日吨污水处理能力的建设成本1 500~2 000元计算，所需资金量达到300亿~400亿元。

2019年我国排水管道长度为74.40万公里，2020年我国排水管道长度为80.27万公里[①]，同比增长8.84%。假定2021年排水管道同比率增长，2021年我国排水管道长度为87.36万公里，新增管道建设7.10万公里。城镇排水管网建设投资成本为70万元/公里[②]，则2021年新增管网投资为496.9亿元。

1.7.2 城镇排水投融资资金需求

根据《“十四五”全国城镇污水处理及再生利用设施建设规划》，我国“十四五”期间，新增污水处理能力0.2亿立方米/日。因此，推算2022年我国城镇污水能力较上年将增加0.04亿立方米/日，按照每日吨污水处理能力的建设成本1 500~2 000元计算，所需资金量达到60亿~80亿元。

根据《“十四五”全国城镇污水处理及再生利用设施建设规划》，我国“十四五”时期新增和改造污水收集管网8万公里，按照2021—2025年以相同的建设速度来计算，2022年我国排水管道长度增加2万公里，新增管网投资为140亿元。

综上所述，2022年城镇排水投资共计200亿~220亿元。

我国2020—2022年城镇排水投资与处理能力如表1-8所示。

表1-8　我国2020—2022年城镇排水投资与处理能力

年份	污水处理能力（亿吨/日）	新增污水处理能力（亿吨/日）	新增投资（亿元）
2020	1.93	0.14	610.6
2021	1.97	0.04	540
2022	2.01	0.04	200~220

1.8 城镇供水投资需求预测

2020年我国管网长度为100.7万公里，年供水总量为629.5亿立方米，较2019年供水总量增长0.19%，2019年，我国供水管道长度92万公里，年供水总量为628.3亿立方米。2021年，我国供水管道长度为110.2万公里，年供水总量为631亿立方米，城镇供水投资748.23亿

---

① 数据来源：中华人民共和国住房和城乡建设部。

② 参考：http：//wenku. baidu. com/link？ url = zh4MCMB _ KCFenS8BA6aSwGPnZ82 _ hzccjUo4vCSa - kx5MY8rd - VCCgbNgyKIS-DhJYyIH42GQda8KxkNQaa-BE4Q-xrGv424RhPfMayVl86K，工程总投资3986.57万元，新建排水管网58公里，则排水管网投资成本为69万元/公里；参考：http：//www. shehong. gov. cn/xxgk/zbcg/201507/t20150708_49418. html，金华镇城区污水管网改造建设工程投资为1600万元，建设生活污水收集管网23公里，投资成本为70万元/公里。

元，较2020年820.5亿元下降8.8%。

近年来我国城市供水总量总体呈现上升态势。2022年，我国城镇供水总量预计达到662.5亿立方米，管网漏损率控制在9%，中国城镇供水投融资的资金需求为788.9亿元，较2020年下降。

2022年供水新增投资上升的主要原因是城镇供水量的增加，新增投资主要用于增加供水能力的需要和新建供水管道。

1.8.1 城镇供水投融资现状

2020年，我国城镇人口达9.02亿人，其中城镇用水人口为5.32亿人[①]，占比为58.98%，城镇供水量为629.5亿立方米，城镇供水投资543亿元；2019年我国城镇人口达8.48亿人，城镇用水人口为5.18亿人，占比为61.08%，比2018年增加0.55%，城镇供水总量为628.3亿立方米[②]，供水投资为560.1亿元[③]。2021年我国城镇人口达9.14亿人，假设城镇用水人口增速与2020年相同，2021年城镇用水人口为5.46亿人，供水总量为631亿立方米，供水投资为577.7亿元。

《国务院关于印发水污染防治行动计划的通知》（国发〔2015〕17号）要求到2017年，全国公共供水管网漏损率控制在12%以内；到2020年，控制在10%以内。2015年以来，公共供水管网漏损控制水平有了一定提高，管网漏损率逐年降低，2019年城镇公共供水管网漏损率为10.5%，2020年城镇公共供水管网漏损率为10%，较2019年降低0.5%。2020年管网长度为100.7万公里；假设管网长度年增长率不变，2021年管网长度为110.2万公里，2022年管网长度为120.6万公里。

1.8.2 城镇供水投融资资金需求

2022年，预计中国城镇人口为9.26亿人，城镇供水服务人口5.6亿人。按照每人每日用水量不变的原则，2022年城镇供水总量为662.6亿立方米，比2021年增加了31.9亿立方米，新增供水量0.09亿立方米/日。按照当前投资水平，需要新建水厂及管网投资445.04亿元。

按照《水污染防治行动计划》要求，到2020年，全国公共供水管网漏损率控制在10%以内。假定2022年按相同的比例改善公共供水管网漏损率，则2022年公共供水管网漏损率控制为9%。减少供水管网漏损率需要对老旧管网计划性改造、局部简易改造等，管网改造投资水平为管网建设投资水平的1/2，即50万元/公里。2022年管网改造6.86万公里，管网改造投资为343.05亿元。

2022年，新建水厂及管网投资445.04亿元，管网改造投资为343.05亿元，中国城镇供水

---

① 数据来源：《中国城市建设统计年鉴》。

② 数据来源：《中国城市建设统计年鉴》。

③ https://www.qianzhan.com/analyst/detail/220/210121-263c690f.html。

投融资的资金需求为788.09亿元。

我国2020—2022年城镇供水投资与供水量如表1-9所示。

表1-9　我国2020—2022年城镇供水投资与供水量

年份	城镇供水总量（亿立方米）	新增供水量（亿立方米）	新增投资（亿元）
2020	629.5	1.2	820.5
2021	631	1.5	748.23①
2022	662.6	33.1	788.9

1.9　城镇生活垃圾处理投资需求预测

《"十四五"城镇生活垃圾分类和处理设施发展规划》中提出加快完善垃圾分类设施体系，全面推进生活垃圾焚烧设施建设，有序开展厨余垃圾处理设施建设，规范垃圾填埋处理设施建设，健全可回收物资源化利用设施，加强有害垃圾分类和处理，强化设施二次环境污染防治能力建设，开展关键技术研发攻关和试点示范，鼓励生活垃圾协同处置，完善全过程监测监管能力建设等目标，预计到2025年年底，全国城镇生活垃圾焚烧处理能力达到80万吨/日左右，城市生活垃圾焚烧处理能力占比65%左右。"十四五"时期城镇生活垃圾处理投资不断增长，主要原因是我国对美好生活环境的需求增强，生活垃圾处理成为环境治理重要领域。我国相关法律、法规以及标准出台加强了对生活垃圾的清运保障力度，促进垃圾处理行业发展。2022年城镇生活垃圾处理资金需求约为1 019.4亿元，这一资金需求较2021年略有下降的原因是，由于垃圾分类工作导致的城镇生活垃圾无害化处理能力的上升趋势略有减缓，预计2022年城镇生活垃圾无害化处理能力增速将略低于2021年。

1.9.1　城镇生活垃圾处理与投资现状

2019年，全国城市生活垃圾清运量为2.42亿吨，生活垃圾处理投资为624.04亿元，城镇生活垃圾无害化处理能力达到87.0万吨/日，较2018年增加10.4万吨/日②。

2020年，全国城市生活垃圾清运量为2.35亿吨，生活垃圾处理投资为697.06亿元，城镇生活垃圾无害化处理能力达到96.3万吨/日，较2019年增加9.3万吨/日③。

2021年，全国城市生活垃圾清运量为2.40亿吨，生活垃圾处理投资为1 151.17亿元，城镇生活垃圾无害化处理能力达到127万吨/日，较2020年增加30.7万吨/日④。

① http：//www.waterchina.com/content/detail/id/21690。
② https：//new.qq.com/omn/20210427/20210427A03IPT00.html。
③ https：//www.ndrc.gov.cn/xxgk/zcfb/ghwb/201701/t20170122_962225.html？code=&state=123。
④ http：//www.envirunion.cn/newsinfo-34300.html。

1.9.2 城镇生活垃圾处理投融资需求

2020年1月，环境保护部印发《关于生活垃圾焚烧厂安装污染物排放自动监控设备和联网有关事项的通知》，提出2020年年底将建立较为完善的城镇生活垃圾处理监管体系。2021年5月，国家发展改革委和住建部引发《“十四五”城镇生活垃圾分类和处理设施发展规划》，对未来五年垃圾资源化利用率、垃圾分类收运能力、垃圾焚烧处理能力提出了具体目标。为实现新阶段的发展目标，我国势必需要进一步加大投资力度、增强基础设施建设。

根据2018—2021年的城镇生活垃圾处理和投资相关数据进行预测，2022年全国城市生活垃圾清运量为2.45亿吨，生活垃圾处理投资为1 019.4亿元，城镇生活垃圾无害化处理能力达到140.6万吨/日，较2021年增加13.6万吨/日。

我国2020—2022年城镇生活垃圾处理投资与处理量如表1-10所示。

表1-10 我国2020—2022年城镇生活垃圾处理投资与处理量

年份	垃圾清运量（亿吨）	垃圾无害化处理量（万吨/日）	年完成投资额（亿元）
2020	2.35	96.3	697.1
2021	2.40	127	1 151.17
2022	2.45	140.6	1 019.4

1.10 城市轨道交通投资需求预测

2017年以来全国城市轨道交通完成投资额较过去上升，2021年《“十三五”现代综合交通运输体系发展规划》已经完成，规划里程指标逐渐落实，同时“十四五”规划对城市交通发展提出新的要求。2022年出台《“十四五”现代综合交通运输体系发展规划》，城市轨道交通投融资的资金需求趋于明朗，规划中提出了以加快建设交通强国为目标，统筹发展和安全，完善结构优化、一体衔接的设施网络，扩大多样化高品质的服务供给，培育创新驱动、融合高效的发展动能，强化绿色安全、开放合作的发展模式，构建现代综合交通运输体系，为全面建设社会主义现代化国家提供战略支撑的目标，对“十四五”时期综合交通运输发展主要指标做出了预期。2021年为“十四五”开局之年，年度完成建设投资额5 859.8亿元，建设投资有放缓回落趋势。预计2022年投资需求金额为5 285.5亿元，这一投资与2021年投资基本持平，由于我国城镇化速度相对放缓，根据“十四五”规划的新的要求，城镇城市轨道交通投资将会转向智能化综合化方向，新增城市轨道交通里程将略有减少。

1.10.1 城市轨道交通投融资现状

2019年，全国共计开通城轨交通线路208条，运营线路长度达6 736.2公里，当年新增运营线路长度974.8公里，同比增长16.9%；当年完成投资5 958.9亿元，同比增长8.9%。

2020 年，全国共计开通城轨交通线路 233 条，运营线路长度达 7 545.5 公里，当年新增运营线路长度 809.3 公里，同比增长 12.0%[①]。当年完成投资 6 500 亿元，同比增长 9.1%，年度完成建设投资额创历史新高[②]。

2021 年，全国共计开通城市轨道交通运营线路 275 条，运营线路长度达 8 735.6 公里，当年新增运营线路长度 1 380.9 公里，同比增长 15.8%。当年完成投资 5 859.8 亿元，同比减少 9.8%。

2022 年，预计将新增运营线路 1 150.75 公里，预计投资金额为 5 285.5 亿元。

1.10.2 城市轨道交通投融资资金需求

《"十四五"现代综合交通运输体系发展规划》提出，建设都市圈多层次轨道交通网络，推进干线铁路、城际铁路、市域（郊）铁路、城市轨道交通融合衔接，合理推动轨道交通跨线运营。积极利用干线铁路、城际铁路提供通勤服务，充分利用既有铁路富余运力开行市域（郊）列车，增加列车停站数量和在重要客流集散地的停站频率，鼓励高峰时段公交化运营，提高通勤服务质量。探索将重点都市圈中心城区轨道交通以合理制式适当向周边城市（镇）延伸。到 2025 年，城市轨道交通运营里程达到 10 000 公里，推进自主化列车运行控制系统研发，推动不同制式的轨道交通信号系统和有条件线路间的互联互通。

目前现有运营线路总长度为 8 735.6 公里，已达到《"十四五"现代综合交通运输体系发展规划》目标要求的 87%。2022 年是"十四五"规划出台后的第一年，为实现交通强国、智能交通、现代物流、现代产业、农村振兴、都市圈交通等具体目标，城市轨道交通的投资还会进一步深化完善[③]。

我国 2020—2022 年城镇城市轨道交通投资如表 1-11 所示。

表 1-11 我国 2020—2022 年城镇城市轨道交通投资

年份	轨道交通线路（公里）	新增城市轨道交通（公里）	新增投资（亿元）
2020	7 545.5	809.3	6 500
2021	8 735.6	1 380.9	5 859.8
2022	9 426.25	1 150.75	5 285.5

1.11 农业与农村污染防治投资需求预测

1.11.1 农业污染防治投资需求预测

农业部于 2015 年打响了农业面源污染治理攻坚战，提出了到 2020 年实现农业用水总量控

① 数据来源：中华人民共和国交通运输部。

② https：//www.sohu.com/a/402881727_120113054。

③ https：//mp.weixin.qq.com/s?__biz=MzI3MDQwMDQ5NQ==&mid=2247527993&idx=2&sn=b766f7ef731c30b336a55c89be6a1a35&scene=0。

制、化肥农药使用量减少、畜禽粪便秸秆地膜基本资源化利用的“一控两减三基本”的目标任务，2017 年进一步聚焦重点领域和关键环节，启动实施了畜禽粪污资源化利用、果菜茶有机肥替代化肥、东北地区秸秆处理、农膜回收和以长江为重点的水生生物保护行动等农业绿色发展五大行动①。2022 年，生态环境部和农业农村部印发《农业农村污染治理攻坚战行动方案（2021—2025 年）》，作为 2018 年印发的《农业农村污染治理攻坚战行动方案》的延续，提出 2025 年要完成的行动目标：到 2025 年，农村环境整治水平显著提升，农业面源污染得到初步管控，农村生态环境持续改善。新增完成 8 万个行政村环境整治，农村生活污水治理率达到 40%，基本消除较大面积农村黑臭水体；化肥农药使用量持续减少，主要农作物化肥、农药利用率均达到 43%，农膜回收率达到 85%；畜禽粪污综合利用率达到 80%以上②。

2022 年 4 月，农业农村部和国家乡村振兴局印发《社会资本投资农业农村指引（2022）》，引导地方农业农村部门结合本地实际，充分发挥财政政策、产业政策引导撬动作用，推动社会资本更好发挥服务全面推进乡村振兴、加快农业农村现代化的作用。2022 年，农业污染防治投资需求约为 112.1 亿元。

1.11.1.1 农业污染防治投融资现状

2016 年，农业部会同财政部围绕构建环京津冀生态一体化屏障，投入资金 10 亿元，中央财政安排资金 6.94 亿元，支持开展测土配方施肥，普及科学施肥技术。在河北、山西、内蒙古、辽宁、吉林、黑龙江、江苏、安徽、山东、河南 10 省（区）90 个县，按照“整县推进、多元利用、政府扶持、市场运作”的原则，开展了秸秆综合利用试点③。根据《农业农村部办公厅关于做好 2022 年农作物秸秆综合利用工作的通知》，农业农村部将秸秆收获等机械纳入农机购置与应用补贴政策范围，并明确各省份可按规定选择不超过 10 个品目的产品，提高其补贴额测算比例至 35%。2022 年，将建设 300 个秸秆利用重点县、600 个秸秆综合利用展示基地，全国秸秆综合利用率保持在 86%以上。

2017 年起，在 100 个重点县（市、区）开展有机肥替代化肥示范，对蔬菜、果树等作物上使用低毒生物农药给予适当补贴④。2020 年国家发展改革委出台《关于加快推进长江经济带农业面源污染治理的指导意见》，下达中央预算内投资 11 亿元，继续支持长江经济带农业面源污染治理项目建设。2021 年，全国化肥施用量比 2016 年减少约 21%，农药使用量连续 6 年保持下降趋势。

2020 年，农业农村部会同有关部门安排中央资金 4.4 亿元，支持“无废城市”试点地区 24 个畜牧大县开展畜禽粪污资源化利用。中国人民银行支持试点城市大力发展绿色金融。市场监管总局批准发布 8 项“无废城市”建设相关国家标准。商务部推动发布《报废机动车回收管理办法》，累计创建 231 家绿色商场。邮政局指导试点城市探索应用快递绿色包装。⑤

① http：//www.moa.gov.cn/xw/zwdt/201807/t20180726_6154819.htm。
② http：//dara.gd.gov.cn/gkmlpt/content/3/3814/mpost_3814678.html#1602。
③ https：//www.sohu.com/a/192048612_774224。
④ http：//jiuban.moa.gov.cn/zwllm/tzgg/tz/201709/t20170912_5812571.htm。
⑤ http：//www.mee.gov.cn/xxgk2018/xxgk/xxgk15/202005/t20200515_779537.html。

2022年，《农业农村部关于落实党中央国务院2022年全面推进乡村振兴重点工作部署的实施意见》提出，开展绿色种养循环农业试点，推进粪肥还田、有机肥替代化肥。建设100个绿色防控县。开展科学安全用药技能培训，淘汰4种高毒农药。实施全国兽用抗菌药使用减量化行动，促进规范用药。落实分区域、分作物农业灌溉用水定额，加快推广应用旱作节水技术。建设农业绿色发展先行区。制定农业绿色发展评价指标体系，开展农业绿色发展水平评价。推进农业绿色发展支撑体系建设，组织认定第三批国家农业绿色发展先行区。制定农业农村减排固碳实施方案，探索建立监测评估体系，加强减碳增汇型农业技术研发。[①]

全国每年产生畜禽粪污总量达到近40亿吨，畜禽养殖业排放物化学需氧量达到1 268万吨，占农业源排放总量的96%，是造成农业面源污染的重要原因[②]。2017年，财政部、农业部启动实施畜禽粪污资源化利用试点，安排20亿元，支持51个畜牧大县整县开展畜禽粪污资源化利用[③]。《中国农业绿色发展报告2021》显示，2012—2020年，绿色农业相关工作富有成效，秸秆综合利用率达87.6%，畜禽粪污综合利用率达76%，农膜回收率达80%。根据《国家发展改革委关于下达农业绿色发展专项（畜禽粪污资源化利用整县推进项目）2022年中央预算内投资计划的通知》，2022年中央预算内专项用于农业绿色发展专项（畜禽粪污资源化利用整县推进项目）资金共20亿元，预期建设项目96个。

1.11.1.2 农业污染防治投融资资金需求

《农业农村部关于落实党中央国务院2022年全面推进乡村振兴重点工作部署的实施意见》指出，2022年深入推进农业投入品减量增效，促进节肥节药节水，持续推进农业面源污染治理和外来入侵物种防控。加强畜禽养殖废弃物资源化利用。

农田改造方面，加强高标准农田建设。全面完成高标准农田建设阶段性任务。实施新一轮高标准农田建设规划，多渠道增加建设投入，提高投入水平和建设质量。以粮食生产功能区和重要农产品生产保护区为重点新建1亿亩高标准农田，统筹发展1 500万亩高效节水灌溉面积。加强中低产田改造。2022年农业农村部、市场监管总局等部门共安排有关资金11 372万元，主要用于制修订农兽药残留等食品安全国家标准；制修订种质资源、高标准农田建设、投入品质量安全、动植物疫病防控、农产品质量分级、人居环境等农业农村国家和行业标准。

化肥、农药综合利用方面。2022年，深入推进农业投入品减量增效。促进节肥节药节水。开展绿色种养循环农业试点，推进粪肥还田、有机肥替代化肥。建设100个绿色防控县。2015年以来，农业农村部组织开展化肥农药使用量零增长行动，经过6年的实施，截至2021年年底，我国以长江经济带和黄河流域为重点，建设65个农业面源污染综合治理重点县。实施化肥农药使用量零增长行动，以点带面推进化肥农药减量增效。2021年，全国化肥施用量比2016年减少约21%，农药使用量连续6年保持下降趋势。[④] 根据化肥减量增效试点项目预算以及果

① http://nynct.guizhou.gov.cn/xwzx/wjzz/202203/t20220307_72862278.html。

② http://www.zhonghaihuanjing.com/nd.jsp? id=19&groupId=-1。

③ https://www.sohu.com/a/224098067_661251。

④ http://www.moa.gov.cn/govpublic/FZJHS/202208/t20220809_6406607.htm。

菜茶替代试点相关补助①，假设2022年化肥农药减量增效仍保持近年来力度，2022年化肥及农药综合利用资金需求约为43.0亿元。

秸秆综合利用方面。截至2020年年底，累计安排中央财政资金25.84亿元，支持东北地区156个县推进秸秆综合利用，2021年，中央财政资金安排27亿元支持秸秆综合利用②，加强农业面源污染治理。推进秸秆高值化利用，推动各地坚持农用优先、多元利用的原则，在县域范围内培育壮大一批秸秆综合利用市场主体，激发秸秆还田、离田、加工利用等各环节市场主体活力，探索可推广、可持续的产业模式和秸秆综合利用稳定运行机制，打造一批产业化利用典型样板，持续扩大秸秆综合利用实施规模，稳步提高区域秸秆综合利用能力。2022年，建设300个秸秆利用重点县、600个秸秆综合利用展示基地，全国秸秆综合利用率保持在86%以上。结合2016—2021年整县推进数量及投资计算，2022年秸秆综合利用方面需求资金约48亿元③。

养殖废弃物综合利用方面。根据《农业农村部财政部关于做好2022年农业生产发展等项目实施工作的通知》，开展绿色种养循环农业试点。继续在符合条件的试点县整县开展绿色种养循环农业试点，支持企业、专业化服务组织等市场主体提供粪肥收集、处理、施用服务，带动县域内畜禽粪污基本还田，打通种养循环堵点，推动化肥减量化。项目县要统筹考虑区域内种养实际，围绕试点目标任务，进一步完善粪肥还田组织运行模式，创新工作机制，抢抓关键农时，加快粪肥还田，推广适宜技术，促进畜禽粪污资源化利用和农业绿色发展④。2022年中央预算内专项用于农业绿色发展专项（畜禽粪污资源化利用整县推进项目）资金共20亿元，预期建设项目96个⑤。

综上所述，2022年农业污染防治投融资资金需求为112.1亿元。

1.11.2 农村污染防治投资需求预测

《农村人居环境整治三年行动方案》提出，到2020年，实现农村人居环境明显改善，村庄环境基本干净整洁有序，村民环境与健康意识普遍增强。《农村环境整治资金管理办法》指出，整治资金重点支持范围包括以下事项：农村污水和垃圾处理；规模化以下畜禽养殖污染治理；农村饮用水水源地环境保护，水源涵养及生态带建设；其他需要支持的事项。农村人居环境整治与广大农民群众的利益密切相关，中央一号文件提出，支持农民群众开展村庄清洁和绿化行动，推进“美丽家园”建设。《关于开展2022年农村黑臭水体治理试点工作的通知》中提出中央财政对纳入支持范围的城市，根据项目投资额和治理黑臭水体面积给予2亿元、1亿元、5 000万元的分档定额奖补。2022年，预计农村污染防治投融资资金需求约为204.25亿元。

① http：//nynct.qinghai.gov.cn/Html/2020_07_20/230537_233471_2020_07_20_280956.html；https：//www.sohu.com/a/214374414_99918227。

② https：//www.sohu.com/a/486101107_121123817。

③ 根据2016—2021年数据计算，整县推进平均投资为39÷240≈0.16亿元。

④ http：//www.gov.cn/zhengce/zhengceku/2022-05/13/content_5690136.htm。

⑤ http：//jjs.mof.gov.cn/zxzyzf/jjzc/202205/t20220512_3810062.htm。

1.11.2.1 农村污染防治投融资现状

2018 年，中共中央办公厅、国务院办公厅印发了《农村人居环境整治三年行动方案》，以农村垃圾、污水治理和村容村貌为主攻方向，推进农村人居环境突出问题治理。2019 年，中共中央办公厅、国务院办公厅转发了《中央农办、农业农村部、国家发展改革委关于深入学习浙江“千村示范、万村整治”工程经验扎实推进农村人居环境整治工作的报告》，强调扎实推进农村人居环境整治活动。

2019 年在农村污染防治方面共有如下安排①：第一，农业农村部会同国家发展改革委利用中央预算内投资，安排 30 亿元专项资金启动人居环境整治整县推进工程。第二，中央财政从 2019 年开始，利用五年时间对地方的农村厕所革命进行支持。通过政策支持实现农村厕所粪污基本得到处理和资源化利用，2019 年安排 70 亿元资金会惠及超过一千万农户。第三，财政部下达 4.2 亿元用于农村污水治理综合试点工作，共下达 41.8 亿元用于农村环境整治。2019 年完成 2.5 万个建制村环境综合整治任务。经过整治的村庄，生活污水得到处理的比例≥60%，生活垃圾得到无害化处理的比例≥70%，畜禽粪便得到综合利用的比例≥70%，饮用水达到卫生合格标准的比例≥90%②。

按照《农村人居环境整治提升五年行动方案》，到 2025 年，农村人居环境显著改善，生态宜居美丽乡村建设取得新进步。农村卫生厕所普及率稳步提高，厕所粪污基本得到有效处理；农村生活污水治理率不断提升，乱倒乱排得到管控；农村生活垃圾无害化处理水平明显提升，有条件的村庄实现生活垃圾分类、源头减量；农村人居环境治理水平显著提升，长效管护机制基本建立。2020 年，国家继续加大资金投入支持农村人居环境整治，在农村污水处理上，生态环境部配合财政部安排 36 亿元，将完成 12.5 万个建制村环境整治；同时安排了中央财政奖补资金 74 亿元用来支持农村厕所革命、生活垃圾污水治理、畜禽粪污资源化利用等③。2020 年，中央财政安排 74 亿元资金支持农村厕所革命整村推进。中央预算内投资安排 30 亿元支持农村人居环境整治整县推进，中央财政还拿出 4 亿元对整治成效显著的地方给予激励支持④。

2021 年，财政部下达《2021 年乡村振兴专项农村人居环境整治中央基建投资预算（拨款）》，总额为 29.6 亿元⑤。实施农村人居环境整治提升五年行动，细化年度重点任务，逐项推进落实。稳妥有序推进农村厕所革命。巩固改厕问题摸排整改成果，重点推动中西部地区农村户用厕所改造。常态化开展改厕技术服务和问题排查，指导地方科学选择技术模式，加强厕所粪污无害化处理与资源化利用，强化改厕全过程质量管控。统筹推进农村生活污水垃圾治理。协调有关部门，分区分类推进农村生活污水治理，健全农村生活垃圾收运处置体系，推动分类减量与资源化处理利用。持续开展村庄清洁行动，着力引导农民养成良好卫生习惯。

---

① http：//www.gov.cn/xinwen/2019-07/11/content_5408466.htm。

② https：//www.sohu.com/a/332496324_470091。

③ https：//www.hbzhan.com/news/detail/138384.html。

④ http：//www.xinhuanet.com/2020-07/24/c_1126283046.htm。

⑤ https：//baijiahao.baidu.com/s？id=1718570561653946049&wfr=spider&for=pc。

1.11.2.2 农村污染防治投融资资金需求

据《关于印发“十四五”土壤、地下水和农村生态环境保护规划的通知》，农村环境整治稳步实施，中央财政安排专项资金258亿元，支持15万个行政村开展环境整治。农村饮水安全保障水平得到提升，全国10 638个“千吨万人”（日供水在1 000吨或供水人口在10 000人以上）农村饮用水水源地完成保护区划定并开展水质监测。全国农村生活污水治理率达到25.5%。各地基本完成县域农村生活污水治理专项规划编制，10省（区、市）的34个县区开展农村生活污水（黑臭水体）治理试点。全国农村生活垃圾进行收运处理的行政村比例超过90%，排查出的2.4万个非正规垃圾堆放点基本完成整治。

但是约2/3的行政村未达到环境整治要求，已整治地区成效还不稳定。农村黑臭水体问题突出，约3/4的行政村未完成生活污水治理，资源化利用水平不高，资金投入严重缺乏，长效机制不健全，治理成效不明显。畜禽养殖场粪污处理和资源化利用方式不规范，水产养殖方式仍然粗放，养殖生产布局需进一步优化。化肥农药使用量偏高，部分地区地膜残留量大等问题突出。农业源水污染物排放（流失）量仍处于高位。

2022年需要完成的建制村环境综合整治任务的数量新增8万个①，比照2021年约需要134.25亿元资金用于完成“十三五”计划的剩余制村环境综合整治工作和完成“十四五”计划的新增农村环境综合整治工作。加上每年70亿元的“农村厕所革命”支持资金，2022年农村污染防治投融资资金需求约为204.25亿元。

1.12 生态环境修复投资需求预测

1.12.1 工商业场地修复投资需求预测

2018年出台的《土壤污染防治法》把土壤污染防治工作纳入法制化轨道，2020年，财政部、生态环境部等6部门制定的《土壤污染防治基金管理办法》，提供了土壤污染治理资金引入的新途径。2020年各地土壤污染防治细化政策密集落地，省级行政区土壤污染风险管控和修复名录均出台，土壤修复重视程度有所提升。2022年7月，生态环境部发布《建设用地土壤污染状况初步调查监督检查工作指南（试行）》《建设用地土壤污染状况调查质量控制技术规定（试行）》，进一步加强了建设用地土壤污染状况调查工作的监督管理②。据此，预计2022年工商业场地修复投资需求为66.07亿元。

1.12.1.1 工商业场地修复投融资现状

2014年4月17日，环保部和国土资源部联合公布了《全国土壤污染状况调查公报》，引起了社会各方对于我国土壤污染状况的广泛关注。根据该调查公报，全国土壤总的超标率为

① http：//www.gov.cn/zhengce/zhengceku/2022-01/04/5666421/files/3bf48f0ca40e4bca9e9bf14853edefe3.pdf。

② https：//www.mee.gov.cn/xxgk2018/xxgk/xxgk01/202207/t20220715_988807.html。

16.1%，其中轻微、轻度、中度和重度污染点位比例分别为11.2%、2.3%、1.5%和1.1%[①]。

在调查的690家重污染企业用地及周边的5 846个土壤点位中，超标点位占36.3%；在81块工业废弃地的775个土壤点位中，超标点位占34.9%；在146家工业园区的2 523个土壤点位中，超标点位占29.4%[②]。

2021年，全国土壤环境风险得到基本管控，土壤污染加重趋势得到初步遏制。全国受污染耕地安全利用率稳定在90%以上，重点建设用地安全利用得到有效保障。但全国重点行业企业用地土壤污染风险不容忽视[③]。《中共中央关于制定国民经济和社会发展第十四个五年规划和二〇三五年远景目标的建议》对土壤污染治理做出了新的规划：要求积极探索土壤调查评估和修复全过程咨询服务模式；通过试点加快“治理修复+开发利用”制度创新，通过加强承诺制、加大监督管理力度，破解政策障碍；对于大型复杂污染地块，在充分保证风险可控的前提下，探索场内+场外分步验收方法，合理加快建设用地土壤污染风险管控及修复名录的退出机制；这标志着我国土壤修复工程进入了一个新阶段[④]。

根据《土壤污染防治行动计划》，中央财政设立了土壤污染防治专项资金，有力支持了土壤污染状况详查、土壤污染源头防控等工作。2016年至2019年11月末大约四年时间里，累计下达了280亿元[⑤]。2020年，专项资金为40亿元。2021年，专项资金44亿元[⑥]。2022年，专项资金预算全国共计44亿元人民币，并同时指出，对在2021年底前设立省级土壤污染防治基金的8省在资金分配测算时分别给予4 000万元奖励；对“无废城市”试点建设考核排名前5的5地，按地级以上城市、地级市、县级市分别按2 000万元、1 000万元、500万元的标准分档奖励[⑦]。

从细分类别看，耕地污染和矿山污染修复的项目收益比较低，绝大部分项目需要政府付费。工业场地项目位于经济较为发达的城市，土地价格较高，开发商和政府愿意进行修复再开发。2013—2020年国内工业污染场地项目金额呈现逐年上升态势，2020年地方项目金额达到265亿元[⑧]。工业场地修复资金来源包括政府付费、开发商付费、污染企业付费、政府和社会资本合作等，收益主要是土地出让或运营。根据相关资料，工业场地修复成本20万~50万/亩。一般来说，修复支出仅占出让金不到20%[⑨]。

1.12.1.2 工商业场地修复投融资资金需求

中国环境产业协会土壤与地下水修复专业委员会数据显示，2008年至2018年我国工业污

---

① http://www.chyxx.com/industry/201612/482750.html。

② http://www.xinhuanet.com/politics/2017-06/15/c_1121145613.htm。

③ 《2021年中国生态环境状况公报》。

④ https://www.sohu.com/a/456721378_120113054。

⑤ https://www.sohu.com/a/396358029_100180709。

⑥ https://baijiahao.baidu.com/s?id=1693731429006752675&wfr=spider&for=pc。

⑦ http://zyhj.mof.gov.cn/zxzyzf/trfwr/202206/t20220617_3819034.htm。

⑧ https://www.sohu.com/a/456721378_120113054。

⑨ https://baijiahao.baidu.com/s?id=1681496015298416494&wfr=spider&for=pc。

染场地修复项目资金额从 0.4 亿元提升至 60.6 亿元①。2021 年中国土壤修复市场规模达 114.7 亿元②，按 2020 年工业场地类土壤修复工程项目金额占比 57.6%计算③，2021 年的工业场地类土壤修复工程总投资为 66.07 亿元。

根据土壤防治专项资金和工商业场地修复投资之间的相关性，假设二者是正比例关系，则根据《财政部关于下达 2022 年土壤污染防治资金预算的通知》，2022 年土壤污染防治专项资金安排 44 亿元④计算得到，2022 年的工商业场地修复投资约为 86.11 亿元。

我国 2020—2022 年工商业污染场地修复投资如表 1-12 所示。

表 1-12　我国 2020—2022 年工商业污染场地修复投资　　单位：亿元

年份	2020 年	2021 年	2022 年
工商业污染场地修复投资	53.12	66.07	66 07

1.12.2　耕地土壤修复投资需求预测

继 2016 年《土壤污染防治行动计划》（称“土十条”）正式发布后，2019 年 1 月土壤污染防治法正式实施，土壤修复进入法治化轨道。2019 年 8 月，农业农村部发布《受污染耕地治理与修复导则》规定了受污染耕地治理与修复的基本原则、目标、范围、流程、总体技术性要求等，于 2019 年 11 月 1 日正式实施。2021 年，生态环境部印发了《农用地土壤污染责任人认定暂行办法》⑤ 和《建设用地土壤污染责任人认定暂行办法》⑥，规范了不同类型土地土壤污染责任人的认定。

2020 年耕地修复的项目总投资约为 536 亿元。为实现《土壤污染防治行动计划》中“到 2030 年，受污染耕地安全利用率达到 95%以上”的目标，未来十年耕地修复投资仍需增加，2021 年及 2022 年耕地土壤修复的项目总投资约为 619.3 亿元。

1.12.2.1　耕地土壤修复投融资现状

根据 2014 年环保部和国土资源部发布的《全国土壤污染状况调查公报》，耕地、林地、草地、未利用地土壤点位超标率分别为 19.4%、10.0%、10.4%和 11.4%。其中耕地土壤污染点位超标率最高，其中轻微、轻度、中度和重度污染点位比例分别为 13.7%、2.8%、1.8%和 1.1%，主要污染物为镉、镍、铜、砷、汞、铅、滴滴涕和多环芳烃⑦。研究显示，近二十多年来，我国粮食主产区耕地土壤重金属污染呈上升趋势，点位超标率从 7.15%增加至 21.49%，增长了 14 个百分点。污染物以镉、镍、铜、锌和汞为主，南方粮食主产区土壤重金

① https://www.qianzhan.com/analyst/detail/220/190715-40a4e368.html。
② https://zhuanlan.zhihu.com/p/555627868。
③ https://www.qianzhan.com/analyst/detail/220/210805-d70500ad.html。
④ http://zyhj.mof.gov.cn/zxzyzf/trfwr/202206/t20220617_3819034.htm。
⑤ https://www.mee.gov.cn/xxgk2018/xxgk/xxgk03/202102/t20210202_819944.html。
⑥ https://www.mee.gov.cn/xxgk2018/xxgk/xxgk03/202102/t20210202_819938.html。
⑦ 《全国土壤污染状况调查公报》。

属污染重于北方[①]。为实现从源头上防范农用地污染风险，《土壤污染防治行动计划》发布实施后生态环境部会同有关部门组织开展了涉镉等重金属重点行业企业排查整治行动，共排查企业13 000多家，确定需整治污染源近2 000个[②]。

若将土壤污染修复对象分为建设场地、矿山土壤/废渣场地、农用地、填埋场、地下水、水域用地、其他等共计七种类型，则2021年农用地修复治理项目数量排名第二，占比为17.5%；但其合同金额的占比仅占2.8%[③]；实际上因为农用地包括耕地、林地等，耕地土壤修复占比还要更低。

1.12.2.2　耕地土壤修复投融资资金需求

《土壤污染防治行动计划》目标中提到，“到2030年，受污染耕地安全利用率达到95%以上”。要求在完成2020年目标的前提下，至少应再实现16 667平方千米轻度和中度污染耕地的安全利用。参照永清环保中标的标的成本506万元/平方千米（修复时间以10年计），43 333平方千米轻度、中度污染耕地的安全利用成本为2 193亿元。假设到2030年开展修复治理工程措施的污染耕地将得到彻底修复，那么进行替代种植或退耕还林还草、修复治理的资金量分别为1 333亿元、2 667亿元。2021—2030年合计耕地修复资金需求为6 193亿元，平均每年的资金需求量为619.3亿元。而“十三五”期间耕地修复的资金需求为2 680亿元，平均每年的资金需求量为536亿元[④]。

我国2020—2022年耕地土壤修复投资如表1-13所示。

表1-13　我国2020—2022年耕地土壤修复投资　　单位：亿元

年份	2020年	2021年	2022年
耕地土壤修复投资	536	619.3	619.3

1.12.3　地下水修复投资需求预测

地下水生态环境保护工作起步较晚，生态环境部于2019年3月出台了《地下水污染防治实施方案》，随后发布了《HJ25.6污染地块地下水修复与风险管控技术》，地下水修复工作细节不断完善。2022年1月，生态环境部等7部门联合印发《“十四五”土壤、地下水和农村生态环境保护规划》，对“十四五”土壤、地下水、农业农村生态环境保护工作作出系统部署和具体安排[⑤]。根据《“十三五”生态环境保护规划》完成情况及“十四五”工作方向预测，2020年，我国地下水修复投融资资金约为557.38亿元；2021年，我国地下水修复投融资资金约为638.83亿元。2022年，我国地下水修复投融资资金约为1 301.15亿元。

① https：//www.sohu.com/a/258907473_313745。
② https：//baijiahao.baidu.com/s？id=1651541566533526325&wfr=spider&for=pc。
③ https：//huanbao.bjx.com.cn/news/20220124/1200921-2.shtml。
④ 马中，徐湘博，赵航，等.论“土十条”污染耕地修复资金需求及实现机制［J］.环境保护，2017，45（16）：43-46.
⑤ https：//www.mee.gov.cn/ywdt/hjywnews/202201/t20220104_966043.shtml。

1.12.3.1 地下水修复投融资现状

2020 年，自然资源部门 10 171 个地下水水质监测点（平原盆地、岩溶山区、丘陵山区基岩地下水监测点分别为 7 923 个、910 个、1 388 个）中，Ⅰ～Ⅲ类水质监测点占 13.6%，Ⅳ类占 68.8%，Ⅴ类占 17.6%；水利部门 10 242 个地下水水质监测点（以浅层地下水为主）中Ⅰ～Ⅲ类水质监测点占 22.7%，Ⅳ类占 33.7%，Ⅴ类占 43.6%，主要超标指标为锰、总硬度和溶解性总固体①。

2021 年，我国监测的 1 900 个国家地下水环境质量考核点位②中，Ⅰ～Ⅳ类水质点位占 79.4%，Ⅴ类占 20.6%，主要超标指标为硫酸盐、氯化物和钠③。

与 2020 年度相比，2021 年自然资源部门地下水水质监测点Ⅰ～Ⅳ类水质监测点下降了 3.64%，Ⅴ类水质监测点上升了 17.05%；2021 年水利部门地下水水质监测点Ⅰ～Ⅳ类水质监测点上升了 40.78%，Ⅴ类水质监测下降了 52.75%。可见我国地下水质总体存在恶化，但浅层地下水水质得到了一定的改善。

根据《“十三五”生态环境保护规划》，到 2020 年，我国地下水质量极差的比例将下降到 15%左右，而根据《2015 年生态环境状况公报》，2015 年的极差地下水占地下水比重为 18.8%，因此五年要修复 3.8%的地下水，平均每年修复 3.8%/5 的地下水。根据《2018 年中国水资源公报》，2018 年我国地下水资源量中与地表水不重复量为 1 139.3 亿立方米，则 2019 年需要修复的地下水量为 9.07 亿立方米；根据《2019 年中国水资源公报》，2019 年我国地下水资源量中与地表水不重复量为 1 047.7 亿立方米，则 2020 年需要修复的地下水量为 7.96 亿立方米。按照 70 元/立方米的修复成本④，我国在 2019 年地下水修复投融资的资金需求为 634.84 亿元，2020 年地下水修复投融资的资金需求为 557.38 亿元⑤。

1.12.3.2 地下水修复投融资资金需求

2021 年，我国财政部下达了水污染防治资金预算 140 亿元，并同时提出了水污染防治资金整体绩效目标表，其中提出地下水年度绩效指标为“全国地下水质量极差的比例≤15%”⑥，仍然保持着与“十三五”期间相同的目标。以 2021 年全国地下水质量极差的比例为 20.6%计，若要在 2025 年前达到该目标，则我国 2022 年至 2025 年每年需要修复 5.6%/4 的地下水。

根据《2021 年中国水资源公报》⑦，2021 年我国地下水与地表水资源不重复量为 1 327.7 亿立方米，估计 2022 年需要修复的地下水量为 18.59 亿立方米，2022 年地下水修复投融资的资金需求为 1 301.15 亿元。

---

① 《2020 年中国生态环境状况公报》。

② 根据《“十四五”国家地下水环境质量考核点位设置方案》，“十四五”期间，生态环境部共布设 1912 个国家地下水环境质量考核点位，覆盖全国一级和二级水文地质分区，339 个地级及以上城市。2021 年有 1900 个点位实际开展监测。

③ 《2021 年中国生态环境状况公报》。

④ 美国于 1980 年创立“超级基金”联邦计划，截至 2004 年年底，该基金总计约投入 960 亿元人民币用于地下水修复工作，共修复地下水、地表水约 14 亿立方米，折合 70 元/立方米。

⑤ 马中，徐湘博，赵航，等．论“土十条”污染耕地修复资金需求及实现机制［J］．环境保护，2017，45（16）：43-46.

⑥ https：//www.instrument.com.cn/news/20210226/573488.shtml。

⑦ http：//www.gov.cn/xinwen/2022-06/16/content_5695973.htm。

我国2020—2022年地下水修复投资如表1-14所示。

表1-14 我国2020—2022年地下水修复投资

单位：亿元

年份	2020年	2021年	2022年
地下水修复投资	557.38	638.83	1 301.15

1.12.4 海岸带生态环境治理修复投资需求预测

2016年11月，中央全面深化改革领导小组第29次会议审议通过了《海岸线保护与利用管理办法》，明确提出了实施自然岸线保有率目标管控、实施岸线分类保护、加强岸线集约节约利用、实施海岸线整治修复和加强海岸线监督管理等任务。2016—2019年，中央财政累计安排海岛及海域保护资金68.9亿元[①]，先后支持28个沿海城市开展“蓝色海湾”整治行动，实施内容包括海岸线生态修复工程，恢复海岸线生态功能。

2021年，我国侵蚀较重的砂质监测岸段主要分布在辽宁、河北、山东、福建和海南沿海，侵蚀较重的粉砂淤泥质监测岸段主要分布在江苏沿海。与2020年相比，辽宁、河北、福建和海南沿海部分监测岸段海岸侵蚀加剧[②]。

国家对海岸带修复问题的持续关注推动，省级海洋发展“十四五”规划等文件逐渐出台，由于“十三五”时期海岸带修复工作取得巨大成果，后期修复任务较为轻松，海岸带生态环境治理修复投资需求略有下降，2022年海岸带生态环境治理修复投资资金需求约4.16亿元。

1.12.4.1 海岸带生态环境治理修复投融资现状

在现行的国家标准、行业标准和相关出版物中，海岸线定义为平均大潮高潮线，在实地表现为水陆分界的痕迹线，国际通行以此作为陆海分界线[③]。2016年以来，国家通过支持沿海城市实施“蓝色海湾”整治项目的方式，逐步修复受损海岸线、已经破坏的滨海湿地，有效提高了生物多样性，提升了生态系统功能。

2021年，全国近岸海域水质总体稳中向好，优良（一类、二类）水质海域面积比例为81.3%，比2020年上升3.9个百分点；劣四类为9.6%，比2020年上升0.2个百分点。主要超标指标为无机氮和活性磷酸盐。监测的230个入海河流国考断面中，Ⅰ～Ⅲ类水质断面占71.7%，比2020年上升4.5个百分点；劣Ⅴ类占0.4%，比2020年下降0.9个百分点。主要超标指标为化学需氧量、高锰酸盐指数、五日生化需氧量、总磷和氨氮。不同类型污染源中，综合排污口污水排放量最大，其次为工业污染源，生活污染源排放量最小。主要监测指标中，除六价铬外，综合排污口排放量均最大[④]。

2017年国家海洋局发布的《全国海洋经济发展“十三五”规划》指出，到2020年整治和修复的海岸线不少于2 000公里。根据定海市投资3 000万元整治修复里钓山岛、大猫岛的部分

① http://mnr.gov.cn/dt/ywbb/201911/t20191121_2482564.html。
② 《2021中国海平面公报》。
③ http://aoc.ouc.edu.cn/_t719/2019/1113/c13996a275902/page.htm。
④ 《2021中国生态环境状况公报》。

岸线共计 13.27 公里计算，海岸线修复成本约为 226.07 万元/公里①。根据《舟山市定海区 2020 年海岸线整治修复五个项目的可行性研究报告》，2020 年海岸线整治修复五个项目总投资约 2 551.93 万元，整治修复岸线总长度 8.689 公里计算，海岸线修复成本约为 293.70 万元/公里②，综上所述，“十三五”时期海岸带修复投入资金约为 52 亿元。且估计 2019 年和 2020 年海岸线修复均投资了约 16 亿元③。

1.12.4.2 海岸带生态环境治理修复投融资资金需求

“十三五”时期，全国整治修复海岸线 1 200 公里④，距离 2 000 公里的目标仍有差距。根据《中华人民共和国国民经济和社会发展第十四个五年规划和 2035 年远景目标纲要》中的要求，自然岸线保有率不低于35%，与“十三五”规划目标一样，因此假设“十四五”时期继续完成“十三五”时期制定的目标，即“十四五”时期共投入资金 20.8 亿元，2022 年海岸线修复投入 4.16 亿元。

我国 2020—2022 年海岸带生态环境治理修复投资如表 1-15 所示。

表 1-15　我国 2020—2022 年海岸带生态环境治理修复投资　　单位：亿元

项目	2020 年	2021 年	2022 年
投资金额	16	11.75	4.16

1.13　生态保护与修复投资需求预测

1.13.1　生态保护红线修复投资需求预测

2019 年，生态保护红线修复投资需求为 386.94 亿元，造林 706.7 万公顷，森林抚育 773.3 万公顷，防沙治沙 226 万公顷，退耕还湿 2 万公顷。2020 年生态保护红线修复投融资需求为 422.78 亿元，比 2019 年上升 9.26%；造林 677 万公顷，森林抚育 837 万公顷，防沙治沙 209.6 万公顷，退耕还湿 7.68 万公顷。2021 年，生态保护红线修复投融资需求将达到 303.97 亿元，比 2020 年降低 28.10%；将完成造林 4 623 万公顷，森林抚育 880.5 万公顷，防沙治沙 198.4 万公顷，退耕还湿 3.14 万公顷。

2019—2020 年，生态保护红线修复投融资需求有所下降，主要源于《“十三五”生态环境保护规划》的计划进行收尾阶段，为完成规划目标，森林抚育量、防沙治沙量及退耕还湿量较“十三五”前期有所增加。2020—2021 年，由于处于新规划的开端年，目标完成年限还较长，造林量、防沙治沙量及退耕还湿量的估算量有所降低，导致生态保护红线修复投融资需求

① http://www.dinghai.gov.cn/art/2018/11/2/art_1489648_22997224.html。

② http://dhnews.zjol.com.cn/jinridinghai/shizhengjingji/202007/t20200708_1947575.shtml。

③ “十三五”期间海岸待修复共需资金 2 000×260＝52 亿元，2019 年前总投资 20 亿元，按照 2019 年、2020 年两年投资金额相近计算，2020 年供需投资约为 16 亿元。

④ https://news.cctv.com/2021/10/08/ARTICasGYj5Lt0CclWceAOWC211008.shtml。

略微收缩。

2022 年我国生态红线修复投融资共需资金 280. 2 亿元。其中，造林投资 161. 13 亿元，森林抚育 91. 57 亿元，防沙治沙 2. 38 亿元，退耕还湿 25. 12 亿元。

1. 13. 1. 1 生态保护红线修复投融资现状

2020 年完成造林 677 万公顷，森林抚育 837 万公顷，防沙治沙 209. 6 万公顷①，退耕还湿 7. 68 万公顷②。

2021 年完成天然林抚育 113. 33 万公顷。退耕还林、退耕还草分别完成 38. 08 万公顷和 2. 39 万公顷，新增和修复退化湿地 7. 27 万公顷③。

2020 年，造林投资 273. 7 亿元，森林抚育投资 85. 12 亿元④，沙土治理投资 2. 52 亿元，退耕还湿投资 61. 44 亿元。2020 年生态保护红线修复投融资共计 422. 78 亿元。

1. 13. 1. 2 生态保护红线修复投融资资金需求

根据“十四五”规划纲要，“十四五”时期森林覆盖率将达到 24. 1%，2020 年年末森林覆盖率为 23. 04%⑤，森林面积 2. 2 亿公顷⑥，假设“十四五”时期每年造林数相同，2021 年中国造林面积约为 680. 196 万公顷⑦，则预计 2022—2025 年每年需要完成造林 407. 83 万公顷⑧，单位造林成本为 0. 40 万元/公顷，2022 年我国的造林投融资资金需求为 163. 13 亿元。

2021 年森林抚育 880. 5 万公顷，单位森林抚育成本为 0. 104 万元/公顷，2021 年我国的森林抚育投融资的资金需求为 91. 57 亿元。2022 年情况与 2021 年大致相同，森林抚育投融资的资金需求为 91. 57 亿元。

2021 年防沙治沙 198. 4 万公顷，单位沙土治理面积为 0. 012 万元/公顷，2021 年我国的沙土治理投融资资金需求为 2. 38 亿元。2022 年情况与 2021 年大致相同，沙土治理投融资资金需求为 2. 38 亿元。

假设 2022 年退耕还湿量与“十三五”时期年均量一样，则 2022 年退耕还湿 3. 14 万公顷，单位退耕还湿成本为 8 万元/公顷，则 2022 年退耕还湿成本为 25. 12 亿元。

综上所述，2022 年我国生态红线修复投融资共需资金 280. 2 亿元。

我国 2020—2022 年生态红线修复投融资及修复量如表 1-16 所示。

① 《2020 年中国国土绿化状况公报》。

② 根据《全国湿地保护“十三五”实施规划》到 2020 年开展退耕还湿 15. 68 万公顷，2016—2019 年，我国共完成退耕还湿 8 万公顷，则 2020 年完成退耕还湿 7. 68 万公顷。

③ 《2021 年中国国土绿化状况公报》。

④ https：//baijiahao. baidu. com/s？ id＝1685665379190458691&wfr＝spider&for＝pc。

⑤ http：//www. forestry. gov. cn/sites/main/main/liuyan/liuyanhuifu. jsp？ cid＝20210327155034790135025。

⑥ 《2019 年中国国土绿化状况公报》中，至 2020 年 3 月，全国森林覆盖率达 22. 96%，森林面积 2. 2 亿公顷，因此 2020 年年末时的森林面积约 2. 2 亿公顷。

⑦ https：//www. 163. com/dy/article/H761FVFM055360U6. html。

⑧ （总造林数—2021 年的 680. 196）/4。

表 1-16 我国 2020—2022 年生态红线修复投融资及修复量 单位：亿元

项目	2020 年	2021 年	2022 年
造林投资	273.7	184.9	161.13
森林抚育	85.12	91.57	91.57
防沙治沙	2.52	2.38	2.38
退耕还湿	61.44	25.12	25.12
总计	422.78	303.97	280.2

1.13.2 生物多样性保护投资需求预测

2020 年，生物多样性保护投资共计 6.70 亿元。其中，国家公园体制试点项目建设投融资 6.14 亿元，国家级自然保护区投融资 0.56 亿元。2021 年和 2022 年，生物多样性保护投融资总需求将达到 16.23 亿元。其中，国家公园体制试点项目建设投融资 14.47 亿元，较 2020 年上升 135.67%；国家级自然保护区投融资 1.76 亿元，较 2020 年上升 214.29%。

2020 年至 2022 年，我国生物多样性保护投融资资金显著上升，主要源于两方面原因：一是因为我国已初步完成国家公园的基础建设，进入国家公园成果验收阶段，新阶段对于国家公园试点有新的要求，需要大量资金满足新的发展需求；二是因为 2021 年我国各级各类自然保护地面积明显增加，自然保护区投资支出较大。

1.13.2.1 生物多样性保护投融资现状

2020 年，我国已建立国家公园试点 10 处，总面积约 22.29 万平方公里；国家级自然保护区 474 处。2020 年国家级自然保护区新增 2.36 平方千米①。

2021 年，全国各级各类自然保护地总面积约占全国陆域国土面积的 18%②，经计算约为 172.31 平方千米，新增 7.38 平方千米③。

2020 年，国家公园体制试点项目建设投融资 6.14 亿元④，国家级自然保护区投资 0.56 亿元⑤。生物多样性保护投融资共计 6.70 亿元。

2021 年下半年，国家林业和草原局将组织开展国家公园试点验收工作，对达到标准和要求的，正式设立国家公园。因此在 2021 年，仍按试点工作预测投融资需求，试点总面积约 22.29 万平方公里。2021 年国家公园试点投融资需求预计为 14.47 亿元⑥。2021 年，国家级自然保护区投资 1.76 亿元。生物多样性保护投融资共计 16.23 亿元。

---

① 《2020 年中国生态环境状况公报》。

② 《2021 年中国生态环境状况公报》。

③ 根据 2018 年自然保护区面积为 147.17 万平方公里以及各年增量计算。

④ 2020 年三江源国家公园项目支出 3.39 亿元，三江源国家公园总面积为 12.31 万平方公里，单位投资额为 0.28 万元/平方公里。

⑤ 根据 2018 年国家级自然保护区面积新增 25.13 平方千米，落实投资额为 6 亿元，可得单位面积投资额为 2387.58 万元/平方千米。

⑥ 参考 2021 年三江源国家公园管理局部门预算，项目预算支出为 7.99 亿元，三江源国家公园总面积为 12.31 万平方公里，单位投资额为 0.64 万元/平方公里。

1.13.2.2　生物多样性保护投融资资金需求

2022 年，仍按试点工作预测投融资需求，试点总面积约 22.29 万平方公里。2022 年国家公园试点投融资需求预计为 14.47 亿元①。

2022 年，假设我国新增国家级自然保护区的面积与 2021 年相同，也为 7.38 万平方千米，则 2022 年国家级自然保护区投融资为 1.76 亿元②。

综上所述，2022 年我国生物多样性保护投融资共计 16.23 亿元。

我国 2020—2022 年生物多样性保护投融资资金需求如表 1-17 所示。

表 1-17　我国 2020—2022 年生物多样性保护投融资资金需求　　单位：亿元

项目	2020 年	2021 年	2022 年
国家公园	6.14	14.47	14.47
国家级自然保护区	0.56	1.76	1.76
投融资总额	6.70	16.23	16.23

1.13.3　碳汇工程投资需求预测

2020 年，我国碳汇工程投资 3 165.21 亿元。其中，造林投资 273.7 亿元，产生碳汇量 10.58 亿吨，固碳成本为 2 891.51 亿元。2021 年，我国碳汇工程投资 3 292.32 亿元，比 2020 年上升 4.02%。其中，造林投资 184.9 亿元，比 2020 年下降 32.44%，产生碳汇量 11.37 亿吨，比 2020 年上升 10.47%，固碳成本为 3 107.42 亿元，比 2020 年上升 7.47%。

2022 年，我国碳汇工程投融资总需求将达到 3 398.71 亿元；造林投资 163.13 亿元，固碳量为 11.84 亿吨③，固碳成本为 3 235.58 亿元。2022 年我国碳汇投融资共计 3 398.71 亿元。

2020—2022 年，“双碳”目标背景下，我国碳汇工程投融资资金缓慢上升，主要源于总固碳成本的增加。2020 年至 2022 年，我国新的规划在森林覆盖率提升要求上比上一个五年计划要低，从而导致造林量较先前比有所降低，因此造林投资一直缓慢下降。

1.13.3.1　碳汇工程投融资现状

2020 年完成造林 677 万公顷，截至 2020 年我国共完成造林 9 126.75 万公顷④，全年固碳量为 10.58 亿吨⑤。

2021 年完成造林 680.196 万公顷，截至 2021 年我国共完成造林 9 806.94 万公顷，全年固碳量为 11.37 亿吨⑥。

① 参考 2021 年三江源国家公园管理局部门预算，项目预算支出为 7.99 亿元，三江源国家公园总面积为 12.31 万平方公里，单位投资额为 0.64 万元/平方公里。

② “十四五”规划纲要明确指出，要科学划定自然保护地保护范围及功能分区，并未对国家级自然保护区在数量上做进一步要求，因此大致估算认为 2021 年新增面积和 2020 年相同。

③ (407.83+9 806.94)×1 159。

④ 《2020 年中国国土绿化状况公报》。

⑤ 《2020 年全国生态气象公报》中 2020 年全国平均植被生物量为 1 159 克碳/平方米。

⑥ 按 2020 年全国平均植被生物量计算。

2020 年，造林投资 273.7 亿元[①]，固碳成本为 2 891.51 亿元[②]，碳汇投融资共 3 165.21 亿元。

2021 年，造林投资 184.9 亿元，固碳成本为 3 107.42 亿元[③]，碳汇投融资共 3 292.32 亿元。

1.13.3.2 碳汇工程投融资资金需求

根据“十四五”规划纲要，“十四五”时期森林覆盖率将达到 24.1%，2020 年年末森林覆盖率为 23.04%[④]，森林面积 2.2 亿公顷[⑤]，假设“十四五”时期每年造林数相同，2021 年中国造林面积约为 680.196 万公顷[⑥]，则预计 2022—2025 年每年需要完成造林 407.83 万公顷[⑦]，单位造林成本为 0.40 万元/公顷，2022 年我国的造林投融资资金需求为 163.13 亿元。

假设 2022 年单位面积植被的固碳量与 2021 年相同，则全年固碳量为 11.84 亿吨[⑧]，固碳成本为 3 235.58 亿元。2022 年我国碳汇投融资共计 3 398.71 亿元。

我国 2020—2022 年碳汇工程投融资资金需求及碳汇量如表 1-18 所示。

表 1-18 我国 2020—2022 年碳汇工程投融资资金需求及碳汇量

项目	2020 年	2021 年	2022 年
造林（万公顷）	677	680.19	407.83
碳汇量（亿吨）	10.58	11.37	11.84
投融资总额（亿元）	3 165.21	3 292.32	3 398.71

1.14 节能与气候变化投资需求预测

1.14.1 节能投资需求预测

2020 年我国节能投资 45.85 亿元，全国万元国内生产总值能耗比上年下降 0.1%。2021 年领导人气候峰会上我国提出将力争 2030 年前实现碳达峰、2060 年前实现碳中和的远景目标，在“十四五”开年之际，节能产业面临“双碳”目标下技术升级及推广新机遇。2021 年我国节能投资 1 503.9 亿元，实现年均全国万元国内生产总值能耗下降 2.7%的目标。预计 2022

① 假设单位面积造林成本和 2019 年一样进行估算。

② 侯元兆，王琦．中国森林资源核算研究［J］．世界林业研究，1995（3）：51-56. 我国森林固定 1 吨二氧化碳的平均成本为 273.3 元。

③ 侯元兆，王琦．中国森林资源核算研究［J］．世界林业研究，1995（3）：51-56. 我国森林固定 1 吨二氧化碳的平均成本为 273.3 元。

④ http：//www.forestry.gov.cn/sites/main/main/liuyan/liuyanhuifu.jsp？cid=20210327155034790135025。

⑤《2019 年中国国土绿化状况公报》中，至 2020 年 3 月，全国森林覆盖率达 22.96%，森林面积 2.2 亿公顷，因此 2020 年年末时的森林面积约为 2.2 亿公顷。

⑥ https：//www.163.com/dy/article/H761FVFM055360U6.html。

⑦（总造林数—2021 年的 680.196）/4。

⑧（407.83+9806.94）×1159。

年实现节能1.68亿吨标准煤，节能投融资资金需求将达到1 540.6亿元。

2020—2022年，节能投资需求由低转高，预期达千亿元级融资需求。2020年受新冠疫情影响，节能投资需求较低。2022年2月国家发展改革委等四部门发布《高耗能行业重点领域节能降碳改造升级实施指南（2022年版）》，明确了炼油、乙烯、现代煤化工等17个行业节能降碳改造的工作方向及目标。2021—2022年，在“双碳”目标、能耗严格管控背景下，传统高耗能产业面临转型压力，数据中心等新型高耗能产业绿色转型需求较大，节能减排整体需求仍然较高，预计融资需求保持在千亿元水平。

1.14.1.1 节能投融资现状

2020年我国全年能源消费总量49.8亿吨标准煤，比上年增长2.2%。煤炭消费量增长0.6%，原油消费量增长3.3%，天然气消费量增长7.2%，电力消费量增长3.1%。煤炭消费量占能源消费总量的56.8%，比上年下降0.9个百分点；天然气、水电、核电、风电等清洁能源消费量占能源消费总量的24.3%，上升1.0个百分点。2020全年国内生产总值1 015 986亿元，比上年增长2.3%，万元国内生产总值能耗水平比2019年下降0.1%①。

2021年我国全年能源消费总量52.4亿吨标准煤，比上年增长5.2%。煤炭消费量增长4.6%，原油消费量增长12.5%，电力消费量增长10.3%。煤炭消费量占能源消费总量的56%，比上年下降0.9个百分点；天然气、水电、核电、风电、太阳能等清洁能源消费量占能源消费总量的25.5%，上升1.2个百分点。2021全年国内生产总值1 143 670亿元，比上年增长8.1%，全年全国万元国内生产总值能耗比2020年下降2.7%。

2020年我国节能0.05亿吨标准煤②，节能投资为45.85亿元③。2021年我国节能1.64亿吨标准煤④，节能投资为1 503.9亿元。

1.14.1.2 节能投融资资金需求

“十四五”时期，我国能源领域经济社会发展主要目标为单位国内生产总值能源消耗降低13.5%⑤，平均每年约降低2.7%。2021年12月国务院印发《“十四五”节能减排综合工作方案》指出，到2025年，能源消费总量得到合理控制。结合2020年、2021年国内生产总值能源消耗情况，预计2022年我国万元GDP能耗为0.51吨标准煤/万元。国际货币基金组织（IMF）在2022年4月《全球经济展望报告》中预测中国2022年GDP将增长4.4%，则我国GDP将达到119.4万亿元。综上所述，2022年我国需节能1.68亿吨标准煤，节能投资需求达到1 540.6亿元。

① 《2020年国民经济和社会发展统计公报》。

② 根据国民经济和社会发展统计公报推算，2019年国内生产总值能耗水平为0.54吨标准煤/万元，2020年万元国内生产总值能耗水平下降0.1%，2020年全年国内生产总值1 015 986亿元。

③ 根据国家发展改革委2018年2月颁布的《国家重点节能低碳技术推广目录》（2017年本，节能部分），2017年重点节能技术未来五年预计总投入为11 466亿元，平均每年投资为2 293亿元，预计每年可节能2.5亿吨标准煤，折合节能投资成本为917元/吨标准煤。

④ 根据国民经济和社会发展统计公报推算，2020年万元GDP能耗水平为0.53吨标准煤/万元，2021年万元GDP能耗水平下降2.7%，2021年全年国内生产总值1 143 670亿元。

⑤ 《中华人民共和国国民经济和社会发展第十四个五年规划和2035年远景目标纲要》。

我国2020—2022年节能投融资及节能量如表1-19所示。

表1-19 我国2020—2022年节能投融资与节能量

项目	2020年	2021年	2022年
万元GDP能耗值（吨标准煤）	0.54	0.52	0.51
节能量（亿吨标准煤）	0.05	1.64	1.68
投资（亿元）	45.85	1 503.9	1 540.6

1.14.2 二氧化碳减排投资需求预测

2020年我国碳减排量为13.66亿吨，较2019年下降75.16%，投资需求为390.68亿元，较2019年。2021年我国碳减排量为51.34亿吨，较2020年增长275.84%，投资需求为2 184.1亿元，较2020年增长459.1%。2022年我国碳减排量为46.83亿吨，较2021年下降8.8%，碳减排投资的总资金需求为2 051.15亿元，较2021年下降6.1%。

2021—2022年，二氧化碳减排投资需求较2020年增幅明显，在千亿级水平保持平稳增速。2021年，我国碳排放权交易平台正式启动，碳交易市场进一步活跃，2022年8月，国家发展改革委、工信部、生态环境部等六部门印发《工业领域碳达峰实施方案》，提出构建绿色低碳供应链、加快工业绿色低碳技术变革、主动推进工业领域数字化转型等政策指引，工业领域细分行业减排投资需求增强。受到减污降碳、落实2030年应对气候变化国家自主贡献目标等碳强度控制政策目标影响，二氧化碳减排投资需求较强。

1.14.2.1 二氧化碳减排投融资现状

《中国应对气候变化的政策与行动2020年度报告》显示，2019年我国万元生产总值二氧化碳排放较2005年降低约47.9%，相较于2018年下降4.1%，相当于减排56.96亿吨二氧化碳①。2020年，中国宣布国家自主贡献新目标举措，到2030年，中国单位GDP二氧化碳排放将比2005年下降65%以上。

2020年我国万元国内生产总值二氧化碳排放下降1.0%②，可推断2020年二氧化碳减排量为13.66亿吨③。2020年碳交易年平均成交价格为28.6元/吨④，则2020年投资额为390.68亿元。2021年全国万元国内生产总值二氧化碳排放下降3.8%⑤，可推断2021年二氧化碳减排量为51.39亿吨。2021年碳交易年平均成交价格为42.5元/吨⑥，则2021年投资额为2 184.01亿元。

1.14.2.2 二氧化碳减排投融资资金需求

2021年10月国务院印发《2030年前碳达峰行动方案》指出，到2025年，单位国内生产总

① http://www.tanpaifang.com/tanguwen/2019/1127/66507.html按照2018年减排幅度、减排量换算。
② 《2020年国民经济和社会发展统计公报》。
③ 同2019年推算值计算方法。
④ http://www.tanpaifang.com/tanguwen/2021/0410/77392.html。
⑤ 万元国内生产总值二氧化碳排放按2020年价格计算。
⑥ http://www.xbhjzlgcw.com/news/show.php?itemid=903。

值二氧化碳排放比2020年下降18%，为实现碳达峰奠定坚实基础，则“十四五”时期年均下降指标为3.6%。2022年，我国碳减排量预计将达46.83亿吨①。截至2022年7月15日，全国碳市场配额累计成交量1.94亿吨，累计成交额近85亿元②，则平均碳价43.8元/吨，据此计算2022年二氧化碳减排投资资金需求将达到2 051.15亿元。

我国2020—2022年碳减排投融资及碳减排量如表1-20所示。

表1-20　我国2020—2022年碳减排投融资及碳减排量

项目	2020年	2021年	2022年
碳减排量（亿吨）	13.66	52.78	46.83
投资（亿元）	390.68	2 184.01	2 051.15

1.15　节水投资需求预测

2020年我国工业节水和农业节水投资共3 668亿元，较2019年增长84.41%。其中，工业节水216.42亿立方米，较2019年增长96.67%；农业节水20.4亿立方米，较2019年增长9.6%。

2021年我国工业节水和农业节水投资共1 598.65亿元，较2020年下降56.42%；工业节水量为79.72亿立方米，较2020年下降63.17%；农业节水量为23.97亿立方米，较2020年增长17.5%。

预计2022年我国节水投融资的资金需求为1 098.17亿元，节水1 098.17亿立方米，其中工业节水60.83亿立方米，农业节水10.2亿立方米。2020—2022年，节水投融资需求降低，主要原因是受新冠疫情、降水偏丰等因素影响，工业部门生产经营波动较大。随着疫情防控措施的有效推进，2021—2022年，工业部门生产经营活动趋向平稳，工业和农业节水技术已达到一定水平，节水潜力在不断缩减。

1.15.1　节水投融资现状

2020年全国用水总量5 812.9亿立方米，比2019年下降3.5%。其中：生活用水863.1亿立方米，占用水总量的14.9%；工业用水1 030.4亿立方米，占用水总量的17.7%；农业用水3 612.4亿立方米，占用水总量的62.1%。2020年我国工业节水79.72亿立方米，农业节水23.97亿立方米，全国人均综合用水量412立方米，万元工业增加值（当年价）用水量57.2立方米，比上年上涨36.2%③。全年新增耕地灌溉面积43万公顷，新增高效节水灌溉面积160万

① 根据推算出的2021年单位国内生产总值二氧化碳强度及3.6%的下降目标进行推算。

② https://export.shobserver.com/baijiahao/html/508430.html。

③ 《2020年中国水资源公报》。

公顷①。2020 年我国工业节水投资达 3 361.04 亿元②，农业节水投资达 306.96 亿元③，2020 年工业节水投资和农业节水投资共 3 668 亿元。

2021 年全国总用水量 5 921 亿立方米，比 2020 年增长 1.9%。其中，生活用水 909.4 亿立方米，增长 5.3%，占用水总量的 15.4%；工业用水 1 049.6 亿立方米，增长 2.0%，占用水总量的 17.7%；农业用水 3 644.3 亿立方米，增长 0.9%，占用水总量的 61.5%；人工生态环境补水 316.9 亿立方米，增长 2.9%，占用水总量的 5.4%。万元国内生产总值用水量 54 立方米，比上年下降 5.8%。万元工业增加值用水量 31 立方米，比上年下降 7.0%。人均用水量 419 立方米，比上年增长 1.8%。全年新增耕地灌溉面积 46 万公顷，新增高效节水灌溉面积 188 万公顷④。2021 年我国工业节水 79.72 亿立方米⑤，农业节水 23.97 亿立方米⑥，我国工业节水投资达到 1 238 亿元，农业节水投资达到 360.68 亿元⑦，2021 年工业节水投资和农业节水投资共 1 598.68 亿元。

1.15.2 节水投融资资金需求

“十三五”期间，全国新增高效节水灌溉面积共 11 060 万亩，依据《“十四五”节水型社会建设规划》，“十四五”时期现代农业农村建设目标中新增高效节水灌溉面积 0.6 亿亩，年均新增 1 200 万亩，则农业年预期节水量为 10.2 亿立方米。

2021 全年全部工业增加值 372 575 亿元，比上年增长 9.6%。考虑到新冠肺炎疫情对工业企业造成的影响，结合 2020 年、2021 年工业增加值增长率 5.7%、2.4%，取近三年平均工业增加值增长率数值对 2022 年节水投融资进行测算。若 2022 年工业增加值保持 5.9%的水平，且工业需水量按工业增加值的增速同比例增长，2022 年全年全部工业增加值预期为 393 812 亿元，2022 年我国工业需水量为 1 111.53 亿立方米。

“十四五”时期，规模以上工业单位增加值能耗下降 13.5%，万元工业增加值用水量下降 16%，暂用 2021 年万元工业增加值（当年价）28.2 立方米估计用水需求为 1 050.7 亿立方米，则工业节水预测值为 60.83 亿立方米。

---

① 《2020 年国民经济和社会发展统计公报》。

② 根据工业和信息化部、水利部、全国节约用水办公室 2016 年发布的《国家鼓励的工业节水工艺、技术和装备目录（第二批）》测算，项目总投资为 201 146.6 万元，预计年节水总量为 12 951.3 万立方米，折合工业节水投资成本为 15.53 元/吨。

③ 根据 2017 年 2 月 14 日水利部、国家发展改革委等 5 部门联合印发的《“十三五”新增 1 亿亩高效节水灌溉面积实施方案》，“十三五”时期，全国新增高效节水灌溉面积 1 亿亩总投资约 1 279 亿元，可新增年节水能力 85 亿立方米，则农业节水投资成本折合 1 279 元/亩。

④ 《2021 年国民经济和社会发展统计公报》。

⑤ 根据《2021 年国民经济和社会发展统计公报》，2021 年我国工业增加值为 372 575 亿元，比 2020 年增长 9.6%，假定工业需水量按工业增加值的增速同比例增长，则 2021 年工业需水量为 1 129.32 亿立方米，实际 2021 年工业用水量为 1 049.6 亿立方米。

⑥ 根据 2017 年 2 月 14 日水利部、国家发展改革委等 5 部门联合印发的《“十三五”新增 1 亿亩高效节水灌溉面积实施方案》，“十三五”时期，全国新增高效节水灌溉面积 1 亿亩总投资约 1 279 亿元，可新增年节水能力 85 亿立方米，则农业灌溉每亩节水 85 立方米。

⑦ 根据 2017 年 2 月 14 日水利部、国家发展改革委等 5 部门联合印发的《“十三五”新增 1 亿亩高效节水灌溉面积实施方案》，“十三五”时期，全国新增高效节水灌溉面积 1 亿亩总投资约 1 279 亿元，可新增年节水能力 85 亿立方米，则农业节水投资成本折合 1 279 元/亩。

综上所述，2022年工业节水预测值为60.83亿立方米，投资需求为944.69亿元；农业节水预测值为10.2亿立方米，投资需求为153.48亿元。2022年我国节水投融资的资金需求为1 098.17亿元，节水1 098.17亿立方米。

我国2020—2022年工业和农业节水投融资及节能量如表1-21所示。

表1-21 我国2020—2022年工业和农业节水投融资及节水量

节水类别	2020年		2021年		2022年	
	完成投资（亿元）	节水量（亿立方米）	完成投资（亿元）	节水量（亿立方米）	资金需求（亿元）	节水量（亿立方米）
工业	3 361.04	216.42	1 238.05	79.72	944.69	60.83
农业	306.96	20.40	360.60	23.97	153.48	10.2
合计	3 668	236.82	1 598.65	103.69	1 098.17	71.03

1.16 绿色建筑投资需求预测

2020—2021年，我国绿色建筑投融资的年均资金需求将达到281.14亿元，每年新增绿色建筑3.68亿平方米，2022年绿色建筑预测值为1 406.8亿元。由于2020年度属于“十三五”规划的收尾阶段，绿色建筑增量与上一年度持平。建筑物在建造和运行过程中消耗大量的自然资源和能源，是温室气体排放的主要来源之一，绿色建筑对空间的绿色化高效利用符合减污降碳的发展要求。

2020—2022年绿色建筑投资需求增幅显著。在《“十四五”建筑节能与绿色建筑发展规划》中既有建筑节能改造面积、建设超低能耗、近零能耗建筑、城镇新建建筑中装配式建筑比例、新增建筑太阳能光伏装机容量等约束指标指引下，装配式PC建筑、光伏建筑一体化等成为提升绿色建筑质量、促进双碳目标实现的投资需求增长点。

1.16.1 绿色建筑投融资现状

建筑业是能耗和碳排放较多的行业，2020年住建部、国家发展改革委等多部门发布的《绿色建筑创建行动方案》提出：到2022年，当年城镇新建建筑中绿色建筑面积占比达到70%。《中共中央办公厅、国务院办公厅关于推动城乡建设绿色发展的意见》明确了城乡建设绿色发展蓝图。通过加快绿色建筑建设，转变建造方式，积极推广绿色建材，推动建筑运行管理高效低碳，实现建筑全寿命期的绿色低碳发展，将极大促进城乡建设绿色发展。

2020—2021年，我国每年新增绿色建筑面积3.68亿平方米①，每年用于新增绿色建筑的投

① “十三五”规划提出，到2020年我国新增绿色建筑面积20亿平方米以上，据《住房城乡建设部办公厅关于2016年建筑节能与绿色建筑工作进展专项检查情况的通报》可知2016年已新增5亿平方米，2017年已增3.75亿平方米，2018年已增3.89亿平方米。假设其余新增绿色建筑面积按每年相同计算。

资额达 309.96 亿元[①]。据测算，单年新增的 3.68 亿平方米绿色建筑，形成节能能力 1 416.8 万吨标准煤，减排 3 713.12 万吨二氧化碳[②]。

自 2021 年 6 月起，住房和城乡建设部门按照《绿色建筑标识管理办法》（建标规〔2021〕1 号）认定绿色建筑项目，授予绿色建筑标识证书。绿色建筑项目申请单位可根据不同应用场景自行制作绿色建筑标识标牌。《关于印发绿色建筑创建行动方案的通知》（建标〔2020〕65 号）指出，到 2022 年，当年城镇新建建筑中绿色建筑面积占比达到 70%。“全国绿色建材评价标识管理信息平台”数据显示，截至 2022 年 8 月，全国绿色建材三星级评价机构共 4 家，一、二星级评价机构共 85 家。

1.16.2　绿色建筑投融资资金需求

2020 年，我国需新增绿色建筑 3.68 亿平方米[③]，其中，住宅面积 1.80 亿平方米（49%），公共建筑面积 1.88 亿平方米（51%）[④]。截至 2020 年年底，全国城镇新建绿色建筑占当年新建建筑面积比例达到 77%，累计建成绿色建筑面积超过 66 亿平方米，累计建成节能建筑面积超过 238 亿平方米，节能建筑占城镇民用建筑面积比例超过 63%，全国新开工装配式建筑占城镇当年新建建筑面积比例为 20.5%。国务院确定的各项工作任务和“十三五”建筑节能与绿色建筑发展规划目标圆满完成[⑤]。

根据《2015 年度绿色建筑评价标识统计报告》对合理项目进行的绿色建筑增量成本统计分析得出，一星级住宅、公建增量成本分别为 25.14 元/平方米和 33.8 元/平方米，二星级住宅、公建增量成本分别为 64.23 元/平方米和 111.47 元/平方米，三星级住宅、公建增量成本分别为 135.92 元/平方米和 233.92 元/平方米。

假设 2021 年与 2015—2020 年水平一致[⑥]，新增绿色建筑为一星级的占 45%，对于住宅建筑的投资达到 25.14 元/平方米，对于公共建筑的投资达到 33.8 元/平方米，因此 2021 年用于一星级绿色建筑的投资达到 49.06 亿元；新增绿色建筑为二星级的占 40%，对于住宅建筑的投资达到 64.23 元/平方米，对于公共建筑的投资达到 111.47 元/平方米，因此 2021 年用于二星级绿色建筑的投资达到 129.83 亿元；新增绿色建筑为三星级的占 15%，对于住宅建筑的投资达到 135.92 元/平方米，对于公共建筑的投资达到 233.92 元/平方米，因此 2021 年用于三星级绿色建筑的投资达到 102.25 亿元。

---

① 假设住宅、公共建筑占比与 2015 年相同，一星、二星、三星级建筑占比与 2015 年相同，增量成本参考《2015 年度绿色建筑评价标识统计报告》。

② 参考 http：//www.luaninfo.com/News/zwxx/2019/03/13/092816825106.html，安徽省某市建成节能建筑 8 556.3 万平方米，形成节能能力约 329.42 万吨标准煤、减少二氧化碳排放 863.07 万吨。则每一万平方米平均形成节能能力 0.038 5 万吨标准煤、平均减少排放 0.100 9 万吨二氧化碳。

③ 根据“十三五”规划，2016—2020 年新增绿色建筑 20 亿平方米以上，2016 年已新增 5 亿平方米，2017 年已增 3.75 亿平方米，2018 年已增 3.89 亿平方米。假设其余新增绿色建筑面积按每年相同计算。

④ 假设住宅、公共建筑占比与 2015 年相同。

⑤ “十四五”建筑节能与绿色建筑发展规划。

⑥ http：//huanbao.bjx.com.cn/news/20160607/740409.shtml。

《“十四五”建筑节能与绿色建筑发展规划》指出，到2025年，完成既有建筑节能改造面积3.5亿平方米以上，建设超低能耗、近零能耗建筑0.5亿平方米以上，装配式建筑占当年城镇新建建筑的比例达到30%，全国新增建筑太阳能光伏装机容量0.5亿千瓦以上，地热能建筑应用面积1亿平方米以上，城镇建筑可再生能源替代率达到8%，建筑能耗中电力消费比例超过55%。

《黄浦区建筑节能和绿色建筑示范项目专项扶持办法》符合超低能耗建筑示范的项目，每平方米补贴300元。以建设超低能耗、近零能耗建筑0.5亿平方米为基础计算补贴额，“十四五”时期年均20亿元。据测算，平均每平方米的节能改造费用为194元[①]，则“十四五”时期年均完成既有建筑节能改造投资135.8亿元。太阳能光伏发电每平方米发电量为120W，每平方米造假价在1 500元左右[②]，则0.5亿千瓦建设目标共需投资6 255亿元，则“十四五”时期年均新增建筑太阳能光伏投资需求为1 251亿元。结合以上三项指标，2022年绿色建筑投资需求为1 406.8亿元[③]。

我国2020—2022年绿色建筑投融资需求如表1-22所示。

表1-22　我国2020—2022年绿色建筑投融资需求

单位：亿元

项目	2020年	2021年	2022年
投融资需求	281.14	281.14	1 406.8

1.17　新能源汽车投资需求预测

2020年，我国新能源汽车投融资的总资金需求达1 756.71亿元，较2019年增加56.21%。其中，新能源汽车产能达136.6万辆，比2019年增加9.4%；新建公共充电桩85.5万台。

2021年，我国新能源汽车投融资的总资金需求达到2 783.81亿元，较2020年增加58.47%，新能源汽车产能达354.5万辆，比2020年增加159.52%，新建公共充电桩39.6万台。

2022年，我国新能源汽车投融资的总资金需求达到3 950.04亿元，较2021年增加41.89%，新能源汽车产能达500万辆，比2021年增加41.04%，新建公共充电桩64.3万台。

2020—2022年新能源汽车投资呈上升趋势。受2020年年初新冠疫情影响，新能源汽车销量下降。2020年3月31日，国务院常务会议明确将原本于2020年年底全部退出的新能源汽车购置补贴延长两年，同时新能源汽车免征购置税政策也延长两年。2022年国务院常务会议决定，将免征新能源汽车购置税政策再次延期，延至2023年年底。为保持新能源汽车消费其他相关支持的政策稳定，还将继续免征车船税和消费税，包括在上路权限、牌照指标等方面也将予

① 徐李璐邑．既有建筑节能改造的成本研究与政策建议［J］．未来与发展，2016，40（10）：39-42。

② http：//www.tygss.com/news/show-124891.html。

③ 根据《“十四五”建筑节能与绿色建筑发展规划》约束指标，取前三项既有建筑节能改造、建设超低能耗、近零能耗建筑、新增建筑太阳能光伏装机容量估算绿色建筑投资预测值。

以支持。政策支持使新能源汽车产销增长，随着碳达峰与碳中和各项政策的持续推进，新能源汽车产业投资需求进一步增加。

1.17.1 新能源汽车投融资现状

2020 年我国新能源汽车产销分别完成 136.6 万辆和 136.7 万辆，同比分别增长 7.5%和 10.9%。中国电动汽车充电基础设施促进联盟统计数据显示，2020 年全年，国内充电基础设施增量为 46.2 万台，公共充电基础设施增量同比增长 12.4%，但随车配建充电设施增量依然不高，同比下降 24.3%。截至 2020 年 12 月，全国充电基础设施累计数量为 168.1 万台，同比增加 37.9%。另根据公安部发布的最新数据，截至 2020 年年底，全国新能源汽车保有量达 492 万辆，若按照这一数据计算，目前的车桩比约为 3：1①，离国家提出车桩比 1：1 的目标仍有差距。

根据工信部 2022 年 1 月 13 日发布的《2021 年 12 月汽车工业经济运行情况》，2021 年，新能源汽车产销分别完成 354.5 万辆和 352.1 万辆。从 2020 年 12 月到 2021 年 11 月，月均新增公共类充电桩约 3.3 万台②，则全年新增充电公共类充电桩 39.6 万台。2021 年新能源汽车产能投资 2 672.93 亿元，新增充电公共类充电桩投资 110.88 亿元。

1.17.2 新能源汽车投融资资金需求

2020 年国务院常委会会议通过了《新能源汽车产业发展规划（2021—2035 年）》指出，到 2025 年，新能源汽车新车销售量达到汽车新车销售总量的 20%左右。从 2021 年起，国家生态文明试验区、大气污染防治重点区域的公共领域新增或更新公交、出租、物流配送等车辆中新能源汽车比例不低于 80%③。到 2025 年，新能源汽车新车销售量达到汽车新车销售总量的 20%左右，到 2030 年，当年新增新能源、清洁能源动力的交通工具比例达到 40%左右，乘用车和商用车新车二氧化碳排放强度分别比 2020 年下降 25%和 20%以上④。

截至 2021 年年底，全国新能源汽车保有量 784 万辆，充电桩保有量 261.7 万台，车桩比 3：1，仍存在较大的缺口⑤。2016—2020 年我国充电桩增速分别为 248.5%、93.9%、74.2%、56.9%、37.9%⑥，“碳中和”背景叠加我国政策驱动下新能源汽车保有量地增长，在车桩比 1：1 的目标下充电桩需求将会加速扩大。2019 年我国车桩比为 3.5：1⑦，2020—2021 年车桩比为 3：1。中国新能源汽车销量今年上半年达到 260 万辆，同比增长 115.58%⑧，以此推算 2022

---

① http：//www. caam. org. cn/search/con_5233035. html。

② https：//baijiahao. baidu. com/s? id=1721223513356621641&wfr=spider&for=pc。

③ https：//www. miit. gov. cn/xwdt/szyw/art/2020/art_4390362916324365a260ed97d7558f18. html。

④《工业领域碳达峰实施方案》。

⑤ http：//news. sohu. com/a/577231550_250147。

⑥ https：//www. diandong. com/news/151704. html。

⑦ https：//bg. qianzhan. com/report/detail/300/200707-b8cb6a6f. html。

⑧ http：//bj. people. com. cn/n2/2022/0828/c14540-40099913. html。

年我国新能源车销量约500万辆，新增产能投资成本为3 770亿元。结合2021年新能源汽车保有量，则2022年新能源汽车将达到1 304辆，若车桩比仍保持2：1计算则需要652万台。近年来，公共充电桩与私人充电桩数量接近相等①，则需要公共充电桩326万台。结合已有充电桩数量推算，2022年预计新建公共充电桩64.3万台，投资需求达180.04亿元②。

综上所述，2020—2022年我国新能源汽车投融资需求为3 950.04亿元。

我国2020—2022年新能源汽车投融资及新增汽车产能和公共充电桩如表1-23所示。

表1-23　我国2020—2022年新能源汽车投融资及新增汽车产能和公共充电桩数量

类别	2020年		2021年		2022年	
	完成投资（亿元）	新增量	完成投资（亿元）	新增量	资金需求（亿元）	新增量
新能源汽车产能（万辆）	1 029.96	136.6	2 672.93	354.5	3 770	500
新增公共充电桩（万个）	726.75	85.5	110.88	39.6	180.04	64.3
合计	1 756.71		2 783.81		3 950.04	

① https：//bg.qianzhan.com/report/detail/300/200707-b8cb6a6f.html。

② https：//www.diandong.com/news/151704.html。单个充电桩年平均营业开销加成本分摊在2.8万元左右。

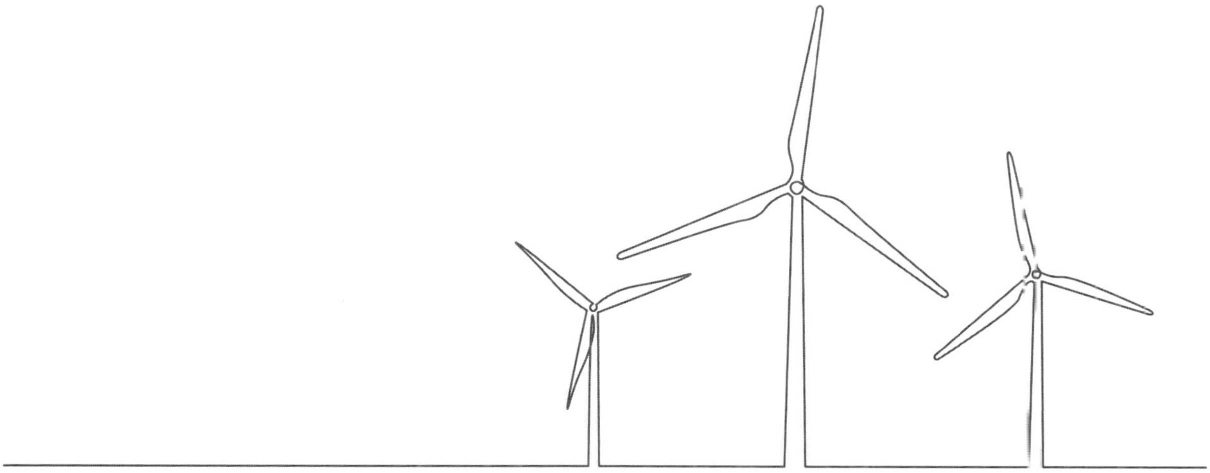

2 绿色金融市场与产品

2.1 绿色信贷

2021年，我国经济实现“十四五”良好开局，绿色低碳理念更加深入人心。经过多年实践，我国绿色金融总体政策框架日臻完善，融资工具不断丰富，市场规模持续扩容。绿色信贷作为我国绿色金融体系中最为成熟的融资模式，仍是绿色金融发展的中坚力量。“双碳”目标引领下，绿色信贷进入以“减碳”为重心的发展新阶段。随着银行业金融机构评价体系的进一步完善、碳减排支持工具等货币政策工具的相继推出，金融机构信贷资源加速向绿色低碳领域倾斜。

2.1.1 政策体系不断完善

（一）完善双碳顶层设计，为绿色信贷发展指明方向

2021年9月22日，中共中央、国务院印发《关于完整准确全面贯彻新发展理念做好碳达峰碳中和工作的意见》，明确了达成“双碳”目标的路线图和施工图。10月26日，国务院印发《2030年前碳达峰行动方案》，就推进碳达峰工作部署了实施能源绿色低碳转型行动、节能降碳增效行动、工业领域碳达峰行动、交通运输绿色低碳行动等十项重点任务。顶层设计引领下，绿色信贷进入以“减碳”为重心的发展新阶段。根据中国人民银行统计，2021年末投向具有直接和间接碳减排效益项目的绿色贷款占比达到67%。

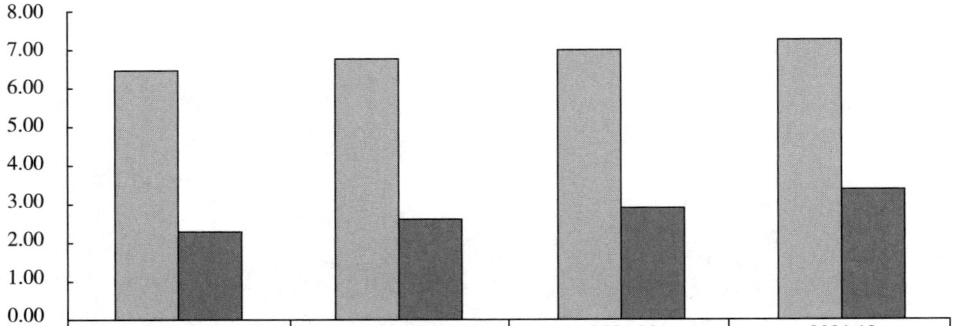

	2021.03	2021.06	2021.09	2021.12
直接减排效益项目	6.47	6.79	6.98	7.3
间接减排效益项目	2.29	2.58	2.91	3.36

图 2-1　投向具有直接和间接碳减排效益项目的绿色贷款

（资料来源：中国人民银行、工商银行湖州市分行整理）

（二）完善标准体系建设，支持绿色信贷规范运行

2021 年 2 月，中国人民银行、市场监管总局、银保监会和证监会四部门联合印发《金融标准化“十四五”发展规划》，提出要加快完善绿色金融标准体系，丰富绿色金融产品与服务标准。5 月 24 日，生态环境部印发《环境信依法披露制度改革方案》，统一规范环境信息依法披露主体内容和途径。8 月，中国人民银行发布《金融机构环信息披露指南》，对金融机构的环境信息披露形式、频次、内容作出要求与指引，部分试验区如湖州已经实现了辖内金融机构环境信息披露。11 月 2 日，国务院出台《关于深入打好污染防治攻坚战的意见》，提出为支持绿色信贷规范化运行提供制度保障。

（三）完善激励政策，激发绿色信贷内生活力

一是严格评价机制。2021 年 5 月 27 日，中国人民银行发布《银行业金融机构绿色金融评价方案》，明确将评价结果纳入央行金融机构评级等相关政策和审慎管理工具，大力推动银行业金融机构积极参与绿色金融实践。

二是明确激励机制。11 月 12 日，中国人民银行印发《关于设立碳减排支持工具有关事宜的通知》，采用“先借后贷”的方式向金融机构提供低成本资金，引导金融机构为具有显著碳减排效应的项目提供优惠利率融资。截至 2022 年 6 月，中国人民银行已向有关金融机构发放碳减排支持工具资金 18 276 亿元，支持发放碳减排贷款 3 045 亿元。11 月 21 日，中国人民银行联合国家发展改革委、能源局又设立 2 000 亿元专项再贷款，向煤炭安全高效绿色智能开采、煤炭清洁高效加工、煤电清洁高效利用、工业清洁燃烧和清洁供热、民用清洁采暖、煤炭资源综合利用和大力推进煤层气开发利用七大领域提供优惠贷款。到 2022 年 6 月，上述两项政策工具带动减排二氧化碳当量逾 6 000 万吨。

（四）地方出台特色政策，多渠道强化政策激励

各地政府部门结合区域实际推出各具特色的绿色金融支持与激励政策。如湖州市开展绿色金融立法，出台了全国地市级首部绿色金融促进条例——《湖州市绿色金融促进条例》，明确

碳减排与碳金融的政策措施，将碳排放信息披露、项目碳评价、企业碳评价等前瞻信制度列入地方法规。宁夏出台《自治区支持九大重点产业加快发展若干财政措施（暂行）》，对成效显著的金融机构按照新增绿色贷款额度的0.03%给予奖励。广西壮族自治区南宁市出台《南宁市促进金融业高质量发展若干政策》，强化金融机构（企业）评价激励机制，每年对绿色金融改革创新工作进行评价并给予最高80万元奖励。

与此同时，绿色金融区域合作与协同发展趋势加强。长三角生态绿色一体化发展示范区①发布《长三角生态绿色一体化发展示范区绿色金融发展实施方案》，提出要通过3年努力，基本建立示范区内跨区域绿色金融合作机制。广州出台《广州市关于推进共建粤港澳大湾区国际金融枢纽实施意见》和《广州市关于推进共建粤港澳大湾区国际金融枢纽三年行动计划（2021—2023年）》，通过设立试点、推动信息共享、财政补贴等举措，从完善现代金融服务体系和推进金融市场互联互通两方面着手深化大湾区内绿色金融合作。

2.1.2 市场稳步发展

2021年年末，我国本外币绿色贷款②余额达到15.9万亿元，同比增长33.05%，高于各项贷款增速21.7个百分点；绿色贷款全年增加3.95亿元，占同期企事业单位贷款增量的32.54%，比去年提升18.31个百分点，如图2-2所示。从占比来看，2019—2021年，我国绿色贷款占企事业贷款比重呈波动上升趋势，2021年年末为12.96%，较年初提升2.16个百分点，如图2-3所示。

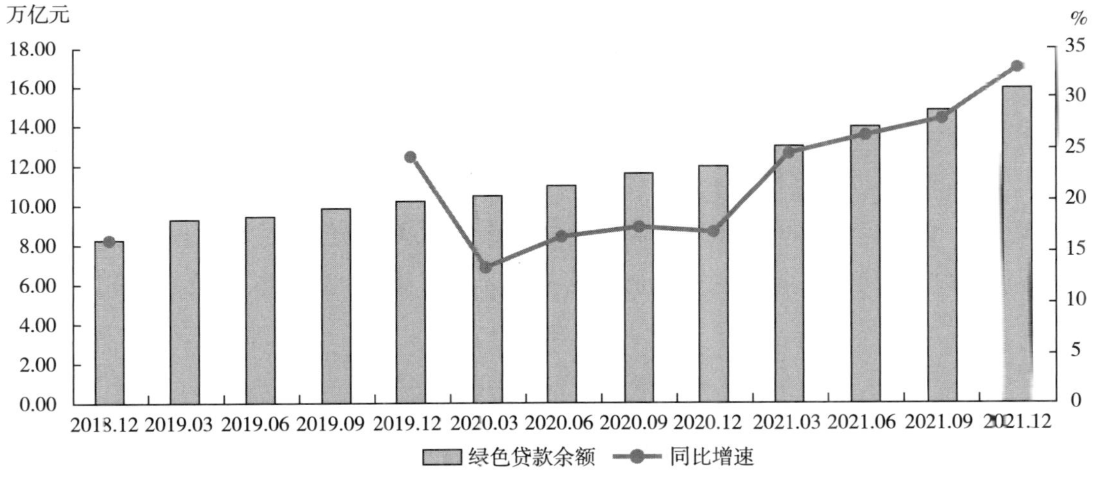

图2-2 绿色信贷余额及同比增速

（资料来源：中国人民银行、工商银行湖州市分行整理）

---

① 长三角生态绿色一体化发展示范区由国务院于2019年10月25日批复并于11月1日揭牌成立，范围包括上海市青浦区、江苏省苏州市吴江区、浙江省嘉兴市嘉善县，面积约2 300平方公里。

② 绿色贷款是指金融机构为支持环境改善、应对气候变化和资源节约高效利用等经济活动，发放给企（事）业法人、国家规定可以作为借款人的其他组织或个人，用于投向节能环保、清洁生产、清洁能源、生态环境、基础设施绿色升级和绿色服务等领域的贷款。

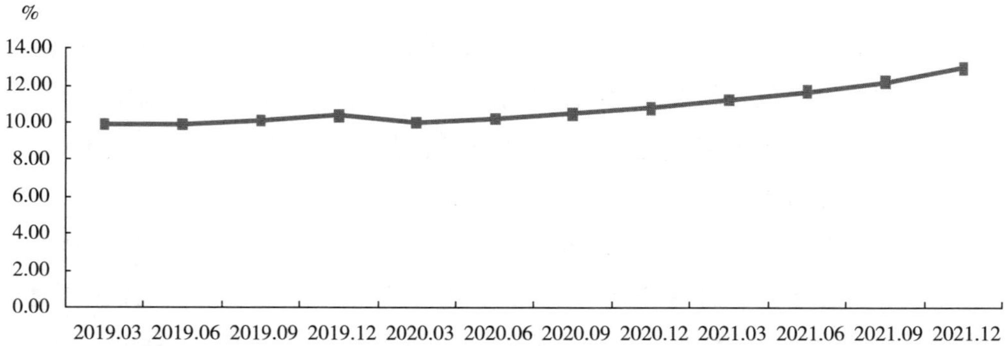

图 2-3 绿色信贷占企事业单位贷款比重

（资料来源：中国人民银行、工商银行湖州分行整理）

分用途看，基础设施绿色升级产业贷款和清洁能源产业贷款余额分别为 7.4 万亿元和 4.21 万亿元，同比分别增长 28.3%和 31.7%，如图 2-4 所示。

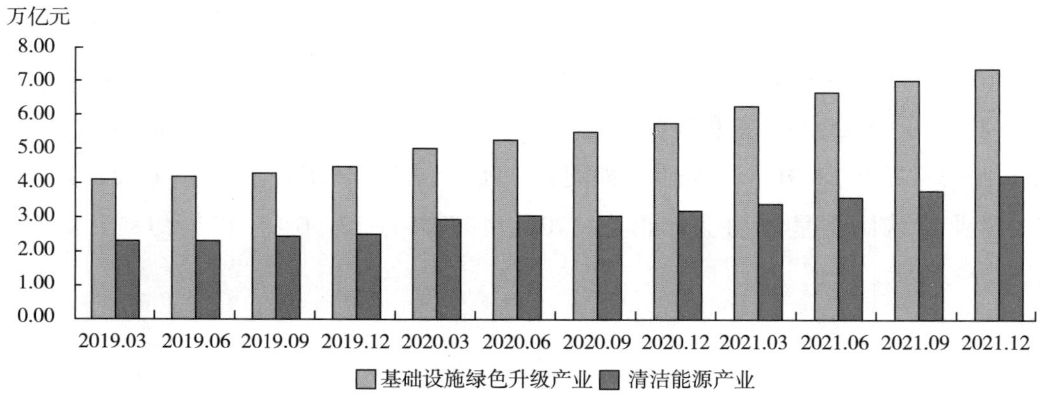

图 2-4 基础设施绿色升级、可再生及清洁能源领域绿色信贷

（资料来源：中国人民银行、工商银行湖州市分行整理）

分行业看，交通运输、仓储和邮政业绿色贷款余额 4.13 万亿元，同比增长 14.2%；电力、热力、燃气及水生产和供应业绿色贷款余额 4.41 万亿元，同比增长 25.7%，如图 2-5 所示。

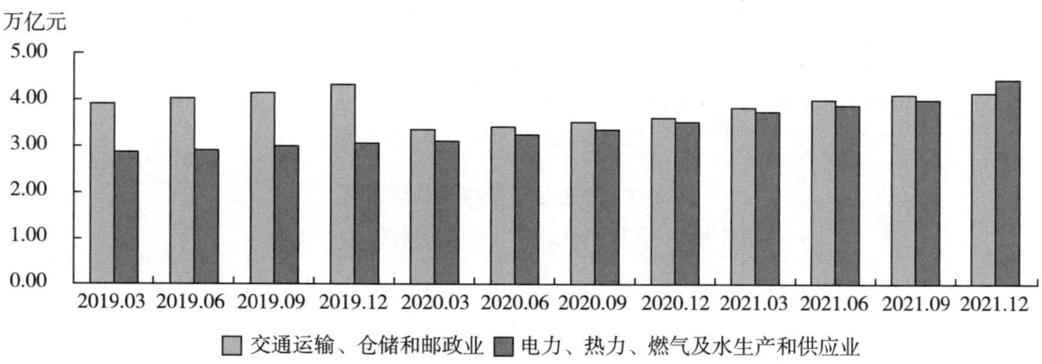

图 2-5 交运仓储邮政业及电、热、气、水供应业绿色信贷情况

（资料来源：中国人民银行、工商银行湖州市分行整理）

2.1.3 产品和服务持续创新

2021年，金融机构积极投身绿色信贷创新实践，一是以多元信贷方式来支持绿色金融新兴细分领域；二是基于环境和生态资源权益创新担保方式；三是可持续挂钩贷款发展完善，将融资成本与事先设定的可持续发展目标达成情况相挂钩，激励借款人推进低碳转型。

（1）聚焦绿色金融细分领域的专项支持融资

随着绿色发展理念的延伸，绿色信贷的着眼点从环境保护、污染防治等传统支持领域扩展至应对气候变化、低碳转型、生物多样性保护等新兴前沿领域，绿色信贷内涵更加丰富广阔。工商银行天津分行通过参贷银团贷款方式为生物多样性保护提供资金支持，为天津北部山区生态保护提供长达25年、37.5亿元的长期融资支持。重庆市加强绿色建筑产业信贷产品研发，推出“绿色建筑设计贷”“绿色建筑施工贷”“绿色建筑运营贷”“绿色建筑改造贷”等金融产品，针对居民绿色建筑消费需求开展住房租赁金融服务创新。恒生银行成为首家提供绿色按揭服务的外资银行。浙江湖州安吉县制定“农村住房绿色建筑”认定标准，并推出全国首个“农房绿色建筑贷”，支持农房新建和绿色化改造。

（2）以各类环境资源权益为抵质押的担保创新

如工商银行湖州分行向电力行业企业发放碳排放权配额质押贷款，帮助企业盘活碳配额资产，并进一步探索打通碳排放权质押、外债登记、跨境人民币结算环节，引入境外资金，发放了浙江省内首笔碳配额质押跨境人民币融资。围绕生态产品价值转化，中国银行丽水分行结合地方GEP核算数据，面向“农林牧渔产品、生态能源、水源涵养、土壤保持等GEP核算指标对应行业客户，推出“GEP生态价值贷”。福建省通过政银合作推出“节水贷”，以“取水权”质押的新型担保方式向节水企业、节水项目及节水服务类经济活动提供优惠利率信贷支持。兴业银行南平分行推出“碳汇贷”，约定林业碳汇远期效益回购。山西临汾大宁县农商行推出“惠宁林益贷”，开展公益林补偿收益权质押贷款试点。

（3）与可持续发展目标挂钩的信贷模式创新

随着信贷模式创新步伐加快，其支持领域由“绿色”逐渐向“低碳转型”延伸。华夏银行承接世界银行“京津冀大气污染防治融资创新项目”，将资金支付与项目实施的环境效益相关联，在平衡经济效益和环境效益后确定贷款条件。邮储银行山西省分行向某热电公司发放3年期贷款1亿元，设定利率与企业可再生能源发电新增装机容量指标完成度相挂钩的绩效目标；浦发银行太原分行向某电力企业发放2年期贷款8 000万元，并约定将贷款利率与企业碳减排效益挂钩。兴业银行成都分行向某企业发放2 500万元的“碳足迹”挂钩贷款，将融资成本与企业碳排放表现挂钩。以财务成本与碳收益的双重激励来调动企业减排积极性，帮助企业低碳转型。

2.1.4 问题与建议

（一）问题

整体来看，我国绿色信贷总量虽居全球首位，但绿色信贷在整体信贷规模中的占比不足10%，实现“30·60”目标仍存在较大的资金缺口，科学统一的信贷碳核算体系尚未建立、环境信息披露程度不高、绿色金融科技支撑不足等成为绿色信贷发展的掣肘。

一是科学统一的信贷碳核算体系尚未建立。目前我国碳核算计量基础还较薄弱。除全国碳排放权交易市场的电力行业和八大行业中的部分企业外，大部分实体企业还未开展碳核算，金融行业碳核算标准尚未出台，数据支撑不足、第三方服务机构资质良莠不齐，使得金融机构尚无法准确核算其绿色信贷实际环境效益，这一定程度上制约了绿色信贷发展的积极性。

二是公正透明的环境信息披露体系有待完善。真实、准确、全面的企业环境信息披露是绿色信贷高质量发展的基础。近年来，我国大力推动环境信息披露制度化、规范化，基本建立了涵盖制度、流程、要素的信息披露体系，但信息披露主体的覆盖面还不大，相关部门还需进一步增进信息共享，为市场提供客观、准确、全面的环境信息，为绿色信贷发展提供有力支撑。

三是金融科技在绿色信贷领域的赋能作用尚未充分释放。金融科技的应用能为金融机构在产品创新、气候风险识别、流程管理与整合方面提供更便捷有效的工具，但目前金融科技面临较大的应用限制，如ESG评价中部分数据来源于各个公共部门，而不少地区信息缺失或更新不及时直接制约了金融科技在该领域的应用。

（二）相关建议

“十四五”时期是实现“碳达峰碳中和”的关键时期，政府、监管部门、银行业金融机构要从政策与市场双向发力，并形成合力，精准引导和促进金融体系服务“30·60”目标。

一是在中国人民银行“三大功能”“五大支柱”绿色金融发展政策思路基础上进一步完善绿色信贷体系建设，形成与碳排放总量和碳排放强度双控相匹配的信贷政策安排。加快建立科学统一的信贷碳核算体系，加大信息协同整合，统一碳核算标准、健全碳信息披露、建设碳核算信息服务与管理平台，并出台相应碳核算激励政策，对实体企业、金融机构开展碳核算进行正向激励，如对开展碳核算和碳信息披露企业给予贴息、担保优惠，提升和带动全行业碳核算积极性。

二是积极拓展金融科技在绿色信贷领域应用场景。提升绿色金融业务基础数据质量，统一环境信息披露标准。考虑到环境与社会风险信息数据散落在各个公共部门，建议可由监管机构或政府牵头联合多部门建立数据中台，打通部门数据壁垒，组成包含碳排放信息、税务数据、环境信息等在内的数据包，有条件地向金融机构开放，便于金融机构开展创新应用。建设ESG评价、信贷资产碳核算等主题库，并集成区块链、数字孪生等技术，为金融机构开展产品创新、风险管理提供支撑。

三是做好绿色信贷与转型金融衔接，提升服务“低碳转型”整体合力。“绿色低碳”是我国未来经济社会发展的主线，科学、有序、安全、统筹推进减碳是确保能源安全、维护金融稳定的基础和保障。建议相关部门加强转型金融研究，开展转型金融实践，形成绿色金融与转型金融有序衔接的、有力支撑的、与低碳转型相适应的金融服务体系。

2.2 绿色债券

2.2.1 中国绿色债券发展情况

2.2.1.1 发行数量与规模迎来爆发式增长

2021 年，得益于碳达峰、碳中和政策的持续深入推进及相关政策利好，我国绿色债券市场迎来跨越式发展。根据气候债券倡议组织（CBI）统计，2021 年，中国境内外市场发行贴标绿色债券 1 095 亿美元（约 7 063 亿元人民币）①，同比增长 186%，是自 2016 年中国绿色金融体系建立以来的最大年度增量。截至 2021 年年底，中国在境内外市场累计发行贴标绿色债券 3 270 亿美元（约 2.1 万亿元人民币），如图 2-6 所示。

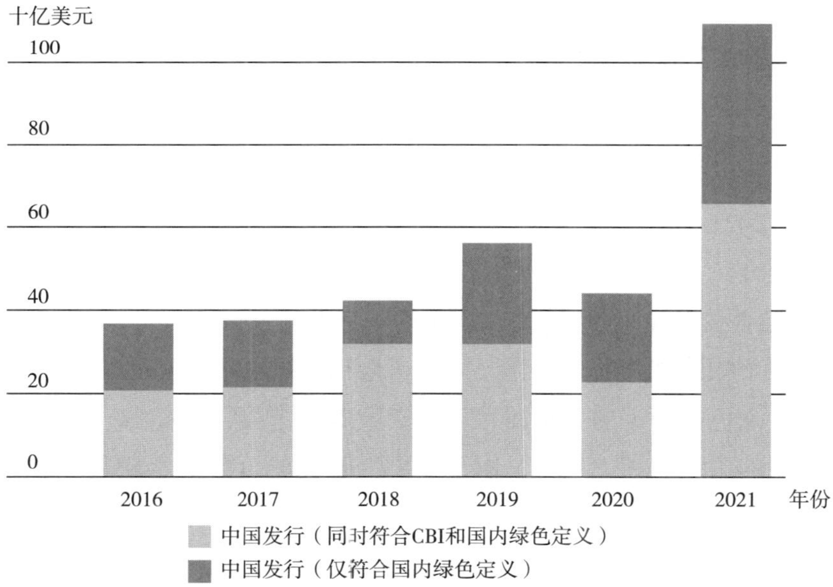

图 2-6 我国绿色债券发行规模

从境内统计口径看，② 2021 年，中国境内新增绿色债券发行规模（不含绿色地方政府债券）约 6 072.42 亿元。另外非贴标绿色债券发行规模为 18 605.76 亿元，发行数量为 561 只。2021 年中国境内绿色债券发行体量迅速扩张，绿色债券创新品种不断丰富。

① 其中符合 CBI 绿色定义的发行量为 682 亿美元（4 401 亿元人民币）。

② 根据中央财经大学绿色金融国际研究院《2021 年中国绿色债券年报》统计。

全球范围内，绿色债券在2021年的发行量超5 000亿美元[①]，中国绿色债券发行规模从2020年的排名第四跃升至2021年第二位，仅次于美国。此外，中国绿债市场在2021年发行量增长444亿美元（2 863亿元人民币），增量排名第一，高于美国（332亿美元）、英国（285亿美元）和德国（209亿美元）。CBI预计全球绿色债券发行量有望在2022年底突破1万亿美元大关，中国绿债市场将继续成为快速发展的重要组成部分，如图2-7所示。

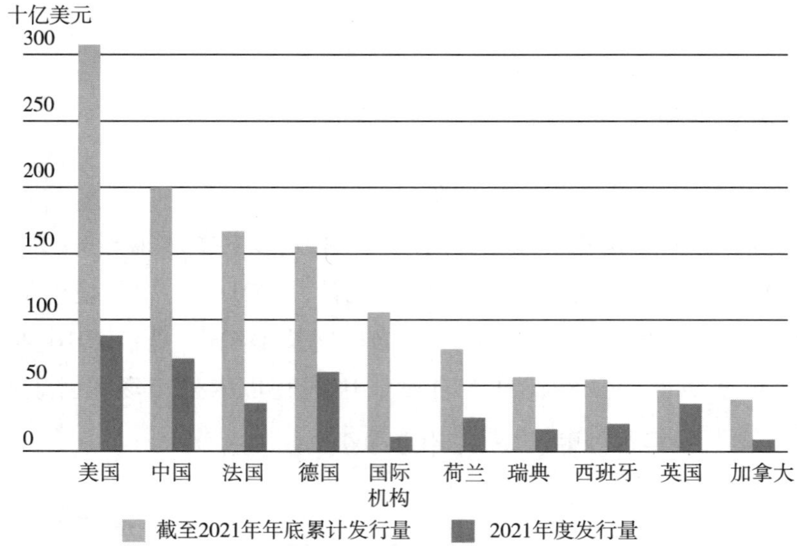

图2-7　全球主要发行国绿债规模

2.2.1.2　绿债发行与实体经济结合度更加紧密

从发行主体看，2021年，非金融企业的绿债发行量首次超过金融企业，非金融企业的绿债发行量增长482%至312亿美元（2 011亿元人民币），占中国整体绿债市场发行量近半（46%）。79家非金融企业参与了发行，是2020年（35家）的2.3倍。实体企业对绿色债券迅速增长的需求，有助于绿债主体的多元化，体现了全社会绿色转型发展的巨大动能。

从资金投向看，绿色债券市场募集的大部分资金投向了可再生能源、低碳交通和低碳建筑等实体经济绿色转型的关键领域。其中，用于可再生能源的募集资金增长了3.6倍至413亿美元（2 664亿元人民币），占2021年中国绿色债券市场整体募集资金（境内外）的60.6%。低碳交通的募集资金也同比增长了78%至128亿美元（826亿元人民币），占中国整体绿债发行量的18.8%。低碳建筑同比增幅83%至61亿美元（393亿元人民币），占中国整体绿债发行量的8.9%，如图2-8所示。

① 根据CBI《2021年中国绿色债券年报统计》。

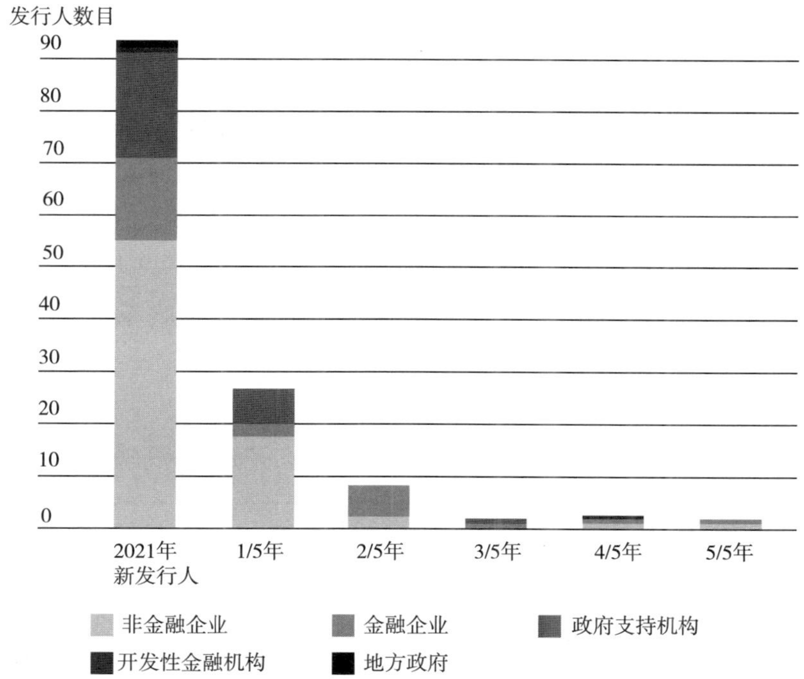

图 2-8 各发行主体发行占比

（资料来源：气候债券倡议组织）

2.2.1.3 国有企业巩固绿债发行主力军地位

国有企业（包括金融和非金融企业）在绿色债券市场的发行主导地位更加明显。2021年，按绿色债券发行数目算，国有企业在境内发行的绿债中占比 97%，按发行金额算占比接近99%，体现出国有企业在中国经济绿色转型领域发挥着重要作用。另外，非国有企业或民营企业的绿债发行尚待改善。2021 年非国有企业绿债发行规模占比 2.6%，比 2020 年下降 2.4 个百分点，是 2016 年以来最低，如图 2-9 所示。

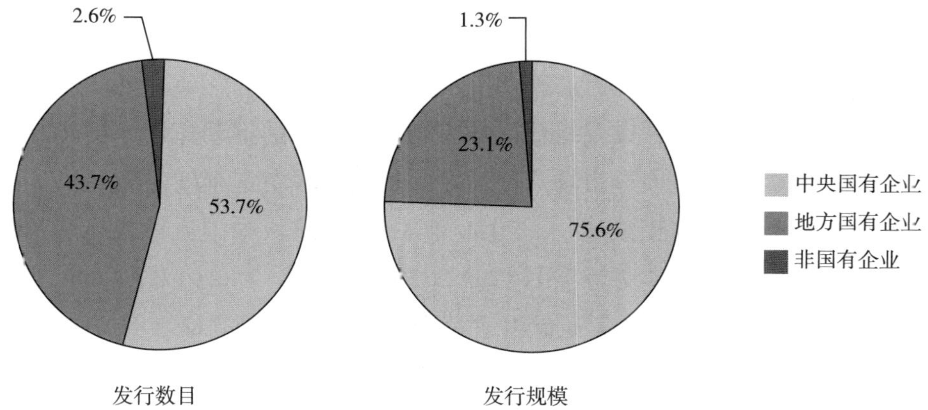

图 2-9 国有与非国有企业发行占比

2.2.1.4 绿色债券市场认可度不断提升

从一级市场看，绿色债券发行成本优势进一步凸显。与可比普通债券（同一发行人当季发行的非绿色债券并剔除期限溢价因素）相比，2021 年具有发行成本优势的绿色债券占比显著提升至 77%，发行价差由 2020 年的 1BP 扩大到 6BP①。

从二级市场看，绿色债券交投活动更加活跃，市场对其交易偏好明显上升，国内市场全年共有 703 只债券发生交易，总成交额为 8 754 亿元。尤其自 2021 年 9 月起，绿色债券的二级市场价格优势更加明显，60% 的绿色债券成交价格低于同期普通债券价格，平均价差扩大至 2.5BP，如图 2-10 所示。

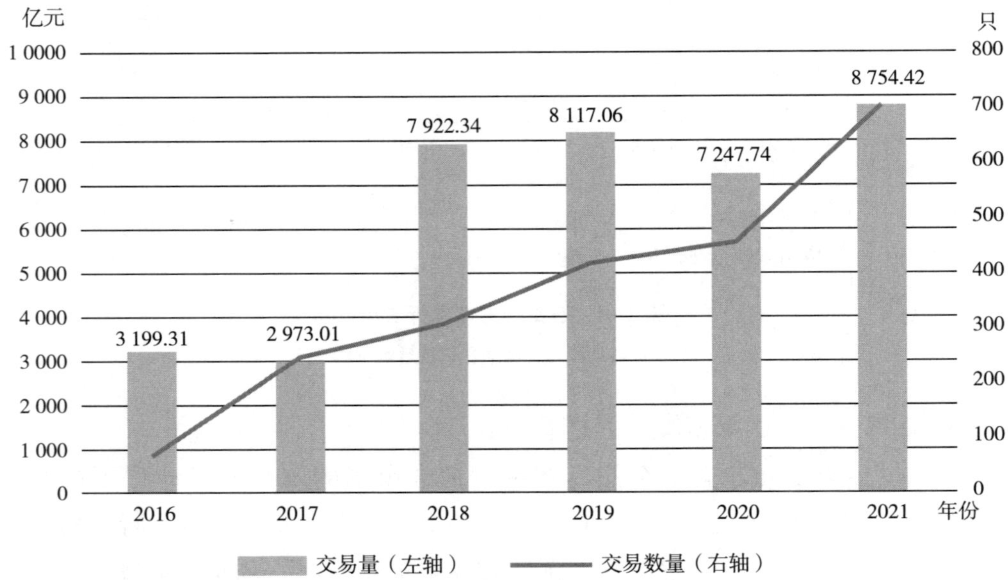

图 2-10　我国绿色债券市场交易情况

2.2.2 政策与产品创新

2.2.2.1 绿债市场制度体系不断完善

在碳达峰、碳中和目标引领，以及绿色债券市场蓬勃发展的推动作用下，2021 年我国绿色债券市场标准加速完备，为绿色债券市场规范运行、长期繁荣奠定制度保障。

一是绿色债券资金用途标准正式统一。2021 年 4 月 21 日，中国人民银行、国家发展改革委、证监会联合发布《绿色债券支持项目目录（2021 年版）》（以下简称《2021 年版目录》），正式统一了国内绿色债券募集资金用途标准。《2021 年版目录》结合产业发展状况和生态环境特点等因素对以往绿色项目目录删改和更新，扩充并细化绿色项目范围，强化了碳中和目标约束，并与国际标准接轨。

二是中欧共同分类目录助力绿色债券国际化。2021 年 11 月，中欧《可持续金融共同分类

① 根据中央结算公司债券交易数据。

目录报告》正式完成并发布。该共同目录以中国《绿色债券支持项目目录》和欧盟《可持续金融分类方案》为基础，采用“趋严”标准，融合各自特点与优势，囊括了中欧共同认可的经济活动清单。共同目录可为国内外绿色债券及其他绿色金融相关产品发行或投资提供标准参考，促进中欧绿色债券交流与合作。在债券发行实践中，该目录已成为越来越多金融机构发行绿色债券的参考标准。如中国工商银行成功在全国银行间市场发行100亿元“碳中和”绿色金融债券，成为我国商业银行首次在境内市场引用共同目录发行绿色债券，具有里程碑意义。

三是绿色债券第三方评估认证市场秩序逐步规范。9月24日，绿标委发布了《绿色债券评估认证机构市场化评议操作细则（试行）》（以下简称《细则》）及相关配套文件，制定了详细的绿色债券评估认证机构备案评议标准，并对绿色债券评估认证机构开展市场化评议。

2.2.2.2 创新型绿债产品层出不穷

2021年，碳中和债、可持续发展挂钩债券、社会责任债券和可持续发展债券等创新产品相继推出，推动金融支持可持续发展，助力实现国家“双碳”目标。

一是交易商协会创新推出碳中和债券，专项助力我国碳达峰、碳中和目标实现。2月9日，中国银行间市场交易商协会创新推出了碳中和债，并于3月18日发布了《关于明确碳中和债相关机制的通知》，进一步明确了碳中和债的发行要求。

二是交易所新增绿色公司债、蓝色债券等品种。7月13日，沪深交易所对《上海证券交易所公司债券发行上市审核规则适用指引第2号——特定品种公司债券》《深圳证券交易所公司债券创新品种业务指引第1号——绿色公司债券》作出修订，新增了“碳中和绿色公司债券”和“蓝色债券”等内容，并进一步明确其发行条件。

三是创新推出可持续发展挂钩债券。4月28日，交易商协会推出可持续发展挂钩债券，为企业可持续发展拓宽新的融资渠道，并在国际资本市场协会（ICMA）《可持续发展挂钩债券原则》的基础上，结合现有自律规则与国内实际情况汇总整理形成了《可持续发展挂钩债券（SLB）十问十答》。

2.2.3 展望与建议

2021年，在“双碳”目标的引领下，绿色债券统一标准落地，市场运行规范化程度性进一步提高。随着碳中和债等绿色债券创新品种的持续推出，我国绿色债券市场蓬勃发展：绿色债券发行规模快速增长，发行规模排名在国际显著上升；发行质量不断提升，助力实体经济实现绿色转型发展的作用更加突出，绿色债券成本优势进一步凸显；绿色债券存量金额和成交金额均明显增长，成交数量和交易活跃度稳中有升。

展望2022年，在我国“双碳”工作持续深入推进、绿色发展政策体系逐步完善、绿色项目融资需求不断提升的环境下，绿色债券市场发展也面临新的机遇与挑战。需要金融政策制定者、金融机构与市场相关方围绕抓住绿色与转型金融工具融合机遇、加快绿色债券产品创新、扩大绿色债券国际交流与合作、完善绿色债券信息披露体系等方面加快布局与创新。

一是通过与转型金融工具融合拓宽金融支持范围。当前，主要支持高碳行业转型的转型金融发展引发金融监管部门与金融机构的高度关注。服务于高碳行业绿色低碳转型的可持续发展挂钩债券、转型债券等金融产品可拓宽绿色金融的支持对象、方式。同时，转型类债券与绿色债券在标准界定、管理体系、信息披露等很多方面具有相似性，未来二者可在制度构建与金融实践过程中相互借鉴，共同构成金融机构可持续发展债券产品矩阵。

二是通过产品创新满足新兴的市场交易需求。比如可以大力发展创新绿色债券指数、ETF等产品。中债等中介机构已经推出中债绿色债券指数系列产品，但整体数量较少，相较ESG权益指数仍有较大差距。此类基础设施的缺乏，使相关投资机构无法以此为基础开发公、私募基金等绿色金融产品，不利于绿色债券相关产品的快速发展。应当鼓励相关机构开发更多绿色指数等创新产品，扩大市场宽度。

三是通过加强标准交流开拓国际市场。利用气候相关财务信息披露工作组（TCFD）、"一带一路"银行间常态化合作机制（BRBR）、粤港澳大湾区绿色金融联盟等交流平台，在绿色债券募集资金投向、外部评估、信息披露、存续期管理等多方面加强国际沟通交流，在条件成熟时积极研究与国际先进标准的进一步趋同。同时引入公信力较高的国际认定机构参与认证评级，吸引境外ESG资金投资国内绿色债券，提升国内绿色债券发展的国际化水平。

四是通过完善信息披露制度规范债券市场发展。信息披露制度的完善有利于增强市场信心，促进绿色债券市场的长期健康发展，也有利于吸引外资进入市场。目前我国绿色债券募集资金的使用披露尚无统一标准，投资机构仍缺乏对公司绿色信息的了解。相关部门应出台政策规范绿色债券发行人相关信息披露，督促相关投资机构定期报告其绿色投资理念、体系建设及投资目标达成情况，发行人也应逐步完善自身披露标准与流程。

2.3　绿色基金

2.3.1　绿色基金发展概况

"十四五"规划纲要明确提出碳达峰、碳中和目标。在"双碳"目标实现过程中，金融业作为经济发展的命脉，将在服务绿色转型、助力实现双碳目标过程中扮演关键角色。而作为金融业的重要一部分，绿色基金在绿色金融体系中是资金来源最为广泛的金融工具，能够为实现双碳目标提供相应的融资支持，将在助力实现双碳目标的过程中贡献出更大的力量。

近年来，我国绿色基金发展展现出巨大的市场爆发力，绿色基金在我国得到了较大发展。2021年中国绿色基金相关企业注册量从2010年的6家增长至52家，将近是2010年的5倍（见图2-11）。我国各级政府发起绿色发展基金成为一种趋势，包括广东、北京、山东等多个省份已纷纷建立起绿色发展基金或环保基金，地级市也在不断推动绿色基金发展的进程，以带动绿色投融资，这对地方政府投融资改革和协调绿色城镇化资金的筹措十分有利。还有很多民间资本、国际组织等也纷纷参与设立绿色发展基金，PPP 模式的基金成为政府支持绿色发展的主要形式之一。

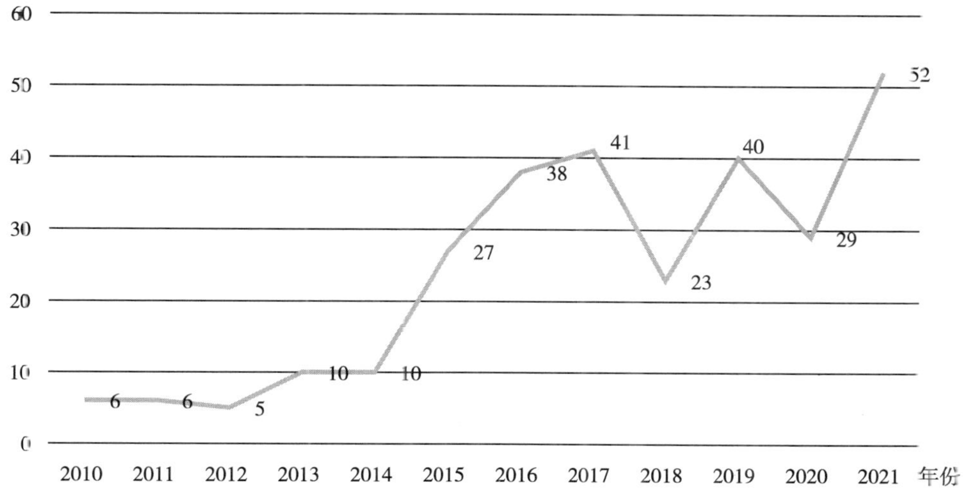

图 2-11 2010—2021 年中国绿色基金相关企业注册量及增长

2.3.1.1 2021 年绿色基金政策

2020 年 9 月以来，国内政策密集发布，引导社会资金向绿色项目和低碳企业倾斜。2022 年 4 月，中共中央、国务院发布《关于加快建设全国统一大市场的意见》，第一次明确提出“打造统一的要素资源市场”，并对构建要素资源统一大市场提出具体的政策要求，其中包括“以全国碳排放权交易市场为基础，成立全球气候投融资中心，鼓励设立全球气候基金或绿色基金，引导国内国际资金更好投向应对气候变化领域，打造全球绿色金融资产配置中心”①。表 2-1 是 2021 年出台的绿色基金相关政策的具体内容。

表 2-1 发展绿色基金相关政策

发行时间	部门	政策/文件	相关内容
2021 年 9 月 3 日	财政部	《关于全面推动长江经济带发展财税支持政策的方案》	第一期存续期间主要投向长江经济带沿江省市，重点投向环境保护和污染防治、生态修复和国土空间绿化、能源资源节约利用、绿色交通、清洁能源等领域，支持打好污染防治攻坚战，加快培育绿色产业相关市场主体，更好地服务长江经济带绿色发展
2021 年 11 月 5 日	工业和信息化部、中国人民银行、银保监会、证监会等四部门	《关于加强产融合作推动工业绿色发展的指导意见》	充分发挥国家绿色发展基金作用，鼓励有条件的地方、金融机构和社会资本设立区域性绿色发展基金。加强污染防治资金项目管理，向受疫情影响较重的地区和疫情防控重点工作倾斜。对受疫情影响严重且符合污染治理条件的复工复产企业，依法核准延期缴纳环境保护税。推动金融机构加大绿色信贷实施力度

① https：//news. cnstock. com/news，yw-202205-4885509. htm。

续表

发行时间	部门	政策/文件	相关内容
2022 年 4 月 26 日	证监会	《关于加快推进公募基金行业高质量发展的意见》	引导行业总结 ESG 投资规律，大力发展绿色金融，积极践行责任投资理念，改善投资活动环境绩效，服务绿色经济发展

资料来源：作者根据官网信息整理。

2021 年 9 月 3 日，财政部印发《关于全面推动长江经济带发展财税支持政策的方案》提出国家绿色发展基金等重点投向长江经济带，基金首期规模 885 亿元，中央财政出资 100 亿元，沿江省市政府和社会资本参与出资；2021 年 11 月 5 日，工业和信息化部、中国人民银行、银保监会、证监会等四部委联合发布《关于加强产融合作推动工业绿色发展的指导意见》（工信部联财〔2021〕159 号），明确要求建立商业可持续的产融合作推动工业绿色发展路径，助力制造强国和网络强国建设，推动经济社会绿色发展，为应对全球气候变化贡献力量。2022 年 4 月，《关于加快推进公募基金行业高质量发展的意见》是首次明确对基金公司提出了 ESG 方面的要求，能够促进基金公司对自己的业务模式、运营体系、披露制度等制定 ESG 整合方案；2022 年 6 月，《广东省发展绿色金融支持碳达峰行动的实施方案》提出支持中外资金融机构、企业设立绿色产业基金，引导天使投资、创业投资、私募股权投资基金投向绿色关键核心技术攻关等领域，研究设立绿色低碳发展基金。

2.3.1.2 绿色私募基金发展概况

私募基金向特定投资者以非公开方式募集资金，以资产组合的方式进行利益共享、风险共担的投资。私募基金投资者多为机构投资者或富有的个人投资者，需要严格遵守合格投资者制度，对风险承受能力较强。相较公募基金，私募基金监管规则相对宽松、投资策略更加灵活。在运营私募基金时，基金管理人更加关注绝对收益与超额回报，注重为投资人带来稳健的持续收益。

中国证券投资基金业协会数据显示，截至 2021 年 12 月 30 日，协会登记的存续私募基金管理人 24 577 家，较 2020 年末增加 16 家，同比增长 0. 07%；存续私募基金 124 391 只，较 2020 年末增加 27 539 只，同比增长 28. 43%；私募基金管理规模 19. 78 万亿元，较 2020 年年末增加 3. 80 万亿元，同比增长 23. 81%。截至 2022 年 6 月末，存续私募基金管理人 24 330 家，同比下降 0. 60%；管理基金数量 133 797 只，同比增长 18. 65%；管理基金规模 19. 97 万亿元，同比增长 10. 42%。其中，私募证券投资基金管理人 9 096 家，同比增长 1. 96%；私募股权、创业投资基金管理人 14 814 家，同比增长 1. 00%；私募资产配置类基金管理人 9 家，与去年同期持平；其他私募投资基金管理人 411 家，同比下降 4. 28%。

在绿色私募基金方面，截至 2021 年三季度末，绿色、可持续、ESG 等方向的公私募基金数量接近 1 000 只，规模合计 7 900 多亿元，较去年底规模增长 36%。其中，私募基金 800 只，管理规模 3 700 亿元。截至 2021 年年末，与绿色生态、低碳环保、环境治理、清洁能源等绿色相关的私募基金超过 500 只，管理规模逾 2 000 亿元。其中，股权创投基金占比超九成。

“双碳”目标的提出意味着需要巨量的绿色投资。据国家气候战略中心测算，到 2060 年，我国新增气候领域投资需求规模将达约 139 万亿元，年均约为 3.5 万亿元，占 2020 年 GDP 的 3.4%、全社会固定资产投资总额的 6.7%左右，长期资金缺口年均在 1.6 万亿元以上。同时，据国际能源署分析，实现碳中和所需要的技术中，还有 75%没有被商业化或大规模应用，这意味着绿色科技研发与商业化之间存在巨大鸿沟。

实现碳中和所需资金量不仅巨大，且大部分是新能源、能源基础设施以及低碳科技创新和传统产业改造转型等长期的投资。而研发新技术、推广新产品通常意味着高风险，单靠政府资金、银行信贷等间接融资手段远远不够。因此，这为进一步加大绿色私募股权基金的发展带来快速成长的机会。

从募资端来看，国家层面不断出台政策，激励和引导各方资金进入绿色金融体系，私募股权行业也从中受益，缓解募资难困局；从投资端来看，传统经济向绿色低碳经济转型将会催生大量新的投资机会，也会诞生出一批极具发展潜力的优质公司。2022 年以来，绿色创新资本的力量逐步显现，产业龙头、绿色科技企业、财政资金纷纷与私募股权投资机构展开合作，成立碳中和主题绿色投资基金。

2.3.1.3 绿色公募基金发展概况

绿色公募基金规模不断创造新高。数据显示，截至 2022 年二季度末，公募基金总规模达到 26.67 万亿元。受益于基金净值上涨，二季度公募基金整体盈利近 7 000 亿元。自 2021 年下半年开始，公募基金开始加大绿色投资布局。根据不完全统计，目前布局绿色投资相关方向的基金公司已有 50 余家，其中易方达基金、鹏华基金、富国基金、华夏基金、汇添富基金、工银瑞信基金、建信基金、景顺长城基金等公司布局力度较大。

公募基金的绿色投资实践持续向好。中国证券投资基金业协会数据显示，截至 2021 年三季度末，绿色、可持续、ESG 等方向的公私募基金数量接近 1 000 只，规模合计 7 900 多亿元，较 2020 年年底规模增长 36%。其中，公募基金 190 多只，管理规模 4 100 多亿元。《基金管理人绿色投资自评估报告（2021）》显示，在绿色投资产品运作方面，94.3%样本公募基金遵循特定绿色投资策略，32.1%样本公募基金主动采取措施促进被投企业提升绿色绩效，提升绿色绩效的措施包括但不限于绿色环境信息披露、设立碳排放政策和目标、优化环境风险相关系统设施等。CSMAR 数据库显示，2021 年至今，市场上共计新发行 46 只绿色公募基金①，其中碳中和主题基金增长显著，占比达 26%。碳中和、ESG 投资理念不断渗入公募基金行业，绿色公募基金数量不断创造新高，公募基金的绿色投资规模不断扩大。

① 此处绿色公募基金是指基金名称、投资目标、投资范围中包含“绿色、环保、低碳、清洁、可持续、新能源、碳中和、ESG”等关键词以及与绿色经济相关的概念性主题基金。

2.3.2 绿色基金的实践和发展

2.3.2.1 绿色基金的实践

1. 碳中和主题绿色基金

2021 年 7 月 15 日，由中国宝武携手国家绿色发展基金股份有限公司、中国太平洋保险（集团）股份有限公司、建信金融资产投资有限公司共同发起的宝武碳中和股权投资基金在沪签约设立，总规模 500 亿元，首期 100 亿元。据了解，宝武碳中和股权投资基金未来将聚焦清洁能源、绿色技术、环境保护、污染防治等方向，参与长江经济带的转型发展，跟踪国家清洁低碳安全高效的能源体系建设，深度挖掘风、光等清洁能源潜在发展地区和投资市场上优质的碳中和产业项目；2021 年 7 月 16 日，在全国碳市场正式启动上线交易湖北分会场上，武汉市人民政府、武昌区人民政府与各大参会金融机构、产业资本共同宣布，将共同成立总规模为 100 亿元的武汉碳达峰基金，这是目前国内首只市政府牵头组建的百亿级碳达峰基金。2021 年 7 月 21 日，由青松资本和城阳区共同发起的“100 亿元碳中和产业股权投资基金”在“搭建资本招商平台推动双碳产业集聚”2021 年第二季民营经济创意会上成立，也是目前国内同类城市中政企共同参与设立的时间最早、规模最大的碳中和专项基金。2021 年 8 月，中石化私募基金管理有限公司与山东山科创业投资管理有限公司签约了关于投资设立中石化碳中和母基金的合作备忘录，双方合作的中石化碳中和母基金的目标规模为 50 亿元。

2022 年 7 月 11 日至 14 日，8 只碳中和 ETF 成立。至此，以“碳”为主题的公募基金再添一类。在此之前，相关主题主要围绕“低碳”展开，其中既有主动权益类产品，亦有被动指数型产品，截至 2022 年 7 月 19 日，基金数量共计 35 只（仅含主基金，下同），规模合计 515 亿元。上述 8 只基金成立后，基金数量增至 43 只，规模增至 679 亿元。

8 只碳中和 ETF 的发行方都是头部基金公司，包括易方达、广发、南方、汇添富、富国、工银瑞信、招商及大成；发行规模合计 164 亿元，其中易方达碳中和 ETF，规模最大为 42.73 亿元，其次是南方基金旗下产品，为 32.65 亿元；排在第三位的是富国旗下产品，为 29.40 亿元；其余 5 只基金中，规模最小的也有 5 亿元，最大的则有 22 亿元。在管基金规模方面，以招商基金碳中和 ETF 基金经理许荣漫的在管规模最大（10 只基金，191 亿元），其次是工银瑞信的赵栩（11 只，135 亿元），排在第三位的是易方达碳中和 100ETF 的基金经理伍臣东（3 只，133 亿元）。

2. ESG 主题基金

ESG 主题基金规模不断增长，一方面与国家双碳战略相关政策支持有关，另一方面企业自身的治理能力和社会责任承担，也会对其长期的盈利能力和经营状况产生影响，最终体现在基金净值上。2021 年，泛 ESG 基金 1 年的收益率超越市场基金 14.459%，两年期收益率超越市场扩大到了 36.028%左右，三年期收益率超越市场 33.621%左右（见图 2-12）。

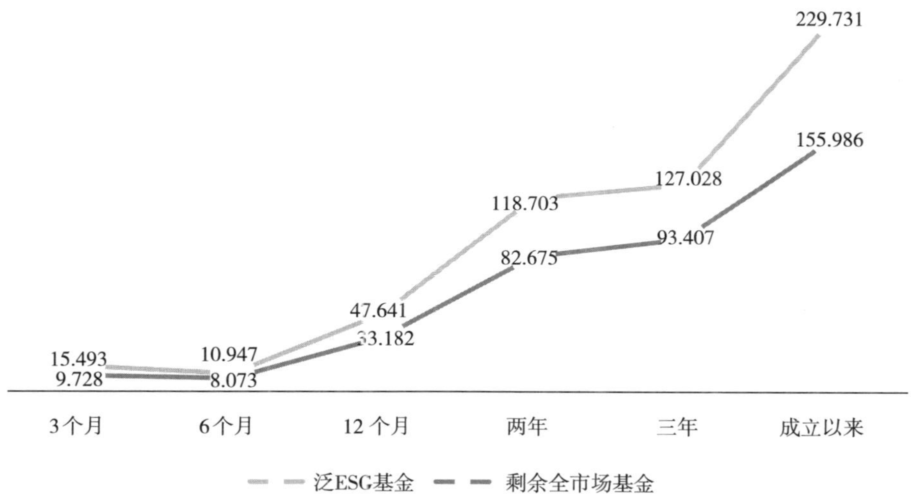

图 2-12　2021 年泛 ESG 基金和剩余全市场进收益率对比（单位：%）

ESG 主题产品作为国内公募基金市场中的相对新生力量，在“双碳”战略引领下进入快车道。2021 年全年 ESG 公募基金数量呈现井喷式增长，新发 ESG 产品 52 只，新发产品数接近此前五年的总和。截至 2022 年 3 月末，中国存续 ESG 概念相关的主动型基金共有 75 只，其中有 12 只 ESG 主题基金、2 只环境主题基金、4 只社会责任主题基金、57 只泛 ESG 主题基金。中国存续 ESG 概念相关的被动型 ESG 产品共有 56 只，均为被动指数型基金。其中 2021 年年末至 2022 年 8 月共发行 9 只 ESG 主题基金，具体信息见表 2-2。

表 2-2　新发的 ESG 主题基金（2021 年年末至 2022 年 8 月期间）

基金全称	发行日期	基金类型	资产规模（元）
中航瑞华 ESG 一年定期开放债券型发起式证券投资基金	2022-03-16	债券型基金	999 999 000
景顺长城 ESG 量化股票型证券投资基金	2022-06-06	股票型基金	144 569 111.6
华夏 ESG 可持续投资一年持有期混合型证券投资基金	2022-03-09	混合型基金	194 929 147.7
东方红 ESG 可持续投资混合型证券投资基金	2022-03-02	混合型基金	434 947 942.4
大成 ESG 责任投资混合型发起式证券投资基金	2022-06-24	混合型基金	359 516 214.9
华夏沪深 300ESG 基准交易型开放式指数证券投资基金	2022-02-24	股票型基金	291 083 347
富国中证 500ESG 基准交易型开放式指数证券投资基金	2022-07-28	股票型基金	229 485 619
英大中证 ESG120 策略指数证券投资基金	2022-03-15	股票型基金	23 034 070.18
华润元大 ESG 主题混合型证券投资基金	2022-06-23	混合型基金	504 809.12

资料来源：CSMAR。

在“双碳”背景下，以“环境”“社会责任”为考量因素的 ESG 主题，已经成为基金新的投资理念。该投资理念正被更广泛地接受、认可和利用，越来越多的 ESG 主题基金产品落地。根据投资标的与投资方式的不同，目前的权益类基金划分为四个类别，包括 ESG 主题主动型基金、ESG 主题指数型基金、泛 ESG 主题主动型基金和泛 ESG 主题指数型基金。ESG 主题投资需同时涵盖环境保护、社会责任和公司治理 3 个领域。ESG 指数型基金主要采取跟踪各 ESG 投资领域相关市值、行业、主题类指数的被动投资方式。泛 ESG 主题仅涵盖环境保护、社会责任和公司治理的一到两个领域。目前，国内基金以泛 ESG 主题基金为主，即广义 ESG 基金，指投资于环境、社会、公司治理、可持续、新能源等 ESG 相关范畴的基金。具体来看，以主动型基金为主，偏股混合型是主动型 ESG 基金中的主要投资方式。从总体的收益表现来看，截至 2022 年 3 月 30 日，72 只存续超过一月的主动型基金有 1 只近一月取得正收益，共有 34 只产品今年表现超过同期沪深 300 指数。

ESG 投资下的绿色基金在我国的发展起步较晚、规模较小，但“十三五”规划开启了绿色基金的政策红利期，我国第一只国家级的绿色基金——由财政部领衔的国家绿色发展基金（首期规模 885 亿元）于 2020 年 7 月 14 日正式成立。2020 年是 ESG 投资在我国资本市场实践落地的进阶之年，2021 年因双碳战略再次为 ESG 投资带来巨大的投资机遇。可以看到，各地政府已将双碳战略作为一个重要的发展方向提上了各自的议程，越来越多的基金管理机构和投资者认识到绿色投资会成为一个对基金管理领域产生深远影响的因素，同时也可以看到对于绿色投资政策与基金实践的整合，很难用“一刀切”式的解决方法，而是在各参与方的不断实践中摸索前进。鉴于基金行业，尤其是一级市场的私募股权、创业投资基金对绿色产业所具有的广泛影响，绿色投资与基金投资实践的不断深入融合将成为我国绿色投资实践的重要催化剂，并对我国经济社会可持续发展产生深远的积极影响。

Wind 数据显示，目前市场上的泛 ESG 基金总规模近 2 500 亿元（截至 2022 年 6 月 9 日），2022 年以来机构布局 ESG 基金的速度也在加快。随着近几年国内 ESG 指数的蓬勃发展，被动指数型产品成为 ESG 基金中的一大类型，2021 年开始已有富国、工银瑞信、招商、浦银安盛、鹏华等基金公司发行 ESG 指数 ETF 产品，跟踪的指数包括沪深 300ESG 基准指数、中证 ESG120 策略指数、中证 180ESG 指数、国证 ESG300 指数等。国内 ESG 公募产品前期整体发展缓慢，近两年受益于新能源、碳中和主题的爆发而规模大增，预计 2025 年中国 ESG 公募基金规模将达到 7 500 亿元左右，与当前规模相比有超过 2 倍的增长空间。

目前，我国 ESG 投资基金的发展还处于初始阶段，主要表现在规模较小、形式较单一。内部结构上绝大多数 ESG 基金以主动型为主，基金规模和投资收益都远超被动型投资。目前国内 ESG 股票主动基金总规模达 1 900 多亿元，规模占全部 ESG 股票基金的 94%。同时，ESG 主动基金的规模增长远大于被动基金，2019 年至 2021 年 12 月 15 日，ESG 股票基金规模增长 122 亿元、776 亿元、410 亿元，其中 ESG 主动基金增长 110 亿元、779 亿元、342 亿元。不论基金规模还是流量增长，国内 ESG 主动基金都占据绝对主导地位。此外，ESG 主动基金的投资回报也远超被动基金，2014 年至 2021 年，ESG 主动基金资产规模加权年化回报率约为 23.9%，ESG 被动基金加权年化回报率约为 14.9%，比 ESG 被动基金年均高出 9%，取得明显的超额收益。

3. 绿色产业基金

绿色产业引导基金的设立通常是为了引导社会资本投向市场化基金较难覆盖的领域。如国家发展绿色基金设立的目的，是服务国家战略，贯彻“绿色”发展理念，引导企业生产注重绿色环保，引导消费者形成绿色消费理念，促进环保和经济社会的可持续发展，通过中央和地方财政出资，充分调动地方积极性，通过吸引长江经济带沿线省市政府适当出资，调动地方在长江经济带绿色发展方面的积极性，探索形成沿线省市跨省域合作机制。例如，贵州省工业及省属国有企业绿色发展基金的设立目的，是通过财政性资金出资、明确投资方向、划定投资范围、提供增信服务等方式引导和鼓励社会资本促进省内工业和信息化项目及国有企业的发展，做强做优做大工业企业，优化国有企业产业布局及战略重组，推动省属国有企业改革发展、结构调整、转型升级；河南省绿色发展投资基金的设立目的，是充分发挥财政资金的引导和杠杆作用，引导金融机构和社会资本投向绿色产业，扩大对清洁能源、生态环境保护和恢复治理、垃圾污水处理、土壤修复与治理等领域。

我国第一只专注于绿色发展的国家级母基金于2020年成立，该基金由中央财政和长江经济带沿线的11个省市地方财政共同出资，同时也吸引社会资本参与，成立“国家绿色发展基金股份有限公司”，以公司制形式参与市场化运作。绿色基金在首期存续期间主要投向长江经济带沿线上海、江苏、浙江、安徽、江西、湖北、湖南、重庆、四川、贵州、云南11省(市)。同时适当安排其他区域的项目，探索可复制可推广经验。黄河流域内大多数省区经济欠发达，无力拿出更多治理资金，母基金将发挥重要作用。设立黄河流域生态保护和高质量发展基金是保障黄河流域大治理、大保护的关键措施。设立国家级母基金，按照市场化运作、专业化管理、战略性投资、吸引社会资本参与的原则，积极吸引社会资本参与黄河流域治理保护，能够解决治理保护中的资金瓶颈制约问题，服务于黄河流域生态保护和高质量发展战略的实施。2022年4月，国家绿色发展基金与三峡集团下属长江环保集团及长江环保集团上游有限公司签署了《投资合作协议》，出资就长江大保护开展务实合作，在长江上游的重庆、四川、云南、贵州等省市开展水环境综合治理。

继2020年7月设立了国家绿色发展基金后，财政部在2021年8月会同有关部门研究设立黄河流域生态保护和高质量发展基金，初步计划基金投资区域将以黄河流域为重点；2021年5月，武汉市发布设立绿色产业引导基金，重点支持绿色低碳新技术、新产品、新装备推广应用，大力发展新材料、新能源等新兴环保节能产业，加大力度为当地钢铁、建材、化工等传统优势产业提供金融支持；2021年8月，经自治区国资委和自治区地方金融监管局批复成立的广西环保产业私募基金管理有限公司正式开业。该公司由广西环保产业投资集团有限公司与广西环盈投资合伙企业（有限合伙）投资成立，是广西首家以环保产业命名的绿色基金。

2021年11月，苏州新区高新技术产业股份有限公司为响应“双碳”政策，深化在绿色低碳产业的布局，公司全资子公司投资管理公司、基金管理公司、绿色低碳公司拟共同出资2亿元，发起设立绿色低碳基金：基金总规模2亿元，基金管理公司拟作为普通合伙人认缴出资200万元，占基金总规模的1%；投资管理公司、绿色低碳公司拟作为有限合伙人，分别认缴出资9 800万元、10 000万元，分别占基金总规模的49%、50%。绿色低碳基金将重点布局新能源、节能环保等领域，优化公司产业布局，更好地实现转型升级的战略规划。11月11日，由国家能源集团资本控股有限公司联合中国神华能源股份有限公司、国电电力发展股份有限公司、龙源电力集团股份有限公司发起设立了国能绿色低碳发展投资基金。该基金以支单个项目出资需求实缴资本金，基金期限为8年（投资期3年，退出期5年），母子基金规模共计150亿元，这支母基金也是今年绿色低碳领域最大规模的市场化母基金。

2022年2月，山东省利用亚洲开发银行贷款设立山东绿色发展基金，这是全国首支在省级层面利用国际金融组织主权贷款设立的绿色基金，该基金总规模100亿元人民币，一期规模17亿元，由山东发展投资控股集团具体实施。其中，利用亚洲开发银行贷款1亿美元，期限为20年，宽限期为15年，贷款利率为6个月欧洲银行同业拆借利率加浮动利差（约0.3%）。该项目是全国首只在省级层面利用国际金融组织贷款设立的绿色基金，也是亚洲开发银行在绿色金融领域的首次尝试，还是国内首只达到国际领先绿色标准的基金产品。该基金贷款宽限期长、贷款利率低，较其他贷款5至6年宽限期相比，该项目宽限期大大延长，有利于发挥资金的最大效益，同时项目选择以欧元代替美元作为贷款币种，可规避美元融资成本上升等不利因素影响，节约贷款成本，降低偿债风险。

2.3.2.2　绿色基金的发展趋势

公募基金仍然是绿色投资体系建设的先行者。部分公募基金公司已建立较为完备的绿色投资制度体系。在具体实践中，基金公司倾向将绿色投资制度融入现有投研体系，但投后管理有待健全，对已投资标的的环境风险监控和处置机制有待加强；此外，部分基金管理公司能够通过管理层交流的方式提升重仓公司绿色绩效。与公募基金在绿色投资方面的丰富实践经验相比，私募证券与私募股权创投基金则还处于探索阶段，但2021年开展实践的私募股权创投基金管理人较2020年有了较大增长，且在采取主动措施促进被投企业提升绿色绩效方面表现突出。约半数绿色投资产品会在投后积极介入被投企业，助力绿色转型。在双碳政策背景下，各类型基金管理人在绿色投资领域进行有益探索。随着环境信息披露法规的不断完善、绿色投资产品界定逐渐规范，绿色基金的投资体系建设将向常态化、规范化、体系化发展。

“双碳”目标为私募股权基金带来新机遇。私募股权基金可以将绿色投资策略作为自身发展战略和高质量发展模式的重要内容。在投资活动中，发挥好积极投资的能动性和影响力，通过提高自身专业性，合理评估各类风险，找到与传统财务分析相结合的方法和工具，将绿色投资理念纳入投资决策全流程，充分发掘绿色投资的社会价值和经济价值。

绿色基金的ESG投资实践持续发力。越来越多的基金管理人将ESG设为重要的投资策略。2018年以来，不少的私募基金管理人在ESG领域有所实践，包括签署ESG相关的有限合伙协议（Limited Partnership Agreement）、遵守UNPRI、IFC等ESG准则。但是目前存在的问题是，现行的基金管理办法尚未针对ESG基金提出明确定义。《公开募集证券投资基金运作管理办法》明确要求基金应符合“有明确、合法的投资方向”，确保“基金名称表明基金的类别和投资特征，不存在损害国家利益、社会公共利益，欺诈、误导投资者，或者其他侵犯他人合法权益的内容。基金名称显示投资方向的，应当有80%以上的非现金基金资产属于投资方向确定的内容”。但监管层面尚未对ESG基金给出明确定义，也未对名称中体现了ESG相关特征的基金提出更有针对性的运作和ESG相关信息披露要求。

2.3.3 绿色基金发展的问题和应对措施

2.3.3.1 存在的主要问题

绿色基金环境信息披露质量有待提升。良好的环境信息披露是确保绿色基金健康稳定发展的关键。我国关于绿色基金环境信息披露的规定仅涉及《绿色投资指引（试行）》中的部分条款，基金的投向标的涉及的行业种类繁多，难以保障披露信息的可比性、一致性以及可靠性①。绿色标准的不一致导致基金公司产生“洗绿”嫌疑，企业及其供应商的环境信息透明度不足，也导致难以衡量和管理与自身相关的投资风险。同时，ESG基金产品的投资决策和投资管理往往受制于标的企业的可持续发展评测和披露报告等方面缺乏科学、统一的官方标准。我国监管层对上市企业ESG信息披露的规则制定步伐并不落后于欧盟，正在有序推进企业ESG信息披露的强制规定。比如，2021年中国人民银行正式推出了《金融机构环境信息披露指南》，率先从环境保护角度规定了金融机构的披露规范，但我国监管层对于企业ESG综合性报告的强制披露规定还没颁布，上市企业ESG综合信息强制性披露依然任重道远。

政府扶持监管不足难以吸引足够社会资本。绿色产业基金发行主体是企业和投资机构，但是针对绿色基金具有的外部不经济、与普通基金收益不具有明显差异性的特点，以及其存在自身难以解决的其他问题，需要政府不是放任由市场自行解决，而是从政策引导、监管和担保入手，采取成立政府性基金、发放财政补贴、减免税收、加强政府采购支持绿色项目以及加强监管引导等方式和途径，来实现促进绿色基金高效运行、降低投资者资本利得成本和风险承担程度的目的，以便更好地吸引社会资金参与。

2.3.3.2 建议

完善绿色基金的制度框架和激励机制。通过完善绿色发展基金制度框架，明确绿色发展基金的概念界定、资金投向、运作模式、发展目标、监管机制等，通过立法确定约束性指标，明确各责任主体的法律责任，规范各参与主体的行为。不断完善和细化社会资本参与绿色项目的财政贴息办法、补贴办法、税收优惠政策、项目优先准入等优惠政策，激励社会资本参与积极性，健全问责制度，制定投融资风险考核机制，引进第三方绿色评估机构，将绿色投资业务开展成效、环境风险管理情况纳入金融机构绩效考核体系，严格监督资金的使用方向和影响结果，确保绿色基金投向真正的绿色项目上。

鼓励绿色基金支持中小微企业。建立绿色基金支持市场化绿色技术创新的相关政策框架，有效鼓励绿色PE/VC支持科技型中小微企业。党的十九大报告对构建市场化的绿色技术创新体系指明了重要方向，应逐步建立以绿色企业为主体、市场为导向、产融结合的技术创新体系。鼓励绿色发展基金、政府引导基金、国家新型产业创业引导基金、绿色技术银行、国家科技成果转化引导基金、民营企业引导基金等把绿色技术创新作为重要的支持领域，促进环保

① 倪培根，秦二娃，程锐．推进绿色基金环境信息披露［J］．中国金融，2022（9）：52-53。

科技产业发展和成果转化，并建立相应的投资激励机制，为绿色发展奠定技术创新的动力。

促进绿色基金践行 ESG 投资理念。制定公募基金和私募股权基金的责任投资管理制度和绿色投资指引，丰富 ESG 评价指标体系，改善投资决策机制，提升绿色投研体系，为推动绿色投资基金、全面践行 ESG 责任投资奠定基础。引导绿色基金进行 ESG 投资，培育绿色基金、碳中和基金等绿色投资者，将资管产品创新与社会责任承担有效协同，为双碳目标发展完善我国绿色金融体系。

2.4 绿色保险

2012 年，联合国发布“保险业促进可持续发展原则”（PSI），强调了保险向“环境、社会及治理”（ESG）议题的延伸。

当前，中国社会处在建设生态文明的关键时期，经济社会的生产、交换、分配、消费系统正在经历前所未有的一次重大转型——绿色转型。促进生产的绿色转型，需要同时实现交换、分配、消费等方面的绿色转型。促进社会经济发展的全面绿色转型，需要在生产、交换、分配、消费的绿色转型之间形成系统合力。金融系统在支持社会的绿色转型中发挥着重要的激励作用。政府和市场对保险业的绿色转型的重视程度明显提高。

绿色保险是绿色金融不可或缺的重要组成部分。绿色保险的概念来自与传统保险的比较，既具有一般保险的属性，又具有特殊性。绿色保险因特有的防范、管理和分担生态环境风险的属性和对绿色项目的长期投资功能，可以协同其他绿色金融机制推动环境风险管理体系的发育，促进绿色体系建设和可持续发展。

“绿色”的含义广泛，各国绿色保险市场发育程度不一，人们对绿色保险概念的理解存在较多差异。总的来说，分歧反映了绿色保险范畴的狭义和广义。狭义的绿色保险指具体保险工具，现阶段我国关注度较高、发展时间较长、覆盖地区范围较广的是环境污染（强制）责任险、巨灾保险和气候气象险；广义的绿色保险包含与环境风险管理相关的各种保险产品、符合可持续发展理念的保险产品服务和保险资金的绿色运用，险种上覆盖了个人消费者、企业消费者以及其他特殊事项，并体现出鼓励环境友好行为创新险种设计的趋势。

从保险业的本质来看，保险业具有承保和投资两大业务。在承保端，保险机构开发多样化的绿色险种，填补因环境污染和气候变化所造成的损失、降低人身财产安全风险和健康风险；在投资端，保险机构作为重要的机构投资者，将资金投向环境保护、节能减排、资源循环利用、清洁能源、绿色交通、绿色建筑等领域，在运用资金的同时提高生态环境效益。

在中国社会的绿色转型和可持续发展过程中，绿色保险是基于环境风险管理，绿色保险可以为推动污染治理和修复、支持环境改善、应对气候变化和促进资源节约高效利用等方面提供创新型保险解决方案。

尽管我国保险业向绿色保险方向的转型已经起步，但整体而言，我国绿色保险目前尚处于发展探索阶段。环境污染责任保险依然是绿色保险最主要的险种。在其他绿色保险业务方面，主要依靠大中型保险企业开拓创新绿色保险。距离满足经济社会绿色转型的保障需求还任重道远，需要在思想转变、创新激励机制、风险数据积累、产品供给、保障覆盖广度深度等方面久久为功。

2.4.1 绿色保险分类法的国内外比较

2.4.1.1 中国绿色保险体系分类

绿色保险作为一种保险制度安排，包括三大板块：绿色保险产品、绿色保险服务（与产品相伴的风险管理服务）和保险资金绿色运用（见表2-3）。

绿色保险服务指在经营绿色保险业务过程中与产品相伴的风险管理服务。保险服务提供的主体既可以是保险公司，也可以是第三方机构，作用是提高投保主体的风险管理能力。目前，我国绿色保险服务主要有企业环境污染风险管理服务和养殖保险理赔与病死畜禽无害化处理联动两类，对应了两种相对成熟的绿色保险险种。前者通过提供环境风险现场勘察与评估、出具风险评估报告、提出相关安全建议和进行环境风险防范培训等手段，推动企业降低环境污染风险；后者将无害化处理作为保险理赔的前置条件，有利于降低对应的理赔风险。

保险资金绿色运用指利用保险资金进行绿色投资，支持绿色发展。保险资金具有规模大、期限长及来源稳定的特性，投资方式主要有债券投资计划、股权投资计划、资产支持计划、绿色产业基金、绿色股票、绿色信托、绿色 PPP 和绿色债券等，常见的投资方向有绿色产业园区、绿色农业、绿色交通、节能减排、绿色建筑、清洁能源和海绵城市等。截至 2018 年 4 月底，我国保险资金以债权投资计划形式进行绿色投资的总体注册规模达 6 854.25 亿元。

根据我国目前的实践情况，我们将绿色保险产品进行如下分类（见表 2-3）。其中，环境污染（强制）责任险是公众关注度最高的绿色保险。

表 2-3 绿色保险分类

项目	板块	分类
绿色保险	绿色保险产品	1. 环境损害风险保障类：环境污染（强制）责任险，安全生产环境污染综合保险，船舶油污责任险等 2. 绿色资源风险保障类：森林保险，野生动物肇事责任险等 3. 绿色产业/技术保险：绿色科技保险（产品、装备、技术），低碳出行保险，绿色建筑保险，绿色农业保险，新能源汽车保险等 4. 绿色金融信用风险保障类：绿色贷款保证保险，碳排放权质押贷款保证保险等 5. 巨灾或天气风险保障类：巨灾保险，自然灾害公众责任险，农业自然灾害保险，天气指数保险等 6. 鼓励实施环境友好行为类 7. 促进资源节约高效利用类
	绿色保险服务（与产品相伴的风险管理服务）	1. 企业环境污染风险管理服务 2. 养殖保险理赔与病死畜禽无害化处理联动 3. 过期药品置换保险与过期药品无害化处理联动
	保险资金绿色运用	1. 绿色投资 2. 普惠金融（支持绿色产业项目）

2.4.1.2 国际绿色保险产品体系

德勤综合整理了一些国家的绿色保险产品，将绿色保险产品分为个人产品、企业产品以及其他特殊事项三类（见表2-4）。

表2-4 国际绿色保险产品分类表

项目	分类	产品	
绿色保险产品	个人产品	绿色财产重建保险（Green Property Rebuilding）	承保范围包括房屋维修时使用更节能的材料，更节能的家具或电器。对于已经采取绿色行动的投保人，有时会在其保费上提供折扣
		再生能源财产补偿险（Property Renewable Energy Reimbursement）	对象是在停电的情况下使用替代能源系统的房主。可以为以下方面提供赔偿：1. 向当地能源公司出售剩余能源而产生的收入损失；2. 购买替代电力的额外费用；3. 当房主的替代能源系统恢复在线状态时，检查、重新连接或许可的公用事业或政府费用
		减少财产损失的设备折扣（Property Loss Mitigation Device Discount）	在灾害多发地区安装缓解设备或选择抗风暴建筑技术的房主可获得奖励
		随用随付/低里程折扣（Pay As You Drive/Low Mileage Discount）	“随用随付”汽车保险产品会激励人们少开车，从而减少可能导致全球变暖的污染。这种保险根据客户的驾驶水平和驾驶量为他们提供个性化的汽车保险费率（从而节省费用）
		节油/低排放车辆折扣（Fuel Efficient/Low Emission Vehicle Discount）	保险公司为混合动力或电动乘用车提供的一种保险折扣
	企业产品	升级为绿色商用车队险（Upgrade to Green Commercial Fleets）	这类保险提供了将公司车队升级为混合动力车以进行新车更换的选项
		可再生能源项目保险（Insurance for Renewable Energy Projects）	为可再生能源行业的公司（如太阳能、风能、水力等）提供服务，帮助他们管理风险，防御诉讼和保护资产。这些保险产品和服务旨在涵盖项目从设计到销售的所有阶段
		可再生能源财产、设备和使用损失保险（Insurance for Renewable Energy Property，Equipment and Loss of Use）	这种保险提供了等效设备的替代成本补偿。可将正在运行、在建或新购买的设备添加到保单中，以跟上可再生能源领域快速的技术变化
		绿色建筑保险（Insurance for Green Building）	保险公司通过评估新结构的设计和规格，并提出确保高质量施工和防止特殊损失的方法，为客户提供可持续建设帮助
		节能保险（Energy Savings Insurance）	保险公司在保单有效期内（通常在5至10年的范围内）支付低于预定基准的任何能源节约差额
		碳捕集与封存/减排项目保险（Insurance for Carbon Capture & Storage/Emission Reduction Projects）	向参与捕获和储存大量二氧化碳和其他温室气体的组织提供的保险产品和服务。这些减排项目通常是在温室气体的大型点源（如发电厂）进行

续表

项目	分类	产品	
绿色保险产品	企业产品	针对负面宣传的绿色建筑保险（Green Building Coverage Against Adverse Publicity）	当绿色建筑受到不利宣传时，该保险提供资金以雇用危机管理专家来管理不利的宣传，并提供其他服务来帮助恢复公司的声誉
		减少易腐食品（Perishable Food Reduction Products）	该产品鼓励使用可用于减少从种植者到零售商的分配过程中损失的农产品量并提高农产品整体质量的设备
		全球天气保险（Global Weather Insurance）	使受保人免受不可预测的天气条件和气候变化的影响，这对于那些想要对冲特定天气变量（如在比赛期间超过特定阈值的雨量/风级）的赛事推广者来说可能是有益的
		碳交易的政治风险保险（Political Risk Insurance for Carbon-Trading）	利益相关方（如项目发起人，投资者和放款人）将获得财务保护，免受政府干预，禁运，许可证取消，战争和政治暴力可能会中断碳信用额度的生产，认证和交付的风险
	特殊事项	污染/环境责任保险（Insurance for Pollution/Environmental Liability）	该保险涉及广泛的风险和行业，例如法律和法院裁决产生的环境责任
		董事及高级职员保险（Directors & Officers Insurance）	针对被认为对气候变化有贡献的公司的诉讼正在增加，一些保险公司向董事和高级管理人员提供可选的全球变暖诉讼保护
		用于建筑调试的建筑师与工程专业责任保险折扣（Architects & Engineering Professional Liability Insurance Discount for Building Commissioning）	建筑物调试是验证所有子系统（电，管道，HVAC 等）是否有效，高效且按设计工作的过程。这不仅对环境有利，而且还减少了专业责任索赔的可能性。因此，实施建筑调试的建筑师和工程公司将获得保险费抵免额
		评估人和家庭能源调查专业人员的责任保险（Professional Liability insurance for Raters and Home Energy Survey Professionals）	保护合格的评估员和家庭能源调查专业人员免受业务运营可能导致的事故和潜在诉讼的伤害

2.4.2 保险行业支持绿色转型

2020 年以来，按照中央发展绿色金融的要求，中国人民银行、银保监会、保险行业协会等政府部门和行业组织加强统筹规划、政策协调和工作落实，尤为重视加快发展绿色金融及绿色保险，服务“双碳”工作推进。

2020 年 1 月，银保监会发布《关于推动银行业和保险业高质量发展的指导意见》（以下简称《意见》），在绿色转型的关键时期对保险业的发展、保险产品创新和保险资金提供了明确方向。《意见》的内容既包括对已有环责险、巨灾险的要求，更强调了创新绿色保险产品的重要性。在保障生态安全与绿色发展、促进节能减排、实现气候变化的适应与应对过程中，所用到的兼顾风险管控和资金运用的手段，都可以作为绿色保险的创新发展方向。《意见》提出“探索碳金融、气候债券、蓝色债券、环境污染责任保险、气候保险等创新型绿色金融产品”，要“进一步提高环境污染责任强制保险覆盖面与渗透率”“推进再保险市场建设，扩大巨灾保险试点范围”。

《意见》明确鼓励保险资金通过市场化方式投资产业基金，加大对战略性新兴产业、先进制造业的支持力度，这是对我国产业绿色转型的显著支持，一些符合绿色、低碳发展方向的产业方向有望得到来自保险资金的扶持，有利于产业培育。内容具体包括支持银行业金融机构向科技企业发放以知识产权为质押的中长期技术研发贷款，试点为入选国家人才计划的高端人才创新创业提供中长期信用贷款。鼓励保险机构创新发展科技保险，推进首台（套）重大技术装备保险和新材料首批次应用保险补偿机制试点。

《意见》中要求“进一步提高环境污染责任强制保险覆盖面与渗透率”。在此方面，相关部门一直在加强立法工作。2018 年 7 月，生态环境部已就固体废物污染环境防治法修订草案公开征集意见，其中，增加了关于环境污染强制责任保险的条款，要求涉危险废物企业强制参保。2019 年 6 月 5 日，国务院常务会议审议通过了该修订草案；6 月 25 日，十三届全国人大常委会第十一次会议对草案进行了初次审议。下一步，有望实现环境污染强制责任保险纳入相关法律法规。

此外，2021 年 1 月，银保监会在工作会议上将“积极发展绿色信贷、绿色保险、绿色信托，为构建新发展格局提供有力支持”列入 2021 年度重点工作。2021 年 4 月 28 日，银保监会在研究部署银行业保险业支持长江经济带发展的工作会议上指出，“大力发展绿色金融，完善产品服务体系和组织体系，精准支持绿色发展……全力服务碳达峰、碳中和目标达成，创新产品服务，助力生态产品价值实现”。2022 年 5 月，银保监会印发《关于银行业保险业支持城市建设和治理的指导意见》，其中提到要“有序推进碳达峰、碳中和工作，推动城市绿色低碳循环发展”。①

2.4.3 保险产品创新，助推绿色社会转型

绿色交通、绿色建筑、绿色低碳技术、生态碳汇等重点领域的发展至关重要。针对这些领域存在的风险问题，保险行业创新产品和服务，尝试发挥保险保障和风险管理的专业优势，护航绿色出行、赋能绿色建筑、支持绿色低碳技术推广、提升生态碳汇能力、助力基于自然的解决方案（Nature-based Solution，NbS），为助推绿色社会转型贡献力量。

在绿色低碳技术方面，保险种类较多，涵盖技术研发、知识产权和产品质量三方面相关险种，发展较为成熟。但在绿色出行、绿色建筑、生态碳汇以及 NbS 方面，目前保险产品和服务的创新应用还处于局部、分散的试点探索阶段，还未充分释放风险保障作用，尚未建立起来行

① 中国银保监会．关于银行业保险业支持城市建设和治理的指导意见［EB/OL］．http：//www.cbirc.gov.cn/cn/view/pages/ItemDetail.html？docId=1051273&itemId=915&generaltype=0。

之有效的商业模式。

2.4.3.1 护航绿色出行

绿色出行指能够节约能源、提高能效、减少污染、有益健康、兼顾效率的出行方式，包括乘坐公交及轨道等公共交通工具、骑自行车、步行、合作乘车、环保驾车等低碳出行行为。

据国际可再生能源署预测，我国未来私人汽车保有量仍将呈现稳步上升态势。私人小汽车的过度使用不仅给道路交通造成了巨大的压力，同时带来了污染和碳排放的增加。2019 年交通运输部、生态环境部等 12 部门联合发布的《绿色出行行动计划（2019—2022 年）》（以下简称行动计划）明确提出，倡导简约适度、绿色低碳的生活方式，引导公众优先选择公共交通、步行和自行车等绿色出行方式，降低小汽车通行量，整体提升我国绿色出行水平。提出要“研究制定公众参与感强、富有吸引力的小汽车停驶相关政策”“探索建立小汽车长时间停驶与机动车保险优惠减免相挂钩机制”。可见，国家鼓励车主减少开车的次数，并尝试配以与之相应的保险优惠减免措施。

（1）“停驶减免保费”在我国已有小范围尝试，尚未发展成为稳定的商业险种。深圳市于 2013 年推出了“爱我深圳、停用少用、绿色出行”行动，对申报绿色出行连续停驶 30 天以上的车主，可以顺延车险合同期限。2017 年，“车车车险”和“安心保险”推出过一款“停驶返钱”的产品，车主在不开车的情况下可按“天”退保费。

北京环境交易所在 2018 年落地了“绿行者”项目，在覆盖人群、商业化成熟度方面表现最为突出。项目具体内容是在北京市发展改革委的补贴政策支持下，环交所绿色出行平台联合了车联网企业、保险公司、银行和环保企业，采用停驶数据自动记录、减排量自愿交易、现金奖励在线发放的模式。车辆安装自动记录设备后，停驶每天可获得 0.5 元奖励。购买车险的用户，每天还可获得车联网公司给予的 1 元至 20 元的额外奖励。可最高获得累计停驶 180 天的奖励金额。绿行者平台的保险机构参与方包括中华保险、中国人保、平安车险、中国人寿财险、安心互联网保险、建信财险、中国大地保险。每家保险根据车型不同，每日补贴不同。用户可以在各家保险公司的车险精准报价的页面根据保险公司车险报价、用户停驶每天可获得的奖励金额选择投保车险。

平台通过智能设备来识别用户的停驶污染物减排行为，将其减排量累积储存在“减排量账户”中，并通过减排量自愿交易的模式，与市场的激励机制对接，将用户践行的减排贡献化成真金白银。整个奖励流程无须人工申报，系统将根据用户停驶记录自动发放减排奖励。设备直接与保险公司直连，车主无须人工拍照取证，可直接获得保险公司理赔。

“停驶减免保费”是借助技术对传统车险产品的升级改造，将车辆的“使用”和“停放”按天进行了场景切割，增加了风险计算的精准程度。以项目方式进行的尝试得到市级政府的项目资金支持，加大了保险费返还的激励水平，通过政府和市场机构的合作，积累了一些有益的经验。项目制的方式意味着尚未成为稳定的保险品种，尚不具备大规模商业运营的条件。当政府的项目支持资金退出后，这些尝试性的险种面临退市风险。

（2）2020 年 7 月，银保监会重磅发布的《车险综合改革指导意见》，明确提出：“探索在新能源汽车和具备条件的传统汽车中开发机动车里程（UBI）等创新产品。”UBI 车险被称为是绿色保单，UBI 车险是根据驾驶人的实际驾驶时间、地点、里程、具体驾驶行为来确定该缴纳多少车险，车主为了获得更大的保费优惠就会减少车辆的使用频率，继而降低二氧化碳的排放量，有可能缓解环境污染问题。UBI 车险定价模型的技术基础是车联网、智能手机和 OBD 等联网设备，OBD 即“车载自动诊断系统”，是车载监控系统的通信接口。

UBI 车险自 1998 年在美国出现后，目前在国际上的发展已经较为成熟，据不完全统计，目前全球有超过 300 家保险机构推出 UBI 车险产品。UBI 车险在意大利的渗透率最高，已超过 15%，美国的 UBI 渗透率虽不及意大利，但其 UBI 保费规模位列全球第一，超过半数的保险公司都提供 UBI 产品和服务。

UBI 车险在我国尚处于发展初期阶段。在政策红利和科技赋能的助力下，国内大型险企纷纷试点 UBI，但由于目前尚未形成成熟的定价模式，且 OBD 的功能不够完善，监测信息和数据分析难以达到一定的精准度。中国太保已从美国引进 UBI 车险，目前正在进行大规模内测，据说已具备推向市场的前提条件，正积极向监管部门申报。随着 UBI 车险在国际市场上不断应用，我国车联网技术的不断成熟以及监管政策的相继出台，UBI 车险在我国将迎来全新发展机遇。

“停驶减免保费”模式与 UBI 车险都具有保护环境的色彩，均为针对个人消费者的保险险种，从产品角度来讲，前者实现的基础是政策规定，定价简单，而后者则是用精确定价的思路来设计车险。新能源汽车保险由于车身结构、动力系统、使用场景及维修保养等都与燃油汽车具有较大区别，其风险特征呈现出一定的特殊性，目前我国新能源汽车保险产品还处于探索阶段，尚未实现应用。

（3）近年来，随着国家绿色出行政策的不断深化，新能源汽车产销量，保有量都出现井喷式增长，已经成为重要的交通出行工具，众多新能源汽车需要保险来保驾护航。新能源汽车面临的如碰撞、倾覆风险和救援需求与传统燃油汽车类似，主要通过机动车辆保险获得相应保障；然而作为新技术的产物，新能源汽车有着独特的核心技术和风险因素，所需保障内容不同于传统汽车。

基于与传统汽车风险保障的共同点和区别，新能源汽车保险大致可分为传统和创新两类。在传统保险方面，新能源汽车面临着与传统燃油汽车类似的风险，如碰撞、倾覆风险和救援需求，主要通过机动车辆保险获得相应保障。然而作为新技术的产物，新能源汽车有着独特的核心技术和风险因素，在动力系统、成本、性能、维修方式上具有较大差异，故而所需保障内容不同于传统汽车，所以针对新能源汽车产业的保险创新必不可少。

2021 年 12 月，中国保险行业协会发布《新能源汽车商业保险专属条款（试行）》，包括新能源汽车商业保险示范条款和驾乘人员意外伤害保险示范条款，为新能源汽车消费者提供更加全面且有针对性的保险保障。其中除传统承保项目外，涵盖了新能源汽车电池、充电桩的风险保障。在新能源汽车电池保险方面，保险业已经开展了纯电动车三电部分（电池、电机、电控）的延保试点，根据电池类型、电极材料特性、充放电性能、续航里程、驾驶环境等因素风险进行产品设计。在充电桩保险方面，首次将充电桩等车外设备纳入承保范围，针对充电桩（站）实际经营应用中面临的多种风险，推出了充电桩财产保险和充电桩充电安全责任保险，从财产损失和第三者责任赔偿责任方面，为新能源汽车企业充电基础设施提供全面的风险保障。目前，行业已形成了车险、电池保险、充电桩保险三位一体的全面保障。而在新能源车险方面，整个保险行业在车型认知及产品设计上都还处于初级阶段，存在保费定价高、理赔定损难、赔付率高等问题，如表 2-5 所示。①

表 2-5 保障绿色交通发展的部分保险产品

产品分类	产品名称	保障风险
车辆保险	新能源机动车辆保险	新能源汽车车辆损失
财产保险	地铁工程建筑工程一切险	轨道交通工程中的财产损失和第三者责任
	充电桩财产保险	充电桩财产损失
责任保险	充电桩充电安全责任保险	充电桩意外事故造成第三者损失
	车辆延长保修责任保险	新能源车辆延长保修责任
	公众责任险	公共交通站台等固定设施运营的第三者责任
	承运人责任险	公共交通车辆运营中对乘客安全的保障责任
综合保险	公交运营综合保险	经营公交车的单位在运营过程中的车辆损失、财产损失、第三者责任等
	充换电站综合保险	充换电站在运营过程中的财产损失和第三者责任

2.4.3.2 赋能绿色建筑

绿色建筑是能够节约能源，提高资源利用率，为人类提供安全、高效的环境，并且使人与环境以及建筑相互适应、相互融合的新型建筑。

我国 2012 年 4 月发布了《关于加快推动我国绿色建筑发展实施意见》。各地纷纷出台政策，在土地规划条件中明确了绿色建筑在新建建筑中的比重和等级，我国绿色建筑面积激增。但高投入成本是否带来高质量建筑的不确定性成为制约绿色建筑高质量发展的关键问题，引入保险机制能够有效地解决这个难题。

绿色建筑保险作为绿色保险的一个创新品种，可以为绿色建筑行业相关建筑物、产品、装备、工作人员的职业责任等提供风险保障，既从市场监管的角度有力促进绿色建筑的健康发展，保证建筑各方面性能满足人们安全、舒适、健康的需求，更为建设项目交付后的运行维护提供保障，增强了人们对绿色建筑与建筑节能的认可度。

（1）绿色建筑保险在我国起步较晚，目前还处于发展初期阶段。近几年，我国不断出台政策推动低碳建筑保险的发展，包括鼓励和支持保险机构创新绿色保险产品和服务这一重点举措。住房和城乡建设部于 2019 年发布了《绿色建筑评价标准》GB/T 50378，其中增加了关于建筑类保险的得分要求，包括建筑工程质量潜在缺陷保险和绿色建筑性能保险，肯定了保险机制在绿色建筑产业中的作用。2020 年 4 月，中国建筑节能协会发布了绿色建筑质量性能保险试

① 中国保险行业协会．保险业聚焦碳达峰碳中和目标助推绿色发展蓝皮书［EB/OL］．2021. http：//www.iachina.cn/art/2021/6/12/art_22_105126.html。

点方案，希望通过探索、试点、示范和引领作用，突破城市建筑质量管理和政府管理的责任风险，实现政府和保险业的共赢发展。2021 年 4 月，北京市规划和自然资源委发布《高标准商品住宅建设方案评审内容及评分标准》，在建筑品质评分项，“投保绿色建筑性能责任保险，引入风险防控机制” 可以得到加分。将绿色建筑性能保险前置到拿地环节，保证全过程引入风控服务。2022 年，住建部又出台了《“十四五” 建筑节能与绿色建筑发展规划》，提出了 “十四五” 时期建筑节能和绿色建筑发展的具体指标。

绿色建筑质量性能保险针对绿色建筑装修普遍存在的建筑内环境污染和建筑能耗进行承保，本质上为建筑工程质量潜在缺陷保险，有关部门虽已提出试点方案，但到目前为止还无相关项目的应用。绿色建筑性能保险可以对企业建筑开发项目的事前、事中、事后进行阶段性风险保障，开发前有助于项目投融资工程的增信，开发中发挥风险管理作用，开发后针对保险范畴的损失进行及时补损，有望在支持绿色建筑发展种形成一种可持续、可复制推广的模式。截至目前，绿色建筑性能保险已在北京、青岛、湖州三个地区落地，每个地区的实践都呈现出相应的特点。

2019 年 3 月，全国首单绿色建筑性能保险落地北京市朝阳区。人保财险以朝阳区崔各庄奶东村企业升级改造项目为试点，引入绿色建筑性能保险，融入全流程风控服务，对项目的启动阶段、设计阶段、施工阶段、运行阶段的重要节点进行风险防控，确保标的的建筑满足绿色建筑评价星级要求。

在绿色建筑性能保险落地朝阳区仅两周之后，青岛市宣布全国首单超低能耗建筑性能保险落地中德生态园，扩展了绿色建筑性能保险的应用领域。人保财险公司聘请了第三方机构，从规划、设计、施工到交付，对项目进行全程风控服务，并对供暖年耗热量、供冷年耗冷量、气密性等指标进行检测，确保最终符合青岛市超低能耗建筑的指标要求。

2020 年 3 月，在金融监管部门和住建部门的支持指导下，人保财险在湖州对绿色建筑性能保险进一步创新升级，引入科技手段，与银行机构联动，打造 “保险+服务+科技+信贷” 的新模式，并通过聘请绿色建筑风控服务机构、搭建绿色建筑信息化平台、完善绿色建筑保险认定标准等途径，为绿色建筑项目提供事前信用增进、事中风控服务、事后损失补偿的全方位保障，助力绿色建筑和保险行业协同发展。

另外，为促进既有建筑的节能改造，保险业推出建筑节能保险，保险公司负责组织第三方风控服务机构，对改造工程的全过程实施监督，并在运营期通过科技手段对衡量项目节能效果的指标数据进行实时监测。若项目在运营期内，未能达到预定的节能指标，保险公司将负责赔偿项目节能整改费用，或对超标的能耗进行经济补偿。2021 年 4 月 26 日，人保财险青岛分公司向青岛立信达能源服务有限公司签发了全国首张 “减碳保” 建筑节能保险保单，为青岛蓝海大饭店（黄岛）节能改造项目在运营期（三年）间的节能效果提供每年 100 万元的风险保障。本项目改造完成后预计年均减碳量可达 542. 62 吨。

2022 年 5 月，中国银保监会印发了《关于银行业保险业支持城市建设和治理的指导意见》（以下简称《意见》）。《意见》提到 “鼓励银行保险机构加大支持城市发展的……绿色建筑、超低能耗建筑、近零能耗建筑、零碳建筑、装配式建筑以及既有建筑绿色化改造、绿色建造示范工程、废旧物资循环利用体系建设等领域，大力支持气候韧性城市建设和气候投融资试点，”强调了保险业要在建筑领域发挥作用。

（2）绿色建筑保险起源于美国，目前在国际上的发展较为成熟。当前主流的国际绿色建筑保险产品主要分为绿色建筑财产保险和绿色建筑职业责任保险两类。绿色建筑财产保险产品以绿色建筑资产本身及附属设施、材料、装备为标的；绿色建筑职业责任保险则是以各类绿色建筑专业人员的职业责任风险为标的。

美国呈现出绿色建筑财产保险产品多样化的特征。Fireman's Fund 保险公司是全球第一家绿色建筑保险提供商，从 2006 年开始提供名为 GreenGard 的绿色建筑财产保险，为美国商用建筑提供绿色建筑风险保障。除 GreenGard 之外，Fireman's Fund 保险公司的主要绿色建筑产品还包括家庭住宅绿色建筑保险、绿色建筑升级财产保险、特定行业绿色建筑财产保险（教育行业、教会建筑等）。2010 年，美国保险服务事务所（ISO）出台标准示范条款，绿色建筑保险模式成为保险业的主流。相比绿色建筑财产保险，绿色建筑职业责任保险起步稍晚。2009 年 4 月，Argo 保险经纪公司专门开发了绿色建筑职业责任保险，并与劳合社达成一致，为美国绿色建筑委员会成员（包括建筑师、工程师、顾问和专业设计师等）提供 5%的保费折扣，每单保额上限 100 万美元，超过需增加新的承保人，并追加附加保险合同。

2.4.3.3 支持绿色低碳技术

绿色低碳技术是指能适应低碳经济发展需要，减少温室气体排放，防止气候变暖而采取的一切减碳或者无碳的技术手段，涉及电力、交通、建筑、冶金、化工、石化等部门以及在可再生能源和新能源、煤的清洁高效利用、二氧化碳捕获与埋存等领域开发的控制温室气体排放的新技术。

发展与应用绿色低碳技术对于我国实现碳达峰、碳中和目标具有重要的意义，但许多绿色低碳技术项目在研发或商业化过程中常常面临着技术风险或市场风险，如环保设备可能出现故障等风险，光伏和风电项目面临日照时间和风力的不确定性从而导致收益不确定等，导致技术的发展和应用进程前期存在明显挑战。为了支持绿色低碳技术成果的转化和产业化，保险机构积极探索，针对不同的绿色低碳技术项目创新保险产品及服务，为科技企业在绿色低碳技术的研究及推广提供风险保障。

人保财险为清洁能源装备、环保装备制造企业提供全面的风险保障，在风力发电设备领域协助 15 家企业申报了 31 个项目，提供风险保障 91 亿元，涵盖了 2. 5~6MW 各种类型的风力发电机组；在污水处理及回收利用装备、大气污染防治装备、固体废弃物处理装备等领域提供风险保障 10. 33 亿元，有力地支撑了清洁能源与环保领域重大技术装备的推广应用。

此外，我国保险机构从技术研发、知识产权和产品质量安全三个方面开发推广科技保险产品，为高新科技的研究及推广提供风险保障，其中包含新能源与高效节能技术、环境保护新技术等绿色低碳技术。

在技术研发方面，保险机构推出研发费用损失保险及相关贷款保证保险等产品，前者能够保障由于企业经营问题、核心研究人员问题、研发核心设备故障或国家主管部门认定的其他原因，导致绿色低碳技术研发项目未在约定时间内完成而损失的研发费用或研发失败的研发费用补偿；后者能够为绿色低碳技术研发项目提供贷款保证保险，通过信贷增信功能，为其研发项目提供资金支持等。

在知识产权方面，专利执行保险可以保障通过法律程序排除他人对绿色低碳技术专利权的侵权行为过程中的调查费用、法律费用和直接损失；专利被侵权损失保险可以预赔付投保专利遭受第三方侵权时造成的直接经济损失；专利质押融资还款保证保险能够保障绿色低碳技术专利质押方式进行融资而未能按约清偿到期债务的借款本金余额和利息余额赔偿义务。

在产品质量安全方面，产品质量安全责任保险、首台套重大技术装备保险、重点新材料首批次应用保险、产品质量保证保险等产品，可以保障绿色低碳技术所需的新材料或装备在制造、销售或修理等环节可能面临的产品质量安全风险和责任风险，帮助绿色低碳技术产品的购买方消除对产品质量的顾虑，便于绿色低碳技术产品的市场化应用。

2.4.3.4 提升生态碳汇能力

森林是最大的陆上生态碳汇资源，具有较高的经济价值和成熟的产业链，是绿色资源中保险保障的主要对象。为保障林农收入，增强林业风险抵御能力，促进林业稳定发展，我国从1984年开始进行森林保险试点，经过30多年的发展，我国森林保险产品种类经历了从单一到综合逐渐丰富、逐步完善的历程，为增强我国森林蓄积量和固碳能力，改善生态环境提供了有力保障。

随着我国加快推进碳排放权交易，林业碳汇作为抵消企业碳排放的一种高性价比手段，在我国自愿减排交易市场上备受青睐。林业碳汇项目的产出周期往往较长，短期内收入不稳定，且极易受自然灾害、病虫害的影响，给其产出和收入带来极大的不确定性。对于林业碳汇所面临的不确定性，保险手段可以成为一种有效的风险管理方式。我国保险机构聚焦森林碳汇功能，积极探索，开发了林业碳汇指数保险、林业碳汇价格保险以及森林碳汇保险创新型产品，为生态产品价值实现提供了新路径。

（1）林业碳汇指数保险。林业碳汇指数保险以碳汇损失计量为补偿依据，将由于火灾、冻灾、泥石流、山体滑坡等合同约定灾因造成的森林固碳量损失指数化，当损失达到保险合同约定的标准时，视为保险事故发生。林业碳汇指数保险赔款可用于灾后林业碳汇资源救助和碳源清除、森林资源培育及加强生态保护修复等有关费用支出。例如，人保财险于2021年3月在福建省顺昌国有林场签下全国首单“碳汇贷”银行贷款型森林火灾保险，为碳汇林提供2 100万元风险保障。“碳汇贷”是福建首例以林业碳汇为质押物、全国首例以远期碳汇产品为标的物的约定回购融资项目。同年4月，人寿财险引入碳汇计量，建立林业损毁与固碳能力减弱计量的函数模型，在福建省龙岩市新罗区创新开发了林业碳汇指数保险，为森林提供前期预警、中期定损、后期支付赔款的全流程风险管理服务。

（2）林业碳汇价格保险。针对林业碳汇交易项目开发的保险产品，能够有效防止碳汇林种植企业受到价格极端下跌的波动影响，稳定林业碳汇交易收入，从而保障林业产生的富余价值、生态环保价值、碳汇恢复期耗损、固碳能力修复成本以及碳排放权交易价值。人保财险2021年5月推出林业碳汇价格保险，与福建省南平市顺昌县国有林场成功签订。在保险期内，当市场林业碳汇项目价格波动造成保险碳汇的实际价格低于目标价格时，人保财险将按照合同约定进行赔偿。

（3）森林碳汇保险。森林碳汇保险是指以天然林、用材林、防护林、经济林以及其他可以吸收二氧化碳的林木为保险标的，对林木的整个成长过程中可能遭受的自然灾害和意外事故导致吸碳量的减少所造成的损失提供经济赔偿的一种保险。例如中国人寿财险福建省分公司创新开发出林业碳汇指数保险产品。该产品运用卫星遥感科技手段与碳汇理论方法学相结合，建立了林业损毁与固碳能力减弱计量的函数模型，并于2021年4月在福建省龙岩市新罗区出单。该保单年度保费120万元，在一年中森林累计损失面积达到232亩时，视为保险事故产生，起赔金额100万元，最高赔偿2 000万元。

其中，林业碳汇指数保险以森林灾害导致的固碳损失为补偿依据，林业碳汇价格保险以碳价格极端下跌带来的经济价值损失作为补偿依据，为碳汇林种植企业提供碳汇量或经济价值的损失保障，应对碳汇资源风险的难题，提升碳汇林种植企业经营森林的积极性，提高森林固碳能力，助力实现“双碳”目标，在未来将具有广阔的应用前景。

目前，我国的林业碳汇保险还处于创新探索阶段，发展面临着诸多挑战。其中，林业碳汇指数保险由于引发森林碳汇能力减弱的灾因繁多，不同地域森林碳汇能力有所不同，向全国推广尚有难度。林业碳汇价格保险结合了碳汇量损失与碳汇价格两种特性，极易受到碳汇价格的波动影响，而影响林业碳汇价格的因素非常复杂，且国内外碳交易市场尚未充分发挥“价格发现”的作用；此外，政策因素也非常关键，未来自愿减排项目抵消机制的细则、核证标准、备案总量、碳市场的监管政策等均可能发生变化，因此林业碳汇价格保险在未来也可能面临较大的挑战。

2.4.3.5 助力NbS

基于自然的解决方案（NbS）这一概念最早是在2008年世界银行发布的报告《生物多样性、气候变化和适应性：来自世界银行投资的NbS》中提出的，报告强调了保护生物多样性对气候变化减缓与适应的重要性，人们应当更为系统地理解人与自然的关系，并指出了基于自然的解决方案可以开发出有效的、成本低廉的气候变化适应性战略。2009年，《生物多样性公约》秘书处的文件指出，就城市绿色空间和蓝色空间而言，基于自然的解决方案可以通过融合自然因素提供服务，促进并简化城市景观。[①] 在2016年的IUCN年会上，NbS首次被定义为“通过自然或人工生态系统的保护、可持续管理和修复，有效和适应性地应对社会挑战并为人类福祉和生物多样性带来益处的行动”。

NbS并不是特指某一具体的解决方案，而是意在通过生态系统应对重大的社会挑战，实现环境、社会和经济的协同效益，提升生态和社会韧性，包括生态系统修复、解决特定问题、基

① 康蓉，史贝贝，任保平．基于自然的解决方案的气候变化治理［J］．环境经济研究，2020，5（3）：169-184。

础设施建设、生态系统管理和生态系统保护等。最新的研究也表明，NbS 在支持生态系统功能、避免损害和减少风险暴露方面具有作用，NbS 在气候风险规划中的作用越来越重要。相比于其他降低风险和预防措施，NbS 不仅可以应对多种危害，还可以为社会生态系统带来共同利益。① 中国历来秉持着人与自然和谐相处的理念，NbS 的内涵与我国生态文明建设在治理理念、治理目标、治理手段、治理机制等方面具有许多共同之处②，所以，NbS 不仅得到了我国政府的认可和支持，更逐步融入政策制定与顶层设计之中。

2019 年 9 月，联合国气候行动峰会正式将 NbS 作为应对气候变化的全球九项重要行动之一，中国和新西兰成为 NbS 行动的联合牵头国。2020 年 8 月，财政部、自然资源部、生态环境部联合印发《山水林田湖草生态保护修复工程指南（试行）》，将 NbS 写入了政策文件。2021 年 9 月，国务院总理李克强在第七届世界自然保护大会中提出，“要走绿色低碳发展之路。要采取‘基于自然的解决方案’，发展绿色金融，研发推广绿色技术。”

根据大自然保护协会（TNC）的场景划分，NbS 可以覆盖森林、内陆湿地、草地、农田、城市、海洋/海岸带等多个领域，而在每一个领域中，保险业都可以提供相应的解决方案。比如森林领域，NbS 的内容是森林保护、植树造林和可持续森林经营等，而保险业可以对受保护、新种植、被经营管理的森林提供森林保险，或者对进入林业温室气体自愿减排备案的林业项目提供定制化保险。除此之外，保险业还可以在 NbS 行动中发挥风险认知和风险管理的能力，为保险标的提供更细致的风险分析，并结合科技手段提供更先进的风险管理服务。

目前，有关 NbS 的研究主要集中在欧美地区的发达国家，我国对 NbS 的研究尚不够深入，而保险行业的 NbS 研究和应用就更为匮乏。瑞士再保险公司是瑞士最大的专业再保险公司，一直倡导 NbS 理念，并切实推动该理念的落地，在全球开展了数个创新型的 NbS 保险项目，如全球首个自然生态体系保险解决方案——守护墨西哥珊瑚礁的保护计划。该公司于 2003 年 9 月在北京成立分公司，在中国长期致力于气候变化和可持续发展等相关工作，并积极推动 NbS 相关保险项目的开展，如巨灾风险地图 CatNet 和深圳气候变化适应研究项目。保险业对 NbS 可以起到助力作用，在“双碳”目标的背景下，NbS 保险项目在未来可能会有巨大的发展潜力。

2.4.4 环境污染（强制）责任保险

环境污染责任保险是以环境侵权者因污染环境而应承担被侵权的第三者损害赔偿和污染治理责任或生态系统修复责任为标的的责任保险。具体保障范围既包括由于突发环境事件导致的第三者人身损害、第三者财产损害、应急处置与清污费用和生态环境损害等，也包括企业在生产经营过程中污染环境导致的第三者人身损害、第三者财产损害、应急处置与清污费用。环境

① María M'añez Costa, Roxane Marchal, David Moncoulon, Eulalia G'omez Martín. A sustainable flywheel: opportunities from insurance' business tosupport nature-based solutions for climate adaptation. Environ. Res. Lett. 15 (2020) 111003。

② 王旭豪，周佳，王波．自然解决方案的国际经验及其对我国生态文明建设的启示［J］．中国环境管理，2020，12（5）：42-47。

污染责任保险不仅可以通过保险机制提高企业环境风险承载能力，更能通过费率杠杆促使企业加强环境风险管理，推动企业的绿色低碳转型发展。

2.4.4.1 年度发展情况

截至2019年7月，我国环境污染责任保险试点省（自治区、直辖市）共计31个，试点涉及重金属、石化、危险化学品、危险废物处置、电力、医药、印染等20余个高环境风险行业。2018年，我国环境污染责任保险实现保单保费收入3.09亿元，提供风险保障326.58万亿元。目前，国内各主要保险公司都加入了试点。

我国环责险发展已经积累了一定的实践经验和理论研究，强劲的政策支持环责险发展将是未来几年的主趋势。补贴政策方面，江苏省明确对符合条件的投保企业按不超过年度实缴保费的40%给予补贴，浙江省对试点期间给予参保企业保费20%～50%的补助。政策激励机制上，厦门要求各区政府及各有关部门应当将企业投保环责险作为享受有关产业扶持政策的重要依据，四川将企业是否投保环责险与环保专项资金安排、绿色信贷支持、排污许可证换发、环境信用评价等紧密结合。评估体系和配套机制方面，浙江省湖州市发布了《环境污染责任保险风险评估技术规范》，其中共有“5+5”十大类风险指标，包括80项静态风险指标和90项动态风险指标，累计170项内容，有助于多方面考量企业的环境风险状况。

环责险试点省（自治区、直辖市）已达31个，但地区间发展不平衡，甚至呈现两极化发展的情况。无论从投保企业数量、保费规模、承保限额，还是地区覆盖面来看，江苏、广东等地区仍然走在队伍前列。截至2017年3月，江苏全省已有1 525家企业投保环责险，实现保费收入1 663.98万元，为企业提供了17.7亿元环境风险保障。2019年江苏13个设区市已实现环责险全覆盖，是全国覆盖范围最广的省份。

尽管环责险在我国已有十余年的发展历史，但仍面临保费规模小、覆盖率低、企业投保和保险机构开展业务意愿不强等问题。从全国范围来看，环责险投保企业的数量占规模以上工业企业的比例仍不足5%，环责险保费收入占责任险保费收入仍不足1%。

2.4.4.2 相关法律、法规和政策推进

纵观我国环责险的相关法律规定，现阶段尚无专门针对强制环责险的专门性立法，相关条文散见于不同法律部门、不同效力的文件中。目前主要以国务院、生态环境部等发布的规范性文件为主，法律位阶相对较低。

2019年以来，尽管受到新冠疫情的影响，强制环责险制度仍有所发展，中央层面和地方层面出台（修订）的一些法律或政策文件中对环责险发展方向和实践工作进行了原则性规定（见表2-6），一些省直辖市加快了环责险的实施，但在全国的发展状况不一。

表 2-6 环境污染强制责任保险有关政策/法律文件（2019~2020）

<table>
<tr><th></th><th>时间</th><th>名称</th><th>内容</th></tr>
<tr><td rowspan="6">中央层面</td><td>2020 年 4 月</td><td>《中华人民共和国固体废物污染环境防治法》（修订通过）</td><td>第九十九条，收集、贮存、运输、利用、处置危险废物的单位，应当按照国家有关规定，投保环境污染责任保险</td></tr>
<tr><td>2020 年 3 月</td><td>《关于构建现代环境治理体系的指导意见》</td><td>第二十七条，推动环境污染责任保险发展，在环境高风险领域研究建立环境污染强制责任保险制度</td></tr>
<tr><td>2020 年 1 月</td><td>《关于推动银行业和保险业高质量发展的指导意见》</td><td>“探索碳金融、气候债券、蓝色债券、环境污染责任保险、气候保险等创新型绿色金融产品”，要“进一步提高环境污染责任强制保险覆盖面与渗透率”，“推进再保险市场建设，扩大巨灾保险试点范围”</td></tr>
<tr><td>2019 年 10 月</td><td>《关于提升危险废物环境监管能力、利用处置能力和环境风险防范能力的指导意见（环固体〔2019〕92 号）》</td><td>持续推进危险废物规范化环境管理，依法将危险废物产生单位和危险废物经营单位纳入环境污染强制责任保险投保范围</td></tr>
<tr><td>2019 年 5 月</td><td>《国家生态文明试验区（海南）实施方案》</td><td>探索在（海南）环境高风险、高污染行业和重点防控区域依法推行环境污染强制责任保险制度</td></tr>
<tr><td>2019 年 1 月</td><td>《生态环境部全国工商联关于支持服务民营企业绿色发展的意见（环综合〔2019〕6 号）》</td><td>完善环境污染责任强制保险制度，将环境风险高、环境污染事件较为集中的行业企业纳入投保范围</td></tr>
<tr><td rowspan="5">地方层面</td><td>2021 年 8 月</td><td>贵州省全面推行环境污染强制责任保险制度</td><td>贵州省探索建立了“保险服务管家+五个统一”的环境污染责任保险新模式，实现环境污染强制责任保险试点全覆盖</td></tr>
<tr><td>2021 年 7 月</td><td>《深圳市环境污染强制责任保险实施办法》</td><td>深圳环境污染强制责任保险制度改革正式落地，深圳是目前全国唯一通过立法确立环境污染强制责任保险制度的城市</td></tr>
<tr><td>2019 年 6 月</td><td>厦门市《在环境高风险领域推行环境污染强制责任保险制度的意见》</td><td>在重金属污染行业、危险废物污染行业等环境高风险领域推行环境污染强制责任保险制度</td></tr>
<tr><td>2019 年 3 月</td><td>《山东省实施企业环境污染责任保险管理办法》</td><td>山东环责险从试点向全面推行阶段推进，同时从企业自愿投保转变为要求高风险企业强制投保，其余企业自愿投保模式</td></tr>
<tr><td>2019 年 1 月</td><td>《贵州省环境污染责任保险风险评估指南（试行）（黔环通〔2019〕5 号）》</td><td>明确了环境污染责任保险风险评估程序，企业环境风险评估指标体系及方法，由环境风险源、环境污染途径、环境风险暴露三类指标构成，解决了保前风险评估的科学性、可操作性、经济性和评估主体的特殊性问题</td></tr>
</table>

资料来源：根据公开资料整理。

2.4.4.3 进展与亮点

（1）强制环责险相关制度有所进展

一些法律修订和指导意见要求加快强制环责险，扩大实施范围。《关于构建现代环境治理体系的指导意见》要求在环境高风险领域研究建立环境污染强制责任保险制度。《中华人民共和国固体废物污染环境防治法》要求收集、贮存、运输、利用、处置危险废物的单位纳入环责险投保范围。山东省和厦门市发布政策文件，对重金属污染行业、危险废物污染行业等环境高风险企业提出了强制投保要求。

(2) 环责险实施机制多样化发展，产品和条款日趋丰富

“保险+服务+监管+信贷”多机制融合，推动银保联动、奖惩联合，利用第三方公司为企业提供评估、环保法律及技术咨询，降低企业受到行政处罚和发生环境污染事故的概率。将安全生产和环境污染保障合二为一的“安环险”，将自然灾害引发的环境污染纳入环责险保障范围，保险条款增加精神损害赔偿、附加疏散人群费用保险等。

(3) 环责险配套技术支撑体系发展

2019年，贵州省发布了《环境污染责任保险风险评估指南（试行）》（黔环通〔2019〕5号)，明确了环境污染责任保险风险评估程序、企业环境风险评估指标体系及方法，解决了保前风险评估的科学性、可操作性、经济性等问题。湖州市发布了《环境污染责任保险风险评估技术规范》，适用于全市铅蓄电池、电镀、化工等6大类行业，并将风险分为静态和动态共170项指标，细化制定了5个环境风险等级。

2.4.4.4 挑战与对策

完善环责险制度是我国生态环境治理体系、治理能力和服务能力现代化的重要内容，近年来环责险在曲折前行的道路中不断创新。在市场机制尚存缺陷的发展前期，我国环责险的市场规模体现出较强的政策性。2018年以来，贵州省、深圳市、山东省、海南省等地纷纷开展试点，在投保责任范围、责任限额、风险管理等方面的实施和探索，已经远超出相关试点文件的要求。

环责险实践过程中仍然面临着相关制度建设滞后、风险评估机制不成熟等问题。全面推进环责险需要进一步强化制度保障，为环责险发展创造良好的政策环境和市场条件。

(1) 抓紧环责险立法进程

我国环责险立法总体上表现出核心内容缺失、专门条款较少、可操作性不强、效力层级较低、涉及领域较窄等特点。当前实践主要是依靠《环境污染强制责任保险管理办法（草案）》等政策文件来推动，缺乏足够有效的法律规制。建议在《环境保护法》中设立专章，对环责险进行专门性规定，提高环责险的法律地位、真正实现环责险的强制性。同时，允许地方立法制定出比国家立法更为细化的规定，增强可操作性。

在上位法缺失的情况下，地方政府的探索呈现两极分化的态势。山东、深圳、贵州等试点地区在新一轮环境污染责任保险试点方案中探索新型模式，在强制投保企业范围扩容的基础上，进一步扩展承保责任范围，将渐进污染损害赔偿、生态环境损害赔偿、应急清污费用等责任纳入承保责任范围，并对赔偿责任限额进行规范，以期提高赔付率、增强企业投保动力、实现环境污染责任保险市场规模的跨越式发展。与此同时，湖南等地则在强制投保企业范围或承保责任范围的扩展上相对保守，沿用“低保额、低保障”的传统模式在有限的高风险行业稳步推进。

(2) 完善环境责任风险评估机制

现阶段，我国在环境风险查勘、评估、损害鉴定、赔偿标准等方面尚未形成规范的技术流程，地方试点大多依赖于国家环境保护标准《企业突发环境事件风险分级方法》《企业突发环

境事件风险评估指南（试行）》和《环境损害鉴定评估推荐办法（第Ⅱ版）》，再引入第三方评估机构的自主性解决方案提供环境隐患排查建议和开展事故责任认定。前者适用范围有限，后者存在较大的不确定性。建议针对不断扩大范围进入强制保险要求的 20 多个行业，提出细化的行业环境风险评估方法。其次，以环境污染事故数据、重大风险企业目录等大数据为基础建立数据库，增强环境风险的可保性。

（3）夯实风险研究和风险控制，应对结构性风险

强制投保企业范围和承保责任范围扩展后存在风险累积性高、信息高度不对称、本土市场经验数据缺乏、风险管控滞后等特征，使得保险行业在现有的风控技术条件下面临更高的“穿底风险”，急需形成保险机构合力，突破卡脖子的风险识别、评估、费率测算、管控等一系列关键障碍。

2.4.4.5　与国际先进水平的比较

西方国家环责险兴起于 20 世纪，市场发育程度高。相对而言，我国的环境污染责任保险制度起步时间晚、早期发展缓慢，近年来虽然存在立法上等方面的不足，也积累了一些宝贵的发展经验。与国际上美国、德国、法国、瑞典等国家，从立法模式、承保方式、投保模式、产品设计和配套机制等维度，进行对比和分析。

（1）立法模式的比较

目前国际上较为具有代表性的立法模式主要有三种：分散立法模式，该立法模式对法律体系的发达程度有较高的要求；通用性单行法模式，即存在适用于所有与之相吻合情况的一般条款（有特殊规定的除外）；环境法典专章模式，即在环境法典中专门设立一章或几章对环责险进行集中规定。

美国法律体系对侵权责任十分重视，为美国环责险市场发育提供了良好的土壤。美国采取了分散立法的模式，法律法规体系较为完善，且在司法实务中法院对保险公司的除外责任普遍采用严格解释。1969 年，美国颁布的《国家环境政策法》为环境风险管理奠定了重要基础。随后，1976 年出台的《资源保全与恢复法》提出了需要强制投保的污染损害赔偿责任，1980 年出台的《综合环境反应、赔偿和责任法》制定了追溯责任、无过错责任和连带责任的理论原则，用以最大限度保障受害者能够获得赔偿。此外，1965 年的《固体废物处置法》、1970 年的《清洁空气法》和《清洁水法》也有明确条款规定需要投保的情形。

德国以通用性单行法的模式，实行严格的环境法律制度。《环境责任法》以及被市场普遍接受的《环境责任保险一般条款》《环境损害赔偿法草案》，构成了德国完善的环责险法律体系。德国现行的环责险基本都是根据《环境责任法》的相关规定而制定实施的，除保险条款上附加特殊的承保条件外，基本上都应该符合该法的要求，为环责险市场的顺利发展奠定了基础。

瑞典实行环境法典专章模式，其《环境保护法》和《环境损害赔偿法》中都对“环境损害责任保险”做了专门性的规定，相关内容后来被 1999 年通过的《环境法典》第 33 章“环境损害保险和环境清洁保险”所囊括。此外，1969 年的《环境保护法》第 10 章也对环境责任保险做出了一系列规定。

目前，国内环责险采用分散立法的模式，但立法格局尚不健全。具体表现在：①相关的法律和行政法规仅原则性提及“环境污染责任保险”，例如《环境保护法》第52条提出的“国家鼓励投保环境污染责任保险”不足以支撑和维持环责险的运行。②《环境污染强制责任保险管理办法（草案）》的效力层级较低，涉及领域较窄。

（2）承保方式的比较

目前主要有三种承保方式：政府出资成立专门的保险机构，美国是采用该方式的典型国家；由市场上单一的财产保险公司承保；联合承保方式，多家保险公司成立“共保体”以分散风险，是最为常见的方式。

美国由专门的保险机构来承保。1988年政府出资设立了专门的“环境保护保险公司”，承保被保险人渐发、突发、意外的污染事故及第三人责任，其保险单的责任限额最高额为100万美元。该方式有利于汇集专业人才、集中力量提高风险评估的能力，形成标准化和统一化的投保和理赔流程，提供高公司的风险承担能力。

英国的环境侵权责任保险由现有的财产保险公司自愿承保。

法国实行的是联合承保模式。法国成立了由英国保险公司和本国保险公司共同组成“污染再保险联营集团”，对重工企业的污染进行承保，可以解决环境风险较大而单个保险公司不能承担的问题。

国内较为推崇联合承保的方式，以期分担环责险的经营风险，保证保险服务质量。例如，环责险“无锡模式”以中国人寿无锡分公司为首席承保人，联合4家保险公司组成共保体；南京环责险由太平洋保险南京分公司作为首席承保人，联合4家保险公司结成共保体；广东环责险由平安财险广东分公司作为首席承保人，联合12家保险公司保险保障支持。

（3）投保模式的比较

环责险投保模式主要可分为三种：强制责任保险制度（美国、瑞典、德国），自愿保险为主、强制保险为辅（英国、法国），以及强制保险和自愿保险相结合（中国）。

美国实施的是环境强制责任保险制度，特定企业开展特定业务必须购买环境污染责任保险。从20世纪60年代起，针对有毒物质和废弃物的处理、处置可能引发的损害赔偿责任推行强制保险制度，工程的承包商、分包商和咨询设计者需要投保相应的环责险才能取得工程合同。同时，即便政策并未强制要求对企业开展的部分经营活动购买保险，出于美国环境立法的完善以及惩罚的严厉性，企业也会主动购买保险。

法国实行的是任意责任保险制度，在法律有特别规定的情况下才实行强制责任保险。1959年法国加入《国际油污损害赔偿民事责任公约》、1971年加入《国际油污损害赔偿基金国际公约》，因此《法国环境法典》要求在油污损害赔偿方面采用强制责任保险制度。

我国环责险起初在“鼓励自愿投保”的推进方式下，发展十分缓慢。而后各地在试点摸索中，投保方式逐步转向强制保险和自愿保险相结合的模式，即要求高风险企业强制投保。《环境污染强制责任保险管理办法（草案）》中对该领域做出了规定，如船舶油污保险、石油气污染保险、危险化学品内河运输污染保险都属于强制保险的范畴，其余一般企业自愿投保。

（4）产品设计的比较

国外环责险产品设计的特点是：大多国家已将渐进性的污染事故纳入承保范围，且涵盖的风险期较长。

美国自1973年起将环责险从公众责任保险中独立出来，具体范围包括赔偿责任、清洁费用、因突发性、意外性或渐进性污染事故而被保险公司承担的第三方责任。1989年，美国保险服务业在综合一般责任保险单中附加“有限污染责任扩展批单”，将污染责任扩展到被保险人的工作场所之中。因此，美国环责险主要分为环境损害责任保险和自有场地治理责任保险。前者，保险公司需在被保险人因其污染行为对他人的人身财产造成损害而承担赔偿责任时支付保险金；而后者，保险公司仅在被保险人因其环境污染行为对自有场地造成损失情况下承担保险责任。此外，美国强制责任保险所涵盖的风险期往往较长，通常将生产、存放有毒、有害物质的设施关闭后若干年的时间也纳入其中。例如美国环保署针对“危险废物”建立了关闭后保险，要求投保人对关闭后30年内可能引发的监测与维护费用必须投保。

德国承保范围包括水体逐渐污染责任、大气和水污染造成的财产损失赔偿责任等。1965年前德国的保险公司对渐进的、累积的污染不包含在保单范围内，1965年后逐步扩大到水体逐渐污染造成的污染损失赔偿责任，1978年后保障范围进一步将大气污染和水污染纳入其中。但如果责任事故发生在被保险企业域外，由可预见性的经常排放物引起的损失仍列为责任免除。

法国承保范围包括偶然、突发环境事故、反复性或持续性事故所引起的环境损害。1970年后，法国环责险的覆盖范围增加了累进的、渐进的污染事故，但将噪声、臭气、振动、辐射等环境损害造成的损失排除在外。1977起，开始对因单独、反复性或持续性事故所引起的环境损害开始予以赔偿。

目前，国内环责险产品尚未包含渐进性污染。保险责任追溯时效方面，受害者在保险合同有效期届满后三年内向环境高风险企业提起的环境损害赔偿请求均在时效内。国内环责险在第三方服务提供和险种创新方面积累了一些可供推广的经验，例如环责险“无锡模式”注重第三方机构对投保企业风险的评估和指导改进；衢州推出的“安环险”包含安全生产、环境污染以及危化品运输三项保险责任；宁波推出的“生态环境绿色保险”在环责险的基础上，增加了第三方服务机构失责造成投保企业直接经济损失的风险保障。

2.4.5 生态损害赔偿制度

生态环境损害赔偿制度叠加环责险，使污染者需要承担更加完整的污染和生态破坏的责任。生态环境损害赔偿制度以生态环境损害赔偿为主体，补充了环责险保障责任中生态环境损害赔偿缺失的状况。两种制度存在明显的互补关系。

生态损害赔偿制度压实了企业污染生态环境应承担的赔偿责任，有利于提高企业投保环责险的积极性，使生态环境破坏、承担责任、修复环境损害的连续责任成为闭环。

政府代表公众介入追究生态破坏损害赔偿，承担起索赔主体的责任。赔偿权利人由省级政府扩大至市地级政府（包括直辖市所辖的区县级政府），改变了污染者和受害者之间原本悬殊的力量关系，有利于强势代表公众利益，对污染者形成震慑力。

当前，生态损害赔偿制度、环境污染责任保险制度和环境公益诉讼形成了相互配合的机制关系。生态环境损害赔偿诉讼、环境民事公益诉讼、环境侵权民事诉讼的生效判决认定的事实以及经司法确定的生态环境损害赔偿磋商协议认定的事实，一些地方依据地方性法规和条例已经明确可以直接作为赔偿保险金的依据，与保险赔偿有关的仲裁或者诉讼、生态环境损害赔偿案件与保险公司联动。

发展的方向是更多元的主体参与到监督、及时制止环境污染和生态破坏中，强制要求做出修复。其中行政主体、检察机关和社会环保组织间的责权关系仍有待逐步厘清中，以更好地实现不同机制的互补作用。

2.4.5.1 年度进展

自2018年全国试行以来，生态环境损害赔偿制度改革经过了2年试点和3年全国实行，取得了积极成效。初步搭建了制度框架，在国家和地方立法、相关工作机制、诉讼规则、技术规范体系和资金保障等方面取得了重要进展和阶段性成果。

截至2020年11月，全国共办理生态环境损害赔偿案件2 700余件，涉及赔偿金额超过53亿元。江苏、山东、重庆、浙江、贵州5个省（市）办理案件数均超过100件；河北、吉林、广东、安徽、四川、湖北、云南、辽宁8个省份办理案件数均超过50件。全国约83%的市地级已实际开展案例实践，其中山东、江苏、江苏、浙江等11个省份实现市地级实际办案全覆盖。各地共推动有效修复超过2 370万米^{3}土壤、9 140万米^{2}林地、620万米^{2}草地、4 760万米^{3}地表水体、61万米^{3}地下水体。

2019年来，生态环境损害赔偿制度不断完善，出台了生态环境损害赔偿的审理办法、资金管理和技术保障等方面的规定（见表2-7）。2019年6月，《关于审理生态环境损害赔偿案件的若干规定（试行）》发布施行，标志着我国生态损害赔偿制度的初步建立。该规定创新了生态环境损害赔偿责任体系，首次将“修复生态环境”作为生态环境损害赔偿责任方式，明确生态环境能够修复时应当承担修复责任并赔偿生态环境服务功能损失，生态环境不能修复时应当赔偿生态环境功能永久性损害造成的损失，并将“修复效果后评估费用”纳入修复费用范围。

表2-7 生态损害赔偿制度进展（2019—2022年）

时间	法律法规政策	主要内容
2022.4	《生态环境损害赔偿管理规定》	《规定》共5章38条，在推动生态环境损害赔偿制度落地见效方面提出要求，明确了生态环境损害赔偿范围包括5个方面：清污费用；修复费用；生态环境修复期间服务功能损失；生态环境功能永久性损害；调查、鉴定评估等合理费用，并对生态环境损害鉴定评估作了细化规定。《规定》强化了地方党政责任的落实，明确了牵头部门和工作联动，统一规范了赔偿工作程序，有助于促进生态环境损害赔偿工作在法治的轨道上，实现常态化、规范化、科学化，推动生态环境损害赔偿制度全面落地见效①

① 生态环境部联合“两高”等共14部门印发《生态环境损害赔偿管理规定》[J]．纸和造纸，2022，41（3）：54-58。

续表

时间	法律法规政策	主要内容
2020.9	《关于推进生态环境损害赔偿制度改革若干具体问题的意见》	《意见》共十八条，涵盖了具体负责工作的部门或机构、案件线索、索赔启动、损害调查、鉴定评估、赔偿磋商、司法确认、鼓励赔偿义务人积极担责、与公益诉讼的衔接、环境修复、资金管理、修复效果评估、公众参与、责任落实、经费保障、信息共享、奖惩规定以及业务指导等方面，并提出了具体的指导性意见 《意见》为后续立法做了准备
2020.6	《生态环境损害鉴定评估技术指南地表水与沉积物》	完善生态环境损害鉴定评估技术体系，规范涉及地表水与沉积物的生态环境损害鉴定评估工作
2020.5	《民法典》	《民法典》“侵权责任编”设“第七章 环境污染和生态破坏责任”，规定了生态环境损害赔偿责任，赋予了国家规定的机关或者法律规定的组织的实体索赔权，明确了生态环境损害的赔偿范围、惩罚性赔偿等内容，从实体法角度确立了生态环境损害赔偿法律制度
2020.4	《生态环境损害赔偿资金管理办法（试行）》	规范生态环境损害赔偿资金管理
2020.4	关于印发生态环境损害赔偿磋商十大典型案例的通知	涉及非法倾倒、超标排放、交通事故与安全事故次生环境事件等多种情形，覆盖了大气、地表水、土壤与地下水等环境要素，为探索生态环境损害赔偿体制机制提供了较好的实践借鉴
2019.10	《中共中央关于坚持和完善中国特色社会主义制度、推进国家治理体系和治理能力现代化若干重大问题的决定》	健全生态环境监测和评价制度，完善生态环境公益诉讼制度，落实生态补偿和生态环境损害赔偿制度，实行生态环境损害责任终身追究制
2019.6	《关于审理生态环境损害赔偿案件的若干规定（试行）》	对生态环境损害赔偿诉讼案件受理条件、证据规则、责任范围、诉讼衔接等问题予以了规定

资料来源：根据公开资料整理。

各省各市积极响应《生态环境损害赔偿制度改革方案》，生态环境损害赔偿制度改革已进入全国范围试行阶段。上海、河北、安徽等 14 个省（市）在相关地方条例中纳入生态环境损害赔偿责任。武汉市、福州市、黄山市、无锡市、衢州市等地级市出台了地方性的“改革实施方案”，积极完善“生态环境损害赔偿磋商办法、生态环境损害调查评估程序规定和生态环境损害修复管理办法”等配套制度。

在中央和地方的共同努力推进下，生态环境损害赔偿制度在全国范围内初步构建，生态环境损害鉴定评估基础研究薄弱（关键问题包括基线确定、因果关系分析和损害量化等）、生态环境损害赔偿立法仍有缺失等问题将在一段时间内存在，需要进一步深入开展改革实践，加强顶层设计，建立长效机制，推动专门立法，逐步建设更加完备的生态环境损害赔偿制度。

2.4.5.2 生态环境损害赔偿磋商十大典型案例

表 2-8 总结了 2017 年以来全国范围内达成磋商协议的生态环境损害赔偿典型案例。

表 2-8 生态环境损害赔偿磋商典型案例

序号	名称	要点
1	山东济南章丘区 6 企业非法倾倒危险废物生态环境损害赔偿案	生态环境损害数额巨大，达 2.4 亿元；涉及环境危害较大、修复难度和费用高、责任界定困难、磋商难度大；索赔部门运用了磋商和诉讼两种途径索赔
2	贵州息烽大鹰田 2 企业非法倾倒废渣生态环境损害赔偿案	全国首例经磋商达成生态环境损害赔偿协议的案件，也是全国首例生态环境损害赔偿司法确认案件；赔偿义务人自行开展生态环境修复
3	浙江诸暨某企业大气污染生态环境损害赔偿案	多部门协作推进，确保损害赔偿落实；赔偿义务人委托第三方以替代修复方式承担生态环境损害赔偿责任；赔偿权利人委托第三方对修复工程进行评估
4	天津经开区某企业非法倾倒废切削液和废矿物油生态环境损害赔偿案	探索了需要修复和不需要修复两种损害的责任承担方式；赔偿协议申请司法确认；修复费用、评估费用由赔偿义务人自愿与第三方机构签订合同支付
5	江苏苏州高新区某企业渗排电镀废水生态环境损害赔偿案	生态环境部门与公安机关联合调查，鉴定评估依规开展；赔偿协议经法院司法确认；通过本案，苏州市高新区建立了对生态环境损害赔偿案件处置的会商制度
6	湖南郴州屋场坪锡矿“11·16”尾矿库水毁灾害事件生态环境损害赔偿案	在应急处置阶段成立由生态环境、安监等相关部门参加的协调处置工作组，与鉴定评估机构联动，启动生态环境损害调查与鉴定评估工作
7	深圳某企业电镀液渗漏生态环境损害赔偿案	运用溯源技术开展环境监管执法；实施严格的责任追究制度；生态环境部门创新案件筛查工作机制，制定了筛查制度
8	安徽池州月亮湖某企业水污染生态环境损害赔偿案	针对生态环境损害事实清楚、数额小、无争议的实际情况，探索创新了简易评估认定程序
9	上海奉贤区张某等 5 人非法倾倒垃圾生态环境损害赔偿案	试行履约保证金制度，根据生态环境损害评估情况缴纳履约保证金；探索生态环境损害修复责任与刑事责任的衔接，将赔偿义务人落实生态环境修复责任的情况作为刑事责任追究的考量要素；首探“从业禁止令”，禁止相关赔偿义务人在缓刑考验期内从事与排污或处置危险废物有关的经营活动
10	重庆两江新区某企业非法倾倒混凝土泥浆生态环境损害赔偿案	将生态环境损害调查、鉴定评估、修复效果评估等费用预先纳入同级财政预算安排；实现行政、刑事、民事责任同步追究，构建严密责任追究法网；强化公众参与，生态环境损害修复过程中，组织人民监督员和专家到修复现场查看，主动接受公众监督

2.4.6 中国的气候保险实践

2.4.6.1 气候保险的概念

气候保险是一种承保因气候相关风险而造成的资产、生计和生命损失的保险。它通过用确定的定期支付小额保费取代不确定的损失前景的方法，为个人、社区、国家和区域提供有效且迅速的灾后财政支持。

气候保险主要包括天气保险和巨灾保险。天气保险是因天气异常导致企业或个人遭受经济损失后，由保险公司向投保者提供赔偿的一种保险。购买天气保险的企业或个人向保险公司缴纳一定的保费，约定若实际的天气状况超过一定的范围，给投保者造成经济损失，则保险公司需要向投保者提供一定的赔偿。通过购买天气保险，投保者将不利天气造成经济损失的风险转移给了保险公司，而保险公司则将保费整合起来，作为保险准备金来应对不利天气发生时所需的赔偿。巨灾保险是对如台风、海啸、地震、洪水等的自然灾害或影响严重的人为灾祸所造成的巨大财产损失和严重人员伤亡，给予保障的一种保险。巨灾风险指影响面大、影响程度严重的自然灾害或人为灾祸。与不利天气相比，巨灾发生的概率较小，但其一旦发生就会造成巨大的损失和影响。

2.4.6.2　气候保险的作用

世界银行通过比较不同保险渗透率（保险业的保费收入占 GDP 的比重）的国家在气候灾害后国内生产总值的变化趋势以及灾后经济的增长模式，发现保险渗透率较高的国家在气候灾害之后经济恢复态势更好，GDP 呈现正增长趋势；与之相反，较低保险渗透率的国家往往出现负增长趋势，由此可见气候保险的重要性以及必要性。在应对极端天气事件方面，保险机制可以在损失补偿和风险预防两个方面发挥重要作用。

（1）分散风险，降低受灾者损失

气候保险作为一种金融工具，转移并分散风险，降低受灾者的损失是其最直接的作用。购买气候保险的投保者通过定期支付小额保费，将风险转移给保险公司，保险公司利用收取的保费建立赔付基金，当气候灾害事件达到保险赔付触发条件时，已购买气候保险的受灾者可以从赔付基金中获得经济补偿，从而降低受灾者的经济损失，实现将气候灾害风险分散给所有被保险人的作用。

（2）提高效率，减轻财政负担

我国目前的以财政拨款、行政指导为主的防灾减灾、灾后救助工作方式，不仅救灾效率较低，而且加重了各级财政的负担，一旦发生重大气候灾害事件，救灾资金可能冲击政府的财政收支平衡。引入气候保险，利用保险行业的风险评估等市场化的手段，减轻灾后政府的财政压力，同时提高灾后救助工作的效率，弥补当前救灾体系的不足。

（3）提高防灾减损能力，降低风险

气候保险可以在事前提高投保者防灾减损的能力，降低气候灾害对受灾者的影响，甚至降低气候灾害发生的可能性。例如，保险公司可以通过向投保者提供气象气候信息、宣传防御气候灾害的措施，甚至是要求投保者采取一定的防灾抗灾措施，来提高投保者防灾减损的能力，降低气候灾害对投保者的影响。

（4）提供信息服务和风险管理教育

保险公司通过信息和数据收集可以对潜在的气候风险进行评估，在此基础上开展气候灾害防御服务，向保险部门和投保人提供气象信息，督促投保人对于不利风险采取防御措施，加强对国民气候保险知识的普及教育和宣传，督促投保人对不利天气采取防御措施，减少因气象灾害造成的损失，从而达到防灾减灾和减少赔偿的目的。

（5）保障经济发展

利用气候保险，一方面可以通过分摊灾后救助的压力，提高财政的稳定性，加快灾后重建工作，维持国民经济的正常运行；另一方面，保险公司可以利用暂时闲置的保费，进行投资和融资，支持实体经济的发展，提高金融市场的活力，保障经济的发展。

2.4.6.3 实行气候保险的必要性

随着全球气候的持续变化，全球气候灾害风险呈上升趋势，严重威胁了经济的发展和生态的稳定。在此背景下，我国气候灾害的频率和强度不断增加，损失巨大。作为受气候灾害影响最大的国家之一，我国的气候保险业务却尚处于起步阶段，没有建立起体系化的气候保险制度，气候保险发挥的作用十分有限。气候保险在我国还存在很大的发展空间，加快建立气候保险体系势在必行。

（1）全球气候灾害特征

世界气象组织发布的《2020年全球气候状况》报告显示，全球气候系统多个指标的变化对经济社会发展、迁移和流离失所、粮食安全以及陆地和海洋生态系统产生了巨大的影响，主要可以总结为以下三点：一是温室气体浓度持续上升带来的升温效应显著。2019年和2020年，主要温室气体的浓度持续上升，全球二氧化碳浓度已超过410ppm，由此带来的结果是，即使发生了具有降温效应的拉尼娜事件，但2020年仍是有记录以来最暖的三个年份之一，全球平均温度较工业化前水平高出1.2℃左右。二是洪水、干旱以及热带气旋等极端天气气候事件的发生频率和强度增加。从洪水来看，2020年非洲和亚洲大部分地区发生暴雨和大范围洪水，印度次大陆及周边地区、中国、韩国、日本以及东南亚部分地区在这一年不同时期降水量均异常偏高，中国-季风季期间，长江流域持续的强降雨也造成了严重洪灾，已报告的经济损失超过了150亿美元，在此期间至少已报告了279人死亡。从干旱来看，2020年阿根廷北部、巴拉圭和巴西西部边境等南美洲内陆地区受到严重干旱影响，据估计，仅巴西的农业损失就接近30亿美元。从热带气旋来看，2020年北大西洋飓风季共生成30个命名风暴，是有记录以来生成命名风暴数量最多的一年。三是COVID-19大流行病为极端天气气候事件相关的疏散、恢复和救灾作业增加难度。根据FAO和WFP，2020年有5千多万人遭受气候相关的灾害（洪水、干旱和风暴）和COVID-19大流行病的双重打击。2022年5月，世界气象组织（WMO）在日内瓦发布《2021年全球气候状况》报告，其中温室气体浓度、海平面上升、海洋热量和海洋酸化等四项关键气候变化指标在2021年创下新纪录。报告显示，一些生态系统正在以前所未有的速度退化。气温上升增加了海洋和沿海生态系统不可逆转的风险，2021年，六月和七月的热浪和火灾导致加拿大和美国西北部的冰川损失创历史新高；格陵兰岛在八月中旬经历了一次特殊的融化事件，在海拔3216米的冰盖最高点出现了有记录以来的首次降雨。①

全球气候变化日益显著，给自然生态环境和经济社会发展带来严重影响和损失，全球气候风险不断增加。2022年1月，世界经济论坛发布的《2022年全球风险报告》列出来全球最主要的10大长期风险，其中，按照发生概率排名的全球风险前五位均为与环境相关的风险，依次是气候行动失败、极端天气、生物多样性破、自然资源危机、人为环境破坏，环境风险被认为是对世界最严重的5个长期威胁，也是对人类和地球最具潜在破坏性的5个威胁。此外，全

① 世界气象组织.2021年全球气候状况［EB/OL］.https：//public.wmo.int/en/our-mandate/climate/wmo-statement-state-of-global-climate。

球最主要的短期风险和中期风险中，排在第一位的也都是与环境相关的风险，分别是极端天气和气候行动失败。气候变化已经迅速表现为干旱、火灾、洪水、资源稀缺和物种丧失等影响。①

联合国发布的《灾害造成的人类损失 2000—2019》报告指出，全球自然灾害总数在 21 世纪前 20 年大幅攀升，气候相关灾害数量激增是造成灾害总数上升的主要因素。从整体来看，2000—2019 年，全球共记录 7 348 起重大灾害，造成 123 万人死亡，受灾人口总数高达 42 亿（许多人不止一次受灾），给全球造成的经济损失高达 2.97 万亿美元。从灾害发生的类型来看，洪水和风暴仍是最高频发生的灾害事件。在过去的 20 年里，洪涝灾害发生的次数从 1 389 次增加到 3 254 次，平均每年发生 163 次，洪水灾害共造成 104 614 人死亡；飓风、旋风和风暴潮等风暴的发生次数从 1 457 次增加到 2 043 次，在 2000 年至 2019 年导致近 20 万人死亡，成为第二大致命的灾害；此外，干旱、山火、极端气温等灾害以及地震、海啸等地质相关灾害发生次数也显著增加。这些事件也是造成死亡人数最多的十大灾害。与其他灾害事件相比，这十大灾害导致的死亡人数最多，占死亡总数的 76%。从灾害发生的地区层面来看，过去 20 年亚洲遭受的自然灾害最多，达 3 068 起，其次是美洲（1 756 起）和非洲（1 192 起）。

气候变化不仅会造成巨大的经济损失，同时对保险业也会产生较大的冲击。《经济积累和气候变化时期的自然灾害》显示，全球范围内，2019 年自然灾难和人为灾害事件造成的经济损失为 1 460 亿美元，低于 2018 年（1 760 亿美元）的损失及过去十年的平均损失（2 120 亿美元）。全球保险业赔付了其中 600 亿美元的损失，而 2018 年的赔付额为 930 亿美元，过去十年的平均水平为 750 亿美元。

（2）中国气候灾害特征

中国地处亚洲，气候复杂多样，季风气候显著，是全球气候变化的敏感区和影响显著区，也是受气候变化影响最大的国家之一。气候变化离不开温室效应，近年来中国的升温效应显著。根据《中国气候变化蓝皮书（2021）》，1951—2020 年，中国年平均气温每 10 年升高 0.26℃，升温速率明显高于同期全球平均水平。2020 年，中国平均气温 10.25℃，较常年偏高 0.7℃，共有 256 个国家站最高气温达到极端事件检验标准。高温、强降水等极端事件增多增强，中国气候风险水平趋于上升，1961—2020 年，中国气候风险指数平均值（6.8）较 1961—1990 年平均值（4.3）增加了 58%。② 中国极端气候事件频发，气候灾害发生的频率和强度也在不断增强，2000—2019 年全球 10 个受灾最多的国家有 8 个位于亚洲，其中中国共发生 577 起灾害事件，占比高达 18.8%，居于全球首位，给我国的经济发展、粮食安全、水资源、生态环境等带来了严峻的挑战。

中国幅员辽阔，气候灾害的种类较多，不同地区气候条件不同，面临的气候灾害也不同。从全国整体情况来看，应急管理部会同有关部门会商核定，2020 年，中国气候年景偏差，主汛期遭遇了 1998 年以来最重汛情，自然灾害以洪涝、地质灾害、风雹、台风灾害为主，地震、干旱、低温冷冻、雪灾、森林草原火灾等灾害也有不同程度发生。具体来看，全国暴雨洪涝受灾

① 世界经济论坛 . 2022 年全球风险报告［EB/OL］. https：//cn. weforum. org/reports？ year=2022#filter。

② 中国气象局气候变化中心 . 中国气候变化蓝皮书（2021）［M］. 北京：科学出版社，2021。

面积占气象灾害总受灾面积的36%，干旱占26%，台风占19%，风雹占14%，低温冷冻害和雪灾占5%。全年各种自然灾害共造成1.38亿人次受灾，591人因灾死亡失踪，10万间房屋倒塌，农作物受灾面积19 957.7千公顷，直接经济损失3 701.5亿元人民币。从不同地区受灾情况来看，我国自古就有“南涝北旱”的特点，2020年，中国主汛期南方洪涝灾害较为严重，洪涝受灾人次、紧急转移安置人次和直接经济损失较近5年均值分别上升23%、62%和59%，因灾死亡失踪人数、倒塌房屋数量分别下降53%和47%。由于降水频率高、强度大、范围广，导致地质灾害发生数量较往年偏多。相对而言，中国旱情较常年明显偏轻，共发生森林火灾1 153起、草原火灾13起，与近年均值相比，森林草原火灾发生起数、受害面积和造成伤亡人数均降幅较大。除了旱涝灾害，我国东南沿海地区的台风、西北华北地区的沙尘暴以及全国大范围内的寒潮等灾害，严重威胁了人民的人身财产安全和中国的经济发展，由此造成的损失也在增加。

从表2-9可以看出，2003—2019年中国气象灾害直接经济损失平均值高达3 044.0亿元，每年的旱涝灾害是造成经济损失的主要灾害。以气象灾害损失最高的2010年为例，农作物受灾面积3 742.6万公顷，其中绝收487万公顷，受灾人口高达42 494.2万人，直接经济损失5 097.5亿元。

表2-9 2003—2019年中国气象灾害情况

年份	农作物受灾情况		人口受灾情况			直接经济损失（亿元）
	受灾面积（万公顷）	绝收面积（万公顷）	受灾人口（万人次）	死亡人口（人）	失踪人口（人）	
2003	5 479.5	856.7	42 399.7	2 171	33	2 118.6
2004	3 765	433.3	34 049.2	2 457		1 565.9
2005	3 875.5	418.8	39 503.2	2 710		2 101.3
2006	4 111	494.2	43 332.3	3 485		2 516.9
2007	4 961.4	579.8	39 686.3	2 713		2 378.5
2008	4 000.4	403.3	43 189	2 018		3 244.5
2009	4 721.4	491.8	47 760.8	1 367	229	2 490.5
2010	3 743	487	42 494.2	4 005	1 033	5 097.5
2011	3 252.5	290.7	43 150.9	1 087	112	3 034.6
2012	2 496.8	182.8	27 428.3	1 445	192	3 358.9
2013	3 132.5	3 838.1	38 288.3	1 963		4 766
2014	2 485.2	308.8	24 042.4	936	119	2 964.7
2015	2 176.9	223.3	18 521.5	1 217	135	2 502.9
2016	2 622.1	290.2	18 850.8	1 396	253	4 961.4
2017	1 847.6	182.7	4 383.2	833	85	2 850.4
2018	2 081.4	258.5	13 517.8	568	46	2 615.6
2019	1 925.7	280.2	13 698.1	735	93	3 179.9

资料来源：《中国气象灾害年鉴》。

从图 2-13 可以看出，以 2010 年为分界线，2003—2010 年气象灾害导致的直接经济损失呈现上升趋势，2013—2019 年直接经济损失处于波动状态，但是整体损失高于前八年；而与之相反，2003—2019 年受灾面积与受灾人口整体呈现下降趋势，下降幅度分别为 64.86% 与 67.69%。

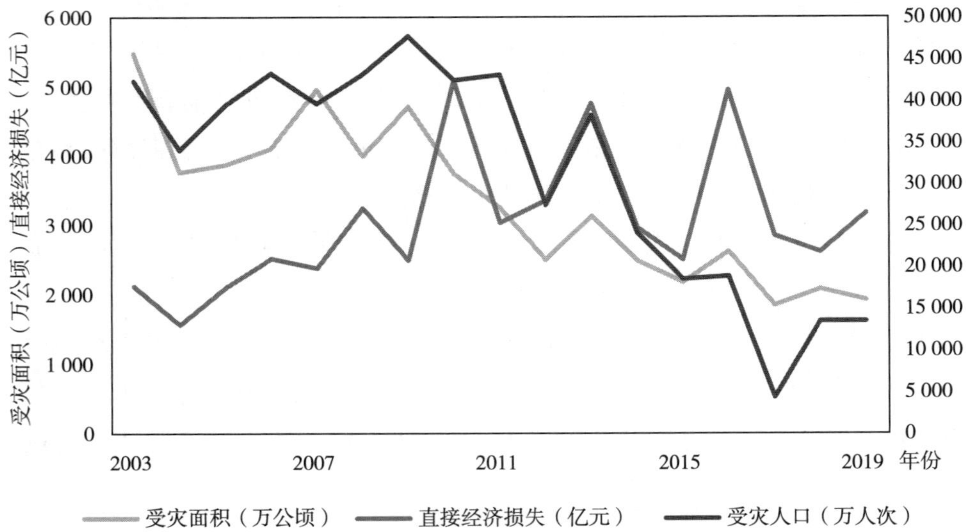

图 2-13　中国受灾情况与直接经济损失①

2.4.6.4　中国气候保险的相关政策沿革

我国有关气候保险的相关政策最早开始于 1951 年 4 月，当时中央人民政府政务院财政经济委员会颁布《财产强制保险条例》，宣布把地震纳入财产保险的责任范围，在部分地区推行农业地震巨灾保险。但 1958 年 12 月，政府决定停办国内保险业务，包括刚刚萌芽的农业保险业务，且次年 1 月，地震巨灾保险业务也被停办。我国的气候保险业务初步发展便进入停滞期，随后的二十年里未有任何进展。

直至 1979 年 11 月，国务院在全国保险会议上批准恢复国内保险业务，并在 1982 年 2 月同意中国人民银行《关于国内保险业务恢复情况和今后发展意见的报告》，农业保险和巨灾保险重新恢复。1996 年 5 月，中国人民银行分别颁布《财产保险基本险》和《财产保险综合险》，将地震保险条款放入责任免除条款。2000 年 1 月，中国保监会下发《关于企业财产保险业务不得扩展承保地震风险的通知》，强调除特殊情况按“个案审批”原则报批外，未经保监会同意，“任何保险公司不得随意扩大保险责任、承保地震风险”，“中国再保险公司不得接受地震保险的法定分保业务”，“任何保险公司不得采取向国际市场全额分保的方式承保地震风险”。2004 年，中共中央一号文件做出“加快建立政策性农业保险制度”的决定，中国的气候保险业务逐步发展起来。

2007 年，财政部发布了《中央财政农业保险保费补贴试点管理办法》，给予农业天气保险

① 中国气象局．中国气象灾害年鉴［M］．北京：气象出版社，2021。

补贴，解决了农民的保费问题。2008 年 4 月，中国农业部合作司、世界粮食计划署和国际农业发展基金共同开办“农村脆弱地区天气指数农业保险”国际合作项目，选取了安徽省长丰县和怀远县作为试验区，开始了我国的农业天气指数保险业务。同年的汶川地震也引起了我国对巨灾保险建设的重视，2013 年，党的十八届三中全会明确提出“完善保险补偿机制，建立巨灾保险制度”，2014 年，国务院印发《关于加快发展现代保险服务业的若干意见》，再次提出“建立巨灾保险制度”。2016 年 5 月，中国保监会和财政部联合印发《建立城乡居民住宅地震巨灾保险制度实施方案》，决定成立中国城乡居民住宅地震巨灾保险共同体，系统地落实巨灾保险。我国的气候保险业务得到了突破性的发展。2019 年 12 月，中国银保监会印发《关于推动银行业和保险业高质量发展的指导意见》，表示要探索碳金融、气候债券、蓝色债券、环境污染责任保险、气候保险等创新型绿色金融产品，支持绿色、低碳、循环经济发展。2021 年 12 月，中国保险行业协会发布《中国保险行业协会新能源汽车商业保险专属条例（试行）》，明确将“三电”系统及新能源车电力相关的起火燃烧、电网故障、充电桩等纳入保险保障范围，同时明确了免赔责任。

2.4.7 中国气候保险市场现状

2.4.7.1 天气保险

（1）定义与分类

所谓“天气保险”，是指因天气导致企业或个人遭受经济损失后，由保险公司向投保者提供赔偿。赔偿天气保险金额的兑现非常迅速，不需要被保险人事后提交损失报单，保险公司也不必核实被保险人的经济损失，一切以天气实况为依据。

天气保险包括一般天气保险和天气指数保险。一般天气保险是针对人们的吃穿住行等日常生活方方面面，参考的标准包括阳光、降水、浮冰、气温、风速等天气情况。天气指数保险一般被归类于农业保险，因此又称农业指数保险或农业天气指数保险等，天气指数保险是标准化合约，它将天气对农作物的损害程度进行指数化，并以该指数为基础判断投保人是否可获得赔偿。中国目前的天气保险以天气指数保险为主，对于更为个性化的一般天气保险的开发还非常不足。

（2）优缺点

天气指数保险的优点：

一是降低逆向选择和道德风险的发生。天气保险指数不是将个别生产者的产量作为保险赔付的依据，而是根据实际天气指数和约定天气指数之间的偏差进行标准统一的赔付，因此所有的投保人使用相同费率进行保险购买，一旦出现了灾害情况，所有投保人将得到相同的赔付，并由保险人自身承担产生了的额外的损失责任。

二是降低管理成本。第一，天气指数保险合同是标准化合约，可以针对各个保险人的不同情况，不需要因为各特殊情况进行调整。第二，天气指数保险不需要针对个例，进行每项的监督。第三，当保险责任损失发生，保险公司赔付程序更加地清晰迅速，将气象部门获得的气象数据进行统计，投保人可根据公布的指数来领取赔偿金。

三是有利于提升二级市场流动性。由于天气指数保险合同的标准化优势，其定价更加透明并符合市场供需，有利于增强二级市场上流动性，从而通过将资本引入市场来对农业的风险进行分散，从而大大降低农业风险。

四是扩大了保险的覆盖面。传统气象灾害保险多限于财产险，而针对气象灾害造成的生物、植物以及人体健康等生命损害很难覆盖。天气指数保险通过指数约定将可以视为气象损害发生而约定向投保人进行理赔，大大增加气象气候风险保险范围。

天气指数保险的缺点：

一是对气象数据的要求高。天气指数保险高度依赖于过去的气象指数数据来设计合同，因此这需要相当的基础设施建设，例如气象台、观测站等，保证相关数据的真实性与及时性，而这也往往需要投入大量的资金。

二是对气象专业知识要求较高。目前天气指数保险是由政府与保险公司进行合作的方式，而保险公司对于气象相关的专业领域有所欠缺，这需要政府委派相关领域的专家进行技术支持，才能使天气指数保险产品落于实地，并真正意义上的惠于民生。

（3）产品设计模式

天气指数保险的应用分为三个层面：微观层面的天气指数保险其投保人主要是单个农户，用于保障某些农产品的天气灾害风险；中观层面的天气指数保险其投保人主要是农产品加工企业等；宏观层面的天气指数保险其投保人主要是政府或银行，用于保障某种天气风险对较大范围地区的影响。

首先，要确定天气保险产品的承保范围和保险责任范围，即明确承保的农产品类别及风险类别。天气指数保险产品的地域特征较明显，不同地区农业生产面临的主要天气风险存在差异，天气风险因素与农业损失之间的相关性存在差异，因此要因地制宜设计天气指数保险产品。在选择保障的风险类别时，应剔除发生频繁且损失较小的风险及罕见但损失幅度巨大的风险。如马拉维在进行天气指数保险试点时，就选取了该国面临的主要天气灾害——干旱作为保障的天气风险。在农产品的选择上，由于马拉维的天气指数保险试点是针对微观层面的，因此其选择指标包括了干旱敏感度、生产投入成本、产品的市场销售体系、产品的经济价值及农作物对小农的适用性等。

其次，要量化天气风险因素对保险标的影响。天气指数保险产品设计的关键就在于通过对历史数据的考察和统计计算出科学的保险合约触发指数，即确定特定农产品针对特定天气指数的损失率，确保农业生产实际损失与所选取的指数之间具有充分的相关性。

最后，要进行天气指数保险合约的构建和合约的定价。天气指数保险产品作为新兴农业保险产品，其合约的构建应遵循简明易懂的原则，便于产品的初期推广。合约的定价要合理，既要考虑产品经营的财务持续性，又要考虑投保人的经济承受力。

（4）定价方法

假设农民以作物单产投保，保障比例记为 λ，趋势单产记为 μ，那么保障水平即为 $\lambda\mu$。

设 R 为纯保费费率，以 $E(loss)$ 表示作物单产受灾损失期望值，则得到保险纯费率定价公式：

$$R = E(loss)/\lambda\mu$$

在天气指数保险中，可以将其表示为

$$I=\begin{cases}0, & X \leqslant X_d\\ X, & X \geqslant X_d\end{cases}$$

I 表示指定的投保区域的保险指数，X 为减产率，而 X_d 代表免赔额，当减产率大于免赔额时，单位面积的赔付率根据指数来计算，则作物的单位种植面积的赔付金额 W 为

$$W=\begin{cases}0, & X \leqslant X_d\\ XE, & X \geqslant X_d\end{cases}$$

其中，E 表示保险额，这个通用定价公式只是提出了一个概念性的计算公司，事务中会采取更复杂更精细的计算方法，常用的有指数模型法和燃烧分析法。

（5）试点情况与主要产品

2007 年，国内首家农业保险公司就推出了全国首个天气指数保险。2014 年 8 月，国务院出台《关于加快发展现代保险服务业的若干意见》，提出“探索天气指数保险等新兴产品和服务”。2016 年，中央一号文件《关于落实发展新理念加快农业现代化实现全面小康目标的若干意见》中，又提出“探索开展天气指数保险试点”。中央的重视与推动，让气象指数保险在国内各地得到推行，随着保险保障种类的增加，大致可以将天气指数保险分为经济作物类、粮食作物类、牲畜水产养殖类，其中经济作物类的天气指数保险在产品品种和试点省份方面都发展得相对完善。

经济作物类的天气指数保险起步较早，2007 年，上海安信农业保险股份有限公司率先推出天气指数保险产品，主要针对长江中下游地区的西瓜梅雨强度进行保险。2008 年，国元农业保险公司与国际农业发展基金（IFAD）、联合国世界粮食计划署（WFP）和中国农业科学院农业环境与可持续发展研究所（IEDA of CAAS）等机构正式合作，共同研究开发天气指数保险产品，并先后在 2009 年、2010 年推出水稻、小麦天气指数保险试点，开始探索粮食作物类的天气指数保险的应用。在 2009 年年初中德两国政府签署的双边合作备忘录框架下，保监会与德国发展援助机构合作开发天气指数保险，中国人寿财险公司准备在龙岩市推出烟叶种植天气指数保险。2013 年 8 月，人保财险与大连獐子岛集团正式签署战略合作协议，推出獐子岛集团风力指数保险，兼具“渔业保险”和“指数保险”双重属性，也是国内首次尝试使用风力指数保险。2014 年 9 月，国内首家互联网保险公司众安保险宣布，与中国气象局公共气象服务中心、同程旅游达成战略合作，联手推出首款一系列基于旅游场景的天气保障服务。2019 年，常宁市 14 家油茶种植企业与中国人保签订投保协议，为 9.93 万亩油茶林购买天气指数保险，标志着该市油茶种植迈入“全保险时代”。2019 年 4 月，广州印发《广州市政策性蔬菜种植气象指数保险实施方案（试行）》，规定日降水量达到 100 毫米以上或日最大风速达到 7 级以上时，即触发理赔程序。从发布气象数据报告或证明至赔款到户，一般不超过 10 天。

截至 2021 年 6 月，我国天气指数保险试点产品 60 余种，涉及 20 多个省份。根据目前可获

取的资料整理，目前共有20个省份推出41项经济作物类天气指数保险；7个省份推出12项粮食作物天气指数保险；11个省份推出13项牲畜水产养殖类天气指数保险。除了个别天气指数保险向全国推广，大部分试点地区集中在东南沿海，在表2-10列举的部分天气指数保险产品中，多数分布在上海、浙江、山东、福建等省份。

表 2-10　部分天气指数保险产品

试点产品	年份	观测指数	地区	开展公司
经济作物				
西甜瓜梅雨强度指数保险	2007	降水量	上海	安信农险
南丰蜜橘低温冻害指数保险	2011	低温	江西	人保财险
烟叶气象指数保险	2012	降水量、低温	福建	中国人寿
露地种植绿叶蔬菜指数保险	2014	高温、降水量	上海	安信农险
农作物种植霜冻气象指数保险	2014	低温	黑龙江	阳光相互保险
农作物种植积温气象指数保险	2014	平均气温	黑龙江	阳光相互保险
农作物种植洪涝气象指数保险	2014	降水量	黑龙江	阳光相互保险
农作物种植干旱气象指数保险	2014	降水量	黑龙江	阳光相互保险
橡胶风灾指数保险	2015	台风	海南	人保财险
杨梅采摘期降水气象保险	2015	降水量	浙江	人保财险
	2016	降水量	浙江	太平洋保险
棉花低温气象指数保险	2015	低温	新疆	中华联合财险
柑橘气象指数保险	2016	低温、台风、降水量	浙江	太平洋保险
蜜橘采摘期连阴雨气象指数保险	2016	降水量	江西	人保财险
葡萄降水指数保险	2016	降水量	上海	安信农保
樱桃降水指数保险	2015	降水量	辽宁	人保财险
	2016	降水量	山东	太平洋保险
枇杷低温指数保险	2016	低温	浙江	太平洋保险
露地蔬菜综合气象指数保险	2016	降水、风速、温度	江苏	太平洋保险
茶叶低温指数保险	2015	低温	河南	太平洋保险
	2016	低温	甘肃	人保财险
	2016	低温	浙江	太平洋保险
	2016	低温	浙江	安信农险
	2017	低温	浙江	人保财险
	2017	低温	贵州	太平洋保险
	2019	低温	山东	人保财险
花椒气象指数保险	2016	低温、冰雹	陕西	锦泰财险
柑橘冻害指数保险	2017	低温	四川	中航安盟
西甜瓜梅雨强度指数保险	2017	降水量	上海	安信保险
猕猴桃高温指数保险	2017	气温	四川	中航安盟
苹果种植降水量指数保险	2017	降水量	山东	太平洋保险
干旱天气指数	2018	干旱	甘肃	天安财险

续表

试点产品	年份	观测指数	地区	开展公司
葡萄种植天气指数保险	2018	低温、台风、强降水	福建	国寿财险
茶叶种植天气指数保险	2018	低温、台风、强降水	福建	国寿财险
水果气象指数保险	2019	低温、强降水	广东	阳光相互保险
芦笋降水天气指数	2019	降水	河南	中原农险
油茶天气指数保险	2019	干旱、低温、冻害	湖南	人保财险
金银花气象指数保险	2020	低温、高温、降水量	河北	人保财险
棉花高温气象指数保险	2020	高温	新疆	太平洋保险
柠檬天气指数保险	2020	降水、高温	重庆	安诚保险
茶叶综合保险气象指数	2021	低温、高温热害、干旱	浙江	人保财险
粮食作物				
水稻种植天气指数保险	2009	降水量、高温	安徽	国元农险
小麦种植天气指数保险	2010	降水量、高温	安徽	国元农险
玉米干旱气象指数保险	2014	降水量	山西	中煤财险
	2014	降水量	辽宁	中航安盟
	2015	降水量	北京	中华联合彩信
玉米种植业气象指数综合保险	2015	降水、风力、温度	山西	中煤财险
水稻高温热害天气指数保险	2011	高温	安徽	芜湖农险
	2016	高温	湖北	人保财险
杂粮（谷子）天气指数综合保险	2017	降水量、温度、风速	山西	中煤保险
玉米气象指数大灾保险	2019	降水、气温、风速	吉林	安华农险
谷子天气指数保险	2019	风速、降水	河南	中原农险
小麦干热风气象指数	2020	干热风	河南	太平洋保险
牲畜水产养殖类				
獐子岛集团风力指数保险	2013	风力	大连	人保财险
	2013	风力	山东	人保财险
蜂业气象指数保险	2014	降水、气温	北京	安信农险
大闸蟹气温指数保险	2014	高温	江苏	太平洋保险
扇贝养殖风灾指数保险	2015	风速	山东	太平财险
海参养殖气温指数保险	2015	气温	山东	太平财险
藏系羊牦牛降雪量气象指数保险	2017	降雪量	青海	太平洋保险、安信农险
水产养殖台风指数保险	2017	台风	福建	国寿财险
小龙虾养殖天气指数保险	2017	低温、强降水	湖北	人保财险
	2019	低温、高温	河南	中原农险
	2019	低温、高温	湖南	中华财险
牛羊天气指数保险	2019	降雪量、干旱	内蒙古	人保财险
鳗鱼气象指数	2020	降水量、风速、温度	广东	阳光相互保险

资料来源：根据公开资料整理。

相对于传统保险产品来说，天气指数保险费率较高，基本在4%~12%，集中在5%~9%中央和地方政府都对天气指数保险试点产品进行了相应的保费补贴，分种类来说，粮食作物和地方特色经济作物类保险产品的补贴区间在70%~90%；水产养殖类天气指数保险产品的补贴区间在30%~70%，相对来说享受的财政支持力度较小。但是相比于传统保险，天气指数保险出现超额赔付的现象较为频繁，例如人保财险2011年起在江西南丰试点的蜜橘低温冻害指数保险，年均赔付率超过80%；大连开发的獐子岛风力指数保险2013年、2014年的赔付率分别高达161%和116%。

2.4.7.2 巨灾保险

1. 定义与分类

巨灾保险，顾名思义，就是对诸如地震、海啸、火灾、洪水等自然灾害给居民生产生活所带来的损失进行保障的一类保险。

根据承保主体，可分为保险公司主导、政府主导以及二者共同承保三种类型。

按照承保灾害数量，可分为承保某种特定灾害和承保多项灾害。美国洪水保险、日本地震保险等均承保某种特定灾害，我国也建立了承保单一地震灾害的巨灾保险，目前已在多个省市实施试点；承保多项巨灾的类别例如法国自然灾害保险、挪威自然灾害保险、西班牙巨灾保险等，我国的农业保险也属于该种类别，主要对诸如洪水、冰雹、泥石流等自然灾害对农业生产造成的损害进行补偿。目前，全国农险承保的农作物品种270余种，基本覆盖了各个领域。银保监会公布的数据显示，2019年1—9月，农业保险原保险保费收入实现583亿元，提供风险保障3.6万亿元，农业保险业务规模稳居亚洲第一。

按照费率类型，巨灾保险可分为单一费率和差别费率两种。单一费率在全国或在一定的区域范围内不加区分地实行同一费率。该种巨灾保险类型主要在西班牙、法国、挪威等小国实施。这是由于小国国土面积小、气候类型少，整个国家不同地区发生巨灾的概率较一致。同时，由于小国的技术实力较弱，实施单一费率可以大大减少人力、物力、财力成本。

差别费率则根据不同地区的特殊性因地制宜，在发生巨灾风险高的地区实行高费率，风险低的地区实行低费率。该种费率类型适用于经济技术实力较为雄厚且地跨气候带较复杂的国家，例如日本、美国等国家。目前较为人所知的差别费率巨灾保险主要有美国的洪水保险、日本和新西兰的地震保险等。

2. 优缺点

巨灾保险具有一般保险所具有的高杠杆率、保障财产安全、时效性强等优点，但由于发展处于起步期和保险本身的特性问题，巨灾保险也具有一些不足。

优点：

（1）高杠杆率。高杠杆率使民众投保压力小，一旦发生保险规定内的自然灾害，就可以获得大额赔偿，从而把财产损失降到最低，有效地保障了民众的财产安全。巨灾保险相较于其他保险而言，拥有更高的杠杆率。

（2）时效性。可以在灾害发生后第一时间从保险公司获得赔偿，避免事态扩大化。

（3）保障。巨灾保险可以有效地为受灾民众提供灾后赔偿，最大限度地保障民众利益。

缺点：

（1）外部性问题。由于中国的灾害、灾情种类众多，南北方差异显著，不同地区的政府愿意买单的灾害风险类型大不相同。同时，灾害发生可能出现的跨地区性也会导致政府不愿买单的现象。这就导致了巨灾保险的外部性。如果各地只为自己可能遇到的巨灾或巨灾的损失买单，就会显著降低保险的风险分散功能。

（2）技术支持问题。巨灾产品的开发需要大量的数据基础和相关技术模型，需要专业的相关领域人才，而目前我国对于这方面交叉领域技术人才的培养不足，导致巨灾产品开发具有一定难度。

3. 国家政策和发展阶段

自新中国成立以来，在国家层面提及的与巨灾保险有关的具体政策如下：

1951 年 4 月 24 日，中华人民共和国政务院财政经济委员会公布《财产强制保险条例》，进而实施了财产强制保险。条例规定："凡国家机关、国有企业及县以上合作社所有的建筑物及其装修；机器设备及其附件；器具、工具；制成品、半制成品、原料；食料及其他农产品；交通运输工具；商品及其他一切物资，均须投保……保险财产由于火灾及燃烧、爆炸、洪水、雷电、地震、地陷、崖崩、匪盗抢劫所致的损失；为防止上述各项灾害蔓延所采取必要措施以及施救抢救所致的损失；……保险责任均自每年 1 月 1 日开始，至当年 12 月 31 日终止。保险金额一律以投保当时的实际价值为准。"从《财产强制保险条例》中，可以看到这一时期国家对于火灾、爆炸、洪水、地震等巨灾带来的损失提供了保障措施，为我国后续巨灾保险业务的实施提供了基础。但巨灾保险受到历史条件等因素的影响于 1958 年年末停办，直到 1979 年 4 月才重新被提及。

1979 年 4 月，国务院批准《中国人民银行分行行长会议纪要》，作出了"逐步恢复国内保险业务"的重大决策，包括地震保险在内的巨灾保险随之恢复。

20 世纪 90 年代，受到保险公司偿付能力的限制，保监会在《关于企业财产保险业务不得扩展承保地震风险的通知》中规定任何保险公司不得随意扩大保险责任承保地震风险，再保险公司也不得接受地震保险的法定分保业务，对地震等巨灾风险采取了停保或严格限制规模、有限制承保的政策，以规避经营风险。

2013 年是第一次在国家层面提出将巨灾保险确立为一个制度，在《中共中央关于全面深化改革若干重大问题的决定》中提出"完善保险经济补偿机制，建立巨灾保险制度"。

2014 年在《国务院关于加快发展现代保险服务业的若干意见》中首次提出"建立巨灾保险制度，鼓励各地根据风险特点，探索对台风、地震、滑坡、泥石流、洪水、森林火灾等灾害的有效保障模式"。

2017 年 1 月，在各地已经进行巨灾保险试点的情况下，国务院明确巨灾保险的进一步发展方向，在《国务院关于推进防灾减灾救灾体制机制改革的意见》中提出"要充分发挥市场机制作用。坚持政府推动、市场运作原则，强化保险等市场机制在风险防范、损失补偿、恢复重建等方面的积极作用，不断扩大保险覆盖面，完善应对灾害的金融支持体系”“鼓励各地结合灾害风险特点，探索巨灾风险有效保障模式”。

2020 年突发的新冠疫情再次引发大众对巨灾保险的关注。2020 年召开的两会中，也有关于巨灾保险的提案。周燕芳代表在建立巨灾保险机制方面提出相关建议，指出要完善政府立法机制，在特大型和大型城市强制建立巨灾保险机制、建立再保险分散机制，提升保险公司承保能力等。张金海代表提出扩大巨灾保险试点，提高群众防御能力。

2022 年 5 月，中国银保监会印发了《关于银行业保险业支持城市建设和治理的指导意见》，其中提到要“因地制宜开展城市巨灾保险，支持保险机构在重特大自然灾害、突发公共安全事故、突发公共卫生事件等领域充分发挥保险保障作用”。

4. 试点及推广

目前，我国巨灾保险发展处于起步阶段，从国家将巨灾保险确立为一个制度起，因地制宜地推进模式多样、各有侧重的巨灾保险试点探索，大致可分为以深圳市为代表的多灾种巨灾保险试点、以广东省为代表的巨灾指数保险试点、以云南、四川为代表的城乡居民住宅地震巨灾保险试点，具体情况如表 2-11 所示。

表 2-11　我国巨灾保险试点情况一览表

时间	地点	模式
2014 年 6 月	深圳市	首个巨灾保险试点，采用“共保体”承保模式，每年由市财政全额出资购买巨灾保险，保障深圳行政区域内所有自然人在巨灾后得到灾害救助保险服务
2014 年 11 月	宁波	采用公共巨灾保险制度模式，由政府财政买单，是财产和人身伤亡相结合的公共巨灾保险制度
2015 年 5 月	四川省	全国首个以省为单位开展的巨灾保险试点，由四川省居民自主投保、各级财政补贴、赔付到户
2015 年 8 月	云南省大理州	政策性地震指数保险模式，是我国首款指数型巨灾保险制度，首个农房地震保险试点
2016 年 6 月	张家口市	采用公共巨灾保险制度模式，政府全额出资，是人身伤亡、住房损失和财产损失相结合的公共巨灾保险制度
2016 年 7 月	广东省	首创巨灾指数保险的模式，以政府作为投保人和被保险人，以触发巨灾的参数如连续降雨量、台风等级等作为支付赔偿的依据
2016 年 8 月	黑龙江省	农业财政巨灾指数保险模式，开创了我国政府与商业保险及再保险公司合作以及应对自然灾害事件引发的农业财政风险的新模式，是首个应用卫星遥感技术和气象监测技术开发的创新型农业指数保险方案
2017 年 5 月	厦门市	采用公共巨灾保险制度模式，由政府财政买单，实现人群全覆盖，是人身伤亡及医疗救助、住房倒损、财产损失等三项兼具的巨灾保险制度，也是首次建立风险准备金制度的试点
2017 年 7 月	湖南省	采用公共巨灾保险制度模式，保费由财政统筹安排，由省、市、县三级财政全额出资购买
2017 年 6 月	海南省	政策性农业保险，选择 2—3 个市县研究开展巨灾保险试点，探索建立巨灾风险分散机制

续表

时间	地点	模式
2017 年 8 月	重庆市	采用公共巨灾保险制度模式，由政府全额出资购买，并作为投保人和被保险人，用于分担巨灾发生后政府依法应承担的救助责任的保险
2018 年 5 月	上海市	采取政府主导、商业化运营的模式，政府作为巨灾保险的投保人，由区政府以财政支付方式缴纳巨灾保险保费
2019 年 4 月	湖北省	在武汉、十堰、黄冈和恩施州试点暴雨洪涝巨灾保险，由政府全额为辖区居民购买保险，对相关人身伤亡和财产损失给予基本经济补偿。其中，传统模式在十堰、黄冈和恩施州试点，指数模式在武汉试点
2020 年 1 月	宁夏省	采用公共巨灾保险制度模式，政府全额购买巨灾保险，实现人员全覆盖，保险费盈余部分全额计提到巨灾风险专项准备金账户，由市政府指定相关部门进行资金监督管理
2020 年 7 月	武汉市	采用巨灾指数保险模式，建立“巨灾保险+农业保险”财政政策性保险组合包，由政府财政出资购买，赔款直达财政指定账户，财政依据灾情统筹使用
2022 年 6 月	河南省	以省辖市为单位进行统保，使用实赔型模式和指数型模式两种保险模式。保费由市、县两级财政承担，具体比例由试点省辖市自行确定

资料来源：根据公开资料整理。

从各地的试点实践的总体情况来看，我国巨灾保险试点基本达到了预期效果，积累了宝贵的经验，主要可以总结为以下三点：

（1）政府引导。各地试点中，基本都是由政府发挥主导作用，在制定巨灾保险政策和方案；营造政策环境、制度环境；提供财政支出，以政府作为巨灾保险投保人或者为巨灾保险投保和承保提供补贴；建立健全的巨灾保险工作机制方面起到统筹兼顾的作用。

（2）广泛覆盖。主要可以分为人群全覆盖和多项目结合。一方面，各地的巨灾保险不仅努力保障当地户籍人口、常住人口的人身和财产安全，往往也将流动人口纳入保险受益的范围；另一方面，尽可能将人身伤亡及医疗救助、住房倒损、财产损失等多项损失都纳入保障范围。

（3）多方参与。各地在试点巨灾保险时，都积极动员多方主体参与，建立以居民、直保公司、再保险公司、风险准备金、政府财政为主体的多层次、广覆盖的巨灾风险转移分散体系，努力克服巨灾的高损低可保难题。

尽管各地试点基本建立了巨灾保险体系，但是在此过程中也暴露出了诸多问题，继续推进巨灾保险还面临不少挑战：

（1）需求不足。由于风险防范和保险意识薄弱，加上对政府、社会救助的依赖，我国公众对巨灾保险的需求非常有限。例如汶川地震后我国采取了卓有成效的直接救助行动，但是对巨灾保险的推进也产生了一定的负面激励，公众倾向认为以后能继续获得公共救助而放弃购买巨灾保险。

（2）进展缓慢。目前我国的巨灾保险多在试点中推进，全国性的巨灾保险制度仅有城乡居民住宅地震巨灾保险制度，而涉及台风、洪水、干旱等单一或综合的气候灾害的全国保险制度尚无进展。

（3）立法缓慢。目前我国巨灾保险缺乏专项立法，现有的包括《地质灾害防治条例》在内的20多部与应对灾害相关的法律规范中部分条款提及巨灾保险，但是对巨灾保险的具体实施方式、承保范围等没有作出专门和细致的规定。

5. 巨灾保险的成效

中国保险业协会数据显示，2020年，巨灾/天气保险总保额达到3 624.99亿元，比2018年增加了803.43亿元，年均增速13.35%；巨灾/天气保险赔款达到5.058亿元，较2018年增加2.627亿元，年均增速44.24%，其中保额分列前两位的是家庭财产保险和企业财产保险；在赔款方面，农业保险赔款占比提升明显，从27.81%增至56.52%家财险和企财险赔款合计占比有所缩小，从41.72%降至24.3%。

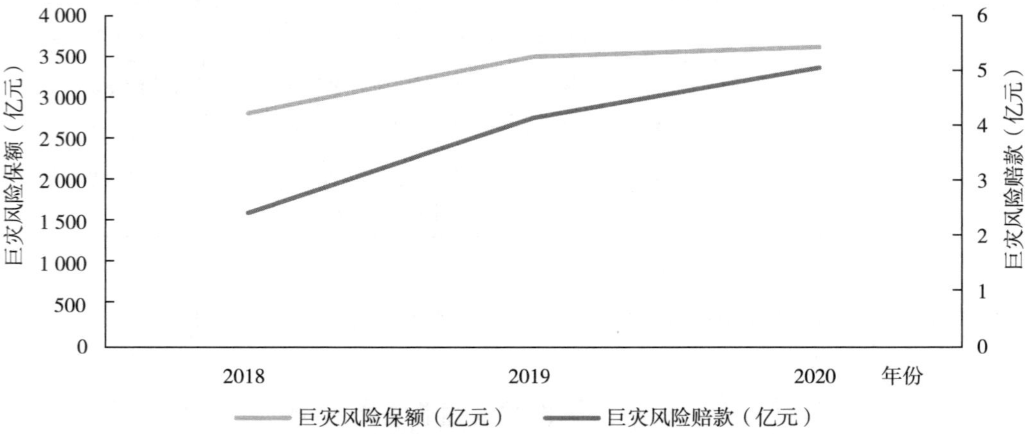

图2-14　巨灾/天气保险保额与赔款情况

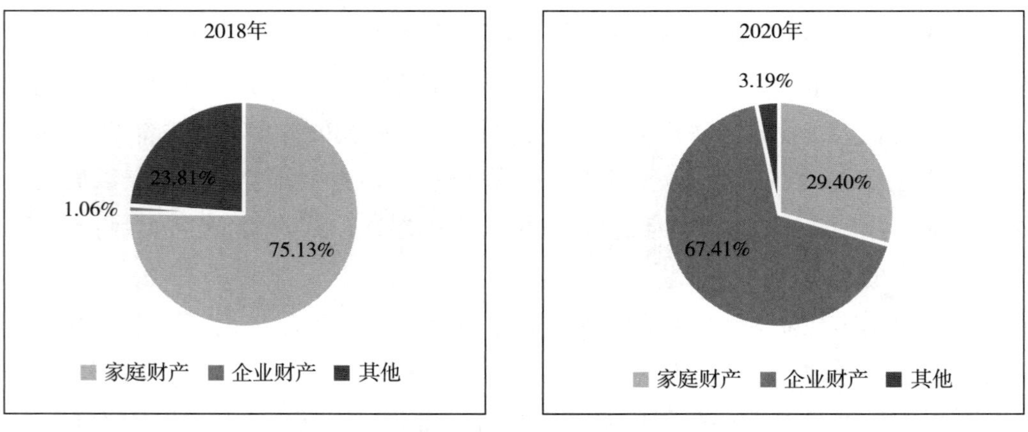

图2-15　巨灾/天气保险保额分类情况

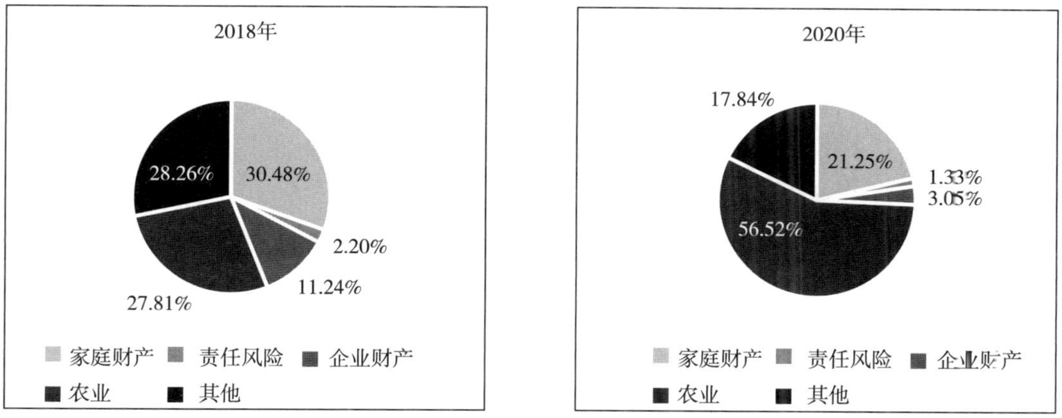

图 2-16　巨灾/天气保险赔款分类情况

2.4.7.3　碳保险

由于碳排放会造成温室效应，进而引发一系列气候问题，因此在探讨气候保险时，有时也可将碳保险纳入讨论范围。碳保险是碳金融的分支，对于碳保险的定义，学界暂未形成广泛且统一的认识，笔者认为其为专门针对清洁技术和减少排放活动，以全球变暖为承保风险的相关保险。

中国关于碳保险的探索还处于启蒙阶段。2016 年，湖北碳排放权交易中心、平安保险湖北分公司和华新水泥集团签署了“碳保险开发合作协议”和“中国首单碳保险服务协议”，这是中国首单碳保险，是平安财险为碳排放交易企业量身打造的系列产品的总称。2021 年 4 月，肇庆银保监分局、平安产险在广东省推出“碳排放保险产品”，约定项目在保险单载明的区域范围内因意外事故导致被保险人碳排放量超标从而应承担的环境污染责任，保险人按照保险合同约定的赔偿科目负责赔偿，通过保险保障打消企业对改造升级项目风险的担忧，同时也增强银行机构为企业发放绿色信贷的信心。

尽管碳保险市场潜力巨大，但其发展面临诸多困境。首先，按照现行《保险法》的原理，可保风险应为纯粹风险，即只有损失机会而无获利可能的风险，但碳保险中的许多风险都为投机风险，在法律层面是不可保风险。其次，我国的碳排放交易市场还不成熟，企业信用数据不足、碳价值难以评估，暂时无法支撑碳保险的长足发展。

2.4.7.4　中国气候保险现存的问题

1. 政府定位不明确

目前我国气候保险的推行需要政府、市场和投保人三者共同努力，各自发挥作用，然而现有的政策体系尚不健全，政府的定位仍不明确，保险业务的开展要受到政策限制、变动或者调整带来的风险。与此同时，合理的、科学的多层次风险分担方式尚未完全建立，可能导致气候保险中各相关主体之间存在责任分担的不确定性。

2. 法律法规不健全

目前我国的巨灾保险机制运行体系逐步健全，确立了“政府主导、分级管理、社会互助、生产自救”的救灾工作方针但没有在顶层上确立法律法规，使得巨灾保险无法可依。而无法可依的情况在天气保险范围内尤甚。相比于巨灾保险，天气保险的试点少、运行机制尚未完全形成，在国家层面上的支持力度小。气候保险目前的发展形式使得发生纠纷后无法高效率的解决，为其推行带来了难度。

3. 保险公司承保能力有限

这一问题也主要体现在巨灾保险。巨灾风险具有“低频高裂”的特性。一方面，“低频”的风险特性导致居民对此类保险的投保意愿较低，在续保时由于上年未出险，往往要求降低保费，对保险公司的运营增加困难；另一方面，“高裂”的风险特性导致巨灾虽然发生次数少，但是一旦发生造成的损失则十分巨大，甚至可能会造成保险公司的破产，最后仍需要政府扮演兜底责任角色，带来沉重的财政消耗。

4. 技术和人才的不足

气候保险相比于普通险种，更需要相关领域的专业人才。天气保险对于天气观测人才的需求和精准的气象观测仪器的要求是非常严格的，而我国目前的技术水平和相关领域人才的缺乏导致投保人对于天气预报的不信任，进而对于购买天气保险的需求小，目前的技术水平和人才显然没能满足天气保险开发的需求。而巨灾保险同样如此，其开发需要大量的数据基础和相关技术模型，而不同地方政府对于不同数据的统一口径可能不一，技术人员的水平也各不相同，这就使得巨灾保险的开发也有一定难度。

5. 基差风险难以控制

基差风险是指保户遭受的实际损失与采用保险合同指数计算出来的赔款不能完全对应，出现损失严重而未得到对应赔付或未遭受到实际的损失却得到赔付的情形。由于气象站覆盖不足、环境与地理因素差异、指数间关系设置不合理、历史数据真实度不足、模型设计存在缺陷等因素都会导致基差风险的出现。如果无法消除或者将基差风险有效管理，天气指数保险便等同于赌博，违背损失补偿的原则。

6. 气候保险的推广难度

以巨灾保险为例，难以推广的原因有二，一是不同地区发生的巨灾类型不同，例如四川、重庆等地震多发区投保人更愿意购买地震保险而对于雪灾、火灾等类型的巨灾保险购买意愿不强，这就使得某一特定类型的巨灾保险只能在某一特定地区发挥作用，难以推广；二是愿意购买巨灾保险的投保人类型单一，多为承受巨灾的农户，原因在于大部分气候导致的巨灾会给农户带来巨大损失，而对于不从事农业的其他民众而言损失不大。而天气保险的广泛推广主要气象观测仪器的精准覆盖，这对于经济实力相对较弱的省份而言财政压力较大；同时目前天气保险的品种较单一，这就限制了其推广范围和投保人人群，使得推广有一定难度。

7. 气候保险的投保意识薄弱

目前民众对于气候保险的认识不够，参与气候保险的意识不强。这不仅需要民众自愿去了解相关知识，更需要政府的宣传，需要将宣传力度加大，以达到推广气候保险的目的。与此同时，天气指数保险的推行时间较短，群众对保险以及保险公司的信任度还不够，保险公司需要通过更加及时的赔付、与农户已经信任的组织建立合作关系等方式逐步建立农户对公司的信任。

8. 逆向选择与道德风险问题

保险公司在确定保费以后，投保人会根据自己可能承担巨灾的风险决定是否投保，评估自身承担巨灾风险大于总体市场风险概率的投保人为“劣币”，评估自身承担巨灾风险小于总体市场风险概率的投保人为“良币”，初始情况是“劣币”愿意投保，但如此一来保险公司承担的风险增大，可能会出现业绩亏损的现象，因此保险公司提高保费，此时可能会导致开始时投保的“良币”因保费提高而全部不投保，导致“劣币”驱逐“良币”的逆向选择。而这一劣币驱逐良币的现象在气候保险险种内发生可能性尤甚于其他险种，例如巨灾保险，一是由于发生巨灾的地区相对稳定，例如位于地震多发地区的四川、重庆等地，二是由于愿意购买巨灾保险的投保人类型单一，主要是位于可能发生巨灾地区的农户。

气候保险的道德风险同样可能发生，主要包括事前的道德风险和事后的道德风险两种。以目前有较多试点的地震保险为例，事前的道德风险可能表现为，投保人在灾前购买地震保险，为了获取大额赔偿，修建不符合抗灾要求的房屋，在地震发生后得到赔偿。事后的道德风险可能表现为，地震发生后给投保人带来了部分财产损失，但投保人为了获取大额赔偿，不采取任何减灾措施，甚至故意将灾害形势扩大以获取赔付。

2.4.8　气候保险的国际经验

2.4.8.1　美国的气候保险实践

1. 天气保险

美国的商业性气象服务起步较早，其成功经验在于有专门的天气保险公司进行运作，公司内有专门的技术人才，以及完整的天气数据为天气保险的发展提供基础。

20 世纪 40 年代，大卫·弗莱德伯格创办了全球第一家面向家庭和企业提供天气保险服务的公司——“天气账单”（Weather Bill），主要通过整合电子商务网站及天气预报分析系统，向公司和个人出售天气保险单。客户购买保险的流程为：①通过地图选择一个想支付的地区天气状况，并设定预想的温度、雨雪量等具体指标；②网站在短时间内查询出该地区的天气预报以及国家气象局记载的以往 30 年的天气数据；③网站根据气候变化做出计算并给出保单价格；④客户根据个人意愿选择是否购买。从事农业生产和加工的个人和企业可以选择多种险种（如雨季险或霜冻险），也可以根据需要选择定制的天气保险。

与中国的天气保险主要为天气指数保险不同，美国的保险公司除提供天气指数保险外，在一般天气保险方面也开发出了许多创新型的产品，诸如“旅游遇雨保险”“服装销售气候保险”“夏威夷观光天气保险”等。

夏威夷观光天气保险：考虑到日本人喜欢去夏威夷旅游观光，每年超过 100 万人次，于是美国的一家保险公司与一家日本旅行社合作，以去夏威夷观光的日本游客为对象，开发了旅游天气保险。其保险责任是：如果当地从上午十点到下午五点连续下雨、影响到游客旅游观光时，保险公司每天向投保人退还 1.5 万日元；若在夏威夷停留期间全部都是雨天的话，则赔偿全部旅行费用。

旅游遇雨保险：如美国游客 8 月份从美国到中国旅游，事先投保 120 美元，在旅游期间，若上午 10 时至下午 4 时下大雨，则保险公司赔偿旅游投保者 6 000 美元。

服装销售气候保险：服装公司在购买这类保险合同时，可以注明想在哪些城市免受什么样的天气影响，比如某服装生产商希望芝加哥和纽约的雪不要下得太少，而旧金山的降雨则不要降得太多，因为这种反常的天气会影响服装的销售。服装销售天气保险的保险金额较高，但不少厂商认为愿意通过投保转移该风险。

2. 巨灾保险

美国的巨灾保险隶属于农业保险体系，经过多年的发展与改革，美国已形成一套完整成熟的巨灾保险制度，拥有世界上最多的巨灾保险项目。

在财政支持模式方面，美国实行的是调控型的模式，该模式是在政府的适度补贴基础上运作，商业保险公司可以选择开展农业保险的地区以及承担风险，并依据地区的情况制定保费水平；政府可要求商业保险公司介入农业巨灾保险范畴，并以财政方式给予商业保险机构适度风险补贴，以规避超过市场正常水平的风险溢价。

国家洪水保险计划是美国巨灾保险中最具代表性的项目。美国是最早提出实施洪水保险的国家，较早地以法律形式建立了洪水保险体系，建立了全国范围内的巨灾基金。1973 年，美国推出《洪水灾害防御法》，正式形成了政府强制参与的洪水保险计划，进一步加强了洪水保险计划的实施。国会授权保险管理局管理洪水保险计划，商业保险公司配合并出售洪水保险单，最后将销售保单转给保险管理局，根据保单数量获得佣金并在保费收入的范围内进行赔付。美国的农业巨灾保险机制规定相关条件农民必须购买相应的农业巨灾保险，具有一定的强制参与性，并且财政补贴也大大提高保险公司和农民积极性。

除联邦政府主导的巨灾保险外，美国的州级政府也积极参与了巨灾保险的设立，例如美国加利福尼亚州政府于 1996 年通过法案，成立加州地震保险局（CEA），作为政府主导下的具有公共部门色彩的公司化组织，其设立了地震保险，分别为 CEA 地震保险和民营公司提供的地震保险。CEA 地震保险是指保险公司本着自愿的原则，根据其市场份额，参股加州地震局（CEA），并承诺在出现极端情况时，按照约定承担一定比例的损失。作为权利，这些公司可以将其承保的地震保险分保给加州地震局（CEA），同时，可以获得保费 10%的销售佣金和 3.65%的营业费用。反之，民营公司提供的地震保险是指不参加加州地震局（CEA）的保险公司，则需要独立向客户提供地震保险，并承担相应的责任。

2.4.8.2 欧洲的气候保险实践

1. 天气保险

欧洲开展天气指数保险的时间较早，由于欧洲人对户外运动的偏好，大多国家都在旅游业方面进行天气保险的实践。

英国天气保险始于20世纪70年代，最早的险种为降水保险。英国保险公司与气象部门合作，对英国各地的降水进行分析，绘制成英国全国年和月平均水量图，作为制定保险费率的依据，将英国本土划分为2 000个不同等级的保险费率区。降水保险一般分为两类，一类是“约定保险”，投保人和保险公司双方约定一个雨量值，若实际的雨量达到或超过双方约定的雨量值，则保险公司向投保人支付赔偿金。另一类是“放弃保险”，因大雨等造成户外活动被迫停止或改期，则保险公司要赔偿投保人一定的费用。

西班牙太阳海岸旅游为了满足游客晒日光浴的需求，开发了阳光保险，规定如果游客在度假21天内有4天白天下雨，保险公司则赔偿被保险人三周开销的一半费用；如果遇到7天下雨，则赔偿其全部费用；若无异常，保险公司是不赔钱的。

总体而言，在旅游方面的气候保险规模远远没有巨灾保险规模大，巨灾保险体系完全、机制运行流畅、有法律法规指导、资金来源稳定，而天气保险发展规模小，相关流程和制度也不尽完善。主要是由于天气变化不会给民众带来多少损失，而巨灾带给民众的损失却几乎是毁灭性的，这也是与旅游相关的天气保险推广不利的原因之一。

2. 巨灾保险

欧洲相关国家有两种主要巨灾保险体系。一是强制性巨灾保险体系。该保险体系以立法形式明确保险的强制性，同时严格界定了巨灾保险的责任体系，通过建立巨灾保险基金进行多渠道风险分散。实施强制性巨灾保险体系的国家主要有法国、挪威、西班牙、瑞典、土耳其等。二是非强制性巨灾保险体系。投保人自行购买市场上销售的盖了巨灾风险的商业保险。巨灾保险作为一种市场化的保障手段，强制性和非强制性主要体现在政府在参与配置上采取的不同态度，强制性巨灾保险体系中政府主导特征明显，而非强制巨灾保险体系中政府和保险业之间的关系更像是建设伙伴关系，政府的职责范围更加清晰。从各国巨灾保险制度建设的成功经验来看，非强制巨灾保险体系成为一种普遍选择，一方面，强制性巨灾保险体系可能会引起风险低发区等居民的抵触情绪，不利于巨灾保险的推广；另一方面，通过市场层面推广具有适应性的个性化产品更符合市场规律，有利于市场创新。但是强制性巨灾保险体系对于缺乏风险观念、保险意识落后的国家地区仍有存在的必要，通过以法律形式强制实施能够有效发挥保险大数定理的作用，避免因投保不足、逆向选择严重等问题使保险公司退出巨灾保险市场。以下以法国、英国为例介绍两种气候保险体系。

法国巨灾保险制度主要是根据1982年的《自然巨灾补偿制度》确立，属于强制性巨灾保险体系，即以立法明确自然灾害补偿体系，同时强制要求保险公司承保，即自动附加自然灾害保险。其主要运营机构是法国中央再保险公司，属于国有公司，国家对其进行100%持股，并对其做无限担保。承保范围包括地震、洪水、火山爆发、海啸、地陷、山体滑坡、风暴、雪灾等造成的直接损失，间接损失不包含在内。承保对象包括法国境内的建筑物及内部的动产、农业用建筑物及其内部的谷物、机械和动物、温室建筑物及其内部的设备（植物除外）、车辆等九项动产及不动产。

在英国的洪水保险中，政府不参与洪水保险的经营管理，也不承担风险，政府的主要职责在于投资防洪工程、建立有效的防洪体系，并向保险公司提供洪灾风险评估、灾害预警、气象研究资料等相关公共品。只有在政府履行了这些职责的地区，保险公司才提供巨灾保险。在此基础上，英国的洪水保险依托发达的保险和再保险体系具有较高的市场化程度，具体流程如图 2-17 所示。

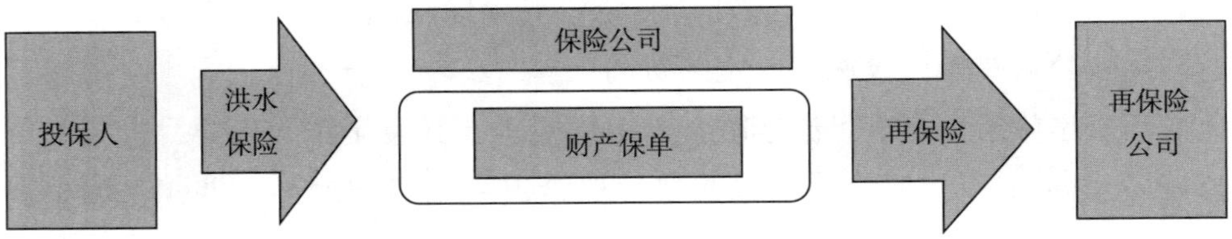

图 2-17　英国洪水保险流程

英国保险业把洪水风险纳入标准住宅及小企业房屋财产险保单的责任范围内，投保人可任意选择保险公司投保，保险公司通过再保险进一步分散风险。可以发现英国的洪水保险有较强的"捆绑性"，将包含洪水在内的所有自然灾害风险捆绑到一个保单中，顾客购买住宅保险时必须购买全部险种，不能因为当地洪灾风险低而剔除洪水保险。

2.4.8.3　日本的气候保险实践

日本地处板块交界处，是一个地震、台风、海啸等自然灾害多发的岛国，自 19 世纪就开始尝试通过引入保险的手段来分散灾害风险，经过百年的实践和探索，如今已形成了较为完善的巨灾保险体系。日本的气候保险主要包括巨灾保险和天气保险两类，而巨灾保险又以地震保险为主。

1. 天气保险

1997 年东京海上日动火灾保险公司推出天气保险，是日本最早的天气保险。1998 年，日本开始开展天气衍生品交易，随后在旅游、餐饮、运输、农业等许多与气象息息相关的行业迅速发展起来，经过 20 余年的探索，日本的天气保险已初具规模，天气保险类的产品种类繁多，如樱花天气保险、酷暑天气保险、台风保险、降水天气保险、浮冰保险、足球世界杯天气保险等。

樱花保险的设计对各国花种气候保险的设立有借鉴意义。阳春三月观赏樱花盛开，是日本的一种文化习俗，并吸引了许多外国游客慕名前来观赏，由此带动了相关旅游业的发展。为了保证游客旅游期间可以观赏到樱花开放，日本保险公司推出樱花保险，由气象专家通过历年樱花开放的时间、温度等数据预测出樱花开放的时间，投保的旅游团或游客可以根据保险公司提供的预测时间来安排出游时间，若樱花未在预测的时间范围内开放，则保险公司会对投保者按约定进行赔偿。

酷暑和台风天气保险主要与单一的气象要素相关。日本每年 6-10 月受台风灾害影响严重，1984 年起，在"住宅火灾保险""普通火灾保险"中，增加了台风灾害等保险项目。日本台风灾害保险规定，灾害损失超过 20 万日元，才支付保险金；酷夏对人的身心都会产生影响，日本三井住友海上保险公司为 7、8 月可能出现的酷暑，推出酷暑保险，主要投保者是受酷夏影响客流量和销售量的商店以及受气温影响顾客的高尔夫球场。

日本的降水天气保险和足球世界杯天气保险都与体育团体相关。降水保险的应用更为广泛，如户外运动比赛主办方事先购买了一份气候保险，要是比赛当天的降水量达到了 10 毫米以上，就可得到保险公司的赔偿。足球世界杯天气保险是两家日本保险公司在 2002 年韩日足球世界杯开赛前有针对性的保险，具体规定是在世界杯期间，如果 32 强驻地连续降水超过 3 天，并且每天的最大降水量达到 10 毫米，购买保险的商家可获保险公司 500 万日元的赔偿。

2. 巨灾保险

日本的巨大灾害一般是指地震、火山、海啸、风灾和雪灾等，但事实上主要是地震灾害。日本巨灾保险制度设计针对各种自然灾害，火灾、雷击、台风、雪灾、洪水等都在火灾保险范围内，但地震、火山喷发以及由此引起的海啸、火灾等导致的损害不属于火险赔付对象。加入地震保险必须与加入火灾保险或综合保险配套，不能单独加入。

地震保险方面。1964 年，日本新泻发生大地震，造成了巨大的财产损失，引起日本民众和政府对建立地震保险制度的重视，并推动了日本在 1966 年颁布《地震保险法》和《地震再保险特别会计法》，由此，日本地震保险制度正式确立。1972 年和 1975 年，对《地震保险法案》进行了修改。1978 年，日本宫城县发生大地震，消费者要求扩大赔偿范围，对半损房屋予以补偿，应消费者要求，日本政府于 1980 年修改了地震保险制度：增加半损赔偿、规定地震保险能附加在所有的火灾险种上以及提高承保比例和承保限额。1987 年，千叶县东方冲发生地震，1989 年，伊豆半岛东方冲群也发生地震，促使日本政府于 1991 年又增加了一部损赔偿。1995 年，坂神发生大地震后，日本政府再一次对地震保险制度进行了修改，并于 1996 年开始实行新的地震保险制度。日本规定地震保险是火灾保险的附加险，保险金额相当于火灾保险金额的 30%~50%，并把地震保险分为了家庭和企业两个部分，企业财产地震保险由财产保险公司直接承保，政府不提供财产支持，属于商业保险；而家庭财产地震保险则由财产保险公司和政府共同提供保险保障。保险的责任范围包括地震以及由地震引发的海啸、火灾等灾害所造成的直接或间接的财产损失。按受灾的损害程度按三档进行赔偿：一部分受损则赔偿地震保险金的 5%，半损赔偿地震保险金的 50%，全损赔偿地震保险金的 100%。赔偿责任采取“二级再保险模式”：首先由财产保险公司进行赔偿，超出其赔偿限额的部分由地震再保险公司赔偿，最后，超出再保险公司赔偿限额的部分由政府进行赔偿。21 世纪以来，日本政府对地震保险制度进行了不断完善，如 2001 年引入了保险费率折扣制度，2002 年修改了地震保险金的总给付限额。

2.4.8.4 发展中国家的气候保险实践

1. 印度天气指数保险

2003 年，印度商业保险公司为应对干旱或洪涝导致的农业经济损失，率先开展天气指数保险实践；2005 年，印度国有保险公司也逐步开展天气指数保险的工作，但是印度的天气指数保险主要由保险公司运作，没有来自政府方面的补贴。

2. 秘鲁天气指数保险

秘鲁当地银行和保险监管部门在美国国际开发总署的支持下进行厄尔尼诺南方涛动（ENSO）指数保险试点，以秘鲁海岸海平面温度指数为基础，为当地金融中介组织（包括小额贷款机构和其他农村信贷机构）提供风险保障。当发生厄尔尼诺现象时，秘鲁北部地区将会有强降雨和洪水，从而导致农作物大量减产以及基础设施和农村经济的损失，最终可能引发农民无力还贷现象的增加。当灾害发生时，保险机构向金融中介组织支付保险金对冲不良贷款的增加。

3. 蒙古天气指数保险

在世界银行的支持下，蒙古针对严冬导致的大规模牲畜损失进行指数保险试点。2006年，商业保险公司向2 400户牧民家庭提供以牲畜为保障对象的指数保险，但是蒙古的天气指数保险不是以气象变量作为指数，而是依据蒙古国家统计局统计的牲畜死亡率（以县为单位）进行设计。

4. 土耳其巨灾保险

2000年，世界银行支持土耳其设立以政府、保险公司和国际组织为主体的土耳其巨灾保险共同体（TCIP），同时，构建了以《强制地震保险法令》为主的相对完善的法律制度体系。土耳其地震保险的最大特点是强制性，属于由政府经营的，独立于普通商业保险之外的专门保险。政府通过法律的方式，要求从2000年9月27日起，所有位于市区的住宅建筑物均必须参加保险，并明确用这一制度取代相关灾害法规中关于政府义务的规定。

2.4.8.5 对中国气候保险实践的启示

1. 有法可依，立法先行

从国际经验上来看，对于气候保险而言，确立一个有效的法律机制是十分必要的。虽然我国已经开展了气候保险的试点工作，但仍没有建立与气候保险相关的法律法规，无法为气候保险的发展提供法律保障。在天气指数保险方面，可以依托农业保险的相关法律法规进行制定；在巨灾保险方面，应尽快建立相关的法律体系，包括保险双方的权利义务、承保机构的准入标准和政府的监管方式等各方面。

2. 提供政策支持，保障基础设施完备

从国外气候保险的发展经验来看，政府的引导与支持是必不可少的一部分。对于天气指数保险来说，农民的投保意识一般较弱，需要政府给予一定的协助以加快产品的开发与推广；对于巨灾保险来说，只依靠商业性保险公司的独立承保与经营可能会面临较大的资金压力，因此政府可以给予一定的税收优惠，提高保险公司的参与积极性。

此外，气候保险是以气象信息为基础开展的，因此气象数据的准确性、完整性、及时性是气候保险发展的基础，因此政府需要推动建立完善的天气预报体系，加快气象监测设施的配套建设，引进和培养气象专门人才，从而为气候保险发展保驾护航。

3. 成立专门的天气保险公司，提高气候服务的准确性

国外在开展气候保险的初期大多成立了专门的天气保险公司或者气候保险共同体，例如土

耳其巨灾保险共同体（TCIP）的成立相对具有独立性，与一般的商业保险区分开，经营的业务比较专一，可以将资源和精力都集中到天气保险的开发和推广，具有产品开发优势。同时，专营天气保险的公司能够培养更多相关的专业人才，提升公司开展天气保险业务的能力，更好地服务大众。

4. 丰富气候保险产品的供给

与国外种类丰富的一般天气保险相比，中国的天气保险仍局限于天气指数保险，为农作物面临的天气风险提供了转移手段，而其他行业还是完全暴露于天气风险之下，产品的创新和开发仍非常不足。保险公司应充分认识哪些行业、哪些领域是天气保险的迫切需求者，加大产品创新力度，推出有针对性的产品。

单一的巨灾保险产品受制于投保人和地区，不利于推广，因此未来应当建立一个综合性的巨灾保险产品体系，不仅应当包括如地震的单一灾害类型，还应当包括洪水、火灾、冰雹等多种风险，这样的巨灾保险产品有助于在全国推广，而不仅仅局限在发生某一特定灾害的具体地区。

2.4.9 我国气候保险的发展建议

1. 发挥政府的基础性、主导性作用

必须重视保险业在应对气候风险方面的重要作用，将气候风险保险纳入国家适应气候变化战略，加强气候风险保险的研究工作，从主动适应气候变化的国家战略高度明确发展气候风险保险的总体目标、主要应用领域、相关制度和政策，并建立和完善相关政策及监管制度，促进气候风险保险的发展。此外，还需要加强事前防灾减灾工作，引导包括保险资金在内的社会资本通过公私合营模式支持防灾减灾工程。

2. 推动气候保险多领域应用

尽快完善气候风险分散机制，保证农业保险经营的可持续性，完善对农业保险的财政补贴制度，发展农作物完全成本保险和收入保险，并积极推进“保险+期货”的模式。此外，还需创新有关气候风险农业保险品种，平衡个性化供给与需求间的关系，开发和设计多触发原因保单，加强科技创新支撑，规范理赔管理工作，并积极鼓励保险业开展天气指数保险方面的创新实践，营造良好的市场环境。对保险企业来说，应尽快提升经营天气指数保险的能力。

3. 健全保险机构应对气候变化的管理

银行和保险机构应将应对气候变化作为战略性风险和战略性机遇，加强战略谋划和顶层设计。一是在机构的理念、宗旨、愿景等方面充分反映和体现积极应对气候变化、勇于承担社会责任的价值观。二是在战略规划的制订和战略目标的设定上，充分反映和体现全球应对气候变化对行业和机构的持续影响，明确在减缓和适应气候变化中的贡献方式和贡献目标。三是在机构风险偏好的设计上，充分考虑气候变化风险及其引发的各类风险，明确合理的风险偏好内容和水平。

4. 建立气候风险数据库

通过建立气候指数与巨灾数据库使风险“看得清”，借助遥感技术、降水建模技术、时空风险模拟技术、长期进程和趋势模拟技术等现代技术，来辅助完善气候数据的检测；通过GIS技术和大数据技术整合多行业多灾种数据。在此基础上，通过对保险业务数据、风险地图数据、风险暴露数据、气象预警与历史灾害数据进行分析，为保险机构承保理赔、大型企业风险管理、政府可视化决策提供有力支撑。

5. 引导新技术运用于气候保险

考虑到拓宽服务领域、加强风险管理、改进服务质量、提升服务水平的需要，保险机构应积极探索运用新科技，如大数据、物联网、人工智能、区块链、云计算；同时，积极主动了解和探索运用新技术装备。2020年7月，银保监会发布《推动财产保险业高质量发展三年行动方案（2020—2022年）》，对支持财产保险公司提升数字科技水平工作细化了工作重点。推动行业向科技化转型发展，将进一步为促进气候保险提升服务能力提供有力支撑。

2.5 碳金融及其他环保市场

2.5.1 中国碳市场发展的政策环境

建立碳排放权交易市场，是利用市场机制控制温室气体排放的重大举措，也是深化生态文明体制改革的迫切需要，既有利于降低全社会减排成本，也有利于推动经济向绿色低碳转型升级。用市场机制推进节能减排、应对气候变化，一直是我国的政策基调。“中国将力争2030年前实现碳达峰，2060年前实现碳中和”，习近平总书记这一庄严宣誓彰显了中国积极应对气候变化、努力构建人类命运共同体、走绿色低碳发展道路的坚定决心，为我国今后一个时期应对气候变化工作指明了方向。

“十二五”以来，为了应对越来越严峻的环境挑战，开展碳排放权交易试点、推进全国碳排放权交易体系建设，已经成为生态文明制度建设的重要一环。“十三五”时期，基本形成绿色低碳的高质量发展格局，重点领域节能降碳效果全面显现，碳排放权交易体系更加成熟，为“十四五”期间深入推进能源低碳革命，推动经济高质量发展和生态环境高水平保护奠定坚实基础。

（一）演进中的气候政策

2004年7月1日，中国政府颁布《清洁发展机制项目行管理暂行办法》[①]，提出清洁发展机制项目的相关安排工作，并于2005年10月12日开始实施。2007年6月，中国政府发布了

① 2011年8月3日，国家发改委、科技部、外交部、财政部发布了修订后的《清洁发展机制项目运行管理办法》，该办法自发布之日起施行，2005年10月12日施行的《清洁发展机制项目运行管理办法》同时废止。

《中国应对气候变化国家方案》，这是发展中国家第一个应对气候变化的国家级方案；同月成立了由总理领衔的“国家应对气候变化领导小组”，作为国家应对气候变化和节能减排工作的议事协调机构。2010年8月、2012年11月，国家发展改革委先后下发《关于开展低碳省区和低碳城市试点工作的通知》《关于开展第二批低碳省区和低碳城市试点工作的通知》，在全国多个地区开展低碳省区、低碳城市试点，要求试点将应对气候变化工作纳入当地“十二五”规划，明确提出控制温室气体排放的行动目标、重点任务和具体措施，研究运用市场机制推动实现减排目标。2011年12月，国务院发布《“十二五”控制温室气体排放工作方案》，明确了到2015年控排的总体要求和主要目标。2016年10月，国务院发布《“十三五”控制温室气体排放工作方案》，明确到2020年控排的总体要求和主要目标。2022年6月，中国生态环境部等17部门联合印发《国家适应气候变化战略2035》，明确了当前至2035年中国适应气候变化工作重点任务目标，并每5年分解了阶段性目标。提出“到2035年，气候变化监测预警能力达到同期国际先进水平，气候风险管理和防范体系基本成熟，重特大气候相关灾害风险得到有效防控，适应气候变化技术体系和标准体系更加完善，全社会适应气候变化能力显著提升，气候适应型社会基本建成”。

（二）负责任的自主减排承诺

（1）40%~45%目标。2009年11月，为推动哥本哈根气候大会达成协议，中国政府向国际社会郑重承诺：到2020年单位GDP碳排放强度比2005年下降40%~45%，将它作为约束性指标纳入国民经济和社会发展中长期规划，同时建立全国统一的统计、监测和考核体系。

（2）碳排放峰值目标。2014年11月，中国政府在历史性的《中美气候变化联合声明》中承诺，到2030年左右碳排放达到峰值并将争取早日达峰，2030年同时将非化石能源占一次能源消费的比重提高到20%。

（3）《巴黎协定》。2015年12月，包括中国在内的近200个国家在《巴黎协定》中一致同意，将全球平均气温升幅控制在工业化前的2℃之内并尽量控制在1.5℃以下，且争取在本世纪下半叶实现近零排放。

（4）60%~65%目标。2015年9月，中国政府在《中美元首气候变化联合声明》中承诺，到2030年我国单位GDP碳排放强度将比2005年下降60%~65%。

（5）碳中和目标。2020年9月，在第七十五届联合国大会一般性辩论上，中国提出推动疫情后世界经济“绿色复苏”，提高国家自主贡献力度，采取更加有力的政策和措施，二氧化碳排放力争于2030年前达到峰值，努力争取2060前实现碳中和。

（三）不断完善的低碳发展战略

1. 中央政策指引

2010年9月，国务院《关于加快培育和发展战略性新兴产业的决定》首次提出，要建立和完善主要污染物和碳排放交易制度；同年10月，中共中央关于“十二五”规划的建议明确提出，把大幅降低能源消耗强度和碳排放强度作为约束性指标，逐步建立碳排放交易市场。2012年11月，具有里程碑意义“十八大”报告要求，积极开展碳排放权交易试点。2013年11月，党的十八届三中全会的决议进一步明确要求，推行碳排放权交易制度。2015年9月，中共中央、国务院《生态文明体制改革总体方案》提出，要深化碳排放权交易试点，逐步建立全国碳排放权交易市场。2016年3月，国家“十三五”规划提出，建立健全用能权、用水权、碳排放权初始分配制度，创新有偿使用、预算管理、投融资机制，培育和发展交易市场。2017年10月，党的十九大报告要求，构建政府为主导、企业为主体、社会组织和公众共同参与的环境治理体系。积极参与全球环境治理，落实减排承诺。

2020年12月，中央经济工作会议强调要抓紧制订2030年前碳排放达峰行动方案，支持有条件的地方率先达峰；要加快调整优化产业结构、能源结构，推动煤炭消费尽早达峰，大力发展新能源，加快建设全国用能权、碳排放权交易市场，完善能源消费双控制度等。

2021年10月，国务院发布《2030年前碳达峰行动方案的通知》，聚焦2030年前碳达峰目标，对推进碳达峰工作作出总体部署。将碳达峰贯穿于经济社会发展全过程和各方面，重点实施能源绿色低碳转型行动、节能降碳增效行动、工业领域碳达峰行动等“碳达峰十大行动”，逐步建立系统完善的碳达峰碳中和综合评价考核制度，加强监督考核结果应用。

2. 中国碳市场的建设进程

我国碳市场工作的主管部委先后为国家发展改革委、生态环境部。（1）碳排放权交易试点。2011年10月，国家发展改革委下发《关于开展碳排放权交易试点工作的通知》，批准在北京、天津、上海、重庆、湖北、广东和深圳七个省（市）开展碳排放权交易试点工作。（2）管理办法。2012年6月，国家发展改革委颁布《温室气体自愿减排交易管理暂行办法》，从交易产品、交易主体、交易场所与交易规则、登记注册和监管体系等方面，对中国核证自愿减排（CCER）项目交易市场进行了详细的界定和规范；同年10月，国家发展改革委颁布配套的《温室气体自愿减排项目审定与核证指南》，明确了自愿减排项目审定与核证机构的备案要求、工作程序和报告格式。2014年12月，国家发展改革委发布《碳排放权交易管理暂行办法》，搭建起来全国统一的碳排放权配额交易市场的基础框架，就其发展方向、思路、组织架构以及相关基础要素设计进行了系统性的规范。（3）全国碳市场启动准备。2016年1月，国家发展改革委发布《关于切实做好国碳排放权交易市场启动重点工作的通知》，为确保2017年启动全国碳排放权交易和实施碳排放权交易制度进行准备和动员，要求对参与全国碳市场的8个行业拟纳入企业的历史碳排放进行核算、报告与核查，同时开展相关的能力建设等工作。2017年12月，国家发展改革委发布《全国碳排放权交易市场建设方案（发电行业）》，标志着我国碳排放交易体系完成了总体设计，并正式启动。将以发电行业为突破口，分基础建设期、模拟运行期、深化完善期三阶段稳步推进碳市场建设工作。气候司完成部门转隶后，2019年4月，生态环境部发布《碳排放权交易管理暂行条例（征求意见稿）》，全国碳市场进入加速期。2021年7月，全国碳市场在北京、上海、武汉三地同时开市，第一批交易正式开启。碳市场初期仅将电力行业纳入交易，开市当天发电行业总计 2 225 家发电企业和自备电厂参与交易。

经过一年的实践，全国碳市场基本框架初步建立，运行平稳有序。2022 年 4 月，国务院发布的《关于加快建设全国统一大市场的意见》提及建设全国统一的能源市场，结合实现碳达峰碳中和目标任务，有序推进全国能源市场建设。培育发展全国统一的生态环境市场，建设全国统一的碳排放权、用水权交易市场。

3. 绿色金融有关政策

碳金融市场政策。2016 年 8 月，中国人民银行、财政部、国家发展改革委、环保部、银监会、证监会、保监会七部门联合出台《关于构建绿色金融体系的指导意见》，将碳金融作为绿色金融体系的重要一环进行了部署，涵盖了碳金融产品、环境权益市场及环境权益融资等内容，明确提出有序发展碳远期、碳掉期、碳期权、碳租赁、碳债券、碳资产证券化和碳基金等碳金融产品和衍生品工具，探索研究碳排放权期货交易。

2020 年 10 月，《关于促进应对气候变化投融资的指导意见》充分发挥碳排放权交易机制的激励和约束作用。要求稳步推进碳排放权交易市场机制建设，不断完善碳资产的会计确认和计量，建立健全碳排放权交易市场风险管控机制，逐步扩大交易主体范围，适时增加符合交易规则的投资机构和个人参与碳排放权交易。在风险可控的前提下，支持机构及资本积极开发与碳排放权相关的金融产品和服务，有序探索运营碳期货等衍生产品和业务。探索设立以碳减排量为项目效益量化标准的市场化碳金融投资基金。鼓励企业和机构在投资活动中充分考量未来市场碳价格带来的影响。

2021 年 3 月 30 日，生态环境部公布的《碳排放权交易管理暂行条例（草案修改稿）》首次明确提出了设立碳排放政府基金，即国家碳排放交易基金，保障有偿分配收入用途。

2022 年 4 月 12 日，中国证监会发布《碳金融产品》金融行业标准，在碳金融产品分类的基础上，给出了具体的碳金融产品实施要求，为金融机构开发、实施碳金融产品提供指引，有利于有序发展各种碳金融产品，引导金融资源进入绿色领域，支持绿色低碳发展

2.5.2 中国试点碳市场发展情况

（一）碳排放权交易试点已见成效

第一，市场机制成功建立并运转顺利。

2013 年京津沪渝粤鄂深七省市碳交易试点相继开市，迄今已经顺利完成六年履约，市场机制成功建立并运转顺利，直接推动了节能减排，不但赢得了国际普遍关注和肯定，而且为建立全国碳市场积累了宝贵经验。

规则体系健全。七个试点省市在机制设计方面大都参考 EUETS 的成功经验形成了比较健全规范的体系，北京等地还通过地方人大立法和市政府管理办法等建立起了“1+1+N”的完备规则体系。

数据基础扎实。北京等地通过政府采购第三方核查服务完成重点排放单位的历史排放盘查，并建立起了严格的排放数据报告、第三方核查与抽查体系，良好的数据质量为配额分配及交易奠定了良好基础。

执法透明规范。北京市主管部门事先公布了碳交易执法自由裁量权范围，对没有按时完成报告及履约任务的单位进行了公示曝光，并对没有按时完成整改的进行了行政执法，按市场均价3~5倍进行了罚款，严格规范和透明的执法保障了碳交易机制的稳定运行。

范围稳步扩大。控排主体逐年扩容，七个试点碳市场纳入控排的企业、机构及政府部门从试点初期的2 000余家已经扩展到近3 000家，其中北京增加近500家，上海增加约165家，北京碳交易试点还成功扩展到了河北、内蒙古等非试点地区，成功实现了跨区交易。

第二，定价机制逐渐完善。

形成市场供求定价机制。通过引入买卖双方竞价机制，七个试点碳市场已经形成由市场供求决定碳价的价格发现机制，为全国碳市场的市场化价格发现奠定了基础。

场内场外定价体系丰富。交易方式上，各个试点碳市场都推出了场内线上公开交易和场外线下协议转让，形成了场内价格与场外价格高度互补的定价体系。

价格调控机制发挥作用。北京等试点碳市场通过坚持配额分配适度从紧原则，同时划定20~150元/吨的碳价调控区间并建立公开市场操作机制，形成了有效的碳价调控组合措施，成功稳定了市场预期。

第三，市场交投日趋活跃。

二级市场成交逐年稳步扩大。2013—2021年，七个试点碳市场配额累计成交量分别约为天津2 673万吨、上海4 481万吨、北京4 738万吨、深圳6 517万吨、湖北9 569万吨、广州2.00亿吨二氧化碳。以北京碳市场为例，自2014年起，配额市场成交量分别为212万吨、316万吨、727万吨、752万吨、894万吨和704万吨。

场外交易成为重要组成部分。各试点市场均允许可以分为场内、场外市场。以北京为例，场外交易的重要地位日渐突出。2014年、2015年，场内外交易量基本持平，场外交易量略高于场内交易。而2016年以来，成交量逐步向场外倾斜，2018年、2019年度场外交易量分别占总成交量的63.73%、56.16%，2020年度场外交易量占总成交量的69.92%。

一级市场成功试水。试点期间各地在碳配额分配方面主要以免费发放为主，广东、湖北等地成功组织了多次碳配额拍卖，为一级市场的碳配额有偿分配积累了经验。

参与主体日趋多元。各个试点碳市场启动初期参与主体基本都以控排履约机构为主，近年来有越来越多的自愿减排企业、金融机构、投资机构、自然人及境外投资机构参与交易，央企及其碳资产管理公司、主流金融机构、碳基金等市场主体越来越活跃。

第四，开展多形式的碳金融创新。

在碳现货交易之外，北京、上海、广州、深圳、湖北等试点市场一直在积极探索碳金融产品创新，碳远期、碳掉期、碳期权、碳借贷、碳回购、碳指数等均有涉及。除产品创新外，深圳等地还引入境外投资者参与交易，扩大了碳市场参与主体的范围。在目前推出的碳金融创新工具里，一些碳融资工具的应用相对较为频繁，而碳交易工具的规模化使用尚需时日。

（二）试点碳市场的基础要素

1. 试点碳市场比较

试点碳市场的政策、覆盖范围对比如表 2-12 所示。

表 2-12 试点碳市场的政策、覆盖范围

项目	北京	天津	上海	重庆	湖北	广东	深圳
政策法规	人大决定、政府碳交易管理办法	政府碳交易管理办法	政府碳交易管理办法	人大决定草案、政府碳交易管理办法	政府碳交易管理办法	政府碳交易管理办法	人大决定、政府碳交易管理办法
控排数量	800~900 余家	114 家	191 家	240 家	138 家	242 家	635 家
管控门槛（排放量）	CO_2 排放>5 000 吨/年（2016 年）	CO_2 排放>20 000 吨/年	工业 CO_2 排放>20 000 吨/年；非工业 CO_2 排放＞10 000 吨/年	2008—2012 年任年度 CO_2 排放≥20 000 吨	2014—2016 任一年度综合能耗≥1 万吨 tec	CO_2 排放≥20 000 吨/年或综合能耗≥1 万吨 tec/年（2017 年）	企业 CO_2 排放≥3 000 吨/年；公共建筑面积≥20 000m^2；机关建筑面积≥10 000m^2
覆盖行业	热力生产和供应，火力发电，水泥制造，石化生产、服务业及其他	钢铁、化工、电力、热力、石化、油气开采	钢铁、石化、化工、有色、电力、建材、纺织、造纸橡胶、化纤、航空、港口、机场、铁路	电解铝、电石、烧碱、水泥、钢铁	电力、钢铁、水泥、化工等 12 个行业	电力、钢铁、石化、水泥等	电大、工业、建筑物等
纳入气体	二氧化碳	二氧化碳	二氧化碳	二氧化碳、甲烷、氧化亚氮、氢氟碳化物、六氟化碳、全氟化硫	二氧化碳	二氧化碳	二氧化碳

试点碳市场配额线上交易量如图 2-18 所示。

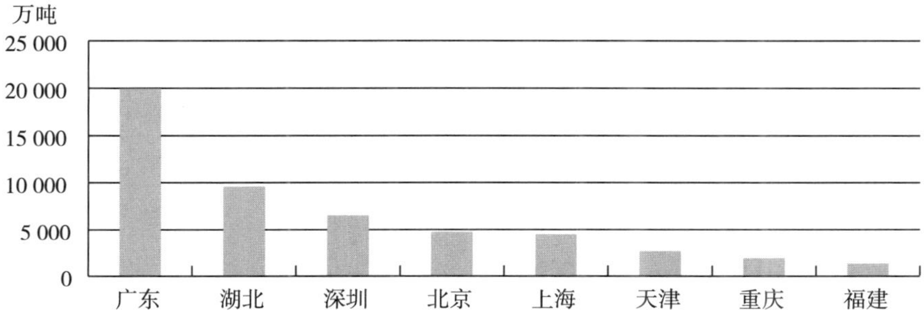

图 2-18 试点碳市场配额线上交易量

试点碳市场配额线上交易额如图 2-19 所示。

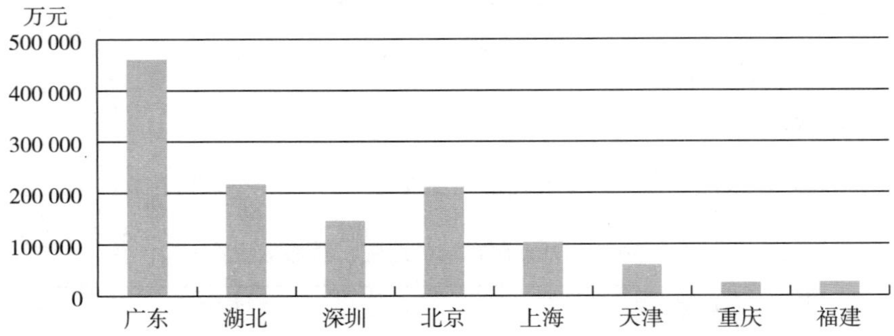

图 2-19　试点碳市场配额线上交易额

2. 以北京试点碳市场为例

“1+1+N” 制度体系。北京市人大通过《关于北京市在严格控制碳排放总量前提下开展碳排放权交易试点的决定》（以下简称《决定》），北京市政府颁布了《北京市碳排放权交易管理办法（试行）》，为了贯彻以上制度，北京市政府相继颁布了配额核定方法、核查机构管理办法、报告报送流程、注册登记系统操作指南、交易所交易规则、场外交易实施细则、抵消管理办法、核算和报告指南、关于规范碳排放权交易行政处罚自由裁量权的规定等一系列管理规定。

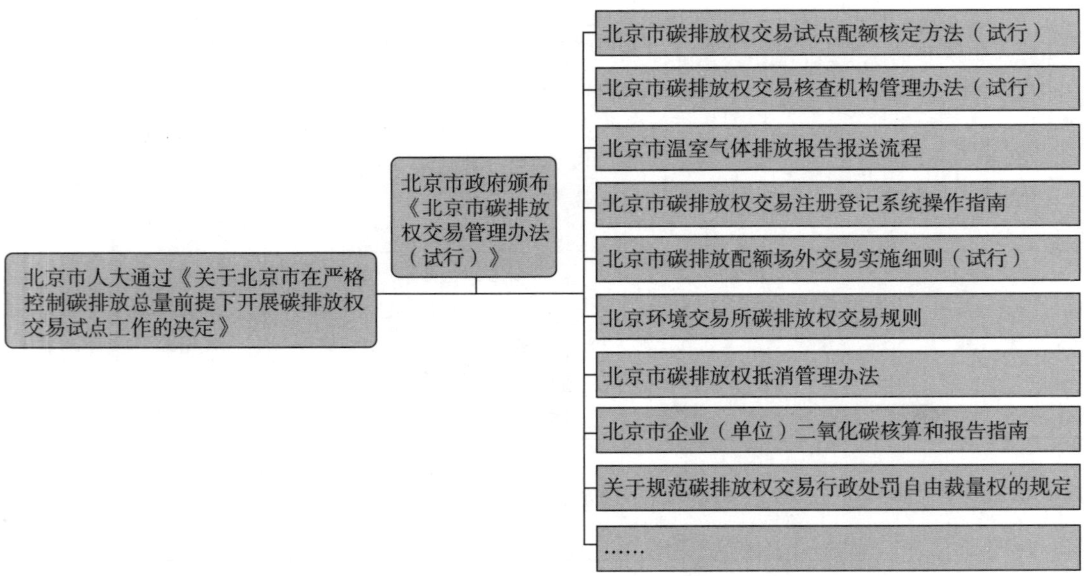

图 2-20　北京试点碳市场管理规定

《决定》确立了 5 项制度，明确了相应的罚则。

实行碳排放总量控制。科学设立年度碳排放总量控制目标，严格碳排放管理，确保控制目标的实现和碳排放强度逐年下降。

实施碳排放配额管理。对北京行政区域内重点排放单位的二氧化碳排放试行配额管理，重点排放单位在配额许可范围内排放二氧化碳，其现有设施碳排放量应当逐年下降。

实施碳排放权交易制度。碳排放配额可在确定的交易机构进行交易，其他单位可自愿参与交易。

实行碳排放报告制度。北京行政区域内年能源消耗 2 000 吨标准煤（含）以上的法人单位应当按照规定报送年度碳排放报告。

实行第三方核查制度。重点排放单位应当提交符合条件的第三方核查机构的核查报告。市人民政府应对气候变化主管部门应当对排放报告和核查报告进行检查。

设立了相应罚则。对未按规定履行碳排放权交易责任的行为，给予相应处罚。其中未按规定报送碳排放报告（适用于 2 000 吨标准煤（含）以上的法人单位）或者未按规定报送第三方核查报告（仅适用于重点排放单位），由应对气候变化主管部门责令限期改正，逾期未改正的，可以对排放单位处以 5 万元以下的罚款。对重点排放单位超出配额许可范围进行排放的，由应对气候变化主管部门责令限期履行控制排放责任，并可根据其超出配额许可范围的碳排放量，按照市场均价的 3 倍至 5 倍予以处罚。

覆盖范围。覆盖行业包括电力、热力、水泥、石化等传统耗能产业；服务业、交通行业；高校、医院、政府机关等公共机构。2013—2015 年门槛为固定设施年二氧化碳直接排放与间接排放总量 10 000 吨（含）以上；2016 年至今的门槛为固定设施和移动设施年二氧化碳直接排放和间接排放总量 5 000 吨（含）以上。

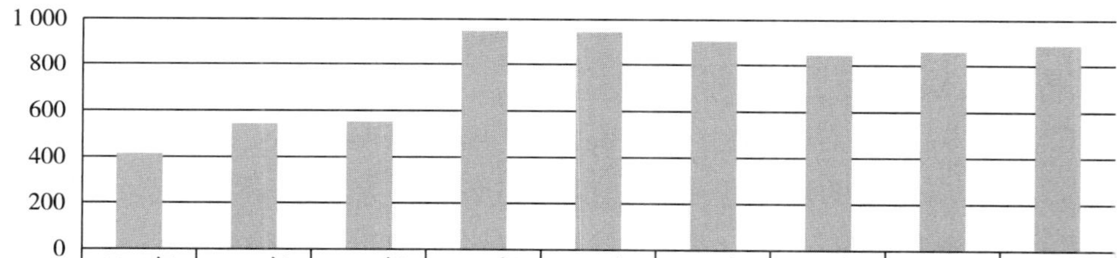

	2013年	2014年	2015年	2016年	2017年	2018年	2019年	2020年	2021年
重点碳排放单位（家）	415	543	551	947	943	903	843	859	886

图 2-21　北京市历年重点碳排放单位统计

交易主体。交易主体包括履约机构、非履约机构和自然人。履约机构 910 家，为在北京市区域内具有履约责任的重点排放单位以及参照重点排放单位管理的报告单位；非履约机构 64 家，要求中国注册，设立满两年，注册资本在 300 万元人民币及以上的法人；自然人 41 人，要求须为北京市户籍人员，年龄 18~60 周岁，个人金融资产不少于 100 万元。交易场所：北京绿色交易所，每周一至周五 9：30~11：30；13：00~15：00，法定节假日除外。

交易品种。碳排放配额（BEA）、核证自愿减排量、（CCER）、林业碳汇、机动车停驶减排量交易形式：线上交易和线下交易其中单笔配额申报数量<10 000 吨（含）的交易行为须为线上交易；两个（含）以上具有关联关系的交易主体之间的交易行为，大宗交易（单笔配额申报数量≥10 000 吨（含）的交易行为）以及经相关主管部门认定的其他情形须为线下交易。

表 2-13　成交方式

项目	整体交易	部分交易	定价交易
成交价格	最优价格	优于底价	底价成交
成交数量	全部成交	部分成交	部分成交
成交时间	自由报价期+限时报价期	自由报价期	即刻成交
对手方数量	唯一对手方	多个对手方	多个对手方
适用情况	寻找最优价格，固定成交量	寻找最优价格，可以接受部分成交	快速成交，对价格无更高追求

涨跌幅规定。公开交易方式的涨跌幅为当日基准价的±20%，基准价为上一交易日所有通过公开交易方式成交的交易量的加权平均价。上一交易日无成交的，以上一交易日的基准价为当日基准价。

最大持仓量规定。履约机构参与人配额最大持有数量不得超过初始配额量与 100 万吨之和；非履约机构参与人配额最大持有量不得超过 100 万吨；自然人参与人配额最大持有量不得超过 5 万吨。

市场调控规定。当配额的日加权平均价格连续 10 个交易日高于 150 元/吨时，主管部门可组织拍卖，拍卖指主管部门以公开竞价的方式出售碳排放配额；配额日加权平均价格连续 10 个交易日低于 20 元/吨时，主管部门可组织配额回购，回购指主管部门在配额市场价格过低时利用北京市相关财政专项资金购买碳排放配额。

3. 试点交易情况

以北京为例，北京碳排放配额（Beijing Emission Allowance，BEA）是北京碳市场的核心交易产品。在八个完整的履约年度中，BEA 占各类产品累计成交量、成交额的 60% 和 90% 以上，对比各个履约年度，BEA 成交量、成交额呈明显上升趋势。

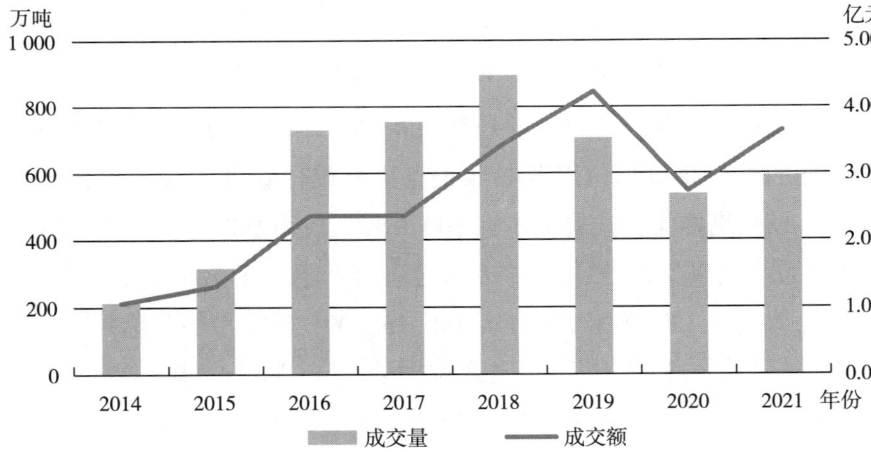

图 2-22　北京试点交易情况

试点碳市场的成功经验主要有几个：

注重顶层设计。“1+1+N”的碳排放权交易政策法规体系，实现碳排放数据报送、第三方核查、排放配额核定与发放、配额交易和清算（履约）等 5 个环节的碳交易流程在一个履约期内闭环运行，使碳交易各方面、各个环节均有法可依、有章可循。

市场主体和产品丰富。一是北京碳市场重点排放单位数量多、范围广、类型杂，纳入了高校、医院、政府机关等众多公共机构。二是北京碳市场产品体系丰富，包括配额市场和众多产品构成的抵消市场。其中，抵消产品既有中国核证自愿减排量（CCER），还纳入了林业碳汇项目、“我自愿每周再少开一天车”活动等多种方式产生的经审定的碳减排量。

碳价调控有力。出台公开市场操作管理办法。实行交易价格预警，超过 20~150 元/吨的价格区间将可能触发配额回购或拍卖等公开市场操作程序。价格稳定且呈上升趋势。

执法严格有效。北京碳市场有明确的罚则，且是七个试点省市中唯一开展过执法的碳市场。基于此，北京碳市场的价格稳居全国最高，起到了较好的减碳效果。

（三）试点碳市场的市场表现

截至 2021 年 12 月 31 日，八个区域碳市场配额现货累计成交 5.2 亿吨，累计成交额达 128 亿元，远期累计成交 2.7 亿吨，累计成交额达 65 亿元，总体规模较大。广东、湖北因市场体量大，累计成交量最高，位于第一梯队；北京、深圳、上海位于第二梯队；天津、重庆、福建累计成交量相对较低，位于第三梯队。

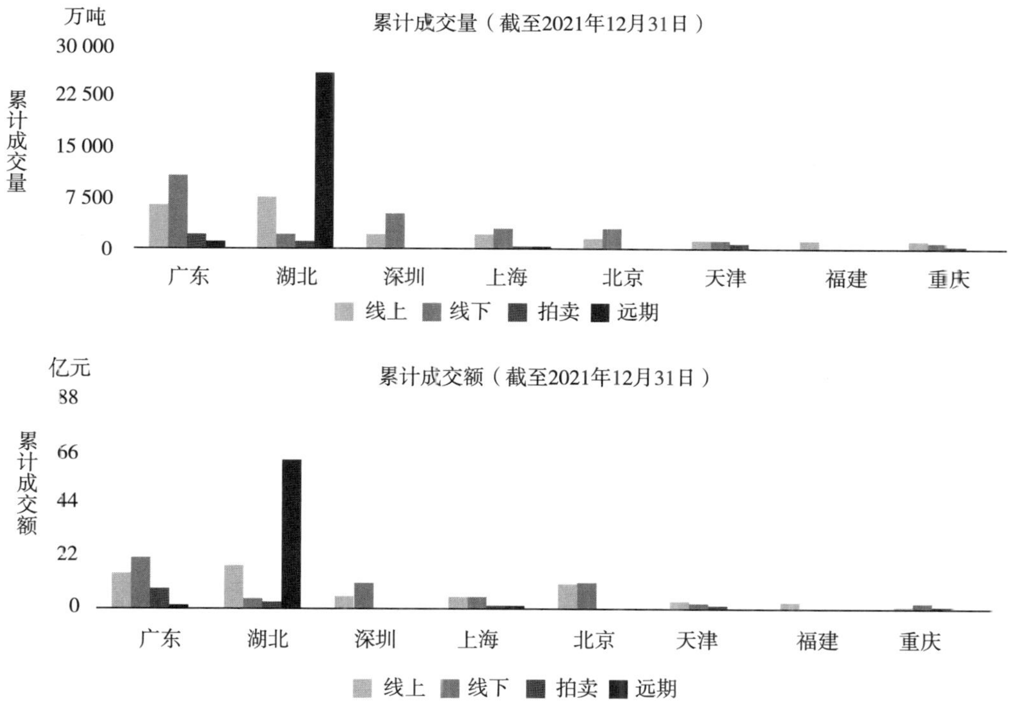

图 2-23 八区域碳市场表现

2021 年，试点碳市场年成交额再创新高，较 2020 年增长了 8.70%，达 17.5 亿元；这很大程度是因为平均碳价的上升所导致的。深圳、上海、北京、福建的碳价出现了一定的下跌，其余碳市场的碳价均有所上升，且各试点碳价趋于集中，各试点间碳价差异呈现出缩小的趋势。值得注意的是，在 2021 年 7 月 16 日全国碳市场启动后，各试点的碳价均出现短期上升的现象，现在除北京外，其余试点的成交均价都低于全国碳市场的均价，未来可能会向全国碳价靠近。

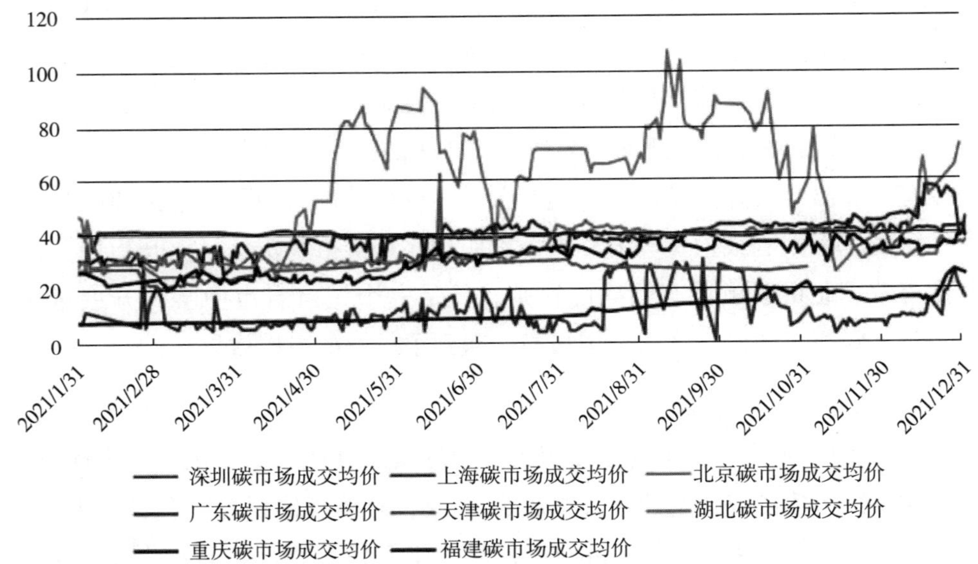

图 2-24　2021 年我国试点碳市场碳价基本情况

截至 2021 年 12 月 31 日，全国 CCER 累计成交 4.4 亿吨。其中上海 CCER 累计成交量持续领跑，累计成交达 1.7 亿吨，占比为 38.4%；广东第二，累计成交达 0.7 亿吨，占比为 16.5%；北京、四川、福建、深圳和天津的 CCER 累计成交量在 1 000 万~8 000 万吨，分别占比在 3%~16%；重庆和湖北市场的交易量均不足 1 000 万吨。

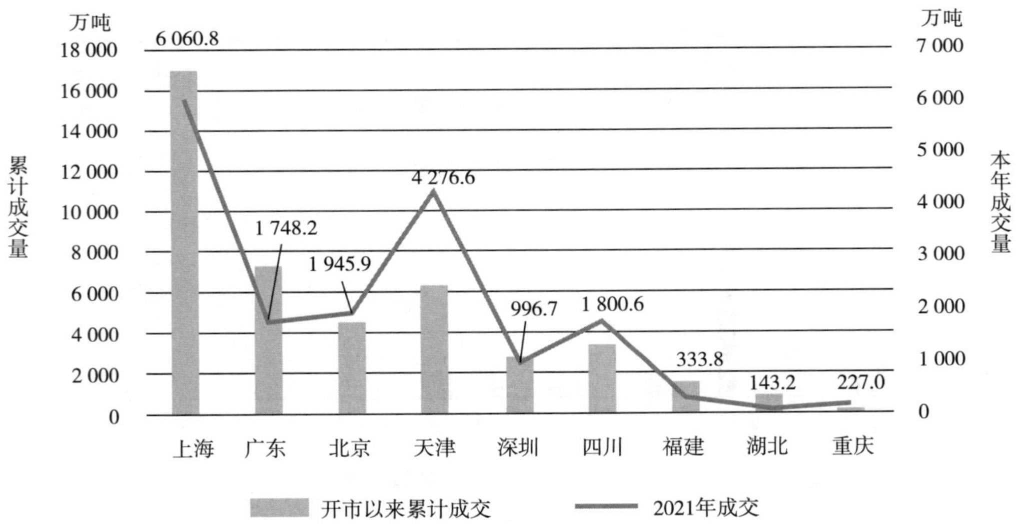

图 2-25　CCER 成交情况

2021 年 CCER 市场交易活跃，随着全国第一个履约期配额清缴抵消工作的结束，共成交减排量 17 678 万吨，较去年大幅增长 186.5%。其中上海、北京市场 CCER 成交继续保持活跃的态势，分别成交了 6 060.8 万吨与 1 945.9 万吨；天津 CCER 市场 2021 年活跃度显著增加，成交 4 276.6 万吨。

（四）试点碳市场的有效性分析及创新探索

我国试点碳市场相较国际成立时间晚，但由于经济体量庞大，在各级政府持续推动下，积极借鉴国际市场经验，目前碳市场发展迅速，已成为世界上最大的碳市场之一，运行近 9 年来产生良好效果。具体分析如下：

第一，强制减排与自愿减排结合的交易机制初步形成。

我国的碳市场主要分为强制减排市场和自愿减排市场两大方向，强制减排市场是指以碳排放权配额为主要交易标的的市场，而自愿减排交易市场主要交易的是中国核证自愿减排量。我国早期的碳市场以自愿减排交易为主，后随着强制减排市场快速发展，成为主要的碳市场。我国目前已充分建立起了配额分配体系、MRV 体系、交易制度体系等基础碳市场配套设施，同时强制减排市场和自愿减排市场通过抵消机制互通配合，为我国试点碳市场的有效运行打下坚实的基础。

第二，试点碳市场成交规模不断扩大，市场参与度逐步提高。

2013 年以来，我国试点碳市场扩容明显，逐步吸纳更多企业参与市场，全面促进各领域不同行业实现碳减排。2013 年，深圳、上海、北京、广东、天津 5 个试点碳市场依次开市，成交量仅 36.05 万吨，成交额不足 1 亿元。截至 2021 年，我国已有 8 个区域碳市场，累计碳配额成交量超过了 5.2 亿吨，累计碳配额成交额超过了 128 亿元。从发展趋势看，我国碳市场发展迅速，其中 2019 年碳配额成交量规模最大，2020 年、2021 年因新冠肺炎疫情原因，略有下降；历年碳配额成交额则不断上升，侧面反映市场价格不断上涨，进一步表明我国碳市场运行有效，参与主体日趋多元，随着大量的金融机构、自然人乃至境外投资者的参与，市场化作用日渐凸显。

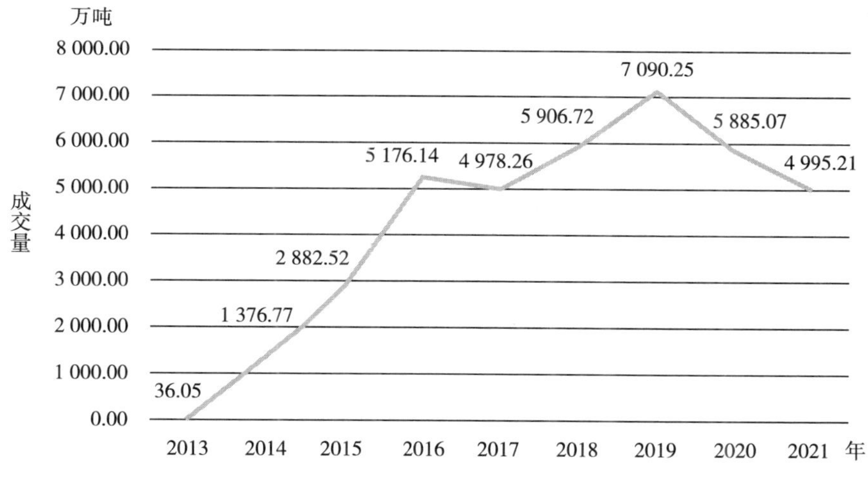

图 2-26　2013—2021 年试点碳市场总成交量情况

第三，试点碳市场在重点领域节能降碳效果全面显现。

各试点地区通过设定重点排放单位排放控制目标并逐年收紧，激发控排单位自主减排动力，进一步压实了碳排放控制主体责任，有效降低区域碳排放。湖北碳交易试点从启动至 2014 年年底，有 50 家控排企业共计投入 47.7 亿元用于节能降碳，节能改造投资同比增长 38%。截至 2015 年 4 月湖北 138 家企业碳排放总量为 2.36 亿吨，同比减少 767 万吨，排放量下降

3.14%。2015年，深圳管控单位的碳排放绝对量较2010年下降531万吨，碳强度下降高达41.8%。2020年，北京万元GDP二氧化碳排放量为0.41吨，比2015年下降了26%，超额完成国家下达的20.5%的“十三五”规划任务。从2016年到2021年，福建省纳入碳市场交易的九大行业碳排放强度平均下降8.2%，“十三五”时期，福建省碳排放强度持续降低，累计下降幅度超20%，提前完成国家下达的“十三五”规划减排目标任务，单位GDP碳排放强度优于大多数省份，位居全国第四位。相比国内非试点地区的二氧化碳排放量逐年上升的情况，更充分体现碳市场机制的降碳作用。

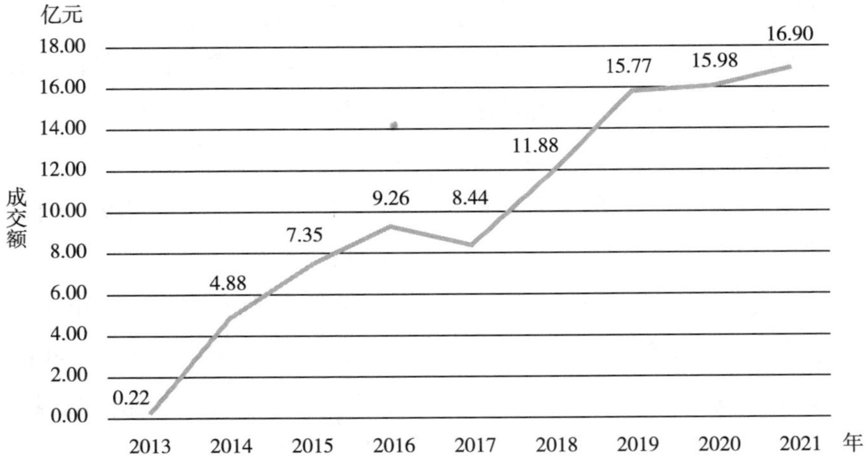

图 2-27　2013—2021年试点碳市场总成交额情况

在传统交易产品的基础上，我国的试点碳市场也积极开拓创新，研发各类金融产品，有效促进市场发展和完善。试点碳市场开展碳金融创新的现状（根据公开资料整理）：碳资产融资产品有碳配额质押，碳减排量质押，碳债券，碳配额回购交易等；碳金融衍生服务有碳资产管理服务，碳市场信息服务，碳市场咨询服务，碳市场指数和碳信用评级等。表2-14综合展示了目前我国几个试点地区碳金融产品创新情况，可以看出各试点碳市场都根据实际情况设计了碳基金、碳债券、金融衍生产品等交易产品，通过增强碳市场的价格发现功能和资源配置功能，提高市场的活跃度，碳市场金融产品创新是良性发展必不可少的条件。

表 2-14　目前我国试点碳市场碳金融产品创新情况

	碳基金	碳债券	碳资产质押融资	碳资产托管	碳金融结构型存款	碳排放配额回购融资	场外掉期交易	场外期权交易	碳指数	存证产品
北京		√				√	√	√	√	
深圳	√		√							
广东		√		√		√				
湖北	√	√	√	√	√	√				
重庆	√	√								
上海	√	√		√				√	√	
天津	√	√		√						√
福建	√	√	√	√		√				

1. 碳债券

2014 年 5 月 8 日，中广核风电有限公司发行 10 亿元人民币 5 年期的中期票据，利率采用“固定+浮动”形式，浮动利率部分与 CCER 收益挂钩，浮动利率的区间设定为 5BP-20BP（基点），中广核“碳债券”最终发行利率为 5.65%，较同期限 AAA 信用债估值低 46BP，成为中国首支碳金融衍生品，对于其他涉及 CCER 或配额的项目有借鉴意义。

2. 碳配额质押融资

2014 年 9 月，湖北宜化集团以 210.9 万吨碳配额作为质押担保，获得兴业银行 4 000 万元质押贷款，用于企业减排改造；评估标准为每吨碳配额价格 23.7 元，湖北碳市场开市以来的二级市场平均价格乘以通用贷款系数 0.8，最终确定贷款额为 4 000 万元。质押跨履约期的处理模式创新：到履约期，配额解质押用于履约，由企业另外提供物资作为短期抵押和阶段性担保，直到新配额重新发放后，再到交易所重新登记存管。

3. 碳配额回购融资

2014 年 12 月 31 日，中信证券与北京华远意通热力科技股份有限公司正式签署了碳排放配额回购融资协定，华远意通将自身持有的碳排放配额向中信证券出售，并约定在 5 个月后按照约定价格回购所售配额，从而获得 1 330 万元短期资金。充分体现了碳排放配额的商品化和资产化属性，提升社会对碳排放配额资产价值的认可；降低市场短期波动带来的不利影响、充分利用市场周期锁定交易成本，企业开拓融资管道，盘活碳资产的良好示范。

4. 碳配额掉期

2015 年 6 月 15 日，中信证券与北京京能源创碳资产管理有限公司、北京环境交易所正式签署了国内首笔碳排放权场外掉期合约，交易量为 1 万吨。掉期合约交易双方以非标准化场外合同形式开展掉期交易，并委托北京环境交易所负责保证金监管与合约清算工作。

5. 碳资产管理产品——碳基金

2015 年 5 月 29 日，深圳嘉碳资本管理有限公司发行国内首只私募碳基金“嘉碳开元投资基金”“嘉碳开元平衡基金”发起“CCER 项目投资计划”。

表 2-15 碳基金

嘉碳开元投资基金		嘉碳开元平衡基金	
基金规模	4 000 万元	基金规模	1 000 万元
期限	3 年	期限	10 个月
认购起点	50 万元	认购起点	20 万元
投资标的 & 盈利模式	通过投资于新能源及环保领域中的中国核证减排量（CCER）项目，形成可供交易的标准化碳资产，通过交易获取差额利润	投资标的 & 盈利模式	基于当下过点省市中的广东、湖北和深圳三个试点市场配额买卖的专项私募基金，通过密切关注各试点市场的行情走势，低买高卖，进而实现盈利

6. 碳普惠产品

（1）自愿碳中和规范和案例

2019 年 6 月，生态环境部正式发布《大型活动碳中和实施指南（试行）》，这是中国首部碳中和标准化实施文件。

2019 年第二届全国青年运动会组委会委组织开展了“碳中和”项目，倾力打造全国最大规模、最高规格的大型“零碳”赛事。二青会核算出来的碳排放量将采用打包拍卖形式，在全国范围征集意向出资企业（个人）。拍卖所得主要用于购买山西贫困地区的碳信用和在贫困地区新建林业项目，以大型活动碳中和项目带动贫困地区发展，帮助贫困地区人民脱贫，实现碳中和与扶贫的双重效益。

（2）个人碳普惠发展

碳普惠制是指为小微企业、社区、家庭和个人的节能减碳行为进行具体量化和赋予一定价值，并建立以政策鼓励、商业激励和碳减排量交易相结合的正向引导机制。由全球领先的支付和生活方式平台“支付宝”推出的手机程序蚂蚁森林，利用科技带动 5 亿人种树，获得了联合国最高环保荣誉——2019“地球卫士奖”的认可。联合国环境署授予蚂蚁森林“激励与行动”类别奖项。蚂蚁森林由阿里巴巴关联公司蚂蚁金融服务集团在支付宝上推出，这一应用程序鼓励用户减少日常生活中的碳排放，推动大家拥抱更环保的生活方式。自 2016 年 8 月推出以来，蚂蚁森林与公益合作伙伴在内蒙古、甘肃、青海和山西等中国的一些荒漠化地区种植了约 1.22 亿棵树，树木总计覆盖 11.2 万公顷（168 万亩）土地。该项目已成为中国私营部门最大规模的植树倡议。

生态环境部环境与经济政策研究中心课题组发布《互联网平台背景下公众低碳生活方式研究报告》。报告显示，光在支付宝蚂蚁森林上，就有 5 亿中国人坚持“手机种树”实现碳减排 792 万吨。根据测算，相当于少烧了 34 亿升汽油，能装满全国一半加油站。报告认为，在绿色低碳成为全球经济发展大趋势的背景下，公众个人碳减排行动的最大意义在于，能够从需求侧推动供给侧的碳减排，间接推动企业减少碳减排，为国家碳减排做出更多贡献。

（3）地方政府推动碳普惠平台建设

绿色出行作为绿色生活的重要组成部分，在建设低碳城市的过程中发挥着不可替代的作用。雄安新区将建立绿色出行公约制度，把绿色出行作为绿色生活的重要组成部分。未来新区将探索碳积分激励制度，依托新区企业和个人信用平台，构建总量控制、自由交易的碳积分（碳排放配额）管理机制。新区还将建立新区个人与机构绿色出行积分账户，探索碳积分与出行费用、住房以及税收等公共服务产品和优惠政策挂钩机制，引导居民出行方式转变，以增强坚持绿色低碳生活方式的居民的获得感。建立碳积分制度是未来交通管理的发展方向，目前国内许多城市都展开了探索实践，雄安新区可以利用后发优势，探索研究个人和企业的碳排放核算方法，结合新区信用平台建设进度，逐步建立碳积分激励制度。

成都市人民政府印发《关于构建“碳惠天府”机制的实施意见》。根据意见，成都将围绕“一年出亮点、两年显特色、三年成品牌”，计划 2020 年，形成“碳惠天府”顶层设计，制定相关制度标准体系，建设软硬件设施，开发公众低碳场景和碳减排项目。2021 年，初步建立政府引导、市场运作的运营机制。2022 年，基本形成应用场景丰富、系统平台完善、规则流程明晰、商业模式成熟的碳普惠生态圈。实施意提出了五大重点任务，包括构建制度标准体系、开发公众低碳场景、统筹推进项目开发消纳、建立健全运营管理模式和构建碳减排量交易体系。

全国首个城市碳普惠平台在广州上线，市民通过绿色出行、节水节电等低碳行为，就可以获得碳币，兑换商品。部分行为碳减排量经核证后可进入广州碳排放权交易所进行交易变现。广东省碳普惠创新发展中心主任聂兵介绍，广州碳普惠平台主要针对公众和中小微企业。目前，平台认证了20多种生活场景减碳量的核算方法，市民可在碳普惠平台上注册并践行公共交通、节水节电、旧物回收等低碳行为，平台通过与公共交通、共享单车等服务提供商进行个人低碳行为轨迹比对，并计算减碳量从而获得碳积分。值得一提的是，符合条件的减排量，还可在碳排放交易所进行交易。目前，购买空气源热泵热水器、节能空调、安装分布式光伏发电系统、骑自行车、植树造林5种行为的碳减排量经核证后可进入广州碳排放权交易所进行交易。

2.5.3 中国全国碳市场进展

（一）全国碳市场建设与启航

从“十二五”规划纲要，到党的十八届三中、五中全会决议，以及《生态文明体制改革总体方案》，都对建立我国的碳排放权交易制度做了相应部署。2016年3月发布的“十三五”规划再次明确要求，要推动建设全国统一的碳排放交易市场，实行重点单位碳排放报告、核查、核证和配额管理制度。为贯彻落实党中央、国务院关于建立全国碳排放权交易市场的决策部署，稳步推进全国碳排放权交易市场建设，经国务院同意，国家发展改革委于2017年12月18日印发了《全国碳排放权交易市场建设方案（发电行业）》（以下简称《方案》）。12月19日，全国碳排放交易体系正式启动。

稳步推进全国碳市场建设。2017年12月19日，国家发展改革委召开电视电话会议，就全面落实《方案》任务要求，推动全国碳排放权交易市场建设作动员部署。《方案》明确全国碳市场将分三个阶段进行稳步推进。第一阶段，基础建设期，用一年左右时间，完成全国统一的数据报送系统、注册登记系统和交易系统建设。第二阶段，模拟运行期，用一年左右时间，开展发电行业配额模拟交易，全面检验市场各要素环节的有效性和可靠性，强化市场风险预警和防控机制。第三阶段，深化完善期，在发电行业交易主体间开展配额现货交易，交易以履约为目的，在发电行业碳交易稳定运行前提下，逐步扩大市场覆盖范围，丰富交易品种和交易方式，尽早纳入核证自愿减排量（CCER）。

机构转隶完成。2018年4月16日，国家按照山水林田湖草是一个生命共同体理念组建生态环境部，整合政府部门生态环境保护职责，并于8月出台生态环境部“三定方案”，应对气候变化的职能由国家发展改革委转隶生态环境部。2018年9月5日，生态环境部就下一步加快碳市场建设，提出四项重点工作：一是加快建立完善全国碳市场制度体系；二是加快推进全国碳市场基础设施建设；三是推动重点单位碳排放报告、核查和配额管理；四是强化基础能力建设。2018 年 10 月 31 日，生态环境部应对气候变化司司长李高在新闻发布会上表示，“建设全国碳排放权交易市场是一项非常复杂的系统工程，需要扎实工作、逐步推进”，生态环境部应对气候变化司机构和人员转隶调整已经基本到位。部门机构重组延缓了全国碳市场建设，但环境政策、立法将更为协调和统一，为加快全国碳市场建设提供坚实基础和有力保障。2018 年陷于停顿状态的全国碳市场建设工作，2019 年全面提速。

制度体系逐步完善。继 2017 年《方案》出台后，亟待《碳排放权交易管理条例》《企业碳排放报告管理办法》《第三方核查机构管理方法》《碳排放权市场交易管理办法》以及相关实施细则，这些构成全国碳排放交易体系的法规框架。

2019 年 4 月 3 日，生态环境部发布《碳排放权交易管理暂行条例（征求意见稿）》，标志着全国碳市场立法工作和制度建设取得重要进展，将为全国碳市场建设提供政策基础和律法保障。5 月 28 日，发布《关于做好全国碳排放权交易市场发电行业重点排放单位名单和相关材料报送工作的通知》，将登记注册及交易系统开户工作提上日程，为模拟交易启动奠定基础。

2020 年 12 月 29 日，生态环境部发布《关于印发〈2019—2020 年全国碳排放权交易配额总量设定与分配实施方案（发电行业）〉〈纳入 2019—2020 年全国碳排放权交易配额管理的重点排放单位名单〉并做好发电行业配额预分配工作的通知》（国环规气候〔2020〕3 号）。

2020 年 12 月 31 日，生态环境部部长黄润秋公布《碳排放权交易管理办法（试行）》（部令 19 号），自 2021 年 2 月 1 日起施行。2021 年 3 月 30 日，生态环境部公布了《碳排放权交易管理暂行条例（草案修改稿）》（以下简称“草案修改稿”），并公开意见征集至 4 月 30 日。这是中国官方第三次对国务院层级的碳交易立法公开征求意见。此前，2019 年 4 月，生态环境部就《碳排放权交易管理暂行条例（征求意见稿）》（以下简称“征求意见稿”）公开征求意见。2016 年 3 月，应对气候变化职能从国家发展改革委转隶至生态环境部前，国家发展改革委就《碳排放权交易管理条例（送审稿）》公开征求意见。“草案修改稿”明确，国务院生态环境主管部门商国务院有关部门，根据国家温室气体排放总量控制和阶段性目标要求，提出碳排放配额总量和分配方案。“草案修改稿”提出，全国碳排放权交易市场的交易产品主要是碳排放配额，经国务院批准可以适时增加其他交易产品。生态环境部办公厅 2021 年 3 月 29 日印发《关于加强企业温室气体排放报告管理相关工作的通知》（环办气候〔2021〕9 号），通知明确发电行业将依据附件的《企业温室气体排放核算方法与报告指南——发电设施》（以下简称指南）开展数据核算及报告工作。核算边界明确为发电设施，主要包括燃烧装置、汽水装置、电气装置、控制装置和脱硫脱硝等装置的集合，不再核算脱硫过程排放，核算边界与排放源均与碳市场的发电企业配额管控范围一致，报送要求更为聚焦，一定程度上降低了企业数据报告工作量。

2021 年 5 月 17 日，经过 6 个月征求意见，碳排放权交易、登记、结算管理规则发布，划定了该三个环节各个参与主体（各级政府、交易机构、注册登记结算结构等）的职能，明确了三个环节的监管体系，提出了注册登记结算机构和交易机构的执业规范。同时，该规定指出由上海环境能源交易所、湖北碳排放权交易中心分别暂时代理交易机构和注册登记结算机构职能。

2021 年 7 月 16 日，全国碳市场正式启动，2021 年 12 月 31 日全国碳市场第一个履约周期顺利结束，全国碳市场促进我国能源行业减排和加快绿色低碳转型的作用初步显现。

2021 年 12 月 2 日，《企业温室气体排放核算方法与报告指南发电设施（2021 年修订版）》公开征求意见，专门针对数据质量问题提出了一系列监督和解决方案，为 2022 年履约工作打下了良好基础。

（二）全国碳市场基础设施

基础设施建设。2017 年 12 月，国家确定湖北省和上海市分别牵头建设运营全国碳排放权注册登记系统和交易系统，北京市等其他 7 个省市共同参与系统建设和运营。2018 年 12 月，湖北碳排放权交易中心有限公司对国家碳排放权交易注册登记系统协同办公及数据传输设备采购项目和碳排放权注册登记清结算功能开发项目分别进行了公开招标。2019 年 7 月，上海联合产权交易所有限公司全国碳排放权交易系统建设项目的评标结果公示，恒生电子将于一年完成并交付该系统。2019 年 9 月，生态环境部气候司司长表示，目前全国碳市场建设稳步推进，制度体系、基础设施、人员队伍等方面建设初见成效。

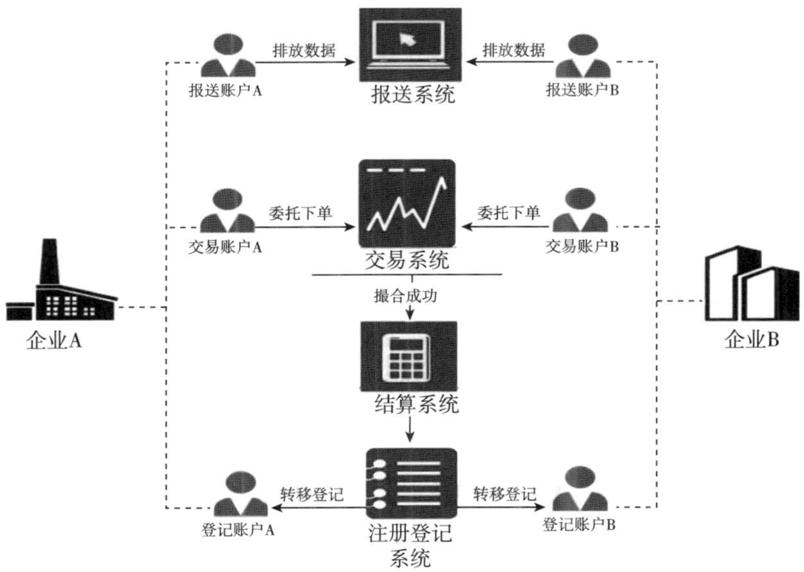

图 2-28　全国碳市场基础设施

基础能力建设。为进一步提升全国碳排放权交易市场各类主体参与能力和管理水平，做好全国碳排放权交易市场运行测试相关准备工作，2019 年 9 月 25 日，生态环境部发布《关于举办碳市场配额分配和管理系列培训班的通知》（环办培训函〔2019〕132 号）。根据通知，生态环境部将与年底前在包括成都、新疆、西安、长春、北京、太原、呼和浩特、南京、南昌、郑州、海口、杭州、上海、济南和青岛等省市举办 8 期碳市场配额分配和管理系列培训班，参训人员分为各省生态环境主管部门碳市场相关工作干部、支撑单位技术骨干，以及发电行业重点排放单位的相关人员。

（三）全国碳市场基础要素

《碳排放权交易管理办法（试行）》全文共 8 章 43 条，包括总则、温室气体重点排放单位、分配与登记、排放交易、排放核查与配额清缴、监督管理、罚则和附则。

1. 覆盖范围

根据发电行业（含其他行业自备电厂）2013—2019 年任一年排放达到 2.6 万吨碳当量（约 1 万吨标煤）及以上的碳核查结果，确定纳入 2019—2020 年全国碳市场配额管理的重点排放单位，共 2 225 家。拥有重点排放单位数量排名前 6 的省份：山东、江苏、内蒙古、浙江、河南、山西，均超过 100 家。

2. 配额总量

省级生态环境部门核定各重点排放单位的配额数量，加总形成省域配额总量，各加总最终确定全国配额总量。

3. 配额分配

配额全部免费分配，采用基准法核算配额量，重点排放单位的配额量为其所拥有各类机组配额量的总和。配额核算公式：机组配额总量＝供电基准值×实际供电量×修正系数+供热基准值×实际供热量。

2019 年 9 月 25 日，生态环境部发布了《2019 年发电行业重点排放单位（含自备电厂、热电联产）二氧化碳排放配额分配实施方案（试算版）》。本配额分配实施方案提出两套方案，方案一按常规燃煤机组，燃煤矸石、水煤浆等非常规燃煤机组（含燃煤循环流化床机组）和燃气机组分别设定行业基准值；方案二按照 300MW 等级以上常规燃煤机组、300MW 等级及以下常规燃煤机组，燃煤矸石、水煤浆等非常规燃煤机组（含燃煤循环流化床机组）和燃气机组分别设定行业基准值。省生态环境部门按机组 2018 年度供电（热）量的 70%，通过注册登记系统向重点排放单位预分配 2019—2020 年的配额。在完成 2019 年和 2020 年度碳核查后，按实际供电（热）量对配额进行最终核定，以最终核定配额量为准多退少补。现阶段执行的配额总量及分配方案，不仅框定了纳入全国碳市场交易体系单位的碳排放上限基准值，而且有利于在市场建立初期避免发生企业碳漏和产业转移。

4. 配额清缴

为降低企业履约负担，配额清缴时设定配额履约缺口上限，配额缺口量占其经核查排放量比例超过 20%时，其配额清缴义务最高为其获得的免费配额量加 20%的经核查排放量。

为鼓励燃气机组发展，燃气机组经核查排放量不低于核定的免费配额量时，配额清缴义务为已获得的全部免费配额量；核查排放量低于核定的免费配额量时，配额清缴义务为与燃气机组经核查排放量等量的配额量。

5. 罚则

重点排放单位虚报、瞒报或拒绝履行排放报告义务的，由主管部门责令限期改正，处 1 万元以上 3 万元以下的罚款。逾期未改正的，由省级生态环境部门测算其实际排放量，作为碳配额清缴的依据；对虚报、瞒报部分，等量核减其下一年度碳排放配额。

重点排放单位未按时足额清缴碳配额的，由主管部门责令限期改正，处 2 万元以上 3 万元以下的罚款；逾期未改正的，对欠缴部分，由省级生态环境部门等量核减其下一年度碳配额。

（四）全国碳市场表现及分析

自 2021 年 7 月 16 日正式启动上线交易以来，全国碳市场累计运行 114 个交易日，全国碳排放配额（简称 CEA）累计成交量 1.79 亿吨，累计成交额 76.61 亿元，大部分交易分布在开市首日和 11 月以后。2021 年年末 CEA 价格收于 54.22 元/吨，较开市首日收盘价（51.23 元/吨）涨近 6%，较开市首日开盘价（48 元/吨）上涨约 13%。按履约量计，首个履约年度履约完成率为 99.5%。仅用了 5 个月时间，全国碳市场交易量达到试点八年以来累计值的 1/3 左右，交易额已接近试点总交易额，履约消耗的 CCER（约 3 000 万吨）数量已经超过试点市场。在市场政策进展、宏观经济波动、CCER 供给等诸多外部因素的综合作用下，首年 CEA 行情（图 2-29～图 2-31）呈现三段不同的特征，具体如下：

阶段一：从开市到 8 月中旬前，由于企业开户工作尚未全部完成，场内参与交易企业数量较少，价格呈高位震荡，且交易量相对较低。

阶段二：8 月中旬开始，在商品期货输入性通胀环境、停止进口澳煤、内蒙古能源行业整顿影响产能、投机行为等多种因素作用下，煤价迅速上涨。由于我国电价市场化传导机制尚不发达，发电行业开始出现严重亏损并产生流动性危机，普遍存在亏煤甚至停产现象。资金匮乏使部分电厂开始将 CEA 进行变现，导致 CEA 市场价格开始出现持续下行。10 月下旬，CCER 抵消机制发布，CCER 抵消和置换带来的 CEA 供给进一步导致 CEA 价格持续低迷至 CCER 履约完毕。

阶段三：全国碳市场首年与大部分试点碳市场同样存在集中被动履约问题，交易量大部分分布在履约前。12 月 16 日以后，随着煤价降温、CCER 供给退出市场，场内流动性不足以满足所有买入需求，CEA 价格在企业买入需求的推动下迅速上涨（最高收于 57.06 元/吨），甚至出现了连续涨停。最终，随着履约工作的完成，CEA 价格在高位保持稳定运行。

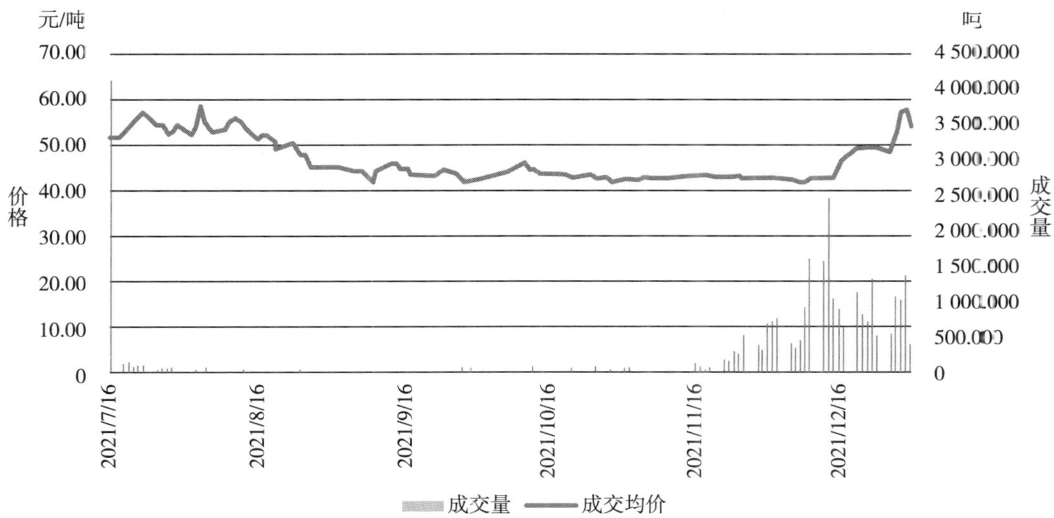

图 2-29　2021 年 CEA 收盘价与成交量

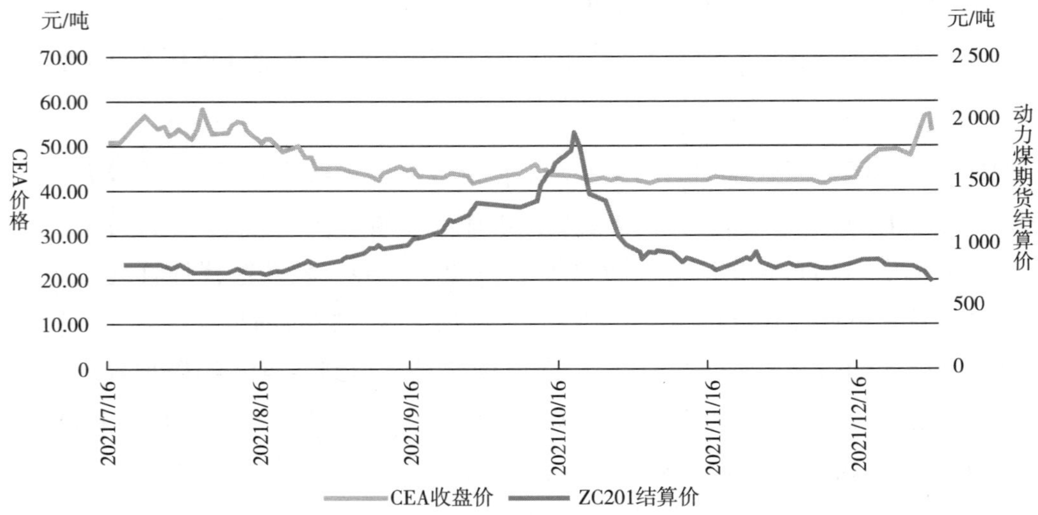

图 2-30　2021 年 CEA 收盘价与动力煤 2022 年 1 月合约结算价走势对比

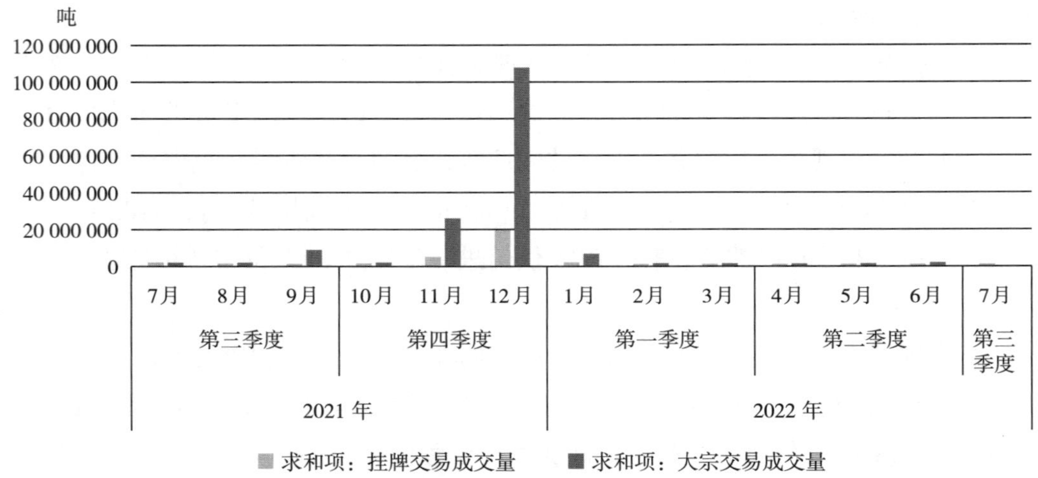

图 2-31　全国第一个履约期 CEA 成交量

从成交活跃度分析，年度清缴结算是短期主要影响因素，大宗协议交易占比接近 85%。根据国际能源署 IEA 的 2021 年碳排放统计，2021 年我国碳排放总量 119 亿吨。根据我国全国碳市场交易主体定位，纳入门槛大约 2.6 万吨的发电企业共计 2 225 家，CEA 分配总量 45 亿吨，约占全国碳排放总量 40%左右。而 2021 年首个履约周期，全国碳市场 CEA 交易量约 1.79 亿吨。全国碳市场交易量约占我国总体碳排放总量不足 2%。考虑 2021 年我国各个试点碳市场的总体交易量约 4 000 万吨，全国碳市场加上试点碳市场的交易总量占比我国总体碳排放量和 CEA 配额总量，处于较低的初期发展水平。参考欧盟碳市场 2021 年发展情况，欧盟碳市场作为全球最活跃的碳市场，其交易量换手率已经达到 417%，100%的欧盟发电企业已经纳入其交易主体范围，而且引入了大型金融机构参与机制。

由此可以预见，我国作为最大的年度碳排放主要经济体，CEA 交量规模将有长足的发展潜力。

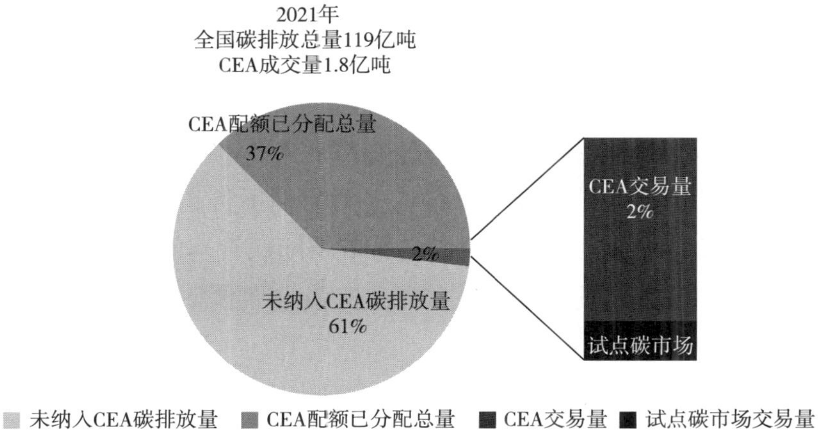

图 2-32 成交活跃度受年度清缴结算因素的影响

（五）全国碳市场数据报告、核算和核查

《生态环境部门关于做好 2018 年度碳排放报告与核查及排放监测计划制定工作的通知》和《关于做好 2019 年度碳排放报告与核查及发电行业重点排放单位名单报送相关工作的通知》对全国碳市场的数据报告、核查和监督做了详细规定。

（六）全国碳市场交易程序

1. 交易产品。全国碳排放权交易市场的交易产品为碳排放配额，生态环境部可以根据国家有关规定适时增加其他交易产品。

2. 交易主体。重点排放单位及符合国家有关交易规则的机构和个人，是全国碳排放权交易市场的交易主体。

3. 交易方式。碳排放权交易应当通过全国碳排放权交易系统进行，可以采取协议转让、单向竞价或者其他符合规定的方式。

全国碳排放权注册登记机构应根据全国碳排放权交易机构提供的成交结果，通过全国碳排放权注册登记系统为交易主体及时更新相关信息。

4. 交易监管。全国碳排放权交易机构应当按照生态环境部有关规定，采取有效措施，发挥全国碳排放权交易市场引导温室气体减排的作用，防止过度投机的交易行为，维护市场健康发展。

（七）中国核证自愿减排项目恢复启动

2018 年 5 月 9 日，国家自愿减排交易注册登记系统（以下称 CCER 注册登记系统）恢复上线运行，受理 CCER 交易注册登记业务。北京、天津、上海、重庆、湖北、广东、深圳、福建、四川 9 省（市）中国核证自愿减排量交易机构顺利完成与升级后的 CCER 注册登记系统对接调试。自碳交易原主管部门国家发展改革委暂缓 CCER 项目申请受理后，因 CCER 注册登记系统维护升级，北京、上海等试点碳市场暂停 CCER 交易及开户、变更等有关事项受理工作，同时暂停本所交易账户和国家自愿减排交易注册登记系统中交易账户之间的转入、转出操作。地方与国家注册登记系统对接后，CCER 项目可跨地区流通。目前交易项目仅限于暂停前已获批项目，国家仍未重启 CCER 项目审批，《暂行办法》的修订办法需在《全国碳排放权管理条例》出台后再公布。

2020 年 12 月 31 日，《碳排放权交易管理办法（试行）》发布，“重点排放单位每年可以使用国家核证自愿减排量抵消碳排放配额清缴，抵消比例不得超过应清缴碳排放配额的 5%。用于抵消的减排量不得来自纳入全国碳排放权交易市场配额管理的减排项目”。明确 CCER 可用于全国碳市场配额抵消，抵消比例不超过 5%，抵消类型包括可再生能源、碳汇、甲烷利用等。

国际民航组织第 219 届理事会审议通过了其技术咨询小组（Technical Advisory Body，TAB）出具的关于 CORSIA 合格减排项目体系的评估报告。其中认可了包括中国温室气体自愿减排项目（CCER）在内的 6 个减排项目体系在 2021 年至 2023 年的 CORSIA 试点期内为其提供合格碳减排指标，这些减排项目体系包括：（1）美国碳注册登记簿（ACR）；（2）中国温室气体自愿减排项目（CCER）；（3）清洁发展机制（CDM）；（4）美国气候行动储备方案（CAR）；（5）黄金标准（GS）；（6）核证减排标准（VCS）。CORSIA 要求合格碳减排指标必须由 2016 年 1 月 1 日以后投产的减排项目产生，且时间不得晚于 2020 年 12 月 31 日。CCER 获得 CORSIA 项目的批准对于其项目体系的发展是一重大利好。作为即将启动的全国碳市场的重要组成部分，CCER 项目体系正面临着合格减排量供应不足、国际潜在减排量需求增加和项目亟待重启等多重机遇与挑战。

2021 年 10 月 26 日，《关于做好全国碳排放权交易市场第一个履约周期碳排放配额清缴工作的通知》对 CCER 抵消规则做出了明确规定，对数据核定、履约等工作安排进行了强调，至此首个履约周期所有关键政策全部已经发布。随着配额核定工作的进行，全国碳市场交易正式进入高峰期，宽松的抵消机制也使得 CCER 市场活跃程度大幅上升。

2021 年 11 月 26 日，《国务院关于支持北京城市副中心高质量发展的意见》提出推动北京绿色交易所在承担全国自愿减排（CCER）等碳交易中心功能的基础上，升级为面向全球的国家级绿色交易所。

综上所述，截至 2021 年之前，CCER 消纳主要依靠试点碳市场履约。由于试点碳市场体量较小、消纳能力较差，CCER 长期处于供过于求状态。同时，由于 CCER 项目极其非标准化，有很多维度的属性，如类型、时间、地区等。每个项目产生的减排量是独一无二的，是单独的投资标的，且每个项目产生的量较少，CCER 场内交易成交量极低，价格严重失真，CCER 交易大部分发生在场外市场。

2021 年 10 月 26 日，全国碳市场抵消机制发布，与试点不同的是，其对可抵消 CCER 的类型、时间、地区等属性均不做任何要求。同日，北京绿色交易所 CCER 公开交易品种新增“全国”类型（即所有满足全国碳市场抵消机制的 CCER 可作为同一种标的进行交易，使用同一套行情），完成了 CCER 交易品种的标准化。自此，CCER 场内市场逐渐形成，成交量大幅上升。同时，由于全国碳市场消纳能力较强，CCER 从买方市场逐渐过渡到相对均衡市场，价格开始与 CEA 价格出现趋同，如图 2-33 所示。

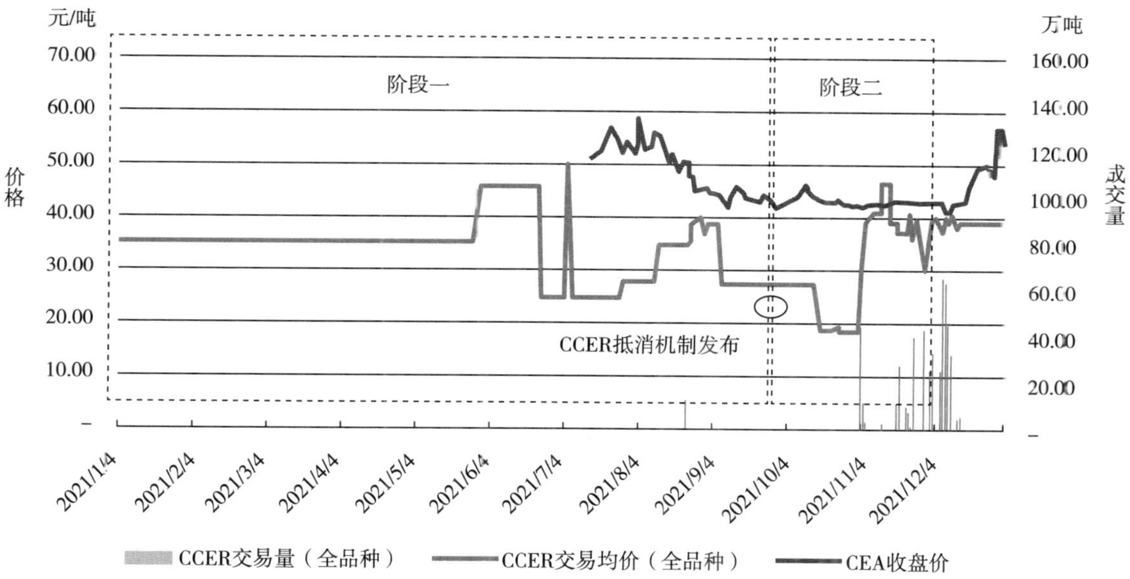

图 2-33　2021 年北京绿色交易所 CCER 场内交易量价与 CEA 收盘价

2.5.4　未来中国碳市场发展展望

（一）中国碳市场发展规划

全国碳市场第一个履约周期于 2021 年 1 月 1 日正式启动，将发电行业作为突破口，在“十四五”期间将实现从单一行业突破到多行业纳入，从启动交易到持续平稳运行。

表 2-16　中国碳市场

行业	行业分类代码	类别名称	行业子类（主营产品统计代码）
石化	2511	原油加工及石油制品制造	原油加工（2501）
化工	261	基础化学原料制造	无机基础化学原料（2601）
			有机化学原料（2602，其中乙烯生产按照石化行业指南执行）
	262	肥料制造	化学肥料（2604）
			有机肥料及微生物肥料（2605）
	263	农药制造	化学农药（2606）
			生物农药及微生物农药（2607）
	265	合成材料制造	合成材料（2613）
建材	3011	水泥制造	水泥熟料（310101）
	3041	平板玻璃制造	平板玻璃（311101）
钢铁	3120	炼钢	粗钢（3206）
	3140	钢压延加工	轧制、锻造钢坯（3207）
			钢材（3208）

续表

行业	行业分类代码	类别名称	行业子类（主营产品统计代码）
有色	3216	铝冶炼	电解铝（3316039900）
	3211	铜冶炼	铜冶炼（3311）
造纸	2211	木竹浆制造	纸浆（2201）
	2212	非木竹浆制造	
	2221	机制纸及纸板制造	机制纸和纸板（2202）
电力	4411		纯发电、热电联产、生物质发电（掺烧）
	4420		电力供应——电网
民航	5611		航空旅客运输
	5612		航空货物运输
	5631		机场

中国碳市场已经取得重大进步，但是，中国碳市场还有六个方面有待完善。第一，全国碳市场立法尚未完成。2020 年 12 月 31 日，生态环境部发布《碳排放权交易管理办法（试行）》（部令 19 号），该办法自 2021 年 2 月 1 日起施行。针对碳市场和碳交易的立法工作仍未完成。第二，配额总量未限制。与世界上绝大多数国家的碳交易模式不同，中国没有设定碳排放总量上限，而是建设了一个类似“排放绩效系统”。这实际上给发电企业更多时间来采取措施减少碳排放强度。第三，配额分配采取免费分配而非有偿拍卖。第四，参与主体类型单一，金融投资机构参与不足。根据发电行业（含其他行业自备电厂）2013—2019 年任一年排放达到 2.6 万吨碳当量（约 1 万吨标煤）及以上的碳核查结果，仅 2225 家企业纳入 2019—2020 年全国碳市场配额管理的重点排放单位。第五，交易产品单一。目前，全国碳排放权交易市场的交易产品为碳排放配额，建议根据国家有关规定适时增加其他交易产品。第六，交易规则、交易方式有待完善。碳排放权交易可以采取协议转让、单向竞价或者其他符合规定的更有效率的交易方式，需要采取有效措施，发挥全国碳排放权交易市场引导温室气体减排的作用，当然也要防止过度投机的交易行为，维护市场健康发展。

一般而言，市场最重要的三个要素是主体、产品和监管，碳市场也不例外。我国要形成更加有效性的、流动性的、稳定性的具备广度、深度与弹性的碳市场，需要有三个条件，我们可以简短总结为三个关键词“立法、量化、定价”。首先需要严格立法，包括确定减排总量、允许拍卖配额，即建立严格的政策体系；其次是严谨量化，包括各个排放行业的数据核查，建立更加科学透明的数据技术支撑体系；还需要严肃的定价，需要建立更加多元化、规模化的参与主体，更加市场化、金融化的产品和更加透明化和包容的监管，以促进严肃定价。多元化市场主体是指数量足够多的不同风险偏好、不同预期、不同信息来源的市场主体，这样才能形成公允的均衡价格。除了碳排放企业以外，还需要有更多的碳资产投资者进入市场，他们既可能是机构投资者，也可能是个人投资者。碳市场不仅是排放者的市场，还是投资者的市场，是所有有志于改变气候、珍惜环境的个人与机构共同推动的市场。当然，规模化对于碳市场而言也很重要，目前我国碳交易市场只覆盖了电力一个行业，未来可能需要纳入石化、化工、建材、钢铁、有色、造纸、航空七个行业，市场配额可能会超过50亿吨，这样将形成更大的市场规模。碳市场要满足信用转换功能、期限转换功能、流动性转换功能等金融市场的基本功能，这就意味着碳市场能够提供足够丰富的多层次产品，不仅包括碳排放权的现货交易，而且包括更多的其他衍生品交易，提供期权、掉期、远期、期货以及其他与金融产品密切相关的一系列服务，如抵质押、资产证券化、担保、再融资等，帮助履约企业以及投资者实现跨期贴现、套期保值、合理套利与风险管理。透明和包容的监管，是发展多元化市场主体和多样化产品的土壤，也是碳市场国际化的前提。

2021年4月15日，易纲行长在中国人民银行与国际货币基金组织联合召开的“绿色金融和气候政策”高级别研讨会上提出：“要发挥好碳市场的价格发现作用。预计今年6月底，中国全国性碳排放权交易市场将启动运营。相关部门正在就管理条例征求意见，提出要逐步扩大碳排放配额的有偿分配比例，金融管理部门将配合相关部门参与碳市场的管理。构建碳市场应更多体现金融属性，引入碳金融衍生品交易机制，推动碳价格充分反映风险，最大化发挥碳价格的激励约束作用。”这些都是积极的举措，监管部门的高度重视是完善碳市场的信心。

（二）碳交易的会计和税务规定

会计准则目前对碳交易尚无明确规范。控排企业在收到主管部门发放的配额时，通常不确认为资产。在履约时需要购买配额或CCER进行清缴履约时通常将发生的费用计入与环保相关的“生产成本”或“管理费用”。企业在发生碳配额买卖时，可自愿选择是否缴纳增值税，可根据交易所出具的交易凭证入账。因碳资产买卖产生的利润，计入企业所得税应纳税所得额。

（三）中国碳市场第一阶段市场规模

2020年12月31日，中国碳交易试点终于走向全国一统。最初仅覆盖发电行业，纳入门槛为2013—2018年任何一年二氧化碳年排放量超过26 000吨当量。目前，共有2 225家发电企业为重点排放单位，碳市场主管部门根据电厂的发电量及其对应的基准线为企业分配配额。

根据中电联发布的《中国电力行业年度发展报告2020》，2019年全国单位火电发电量二氧化碳排放约838克/千瓦时。2020年全国火电发电量5. 28万亿度，对应的是大约44亿吨二氧化碳排放量。火电全行业的碳配额大约为40亿吨，如果按照试点区域5%配额进入交易平台，那么全国碳市场的单一年份交易规模就可以达到2亿吨。按照试点交易价格20元/吨计算，年交易额可达40亿元，未来随着市场规模的扩大，碳价有可能比试点区域的平均价格大幅度提高，最高市场规模甚至有可能达到400亿元（以碳价200元/吨计算）。

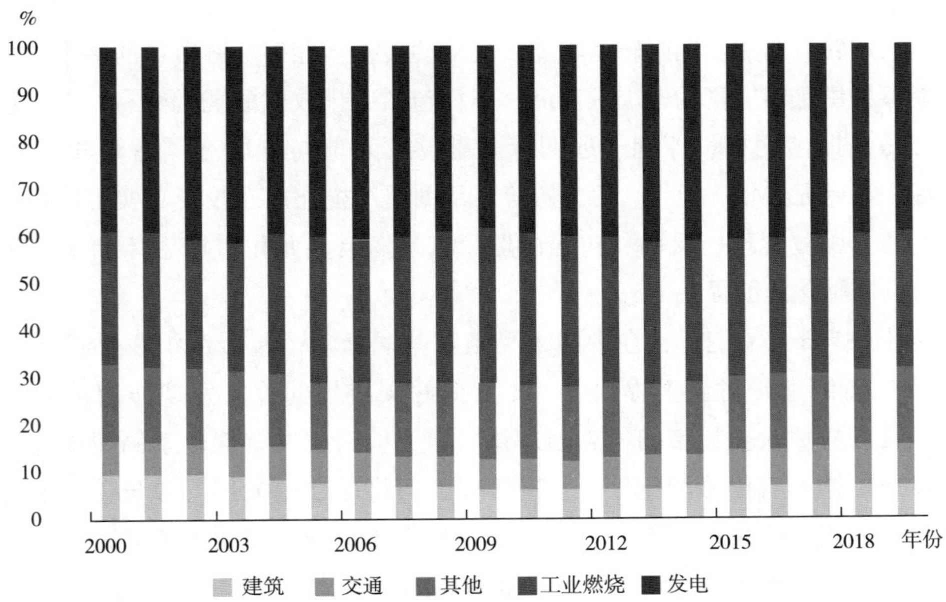

图 2-34 发电和工业是中国碳排放主要来源（截至 2019 年）

（四）影响中国碳市场价格的主要因素

发展碳市场的一个重要目的是发现碳价，以确定合理的减排成本，让排放企业来承担这部分成本，以真正实现温室气体排放的外部性内部化。影响碳期货和现货价格的因素基本一致，只是碳期货和现货对这些因素的反应程度有所不同。

政策因素。

市场发展初期，制度因素是影响市场价格的主要因素，且由于市场不成熟，价格很容易受某些单一事件的巨大冲击。具体包括：

第一，配额超发。2006 年，欧盟委员会的第一份碳核查报告发布的总体碳排放显示碳配额严重超发，从而对碳价格产生了巨大的影响。在报告发布后的几天内，市场参与者担心碳配额超发会对市场带来严重冲击，都进行配额抛售，碳价几乎下降了 50%。这次的碳价急剧下降是由碳市场供过于求或者说是“过度分配”造成的。而 RGGI 从 2009 年运行以来，其最主要的问题是由于配额过剩造成市场价格低迷，活跃度较差，未能实现通过碳交易发现价格和传递价格信号的基本功能。

第二，借贷与储备限制政策。碳资产的金融性表现为两个层次，其一是碳信用可以利用期货、期权机制进行交易，规避配额供求波动及减排资金运作的风险；其二是碳资产可以跨时段储存、结转及借用。以上两种灵活机制使得受管制企业可以在现期和预期减排成本之间做出选择。这种允许跨时间维度进行交易的机制在美国二氧化硫减排计划中起到关键作用。EUETS 在 2003 指令中也引入了储备机制，但第一阶段（2005—2007 年）剩余配额禁止存储到第二阶段（2008—2012 年）使用。但这一政策，在配额超发事件之后又进一步影响了碳价格，使碳现货价格几乎趋近于零。

能源价格、能源转换及天气因素。

第一，能源价格。碳排放主要来源于各种化石能源（煤炭、天然气、原油）消费，这导致能源市场与碳市场之间存在着天然的价格传导机制：能源价格上涨将促使碳市场价格上涨，而能源价格下跌也将带动碳市场价格下跌。有学者基于 EUETS 第一阶段的现货和期货价格数据，确定了 EUETS 中的碳价格与化石燃料（如石油、天然气、煤炭）的使用量和价格相关。另外，对欧盟碳市场第二阶段和第三阶段的分析也表明，碳市场与各能源市场的动态条件相关系数均为正。这意味着欧盟碳市场的碳价受到煤炭、天然气、原油等这些能源价格的影响。

第二，能源转换。能源价格对碳价的影响还体现在各类能源的相对价格上。这是由于能源需求者对各种化石燃料的需求既取决于它们的绝对价格又取决于它们的相对价格。举例来说，当低碳密集型燃料（如天然气）的价格足够低到使能源企业把来源从高碳密集型燃料（如煤）转换为低碳密集型燃料（如天然气）的时候，这个边际能源转换成本就会构成碳价的另一个重要决定因素。一般的经验是，短期的碳排放量在很大程度上取决于电力和热力运营商的化石能源选择，而他们同时也是欧盟排放交易体系的主要参与者（超过 50%的排放量受到欧盟减排计划的管制）。当多数企业选择低碳密集型燃料时，二氧化碳排放量会减少，配额需求下降，导致短期碳价下降。

第三，气温和极端天气的影响。传统经济活动中很多部门都是温度敏感性的生产部门，其经济产出和碳排放都会受到气候因素影响；且降水量、风速和阳光暴晒度也会直接影响水能、风能和太阳能等无碳能源的产量和传统能源的需求量，因此，天气因素对主要的能源部门和供热部门碳排放量的水平有重要的影响。气候变化对能源价格影响的研究表明温度和电力需求的关系是非线性的，即温度的升高和降低只有超过一定的阈值才会影响到能源需求。

经济因素。

经济活动是明显的二氧化碳价格变化的驱动因素，一般来说，经济不景气会导致碳排放的下降，配额需求减少，碳价会下降。有学者根据 2005—2007 年欧盟碳交易体系下各个产业部门工业生产总值的变化情况，研究工业生产水平对环境污染和碳资产价格的潜在影响，这种关系可以直观地理解为：工业生产增加，则相关的二氧化碳排放增加，排放企业需要更多的二氧化碳配额以弥补其排放。在这种逻辑下，工业生产总值增加会导致碳价格上涨。Declercq 等研究了 2008 年和 2009 年欧洲电力部门的衰退对二氧化碳排放及碳价格的影响，他们的模拟结果表明欧洲电力部门在此期间的衰退可以减少约 1.5 亿吨二氧化碳的排放，从而能够显著拉低碳价格。Chevallier 的论文通过使用一系列有关宏观经济、金融和大宗商品的数据评估了国际冲击对碳现货和期货价格的传播路径，认为碳价格往往会对全球经济指标中的外生性衰退冲击进行负面反应，也就是价格大幅下跌。经济活动对碳价的影响也可以从一些突发经济事件中看出。2008 年国际金融危机和 2011 年欧债危机爆发后，欧盟碳市场的碳价都有急剧下跌的反应，这是由于经济危机的发生使欧洲整体经济景气度持续下滑，企业生产意愿减弱，全社会能源消耗降低导致配额需求大幅减少。而 2020 年在新冠疫情的影响下，3 月中旬欧盟碳价快速下跌至 15.23 欧元/吨，较年初下跌了 37%。之后受益于碳市场稳定储备机制（MSR），价格在二季度逐渐反弹。

（五）碳市场、碳税以及其他绿色金融工具的比较

（1）碳税与碳市场的目标可控性比较

在碳中和的背景下，碳市场能够根据不同温度控制目标，有效保证二氧化碳减排量的实现，但是碳税会面临较高的不确定性。碳市场是以量定价的市场机制，碳税是以价定量的市场机制。碳市场先根据当前阶段的减排目标设定减排量，然后将二氧化碳排放配额投入市场交易，再根据二氧化碳的需求与供给情况确定最终的价格。碳税则是在商品原有的价格上，直接加成额外税率，提高消费端的购买成本。不同的消费者在不同的时间段对不同商品的价格弹性往往存在较大差异，这也导致碳税的减排效果会产生较大程度的不确定性。

（2）碳税与碳市场的资源配置能力比较

碳市场与碳税的资源配置效率取决于其他条件假设，尚未形成定论。碳市场是以量定价，属于从量的工具；碳税是以价定量，属于从价的工具。从量工具与从价工具的资源配置能力之争，可以追溯到 Weitzman M L 在 1974 年的开创性研究。该理论框架认为，在完全信息条件下，从量工具与从价工具得到的最优结果相同。当环境中的信息不完备或者存在不确定性时，选择从量工具还是从税工具取决于两个参数之间的关系，即减排成本与减排收益曲线的相对斜率。倘若减排成本曲线的斜率大于减排收益曲线的斜率，采用从价工具能够减少社会福利损失，从而效率更高；反之，从量工具能够获得更高的效率。

在 Weitzman M L 的模型中，边际收益是增量的函数而非存量，与现实情况相差较大。在改进 Weitzman M L 的边际收益曲线函数后，从价工具的效率优于从量工具。原因在于，二氧化碳减排的成本主要由增量决定，而减排的收益主要由存量决定，导致减排成本的曲线相对于收益曲线斜率更陡。如果进一步考虑技术变革对边际收益曲线与边际成本曲线斜率的影响，可以得到与上述相反的结论。

碳市场的资源配置范围更广，响应速度更快，碳税变化则相对迟缓，但是更加平稳。当前，各国施行的碳税基本是线性税率，非累进税率。这意味着，无论排放多少二氧化碳，都面临相同的边际成本，无法充分反映碳排放权的稀缺性。通过碳市场促使企业减能够开发较完善的价格发现机制。除常规配额交易外，ETS 还可开展配额期货、期权等衍生品交易，有利于企业跨期平衡生产与收益，进一步提高市场效率。碳市场会放大市场主体的竞争差距，促进环保技术迭代进步。对于碳排放水平低的企业，可以将多余的碳排放配额售卖，获取额外收益，增加自身效益水平；对于碳排放水平高的企业，则需要额外购买碳排放配额，增加生产成本，降低市场竞争力。

实施碳市场也存在较为明显的缺点。一是碳排放权会面临更为剧烈的价格波动，可能会对企业的短期运营造成不利影响。为此，建议引入安全阀（safety-valve）机制为碳市场价格设定天花板价格。当碳市场价格达到天花板价格后，会无限量供应碳排放配额。这样可以防止碳价格过高或者配额过少对经济发展的冲击。二是碳市场可能流动性不足，无法形成有效的价格。三是碳市场流可能动性过剩，无法实现真正的减碳效果。碳税更利于政府获取收益，进行收入

再分派。倘若政府把碳税获得的收益用于减轻其他生产方面的负外部性与市场扭曲，将进一步提升整个社会的效率水平，实现“双重红利”。

（3）碳税与碳市场的实施成本比较

实施碳税机制的经济成本低于碳市场，政治成本高于碳市场。从经济成本角度，除碳税和碳市场都需要的 MRV 制度外，实施碳税可以充分利用原有的税收系统，无须新增其他机构以及配套基础设施。目前，荷兰、芬兰、瑞典等国家对二氧化碳排放设立独立税种，日本、意大利等国家将碳排放因素融入消费税、环保税等现有税种。另外，企业不需要交易和管理碳排放配额，减少了人力支出。碳市场需要构建额外的交易系统，为了尽可能在波动的市场中获益，还需配置专门的人力进行管理。目前，参与碳交易的市场主体主要为碳排放大户，如电力、钢铁、水泥等领域的企业，排放强度较低的行业尚未覆盖，因此会在一定程度上扭曲市场资源配置。

从政治成本的角度，当民众对于二氧化碳减排意识还比较薄弱时，加之利益集团掣肘与立法程序的复杂性，设定一个新的税种会面临较大的政治阻力。碳市场与现有的金融交易系统相似度高，便于民众熟悉与接受，并且政府还可通过调节碳排放配额分配降低实施阻力以及扶持目标产业。但是，碳市场由人为创造稀缺性，也创造了寻租空间，在免费配额或者其他更低成本配额发放的过程中，容易滋生腐败。尤其在广泛实施的“祖父法则”配额政策下，相对于新进入系企业，在位企业可以获得额外市场竞争优势，在一定程度上扭曲了资源配置。

（4）碳税与碳市场的国际合作比较

相对于碳税而言，碳市场的全球减碳协调成本更低。由于温室气体在全球范围累积，具有全球外部性，因此，温室气体减排需要全球通力合作。国际征税合作涉及税收信息收集与共享、税收标准与规则对接、税收主权协调、税收收益分配、税务争端仲裁解决机制等方面，在面临世界各国巨大的经济发展水平差异、法律制度差异时会遭遇严峻挑战，需要付出更高的协调成本。各国碳税税率相差甚远，也增加了协调难度。

2022 年，全球最低碳税税率不足 10 美元/吨二氧化碳，如波兰、日本、新加坡、智利、阿根廷等，最高甚至超过 100 美元/吨二氧化碳，如瑞士、瑞典、乌拉圭。相差悬殊的碳税税率也增加了各国碳减排努力互认的难度，为贸易摩擦埋下了隐患。目前，世界多个国家或组织正在推动碳边界调整机制（Carbon Border Adjustment Mechanism，CBAM），以弥补各国减排力度的差异，合理分担减排成本，防止碳泄漏，促进市场公平竞争。欧盟于 2021 年 6 月发布碳边境调节草案，逐步减少免费配额的发放，对电力、钢铁、水泥、化肥、铝等商品的进口进行额外加税或者退税，并豁免来自已采用欧洲碳市场地区的商品。加拿大宣称要推出 CBAM，美国拜登政府也提出类似想法。

通过碳市场促进全球减排，规则、制度方面的协调难度更低，能够在较大程度上兼容不同地区的差异。发达国家有动力从发展中国家购买碳排放配额，发展中国家也能够从中获取一部分额外收益。不同地区的碳市场互联互通后，能够提升整个市场的流动性，在更大范围内优化资源配置，降低全球减排成本。

（5）碳税与碳市场的价格稳定性比较

碳税相对于碳市场价格更稳定，碳市场的价格稳定工具也逐渐丰富。碳价格的稳定性对于降低减碳成本具有重要意义。稳定的碳价格便于企业形成价格预期，以此合理安排未来生产，降低经营风险。价格波动幅度过大则会严重冲击企业的正常生产安排。碳税按照固定的价格对二氧化碳排放征税，税率变动往往需要改革相关的法律法规，因此调整速度相对缓慢，不过也形成了相对稳定的价格。目前，爱尔兰的税率为 33.5 欧元/吨二氧化碳，冰岛的税率为 34.83 美元/吨二氧化碳，荷兰的税率为 35.24 美元/吨二氧化碳。

碳市场价格则受到诸多因素的影响，波动频率更高，波动幅度更大。除基本的供需平衡外，宏观经济、市场情绪以及其他外部冲击都会对碳市场价格形成扰动。针对碳市场的波动性，也有一些价格稳定措施陆续出台，既包括数量机制，如市场稳定储备（Market Stability Reserve，MSR）、拍卖量控制等，也包括价格机制，如价格走廊、拍卖底价、价格上限、价格下限等，以及数量与价格之间的联动机制。

现有研究表明，市场稳定储备作为一种数量型工具存在延迟、放大波动性的问题。使用价格上限能够提升社会总剩余，而单独使用数量工具难以奏效。另外，不同的价格工具也存在差异。利用硬价格（hard price collar）机制能够有效控制价格，但是软价格（soft price collar）机制不能始终有效控制价格，尤其是使用最低储备许可价格的情况下。量价联动机制能够同时兼顾数量工具与价格工具优点，从而提高稳定价格的效率。

（6）碳市场与其他绿色金融工具的比较

实现“双碳”目标融资需求巨大，碳市场与其他绿色金融工具相辅相成。碳市场能够为减碳提供价格信号与行动激励，主要表现为发展中的约束性条件。其他绿色金融工具则为减碳提供资金支持与流动性，推动技术进步、项目落地以及推广。实现“双碳”目标需要在能源转型和工业脱碳方面投入大连那个资金，以推动技术进步与商业部署。据世界经济论坛与奥纬咨询联合发布《应对中国气候挑战：为转型提供融资，实现净零未来》报告，为实现碳中和目标，中国从 2020 年到 2060 年，在电力、钢铁、交通、建筑和房地产行业会产生约 140 万亿元的绿色融资需求，年均资金需求约 3.5 万亿元。广义的绿色金融包括绿色信贷、绿色债券、绿色基金、绿色保险、绿色信托、绿色 PPP（政府和社会资本合作），以及碳市场等。

由于目前中国的金融体系仍以间接融资为主，绿色信贷是最重要的绿色金融工具之一。根据中国人民银行发布的 2021 年三季度金融机构贷款投向统计报告，截至三季度末，我国本外币绿色贷款余额达 14.78 万亿元，同比增长 27.9%，高于各项贷款增速 16.5 个百分点。投向具有直接和间接碳减排效益项目的贷款分别为 6.98 万亿元和 2.91 万亿元，合计占绿色贷款的 66.9%。分行业看，电力、热力、燃气及水生产和供应业绿色贷款余额 4.08 万亿元，同比增长 22.5%，前三季度增加 5 497 亿元；交通运输、仓储和邮政业绿色贷款余额 4.02 万亿元，同比增长 14.2%，前三季度增加 3 707 亿元。不过，绿色信贷占全部对公贷款余额的比重仅为 10%，未来将进一步超过 25%。绿色债券发行量稳步增长。气候债券倡议组织（CBI）的相关统计数据显示，2014 年以来，全球绿色债券发行量年均增长 46%。截至 2020 年累计已达 1.047

万亿美元，其中私营部门占 56%，公共部门占 30%，开发银行（主要为多边开发银行）占 14%。截至 2021 年上半年末，中国境内外绿色债券累计发行规模已突破 1.73 万亿元人民币。

随着气候相关自然灾害敞口增大，环保与减碳政策趋严，气候风险和碳转型风险日益成为保险公司的信用驱动因素，也增加了其他公司对绿色保险的需求。绿色保险包括环境风险管理相关的各类保险。目前，中国主要使用“337”框架的绿色保险，即三大服务方向：支持环境改善、应对气候变化和促进资源节约高效利用。三个主要板块：绿色保险产品、绿色保险服务和保险资金的绿色运用。七大类绿色保险产品：包括环境损害风险保障类、绿色资源风险保障类、绿色产业风险保障类、绿色金融信用风险保障类、巨灾或天气风险保障类、鼓励实施环境友好行为类、促进资源节约高效利用类。

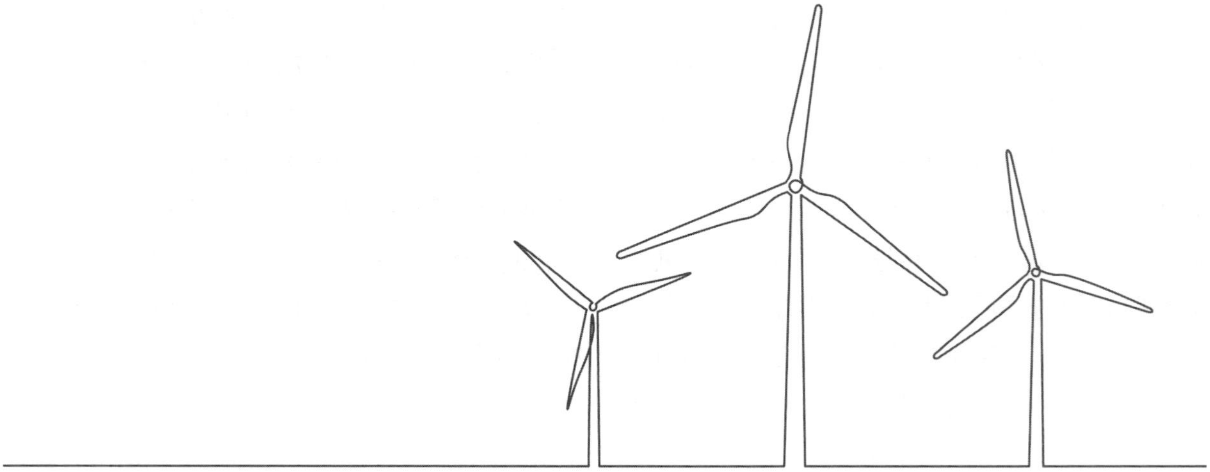

3 绿色金融地方试点

3.1 绿色金融改革试验区工作现状及展望

3.1.1 绿色金融改革创新试验区发展现状①

2017 年 6 月国务院批复在浙江、江西、广东、贵州、新疆 5 省（区）选择部分地方，建设各有侧重、各具特色的绿色金融改革创新试验区（以下简称试验区）。经过五年的改革创新实践，试验区在绿色金融支持生态文明建设和绿色实体经济转型、研制适用绿色金融标准、引导金融机构绿色发展、创新绿色金融产品服务、推动激励政策实践等方面均取得显著成果。试点地区初步形成了绿色金融改革示范效应，并在体制机制上探索出一些可复制可推广的有益经验。

（1）建立健全绿色金融改革创新试验区工作机制

试点地区均成立省级绿色金融改革创新工作领导小组，形成改革创新推动合力，相关政府部门作为成员单位建立多层级绿色金融试点领导小组体系，统一协调组织并监督各部门协力共建绿色金融改革创新试验区。

一是成立高层级试点工作领导小组，以试点地区主要领导（如省委书记、省长、市委书记、市长、管委会主任等）担任组长牵头挂帅。各试验区均已成立试点工作领导小组，体现出

① 本小节资料根据各个绿色金融改革试验区相关材料及公开材料分析撰写。

对绿色金融改革工作的高度重视，以试点地区主要领导（如省委书记、省长、市委书记、市长、管委会主任等）担任组长牵头挂帅，政府各部门作为成员单位并建立多层级绿色金融试点领导小组体系，高层次组织并推动相关工作开展。如江西、广东、贵州、新疆维吾尔自治区等地试验区在省级层面成立绿色金融领导小组。湖州市建立了市、县、金融机构的三级联动绿色金融领导体系，形成上下协同的立体布局，确保绿色金融建设目标任务在各部门、层级之间更为高效地拆解、落实。衢州市成立以市长为组长的绿色金融改革创新试验区工作领导小组。

二是建立多部门协同的工作机制。广州市从省、市、区三个层级分别制定领导小组工作职责和议事制度，领导小组涉及 17 个部门，并多次召开金融机构专题座谈会，由是地方金融监管局统筹组织金融机构需求反馈。湖州市每年召开绿色金改推进会，组织动员绿色金融改革创新小组成员单位，根据绿色金改推进计划，明确责任落实，年末由市金融办会同市委市政府督查部门进行综合考核。赣江新区建立省地方金融监管局、人民银行南昌中支和赣江新区管委会三家单位组成的绿色金融联席制度会议制度。哈密市形成“金融办—成员单位—企业—金融机构”绿色项目良性循环共享机制。昌吉州建立联席会机制、优势产业和绿色项目库遴选推进机制、信息共享机制、政策支持机制和督察考核机制，加强上下联络和部门互动。克拉玛依市建立由市金融办、人民银行克拉玛依中支双牵头，各成员部门共同推进的工作机制。

（2）加强绿色金融改革创新政策制度体系建设

出台细则及政策制度。在总体方案的框架内，制定并围绕实施方案推出任务分工、扶持政策、绩效考核、风险防控、评价方法、资源配套等细则，例如《贵安新区建设绿色金融改革创新试验区任务清单》（黔府办函〔2017〕126 号）、《广州市人民政府办公厅关于促进广州绿色金融改革创新发展的实施意见（穗府办〔2019〕103 号）及湖州金改“25 条”。其中，衢州发布衢州市绿色金融发展“十三五”规划》（衢发改发〔2017〕107 号），进一步提升绿色金融发展的战略高度。各试验区从绿色金融自身发展特色出发，提出绿色金融支持传统产业转型、绿色建筑等领域的政策文件，开展阶段性集中攻关，进一步提升绿色金融服务地方实体经济质效，例如《关于绿色金融助推林业改革发展的指导意见》（黔府金发〔2018〕20 号）、湖州市人民政府关于加快绿色建筑提质发展的意见》、《中国人民银行衢州市中心支行关于开展衢州市绿色金融支持传统产业转型升级监测工作的通知》（衢银发〔2017〕28 号）、《中国银监会衢州监管分局关于印发衢州银行业“绿色金融深化年”实施方案的通知》（衢银监发〔2017〕37 号）、《昌吉回族自治州人民政府办公室关于印发自治州加快推进绿色建筑与绿色生态城区发展实施方案的通知》（昌州政办发〔2018〕13 号）等政策文件。

（3）试验区落实中央生态文明建设要求，支持绿色实体经济转型

各试验区持续推进大气、水、土壤污染防治工作，各项环境指标、主要污染物减排量均取得较为明显的改善，2020 年试验区地表水好于三类水体比例基本达到 100%。绿色金融支持经济绿色转型效果明显。湖州市、衢州市、赣江新区、广州市、贵安新区及克拉玛依市等试点地区的单位 GDP 能耗及单位 GDP 二氧化碳排放量持续降低。试验区政府在加大绿色金融改革创新的同时，积极引导居民形成绿色生活方式、促进社会绿色发展共识。

绿色金融是推动绿色产业发展、促进产业绿色转型升级的重要工具。通过绿色金融的支持，一方面能够推动绿色产业发展，包括对节能环保、清洁能源、绿色交通、绿色建筑等领域的投融资支持，另一方面能够推动传统产业的优化升级，限制淘汰落后产能，加快新旧动能转换步伐，引导资金流向高新技术产业。以湖州市为例，湖州市编制《湖州市制造业高质量赶超发展“十四五”规划》及四个新兴产业指导意见，构建“4210”现代绿色智造产业体系，强化数字经济、高端装备、新材料、生命健康四大战略性新兴产业培育，现代纺织、绿色家居两大传统产业改造提升，培育绿色新能源等低碳、高效、创新型的“新星”产业集群。在绿色金融引导下，产业结构进一步向绿色低碳转型升级。以家具竹木制品、服装制造业、非金属矿物制品、装饰建材等行业为重点，推动传统制造业向集群化、数字化、服务化、品质化、绿色化转型，培植传统制造业新优势。总体来看，湖州市构建“绿色金融”支撑制造业“绿色智造”转型的产融合作新路径，两次获得国务院督查激励“工业稳增长转型升级成效明显市”，成为全国获得该荣誉最多的地市之一；2020年，成功获批国家产融合作试点城市。

（4）试验区积极开展“自下而上”创新，研究地方绿色金融标准

各试验区共发布数十项与绿色金融相关的标准和规范。绝大多数试验区结合本地产业规划，制定了绿色企业、绿色项目认定标准；部分试验区围绕金融机构绿色信贷统计、专营机构、环境信息披露等维度设计建设与评价标准。试点地区的绿色金融改革创新标准体系建设为全国绿色金融标准体系建设提供了最佳实践案例。例如，浙江省湖州市发布了《绿色融资企业评价规范》《绿色项目融资评价规范》《绿色银行评价规范》《银行业绿色金融专营机构建设规范》《美丽乡村建设绿色贷款实施规范》《环境污染责任保险风险评估技术规范》《区域绿色金融发展指数评价规范》《绿色农业贷款规范》《银行业金融机构支持绿色园区实施规范》《绿色金融标准体系编制指南》《绿色小额贷款公司建设与评价规范》等。浙江省衢州市制定了《绿色企业评价规范》《绿色项目评价规范》《衢州市安全生产和环境污染综合责任保险服务规范》《衢州银行业绿色金融试点行、示范行评审标准》及地方绿色信贷统计标准。江西省赣江新区发布了《绿色金融标准体系》，包含“绿色企业认定评价办法”“绿色项目认定评价办法”和“企业环境信息披露指引”等，并发布全国首个绿色票据标准研究成果。

（5）试验区加快绿色金融市场主体规范创新发展

绿色专营体系快速发展。各试验区共成立绿色金融事业部或专营机构，覆盖绿色金融部、绿色支行、绿色分行以及绿色柜台等形态；非银行业绿色专营机构中绿色保险、融资担保、研发基地、金控集团、智库研究院等多种业态涌现，体现出绿色金融对试验区金融业的广泛影响。各行积极建设绿色金融专营机构，强化对绿色金融资源支持，有力支持了地方经济绿色化发展。在审批流程方面，通过绿色金融专营机构对绿色产业或项目予以简化支持，优先安排绿色通道，提高审批效率。在资源配置方面予以倾斜，通过岗位增设、配套专业化绿色金融服务团队、费用奖励等方式增强对地方绿色产业的支持。试验区绿色专营机构服务能力不断提升，更好地展现了绿色专营机构特色化和专业化服务的特点，探索符合区域特色的绿色低碳发展模式，发挥引导示范作用。

表 3-1 大型银行绿色专营机构建设情况案例

序号	银行	主要举措及建设情况
1	工商银行	工商银行浙江分行成立绿色金融业务部、绿色专营支行、绿色试点支行，配备绿色服务专职人员。湖州市分行获批总行级绿色金融试点行，积极参与湖州市“碳中和”银行试点建设。贵州贵安分行成立绿色金融事业部
2	中国银行	中国银行在试验区设立的绿色金融分支机构及绿色金融事业部累计 11 家，包括：花都分行、贵安新区分行、克拉玛依市石油分行绿色金融事业部、拉玛依石油分行营业部（绿色支行）、哈密市分行、哈密市分行绿色金融事业部、昌吉州分行、昌吉州分行绿色金融事业部、兰州新区支行绿色金融工作小组、赣江新区分行、湖州市分行
3	建设银行	截至 2021 年年末，建设银行已在试验区范围内设立浙江安吉人民路绿色专营支行、安吉支行、吴兴支行、衢州开发区支行、开化支行、江西赣江新区支行、广东花都支行、贵安绿色金融改革创新试验区支行、新疆哈密分行营业部等 9 家绿色金融分支机构，已在浙江湖州分行、浙江衢州分行、新疆昌吉分行、新疆克拉玛依分行 4 家分行设立绿色金融事业部
4	邮储银行	邮储银行鼓励绿色金融改革创新试验区、气候投融资试点城市等所在地分行挂牌成立绿色金融机构，并给予费用奖励。2021 年邮储银行对广州市绿色金融改革创新试验区花都支行、湖州市吴兴绿色支行、赣州市赣江绿色专营支行等绿色金融机构给予 10 万元奖励

资料来源：依据公开资料整理。

地方法人金融机构积极引领。地方法人金融机构是试验区落实重点任务的重要抓手。试验区多家家地方法人金融机构制定绿色金融转型战略规划或绿色信贷专项规划，从机构绿色发展战略、绿色金融业务指引、碳中和措施等方面探索具有区域特色的发展路径。

（6）试验区绿色金融产品创新不断丰富

各试验区充分运用试点优势，贯彻落实绿色发展理念，在一系列差异化政策、机制、产品推动下，引导信贷资源向绿色产业集聚。以湖州市为例，湖州银行率先引入金融科技打造特色化 ESG 企业评价体系及违约率测算模型，分析企业环境、社会、公司治理三大维度的表现及违约风险预测，将可持续发展理念深度融入绿色信贷管理流程；长兴农商行首创“能源碳效贷”贷款模式，根据企业“能源碳效码”，提供差异化的利率优惠政策，促进企业碳减排改造提升；安吉县创新推出“两山银行”模式，规模化收储山、水、林、田、湖、草等生态资源，引入市场化资金和专业运营商，探索生态产品价值实现新路径。

各试验区鼓励辖内企业和金融机构发行各类绿色债券。以广州市为例，创新债券种类，广州地铁 300 亿元大规模绿色优质企业债券成功获批，一次审批发债金额，分期发行，解决资金缺口较大的问题，作为优质企业债券这一新债种得到国家发改委认定；围绕双碳目标创新绿色债务融资工具，如 2021 年 2 月，南方电网成为全国首批碳中和债的发行人之一，同年 3 月广州市公交集团成功发行了全国首批碳中和绿色资产证券化产品。

各试验区积极创新绿色保险产品，涌现出一批兼具地方特色及推广效应的优秀案例，包含环境污染责任险、安全生产责任险、农业保险、绿色建筑保险等。例如衢州市建设“安环云”平台，建立“监管+保险+风险管理+科技”的政府社会管理新机制，研发安全生产和环境污染综合责任保险；赣江新区推动辖内保险机构联合成立绿色保险产品创新中心，推出柑橘“气象+价格”综合收益保险、“保险+期货”成本价格保险、家庭装修有害气体治理保险等险种。

专栏 3.1 衢州绿色金融产品实践与创新

作为绿色金融业务和实践的主要参与方，金融部门在较早的时间就已经开始绿色金融业务。特别是自 2016 年以来，以商业银行为代表的金融机构积极通过“自下而上”基层探索的路径探索绿色金融发展方向，主动结合绿色金融实践创新绿色金融产品，持续推动绿色金融市场发展壮大。一方面，国有大型商业银行、政策性银行、地方性商业银行及农村商业银行在衢州各分支行利用总行、省分行绿色金融产品体系的创新优势，支持总行、省分行提供的绿色金融产品在各试验区进行复制推广；另一方面，各银行在衢分支行和地方相关机构结合地方特色需求创新绿色金融产品，主要体现在绿色金融产品支持传统工业转型、绿色金融支持农村绿色发展和绿色金融业务模式创新三个方面。

一是推动衢州传统化工行业转型升级。各金融机构推出银团贷款、绿色并购贷款、票据池业务等金融产品支持巨化集团绿色转型；在绿色制造领域，推出节能贷、技改贷等产品，并通过工业企业碳账户体系应用支持工业企业绿色化改造。在清洁能源领域推出光伏贷、合同能源管理质押融资贷款支持新能源产业建设。

二是积极服务乡村振兴及共同富裕。各金融机构推出土地流转及规模经营贷款、绿色循环贷、生态修复贷等产品支持农村生态环境建设。

三是开展绿色金融业务和模式创新。金融机构创新“基建贷款+绿色信贷”模式支持地方绿色产业建设，通过探索“两山银行”模式推动生态产品价值转化，围绕碳账户金融积极创新配套的绿色信贷管理体系和服务流程。

截至 2021 年年末，衢州市银行机构创新推出排污权抵押贷款、节能节水贷款、合同能源管理贷款等 100 余种绿色信贷产品，产品涉及资源循环利用、清洁生产、生态环境保护、绿色农业等各个绿色低碳领域。各类金融机构创新碳账户金融产品 40 款，成功发放全国首笔工业企业碳账户、农业碳中和账户、个人碳账户贷款。

资料来源：依据公开材料及衢州访谈整理。

（7）试验区积极开展绿色项目库和融资平台建设

浙江湖州、衢州、广东广州、贵州贵安新区、江西赣江新区、新疆克拉玛依、昌吉、哈密及甘肃兰州新区等所有绿色金融改革创新试验区均已建立绿色项目（企业）库。这些地区以绿色项目（企业）库为抓手，支持金融机构与具有绿色低碳示范效应的地方项目（企业）高效对接，绿色项目库建设覆盖面和融资能力不断提升。

通过搭建金融对接平台切实解决企业、银行和政府之间信息不对称、信息不通畅的问题，促进政银企更加富有实效地交流和合作。广州市搭建绿色金融改革创新试验区融资对接系统与粤信融平台对接，引入第三方绿色认证机构、非银金融机构等主体，实现绿色企业和项目信用信息共享。湖州市“绿贷通”银政企网上融资对接平台汇集了湖州市国有银行、股份制银行、城市商业银行、农村商业银行四大类共 35 家银行机构入驻，实现绿色金融供需双方的高效对接，发布全国首个区域性融资主体 ESG 评价模型和数字化系统，实现绿色评价智能化、全量化和价值化。截至 2021 年年末，湖州市共有 1.77 万家企业获得 ESG 评分，其中获得绿色认定的有 1 069 家企业，绿色企业较非绿色企业贷款利率优惠 20-60BP。

专栏 3.2　湖州融资主体 ESG 评价

湖州融资主体 ESG 评价系统在国际成熟的 ESG 模型框架基础上，综合考虑银行信贷关键性影响因素，确立四级评价指标体系，从环境、社会、治理三个维度，对企业进行评价，并依托省市公共数据平台的大数据能力，实现评价自动化、全量化。

一、设计 ESG 评价模型。在环境影响（E）方面。重点评价气候变化影响及应对、自然资源和能源利用等表现。为强化绿色低碳导向，首次将碳排放纳入 ESG 评价模型中，依托“碳效码”，衡量企业碳排放绩效，有效识别“低碳高效”“高碳低效”等类型。目前，湖州已实现对 3 700 多家规模以上工业企业赋码。此外，模型还将保险机制引入评价模型。如企业投保环境污染责任保险能够增加 ESG 表现，在保险机构以及第三方机构的服务和监督下，有助于提高环境风险治理能力、改善环境影响。在社会责任（S）方面。引入公益贡献、员工权益保障、企业社会影响等指标。从生产环境、劳资关系等维度，评估企业对员工权益的保障水平。设置“员工多样性”评价指标，企业如有雇用残疾人，可以提升其 ESG 表现。为体现“稳就业”的政策导向，评价模型还纳入了“员工稳定性”，在经济绿色复苏的过程中，希望企业履行社会责任，稳定社会就业。在公司治理（G）方面。重点关注公司治理结构、公司治理水平、合规及风险管理等因素。比如，在评价企业创新发展潜力时，模型采用“发明专利拥有量”“R&D 投入”等量化指标来衡量。另外，还引入了发源于浙江的“亩均论英雄”这一综合性效益评价指标，衡量企业高质量发展水平。

二、打造 ESG 评价系统。依托湖州市一体化、智能化公共数据平台，借助金融科技技术，变革了手工填报数据模式，推动绿色认定评价流程再造，实现绿色融资主体 ESG 评价认定自动化、全量化、价值化。一是编制负面清单。围绕环境影响、社会责任、产业政策等方面，设置 16 个观察事项，并设定 ESG 阈值；对落入负面清单里的融资主体，直接认定为非绿，进一步优化银行机构的信贷结构，降低棕色资产占比。二是开展 ESG 评分。在大数据、云计算等现代信息技术的支撑下，融资主体 ESG 评价模型实现了 100%自动化计算，有效解决了金融机构绿色金融能力建设不足的问题，并积极推动银行机构将 ESG 评分结果用于利率定价、违约模型等方面的应用，进一步提高绿色信贷精准定价能力。三是确定绿色属性。依据国家《绿色产业指导目录》《绿色债券支持项目目录》和绿色贷款统计制度，根据主营业务收入、贷款用途等指标，判断绿色属性，区分为“绿”和“非绿”。依据 ESG 整体表现和各细分项的组合表现，确定绿色等级（深绿、中绿、浅绿），并配套差别化绿色贷款贴息奖励，绿色企业最高可享受 LPR12%的贴息补助、75%的担保费率补贴，实现了绿色价值化。

资料来源：依据公开材料及湖州访谈整理。

（8）试验区持续加强绿色金融激励约束和风险防范

综合利用货币政策工具支持绿色金融。创新金融机构监管评价方式。例如，湖州市将绿色金融纳入“双支柱”政策框架，构建了绿色金融综合指标体系，并将评价结果作为执行货币政策工具、实施宏观审慎评估（MPA）、开展综合评价等重要因素。

加强地方配套政策保障绿色金融发展动力。如湖州市建立绿色金融改革专项资金，每年度安排10亿元专项资金，实施绿色贷款贴息、风险补偿等25项政策；赣江新区《绿色金融创新奖励（补助）暂行办法》奖励辖内优秀绿色金融创新项目；克拉玛依市印发《绿色金融改革创新试验区专项资金管理办法》，给予不同绿色领域1.5%~2%贴息。出台绿色金融支持重点领域的配套政策。例如湖州市《关于加快绿色建筑提质发展的意见》、昌吉州《加快推进绿色建筑与绿色生态城区发展实施方案的通知》等。

建立金融风险防范体系。如贵安新区印发《绿色金融风险监测和评估办法》和《绿色金融风险预警工作方案》，明确各金融管理部门在绿色金融风险预警方面的职责与分工，建立绿色金融风险快速反应机制。

3.1.2 绿色金融改革创新工作未来展望

一是深度推进试验区经验总结和复制推广。长期以来，试验区发挥了很好的先试先行作用，如绿色金融标准的试行。试验区为绿色金融工作开展提供了有力抓手，国有大行、地方法人银行及相关金融机构紧抓试验区发展机遇，协调多方力量，在短时间内开展了大量创新及探索，为绿色金融工作营造了良好的发展环境。为了更好地推广试验区经验，需加强对过去5年金改试验区的实践成果总结工作，包括典型案例、优秀实践等，为全国其他地区提供可复制、可推广的有益经验，为指导下一步工作提供样板。同时，试验区外的其他地区积极响应和贯彻落实绿色发展理念和“双碳”目标，各地积极参与绿色金融改革创新试验区申报工作，人民银行等部委积极引导推进，建议鼓励引导更多地区应用绿色金融改革创新支持本地绿色低碳发展。

二是加大运用绿色金融，服务国家重大战略和地方绿色发展。首先发挥绿色金融在国家重大发展战略中的积极作用，加大绿色金融对重点领域及项目的支持，例如，长江大保护和清洁取暖改造项目。建议试验区继续推进绿色金融的应用工作，将金融资源更多配置到绿色发展的关键环节和薄弱环节，包括绿色金融支持生物多样性保护等。

三是瞄准“双碳”目标开展绿色金融工作。我国担当大国责任、践行低碳发展承诺，构建碳达峰碳中和“1+N”政策体系，如何推进高碳行业的绿色低碳转型非常重要。未来，试验区需在中国人民银行等相关部委政策标准指引下，持续推进金融机构开展全面环境气候信息披露及碳核算工作，并将从“绿色”为主的环境信息披露扩展至全面的环境气候信息披露，综合考虑我国“双碳”目标及发展实际，更加科学、合理地推进相关工作。同时，试验区需加快推进转型金融探索实践。中国人民银行正在研究转型金融的界定标准和相关政策；相关产业主管部委逐步出台一系列与行业转型相关的指导性文件；中国金融学会绿色金融专业委员会设立了

"转型金融工作组"，组织业界力量开展转型金融标准、披露和产品方面的研究；在地方层面，浙江省湖州市已经出台我国第一份地方版的转型金融目录，启动第一批转型项目，对转型项目提供了激励政策。建议未来在试验区层面，加快探索实践，在风险可控前提下，精准支持转型活动，支持经济社会公正转型。

四是加强国际交流，扩大绿色金融国际影响力。试验区应注重吸纳全球绿色金融发展经验，强化研究和实践能力建设，注重国际合作并引领绿色金融全球实践。如浙江省湖州市撰写了《绿色金融在湖州》，详尽介绍了湖州市在习近平总书记"绿水青山就是金山银山"科学理念指导下，通过绿色金融改革快速发展绿色低碳经济的改革创新模式与案例。建议未来试验区积极总结试验区发展经验，加强国际合作交流，接待国际机构或组织以及金融机构等市场主体调研，组织国际及国内绿色金融重大会议活动，积极向外部推介地方绿色金融改革创新的工作要求与进展，为试点示范效应的推广落地、宣传中国绿色金融改革创新建设成就及促进绿色金融跨国、跨区域交流合作建立了交流窗口。

3.2 新疆

新疆作为国家能源通道和储备基地，资源禀赋下的产业结构特征明显。发展资源节约、环境友好、低碳循环的绿色经济，对于建设美丽新疆，持续发挥好丝绸之路经济带核心区作用意义重大。2017 年 6 月，国务院批复新疆哈密市、昌吉州、克拉玛依市成为全国首批绿色金融改革创新试验区（以下简称三地试验区）。自批复以来，自治区和三地试验区积极搭建绿色金融发展框架，引导金融机构积极参与绿色金融实践，探索建立绿色金融标准，持续扩大绿色金融规模，不断创新金融产品和服务，积极发挥绿色金融在支持新疆经济绿色、低碳、高质量发展等方面的积极作用，也为支持全国碳达峰碳中和目标进行了有益的探索。

一、绿色金融各项工作有序推进

（一）强化绿色金融工作推进机制

建立绿色金融专班机制，统筹协调推进新疆绿色金融工作。成立由人民银行乌鲁木齐中心支行"一把手"任组长、两位班子成员任副组长、有关部门及三地试验区中心支行为成员的绿色金融工作领导小组，下设推进办公室，选派业务骨干，每周召开例会，统筹推进新疆绿色金融及"碳账户"建设等工作。伊犁州、喀什市等 9 个非试验区也相继成立绿色金融工作专班，积极协调推动辖区绿色金融工作。

（二）讲好新疆绿色金融发展故事

制作新疆绿色金融发展故事案例集，向全疆征集绿色金融优秀案例 118 个。组织撰写高质量绿色金融文章，为新疆作为资源富集地区"双碳"目标实现与资源配置寻找平衡点，也为金融有效引导经济资源优化配置提供着力点。积极开展宣传，通过《金融时报》平台、自治区和试验区主流媒体以及新疆金融运行形势新闻发布会、参阅信息等平台宣传新疆绿色金融工作成效和典型案例40余篇。

（三）创新货币政策工具运用

1. 碳减排支持工具和煤炭清洁高效利用专项再贷款精准落地。中国人民银行宣布创设碳减排支持工具和煤炭清洁高效利用专项再贷款后，主动加强与地方财政、发改、工信等部门沟通协作，指导金融机构积极梳理申报符合碳减排支持工具和煤炭清洁高效利用专项再贷款条件的项目，加大碳减排重点领域、煤炭清洁高效利用领域的信贷投放。针对企业的加强宣介力度，力争储备更多的碳减排项目和煤炭清洁高效利用项目。新疆首批获得工具支持的碳减排贷款和煤炭清洁高效利用贷款金额分别居全国第二位和第七位。

2. 创新货币政策工具绿色化应用。克拉玛依市建立“绿色票据认定+企业清单制管理+央行资金直达”机制，加大对绿色低碳经济定向支持。2021年，累计办理绿色再贴现388笔，共5.04亿元，金额同比增长96.1%，惠及30家石油石化产业链上从事污染防治、绿色节能的绿色中小微企业。同时，制定《碳减排票据再贴现专项支持计划工作方案》，创新与企业碳减排挂钩的碳减排票据再贴现业务，已试点支持1家碳减排技术企业，为企业节省财务成本10万元。

（四）三地试验区各有特色的“碳账户”初步建成

为进一步摸清新疆重点用能企业碳排放数据，发挥三地试验区先行先试作用，率先在三地试验区开展昌吉州工业企业碳账户、克拉玛依市个人碳账户以及哈密市碳减排账户建设工作，为“双碳”目标实现提供准确的数据信息。其中，昌吉州成立“碳账户”工作领导小组，印发工业企业碳账户建设实施方案，完成首批21家试点企业数据采集和现场核算，加速推进数据系统开发，拓展工业碳账户应用场景，并抓紧研究制定配套金融、政策支持政策。克拉玛依市制订银行业金融机构个人碳账户体系构建方案，指导昆仑银行推进碳账户系统开发、碳账户数据采集、碳积分体系建设三项重点工作。哈密市结合碳减排支持工具政策要求，印发金融支持碳减排账户试点方案，全面展开碳减排账户数据采集、核算工作，探索碳减排账户建设。

（五）落实财政补贴政策

推动昌吉州财政落实1 615.81万元绿色金融发展专项资金，对2020年至2021年期间符合条件的绿色投融资活动，包括列入昌吉州绿色项目库的企业、投保绿色保险的企业、绿色债券、金融机构、融资担保等开展财政贴息、费用补贴、风险补偿、业务补助等绿色金融资金奖补。有效降低企业绿色项目融资成本，激发金融机构参与绿色融资活动、创新绿色金融产品和服务的积极性，助力构建绿色金融多元化产品服务体系。

（六）推动绿色金融由三地试验区向全疆拓展

新疆绿色金融以“试点探索+扩面铺开”为总体思路，以三地试验区为示范引领，全面指导新疆各地、州、市积极行动，共同推进绿色金融。伊犁州印发促进绿色金融发展实施细则，制订兵团第七师胡杨河市绿色金融工作推进方案，积极打造新疆绿色金融改革创新的“兵团样板”。吐鲁番制订绿色金融工作推进方案，与新疆碳排放权交易中心签订合作框架协议。巴音郭楞蒙古自治州组织建立绿色金融同业自律机制和金融学会绿色金融专业委员会，制订银行业绿色金融专营机构建设指导方案。喀什推动出台地区绿色金融发展方案，建立区域绿色金融协调机制。

二、优化绿色金融产品和服务创新

（一）完善绿色金融组织体系

截至2021年年末，三地试验区实现银行业金融机构绿色专营机构全覆盖，共有绿色专营机构（绿色支行、绿色金融事业部、绿色柜台）61家，非银行业绿色专营机构10家。其中，指导建设银行昌吉州分行将奇台支行建成碳中和银行。经核算，2021年，建设银行奇台县支行自身经营活动产生碳排放量139吨，贷款活动实现二氧化碳减排量22 067吨，有富余碳减排量21 928吨，提前实现了“碳中和”。推动昆仑银行制定针对新疆地区的差异化信贷政策，未来3年内提供不低于100亿元授信，支持新疆绿色能源健康发展。

（二）持续加大绿色金融供给

引导金融机构优化信贷结构，加大绿色产品和服务创新力度，有效支持绿色低碳领域多样化的融资需求。截至2021年年末，新疆绿色贷款余额2 899.3亿元，同比增长30.8%，高于同期信贷增速19.4个百分点。其中，清洁能源产业贷款余额占比54.5%。三地试验区绿色信贷余额528.34亿元，占全部贷款的比重为18.2%，超过全疆平均水平6.8个百分点。在契合绿色融资需求，推动绿色产业发展的同时，牢牢守住不发生系统性金融风险的底线。截至2021年年末，试验区绿色贷款不良率为0.27%，低于自治区贷款不良率0.96个百分点。其中，哈密市、克拉玛依市绿色贷款不良率为0。

（三）加强产品和服务创新

支持清洁能源产业发展。因地制宜开展光伏贷、环保贷、水电贷、蓝天贷、清洁能源贷、绿色能源补贴贷等产品创新。例如，克拉玛依昆仑银行制定绿色能源补贴贷款融资服务方案，开发补贴确权贷款产品，为新疆新能源发电企业发放1年期“可再生能源补贴确权贷款”1.55亿元贷款，利率3.85%，低于该行同类贷款利率60个基点，为企业节省财务费用93万元。不仅有效解决了企业项目建设期提供固定资产抵押、电费收费权质押后的再融资难题，还可为企业生产节约标准煤约10.5万吨，具有较高的社会效益。

协同普惠金融支持乡村振兴。昌吉农商行成功发行5 500万元绿色金融债，支持昌吉辖内绿色面粉和绿色挂面项目，项目建成后新增就业300~400人，带动周边麦农增收。此外，金融机构推动植物新品种权、活畜抵押贷款等金融产品创新，支持绿色农业发展。例如，农业银行昌吉分行为昌吉种业企业制定个性化担保融资方案，以植物新品种权作为质押物，发放1年期5 000万元贷款，利率4.2%，成为全国首笔植物新品种权质押贷款，将为对拓宽高科技生物育种企业担保选择范围、解决轻资产高科技企业抵押担保难等问题，起到良好的示范作用。

服务经济绿色转型。围绕支持节能环保产业，哈密市商业银行质押环保能源企业绿色产品专利权“荒煤气制氢的低压耐硫转变和专有吸附剂排惰技”，向企业分批发放专利权质押贷款1.5亿元，利率6.5%，低于同类产品1.85个百分点，解决该企业建设纯绿项目资金短缺难题。围绕绿色矿山建设，建设银行哈密分行在中哈合作中心跨境人民币创新业务政策框架下，通过中哈霍尔果斯国际边境合作中心试点银行，利用境内外人民币市场和资源优势，为绿色矿山项目提供了较低成本跨境人民币资金5 000万元，利率4.05%，贷款期限3年，节约成本约27万元，实现了跨境人民币资金积极向绿色企业和绿色项目倾斜。

（四）创新融资模式

围绕绿色新基建，克拉玛依通过“财政+金融”互动，推出“债贷组合”模式，解决城市周边水库输水管道工程等绿色新基建长周期、低成本融资需求。项目以专项债作为资本金，创新“国有企业担保+水费收费权质押”方式，通过采用“政策性银行+商业银行”银团贷款形式提供15亿元，期限为29年中长期绿色贷款，贷款利率低于国有银行分支机构内部指导定价60BP，每年为企业节约900万元财务成本。项目实施后将有效发挥城市周边水库的调节能力，增加水资源输送能力，满足生活用水、工业园区和城市绿化用水需求，改善城乡人居环境。

围绕工业园区碳减排，建设银行昌吉分行支持工业园区焦炉尾气综合开发利用项目，以“基本建设贷款+银行承兑汇票”组合金融服务模式，为其办理690万元银行承兑汇票，发放21 050万元基本建设贷款，助力工业园区碳减排，为打造“山水阜康”城市名片的创建提供资金保障。通过灵活授信，组合金融服务模式，解决了企业阶段性融资需求，且一定程度上降低了项目建设成本和融资成本。同时，有效解决了工业园区可持续发展中减轻环境污染和合理利用资源这两个核心问题，为煤田开发企业、焦化企业和铸造企业尾气资源综合利用提供了技术示范与可复制的商业模式。

围绕CCUS项目建设，克拉玛依建立“产学研”工作机制，发挥“货币政策工具定向支持+政府信贷融资担保及财政贴息”政策联动优势，通过聘请第三方机构测算CCUS项目的碳减排效益，引导银行充分挖掘CCUS高新技术企业负碳技术价值，持续跟踪辅导做好融资对接。昆仑银行采取“应收账款+负碳技术减碳价值”业务模式，提供5 200万元流动资金贷款。中国银行创新“共同借款人”模式，由企业法人提供连带偿债责任，发放信用贷款900万元。建设银行以“知识产权质押+政府性融资担保”方式，向企业发放科技转化贷款2 000万元，解决企业碳减排技术研究及CCUS项目运营资金需求，推动化石能源企业低碳转型。

三、强化绿色金融基础设施和能力建设

（一）环境信息披露工作实现三地试验区法人银行机构全覆盖

制定工作方案和披露模板，多次召开推进会议，引导地方法人、政策性银行分支机构、国

有商业银行分支机构自愿开展信息披露。2021 年，新疆共 5 个地区 49 家金融机构开展环境信息披露工作，其中法人机构 35 家，非法人机构 14 家，哈密市、克拉玛依市 2 个试验区银行机构全覆盖，试验区昌吉州、非试验区伊犁州法人机构全覆盖，非试验区巴州 1 家法人机构参与环境信息披露。昌吉中支还积极推动特变电工、蓝山屯河等市场主体对外披露环境信息。

（二）金融机构碳核算工作有序推进

三地试验区加强专项培训，开展碳核算技术指南解读以及碳核算预填报，组织参加环境信息披露的 36 家金融机构及伊犁州 1 家农商行开展碳核算工作。37 家金融机构均顺利完成 2020 年度碳核算工作。经核算，2020 年全年 30 家（占比 81%）金融机构共排放 10.68 万吨二氧化碳当量。同时，共 13 家（占比 35%）金融机构核算项目融资业务碳排放量为 335.07 万吨二氧化碳当量，14 家（占比 38%）金融机构核算非项目融资业务碳排放量 204.95 万吨二氧化碳当量。

（三）顺利开展法人机构绿色金融评价工作

制定《新疆银行业法人金融机构绿色金融评价实施细则（试行）》，组织各地市开展 2021 年法人金融机构绿色金融评价试填报工作，顺利完成 120 家（包括财务公司）法人金融机构绿色金融评价，精准量化金融机构绿色发展水平，并将绿色金融评价结果纳入央行金融机构评级。

（四）推动完成新疆首家银行环境风险压力测试

指导哈密市商业银行完成环境风险压力测试，实现新疆银行机构环境风险压力测试“零”的突破。参照国内外环境压力测试方法和我国现行法规的定量目标，选择该行涉及煤化工、有色金属冶炼“两高”行业共 4 家目标企业，测算不同场景下，企业经营指标变化，据此测算该行不良贷款率、拨备覆盖率等指标情况，为预警和防范环境风险提供思路。

（五）绿色项目库不断升级扩容

结合“双碳”发展战略要求，完成绿色项目库升级改造，增强数据库信息搜索功能，实现项目录入、项目评级、项目发布全流程一站式办理。截至 2021 年年末，绿色项目库在库项目共 2 129 个，其中，纯绿项目 888 个。总投资 11 813.68 亿元，融资需求 7 907.13 亿元，覆盖范围由三地试验区扩展到全疆（含兵团）。

（六）积极开展前瞻性、政策性专题研究

拓展国际视野，与国际可再生能源署联动合作，编辑出版译著《可再生能源金融：点亮未来》。围绕能源转型、煤电减排、生物多样性等前沿性课题，组织开展金融支持新疆能源转型、“疆电外送”等热点问题专项研究，深入剖析问题根源。加强实地调研，深入新疆八一钢铁有限公司、特变电工股份有限公司等十余家企业和地州开展现场调研，形成多篇简报和参阅报告。

四、新疆绿色金融下一步工作思路

（一）完善绿色金融顶层设计

充分发挥绿色金融对于助推新疆落实“双碳”目标和服务国家构建新发展格局的重要作用，抓紧研究起草绿色金融支持碳达峰碳中和实施方案、绿色金融支持新疆经济绿色低碳高质量发展规划等，强化顶层设计与统筹规划，引导和撬动更多资源进入绿色低碳领域，推动产业结构优化升级和能源结构调整，加快形成绿色生产生活方式。

（二）优化绿色金融基础制度建设

为进一步摸清新疆重点用能企业碳排放数据，率先在试验区开展昌吉州工业企业碳账户、克拉玛依市个人碳账户以及哈密市碳减排账户建设工作，为“双碳”目标实现提供准确的数据信息。下一步将继续推动“碳账户”建设，适时进行升级扩容，不断完善“碳账户”差异化综合优惠政策，积极探索碳账户场景应用路径实现，提升过绿色金融服务质效；完善金融机构环境信息披露和碳核算方法，探索制订适用于不同类型和不同规模金融机构的差异化的环境信息披露和碳核算工作方案。

（三）完善绿色金融激励约束机制

通过贴息奖补、再贷款再贴现工具以及绿色金融评价等政策，引导金融机构增加绿色资产配置，强化风险管理，有利于提升金融业支持绿色低碳发展的能力。下一步将做好碳减排支持工具和支持煤炭清洁高效利用专项再贷款的项目储备，持续优化绿色项目库建设，加强项目筛选和储备，发挥货币政策直达工具精准滴灌效用；加强财政政策支持，引导和撬动绿色金融、转型金融发展；完善绿色金融评价机制，组织开展法人金融机构绿色金融评价，精准量化金融机构绿色发展水平，引导金融机构拓展绿色金融业务。

（四）创新绿色金融产品和市场体系

通过鼓励产品创新、完善发行制度、规范交易流程、提升透明度，目前新疆已初步形成多层次绿色金融产品和市场体系。下一步将继续提升绿色金融产品和服务深度及广度，加快研发转型金融产品和服务体系，拓宽融资渠道，持续加大对绿色经济、低碳经济、循环经济的支持，积极推动可再生能源、绿色建筑、绿色交通、生态环保、绿色农业等绿色产业发展和煤炭、石油化工、有色金属等高碳行业向低碳转型。

（五）持续开展绿色金融能力建设

当前，新疆能源优势与区位优势叠加，在推进我国能源安全及能源转型方面的作用日益明显。对此，下一步积极开展绿色金融专题研究，重点开展绿色金融支持能源转型研究，组织开展绿色金融支持可再生能源、转型金融支持高碳行业转型以及金融支持绿色转型和能源安全保障等专题调研，为新疆经济绿色低碳发展提供理论依据和实践参考；组织重点行业、重点项目和重点金融机构开展先行先试，率先形成转型金融的发展模式；加强培训、交流和宣传推广，及时总结成功经验，宣传推广成功经验和案例。

3.3 贵州

3.3.1 2021—2022 年贵州省绿色金融发展总结

2022 年，贵州省第十三次党代会报告指出，贵州要坚持贯彻“绿水青山就是金山银山”的绿色发展理念，推动经济高质量发展和生态环境高水平保护协同共进，把绿色化贯穿“四新”“四化”各方面和全过程。为实现“双碳”目标，发展绿色金融成为关键途径。作为全国首批、西南唯一的绿色金融改革创新试验区，绿色金融为贵安新区开出了产业“新”路、生态“金”路、发展“稳”路、碳排“低”路。这四条“路”，是一条以现代金融支持新兴产业发展、绿色经济产业结构调整、生态效益助推经济高质量发展的“贵州道路”。得益于国家绿色金融改革创新试验区建设的先行先试，贵州不断强化“政、金、企”协作，积极推进绿色金融产品和服务创新。截至 2022 年 3 月末，全省绿色贷款余额达到 4 754.4 亿元，比年初增加 387.1 亿元，同比增长 26.1%。绿色债券融资额从 2017 年年末的 24.6 亿元至 2021 年年末的 422.4 亿元增长了 16 倍，年均增长 104%。绿色企业境内股票融资 525 亿元，全省碳市场及环境权益交易累计金额 1.32 亿元。

2021 年起，贵州省围绕碳达峰碳中和目标引导金融机构加大对全省绿色产业发展的金融支持力度。引导金融机构增加对传统工业绿色化转型、清洁能源、绿色交通等碳减排重要领域的信贷投放。全省绿色金融呈现出在政策、环境信息披露、绿色金融模式创新、金融机构气候与环境风险管理多位并举的发展态势。

不断完善针对绿色金融发展的政策支持。在财政支持方面，由省级财政每年安排 3 000 万元资金用于奖励省内金融机构在绿色金融等领域的产品服务创新。在金融监管支持方面，中国人民银行贵阳中心支行创设“再贷款+”支持模式，单设绿色金融专项再贷款再贴现额度 50 亿元，用于支持贵阳、贵安符合条件的金融机构发放绿色信贷、办理绿色票据贴现，并率先在全国实现各类型金融机构环境信息披露全覆盖。在金融机构建设方面，贵安新区对落户贵安新区绿色金融改革创新试验区的银行、证券公司、保险公司、后台服务中心等，根据注册资本、机构性质等情况分别给予 2 000 万元、1 000 万元、500 万元等不同的奖励。在金融人才引进方面，贵安新区对绿色金融高级管理人才以其缴纳的个人所得税中地方留存部分为基数，连续 10 年给予 50%的等额奖励。

推动辖内金融机构开展环境信息披露。在贵州省范围内分阶段、有侧重地引导 118 家金融机构开展环境信息披露工作，率先实现辖内银行业、证券业、保险业、信托业、财务公司等各类型金融机构环境信息披露全覆盖，重点指导贵州银行和贵阳银行量化披露经营活动的资源消耗、投融资活动的碳减排量等环境绩效，推动金融机构将更多金融资源配置到绿色低碳领域。

形成可复制可推广的绿色金融典型案例。截至2021年，引导全省金融机构从管理机制、担保模式等方面实现绿色金融产品和服务方式创新达100余项，形成了“多能互补云谷分布式能源项目”“贵安新区海绵城市试点两湖一河PPP项目”“单株碳汇精准扶贫”“碳排放权抵押贷款支持黔西中水发电有限公司绿色发展”等系列绿色金融典型案例，为金融机构创新绿色金融产品及服务提供宝贵的经验借鉴。

强化金融机构气候与环境风险管理。结合贵州省能源结构和高排放产业发展特征，组织省内银行业金融机构开展气候与环境风险压力测试工作，强化金融机构的转型风险意识，推动金融机构将气候与环境风险纳入风险管理体系，维护区域金融稳定。

通过绿色金融评价有效促进金融机构绿色金融业务发展。截至2021年，贵州省共开展了13期绿色金融评价，覆盖全省86家地方法人金融机构，推动50家机构出台了绿色信贷相关的发展规划和管理办法，实现了12家法人机构绿色贷款“零突破”和全部法人机构绿色贷款余额整体翻番，加快全省金融机构绿色化转型步伐。

着力推动绿色金融体制机制创新。创新运用货币政策工具，支持符合条件的金融机构发放绿色信贷、办理绿色票据贴现，降低绿色项目融资成本。配合地方政府研究制定绿色金融激励约束制度。鼓励金融机构将绿色金融理念贯穿到公司治理、发展战略、产品设计、绩效考核、风险管理中，从业务发展、审批、定价、考核、风控等环节全方位完善绿色金融体制机制建设。

发挥债券市场融资功能，拓宽绿色产业融资渠道。推动债券市场与绿色金融有机结合，鼓励和支持符合条件的企业在银行间市场发行债务融资工具，募集资金用于支持绿色产业等领域发展。2021年9月，贵州首单绿色与革命老区振兴发展“双标”债务融资工具在银行间市场成功发行，发行金额2亿元，募集资金将用于发行人风电项目，债券发行利率仅2.82%，创2021年以来贵州省短期债券发行价格新低。在贵阳贵安绿色金融改革创新实验区先行先试契机下，自2021年9月设立绿色金融再贷款、再贴现专项额度以来，运用再贷款再贴现资金累计支持绿色信贷、绿色票据贴现9.5亿元，助力绿色有机农业、天然气输送设施建设、风力发电等绿色项目发展。

推动县域开展绿色金融改革创新实践。2022年8月，贵州省绿色金融创新发展工作领导小组办公室出台了《贵州省级绿色金融改革创新发展试点县建设工作实施方案》，确定了首批12个试点县（市、区、特区）：观山湖区、赤水市、正安县、六枝特区、关岭县、大方县、金沙县、江口县、思南县、雷山县、都匀市、贞丰县，以绿色金融推动县域高质量绿色转型发展为宗旨，以推动绿色资源变绿色资产、绿色资产变绿色资本、绿色资本变绿色发展动能为路径，以改革创新绿色金融发展体制机制为抓手，充分发挥绿色金融资源配置、风险管理、市场定价功能，大力促进生态产品价值实现和转化，推动县域经济绿色低碳转型发展。推动创新金融服务生态产品价值实现机制，创新金融机构对口扶持和优先服务机制，创新绿色金融与绿色转型融合发展机制，创新试点县绿色金融发展政策支撑体系，切实推进县域将绿色金融与绿色发展相结合，实现生态资源优势向经济发展动能的转化。

在全省金融监管部门及金融机构层面，人民银行贵阳中心支行充分发挥金融机构管理部门的角色，深入贯彻落实中国人民银行对绿色金融发展支持的相关政策措施，推动金融部门围绕“碳达峰 碳中和”目标开展业务。

绿色金融业绩评价推动绿色金融创新。贵阳中心支行将绿色金融产品及服务创新纳入绿色金融业绩评价范围，引导金融机构加强绿色金融产品创新和绿色信贷资金投放力度。在业绩评价工作的推动下，商业银行绿色信贷业务快速增长，截至 2021 年 3 季度末，86 家地方法人银行绿色贷款余额为 671.76 亿元，较评价首期增加 410.54 亿元，实现整体翻番。绿色信贷产品不断涌现，如贵州省农信机构推出“美丽乡村贷”“惠茶贷”“坝兴贷”等系列信贷产品支持乡村振兴。

创新案例纳入金融机构环境信息披露。中国人民银行贵阳中心支行在贵州省范围内分阶段、全覆盖、有侧重地引导 118 家金融机构开展环境信息披露工作，率先实现辖内各类型金融机构环境信息披露全覆盖，鼓励商业银行总结宣传推广创新价值高、生态效益好的绿色金融典型案例。例如，贵阳农商行披露的“生态牧业供应链平台肉牛养殖贷款”案例，为金融支持生态畜牧业发展提供了有益的经验借鉴。在香港联交所 ESG 管理的要求基础上，贵州银行严格按照《金融机构环境信息披露指南》《气候相关财务信息披露工作组（TCFD）建议报告》等要求，率先在贵州省开展了投融资活动二氧化碳排放量和减排量的量化披露工作，经初步测算，2021 年度该行投融资活动碳排放量总计 1 353.02 万吨，共计减少碳排放量 381.62 万吨。

开展绿色金融创新案例评选。贵阳中心支行联合贵阳市金融办出台贵阳贵安绿色金融产品创新评比方案，专项设置绿色金融产品创新奖，针对“碳达峰碳中和”涉及的节能减排、绿色能源、清洁交通、建筑节能与绿色建筑、资源节约与循环利用、生物多样性保护、森林碳汇等重点领域的金融产品创新进行奖励，支持金融机构创新应用绿色金融产品、提升服务质量。

在绿色金融政策引导下，全省金融机构持续扩大绿色金融业务规模。截至 2021 年 3 季度末，全省金融机构向绿色项目提供余额为 4 183.78 亿元的贷款服务，比二季度增长 187.35 亿元，环比增长率 4.69%；贵州银行、贵阳银行共计发行 130 亿元绿色金融债券，拓宽绿色项目资金来源。

形成具有可复制可推广价值的典型案例。省内金融机构始终坚持绿色金融产品和服务创新，不断形成绿色金融可复制可推广的贵州经验。例如，由工商银行贵州省分行及贵阳银行承销的西部地区首单绿色与革命老区振兴发展“双标”债务融资工具——中国电建集团贵阳勘测设计研究院有限公司 2021 年度第二期绿色超短期融资券（革命老区）在银行间市场成功发行。华创证券运用私募可转换债券为贵州省铜仁市城市开发投资集团有限公司提供融资服务，用于支持铜仁市新能源汽车“充租营”智能一体化示范项目建设。农行贵州省分行创新贵州特色绿色金融标准体系，将绿色金融项目分为深绿、中绿、浅绿和贵安新区项目四类，精准明确了贵州绿色金融各类项目的“含金量”，在信贷、财务、考核方面给予相应支持，有效扩大绿色信贷投放。

助力实现碳达峰碳中和目标。绿色金融是助力实现碳达峰碳中和目标，推动经济绿色低碳转型的重要力量。在节能降碳方面，贵阳银行向安顺智慧热力开发有限责任公司授信 4 450 万元用于普定安顺电厂余热循环利用项目建设，利用安顺电厂余热为周边企业供热，实现余热的充分利用，项目建成后预计每天综合利用电厂余热 3 000 吨，可实现年节约标准煤 43 156. 33 吨，减排二氧化碳 105 733. 02 吨。在森林碳汇方面，国开行贵州省分行创新开发“产业扶贫投资基金为基础、开发性中长期融资为主体、政策性担保为保障”的投贷保“三位一体”市场化投融资模式，为国家储备林建设项目授信承诺 283. 34 亿元，支持国储林 482. 67 亩。在支持碳排放权交易方面，民生银行贵阳分行以黔西中水发电有限公司（黔西电厂）60 万吨碳配额指标为抵押物，向黔西电厂发放了 2 800 万元贷款，为黔西电厂解决融资难题提供了新的路径，推动企业用活碳排放权资产，助力企业绿色低碳转型。在推动金融机构转型方面，2020 年 11 月 30 日，贵州银行正式宣布采纳赤道原则成为国内第六家赤道银行，2021 年 7 月 11 日，该行正式发布《贵州银行绿色金融战略规划（2021—2025 年）》及《贵州银行“碳达峰碳中和”愿景、目标与行动》，力争发展成为制度健全、系统先进、产品丰富、风险可控、研判卓越的领先绿色银行。2021 年贵州银行绿色贷款余额达 349. 71 亿元，新增投放 151. 22 亿元，支持的节能环保项目数量累计达 237 个，绿色贷款分别投向“基础设施绿色升级”“生态环境产业”“清洁能源产业”“清洁生产产业”及“绿色服务产业”六大领域，为当地光伏新能源、轨道交通、高标农田、循环经济等领域绿色项目的发展提供了强有力的支持。

3. 3. 2　2021—2022 年贵阳贵安绿色金融发展总结

自 2017 年获批全国绿色金融改革创新试验区以来，贵安新区在绿色金融体系、政策支持体系、产品创新和服务体系建设层面开展了丰富的绿色金融实践，引导政府、企业、金融机构及其他主体发挥各自优势，积极推进绿色金融建设与发展，充分发挥贵阳的资源要素优势和贵安的空间发展优势，实现了贵阳贵安协同创新发展，为当地产业融合、优势互补注入了新动能。绿色金融改革创新试验区的建设实现了体制机制、产品服务、项目联动、融资机制、政策支持等多方面的协同融合发展，为贵阳贵安乃至贵州省绿色金融发展提供了支持与保障。在一系列政策的推动下，贵阳贵安绿色金融发展取得了丰硕的成果。

绿色金融组织机构体系进一步完善。引导和鼓励金融机构设立绿色金融事业部，累计设立绿色金融事业部或专营机构 14 个，培育引进绿色金融专业机构 64 家，着力完善地方绿色金融服务体系，不断加大支持地方生态环境建设和绿色产业发展的力度。贵州银行 2020 年年底正式宣布采纳“赤道原则”，成为国内第六家“赤道银行”，绿色金融服务能力不断提升。

绿色金融产品和服务方式不断创新。积极引导金融机构加大绿色信贷投放力度，绿色贷款余额总体呈增长态势。创新推出了“4321+绿色信贷”“绿色项目收益权质押融资模式”“政府补贴+绿色信贷融资模”“绿色资产证券化”“绿色保险”等绿色金融产品及服务，不断引导更多资本、资源向绿色经济“四型”产业（生态利用型产业、循环高效型产业、低碳清洁型产业、环境治理型产业）集聚。

实现绿色金融项目库“扩容提质”。推动以产业转型为导向，重点围绕生态利用产业、绿色能源、清洁交通、建筑节能与绿色建筑、生态环境保护及资源循环利用、城镇和园区绿色升级、生物多样性保护等贵州省绿色金融重点支持的七大产业，高标准设立绿色金融项目库，建立与金融机构高效合作的联评联审机制，实现绿色金融资源与绿色项目的精准对接，截至 2022 年 6 月末，贵安新区绿色金融服务平台累计已认证绿色企业 59 家，绿色项目 244 个。

绿色产业融资渠道进一步拓宽。充分发挥金融市场支持绿色融资的功能，鼓励符合条件的企业发行绿色债券，大力支持设立或参股绿色产业投资基金，加大企业上市培育和支持力度。宁德时代、恒力、比亚迪、中科电气、奇瑞汽车等一大批行业龙头企业集聚贵安，中国人民银行、中国建设银行、中国移动、中国电信、中国联通、华为、腾讯、苹果、富士康、南方能源等重量级数据中心相继落户贵安，绿色产业激增，新区正逐渐向南方数据中心、东数西算中心和现代制造业重要基地迈进。

政策体系支撑进一步完善。从建立健全绿色金融业务奖补政策、绿色金融标准认证体系等方面助推贵安新区绿色金融改革创新试验区建设，出台支持推进试验区建设政策措施近 20 个配套文件，通过政策叠加形成推动绿色发展合力。在中国人民银行、中国银保监等金融主管部门支持下，充分运用再贷款再贴现货币政策工具，结合地方政府财政贴息、风险分担等系列政策，切实加大对绿色金融支持。

在贵安新区绿色金融管委会的方案设计和技术指导下，贵阳贵安辖区内金融机构开展了多样化的绿色金融产品创新，通过绿色金融融资专项通道为贵安新区经济发展提供低息绿色资金。中国建设银行贵安支行绿色资产证券化支持分布式能源项目，融资 10 亿元。建设银行贵安支行运用绿色财政加绿色金融模式 13 亿元支持，贵安新区“两湖一河”项目建设，助力打造“全国海绵城市贵安样本”。贵阳农商银行创新运用“4321 担保机制+普惠金融”模式支持清镇市红枫湖元宝枫林业种植项目，实现水源地生态环境改善和生物多样性保护的新模式。农业银行贵安支行和平坝信用社创新运用“信用担保+抵押后置”模式，分别向贵安电子信息产业投资有限公司和贵安新区新国线集团（贵阳）运输有限公司提供了 3 亿元和 1 000 万元绿色贷款，重点支持试验区绿色建筑和绿色交通项目。贵安新区黔众小贷公司创新推出“重振贷”“助农贷”信贷产品，聚焦试验区小微企业和涉农产业，积极探索绿色金融助力小微企业和绿色农业发展的新模式等。其中贵安新区依托绿色资产证券化支持分布式能源中心项目，被中财办选定为开展绿色金融支持清洁供暖试点，成为全国仅有的两个试点地区之一。

3.3.3 2021—2022 年创新案例分析

截至 2022 年 6 月，贵州省形成绿色金融服务创新模式 101 项，主要集中于绿色金融体制机制建设、绿色金融标准制订、绿色金融产品及服务模式、绿色金融基础设施建设等方面。涌现出一批具有贵州特色、贵安特色的绿色金融典型案例，在生态利用产业、绿色能源、清洁交通、建筑节能与绿色建筑、生态环境保护及资源循环利用、城镇、园区绿色升级、生物多样性保护七大领域探索设计了具有贵州特色的绿色金融服务创新模式。发布了《贵州省绿色金融项目标准及评估办法（试行）》《贵州省绿色金融重点支持产业指导性标准（试行）》《贵州省绿色金融支持的重大绿色项目评估办法（试行）》等系列政策措施，建立了绿色项目的评估标准及程序，同时强化投后监管，对项目建成后的绿色效应进行跟踪监督管理，初步构建了绿色项目认证标准和绿色银行认证标准的“双认证”体系；结合贵州省西南地区大数据产业的优势，搭建了“绿色金融+大数据”绿色金融综合服务平台，将绿色项目认证、绿色企业认证、绿色金融产品与服务等信息化，实现“绿色项目认证”“绿色金融产品服务”“财政支持激励政策”“企业环境信息披露”的“四位一体”动态管理；指导金融机构进行绿色金融项目的设计、对接及落地，推出一系列的绿色金融产品和服务。

2021—2022 年，贵州绿色金融继续发力，推动全省在流域治理、自然环境改善、生态产品价值实现、“碳达峰 碳中和”等领域开展项目建设，形成一批可复制可推广的典型案例。

一、农发行创新担保模式支持安顺市西秀区千峰河及支流水环境综合治理工程

安顺市西秀区千峰河及支流水环境综合治理工程（以下简称本项目）采用 PPP 模式运作，SPV 公司为安顺市亿秀水环境综合治理有限公司（以下简称亿秀公司）。项目建设内容主要包括清淤疏浚河道，改建桥梁、滚水坝，新建跌水、边坡防护，生活污水处理设施，河道两岸生态绿化等。本项目总投资 64 960 万元，贷款金额 50 000 万元，贷款利率为 5.25%，期限 10 年（含宽限期 2 年），还款来源为项目实施后 SPV 公司获得政府付费收入，采用组合担保方式，由亿利资源控股有限公司、浙江亿琨资产管理有限公司提供保证担保，以《安顺市西秀区水环境综合治理（一期）PPP 项目合同》及《安顺市西秀区水环境综合治理（一期）PPP 项目补充协议》项下的应收政府付费收入提供质押担保。本项目通过生态权益政府付费模式，在质押中将可用性付费和运维绩效付费一并纳入担保范围，区别于还款方案设计，合理设置担保方案，提高综合担保能力，为生态公益类项目的融资设计和实施提供了有效的解决方案。

（一）项目概况

西秀区隶属安顺市，位于贵州省中部腹地、贵阳市以西 90 公里，为安顺市政府所在地，是安顺市政治、经济、科技和文化中心。千峰河位于安顺市西秀区轿子山镇，是轿子山镇的主要河道，发源于蔡官镇的梅家庄分水岭处，沿途流经袁家屯、木头寨、大洞口至水洞村入象鼻洞出境，进入普定县经白岩场，与高羊河交汇归三岔河入乌江，河流由东向北转西流出，属乌江上源的三岔河支流。受煤矿及工业废水排放、农业污染、农村生活垃圾污染等，千峰河受污染破坏严重，部分河道水体发黑发臭，杂物堆积；加上河道行洪断面小，河道行洪能力不足，河道建筑物年久失修，破损严重等影响，千峰河现状已对两岸的村民造成潜在的安全影响，亟须治理。项目建设内容主要包括清淤疏浚河道，改建桥梁、滚水坝，新建跌水、边坡防护，生活污水处理设施，河道两岸生态绿化等。根据《贵州省生态文明建设促进条例》以及《安顺市“十三五”环境保护及综合治理规划》有关要求，西秀区结合实际情况，采用政府和社会资本合作（PPP）的模式，推动本项目建设实施。

（二）项目绿色属性认证

项目通过对河道综合治理以后，可增强河道的泄洪能力，并能降低洪水位，使两岸提防的

防洪标准得以提高，两岸的安全保障得到进一步加强。同时，由于防洪标准的提高，一些沿岸待开发或开发程度较低的土地得以放心地开发建设，从而提高土地的利用价值。河道综合治理以后，航运条件得到改善，通航标准得到提高，降低了船舶的运营成本和水运转陆运的费用。河道的汛期淹没和枯水期的淤积出露，严重影响两岸城镇工农业取水设施的正常运转，河道综合治理以后，岸线和水流稳定，将大大改善河岸的取排水条件，有利于沿岸地区经济的正常持续发展。整治河道、平顺岸线，可以开发出更多的土地资源，具有极大的经济价值，开发的土地可以用来改善城镇生产和生活环境。

通过上述分析，本项目具有对生态环境增益的性质，符合《绿色产业指导目录（2019 年版）》中 4. 3. 9 水生态系统旱涝灾害防控及应对及《贵州省绿色金融项目标准及评估办法（修订）》中 5. 2. 1 良好水体保护及地下水环境防治和 5. 3. 7 水生态系统旱涝灾害防控及应对的相关标准，同时项目对于生态环境改善、促进产业绿色发展、助力脱贫攻坚等效益都具有明显的特征，因此，将本项目认证为绿色项目。

（三）项目经济可行性分析

本项目属于西秀区政府关切的民生工程，采取 PPP 模式运作，属于政府付费实施项目。依据本项目《PPP 项目补充协议》，本项目总投资为 60 550. 03 万元，项目建设期 2 年，政府付费期限 8 年，项目内部收益率 7. 5%，政府付费包括可用性付费和运维绩效付费，本项目营运期内政府付费总额为 90 349 万元，其中：资产可用性付费总额为 84 578 万元，运维绩效付费总额 5 772 万元。评估时，根据项目建设情况及政府付费情况设计贷款期限、宽限期及还款计划。因考虑本项目运维绩效付费需进行考核，故在还款方案设计中仅使用可用性付费，可覆盖本项目全部贷款本息 66 905 万元。经测算，综合偿债备付率为 1. 35，还款期内每年偿债备付率均大于 1，符合政府付费类 PPP 项目准入要求。

（四）项目绿色融资模式

本项目总投资 64 960 万元，贷款金额 50 000 万元，期限 10 年（含宽限期 2 年），还款来源为项目实施后 SPV 公司获得政府付费收入，采用组合担保方式，主要由亿利资源控股有限公司提供全额保证担保，浙江亿琨资产管理有限公司追加提供保证担保，并以《安顺市西秀区水环境综合治理（一期）PPP 项目合同》及《安顺市西秀区水环境综合治理（一期）PPP 项目补充协议》项下的政府付费收入提供质押担保。本项目《PPP 项目合同》及《PPP 项目补充协议》项下应收政府付费收入 90 349 万元，为有效防控信贷风险，在质押中将可用性付费和运维绩效付费一并纳入担保范围，区别于还款方案设计，合理设置担保方案，提高综合担保能力。

（五）生态环境效益、社会及经济效益

（1）生态环境显著改善。本项目通过对河道进行综合治理，一方面解决了河道淤堵、水质污染、水生态环境恶化等问题，改善了周边生态环境，另一方面提升了流域环境的生物多样性，增强了抵御洪涝灾害、水体自然生态破坏的能力，提升了生态环境质量。

（2）扶贫成效显著。本项目建设区域涉及西秀区轿子山镇讨兑寨村、大洞口村、石锦村、龙兴村、大进村。区域总人口数15 475人，其中建档立卡贫困人口数1 636人，建档立卡贫困人口占总人口比例为10.57%。本项目实施过程中，大量的资金、工人和技术人员及服务人员汇集，将有效推动区域经济发展，并通过劳务就业带动当地部分老百姓脱贫。

（3）社会及经济效益明显。本工程建成后可改善河道行洪能力不足、河道污染严重、河道建筑物年久失修等问题。项目建成可以使千峰河、洋坪河均村庄段达到10年一遇防洪标准，非村庄段达到5年一遇防洪标准；平桥河全段达到10年一遇防洪标准；可有效推动地方经济持续、稳定发展，促进相关的工农业生产。工程通过综合治理及边坡绿化建设，美化河岸环境，改善区域水生态自然景观，还能够调节局部小气候、改善周边民众的人居环境，营造人水和谐、环境优美的良好氛围，改善当地的投资环境，提高周边的土地价值，带动当地旅游产业的发展，拉动区域的经济增长，提高居民的经济收入，满足城市发展要求。

（六）该项目的绿色金融创新性分析

在绿色金融支持本项目的建设中，最主要的创新点在于运用组合担保的模式实现对绿色PPP项目的支持。PPP项目融资是以项目资产和项目盈利作为偿债来源，具有针对项目收益的有限追偿权，因此，风险较高，相应的贷款利率也较高。本项目通过保证担保+质押担保的方式，将项目融资中的风险转化为保证人的债务份额，实现了银行对项目的追偿权，并且以政府使用付费为质押，提高了项目的偿债能力。对于以项目融资模式开展的项目来说，风险高于企业融资，且只具有有限追偿权，因此，创新组合担保方式，一方面能够降低项目风险，另一方面是对项目融资风险分担机制的创新。

二、创新“共同借款人模式”，助力垃圾无害化、资源化利用

垃圾焚烧发电作为“减量化、无害化、资源化”处置生活垃圾的最佳方式，引起国家高度重视与关注。垃圾焚烧发电厂能够减少项目用地，处理速度快，减量效果好，污染排放低，能源利用高，是实现垃圾处置的重要方式。仁怀市生活垃圾焚烧发电厂项目采用共同借款人模式，通过第一借款人和第二借款人共同担保的方式，以项目运营后的垃圾处理费为收益来源，降低了贷款风险。同时项目采用组建银团的方式，充分发挥金融整体功能，为项目提供更多的资金，减少筹资的时间，能够更好地为企业特别是大型企业和重大项目提供融资服务，促进企业集团壮大和规模经济的发展，分散和防范贷款风险。同时项目采用项目贷款置换前期贷款的方式，能够保证企业经营的自有资金规模，保证企业资金链良性循环，实现企业资金畅通。

（一）项目概况

仁怀中电环保发电有限公司是由香港中电新能源控股有限公司全资设立的项目公司，该公司建设仁怀市生活垃圾焚烧发电厂，主要建设内容为建设2条600吨/日机械炉排炉焚烧炉，配套建设2台1.2万千瓦汽轮发电机组以及电力送出工程设施。总建筑面积40 036平方米。预计年处理生活垃圾总量约43.8万吨，年最大上网电量约1.6亿千瓦时。本项目总投资64 802万

元，建设周期约 2 年，项目内部收益率为 7.35%。

本项目采用成熟的机械炉排炉焚烧技术，机械炉排炉采用层状燃烧技术，具有对垃圾的预处理要求不高，对垃圾热值适应范围广，运行及维护简便等优点。是目前世界最常用、处理量最大的城市生活垃圾焚烧炉。在欧美等先进国家得到广泛使用，其单台最大规模可达 900 吨/日，技术成熟可靠。

当地政府对本项目支持力度大，并且与该公司签订特许经营协议，由项目公司负责发电厂的运营，政府负责向项目公司每天提供不低于 900 吨的生活垃圾，在保底垃圾量供应不足时，政府可用酒糟利用后产生的废弃酒渣补充垃圾，生物质燃料有所保证。

（二）项目绿色属性认证

垃圾焚烧对大气的污染主要来自焚烧炉所排放的烟气，烟气含有烟尘、二氧化硫、氯化氢、氮氧化物、二噁英类（PCDD、PCDF 等）、重金属等。该项目烟气净化系统采用“SNCR 炉内脱硝系统+干粉喷射+半干法脱酸塔+活性炭吸附+布袋除尘”工艺，能确保排放指标超过欧盟标准。垃圾贮坑采用密封设计，顶部设置风机抽气，维持垃圾坑负压运行，防止臭气外溢，而抽出的空气将送入焚烧炉，含臭气的空气将被燃烧、氧化、分解。项目配套建设渗沥液处理站和生活污水处理站，达标处理后作为厂区绿化、道路冲洗、景观水池、工业等用水，在厂区内被循环再利用，实现污水零排放。燃烧产生的灰渣可作为制砖材料循环利用，仅有 3%左右的飞灰经无害化处理后填埋。再加上项目整体为花园厂区式设计，采用烟塔合一技术，取消了烟囱，改善了视觉效果，厂内还同步建设生活区，配套建花园、水池等景观。

通过上述分析，本项目具有对生态环境增益的性质，符合《绿色产业指导目录（2019 年版）》中“1.7.3 城乡生活垃圾综合利用”以及《贵州省绿色金融项目标准及评估办法（修订）》中“5.1.2 城乡生活垃圾综合利用（生活垃圾综合利用）”的相关标准，同时项目对于生态环境改善、促进产业绿色发展都具有明显的特征，因此，将本项目认证为绿色项目。

（三）项目绿色融资模式

本项目总投资为 64 802 万元，项目年最大上网电量 1.6 亿千瓦时，按贵州省垃圾焚烧上网电价平均 0.65 元/千瓦时，年电费收入约 10 400 万元，垃圾处理费为 70 元/吨左右，年垃圾处理量 43.8 万吨左右，年垃圾处理费收入约 3 066 万元，合计年收入约 13 466 万元。针对该公司融资需求，工商银行贵州分行根据行业信贷政策采用共同借款人模式开展，第一借款人仁怀中电环保发电有限公司与第二借款人中电国际新能源控股有限公司均为中国电力新能源发展有限公司的全资子公司，其中第二借款人为中国电力新能源发展有限公司的国内管理平台，代为管理公司境内所有新能源发电项目。中国工商银行贵州分行积极联络第二借款人所在地上海分行组建银团，并以项目前期贷款与项目贷款合并方式发放贷款，其中项目前期贷款金额 13 000 万元由上海分行发放，期限 1 年，到期后以项目贷款进行置换，项目贷款金额 43 000 万元，期限 14 年，由上海分行与贵州分行共同发放。按照贷款期限 15 年，年利率 4.35%计算，项目本息共计 134 108 万元，项目 15 年期收入约为 201 990 万元，可以满足偿付。本项目以共同借款人+

银团贷款的模式，共同借款人模式能够有效发挥共同担保的作用，降低贷款风险，组合贷款银团贷款金额大、期限长，可以满足借款人长期、大额的资金需求。

（四）可推广可复制的经验

一是采用共同借款人模式，通过第一借款人和第二借款人共同担保的方式，降低了贷款风险，同时采用组建银团的方式，充分发挥金融整体功能，更好地为企业特别是大型企业和重大项目提供融资服务，促进企业集团壮大和规模经济的发展，分散和防范贷款风险。

二是采用项目贷款置换前期贷款的方式，能够保证企业经营的自有资金规模，保证企业资金链良性循环。

三是项目具有明显的环境和社会效益。随着社会经济和城镇建设的快速发展，当地城镇生活垃圾不断增加，且原有填埋场建设标准低，防护措施薄弱，以及重点污染源企业治污设施建设缓慢，污染物得不到及时的处置，严重污染了环境，因此作为无害化处理设施，本项目的建设对于实现整体城市环境面貌的改善，赤水河水体功能的修复，推动生态环境保护和建设具有重要的价值和的积极意义。

三、贵州省首个碳排放权托管质押贷款项目

（一）项目概况

2022 年 7 月 15 日，贵州环交所作为贵州省碳排放权交易服务平台，针对全国碳市场运行及交易系统实际情况，与贵州科金小额贷款有限公司合作，帮助控排企业盘活碳资产、拓宽融资渠道，有针对性地设计碳金融服务方案，创新开拓了配额质押第三方托管模式，顺利完成省内首个碳排放权第三方托管质押金融项目，向省内某电力集团发放碳排放权质押贷款 1 000 万元，标志着贵州省小额贷款公司首笔碳排放权配额质押贷款业务成功落地，为省内碳排放权金融服务打开了新渠道。

（二）项目绿色融资模式

该电力集团主要致力于投资水电、光伏、天然气、储能电站等清洁可再生能源项目，科金小贷通过对企业进行融资需求调研后，为帮助企业盘活碳资产、拓宽融资渠道，与贵州环交所合作，针对企业融资需求设计专项绿色金融服务方案，利用传统火电碳排放权配额质押方式，创新金融产品，帮助企业扩大新能源开发，减少碳排放，助力企业优化升级。

企业贷款用于新能源领域投资（如光伏、水电），符合新能源政策支持的产业发展要求。在授信定价方面，科金小贷参考了碳排放权在上海环境能源交易所的价格，2021 年碳排放权价格在 38.5 元/吨至 62.29 元/吨的范围波动，从风控角度考量，为了防止碳排放权价格波动造成的未来收益损失，即现期如果定价过高，则由于市场波动，可能会导致期权交割日碳排放权价格降低，无法保障偿还的资金需求，取了最低的价格授信作为评估依据。同时，采用质押方式，是因为碳排放权作为无形资产，碳排放权的使用量与交换价值的负相关决定了不宜设立权利抵押权。抵押权与质权不同，抵押权属于用益性担保，抵押人可以继续收益、使用抵押物；

质权属于非用益性担保，仅以占有行为作为设立形式。所谓使用是不毁损物之形体或变更其性质，而无论碳排放权表现为限额还是减排量，使用碳排放权必将缩减其额度，若允许在碳排放权上设立抵押，将导致随着抵押人的使用，配额逐渐减少，必将使抵押权人权利受损，碳排放权也失去其担保价值。因此，使用碳排放权质押金融融资，能够实现质押品的数量不会减少，质押品的价值仅受配额价格影响。

（三）可复制推广的经验

本项目的顺利实施，证明了在小贷行业整体较低迷的背景下，绿色信贷将会成为小贷公司传统业务的一个有力补充。在全国践行“双碳”目标的当下，绿色信贷也将是小贷公司一个长期的转型方向，未来甚至有可能绿色信贷成为小贷公司的主要产品和主营业务。小贷公司更多是在做小额分散、期限短、产业链末端、支小支微的差异化业务。具体而言，银行主要对核心企业、大型企业提供额度大、期限长、利润低的信贷资金；小贷公司则主要针对小微企业的短期需求，或者对整个绿色产业链上面的末端小微企业做信贷投放。通过与“碳达峰 碳中和”目标相结合，绿色小额信贷能够成为主体金融机构开展绿色金融项目之外的有力支持和补充，对于一般绿色信贷无法服务的行业或项目是有效的模式创新，为绿色金融的发展补齐短板，提高竞争优势。本项目的实施，契合了“碳达峰 碳中和”目标下全国碳排放权交易市场的建设和发展的方向，运用市场化手段解决企业在碳排放权交易及碳金融活动中的交易和融资需求。

3.4 江西

近年来，在江西省委、省政府的坚强领导下，赣江新区坚持以绿色金融为核心，以创新发展为引领，积极探索金融服务“双碳”目标有效路径，深入推进“绿色+普惠”融合发展，并推动绿色金融改革创新试验区建设取得一定成效。现将相关情况汇报如下：

一、赣江新区金融工作工作情况

截至2022年6月末，各项贷款余额1 151亿元，各项存款余额974亿元，绿色信贷余额140.93亿元，同比增长20.79%。累计推出各类创新成果63项，有10项为全国首单首创，其中，绿色市政债、畜禽“洁养贷”等创新做法列入国家生态文明试验区经验做法推广清单。2021年，成功举办了绿色金融试验区全国第四次联席会议，中国人民银行发布的绿色金融改革创新试验区中期评估报告中有14处为新区“点赞”，新区绿色金融改革成效走在各试验区前列，省委书记易炼红予以批示肯定；以新区为主战场的江西绿色金融发展指数连续多年与广东、浙江、北京等省市一同跻身全国“第一梯队”；此外，绿色金融改革还被列入国务院第八次大督查典型经验做法清单予以表扬。

（一）金融业态规模不断壮大

近年来，江西国控、江西金控、省水投集团、省财投集团、深圳乐信集团等省内外大型企业纷纷在新区抢滩布局金融板块业务。江西国控千亿大基金完成在新区注册，江西水投集团发起设立的赣江保理公司、赣江融资租赁公司完成设立并运营，新区参股并引入了江西金控租赁公司，注册资本增至33亿元，资产规模突破50亿元；入驻赣江新区的商业银行数量达16家；创荟供应链金融公司等供应链金融机构加速聚集，累计突破20家；建设银行绿色金融委员会办公室正式设立，新区绿色金融专营机构达13家，工商银行赣江新区分行获碳排放权交易中心颁发的“碳中和分行”证书，金融服务“双碳目标”专业力量持续加强；乐信集团江西总部、中华财险江西省分公司、丰林碳汇投资等金融项目推进顺利，助推儒乐湖新城人气聚集。目前，新区已聚集200余家各类金融机构，包括全国首批的7家绿色分（支）行，3家绿色金融事业部，3家绿色保险机构，以传统金融机构为主体，以基金公司、创投公司、小贷公司、供应链机构等新型金融业态为补充的地方金融体系逐步形成。

（二）服务实体经济多措并举

近年来，面对复杂严峻的经济金融形势，赣江新区紧紧抓住金融服务实体经济这一本质，修订并出台了新的金融支持政策，充分调动金融机构积极性，多措并举，增强服务实体经济效能。一是政策性贷款迈上新台阶。2021年，赣江新区“财园信贷通”提前3个月完成全年目标，同比增长132%，增幅全省第一；“科贷通”覆盖面持续扩大，直管区放贷19笔6 440万元，有效缓解“高精特新”中小企业融资难题。二是产业基金注入新活水。推动新区平台公司与上海赛领资本联合发起设立20亿元的并购基金，与博济医药共同设立2亿元的天使基金，与启迪集群合作共同设立10亿元的红谷创投基金，支持初创期、成长期等不同阶段医药企业的发展。三是政银企合作齐发力。连续多年举办赣江新区绿色金融政银企对接会，组织百余家银行和企业参会，宣讲最新信贷政策和产品，推介新区绿色项目库，有效促进了政、银、企三方互动、互信、互赢。四是平台整合释放新动能。通过股权划转、资产注入、资源整合等方式，完成直管区平台重组整合，减少资源冗余浪费，增强了投融资能力。同时，以资本为纽带，用市场化方式加快推动新区和组团融合一体发展，力争打造一家资产过千亿AAA级大投融资平台。

（三）绿色金融改革持续发力

近年来，赣江新区以试验区建设为抓手，以“双碳”目标为导向，不断完善政策体系，积极创新金融产品，绿色金融改革持续发力。一是完善工作机制。省政府先后出台《江西省“十三五”建设绿色金融体系规划》《关于加快绿色金融发展的实施意见》《赣江新区建设绿色金融改革创新试验区实施细则》等纲领性文件，制定绿色金融发展任务，细化责任分工，成立了绿色金融工作领导小组；赣江新区管委会作为推进绿色金融发展的牵头部门，与省金融监管局、人民银行南昌中支加强联动，共同发力，建立联席会议制度，协调解决绿色金融工作中存在的困难和问题。二是打造“赣江”标准。结合新区发展规划和产业现状，研究制定了具有新区地方特色的绿色金融标准体系，出台了《赣江新区绿色企业评价认定标准》《赣江新区绿色项目评价认定标准》《赣江新区企业环境信息披露指引》和《赣江新区绿色市政债发行规范标准》等文件，为绿色企业、绿色项目"精准画像"。三是完善政策体系。赣江新区出台多个专项政策支持绿色金融发展，对机构入驻、信贷补贴、产品创新、人才引进等方面予以奖励，对于经评估认定的绿色企业、绿色项目给予一次性奖励、信贷补贴等激励政策。

（四）普惠金融发展基础夯实

2022年5月，赣江新区正式获批为中央普惠金融发展示范区，并获财政部5 000万元的专项资金支持。为充分发挥中央财政专项资金支持效能，进一步推进普惠金融发展示范区建设，我局联合专业咨询机构深入各组团、各金融机构和各相关企业开展绿色普惠金融工作调研，先后研究制定了《赣江新区普惠金融发展示范区建设实施方案》和《赣江新区普惠金融发展示范区财政奖补专项资金管理办法》。截至2022年5月末，普惠型小微企业贷款余额108.7亿元，同比增长43.1%，普惠型农户生产经营性贷款余额24.6亿元，同比增长27.9%，各指标增速均位居全省前列。

（五）金融产品创新亮点纷呈

赣江新区围绕"碳达峰碳中和30·60"战略，积极探索金融服务"双碳"目标的有效路径，集中发布了系列创新金融成果。一是聚焦数字经济产业，首创"绿色产业数字保"保险产品。紧紧围绕做优做强数字经济和优化升级营商环境"双一号工程"，创新推出全国首个"绿色产业数字保"保险产品，并实现首单在赣江新区落地。投保企业为萨瑞微电子技术有限公司，保险内容包含绿色金融保障、数字经济保障、生产经营保障三大块，总保额1.47亿元，保费78.7万元，其中新区财政补贴50%保费资金。该创新举措对推动新区高新技术企业自主创新，开启"绿色+数字"产业发展新模式具有重要的现实意义。二是聚焦中药产业，首创医药研发保险。依托中医药科创城的产业优势，深化与恒邦财险合作，创新推出了中医药研发费用损失保险，承保创新药、改良型新药、同名同方药等医药研发全流程费用损失风险，并实现了全国首单在新区落地。三是创新投资模式，完善低碳资产布局。新区联合中航信托发起设立了全省首支碳中和基金，总规模20亿元，募集资金主要投向我省碳配额、林业碳汇等碳资产以及光伏、风电、水电新能源产业链。四是创新融资模式，盘活碳权益资产。辖内建行为国电投新昌电厂量身设计了以碳配额为质押的绿色信贷产品，发放贷款500万元，为全省首笔电力行业碳排放权质押贷款。为佳因光电材料有限公司成功发放省内首笔"碳足迹"披露支持贷款，贷款金额1 500万元，该贷款产品不仅可以有效降低融资成本，还可以进一步激励企业主动减污降碳、减少碳排放。此外，通过引导企业的贷款利率与企业碳减排、单位耗能、ESG评级等多领域指标挂钩，发放全国首笔绿色可持续发展挂钩贷款，贷款金额2亿元，用于支持新区中医药科创城和合·尚街人才公寓项目建设，激励企业通过绿色建筑的设计、施工与运行的全过程管理，降低建筑能源消耗，引领低碳建设转型。五是借力金融科技，构建低碳生活体系。赣江新区深化与建设银行、深圳乐信集团的合作，发布了全省首款个人碳账户微信小程序，有效提升了居民参与低碳生活的获得感和趣味性，助力构建绿色低碳生活体系。此外，新区正在与国内碳汇商业化开发的领军企业丰林投资合作，利用新区丰富的竹林资源，打造一个全省碳汇投资的标杆示范项目。

（六）企业上市工作稳步推进

积极贯彻落实全省企业上市“映山红行动”，通过召开工作推进会、深入企业现场调研等形式，为企业上市“排忧解难”，及时跟踪杏林白马上市被深交所通知现场抽查情况、一脉阳光经营管理情况，以及帮助解决萨瑞微电子生产经营过程中的多项问题。目前，新区主板上市企业1家，“新三板”挂牌企业5家，纳入省重点上市后备企业库32家，并推动百通能源、国科军工、发达控股等三家企业向交易所提交首发IPO申报材料，另有华农恒青、通慧科技、凯讯光电、攀藤科技、润田实业等企业预计明年分别向交易所提交申报材料，赣江新区企业上市梯队进一步完善。

（七）金融风险防控扎实有效

新区成立以管委会主要领导为组长的防范和打击非法集资工作领导小组，集中力量统筹管理防范非法集资工作，先后对辖内“伪金交所”“假私募”“恒大系”“新力系”等重点风险领域开展全面排查。同时，按照省金融监管局的工作要求，完成辖内4家小贷公司的监管分类评级工作，并对辖内担保机构认真开展现场检查，严格做好事前风险防范，确保不出现系统性金融风险的底线。此外，为守护好人民群众的“钱袋子”，新区联合辖内金融机构，开展了多场防范非法集资工作宣传，通过制作广告文案、转发防骗指南、悬挂宣传标语、摸排走访社区等多种形式，提升老百姓的防骗意识。

二、下一步工作打算

一是擦亮“国字号”金融招牌，推动“绿色+普惠”融合发展。进一步完善金融政策体系，充分发挥中央财政专项资金支持效能，积极推动驻赣金融机构及省属企业在新区设立绿色、普惠专业机构，构筑全省金融创新大平台，集中开展绿色金融和普惠金融业务，集中发布创新金融产品，形成规模效应和品牌效应，不断做大新区及全省绿色、普惠金融总体规模。此外，高标准打造赣江新区绿色金融展示馆，同步展示“绿色+普惠”融合发展成效。

二是构建“碳金融”服务体系，精准助力实现“双碳”目标。更新完善赣江新区绿色金融标准，强化“碳”认证标准制定，优化更新绿色项目库；深化与江西碳排放权交易中心合作，充分利用我省林业碳汇资源，引入社会资本参与碳汇投资，打通生态价值转换通道；加快推动与中航信托设立碳中和基金，发行全省首个气候债券、碳中和债券，探索试点“碳汇贷”、碳收益权质押贷等创新产品。

三是充分发挥政策性金融引导力，做实金融服务实体经济效能。充分发挥政策性融资担保公司作用，积极利用“财园信贷通”“科贷通”等一系列政策性信贷工具，创新产业投资基金、开发性PPP等多元化融资手段，为新区及全省的基础设施建设和产业发展提供源源不断金融活水。依托省国控大基金，积极组建新区百亿子基金，支持新区主导产业发展。做好拟上市企业一对一服务，密切跟踪企业上市工作动向，推动重点拟上市企业尽早登入资本市场。

3.5　浙江

衢州市牢记习近平总书记殷殷嘱托，忠实践行“绿水青山就是金山银山”重要理念，把握金融支持传统产业绿色改造转型主线，突出转型金融内核，兼顾环境、气候、普惠、生物多样性等多维发力，标准指引、科技赋能、革新迭代，率先系统推进绿色金融改革创新试验。目前，初步构建了政策协调顺畅、组织体系健全、产品服务丰富、基础设施完备、数字赋能强劲、运行稳健高效、助推转型有力、地方特色鲜明的绿色金融体系，走出了一条生态优先、低碳转型、科学跨越、协同发展的绿色金融改革之路。

一、衢州绿色金融改革工作实践

衢州牢固树立新发展理念，以数字化引领现代化，不断夯实绿色金融五大工作基石，凝聚政策合力，增强创新动力，突出科技赋能，浓厚社会氛围，多措并举推动绿色金融先行先试，争创示范。

（一）标准先行，着力构建绿色金融规则指引体系

以《绿色金融术语》《绿色贷款专项统计制度》《绿色债券信用评级规范》等绿色金融国家标准和行业规范为依托，立足实际、先行先试，突出气候、环境和资源三大传统产业绿色转型目标，不断丰富完善绿色金融内涵，建立起包括绿色金融主体、行为、产品、评价等较为完善的绿色标准体系。

一是建立金融业绿色专营机构评价标准，让绿色金融服务更专业、更专注。制定《绿色金融试点行、示范行培育办法（试行）》《衢州银行业绿色金融试点行、示范行评审办法》等政策意见，构建以信贷体量、机构增量、产品数量、风控质量、创新能量为主要内容的银行业绿色专营机构“五量”评价地方标准。浙江省首家绿色保险专营机构人保财险衢州分公司绿色保险营业部落户衢州。截至目前，共有绿色特色机构、事业部合计66个，高居各试验区之首。

二是建立绿色与普惠相融合的绿色信贷监测制度，让绿色更普惠、普惠更绿色。以央行绿色贷款专项统计制度为基础，将绿色金融标准覆盖范围由绿色生产向绿色贸易、绿色消费延伸，服务对象由大中型企业向小微企业和农业经营主体延伸，项目规模由重点项目向一般项目延伸，融资方式由项目融资向流动资金贷款延伸，在全国率先建立包括八大类219项的区域绿色信贷标准，有效提升绿色信贷标准的科学性和完整性。

三是建立绿色企业（项目）地方标准，让绿色识别更简单、更便捷。引入ESG评估体系，从企业业务表现、行业表现、环境表现、社会表现、公司治理、资质与荣誉六个维度，提出评价原则和方法，突出产业转型、环境增益、资源节约、污染减排、生态保护等指标的评价权重，金融机构识别绿色资产高效便捷。

四是建立绿色金融创新产品地方标准，让创新实践易复制、更长效。不断提升绿色金融改

革创新优秀实践案例标准化水平，先后推出安全生产和环境污染综合责任保险服务规范、GEP价值实现机制、碳账户金融等一批可复制、可推广的标志性绿色金融创新产品标准。碳账户金融被省委省政府评为浙江省“一地创新全省推广”数字化改革“最佳应用”，金融支持全生命周期生猪绿色养殖模式在全国生猪养殖主产区复制推广。

五是建立碳账户核算与评价标准体系，让减碳治碳更精准、更有效。首创覆盖工业、能源、农业（林业）、建筑、交通和居民生活六大领域碳账户核算与评价标准体系，率先推出企业和个人碳征信报告，助力金融机构精准高效识别和投资低碳资产，推动地方政府精准治碳，企业精准减碳。

（二）政策引领，着力构建绿色金融激励约束体系

构建以《关于加快推进国家绿色金融改革创新试验区建设的若干政策意见》为主导，财政、金融、监管、担保等政策为补充的多层次全方位的“1+N”绿色金融政策体系，为试验区建设提供强有力的政策保障。

一是发挥财政政策的激励带动作用。市县统筹设立总规模 14.89 亿元的四大专项政策资金池。通过财政补助、专项资金等方式支持绿色金融改革和融资畅通工程实施。2022 年共安排大科创专项资金 6.8 亿元，用于落实政策性融资担保体系建设、企业挂牌上市、直接融资、绿色企业绿色项目贴息等。优化财政性资金竞争性存放招标评分体系，加强考核激励，激发金融机构改革创新的内生动力。

二是发挥信贷政策的差别引导作用。先后出台《金融加快推进产业高端化的指导意见》《金融支持传统产业绿色转型发展的指导意见》《关于加大绿色项目、绿色企业信贷支持的实施意见》《关于金融支持碳账户体系建设的指导意见》等信贷指导意见，制定《绿色金融纳入双支柱政策框架暂行办法》，构建 13 项绿色金融综合评价指标体系，其中 5 个量化指标获央行采纳。强化信贷政策与区域产业政策、环保政策协调配合，引导金融资源重点支持化工、造纸、建材、机械等传统行业的绿色低碳改造。

三是发挥监管政策的约束规范作用。出台《银行业金融机构 MFI 考评方案》《银行业“绿色金融提质年”活动方案》《银行业绿色金融风险防控体系》《提升银行业服务实体经济质效十条意见》等一批监管政策，将金融机构绿色信贷实施情况、环境风险管理情况、绿色银行评级结果与监管评级、机构准入、业务发展、高管人员履职评价相挂钩，有效推动金融机构绿色业务拓展、绿色产品创新、环境风险防范。

四是发挥担保政策的风险化解作用。出台《关于推进政策性融资担保体系建设的实施意见》，设立资金风险池，将资源类、环境权益类、绿色企业（项目）贷款等纳入风险补偿范畴，对初创期内金融机构的绿色贷款净损失给予风险补偿。建立积极妥善疏导化解和处置风险的渠道，年均安排 1 000 多万元财政资金用于推动担保行业持续健康发展。截至 2022 年二季度末，政府性融资担保机构注册资本金 11.94 亿元、期末在保余额 62.25 亿元。

（三）创新驱动，着力构建绿色金融产品服务体系

围绕农业和工业绿色转型两大主线，综合开展绿色信贷、绿色保险、绿色债券、绿色基金

等金融产品和服务创新，重点满足传统产业污染防治、技术改造、产业升级资金需求。连续5年开展“绿色金融十佳产品”评选活动与绿色金融劳动竞赛，全市金融机构推出绿色金融产品百余个，典型案例102个。

一是绿色信贷大幅增长。每年出台绿色信贷相关工作指导意见，建立“三优一重”服务通道，提供差异化信贷支持，聚焦转型升级，不断增加绿色信贷供给。创新碳账户金融产品40款，发放全国首笔工业企业碳账户、农业碳中和账户、个人碳账户贷款，探索绿色金融推动低碳转型发展路径；创新全省首笔活体抵押贷款，填补传统养殖业融资空缺；创新50余种节能节水环保贷、循环经济贷、生态修复贷等产品，支持资源利用、清洁生产、生态保护等领域；创新环境权益融资工具，解决环境权益抵质押的合规问题。

二是绿色保险引领全国。成立全国首个绿色保险产品创新实验室，以“专营+专研”模式完善绿色保险组织架构，首创多个惠企惠民产品。全国首创安全生产和环境污染综合责任保险，实现企业安全生产和环境污染监督从末端治理向前端防控转型，推动参保企业事故率下降82%；首创用电营商环境综合责任险，惠及企业8 524家，盘活流动资金10亿元；首创生猪保险与无害化处理联动机制，创新推出农粮保、毛竹价格指数险、清水鱼养殖险等覆盖农林渔牧等多领域保险产品；建立全省首个涵盖33个监管指标，涉及社会经济、绿色保险等5个维度的绿色保险指标体系，科学评价绿色保险社会治理水平。

三是直接融资增量扩面。以“两高六新”企业为重点，推动绿色企业上市、定增、发债，对接多层次资本市场。首发绿色公司债和非公开绿色公司债券，发行浙江省首单以地级市水务收费收益权作为基础资产发行的资产支持票据。截至目前，全市共有A股上市公司13家，发行绿色债券共计5单，共计66.2亿元。

四是绿色基金不断深化。采用母子基金架构方式创设衢州绿色产业引导基金，通过不同的子基金撬动社会资本流向集成电路、高端装备制造等绿色产业项目，助力产业招引转升。截至2022年二季度末，全市政府绿色产业投资基金总规模累计197.25亿元。

（四）科技赋能，着力构建绿色金融设施支撑体系

科学技术是推动绿色金融改革创新的主要力量。衢州深入运用大数据、云计算、人工智能等各类科技手段赋能金融服务，实现绿色信用信息共享共建、银企高效对接、绿色政策精准匹配，绿色风险预判分析等，夯实绿色金融发展基础。

一是打造绿色金融服务信用信息平台。建设衢州市绿色金融服务信用信息平台（衢融通），采用数据直调模式，丰富功能模块，上下贯通省市三大数据信息平台，实现八大“互联网+”主体功能，成为衢州金融业发展的加速器，实现银行业务流转“无纸办”，老百姓金融服务“一证办”，绿色企业（项目）“线上评”，企业融资服务“线上办”。

二是全国率先构建碳账户平台。围绕工业、能源、农业（林业）、建筑、交通和居民生活六大领域碳账户，贯通六大类数字平台，汇集1 453个字段近3.5亿数据，形成碳达峰统计监测、碳账户金融、节能降碳一本账（能耗双控）、交通碳达峰、碳普惠、碳足迹在线核算、碳科技七大主场景，实现碳账户数据采集实时化、核算评价线上化、集成应用多元化。

三是全国率先搭建绿色贷款专项统计信息管理系统。按照“统一数据接入、统计口径拉平、银行一次报数、部门数据共享”的原则，以央行绿色贷款专项统计指标为基础，结合衢州绿色金改试验区特色指标，率先建立区域性的绿色贷款专项统计信息管理系统，有效解决了绿色信贷多个口径、金融机构重复报数、报表共享困难等问题。该系统在央行绿色贷款口径的基础上重点增加了传统工业绿色转型和传统农业绿色转型等统计科目，突出了衢州绿色金融助力传统产业转型的改革目标和特点。

（五）数字智治，着力构建绿色金融双碳目标体系

随着“双碳”目标的提出，衢州绿色金融发展以数字转型为抓手，以数据采集、交换、运算、监控等数字化管理技术为手段，在全国率先构建以应对气候变化为导向，以实现政府智能治碳、企业智能减碳、金融智能支持为主要内容的碳账户体系。

一是金融智能识别。建设碳征信制度，为企业碳排精准画像。构建碳金融超市，线上申请、线上受理、全流程管控，实现低碳资产精准识别，金融资产精准配置。

二是企业智能减碳。基于重点工业产品全生命周期碳足迹核算，开发产品碳足迹应用场景，开展150家重点行业企业产品碳足迹测算。先试先行特种纸、木糖醇等重点产品碳足迹标识，制定全市统一的产品碳足迹核算指南，探索产品碳标识、行业碳对标和供应链碳管理，助力企业精准减碳。

三是政府智能治碳。构建衢州“双碳”大脑。将核算过程植入公共数据平台系统，构建重点领域、重点行业、重点企业碳达峰进展情况分析模型，建立碳排放监测网络，对碳源碳汇数据进行全流程规范化治理。实现能源预算化管理，基于能源和工业企业碳账户上线了全国首个用能预算化管理应用场景，形成先预算、后用能的精准能源管控路径，实现用能预算一键分配、执行情况实时监控和实施效果定期评估。在确保预算分配总量不突破上级所核定的用能总量的前提下，从单位工业增加值能耗、单位能耗税收、亩均综合评价结果和企业行业属性四个维度，实施差异化用能预算指标分配，推动能源要素向高产、高效、低耗和新兴产业、项目倾斜。

（六）高位推动，着力构建绿色金融组织保障体系

始终把绿色金融改革工作作为重中之重的政治任务，贯穿于经济社会发展的全过程。坚持党政主导、发挥市场优势，凝聚多方力量，逐步构建起党政主导、多跨协同、市场运作、社会关注、各方参与的工作格局。

一是坚持党政主导。市委、市政府深入贯彻新发展理念，以推动共同富裕高质量发展为重要遵循，审时度势地研究衢州绿色金融改革新形势新任务新思路，高规格高频度召开绿色金融工作例会，与五年规划同步出台专项政策措施，把党的政治优势和制度优势转化为推动绿色金融改革、广泛凝聚各方共识的强大动力和坚强保障。

二是促进多跨协同。突出金融机构的主体地位，着眼绿色发展理念的全方位渗透和全领域融入，各行业各部门全面参与，各司其职，不断凝聚金融、产业、财政、环保、监管等政策资

源助力试验区建设，做到优先沟通对接、优先谋划会商、优先试行试点、优先保障落实，确保试验区建设有效衔接、高效联动。

三是动员各方参与。立足试验区建设的先发优势和创新动能，强化企业履行社会责任，倡导绿色低碳全民行动，推行绿色低碳生活方式，充分借助系列改革创新措施逐步落地带来的体验感和获得感，引导激励越来越多的市场主体和居民关注、支持、参与绿色事业发展。培育绿色金融智力支持体系，成立浙江（衢州）绿色金融研究院、中国（衢州）绿色金融培训中心、浙江衢州双碳研究中心，先后与十余家高校开展创新合作，产研结合，不断汇聚全社会的力量，形成“众人拾柴火焰高”的浓厚氛围。

二、衢州绿色金融改革工作成效

绿色金融助推衢州经济全面起势，产业转型升级加速推进，“双控”目标有效落实，生态环境持续改善，高质量发展水平显著提升。

（一）绿色金融体系基本构建

按照央行确立的“三大功能”“五大支柱”绿色金融发展思路，逐步形成覆盖工作、组织、标准、产品和服务、环境信息披露、激励约束以及监测评价七大领域、具有鲜明地方特色的绿色金融体系。

（二）绿色金融供给大幅增加

存贷款规模较快增长，绿色信贷、绿色保险、绿色基金等产品不断创新，绿色金融供给大幅增加。截至 2022 年二季度末，本外币存款余额 4 149. 13 亿元，贷款余额 4 003. 26 亿元；依据总行口径，全市绿色信贷余额 825. 61 亿元，绿色信贷余额占比 20. 62%，新增绿色贷款金额占比 50. 7%。

（三）金融风险防控明显增强

金融风险防控有力，金融运行安全稳健。全市 P2P 网络借贷风险全部出清，私募基金风险得到有效管控，为全省唯一未发生过上市公司股权质押风险的地级市。截至 2022 年二季度末，全部贷款不良率 0. 62%；绿色贷款不良率 0. 029%。

（四）绿色转型升级加速推进

绿色金融助推传统农业转型效果显著。以促进资源循环利用为突破，带动经济增长，以“生猪+开启、集美”等模式创新为依托，基本形成“主体小循环、园区中循环、县域大循环”生态养殖新格局，初步建立绿色农业循环机制。全国生态循环农业现场会在衢举办，生态循环农业建设得到农业部的高度肯定，发展经验在全国推广。

绿色金融助推传统工业转型成效明显，涌现了“化工+巨化”“钢铁+元立”“特种纸+仙鹤、五洲”“新能源+华友”等一批工业转型升级模式，初步建成绿色生态产业链网，形成新材料、新能源、装备制造、特种纸等百亿特色产业集群，建成省级新能源产业基地、国家级氟硅新材料产业基地、全国特种纸生产基地和亚洲最大的装饰原纸生产基地。目前，营业收入亿元以上企业达到411家，累计淘汰落后产能涉及企业337家，整治“低散乱”企业3 456家，累计改造提升低效企业1 741家。

（五）生态环境质量持续改善

衢州市通过绿色金融改革促使节能减排、环保工作大幅提升，生态环境明显改善，四项主要污染物减排指标均提前一年完成“十三五”污染减排目标任务。截至2022年二季度末，我市市区空气质量优良率（AQI）为96.1%，市区PM2.5浓度为24微克/立方米。地表水好于Ⅲ类水体比例达到100%，全市出境水水质保持Ⅱ类以上，省控以上考核断面水质达标率100%，连续8年夺得浙江省治水最高荣誉“大禹鼎”，获评全国水生态文明城市、浙江省生态文明建设示范市，生态环境满意度全省第1。

三、衢州绿色金融改革工作展望

站在新的历史起点，衢州市将紧扣忠实践行“八八战略”、奋力打造“重要窗口”主题，牢记殷殷嘱托，加快追赶跨越，以探索基于碳账户的转型金融路径为主线，围绕产品服务集成示范、数字应用创新高地、绿色转型引领样板、共创共富先行示范四个方面重点突破，争当绿色金融排头兵、普惠金融示范者、转型金融践行者，创建国家绿色金融改革创新示范区、全国金融服务乡村振兴示范区，深入实施企业上市“3030”行动，实现绿色低碳高质量发展。

在改革理念上，从单点试验、单线突破向系统集成、融合发展转变。强化领域融合，聚焦绿色金融、普惠金融、转型金融融合发展，统筹推进标准认定、信息披露、产品创新、政策支持等各项改革举措，强化产品融合，推动绿色信贷、绿色保险、绿色基金、绿色债券等“1+N”型工具融合。强化系统融合，推动业务系统和衢融通等平台的综合集成、数据融合。

在改革方式上，从夯实基础、创新模式向数字支撑、场景示范转变。统筹运用数字化技术、数字化思维、数字化认知，以碳账户体系建设为核心，精心谋划金融多跨场景应用，推动生产方式、生活方式、治理方式转变。深化六大领域碳账户体系建设，全面实施七大示范工程，助推经济社会低碳转型，实现高质量发展。

在改革举措上，从先行先试、试验探索向标准提升、制度规范转变。深化提升既有标准，推进新设标准创新，构建层次清晰、特色鲜明、科学实用的绿色金融标准体系，引领绿色金融指向更精准、支持更聚焦。推动绿色金融制度化建设，巩固改革成果，复制推广成功经验，实现绿色金融长久可持续。

在改革成果上，从激励引导、考核约束向内在自觉、共建共享转变。秉持让绿色更普惠，让普惠更绿色理念，坚持让每个传统行业都有绿色改造机会，让每个主体都有绿色转型机会的原则，强化政策工具激励，优化金融资源配置，凝聚绿色金融改革合力，共享绿色金融改革成果。

四、典型案例

1. 全国首创碳账户体系。碳账户体系建设以政府数字化改革为契机，立足衢州本地实际，通过“动态采集–专业核算–综合评价–场景应用”，涵盖工业、农业、能源、建筑、交通运输、居民生活六大领域。通过碳足迹核算，建立贯穿生产端至消费端的碳排放计量体系，引导金融机构创新基于碳账户信息的金融产品和服务，加大对低碳、减碳、脱碳等领域的金融支持，用金融的力量推动营造实现“双碳”目标的良好氛围，积极探索数字化改革牵引、绿色金融赋能的经济低碳转型新路径。目前已综合国内行业标准，探索出更加合理科学的工业企业碳排放计量核算地方标准，全国首创农业碳中和计量核算与个人碳积分核算三个“衢州模式”，有效填补行业领域标准混乱、空白无依托局面。首创碳账户以来，衢州市出台了《衢州市碳账户金融建设实施方案（试行）》《关于金融支持碳账户体系建设的指导意见》《衢州市农业碳中和试点方案（试行）》《衢州市工业企业碳账户试点方案（试点）》等系列文件。目前工业、农业、个人碳账户建设初见成效，覆盖 2 718 家工业企业、891 家种养殖大户、98 家能源企业、119 家建筑主体、71 家交通企业和 233 万居民个人。

2. 全国率先构建碳账户金融 5e 模式。率先在全国构建了以应对气候变化为导向的碳账户体系，以金融为切口，坚持问题导向，直面金融支持双碳目标的“5w”（你是谁、为了谁、支持谁、谁服务、谁有效）难题，构建以碳排放 e 账本、碳征信 e 报告、碳政策 e 发布、碳金融 e 超市、碳效益 e 评估为核心的碳账户金融“5e”闭环系统。数字化赋能，推动碳排数据信息的智能化记录、企业碳征信报告的自助式查询、碳政策的系统化展示、碳金融产品服务的线上化体验以及碳效益的科学化评估。碳账户金融通过对“碳”的量化，实现了绿色金融标准划分颗粒度从产业到企业、从定性到定量的转变，最大限度地发挥金融优化资源配置的功能，形成具有衢州特色的绿色金融改革双碳目标体系。截至 2022 年二季度末，碳账户金融总量快速增长，碳账户贷款规模达 240 亿元，碳金融产品共推出 40 个，12 家金融机构已完成信贷核心业务系统与碳账户“5e”闭环系统的对接；出台 35 项碳政策，涵盖政府、金融监管及市场三大主体。

3. 首创地方法人银行绿色金融体系标准。市农信系统率先建立“制标、贴标、兑标”三位一体、覆盖全系统的全国首个地方法人银行绿色金融体系标准。制定《客户环境风险计量评估办法》，按信贷支持类、适度支持类、谨慎支持类、禁止类设置客户评估标准，精准把握风险；建立《绿色信贷自动映射标准》，按名单制、产品制、单列制设置与绿色信贷统计制度、绿色贷款专项统计、绿色债券支持项目目录关联的标准映射模块，实现绿色金融资产精准识别、归类、统计；制定《环境效益计量标准》，设计绿色信贷资产和绿色支付节能减排的标准计量公式，量化测算绿色信贷的环境效益。

4. 全国首创林业碳账户助力碳普惠促共富。衢州市以碳账户建设为依托，以各项碳汇重点工程为抓手，不断推进林业碳账户体系建设工作，在全国率先建立林业碳账户体系，努力实现区域内林业碳汇收储交易，促进生态价值转换，推进共同富裕目标。立足衢州林权特点，严格规范林业产权制度，及时办理不动产权证，并对“林业三定”“山林二轮延包”“完善主体改革”的信息资料进行收集、互查校正、查漏补缺，形成一套权属清晰的档案资料。进一步深化林业碳账户建设，全面建成符合 CCER 要求的国有林场、集体林和个体经营户账户，开展林业碳账户分类分级管理。截至目前，已建成一、二级各类主体账户 300 个，其中国有林场 4 个，集体林 271 个，个体 25 个。在碳达峰碳中和背景下，成功开发了面向全社会公众团体推出的一款全民参与义务植树活动的数字化产品——浙里种树小程序。截至目前，已举办 553 场义务植树活动应用，共有 5 212 人次、330 个团队参与其中，累积年碳汇量达 389.64 吨。

5. 构建“生态账户”体系，打造“两山银行”生态共富样板地。衢州作为浙江省“大花园”建设核心区和重要“生态屏障”，生态资源非常丰富，但优势资源长时间处于碎片、沉睡和低效利用状态，难以变为资产资本资金。按照《关于建立健全生态产品价值实现机制的意见》中“解决生态产品‘难度量、难抵押、难交易、难变现’问题”要求，衢州市立足实际、因地制宜，不断强化生态资源整合，积极寻找打开“两山”转换通道“金钥匙”。自改革启动以来，共有 37 812 亩农地林地、196 幢农房、24 座水库、108 口坑塘等闲散资源储存到“两山银行”，整合形成可招商“标准地”项目 93 个，其中已成功招引主体并落地开工项目 45 个，“两山银行”归集资源的开发率达 75%以上。

6. 全国首创“绿碳保”，让企业融资更“低碳”。衢州控股集团有限公司下属子公司衢州市信保融资担保有限公司（以下简称市信保公司）聚焦“双碳”目标、全面落实新发展理念，全国首创推出“绿碳保”专项产品。“绿碳保”以碳账户体系为切入口，根据工业企业碳账户贴标情况给予差异化担保额度，引导红码、黄码企业推进项目绿色改造，实现向绿码企业的蜕变。自全国首笔“绿碳保”业务落地以来，市信保公司已为 30 户企业提供 1.2 亿元“绿碳保”担保服务，让绿色担保在衢州大地绽放“低碳”之花。相关做法获得国家融资担保基金、财政部清洁能源基金、中国融资担保业协会、省担保集团、浙江日报、衢州日报等的广泛关注和宣传报道。

7. 成功争创全国中小企业融资综合服务示范平台。率先构建绿色金融服务信用信息平台（以下简称衢融通），基于政府各部门数据，实现信用征集、信贷超市、智慧信贷、信用增进、绿色标识、金融监管等多领域信用应用。目前衢融通平台已为 10 578 家企业办理线上融资 22 927 笔、1 197 亿元，小微企业贷款占 51.49%，民营企业贷款占 85.18%，小微企业平均贷款利率为 5.70%，办理线上碳账户贷款 106.93 亿元。平台被国家发改委授予“全国中小企业融资综合服务示范平台”称号。

8. 首创“五量”评价地方标准。率先制定《支持衢州市银行业保险业绿色专营机构发展意见》等政策，创新建立由信贷体量、机构增量、产品数量、风控质量、创新能量为主要内容的银行业绿色专营机构“五量”评价地方标准，实现对单体机构绿色发展指标、绿色发展指数实时监测，并将评价结果与差异化监管政策相挂钩，推动金融机构绿色转型、高质量发展。目前已设立绿色特色机构、事业部 66 个，位列全国 9 个试验区之首。

9. 首创金融支持全生命周期生猪绿色养殖模式。首创生猪全生命周期绿色金融机制，创建“统一收集、集中处理、保险联动、财政扶持”的生猪无害化处理“集美模式”与“猪粪收集—沼气发电—有机肥生产—种植业利用”的生态农业循环“开启模式”，有效破解生猪养殖散户养殖脏乱差、粪污乱排放、病死猪乱投放三大环保难题。截至目前，已承保生猪 173 万头，提供风险保障 20 亿元，创建省级美丽牧场 136 个、市级美丽牧场 274 个，建成省级以上畜牧业绿色发展示范县 4 个。农业部两次在衢州召开现场推进会，要求在全国各大生猪重点养殖区复制推广。

10. 首创安全生产和环境污染综合责任险。首创安全生产和环境污染综合责任险，将安全生产责任保险、环境污染责任保险和危险品运输保险三险合一，帮助企业减少安全隐患，形成“监管+保险+服务+标准”的风险减量管理模式，借助安环云监管平台，对参保企业实施风险闭环管理，事故率降低 82%。安环险市县一体全覆盖、七大风险易发行业全覆盖。截至目前，参保企业已从试点之初的 88 家增至 706 家，参保人数从 2.5 万人增至 5.5 万人，提供风险保障超 350 亿元。相关做法获国家应急管理部、生态环境部、银保监会的肯定并在全国推广，全国 100 多批次来衢考察学习。

11. 首创“一证通办”服务体系。引导银行业机构运用衢州绿色金融服务信用信息平台（衢融通）数据及电子证照信息，以业务流程再造、绿色低碳服务为切入点，率先实现柜面业务、信贷业务“一证通办”，切实减少现场办事次数、降低资源消耗，在绿色支付、绿色出行等多方面降低碳排放。截至目前，平台“一证通办”服务已提供电子证照功能查询 283 万次，共为 10 752 家企业成功发放贷款 23 588 次贷款，累计融资金额 1 226 亿元。

12. 首创“一村万树”绿色期权模式。结合“千企结千村、消灭薄弱村”专项行动，创新推出“一村万树”绿色期权模式，有效打通“一村万树”资源、资产、资金通道，成功把活树变活钱、资源变资本、叶子变票子。绿色金融使消薄从单纯输血变造血，让农村群众共享绿色金融改革成果。目前省内 175 家企业、700 多位个人认购绿色期权资产包 256 个、绿色期权单位 1 678 个，村集体实现增收 1 070 万元。该模式获评衢州市改革创新最佳案例、浙江省自然资源系统改革创新优秀案例、浙江省改革创新优秀实践案例，在全省复制推广。

3.6 兰州

兰州新区以绿色金融“三大功能”“五大支柱”的发展政策框架为指导，围绕完善绿色金融标准体系、健全环境信息披露框架、完善绿色金融激励约束机制、丰富绿色金融产品和市场体系、拓展绿色金融国际合作空间等方面，对照《绿色金融改革创新试验区评估指标体系》区域特色创新评估指标，主要从搭建绿色数字化的普惠金融平台“绿金通”、探索开发碳金融产品“丝路碳票”、建设土地异地占补平衡交易试点平台等不同方面开展了具有地区特色的创新工作，通过绿色金融支持和促进绿色产业和绿色项目发展，有效推动绿色金融服务经济高质量发展，助力实现服务碳达峰、碳中和“30·60”目标。

1. 坚持信息化体系建设，打造“绿金通”数字化综合服务平台

兰州新区搭建甘肃省首个绿色金融综合服务平台—“绿金通”平台，目前已实现具备绿色融资智能认定、银企融资高效对接、企业信用数字化评价、金融数据实时监控、环境权益在线评估、绿色企业及绿色项目认证评级等功能的在线对接服务平台。同时，引导金融机构、类金

融机构上架金融产品超百余种，实现企业融资超150亿元。兰州新区“绿金通”平台基于传统金融服务方式，对银企融资模式从四个方面进行重大创新，大幅提高企业从银行融资的获得感和体验度。一是实现企业融资新体验。让数据多跑路、企业少跑腿。按照传统模式，企业向银行申请贷款需跑多个部门，收集各类资料和证明。“绿金通”平台依托大数据技术，整合覆盖工商、司法、税务、环保、用能等多维度企业信用信息，率先实现为金融机构提供高数据价值的“企业数字画像”，全面了解企业真实主要经营情况，提高金融机构贷审效率和中小企业贷款成功率，有效缓解中小企业“融资难、融资贵、融资慢”问题。二是实现融资对接新变革。实行银行抢单制，企业发布融资申请后，银行机构在同一时间进行抢单，只有抢单成功的前三家银行，才能获得与企业对接机会，并查阅企业社会信用信息报告。在此基础上，银行客户经理主动上门对接，企业足不出户即可享受信贷服务，实现了银企融资对接方式的重大变革。三是实现融资服务新效率。创新设立“137”限时服务机制，制定“137”工作规则，积极推动银行在企业提出融资申请后，1个工作日内接单响应、3个工作日内主动服务、7个工作日内完成评估，实现银企高效对接，极大降低企业融资的时间成本。四是实现绿色金融新举措。绿色识别智能化、环境效益可量化。利用人工智能、大数据等新兴技术，创新提供绿色智能识别服务，帮助银行实现绿色贷款在线识别，全面降低绿色贷款专业门槛。同时，提供简单易用的环境效益测算服务，帮助银行和运营机构精准测算绿色贷款的环境效益。截至目前，平台用户量累计一万余户，服务企业1 147家，企业在线提出融资诉求308.16亿元，实现融资138.67亿元，其中绿色贷款35.6亿元，上线各类金融产品120种。

2. 制定绿色金融地方标准，成立西部绿色认证中心

兰州新区基于产业结构、企业技术基础等实际，出台《兰州新区绿色企业和项目认证及评级办法（试行）》（新政发〔2021〕3号），上述两项办法在绿色项目、绿色企业定义的基础上，充分借鉴国内外绿色项目、绿色企业相关标准，最终结合新区实际，分析确定绿色项目目录范围与绿色等级，制定绿色企业评价指标体系与绿色等级，明确绿色认证评价流程。其中，绿色项目认证评级办法中所述“绿色项目”的指标采用分类法，包括一级7类、二级27类、三级97类项目。绿色项目等级则依据项目综合环境效益划分，主要从资源节约、环境保护、生态保护、应对气候变化等方面进行评定。绿色企业认证评级办法中所述“绿色企业”的指标采用层次分析法，分值确定采用专家评分法，主要从企业绿色经营、环境与节能降耗、生产与管理、社会责任等方面进行评定。同时，为确保绿色企业及项目的遴选、认证和评级工作有序推进，2021年5月，兰州新区与中节能衡准科技服务（北京）有限公司联合挂牌成立西部绿色认证中心，并于今年7月在西部绿色认证中心业务基础上，注册成立了西北首家绿色企业和项目认证机构——西部绿色认证中心（兰州新区）有限公司，旨在通过企业及项目绿色认证评级、绿色业务咨询、绿色债券认证、环境信息披露等绿色金融服务工作，拓展绿色金融服务区域及范围，做大做强绿色金融业务，力争打造成为地方绿色金融专业服务机构标杆及西部绿色金融示范基地。

3. 探索开发碳金融产品，创新推出“丝路碳票”融资工具

兰州新区碳普惠机制的最主要做法是遵循“谁减排、谁受益”原则，依托“丝路碳惠”生态产品价值实现平台，使减碳行为“可计量、可定价、可变现”。按照林木固碳释氧的生态价值及国家备案的碳资产开发方法学，开发形成生态造林项目的碳减排量收益权“丝路碳票”，通过交易、抵质押融资、风险缓释机制的碳金融创新，形成可复制、可推广的生态造林、碳汇开发、资产交易、抵押融资、碳汇保险、碳中和服务为一体的碳减排生态产品价值实现闭环运行模式。兰州新区落地的“丝路碳票交易+碳资产抵质押+绿色保险”案例，是将兰州新区中霖农林水资源投资开发有限公司林业生态建设北部生态屏障 2011 年造林任务项目的 4 094 亩生态林（2021—2025 年）4 196. 35 吨二氧化碳当量碳减排量进行开发，形成丝路碳票并在新区环保局备案；兰州新区土地资产投资管理有限公司 2020 年现代农业公园及窝窝井林草基地造林项目的 7 649. 1 亩生态林共计 5 年期（2021—2025 年）的 7 840. 33 吨二氧化碳当量碳减排量进行开发，形成丝路碳票并在新区环保局备案。由兰州环境能源交易中心按照交易程序要求组织交易，兰州新区城市发展投资集团有限公司作为本次丝路碳票交易受让方，以 41. 94 元/吨二氧化碳当量的单价购买了以上两个项目的“丝路碳票”，成交金额分别为 175 980. 24 元、328 809. 6 元，合计 504 789. 84 元。兰州新区城市发展投资集团有限公司购买的丝路碳票作为质押物，分别获得了兴业银行 32 万元、甘肃银行 17. 5 万元共计 49. 5 万元的流动资金贷款，解决了绿色生态资产“难抵押、难变现”的问题。同时，为防范创新业务开展的各类风险，充分考虑风险缓释机制，置入绿色保险为交易和金融服务保驾护航。按照“保质量、保价格、保履约”形成了保障碳汇林正常生长的碳汇指数保险、保障交易价值变动的碳汇价格保险、保障抵质押融资偿付的碳汇履约保险，消除了各方的顾虑。本次承保的保险公司是中国人寿财产保险股份有限公司兰州新区中心支公司，此类业务在全国尚属第二单，西部省份为首单。上述案例以绿色金融助力国土绿化、生态保护与修复和“双碳”为目标，对我省落实“双碳”工作具有重要的意义，有力推动兰州新区“先行先试”落实双碳目标，也是西部地区气候投融资方面非常有益的尝试。

4. 探索新区绿色转型发展路径，创新发布 2020 年兰州新区环境信息披露报告

根据金融行业标准《金融机构环境信息披露指南》《银行业金融机构环境信息披露操作手册》《金融机构碳核算技术指南（试行）》，积极探索新区区域环境因素对金融的影响，从政府、驻区金融机构、企业三个层面试点开展环境信息披露工作，形成了《2020 年兰州新区环境信息披露报告》，通过重点梳理新区绿色发展成果及绿色金融建设成效，从系统设计、制度保障及创新发展等角度披露新区环境相关的创新实践，切实反映了地方资源、环境效益的现状与潜力。

5. 打造绿色化工园区示范点，创新发布化工园区碳达峰碳中和路径规划

选择绿色化工园区作为试点，探索园区层面碳达峰实现路径，编制《兰州新区化工园区碳达峰碳中和路径》，创新提出重点园区“碳达峰碳中和”实施路径，为我国相同类型园区提供一定借鉴。该案例根据兰州新区化工园区“十四五”的规划产值目标，结合兰州新区所有规上企业的用能、产值情况，基于国家“十四五”二氧化碳排放强度下降的目标，考虑化工园区正

在建设的实际，设定园区未来不同的碳排放强度下降水平，计算出每年化工园区碳排放量，形成生产时间——碳排放曲线，从而明确化工园区碳达峰的时间；同时，基于“碳中和”目标要求，提出加强项目建设管理、能源结构调整、生产工艺优化、提升产品绿色属性、大力推动CCUS项目、强化技术创新、大力发展绿色金融、积极参与环境权益市场、多方位合作、政策支持保障10个实施路径，有力地支撑化工园区“双碳”目标的实现。合理规划园区碳排放控制目标和实现路径，兼顾低碳与发展，实现产业更科学更系统的布局，最终推动化工园区绿色高质量发展。兰州新区化工园区开启碳减排路径的探索，是扛起低碳减排责任、发挥引领作用的生动体现，对支持兰州市、甘肃省如期实现碳控排政策目标具有重要借鉴意义，在绿色化工领域做出兰州新区探索、树立兰州新区标杆。

6. 完善自然资源余缺调剂机制，创新建设土地异地占补平衡交易平台

兰州新区立足地区资源承载能力，紧密结合国家赋予新区的战略定位，坚持生态优先、绿色发展，大力实施生态保护治理修复、土地综合整治、造林绿化等重大生态工程，实现生态效益、经济效益、社会效益有机统一。开展市场化耕地占补平衡指标和城乡建设用地指标试点交易，搭建交易平台和交易体系，制定出台《兰州新区耕地占补平衡指标和城乡建设用地增减挂钩节余指标交易实施细则》，明确交易标的，规范交易过程，顺利完成包括建设用地占用耕地占补平衡指标、增减挂钩指标在内的土地占补平衡指标线上交易，实现在省域内不同地区用地总量控制目标下，实行更切实际的土地占补平衡指标增减挂钩调控，切实解决与区域产业发展用地不匹配的问题。通过推进生态修复和土地综合整治项目，对区域内修复及改良所产生的新增耕地指标和城乡建设用地增减挂钩节余指标，申请国家统筹，推动跨区跨省交易，鼓励和引导社会主体积极参与新区土地指标项目的开发和交易，推动完善土地指标权益抵质押融资体系，拓展绿色融资渠道，打通绿色融资链条，为推进甘肃在黄河上游生态保护和高质量发展探索路子、积累经验、做出示范。

7. 建立碳中和运营服务中心，创新推动碳核算碳账户体系建设

2021年在兰州环境能源交易中心有限公司挂牌成立碳中和运营服务中心，在全省率先启动了“绿色公务·零碳办公”示范窗口行动，制定了“绿色公务·零碳办公”低碳行为的“节能十条”，从日常办公用电、用水、纸张使用、绿色出行等方面减少碳排放。兰州新区一号办公楼作为第一个公共机构碳账户试点，进行用能统计和碳排放核算，形成碳排放及碳资产的数据管理。依托“丝路碳惠”生态产品价值实现平台，通过建立公共机构碳账户，对用能统计和碳排放进行核算，形成碳排放及碳资产的数据管理，对碳账户中年度所产生的排放量4 621.57吨二氧化碳实施碳中和，项目单位兰州新区城投公司通过购买等量的林业碳汇，市场交易总价约为19.38万元，抵消办公楼的碳排放，实现了本年度的“零碳”办公。兰州新区一号办公楼碳核算碳中和普惠案例，是兰州新区认真践行新发展理念，坚持生态优先、绿色发展，统筹生产、生活、生态三大空间，紧扣试验区功能定位和产业发展方向，积极研究把握“双碳”目标政策红利的具体表现。率先启动的“绿色公务·零碳办公”行动为全省提供了示范样本。目前在兰州新区一号办公楼碳账户的基础上，我们将逐步扩大低碳应用场景，建立工业、能源、农

业、建筑、交通、个人等多维度、多层级碳账户，发挥协同综合集成效应，通过碳账户促进碳信息披露，形成绿色低碳评价体系，计算碳积分，加大力度推广碳账户的金融场景应用，探索将碳积分转化为“深绿”“中绿”“浅绿”的评价标准和绿色金融信贷授信指标，在金融服务、扶持政策、授信额度、贷款利率、办理流程等方面提供差异化服务。

8. 构建西部节水型示范高地，创新全国首单“清水增量责任指标”水权交易

以建设节水型社会为目标，统筹水资源、水环境、水生态“三水”共治，在全国率先探索开展清水增量责任指标的水权交易，根据“供水成本、合理收益”的原则，推动水资源资产资本集约化利用，优先配置中水、可再生水，将污水处理厂的可再生水资源转让给有需要的企业，用于生态和绿化的思路，探索建立水权交易的法规政策制度体系和交易体系，将通过适当处理后达到一定水质标准的再生水资源形成的指标纳入交易范围，组织兰州新区供排水有限公司及兰州新区秦东农业投资发展有限公司，完成了兰州新区首单清水增量责任指标交易，推动可再生水转让利用，既解决了不合格排放水污染问题，也实现了水资源全面节约和循环利用，对全省乃至全国水权制度改革具有积极带动作用。

9. 打通环境权益资本化堵点，实现全省首批“排污权交易和抵质押融资增信”业务落地

制定出台《兰州新区环境权益交易市场建设实施方案》（新政发〔2021〕25 号）、《兰州新区主要污染物排污权交易实施细则（试行）》（新环发〔2021〕63 号）和《兰州新区排污权抵押贷款实施细则》（新环发〔2021〕62 号）等相关政策文件，为新区排污权的核定、交易、收储及融资等绿色金融服务奠定了坚实的政策基础。兰州新区排污权交易充分考虑新区经济发展和项目建设需要，暂免缴纳初始排污权使用费，已取得排污许可证的排污单位进行排污权确权后可开展排污权交易，排污权交易价格在不低于排污权基准价格的基础上，由市场交易形成，交易过程采用全流程电子化交易。排污权交易和抵质押融资增信的落地，也是兰州新区切实将排污权作为企业合法拥有的绿色资产和合格抵质押物进行交易变现和贷款融资的有效手段，使其生态环境价值得到市场充分认可，将环境资源转化为生态资本。排污权交易和融资增信有效帮助企业盘活合法拥有的环境权益资产，降低企业的融资成本，解决融资难、融资贵的问题，缓解企业所面临的现金流不足压力，为推动新区产业绿色低碳循环发展开辟了新途径，有力推动了兰州新区经济社会高质量发展。

10. 打造绿色建筑示范工程，创新建设兰州新区中建大厦

为最大限度利用自然能源、降低能耗，项目建设应用了高性能外围保护保温系统、蒸发冷却系统、空气源热泵系统、地道风和新风热回收系统、太阳能光伏发电系统、基于 BIM 的节能技术展示平台（能耗监测系统）等节能降耗技术，本项目已取得《甘肃省建设科技示范项目验收证书》（被动式超低能耗绿色建筑示范），该项目的设计和施工成果已获得了主管部门的认可，荣获“2019 年近零能耗公共建筑示范工程”“2020 年华夏好建筑示范项目”称号。

11. 搭建绿色低碳发展平台，创新打造兰州新区低碳示范产业园

在兰州新区大力发展绿色低碳产业园的背景下，2021 年 6 月 21 日，甘肃公航旅集团成立“上海交通大学—甘肃公航旅建设集团有限公司低碳路材联合研发中心”，通过校企合作，走

"产学研用"一体化发展之路，已成功研发了微纳橡胶速溶胶粒沥青改性剂、高黏弹橡胶复合改性沥青、环保型高掺量橡胶复合改性沥青三种路用环保型新材料，进行多次沥青混合料相关性能指标的测试，并在陇漳等多条高速公路及新区市政公路铺筑试验段，各项指标优异，为全省公路市场新材料全面推广应用积累了试验数据。为推动科研成果转化，公航旅集团成立了甘肃公航旅低碳科技有限公司，并在兰州新区同步建成全省首个低碳示范产业园—甘肃公航旅低碳示范产业园。

甘肃公航旅低碳示范产业园位于兰州新区石化园区内，占地面积82亩，产业园整体按照"一园两区"规划建设（低碳产业园、沥青库区、微纳橡胶厂区），融低碳产业研发、试验、教育、示范、展示、生产、销售等功能于一体。园区内建设了国内领先、西北第一的集仓储、加工、研发于一体的综合性沥青库，主要生产传统及各类高性能改性沥青产品，配置了国际最先进的全自动SBS进口改性沥青和成套乳化沥青生产设备、行业内最先进橡胶复合改性沥青生产设备，沥青库所有生产线配备先进的智能电子信息化控制系统，对产成品的配方计量精确到0.1%。微纳橡胶厂区重点聚焦我省培育的生态建设、交通建设及资源回收利用产业集群，运用国内最环保、最先进的干态法常压连续断硫生产工艺，建设年处理2万吨废橡胶（含废轮胎）绿色循环利用项目，生产再生橡胶、路用胶粉、特种回收钢丝等再生资源产品，实现废旧轮胎等资源回收、低碳、绿色、无害化处理和综合利用。产业园区还配备了园区试验室，拥有国内外先进的试验检测设备、百余名各类研发人员，确保沥青原材料及产成品的质量。目前，低碳示范产业园中沥青库区已建成投产，沥青库区占地面积12 988平方米，沥青库具备库容33 000余吨，年周转能力30万吨。沥青库区研发生产的产品包括SBS复合改性沥青、橡胶沥青、石墨烯复合改性沥青、SBR改性沥青、高黏弹改性沥青、改性乳化沥青、高粘改性乳化沥青、建筑用防水沥青等20余种产品，业务范围辐射兰州新区方圆500公里。同时，沥青库区实现了无人智能操作系统，自动化上料及全程电脑开闭阀门，实现了无人控制、自动运转、安全生产。微纳橡胶厂区预计年内建成投产，建成后将成为西北五省最先进、最环保、规模最大的废旧轮胎绿色循环项目，预计年回收利用废旧轮胎20 000吨，生产熟化微纳橡胶粉7 500吨、40-60目橡胶粉7 500吨、特种钢丝5 000吨。

12. 聚焦绿色产业培育，创新开发"液态阳光"绿色能源项目

2019年11月，中国科学院大连化学物理研究所李灿院士与兰州新区石化产业投资集团有限公司签订合作协议，并获批"甘肃省院士专家工作站"，引进李灿院士团队多年来开展的科技成果"液态太阳燃料合成：二氧化碳加氢合成甲醇中试和示范工程"项目，该项目在兰州新区批复立项，先后获得兰州新区科技发展局、兰州市科技局和省委组织部的项目资金支持、项目由中国科学院大连化学物理研究所李灿院士团队主导、兰州新区石化产业投资集团有限公司负责投资建设和规模化生产示范。"液态阳光"项目是我国第一个太阳能燃料规模化生产示范项目，项目建设规模1 440吨/年粗甲醇，占地286亩，总投资约14 100万元。以绿色甲醇为代表的"液态阳光"，是一种低排放、高效的液态能量载体和重要的化工原料。2019年3月开工建设光伏发电站单元，提供了高压输电之外的太阳能及可再生能源利用新途径，对催生清洁能

源新兴产业，推动绿色、生态发展，实现碳达峰碳中和，促进低碳经济社会的转型发展，具有重要意义。

兰州新区将积极开拓“液态阳光”项目科技成果的应用领域，建设绿色低碳经济发展示范区，促进生态文明建设。一是探索将绿色低碳经济发展模式纳入兰州新区“十四五”规划和“十五五”规划，制订2030年前碳排放碳达峰行动方案，推动碳达峰碳中和技术产业，建立碳排放“双控”制度、专门的法律法规标准、激励和约束机制等政策措施，持续推动二氧化碳排放达峰行动，确保碳达峰、碳中和目标如期实现，打造碳达峰碳中和示范区；二是持续推进氢能产业示范区建设，借助“液态阳光”先进技术，利用可再生能源电解水制氢，实施“液氢”项目产业化，推广清洁能源的适用范围；三是积极发展绿色建筑，进一步提高新建建筑的绿色建筑比例，推动既有建筑绿色改造，推进农村建筑节能改造，同时开展分布式光伏发电，提高利用率，强化节能，提高能效；四是在国家相关政策的支持下，推进“液态阳光”高端科技成果产业化落地，支持60万~100万吨/年绿色甲醇项目落地，最高实现140万吨二氧化碳的减排。通过捕集循环利用兰州新区范围内热源厂排放的二氧化碳、出台约束性制度或条例等方式，推动兰州新区精细化工及先进制造业等产业不断发展壮大，为精细化工产业科技成果转化转移提供更多的发展空间。

13. 引导绿色产业经济结构升级，实现循环治理一体化推进

兰州兰石中科纳米科技有限公司是兰州兰石集团有限公司、中国科学院兰州化学物理研究所通过增资扩股兼并吸收甘肃九次方纳米设备有限公司而成立的混合所有制科技型企业。该公司拥有自主知识产权的核心专利装备和工艺，可以在常温、常压条件下，工业规模制备多种微纳米材料，工艺过程简洁、能耗低，对传统化工企业的产业升级换代和产品品质提升具有非比寻常的价值。公司依托兰石集团强大的装备研发、设计、制造能力和中科院兰州化学物理研究所在高端功能性纳米材料的研发、检测、应用方面的先进技术，致力于纳米材料生产装备和工艺技术的开发、应用研究和产业化推广工作。以锌资源的再生利用为例，兰石中科提出了固废高值化利用方案，即通过利用现有锌冶炼企业生产过程的锌浮渣、锌灰或钢冶炼企业回收的含锌烟尘为原料，采用湿法冶炼工艺制备纳米氧化锌，带来的生态价值包括以下四个方面。一是利用减少原矿开采带来的生态价值和碳排放价值。通过对固体废弃物高值化利用，减少了原矿开采的成本，每吨高值化等锌产品的原矿节约生态价值高达3万元，减少碳排放911.78千克，相当于削减了整个锌采矿过程中超过三分之一的碳排放量。二是综合利用减少能源消耗产生的生态价值和碳排放价值。兰石中科提出的固体废物高值化利用方案中，每吨高值化等锌产品的能源节约生态价值达3 000元，与现有湿法冶炼先进工业相比减少碳排放达到2 097.63千克，与现有火法冶炼平均水平相比减少碳排放达到4 935.60千克，相当于削减了整个锌冶炼过程中一半以上的碳排放量。三是污染减排产生的生态价值和碳排放价值。兰石中科得益于拥有先进的纳米材料制备相关技术，可以颠覆性地将原有需要大量成本处理的危险废物转化为企业可用的生产原料，每吨高值化等锌产品的排放节约生态价值达5 000元，与处理后填埋占用的土地碳吸收机会成本相比，减少碳排放达到610千克；与直接填埋占用的土地碳吸收机会成本

相比，减少碳排放达到1 020千克，相当于完全减少了整个锌浮渣和锌灰处理过程的碳排放。四是通过锌产品纳米化实现减锌增效产生的生态价值和碳排放价值。由于纳米氧化锌的产品特性，相较于传统的活性氧化锌，纳米氧化锌能够仅使用原有氧化锌使用量的35%~50%而达到相同的使用效果，即在同一产品要求下，相当于对传统氧化锌的生态价值提升了一倍，降低了50%~65%的碳排放，同时降低了相关企业30%~40%的氧化锌原料成本，产生了巨大的生态价值和社会效益。

综上所述，兰石中科提出的含锌危固废高值化利用方案每吨高值化等锌产品的生态价值高达7.6万元，减少碳排放在7 238.82~13 734.76千克，现有项目的生态价值高达4.56亿元，平均碳排放减少约在6万吨。这一创新技术的引入，将帮助全产业链统筹处理好发展和减排的关系，以绿色低碳发展引领减排进程，以减排约束倒逼行业创新，解决了有色金属冶炼行业在锌冶炼领域突出的发展与减排间的矛盾，实现行业短期发展目标与国家中长期环境目标相匹配，对锌冶炼领域实现碳达峰、碳中和目标及开创生态文明建设新局面具有颠覆性意义。

14. 拓宽绿色双重属性，开发“绿色认证+绿色担保”新模式

兰州新区金控集团担保公司（以下简称兰新担保）联合西部绿色认证中心（兰州新区）有限公司，通过“绿色认证+绿色担保”业务模式，服务新区绿色企业及绿色项目，助力新区绿色金融发展。兰新担保对照已认证的绿色企业、绿色项目清单逐一梳理，主动与企业沟通对接。在得知兰州新区黄河上游生态修复投资有限公司和兰州新区生态产业发展有限公司流动资金紧张后，兰新担保结合企业实际设计担保方案，为以上两家企业分别提供500万元绿色担保支持，缓解了企业的资金周转困难。兰新担保将继续坚持绿色发展理念，强化与西部绿色认证中心合作，积极推广“绿色认证+绿色担保”金融产品，努力为更多新区绿色企业和绿色项目提供优质金融服务，助力新区绿色企业、绿色项目健康可持续发展。

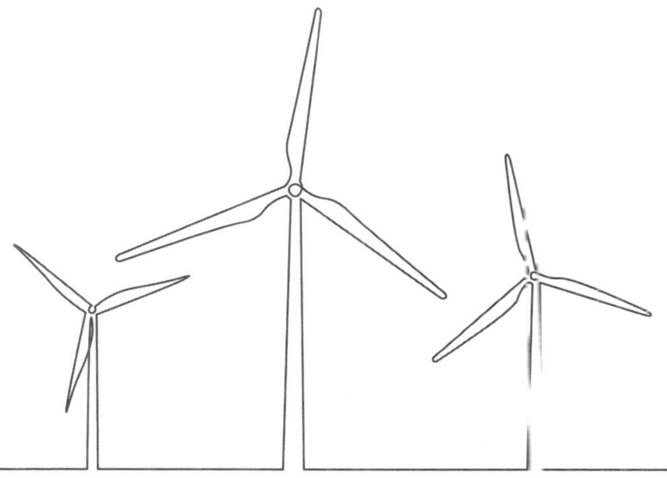

4 “一带一路”投融资绿色化

4.1 “一带一路”转型风险与机遇①

4.1.1 全球物理风险与转型风险上升

气候风险不仅对我们赖以生存的自然和环境造成了破坏，而且使社会经济损失日益增加。根据世界经济论坛发布的《2021 年全球风险报告》，在未来十年的五大全球风险中，有四项风险与气候及环境有关。据联合国统计，从 1980—1999 年的 1.63 万亿美元，到 2000—2019 年的 2.97 万亿美元，气候变化所造成的经济损失几乎翻了一番。②

气候相关财务信息披露工作组（TCFD）认为，全球主要面临着两类气候风险：与气候变化所引起的物理影响相关的风险，以及与向低碳（最终为净零）经济转型相关的风险。

① 本章内容基于《“一带一路”绿色投资原则》（GIP）第一工作组研究成果，研究成员包括中国工商银行、瑞士再保险、普华永道等。

② 2000 年至 2019 年人类为灾害所付出代价．https://www.undrr.org/publication/human-cost-disasters-2000-2019。

表 4-1 全球可能面临的几大风险

	第 1	第 2	第 3	第 4	第 5
2021 年	极端天气	气候行动失败	人类对环境的破坏	传染性疾病	生物多样性缺失
2020 年	极端天气	气候行动失败	自然灾害	生物多样性缺失	人为引发的自然环境灾害
2019 年	极端天气	气候行动失败	自然灾害	数据欺诈或窃取	网络攻击
2018 年	极端天气	自然灾害	网络攻击	数据欺诈或窃取	气候行动失败
2017 年	极端天气	非自愿移民	自然灾害	恐怖袭击	数据欺诈或窃取

■ 环境方面 ■ 地缘政治方面 ■ 社会方面 ■ 技术方面

资料来源：世界经济论坛、《2021 全球风险报告》。

（一）物理风险特征与影响

气候变化所引起的物理风险可能是急性的，也可能是慢性的。急性物理风险与气旋、飓风或洪水等极端天气活动的严重程度加剧有关。慢性物理风险可能与气候模式的长期变化有关，例如持续性高温导致海平面上升。①

虽然物理风险在客观上能对金融机构的日常运营构成实质性威胁，但具有前瞻性的金融机构可以通过投资具有气候适应性的公共产品和提供以保险为主的风险转移解决方案，来释放综合融资的潜力，从而把即将到来的风险转化为新的商机。

（二）转型风险与机遇分析

转型风险是指向低碳（最终为净零值）经济转型而导致的风险。据联合国政府间气候变化专门委员会（IPCC）预计，除非未来几十年大幅减少温室气体排放，否则全球将在 21 世纪升温超过 1.5℃或 2℃。为了防止环境、社会和经济环境的进一步恶化，世界各国领导人共同签署了雄心勃勃的《巴黎协定》。该协定要求“各方应进行准备、沟通并不断做出能实现气候目标的国家自主贡献（NDCs）”，通过这种方式，来整合全球为了实现净零世界而做出的努力。对所有经济部门而言，这种方式向市场发出了一个强有力的信号，即是时候向低排放型经济转型了。

然而，要实现净零增长仍然困难重重。为了应对与气候变化有关的要求，向低碳经济转型可能会引起一系列广泛的政策、法律、技术和市场风险。②《巴黎协定》特别指出，各国应在经济转型过程中，对经济受转型应对措施影响最大的国家表示关切。③

另外，缓解气候变化为可再生能源项目和其他绿色金融项目创造了投资机会，还提供了与风险转移有关的解决方案。气候相关财务信息披露工作组研究显示，气候相关的风险与机遇是同一事物的两个不同面。为取得长期利益并在市场中脱颖而出，私营企业要考虑采取合适的商业战略，并根据气候变化所产生的潜在经济影响进行最有效的资本配置。

---

① 气候相关财务信息披露工作组（TCFD），2017 年 6 月，《气候相关财务信息披露工作组建议》。

② 气候相关财务信息披露工作组，《最终报告：气候相关财务信息披露工作组的建议》，2017 年。

③ 联合国气候变化框架公约（UNFCCC），2015，巴黎协定，https://unfccc.int/sites/default/files/english_paris_agreement.pdf。

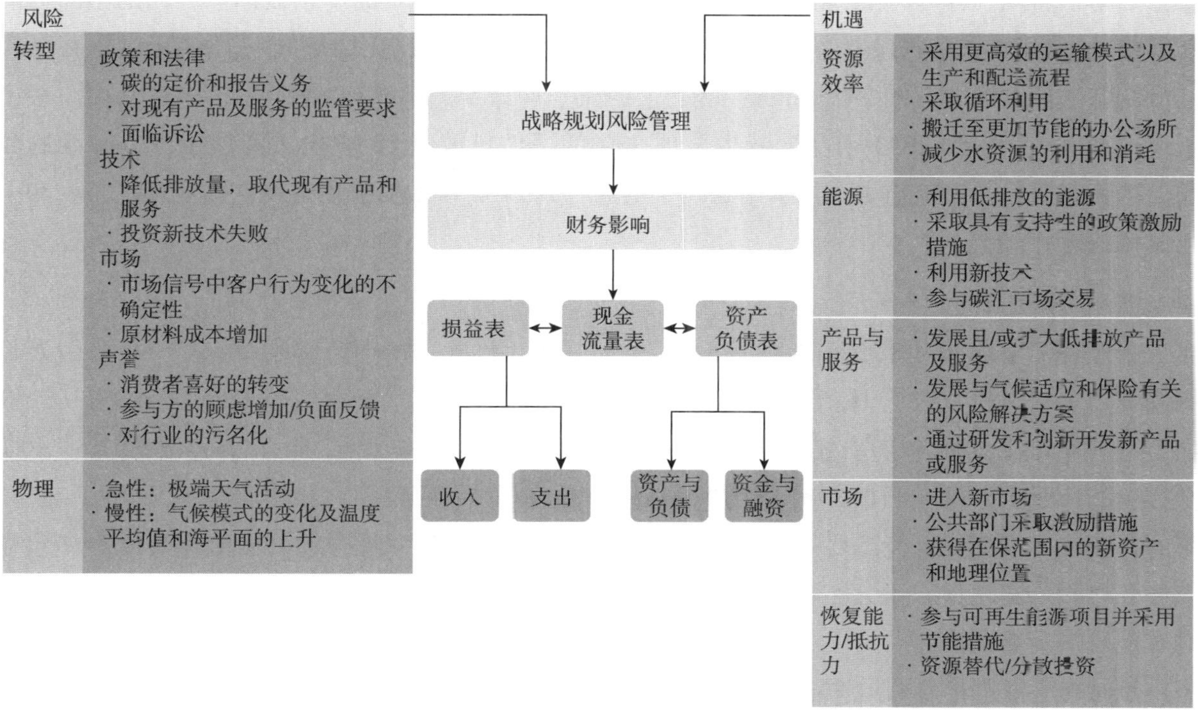

图 4-1　TCFD 气候变化相关风险与机遇分析

4.1.2　“一带一路”地区绿色转型背景

（一）随着转型风险上升，“一带一路”正处于发展的十字路口

参与“一带一路”国家中的发展中国家较多，这些国家人口增长普遍较快。对于一国人口增长与面临转型风险之间的相关性，可从人类发展指数①和全球气候风险指数②中窥得一二。此外，由于许多国家缺乏多样化的经济基础，这可能使它们在净零转型期间的经济发展能力偏弱。例如，一些东南亚国家极易受到能源转型的影响，因为这些国家 40%以上能源供应总量都依赖于进口。③

（二）许多“一带一路”沿线国家站在净零转型的前沿

尽管面临诸多挑战，但许多“一带一路”沿线国家已采取切实行动，推动低碳转型。“一带一路”沿线的 32 个国家已经承诺会在 2021 年年底实现净零碳目标。同时有 92%的“一带一路”沿线国家已提交了国家自主贡献（NDC）文件。④

在第 26 届联合国气候变化大会格拉斯哥峰会上，“一带一路”沿线国家代表提出了许多倡

① https：//hdr. undp. org/en/content/human-development-index-hdi。

② https：//www. germanwatch. org/en/19777。

③ https：//www. pwc. com/sg/en/publications/assets/page/energy-transition-readiness-in-southeast-asia. pdf。

④ 国家自主贡献：国家自主贡献体现了每个国家在减少国家排放和适应气候变化影响方面所作出的努力。《巴黎协定》（第 4 条第 2 款）要求各签署方确定、披露和维护其致力于达成的国家自主贡献（NDC）目标。为达成此等贡献目标，签署方应着力采取国内缓释措施。https：//newsroom. unfccc. int/process-and-meetings/the-paris-agreement/nationally-determined-contributions-ndcs。

议，推动了实现“净零”目标的行动。例如，包括部分“一带一路”沿线国家在内的小岛屿国家联盟（AOSIS）（马尔代夫、巴布亚新几内亚、斐济和几内亚比绍等）呼吁停止对化石燃料进行补贴，扩大缓解气候变化的投资规模①。越南、菲律宾、巴林和沙特阿拉伯等“一带一路”沿线国家也承诺，到2030年至少减少全球30%的甲烷排放量。② 中国、孟加拉国、印度尼西亚、哈萨克斯坦和巴基斯坦等国承诺将携手努力，到2030年成功终止并彻底改变森林减少和土地退化的现状。③

（三）低碳转型将给地区经济同时带来挑战与机遇

企业若不采取应对转型风险的措施可能会面临较大挑战。产生转型风险的一个重要因素是搁浅资产。“搁浅资产”是指遭受到预料之外或过早的减值、贬值或沦为负债的资产。④ 例如，德国宣布在2038年退出煤炭行业，为进一步加紧实现减排目标，立下了到2030年退出煤炭行业的新愿景。就在于2020年德国一家公用事业企业启用了一座新燃煤电厂，该电厂有45年的存续期，但期间可能需要停工10年。⑤ 此外，未能将环境、社会和公司治理等因素（包括气候变化和低碳转型）融入企业战略、产品和服务、运营、风险管理等方面的企业，可能面临的转型风险会增加。

及时有序推进净零社会转型会带来竞争优势。具有前瞻性的公司会为低碳经济转型做准备，并引领行业的转型来建立其竞争优势。首先，市场对气候相关财务信息进行披露和对商业活动对环境产生影响进行报告的诉求日益增长，这向企业管理者发出了一个明确的信号，即环境、社会和公司治理的成果对企业的市值和发展前景有较大影响。据世界经济论坛对10个行业的分析，倡导可持续发展的领导者普遍可获得较低成本的资本，其资本成本平均比行业落后者低100个基点。⑥ 其次，及时采取应对行动是防止转型风险引起重大损失的关键。例如，设立降低碳排放目标并采取行动，可将混凝土和水泥生产商的搁浅损失控制在10%~25%。⑦ 此外，通过提高能源利用效率并利用更低成本的可再生能源，企业可以同时降低成本支出和碳排放量。据世界经济论坛（WEF）分析，几乎所有企业都能在不产生额外成本的前提下，至少降低三分之一的温室气体排放量。一些公司完全可以在净成本为零的情况下实现脱碳（见图4-2）。⑧

---

① 由复旦大学绿色金融与发展中心汇编自小岛屿国家联盟的官方网站和“一带一路”国家统计数据（https：//greenfdc.org/countries-of-the-belt-and-road-initiative-bri/？cookie- state-change=1638941105288）。

② 欧盟委员会和美国，2021年，全球甲烷承诺，https：//www.ccacoalition.org/en/resources/global-methane-pledge。

③ 格拉斯哥领导人关于森林和土地利用的宣言，2021，https：//ukcop26.org/glasgow-leaders-declaration-on-forests-and-land-use/。

④ http：/www.smithschool.ox.ac.uk/research/stranded-assets/。

⑤ https：//www3.weforum.org/docs/WEF_Winning_the_Race_to_Net_Zero_2022.pdf。

⑥ 成功实现净零排放：首席执行官气候优势指南 https：//www3.weforum.org/docs/WEF_Winning_the_Race_to_Net_Zero_2022.pdf。

⑦ 瑞士再保险公司，2021年，气候变化的经济学：不采取行动不是一种选择.swiss-re-institute-expertise-publication-economics-of-climate-change.pdf（swissre.com）。

⑧ 成功实现净零排放：首席执行官气候优势指南 https：//www3.weforum.org/docs/WEF_Winning_the_Race_to_Net_Zero_2022.pdf。

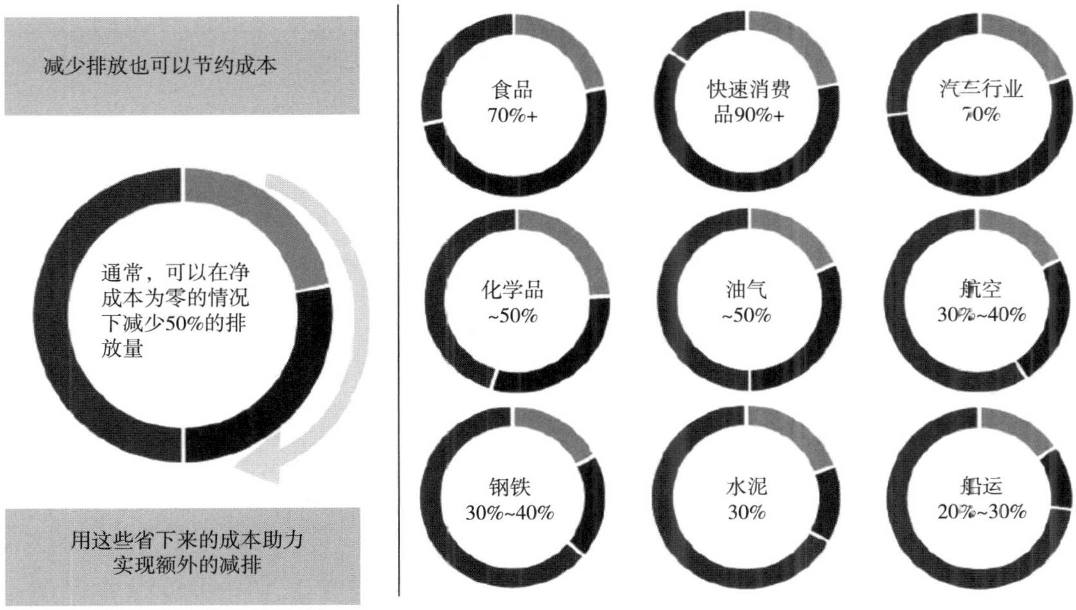

图 4-2 各大企业可以在净成本为零的情况下显著降低范围 1 和范围 2 的碳排放量

4.1.3 “一带一路”地区代表性国家转型风险分析

根据世界银行集团的区域划分，我们选择了四个国家——中国、巴基斯坦、哈萨克斯坦和波兰进行分析，每个国家都来自不同的次区域，且均对减缓气候变化的转型做出了坚定承诺，既面临严重的转型风险，又隐藏潜在的脱碳机会。选定的国家在它们各自的次级区域意义重大，它们的情况可以为处于转型较早阶段的国家用作参考。

从分析结果看，中国、哈萨克斯坦、波兰和巴基斯坦都出台了各种低碳转型政策。尽管这些国家的经济发展水平不同，各自面临着一系列独特的脱碳挑战，包括过于依赖化石燃料的能源结构、缺乏绿色投资和公私协作、潜在的长期政策不一致、技术发展的不确定性等，但这些国家都认识到要迅速减少化石燃料消耗、促进全面低碳转型的紧迫性和必要性。

此外，乌克兰和俄罗斯冲突引发的通胀上升和能源短缺，削弱了部分“一带一路”国家的经济复苏势头，新冠肺炎疫情的负面影响也尚未消退。[①] 许多国家采取短期措施解决国家能源安全问题，这可能会加剧这些国家对化石燃料的依赖，从而影响低碳转型进程。[②] 但是，此次事件也明确表明，与把所有鸡蛋都放在化石燃料生产国相比，在国内市场上实现能源多样化，并加大对太阳能和风能发电的可再生能源的投资，可能是保障能源供应的更优选择。表 4-2 总结了对四个选定国家的调查结果。

① Victoria Masterson，2022 年，这个图表显示了乌克兰和俄罗斯的世界出口量。https://www.weforum.org/agenda/2022/04/world-bank-ukraine-food-energy-crisis/。

② 联合国，2022 年，联合国秘书长：乌克兰可能对气候产生重大影响。

表 4-2 四个选定国家的转型机会调查结果

	转型机会①
中国	• 制造低碳技术，包括电动汽车、太阳能光伏和风力涡轮机； • 中央和地方政府规划； • 积极参与全球气候治理； • 基于自然的解决方案
哈萨克斯坦	• 丰富的太阳能和风能资源； • 政府政策支持； • 多边开发银行和捐助者提供财政支助； • 造林规划
波兰	• 海上风力潜力显著； • 在塑造欧洲绿色价值链中具有地理和知识优势； • 具有开发生物能源和生物能源碳捕获利用和存储（BECCUS）的丰富自然资源潜力
巴基斯坦	• 具有远大的国家自主贡献； • 太阳能和风能资源显著； • 存在大量未开发的水电、太阳能和风能潜力； • 造林规划

4.1.4 “一带一路”地区商业部门转型风险与机遇

能源、建筑、工业和交通（EBIT）行业每年排放约 340 亿吨二氧化碳当量②。这些行业的脱碳行动将为减排提供巨大的机会。金融机构通过其风险管理，贷款、投资和保险决策及产品管理影响客户和利益相关方低碳转型。本章重点介绍了那些碳足迹较高的行业，以及那些最有可能从净零转型中获益的行业，并分析金融在相关领域面临的机遇与挑战。

（一）能源行业

1. 转型风险。能源行业的转型风险主要来自收入减少、费用增加、资产提前报废/资产注销/资产重新定价、研发/投资成本增加等方面。

表 4-3 能源行业风险分析

风险类型	风险子类型	潜在影响
转型	市场/行为	•高度依赖化石燃料的公司可能会出现资产贬值
		•关键矿物（如锂、钴、镍）的价格上涨或波动增加可能会影响能源公司的脱碳计划
		•缺乏明确的低碳能源市场信号可能会打乱部署计划
		•可再生能源价格下降可能会减少对化石燃料的需求，或增加依赖化石燃料的公司（如电力公司）的竞争压力
		•随着金融机构收紧对碳密集型活动的政策，依赖化石燃料的能源公司可能会面临更高的借贷和保险成本，或者可能发现某些活动和资产无法获得资金或保险

① 虽然核电是一种有助于减少碳排放的能源，但是，由于废物处理、影响深远的灾难性风险和治理风险等问题尚未解决，使人们很难把核电单纯认定为一种机会。

② 能源转型委员会，2021 年，实现气候目标：二氧化碳去除的作用。https：//www.energy-transitions.org/wp-content/uploads/2021/05/ETC-NegEmiss-White-paper-v4-Final.pdf。

续表

风险类型	风险子类型	潜在影响
转型	声誉	• 温室气体密集型企业或从事温室气体排放的企业在公众心中的形象负面
		• 大量排放环境有害物质或威胁健康污染物的企业在公众心中的形象负面
	政策、法律和诉讼	• 由于碳排放权交易体系、碳税或其他温室气体排放定价方法，碳/温室气体排放价格增加
		• 对相应的甲烷排放管理的需求日益增长
		• 国际和国内政策要求能源公司应采取减少温室气体排放的操作措施
		• 为遵守日益增长的气候相关信息披露要求而导致成本增加
		• 因未能管理与气候相关的风险、未能充分披露与气候相关的信息或未能遵守与气候相关的法律法规而招致诉讼
	技术和创新	• 退役、改装或重新利用未减退的化石燃料发电厂（如安装碳捕集、利用与封存）造成成本增加
		• 投资低碳能源，如核能、氢/氨或可再生能源
		• 各种技术的风险，即管理与电网电源中可再生能源份额不断增长相关的间歇性和可变性，例如智能电网和储能技术

2. 转型机会。在能源领域，主要的技术机会仍然是风能、太阳能、智能电网、储能和安装了碳捕集、利用与封存的化石燃料发电厂。在低碳转型方面加倍努力的能源公司将能够为投资者、贷款人、客户和消费者树立良好的形象，从而因其在气候方面的领导地位而获得超额财务利益。对绿色能源研发和推广的投资将使能源公司显著降低气候和环境披露的长期风险。

对“一带一路”国家的能源行业而言，接受低碳转型可以促进跨境技术转移，提振当地经济。绿色氢等低碳能源可以在本地市场生产，从而保障目前高度依赖全球能源市场的“一带一路”国家的能源安全。

（二）碳密集工业行业

1. 转型风险。水泥和钢铁等碳密集工业行业的转型风险主要来自收入减少、费用增加、资产提前报废/资产注销/资产重新定价、研发/投资成本等方面。

表 4-4　典型碳密集型产业风险分析：水泥和钢铁

风险类型	风险子类型	潜在影响
转型	市场/行为	• 消费者偏好转向使用绿色生产方法生产的钢材/水泥
		• 依赖于传统钢铁/水泥生产方法的公司估值可能会受到搁浅资产风险的影响
		• 下游低碳转型导致钢材/水泥总需求减少（如建筑、车辆和机械的绿色设计）
		• 为从事碳密集型活动的公司增加成本或减少贷款、投资和保险
	声誉	• 公司因未能采用/开发绿色制造方法而在公众心中的形象负面
		• 整体钢铁/水泥行业在公众心中的形象负面
		• 与下游重排放企业合作的公司在公众心中的形象负面，如建筑公司未采用绿色建筑标准

续表

风险类型	风险子类型	潜在影响
转型	政策、法律和诉讼	•碳/温室气体排放价格上涨（碳排放权交易体系、碳税等导致）
		•能源优化预期提高，这可能会导致运营或研发成本增加
		•气候和环境披露/合规要求导致成本增加
		•对脱离煤炭的国内和国际政策要求将推动低碳技术在水泥和钢铁行业的大规模应用
		•因未能管理与气候相关的风险、未能充分披露与气候相关的信息或未能遵守与气候相关的法律法规而招致诉讼
	技术和创新	•在水泥和钢铁的生产过程中，碳捕获、利用与封存技术的整合
		•摆脱煤炭的新兴技术，例如，钢铁生产中的电弧炉（EAF）、以天然气/氢气为基础的直接还原铁（DRI），以及在水泥生产中经改善的窑炉效率、熟料替代品和对生物能源的使用
		•废金属回收所存在的风险

2. 转型机会。对于水泥和钢铁等碳密集型行业来说，技术创新的机会主要存在于在制造过程、新兴技术（如电弧炉、直接还原铁、经改善窑炉）、废金属回收，以及碳捕获、利用与封存的应用。对这些技术的公共投资可大大减少气候和环境披露所产生的长期风险。不断提高的碳价格以及国内国际摆脱煤炭的相关政策要求，将促进低碳技术在水泥和钢铁行业中的大规模应用。对循环经济方面的先行者来说，对钢铁和水泥需求的减少是一个商业机会。积极推动净零排放转型的碳密集型企业可以在投资者、贷款人、客户和消费者当中培养自己的声誉价值，从而因其对气候所做的贡献而享受超额经济效益。

（三）交通运输业

1. 转型风险。交通运输行业的转型风险主要来自收入减少、费用增加、资产提前报废/资产注销/资产重新定价、研发/投资成本增加等方面。

表 4-5　交通运输行业风险分析

风险类型	风险子类型	潜在影响
转型	市场/行为	•消费者对更为环保的交通工具（如电动汽车、低碳航空旅行、低碳航运）以及自愿改变行为来减少排放的愿望日益增长
		•在某些发展中国家，向低碳交通运输的转型可能会面临更多的困难挑战，如电动汽车价格高，充电基础设施不完善，电网薄弱或不可靠等
		•社会对“出行即服务”（MaaS）产品的接受度提高，可能会加剧市场竞争
		•在所有交通运输方式中，上游供应链均有可能受到破坏
	声誉	•对未能发展绿色交通运输途径的公司来说，他们会产生负面的公众形象
		•与排放密集型上游企业（如化石燃料供应商）进行合作的企业，会产生负面的公众形象
		•建立了造成重大区域污染的当地基础设施（如管理不善的航空运输基础设施）的公司，会产生负面的公众形象
		•建立了对自然生存环境有负面影响的交通运输通道的公司，会产生负面的公众形象

续表

风险类型	风险子类型	潜在影响
转型	政策、法律和诉讼	•（来自排放交易计划、碳税等的）碳/温室气体排放成本增加
		•支持低碳交通运输的政府法规，如电动汽车补贴、更高的燃油效率标准，或监管低能效车型二手销售的政策框架
		•更高的能源效率要求可能会导致运营成本或研发成本的增加
		•气候和环境披露/合规要求导致成本增加
		•因未能管理与气候相关的风险、未能充分披露与气候相关的信息或未能遵守与气候相关的法律法规而招致诉讼
	技术和创新	•能源效率改进技术，如改进发动机、空气动力学和轮胎设计（重型/轻型车辆）、自动列车、船舶/飞机设计等
		•在交通运输中采用低碳能源（如燃料电池电动汽车、可持续航空燃料、氨燃料海运等）的风险

2. 转型机会。对于交通运输业来说，潜在商业机会可能会在提高能源效率和适应氢、甲醇和氨等低碳能源的技术进步中。在交通运输行业，有远见的企业会抓住机遇加快进行低碳转型，以在消费者和乘客中树立良好的形象，同时利用公共开支和优惠政策来减轻长期转型成本。

尤其是"一带一路"国家迫切需要绿色交通运输基础设施，以满足当地社会不断增长的需求，而企业可以帮助"一带一路"国家在交通运输领域实现直接的、跨越式的绿色增长。此外，可以在本地市场产生绿色氢气等低碳能源，极大缓解全球石油和天然气市场价格波动的不确定性。

（四）建筑行业

1. 转型风险。建筑行业的转型风险主要来自收入减少、费用增加、资产提前报废/资产注销/资产重新定价、研发/投资成本增加等方面。

表 4-6 建筑行业风险分析

风险类型	风险子类型	潜在影响
转型	市场/行为	•碳密集型原材料成本的变化可能会影响到盈利能力
		•能源价格上涨会影响建筑行业的运营成本
		•随着消费者对相关影响和利益的认识不断提高，对绿色建筑和发展实践的需求会更大，可能会扰乱价值链
		•能效评分低的建筑物可能会面临税收或罚款的增加
		•建筑物改造可能会带来风险，包括对居民的干扰，租户和业主之间激励措施方面的分割，漫长的投资回报期等
		•易受极端天气事件影响的市场，其经济活动减少
	声誉	•温室气体排放量高的公司会产生负面的公众形象
		•企业占用和开发具有较高的气候相关自然资本价值的土地，会产生负面的公众形象

续表

风险类型	风险子类型	潜在影响
转型	政策、法律和诉讼	• 气候和环境披露/合规要求导致成本增加
		• 强制性低碳建筑能源法规，不仅考虑到建筑运作的直接排放（如禁止新安装化石燃料锅炉），而且考虑到间接和隐含排放（如限制某些碳密集型材料，如水泥）
		• 为了遵守更严格的法规而需要的资本投资
		• 更高的能源效率要求可能会导致运营成本或研发成本的增加
		• 因未能管理与气候相关的风险、未能充分披露与气候相关的信息或未能遵守与气候相关的法律法规而招致诉讼
	技术和创新	• 建筑行业特别是发展中国家的建筑行业，其低碳转型取决于电气化和向可再生能源的转换
		• 为了遏制居民排放，需要提高空间加热（如隔热层和双层玻璃）、烹饪、空调和照明的效率
		• 技术风险，如电热泵、电阻电加热、氢或生物甲烷燃烧、太阳能热水等

2. 转型机会。建筑行业的净零转型有赖于电气化、可再生能源的大规模应用、效率的提高，以及诸如热泵等其他关键技术的使用。随着可再生能源价格的下降以及极端天气的日益频繁，人们对绿色建筑的需求将持续增加。建筑物的改造，可以从现有的房地产中释放出更多的商机。应对气候变化的监管变化，将为房地产领域的先行者提供公共开支和优惠政策，同时从长期来说，可降低转型成本。从更广泛的角度来看，气候友好型房地产企业可以与志同道合的上下游企业联合起来，重塑整个行业生态。

（五）高碳行业转型对金融业影响

与实体经济类似，金融行业也面临各种转型风险与机遇。低碳转型将在不同领域创造新的增长引擎，包括可再生能源、基础设施建设、能源和材料、低碳运输、资源节约型低排放农业，以及新兴的碳补集封存解决方案。同时，热衷于追求“一带一路”相关商业机会的本地金融机构和国际金融机构，应注意伴生的转型风险。

一是依赖化石燃料的行业，其资产贬值也可能会导致金融家和投资者信贷和市场风险的增加。在向低碳经济转型的过程中，对于高碳行业来说，其资产可能会出现大规模的突然贬值。金融机构需要有前瞻性，评估可能搁浅的资产的风险敞口，并管理由于急于清理这些资产而产生的损失。对金融机构来说，经济和商业环境可能变得更有挑战性。资本可获得性及其成本变化，可能会阻碍对低碳转型的有效投资①。国际能源署估计，新兴市场和发展中经济体（EMDEs）的资本成本比发达经济体高了 7 倍②。

二是在全球向低碳经济转型时，所产生的通货膨胀压力可能会给金融机构带来风险。在《联合国气候变化框架公约》第 26 次缔约方大会之前、期间和之后，越来越多的国家提高了对能源行业以及其他减碳困难行业的去碳化雄心。但是，去碳化政策，如碳定价和对低碳技术的

① 赋能碳排放任务，实现净零经济。https：//www.energy-transitions.org/wp- content/uploads/2020/09/Making-Mission-Possible-Full-Report.pdf。

② 国际能源署，2021 年世界能源展望，https：//iea.blob.core.windows.net/assets/4ed140c1-c3f3-4fd9-acae-789a4e14e23c/WorldEnergyOulook2021 pdf。

补贴，可能会成为通胀压力的一个因素①。世界经济论坛指出，人们一直低估了可再生能源技术的进展速度。未来的能源成本可能大大低于目前公司普遍使用的共识②预测③。投资者愿意促进更成熟的低碳技术，如风能和太阳能，但往往忽略了新生但颇具前途的终端脱碳技术，如碳捕集、利用与封存。④ 如果金融机构主动与公共部门合作，促进良好创新金融产品的设计，以培养新生产业，可能会在未来几年释放更多新的商业机会。

三是分散而快速演变的政策和监管环境增加了拥有跨境业务和风险敞口的金融机构在合规方面的风险。不同的净零承诺，不断演变的监管环境，以及不同司法管辖区对绿色和棕色资产不一致的定义，都可能会给在世界各地经营的金融机构带来巨大不确定性。政策制定者和监管者需做出跨管辖区的共同努力，以统一绿色金融的分类标准和要求，提高与气候有关的金融披露的可比性和决策的实用性，扩大跨境绿色投资的机会范围。

银行、投资者和保险公司可以与排放密集型公司和经济体进行接触，以制定可靠的转型计划。金融机构所做出的贷款、投资和承销决定，应部分取决于这些金融机构的客户公司是否拥有明确的脱碳计划。此外，与同行和客户集体参与气候相关倡议，如科学碳目标倡议（SBTi）、碳核算金融联盟（PCAF）和气候相关财务信息披露工作组等，可以鼓励以科学为基础的目标设定、碳会计和气候相关财务披露等领域的能力建设和技术转让，这是金融机构自身及投融资端实现共同有序转型的必要条件。

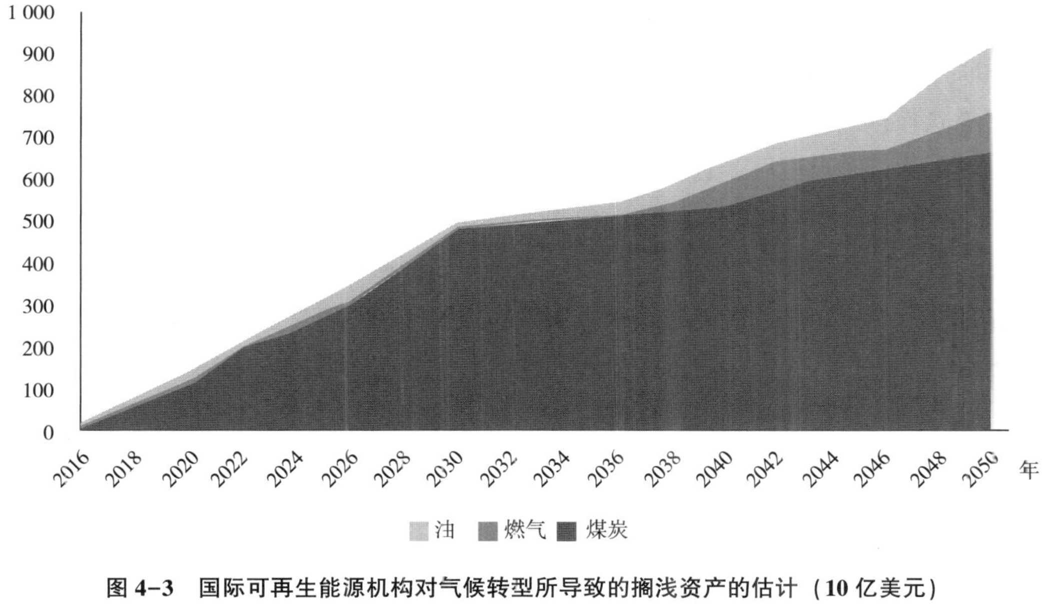

图 4-3 国际可再生能源机构对气候转型所导致的搁浅资产的估计（10 亿美元）

（资料来源：国际可再生能源机构）

---

① 金融时报。2022，欧洲央行高管警告说，推动绿色能源会促使通胀上升。https：//www. ft. com/content/80cbd05f-d722-411f-9bbe-155cd8c06f7e。

② 共识预测：基于不同方法的现有预测组合。

③ 成功实现净零排放：首席执行官气候优势指南。https：//www3. weforum. org/docs/WEF_Winning_the_Race_to_Net_Zero_2022. pdf。

④ 国际能源署，2021 年世界能源展望。https：//iea. blob. core. windows. net/assets/4ed140c1-c3f3-4fd9-acae-789a4e14a23c/WorldEnergyOutlook2021. pdf。

4.1.5 应对“一带一路”转型风险建议

一是制定明确的战略来支持实体经济转型。净零承诺和定量分析（如与巴黎接轨的气候情景分析、压力测试等）颇为重要。例如，金融机构明确有切实转型融资承诺的净零承诺，可有助于进一步提出转型的具体目标和计划，并为实体经济客户提供金融解决方案。通过这样的做法，金融机构会和关键利益相关者建立起信任并获得经验，反过来又可以帮助金融机构内部业务线明确方向，引导和支持经济低碳转型。

二是设计适当的治理机制，围绕与气候有关的风险与机遇，进行自上而下的管理监督。确保治理架构中各层级和条线职责清晰并保证组织内拥有适当的监督机制至关重要。成立一个跨职能团队也很关键，因为必须通过整体的方式来处理与气候有关的转型风险。通过内部协作和创新，逐步积累专业知识和相关经验。最后，很重要的一点是让合适的高级管理层和董事会委员会参与气候相关的风险与机遇决策。

三是风险管理，建立并完善气候相关风险的识别、评估和管理流程。根据数据可用性、评估时间范围和风险类型等各种因素，确定利用定性或定量方法进行风险分析。例如，定性情景分析可帮助提高集团风险意识，指导高层战略制定和投资决策。数据可用性和计算方法确定是进行定量气候风险评估的关键因素。目前来说，很多金融机构很难在机构层面收集气候相关数据，更不用说在资产或产品层面了。可参考几个国际倡议来发展和规范相关指标和方法，包括碳核算金融联盟（PCAF）分别与净零排放银行业联盟（NZBA）和净零保险联盟（NZIA）合作制定的“融资性排放”和“保险相关排放”新标准。在金融机构的范围三排放量计算方法得到最终的确定、测试和采用后，有可能对转型风险进行更多精确化的定量评估。

四是根据披露框架，积极披露当前进展和未来计划，包括具体指标和目标。透明度是金融机构实现核心商业价值和愿景的基石。金融机构需根据气候相关财务信息披露工作组（TCFD）或其他披露标准或建议，制定气候风险报告框架、内容和实践方案。

具体来看，金融机构应针对其业务模式和投资组合制定有差别的方案：

银行是欧洲、中东和非洲绿色基础设施债务融资的主要提供者，应加强内部能力，以加强投融资端的气候风险评估。

保险公司作为机构投资者以及风险转移解决方案的提供者，发挥着独特的双重作用。“一带一路”地区的很多保险公司已经做出了净零承诺，且正在为可持续/绿色债券进行融资。如果没有保险来消除实体经济活动风险（包括与技术有关的风险）和投资风险，就有可能会出现绿色保护缺口，从而影响高碳领域的市场投资意愿。

投资者，尤其对于超过100万亿美元资产①和长期投资者来说，其管理资产可在推动转型发展方面发挥重要作用。他们可以参与到战略层面去，通过有针对性的举措，帮助扩大转型金融结构和商业模式的影响范围。

---

① 普华永道会计师事务所，资产和财富管理变革：塑造未来的力量，2020年12月。

在项目层面，每个参与者应在整个投资、风险转移和执行过程中，对潜在的转型风险进行管理。下表包含了一些例子，展示主要类别金融机构在项目层面转型风险管理措施。

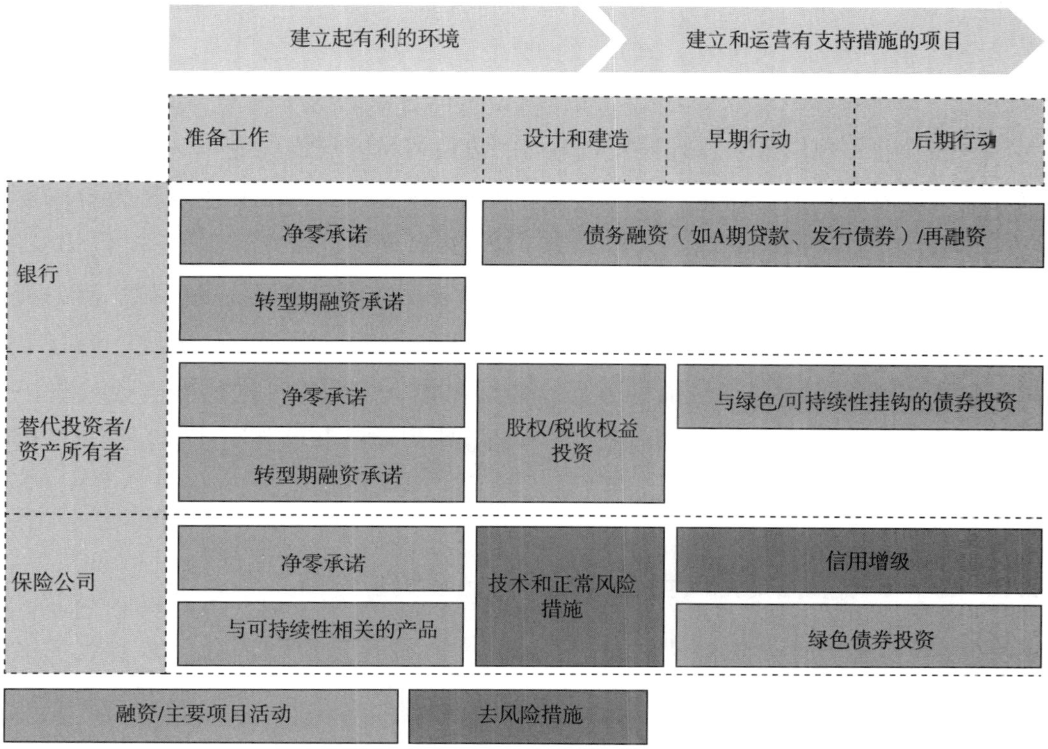

图 4-4　项目层面转型期风险管理

（资料来源：联合国环境规划署）

4.2　协同推进 RCEP 及"一带一路"相关国家经贸合作绿色化

4.2.1　RCEP 生效为区域贸易投融资绿色化注入新动力

2021 年 11 月，习近平主席在中国-东盟建立对话关系 30 周年纪念峰会上指出，要全面发挥《区域全面经济伙伴关系协定（RCEP）》的作用，拓展数字经济、绿色经济等新领域合作，并提出要加强应对气候变化对话，加强绿色金融和绿色投资合作，为地区低碳可持续发展提供支撑。2021 年 10 月，李克强总理在第 24 次中国-东盟领导人会议上指出，中方将与东盟正式启动中国-东盟自贸区升级后续谈判联合可行性研究，聚焦数字经济、绿色经济等新兴合作领域，打造更加互惠互利、开放包容的双边和区域经贸关系。

进入 2022 年，全球经贸合作领域的一个重要事件便是《区域全面经济伙伴关系协定》（Regional Comprehensive Economic Partnership，RCEP）正式生效。2022 年 1 月 1 日，RCEP 对 6 个东盟国家和 4 个非东盟国家生效实施，2 月 1 日起对韩国生效实施，3 月 18 日起对马来西亚生效实施，5 月 1 日起对缅甸生效实施，12 月 1 日起对印度尼西亚生效实施。至此，15 个 RCEP 成员国中，除印度尼西亚、菲律宾外，RCEP 已对中国、日本、韩国、新西兰、澳大利亚等 5 个非东盟成员国和新加坡、柬埔寨、泰国、越南、老挝、文莱、马来西亚、缅甸、印度尼西亚等 9 个东盟成员国正式生效。RCEP 的 15 个成员总人口约 22.7 亿、国内生产总值约合 26.2 万亿美元、总出口额约合 5.2 万亿美元，均占全球总量的 30%左右，RCEP 生效实施标志着全球人口最多、经贸规模最大、最具发展潜力的自由贸易区正式落地。

在世界经济发展面临逆全球化、复苏乏力等挑战的背景下，RCEP 生效将为全球化增添信心，也为区域合作和经济绿色复苏注入新动力。RCEP 区域内能源矿产储量丰富、清洁能源开发利用保持较高水平，这为区域绿色低碳转型和可持续发展奠定了坚实的基础。澳大利亚是全球第二大液化天然气的出口国与第二大动力煤出口国；印度尼西亚和马来西亚拥有丰富的石油、天然气和煤炭储量。而在清洁能源方面，中国风能、太阳能、水能发电数量位居全球第一；马来西亚是东盟最大的光伏发电国家；日本是全球最早提出“氢能社会”愿景的国家；韩国力求打造氢气和氨气发电全球第一大国。

4.2.2 RCEP 成员国能源转型有望成为区域经贸合作新亮点

RCEP 的生效实施恰逢全球疫情常态化、经济复苏绿色化与经济社会转型数字化的大环境，绿色治理、低碳转型有望成为引领我国与 RCEP 成员及“一带一路”区域经贸合作的重要方向。目前，RCEP 的 15 个成员中有 13 个国家明确了碳中和时间表，有 10 个国家针对碳中和目标提出了相关政策或法案或声明。我国承诺力争于 2060 年前实现碳中和，日本、韩国与新西兰立法确定 2050 年前实现“碳中和”的目标。在 2021 年第 26 届联合国气候变化缔约方大会（COP26）召开前夕或期间，澳大利亚、马来西亚、泰国、越南等国也做出了 2050 年净零排放承诺。

（1）日本通过《全球变暖对策推进法》

日本是二氧化碳排放大国，目前碳排放总量位列全球第五。自 2011 年福岛灾难以来，日本在节能减排政策上有所努力（表 4-7），是世界上首个制定国家氢能战略的国家，目前新能源技术研发水平已居世界前列，但仍对化石能源具有依赖性。2020 年，日本宣布了到 2050 年实现碳中和的目标，并表示力争 2030 年度温室气体排放量比 2013 年度减少 46%，并将朝着减少 50%的目标努力，与欧美国家减排水平基本保持相当。

表 4-7 日本低碳发展的重要政策发展历程

时间	绿色低碳发展相关政策
2010 年	通过《绿色投资促进法案》
2014 年	提出建设“氢能社会”
2016 年	发布《能源革新战略》《能源环境技术创新战略 2050》《全球变暖对策计划》
2017 年	发布《氢能发展战略》
2018 年	发布第五版《能源战略计划》

续表

时间	绿色低碳发展相关政策
2019 年	发布《2019 年综合技术创新战略》《氢能与燃料电池技术开发战略》《碳循环利用技术路线图》《2019 节能技术战略》
2020 年	发布《2050 年碳中和绿色增长战略》
2021 年	通过修订版《全球变暖对策推进法》，发布第六版《能源战略计划》

2021 年，日本正式通过修订后的《全球变暖对策推进法》，以立法的形式明确了到 2050 年实现碳中和的目标。在最新发布的第六版《能源战略计划》中，日本提出将大幅降低煤电和气电占比，探索火电低碳化出路；并首次引入氨能，提出将发电厂和船舶的燃料替换成氨，凭借燃烧技术突破，以更低的成本实现碳中和。该计划提出日本 2030 年减碳路径是以节能、光伏、核电和新电气化为四大抓手，而 2050 年实现碳中和目标路径主要依赖海上风电、氢-氨燃料、碳循环以及未来的颠覆性创新技术；并指出希望通过引领全球能源技术创新和主导国际竞争规则，达到提高日本本国国际产业竞争力的目的。早在 2020 年日本政府发布的《2050 年碳中和绿色增长战略》中，日本就已将海上风力发电、电动车、氢能源、航运业、航空业、住宅建筑等 14 个重点领域推进温室气体减排。

在碳交易方面，日本计划在 2022 年 4 月至 2023 年 3 月，启动全国示范性碳信用额度交易市场，推动碳减排货币化，鼓励更多本土企业自主减排。这个碳信用额度交易市场，还将向东盟国家开放。在碳定价机制方面，日本目前实施了全国范围的碳税措施，并在国家层面实施了多种机构牵头的碳排放交易和碳抵消项目体系，但效果参差不齐，其中包括自愿碳排放交易体系 JVETS、排放信碳用体系 J-Credit、联合信用机制等。

（2）韩国通过《碳中和与绿色增长框架法》

韩国是全球第七大二氧化碳排放国，约 40%的电力来自煤炭，是海外煤电厂的主要融资国。由于石化产品和煤炭发电在全国经济中扮演重要角色，韩国脱碳转型面临较大挑战。韩国政府在低碳转型方面表现出很强的政治决心，并致力于发展绿色运输和氢能技术。2020 年 10 月，韩国宣布在 2050 年前实现净零排放，计划在绿色新政上投入 8 万亿韩元（70 亿美元），其中 4.3 万亿韩元用于建设电动和氢动力汽车基础设施，2.4 万亿韩元用于升级建筑和城市空间。

2021 年 8 月，韩国国会通过了《碳中和与绿色增长框架法》（Framework Act on Carbon Neutrality and Green Growth），将 2050 年碳中和愿景及实施体系纳入法律。该法案规定将采用气候影响评估模型，评估国家重大计划和实施项目对气候的影响；引入应对气候变化的预算体系，在起草国家预算时设定减排目标；设立新的气候应对基金，以支持工业部门清洁低碳转型。2021 年 10 月，韩国公布 2050 碳中和路线图，重点提出限制用于发电的煤炭和液化天然气的消费，并将内燃机汽车替换为氢动力汽车和电池驱动的电动汽车，以实现净零排放目标。

在碳交易方面，韩国是全球最早推出国内碳交易体系的国家之一，于 2015 年开始实施碳排放权交易制度。2021 年，韩国温室气体排放权交易进入第三阶段，设定更加严格的排放总量，将有偿配额比例提高到 10%，更新了配额分配规则，并允许金融机构以及其他第三方机构参与二级市场，交易体系的覆盖范围将扩大到建筑业和大型运输公司。

（3）新西兰通过《零碳法案》

新西兰是世界上最大的乳制品出口国，也是世界上第二大羊毛生产和出口国家。农业占全国经济比重大，近一半的温室气体排放来源于农业，其中35%来源于生物甲烷。新西兰在总量上不属于碳排放大国，但人均排放量较大、显著高于中国。牲畜和垃圾填埋场的甲烷排放成为新西兰实现净零排放目标的重大障碍，而新西兰在推进碳中和方面强大的政治意愿、拥有的丰富可再生能源以及对绿色公共交通的大量投入为碳中和目标的实现提供了有力保障。

2019年11月，新西兰通过了《零碳法案》，提出了以英国模式为样本的新举措，主要包括：①成立独立的气候变化委员会；②实施排放预算；③承诺在2050年前实现所有温室气体净零排放（除牲畜和垃圾填埋场产生的甲烷以外），承诺在农业领域（生物甲烷）到2030年排放量在2017年水平上降低10%、到2050年降低24%~47%；④承诺到2035年，新西兰电网完全使用可再生能源。⑤通过现有低排放饲料、未来育种计划、利用动物免疫系统的甲烷疫苗、在动物饲料中添加海藻等措施，减少生物甲烷排放。

在碳交易方面，新西兰碳排放交易体系（NZ ETS）于2008年启动，是历史最悠久的碳市场之一。尽管较早开始运营碳市场，新西兰的减排效果并不明显。2019年开始进行变革，以改善其机制设计和市场运营，并更好支撑新西兰的减排目标。一是在碳配额总量上，新西兰碳交易市场最初对国内碳配额总量并未进行限制，2020年通过的《应对气候变化（排放权交易改革）修正法案》首次提出碳配额总量控制，规定了2021年至2025年新西兰碳排放权交易的碳配额总量为1.6亿吨二氧化碳当量。二是在排放大户农业减排上，之前农业仅需报告碳排放数据并未实际履行减排责任，但新法规计划于2025年将农业排放纳入碳定价机制。

（4）新加坡发布《2030年绿色发展蓝图》

新加坡是国际重要的航运、航空和旅游枢纽，也是全球制造业大国。碳排放主要来源于工业、电力和交通三大领域，其中石油天然气精炼和石化加工产生了大约3/4的工业碳排放。作为土地资源有限、人口密度高的城市型国家，新加坡的低碳发展面临可再生能源发电空间受限等挑战。

2020年3月，新加坡提出在2030年左右实现碳排放达峰、2050年碳排放峰值减半、21世纪后半叶实现碳中和的发展目标。2021年2月，新加坡公布了《2030年新加坡绿色发展蓝图》（Singapore Green Plan 2030），旨在通过一系列广泛的转型变革举措实现减排目标，主要包括：①建设大自然中的城市。以2020年的面积为基准，使自然公园面积增加50%以上。②打造具有韧性的未来。设立50亿新元的海岸及洪水防护基金。③能源策略。从2022年开始降低电动汽车的道路税；到2030年所有汽车和出租车须采用清洁能源。发展绿色能源，利用清洁电力进口，并增加可再生能源和新兴低碳技术的研发等。④绿色经济。推出新的企业可持续发展计划，使新加坡发展成为碳服务中心和绿色金融的领先中心。⑤可持续性生活。在公共领域首次设定碳排放目标，争取在2025年左右使公共服务领域碳排放达到峰值。

在碳交易方面，2022年1月，新加坡宣布推出新加坡全球碳交易所，其中包含两个主要平台：一是提供公司投资自然保育计划的减排项目市场，二是碳积分交易所（GRAVAS）。其中，减排项目市场能够直接从特定的项目中购买高质量的碳信用，该市场允许更多的公司参与自愿性碳信用市场，支持养护、恢复和保护自然生态系统，以实现其可持续发展目标。GRAVAS则是碳权交易的新模式，GRAVAS碳积分交易所将实现大规模、高质量的碳信用额度的销售，主要面向跨国公司和机构投资者，目标是成为一个世界级的集碳信用额的全球交易及绿色项目融资的二级市场。碳信用是通过一些有助于减少、消除或避免温室气体排放的项目而产生的，由非政府组织和碳市场参与者创建的一套独立标准来验证。当一个公司无法减少其排放量时，可以购买碳信用额度，作为抵消向大气层释放温室气体的一种方式。总体来看，新加坡全球碳交易所和GRAVAS将以全球政府、企业和个人的集体行动为基础，以实现净零耗能经济。

（5）柬埔寨发布《碳中和长期发展战略》

柬埔寨是东盟成员国中，首个推出碳中和长期战略的国家。2022年2月，柬埔寨环境部正式发布了《碳中和长期战略》（TS4CN），以在2050年实现碳中和目标。《碳中和长期战略》鉴定了六大碳中和关键领域：①农业；②林业和其他土地利用；③能源；④交通；⑤工业和产品利用；⑥废物管理。这是柬埔寨首次制定到2050年实现碳中和的长期战略文件，符合柬埔寨到2030年成为中高收入国家和2050年晋身成为高收入国家的发展愿景。柬埔寨主要能源供应中，60%是来自化石燃料（煤炭和石油），其余40%则来自再生能源（水力、太阳能和生物质）。目前，柬埔寨正制定《2040年能源发展政策》，旨在提供安全、可负担和可靠的能源供应的同时，持续增加和充分利用清洁能源，并鼓励投资创新能源技术（如氢气、电子和能源储存、能源互联网等），以便提升能源系统的自动化水平。

（6）RCEP其他成员国的低碳发展战略

澳大利亚：澳大利亚是全球第二大燃料煤（thermal coal）出口国，也是世界上人均二氧化碳排放量最高的国家之一。无论是电力来源，还是作为出口产品，澳大利亚对煤炭的依赖度均较高。2021年10月，澳大利亚宣布了到2050年实现净零排放的新目标，但脱碳转型面临较大挑战。目前政府没有制订促进碳中和的相关法律，也未颁布法规启用排放交易系统，之前启用的工业碳定价系统也已废除。总体来看，澳大利亚政府计划依赖技术投资和开发来实现2050年碳中和目标：①澳大利亚与日本和欧盟合作，在清洁氢的生产和出口计划方面进行了大量投资；②州政府加大投资开发清洁氢气，计划在2030年前实现可再生能源生产至少一半的电力。

马来西亚：马来西亚是世界第四大液化天然气出口国和第二大棕榈油生产国。马来西亚生产石油、液化天然气和棕榈油，使用煤炭发电并提供汽油补贴，要实现净零排放面临挑战。2021年9月，继第12个马来西亚计划（12MP）发布之后，马来西亚宣布了在2050年前实现碳中和目标。由于位于赤道地区，马来西亚是拥有世界上最高的光伏发电潜力的国家之一。近10年来，马来西亚的可再生能源领域发生了巨大变化，从过去复杂而低效的电力系统到当今大量部署光伏系统，预计2022年马来西亚的家庭光伏采用率将会快速增长，这将会加速实现碳中和。在2022年年底前，马来西亚有望推出“碳定价和碳消费税等经济手段”。

泰国：由于天然气占全国发电量来源的近2/3，泰国脱碳的主要挑战来自天然气。2021年

11月，泰国在COP26上宣布了到2050年实现碳中和。在泰国电力系统产能过剩的情况下，风能、太阳能和水力发电的总和占比不到10%，新的可再生能源发电面临发展空间小等挑战。目前，泰国制定了针对提升能源效率和开发替代能源的能源计划，并将从2035年开始在该国只销售零排放汽车。在碳交易方面，泰国于2015年启动了全国自愿减排体系（Thailand V-ETS），目前正在为碳市场的启动编制相应的战略计划，包括试点碳市场的架构设计和交易平台的搭建。

越南：越南碳排放量总体相对较小，但近几年随着能源消费的不断增长、排放量的不断增加。越南燃煤发电在电力结构中所占的比例已经从10年前的18%上升到2020年的一半以上。2021年11月，越南在COP26上宣布了到2050年实现碳中和的目标，并表示将大力发展海上风能等可再生能源，承诺到2045年清洁能源（包括天然气、太阳能和风能）将占越南发电总装机容量的75%左右；同时承诺不再新建未加装碳捕集设施的燃煤电厂。目前，越南正在制定《2021—2030年阶段、远景展望至2050年国家绿色增长战略》草案以及《国家绿色增长行动计划（2021—2030年）》。

4.2.3 协同推进RCEP及“一带一路”沿线贸易投融资绿色化迎来新机遇

可以看出，为实现碳中和目标，RCEP成员国及“一带一路”沿线国家已制定了以产业政策为主的减排路线图，集中在以下四方面：一是在电力领域，降低煤电的供应，提升清洁能源比重。从能源供给侧看，全球55%累计碳排放来自电力行业，而电力行业80%排放来自燃煤发电。因此，采取措施降低对煤炭的依赖是全球大趋势，替代的政策是发展清洁能源，开发储能技术，提高能源利用率。多国已经立法并出台多项政策推动可再生能源发电，并加快了氢能战略布局。二是在交通领域，通过补贴、低息贷款、税收优惠、研发支持等推广新能源汽车等碳中性交通工具及相关基础设施，并推动交通运输的数字化水平，降低能耗，节约成本。三是在工业领域，提高能效，减少工业碳排放，尤其冶金、化工、钢铁、烟草等均是高耗能、高排放部门，并促进电子产品、电池和汽车、包装、塑料以及食品废弃物等的循环使用率，减少生产和消费中的碳足迹。四是加强自然碳汇，包括恢复植被，静止砍伐、防止海洋污染等。

在全球推进碳中和战略的背景下，以绿色低碳为主题的新型国际贸易体系和产业竞争格局正在加速形成和演进，RCEP及“一带一路”沿线贸易投融资绿色化迎来新的重大机遇。在关税壁垒大幅降低、采用原产地累计规则和负面清单投资准入等利好措施下，RCEP将进一步细化产业分工，发挥各国比较优势，加快技术、资源的流动和有效配置，促进产业链、价值链的深度互补融合，加速区域一体化和可持续发展进程。具体体现在以下几个方面：

化石能源行业的低碳转型机遇。目前全球大型石油和天然气公司的可再生能源投资仅占其资本支出的不到1%，有足够的机会引领向低碳经济的转型。国家开发银行继续为煤炭出口和投资提供融资，可能会延长煤炭行业逐渐衰落的过程，但也可以使这些资本可以更好地用于从煤炭向清洁能源的战略转变。

金属与采矿行业的新机遇。尽管与气候相关的担忧已经导致金属和采矿公司产量大幅下降和成本增加，但作为能源的主要消耗者，企业可以通过改变电力的组合来适应气候变化。此外，应对气候变化也导致矿产需求结构的变化，比如推动向电动汽车和可再生能源的转变将导致锂需求、钴需求、铁矿石需求大幅增加。能够获取绿色能源并准备提供新的低碳经济所必需的原材料的企业更有竞争力。

清洁能源投资的机遇。实现碳中和，全球需大力发展太阳能、风能，使用高效设备、低排放汽车，以及尽可能多地进行绿化和禁止砍伐森林。2018 年，水电、核能、太阳能、风能、生物质能和其他可再生能源的能源占全球发电量的 25%以上。根据预测，由于可再生能源比化石燃料便宜，到 2050 年，这一趋势将上升到 93%。2020 年，中国海外能源投资中的更大部分首次进入可再生能源，而不是化石燃料，这符合巴黎协定的要求。此外，氢能发展也提速。欧盟、日本、德国、韩国、中国、澳大利亚、加拿大等都发布国家氢能战略，仅欧盟公布的《欧盟氢能战略》在未来十年内将向氢能产业投入 5 750 亿欧元。氢能的国际合作是各国战略的重要部分。

零碳技术投资的机遇。近年来清洁能源行业经历了显著的技术变革，已经处于与化石燃料行业竞争的有利位置。一些大型科技公司不断加大对可再生能源、储能和燃料电池等领域的投资。未来零碳能源转型将在七个领域催生巨大的投资市场，包括再生资源利用、能效、终端消费电气化、零碳发电技术、储能、氢能和数字化。此外，各国对绿色产品和服务的激励政策也将带来新的投资机遇，包括提供税收优惠鼓励民众淘汰旧的汽油车，建设绿色社区，实施零排放车辆战略，加大植树造林力度，对垃圾进行分类回收和再循环利用，加大对屋顶太阳能的补贴或取消相关电力税费等。

在这样的背景下，一方面，中国作为负责任大国，应当全面发挥 RCEP 的作用，引领拓展区域绿色治理合作，全面提升绿色治理能力，助推低碳经济发展。突出绿色作为 RCEP 面向未来的合作支点，引导促进 RCEP 绿色低碳化发展，深入探讨交流 RCEP 区域经济合作对贸易结构、产业结构、绿色供应链和价值链等方面带来的影响，扩大区域内绿色贸易与绿色投融资共识，共同打造低碳有效的贸易和投资框架，不断加强绿色贸易、绿色金融和绿色投资合作，为地区低碳可持续发展提供支撑。同时，在碳中和背景下，扩展应对气候变化、实施碳中和战略的对话合作，重点加强可再生能源技术分享，共同推动区域能源转型，推动 RCEP 地区成为低碳技术创新发展的新力量。

另一方面，中国具有强大的生产能力和健全的产业配套能力、超大市场规模和良好的疫情防控局面，有望进一步吸引外资增强中国供应链中心地位，对加快绿色低碳转型、构建新发展格局产生积极影响。因此，我国应以此为契机，加速国内重点领域改革步伐，有机融入低碳、绿色、环保理念，以国际循环促进国内循环，加快绿色治理能力提升和构建新发展格局。

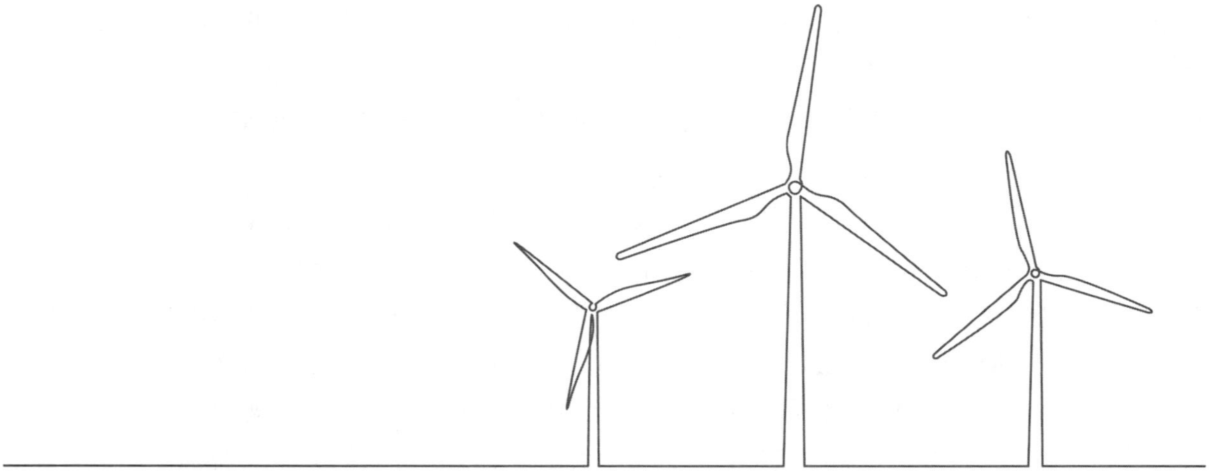

5 转型金融发展

5.1 转型金融概念共识

转型金融发展已经引起了全球关注，有望与绿色金融一并成为助力气候目标实现的资本“双引擎”。中国作为发展中工业大国，发展转型金融的重要性与紧迫性更加突出，转型金融产品的发展潜力也更加巨大。

5.1.1 转型金融发展意义

一是有利于推动经济全面绿色转型。中国的工业产值占 GDP 的 1/3，碳排放量约占中国碳排放总量的 70%。高碳行业绿色转型是“双碳”目标实现的“胜负手”。据北京绿金院估计，中国未来 30 年绿色低碳投资需求将达 487 万亿元。目前，绿色金融主要服务于“纯绿”项目，转型金融可弥补“棕色”行业转型资金缺口，帮助其向与《巴黎协定》目标一致的方向发展。

二是有利于降低高碳行业转型风险。一方面，转型金融有助于高碳行业企业实现减污降碳“软着陆”，兼顾环境目标、安全目标与就业目标，实现平稳转型与公平转型。另一方面，转型金融标准完善，将提升高碳企业环境气候责任感与信息披露率，使重点行业市场主体自觉完成降耗降碳的设备更新、技术改造。

三是有利于扩大国际可持续金融交流。转型金融概念发展时间短，在全球范围内，尚需要开展大量的标准统一工作。中国金融机构在服务高碳行业转型方面拥有较多实践经验，有责任，也有条件更多参与转型金融国际交流，贡献“中国智慧”。

5.1.2 转型金融概念界定

转型金融（Transition Finance）最早于2019年提出，目前在全球范围内仍处于起步阶段。转型金融总体可分为广义转型金融和狭义转型金融。

广义的转型金融由经合组织提出，是指为经济主体向经济、社会、人文、绿色等可持续发展目标转型提供融资以帮助其转型的金融活动。狭义的转型金融概念应用更为普遍，由欧盟于2020年颁布的《可持续金融分类目录》中提出，该分类包括与减缓和适应气候变化相关的两类活动，转型金融主要涉及第二类适应气候变化相关的活动，即低碳转型潜力巨大的经济活动（如现阶段的化石能源、钢铁、水泥等高碳排放行业资产退役和其他碳减排活动）。此外，2022年二十国集团（G20）领导人会议通过了由G20央行行长会议发布的《可持续金融报告》，其中报告“构建转型金融框架”内容，首次在政府间多边机制场合明确提出转型金融概念。

根据G20、经合组织、欧盟、日本、气候债券倡议组织（CBI）等相关定义，转型金融指对市场实体、经济活动和资产项目向低碳和零碳排放转型提供的金融支持，主要针对火电、钢铁、水泥等传统的碳密集和高环境影响行业。

5.1.3 转型金融需满足原则

一是“转型”应向一个明确的共同目标进行。转型经济活动应对减碳降耗具有显著贡献，包括支持具有明确脱碳路径、相对减排潜力大的转型经济活动，以及支持其他对减排有显著贡献的赋能类经济活动。碳减排进度在国际上一般应符合《巴黎协定》2050年净零排放目标，在国内应与“30・60”目标保持一致。

二是“转型”应涵盖主要的温室气体排放行业。尽管多数活动和实体都需要开展某种程度的低碳转型，但“转型”的概念主要适用于高碳排放行业和活动，以及如何帮助其进行可持续转型。

三是“转型”路径应具有灵活性。以结果为导向，通过产值或产品碳排放强度、能耗等生产经营技术经济指标来衡量转型效果，不对高碳行业低碳转型的技术手段、实现路径加以限制，给予经济活动转型充分灵活的空间。

5.2 转型金融产品发展创新

目前，国内外转型金融的创新性融资工具主要包括转型债券、可持续发展挂钩债券（SBL）、可持续发展挂钩贷款（SLL）等。

5.2.1 转型债券

发行人多为发电、钢铁、能源等企业和金融机构，有严格的募集资金投向限定和披露要求，具有明确的“转型”标签。2021年1月，中国银行发行全球首只金融机构公募转型债券，包括5亿元3年期美元债券和18亿元2年期人民币债券，募集的资金主要投向天然气的热电联产、发电和水泥厂余热回收等项目。从资金用途看，募集资金主要用于支持能源、水泥、有色、钢铁等8个行业中的能源改造、原料减量、设施更新、废材回收、热能利用、低碳生产、碳捕集封存、技术研发等转型项目。

表5-1 部分“转型”债券支持项目信息表

	使用清洁能源	减少原料使用	设备维护更新	废旧材料回收	热能回收利用	低碳生产方式	碳捕集与存储	低碳技术研发	其他
电力与燃气	√		√				√	√	
水泥生产		√			√	√	√	√	
铝生产				√	√	√		√	
钢铁生产	√			√	√	√	√	√	
石化生产					√	√	√	√	
化肥制造	√		√			√		√	
纸张生产	√			√	√	√		√	节水与水污染治理
航空运输						√		√	

5.2.2 可持续发展挂钩债券（SLB）

发行人包括电力、钢铁、水泥、建筑等高排放行业，募集资金可同时应用于具体项目和公司实体，参与主体包括非金融企业、金融机构和政府支持主体等。挂钩目标包括关键绩效指标（KPI）和可持续性发展绩效指标（SPT），债券的票息与该承诺的达成程度挂钩（如果超出预期，则可以降低利率，如果未达成预期，则将执行利率惩罚机制）。截至2022年3月末，国内共发行SLB29只，金额共409亿元，如国电电力发行SLB支持风电装机容量扩充项目。

5.2.3 可持续发展挂钩贷款（SLL）

该类信贷产品的借款方承诺努力实现可持续目标（减碳目标），目标实现情况与融资成本挂钩。资金提供方不对募集的资金做具体的用途规定，但对借款方有严格的披露要求，主要依靠贷后评估披露，让金融机构与市场了解借款方是否具有实现承诺目标的能力，以确保产品的透明度。我国可持续发展挂钩贷款发展尚处于起步阶段，最新案例包括建行发放SLL支持绿色建筑项目、邮储银行发放SLL支持电力企业减碳项目等。

表5-2 国内首批“转型”挂钩融资信息表

融资主体	类别	贷款/承销机构	绩效目标
赣江金力开发	贷款（SLL）	建设银行	将贷款利率与绿色建筑性能挂钩
晋能电力嘉节热电	贷款（SLL）	浦发银行	将贷款利率与可再生能源新增装机量挂钩

续表

融资主体	类别	贷款/承销机构	绩效目标
晋能煤业	贷款（SLL）	邮储银行	将贷款利率与企业一揽子转型目标挂钩
龟山文旅小镇	贷款（SLL）	江苏银行	将贷款利率与企业 ESG 评级结果挂钩
华能南京热电	贷款（SLL）	南京银行	将贷款利率与碳市场履约情况挂钩
国电电力	债券（SLB）	工商银行	将贷款利率与风电装机量挂钩
长江电力	债券（SLB）	工商银行	将贷款利率与可再生能源新增装机量挂钩
红狮水泥控股	债券（SLB）	农业银行	将贷款利率与水泥单位产品能耗挂钩
大唐国际	债券（SLB）	恒丰银行	将债券展期与京津区域火电能耗挂钩

5.3 转型金融管理与信息披露体系

5.3.1 转型金融管理体系

与传统金融市场和绿色金融产品相比，转型金融所支持的项目或经济活动所要跟踪和报告的量化目标更多，技术性也更强，需要在项目筛选、绩效跟踪、资金监管等方面建立更加严格的管理机制。严格的管理机制对于增强转型支持有效性、回应转型金融“漂绿”质疑、防范高碳项目和企业转型风险都具有重要意义。

（1）项目筛选

从步骤上看，根据国内外已布局转型金融业务的机构管理要求，转型金融支持项目的筛选标准主要包括“正向筛选”与“逆向排除”两步骤。第一步以“实践最佳”原则进行正向筛选，即转型金融项目的 ESG 现状与提出的可持续发展目标，均应在所属行业内领先；第二步以“非碳锁定”① 与“无重大损害”原则②进行逆向排除，保证项目从长远视角与多元环境视角看均保持先进性。

从形式上看，筛选标准的呈现方式基本分为“原则型”与“目录型”两类。原则型即公布筛选基本原则，金融机构在项目筛选中的变通空间更大；目录型即公布转型金融支持行业目录与减碳定量目标，筛选过程更具规范性与可操作性。

（2）流程管理

国际同业基本按照 ICMA 确立的转型金融业务管理“四大支柱”，从资金用途、项目评估与筛选、贷前贷后资金管理、报告规范等方面构建了转型金融管理流程体系。实行转型金融资金的专人管理、专账管理、台账管理。在我国转型金融的地方实践中，还将智能化手段与转型金融管理相结合。如湖州试验区正在打造一体化转型金融数字平台，按照“可衡量、可报告、

① “碳锁定”即虽然项目当前排放具有优势，但从长远角度看，在社会整体碳排放下降的情况下，该项目的碳排放指标无法继续改善。

② “其他重大损害”即项目对碳排放外其他重要的环境目标，如水资源保护、污染防治及生物多样性等可能产生重大损害。

可核查”原则，实现转型金融支持成效管理的精细化与数智化。

（3）激励管理

2022年4月，中国人民银行召开2022年研究工作电视会议，提出要以支持绿色低碳发展为主线，继续深化转型金融研究，实现绿色金融与转型金融的有序有效衔接，形成具有可操作性的政策举措。2022年2月，在中国人民银行研究局和绿金委指导下，湖州率先出台《深化建设绿色金融改革创新试验区探索构建低碳转型金融体系的实施意见》，将转型金融工作纳入经营绩效考核，考核结果与支行KPI挂钩、制订专项激励方案。

5.3.2 转型金融信息披露体系

相较于绿色金融而言，“转型金融”并不要求当前的支持对象或经济活动具备“绿色”属性，“转型金融”更关注的是高碳经济活动随着时间推移向绿色低碳转变的过程，其过程更为复杂、风险更高，因此，转型金融需要更严格的信息披露支撑，以确保转型活动真实、可信、有效。

为规范市场，一些国家、地区和经济体，包括中国、中国香港、欧盟、日本等，其政府部门、市场监管机构、行业协会、金融服务机构已经从各个层面提出了转型金融相关的指导性与规范性文件，并就转型金融信息披露给出建议或作出约束性安排，构成转型金融信息披露的最初探索。

2020年11月，中国香港绿色金融协会（HKGFA）发布了《中国和香港特别行政区转型金融》，建议发行人和借款人披露自身相关信息，例如，与《巴黎协定》目标一致的中长期减碳计划、在从事低碳活动时面临的限制并提供证据、正在进行的气候转型融资技术和活动、为“无重大损害”而采取的措施、符合“非碳锁定”原则而提出的战略、为采用净零技术而淘汰旧技术的计划等。国际资本市场协会（ICMA）在2020年12月发布《气候转型融资手册》，强调了信息披露的方向与规则，包括四个关键要素：发行人气候转型战略和公司治理、业务模式中考虑环境要素的重要性、气候转型战略应参考具有科学依据的目标和路径和执行情况有关信息的透明度。日本经济产业省与金融服务管理局（FSA）和环境部共同成立了转型金融工作组，并发布《气候转型融资基本准则》，涵盖了对企业披露的相关要求。2021年4月，中国银行间交易商协会（NAFMII）推出可持续发展挂钩债券，并形成《可持续发展挂钩债券（SLB）十问十答》，对发行人在注册发行及存续期信息披露内容及要求作出解答。2022年1月，浙江湖州出台《深化建设绿色金融改革创新试验区探索构建低碳转型金融体系的实施意见》，作出编制转型金融信息披露指引，构建转型金融信息披露框架及披露标准等安排。在G20《可持续金融报告》“构建转型金融框架”中，也提出转型金融信息披露的一般原则。

在金融机构信息披露角度，工商银行现代金融研究院牵头完成《金融机构转型金融信息披露研究》，并于2022年进博会虹桥分论坛发布。研究报告在总结提炼国内外实践经验的基础上，提出了金融机构转型金融信息披露的核心内容，并在现有环境信息披露的框架下提出了转型金融信息披露的主要内容和关键指标体系。在此基础上，本研究还从金融机构、政策、企业等角度，提出进一步强化转型金融信息披露的建议。

从全球来看，转型金融信息披露作为转型金融发展的一项重要内容，在各个层面的实践取得了不同进展，同时呈现出一些共同点，如要求转型实施主体披露明确的转型方案、科学的技术路径，披露信息应可证明转型目标与过程与巴黎协定目标保持一致、未造成重大损害等。

表 5-3 转型金融信息披露关键要素

披露项	主要内容
“转型战略或行动计划”	短期、中期、长期的技术路径、筹资和投资计划
“转型战略或行动计划与碳中和目标的一致性”	与碳中和目标、行业兼容的转型目标、路径与时间规划
“碳排放历史数据与未来预测”	碳排放核算边界、应用的方法学，碳排放量及强度等
“为落实转型实施的治理机制及制度安排”	企业内部为落实与监督而作出的机制建设与制度安排
“分阶段的转型计划落实情况”	分阶段的转型成效
“转型筹得资金使用情况”	资金用途
“无重大损害原则的落实情况”	对就业、环境等的影响

5.4 转型金融发展趋势及建议

未来转型金融研究与实践有望加速。2022 年 4 月，中国人民银行在年度研究工作会议上提出，要以支持绿色低碳发展为主线，继续深化转型金融研究。国家层面的转型金融标准有望加速出台，沿着绿色金融发展的政策思路，相关配套政策或将于此后逐步完善，这将加快转型金融风险管理基础设施建设和产品创新。

展望未来，转型金融将与绿色金融形成有序有效衔接，共同成为实体经济绿色低碳转型的重要抓手，发展转型金融或将成为金融机构新的业务增长点。中国金融业应积极克服问题与挑战，正确引导转型金融发展趋势，充分挖掘转型金融的发展潜力。

第一，完善标准与政策框架。在人民银行转型金融顶层政策的基础上，金融业应进一步形成转型金融标识认证、产品设计、风控要点、披露要求等标准体系。在标准形成过程中，有四点目标需要格外关注。一是形成共同语言，注重借鉴国内外转型金融的实践经验与基本原则。二是体现中国特色，以助力我国“双碳”目标实现为出发点，考虑我国高碳产业与金融机构的实际需求。三是注重融合衔接，厘清转型金融与现行绿色金融等标准体系的关系。四是建立监督机制与激励机制，形成有助于推动转型金融的政策体系。

第二，防范潜在风险。三类风险值得特别关注。一是高碳行业融资总量风险。在转型金融规模把握上要注意符合高碳行业市场总量控制趋势，有序进退。二是转型技术的替代风险。应跟踪研究转型技术主流发展方向，通过动态更新机制调整支持方向。三是技术与信息不对称性风险。应引入转型支持行业的专家意见，与管理部门、行业协会、工业智库建立投融资咨询渠道。

第三，开展理论与工具创新。持续加强转型金融研究，通过数据汇集、情景分析、开展转型金融研究试点等方式，扎实推进转型金融机制机理、方法路径研究。积极开展转型金融产品创新，可聚焦于某个细分领域，或基于环境权益担保方式创新，开发一批与产业转型相适应、区域发展相协调的转型金融产品；加快金融科技应用，优化业务流程，推动线下业务向线上迁徙。

第四，加强国际合作。积极参与国际转型金融标准实践的交流与合作，依托 G20、UN-EPFI、GIP、BRBR、中英环境信息披露试点工作组等平台，交流转型金融标准与实践经验，在助力低碳转型方面做出中国贡献。转型金融发展已经引起了全球关注，有望与绿色金融一并成为助力气候目标实现的资本“双引擎”。中国作为发展中工业大国，发展转型金融的重要性与紧迫性更加突出，转型金融产品的发展潜力也更加巨大。

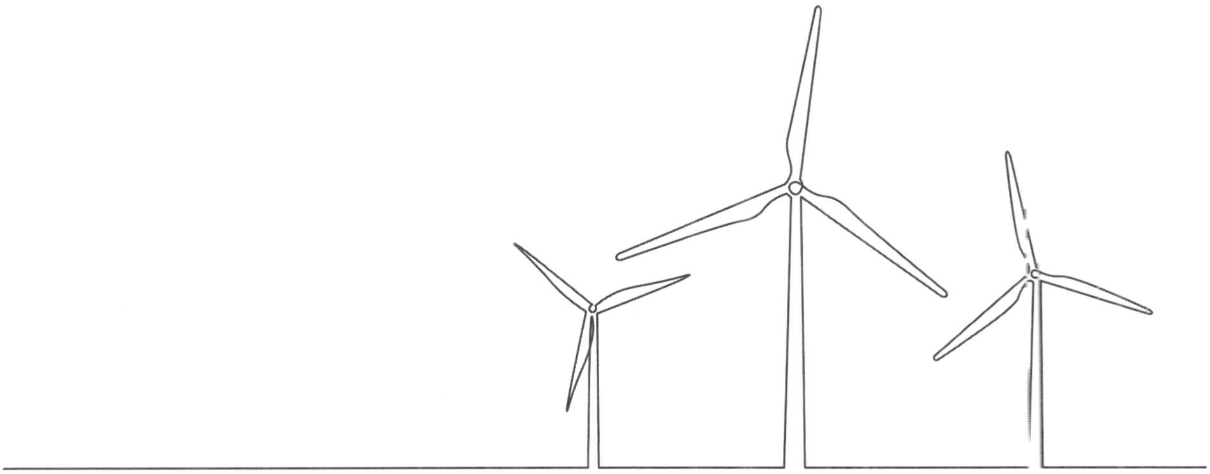

6 绿色金融与能源结构低碳转型

6.1 中国能源投融资现状

6.1.1 中国能源投融资发展现状

国际能源署（International Energy Agency，IEA）于2022年发布的《2022世界能源投资》报告中显示，截至2021年，中国仍然是最大的能源投资市场，并且是决定全球能源投资市场趋势的主要市场。报告指出，2021年中国是世界上最大的清洁能源投资国，投资额达到了3 800亿美元。欧盟是清洁能源的第二大投资区域，总投资额度达到2 600亿美元①。美国略逊于欧洲，居于第三位，达到了2 150亿美元。根据彭博新能源财经（BNEF）最新的统计数据，2021年全球在部署低碳能源技术上花费了7 550亿美元（约4.7万亿元人民币），同比增长27%，其中近一半投资发生在亚洲，中国占全球投资总量的35%②。其中，最大的行业是可再生能源，全球总投资额达到了3 660亿美元，创历史新高。根据《2022年能源转型投资趋势》年度投资报告，中国在可再生能源行业的投资量位于世界首位，美国是可再生能源投资的第二大国家③。

① International Energy Agency. World Energy Investment 2022［R］. 2022。

② 环球零碳.2021年全球能源转型投资约4.7万亿中国占比超三成［EB/OD］. https：//news. bjx. com. cn/html/20220218/1205041。

③ Bloomberg NEF. Energy Transition Investment Trends 2022［R］. 2022。

中国非化石能源占一次能源的比例从2016年的13%左右上升到2021年的15.9%；在电力生产结构中，2020年非化石能源达到30%左右。2021年风光装机增加了1.3亿千瓦。这些都表明中国非化石能源的发展已经进入了技术和产业迭代的快行道，到2030年占一次能源的比例可望大大突破此前的预期①。2022年1月20日，国家能源局发布2021年全国电力工业统计数据。截至2021年12月底，全国发电装机容量约23.8亿千瓦，同比增长7.9%。其中，风电装机容量约3.3亿千瓦，同比增长16.6%；太阳能发电装机容量约3.1亿千瓦，同比增长20.9%。2021年，全国6 000千瓦及以上电厂发电设备利用小时3 817小时，比上年同期增加60小时。全国主要发电企业电源工程建设投资完成5 530亿元，同比增长4.5%，其中水电988亿元，同比下降7.4%。核电538亿元，同比增长41.8%，火电672亿元，同比增长18.3%。电网工程建设投资完成4951亿元，同比增长1.1%②。

预计2022年，全球能源投资将增长8%，达到2.4万亿美元，预计增长主要来自清洁能源。电力行业投资预计将从2020年的疫情影响水平增长7%，2021年强劲反弹7%，2022年将增长6%。政府、企业和消费者正在推动经济进一步电气化和加速清洁能源转型。2022年的投资预计将遵循2021年的增长趋势，以可再生能源、电网和电池存储为主。可再生能源将在2022年继续成为投资的头号电力行业，而在2021年首次支出超过4 400亿美元。2021年，太阳能光伏成为电力行业投资的领导者，占所有可再生能源投资的近一半。就风能而言，2020年是陆上部署的创纪录年份，而2021年是海上部署的创纪录年份，委托使用量超过2 000万千瓦，支出约400亿美元。与2020年的陆上峰值类似，开发商在中国补贴制度到期之前，推动在2021年实施海上风电项目。化石燃料发电投资预计2022年持平，巩固2021年的反弹，天然气支出增加弥补燃煤发电支出的减少。在过去的四年里，对清洁可调度发电的投资一直稳定在每年1 000亿美元左右，而核能支出的稳步增长超过了水电支出的下降③。

对化石燃料的投资呈上升趋势，但仍比《巴黎协定》签署时低了近30%。在一些地区，通过远离俄罗斯供应的政策驱动和解决短期市场紧张局势，强化了投资的周期性动机，但这种价格反应受到限制。政策的不确定性很高，融资可能很难获得，而且企业通常会回避可能需要多年才能偿还的大量资本承诺。与石油和天然气相比，煤炭供应投资的资本密集型要小得多，而且受到大量同比变化的影响也较小。2021年，煤炭供应链投资约1 050亿美元，同比增长10%，由于供应紧张继续吸引新项目，预计2022年将进一步增长10%。这距国际气候目标和格拉斯哥“逐步减少”煤炭的承诺所暗示的市场形势有很长的路要走。这一增长是由全球煤炭市场主导地位的中国和印度主导的。2021年，中国出现煤炭短缺和电力配给，使能源安全成为中国近期政策的首要任务。尽管中国已承诺停止在国外建设燃煤电厂，但国内市场仍有大量的新产能，2020年和2021年已批准开发超过2 000万千瓦，2022年上半年已批准开发超过1 500万

① 能源基金会．邹骥：可再生能源投资——经济增长中的重要加速引擎［EB/OD］. https：//www.efchina.org/Blog-zh/blog-202205160-zh。

② 北极星输配电网．2021年全国电力工业统计数据：电网工程建设投资完成4951亿元［EB/OD］. https：//news.bjx.com.cn/html/20220128/1201979.shtml。

③ International Energy Agency. World Energy Investment 2022［R］. 2022。

千瓦。面对2022年煤炭供应紧缩，进口煤炭的使用增加，印度也希望增加国内煤炭供应。包括欧洲在内的其他市场正在使用更多的煤炭（至少是暂时的），但不一定会增加对煤炭供应的投资。在许多情况下，煤炭供应受到日益严格的金融和监管环境的限制。

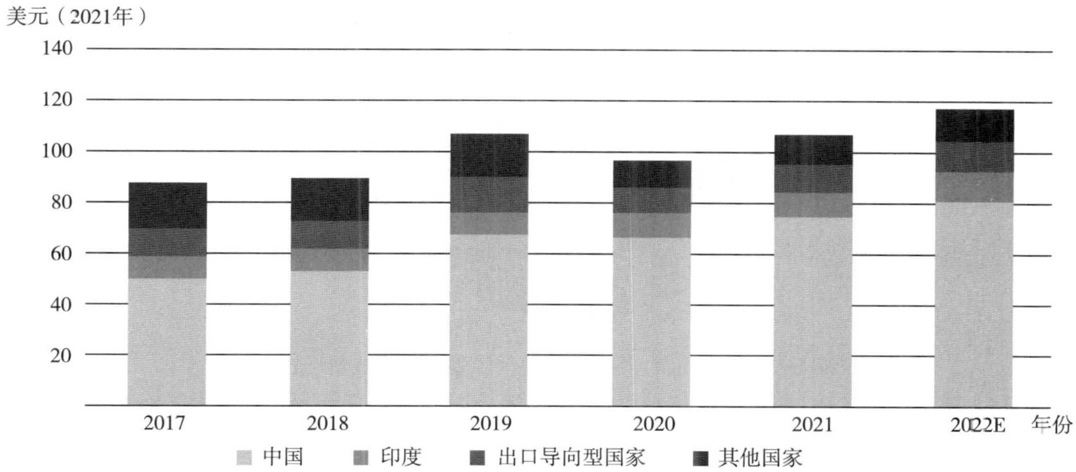

图6-1　按国家/地区划分的煤炭投资情况

石油和天然气公司正面临越来越大的压力，需要它们调整投资策略，以适应清洁能源转型的需要。这些公司采取了不同形式，包括承诺减少石油和天然气供应造成的排放，或投资于清洁电力或可持续燃料等新领域。石油和天然气公司在2021年在清洁能源技术上投资了约100亿美元，是2020年的两倍多，但仍不到其上游总支出的4%。这些公司的投资有望在2022年几乎再翻一番，这将使清洁能源的份额增加到上游资本投资的略高于5%。IEA在2022世界能源投资报告中预测，如果按照最近的趋势继续增长，到2030年，油气公司有望将上游资本的15%~20%用于清洁能源，即每年约500亿~600亿美元。这相当于2021年全球清洁能源总支出的4%~5%①。

2021年，我国非化石能源发电装机历史性突破10亿千瓦，达到111 720万千瓦，同比增长13.4%，占总发电装机容量比重约为47%，比上年提高2.3个百分点，历史上首次超过煤电装机比重。非化石能源发电量2.9万亿千瓦时，同比增长12.0%；占全口径总发电量的比重为34.6%。风电、光伏发电、水电、生物质发电装机规模连续多年稳居世界第一。清洁能源消纳持续向好，2021年水电、风电、光伏发电平均利用率分别约达98%、97%和98%。2021年，中国清洁能源发电消费量占能源消费总量的25.5%，较上年上升1.2个百分点，比2012年提高了约11个百分点，能源结构不断清洁化。

2021年，全国电力投资10 481亿元，同比增长2.9%，电源基本建设投资完成额5 530亿元，同比增长4.5%，非化石能源发电投资占电源投资比重达到88.6%。其中，水电投资988亿元，同比下降7.4%；火电投资672亿元，同比增长18.3%；核电投资538亿元，同比提升41.8%，创“十三五”以来历史新高；风电投资2 478亿元，同比下降6.6%；电网基本建设投资完成额4 951亿元，同比增长1.1%；新增220千伏及以上变电设备容量24 334万千伏安，同

① International Energy Agency. World Energy Investment 2022 [R]. 2022。

比增长 9.2%①。

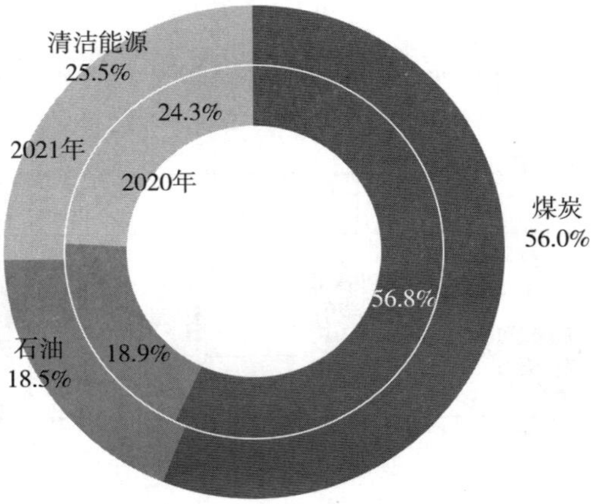

图 6-2　2021 年 1~6 月中国电网工程投资完成情况统计②

截至 2021 年年底，全国水电装机容量约 3.91 亿千瓦（其中常规水电装机 3.55 亿千瓦，抽水蓄能装机 0.36 亿千瓦），同比增长 5.6%，增速较上年提升 2.2 个百分点。2021 年，水电新增装机 2 349 万千瓦，较上年多投产 1 036 万千瓦，创 2014 年以来年投产容量新高。全国风电累计装机容量突破 3 亿千瓦，达 3.28 亿千瓦，同比增长 16.6%。其中，陆上风电累计装机 3.02 亿千瓦；海上风电累计装机突破千万千瓦，达 2 639 万千瓦，跃居世界第一。2021 年，全国风电新增并网装机 4 757 万千瓦，为"十三五"以来年投产第二多，其中陆上风电新增装机 3 067 万千瓦、海上风电新增装机 1 690 万千瓦。2021 年是国家财政补贴海上风电新并网项目的最后一年，全国年度新增并网海上风电规模几乎达到此前累计建成总规模的 1.8 倍，创历年新高。从新增装机分布看，中东部和南方地区占比约 61%，"三北"地区占 39%，风电布局进一步优化。太阳能发电新增装机 5 493 万千瓦，创历史新高。全国核电新增装机 340 万千瓦，比上年增加 228 万千瓦。"华龙一号"全球首堆示范工程——福清核电站 5 号机组正式投入商业运行，全球首个并网发电的第四代高温气冷堆核电项目——石岛湾高温气冷堆核电站示范工程首次并网发电，田湾核电 6 号、红沿河核电 5 号机组建成投产。随着国内第二台"华龙一号"机组——福清核电站 6 号机组于 2022 年 1 月并网发电，我国并网核电机组达 53 台，继续位居世界第三位③。

6.1.2　碳达峰及碳中和目标下中国能源投融资的新特征

中国从"碳达峰"到"碳中和"的时间只有 30 年左右，与发达国家相比时间大大缩

① 中能传媒研究院．聚焦丨中国能源大数据报告（2022）——能源发展综述［EB/OL］．https：//news.bjx.com.cn/html/20220630/1237465-4.shtml。

② 中能传媒研究院．聚焦丨中国能源大数据报告（2022）——能源发展综述［EB/OL］．https：//news.bjx.com.cn/html/20220630/1237465-3.shtml。

③ 中能传媒研究院．年度重磅丨中国能源大数据报告（2022）——非化石能源发展［EB/OL］．https：//news.bjx.com.cn/html/20220712/1240409-3.shtml。

短，且中国当前仍处于工业化和城镇化进程中，实现“碳达峰、碳中和”目标是一项非常艰巨的任务，需要比发达国家付出更大的努力。在此背景下，中国提出“碳达峰、碳中和”目标，既顺应了绿色低碳发展国际潮流，为全面有效落实《巴黎协定》注入了强大动力，也彰显了中国积极推动构建人类命运共同体的大国担当，为各国携手应对全球性挑战贡献了中国智慧提供了中国方案。能源融资方式与趋势关系着能源投融资的成败，通过分析不同行业能源投融资的方式、机制和趋势，能够更好地判断未来相关能源的投融资发展走向，并结合发展需求，丰富相关能源投融资渠道，完善能源投融资机制，使得能源投资结构能朝着低碳、可持续的方向发展。具体来看，国内能源融资与融资趋势受碳达峰及碳中和目标影响程度较大，有以下几点特征：

（1）实现碳中和目标资金缺口大。力争于2030年前实现碳达峰，努力争取2060年前实现碳中和，对于二氧化碳排放大国来说，这将深深影响到能源、化工、交通、建筑等多个行业。传统产业转型和新兴产业发展都需要大量资金，碳交易在多省市已试点数年，如今更是启动了全国碳市场，交易规模和交易额将不断扩大。但中国要实现碳中和目标，大概需要新增资金138万亿元，而碳交易从试点启动到2020年年末，交易额才100多亿元，筹措的资金大概是2.15亿美元。

（2）2021年清洁电源和需求侧成为电力投资重点。国家能源局在2022年1月发布的《2021年全国电力工业统计数据》显示，全国主要发电企业电源工程建设投资完成5 530亿元，同比增长4.5%，其中水电988亿元，同比下降7.4%。电网工程建设投资完成4 951亿元，同比增长1.1%①。

（3）光伏发电、水电投资是电源建设投资关注点。2021年，全球光伏新增装机170GW，创历史新高。2021年，我国光伏新增装机量、分布式装机量、户用装机量以及分布式装机在总装机量中的占比均创历史新高。我国光伏新增装机54.88GW，同比增长13.9%，其中，分布式装机约29.28GW，占全部新增装机的53.4%，历史上首次突破50%。2021年户用装机达21.6GW，同比增长113.3%，占2021年我国新增光伏装机的39.4%。光伏发电量3 259亿千瓦时，同比增长25.1%，全国利用小时数1 163小时，同比增加3小时，光伏发电利用率98%，与上年基本持平，新疆、西藏等地光伏消纳水平显著提升，光伏利用率同比分别提升2.8%和5.6%。尽管受到供应链价格波动、外部环境复杂严峻和不确定性等不利因素影响，2021年我国光伏制造端规模仍保持迅速扩大态势。2021年，我国多晶硅产量达50.5万吨，同比增长27.5%，硅片产量约为227GW，同比增长40.6%。电池片产量为198GW，同比增长46.9%，增幅最大。组件产量为182GW，同比增长46.1%②。可以看出，光伏发电投资增速较好且投资总量大。“十四五”以来，我国水电事业在行业各方的共同努力下大步前行。乌东德、

① 国家能源局．国家能源局发布2021年全国电力工业统计数据［EB/OD］．http：//www.nea.gov.cn/2022-01/26/c_1310441589.htm。

② 全国能源信息平台．中国光伏行业2021年回顾与2022年展望［EB/OD］．https：//baijiahao.baidu.com/s? id=1730079268500376545&wfr=spider&for=pc。

白鹤滩、两河口等一批重大水电工程相继投产发电。2021 年，全国新增水电并网容量 2 349 万千瓦，为“十三五”以来历年之最。截至目前，全国水电装机容量达到 4 亿千瓦，连续 17 年位居世界第一，其中抽水蓄能超过 4 000 万千瓦。在新时代“双碳”背景下，我国水电发展已站在新的历史方位，也反映出水电投资开始复苏。

（4）清洁能源成本下降，产业收益水平有望提升。随着风电、光伏等清洁能源电力技术的不断成熟，2010 年至 2019 年，太阳能光伏发电（PV）、聚光太阳能热发电（CSP）、陆上风电和海上风电的成本分别下降了 82%、47%、39% 和 29%；清洁能源电力逐渐步入由市场机制调节的“平价时代”，大规模用电需求与低 LCOE 将进一步提升产业收益；同时，相较火电，清洁能源电力具有较低的环境成本，火电的收益将进一步被压缩①。

（5）中国需要加速扩大能源基础设施的投资规模，不断改进能源投资结构。Zhou 等（2019 年）预计，在现有国家政策和 NDC 情景下，中国每年能源投资规模为 3 400 亿美元。如要实现 1.5℃温控目标，该投资额将增加到 5 400 亿美元（2℃温控目标情景下，投资额为 4 200 亿美元）②。同时，为实现 1.5℃/2℃温控目标，必须大幅提高低碳能源投资在能源总投资中的比例。以中国 2015 年低碳能源投资额（1 600 亿美元）为基准线，若要实现 2℃温控目标，到 2035 年中国低碳能源投资需增长 40%，达到 2 200 亿美元；若实现 1.5℃温控目标，投资额需增长 110%，达到 3 300 亿美元；到 2050 年，上述两个投资金额将分别达到 2 800 亿美元（2℃温控目标）和 4 200 亿美元（1.5℃温控目标）。加速电气化和低碳转型，要增加向可再生能源发电、CCUS、输配电网络和大规模储能等电力系统的投资。同时，也要加大在能源效率方面的投资，推广建筑节能和工业能效提升等低成本的减排方式。

（6）在“碳中和”目标下，绿色金融为可持续经济发展增添支持低碳减排的重要属性，并推动政府经费开支与市场资金流向发生转变。与此同时，国际范围内新的绿色金融中心应运产生，以英国明确要建立的伦敦和利兹两个全球绿色金融与投资中心为例，未来其他各国也将逐步建立绿色金融信息资讯中心、碳金融交易中心、绿色衍生品中心等。

6.1.3 中国能源投融资存在的问题

近年来，中国绿色能源投融资取得了很大进展，无论是在投资总量还是投资结构上都在稳健转向绿色能源，但是仍存在一些亟待解决问题，主要有以下几点：

（1）相关监管机制不成熟。以发电厂行政调度为例，与之相关的监管因素仍然是一项挑战，即便是在扩大输电网的情况下，也很难将这种产出整合起来，尽管目前正在进行的改革试图创造一种更高效的输电网。

（2）煤电行业信贷风险偏高，现金流紧张、融资困难。华北电力大学课题组《煤电供给侧

① 全国能源信息平台．2010—2019：10 年来各类可再生能源发电技术成本到底下降了多少？［EB/OD］．https：//baijiahao.baidu.com/s？id=1673435588060299693&wfr=spider&for=pc。

② Zhou W，McCollum D，Fricko O，et al. A comparison of low carbon investment needs between China and Europe in stringent climate policy scenarios［J］．Environmental Research Letters，2019。

改革金融政策研究》报告指出，通过收集各类工业上市企业资产负债表发现，煤电行业的资产负债率普遍偏高，信贷风险偏大。

（3）核电发展正面临融资挑战，融资成本较高。作为资金、技术密集型项目，核电项目投入大、周期长、风险高，投资方普遍持谨慎态度。中国核能行业协会2021年4月发布的《中国核能发展报告2021》显示，“十四五”及中长期我国核电将在确保安全的前提下向积极有序发展的新阶段转变。在碳达峰、碳中和的背景下，我国能源电力系统清洁化、低碳化转型进程将进一步加快，核能作为近零排放的清洁能源，将具有更加广阔的发展空间，预计保持较快的发展态势，我国自主三代核电会按照每年6台至8台的核准节奏，实现规模化批量化发展。预计到2025年，我国核电在运装机7 000万千瓦左右，在建约5 000万千瓦；到2030年，核电在运装机容量达到1.2亿千瓦，核电发电量约占全国发电量的8%[①]。

（4）新能源企业融资效率不高，融资前景严峻。从新能源行业的投资事件数量来看，2005—2017年整体呈现增长趋势，2018年新能源行业融资事件由2017年的121件，下降至68件。2019年新能源行业的融资事件有70件，2020年1—3月中旬新能源行业融资事件数量有9件。从新能源行业的投资规模来看，2005—2019年新能源行业投资金额呈现倒“U”形，2017年达到峰值254.25亿元，2019年全年新能源行业的投资金额为176.27亿元，同比下降14.78%，2020年1—3月中旬新能源行业的投资金额达到34.34亿元[②]。

（5）中国能源产业融资利用外资水平较低。当前中国投资能源产业的资金来源主要是政府的财政投资以及国内银行信贷，基本上无外资融入，这主要是因为中国能源领域的对外开放程度不高，导致对外资利用率较低，造成资源浪费[③]。

（6）中国可再生能源发展呈现明显的“内热外冷”局面，海外融资困难。根据《“一带一路”国家可再生能源项目投融资模式、问题和建议》报告，中国海外可再生能源融资需克服东道国电力市场障碍、项目融资难和融资成本高等问题。目前中国的银行在对海外可再生能源进行风险认定时，普遍过于强调国别风险，而对可再生能源的绿色低碳属性评估不足。从监管考核角度，目前中国人民银行对银行类金融机构开展宏观审慎评估（MPA）时，尚未覆盖银行对海外可再生能源等绿色项目的贷款[④]。

（7）风险投资受制于清洁能源进入和退出机制障碍以及中后期偏好等问题。首先是清洁能源产业的不确定性既是风险投资资本进入的依据也是风险投资资本进入的阻碍。其次是由于能源部门开放程度较低、特殊性较高，包括风险投资在内的清洁能源投资受到遏制。最后，清洁能源领域的风险投资还存在体制机制的障碍与不确定性。总结而言，行业的不确定性、部门的封闭性以及体制机制存在的问题增加了风险投资进入障碍。上述问题主要反映了国家资本占比

---

① 全国能源信息平台．《中国核能发展报告2021》蓝皮书发布［EB/OL］．https：//baijiahao.baidu.com/s? id = 1697107867934535412&wfr=spider&for=pc。

② 前瞻产业研究院．2020年中国新能源行业融资发展现状分析：融资前景严峻．［EB/OL］．http：//www.hbzhan.com/news/detail/134244.html. 2020.03.30。

③ 秦领．世界能源金融的发展趋势与我国的能源金融策略［J］．财会研究，2016（4）：65-67。

④ 中国财富网．智库建言：创新投融资模式，助力可再生能源“走出去”［EB/OL］．https：//kuaibao.qq.com/s/20200328A08PCL00? refer=spider. 2020.03.28。

高、国家干预过多、行政成本高、市场由政策驱动等特性，这些特性使得风险投资等资本难以进入清洁能源领域，尤其是其中的高新技术研发环节①。

（8）光伏企业融资成本高、融资渠道单一。目前中国多数光伏企业融资成本在8%左右，部分企业甚至高达10%以上，而境外融资成本多在3%~5%左右。高额的融资成本使得中国光伏企业成本高企，大幅侵蚀企业利润，严重制约光伏制造业的技术改革和新技术产业化②。国内光伏市场融资渠道单一，主要依赖政府补贴和银行贷款，一旦补贴不到位或贷款未获批往往步履维艰。

（9）碳中和承诺和可持续融资的势头尚未转化为清洁能源项目实际支出的大幅增长。即使2021年清洁能源支出将增长7%左右，资金流动的增长速度也要快于实际资本支出。优质清洁能源项目短缺。更为严重的是，没有足够的渠道将现有资金引导到正确方向，而且缺乏能够将剩余资本与公司和消费者的可持续性需求相匹配的中介机构。

6.2 中国能源投融资未来趋势

6.2.1 中国能源投融资存在的风险

（1）中国能源绿色转型需要大量资金涌入，投融资需求受制度、市场等因素影响存在风险。一是融资需求难以通过内部融资解决，必须要借助外部融资才能满足绿色能源产业发展的要求；二是绿色能源企业经营理念、管理制度不合理导致企业融资风险③；三是绿色能源融资成本过高、外部融资手段单一；四是没有实现规模化导致绿色能源产业的市场化运作不高，进而导致融资过程存在较大的风险；五是长期需求短期内得不到满足，固定资产投资会增加债务率，补贴难以为继，局部产能过剩，外部投资环境有变化，这些因素均会导致相关风险加大。

（2）中国进行海外能源投资存在地缘风险。一是在北美欧洲等发达地区，中国面临着东道国政府许可风险；二是在非洲地区，中国面临着东道国政治动荡、社会不安定、法制不健全风险；三是在拉丁美洲地区，中国面临着这些地域历史上就存在的对跨国公司的抵触情绪等风险④；四是在一带一路沿线国家，由于煤电项目为东道国带来气候减排压力，中国面临着“东道国”对煤电投资越来越多的争议和关注。

（3）煤电行业面临搁浅风险。煤电企业面临着能源转型、市场化竞争加剧、产能过剩、环境约束等多重压力，特别是装机容量小、服役年限久、污染物排放较高、所在地区污染严重的机组面临很高的搁浅风险，而新增机组会进一步推高搁浅风险⑤。金融智库 Carbon Tracker 近日

① 钱颖，孙竹．中国清洁能源产业中风险投资现状及发展对策研究［J］．中国能源，2019，41（7）：41-46，24。

② 前瞻网．我国光伏产业融资难和弃光两大难题解析［EB/OD］．https：//www.sohu.com/a/62274248_114835。

③ 曹小林．新能源产业项目融资风险控制研究［J］．产业与科技论坛．2018，17（20）：196-198。

④ 贺艳．国际能源投资的环境法律规制——以《能源宪章条约》及相关案例为研究对象［J］．西安交通大学学报（社会科学版），2010，30（4）：75-81。

⑤ 电缆网．火电资产搁浅风险与日俱增［EB/OD］．http：//www.chinacaj.net/i，16，992，0.html.2019.07.19。

发布报告指出，在全球绝大多数国家，新建可再生能源项目的发电成本已经低于新建煤电项目。全球目前在建或在计划阶段的煤电项目达到499吉瓦，正令6 380亿美元的投资面临风险。有学者认为，若不加以控制，我国“十四五”期间煤电可达到14亿千瓦，不仅造成产能进一步过剩，搁浅资产规模进一步扩大，而且会推迟我国电力行业碳排放达峰。

（4）国家光伏和风电补贴退坡风险。近年来随着光伏和风电技术的逐渐成熟，我国光伏和风电的发电成本也日益下降。过去光伏用电和风电用电由于成本高，所以行业以来国家补贴情况严重。随着成本下降，国家光伏和风电用电补贴也开始持续滑坡。根据《国家发展改革委关于完善风电上网电价政策的通知》和《国家发展改革委关于完善光伏发电上网电价机制有关问题的通知》，2021年起我国除户用光伏以外，其余光伏项目和风电项目全部将进入无补贴时代，且目前我国各省份光伏、风电指导价格普遍还比煤电价格便宜一分钱左右。这意味着光伏和风电企业需自负盈亏，收益下降，企业未来是否还能够且有意愿继续发展下去存在巨大的疑问，这对想要在碳中和碳达峰背景下实现光伏、风电目标而言将是个不小的挑战。

（5）国有企业融资疲软增加了投资风险，并且不确定国家行为者的角色。尽管自2015年以来有所下降，但国有企业继续在能源投资中发挥重要作用，特别是在以化石燃料为基础的行业和电网中，由国家支持的所有权在发展中经济体中扮演着更大的角色，在这些经济体中，市场结构受到更严格的管制，资本成本更高，大量借入外币的国有企业现在可能面临债务“成熟期墙”。在短期内，政府可能会发现自己介入以加强国有企业的融资，特别是通过提供流动性，再融资和外汇储备来应对日益严峻的债务挑战。但是，财政能力下降和危机中较高的借贷成本也可能会阻碍其应对能力。

6.2.2　碳达峰及碳中和目标对能源结构转型的新要求

为实现碳达峰及碳中和目标，我国在光伏和风电发电机装机规模和全国风电、光伏发电发电量占全社会用电量比重提出了发展目标，2020年我国光伏和风电发电机装机规模仅为5.02亿千瓦时，2021年我国风电、光伏发电新增装机规模超过1亿千瓦，实现“十四五”发展良好开局，但相比国家提出的2030年达到12亿千瓦时的目标仍有近6亿千瓦时的差距，年复合增长仍需要达到8%以上，转换为市场规模，相当于2020年到2030年的10年时间，我国光伏和风电行业市场规模将至少翻一倍，行业发展有着广阔的投资前景。

在国家能源局就2021年风电、光伏发电开发建设事项征求意见中，明确提出了落实2030年前碳达峰、2060年前碳中和，2030年非化石能源占一次能源消费比重达到25%左右，风电、太阳能发电总装机容量达到12亿千瓦以上等目标任务，坚持目标导向，完善发展机制，释放消纳空间，优化发展环境，充分发挥地方主导作用，调动投资主体积极性，坚持存量增量并举、集中式分布式并举，持续加快推动风电、光伏发电项目开发建设①。

能源活动占二氧化碳排放总量的比重高达86.9%，实现2060年碳中和目标，能源领域是

① 全国能源信息平台．国家能源局就2021年风电、光伏发电开发建设事项征求意见［EB/OL］．https://baijiahao.baidu.com/s?id=1693166905327912776&wfr=spider&for=pc。

重中之重，未来需要逐步建立起以可再生能源和新能源为主体的安全可靠（Reliable）、成本可承受（Affordable）、可持续（Sustainable）的现代能源体系。这意味着未来三四十年间，如果届时碳捕集封存利用（CCUS）没有重大技术突破，绝大部分煤炭、石油、天然气等传统化石能源将逐步退出历史舞台。

中国能源消费结构转型，风电、光伏占比增长显著。伴随工业电气化进程深入，电能消耗需求将持续上涨；预计至2050年，化石能源消费占比将降至40%，可再生能源占比将超50%，其中，风电、光伏凭借项目建设周期短、设备组件价格下行等优势，有望成为占比最大的两种能源；清洁能源电力对化石能源的大幅替代将显著减少碳排放。

终端能源电气化水平将大幅提高，电力将成为支撑经济发展和民生改善的主体终端能源。同时，电源结构去碳化特征将日益显著，水电、风电、光伏等非化石能源占发电总量的比重将不断提升，成为未来的发电主体。为推动具有间歇性、波动性特点的可再生能源发电技术大规模应用，以及信息技术与能源技术的融合发展，分布式能源、储能、调峰、直流、柔性、新型电网、智能控制等新技术、新业态、新模式将蓬勃兴起。节能增效持续化、终端能源电气化、电源结构去碳化、能源系统分散化、能源供需智慧化将成为未来能源转型的核心方向。

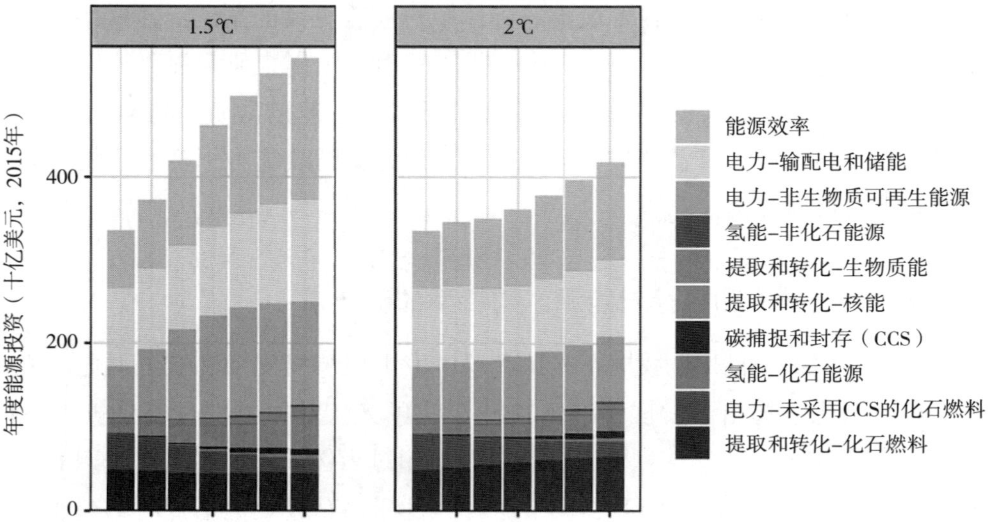

图6-3　1.5℃和2℃目标下年度能源投资变化①

2021年3月，国家发展改革委等五部门联合下发关于引导加大金融支持力度促进风电和光伏发电等行业健康有序发展的通知，指出各地政府主管部门、有关金融机构要充分认识发展可再生能源的重要意义，合力帮助企业渡过难关，支持风电、光伏发电、生物质发电等行业健康有序发展②。

---

① 能源基金会（2020）．“中国碳中和综合报告2020——中国现代化的新征程：‘十四五’到碳中和的新增长故事”．能源基金会，北京，中国．https：//www.efchina.org/Attachments/Report/report-lceg-20201210/Full-Report_Synthesis-Report2020-on-Chinas-Carbon-Neutrality_ZH.pdf。

② 中国财富网．五部门联合下发《关于引导加大金融支持力度 促进风电和光伏发电等行业健康有序发展的通知》［EB/OD］．https：//baijiahao.baidu.com/s？id=1693987595816689130&wfr=spider&for=pc。

6.2.3　碳达峰及碳中和目标下中国能源投融资需求

鉴于中国宣布到2060年实现碳中和目标和印度可再生能源投资的快速增长，以及许多发达经济体日益雄心勃勃的气候承诺，需求轨迹是投资者面临的主要不确定性，尤其是任何新的矿业项目。煤炭项目的融资和承销正变得越来越具有挑战性，与炼焦煤相比，动力煤面临更多的困难。就国际多元化矿业公司而言，股东压力、环境、社会和治理（ESG）要求以及欧盟分类法（EU taxonomy）等法规加大了对每个利益相关者碳足迹的审查力度，从而强化了需求前景的疲软。

中国的低碳转型需要大幅增加低碳技术投资，并从化石能源转向清洁能源投资，这需要协调能源和金融政策，以增强投资决策确定性。还需要财政政策，以使公共投资与更雄心勃勃的气候目标保持一致。同时，也需要不断改革金融系统，对气候变化造成的潜在金融风险采取战略性应对措施，增加金融系统韧性。

2060年实现碳中和意味着尽早行动至关重要。接下来五年是进一步明确行动路线非常关键五年，中国可以在“十四五”规划期间（2021—2025年），为2060年实现碳中和打下扎实基础，碳排放尽早达峰可以避免能源基础设施的高碳锁定，并减少搁浅资产风险，进而有效降低未来行动的挑战和成本。目前，中国的燃煤发电装机仍在不断增长，共有9 800万千瓦的煤电项目正在建设当中，另有5 300万千瓦尚未开工但已获得核准。在2060碳中和目标下，继续建设新的、大规模、高投资、寿命长的燃煤电厂，不仅会造成新的投资快速搁浅，还会迫使现有电厂以更新速度退役。因此，早布局、早制定、早推行“不新增燃煤电厂”策略，对于实现逐步淘汰煤电，并减少其经济和社会影响至关重要①。

6.2.4　碳达峰及碳中和目标下中国能源投融资政策建议

（1）鼓励各级政府设立碳达峰碳中和专项资金或引导基金，综合采用补贴、奖补、担保等方式，吸引社会资金投入。当前，财政资金支持碳达峰碳中和主要体现在清洁能源与可再生能源开发利用、新能源汽车推广、散煤治理、森林草原碳汇等方面。通过设立碳达峰专项资金，加强碳达峰碳中和管理体制建设以及低碳技术示范和应用，以解决上述两个领域财政投入不足问题。同时，鼓励各级政府设立政府引导型碳达峰碳中和基金，主要支持清洁能源开发、工业低碳化改造、节能建筑、绿色交通等项目，基金使用以低息贷款和股权投资为主，财政资金作为劣后级，基金收益让利于社会资本，促进资金循环滚动使用。各级财政资金还可以采取贴息、奖补、担保等方式，降低节能低碳项目和低碳化改造项目成本。财政资金使用应突出地区和行业差异，强化绩效导向②。

（2）鼓励金融产品和服务创新，强化金融助力碳达峰碳中和。目前，我国绿色金融工具主

---

① 中国能源网．姜希猛代表：建议停止新建煤电并制订中国30/60愿景下退煤路线图［EB/OD］．http：//www.coalchina.org.cn/index.php？m=content&c=index&a=show&catid=10&id=127002。

② 高军，程亮，陈鹏．促进中国碳达峰碳中和投融资的五个建议［N］．中国环境报，2021-04-12（003）。

要包括绿色信贷、绿色债券、绿色股票、绿色发展基金、绿色保险、碳金融等，其中碳金融产品和衍生工具主要包括碳远期、碳掉期、碳期权、碳租赁、碳债券、碳资产证券化和碳基金等。一方面，金融机构可以通过对贷款或投资项目的碳核算，对绿色低碳项目或降碳项目加强支持，对高碳项目提高融资利率或融资门槛，倒逼企业或项目低碳发展；另一方面，金融机构可以通过金融产品创新加大对降碳项目的融资支持，推广新能源贷款未来收益、合同能源管理服务收益权、环境权益抵质押融资，促进环境收益权切实成为合格融资抵押物。此外，金融机构可以通过加强金融服务模式创新促进降碳。

（3）完善碳排放权交易制度，推动企业加大低碳投入。相对于行政手段，碳排放权交易具有全社会减排成本较低、能够为企业减排提供灵活选择等优势。我国已初步建立了碳排放交易市场，全国碳市场第一个履约周期已经启动。排放权交易制度应在下述几个方面进一步完善：一是加强碳排放初始配额分配管理，体现总量控制思路，对低碳技术水平较高地区和产能过剩重点行业，碳排放配额要更加从紧。二是完善碳排放定价。当前碳排放初始配额以免费使用为主，随着碳市场发展与成熟，应逐步转向初始配额有偿获取，超限额部分需通过市场交易有偿取得。三是以发电行业为试点，逐步将石化、化工、建材、钢铁、有色金属、造纸、民航等重点行业纳入全国碳市场交易体系。四是做好碳排放权交易宣传引导，及时总结碳排放交易市场发展情况，向公众发布碳排放交易市场建设发展公报，引导企业自觉落实减碳行动。

（4）研究征收碳税，与碳排放权交易形成互补，引导社会资金投入低碳领域。要实现碳达峰碳中和目标，通过征收碳税促进能源结构和产业结构调整非常有效，欧盟具有成功经验。开征碳税可以与碳排放权交易相互补充。碳排放权交易主要对有实力的大中型企业降碳起作用，小微企业由于购买碳排放权对其生产成本影响大而难以参与到碳排放交易市场中，开征碳税可以覆盖小微企业群体，促进降碳成本内部化。

（5）鼓励模式创新，引导社会资本以多种方式参与碳达峰碳中和。一是完善生态补偿制度，激励社会资本投资保护良好生态环境，促进碳汇增加。完善重点生态功能区等生态补偿机制，按照“谁受益、谁补偿，谁保护、谁受偿”原则，由各级政府或生态受益地区向生态保护地区购买生态产品，强化正向激励作用；完善林业生态补偿制度，建立以“降碳”“贮碳”生态服务功能为导向的生态补偿机制，促进碳汇增加。二是完善森林资源、草原资源等自然资源有偿使用机制，辅之以财政补贴、税收优惠等财税政策，引导生态产品价值转化，激励社会资本投资生态环境保护项目。三是创新投融资模式，鼓励具有资金实力、专业能力的社会资本以政府和社会资本合作（PPP）模式、股权投资等模式参与新能源基础设施建设等低碳项目。

（6）推动气候投融资试点工作。开展气候投融资地方试点工作，鉴于低碳试点城市与气候投融资试点城市发展目标均是，期望通过试点推动地方实现低碳转型并尽早实现碳排放峰值，可在低碳相关试点和绿色金融改革试验区省市中选取，拥有共同的建设目标，各试点的结合可以在政策制定、体制机制创新等方面发挥最大的协同效应。出台鼓励气候友好型项目的投资政策，在用地预审、规划选址、节能审查、环境影响评价、社会风险评估等方面支持对气候友好型项目在项目核准或备案环节的快速落地。还需要实施财税补贴激励，统筹国家财政、中央预算内资金支持碳达峰示范项目建设，鼓励地方出台碳达峰项目的扶持政策，对项目给予财政补贴和税收优惠，政府可以通过财政补贴定向支持金融机构开展气候投融资业务，推动建立气候债券财政补给、气候信贷融资财政贴息与税费减免制度，形成支持气候投融资的政策合力。

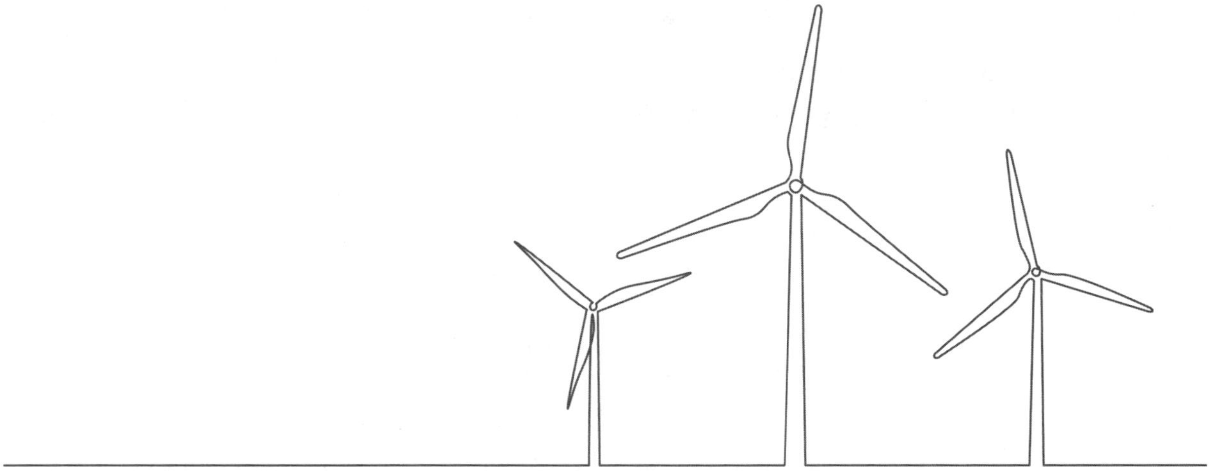

7 金融机构环境信息披露

7.1 气候相关准则概述及趋势

7.1.1 国际气候相关准则概述

目前主要的全球性气候报告框架主要包括三类：第一类是国际倡议，规定了原则性的披露框架。包括金融稳定理事会气候相关财务信息披露工作组（TCFD）、CDP（原为碳披露项目）、气候披露标准委员会（CDSB）、全球报告倡议组织（GRI）、可持续会计准则（SASB）、国际综合报告委员会（IIRC）等；第二类是监管立法，监管机构通过立法对金融机构环境信息披露提出明确要求，如欧盟出台的《欧盟可持续金融分类法》；第三类是技术方法，为金融机构环境信息披露提供方法论支持，如碳核算金融联盟（PCAF）编制的《金融行业温室气体核算和披露全球性标准》，科学碳目标倡议（SBTi）编制的《金融行业技术指引》等。本部分主要对国际倡议进行比较分析，总体而言有如下特点。

一是披露目标各有侧重。相关准则均关注对于重大财务信息的披露，但披露重点不同，如 CDSB 关注披露对企业价值创造具有重要影响的可持续性主题；CDP 和 GRI 的披露框架侧重反映披露主体对经济、环境和人产生重大影响的事项。

二是披露要求各不相同。例如，应用范围广泛的 TCFD 注重框架性和可扩展性，围绕治理、战略、风险管理、指标和目标四项主题构成企业气候相关信息披露总体框架，各披露项目及内容以原则性表述为主，企业可以此为基础进行细化扩展；专业性较强的 SASB（图 7－1）、

CDSB、GRI、IIRC 等原则披露内容更加细化，如 SASB 分 77 个行业明确量化披露指标。

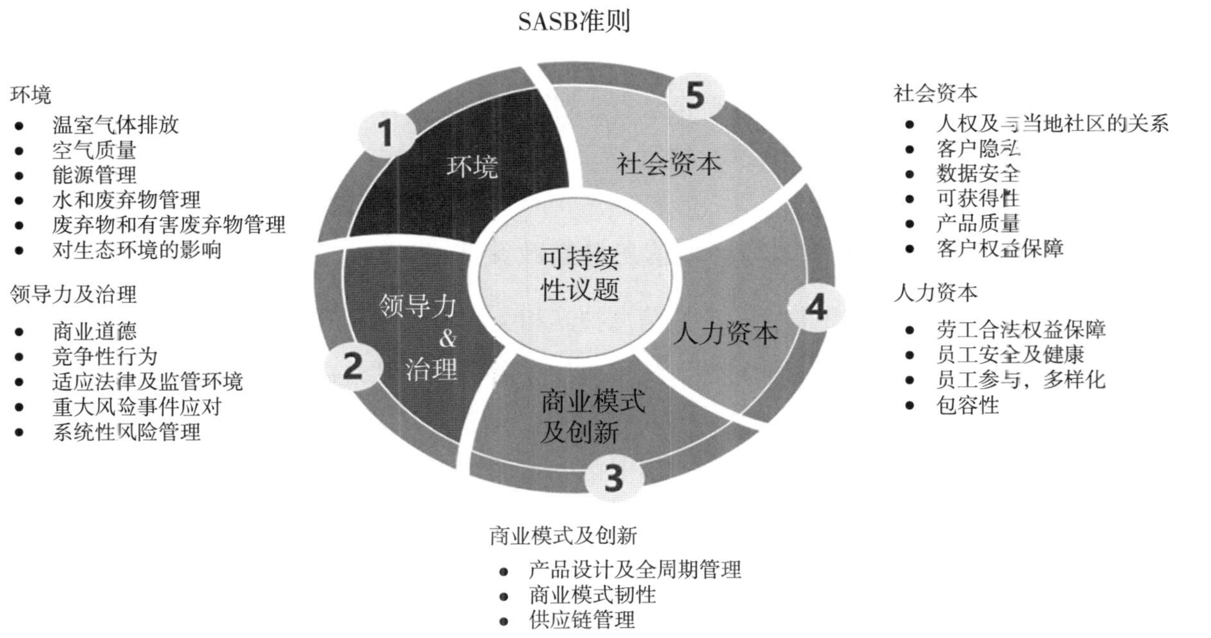

图 7-1　SASB 准则①

三是强调温室气体信息披露。SASB 将温室气体排放分为三类，TCFD 建议企业尽可能披露相关排放信息；SASB 针对不同行业划分了披露范围，分为范围一、范围二及范围三。TCFD 建议任何行业的公司以范围一的形式披露直接的实质性的排放信息，范围二和范围三的形式披露间接排放信息。

四是披露渠道灵活多样。当前全球主要气候相关信息披露准则对企业披露渠道要求较为灵活，年度报告及企业社会责任报告（ESG 报告）为现阶段较多采用的披露形式，部分金融机构通过独立报告的形式披露气候相关信息。

7.1.2　国际气候信息披露框架发展趋势

一是议题多样化。气候信息现阶段仍是金融机构环境信息披露焦点，除欧盟外，美国监管机构计划在 2022 年内立法要求上市公司进行气候相关信息披露。未来，环境信息披露外延将持续扩大，生物多样性、自然资本、水资本等议题都将纳入环境信息披露内容。

二是披露框架协同。由于不同国际组织发布的框架标准存在较大差异，成为资金有效配置的阻力之一。在此背景下，2019 年 9 月，公司报告对话组织（Corporate Reporting Dialogue，CRD）发布《推动气候相关报告的一致性》分析了 CDP、CDSB、GRI、IIRC、SASB 等在气候相关信息披露方面与 TCFD 框架的异同点，并且五个机构承诺以 TCFD 框架为基准进行修改和完善，以实现全球气候相关信息披露的国际趋同。

① 数据来源：SASB。图片摘自国新国际相关研究。

三是推进强制性披露。部分国家出台政策和相关指引来推进按照 TCFD 建议开展强制性气候与环境信息披露。如英国在 2020 年制定金融机构强制性气候与环境披露四阶段行动路线图，到 2025 年实现对英国非金融和金融行业遵照 TCFD 框架进行强制性气候与环境信息披露。2021 年规模超过 50 亿欧元的大型职业养老金计划、所有商业银行、建筑协会、保险公司以及 FCA 重要上市企业率先遵照 TCFD 进行披露。

7.1.3 国内金融机构气候与环境信息披露政策演进

近年来，我国连续颁布了与企业环境信息披露相关的系列制度和法规，行业标准的逐步出台也使环境信息披露工作更具有针对性，从自愿性逐渐向强制性过渡，制度日趋完善，规定更加细化，标准逐步提高。

一是覆盖日益广泛。从重点排污企业到上市公司再至金融机构，根据企业对环境、市场等影响程度逐步推进。如《关于企业环境信息公开的公告》《上市公司环境信息披露指引》《环境保护法》《生态文明体制改革总体方案》《关于构建绿色金融体系的指导意见》《公开发行证券的公司信息披露内容与格式准则第 2 号——年度报告的内容与格式（2017 年修订）》《上市公司治理准则》等，2021 年 3 月 1 日起施行的《深圳经济特区绿色金融发展条例》作为国内首个关于绿色金融的地方立法获得通过。

二是力度逐渐增强。2016 年，中国人民银行等七部门联合出台《关于构建绿色金融体系的指导意见》，提出将逐渐建立和完善上市公司和发债主体的强制性环境信息披露制度。2021 年 5 月，生态环境部发布《环境信息依法披露制度改革方案》，主要从明确披露主体、确定披露内容、及时披露信息、完善披露形式、强化企业管理等方面，明确了建立健全环境信息依法披露规范要求的工作任务。并提出到 2025 年，要基本形成环境信息强制披露制度。

三是标准更加细化。2021 年 12 月，生态环境部印发实施《企业环境信息依法披露管理办法》。同年，中国人民银行先后印发了试行推进绿色金融改革创新试验区金融机构环境信息披露实践操作、金融机构碳核算等通知，并于 7 月发布《金融机构环境信息披露指南》（以下简称《指南》）（JR/T0227—2021），内容涵盖金融机构环境信息披露形式、频次、应披露的定性及定量信息等方面，作为国内首个金融机构环境信息披露方面的推荐性行业标准，人民银行已将《指南》试行版下发至绿色金融改革创新试验区、粤港澳大湾区进行试点。在此基础上，中国人民银行持续推动《商业银行环境信息披露操作指南》《商业银行环境风险压力测试指南》等金融子行业标准制定。

四是体现双碳目标。生态环境部、国家发展改革委、财政部等 17 个部门联合印发《国家适应气候变化战略 2035》明确提出鼓励企业与金融机构制定符合“双碳”目标的转型战略、路径和目标。2021 年人民银行启动《金融机构碳核算技术指南（试行）》编制工作，明确了金融机构核算自身经营及投融资活动碳排放量和碳减排量的技术要求，确保金融机构披露碳排放信息的准确性和可操作性，目前标准待发布。

7.2 金融机构环境信息披露实践及难点

7.2.1 实践

金融机构环境信息披露是我国绿色金融体系的“五大支柱”之一，在监管部门政策的引导下，金融机构尤其是上市金融机构，在环境信息披露方面的实践逐步推进。

（1）上市金融机构率先披露

在监管部门引导下，金融机构尤其是上市金融机构，在环境信息披露方面取得明显成效。按照上市公司信息披露相关要求，在年度报告、可持续发展报告、社会责任报告中披露环境相关信息，越来越多的机构采用独立报告的形式披露环境相关信息。如中国工商银行自 2007 年起，连续 14 年编制发布《社会责任报告》，突出环境、社会、管治三大要素进行了责任信息披露。连续 4 年发布《绿色金融专题（TCFD）报告》，多角度披露环境相关信息。2022 年，中国建设银行根据人民银行《金融机构环境信息披露指南》，TCFD 框架编制发布首份《环境信息披露报告》，全面展现绿色理念及成效。

（2）部分试点区域有序推进

一是绿色金改试验区出台方案鼓励信息披露。2021 年，人民银行编制下发《推动绿色金融改革创新试验区金融机构环境信息披露工作方案》，截至 2021 年 6 月末，试验区共有 200 多家金融机构完成环境信息披露报告试编制，机构类型包括银行业金融机构、证券公司、保险公司、财务公司、信托公司等。

二是粤港澳大湾区创新开展信息披露。2021 年，我国正式启动粤港澳大湾区金融机构环境信息披露试点工作，7 月，区内 8 市 13 家法人银行机构通过广东省中小微企业信用信息和融资对接平台（即粤信融）集中挂网发布环境信息披露报告，这是国内首个由区域统一组织、集中公开展示的金融机构环境信息披露模式。13 家法人银行编制的《环境信息披露报告》中兼顾了定性披露和量化指标分析，从不同角度对披露内容进行延伸，体现“规定动作-自选动作”的披露特点。其中，兴业银行深圳分行首次披露自身投融资活动碳足迹信息。广东南海农村商业银行对火电、化工等 7 个行业开展环境压力测试，成为当前国内开展环境压力测试覆盖行业最多的中小型金融机构。

（3）中英试点项目进入新阶段

2017 年以来，在绿色金融专业委员会与伦敦金融城共同组织下，工商银行与负责任投资原则（UNPRI）共同牵头推动两国试点金融机构参照气候相关财务信息披露工作组（TCFD）的建议，开展环境信息披露工作试点。截至目前，试点工作取得显著成效。一是试点覆盖范围更广。中英试点机构数量由最初的 10 家增至 20 家（包括金融机构和城市代表、观察员），覆盖银行、资管、保险、证券等多个行业。

二是在实践中不断探索，形成多个成果。结合我国金融机构环境信息披露实际情况，充分借鉴国际准则，工商银行牵头研究制定《中国金融机构环境信息披露试点工作方案》，构建《中方金融机构环境信息披露目标框架》，中英双方共同推进年度试点计划，探索形成银行、保险、资管专题讨论机制，组建课题研究小组，在碳中和路径、压力测试和棕色资产披露方面积极开展研究。

三是注重总结与推广。自2019年起逐年发布《中英金融机构环境信息披露进展报告》，展示试点工作组阶段性努力与成果。当前，为了延续工作组的成功经验以及更深入地支持碳中和长期目标，结合国内外可持续信息披露最新政策和发展趋势，试点工作组将迈入新篇章。下一步，工作组将以《G20可持续金融路线图》及转型金融为参考，从金融机构气候与环境信息披露的角度，进一步细化TCFD框架下的定性及定量指标，研究金融机构投融资碳核算方法学，并为国际可持续金融制定可比性标准提供中国经验。

四是科技赋能成为趋势。部分金融机构已建立了相关科技系统，不同程度实现了绿色信贷认定以及环境风险分类的线上化、智能化，还运用了遥感卫星监测、无人机勘探、物联网监控、LBS定位等创新技术，有效提升数据质量、降低披露成本，夯实信息披露基础系统建设。如湖州发布我国首个区域性ESG评价数字化系统，为促进环境信息披露提供工具支持，湖州银行作为金融机构端的实践代表，发布湖州银行信贷客户ESG违约率模型与数字化应用系统。易方达基金通过组建金融科技团队建立研发AI和大数据技术，自动抓取收集和分析相关标的。邮储银行通过“金睛”信用风险监控系统与公众环境研究中心（IPE）蔚蓝地图环境数据库进行交互，建立全量客户环境与气候信息数据库，解决客户环境与气候数据分布碎片化、收集困难、来源有限的难题。

7.2.2 难点

基于对国内金融机构开展环境信息披露工作的实践过程跟踪、分析，我们认为我国金融机构现阶段开展环境信息披露工作存在以下重难点问题：

（1）金融机构环境信息披露意愿有待提高

根据公共产品理论，短期内，环境信息披露机制的建立所需成本较大，当环境信息披露工作在财务报表中的成本大于收益时，金融机构会考量到成本支出的确定性及未来收益的不确定性，在金融机构未看到信息披露带来的切实收益时，会影响披露的意愿。

（2）相关披露政策指引需要进一步明确

当前各机构开展了不同程度的环境信息披露实践，但是在是否可以披露、如何披露碳相关资产信用敞口的主要集中情况方面，尚缺乏明确的政策指导。

（3）披露主体差异较大

不同类型金融机构环境信息披露重点、目标及面临问题存在较大差异。银行类金融机构具有较好的实践基础，保险、基金、信托类金融机构面临监管法规限制等问题，仍在探索合适的披露形式。

（4）环境效益测算能力需要加强

金融机构对环境的影响重点体现在其投融资对环境的影响。需选择环境友好、节能减排、资源高效利用的企业和项目进行支持，推进环境持续改善。但在此过程中，如何通过科学的测算方法和工具，对金融机构投融资产生的环境效益进行量化，在当前的环境信息披露实践中，仍然是一个难点，在数据的获取和测算工具的开发设计方面，都需要进一步的扩展和研究。

（5）碳足迹测算方法还需探讨研究

“碳中和”目标下，金融机构结合自身实际情况，在探索开展“碳中和”相关研究，全面提升采集、计算和评估自身运营及投融资端碳排放和碳足迹信息披露能力，将管理碳排放纳入环境与社会风险管理流程等方面应统筹考虑。

（6）环境信息披露常态化工作机制应进一步完善

金融机构环境信息披露工作机制建设还需进一步重视，环境风险识别、管理、披露和反馈的政策流程与组织保障的常态化机制有待持续完善。

7.3 中国金融机构环境信息披露建议

7.3.1 政策层面

一是做好环境信息披露相关顶层设计。建议相关部门通过分析金融机构环境信息披露过程中所面临的重点和难点，制定包括指导性框架、监督制度、标准和技术等一系列政策和技术文件，引导和鼓励金融机构完善绿色金融体系、创新绿色金融产品和服务，夯实环境信息披露基础能力建设。

二是加强环境风险量化能力建设，明确金融机构棕色资产碳排放测算方法等。在碳中和目标下，对高碳资产或棕色资产敞口及其碳排放的披露日益成为环境信息披露重要组成部分。建议研究出台棕色资产统计口径和管理指引，要求金融机构开展棕色资产风险管理措施及成效相关信息的披露，如棕色资产敞口及占比，棕色资产碳排放减少情况等。同时，研究统一的测算方法，指引金融机构相关指标信息披露的可比性、一致性、准确性。

三是把环境信息披露纳入监管激励与约束机制（MPA）。2021 年 5 月，中国人民银行印发《银行业金融机构绿色金融评价方案》，将对银行业金融机构绿色金融业务开展情况进行综合评价，并依据评价结果对银行业金融机构实行激励约束，绿色金融评价结果将纳入央行金融机构评级。建议参照银行业绿色金融考评指标，将环境信息披露情况纳入考评体系，提高金融机构对环境信息披露重要性的认识，切实推动环境信息披露工作的贯彻落实。

7.3.2 机构层面

一是着手“碳中和”规划并完善组织架构和战略。以提升环境信息披露工作质效为目标，建议金融机构将低碳因素纳入政策标准、风险控制、产品开发、业绩评价全流程；开展自身碳足迹全面测算工作，设置自我减排目标，制定规划方案和路线图。进一步完善组织架构，建立工作机制，明确专责部门分工和汇报机制。

二是进一步完善制度流程，研究探索碳排放测算方法。在碳中和目标下，对高碳资产或称棕色资产敞口及其碳排放的披露日益成为环境信息披露重要组成部分。建议金融机构将环境气候因素纳入业务流程，完善行业政策和制度安排，深入开展环境信息披露创新性研究，如压力测试、情景分析、ESG 指数、适应披露要求的碳排放核算等，并积极推动研究成果的实际应用。

三是强化金融机构气候与环境风险管理能力。建议金融机构进一步明确和细化气候与环境风险管理机制和流程，提升对气候与环境风险识别、计量、监控、报告能力。鼓励金融机构建立环境相关风险突发事件应急披露机制，及时披露本机构对有重大环境风险的企业和项目的授信情况、风险管控情况、危机应急措施等。

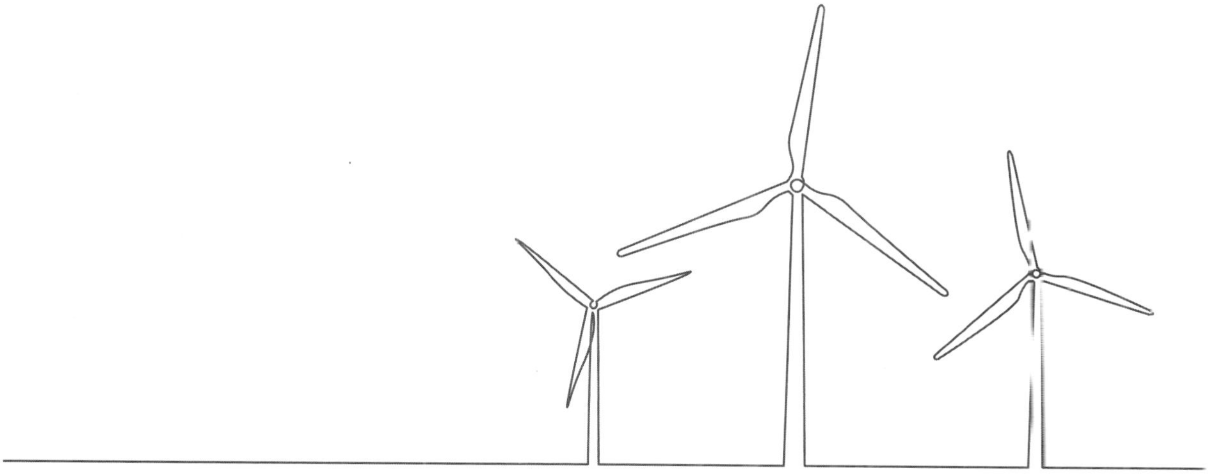

8 绿色金融与节能减排产业

8.1 节能环保产业发展概况

8.1.1 中国节能环保产业整体发展趋势

节能环保产业是生态环境治理的产业基础，也是绿色低碳发展的重要支撑力量。党中央、国务院高度重视节能环保产业发展。习近平总书记强调要“培育壮大节能环保产业、清洁生产产业、清洁能源产业，推进资源全面节约和循环利用”。《中华人民共和国国民经济和社会发展第十四个五年规划和2035年远景目标纲要》明确，要支持绿色技术创新，推进清洁生产，发展环保产业，推进重点行业和重要领域绿色化改造。《“十四五”工业绿色发展规划》提出，要壮大绿色环保战略性新兴产业，重点包括新能源、新材料、新能源汽车、绿色智能船舶、绿色环保、高端装备、能源电子等，带动整个经济社会的绿色低碳发展。

2021年，是“十四五”规划的开局之年，也是实现2035年远景目标的起步之年。站在两个百年征程的历史交汇点上，面对世纪疫情和百年变局交织的严峻形势，中国节能环保产业发展态势整体向好，产业产值稳步增加，为打赢污染防治攻坚战提供了有力支撑，在历次重大环境污染事件应急处置中发挥了重要作用。

“双碳”为节能环保产业注入了新的强大驱动力，市场需求明显提升。2021年，党中央、国务院发布了《关于完整准确全面贯彻新发展理念做好碳达峰碳中和工作的意见》，国务院印发了《2030年前碳达峰行动方案》。这一年，印发与碳达峰碳中和、节能减排相关的重要文件还有《中共中央 国务院关于深入打好污染防治攻坚战的意见》《国务院关于加快建立健全绿色低碳循环发展经济体系的指导意见》，国家发展改革委等部门印发实施的《完善能源消费强度和总量双控制度方案》《“十四五”全国清洁生产推行方案》等。政策体系的确立完善，为节能环保产业的发展注入了力量、明确了方向。截至2021年年底，节能服务产业总产值为6 069亿元，同比增加2.6%；从事节能服务业务的企业数量为8 725家，同比增速达23.8%；行业从业人员达到84.1万人，年增长率为9.8%。2021年第四季度，节能环保产业的行业景气指数达到了136.7，2022年第一季度继续增长至138.5[①]。

稳健的货币政策灵活精准，为节能环保产业的发展营造了适宜的金融环境。绿色贷款[②]持续较快增长。2021年年末，本外币绿色贷款余额15.9万亿元，同比增长33%，比上年年末高12.7个百分点，高于各项贷款增速21.7个百分点，全年增加3.86万亿元。其中，投向具有直接和间接碳减排效益项目的贷款分别为7.3万亿元和3.36万亿元，合计占绿色贷款的67%。基础设施绿色升级产业、清洁能源产业和节能环保产业贷款余额分别为7.4万亿元、4.21万亿元和1.94万亿元，同比分别增长28.3%、31.7%和46.7%[③]。2021年，结构性货币政策更是央行的重头戏。2021年11月，中国人民银行推出了两个新的结构性货币政策工具，其中一个是碳减排支持工具。按照央行的机制设计，碳减排支持工具将以稳步有序、精准直达的方式，支持清洁能源、节能环保、碳减排技术三个重点减碳领域的发展，撬动更多社会资金促进碳减排。其中，第一批发放碳减排支持工具资金855亿元，支持金融机构已发放符合要求的碳减排贷款1 425亿元，惠及2 817家企业，带动减少碳排放约2 876万吨。

节能环保产业集聚化趋势凸显，主体业务向综合化、多元化方向发展。从区域来看，目前节能环保领域主要集中在环渤海、长江经济带和珠三角三大区域，江苏、浙江、山东、广东、上海、北京、天津等省市的节能环保产值占全国的50%以上。2021年，中国节能协会通过对8 725家节能服务公司的统计发现，公司数量最多的省/直辖市/自治区为北京、山东、江苏、广东和上海。京津冀、长三角、珠三角城市群由于市场环境较好，企业生存指数较高，发挥着聚集引领作用，成为产业集群化发展的典型区域。从企业的发展来看，水污染防治、固体废物污染防治等领域的环保企业趋于综合化、大型化发展，产业融合步伐加快，央企与省级环保集团日趋成为行业的主要力量。中国环境保护产业协会调查结果显示，截至2020年年底，央企中已有近半数企业进入生态环保产业；多数省市已成立环保平台公司。不仅如此，水污染防治、固体废物污染防治等领域领先的环保企业在突出主业的同时，也善于发现多业态的协同，通过涉足多个板块，进而为客户提供全方位、一揽子解决方案。从企业规模来看，我国中小型环保企业数量众多。中国环境保护产业协会调查结果显示，2020年在参与调查的15 000多家重点企业中，大型企业占比仅3.1%，中型企业占比24%，小微型企业占比约73%。中小环保企业

① 数据来源：国家发展和改革委员会。

② 绿色贷款是指金融机构为支持环境改善、应对气候变化和资源节约高效利用等经济活动，发放给企（事）业法人、国家规定可以作为借款人的其他组织或个人，用于投向节能环保、清洁生产、清洁能源、生态环境、基础设施绿色升级和绿色服务等领域的贷款。

③ 数据来源：中国人民银行。

数量在从业单位中占比超过90%。但是，我国节能环保企业的营收、营业利润、业务营业利润却是高度集中于营收达到1亿元以上的龙头企业。龙头企业只占所有企业数的1/10，却贡献了全国节能环保产业近九成的营收和利润。从企业上市情况来看，根据中国水网的不完全统计，2021年新增的涉环保业务的上市公司达43家，拟募集资金共约199.39亿元。其中，上市企业主要从事资源再生利用、生态填埋、渗滤液、废旧家电回收、膜技术等细分领域。

总体来看，在“双碳”目标下，我国节能环保产业迎来了千载难逢的发展机遇。但同时也应清醒认识到，一方面部分地区疫情的反弹，对部分企业的生存、业务开发和推进带来了挑战；另一方面，我国节能环保行业的集中度较欧美等发达国家还有一定差距。我国环保企业数量多、规模普遍较小、仍面临着竞争力较弱，产品的技术含量和附加值较低的状况。随着“十四五”规划在生态环保产业方面的落地实施，生态环保行业将进入精耕细作、规模与技术并重时代。

8.1.2 中国节能环保产业分行业发展现状

节能环保产业是一个横跨多产业、多领域、多地域且与其他经济部门之间相互交叉、相互渗透的综合性新兴产业，其链长度长、关联度大，吸纳就业能力强。2021年，我国节能环保产业产值达9.8万亿元，较2010年增加7.5万亿元，年均增速达15.9%①。其中，节能环保两个子行业又可以进一步细分为若干个二级子行业。

8.1.2.1 节能行业

节能服务行业作为利用社会资本开展节能减排的主要生力军，是实现我国“双碳”目标的有效途径之一。中国节能协会节能服务产业委员会（EMCA）公布的统计数据显示，2021年，节能服务产业总产值同比增加2.6%，达到6 069亿元（图8-1）。全国新增注册节能服务公司1 831家，相比于上一年净增1 679家，总量达到8 725家，同比增速达23.8%，实现了较快增长。

在节能行业规模逐步扩大的同时，中国节能行业队伍的规模也呈稳步增长的态势。中国节能协会节能服务产业委员会（EMCA）公布的统计数据显示，2021年全国节能服务公司吸纳相关从业人员数量达到84.1万人，年增长率9.8%（图8-2），这也表现出了现代服务业和战略性新兴产业良好的就业吸纳能力。

“双碳”战略的实施促进了主要用能行业企业对于能源利用方式的转变，逐步形成从能源粗放管理到精细化使用的转变。在此背景下，节能提高能效领域投资信心提振，投资速度明显加快。2021年，以合同能源管理模式实施的节能提高能效项目投资1 384.2亿元，同比增速达11.1%，创近年新高。2021年，通过合同能源管理项目新增投资相应形成的年节能能力为4 369万吨标准煤，相当于减排10 748万吨二氧化碳②。

---

① 数据来源：赛迪智库。

② 数据来源：中国节能协会节能服务产业委员会。

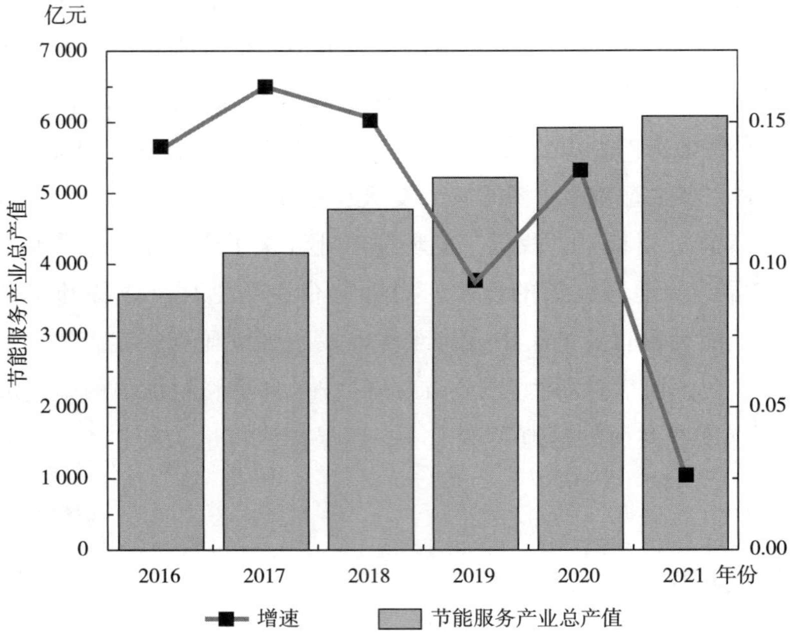

图 8-1　2016—2021 年中国节能服务产业总产值及增速变化[①]

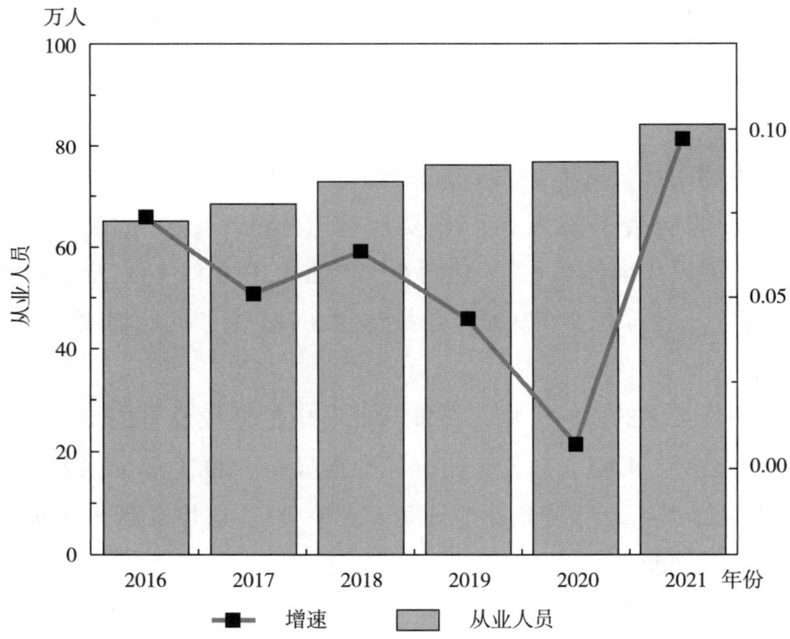

图 8-2　2016—2021 年中国节能服务从业人员数量及增速变化[②]

8.1.2.2　环保行业

狭义上，环保行业指的是在环境污染控制、污染物减排与清理以及废弃物处理方面提供设

① 数据来源：中国节能协会节能服务产业委员会《2021 节能服务产业发展报告》。

② 数据来源：中国节能协会节能服务产业委员会《2021 节能服务产业发展报告》。

备和服务的行业，是相对于治理生产过程中排放的“三废”（废水、废气、固体废弃物）的“末端处理”而言的产业。广义上，环保行业不仅涵盖了狭义的内容，还包括产品生产过程的清洁生产技术和清洁产品。按照产品内容分类，环保产业可以分为市政活动、环境分析和监测、环保技术与工程、环境研究与开发四类。

8.1.2.2.1 城镇污水处理、生活垃圾处理和危险废弃物处置等市政活动

在城镇污水处理中，根据生态环境部2022年2月公布的《2020年中国生态环境统计年报》，2020年城市环境基础设施建设投资总额为6 842.2亿元。其中，排水工程建设投资为2 675.7亿元，占城市环境基础设施建设投资总额的39.1%。这一年，全国新增城市污水处理厂147座，共计2 618座；城市污水处理能力达1.93亿立方米/日，比上年提高7.86%。从污水处理厂具体省份分布来看，截至2020年，全国城市污水处理厂数量最多的为广东省，达到320座；山东、江苏分别以218座、206座位列第二和第三。在污水处理行业由规模增长向提质增效的转变中，管网升级改造是提质增效的关键一环。2020年全国城市排水管道长度802 721公里，其中污水管道366 833公里，雨水管道334 753公里，分别比上年新增12.8%和6.27%。通过加快补齐污水处理设施不足的短板，全面推动污水收集处理系统提质增效，全国水环境质量不断提高。但是与城市污水处理率已达到较高水平不同，建制镇的污水处理市场仍存在较大需求。乡镇区域由于经济环境较为落后，环保意识相对淡薄，污水处理设施仍不完善，整体污水处理率偏低。截至2020年年底，我国城市污水处理率为97.53%，而对生活污水进行处理的建制镇占比为65.35%，污水处理率为60.98%（图8-3）。

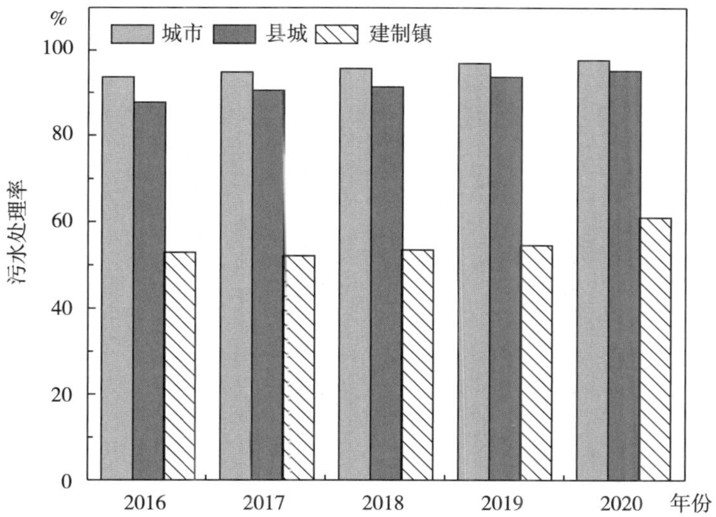

图8-3 2016—2020年中国不同行政级别区域污水处理率①

在生活垃圾处理中，根据生态环保部公布的《2020年全国大、中城市固体废物污染环境防治年报》，2019年，196个大、中城市生活垃圾产生量23 560.2万吨，处理量23 487.2万吨，处理率达99.7%。196个大、中城市中，城市生活垃圾产生量最大的是上海市，产生量为1 076.8万吨，其次

① 数据来源：住建部《城乡建设统计年鉴》。

是北京和广州，产生量分别为 1 011. 2 万吨和 808. 8 万吨。前 10 位城市产生的城市生活垃圾总量为 6 987. 1 万吨，占全部信息发布城市总量的 29. 7%。垃圾产生量的不断增加导致了垃圾清运量的不断攀升。全国生活垃圾清运量由 2010 年的 15 805 万吨增加至 2020 年的 23 512 万吨。垃圾产量与清运量的不断增加，给生活垃圾处理带来了挑战。住建部《2020 年城市统计年鉴》显示，2020 年我国城市生活垃圾清运量达 23 512 万吨，无害化处理量 23 452 万吨；无害化处理厂座数 1 287 座，其中卫生填埋 644 座，焚烧 463 座。从垃圾处理方式中可以发现，垃圾焚烧数量逐年增加（图 8-4）。与传统的堆肥、填埋等处理方式相比，焚烧具有处理效率高、占地面积小、对环境影响相对较小等优点，更能满足城市生活垃圾处理对减量化和无害化的要求。此外，焚烧处理的方式还能利用焚烧产生的热能，实现垃圾的资源化，这些优势使垃圾焚烧处理在近些年逐渐得到了较为广泛的应用和推广。中国环境保护产业协会统计数据显示，2021 年 1—12 月垃圾焚烧（含生物质热电联产、垃圾热解）中标项目为 198 个，总投资金额为 439. 7 亿元。同时值得注意的是，2021 年无废城市建设的政策落地，无废城市建设进入起步发展阶段。2021 年 11 月，《中共中央 国务院关于深入打好污染防治攻坚战的意见》印发实施，明确提出要稳步推进“无废城市”建设。2021 年 12 月，《“十四五”时期“无废城市”建设工作方案》（以下简称《方案》）提出百城建设目标。《方案》的工作目标是推动 100 个左右地级及以上城市开展“无废城市”的建设：到 2025 年，“无废城市”固体废物产生强度较快下降，综合利用水平显著提升，无害化处置能力有效保障，减污降碳协同增效作用充分发挥，基本实现固体废物管理信息“一张网”，“无废”理念得到广泛认同，固体废物治理体系和治理能力得到明显提升。毫无疑问，“无废城市”建设将推动固废处理行业加速发展，为固废处理行业发展创造新的机遇。

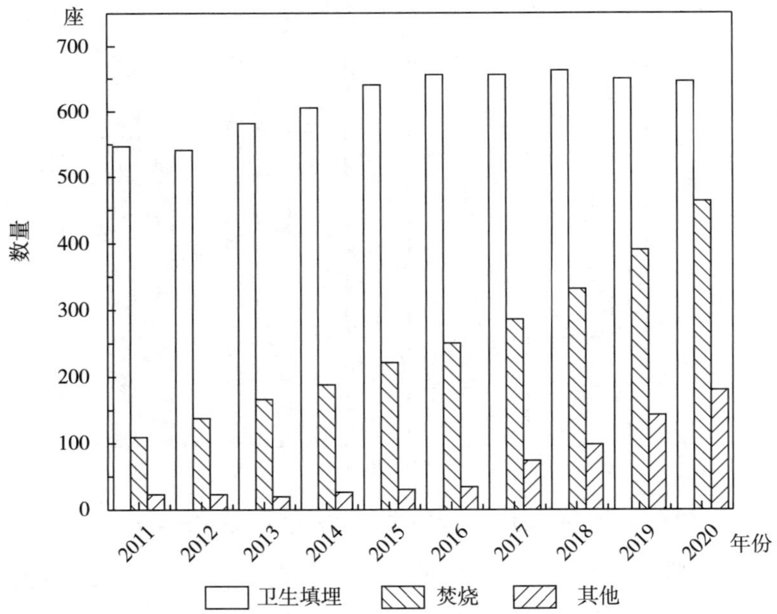

图 8-4　2011—2020 年中国城市生活垃圾处理方式[①]

① 数据来源：住建部《2020 年城市统计年鉴》。

目前，危险废弃物处理是固废处理行业热门投资行业之一。《2021 年中国统计年鉴》显示，2020 年我国危废产生量进一步增长，达到 7 281.8 万吨；预计 2021 年我国危废产生量约为 8 188.9 万吨①。伴随着危废产生量的增加，危废综合利用及处置能力也在快速提升。2011 年，危废综合利用处理量为 2 690 万吨；2020 年，危废利用处置量为 8 074 万吨；预计 2021 年，我国危废综合利用处置量增至 8 189 万吨。全国将基本实现危废无害化处理，逐渐实现危废利用处置率达 100%。但是，我国危险废弃物贮存量处于较高水平，2020 年危废贮存量达 11 900 万吨，而同期危废生产量和利用处置量分别为 7 282 万吨和 8 074 万吨。考虑我国综合处理能力已经高于实际危废产生量，预计未来我国危废市场将逐步消化现有存量。同时，我国危废处理行业企业市场份额较为分散，行业集中度较低，竞争格局较为激烈。上游供应商主要是危废处理设备制造商，由于相关危废设备的同质化程度较高，上游议价能力较低，而下游消费市场包括政府机构和企业，行业参与者较多，消费者议价能力较强；同时，因行业存在一定的准入资质以及资金、技术门槛较高，潜在进入者威胁一般。2021 年 5 月，国务院办公厅《关于印发强化危险废物监管和利用处置能力改革实施方案的通知》，明确到 2025 年年底，建立健全源头严防、过程严管、后果严惩的危险废物监管体系；危险废物利用处置能力充分保障，技术和运营水平进一步提升。预计未来，我国危废产量及处置需求将持续释放，行业也将在较长一段时间内保持快速增长。

8.1.2.2.2 环境分析和监测

环境分析和监测是环境管理、环境决策、环境考核得以有效推进的重要基础。近年来，我国环境监测执法力度不断加强，环境监测网络建设取得不断完善，环境分析和监测设备的市场需求稳定提升。“十三五”期间，共建成 1 946 个国家地表水水质自动监测站，组建全国大气颗粒物组分和光化学监测网，布设 38 880 个国家土壤环境监测点位并完成一轮监测。2020 年环境监测市场规模同比增长 25%，远高于前三年增长速度均值 16%，预计到 2025 年精密环境监测设备市场规模将达到 2 400 亿元；完成环境卫星和生态保护红线监管平台建设，遥感监测能力不断增强。

生态环境部《中国生态环境统计公报》显示，2020 年全国监测用房总面积为 394.7 万平方米，监测业务经费为 230.6 亿元。环境监测仪器 33.4 万台（套），仪器设备原值为 595.7 亿元。全国环境空气监测点位 12 520 个，酸雨监测点位数 1 130 个，沙尘天气影响环境质量监测点位数 57 个；地表水水质监测断面 12 305 个，集中式饮用水水源地监测点位数 6 166 个；开展声环境质量监测的监测点位数 228 528 个；开展污染源监督性监测的重点企业数 45 753 家。全面提高监测自动化、标准化、信息化水平，是强化监测能力建设，健全环境治理监管体系的重要举措。《2020 年中国生态环境统计年报》显示，2020 年全国已实施自动监控的重点排污单位 31 209 家，涉及废水自动监控排放口 20 001 个、废气排放口 32 051 个，分别同比上升 31.0%、21.7%和 36.2%。实施自动监控的重点排污单位中，化学需氧量、氨氮、二氧化硫、氮氧化物和烟尘监控设备与生态环境保护部门稳定联网的企业事业单位分别有 19 434 家、18 176 家、

① 数据来源：前瞻产业研究院。

22 274 家、22 515 家和 26 741 家。2022 年 1 月，生态环境部印发《“十四五”生态环境监测规划》，明确“十四五”期间，我国将建设科学独立权威高效的监测体系，从环保“小监测”向全社会“大监测”拓展，从数量规模型向质量效能型跨越提升，打破均质化扩张的路径依赖，注重规模、质量、效益协调发展，注重发挥国家、地方、企业、社会各方积极性。着眼于碳达峰碳中和目标落实和绿色低碳发展需要，提升碳监测技术水平，逐步纳入常规监测体系统筹实施。

疫情常态化下，面向防疫功能的监测领域、医疗废弃物处理领域、医疗废水处理领域等环保新业态潜力也进一步得到释放。2020 年 1 月 31 日，生态环境部出台《应对新型冠状病毒感染肺炎疫情应急监测方案》，明确了疫情防控期间空气、地表水环境的应急预警监测，特别是饮用水水源地水质监测是工作重点。这给空气、地表水环境质量监测设备制造企业、环境质量自动监测运维保障企业、应急监测预案数据分析平台企业等提供了技术升级与发展的机会。

8.1.2.2.3　环保技术与工程

攻克包括水处理膜材料、质谱仪及关键部件、监测仪器用传感器、土壤修复模拟软件等在内的“卡脖子”材料和装备是我国环保技术发展的重要发力点。具体地，以水处理技术为例，纳滤作为一种介于超滤和反渗透之间的膜过滤技术，可以高效截留水中的多价盐和有机污染物，同时结合其对单价盐截留率相对较低的特点，对单价、多价离子混合体系具有很好的选择分离特性，进而广泛应用于高品质饮用水处理、污水资源化利用、有价物料分离等领域。但是纳滤膜的关键原材料无纺布和聚砜高度依赖进口，是一项“卡脖子”技术难关。2021 年 8 月，高科技环保企业碧水源通过将锂电池行业技术与水处理技术交叉融合，以国产锂电池用 PE 隔膜替代纳滤膜生产中的无纺布和聚砜，制备出新型纳滤膜产品，首次建立以 PE 隔膜为基膜的纳滤膜生产线，实现年产能 500 万平方米的大规模生产，有效缓解了无纺布与聚砜等进口原材料“卡脖子”的问题。

近年来，随着物联网、云计算、遥感监测、地理信息系统（GIS）、数据挖掘与人工智能等技术的不断创新以及行业间协同融合的持续深入，为我国节能环保行业的技术创新发展带来诸多机遇。通过与新一代信息技术相融合，更是催生了智慧环保等新业态，解决了环境及污染信息全面感知、环保数据高速传输，以及应急事件智能决策等传统环保工作痛点，使应用场景不断拓展创新。智慧环保，即在原有数字环保的基础上，借助物联网技术，把感应器和装备嵌入到各种环境监控对象中，通过超级计算机和云计算将环保领域物联网整合起来，实现人类社会与环境业务系统的整合的智慧环保。近年来，其市场规模也在逐年扩大：2017 年中国智慧环保市场规模 470. 0 亿元，同比增长 8. 3%；2018 年国智慧环保市场规模达 521. 0 亿元，同比增长 10. 8%；2019 年中国智慧环保市场规模 580. 0 亿元，同比增长 11. 3%；2020 年中国智慧环保市场规模达到 658. 0 亿元，同比增长 13. 4%；2021 年中国智慧环保市场规模达到 724. 0 亿元，同比增长 10. 0%。智慧环保相关企业注册量也从 2006 年的不足 1 000 家增至 2020 年的 3 192 家，同比增长 12. 0%[①]。预计“十四五”期间，通过打破各行业间的应用壁垒，实现多领域协

① 数据来源：中国智慧环保产业发展监测与投资前景研究报告（2022 版）https：//www. sohu. com/a/553288801_252291。

同融合将成为提升节能环保技术水平的重要路径，也将成为环保企业优化环保装备产品结构、提高核心竞争力的重要方式。

8.1.2.2.4 环境研究与开发

环境科技的创新是驱动环保产业发展的重要力量。越来越多的新技术、新成果为污染防治攻坚战提供强有力的支撑。《中国环保产业发展状况报告（2020）》的数据显示，2011 年至 2020 年，我国节能环保领域专利申请量逐年上升，中国环境技术发明专利申请总量接近全球环境技术发明专利申请总量的 60%，是全球最积极布局环境技术创新的国家。《中国科技统计年鉴》显示，2020 年关于“水、废污水、泥浆的处理”专利数申请数为 62 010 件，授权数为 40 238 件。同时，越来越多的环保企业在国家重点研发计划支持下开展创新研发工作。但通过对国内环保上市企业的统计发现，很多企业每年的研发投入不足 2 亿元，占收入的比重不足 3%（图 8-5）。

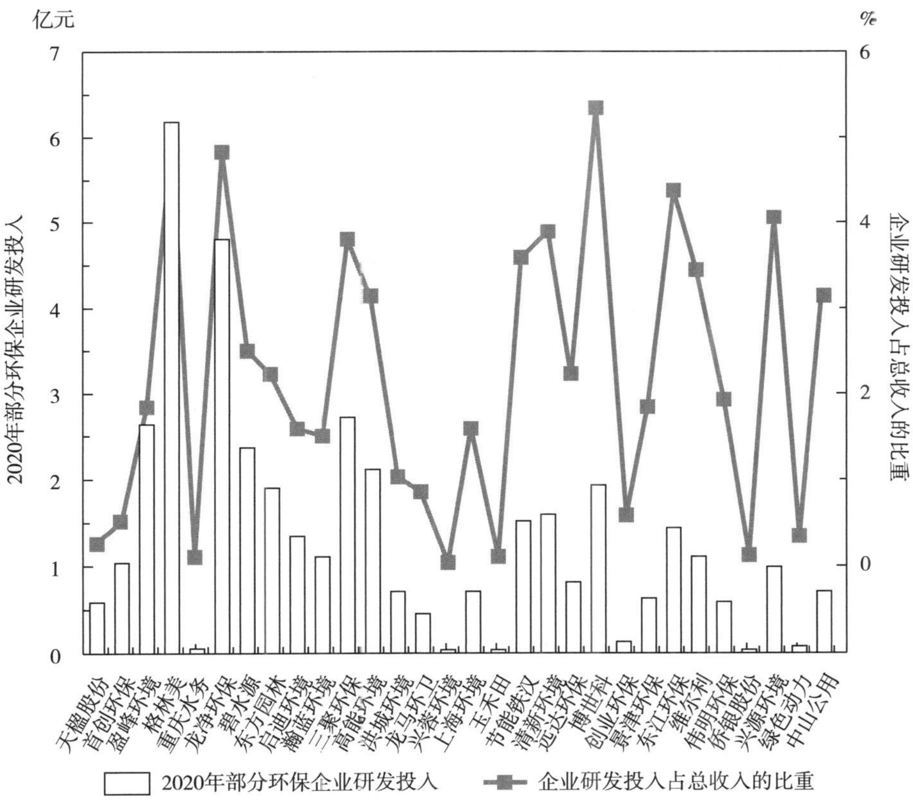

图 8-5 2020 年部分生态环保企业研发投入及占总收入的比重①

高等院校是我国生态环境类人才培养和科学技术研发的重要基地之一。《中国科技统计年鉴》数据显示，2010 年研究机构环境科学技术及资源科学技术课题数量为 2 313 项，投入人员数 4 709 人次，投入经费 11.12 亿元。近年来，课题数量与投入经费逐年增长，截至 2020 年年底，研究机构环境科学技术及资源科学技术课题数量已达到 22 371 项，科研人员数量为 14 060

① 数据来源：中国水网；各企业年报。

人次，投入经费稳定增加至37亿元（图8-6）。

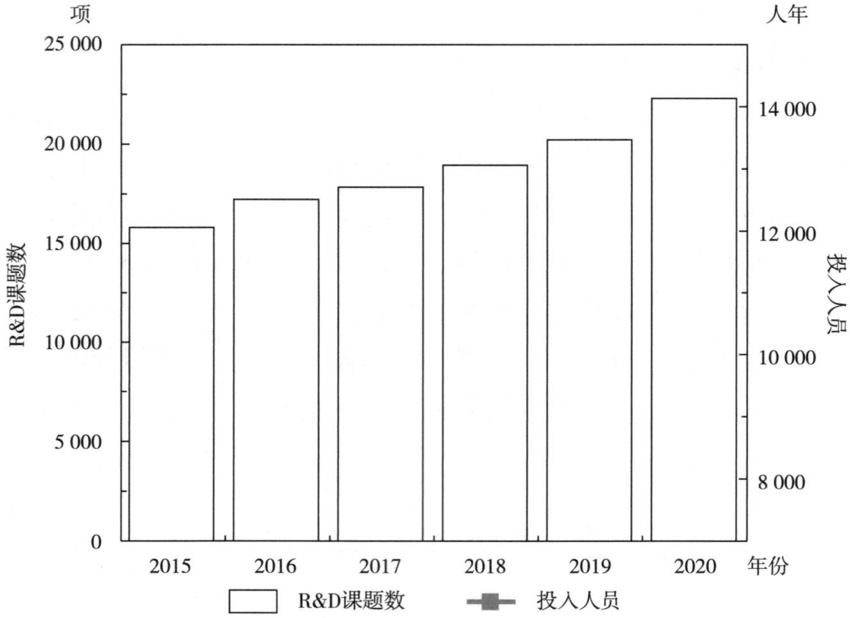

图8-6　2015—2020年中国高等学校对环境科技类课题投入[①]

随着研究机构与高等学校对环境科学技术课题投入的逐年加强，环境研究与研发成果也逐年增加。《2021年中国科技论文统计报告》显示，我国卓越科技论文总体产出持续增长，高被引论文、热点论文数量继续保持世界排名第2位。2011—2021年，中国有10个学科产出论文的比例超过世界该学科论文的20%。材料、化学、计算机科学和工程技术4个领域论文的被引次数排名世界第1位，农业科学、生物与生物化学、环境与生态学等10个领域论文的被引用次数排名世界第2位。环境科学以2 242篇论文数跻身2020年发表SCI论文较多的前10个学科。通过中国知网文章收录的环境保护类文献统计发现，研究主题主要集中在“生态环境保护、生态环境、生态文明建设”等方面，但也是通过不断探索创新，中国形成了结构体系完整、运行规范有效、治理成就巨大的生态环境保护制度体系。

在生态环境科技成果的转化中，由生态环境部组织和指导，生态环境部环境发展中心开发、建设和运行的国家级技术服务平台——国家生态环境科技成果转化综合服务平台，为各级地方政府及其生态环境保护相关工作部门、污染治理和生态修复企业提供了更为高效的交流平台，极大促进了生态环境科技成果的转化。依据对平台已有技术成果统计，截至2022年6月，国家生态环境科技成果转化综合服务平台收录了经过规范评估，由政府、大专院校、科研机构、企业和社会团体研发的生态环境治理技术和管理研究成果共4 820项，同去年相比增长了3.63%，内容涉及水污染防治技术、大气污染防治技术、固体废物处理处置技术、土壤治理与修复技术、噪声污染控制技术、资源化与综合利用技术、清洁生产技术等，具体类别占比情况如图8-8所示。

① 数据来源：《中国科技统计年鉴》。

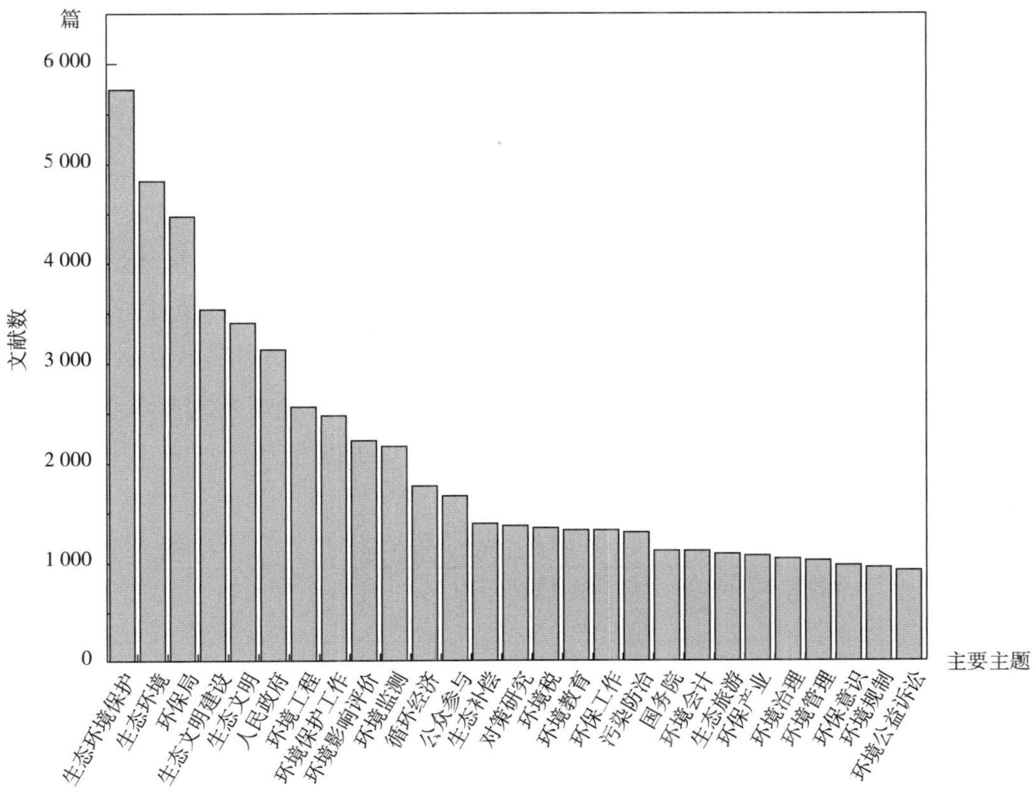

图 8-7　研究文献主要主题分布①

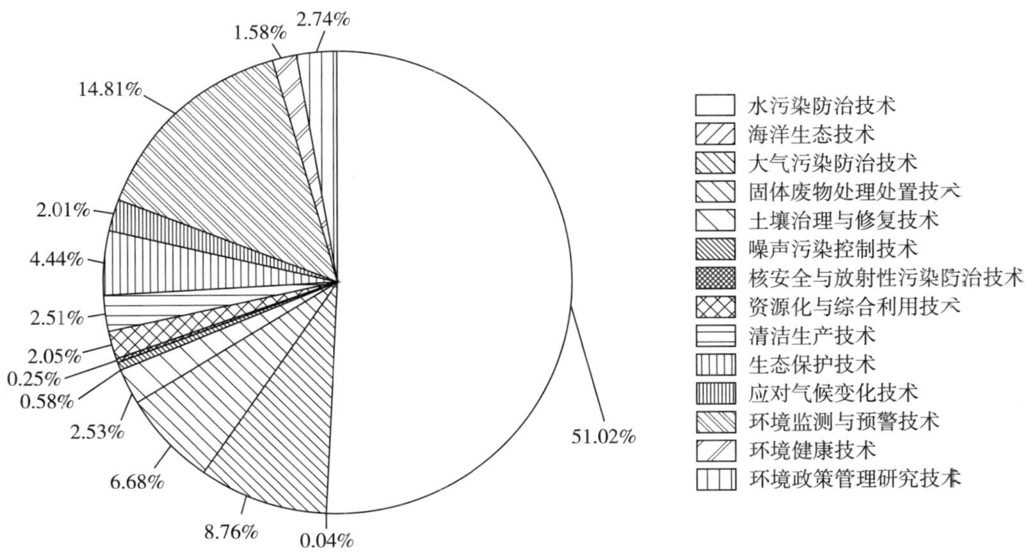

图 8-8　国家生态环境科技成果转化综合服务平台技术成果细分情况②

① 数据来源：中国知网。

② 数据来源：国家生态环境科技成果转化综合服务平台。

8.1.3 中国节能环保产业上市公司发展

2021 年，我国节能环保产业总体发展平稳，其中各上市公司维持较好的发展态势。2021 年环保行业业绩保持增长，整体实现营业收入 3 097.92 亿元，同比增长 20.88%①。截至 2022 年 5 月，节能环保概念股的上市公司（含主板、中小板、创业板、科创板）数量超过 300 家，总市值从上年的 2.59 万亿元增长至 3.08 万亿元②。2021 年环保行业的整体业绩增长差于同期水平，其中环保水务公司 2021 年业绩增速整体差于 2020 年，2021 年业绩正增长的公司 41 家，少于 2020 年同期 47 家；2021 年业绩负增长的公司 40 家，多于 2020 年同期 34 家③。就行业估值而言，本报告对比整理了 2020—2021 年沪深 300 指数以及 SW 环保工程与服务指数的动态市盈率进行分析，发现 2021 年 SW 环保工程与服务行业上市企业估值总体呈现先下降后反弹趋势（图 8-9）。

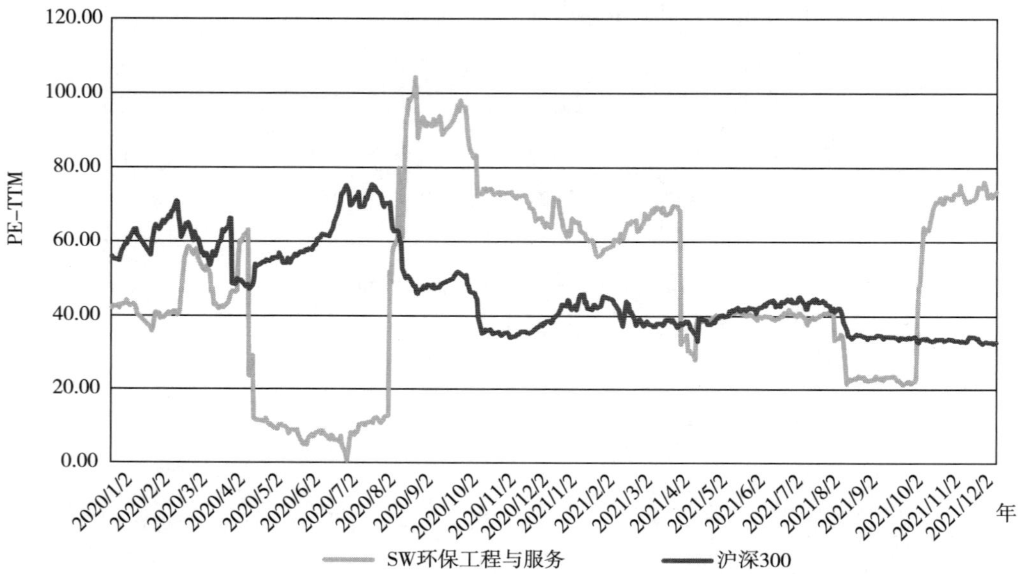

图 8-9 市场走势图④

节能环保产业的发展，一方面增加了污染治理能力，为改善环境质量提供了条件；另一方面，由于环保产业渗透于国民经济的各个环节，具有产业链长、涉及面广、影响力大等特点，其发展也带动了相关产业技术升级和产业机构调整、增加了就业机会、促进了社会的稳定与和谐。本报告以节能环保概念股涉及上市企业为主要研究对象，对该行业上市企业的营运能力、偿债能力、盈利能力和成长能力情况开展统计分析，以对我国节能环保产业主要企业业务开展情况和发展态势加以研判。

① 数据来源：东莞证券股份有限公司。
② 数据来源：Wind 数据库。
③ 数据来源：国泰君安证券。
④ 数据来源：Wind 数据库。

8.1.3.1 节能环保产业营运能力分析

总资产周转率是企业营业收入与平均资产总额的比率，是反映企业的整体经营能力的主要指标之一，本报告亦采用该指标进行分析。

总体来看，2021 年，节能环保概念股上市企业的总资产周转率有所下降，从 2020 年的 49.32%下降至 49.15%，降幅为 0.34%，表明节能环保行业整体的营运能力还有待提高。分不同的板块来看，2021 年主板和中小板上市公司的总资产周转率分别为 48.50%和 57.11%，较 2020 年分别提升了 2.09%和 1.78%；相反，科创板和创业板上市公司的总资产周转率相对 2020 年均有所下降，其中科创板上市公司的总资产周转率下降最多，从 2020 年的 55.93%下降到 48.80%，降幅为 12.76%；其次是创业板，总资产周转率降幅为 4.07%，如图 8-10 所示。

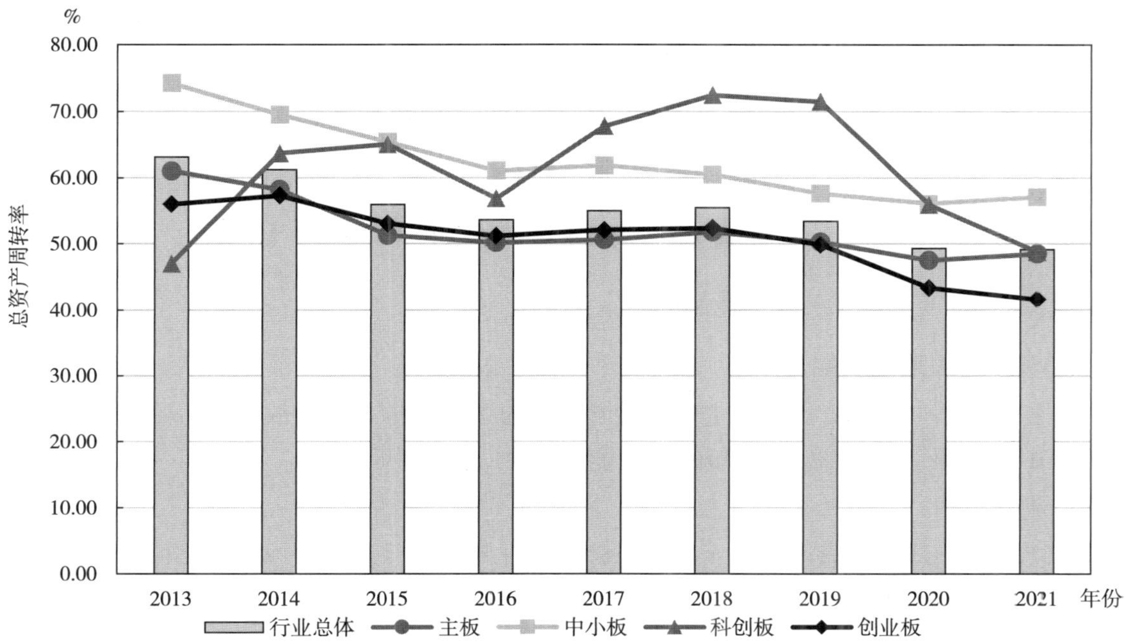

图 8-10 分板块营业能力分析[①]

从各细分行业来看，如图 8-11 所示，2021 年节能环保股概念上市企业中，大气污染治理领域的营运能力最强，总资产周转率为 64.19%；节能领域和生态保护与修复领域的营运能力分别居第二位、第三位，总资产周转率分别为 51.10%和 50.41%；而环卫领域的总资产周转率最低，为 41.81%。从增幅来说，固废处理与资源化领域、水污染治理领域和节能领域的总资产周转率与 2020 年相比均有所增加，增长率分别为 6.69%、5.83%和 4.08%，对比而言固废处理与资源化领域的营运能力提升幅度较大；相反，环境监测与检测领域、大气污染治理领域、环卫领域和生态保护与修复领域的营运能力均有不同程度的下降，下降幅度分别为-14.41%、-10.27%、-1.71%和-1.14%，其中环境监测与检测领域的总资产周转率下降幅度最大。

① 数据来源：Wind 数据库。

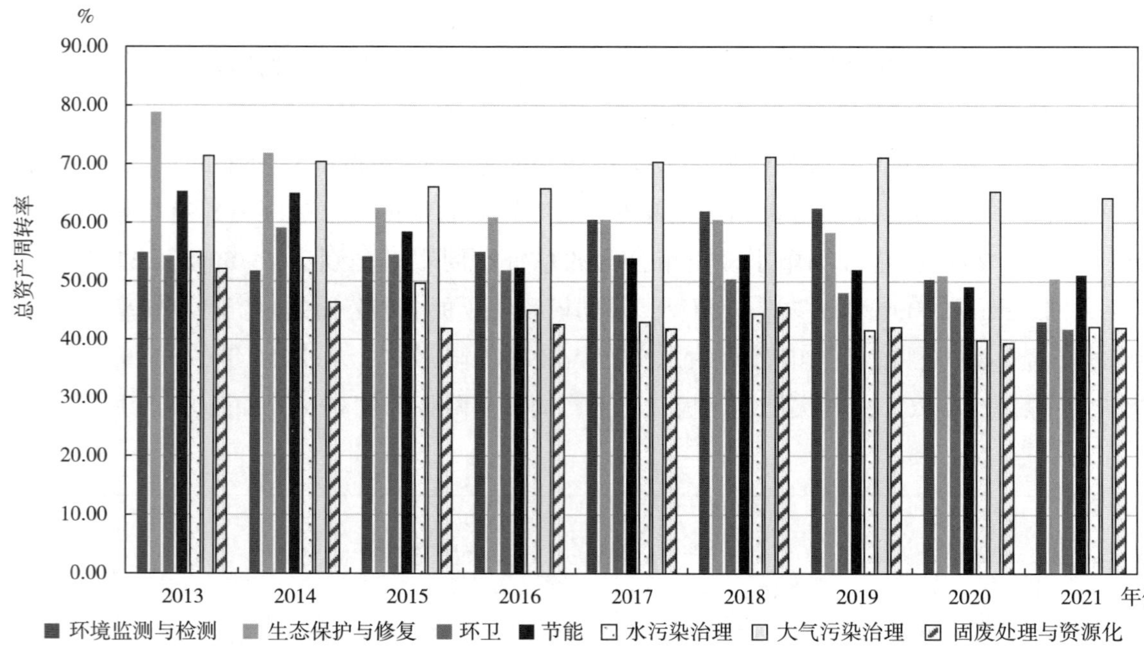

图 8-11　分行业营运能力分析①

8.1.3.2　节能环保产业偿债能力分析

8.1.3.2.1　短期偿债能力

流动比率和速动比率是评价企业短期偿债能力的主要指标之一，故本报告采用这两种指标共同衡量节能环保行业上市公司的短期偿债能力。

（1）流动比率

2021 年，节能环保概念股上市企业的总体流动比率出现了下降，从 2020 年的 1.94 下降至 2021 年的 1.90，降幅为 1.85%，意味着节能环保行业整体的短期偿债能力有所降低。就各个板块而言，2021 年科创板上市公司的流动比率最高，为 3.73，创业板次之，为 2.05；相反，主板上市公司的流动比率最低，为 1.61。2021 年大部分板块上市公司的短期偿债能力有所下降，其中，科创板上市公司的流动比率下降幅度最大，同比下降 8.80%；主板上市公司和中小板上市公司的流动比率也有所下降，降幅分别为 2.99%和 2.55%；相反，创业板上市公司的流动比率有所提升，增幅为 4.65%，详见图 8-12。

从各细分领域来看，2021 年节能环保概念上市公司中，环境监测与检测领域的短期偿债能力最强，流动比率为 4.32，而生态保护与修复领域的短期偿债能力最弱，流动比率为 1.61。大气污染治理领域和水污染治理领域的偿债能力分居第二位、第三位，流动比率数值分别为 2.06 和 2.00；接下来为环卫领域、节能领域和固废处理与资源化领域，其流动比率数值相差不大，即意味着这三个行业的短期偿债能力较为相当。就变化趋势来说，2021 年大多数领域的短期偿债能力均有不同程度的减弱，其中流动比率降幅最大的为大气污染治理领域，降幅为

① 数据来源：Wind 数据库。

8.47%；其次是节能领域，比2020年同比下降了4.82%；接下来依次是环卫领域、固废处理与资源化领域和生态保护与修复领域，降幅分别为3.60%、1.85%和1.68%。在众领域中，只有环境监测与检测领域和水污染治理领域的短期偿债能力有所提升，流动比率同比上升，增幅分别为16.96%和2.17%，详见图8-13。

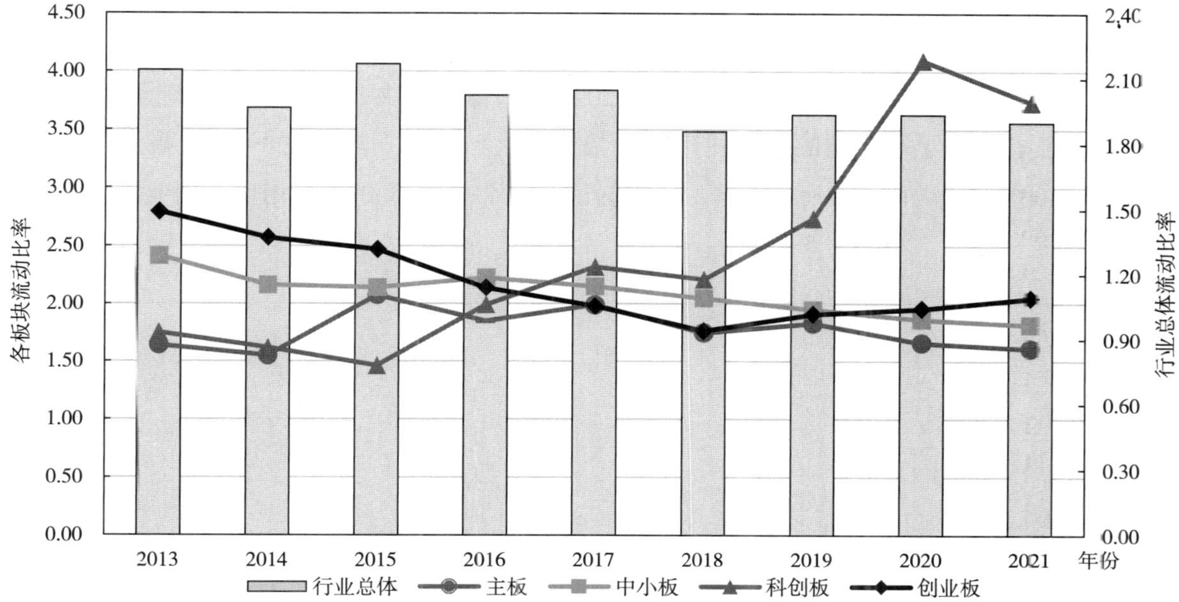

图8-12 节能环保概念股分板块短期偿债能力分析①

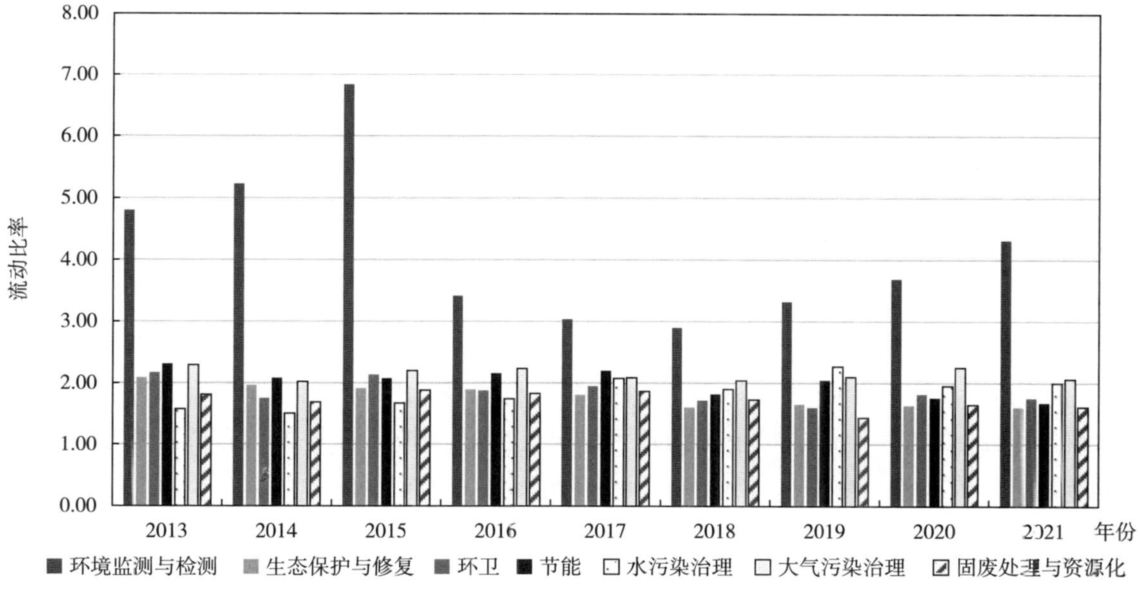

图8-13 节能环保概念股分行业短期偿债能力分析②

① 数据来源：Wind数据库。

② 数据来源：Wind数据库。

（2）速动比率

速动比率由于剔除了存货等变现能力较弱且不稳定的资产，较之流动比率能够更加准确、可靠地评价企业资产的流动性及其偿还短期负债的能力。2021 年，节能环保概念股上市企业的总体速动比率有所下降，从 2020 年的 1.62 下降至 1.56，降幅为 3.61%，意味着整体来看，节能环保行业流动资产中可以即刻用来偿付到期债务的能力（即短期偿债能力）有所下降。就各个板块而言，2021 年科创板上市公司的速动比率最高，为 3.27，创业板次之，为 1.70；相反，主板上市公司的速动比率最低，为 1.30。2021 年大部分板块上市公司的短期偿债能力有所下降，其中，科创板上市公司的速动比率下降幅度最大，同比下降 10.74%；主板上市公司和中小板上市公司的速动比率也有所下降，降幅分别为 4.28%和 5.09%；相反，创业板上市公司的速动比率有所提升，增幅为 3.27%，详见图 8-14。

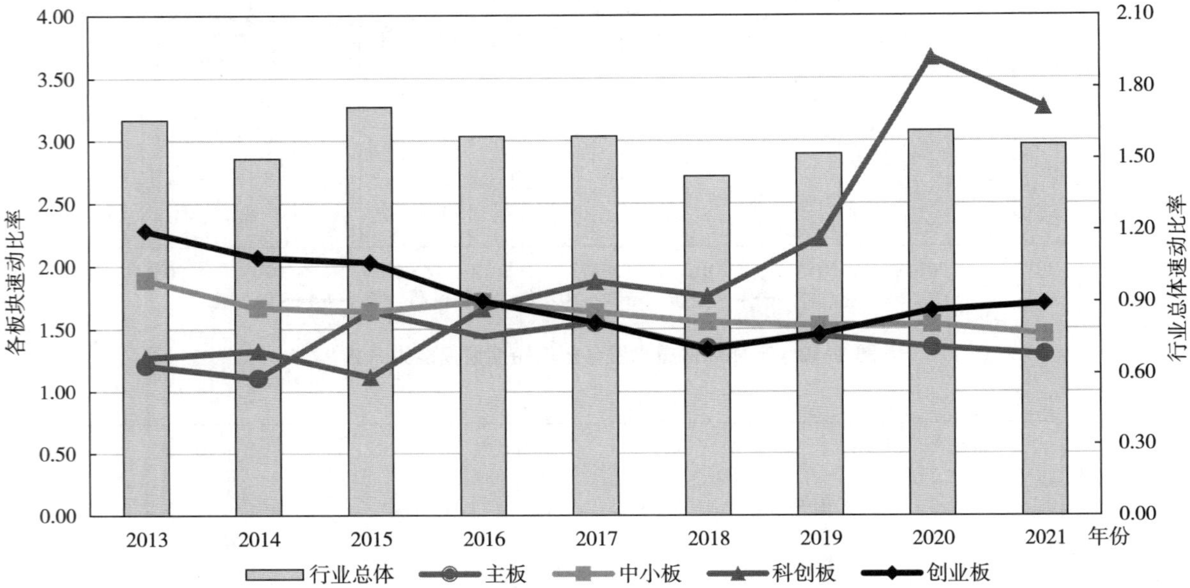

图 8-14　节能环保概念股分板块短期偿债能力分析①

从各细分领域来看，2021 年节能环保概念股上市企业中，环境监测与检测领域企业流动资产中可以即刻用来偿付到期债务的能力最强，速动比率为 3.43，而固废处理与资源化的流动比例最小，为 1.32。大气污染治理领域和水污染治理领域的偿债能力分居第二位、第三位，速动比率数值分别为 1.57 和 1.63；接下来为环卫领域、生态保护与修复领域和节能领域，其速动比率数值相差不大，即意味着这三个行业中企业流动资产中可以即刻用来偿付到期债务的能力较为相近。就变化趋势而言，2021 年节能环保大多数领域的短期偿债能力均有不同程度的减弱，其中速动比率降幅最大的为大气污染治理领域，降幅为 9.48%；其次是节能领域，同比下降 5.67%；接下来依次是固废处理与资源化、环卫领域、生态保护与修复领域和水污染治理领域，降幅分别为 5.33%、3.49%、3.42%和 0.44%。在众领域中，只有环境监测与检测领域企

① 数据来源：Wind 数据库。

业的偿债能力有所提升，速动比率同比增加，增幅为 12.20%，详见图 8-15。

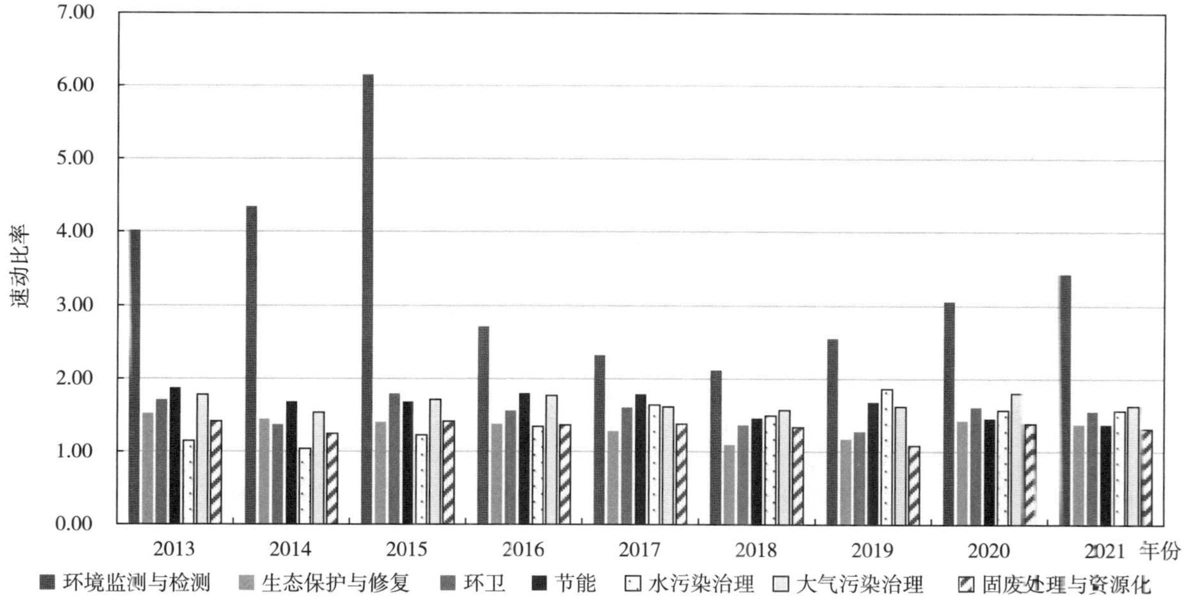

图 8-15 节能环保概念股分行业短期偿债能力分析[①]

8.1.3.2.2 长期偿债能力

资产负债率通常被用来反映企业长期偿债能力，本报告亦采用该指标衡量节能环保上市公司的长期偿债能力。2021 年，节能环保概念股上市企业的资产负债率较 2020 年有所提升，从 48.32%上升至 49.99%，同比增加 3.46%。就各个板块而言，2021 年主板上市公司的资产负债率最高，为 53.05；中小板上市公司次之，为 50.66%；而科创板上市公司的资产负债率最低，仅为 27.39%。就各个板块的增幅而言，相差较小。具体而言，中小板上市公司的资产负债率上升幅度最大，增幅为 5.40%；创业板上市公司次之，同比增长率为 4.56%。而科创板上市公司的资产负债率上升幅度最小，为 1.09%，详见图 8-16。

从各细分领域来看，2021 年节能环保概念股上市企业中，生态保护与修复领域的长期偿债能力最强，资产负债率为 56.00%，而环境监测与检测领域的长期偿债能力最弱，资产负债率为 32.30%。固废处理与资源化领域和水污染治理领域的长期偿债能力分别居第二位、第三位，资产负债率数值分别为 52.73%和 50.77%；接下来为环卫领域、节能领域和大气污染治理领域，其资产负债率数值相差不大，即意味着这三个行业的长期偿债能力较为相近。就变化趋势来说，2021 年大多数领域的长期偿债能力与 2020 年相比均有不同程度的增强，其中资产负债率增幅最大的为大气污染治理领域，同比增加为 7.84%；其次是节能领域，比 2020 年同比增加了 5.07%；接下来依次是环卫领域、水污染治理领域和固废处理与资源化领域，增幅分别为 3.82%、2.12%和 2.05%；生态保护与修复领域资产负债率的增幅最小，仅为 0.95%。在众领域中，只有环境监测与检测领域的长期偿债能力有所减弱，资产负债率同比下降，降幅为

① 数据来源：Wind 数据库。

1.92%，详见图 8-17。

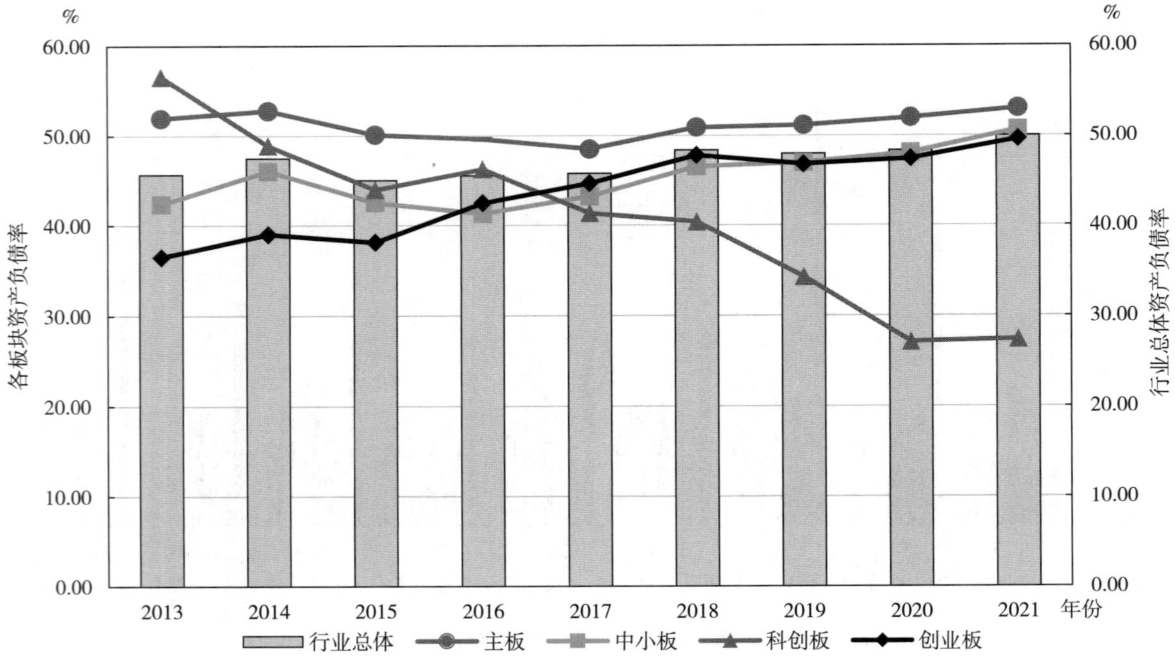

图 8-16 节能环保概念股分板块长期偿债能力分析①

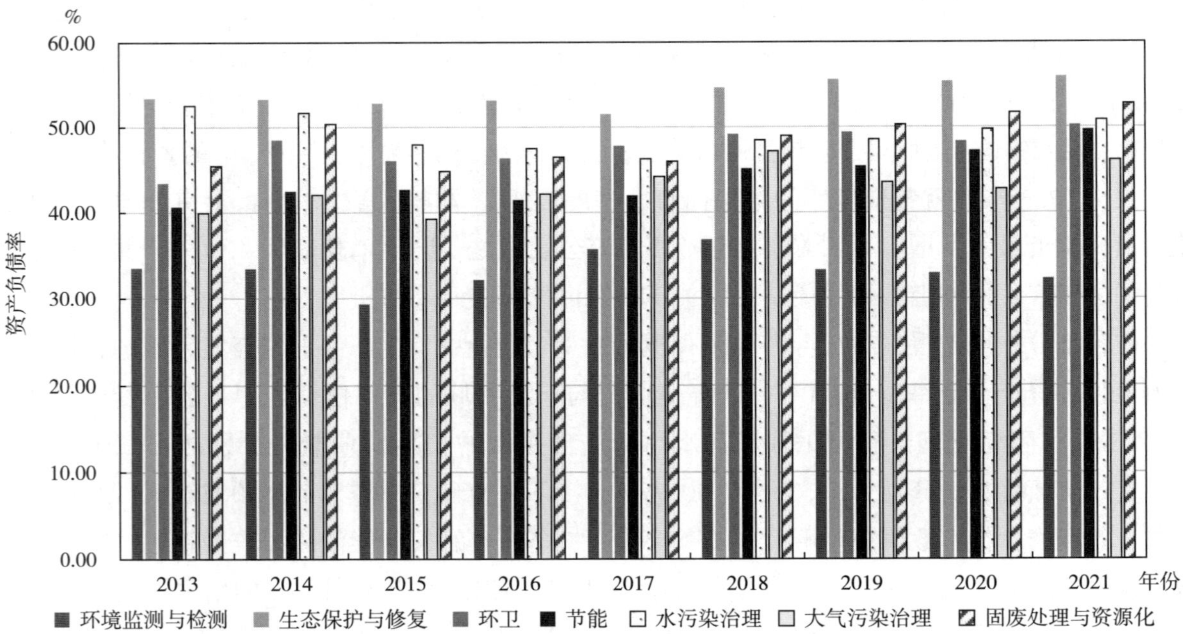

图 8-17 节能环保概念股分行业长期偿债能力分析②

① 数据来源：Wind 数据库。

② 数据来源：Wind 数据库。

8.1.3.3 节能环保产业盈利能力分析

总资产报酬率是企业利润总额与资产平均总额之间的比率，通常被用于分析企业获利能力，故本报告选取该指标对节能环保行业上市公司盈利能力进行分析。2021 年，节能环保概念股上市企业整体的总资产报酬率出现了进一步下跌，从 2020 年的 4.87%下降至 2.74%，降幅为43.62%，意味着 2021 年节能环保概念股上市企业的盈利能力还有待提升。从不同板块来看，2021 年科创板上市公司的总资产报酬率最高，为 8.60%；主板上市公司的总资产报酬率次之，其值为 4.32%；而创业板上市公司的总资产报酬率自 2019 年开始便处于不断下降趋势，2021 年创业板上市公司的总资产报酬率的数值首次由正变负，为-0.03%，这意味着创业板上市公司的盈利能力较差，其运营已出现亏损现象。2021 年各个板块上市公司的总资产报酬率与 2020 年相比均有不同程度的下降，其中创业板上市公司的总资产报酬率下降幅度最大，同比下降 101.07%，主板上市公司的总资产报酬率下降幅度最小，具体为 16.54%，详见图 8-18。

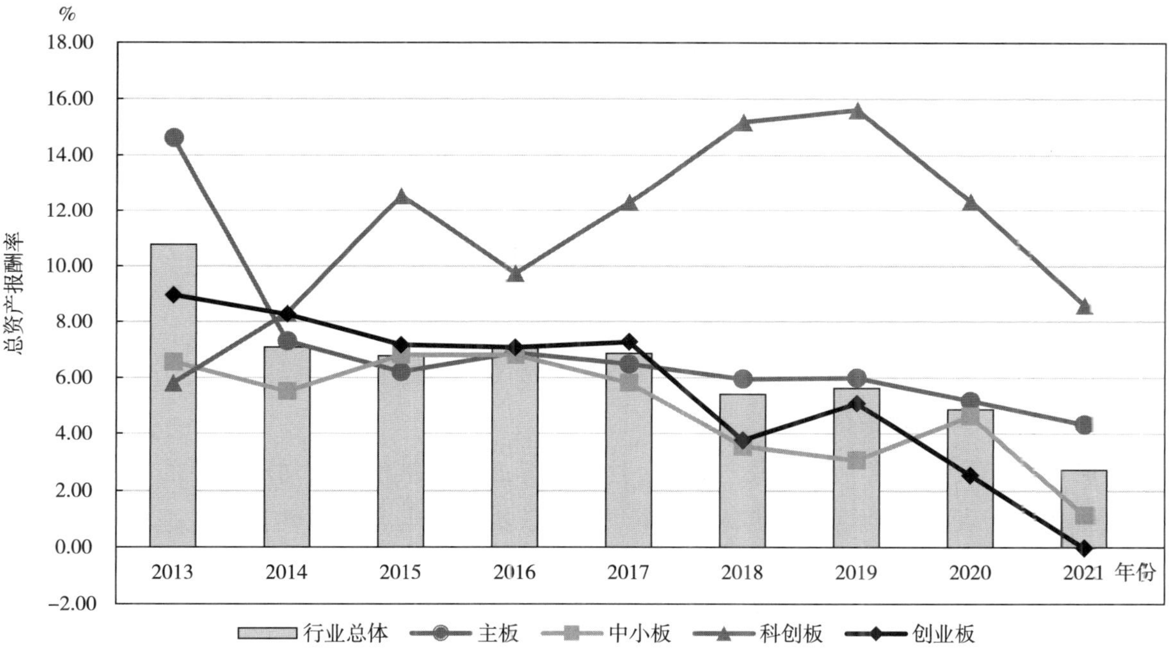

图 8-18 节能环保概念股分板块营业能力分析①

从各细分领域来看，如图 8-19 所示，2021 年节能环保概念股上市企业中，水污染治理领域的总资产报酬率最高，为 4.86%，表明该领域企业的资产运营在众领域中最为有效，而相反，节能领域的总资产报酬率仅为 0.68%，即其资产运营效果较差。环境监测与检测领域和固废处理与资源化领域的资产盈利能力则分居第二位、第三位，其总资产报酬率分别为 4.19%和 3.95%。接下来依次为大气污染治理领域、生态保护与修复领域、环卫领域和节能领域，其中节能领域的总资产报酬率最小，其值为 0.68%。从同比变化幅度来说，固废处理与资源化领域是唯一一个总资产报酬率实现正增长的领域，其增幅为 15.39%。相反，其他所有领域的总资

① 数据来源：Wind 数据库。

产报酬率均有不同幅度的下降，其中环卫领域总资产报酬率的降幅高达 86.08%；节能领域次之，同比下降 82.94%；水污染治理领域的总资产报酬率降幅最小，与 2020 年相比下降 12.41%。

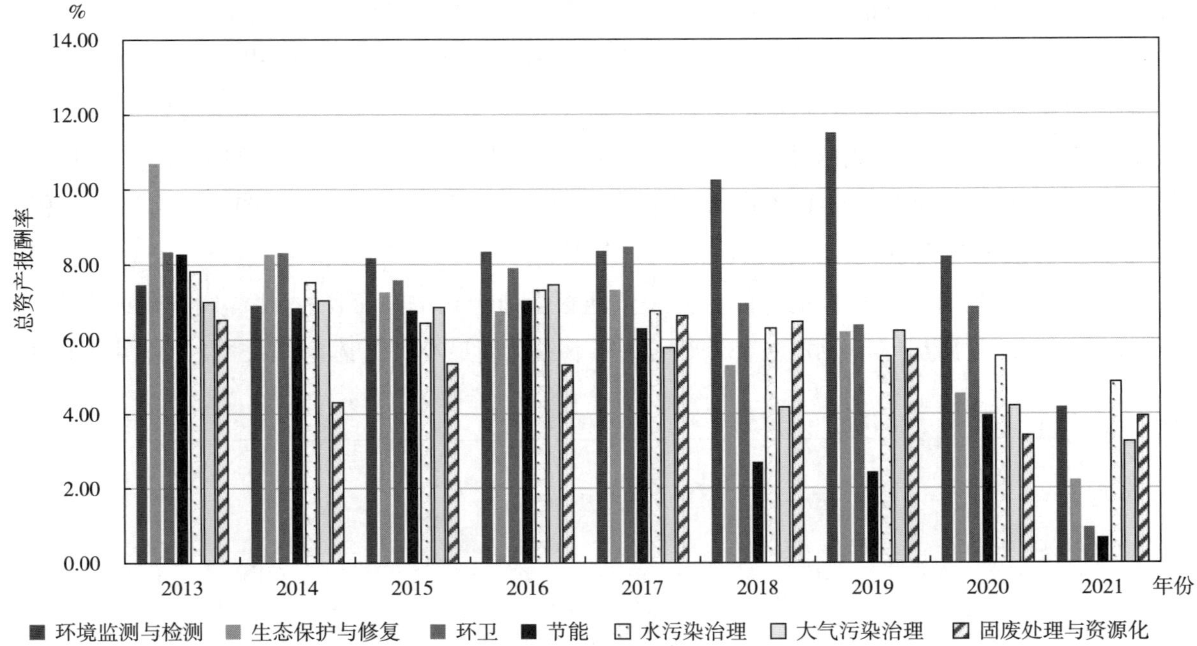

图 8-19　节能环保概念股分行业盈利能力分析①

8.1.3.4　节能环保产业成长能力分析

8.1.3.4.1　净利润总额

净利润反映公司经营业绩的最终结果，这一指标的增长被视为公司成长性的基本特征，净利润增幅较大，表明公司经营业绩突出，市场竞争能力强，具有成长性，反之则相反。本报告拟就净利润情况进行分析，以对节能环保产业成长能力进行评价。

2021 年，节能环保概念股上市企业整体的净利润总额在经历了 2020 年的业绩低谷后情况仍未好转，且降幅在进一步扩大。总体来看，截至 2021 年年底，节能环保产业企业的净利润总额为 512.93 亿元，同比下降 51.88%。分不同板块来看，2021 年节能环保产业创业板上市公司的净利润总额下降幅度达到 229.31%，仅为-24.03 亿元，净利润为负，说明创业板上市公司整体处于亏损状态；主板市场的净利润总额与 2020 年相比下降了 58.10%，为 362.33 亿元；中小板市场净利润总额为 150.94 亿元，同比下降了 18.65%。相反，科创板上市公司的净利润总额与 2020 年相比均有所增加，增幅为 3.89%，净利润总额为 23.69 亿元，详见图 8-20。

① 数据来源：Wind 数据库。

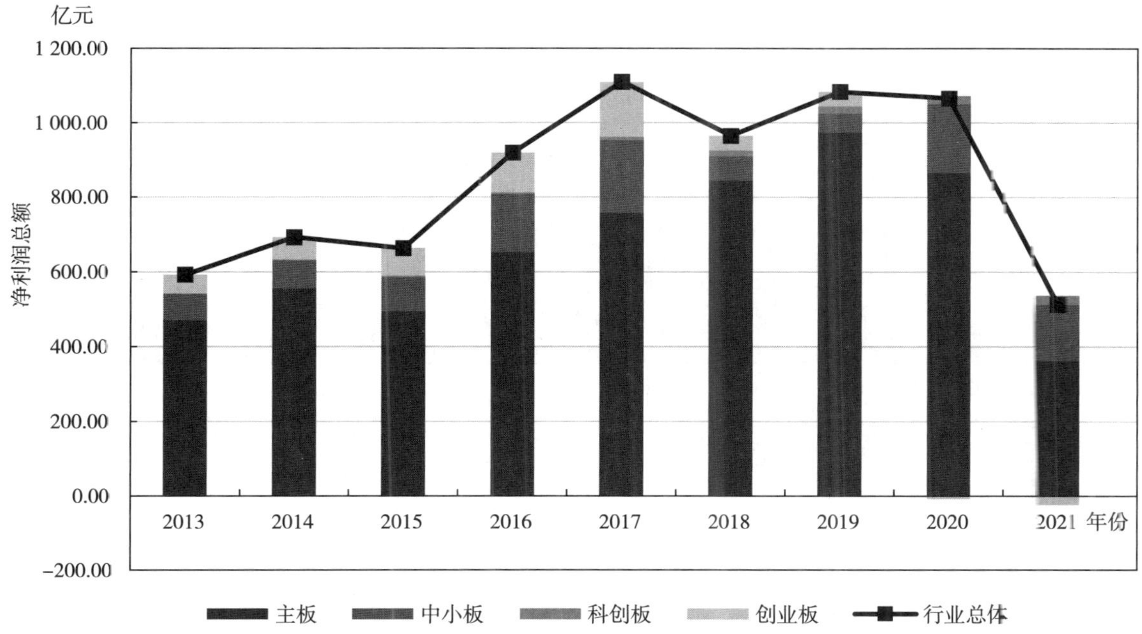

图 8-20 节能环保概念股上市企业分板块净利润总额①

从各细分领域来看，如图 8-21 所示，2021 年节能环保概念股上市企业中，水污染治理领域的净利润总额最高，为 308.35 亿元，相反，生态保护与修复领域的净利润总额为负，其值为-188.10 亿元，说明其市场竞争能力较弱。固废处理与资源化领域和节能领域的资产盈利能力则分别居第二位、第三位，其净利润总额分别为 178.75 亿元和 84.50 亿元。接下来依次为环卫领域、大气污染治理领域，环境监测与检测领域的净利润总额亦为负值，具体为-4.21 亿元。从同比变化幅度来看，大气污染治理领域和水污染治理领域是众领域众净利润总额实现正增长的领域，其增幅分别为 81.32%和 29.06%，说明其市场竞争能力在不断增强。相反，其他所有领域的净利润总额均有不同幅度的下降，其中生态保护与修复领域净利润总额的降幅高达 174.78%；环卫领域次之，同比下降 63.55%；节能领域的净利润总额降幅最小，与 2020 年相比下降 14.25%。

① 数据来源：Wind 数据库。

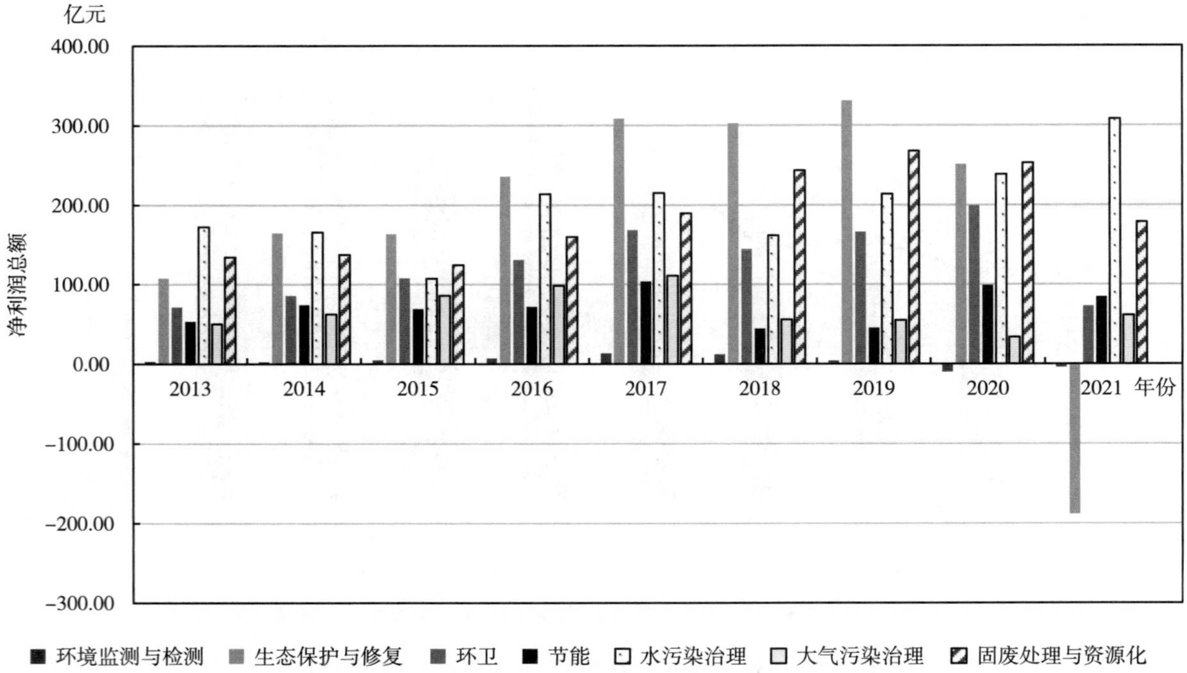

图 8-21　节能环保概念股上市企业分行业净利润总额①

8.1.3.4.2　平均净利润

总体来看，截至2021年年底，主板、中小板、科创板和创业板上市公司整体的平均净利润为1.72亿元，同比下降51.88%（图8-22）。据统计，2021年净利润在10亿元以上的节能环保企业共有30家。分行业细分领域来看，水污染治理领域的特变电工（600089.SH）净利润高达98.14亿元，为节能环保概念股中2021年实现净利润最高的企业，生态修复与保护领域的四川路桥（600039.SH）和招商公路（001965.SZ）分别以56.94亿元、55.41亿元位列第二位、第三位。节能环保全行业亏损最严重的三家企业的主要业务涉及生态修复与保护领域、固废处理与资源化领域以及环卫领域，企业名称为华夏幸福（600340.SH）、上海电气（601727.SH）和启迪环境（000826.SZ），亏损额分别为398.36亿元，102.40亿元和45.50亿元。从各上市公司的净利润情况来看，净利润盈利与亏损的公司多属于生态修复领域和节能领域，表明2021年生态修复领域和节能领域的盈利分化比较严重。

① 数据来源：Wind数据库。

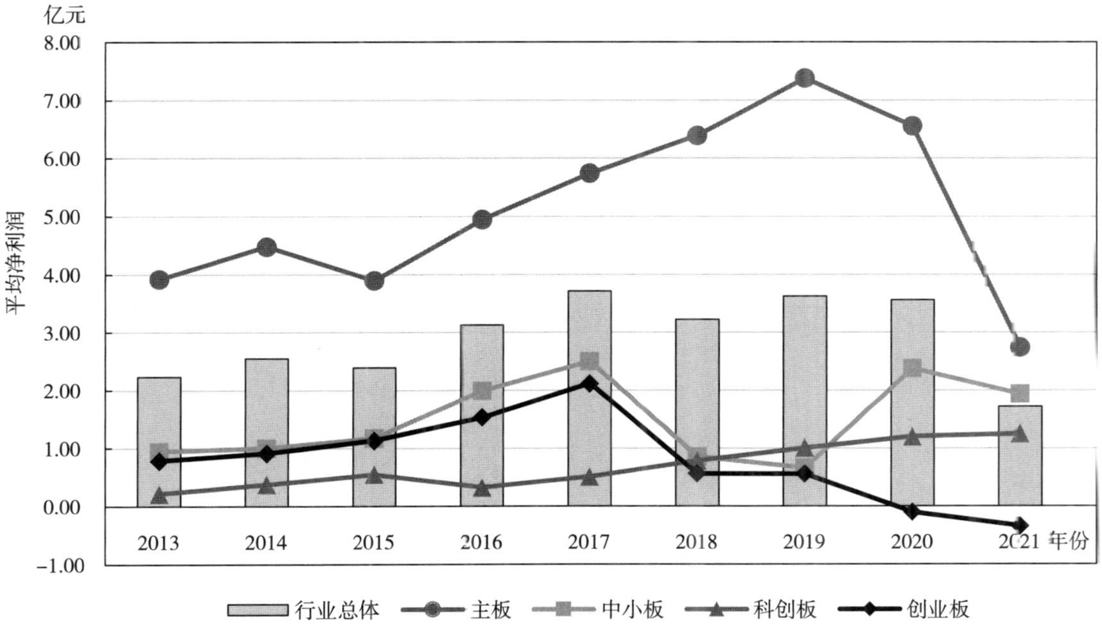

图 8-22 节能环保概念股上市企业分板块平均净利润情况①

从各细分领域来看，2021 年水污染治理领域平均净利润总额最高，为 6.17 亿元，固废处理与资源化领域和环卫领域分别居第二位、第三位，分别为 4.36 亿元和 1.78 亿元，如图 8-23 所示。而生态保护与修复领域以及环境监测与检测领域的平均净利润总额为负，其中生态保护与修复领域为-3.92 亿元。从同比变化幅度来看，2021 年较 2020 年相比实现正增长的领域包括大气污染治理领域和水污染治理领域，其中大气污染治理领域的同比增幅高达 81.32%，其次是水污染治理领域，平均净利润总额同比上升 29.06%；而其他所有领域的平均净利润总额则同比出现下降，其中生态保护与修复领域的降幅高达 174.78%。其中，生态保护领域平均净利润出现大幅下跌可能是因为华夏幸福 2021 年遭遇资金链危机。华夏幸福成立于 1998 年，是中国领先的产业新城运营商。该企业通过"政府主导、企业运作、合作共赢"的 PPP 市场化运作机制，在多个领域，为区域提供可持续发展的综合解决方案。然而，在 2020 年，由于华夏幸福管理层错判环京地产形势，从而导致华夏幸福境内外债务暴跌、新一轮资金链危机全面爆发，故净利润出现了大幅下降。

① 数据来源：Wind 数据库。

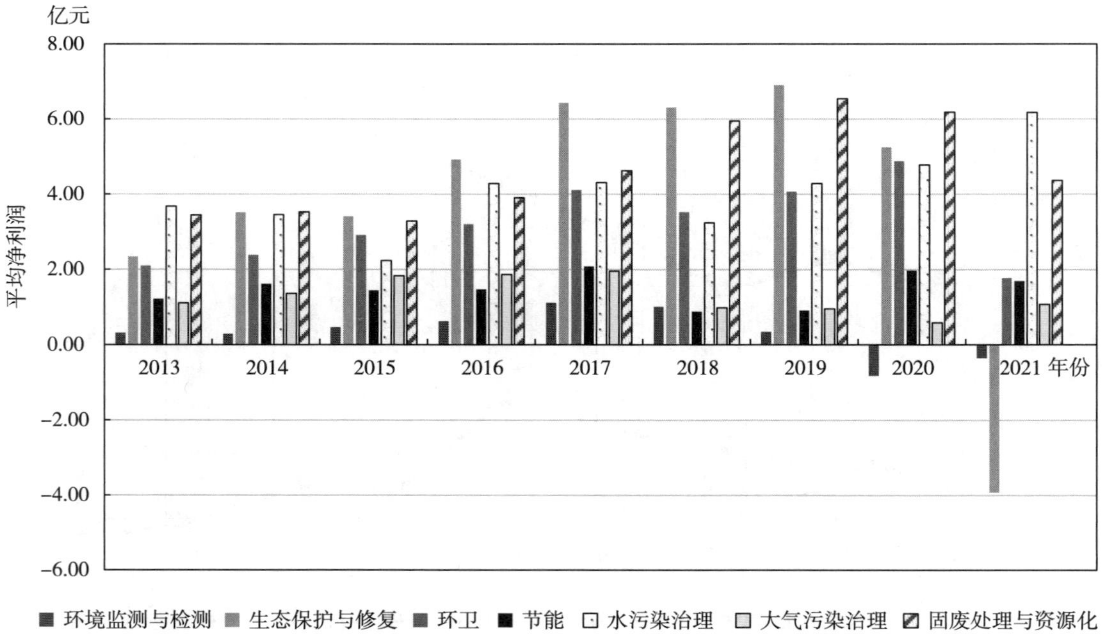

图 8-23 节能环保概念股上市企业分行业平均净利润情况①

8.1.3.4.3 增长情况

2021 年，节能环保概念股上市企业中净利润同比增长企业占比进一步下降，从 2020 年的 60.20%上升至 59.20%，表明节能环保概念股上市公司的成长能力还有进一步增长的空间。样本企业中，有近 180 家企业的净利润同比出现增长，详见图 8-24。

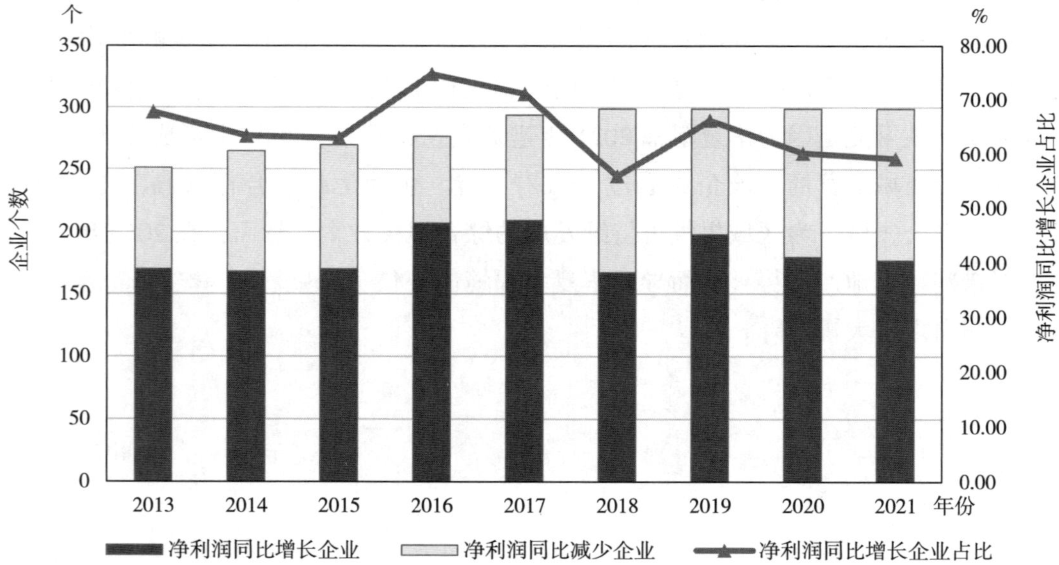

图 8-24 节能环保概念股净利润同比增长企业占比情况②

① 数据来源：Wind 数据库。

② 数据来源：Wind 数据库。

如图 8-25 所示，2021 年，各板块中，主板中净利润同比增长的企业占比最大，其次是中小板、创业板，科创板上市企业净利润同比增长占比则最小。各细分领域中，大气污染治理领域和水污染治理领域净利润同比增长的企业占比最大，分别为 21.93%和 19.58%。从亏损程度来看，2021 年净利润出现严重下滑的企业共有 2 家，降幅超过 100.00%，所涉领域包括生态修复与保护领域和固废处理与资源化领域。

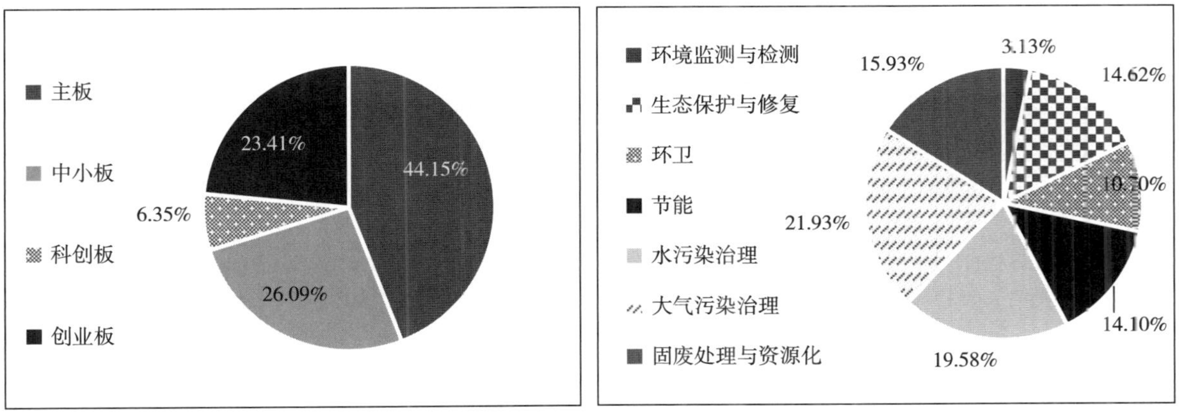

图 8-25 节能环保概念股分板块、行业净利润增长企业占比情况①

8.2 2021 年节能环保产业的制度环境

8.2.1 2021 年节能环保产业发展的驱动背景

2021 年是“十四五”规划的开局之年。“十四五”时期，是我国深入推进生态文明建设的关键期，也是以生态环境高水平保护促进经济高质量发展的攻坚期、持续打好污染防治攻坚战的窗口期，以及实现碳中和宏伟目标和美丽中国建设目标的重要时期。当前我国生态环境保护仍面临资源能源约束趋紧、环境质量要求持续提高等多重压力，加快发展节能环保产业对防治环境污染、改善生态环境以及加快生态文明建设具有重要意义。2021 年 11 月发布的《中共中央国务院关于深入打好污染防治攻坚战的意见》明确提出，应“加快发展节能环保产业”；“十四五”规划和 2035 年远景目标建议中也提到，要培育壮大节能环保新兴产业，提升产业链供应链现代化水平，强化经济高质量发展的战略支撑。全国各地积极促进节能环保行业发展，并在制定其“十四五”发展规划建议时纳入了有关节能环保行业发展的相关内容，如表 8-1 所示。随着我国生态文明建设的深入推进，节能减排产业发展的驱动背景不断丰富和完善，引领和助力节能环保产业驶入高质量发展的快车道。

① 数据来源：Wind 数据库。

表 8-1 部分省市"十四五"规划和二〇三五年远景目标有关节能环保行业相关建议汇总[①]

省市	内容
全国	完善环境保护、节能减排约束性指标管理。强化绿色发展的法律和政策保障，发展绿色金融，支持绿色技术创新，推进清洁生产，发展环保产业，推进重点行业和重要领域绿色化改造
北京市	支持绿色技术创新，壮大绿色节能、清洁环保等产业，建立生态产品价值实现机制
广东省	培育壮大环保产业，推动绿色低碳技术创新和清洁生产，推进绿色化改造，发展绿色建筑
山东省	补齐生态环保等领域短板，大力推进清洁生产和生态工业园区建设，发展壮大环保产业，推进重点行业和领域绿色化改造
江苏省	全面建设数字社会，打造新兴智慧城市和数字乡村。大力发展环保产业，开展绿色创新企业培育行动，全面实施园区、企业绿色化改造
河南省	打造节能环保等十大战略新兴产业链，培育具有高成长性的千亿级产业集群，扩大战略性新兴产业投资，落实绿色产业指导名录，支持绿色技术创新，推进清洁生产，壮大节能环保产业，健全绿色发展价格政策
上海市	优先将节能环保产业做大做强，持续推进能源结构优化，推动重点行业和重点领域绿色化改造，加快培育符合绿色发展要求的新增长点，延展绿色经济产业链，推动形成全社会共同参与的生态环境治理新格局
河北省	加快补齐生态环保等领域短板。发展环保产业，引导各类资本参与环境治理，提高环保技术装备、新型节能产品和节能减排专业化服务水平
辽宁省	加快发展节能环保和清洁能源等产业。加快补齐生态环保等领域短板，鼓励企业设备更新和技术改造，扩大战略性新兴产业投资
甘肃省	培育壮大节能环保等具有一定发展基础的新兴产业，打造新的经济增长点。加大生态环保等领域投资，推动企业设备更新和技术改造投资，扩大战略性新兴产业投资，促进高新技术产业投资稳步增长
湖南省	重点发展节能环保等产业，壮大发展新动能，形成竞争新优势。发展绿色金融，推进绿色技术创新，培育壮大环保产业
青海省	推动物联网在生态环保等领域深度应用，建设"城市大脑"
福建省	培育壮大节能环保等五大新兴产业，打造"六四五"产业新体系，提升产业链供应链现代化水平，强化经济高质量发展的战略支撑。实施战略性新兴产业集群发展工程，在节能环保等重点领域，培育一批特色鲜明、优势互补、结构合理的战略性新兴产业集群。加快补齐生态环保等领域短板，扩大战略性新兴产业投资
吉林省	加快补齐生态环保等领域短板，大力发展绿色产业和环保产业
贵州省	大力推进新兴建材产业优化产能、升级产品，坚持节能环保低碳导向，打造成绿色发展示范性产业。加大节能环保产业技术创新，强化能源高效利用
陕西省	补齐生态环保等领域短板，推进清洁生产，发展环保产业，加快资源循环利用基地和园区绿色化改造
安徽省	深入推进"三重一创"建设，加快发展节能环保等十大新兴产业，构建一批各具特色、优势互补、结构合理的战略性新兴产业增长引擎。采用节能低碳环保技术改造传统产业，培育壮大节能环保、循环经济、清洁生产、清洁能源等绿色新产业新业态
海南省	大力推广循环经济，发展全生物降解、清洁能源装备等生态环保产业，推动昌江清洁能源产业园建设
江西省	加快补齐生态环保等领域短板，推动研发设计、节能环保、环境服务等生产型服务进口，将节能环保产业打造成新兴支柱产业

全面聚焦重点领域，培育节能减排产业发展新业态。"十四五"时期，节能环保产业将在统筹新老污染治理、生态保护与修复、应对气候变化等方面迎来新的机遇。生态环保产业将重

① 资料来源：根据中华人民共和国生态环境部网站–政府信息公开内容以及省市政府官方网站内容整理。

点瞄准生态环保产业链的短板、缺项和弱项，研发新技术新产品，培育新模式新业态，形成产业新规模新动能，创造产业新价值新产值。一是聚焦重点领域、重点行业绿色低碳转型，强化绿色低碳和减污降碳协同增效的技术研发与推广应用；二是聚焦细颗粒物和臭氧协同控制，挥发性有机物和氮氧化物协同减排，同步控制二氧化碳排放；三是聚焦城乡黑臭水体治理、长江保护修复、黄河生态保护治理、重点海域综合治理、饮用水水源地保护、美丽河湖与美丽海湾保护建设；四是聚焦建设用地污染风险管控和修复、农用地污染防治和安全利用、地下水污染防治等；五是聚焦农村环境综合整治、农业农村污水高效低耗处理、管网建设和运维、养殖尾水治理回用等；六是聚焦生活垃圾、市政污泥、工业固体废物、危险废物、医疗废物、建筑垃圾，开展分类收集、资源化利用和无害化处置；七是聚焦社会生活、建筑施工、交通运输、工业生产等领域中群众关心的噪声污染问题；八是聚焦推进核心元器件、标准样品、高精度监测设备国产化，研发推广 PM2.5 和臭氧协同监测、温室气体及区域碳源汇监测、水生态环境监测、近岸海域水质监测、地下水监测、噪声监测、重金属快速监测、新污染物监测、环境应急监测等技术装备。加快形成一批专业化、优质化的社会监测机构，丰富高质量监测服务供给。

积极响应减污降碳，激发节能减排产业发展活力。2021 年 4 月 30 日，习近平总书记在主持中共中央政治局第二十九次集体学习时强调“要继续打好污染防治攻坚战，实现减污降碳协同效应”；“十四五”规划提出应“协同推进减污降碳”，2021 年 3 月 15 日中央财经委员会第九次会议强调“要实施重点行业领域减污降碳行动”。可见，减污降碳协同增效在“十四五”乃至很长一段时间具有重要地位和作用。“十四五”时期是我国生态文明建设以降碳为重点战略方向、推动减污降碳协同增效、促进经济社会发展全面绿色转型的关键时期，这为节能减排产业的发展注入了新活力并提出了新要求，环保产业要从过去的“治污”为主，迈入减污降碳协同增效的新阶段。

专栏 8-1　安徽省：推动三产高质量协同，激发绿色活力[①]

近年来，安徽省全面贯彻党中央关于碳达峰碳中和的决策部署，把系统观念贯穿“双碳”工作全过程，推动减污降碳协同增效，打造具有重要影响力的经济社会发展全面绿色转型区。

2021 年 12 月召开的安徽省委经济工作会议着眼经济基本盘的“稳”和高质量的“进”，部署启动实施三次产业高质量协同发展行动计划。明确提出开展优质企业引育、优势产业壮大、产学研协同创新、数字赋能、质量提升、绿色发展等具体行动，发挥“亩均论英雄”改革牵引作用，发挥土地容积率指标倒逼作用。

2021 年安徽省转型升级步伐加快。深入开展节能环保“五个一百”提升行动，创建国家级绿色工厂 22 家、绿色设计产品 115 项、绿色园区 3 个、绿色供应链示范企业 7 家，节能环保产业产值同比增长 29.5%，规模以上工业增加值能耗同比下降 4.6%。

新能源和节能环保产业是安徽省大力培育壮大的新兴产业之一。“管行业就要管产业”，去

① 资料来源：中安在线官方网站。

年以来，安徽省生态环境厅牵头负责推进新能源和节能环保产业发展，由环境监管向环境监管与产业发展并重转变，“双招双引”战场上打出“组合拳”——在全省征集合作园区作为“双招双引”载体、推动中国环科院在合肥成立“科创中心”、借力省内外商协会搭建招引平台、与金融机构签订战略合作协议、组织参加会展等，培育壮大新能源和节能环保产业。

现阶段，安徽省正着力构建“1235”安徽省新能源和节能环保产业发展架构，“十四五”期间安徽省的发展目标是产业总产值达 8 500 亿元。安徽省将以降碳、节能、减污与经济增长相融合为核心，以“双招双引”、培育壮大为发展路径，以龙头骨干企业、产业集聚园区、研发创新平台为发展支撑，发展新能源、高效节能、先进环保、资源循环利用、碳中和五大板块。

大力推进绿色转型，厚植节能减排产业发展优势。“十四五”时期，我国环境保护产业将发生重大转向，从原有的以污染末端治理为主，转向服务于国民经济的绿色化改造，将绿色低碳理念应用到产业实践中去。绿色转型要求经济发展摆脱对高消耗、高排放和环境损害的依赖，实现碳达峰碳中和是推动高质量发展的内在要求，是实现绿色转型的题中应有之义。碳达峰、碳中和是绿色转型的抓手、测度和推力，绿色转型则为碳达峰碳中和提供了技术选项和实现路径。这就要求环保产业在稳步推进传统产业绿色低碳发展的同时，加快产业结构高端化转型，聚焦新能源、新材料、新能源汽车、绿色智能船舶、绿色环保、高端装备、能源电子七大重点领域，壮大绿色环保战略性新兴产业，带动整个经济社会的绿色低碳发展。

专栏 8-2　中国节能：聚力节能减排 推动绿色发展[①]

多年来，中国节能持续发挥生态文明建设“主力军”作用，大力推进节能减排，推动绿色发展，用一项项实实在在的举措奋力书写“碳达峰、碳中和”绿色答卷的生动一页。

一、深耕主责主业，以绿色业绩书写“双碳答卷”。经过近 40 年的发展，目前，中国节能已形成节能与清洁供能、生态环保、生命健康三大主业，绿色建筑、绿色新材料、绿色工程服务三大业务以及强大战略支持能力的“3+3+1”产业格局，成为我国节能环保领域旗舰企业和“智库”。截至 2021 年上半年，中国节能共开发运营 49 个绿色园区，绿色建筑面积 374 万平方米，运营供能能源站 44 座，实际供能面积 1 720 万平方米；累计生产绿色电力 811 亿千瓦时，相当于减排二氧化碳 6 254 万吨，节约标煤 2 509 万吨；累计处理固体废弃物 6 389 万吨，固废日处理能力 10 万吨；累计处理污水 52 亿吨，制供水 44 亿吨，COD 总削减量 114 万吨，水日处理规模 1 300 万吨。

二、打造标杆样板，以绿色实践引领行业发展。多年来，聚焦做强做优主责主业的同时，中国节能在节能环保领域大胆实践、创新探索，为实现“降碳”“零碳”“负碳”目标，打造了一个个示范样板，为区域绿色转型发展开辟了一条条新路径。

在工业节能领域，中国节能着力开发各类工业余热、余压、余气综合利用项目，积极参与区域综合能源供应、增量配电网等项目，通过应用综合能源系统大幅提升工业园区节能减排成

① 资料来源：中国节能环保集团有限公司网站。

效；在建筑节能领域，中国节能积极推广应用以“清洁能源”“多能互补”为特色的区域联合能源技术，致力于打造低碳、宜居的绿色生态城区；在清洁能源领域，中国节能拥有两家清洁供能类上市公司。截至“十三五”末，总装机容量达10.8吉瓦，年上网电量116亿千瓦时，相当于节约标煤356万吨，减少二氧化碳排放886.4万吨；在资源循环利用领域，中国节能与茅台集团共同打造了国内第一个规模化酒糟和高浓度废水资源化项目，每年处理酒糟10万吨，生产生物天然气1 178万立方米，减排二氧化碳2.6万吨，生态效益与经济效益获得双提升。

三、科学统筹谋划，以绿色供给助力低碳发展。中国节能坚决担负起引领“双碳”行动的新使命，在服务“双碳”中争当引领者、推动者和先行者，为国家碳达峰、碳中和源源不断地贡献新智慧。下一步，中国节能将不断提升推动国家“碳中和”目标实现的咨询规划和资源统筹能力，探索构建服务国家“碳中和”愿景的“零碳产业+负碳技术”双驱动布局，建立领先的“双碳”制度体系，着力加强“双碳”标准与智力供给能力。

深入推广智慧环保，引领节能减排产业发展方向。智慧环保依托现代物联网技术，通过对监测地区的环境信息进行感知、分析、整合，同时对环保需求进行智能反应，使决策者能够更好地做出契合环境发展需要的各项举措，进而实现环境保护的精细化管理。2021年国家发展改革委发布的《关于推进污水资源化利用的指导意见》提出“到2025年，全国污水收集效能显著提升”，这对智慧环保产业的发展起到了积极推动作用；“十四五”规划纲要更为智慧环保指明了方向，提供了遵循：要加快数字化发展建设数字中国、“分级分类推进新型智慧城市建设”“建设智慧城市和数字乡村”。在互联网技术快速发展下，运用大数据、云计算和物联网等手段智能化治理污染与保护环境，可将环境信息化所涉及的各方面要素进行全面性、统筹性的考虑、分析及使用，为环境管理提供模拟、分析、预测的能力，可处理目前环保行业业务系统建设的遗漏及偏失问题。现阶段，智慧环保已经成为环保行业未来发展的新方向、新领域。

专栏8-3　首创大气：为首都“蓝”保驾护航，我们永远在路上①

2021年朝阳区空气质量再获佳绩，首次实现全面达标。PM2.5、PM10、SO_2、NO_2，全面达到国家环境空气质量二级标准，其中，$PM_{2.5}$年均浓度34微克/立方米，再创有监测记录以来历史新低；SO_2年均浓度连续5年保持在个位数，与发达国家大城市水平基本相当；PM_{10}年均浓度继续稳定达标；全年累计优良天数284天，占比77.8%，重污染天气发生频率、峰值浓度、持续时间均明显下降，人民群众蓝天幸福感、获得感显著增强。

北京市朝阳区大气综合治理项目作为首创大气公司城市业务的老牌项目，已连续开展6年。自2016年开展以来与区生态环境局深度合作，不断探索求新，首创大气始终以空气创优为己任，敢突破，敢担当，想客户所想，努力发挥经验优势，监测、监管、分析、治理全面发力，协助朝阳区生态环境局不断优化完善政策机制，充分发挥环保管家职能。

① 资料来源：首创大气公司网站。

一、人防技防，从点到面，科学应对管控挑战。2021年朝阳区承担着冬奥会保障、地铁交通建设、国家场馆扩建、景观提升改造、复耕复产、绿化造林等重点工程项目建设的重大使命，施工数量多，污染工序多样化，大气污染防治工作面临着极大的挑战。为实现各类污染精准溯源，全面治理，首创大气朝阳项目开展了全区范围的污染源巡查、裸地卫星遥感监测以及重点区域的道路尘负荷、VOC_s组分监测，居民楼顶扬尘及道路扬尘管控治理等各项监测治理工作，从点到面，人工盯控与科技监测紧密结合，为大气污染防治工作提供了全面保障。

二、事无巨细，多方面机制完善，全方位提供精细化保障。2021年朝阳区全面推进大气污染防治精细精准化，首创大气朝阳项目团队参与区生态环境局大气污染防治精细化管控专班工作，全程参与专班日调度、周总结和月会商研判。借助深度掌握朝阳区各街乡污染现状的经验优势，项目团队每日跟进街乡及重点区域污染变化情况，同时依托风场预测、浓度监测及现场盯控等各类数据信息，提前预判潜在污染隐患，科学调度生产，为客户提供精准治理的调度建议，提升了大气污染防治精细化水平。

三、夜以继日，高效高质协调治理，铁军般斗志力保每一微克。在技术手段与工作机制不断优化的同时，首创大气朝阳项目一线人员铁军般的斗志是项目不断前行的坚实基础。朝阳区施工项目数量多、工序杂、变化快，为了保障空气质量不受影响，项目一线人员对重点区域的施工项目开展了24小时全年不间断的盯控巡查，技术人员提前预判污染传输及风向流场，现场人员根据信息指示科学变换巡查角度，数据变化即是冲锋号角，有的污染位置隐秘难寻，有时深夜寒风刺骨，这都无法阻挡现场人员的脚步，在区生态环境局的支持和相互配合下所有污染行为都能第一时间得到治理。现场污染一个不落地盯，一个不落地治，数据一微克一微克地保，一线人员的坚持和坚韧为全年空气质量打下了坚实的基础。

8.2.2 2021年节能环保领域相关政策

“十四五”时期，我国生态文明建设进入了以降碳为重点战略方向、协同推进减污降碳、促进经济社会发展全面绿色转型的新阶段。2021年，我国在节能环保领域有多项绿色金融政策出台、落实，其中与碳减排相关的政策出台尤为密集，为节能环保产业的发展创造了更为积极的绿色金融政策环境（见表8-2）。

表8-2 2021年节能环保领域相关政策梳理

发布时间	发布单位	政策名称
2021年2月22日	国务院	《关于加快建立健全绿色低碳循环发展经济体系的指导意见》
2021年3月18日	中国银行间市场交易商协会	《关于明确碳中和债相关机制的通知》
2021年4月2日	中国人民银行、国家发展改革委、证监会	《绿色债券支持项目目录（2021年版）》
2021年5月9日	国家发展改革委	《污染治理和节能减碳中央预算内投资专项管理办法》
2021年5月27日	中国人民银行	《银行业金融机构绿色金融评价方案》

续表

发布时间	发布单位	政策名称
2021 年 7 月 13 日	深圳证券交易所	《深圳证券交易所公司债券创新品种业务指引第 1 号——绿色公司债券（2021 年修订）》
2021 年 7 月 13 日	上海证券交易所	《上海证券交易所公司债券发行上市审核规则适用指引第 2 号——特定品种公司债券（2021 年修订）》
2021 年 7 月 22 日	中国人民银行	《金融机构环境信息披露指南》
2021 年 10 月 24 日	国务院	《2030 年前碳达峰行动方案》
2021 年 11 月 6 日	工业和信息化部、人民银行、银保监会、证监会	《关于加强产融合作推动工业绿色发展的指导意见》
2021 年 11 月 10 日	国务院办公厅	《国务院办公厅关于鼓励和支持社会资本参与生态保护修复的意见》

2021 年 2 月 22 日，《国务院关于加快建立健全绿色低碳循环发展经济体系的指导意见》发布，强调壮大绿色环保产业、大力发展绿色金融。在绿色环保产业方面，指出建设一批国家绿色产业示范基地，推动形成开放、协同、高效的创新生态系统。加快培育市场主体，鼓励设立混合所有制公司，打造一批大型绿色产业集团；引导中小企业聚焦主业增强核心竞争力，培育“专精特新”中小企业。推行合同能源管理、合同节水管理、环境污染第三方治理等模式和以环境治理效果为导向的环境托管服务。进一步放开石油、化工、电力、天然气等领域节能环保竞争性业务，鼓励公共机构推行能源托管服务。适时修订绿色产业指导目录，引导产业发展方向。在绿色金融发展方面，指出发展绿色信贷和绿色直接融资，加大对金融机构绿色金融业绩评价考核力度。统一绿色债券标准，建立绿色债券评级标准。发展绿色保险，发挥保险费率调节机制作用。支持符合条件的绿色产业企业上市融资。支持金融机构和相关企业在国际市场开展绿色融资。推动国际绿色金融标准趋同，有序推进绿色金融市场双向开放。推动气候投融资工作。

2021 年 3 月 18 日，中国银行间市场交易商协会创新发布《关于明确碳中和债相关机制的通知》，使我国成为首个在全球以“碳中和”贴标绿债、建立碳中和债券市场机制的国家。碳中和债是指募集资金专项用于具有碳减排效益的绿色项目的债务融资工具，需满足绿色债券募集资金用途、项目评估与遴选、募集资金管理和存续期信息披露等四大核心要素，属于绿色债务融资工具的子品种，募投项目应符合《绿色债券支持项目目录》或国际绿色产业分类标准，且聚焦于低碳减排领域。碳中和债作为绿色债券的重要组成部分，资金用途更加聚焦，项目遴选更加精准，信息披露更加透明，有助于促进更多金融资源配置到低碳领域的节能环保产业，助力实现碳中和愿景。

2021 年 4 月 2 日，在《绿色产业指导目录（2019 年版）》的基础上，中国人民银行、发展改革委、证监会联合更新并发布《绿色债券支持项目目录（2021 年版）》，这是中国绿色债券支持项目目录的首次更新，也是标志着绿色债券分类标准统一的重要文件。该目录发布前，不同监管机构审批的绿色债券产品，可能需要参考不同的指引或目录。而自 2021 年 7 月 1 日起，发行人和中介机构仅需参考 2021 年版目录就可以完成不同债种的发行和评估认证工作，这对加快国内绿债市场融合具有积极意义。目录主要沿用《绿色产业指导目录》的结构，将绿色项目分为节能环保产业、清洁生产产业、清洁能源产业、生态环境产业、基础设施绿色升级、绿色服务6大领域，与国际主流绿色资产分类标准和节能环保行业常用统计分类方式保持了一致。除此之外，新版目录融入了国际通行的“无重大损害”原则，并加强了减碳约束力度，这将会在很大程度上促进中国绿债市场国际接轨、国内融合，推动中国绿债市场的新一轮增长。

2021年5月9日，为加强和规范中央预算内投资污染治理和节能减碳项目管理，保障项目顺利实施，切实发挥中央预算内投资效益，国家发展改革委发布《污染治理和节能减碳中央预算内投资专项管理办法》，统筹安排了污染治理和节能减碳中央预算内投资支持资金，对资金支持范围与标准、投资计划申报与审查、计划下达及后续监督管理等多个方面做出了明确规范。提出重点支持电力、钢铁、有色、建材、石化、化工、煤炭、焦化、纺织、造纸、印染、机械等重点行业节能减碳改造，重点用能单位和园区能源梯级利用、能量系统优化等综合能效提升，城镇建筑、交通、照明、供热等基础设施节能升级改造与综合能效提升，公共机构节能减碳，重大绿色低碳零碳负碳技术示范推广应用，煤炭消费减量替代和清洁高效利用，绿色产业示范基地等项目建设。

2021年5月27日，中国人民银行印发《银行业金融机构绿色金融评价方案》，自2021年7月1日起施行，在2018年《银行业存款类金融机构绿色信贷业绩评价方案》的基础上进一步优化绿色金融激励约束机制。该评价方案将金融支持绿色产业发展情况纳入定性指标（权重为30%），并首次把支持境外绿色产业、项目发展的资金规模、利率、投向等情况均纳入定性评价。相较于《银行业存款类金融机构绿色信贷业绩评价方案》，该评价方案以金融支持绿色产业发展情况代替《绿色信贷业务自评价》工作执行情况，贯彻落实了2021年《政府工作报告》加大金融机构对绿色发展领域定向支持的要求，将引导更多金融资源涌入节能环保产业。

2021年7月13日，沪深交易所先后发布公告修订债券品种指引（以下简称《指引》），明确募集资金主要用于碳中和项目（清洁能源、清洁交通、可持续建筑、工业低碳改造以及其他具有碳减排效益的项目等）建设、运营、收购或偿还碳中和项目贷款的绿色公司债券，发行人在申报或发行阶段可以在债券全称中使用“碳中和绿色公司债券”标识。募集资金主要用于支持海洋保护和海洋资源可持续利用相关项目的绿色债券，发行人在申报或发行阶段可以在绿色债券全称中添加“（蓝色债券）”标识。除新增碳中和债、蓝色债券等绿色公司债券子品种外，《指引》也对募集资金使用和信披要求进行了优化，确保资金流向绿色低碳产业领域①。

2021年7月22日，中国人民银行发布《金融机构环境信息披露指南》，这是中国首批绿色金融标准之一，明确覆盖商业银行、资管机构、信托公司、保险公司四类机构。一方面，金融机构的环境信息披露促使其对自身投融资活动中对环境与气候变化产生的负外部性进行识别与监测，一定程度上能够引导金融资源更加精准向绿色、低碳领域配置，为全产业的绿色转型助

① 来源：《中国绿色金融政策2021分析报告》。

力。另一方面，金融机构环境信息披露同时考察投融资活动的环境的影响，促使金融机构对融资企业及供应链的环境影响格外重视，由此能够通过金融机构的中介作用，规范全社会的绿色生产消费活动，进而推动全社会的绿色化转型①。

2021 年 10 月 24 日，国务院印发《2030 年前碳达峰行动方案》，提出完善绿色金融评价机制，建立健全绿色金融标准体系。大力发展绿色贷款、绿色股权、绿色债券、绿色保险、绿色基金等金融工具，设立碳减排支持工具，引导金融机构为绿色低碳项目提供长期限、低成本资金，鼓励开发性政策性金融机构按照市场化法治化原则为碳达峰行动提供长期稳定融资支持。拓展绿色债券市场的深度和广度，支持符合条件的绿色企业上市融资、挂牌融资和再融资。研究设立国家低碳转型基金，支持传统产业和资源富集地区绿色转型。鼓励社会资本以市场化方式设立绿色低碳产业投资基金。

2021 年 11 月 6 日，工信部、中国人民银行、银保监会、证监会联合发布《关于加强产融合作推动工业绿色发展的指导意见》，提出建立健全碳核算和绿色金融标准体系，规范统一绿色金融标准，完善绿色债券等评估认证标准，健全支持工业绿色发展的绿色金融标准体系，推动国内外绿色金融标准相互融合、市场互联互通，加强国际成熟经验的国内运用和国内有益经验的国际推广，吸引境外资金参与我国工业绿色发展；加大绿色融资支持力度，运用多种货币政策工具，引导金融机构扩大绿色信贷投放，合理降低企业融资综合成本；创新绿色金融产品和服务，鼓励金融机构开发针对钢铁石化等重点行业绿色化改造、绿色建材与新能源汽车生产应用、老旧船舶电动化改造、绿色产品推广等方面的金融产品；提高绿色保险服务水平，鼓励企业投保环保技术装备保险、绿色科技保险、绿色低碳产品质量安全责任保险等产品；加快发展绿色基金，做强做优现有绿色产业发展基金，鼓励社会资本设立工业绿色发展基金，推动绿色产业合理布局等。

2021 年 11 月 10 日，国务院办公厅印发《关于鼓励和支持社会资本参与生态保护修复的意见》，提出在不新增地方政府隐性债务的前提下，支持金融机构参与生态保护修复项目，拓宽投融资渠道，优化信贷评审方式，积极开发适合的金融产品，按市场化原则为项目提供中长期资金支持。推动绿色基金、绿色债券、绿色信贷、绿色保险等加大对生态保护修复的投资力度。积极支持符合条件的企业发行绿色债券，用于生态保护修复工程。支持技术领先、综合服务能力强的骨干企业上市融资。允许具备条件的企业发行绿色资产证券化产品，盘活资源资产。健全森林保险制度，鼓励保险机构和有条件的地方探索开展保价值、保产量、保收入的特色经济林和林木种苗保险试点，推进草原保险试点，加大保险产品创新力度，完善灾害风险防控和分散机制。

以降碳为重点战略方向的政策密集出台，为我国节能环保产业提供了良好的发展环境，同时深刻影响了节能环保产业的发展态势，能源效率的提升、能源结构的优化，成为节能环保产业发展的重要着力点，在实现“双碳”目标的过程中，企业低碳转型的需求将催生出一批有利

① 资料来源：21 世纪经济报道。

于应对气候变化、绿色低碳的投资项目，进而为绿色金融市场带来新的供给。绿色金融市场将涌入越来越多的参与者，节能环保产业发展迎来了新的机遇和挑战，并在一系列相关政策的支持下形成优秀的、可供国内外复制和交流的绿色金融经验①。

专栏 8-4　推动绿色低碳发展的“洪雅实践”②

2021 年 10 月，国务院印发《2030 年前碳达峰行动方案》，将碳达峰贯穿经济社会发展全过程和各方面，为“十四五”和“十五五”两个碳达峰关键期，擘画出“路线图”“时间表”。

在碳达峰碳中和政策加码背景下，作为拥有森林面积达 200 余万亩，森林覆盖率超 71%的洪雅县，如何推动保护与发展并驾齐驱？“洪雅积极推动国家‘双碳’政策落地，明确提出了不动一根树，推动产业‘下山’前移发展战略，以创新建设‘洪柳新区’为突破，开辟产业发展新赛道，重塑产业经济新格局。”洪雅县有关负责人说，洪雅抢抓成渝双城圈和成眉同城机遇，紧扣市委建设“西部丹雅绿色走廊”要求，加快建设“两山”转化创新驱动实践示范区、现代化成都都市圈“两山”转化示范县步伐。

2021 年 10 月 28 日，四川省生态环境厅公布了 1~9 月全省地表水、环境空气质量排名，洪雅位列前十。这是该县坚持绿色发展，实施减碳赋能，推动绿色产业循环发展交出的“靓丽答卷”。

“推动技改以来，公司共减少使用燃煤 22 万吨/年，减排二氧化硫 780 吨/年、氮氧化物 474 吨/年，节约标煤 5.75 万吨。不仅用工减少 145 人，而且产品优良品率由 95.1%提升到 99.3，公司低碳绿色产品国际竞争力得到进一步增强。”四川省洪雅青衣江元明粉有限公司负责人李海涛说，公司已成为全国第一家实现元明粉清洁环保生产的绿色企业。

据洪雅县有关负责人介绍，为加速推动经济降碳转型，洪雅全力支持企业技改、扩能、发展绿色生态工业，以做特三片为突破口，明晰生态食品加工、电子信息、高端装备制造三大主导产业定位。一方面，聚焦现代农业产业发展，配套健全覆盖种养、加工、销售、金融等环节的农业社会化服务体系；另一方面，围绕做大做强现代农业园区，继续保持化肥、化学农药减量示范县和全省有机茶第一县优势，推动全省竹产业高质量发展示范县创建，打造成都都市圈优势特色产业农业现代化示范区。

值得一提的是，为扎实推进碳达峰碳中和，该县把碳达峰碳中和纳入生态文明建设总体布局，编制碳汇发展规划，扩大生态环境容量和承载力，实施能源消耗总量和强度“双控”行动，杜绝“两高”项目落户。并探索建立生态产品价值核算体系和支撑体系，创新多元化实现路径，拓展“两山”转化通道，高质量完成好生态产品价值实现机制试点工作任务。

如今，该县以“茶、竹、椒、乳肉制品”精深加工产业集群基本形成，绿色工业产业活力迸发、呈蓬勃发展态势。

① 资料来源：中国绿色金融政策 2021 分析报告。

② 资料来源：中国改革报。

8.2.3 绿色金融制度助力节能环保产业发展的路径实践

节能环保产业是为节约资源能源、保护生态环境提供物质基础、技术保障和服务的综合性新兴产业。党的十九大报告中明确指出，要“构建市场导向的绿色技术创新体系，发展绿色金融，壮大节能环保产业、清洁生产产业、清洁能源产业，推进资源全面节约和资源循环利用”。积极发展绿色金融，不仅能够补足环保产业发展阶段的投融资短板，为节能环保产业和技术带去资金支持，同时通过促进经济资源在各个部门之间重新整合配置，加速了高污染、高能耗企业淘汰升级。因此，绿色金融是节能环保产业发展的启动器和催化剂。

2021 年是“十四五”规划的开局之年，我国在统一绿色金融标准、支持绿色产品创新等方面，推出了一系列政策，推动经济的绿色化转型。“十四五”规划纲要指出，加快推动绿色低碳发展，发展绿色金融，支持绿色技术创新，推进清洁生产，发展环保产业，推进重点行业和重要领域绿色化改造；推动能源清洁低碳安全高效利用；发展绿色建筑；降低碳排放强度，制定 2030 年前碳排放达峰行动方案，推进碳排放权市场化交易。由此可见，绿色金融在中国宏观经济格局中的地位日益重要，正深刻改变着我们的经济、金融体系。

2021 年 6 月 9 日，中国人民银行印发《银行业金融机构绿色金融评价方案》，优化绿色金融激励约束机制，首次将绿色信贷、绿色债券等业务正式纳入考核评价范围，评价结果将纳入中国人民银行金融机构评级等政策工具，进一步提升了金融支持节能环保产业高质量发展的能力。8 月 20 日，市场监管总局成立碳达峰碳中和工作领导小组及办公室，发挥计量、标准、认证认可、价监竞争、特种设备等多项监管职能作用，将按照职责开展碳达峰、碳中和有关工作，为如期实现碳达峰、碳中和目标提供重要支撑和保障。2021 年，六家国有大型银行出具独立的《社会责任报告》，对 ESG（环境、社会和公司治理）进行披露并增加了应对气候变化风险相关信息。其中，中国银行、建设银行、交通银行等对应对气候变化风险议题设置了独立的章节。ESG 是衡量可持续运营能力的综合指标，可以为金融机构提供投资项目筛选参考、投资产品和服务设计的支持。在建设环境风险管理体系中，ESG 授信有助于金融资源进一步向低碳项目和低碳企业倾斜，为节能环保产业的发展提供了稳健的助力。

绿色信贷作为绿色金融的主要渠道，是撬动信贷资源向节能环保产业倾斜的重要抓手。2021 年，中国人民银行发布了《银行业金融机构绿色金融评价方案》，完善了绿色信贷评价体系。同年发布的《金融机构环境信息披露指南》《环境权益融资工具》两项行业标准，进一步完善了绿色金融标准体系。与此同时，中国人民银行创新推出了碳减排支持工具和煤炭清洁高效利用专项再贷款，引导金融机构加大对绿色低碳项目的支持力度。截至 2021 年年末，我国本外币绿色贷款余额 15.9 万亿元，同比增长 33%，比上年末高 12.7 个百分点，高于各项贷款增速 21.7 个百分点，全年增加 3.86 万亿元。其中，投向基础设施绿色升级产业、清洁能源产业和节能环保产业的贷款余额分别为 7.4 万亿元、4.21 万亿元和 1.94 万亿元，同比分别增长 28.3%、31.7%和 46.7%。细分产业中，绿色信贷投向电力、热力、燃气、水生产和供应业的绿色贷款总额为 4.41 万亿元，同比增长 25.7%；投向交通运输、仓储和邮政业绿色贷款总额为

4.13 万亿元，同比增长 14.2%。这是将资金引导至对推动绿色经济发展更有利产业上的表现，对节能环保产业的发展提供了有力支撑。银保监会数据显示，截至 2021 年年末，国内 21 家主要银行[①]绿色信贷余额达 15.1 万亿元，占其各项贷款的 10.6%。绿色信贷环境效益逐步显现，按照信贷资金占绿色项目总投资的比例测算，21 家主要银行绿色信贷每年可支持节约标准煤超过 4 亿吨，减排二氧化碳当量超过 7 亿吨。

专栏 8-5　绿色信贷助力节能环保产业发展[②]

曲靖市沾益菱角 35 万千瓦农业光伏发电的一期项目，为云南省“保供给促投资”新能源重点建设项目。建行云南省分行为公司开通绿色授信审批通道，快速提供了 3.75 亿元的授信额度，并成功投放了首期 3 400 万元的贷款，助力项目加快建设、尽早并网。项目采用“畜牧+种植+光伏”的模式实现农光互补，契合“双碳”发展定位，具有显著的生态、经济和社会效益。建成后每年可为电网提供清洁电能 1.67 亿度，与同等规模的燃煤电厂相比，每年节约标准煤 5.11 万吨，相应可减少多种大气污染物排放，其中，每年可减少二氧化碳排放量约 11.53 万吨、二氧化硫排放量约 0.15 万吨。同时，项目在不改变土地性质的情况下，提升了土地综合利用价值，对振兴县域经济、助力农民增收具有重要意义。

2020 年 9 月，云南省发展改革委、省能源局发布《关于印发云南省在适宜地区适度开发利用新能源规划及配套文件的通知》，明确 2020 年至 2021 年，将在新能源规划区域适度开发利用风电及光伏发电项目（简称“8+3”新能源项目）。2021 年 9 月，省发展改革委、省能源局联合发布“保供给促投资”新能源项目实施计划，将进一步提升全省电力供给保障能力。

作为全国建行系统绿色金融试点一级分行，建行云南省分行在光伏发电行业先行先试，先后向协鑫光伏、昆明石林并网光伏电站实验示范项目、石林西街口项目等 9 个光伏发电项目提供绿色信贷支持 15.92 亿元，总装机容量 65.75 万千瓦。通过支持能源结构调整，累计减少二氧化碳排放当量 1 425 万吨，节约标准煤 551 万吨。

绿色债券是绿色融资的重要渠道，也是通过市场化方式引导社会资本参与绿色发展的重要举措。2021 年 2 月 22 日，国务院发布《关于加快建立健全绿色低碳循环发展经济体系的指导意见》，指出“统一绿色债券标准，建立绿色债券评级标准”。2021 年 4 月 21 日，中国人民银行、国家发展改革委、证监会三部门联合发布《绿色债券支持项目目录（2021 年版）》，对绿色债券定义、认定标准等进行统一明确，降低了绿色债券发行、交易和管理成本，提升了绿色债券市场的定价效率，从国家层面为绿色债券规模扩大、发展质量提升起到了重要的推动作用。同时，碳达峰、碳中和目标，也是绿色债券重要的发展契机，2021 年 3 月 5 日，2021 年国务院政府工作报告中指出，扎实做好碳达峰、碳中和各项工作，制定 2030 年前碳排放达峰行动

① 国家开发银行、中国进出口银行、中国农业发展银行、中国工商银行、中国农业银行、中国银行、中国建设银行、交通银行、中信银行、中国光大银行、华夏银行、广东发展银行、平安银行、招商银行、浦东发展银行、兴业银行、民生银行、恒丰银行、浙商银行、渤海银行、中国邮政储蓄银行。

② 资料来源：经济网。

方案，优化产业结构和能源结构。随着碳中和的战略地位日益突出，碳中和债成为绿色金融发展的关键一环。相比于其他品种，碳中和债具有资金用途更为聚焦、环境效益可量化、信息披露更为精细等特点，而被市场认为是普通绿债的“升级版”。碳中和债吹响了中国绿色债券市场高阶发展的号角，2021 年 2—7 月，全国 78 家公司共发行 129 只碳中和债券，总规模达 1 348. 94 亿元，占绿色债券发行规模的 39. 50%①。中国人民银行数据显示，2021 年境内绿色债券发行量超过 6 000 亿元。相比于普通债券，绿色债券具有更加严格的信息披露要求，这降低了投资者的投资风险，克服了传统金融工具面对节能环保项目技术复杂、投资周期长导致的难以满足其巨大融资需求的客观缺陷，能够为节能环保产业的发展提供坚实的助力。

专栏 8-6　绿色债券助力节能环保产业发展②

【比亚迪金融】全国首单具有国际评级的绿色车贷 ABS

近年来，随着国家持续推进绿色经济发展与绿色金融体系建设，绿色债券市场相关配套政策逐步细化，绿色债券市场发展迅速，绿色 ABS 是绿色债券的子品种，根据发行市场和监管机构的不同，国内绿色 ABS 可分为绿色信贷 ABS、绿色 ABN 及绿色企业 ABS 三大类；国内绿色 ABS 主要从资产绿、投向绿、主体绿三方面进行认定。截至 2021 年年末，国内共发行 172 单绿色 ABS 产品，累计规模达 2 272. 22 亿元。其中，碳中和债作为绿色债券的子品种，自设立以来发展迅速。碳中和 ABS 在绿色 ABS 中占比较高，2021 年碳中和 ABS 共发行 43 单，总规模 825. 87 亿元，发行单数和发行规模在绿色 ABS 中分别占比 55. 13%和 70. 56%。

盛世融迪 2021-2 绿色 ABS 发行规模 20 亿元，入池基础资产全部是比亚迪汽车金融发放的新能源汽车抵押贷款债权及附属担保权益，募集资金也将全部投向新的新能源汽车贷款。根据中国人民银行发布的《关于在银行间债券市场发行绿色金融债券的公告》（中国人民银行公告〔2015〕39 号）等相关规定，基础资产来源须符合绿色项目标准，融资资金能够全部用于新能源汽车贷款的投放，获得来自独立第三方评估机构的环境影响认证。根据专业第三方评估机构联合赤道环境评价有限公司的《盛世融迪 2021 年第二期个人汽车抵押贷款绿色资产支持证券发行前独立评估认证报告》，盛世融迪 2021-2 绿色 ABS 基础资产预计每年可减少排放 2. 04 万吨，可节约标准煤 1. 53 万吨；募投项目预计每年可减少排放 1. 53 万吨，可节约标准煤 1. 14 万吨，是资产端与用途端的“双绿”产品。同时，盛世融迪 2021-2 绿色 ABS 获得惠誉国际评级授予的 AAA（EXP）sf 的预期评级。

比亚迪汽车金融是比亚迪股份有限公司的下属子公司，截至目前已累计发行了 6 单，约 141. 13 亿证券化产品，资产证券化经验丰富。比亚迪乘用车 8 月全系销售 67 630 辆，同比增长 90. 5%，环比增长 18. 7%；其中新能源乘用车销售 60 508 辆，同比增长 331. 9%。比亚迪新能源乘用车月销量一路高歌猛进，不断创造着中国新能源汽车领域的历史。比亚迪汽车金融在新

① 资料来源：江苏省、南京市节能技术服务中心。

② 资料来源：星云财经。

能源汽车市场持续火爆的背景下，积极响应国家“双碳”目标，通过绿色创新实践，引导资金更多流向新能源产业和绿色产业，推动新能源等绿色产业持续健康发展。

该项目于9月14日簿记发行，获得了来自国有大行、股份制银行、外资行、城商行、基金公司、券商资管、其他非银机构等多元化投资者的踊跃认购，优先级的认购倍数超过2倍，体现了国内外投资者对绿色资产的高度认可，也是国泰君安销售网络广覆盖的良好体现。未来，国泰君安将持续服务于国家战略需求，充分发挥品牌影响力和专业性，为更多企业提供一站式、覆盖全生命周期的综合金融服务，致力于成为企业成长的长期专业伙伴。

国泰君安作为本期项目的牵头主承销商，紧跟“碳达峰”“碳中和”目标政策要求，与监管机构保持顺畅沟通，凭借优异的专业能力和敬业的服务态度，积极配合发行人完成央行额度注册、项目方案设计、发行计划制定等，从央行注册额度获批到项目成功发行仅半个月的时间。同时，本期项目的联席主承光大银行、三菱日联银行、瑞穗银行，财务顾问三井住友银行，资金保管行工商银行银行，绿色认证公司，评级公司，律所，会所对本期项目也给予了大量的支持，保证项目顺利推进。

绿色基金在绿色金融体系中是其他绿色金融工具的基础和载体，对于改善绿色产业发展中遇到的金融结构失衡具有重要作用。截至2021年三季度末，我国绿色、可持续、ESG等方向的公私募基金数量接近1 000只，规模合计7 900多亿元，较去年底规模增长36%。其中，公募基金190多只，管理规模4 100多亿元；私募基金800只，管理规模3 700亿元，90%为股权创投基金。自2021年下半年开始，根据不完全统计，布局绿色投资相关方向的基金公司已有50余家，其中易方达基金、鹏华基金、富国基金、华夏基金、工银瑞信基金、建信基金、景顺长城基金等公司布局力度较大。根据数据统计，2021年中国绿色基金相关企业注册量从2010年的6家增长至52家，绿色投资相关主题基金发行量超过50只，远超以往任何一个年份。绿色基金的发展受政策影响较大，其快速增长有赖于政府政策的支持引导，在碳达峰、碳中和目标的指引下，2021年5月24日，厦门市首支碳中和主题绿色基金低碳发展基金成立。2021年7月15日，宝武碳中和股权投资基金成立，成为当时国内市场上规模最大的碳中和主题基金。与此同时，投资主题也趋于多样化发展，比如替代能源，绿色运输，水和废物管理，可持续生活等。2012年成立的50多只基金中，名称中一般都含有“ESG”“低碳”“碳中和”或“环保”等字样。除此之外，我国各级政府发起绿色发展基金成为一种趋势。包括广东、北京、山东等多个省份已纷纷建立起绿色发展基金或环保基金，地级市也在不断推动绿色基金发展的进程，以带动绿色投融资，这对地方政府投融资改革和协调绿色城镇化资金的筹措十分有利。还有很多民间资本、国际组织等也纷纷参与设立绿色发展基金，PPP模式的基金成为政府支持绿色发展的主要形式之一。

专栏 8-7 绿色基金助力节能环保产业发展①

乌梁素海流域生态发展基金是由内蒙古巴彦淖尔市政府为创新和完善乌梁素海流域协同治理机制，加快建设乌梁素海流域绿色生态区，探索以投资主体一体化带动流域治理一体化，促进政府与市场有机结合，提高投资效益与公共服务水平，通过引入战略投资方而成立的基金，负责乌梁素海流域综合治理与生态修复项目的总体实施和投融资运作。该基金的出资方包括市政府投资平台、央企工程主要实施方及战略投资人等各利益相关方，总规模45.2亿元，按照“项目投资滚动实施”“项目收益与支出实现自平衡”的思路，对试点工程进行投资、建设、运营和管理。同时基金出资设立乌梁素海流域投资建设有限公司，主要从事内蒙古巴彦淖尔市乌梁素海流域山水林田湖草沙的综合治理项目和乌梁素海绿色综合开发项目的实施和运营，通过环境治理、土壤修复形成新增耕地并进行跨省耕地占补平衡指标交易而实现可观的经济效益。

乌梁素海流域生态发展基金构建以及乌梁素海流域生态保护修复试点工程建设过程中，地方政府通过为社会资本投资做好经营性项目配置，即把经营性项目和公益性项目捆绑在一起，支持社会资本通过以“项目养项目”形式，吸引社会资本参与流域治理及土壤修复。通过构建基金的方式，有效解决了项目启动和建设的前期资金需求，基金在收益分配端进行了结构化设计，激发社会资本参与的积极性，更好地发挥财政资金的引导作用。在基金的支持下，该生态修复项目区别于“财政出钱、财政买单”的传统生态环境治理模式，形成了政府和社会资本共享收益的“生态产品价值实现”模式，是将“绿水青山”转变成为“金山银山”的优秀实践。

绿色保险作为绿色金融的组成部分，对推动发展绿色经济起着重要作用。2021年5月，中国保险资产管理业协会发布《助推实现“碳达峰、碳中和”目标倡议书》，倡议保险资管行业将绿色标准纳入现有投资流程，逐步形成绿色投资考核和激励机制。2021年11月，中共中央、国务院发布《关于深入打好污染防治攻坚战的意见》，要求在环境高风险领域依法推行环境污染强制责任保险，推动了环境污染责任险的继续发展。在政策的推动下，我国绿色保险发展迅速。2021年绿色保险保额超过25万亿元，赔付金额达到240亿元，涉及交通建设、清洁能源、污水处理等多个领域。根据银保监会统计，截至2021年8月末，保险资金在各领域投入的绿色项目规模为：交通3 306.22亿元、能源3 211.05亿元、水利695.04亿元、市政564.51亿元等；并以股权形式投资了114亿元的绿色项目。从负债端来看，近年来，保险业通过产品、服务与机制创新，深耕可持续保险，探索创新环责险、碳汇保险、巨灾债券、绿色建筑保险、UBI车险等保险产品，在能源科技创新、传统行业低碳转型、应对气候变化、环境治理等领域加大保险产品和服务创新力度。中国保险行业协会数据显示，2018年至2020年，我国保险业累计提供绿色保险保额达45.03万亿元，支付赔款达533.77亿元。从资产端来看，保险业通过

① 资料来源：长三角绿价院。

私募基金、债权投资、股权投资、资产支持、产业基金等形式，参与能源、环保、水务、防污等绿色投资，为绿色产业发展进行资金支持。数据显示，截至2021年年末，保险资金通过债券、股票、资管产品等方式投向碳中和、碳达峰和绿色发展相关产业账面余额超过1万亿元。在保险资管产品方面，截至2021年年末，保险资金实体投资项目中涉及绿色产业的债权投资计划登记（注册）规模近1万亿元。总体来看，绿色保险在一定程度上发挥了其作为绿色经济发展“稳定器”和“压舱石”的作用，将绿色发展深度融入国家重大战略、民生风险保障等方面，成为助力我国节能环保产业发展、推进我国“双碳”目标如期实现的重要力量[①]。

专栏8-8 绿色保险助力节能环保产业发展[②]

在“双循环”新发展格局下，中国太保以国家“30·60”双碳目标为引领，高度重视可持续发展，持续贯彻环境、社会和治理（ESG）理念，深化ESG实践，深耕绿色保险，扎实做好碳达峰、碳中和各项工作，全方位助力高质量发展。2021年4月，中国太保产险发布ESG行动倡议；2021年8月，中国太保产险成立专项ESG领导小组，并配套相应组织保障，确保绿色保险创新与国家绿色经济发展相配套；2021年11月，在第四届进博会“科技金融服务双碳经济”国际高峰论坛上，中国太保产险进行了ESG最新成果发布。

中国太保产险围绕保障清洁高效能源体系建设、降低污染消耗、有效应对气候变化风险、助力保护生态环境和生物多样性、助力交通强国五大方面，推进保险产品和服务创新，专业服务于全面绿色转型。中国太保产险既提供电力建设保障，也支持运营保障，深度参与五大电力集团旗下光伏项目；在核电领域，于2021年首席承保田湾核电7-8号机组主体工程项目。同时，中国太保产险助力政府环境治理职能的市场化转移，不断升级服务保障，推行安环保模式，将传统保险转换成安责+环责保障，助力企业实现绿色环保、安全生产、节能降耗。与此同时，推进绿色建筑和超低能耗建筑领域的保险创新，2021年9月，签发北京市首单高标准住宅绿色建筑性能责任保险，打造“绿色建筑保险”的全流程服务模式。

为落实“双碳”战略，中国太保产险陆续推出了一系列创新产品并实现落地，稳步推进绿色保险实践。2021年7月，中国太保产险联合中国热带农业科学院创新研发的林木碳汇保险在海南落地，创新聚焦林木的碳汇功能提供保障，增强自然生态系统的固碳能力。同年9月，中国太保产险落地行业首单降碳减排损失保险，为某公司碳排放超额部分的碳交易费用提供了保障；为东海大桥海上风电二期项目营业中断所产生的碳资产损失提供保障，确保清洁能源项目顺利进行。2021年11月，推出全国首款碳质押贷款保证保险，携手上海环交所、申能集团、交通银行达成了“碳配额+质押+保险”的合作；落地全国首单减排设备损坏碳损失保险为节能环保、碳减排技术等提供保障；联合浙江安吉余村联合开发全国首单毛竹碳汇富余价值恢复补偿保险，为后续竹林等品种在碳交易和碳金融服务中的价值确定进行了探索。为第四届进博会

① 资料来源：中国金融新闻网。
② 资料来源：金融界。

量身打造“碳中和”综合解决方案，助力进博会成为国内首个零碳进博会，形成行业绿色展会标杆。

8.3 绿色金融助力节能环保产业趋势和展望

习近平主席在2021年4月22日“领导人气候峰会”上指出“要顺应当代科技革命和产业变革大方向，抓住绿色转型带来的巨大发展机遇，以创新为驱动，大力推进经济、能源、产业结构转型升级，让良好生态环境成为全球经济社会可持续发展的支撑”。2021年4月30日，习近平在中共中央政治局第二十九次集体学习时强调：“‘十四五’时期，我国生态文明建设进入了以降碳为重点战略方向、推动减污降碳协同增效、促进经济社会发展全面绿色转型、实现生态环境质量改善由量变到质变的关键时期。”其中，“以降碳为重点战略方向”“推动减污降碳协同增效”“促进经济社会发展全面绿色转型”描绘了我国未来生态文明建设与绿色发展的三大方向。

接下来，绿色金融既要为绿色产业构建低成本融资渠道，也要发挥市场“稳定器”作用，通过市场手段获取未来能源市场定价权，推动建立以可再生能源为主的能源体系。“十四五”时期，经济全面绿色转型是重要任务，在政策红利、产业升级、科技赋能等多重利好因素叠加的背景下，银行业绿色金融发展方向更加清晰。目前，中国是全球绿色金融的引领者，自上而下的政策推动和自下而上的实践创新密切结合，形成了具有中国特色的绿色金融发展路径，为保障中国的绿色发展发挥着巨大作用。金融业是绿色转型的重要辅助领域，不仅要以身作则实现碳中和，还要以绿色金融产品支持碳减排活动，具有碳减排和碳融资的双重任务，发展绿色金融已成为我国能源领域实现低碳转型的重要手段。2022年政府工作报告明确提出，发展绿色金融，加快形成绿色低碳生产生活方式。绿色金融发展前景可期，其推进“双碳”目标的实现也任重道远。在碳达峰、碳中和目标提出后，各部委各省市也相继出台绿色转型政策，石油、化工、煤炭、钢铁等高碳行业率先宣布碳达峰和碳中和计划表和路线图。2021年5月，华夏银行提出力争在2025年实现自身运营碳中和，是国内首家提出运营碳中和的银行。预计更多银行将陆续提出运营碳中和目标，并结合各省市、各行业的碳中和计划灵活布局绿色金融业务，细化绿色金融发展战略，全面助力绿色转型①。

一方面，绿色金融将撬动更多社会资本，支撑节能环保产业快速发展需求，加大对节能环保产业的资金保障作用。另一方面，绿色金融将继续发挥引导作用，通过标准体系和管理制度不断完善，主动引导投资结构转型升级，降低经济发展对高碳行业和“两高”项目的路径依赖，引导金融资源流向节能环保产业。节能环保产业是发挥生态环境保护对高质量发展支撑保障作用的重要着力点，随着绿色低碳产业金融支持和引导的增加，节能环保产业将在绿色金融的助推下将迎来新的发展机遇和转型机遇。全社会绿色低碳转型，能够促进新的绿色生产和消

① 资料来源：中研网。

费新技术新模式、新产业、新业态涌现，传统行业绿色转型升级也将带来广阔的市场需求，节能减排服务业将有望实现跨越式发展。同时，大力发展绿色低碳产业和各种生态产业，主动服务我国供给侧结构性改革与产业升级转型，成为我国经济发展新亮点、新动力。展望未来，除了政府、企业的努力，金融中介也将发挥举足轻重的推动作用，绿色信贷、绿色债券、碳交易市场等都将助力企业低碳转型。金融机构及大部分 ESG 投资者通常采取“用脚投票”的办法，也就是卖出高碳排放资产，远离此类风险。这在一定程度上给此类被投企业施加了压力，迫使它们尽早从高排放、高污染的生产技术与商业模式，转型为更为低碳环保的技术模式。同样，我国节能环保产业的发展也会对绿色金融提出更高的需求，在实现双碳目标的过程中，节能环保产业主动求变，寻求绿色低碳发展，也引领着相关的投融资行为。私营部门投资将是助力节能减排企业发展、低碳技术取得突破的重要推手。通过多种绿色金融产品和服务的创新与组合，设立碳减排支持工具，不断降低节能环保产业融资成本，将大幅降低全社会减排成本，促进节能环保产业蓬勃发展。

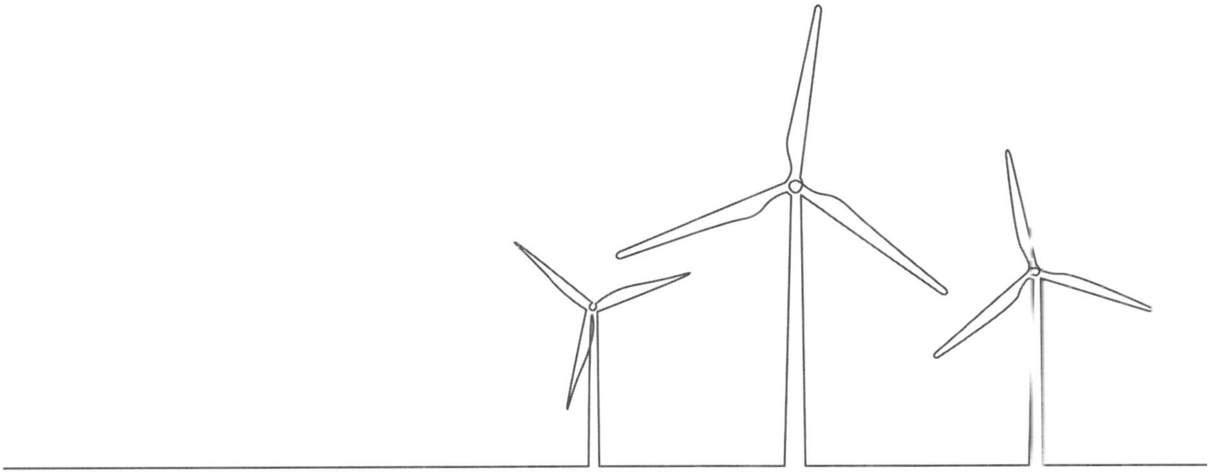

9 碳普惠

绿色金融是实现双碳目标的重要手段，碳成为绿色金融发展的新主题。管理环境风险，减碳是绿色金融政策产品改革实践的目标之一。目前，绿色金融领域的资金主要集中在基础设施绿色提升、可再生能源和清洁能源等项目领域，更多介入的仍是生产端的减碳项目，通过生产端间接影响消费端。

碳普惠是一种瞄准于消费端减碳的绿色金融手段，拓宽了现有金融产品的服务范围，具有普惠性和公益性。

碳普惠概念界定强调碳交易的广泛性和公益性，用市场化和经济手段将小微企业、家庭或个人行为与温室气体减排联系起来，涉及绿色低碳行为的记录、减碳核算量化，汇聚减碳效应，提供公众低碳行为的激励，解决以往单靠公众环保意识增强而激励不足的弊端，有利于调动全社会的积极性，充分发挥消费端在碳减排中的积极作用。

实现碳普惠机制的核心在于低碳权益的变现，推动绿色低碳行为，体现了绿色金融的本质属性。碳普惠加入绿色金融体系构建，通过和其他绿色金融产品的融汇创新，有助于丰富碳排放市场交易机制，推动消费端减碳，倒逼生产端减碳，推动生产和生活方式转型。

9.1 从生产端减碳到消费端减碳

温室气体减排已经成为全世界共识，低碳的可持续发展是人类永续发展的最优途径和必然选择。引导全社会的绿色低碳发展的意识，加快转变公众生活方式已成为减缓气候变化的必然选择。纵观国际国内，迄今为止主要的减排方式仍集中于生产端的温室气体减排。

居民生活消费端碳减排潜力巨大。联合国环境规划署《2020排放差距报告》指出，当前家庭消费温室气体排放量约占全球排放总量的2/3。联合国IPCC报告《气候变化2022：减缓气候变化》指出，通过落实正确的政策、基础设施和技术，改变人们生活方式和行为，到2050年可以使温室气体排放量减少40%~70%。

面对1.5度的温控目标，已有许多国家提出了减碳目标。我国提出了2030年碳排放达峰值、2060年前实现碳中和的“双碳”目标。国家顶层设计一直强调加快实现生产和生活绿色化。中国居民消费产生的CO_2排放量占中国总排放量的40%~50%，越是经济发达的地区，这一比例越高。城市小微企业和城乡居民生活、消费领域已然成为能源消耗和碳排放增长的重要领域。居民消费碳排放逐渐引起重视，是未来减碳的重点之一。在我国消费结构持续升级的大背景下，尽早采取手段减缓个人因消费产生的碳排放增长速度，关系到“双碳”目标的全面达成。

发展绿色消费、转变生活生产方式能够同时带来生产端和消费端的碳减排，在温室气体减排中共同发挥着重要的作用。

有关碳排放责任主体，最常用的责任划分原则是生产者原则（也称为领地原则），指的是生产国应当对其行政范围内生产产品和提供服务所产生的所有碳排放承担责任，无论这些生产的产品被哪些地区最终使用。IPCC以此原则公布各国的碳排放数据。

生产者原则忽略了国际贸易的影响，没有考虑到地区之间产品和服务贸易带来的碳排放转移。Proops等（1999）最早提出按消费者原则划分碳排放责任，即从碳排放的最终驱动者方面认定碳排放责任。Munksgaard和Pederson（2001）提出了核算消费碳排放量的方法，即消费碳排放量等于生产碳排放量与进口排放量之和减去出口碳排放量。在国家和地区水平上，可采用多区域投入产出（MRIO）模型计算进出口贸易中的隐含碳。而在家庭水平，关注消费端碳排放测算可使用自下而上的生命周期评估过程分析（LCA）的方法。

基于消费端/最终用户的责任原则与“碳足迹”的理念十分相似，一些研究把它们等同起来。碳足迹考虑的是产品从消费点到排放源所有过程产生的碳排放对地球的环境压力。碳足迹可分为国家碳足迹、生活方式碳足迹、产品碳足迹及组织碳足迹①。不同种类碳足迹的研究范围、核算方法和使用途径存在明显差异。

根据《1.5度生活方式报告》，如图9-1所示，国家碳足迹是指直接由一个国家的家庭、生产者和政府活动排放的温室气体，以及这些行为者的最终需求和资本投资间接排放的温室气体，包括生产、分销、使用和处置所购买的产品和服务，包括嵌入贸易的产品和服务。基于领土的碳足迹则是在一个国家或城市的领土范围内的家庭、政府和私营部门活动直接排放的温室气体，不包括在领土以外生产产品和服务带来的间接排放，一国以内可以按照主体性质不

① 产品足迹指产品的生产、分销、使用和处置直接或间接排放的温室气体，包括嵌入进口零件和产品中的温室气体。这类测算用于比较两种或两种以上产品或工艺选项的碳足迹标签，通常基于生命周期评估（LCA）的自下而上的工艺分析，依据国际标准化组织（ISO）14067（ISO 2018a）；组织碳足迹即企业碳足迹，包括组织的直接活动（范围1）、能源来源（范围2）以及通过价值链产生的其他间接排放，包括所销售产品的生产、分销、使用和处置（范围3）。测算通常结合了两种方法，自下而上的LCA方法和自上而下的I/O分析方法，依据国际标准化组织14064-1（国际标准化组织2018b）和温室气体议定书（2011年温室气体议定书）。。

同，分为家庭排放，生产者排放和政府以及投资带来的排放。

生活方式碳足迹的范畴与碳普惠关注的消费碳排放最为接近。生活方式碳足迹，如图 9-1 所示，指一国家庭平均水平的碳足迹（the carbon footprint of an average household in a country），它包括了家庭最终消费的产品与服务的直接排放和内嵌于产品和服务中的间接碳排放，体现在整个生活方式上，即产品和服务的生产、流通、使用、处置全链条包含的碳排放。目前比较关注的家庭消费碳排放的六个领域是：食品、住房、交通出行、消费品、休闲和服务。

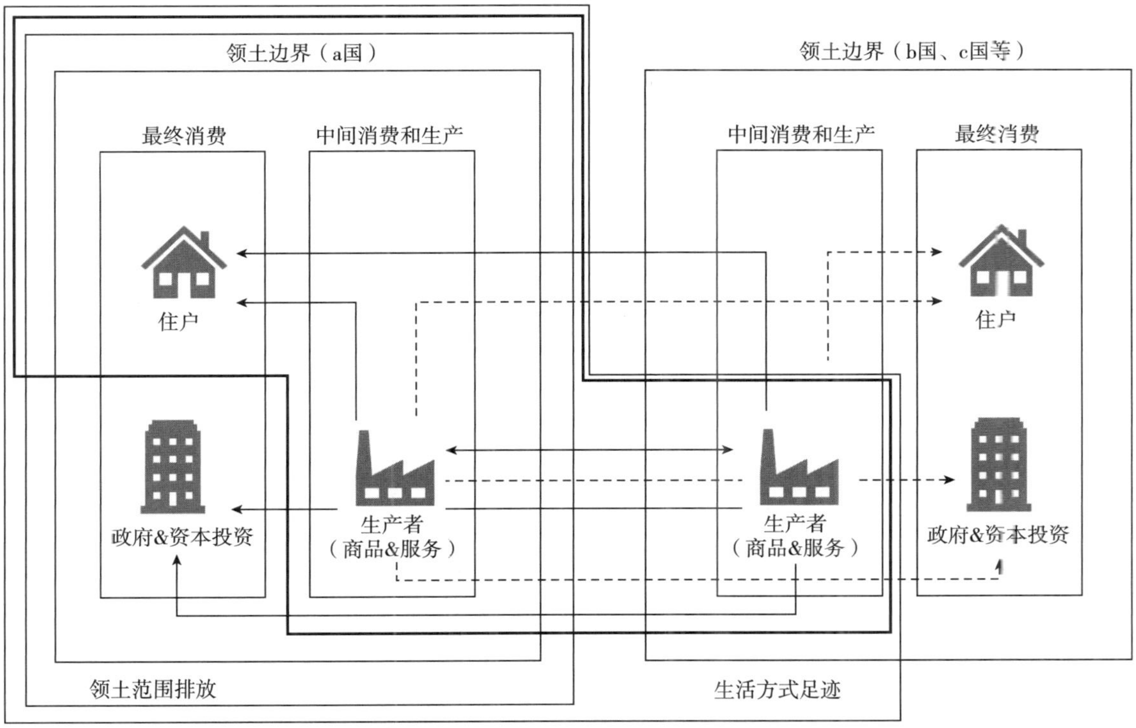

图 9-1 消费端减碳的范畴示意图

通过生产端减碳与消费端减碳的共同发力，形成闭环的碳减排体系，推动达成碳中和目标。

9.2 碳普惠与个人碳交易

国内碳普惠制的研究和实践处于探索阶段，受政府政策推动和大企业 ESG 需求，碳普惠的实践创新近期丰富多样，学界研究相对滞后。

根据文献分析，自 2014 年起，国内对居民低碳行为和绿色消费的研究主要集中在三个方面：居民生活消费领域直接或间接碳排放量、人均碳排放量以及碳足迹的估算，居民碳排放的时空特征及发展趋势分析，居民生活消费领域碳排放的影响因素以及减碳路径。我国个人碳交易市场尚在讨论中，主要采用居民自愿参与的方式，以碳积分等形式引导激励消费者践行碳减排理念。

直接针对碳普惠制度的研究大多集中于特定方法学、地方碳普惠实践的可行性分析、碳普惠实践介绍。国内的碳普惠研究与可对应的国际个人碳交易研究的相互参考借鉴不多。

个人碳交易（Personal carbon trading，PCA）源自瞄准（规模化）污染源的碳交易，是一种终端侧管制政策。个人碳交易概念由 Fleming 提出，是一种针对下游消费者的总量控制交易，是对上游针对生产者的碳交易机制的补充，是碳交易机制向消费者层面的拓展，旨在运用市场手段来调控消费者家庭能源消费，从而达到碳减排的目的。

国际上个人碳交易研究多集中在个人碳交易的概念及政策分析，个人碳交易的可行性以及与碳税等政策的比较，个人碳交易对于能源和个人福利的影响等方向，少有关于模式和运行机制的研究。关注微观主体的消费端减碳效应在英文文献多使用个人碳账户、绿色积分和碳信用等主题词。

如表 9-1 所示，一些曾经公认的发展个人碳交易的障碍在新冠大流行以来发生了明显的改变，这同样适用于中文语境下的碳普惠。包括越发严峻的气候问题让公众意识到立即采取减排行动的必要性，智能手机的普及、移动互联网和大数据技术的发展突破了技术壁垒，新冠疫情的冲击引发了公众对于个人责任与公共权益的思考等。

表 9-1　发展个人碳交易的障碍和变化

曾经阻碍发展碳普惠的因素	变化（2020 年以来）
政治阻力与政策前景不乐观	人们意识到对气候变化和生物多样性危机采取行动的紧迫性
	新冠疫情下，各国呼吁低碳式复苏
	为实现零碳承诺，需要政策创新，有效激励个人行为变化
技术壁垒和成本高昂	人工智能技术进步降低了技术壁垒和实施成本
	智能手机的高度普及使 PCA 易于实施
	可以利用人工智能技术的进步为改变行为选择提供个性化建议
	追踪新冠疫情中获得了技术经验
社会接受度低和影响分布不均衡	公众对气候危机的认知
	有关气候行动的社会运动
	由于新冠疫情，人们更多理解个人行为对公共利益的影响

9.3　碳普惠的减排机制和运行机制

碳普惠的低碳减排机制在于推动了三个方面的改变：社会整体出现了新的社会氛围，鼓励和倡导绿色消费和绿色生活方式，推动公众提高生态环境意识，改变低碳生活相关的认知，了解到低碳消费是公民可以参与的公益活动，对于中国实现双碳目标和世界实现 1.5 度温控目标的重要性；各级政府纷纷出台支持政策文件社会规范的变化，从鼓励公众自愿性减排，可能发展到个人碳减排量成为可兑现的绿色资产；政府和市场携手，通过数字终端 app 提供丰富的减碳场景，通过经济性和政策性激励刺激各类主体在衣食住行用、办公、金融、大型活动等主要领域的经济行为变化，推动减少高碳活动，减少购买高碳产品和服务。

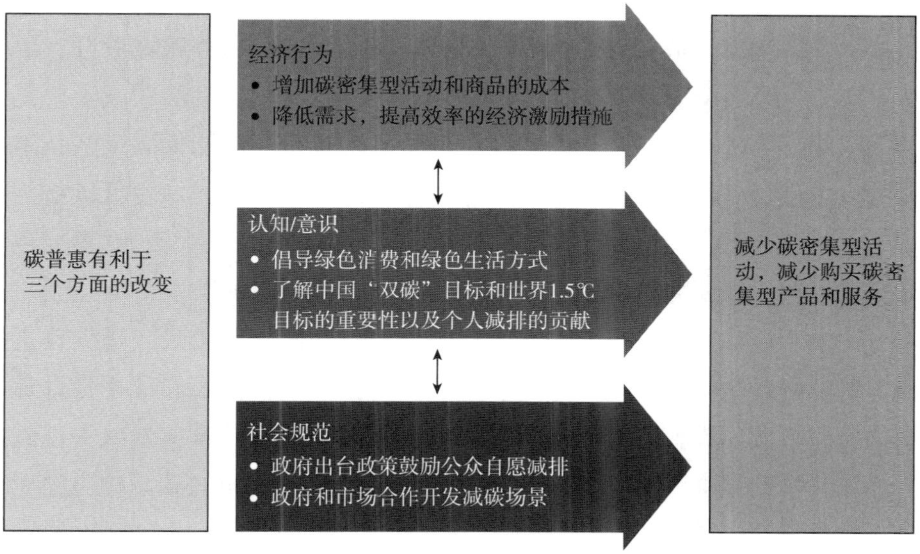

图 9-2 碳普惠减排机制示意图

（资料来源：根据 Nerini FF（2021）修改）

碳普惠的运行机制如图 9-3 所示，基础是识别各类主体的绿色低碳行为，建立低碳行为清单，用户授权碳普惠平台/app 记录低碳行为数据，平台根据科学的量化核算方法学自动进行排放量和减排量的量化核算，记录在个人碳账户中，进一步折算为碳币、碳积分等绿色权益，在相关平台上换取商品、优惠券以及参与公益项目等权益。随着碳金融市场的发展，获得的碳币、碳积分等可能作为个人碳资产，碳普惠中的市场化参与主体普遍期望其经核证后可作为自愿减碳量纳入碳交易市场。

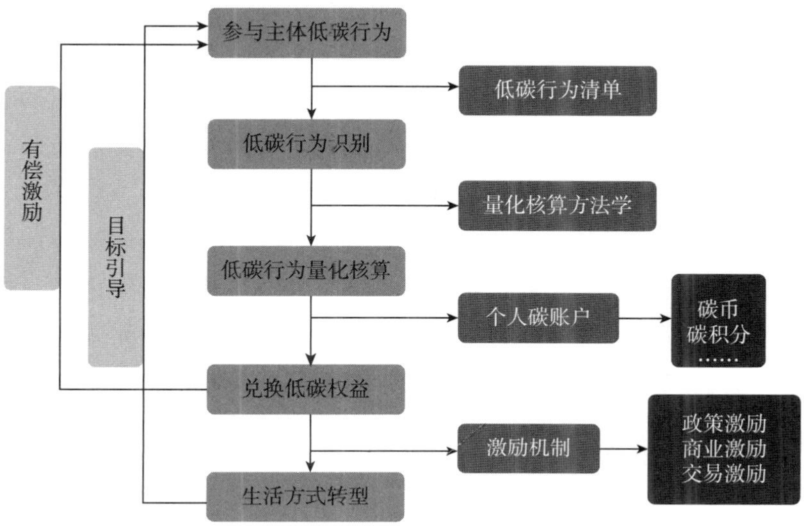

图 9-3 中国碳普惠运行机制示意图

（资料来源：根据《我国碳普惠制基本运行框架图》修改）

碳普惠制要有效发挥正向激励作用，制定科学合理的绿色低碳行为清单是一个重要的基本前提。由于碳普惠制需要量化绿色低碳行为的碳减排效果，并以此作为碳积分产生的依据，因此，碳普惠制绿色低碳行为清单中的各项行为都应满足数据可获得、方法可量化的原则。从现有公众基础及技术条件来看，低碳行为清单围绕出行、生活、消费等领域展开。出行领域是对选择步行、共享单车、公共交通等零碳或低碳出行方式进行激励，生活领域主要是对节能、节水和垃圾分类回收等行为进行激励，消费领域主要是对购买采用节能低碳工艺技术制造并经过官方认证产品的行为进行激励。我国首个碳普惠团体标准——《公民绿色低碳行为温室气体减排量化导则》[①] ——对公众衣、食、住、行、用、办公、数字金融 7 大类 40 项绿色低碳行为进行了分类、细化和描述，以团体标准的形式识别了消费端的低碳场景。

开发所需方法学和权威标准，量化公众生活中低碳行为的碳减排量，是碳普惠急需解决的问题。碳普惠方法学的目的是明确核算边界、基准线情景、项目情景和减排量计算方法，权威标准进一步细化操作方法。碳普惠减排量的测算是将基准线情景碳排放量减去低碳项目情景碳排放量而得，寻找科学的基准线是关键。不同的绿色行为对应不同的碳减排方法学。当前，消费端碳减排方法学的缺失情况突出，已有的方法学多是一些试点城市和项目的探索，尚不成熟。加快所需碳减排方法学和权威标准的制订，是发展碳普惠的基础条件之一。

目前，深圳、北京、青岛等多个城市在公共出行领域推出了地方碳普惠方法学。广东省除了自行车骑行，还发布了林业碳汇、安装分布式光伏发电系统、使用高效节能空调、使用家用型空气源热泵热水器和废弃衣物再利用的碳普惠方法学。成都市发布了“碳惠天府”机制碳减排项目方法学，主要针对的是大型项目的碳减排，包含了能源替代类、资源节约类和生态保护类三个方面。

碳普惠的广泛参与需要充分发挥激励手段的作用。碳普惠的激励手段包括：①市场化和政府化激励。低碳行为经核算减碳量后以“碳币”的形式发放，可兑换兑换平台企业的产品优惠或享受公共服务优惠，如深圳碳账户、南京绿色出行、成都“碳惠天府”等政府碳普惠以及蚂蚁森林碳账户、闲鱼碳积分账户、菜鸟个人减碳账单等企业碳普惠项目。②个别项目进入自愿减排碳交易市场。广东省将碳普惠制核证减排量纳入碳排放权地方交易市场补充机制，北京 MaaS 绿色出行项目将公众的绿色出行碳排放量在北京绿色交易所交易，所得收益全部返还给用户。以碳交易市场为出口是探索碳普惠可持续运营的尝试之一。③金融激励。一些金融机构结合自身业务，为用户的低碳行为提供激励，如根据企业或地方在低碳消费层面做出的成效，提供相关绿色消费信贷支持，个人征信系统探索与绿色低碳消费行为连接，把“碳信用”与信用资产挂钩。中国银联联合上海环境能源交易所、平安银行共同发布绿色低碳主题卡产品，充分利用银联交易数据平台精准追踪个人碳足迹，构建银联绿色低碳积分体系。

① 《公民绿色低碳行为温室气体减排量化导则》团体标准正式发布［EB/OL］.（2022-05-06）［2022-08-24］.（http：//www.acef.com.cn/a/fzzx/news/2022/0506/24353.html.）。

9.4 碳普惠的分类

9.4.1 按主体分类

随着国家对碳交易市场的完善，针对公众生活领域的碳普惠制在全国范围内建立，按主体的不同可划分为三种：

（1）政府主导型碳普惠

这一类型碳普惠制由各地政府部门推动建立。其主要任务有：建设属于本地区的碳普惠制推广平台和交易规则；加强试点地区的平台互通以形成属于本地区的碳普惠制推广平台；针对本地区具体对象（小微企业、家庭和个人）的低碳行为量化建立一套核算体系；完成本地区碳普惠制奖励机制的框架设计和标准研究；对碳币、碳积分等碳普惠金融产品进行评估论证并在奖励机制中加以使用；加强支撑机构在方法学建立、平台维护运营等技术领域的支撑，形成以政府为总体指导，支撑机构为技术保障，各级部门相互配合，多方主体积极参与的格局。目前，国内已有广州、成都、深圳、武汉、北京等城市开展了不同形式的碳普惠活动。

政府为主体的碳普惠平台的优势是公益性和权威性强，但这类碳普惠同时面临一些问题：一是过于依靠政府宣传，参与的人数较少，物质激励不足，公众感知度、参与度不高；二是缺少技术优势和市场化手段，平台活跃度低，难以形成市场化可持续的运营模式；三是存在数据信息孤岛，相互隔离，实现跨部门跨平台合作的意愿不足；四是缺少技术力量开发碳减排方法学和标准。

（2）数字平台主导型碳普惠

近年来，随着“互联网+”、移动 App、数字平台等新技术的涌现和应用，共享经济迅速发展，许多数字平台企业借助自身业态优势，创新产品和服务，积极参与到公众生活方式绿色转型过程中，开发出适应自身业务的不同形式创新。碳普惠与平台的产品和服务协同起来，发挥了引导客流、创新产品和服务形式、承担企业社会责任、增加企业美誉度等多方面的积极作用。

物流快递领域，菜鸟网络等平台通过完善绿色规则、推广绿色包装、引导绿色消费、促进绿色回收等举措，加快推动供给、流通、消费三个环节减塑减碳，覆盖全国 315 个城市的近 10 万家菜鸟驿站、菜鸟绿色家园成为消费者线下线上参与绿色物流的场所；餐饮外卖领域，饿了么等餐饮外卖平台推出中小份菜、无餐具、环保餐具等服务引导“舌尖上”的减排，饿了么推出了行业首个消费者碳账户“e 点碳”；二手闲置领域，闲鱼等平台上手机、3C 数码、日衣等闲置物品交易日渐普遍。根据北京大学中国低碳发展研究中心、北京市绿色交易所、阿里研究院测算，2021 年北京市用户在闲鱼平台的二手闲置物品交易实现个人碳减排超 7 万吨。

表 9-2 数字平台推出的碳普惠

生活场景	平台名称	主要减碳举措	减碳成效
线上支付	支付宝	低碳行为分为5大类别37个场景，包括绿色出行、减少出行、循环利用、减纸减塑、高效节能	参与者超5.5亿人，种植树木超2.23亿棵，造林面积超306万亩，累积碳减排超1 200万吨，GEP（生态系统生产总值）111.8亿元
二手闲置	闲鱼	碳账户功能包括22类交易类物品以及6类回收类物品	2021年统计期碳减排量达到174.18万吨
物流	菜鸟网络	到站寄取快递、快递包装回收、菜鸟电子面单，“绿色回箱计划”，消费者个人减碳账单	近400万人次参与纸箱回收，减碳5.3万吨，3 000万人查看了自己的碳账单；产生10.95亿次绿色行为，菜鸟绿色物流实现碳减排1.8万吨
金融	中信银行	低碳行为包含生活缴费网上办理、申请电子信用卡、开通电子账单、绿色出行、二手回收等绿色低碳生活场景	预测每年用户通过在线金融服务方面的低碳行为，累计可减少约200万吨以上的碳排放
餐饮外卖	饿了么	低碳行为包括无需餐具、小份菜等	超过800万用户拥有了碳积分。截至2022年5月底，饿了么平台累计已送出无须餐具订单约11亿单，相当于减碳约5.8万吨
家居	居然之家	包括家具、电器品类的家居产品，发放优惠券购买新家具时进行抵扣，仅限北京地区及天津客户	5月1日京津地区开始试运行，已覆盖13家核心卖场，吸引60家行业品牌参与，惠及4 000名消费者

资料来源：课题组汇总整理 2022.6。

数字平台以数字技术为底座，在改变人们生活方式方面，提供了个人低碳实践能够实时嵌入的各种即时情景，即实践嵌入的“泡泡”。平台的中介性和“泡泡”效应使政策和生产服务供给端与消费端实现紧耦合，实现政策对消费者行为“及时感知、实时响应”，让供给端资源禀赋承载情况与最终消费者行为形成实时交互。数字平台形成的新商业模式有效连接多方参与，通过广泛触达、实时参与、实时互动、反馈激励的方式，增加了用户的参与感和获得感，激发和释放了全社会参与绿色低碳的潜力和积极性，有望广泛实现绿色技术与市场机制的深度融合。

目前，数字平台主导的碳普惠的减碳获益机制主要有两种：一是完全依赖平台企业资源的内部权益兑换，由企业负担持续投入的成本；二是通过特例方式将碳减排量进行碳交易，这种机制受到碳交易市场容量和政策限制。如何可持续运营好相关项目是市场主体当前迫切关心的问题，平台对于碳减排量进入碳交易市场的期待比较高，与现实差距比较明显。

（3）政府-市场合作型碳普惠

多元主体合作推动消费端减碳正在成为碳普惠的主要特征。从以往政府或企业碳普惠的实践来看，普遍面临着一些问题。如政府主导建设的项目，消费者和企业参与度不够，难以形成市场化可持续的运营模式；企业主导运营的项目，可能存在减排量测算的权威性不足，平台的自我封闭运营限制了用户参与各种形式的碳普惠，权益无法增厚。

政府和市场合作能够更好地发挥公共部门和私营部门的优势，已经成为多元主体合作的主要形式之一。政府的作用主要体现在制定推动政策、进行顶层（机制）设计、开发减排方法学和标准和监督市场化主体绩效几个方面。企业主导数字技术的应用。在智能手机和移动互联网普及的大环境下，公众已经形成高黏性的线上消费习惯。互联网平台通过以电商和支付为基础的交易体系直达用户，掌握了海量用户授权的个人行为数据。

北京市政府、北京市交通委员会和北京市生态环境局与授权高德地图，搭建了北京 MaaS 系统，后扩展到百度地图、滴滴等平台，提供了市民多式联运、一体化的新型出行服务。截至 2022 年 3 月，MaaS 平台用户已超 3 000 万人。

深圳市生态环保局和腾讯于 2021 年 12 月联合推出的“低碳星球”小程序。“低碳星球”依据《深圳市碳普惠体系建设工作方案》开发，基于《深圳市低碳公共出行碳普惠方法学（试行）》计算减排量，由腾讯提供底层技术支持，用户通过微信小程序和腾讯地图进入。截至 2022 年 8 月，“低碳星球”覆盖全国超 2 亿用户，总访问量超 150 万人。

碳普惠在各地与有需求的地方政府和各类企业的合作。“绿普惠云-碳减排数字账本”是绿色生活减碳计量底层平台，通过计算引擎将碳减排标准模型化输出。2021 年，绿普惠云获得国际金融论坛（IFF）全球绿色金融奖创新奖。据其数据，日均减排用户达到百万人次，日均减排量近千吨。参与项目者在衣、食、住、行、游等不同平台上的行为数据可以转化为减排量，依托物联网、大数据、区块链等数字化技术，在实现个人碳账本的同时，也能输出企业、政府碳账本，发动社会力量通过数字化手段支持全民碳减排绿普惠云创新了个人绿色生活和消费领域减碳方面的探索形式，有望实现商业激励、政策引导鼓励、减排量交易并行的综合激励机制。

碳普惠中政府、数字平台和第三方机构等各类主体越来越活跃，存在着各种主体间的合作，正在形成政府组织、技术赋能、平台承载、用户响应的创新共同体，正在建立政府-企业-公众间多对多互动运行机制，其效果超过只依靠政府对公众单方面的宣传教育和引导。

生态环境部宣传教育中心联合中华环保联合会、中国互联网发展基金会、国家发改委国际合作中心、中国生态文明研究与促进会等机构合作发起了“碳普惠合作网络”，体现了各机构加强合作、共同创新的碳普惠多元化、综合化发展趋势。碳普惠合作网络在整合社会资源的过程中，充分发挥各参与方的自身优势，汇集政府机构、企事业单位、科研院所、高校、媒体、国内外社会组织等各利益相关方，致力于推动公民绿色行为碳减排量化标准体系建设，促进带动公众减碳的企业数字化平台建设，支撑地方政府形成统一的碳普惠机制，多方面导入资源，共同助力消费端碳减排。

9.4.2 按碳源分类

随着减碳增汇的纵深发展，碳普惠制的推广涉及越来越多的领域，根据碳源的不同，可分为能源、建筑、交通、生活消费和林业等多个领域，其中林业、交通和消费类碳普惠的发展先行一步，已经取得了一定的成效。

（1）林业碳普惠

林业碳普惠是通过市场机制等手段鼓励民众实施林业减碳增汇行为并从中普遍受益的机

制，其核心在于让林农、小型林业企业和林场等都能获得收益，提高参与林业经营活动的积极性。林业减碳增汇行为可以是加强森林抚育、减少采伐、灾害防护、可持续经营管理等提高森林碳汇水平的措施。

广东省于2015年率先启动碳普惠制试点建设，并在韶关开展首个林业碳普惠制试点，以林业碳汇为核心，探索建立基于碳普惠制的市场化生态效益补偿机制。2017年，广东省发展和改革委员会印发省级林业碳普惠方法学，首次将林业碳普惠核证减排量（PHCER）纳入碳排放交易市场补偿机制。韶关市是首个探索林业碳普惠制的城市，试点前期组织开发了林业碳普惠方法学及5个试点项目，共有24万吨PHCER获签发交易，成为首批进入广东省碳市场的PHCER。

通过搭建林业碳普惠交易平台并使之与碳排放权交易平台对接，从而实现林业碳普惠核证减排量可以抵消省内控排企业碳排放量配额，因此形成了高排放、高耗能地区对经济欠发达地区（具备生态资源优势）的市场化长效补偿机制。广东林业碳普惠交易机制作为生态补偿机制的一种有益补充，不仅为项目经营者带来短期稳定的收益，还解决了林业生产周期长、资金回收慢以及风险性较高等问题，有助于缓解山区贫困，为新时期农村生态扶贫提供动力，因而具有生态、社会和经济等多重效益。

（2）交通碳普惠

在特定领域的碳普惠发展中，以公共交通出行的市民为普惠对象的交通领域碳普惠被认为是减排潜力巨大、惠及面最广的普惠领域。伴随着“互联网+”的发展和应用，智慧交通、共享交通等新兴产品与概念不断涌入交通运输市场，城市居民的出行行为发生了极大程度上的改变。依托于完善的城市公共交通大数据系统，交通相关的碳普惠项目在低碳出行方面发挥着巨大的减排作用。

绿色出行普惠制旨在鼓励公众采用低排放甚至零排放的交通方式，并将居民的绿色出行量化为碳积分，通过碳积分的价值化给予居民鼓励，具体来讲，主要是利用出行平台对参与公共交通服务的居民的低碳出行行为进行记录，通过相关交通普惠方法学量化为一定数量的碳积分，记录在个人的碳账户中，并利用兑换消费券、参加公益项目等激励方式对个人的绿色出行行为进行反馈，更大程度上提升消费者选择低碳出行行为的积极性。步行、选择自行车公交、乘坐轨道交通、使用新能源汽车等方式均被纳入交通碳普惠项目绿色行为清单之中。

（3）消费碳普惠

消费类碳普惠是一种聚焦居民日常生活减排的碳普惠机制。平台为用户设计涵盖衣食住行游等多个生活减碳场景，激励公众选择绿色低碳行为，包括但不限于步行、公交地铁出行、骑行、机动车停驶、新能源汽车使用、点小份餐、不用一次性筷子、光盘行动、用循环纸箱、减少一次性纸杯使用、节水节电、垃圾分类、二手交易等。

用户基于平台进行打车、外卖、快递、闲置置换等生活消费活动，产生的行为数据通过平台按照一定的方法学标准，量化核算转变成相应的碳普惠权益存于用户个人碳账户中，消费者可将碳积分等权益兑换成相应的优惠券、购物折扣、实物奖励以及参与环保公益类项目，以此达到激励消费者绿色消费的目的。

9.5 政策背景

9.5.1 国家层面碳普惠相关政策

近年来，国务院、国家发展改革委、生态环境部等部门积极推动绿色消费、绿色生活，推进数字化和低碳化的协同发展，鼓励各地积极探索碳普惠机制。具体政策如下所示：

2021 年 1 月，生态环境部等六部委联合制定的《“美丽中国，我是行动者”提升公民生态文明意识行动计划（2021—2025 年）》明确指出，“要结合移动互联网和大数据技术，建立和完善绿色生活激励回馈机制，推动绿色生活方式成为公众的主动自觉选择”。

2021 年 2 月，国务院发布《国务院关于加快建立健全绿色低碳循环发展体系的指导意见》（以下简称《意见》）。《意见》从全局高度对我国绿色发展体系作出部署，提出要全方位推行绿色生活和绿色消费。一方面鼓励地方通过补贴、积分奖励等引导企业和居民的绿色消费，另一方面提升宣传和管理水平倡导绿色生活方式。

2022 年 1 月，国家发展改革委等部门印发《促进绿色消费实施方案》，明确提出“探索实施全国绿色消费积分制度，鼓励地方结合实际建立本地绿色消费积分制度，以兑换商品、折扣优惠等方式鼓励绿色消费”。

2022 年 11 月，《联合国气候变化框架公约》第 27 次缔约方大会（COP27）举办期间，碳普惠作为中国在消费端的减排创新代表被提出。在 COP27 中国角，中国气候变化事务特使强调了我国的现代化环境治理体系的特点是：“政府主导、企业主体、社会组织和公众参与的现代环境治理体系。”

9.5.2 省级/直辖市层面碳普惠相关政策

2016 年，广东省率先提出开展碳普惠的试点工作。此后，上海市、江苏省、浙江省、重庆市等多地纷纷出台碳普惠相关政策推动各领域碳普惠的发展。

2017 年 4 月，广东省发展改革委发布《关于碳普惠制和政减排量管理的暂行办法》，明确省级碳普惠制核证减排量（PHCER）可作为广东碳排放权交易市场的有效补充机制，用于抵消纳入碳市场范围控排企业的实际碳排放。2017 年 7 月，广州碳排放权交易所出台了《广东省碳普惠制核证减排量交易规则》，明确了交易的标的和规格、交易方式和时间、交易价格涨跌幅度和资金监管、交易纠纷处理等内容。2022 年 4 月，广东省生态环境部发布《广东省碳普惠交易管理办法》，明确了碳普惠的交易机制、监督机制等。

2021 年，深圳市人民政府印发的《深圳市碳普惠体系建设工作方案》中提出要构建碳普惠的“双联通 · 四驱动”体系，“双联通”指低碳行为数据与碳交易市场的联通，“四驱动”指政策鼓励、商业激励、公益支持和交易赋值四个方面驱动，明确了深圳的碳普惠发展框架。2022 年 3 月，深圳市出台《深圳市碳普惠管理办法（送审稿）》明确了深圳市碳普惠的范围、监督机制、核准标准和统一碳平台的建设，可以作为城市碳普惠体系建设的参考。

2021 年 12 月，浙江省金融学会批准发布《银行个人碳账户管理规范》省级团体标准；同月衢州市发布《能源生产企业碳账户碳排放核算与评价指南》《建筑领域碳账户碳排放核算与评价指南》《道路运输企业碳账户碳排放核算与评价指南》《农业碳账户碳排放核算与评价指南》四项地方标准。在理论方面，衢州已经构建出工业企业的碳足迹核算、居民生活碳足迹核算及低碳生活引导等六个方面的理论方法学，为金融机构实施碳普惠提供了参考。

2021 年 5 月，上海市、江苏省、浙江省、安徽省人民政府签署了《长三角区域碳普惠机制联动建设工作备忘录》，明确提出推进数字化公众碳减排的碳普惠机制。

2022 年 1 月，《上海市碳普惠体系建设工作方案（征求意见稿）》发布。该《方案》提出，2022—2023 年，形成碳普惠体系顶层设计，构建相关制度标准和方法学体系，搭建碳普惠平台，探索建立区域行个人碳账户。

2022 年 1 月，江苏省政府印发《关于加快建立健全绿色低碳循环发展经济体系的实施意见》，要求健全绿色低碳循环发展的消费体系，鼓励市县政府以及企业引导居民进行绿色消费，倡导绿色低碳生活方式。

2022 年 2 月，浙江省政府发布《浙江省委省政府关于完整准确贯彻新发展理念做好碳达峰碳中和工作的实施意见》（以下简称《意见》），该《意见》明确提出要“开展全民碳普惠行动”，加快完善“碳积分”制度，逐步加入绿色出行、绿色消费、绿色居住、绿色餐饮、全民义务植树等项目。

长三角地区正加快推进碳普惠建设的协同合作。2022 年 7 月，上海市、江苏省和浙江省的发展改革委联合生态环境厅签订《长三角生态绿色一体化发展示范区碳达峰实施方案》，强调要发挥示范区先行先试的特点，筹划推动长三角地区碳普惠协同创新机制。

此外，包括重庆市、江西省、四川省等地在内的多个省、市也明确提出发展碳普惠的要求和规划。

9.6 国内外碳普惠实践

9.6.1 国外实践

国外有关公众参与碳减排并予以权益激励的碳普惠实践以政府推动型为主。

2006 年，英国大臣便提出了“个人碳交易”计划，将碳作为国家的一种货币。2008 年 5 月，英国下议院委员会也提议进行个人碳排放交易计划，但是在民意调查中大部分市民反对这项提议，所以英国并未实施个人碳交易计划。

韩国自2008年开始实施“绿卡”和“碳积分”制度，该制度以家庭、商业设施、公共机构等单位前两年的平均能源使用量为基准，根据温室气体减排率（电、水、天然气等），对拥有绿色卡片的单位给予生态积分，节约10%以上的水、电和天然气时，给予相当于7万韩币的积分，是以鼓励绿色出行、绿色消费、能源节约为主的公众参与减排机制。此外，韩国光州实施了“碳银行制”，以家庭为单位，将日常生活中节约水电气的量转化为具有消费、折现等功能的“碳积分”，以此激励家庭的碳减排行为。

日本积极推进全民低碳行动，自2009年5月起，实施了“环保积分制度”，对于购买高效节能家电的顾客赠送“环保积分”，可以兑换相当于购物价格5%的各种商品。2011年起，日本环境省又推出新的“环保积分”项目，将环保行为扩大至包括参与公害防治管理（如化学物质管理）、3R活动（如垃圾处理）和自然保护活动（如生物多样性保护）等行为，并扩大了环保积分制的使用范围。

2002—2005年，荷兰鹿特丹港市实施了绿色回馈积分制，即购买节能计划商店的商品或购买其他指定环保产品，可得到用于乘坐公共交通、换取景区门票等的相应积分，但由于缺乏长期资金支持等原因，未持续开展。

2010年至2013年，澳大利亚开展了诺福克岛个人碳交易计划，即个人拥有一定的碳配额用于购买汽油及能源使用，配额如有剩余，可用于兑换现金，超出则面临罚款。

9.6.2 国内实践

在我国现有的碳普惠实践中，各地政府、企业都进行了各有侧重的尝试，并积极开展合作，在探索中取得了丰富的成果。

（1）政府主导的碳普惠实践

2011年，国家启动碳交易试点后，国内部分先进地区陆续开始政府推动型的碳普惠实践。2015年，广东省率先启动了碳普惠制试点工作，明确要建设全省统一的碳普惠制推广平台、碳普惠核证减排量交易机制和商业激励机制，开发相应的碳普惠方法学。

比较完善的碳普惠方法学以及减排交易制度为广州的碳普惠实践项目奠定了基础。截至2021年年底，广州碳排放权交易所PHCER现货累计成交量达534.26万吨。广州市花都区依托广东省碳排放权交易市场和碳普惠制试点，选取梯面林场开发公益林碳普惠项目。2018年，花都区梯面林场权属范围内2011—2014年产生的林业碳普惠核证减排量13 319吨，成为广州市首个成功交易的林业碳普惠项目，实现了碳排放权交易、碳普惠制、生态补偿机制的有效结合，收益返还林业经营主体。2019年至今，经广东省生态环境部核准的林业碳汇减排量达到93.2万吨CO_2当量。

2018年，浙江衢州在绿色金融创新实验区建设战略的指导下，建立了全国首个银行“个人碳账户”平台。通过银行账户各类业务交易数据，包括绿色支付、绿色出行和绿色生活等维度来计算用户个人减排量，累积碳积分可以进行商品兑换。衢州农商银行是首个碳账户试点银行，目前已经从初期的单一碳账户形式发展形成了覆盖工业、农业（林业）、能源、建筑、交通和居民生活六大领域的碳账户体系。接入碳账户的有工业企业 2 392 家、能源企业 94 家、交通领域企业 55 家、建筑主体 109 家、农业主体 845 家，居民碳账户 233.46 万个。截至 2021 年年末，衢州市居民个人碳账户累计减排量已超过 9 509.9 万吨①。

2021 年 8 月，江西省发展改革委、省机关事务管理局正式启动公共机构碳积分制平台绿宝碳汇上线。注册用户可以选择将减排量记录在个人碳账户上或是所属公共单位的碳账户上。单位账户的碳积分可以通过购买新能源汽车，建设新能源汽车充电桩、建设光伏发电、开展节能改造、举办零碳会议等方式获取，也可以由职工的个人碳积分转化得到。绿宝碳汇调动了公共机构职工的参与积极性，发挥了公共机构在推广低碳生活、低碳办公等低碳生活方式上的带头作用。

上海、天津、重庆、福建、江苏等 30 余个省市相继启动区域碳普惠机制研究和平台建设。中央网信办、国家发改委、生态环境部等部门积极推动数字化与低碳化协同发展，普及数字化绿色生活方式，大力推进远程办公、在线会议、绿色出行，鼓励探索多元化、可持续的碳普惠机制。

（2）市场主导的碳普惠实践

以部分互联网企业为代表的商业机构率先尝试建设个人碳账户，同时将业务延伸到绿色出行、闲置经济、绿色物流+回收等低碳生活领域。

2016 年 8 月，支付宝正式上线蚂蚁森林。蚂蚁森林可以记录用户的线上缴费、步行、在线购物等低碳行为，将用户的碳减排量以虚拟的“能量”数值表现出来，当能量累积到一定值时用户可以“种下”一棵虚拟树，每一棵种成的虚拟树也代表着一棵真树将被种下。蚂蚁森林凭借其对低碳行为的有效记录、易懂的展现形式和直接的激励模式吸引了大批用户。2019 年，蚂蚁森林获得联合国最高环境荣誉“地球卫士奖”并入选联合国环境署年度环保实践案例。2017 年 6 月，蚂蚁森林成立个人碳减排专家委员会，对已有计算方法进行优化，推动全球首个大规模个人减排算法标准出台。

2022 年，阿里巴巴构建了“88 碳账户”体系，覆盖淘宝、饿了么、闲鱼、菜鸟、高德等多个减排场景。以 88 碳账户为主账户，阿里旗下多个消费平台碳账户为辅账户，构建“1+N”碳账户体系。截至 2022 年 7 月，88 碳账户帮助超过 2 000 万用户日常参与减碳。

交通出行是个人排放产生的主要途径之一，因此相关企业是碳普惠的重要参与者。企业可利用用户出行数据计算个人减排量，激励用户减排。

2020 年，蔚来汽车发布“Blue Point 蓝点计划”，与中国船级社质量认证公司及上海环境能源交易所已经达成战略合作，成为全球第一家帮助用户进行碳减排认证和交易的汽车品牌。经过认证的减排量将以积分的形式返还给用户，用户可以用积分在线上商城进行购物。蓝点计划上线仅 10 天，用户量就达到 24 000 人。截至 2022 年 9 月，共有超 12 万用户参与其中，共减少碳排放 18.4 万吨②。

① 数据来自衢州市发展与改革委员会官网 http：//fgw. qz. gov. cn/art/2022/3/10/art_1439952_58831368. html。

② 数据来自 2021 年蔚来汽车《环境、社会及公司治理报告》。

2022年1月，中国国际航空正式推出“净享飞行低碳行”，即一项自愿碳抵消服务。旅客可通过办理自助值机、领取电子发票、承诺自带水杯等绿色生活行为以及现金支付参与植树造林等减排项目来获得碳积分，并能在国航App上查看个人碳积分，使旅客可以通过便捷的方式轻松参与“碳中和”。

金融机构通过客户账户与生活缴费、购物消费等行为的绑定联通用户端，因此同样可以提供碳普惠服务。

2021年11月，浦发银行发布《金融助力碳中和发展与实现蓝皮书》，宣布率先建成了针对企业和个人的碳账户体系。浦发银行先从企业碳账户的布局入手，将企业的碳减排表现纳入绿色金融业务体系。再将碳账户推广到个人用户，针对用户日常生活中的低碳行为进行减排量测算，累计积分可兑换消费返现、基础费用减免等优惠政策。2022年7月，浦发银行在“喜大消奔”App正式为个人用户提供个人碳减排量、新增信用卡绿色积分查询服务。目前，浦发银行已经构建企业和个人两类专项碳账户，碳账户建设成为其“双碳”金融业务布局的关键一环。

2022年6月，中国邮储银行湖南支行推出个人碳账户平台“C邮记”，低碳场景包含绿色金融、绿色生活、绿色乡村和绿色公益四大部分，涵盖步行、公共交通、数字人民币、线上贷款、绿色寄递、绿色电商等20项绿色行为。C邮记最大特点在于其依托遍布城乡的网点，将绿色乡村也纳入低碳场景中。探索如何测算农作物固碳量，并将其记录在个人碳账户中，拓展了农民的收入渠道。据估计该平台已经实现减排13.77万吨二氧化碳当量[①]。

部分企业针对内部员工开发了个人碳账户。2021年8月，国家电投面向14万员工推出全国首家央企碳普惠平台——“低碳e点”碳普惠平台。“低碳e点”拥有包含绿色出行、光盘行动、植树造林、户用光伏在内的减排场景。低碳行为的记录方式包括自主监测、在线填写记录表格、调用手机传感器、拍照打卡等，比较灵活。并且针对每一种检测方式，“低碳e点”都有与之对应的减排计算模型，保证记录的准确性。国家电投预计，到2035年，其14万员工碳减排量将达到232万吨。

（3）政府-市场合作的碳普惠实践

政府主导、企业主体、社会组织和公众参与是我国现代化环境治理体系的特点。尤其在碳普惠领域，多主体合作可以发挥出各方优势。

北京MaaS项目属于政府-市场合作模式。MaaS系统得益于政府和平台企业共同搭建的生态圈，是国内第一个城市水平的以碳普惠方式鼓励市民参与绿色出行的服务平台。市民采用公交、轨道、步行、骑行方式出行，在参与系统的数字App中可以自动转换为相应的减碳量。目前，部分项目已在北京绿色交易所完成交易，所得收益全部返还用户，个人账户中的碳能量可以兑换公交卡、代金券等礼品，也能捐赠生态环境保护和珍稀动物保护，形成了完整的碳普惠闭环。平台累计用户量达3 000余万人，日均服务近600万人次。“MaaS出行，绿动全城”活动正式注册用户超130万人，月活跃用户42万人，累计碳减排量13万吨。北京MaaS打造了一

① 数据来自中国邮储银行官网 http：//www.chinapcst.com.cn/xhtml1/report/2207/9522-1.htm。

种全方式、高精度、市场化的绿色出行激励新模式，使个人绿色出行碳减排参与碳交易成为可能，在全国推广中起到了引领示范作用。“低碳星球”以腾讯的区块链、腾讯云 TcaplusDB 的 NoSQL 分布式数据库等技术作为支撑。市民可开通自己的“碳账户”，通过腾讯乘车码搭乘公交、地铁等绿色交通工具出行，记录绿色出行数据，并根据《深圳市低碳公共出行碳普惠方法学（试行）》，转换为碳减排量，积累相应的碳积分。这些积分将与线上商店系统联通，置换成一定数量的用户权益。

2020 年 7 月上线的“低碳冬奥”小程序由“绿普惠云”平台提供技术服务，参考北京市《低碳出行碳减排方法学（试行版）》，依托中华环保联合会推出的《公民绿色行为碳减排量化导则》团体标准，联动百度地图、美团单车、货车之家、的宝科技、伏泰科技、新素代等企业，借助大型体育赛事向公众推广低碳行动。截至 2022 年 2 月 28 日，该项目带动 270 余万人参与冬奥碳普惠活动，实现超亿次级减排行为，累计碳减排近 3 万吨。

2022 年 8 月 10 日，北京市绿色生活碳普惠平台“绿色生活季”小程序暨北京个人碳账本上线。该平台由“绿普惠云”提供技术支持，打通了出行、快递、外卖、消费等多个场景，通过数字化手段，依据中华环保联合会等制定的团体标准与中国标准化研究院提供的国家标准，将集合的用户绿色消费行为自动记录为碳账本中的绿色积分，可用于兑换多种奖励，实现了碳普惠闭环，形成政府、企业、个人三本账的雏形。平台需要解决不同企业接入平台的、应用场景数据分散的问题，正在探索一种覆盖面大的方式。企业碳账本吸引了美团、京东物流、快电、国美、大中、苏宁、饿了么等众多企业的参与，促进了碳普惠机制的市场化发展，实现了盈利模式多样化。政府碳账本为当局决策提供支撑，为绿色积分提供了衡量基础和发放平台，获得了政府的支持。

9.7 发展碳普惠的挑战

碳普惠机制尚未成熟。从目前地方政府和企业的实际试点情况来看，碳普惠制度的发展和推广仍存在不少难点和挑战，主要体现在以下几个方面：

9.7.1 政府如何发挥好有为政府的积极作用

国家层面，中央政府重视消费端碳减排的重要性。2021 年 10 月，《中国落实国家自主贡献成效和新目标新举措》发布，提出要探索碳普惠机制创新，推进碳普惠制试点建设，激励全社会减排行动。国家将建设碳普惠长效机制纳入顶层设计的构想，有待进一步出台系统的法律文件支撑，为地方实践提供可操作、有保证的实质性指导。

2022 年 6 月，生态环境部宣传教育中心作为总召集单位，发起成立了“碳普惠合作网络”。碳普惠合作网络是自发自愿参与、非盈利的性质。

城市层面，在广州的领头示范下，北京、上海、苏州和泸州等城市先后启动了地方性的碳普惠探索，如由北京市政府牵头推动的北京 MaaS 系统、四川省泸州市的“绿芽积分”、深圳绿色出行“低碳星球”。各地模式各异，参与主体有别，但都反映出城市水平的碳普惠需要跨部门跨机构合作。

碳普惠因其普惠性和公益性，需发挥好政府的带头作用，推动跨部门跨行业协同创新。

9.7.2 面临明显的减排方法学和权威标准缺失

不同于企业生产活动的固定性和规律性，生活消费端的碳排放场景分散多样且差距较大，个人活动产生的碳排放有时还涉及与其他社会成员间的分配。方法学和团体标准是规范新兴碳普惠市场秩序的政策工具，加快消费端减碳测算方法学和标准研究需求迫切。

2022 年 4 月 29 日，中华环保联合会发起，多方研究机构共同参与发布了《公民绿色行为碳减排量化导则》团体标准为例。该标准对公民绿色低碳行为的场景及相应分类，各种行为产生的温室气体减排量化的评估内容与程序等给出了国家标准，对行业有一定指导规范作用。然而，就其内容而言，涵盖的低碳场景有限，居民生活消费中仍有大量低碳行为无法得到有效反映；场景的界定以定性描述为主，各场景行为信息的采集技术基础也有待明确，高低碳基准设定的合理性和科学性也有待进一步调整验证。

当前针对团体标准在环境治理中作用模式与机制的研究仍处于起步阶段，亟须政府相关部门、研究机构、行业和数字平台携手创新，提高团体标准的可操作性，以提高政府环境治理能力。

9.7.3 碳减排收益的变现机制不畅，影响了碳普惠的可持续运行

碳普惠现有的获益机制较为单一，主要有两种：一是完全依赖平台企业资源，实现权益兑换，参与减排实践的个人可得到一些物质化激励，由企业负担持续投入的成本；二是特例形式通过碳减排量完成碳交易，以现金或其他方式返还消费者，这种机制受到碳交易市场容量和政策限制。2019—2021 年三年时间，首年为 3 000 万人提供 40 亿次绿色出行服务；碳普惠-全球首笔涵盖多种绿色出行方式的碳交易 2.45 万吨。这是全球首次绿色出行碳资产的市场化交易，为自愿减排项目审核的标准、流程，全国自愿减排交易市场的完善提供了经验借鉴。

参与碳普惠的各类主体对扩大自愿减排交易机制范围的期待高，希望碳普惠核证自愿减排量可逐步纳入碳排放权交易市场，但现实情况与参与主体期望的差距较大。消费者得到的减碳激励有限，限制了一些公众参与到低碳消费中。此外，参与技术赋能和政策赋能的平台企业和研究机构难以获得激励，覆盖其前期投入和可持续运营的部分成本，不利于项目的可持续运营。

9.7.4 公众参与的持续机制

公众参与是碳普惠机制作用的终端，是其运行的关键环节，需要关注消费者的持续参与。

究其原因：其一，低碳场景有限，激励方式较为单一，激励水平有限，公众参与度的提升还有很大空间；其二，有待改进碳普惠面向公众的宣传教育，提高公众对碳普惠的认识。例如，截至2021年年底，泸州市“绿芽积分”平台可覆盖受众超50万，累计注册使用人数为5万人，注册人数仅为市常住人口的1%左右，终端参与潜力有待进一步释放。

9.8 发展碳普惠的政策建议

9.8.1 政府是碳普惠生态圈的元治理者，数字平台是创新服务的提供者

元治理即治理的治理，元治理并不排斥治理主体的多元化，但更加重视和强调政府在社会治理中的重要性。建设低碳友好国家和城市，离不开政府的坚强领导。政府的责任可以界定为：创新共同体的设计者和领导者，跨政府部门合作的组织者。创新共同体主要包括几类组织：政府相关各部门、平台企业、绿色交易所和其他金融机构、科研团体（行业研究院所、行业协会和大学）、认证机构、第三方环境公益组织（如中华环保联合会）等。创新共同体可兼顾生活领域碳减排的公益性和私益性。

数字平台是创新服务的提供者。承担着低碳技术创新开发和应用的责任，需要持续投入并运营低碳生活场景。碳普惠的生态圈需要更多市场参与力量的加入，开放进入，群策群力。

生活领域碳减排是涉及千家万户、千万人的系统工程，政府的有效干预可以避免各种形式的市场失灵，推动有秩序有节奏地逐步减排。

政府层面加强顶层设计，推动不同减排场景的数据打通。市级水平，建议由发改委牵头，生态环境、交通、商务等部门建立碳普惠协同机制及顶层设计，制定并出台社会力量参与碳减排的政策文件，增强平台长期投入的信心。

9.8.2 充分发挥政策赋能的积极作用，建议统筹制定并使用相关政策工具箱

（1）将重点生活场景碳减排所需的方法学和标准的研究工作纳入相关主管部门重点工作，得到体制化保障。

（2）城市水平的交通出行领域碳普惠已有一些成功经验，可进一步提升。未来进一步扩展至新能源、跨区域出行领域，扩大覆盖范围。

（3）将平台作为推动低碳城市建设的有效干预对象，提供一些补贴或支持政策，为平台提供持续创新的信心，鼓励平台创新低碳生活场景的供给。

（4）通过开设回收网点、税收优惠、奖励措施等鼓励闲置手机再利用。我国是手机生产和销售第一大国，平均一部手机使用2.2年，废旧手机近一半闲置在家，保守估计北京家庭闲置手机超千万台。鼓励现有百货商超等开设“手机回收”专区或网点，与闲置交易平台、手机品牌企业、手机回收服务商等开展合作经营；探索回收领域税收优惠，选择手机等残值高、环境影响较

大的二手产品作为税收优惠政策试点品类，通过“三流合一”（信息流、商品流、交易流）作为所得税税前成本抵扣凭证，切实降低相关企业税收负担，鼓励闲置手机循环再利用。

9.8.3 探索建立城市一级的政府侧个人碳账户

政府侧个人碳账户本着循序渐进、成熟一个场景纳入一个场景的原则，以绿色出行为基础，在个人碳减排行为的核算体系、核算基础设施的基础上，逐步纳入平台企业搭建的生活领域碳减排个人账户，继而推动区域间个人碳减排量数据的互通与互认，实现社会面可参与、可衡量、可获益的碳减排。

9.8.4 探索可持续性商业机制，打造全国自愿减排交易大市场

碳资产交易变现是碳普惠机制的运行基础。碳普惠相关领域的标准、研究、系统的持续开发与完善仍需持续的资金投入。完善金融体系，建设全国碳交易市场是企业间的碳交易以及消纳个人碳积分的基础。打造全国自愿减排碳交易市场，实现跨区域自愿减排市场化交易。吸引各类平台企业将个人核证碳减排量，实现市场化定价及交易。通过全国自愿减排市场发展，推动中国碳交易市场与全球接轨，并在数字技术助力减排领域实现全球领先。

金融机构可基于企业碳账本，出台针对性的金融激励政策，发挥资源配置的杠杆作用，适当利用优惠的信贷政策向市场释放优质资本的流动信号，以丰富碳普惠机制的投融资资金池。

针对用户，金融机构可合理利用个人碳账本，引导建立，并使之成为个人绿色信用的基础，向个人绿色资产账户发展，加大个人碳资产的金融产品创新力度，让绿色的个人获得更高的收益和更低成本的绿色信贷资金，让落实到点的金融激励作为政策、公益、商业激励之外的有力补充。

9.8.5 加强绿色低碳生活理念宣传引导

对于碳减排先进个人予以各种表扬、奖励和激励，让用户从碳减排中有参与感、成就感及获得感，实现“人人想参与、人人可参与”的碳减排。

案例 1：政府与市场合作型——北京出行即服务（MaaS）系统

北京市高度重视减污降碳工作，借助技术赋能和政策赋能，依托聚集于北京的头部数字平台企业，已初步构建起一些生活领域的低碳场景，碳普惠的生态圈雏形正在形成。

（1）北京 MaaS 系统的发展

MaaS（Mobility as a Service，出行即服务）的概念在 2014 年提出后，迅速成为全球交通领域的热议话题，经过近几年的加速演绎和产业发展后，已成为全球范围内城市交通革新的重要探索路径。MaaS 的核心是指从拥有车辆转变为拥有交通服务，通过各类交通方式的一体化，及时组织和优化，发展一站式“门到门”的出行智慧引导，提升公众出行体验，推动公众绿色出行。

北京 MaaS 平台汇集了政府交通部门和出行数字平台的出行大数据，借助数字化技术，为公众提供整合多种交通方式的全流程、一站式的智慧出行服务。平台以公共交通出行为中心，整合了公交、地铁、步行、骑行、网约车等多种的交通出行方式，包括实时公交信息、行前的智慧决策、行中的全程引导以及城际出行全过程规划服务，基本可以解决公众日常出行服务问题。北京 MaaS 平台已初步建成，并在促进公众绿色低碳出行方面初显成效。

政府部门是北京 MaaS 系统的重要主体，是 MaaS 运行的规则制定者与绿色低碳出行引导者，主要负责制定政策规则、开放数据、监管管理。在政策规则制定方面，相关部门制定了 MaaS 平台的数据分析、隐私保护与访问权限规定，以确定 MaaS 平台的安全有效运行。在开放数据方面，由于北京 MaaS 平台提供一体化的绿色低碳出行服务，政府有关部门通过制定相关的政策和规则，打通了公共交通、共享单车与网约车等交通服务商数据共享的渠道。2019 年北京市交通委出台了《北京市交通出行数据开放管理办法（试行）》，明确向各大出行服务平台开放地面公交、轨道交通、静态交通、路网运行等静动态数据，推动交通出行数据的开放共享。这些数据由公交集团、轨道指挥中心和北京市交通委提供。在监管管理方面，政府有关部门加强了对相关行业的监管，确保公众的权益和隐私不被侵犯。

在方法学制定上，北京市生态环境局依托北京市交通发展研究院制定了《北京市低碳出行碳减排方法学》，为北京 MaaS 平台碳普惠机制的运行提供了绿色低碳行为量化核算准则。在核证减碳量方面，北京市交通发展研究院依据碳交易市场的规则，对北京 MaaS 平台减碳量的真实性、唯一性、准确性进行核验。

北京 MaaS 系统授权的运营服务商为高德地图、百度地图平台是绿色低碳出行一体化服务的提供者。高德、百度负责与各交通服务商进行协调，整合各方交通服务资源并组织运营，确定与交通服务商之间的合作模式、利润分配规则。在提升公众服务体验的同时，采集、处理与传输微观出行数据，核算与汇总个人绿色低碳出行碳减排量进行碳交易并给予公众碳普惠奖励。

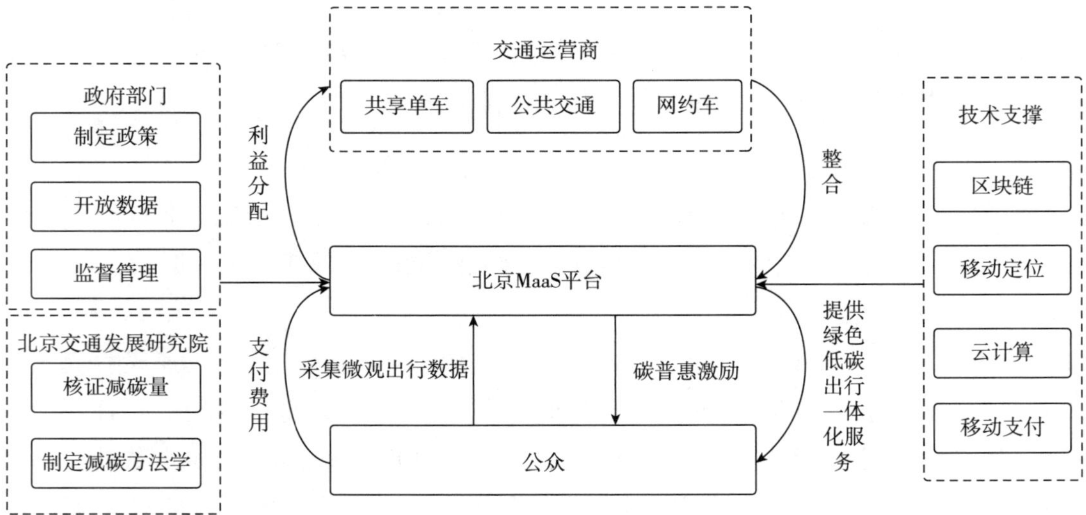

图 9-4　北京 MaaS 系统碳普惠机制的运行框架示意图

北京 MaaS 系统的交通运营商包括公共交通、共享单车、网约车等，是绿色低碳出行服务的实际提供者。公共交通运营商在政府政策的规定下共享开放数据，并持续更新；网约车、共享单车等共享交通平台接入 MaaS 系统，MaaS 系统的账号注册要求统一，避免重复注册。

公众是绿色低碳出行的需求主体，也是绿色低碳出行数据的生产者。公众通过践行绿色低碳出行产生碳减排量，碳减排量以碳积分形式累计在碳账户中，可在平台上兑换奖励。公众通过这样的方式，能够实现社会价值与经济价值的获得感。

区块链技术、移动定位技术、云计算技术、移动支付技术等构成的互联网信息技术，支撑着北京 MaaS 系统运行的整个环节，并生产重要的数字信息。传统出行服务以交通工具和基础设施作为核心生产要素，数字信息仅发挥辅助提高效率和统筹管理的作用。而平台将数字信息作为最核心的生产要素，形成新型的生产组织形式。

（2）嵌入碳普惠机制

MaaS 系统以可持续发展为目标，通过提供更方便、快捷、经济的出行服务，引导更多人从私家车转向公共交通，使出行更低碳、绿色。

公众的出行行为决策往往受复杂因素的影响，仅靠 MaaS 平台提供的出行全过程信息化服务所带来的便捷性，难以吸引更多人参与绿色低碳出行。为此，北京 MaaS 系统提出了一种全新的解决思路——与碳普惠深度结合，开展了对绿色低碳出行激励模式的探索和实践。碳普惠机制也在与 MaaS 系统的融合实践中实现了升级。

不同于中国最初始形态的碳普惠机制，如支付宝于 2016 年 8 月上线的低碳公益平台“蚂蚁森林”，公众日常生活的低碳行为记录及碳收益变现返还的全流程局限于阿里巴巴内部。北京 MaaS 平台受益于北京市交通委员会与数字平台龙头企业（高德、百度等）的政企深度合作，打破了企业内循环的壁垒，政府提供的共享数据、信息监控，平台企业提供的模式运营、数字化处理技术，扩展了低碳生活场景的内涵，增大了数据信息的体量，同时使碳收益变现渠道有了新的发展可能。

公众在 MaaS 平台（高德地图、百度地图平台）上进行活动注册，平台汇集公众公共交通、步行、骑行等绿色低碳出行方式的里程信息，基于《北京市低碳出行碳减排方法学》，核算出每人每次出行的碳减排量（活动中为“碳能量”），形成个人碳账户，累计的碳减排量可兑换一卡通充值优惠券、电影券等奖励，以微激励模式驱动公众进行绿色低碳出行（图 9–5）。

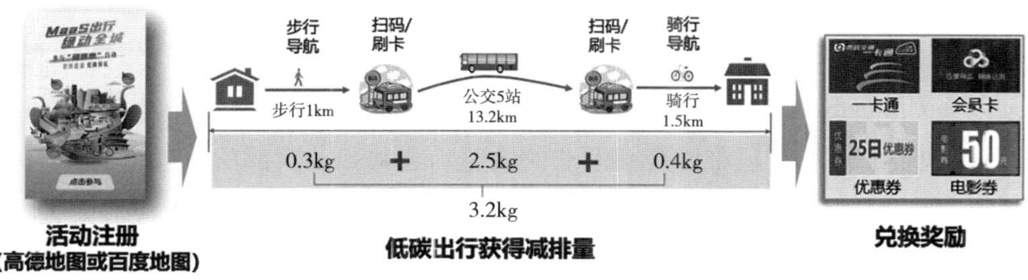

图 9–5　公众参与北京 MaaS 平台绿色低碳出行碳普惠活动的流程图

（资料来源：北京交通发展研究院）

北京 MaaS 平台于 2021 年 9 月与北京市政路桥建材集团有限公司签订了 1.5 万吨碳减排量交易意向，将碳交易所获取的收益通过奖励的形式返还给公众，由此构成碳普惠闭环，实现对公众绿色低碳出行行为的持续性激励。

（3）模式创新

低碳生活场景的可持续运行离不开模式创新，北京交通领域开展了“有为政府+有效市场”的新型模式探索（图 9-6）。如果说依靠单一企业的封闭循环模式是 1.0 版，那么政企合作模式就是升级 2.0 版。

2019 年以来，北京市依托 MaaS（出行即服务）平台，建立了涵盖数字底座、新型出行服务、新型出行需求以及社会绩效四大关键要素的系统，创新性提出了绿色出行碳普惠激励模式。目前，北京 MaaS 平台持续运营、服务超亿人次、绿色出行实名注册人数超百万，实实在在地解决了北京市民日常出行服务中的堵点、难点和痛点问题，明显改善了北京市民的出行体验，实现了对公众绿色低碳出行行为的持续性激励。

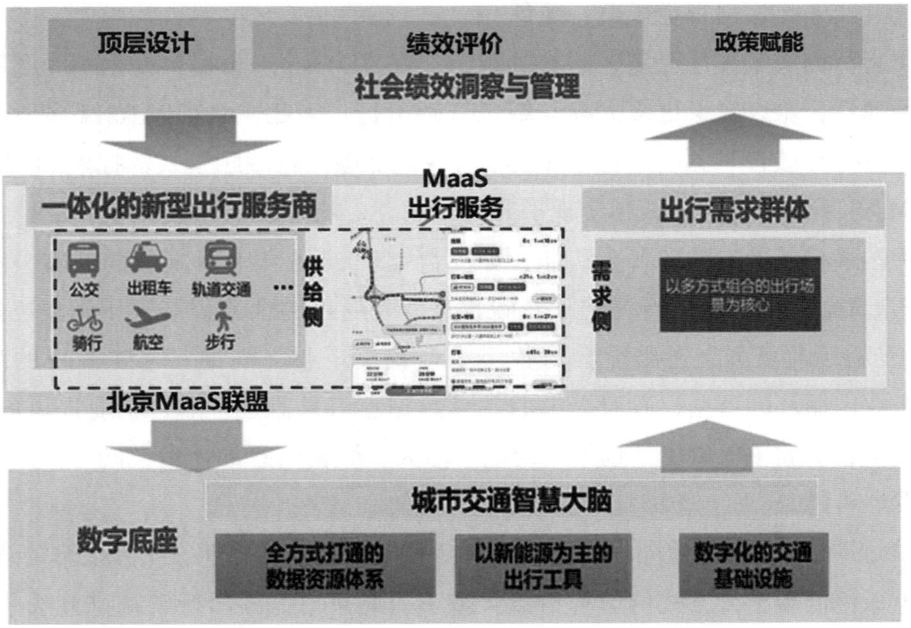

图 9-6 北京 MaaS——“有为政府+有效市场”的北京模式

（4）可持续性

不论在实践还是研究中，对 MaaS 项目能否持续运营的关注往往淹没在过于乐观的愿景下。迄今为止，大多数 MaaS 试验在地理范围、时间尺度和用户数量方面是小规模的（Whim 除外），既没有展现长期影响，也难以观察潜在的收益。公共和私营部门普遍乐观，但 MaaS 带来了高昂的经济和营销成本，短期投资回报的潜力很低，而交通供应商可能害怕失去与客户的现有关系。一些研究指出提供经济激励的重要性，为早期 MaaS 运营商提供财政支持，对于较大的运营商，激励的形式可能是更大的市场份额、增加收入或更好地获取需求数据。MaaS 项目的长期运营可能取决于 MaaS 自身的盈利能力、政府的有效政策支持和能否引入新的市场激励机制三方面的协同。

尽管北京 MaaS 系统与北京市政路桥建材集团有限公司达成了碳减排量买卖协议，通过碳交易的形式将所获取的收益以优惠券或服务兑换的形式返还给公众，平台企业和公共交通数据提供企业（公交集团、轨道指挥中心）等尚未获得利益回馈，北京 MaaS 系统的碳普惠机制的可持续性受到各方关注。

建议金融主管部门联合交通部门，借助北京打造绿色金融示范区的契机，在既有碳普惠机制的基础上，进一步探索尝试绿色车险、绿色信贷等金融激励，发挥金融的支持作用，以推动更多的私家车车主参与绿色低碳出行活动。

案例 2：数字平台主导型——绿色物流的菜鸟实践

2013 年，中国物流市场规模首次超过美国，成为全球第一。据中国物流与采购联合会数据，2021 年全国社会物流总额 335.2 万亿元，按可比价格计算，同比增长 9.2%，物流需求规模再创新高，是“十三五”初期的 1.5 倍。全国规模以上快递服务企业业务量完成 1 083.0 亿件，快递日均业务量突破 29 671 万件，中国已成为全球最大物流市场。

物流业是国民经济发展的基础，也是高耗能、高碳排放产业。国家统计局数据显示，当前交通运输、仓储和邮政业能源消费量已由 2003 年的 1.28 亿吨标准煤增至 2019 年的 4.39 亿吨标准煤，占我国能源消费总量的比重由 6.50%提升至 9.01%。这给我国资源、环境、社会的发展带来压力，仅快递行业每年就会面临千亿包裹的垃圾负担。

近年来，我国重视生态环境，发展绿色物流，但与日本等发达国家相比，我仍存在较大差距。日本于 20 世纪五六十年代开始发展物流业，通过国家政策法规引领、协会牵头、企业实践、消费者配合监督形成了“国家+协会+企业+个人”的绿色物流四方联动发展机制，实现了绿色物流的精细化管理。中国物流业发展起步较晚，自 2009 年国务院发布《物流业调整和振兴规划的通知》以来，国家有关部门都在提倡发展绿色物流。2019 年颁布的《绿色物流指标构成与核算方法》国家标准，将绿色物流定义为“通过充分利用物流资源，采用先进的物流技术，合理规划和实施运输、储存、装卸、搬运、包装、流通加工、配送、信息处理等物流活动，实现物流环境净化的过程”。在多方努力下，绿色物流已成为我国流通领域变革的新主题，并被视作新的增长点。

绿色物流涵盖包装、运输、仓储和配送等方面，涉及生产、交换、分配、消费各环节，是一场宏观上层政策、中观产业环境与微观社会实践共同参与的变革。

我国物流发展较晚，绿色物流相关政策法规多为政策性文件，缺乏系统性，亟待绿色环保立法保障；实施细则较为粗略，标准尚未实现统一，可操作性有限；绿色物流管理部门权责界限不清，管理效率低，机制有待健全；同时绿色物流投资少，应积极探索减税等激励机制，构建多方共创的可持续发展模式。

我国的运输结构不尽合理，仍以公路运输为主，铁路运输占比较小，2020 年我国铁路货运量占全社会货运量的比重为 9.9%。据 2019 年交通运输部统计公报，公路专业货运企业每百吨公里单耗 1.7 千克标准煤，铁路单位运输工作量综合能耗每百吨公里单耗仅为 0.39 千克标准煤；铁路运输能耗更低，且在总体上更易电气化。同时，物流基础设施、城市绿色物流配送体系尚待完善。国务院和相关部委连续出台了多项文件，调整地区货物运输结构，开展“公转铁、公转水”工作。

绿色物流改革贯穿整个产业链，包括减量、可循环的生产包装，节能减耗的仓储设施，科学合理的仓储布局，高校的装卸、搬运、分拣等作业流程，低碳的运输工具、技术与能源，以及全过程管理技术与信息共享能力建设。这不仅需要生产者、销售者践行绿色经营方针，还需要消费者内化绿色消费理念。

政策向民间释放了有利信号，以菜鸟、京东、苏宁为代表的快递企业纷纷开展绿色物流创新实践。2016 年，菜鸟启动“绿色行动计划”；苏宁推广可循环的共享快递盒；京东物流投放可循环快递箱“青流箱”，并通过“胶带瘦身”及可循环生鲜保温箱等措施实现包材减量。各大企业通过电子发票、无纸化作业、电子签收等方式实现管理节支降耗。同时科技创新也成为物流行业的绿色引擎。邮政、顺丰、京东等企业纷纷建立绿色包装实验室，菜鸟推出“智能打包算法”，京东以“全国 23 座亚洲一号智能物流园区投入运营”。中国物流业跨入绿色发展时代。

（1）菜鸟绿色物流体系的发展

阿里巴巴的菜鸟网络是绿色物流微观实践的代表案例。菜鸟联合中华环境保护基金会设立菜鸟绿色联盟公益基金，并持续开展快递物流领域的绿色探索。目前，菜鸟已构建起从订单生成到包裹送达的全链路绿色物流方案，覆盖仓储、包装、配送及回收等上下游环节。2021 年 3 月，商务部、国家邮政局向全国推广快递物流典型经验，菜鸟在快递包装绿色治理方面的部分举措入选，成为全国物流行业绿色行动的标杆。

《2021 双 11 菜鸟绿色物流报告》显示，2021 年 11 月 1—14 日包括使用电子面单、原箱发货、装箱算法、驿站绿色回收和寄件等行为在内，菜鸟、商家和消费者合计产生 18 亿次绿色行为，实现减碳 5. 3 万吨。2022 年 5 月 27 日，菜鸟发布《2020 企业社会责任报告》显示，菜鸟绿色物流实现年碳减排 60 万吨。

（2）菜鸟的碳普惠机制

2017 年，《快递业发展“十三五”规划》提出，到 2020 年基本建成普惠城乡、技术先进、服务优质、安全高效、绿色节能的快递服务体系。2018 年 1 月，国务院办公厅发布《关于推进电子商务与快递物流协同发展的意见》，鼓励电子商务企业与快递物流企业开展供应链绿色再造，推广绿色包装，推动绿色运输与配送。2019 年《交通强国建设纲要》提出打造绿色高效的现代物流体系。2020 年《邮政强国建设行动纲要》进一步指出要加快产业数字化转型，完善邮政业的绿色发展机制。国家多个文件将“绿色”确立为了物流领域的发展基调。随着碳达峰、碳中和目标的提出，“低碳”成为物流领域的发展契机。物流绿色转型是一场广泛而深刻的经济社会变革，社会实践的创新体现了政策赋能绿色物流发展的有效性。

菜鸟 2016 年提出绿色行动，通过“回箱计划”，提出快递纸箱重复利用，开始绿色物流发展；与碳普惠激励机制融合创新，推出了首个快递领域的个人减碳账单，以调动消费者的参与积极性；与此同时，开展全链路的绿色创新。

面对商家，菜鸟推出从仓储、包装到配送、回收的绿色物流全链路减碳方案，具体包括电子面单、装箱算法、原箱发货、智能路径规划等七种技术产品及服务。

面向消费者，菜鸟注重快递绿色包装回收和消费者行为数字化。2022 年 6 · 18 期间，菜鸟升级了首个线上绿色物流互动社区——绿色家园，用户可通过该程序，线上线下参与快递包裹回收活动，系统为用户生成个人减碳账单，记录此类绿色行为，折算为绿色能量，户据此兑换礼品权益，形成碳普惠机制闭环。据中环联合认证中心（CEC）统计，2021 年基于菜鸟绿色物流全链路环节产生 194.47 亿次绿色物流行为，共减碳超 25 万吨。

图 9-7 显示了菜鸟绿色物流创新的主要环节。

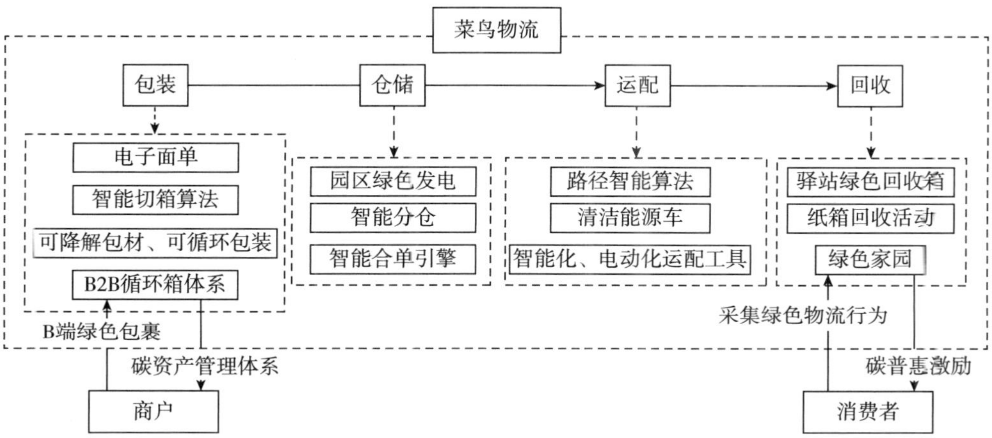

图 9-7 菜鸟绿色物流机制的示意

《中华人民共和国国家标准物流术语》，将物流成本定义为"物流活动中所消耗的物化劳动和活劳动的货币表现"。我国的社会物流总费用是指一定时期内，国民经济各方面用于社会物流活动的各项费用支出，具体包括运输费用、保管费用和管理费用三部分。2021 年社会物流总费用 16.7 万亿元，同比增长 12.5%。从结构来看，运输费用 9.0 万亿元，增长 15.8%；保管费用 5.6 万亿元，增长 8.8%；管理费用 2.2 万亿元，增长 9.2%。长远来看，在降本增效的前提下探索出的社会共创机制更具可持续性与推广性。菜鸟物流在绿色低碳和成本优化上都做了探索。

其一，运输方面。在包装上，菜鸟推出智能切箱算法，减少包材物耗。在跨境领域，应用智能合单引擎，利用规模效益节省运输空间，升级运输服务，降低对国际航空等高碳运输方式的依赖，减少单个包裹能耗。在配送时，启用智能算法规划物流路径，提高整个快递链路的决策合理性，减少非必要能耗。此外，开展物流运输的清洁能源替代方案，计划于 2030 年前将所有同城运输车辆更换为清洁能源车，并逐步应用于长途运输中。最后，研发智能化电动化的运输工具。阿里巴巴达摩院自动驾驶实验室持续研发的自动驾驶车辆"小蛮驴""大蛮驴"应用于末端和城市配送，以降低人力、物力成本，提高能效，实现全运输过程中的低碳环保。

其二，保管方面。针对仓储建筑，菜鸟利用平坦开阔的园区，改善硬件设施，发展绿色发电技术，将大面积屋顶替换成光伏发电装置，生产使用清洁能源，既降低了企业生产成本又实现了源头用能低碳。2021 年全年发电量 2 573 万度，节省燃煤量 9 263 吨，减少碳排放 16 437 吨，相当于植树造林 45 公顷。针对仓储作业，菜鸟采用智能分仓技术，基于大数据预判商品畅销度，进而智能安排调度其存放的仓库、货架，以减少商品物流节点、缩短传送路径，减少交通能源消耗，降低保管成本。

其三，管理方面。在管理工具上，菜鸟于 2014 年推出数字化包裹管理技术——电子面单，通过取代传统纸质面单和自动化匹配，降低纸张使用和人力管理成本。该技术已累计应用于超过 1 000 亿个快递包裹，帮助全行业节省纸张 4 000 亿张。在包装上，研发可降解包材，减少不可再生资源消耗。对于物流行业而言，回收率达一定水平时，绿色转型的成本才是可持续覆盖的，基于此，菜鸟创推出了包装回收机制。面向生产者、消费者，利用商品库存数据和智能算法，建立 B2B 循环箱体系，鼓励商家原箱发货。同时为商家提供碳排放统计预测、碳等级行业报告、碳盘查统计、碳排量第三方认证等多种企业碳资产服务，以提高商户积极性。面向消费者，在末端驿站铺设绿色回收箱，鼓励消费者循环寄件。据菜鸟和研究机构的共同测算，消费者每完成 1 次驿站回箱，平均可减少 37g 的碳排放。为畅通快递末端绿色自循环机制，菜鸟启动“纸箱换鸡蛋”，并上线绿色家园互动程序，推出个人碳账单等功能，记录消费者参与绿色物流的行为并转换为绿色能量。消费者可以据此兑换礼品权益，也可以累积能量参与“菜鸟海洋”等公益，由此实现减碳收益返还。

（3）基于技术创新的绿色物流创新

互联网、物联网、大数据、人工智能、云计算等系列科技的发展，推动了菜鸟物流的数字化升级。菜鸟提供切箱算法、原箱发货、电子面单、绿色包装、智能路径规划、绿色配送、智能分仓七种绿色物流服务，应用在包装、仓储、运配和回收四大环节，体现了三种科技赋能绿色物流的发展思路。

一是利用电子面单、智能切箱、跨境合单引擎等智能算法实现包装减量，开发推广无胶带拉链箱、环保寄件袋等可循环绿色包材，通过 B2B 原箱发货、B2C 快递末端循环寄件的绿色模式，减少快递作业的包材物耗。

电子面单技术相较于传统纸质面单，打印速度快，纸张耗损数量少、成本更低。消费者下单后，系统通过智能切箱算法，为包裹匹配最合适的包装箱，减少过度包装，平均每一个包装能够减少 15%的包材；多包裹多箱体时，算法能合理安排包裹的装箱及摆放顺序，节省运输空间。在跨境业务中，智能合单算法能将同一海外消费者在不同商家处购买的包裹，在境内打包合一，实现包装减量。对快递而言，包装减量既节省了包材，也压缩了全链条的运输空间，即实现了整个运输环节的碳减排。跨境业务凭借空间节约的规模效益，升级了物流时效，促进了为国内中小卖家提供“20 块钱 15 日达”普惠型跨境快递服务的发展。在包材使用上，菜鸟推出了无胶带、可循环的环保拉链快递箱，寄件时采用可降解的环保包装袋；在快递回收机制上，推出生产商销售者原箱发货，消费者驿站寄件、纸箱回收等模式，从质和量上提高包材利用率。

二是利用电子面单、智能分仓、路径优化等智慧算法，提高运输效率，降低运输能耗。

电子面单把包裹信息从线下映射到了线上，在同一平台上实现了信息的实时可视化，准确率高，实现了快递分拨自动化。电子面单作为物流数字化的必要生产资料，已成为电商快递行业的基础设施。在仓储环节，菜鸟通过智能分仓，实现前置分拣和集装运输，提高作业效率和准确度。在配送环节，菜鸟推出路径优化算法。该算法通过实际行驶轨迹与规划差异，可得到一个运输车辆、总行驶距离、派送顺序等变量的方案最优解，以提升效率，减少重复调拨的非必要能耗。基于此，菜鸟创造了“30分钟—2小时内送达”的商业新业态，顾客下单后，从舱内的作业空间到城市交通的拥堵程度，整个快递的全链条都在大数据的算法中。据估算，该算法可以减少10%以上的车辆使用时长，20%以上的运输距离。

三是推广清洁能源技术，增大绿电使用比例，开发绿色运输工具，拓宽绿色能源应用场景。

菜鸟升级园区硬件设施，将仓库的屋顶与清洁发电技术结合。目前，菜鸟国内有6个物流园区安装了发电设备，光伏板覆盖了30万平方米园区屋顶。菜鸟采取光伏发电的园区实现绿色能源自产自用，并将富余的65%电量输送至国家电网，余电可满足2万人的居民用电。在运输环节，菜鸟与国际航运物流商达飞集团合作，使用液化天然气等清洁能源进行货运，同时在同城物流运输领域开展清洁能源替代方案，推动节能减碳。在配送环节，阿里巴巴达摩院自动驾驶实验室研发采用纯电动驱使的无人物流车“小蛮驴”“大蛮驴”，推广了物流领域清洁能源的应用。

（4）推动绿色物流的金融手段

菜鸟物流的发展占据行业领先地位，然而该模式的可持续性仍面临着多方挑战。

绿色包材方面，无论是非石油基包装材料替换不可降解部分（主要是塑料）的研发，还是复合或制袋、成品仓储过程，目前均未有较完善的控制体系或标准可供参考；可降解材料尚未形成成熟的供应链。可回收再利用包装方面，无胶带纸箱也面临着高成本以及寒冷地区胶带黏性等现实问题。物流运配环节方面，“大蛮驴”“小蛮驴”此类电动智能化的运输工具资金需求比较大。这些具体环节有望借助金融手段引导资金流向，助力企业的关键技术攻坚与实践推广。

绿色发货方面，上游商家认识度和参与度较低，采用直发包装积极性不高。建议金融机构将绿色包裹一条纳入放贷考量范围，对企业提供综合授信等方面的优惠金融政策，鼓励更大范围商家采用环保寄件袋、无胶带拉链箱等绿色包装。

末端回收方面，B2C包装循环回收率低。B2C循环箱是实现快递末端绿色自循环可持续的关键，建议金融机构逐步将消费者物流个人碳账户接入个人征信系统，或与信用卡额度、分期及利率等方面挂钩，发挥绿色金融的引导作用。

案例3：第三方机构推动型——绿普惠云的碳减排数字账本

绿普惠公司创设的“绿普惠云-碳减排数字账本”平台旨在解决公众生活消费减碳问题，是多元化碳普惠机制的有益尝试。这一机制汇集了社会力量，强调政府为主导、企业为主体、社会组织和公众共同参与，有利于激发公众践行绿色生活的积极性，是个人绿色生活和消费领域减碳努力方面的创新。

（1）绿普惠云的发展

北京绿普惠网络科技有限公司（以下简称绿普惠）是一家专注数字化绿色低碳生活碳普惠综合解决方案的服务商，依托生态环境部宣教中心和中华环保联合会，参与了《公民绿色低碳行为温室气体减排量化导则》团体标准的制订，是碳普惠合作网络的成员和技术支持方，也是中国互联网发展基金会数字碳中和专项基金的发起方之一。迄今，绿普惠合作的客户包括泸州市“绿芽积分”、苏州碳普惠、冬奥碳普惠、北京绿色生活季等地方政府平台；以及腾讯、货车之家、美团、广汽、地上铁等企业平台。2021 年绿普惠打造的“泸州市‘绿芽积分’”入选生态环境部十佳公众参与案例，目前，“绿芽积分”覆盖泸州百万市民，累计种植树苗 13 000 余株、生态放流 40 余万尾、清理长江河道垃圾 30 余次。2022 年绿普惠建设的政府碳普惠案例荣登《福布斯》全球区块链 50 强榜单。

绿普惠创立了第三方绿色生活减碳计量底层平台，即“绿普惠云–碳减排数字账本”（以下简称绿普惠云）。该平台利用数字技术，与掌握消费者行为数据的平台企业合作，通过开发计算引擎将碳减排标准模型化输出，量化、记录每个公民在衣、食、住、行、游等不同平台上践行的绿色行为，并提供个人、企业、城市政府三个水平的碳账本输出等底层支撑服务。2021 年，绿普惠云获得国际金融论坛（IFF）全球绿色金融奖创新奖。“绿普惠云”自启动以来，日均减排用户达到百万人次，日均减排量近千吨。

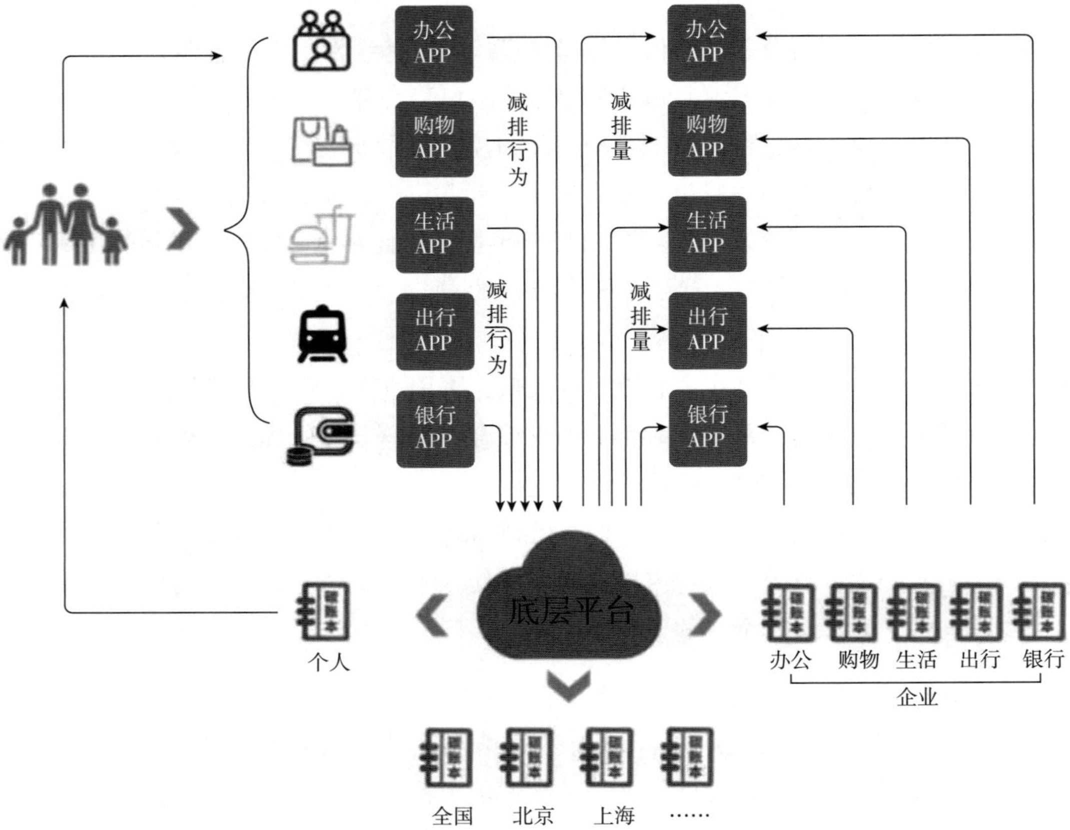

图 9–8　绿普惠云底层平台的结构与功能设计示意

(2) 绿普惠云的碳普惠机制

"绿普惠云"为碳普惠合作网络成员单位和其他绿色低碳相关公益组织、社会团体和企事业单位提供绿色生活、碳账户等相关服务。该平台采用统一个人行为减排标准，计算不同生活场景下的减排量，将分散的消费端行为碳减排量化，建立"个人碳账本"，并为该场景建立"企业碳账本"和"政府碳账本"。

绿普惠云突破了以政府或平台企业为主体的传统单一碳普惠机制，转变为在统一的减碳计量底层平台基础上、以市场为主的多元化碳普惠机制，以第三方力量推动"政府为主导、企业为主体、社会组织和公众共同参与"的气候治理体系的构建。同时，形成了政策、公益、商业和金融共同参与的碳普惠激励，推动全社会公众参与碳普惠市场可持续运营。为确保多元、市场化碳普惠机制的可持续性，绿普惠云不局限于由少数企业提供的商业激励，扩大碳积分的商品兑换范围，旨在构建覆盖面更大的碳积分流通机制（图 9-9）。

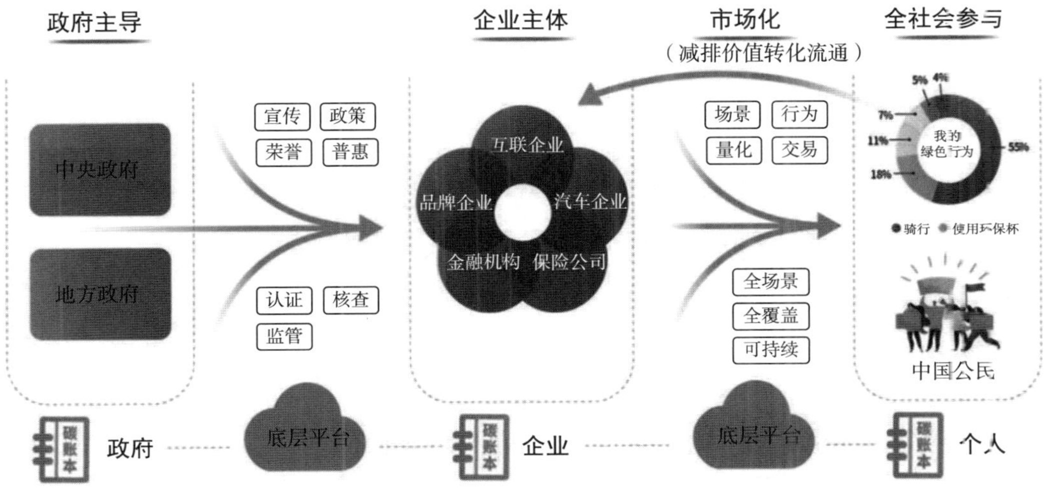

图 9-9 多元化碳普惠机制设想示意

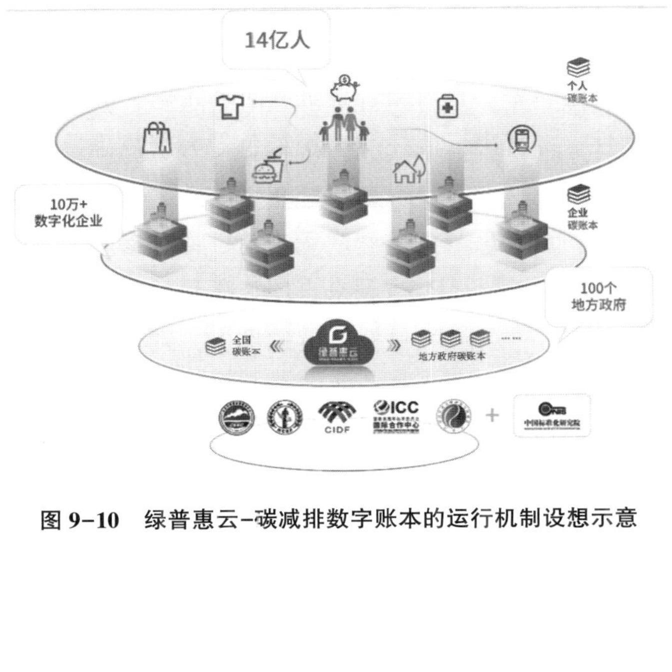

图 9-10 绿普惠云-碳减排数字账本的运行机制设想示意

图 9-10 显示了绿普惠云的运行机制。最上层为碳普惠云的实践基础，公民日常生活中衣、食、住、行、用、游等方面的消费行为，例如，乘坐公共交通、线上缴费、线上会议等都是碳排放的场所，也是碳普惠云发挥效用的场景。这些减排行为被第二层的数字化企业记录，按照中华环保联合会团体标准和与中国标准化研究院提供的国家标准转化为相应的碳减排量与绿色积分，最终所有数据都会反馈到绿普惠云的碳账本上，形成个人、企业、政府三本账。

在个人层面，绿普惠云把公众在衣、食、住、行、游等方面的每一次减排行为，通过对应场景的数字化平台，自动汇集形成“个人碳账”，让参与者随时得到物质和精神激励。个人碳账本将公民无形的绿色行为转化为有形的碳资产，有望获得公益、商业和政策鼓励性等相关物质、精神和行政激励，获得绿色金融和绿色保险的优惠，进而实现碳减排量的市场化运行。

在政府层面，绿普惠云为提供用户减排数据和减排日志的问题，为政府提高数字化公共管理服务提供物质技术基础，为政府建设生活领域大数据碳普惠平台和双碳数据管理平台提供综合解决方案；同时，联动碳普惠合作网络参与机构形成合力，给政府提供绿色消费积分发放的依据和场所，通过数字化手段激励全民绿色生活，为环保宣传教育提供抓手，促进绿色消费。

在企业层面，绿普惠云打通了多行业壁垒，联结了多领域场景，为各企业参与减碳机制提供了统一的记录核算标准，避免了减排量重复计算，提高了碳资产质量；同时专业化的集成平台畅通了政企沟通渠道，既有利于政府侧有利于统一监管审计，也有利于企业及时反馈需求，获得政策支持，分享政策红利，形成政企合作的可持续性运营。

（3）绿普惠云的机制创新

“绿普惠碳账本”通过云平台，从消费端以数字化方式为公众参与碳达峰碳中和的提供了参与路径和解决方案。其创新性方面，主要体现为以下四点：

第一，机制场景集成性。绿普惠云聚焦个人水平的整体消费行为，打通了绿享生活、绿碳积分、绿畅出行、绿助光盘、绿动京城、绿色金融、绿唤未来、绿游山水八大板块的绿色低碳生活场景，为多个数字平台提供了接入窗口和合作可能，为政府监管提供了基础条件。

第二，机制主体多元性。绿普惠云将北京 MaaS 系统以来的 2.0 版本的政企合作碳普惠机制升级至 3.0 版本，生活场景覆盖衣食住行娱，增加了机制内的企业主体，同时碳普惠云以第三方机构的身份参与到机制运转中。是对碳普惠机制向多元化、市场化发展的一种探索。

第三，机制标准科学性。绿普惠云依托《公民绿色行为碳减排量化》团体标准，旨在实现平台量化标准的统一，提高绿色金融计算数据的严谨性、科学性和有效性。

第四，机制运营持续性。绿普惠云探索“政策支持、商业参与、数字云平台支撑、公益—商业—金融—政策”四轮驱动的模式，其盈利来自碳减排量的碳市场价值，标准统一的可兑换价值和商业参与的经济价值等。“双碳”目标政策的推进，碳金融市场的发展成熟以及生态环境部、网信办、交通部等政府侧的支持为其营造了良好的外部政策环境。绿普惠云的底座平台在大数据经验积累下，递减的边际成本有望推动该模式全国范围内的推广。

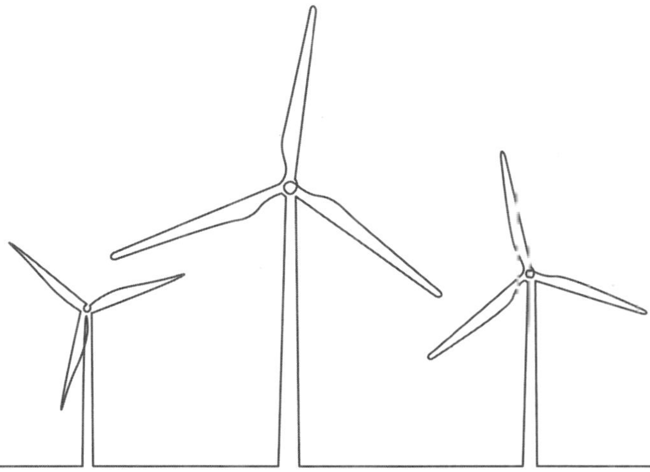

10　中国 ESG 发展研究与建议

10.1　中国发展 ESG 投资的意义

中国经过改革开放 40 多年的高速发展，从规模速度型增长转向高质量发展阶段，经济转型升级和供给侧结构性改革成为时代的主旋律。作为实体经济的血脉，金融领域的责任投资受到特别重视，中国成为世界上首个建立绿色金融政策框架体系的经济体。在绿色发展理念框架下，ESG 投资提供了科学的方法和工具，也正在建立中国绿色金融理念与国际责任投资接轨的共同话语体系。

10.1.1　碳达峰碳中和背景下 ESG 投资理念已成为全球共识

在面对全球日益严峻的环境和社会挑战下，ESG 投资理念在资本市场逐渐受到重视，特别是主要国家养老金的投资策略逐步向 ESG 投资倾斜，越来越多的投资者和资产管理公司将 ESG 因素引入公司研究和投资决策的框架，甚至部分机构投资决策 100%以 ESG 为衡量标准，践行 ESG 投资理念已经成为全球共识。

ESG 投资具有长期风险调整下改善投资回报率的效果，不仅用于排雷和风控，更是长期投资的新标准，因此全球投资机构不断把 ESG 因素融入分析和投资的框架之中。在投资过程中，为了长期获得稳定的收益，作为投资对象的上市企业价值持续提高、从而促使资本市场整体持续稳定增长。同时，资本市场从长期发展看也无法回避环境、社会和公司治理等因素的影响，因此减少这些问题对于资本市场的负面影响是追求长期投资回报不可或缺的因素，这可以定位为利用金融市场解决经济、社会和环境问题并提高其可持续性的举措。

联合国负责任投资原则（Principles for Responsible Investment，UNPRI）作为全球最具影响力的责任投资者网络，自 2006 年启动以来，其签署方数量和管理资产规模均保持稳定增长。PRI 官网显示，截至 2022 年 7 月 31 日，全球已经有 90 多个国家 5 090 家机构投资者签署了 PRI 合作伙伴关系，包括 3 876 家投资管理机构和 697 家资产所有者，资产管理规模超过 120 万亿美元的资产。按照地区来算，欧洲对 PRI 的签约机构数最多，达到 2 651 家，北美为 1 275 家、亚洲为 454 家等①。中国的易方达和华夏两家公募基金公司也成为 UNPRI 的签署机构。

全球 ESG 投资规模也在过去十年中经历了巨大的增长。根据全球可持续投资联盟（Global Sustainable Investment Alliance，GSIA）统计，最新披露数据显示（2020 年 GSIA 年度报告）②，从投资规模来看，全球五大主要市场（美国、欧洲、日本、加拿大、大洋洲）的 ESG 投资规模约为 35.3 万亿美元，与 2012 年报告期相比规模增长超过 160%，8 年复合增速约为 13%。同期，全球资产管理规模 98.4 万亿美元，8 年复合增速仅 6%，远低于 ESG 投资。从规模占比来看，ESG 投资占比由 2012 年的 21.5%提升至最新报告期的 35.9%。整体来看，ESG 投资规模逐年攀升，在全球资产中的比重也逐渐提升。

10.1.2　ESG 是中国践行“人类命运共同体”的必经之路

ESG 作为国际资本市场主流的投资理念，其纳入我国资本市场顶层的设计，是中国自身发展需要、融入全球资本市场的必经之路。中国作为世界第二大经济体，秉持着人类命运共同体的理念和责任，中国 ESG 投资发展是全球 ESG 投资发展的重要部分，更是促进全球 ESG 投资发展不可或缺的力量。

首先，中国对 ESG 发展有巨大需求。这是由中国目前所处的发展阶段和发展理念所驱动的，也就是“把握新发展阶段，贯彻新发展理念，构建新发展格局”的要求和实现中国高质量发展、可持续发展、绿色发展的任务都需要推动 ESG 投资的发展提供支持。其次，ESG 投资在中国具有一定实践基础。立足于新发展阶段、树立新发展理念的指引下，推进可持续发展在中国越来越深入人心，而随着可持续发展理念的深入，理念自然就会转化为具体的行动。中国 ESG 投资的实践从投资主体来看已逐渐向多元化发展，从产品工具来看也在不断丰富，从投资领域看正在逐步拓展，而中介服务体系、基础设施建设以及政府和自律组织的推动亦取得一定成效。最后，中国促进 ESG 投资具有制度优势。中国要建设中国特色社会主义，要促进公有制和民营经济共同发展，国有企业和民营企业也需要携手并进。这样的制度从长远看为我们经济社会的协调发展，为包括生态建设和公平正义等在内的统筹发展提供了制度保障，为 ESG 投资发展提供了制度环境。

---

① UNPRI. Signatory Directory. Signatory directory | PRI（unpri. org）。

② Global Sustainable Investment Alliance。Global Sustainable Investment Review 2020. GSIR-20201. pdf（gsi-alliance. org）。

10.1.3 推广 ESG 理念是“坚持扩大高水平对外开放”承诺履行的客观要求

ESG 投资在中国具有广阔的发展前景，从“高水平对外开放”到“更大范围、更宽领域、更深层次对外开放”，ESG 在中国的发展正是制度开放的一个缩影。在新发展理念的指导下，中国的责任投资实践在广泛吸收和借鉴国际经验中得到快速发展，特别是随着中国金融开放进程加速，境外投资者加大对中国市场的投资，我国与全球在责任投资方面的互动渐趋深入。

在实行“高水平对外开放”中，ESG 理念是国际投资人与中国企业共同追求的目标，推广 ESG 理念有助于拉近国际投资人与中国企业的距离。“高水平对外开放”一方面要考虑吸收借鉴国际成熟先进的制度，如国际通行的规则和管理体系；另一方面在借鉴国际经验基础上，要结合自身实际体现我们的制度特点。由此，才能实现国际制度与国内制度相互融合、相互接轨。当前，ESG 已成为重要的国际经济合作的核心话语，在实施碳边境税、金融对外开放的背景下，积极推广 ESG 理念有利于我国参与全球贸易和全球金融治理。ESG 的主流化意味着社会已经对企业运作的外部影响有了新的认识，对企业的价值有了新的评估标准。许多国内外的研究表明，重视 ESG 绩效的企业通常更受市场青睐、有更低的融资成本，企业经营也更稳健。投资机构的 ESG 资产组合比非 ESG 资产组合通常表现出更稳定和可持续的价值回报，是企业实现可持续发展、做大做强的有力工具。

10.1.4 发展 ESG 投资理念有利于培育健康有序的资本市场

在碳达峰碳中和目标的引领下，ESG 投资理念与上市公司高质量发展、保护投资者利益的资本市场趋势不谋而合。我国政府以及监管部门陆续出台一系列政策促进 ESG 投资市场发展，越来越多的企业关注 ESG 并积极将 ESG 理念融入经营管理中，资本市场也涌现了一批 ESG 投资人，以期通过开展 ESG 投资践行高质量发展。

表面上看，碳中和与 ESG 有着各自独立的评价标准和实施路径，但是二者在内在联系上其实是息息相关、互相促进的。首先，实现碳中和需要大量相关投资，而 ESG 是企业获取资本市场投资资金的重要纽带。通过发展 ESG 可持续投资，企业将能够从资本市场获取以绿色、低碳为目标的投资资金，进而推动相关领域的发展。其次，ESG 标准中有很大部分是直接与环境和排放相关的。这意味着 ESG 投资本身能直接促使被投资企业更加关注环境影响，减少碳排放，改善企业 ESG 评级，形成推动企业进行环境治理持续投入的正向循环。最后，碳中和过程中必然面临着转型风险，ESG 作为一套比较成熟的综合评价体系，是防范转型风险的有效手段。通过将 ESG 纳入投资决策流程，市场参与主体可以根据设定的 ESG 目标评估情况适时调整投资战略，主动识别和控制与碳中和发展目标密切相关的转型风险。

10.2 ESG 发展国际实践

全球 ESG 投资方兴未艾。数据显示，截至 2016 年年底，全球 ESG 资产总额约 22.8 万亿美元，截至 2018 年年底为 30.6 万亿美元，两年增长约 35%；截至 2020 年年底，这一数字为 37.8 万亿美元，增长约 23%①，占全球投资规模的三分之一以上②。ESG 投资已从边缘性的投资策略逐渐转变成主流投资策略，一些投资者仅投资于符合自身价值观和道德原则的行业，拒绝投资那些直接或间接造成不良社会影响的企业，以期获得长期可持续性的投资回报。在监管机构上，美国、欧盟等发达国家或地区纷纷对 ESG 出台相应的监管政策来规范 ESG 相关经济活动；国际大型金融机构也逐步开展与 ESG 相关的投融资产品研究，如 ESG 指数发布以及 ESG 基金等；第三方评级机构也紧随潮流，开发不同的 ESG 评价方法，帮助投资者选择合适的投资产品。

10.2.1 国际监管机构 ESG 相关政策及信息披露要求

随着全球极端天气及环境问题日益突出，国际社会对可持续发展以及碳中和关注度的持续关注，提升了 ESG 在资本市场的重要性，全球各地政府相继出台 ESG 相关政策，进一步规范与 ESG 相关的经济活动。

10.2.1.1 美国

作为拥有全球最大的金融市场和成熟市场体系的经济体，美国早在 1934 年发布的《证券法》中的第 101 条、第 103 条、第 303 条规定上市公司需披露环境负债、遵循环境法规所需的成本以及其他非财务信息。随后，在 1969 年美国国会通过了《国家环境政策法》，该法案作为国际上最早出现的环境基本法也促使美国证券交易委员会（SEC）把环境保护等非财务信息纳入披露要求。此后，美国监管机构对 ESG 的关注度及要求持续上升，主要体现在以下几个方面：

第一，积极建立本土化、标准化披露框架。美国劳工部在 2016 年发布《解释公告IB2016-01》、在 2018 年发布《实操辅助公告 No. 2018-1》，要求资产管理者披露 ESG 信息。2019 年，纳斯达克证券交易所发布《ESG 报告指南 2.0》，为所有在纳斯达克上市的公司和发行人提供编制 ESG 报告的详细指引。2021 年 5 月，纽约证券交易所也发布了 ESG 指南，详细介绍了公司 ESG 报告的关键步骤、关键指标、框架和标准等信息，以确保 ESG 披露信息横纵可比。

第二，披露以强制性为导向。美国是环境信息披露立法的先行者，2009 年，美国国家环境保护局发布了《温室气体强制报告规则》。该规则要求大型排放设施必须披露温室气体排放量。2018 年，美国颁布《第 964 号参议院法案》，进一步强化了对加州国务院退休基金和加州教师

① 中国基金报 . 全球 ESG 驶入快车道 基金公司参与力度空前 . http：//news. 10jqka. com. cn/20210712/c630874853. shtml。

② Reuters 市场报道 . 全球可持续投资联盟报告显示，可持续投资占全球资产的三分之一以上 . https：//www. reuters. com/article/investment-sustainable-report-idCNXXS2OU01D。

退休基金的气候变化风险的管控以及相关 ESG 信息披露的强制性。2022 年 3 月，SEC 发布《上市公司气候数据披露标准草案》明确要求除部分小市值公司外，大部分上市公司需要在 2026 年前实现范围三气候数据披露，并明确上市公司温室气体排放量需要进行第三方鉴证。

第三，披露范围不断扩大。美国从最开始只对环境信息要求披露到范围不断扩大，最后实现对 ESG 整合披露。2020 年，SEC 通过对《非财务信息披露内容与格式条例》的修正案，要求美国上市公司在年度报告（表格 10-K）中除披露环境治理相关信息外，应披露影响投资决策的重要 ESG 信息，包括人力资源、重大环境诉讼和风险信息等。2021 年 6 月，美国众议院投票通过了《ESG 信息披露简化法案》。该法案要求 SEC 制定更细致的 ESG 规则要求，上市公司在向 SEC 提交的年度文件中应披露有关环境、社会和公司治理的所有事项。

10.2.1.2 欧盟

欧盟相关监管机构是 ESG 发展的先行者。在 2014 年颁布的《非财务报告指令》（NFRD），首次将 ESG 纳入政策法规范畴，要求在 2017 财年起，每年必须以标准化、可比较的方法报告有关可持续性且多元化的非财务信息。欧盟主要通过绿色新政、可持续信息披露等一系列措施，推动并帮助企业在披露过往信息的同时重视未来的风险和机遇，制定更有弹性的发展战略和行动计划，支持和引导金融机构、企业向可持续发展方向实现转型。具体举措包含以下几个方面。

第一，规范 ESG 分类方法。2019 年 6 月，欧盟委员会技术专家组（TEG）发布了《欧盟可持续金融分类方案》（EU Taxonomy），以期创建一种通用的 ESG 分类方法，供投资者准确评估与分类相关项目和经济活动。分类法提出了三大要求，一是市场参与者在提供金融产品需就相关投资与分类法的一致性做出声明，具体而言，如其产品有助于实现六个“环境目标”之一（缓解气候变化、适应气候变化、海洋与水资源可持续利用和保护、循环经济、污染防治和循环利用、生态健康保护）的产品，则必须披露有关基础投资所贡献的环境目标的细节及基础投资在可持续经济活动中参与程度的描述，对于没有可持续投资目标的金融产品，则必须在合同前和定期报告中做出否定声明。二是大型公共利益实体需披露其活动如何与分类法保持一致，大型公共利益实体需要在非财务声明中披露其活动是否可持续及其程度。三是将符合环境可持续发展的活动进行明确定义，具体分为贡献活动、扶持性活动及过渡性活动，并规定以上活动必须为分类法规定的六项环境目标中的至少一项。

第二，重视 ESG 信息可比性和可靠性。2021 年 4 月，欧盟发布《企业可持续发展报告指令》（CSRD）以修改和加强 NFRD 的现有报告要求，确保公司的报告要求与分类法一致。2014 年欧盟发布的 NFRD 要求大型公共利益实体发布的报告中必须包含环境保护、社会责任、员工待遇、对人权的尊重、反腐败和贿赂等方面的政策实施；而 CSRD 的发布则明确可持续发展战略和目标，以及用于识别对 ESG 构成负面影响和风险的尽职调查流程，并对可持续披露制定保证义务，即对已报告的可持续性信息做出适用于欧盟范围内的基本审核保证要求。

第三，引导投资人充分关注可持续风险。2021 年 3 月，欧盟《可持续金融信息条例》（SFDR）正式实施，要求所有资产管理人在向投资者披露风险管理前，都必须要考虑可持续性风险。在落地层面，SFDR 要求金融市场参与者和财务顾问需要在网站上披露有关整合可持续性风险的政策、薪酬政策，确保其符合标准；如果金融市场参与者和财务顾问对投资决策对可持续发展的不利营销有所考虑，则应在网站上披露针对不利影响的尽职调查；如果没有考虑，则应说明不考虑的原因。在产品层面，金融市场参与者和财务顾问必须在 2022 年 12 月 30 日前就金融产品的投资决策对可持续性的负面影响进行评估并披露，如果产品不考虑对可持续性的负面影响，则需要在定期报告中注明并说明理由。

第四，充分关注气候变化。2020 年，欧洲中央银行（European Central Bank，ECB）针对在欧盟开展重大业务以应对气候风险的金融机构发布了《气候线管相关和环境风险指引》，指引金融机构如何考虑气候风险和环境风险，以及如何加强气候和环境信息的披露。2021 年，ECB 要求重要机构（受 ECB 直接监管）从 2021 年年初开始，根据指引进行自我评估和计划。2022 年，ECB 将对银行进行全面的监管审查，以及对气候相关风险进行监管压力测试。

10.2.1.3　中国香港

香港一直拥有相对完善的企业治理法规标准，包括 2014 年发布的新版《公司条例》、2022 年更新的香港交易所《上市规则》和《企业管治守则》以及在就业、劳动、反歧视、健康和工作安全等领域施加的其他非财务规则。此外，香港证监会（Securities and Futures Commission，SFC）、香港金融管理局（Hong Kong Monetary Authority，HKMA）以及香港联合交易所（Hong Kong Exchanges and Clearing Limited，HKEx）均对 ESG 做出了相应的规定。

香港证监会在绿色和可持续金融方面设立了三个目标：第一阶段，为银行开发通用的评估框架，于 2020 年 5 月发布《绿色及持续银行业的共同评估框架》旨在评估银行应对气候和环境风险的准备程度；第二阶段，订立一套提升相关银行业的绿色和可持续发展具体目标，2020 年 6 月，香港证监会发布《绿色及持续银行业白皮书》提出将采取比例法，使监管规定适用于规模大小各异的认可机构；第三阶段，实施、监督和评估银行的进展。目前，HKMA 的工作已经进入第二阶段。2021 年 6 月，香港证监会发布《ESG 基金信息披露新规》（以下简称《新规》），《新规》以 2019 年发出的版本为基础，以要求 ESG 基金对其如何考量 ESG 因素进行定期评估及做出披露，同时《新规》中许多要求与《可持续金融信息披露条例》（SFDR）保护高度一致，一定程度上实现了与国际标准接轨。

香港金融管理局制定了多个有关绿色金融或 ESG 相关的框架原则。2018 年 9 月，发布《绿色金融策略框架》，提出两个需要重视的领域：一是上市公司环境与气候风险信息披露，二是资产管理公司投资过程中的 ESG 整合。2019 年 4 月，发布《向证券及期货事务监察委员会认可的单位信托和共同基金的管理公司（绿色或 ESG 基金的通函）》（以下简称《通函》），该《通函》适用于绿色/ESG 基金，明确基金发行文件至少包含投资重点、投资目标、投资策略、投资限制和与投资主体相关的风险。

香港联合交易所于 2015 年 7 月发布了针对《环境、社会及管治报告指引》（《主板上市规则》附录二十七，“ESG”）来规范在港板上市公司的 ESG 治理及信息披露。2019 年 12 月，香港联合交易所对《环境、社会及管治报告指引》及相关《上市规则》条文进行修订，此次修订一是将 ESG 管治、汇报原则及范围提升至强制披露规定，对企业 ESG 管理及汇报程序进一步强化；二是对企业温室气体排放及气候变化等议题提出了新要求，需要披露具体的适用效益以及制定相关减排目标；三是将指标由“建议披露”修改为“不遵守就解释”。四是鼓励企业进行第三方鉴证。

10.2.2 金融机构等市场主体的 ESG 实践与应用

10.2.2.1 花旗银行 ESG 评价方法①

（1）总体概况

花旗银行发布了一个新的股票基准指数系列，将环境、社会和公司治理（ESG）因素和机遇置于核心位置。花旗 ESG 全球基准指数系列是花旗首个为全球市场一流的 ESG 表现者提供基准的专有指数。为来自全球市场的同类最佳 ESG 企业提供基准，可满足对 ESG 基金日益增长的需求。

（2）ESG 评级体系

ESG 评分由 ESG 指标和数据服务提供商 Arabesque S-Ray GmbH（“Arabesque”）计算。Arabesque 是一种定量数据工具，它使用自主研发的定量模型和数据评分过滤所有主要股票指数的详细 ESG 信息以及超过 25 000 家公司的业务参与。

根据 Arabesque 的网站，其 ESG 评级系统 Arabesque S-Ray 采用定量方法获取 ESG 信息，并衡量公开上市的全球股票的可持续性。它提供了四个视角来评估企业的可持续发展绩效：一是根据联合国全球契约原则（GC 评分）的规范性原则来对公司进行评级；二是 ESG 评分，评估公司在对业务具有财务重要性的 ESG 主题上的表现；三是量化企业如何通过其温室气体（GHG）排放对全球气温上升做出贡献；四是设置偏好过滤器，用于检查企业是否参与某些有争议的活动。但该服务提供商并没有公开披露其具体为花旗银行设计的 ESG 评级体系。

（3）ESG 评级方法学

花旗全球 ESG 指数跟踪每月从 MSCI 世界指数中选出的 300 只股票的表现，这些股票基于 Arabesque S-Ray ESG 评分（以下简称 ESG 评分），旨在量化公司在一系列环境，社会和公司治理指标上的表现。相关公司选择 MSCI 世界指数中每个地区和行业中 ESG 得分最高的股票，并以旨在最大化其总加权 ESG 得分的方式对其进行加权，但受制于旨在限制相关资产的区域部门和区域构成与 MSCI 世界指数不同的程度并限制任何一只股票的集中度。

ESG 评分由 ESG 指标和数据服务提供商 Arabesque S-Ray GmbH（以下简称 Arabesque）计算。ESG 评分将公司在 22 个不同 ESG 相关领域的表现汇总到一个分数中，其中每个议题的加权方式旨在反映该议题对公司所属行业和行业组的财务重要性的衡量标准。公司对每个议题的

① Citibank. CITI WORLD ESG INDICES FAMILY，ESG DISCLOSURE. https：//www. citibank. com/icg/data/documents/srp/eu/ESG-Indices-Benchmark-Methodology-2021-01-21. pdf；

Citibank. Citi Launches ESG World Indices in Response to Ongoing Demand for ESG Benchmarks. https：//www. citigroup. com/citi/news/2021/210503c. htm。

Arabesque. https：//www. arabesque. com。

绩效由其议题评分进行量化。对于与该议题相关的负面新闻文章，公司基于这些数据点的分数可能会向下调整，对于与该议题相关的公司的正面或负面非政府组织报告，可能会向上或向下进行调整。

（4）ESG 指数构建

花旗 ESG 指数使用领先的 ESG 数据和分析公司 Arabesque 提供的 ESG 评级。与其他 ESG 指数方法不同，花旗 ESG 指数方法通常嵌入负面筛选方法以减少 ESG 风险的风险。例如，由有争议的活动引起的 ESG 风险，花旗 ESG 全球指数采用负面筛选，并采用差异化的方法确定 ESG 指标方面表现最佳的公司。花旗全球基准 ESG 指数系列，包括花旗全球 ESG 指数（Citi World ESG Index）、花旗环球 ESG 净总回报指数（Citi World ESG Net Total Return Index）、花旗全球 ESG 超额收益指数（Citi World ESG Excess Return Index）、花旗全球 ESG 3%调整后回报指数（Citi World ESG 3% Adjusted Return Index）和花旗全球 ESG 2%调整后回报指数（Citi World ESG 2% Adjusted Return Index）。

（5）应用价值

花旗银行 ESG 全球指数系列代表了对许多投资者最前沿的主题的敞口，除展示花旗银行强大的指数构建能力外，这些指数还凸显了其与 Arabesque 等市场领先平台合作的能力，以支持为投资者提供一流解决方案的目标。

10.2.2.2 西班牙对外银行 ESG 评价方法①

（1）总体概况

西班牙对外银行（BBVA）通过“量化投资策略”（QIS）扩大其市场活动，该业务专注于设计，制造和分销投资策略，这些策略以面向最终投资者的自我创建的指数实现。该组织将推出首个 ESG 指数系列“Solactive BBVA ixESG Global Leaders Index”。Solactive 是 BBVA 设计 ESG 指数的指数供应商，Solactive 还负责发布和管理 BBVA ESG 指数，并将充当其管理员和所有者。此外，行业高度认可的环境评级公司 Sustainalytics 将成为 BBVA 在市场上推出的第一个 ESG 指数的数据供应商。

（2）ESG 评级体系

Solactive 作为 BBVA ESG 指数的供应商，其手册里详细介绍了作为基准管理者的任何指数的基准声明中披露的 ESG 因素。这些细节包括基础数据的来源和定义。

①环境

A.《欧盟经济活动统计分类》（NACE）的 A 至 H 部分和 L 部分所列行业的风险敞口占投资组合总权重的百分比。

披露 NACE 部分代码的指数成分占总指数权重，代码描述见表 10-1。

---

① 本小节资料根据以下资料整理形成：①BBVA. Solactive BBVA ixESG Global Leaders Index. https：//www. bbvacib. com/solutions/capital-markets-products-services/qis-about-us/our-indices/solactive-bbva-ixesg-global-leaders-index/；

BBVA completes its family of sustainable indexes for investors，adding a social index and a governance index. https：//www. bbva. com/en/bbva-completes-its-family-of-sustainable-indexes-for-investors-adding-a-social-index-and-a-governance-index/；

Solactive. https：//www. solactive. com/Indices/？ index＝DE000SL0BMA7。

表 10-1 NACE 行业代码描述

NACE 行业代码	NACE 行业代码描述
A	农林渔业
B	采矿与采石
C	制造业
D	电力、燃气、蒸汽和空调供应
E	供水；污水处理、废物管理和修复活动
F	建筑
G	批发和零售贸易
H	运输和储存
L	温室气体（GHG）强度

B. 报告的温室气体排放量与估计的百分比（报告的温室气体排放量百分比或是估计的温室气体排放量百分比）

各个指数成分的加权平均温室气体强度。

②社会责任

A. 在国际劳工组织基本公约 1~8 所涉及的问题上，将基准投资组合暴露给没有尽职调查政策的公司

目前尚未披露。

B. 性别薪酬差距

目前尚未披露。

C. 女性与男性董事会成员的比例

女性与男性董事会成员的比例。

D. 事故、受伤、死亡的比率

目前尚未披露。

E. 违反反腐败和反贿赂法的定罪数量和罚款金额

目前尚未披露。

③公司治理

A. 独立董事会成员比例

根据 ISS 分类确定为“独立”的董事的百分比。

B. 女性董事会成员比例

女性董事会成员的份额。

（3）ESG 评级方法学

该服务提供商 Solactive 没有公开披露其为西班牙对外银行设计的 ESG 评级方法学。

（4）ESG 指数构建

可持续发展是 BBVA 业务的核心，根据其指导客户向更可持续的未来过渡的承诺，该银行

已决定将其作为第一个 QIS 指数系列的主题，该指数由以下部分组成：

➢ “Solactive BBVA ixESG Global Leaders Index”具有整体 ESG 方法，并通过选择领先的 ESG 公司来进行应用创新和动态更新。

➢ “巴黎一致基准”和“气候转型基准”分别引用了两个欧洲气候指数，旨在抓住转型机遇。

➢ 一个社会指数，将利用增长和价值投资组合，同时为联合国可持续发展目标做出贡献。

➢ 一个良好的公司治理指数，支持增长弹性和更具包容性的社会，以完成这一主题指数系列。

表 10-2 BBVA 指数介绍

相关指数名称	指数代码	指数简称	资产类别	指数简介	指数类别	指数构建方法
Solactive BBVA ixESG Global Leaders EUR Index PR	SBVESGEP	PR *	股票	代表来自发达市场领域的 ESG 筛选证券，根据 ESG 整体表现进行排名，并选择以解决潜在的地理和行业偏见	策略	—
Solactive BBVA ixESG Global Leaders EUR Index NTR	SBVESGEN	NTR *	股票	代表来自发达市场领域的 ESG 筛选证券，根据 ESG 整体表现进行排名，并选择以解决潜在的地理和行业偏见	策略	—
Solactive BBVA ixESG Global Leaders EUR Index TR	SBVESGET	GTR *	股票	代表来自发达市场领域的 ESG 筛选证券，根据 ESG 整体表现进行排名，并选择以解决潜在的地理和行业偏见	策略	—

资料来源：根据公开资料整理。

（5）应用价值

为了向批发和私人银行客户提供新的增值解决方案，BBVA 决定为投资者提供多元化的结构性产品业务，该业务主要集中在结构性票据的设计和分销以及场外交易活动。通过这种方式，该银行创建自己的 QIS 业务线，专注于设计，制造和分销创新，构建具有透明和有竞争力的投资策略，主要形式是创建自己的指数，旨在提供差异化价值。

BBVA 客户将能够获得广泛的量化策略，这些策略包含主体策略和系统性策略包含。主题策略，不同主题的指数旨在捕捉大趋势，如可持续性，技术突破，资源稀缺或经济实力变化等；系统性策略，其指数通过暴露于价值，增长或波动性等因素来寻求盈利能力的提高，或为满足特定客户需求而制定的定制策略。

10. 2. 2. 3 法国兴业银行 ESG 纳入银行信贷流程①

（1）总体概况

法国兴业银行（以下简称法兴）构建了一套完善的 ESG 框架落实相关政策和流程，建立一系列工具来识别、评估和管理 ESG 相关风险。ESG 框架主要包含三个方面：一是将 ESG 尽

① SUSTAINABLE AND RESPONSIBLE BANKING. March 2022 https：//www. societegenerale. com/sites/default/files/documents/2022-03/Sustainable-and-responsible-banking_March-2022. pdf。

职调查适用于所有交易及服务，以体现 ESG 的理念；二是制定特定行业的 ESG 尽职调查流程，主要包括农林业、油气业、矿业、燃煤业、热电厂、水力发电、航运业等；三是将 ESG 整合到现有的风险管理流程。

（2）ESG 风险识别

法兴通过工具和流程识别隐含 ESG 风险的相关银行金融产品及服务、行业实践和国家。在客户识别程序中，用 ESG 排除性标准来排除某些不符合 ESG 要求的企业客户、发行方、特定交易和服务，以及金融产品。

（3）ESG 风险评估

通过打分卡的形式，明确客户的 ESG 评级，同时在银行的核心系统上标志客户和交易的 ESG 标识，以建立完善的 ESG 尽职调查数据库。法兴中国是目前市场上为数不多的在银行核心系统中嵌入客户和交易的 ESG 标识的金融机构，这一举措使系统内的审计跟踪得以实现。ESG 标识还能区别体现欧盟和中国的不同分类标准。对于特定交易或项目，交易对手方对于 ESG 标准的共识是交易或项目得以顺利实施的关键部分。如果 ESG 相关指标未得到满足，银行会以将 ESG 行动方案写入交易条款的方式，要求客户在合理的时间范围内进行积极整改。此外，为量化客户的 ESG 风险，法兴一般采用打分卡形式对 E、S、G 设立不同指标并对企业、行业、主权投资组合进行 ESG 风险测评，或者采用环境压力测试来试验环境社会风险治理框架的有效性。

（4）ESG 风险管理

对客户进行 ESG 评估以后，法兴通常根据 ESG 潜在影响、被识别的相关环境和社会风险采用不同的预防性或补偿性的行动方案，例如深入跟踪特定 ESG 主题的进展，在集团合同文本中加入明确的 ESG 条款、限制性条件，甚至解除某些合作关系。

（5）ESG 管理机制

法兴成立了一个专职管理机构“责任承诺委员会”，由集团首席执行官主持，处理集团内所有和企业社会责任相关的议题、规范框架制定、文化和行为操守等。该专职委员会监督集团的企业社会责任承诺和标准，以及行动是否符合环境气候目标；评估任何可能影响集团责任和商誉的 ESG 风险事件。此外，董事会审批集团的环境和社会战略、检查集团的 ESG 策略及实施情况；可持续发展部门审批日常与可持续发展相关事宜。

（6）ESG 相关能力建设

法兴集团 2021 年大约有 4 万名员工参加了环境和社会治理相关培训。法兴中国为员工组织了 20 余场课程。

10.2.2.4 德意志银行 ESG 纳入银行信贷流程①

（1）总体概况

德意志银行（以下简称德银）的信贷评级程序不仅评估客户的信用风险，也会评估客户的

① Sustainable Finance Framework - Deutsche Bank Group. https：//www.db.com/files/documents/2020july - db - sustainable - finance-framework-final-for-disclosure.pdf。

气候和其他 ESG 风险，并将风险进行分类。该分类法是依据：①欧盟环境标准分类法；②范围 1 和 2 的碳排放数据或者行业数据；③内部专家判断。如果这些风险确定是实质性的，风险相关的违约可能性将会被记录在客户在银行评级系统中。

（2）ESG 评价考虑因素

①行业和国家层面风险（如严重侵犯人权、禁运国家、武器扩散、腐败欺诈，以及采矿、房地产、国防设备等特定行业）。

②客户上下游交易方的相关风险（如由于公司治理标准薄弱，对气候、环境或社会造成直接影响；不道德的做法等）。

③如果客户的上下游交易方出现重大 ESG 风险因素，德意志银行会要求信贷审核官员重新评估客户所有财务、声誉或业务影响，以及客户管理这些影响的能力。这一评估的结果也被计入特殊风险评级参数。

（3）ESG 纳入信贷流程应用价值

对气候和 ESG 相关风险的评判和分类让银行能够评估客户的碳排放强度，并将其与相关的行业竞争者进行比较，同时在集团层面确定哪些客户和部门是银行融资的碳排放的主要贡献者。对于德银而言，关注 ESG 的投融资有助于优化资产结构、提升资产质量、完善产品服务体系，在规避环境与社会风险的同时形成差异化的竞争优势。

10.2.3 第三方机构 ESG 评价实践

10.2.3.1 明晟（MSCI）ESG 评价方法①

（1）指数简介

MSCI 作为 ESG 投资理念的先行者之一，从 1972 年开始便致力于 ESG 研究，至今已编制并推出 1 500 多个 ESG 指数（包括权益类和固收类指数），涵盖全球不同地区、市场和主题，得到广泛应用。

MSCI 的发展离不开日益完善的 ESG 研究体系和信息披露，从 1990 年推出美国第一个将社会与环境议题作为筛选准则的多米尼 400 社会指数开始，MSCI 成立了 ESG 研究中心，并在实践中不断拓宽涵盖资产范围，尝试用新的模型和工具来探索 ESG 理念的投资价值。截至 2021 年年末，MSCI ESG 研究部门员工数量已经超过 350 人，且公司在全球范围内拥有 200 多名专业的研究人员，共同支撑指数的整体维护与创新突破。

---

① MSCI ESG 通用指数方法论 . https：//www. msci. com/documents/1296102/23046049/MSCI-ESG-Universal-Indexes-Methodology-Dec2019. pdf；

商道纵横 . 明晟 MSCI ESG 评级 . https：//www. hiesg. com/upload/b6fb12dc20b84bbe8f2ecc32d1992d9f//Temp-7-4. pdf；

MSCI. https：//www. msci. com/ 。

表 10-3 部分 MSCI ESG 指数系列简介

序号	指数名称	指数简介
1	MSCI ESG Leaders 指数	该指数的目标是包含每个行业中 MSCI ESG 评级最高的公司。该指数是自由流通量调整后的市值加权指数，旨在代表与行业同行相比具有良好 ESG 概况的公司的表现。总体而言，与母指数相比，这些指数的目标是 50%的行业代表性。该指数专为寻求接触具有强大可持续性特征且对相关股票市场的跟踪误差相对较低的公司的机构投资者而设计
2	MSCI ESG Focus 指数	MSCI ESG 焦点指数（“指数”）旨在最大限度地提高其对积极的环境、社会和治理（ESG）因素的敞口，同时表现出与基础市值加权指数相似的风险和回报特征。这些指数是通过优化过程选择市值加权指数（“母指数”）的成分而构建的，该过程旨在在某些约束下最大化目标跟踪误差预算对 ESG 因素的影响
3	MSCI ESG Universal 指数	MSCI ESG 通用指数通过根据某些偏离自由流通市值权重的 ESG 指标重新加权自由流通市值权重，这些指数增加了对那些表现出更高的 MSCI ESG 评级和积极的 ESG 趋势的公司的敞口，同时保持广泛的和多元化的投资领域
4	MSCI USA ESG Select 指数	MSCI 美国 ESG 精选指数旨在针对具有积极的环境、社会和治理（ESG）因素，同时表现出与 MSCI 美国指数相似的风险和回报特征的公司。该指数是通过优化过程构建的，旨在最大化其对 ESG 因素的敞口，受 1.8%的预期跟踪误差和其他约束条件的约束。它是由行业控制的，旨在维持 ESG 评级高的公司和低评级的公司
5	MSCI Climate Change 指数	MSCI 气候变化指数考虑了与向低碳经济转型相关的机遇和风险，使机构投资者和财富管理机构能够将气候风险因素纳入其全球股权投资过程。这些指数旨在超过欧盟气候转型基准最低要求的最低要求
6	MSCI Climate Paris Aligned 指数	MSCI 巴黎气候调整指数旨在帮助寻求在其投资组合中实施净零策略的投资者。这些指数旨在以整体方式应对气候变化，以最大限度地减少他们对气候变化的物理和转型风险的敞口，并增加目标对可持续投资机会的敞口。这些指数与升温 1.5°C 的情景保持一致，并纳入了气候相关财务信息披露工作组（TCFD）的建议以及欧盟巴黎校准基准的最低要求

资料来源：官网资料整理。

（2）构建方法

MSCI ESG 指数系列的构建方法（如何选股、如何分配市场份额等）非常复杂。据官网资料收集，关于构建方法的说明书长达 190 页，构建方法的框架是按照“定义股权投资、定义可投资股权和定义每个市场的市值占比”搭建出来的。表 10-4 简单描述了 MSCI ESG 指数系列的构建方法。

表 10-4 部分 MSCI ESG 指数系列构建方法

序号	指数名称	指数构建方法
1	MSCI ESG Leaders 指数	1. 从 MSCI 指数（“母指数”）剔除 ESG 概况最弱的股票（根据 ESG 评级资格、ESG 争议评分资格和有争议的业务参与标准） 2. 每个区域 ESG 领导者指数的目标是基础母指数的每个全球行业分类标准（GICS©）部门内自由流通量调整后市值的 50%
2	MSCI ESG Focus 指数	1. 从 MSCI 指数（“母指数”）中排除有争议的成分 2. 定义优化约束，它考虑来自母指数的市值权重、ESG 分数和额外的约束来选择和加权指数的成分 3. 确定优化的投资组合，用符合条件的证券范围以及指定的优化目标和约束来确定 MSCI ESG 焦点指数的成分股

续表

序号	指数名称	指数构建方法
3	MSCI ESG Universal 指数	1. 从 MSCI 指数（“母指数”）中排除有争议的成分 2. 定义 ESG 重新加权因子，它反映当前 ESG 概况及对该概况的趋势（基于 MSCI ESG 评级趋势）的评估 3. 使用组合 ESG 评分对母指数中成分股的自由流通市值权重进行调整，以构建 MSCI ESG 通用指数
4	MSCI USA ESG Select 指数	1. 定义母指数：Bloomberg Barclays US Aggregate Bond 指数 2. 确定 ESG 筛选范围：有关 ESG 争议分数，有争议的业务以及低评分的 ESG 评级 3. 确定碳排放筛选范围：须遵守额外的碳排放标准，从而形成碳筛选范围（化石燃料储备所有权；排放范围和排放强度）
5	MSCI Climate Change 指数	1. 从 MSCI 指数（“母指数”）中剔除有争议的成分 2. 定义低碳转型（LCT）综合成绩评分和类别来重新加权母指数的成分 3. 按照母指数中的权重与综合得分的乘积加权
6	MSCI Climate Paris Aligned 指数	1. 从 MSCI 指数（“母指数”）中剔除有争议的成分 2. 定义优化约束，旨在实现可复制性和可投资性 3. 确定优化的投资组合，使用 Barra Open Optimizer 结合相关 Barra 股票模型构建

资料来源：官网资料整理。

（3）评价体系

MSCI ESG 评价体系是其 ESG 研究的核心环节，旨在帮助投资者深入理解 ESG 投资风险和机遇，并将这些因素纳入投资组合构建和管理的过程中，以达到降低投资风险并提高长期投资回报的目的。MSCI 通过 10 项主题下合计 35 项关键评价指标对企业的 ESG 相关表现进行评估。以环境为例，MSCI 评价体系将从气候变化、自然资源、污染及浪费、环境机会这四项议题入手，综合评估公司活动对环境的影响。

表 10-5　MSCI ESG 关键评价指标

三大核心	10 项主题	ESG 评级 35 项关键评价指标	
环境	气候变化	碳排放	融资环境因素
		单位产品碳排放	气候变化脆弱性
	自然资源	水资源稀缺	稀有金属采购
		生物多样性和土地利用	—
	污染和消耗	有毒物质排放和消耗	电力资源消耗
		包装材料消耗	—
	环境治理机遇	提高清洁技术的可能性	发掘再生能源的可能性
		建造更环保的建筑的可能性	—

续表

三大核心	10项主题	ESG评级35项关键评价指标	
社会	人力资源	人力资源管理	人力资源发展
		员工健康与安全	供应链劳动力标准
	产品责任	产品安全和质量	隐私和数据安全
		化学物质安全性	尽职调查
		金融产品安全性	健康和人口增长风险
	利益相关者反对意见	有争议的物资采购	—
		社区关系	—
	社会机遇	社会沟通的途径	医疗保健的途径
		融资途径	员工医疗保健的机会
公司治理	公司治理	董事会	所有权和控制力
		工资薪酬	财务会计
	公司行为	商业道德	—
		纳税透明度	—

资料来源：MSCI官网。

庞大的数据积累是MSCI评分体系的支柱。MSCI的数据来源大多为非问卷调查类的公开数据，其中包括上市公司披露文件、专业数据库以及日频跟踪的媒体资料等。研究团队在具体评分时，会利用这些公开数据和信息，以标准化方法评估公司在行业中的风险暴露和风险管理情况，并基于0—10分的规则对ESG关键指标进行打分，最终给予公司“AAA-CCC”的ESG评级结果。关键指标得分需在一定程度上考虑争议项事件对公司的影响，促使公司正视自身风险管理能力中存在的结构性问题。

在关键评价指标的得分权重设置方面，MSCI按照GICS子行业进行分类，挑选出符合该公司行业特性的关键指标，并按相关规则对挑选出的每个关键评价指标赋予5%～30%的权重。权重的高低主要考察两个方面：①该项指标对于行业的影响程度，即对环境或社会所产生的外部性大小；②可能受到影响的时间，即给该行业公司带来实质性的负面或者积极影响的时间长短。通常，具备“短期”且“高等”影响力的指标权重更高。

（4）评分评级

MSCI的ESG团队搜集并标准化公开数据，根据各行业特征，对每一个关键指标基于1分到10分的规则进行打分，每个关键指标的权重在5%～30%，最终根据ESG各项关键指标进行得分的加权平均，得出总分在AAA—CCC的公司评级。团队还会每日监控公司发生的争议性事件，每周对关键指标的评分情况进行调整。

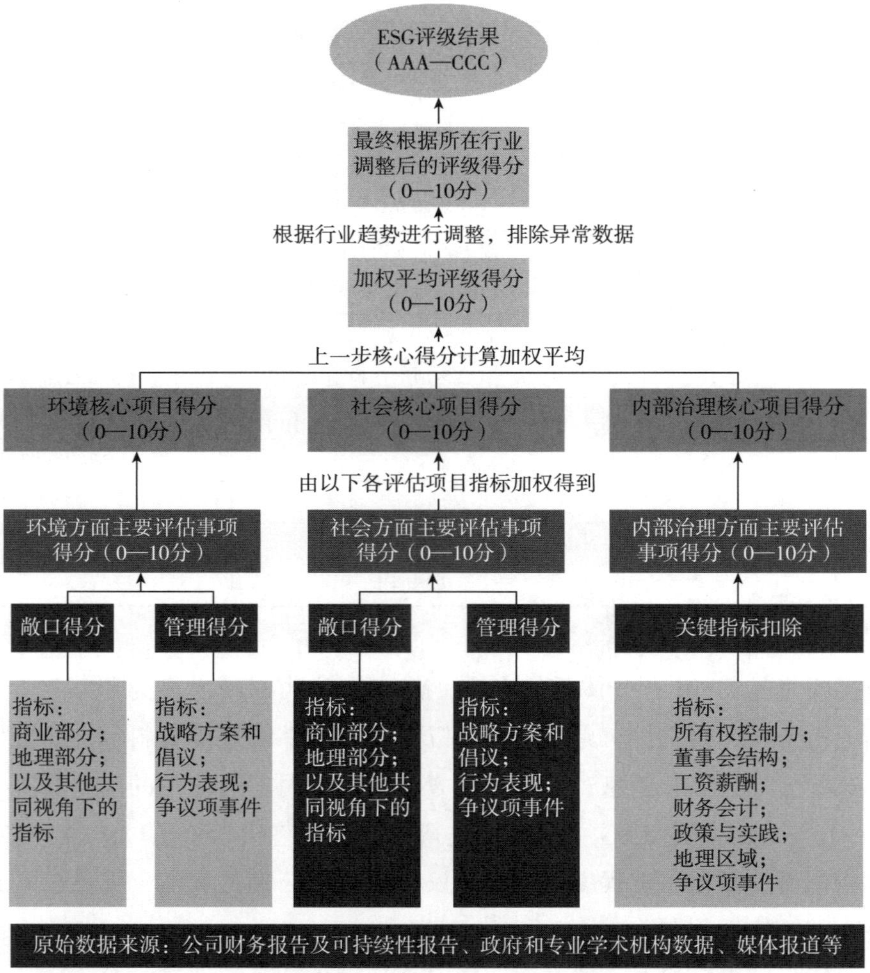

图 10-1　MSCI 评级体系流程概览

（资料来源：MSCI 官网）

表 10-6　MSCI ESG 公司评级分数及等级划分

总体表现	分数	评级结果
优秀	8.6—10.0	AAA
	7.1—8.6	AA
平均	5.7—7.1	A
	4.3—5.7	BBB
	2.9—4.3	BB
落后	1.4—2.9	B
	0.0—1.4	CCC

注：相邻分级之间的分数重叠（如 8.6、7.1 等）是由于舍入误差造成的。

（5）投资策略

目前，国际上的主流 ESG 投资策略主要分为 7 类：ESG 整合、负面筛选、参与公司治理、可持续主题投资、社会责任投资、正面筛选和国际惯例筛选。其中，在 MSCI-ESG 指数系列的投资策略中，负面筛选、ESG 整合、参与公司治理这 3 种投资策略应用最为广泛。

表 10-7 部分 MSCI-ESG 指数系列投资策略

序号	指数名称	投资策略
1	MSCI ESG Leaders 指数	该指数专为寻求接触具有强大可持续性特征且对相关股票市场的跟踪误差相对较低的公司的机构投资者而设计
2	MSCI ESG Focus 指数	MSCI ESG 焦点指数（“指数”）旨在最大限度地提高其对积极的环境、社会和治理（ESG）因素的敞口，同时表现出与基础市值加权指数相似的风险和回报特征
3	MSCI ESG Universal 指数	MSCI ESG 通用指数（“指数”）旨在代表一种投资策略的表现，该策略通过根据某些 ESG 指标重新加权自由流通市值权重，旨在增加对那些展示强大 ESG 概况和改善这种情况的积极趋势，同时寻求最大限度地减少母指数的排除
4	MSCI USA ESG Select 指数	彭博、巴克莱 MSCI 美国综合 ESG 精选指数旨在代表表现出 ESG 领导地位的发行人的债券表现，并排除不符合特定价值标准的发行人的债券
5	MSCI Climate Change 指数	MSCI 气候变化指数（以下简称“指数”）旨在代表一种投资策略的表现，该策略根据向低碳经济转型的相关机遇和风险对证券进行重新加权
6	MSCI Climate Paris Aligned 指数	MSCI 巴黎气候相关指数旨在支持寻求减少转型和自然气候风险敞口的投资者，以及希望在符合巴黎协定要求的同时寻求向低碳经济转型带来的机会的投资者

资料来源：根据官网资料整理。

（6）指数调整

①定期调整

指数样本每半年调整一次，样本调整实施时间分别为每年 5 月和 11 月最后一个交易日，与 MSCI 全球可投资市场指数每年 5 月和 11 月半年一次的指数调整相吻合。

②季度评审

截至每年 2 月和 8 月最后一个交易日时，会进行每季度一次评审，以配合 MSCI 全球可投资市场指数的定期季度指数审查。在季度评审中，指数不会重新构成，重大临时变动时，指数将据此进行临时调整，将从指数中剔除现有成分股。

10.2.3.2 富时罗素（FTSE Russell）ESG 评价方法①

（1）指数简介

富时罗素属于伦敦证券交易所集团（LSEG）信息服务部门，是全球指数编制行业的领导者。近 30 年来，富时罗素的指数产品已被全球投资者广泛使用。其官网显示，目前约 15 万亿美元资产以富时罗素指数为基准。在 ESG 投资方面，全球众多领先的资产所有者、资产管理机构、ETF 发行方以及投资银行将富时罗素 ESG 指数纳入投资决策框架，并以此为基础构建各类 ESG 指数产品。富时 ESG 指数系列旨在帮助投资者将 ESG 目标纳入广泛的投资标准，同时保持行业中立性。截至 2021 年 9 月末，FTSE ESG 评级和数据模型涵盖约 800 只 A 股，1 800 只中

① 新浪财经．指数导读；
富时罗素（FTSE RUSSELL）可持续发展评级及指数 https：//finance. sina. com. cn/esg/investment/2020 - 04 - 30/doc - iircuyvi0772483. shtml；
FTSE Russell. https：//www. ftserussell. com/。

国上市公司证券（包括A股、港股、中概股等）。

表10-8 部分富时罗素ESG指数系列简介

序号	指数名称	指数简介
1	FTSE Developed ESG Low Carbon Select 指数	富时开发的ESG低碳选择指数系列由中大盘组成来自发达市场的股票，目标是指数级碳排放减少50%，50%化石燃料储量减少，指数级ESG评级提高20%。索引是采用富时罗素目标敞口方法构建。指数系列也不包括涉及争议性产品活动的公司——武器、热煤、烟草、核电、赌博、成人娱乐以及与此相关的公司与联合国全球契约原则有关的争议
2	FTSE Emerging ESG Low Carbon Select 指数	富时新兴ESG低碳选择指数系列由中型股和大型股组成新兴市场的股票和目标指数级碳排放减少50%，50%化石燃料储量减少，指数级ESG评级提高20%。索引是采用富时罗素目标敞口方法构建。指数系列也不包括涉及争议性产品活动的公司——武器、热煤、烟草、核电、赌博、成人娱乐以及与此相关的公司与联合国全球契约原则有关的争议
3	FTSE All-Share ex Investment Trusts ESG Climate Select 指数	富时环球投资信托ESG气候选择指数（FTSE All Share ex Investment Trust ESG Climate Select Index）由英国市场的大型、中型和小型股组成。该指数的目标是指数级碳排放量减少50%，化石燃料储量减少50%，绿色收入增加50%，指数级ESG评级提高10%。该指数采用富时罗素目标敞口法构建。该指数系列还不包括涉及有争议的产品活动的公司——武器、军事承包、小武器、热煤、烟草、大麻、北极油气勘探、油砂、核能、赌博、成人娱乐以及涉及与联合国全球契约原则有关的争议的公司
4	FTSE All-World FMW ESG 指数	富时环球FMW ESG指数旨在反映通过一套会计规模衡量加权的证券表现。该指数还纳入了对环境、社会和治理考虑的倾斜，详见富时ESG指数系列基本规则。根据富时全球股票指数系列基本规则，对宇宙进行国籍、自由浮动、流动性和多行规则筛选
5	FTSE Developed ESG 指数	富时制定的ESG指数旨在将投资和ESG目标纳入广泛的基准，同时保持行业中立。利用富时罗素公司的ESG评级对指数中的公司权重进行“倾斜”，随后应用行业中性重新加权，以便指数中的行业权重与基础指数范围相匹配。因此，富时开发的ESG指数具有与基础领域相似的风险/回报特征，并具有改进的ESG指标的额外好处
6	FTSE Developed ESG/2Val Factor 指数	富时制定的ESG/2Val因子指数旨在反映全球多元化一揽子证券的绩效，这些证券的权重不同，以（i）实现价值因子溢价敞口，以及（ii）说明公司ESG实践的绩效。后者使用富时罗素的ESG评级进行评估，该评级衡量公司对各种环境、社会和治理风险的暴露和管理
7	FTSE Developed FMW ESG 指数	富时制定的FMW ESG指数旨在反映通过一套会计规模衡量加权的证券表现。该指数还纳入了对环境、社会和治理考虑的倾斜，详见富时ESG指数系列基本规则。根据富时全球股票指数系列基本规则，进行国籍、自由浮动、流动性和多行规则筛选
8	FTSE Emerging ESG 指数	富时新兴ESG指数旨在将投资和ESG目标纳入一个广泛的范围基准，同时保持行业中立。利用富时罗素公司的ESG评级对指数中的公司权重进行“倾斜”，随后应用行业中性重新加权，以便指数中的行业权重与基础指数范围相匹配。因此，富时新兴ESG指数具有与基础领域相似的风险/回报特征，并具有改进ESG指标的额外好处
9	FTSE Emerging FMW ESG 指数	富时新兴FMW ESG指数旨在反映通过一套会计规模衡量加权的证券表现。该指数还纳入了对环境、社会和治理考虑的倾斜，详见富时ESG指数系列基本规则。根据富时全球股票指数系列基本规则，进行国籍、自由浮动、流动性和多行规则筛选

资料来源：根据官网资料整理。

（2）构建方法

富时罗素通过计算ESG分数、将ESG分数转换为指数权重、采用行业中性调整、缩小索引并约束最终权重、发布和审查索引以建立一套完整的指数构建方法。

各个指数的构建方法基本依照以下思路：

①计算 ESG 分数

A. 通过富时罗素的 ESG 评级和数据模型获得基础指数中每家公司的 ESG 评级。

B. 删除异常值并使结果正常化（Z 分数）。

②将 ESG 分数转换为指数权重

A. 将 ESG 得分与基础市值指数中的权重相结合，形成广泛的 ESG 指数。

B. 通过根据 ESG 得分倾斜基础权重，得出的 ESG 指数可以理解为基础指数的“ESG 倾斜”。

C. 评级高的公司权重增加，评级低的公司权重减少。

③采用行业中性调整

重新调整 ESG 指数行业权重，以匹配基础领域的行业指数权重。

④缩小索引并约束最终权重

去除对整体要素目标没有贡献的存量，同时确保不违反多元化限制。

在此过程中应用以下约束：

A. 国家和行业权重限制。

B. 最大库存容量比。

C. 最小库存重量。

⑤发布和审查索引

A. 每年 3 月对源自富时发达指数和富时新兴指数的指数进行审查。

B. 来自富时全股指数和罗素 1 000 指数的指数每年在 6 月进行审查。

（3）评价体系

富时罗素 ESG 指数的评级框架由研究领域中每个公司的四个层级数据组成，包括企业 ESG 整体评分、环境、社会、公司治理三大核心内容、相应的 14 项的主题评价及 300 多项独立的考察指标。14 个主题评价中，每个主题包含 10~35 个指标。富时罗素 ESG 评级根据 14 项主题评价，每家企业平均应用 125 个指标，仅使用公开资料（包括公司季报、企业社会责任报告等），富时会与每家企业单独联系，以检查是否已找到所有相关的公开信息。

不同于 MSCI，富时罗素的指标主题设计更贴合社会实际发展情况，精确地指出了当下市场聚焦的环境、社会及治理问题。例如，在环境项的考察中，富时罗素将水资源使用和供应链单独列为考察主题，该主题相对于传统的“资源利用”“自然资源”等概念显得更为直观和具体，增强了 ESG 评价体系的现实应用价值。除此之外，社会项考察中的团队建设以及公司治理项考察中的反腐败和纳税透明度也起到了同样的推进作用。

表 10-9　FTSE Russell ESG 评级体系框架概览

<table>
<tr><td rowspan="2">ESG 评级</td><td colspan="6">ESG 评级</td></tr>
<tr><td colspan="6">衡量企业对于 ESG 的管理所产生的效益</td></tr>
<tr><td rowspan="2">三大核心</td><td colspan="2">环境</td><td colspan="2">社会</td><td colspan="2">内部治理</td></tr>
<tr><td>得分：
衡量企业在环境治理与维护方面产生的效益</td><td>权重：
衡量环境因素对于企业的重要性</td><td>得分：
衡量企业在社会责任承担方面产生的效益</td><td>权重：
衡量社会形象因素对于企业的重要性</td><td>得分：
衡量企业在自身内部治理方面产生的效益</td><td>权重：
衡量企业自身的内部治理因素对于企业的重要性</td></tr>
<tr><td rowspan="6">14 项主题</td><td colspan="2">生物多样性</td><td colspan="2">客户责任心</td><td colspan="2">反腐败</td></tr>
<tr><td colspan="2">气候变化</td><td colspan="2">健康与安全</td><td colspan="2">企业管理</td></tr>
<tr><td colspan="2">污染与资源</td><td colspan="2">人权与团队建设</td><td colspan="2">风险管理</td></tr>
<tr><td colspan="2">供应链</td><td colspan="2">劳动标准</td><td colspan="2">纳税透明度</td></tr>
<tr><td colspan="2">水资源使用</td><td colspan="2">供应链</td><td colspan="2"></td></tr>
<tr><td>得分：
衡量企业在环境治理方面的管理产生的效益</td><td>权重：
衡量环境治理方面的管理对于企业的重要性</td><td>得分：
衡量企业在社会责任方面的管理产生的效益</td><td>权重：
衡量社会责任方面的管理对于企业的重要性</td><td>得分：
衡量企业在内部治理方面的管理产生的效益</td><td>权重：
衡量内部治理方面的管理对于企业的重要性</td></tr>
<tr><td>300 多个指标</td><td colspan="6">每个主题下包含 10~35 个指标，总共超过 300 个指标
每个企业平均可适用 250 个指标</td></tr>
</table>

资料来源：FTSE Russell 官网。

然而，富时罗素评级体系的整体透明度仍有待提高。公司目前并未披露其 14 项主题下包含的具体评价指标，且其指标权重的设定受主观影响程度较深，整体仍是一个“黑匣子”的状态。但值得注意的是，在整体评级框架之上，富时罗素还基于公司财务数据搭建了绿色收入（LCE）数据模型，通过评估公司绿色收入规模和变化趋势对其 ESG 评级结果进行一个辅助验证的过程。

（4）评分评级

基于每家公司在富时罗素的行业分类系统（Industry Classification Benchmark，ICB）中的具体行业类别，富时罗素会选择适用于相应行业的主题进行评级。在每个主题下，富时罗素会评估公司对于这项主题的相关性，以及公司在这项主题下的具体得分。所有主题的得分确定以后，再逐级汇总成每个维度的得分以及最终的一个 1~5 分的 ESG 评级结果。

在每项主题下都有数量不等的指标。分析员会根据公司的公开信息，判断每一个指标是否有足够的公开证据支撑而得分。公司只能在分析员完成初次分析后，在为期约一个月的回应周期内针对每一个指标的分析结果进行信息补充。富时罗素会综合分析员和公司双方提供的信息，确定每项主题下公司一共有多少指标是得到了有效回应，有多少指标因为公开信息不足而无法回应，从而得到一个（有效回应数/全部指标数）的具体比例。而每项主题的最终得分，就是将相关性和有效回应比例两项信息代入表 10-10 得出：

表 10-10 富时罗素 ESG 指数系列评分评级情况

		主题相关性		
		低	中	高
主题得分	0	N/A	0%	0%
	1	0~5%	1%~5%	1%~10%
	2	6%~10%	6%~20%	11%~30%
	3	11%~30%	21%~40%	31%~50%
	4	31%~50%	41%~60%	51%~70%
	5	51%~100%	61%~100%	71%~100%

如：假设公司在“生物多样性”主题上暴露程度为“中”，在 20 个指标中有 6 个指标被认为是有效回应，有效回应率为 30%，则公司的“生物多样性”主题得分为 3 分。

（5）投资策略

富时罗素投资策略由 6 个指标组成：目标、可投资性、流动资金、透明度、可用性和行业分类基准（ICB）。

①目标

指数旨在创建指数跟踪基金、衍生品，并作为绩效基准。

②可投资性

一种透明、可复制的指数构建策略。

③流动资金

对基础领域的流动性股票进行筛选，以确保指数可交易。

④透明度

指数使用透明、基于规则的构造过程。指数方法可在富时罗素证券公司网站上免费获取。

⑤可用性

该指数是根据价格和总回报方法计算的，在一天结束时可用。

⑥行业分类基准（ICB）

指数成分按照行业分类基准（ICB）进行分类，ICB 是行业部门分析的全球标准。

（6）评级时间与流程

①评级时间

每年 3 月评审富时发展指数、富时新兴指数企业，每年 6 月评审富时全指指数及罗素 1 000 企业。

②流程

评级机构初步评估→受评公司反馈→评分与评级汇编→获得评级。

10.2.3.3 标普（S&P Global）ESG 评价方法①

（1）指数简介

1999 年，标普道琼斯指数有限公司（S&P Dow Jones Indices LLC）创先纳入 ESG 因子，与可持续资产管理公司 RobecoSAM（SAM）合作推出了道琼斯可持续发展指数（Dow Jones Sustainability Indices，DJSI）系列，用以评估数千家上市公司可持续发展状况。DJSI 是最早将可持续发展因素融入企业财务表现的指数，目前已成为投资者和企业进行可持续发展投资的重要参考。为满足不同风险与回报和 ESG 预期，标普道琼斯指数还推出一系列指数，其中包括从核心 ESG 和低碳气候方针到主题和固定收益 ESG 策略，从而提供全面的解决方案满足几乎任何类型投资者的不同 ESG 目标。

表 10-11 标普 ESG 指数系列简介

序号	指数名称	指数简介
1	S&P 500 ESG 指数	S&P 500 ESG 指数是一个基础广泛的市值加权指数，旨在衡量符合可持续性标准的证券的表现，同时保持与 S&P 500 指数类似的行业集团整体权重
2	S&P MidCap 400 ESG 指数	S&P MidCap 400 ESG 指数是一个基础广泛的市值加权指数，旨在衡量满足可持续性标准的证券的表现，同时保持与 S&P MidCap 400 相似的行业集团整体权重
3	S&P SmallCap 600 ESG 指数	S&P SmallCap 600 ESG 指数是一个基础广泛的市值加权指数，旨在衡量满足可持续性标准的证券的表现，同时保持与 S&P SmallCap 600 相似的行业集团总体权重。是一个基础广泛的市值加权指数，旨在衡量符合可持续性标准的证券的表现，同时保持与标普小型股 600 相似的行业集团整体权重
4	S&P Global 1 200 ESG 指数	S&P Global 1 200 ESG 指数是一种基础广泛的市值加权指数，旨在衡量符合可持续性标准的证券的表现，同时保持与 S&P Global 1 200 指数类似的行业集团整体权重

资料来源：根据官网资料整理。

（2）构建方法

标普 ESG 指数利用标普道琼斯指数 ESG 评分及其他数据来选择其成分股。该指数每年在 4 月最后一个工作日交易结束后进行重新调整。

指数的编制方法旨在实现两个目标。

➢ 提供与标普 500 指数类似的风险/回报状况；

➢ 避免纳入业务管理方式不按 ESG 原则、标普道琼斯指数 ESG 评分及其他相关 ESG 数据的公司，同时纳入符合业务管理方式的公司。

但在实际上，两个目标存在一定冲突。剔除标普 500 指数中的公司必然会导致其表现发生变化。不过，通过进一步调整方法，标普 ESG 指数的行业分布与标普 500 指数大致达成一致，并因此获得接近基准的风险/回报状况。

① S&P Global. https：//www. spglobal. com/spdji/zh/index-family/esg/core-esg/sp-esg/；
S&P Global ESG Scores. https：//www. marketplace. spglobal. com/zh/datasets/s-p-global-esg-scores-（171）；
标普 500 ESG 指数 . https：//chinese. spindices. com/indexology/main/integrating-environmental-social-and-governance-into-the-sp-500。

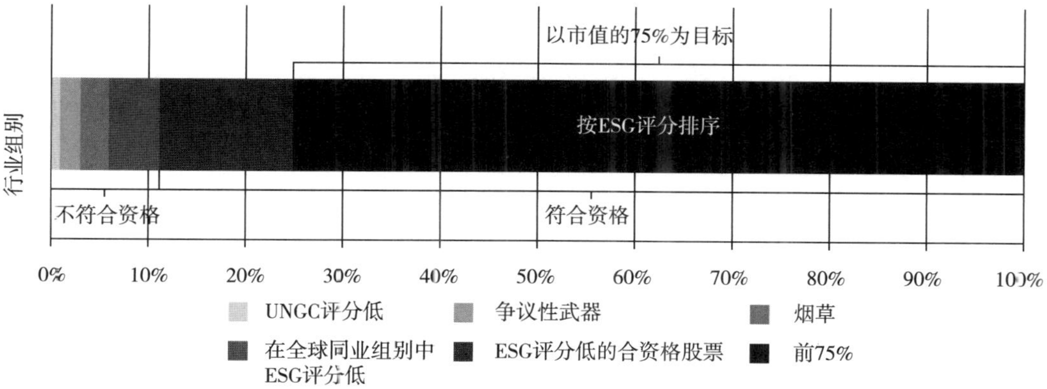

目标：采用标普道琼斯指数ESG评分，以标普500指数中每个GICS行业组别市值的75%为目标。
第1步：剔除业务涉及烟草或争议性武器的公司，或UNGC评分低的公司。
第2步：剔除标普道琼斯指数ESG评分在GICS行业组别中排名全球倒数25%的公司。
第3步：在标普500指数中，按照标普道琼斯指数ESG评分对每个GICS行业组别中余下的公司进行排序。
第4步：从标普道琼斯指数ESG评分最高的公司开始，按评分高低选出纳入指数的公司，以GICS行业组别市值的75%为目标。
第5步：按流通市值对公司进行加权。

图 10-2　标普 ESG 指数构建示例

（资料来源：标普官网）

表 10-12　部分标普 ESG 指数系列构建方法

序号	指数名称	指数构建方法
1	S&P 500 ESG 指数	1. 成分必须是 S&P 500 指数的一部分 2. 不包括涉及热煤、烟草和有争议武器的公司，以及 UNGC 分数较低的公司，以及根据 S&P DJI ESG 分数排名的全球 GICS 行业集团中排名靠后的 25%的公司 3. 根据 S&P DJI ESG 得分对公司进行排名。选择排名靠前的组成部分，瞄准每个 S&P 500 GICS 行业集团 75%的市值，目标是相对于 S&P 500 实现广泛的行业中性敞口 4. 根据浮动调整后的市值对公司进行加权
2	S&P MidCap 400 ESG 指数	1. 成分必须是 S&P MidCap 400 的一部分 2. 具有特定业务活动的公司，包括热煤、烟草、有争议的武器，和/或联合国全球契约（UNGC）得分不合格的公司（在 UNGC 得分的底部 5%或以下），被排除在合格范围之外 3. 此外，S&P DJI ESG 得分在各全球 GICS 行业集团 ESG 得分中最差的 25%以内的公司被排除在任何指数之外。该分类的全球范围定义为截至上一年 3 月底的 S&P Global LargeMidCap 和 S&P Global 1 200 的联合 4. 从合格范围中选择指数成分如下： a）对于每个 GICS 行业集团，按照 ESG 分数的降序选择公司，直到达到体系浮动调整市值（FMC）的 65% b）对于每个 GICS 行业组，选择排名在 65%~85%的现有公司，以尽可能接近 FMC 75%的目标 c）如果所选公司的综合 FMC 不高于 75%FMC 目标，则可按 ESG 分数的降序添加尚未从合格范围中选择的公司，以尽可能接近 75%FMC 目标。当下一家合格公司的加入将导致相关 GICS 行业集团的 FMC 总额进一步偏离 75%的 FMC 目标时，该过程将停止 5. 成分权重。指数成分通过浮动调整后的市值进行加权 6. 重新平衡。该指数在 4 月最后一个营业日结束后每年进行调整。再平衡参考日期为 3 月的最后一个交易日

续表

序号	指数名称	指数构建方法
3	S&P SmallCap 600 ESG 指数	1. 成分必须是 S&P SmallCap 600 的一部分 2. 具有特定业务活动的公司，包括热煤、烟草、有争议的武器，和/或联合国全球契约（UNGC）得分不合格的公司（在 UNGC 得分的底部 5%或以下），被排除在合格范围之外 3. 此外，S&P DJI ESG 得分在各全球 GICS 行业集团 ESG 得分中最差的 25%以内的公司被排除在任何指数之外。该分类的全球范围定义为截至上一年 3 月底的 S&P Global LargeMidCap 和 S&P Global 1 200 的联合 4. 从合格范围中选择指数成分如下： a）对于每个 GICS 行业集团，按照 ESG 分数的降序选择公司，直到达到体系浮动调整市值（FMC）的 65% b）对于每个 GICS 行业组，选择排名在 65%~85%的现有公司，以尽可能接近 FMC 75%的目标 c）如果所选公司的综合 FMC 不高于 75%FMC 目标，则可按 ESG 分数的降序添加尚未从合格范围中选择的公司，以尽可能接近 75%FMC 目标。当下一家合格公司的加入将导致相关 GICS 行业集团的 FMC 总额进一步偏离 75%的 FMC 目标时，该过程将停止 5. 成分权重。指数成分通过浮动调整后的市值进行加权 6. 重新平衡。该指数在 4 月最后一个营业日结束后每年进行调整。再平衡参考日期为 3 月的最后一个交易日

资料来源：根据官网资料整理。

（3）评价体系

标普 ESG 评级体系是基于可持续资产管理公司 RobecoSAM 的企业可持续发展评估（CSA）体系建立的，并由此发展出包含道琼斯可持续发展指数（DowJones Sustainability Indices，DJSI）系列和标普 ESG 指数系列在内的核心 ESG 指数。其中，DJSI 作为最早将可持续发展因素融入企业基本面表现的指数，旨在作为行业最佳方案遴选出 ESG 绩效名列前茅的公司；而标普 ESG 指数作为更广泛的市场指数，旨在密切追踪具有类似风险/回报特征的基准。

相较于其他的 ESG 评级机构，标普通过邀请上市公司填报 CSA 问卷的方式将上市公司直接引入评估过程中，对公司 ESG 表现进行延续性、全面的评估。标普 ESG 评估模型包含 80~100 个指标，包含跨行业的通用指标和行业特定指标。由于每个行业面临的问题不一样，所以根据特定行业设置指标是合理的。标普将公司划分为 61 个大行业。包括环境、社会和经济三个维度，11 个通用指标，以及部分行业特定的指标。

CSA 评分体系主要从因子的影响程度以及影响的可能性两个维度对因子进行权重的设定与评价，权重由 ESG 研究分析师通过对每个行业自下而上的分析确定。

表 10-13 标普 ESG 指数系列评价体系

评价分项	评价维度	评价因素
环境	通用指标	环境策略与管理系统
		环境报告
	行业特定指标	生态多样性
		商业风险与机会
		气候战略
		发电
		输电与配电
社会	通用指标	人力资本开发
		人才吸引与留存
		劳工实践指标
		企业公民与慈善
		社会报告
	行业特定指标	股东参与
		职业健康与安全
		争议问题
经济	通用指标	公司治理
		风险及危机管理
		商业行为准则
		重要性
	行业特定指标	创新管理
		信息与网络安全
		金融稳定性与系统性风险
		客户关系管理
		市场机会
		产品质量与召回管理
		供应链管理

资料来源：根据官网资料整理。

（4）评分评级

标普 ESG 评分基于 SAM（标普全球（S&P Global）旗下公司）20 多年间收集的数据，该公司根据通过企业可持续发展评估（CSA）收集的数据发布 ESG 评分。CSA 自身作为企业的权威指南和评级系统，已成为业界领导标准，可量化企业在可持续发展议题上的进展以及与同行相比的 ESG 表现。

SAM 通过结合 CSA 直接向公司收集精细化的行业特定数据及公开来源数据，令标普道琼斯指数 ESG 评分有别于仅依赖公开来源数据的其他 ESG 评分。由于标普全球直接与公司互动，因此能够从每间公司收集 600~1 000 项数据点。然后，这些数据点被转化为四个级别的评分，如图 10-3 所示。

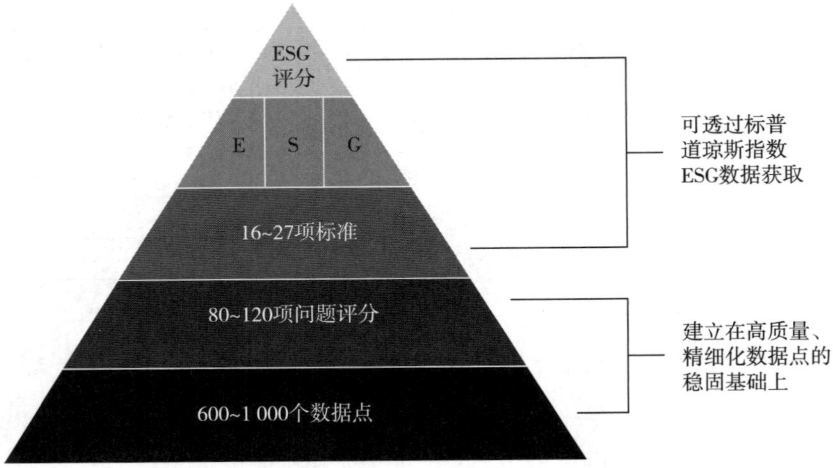

图 10-3　标普 ESG 评分

（资料来源：标普官网）

（5）投资策略

标普 ESG 指数系列的投资策略多以构建标普 ESG 指数旨在提供与成分股相似的风险和回报情况，同时改善 ESG 特征。以指数内 GICS 行业 75%的浮动市值为目标，采用标普 DJI ESG 分数进行成分选择。

表 10-14　部分标普 ESG 指数系列投资策略

序号	指数名称	投资策略
1	S&P 500 ESG 指数	构建 S&P 500 ESG 指数旨在提供与 S&P 500 指数相似的风险和回报情况，同时改善 ESG 特征。该指数以 S&P 500 指数内各 GICS ©行业集团 75%的浮动市值为目标，采用标普 DJI ESG 分数进行成分选择。某些排除也基于方法中详述的标准。标普 DJI ESG 评分采用标普全球通过企业可持续性评估（CSA）收集的数据
2	S&P MidCap 400 ESG 指数	构建 S&P MidCap 400 ESG 指数旨在提供与 S&P MidCap 400 相似的风险和回报情况，同时改善 ESG 特征。该指数利用标普 DJI ESG 得分进行成分选择，以 S&P MidCap 400 中各 GICS ©行业集团 75%的浮动市值为目标。某些排除也基于方法中详述的标准。标普 DJI ESG 评分采用标普全球通过企业可持续性评估（CSA）收集的数据
3	S&P SmallCap 600 ESG 指数	构建 S&P SmallCap 600 ESG 指数旨在提供与 S&P SmallCap 600 相似的风险和回报情况，同时改善 ESG 特征。该指数以 S&P SmallCap 600 中各 GICS ©行业集团 75%的浮动市值为目标，使用标普 DJI ESG 分数进行成分选择。某些排除也基于方法中详述的标准。标普 DJI ESG 评分采用标普全球通过企业可持续性评估（CSA）收集的数据

资料来源：根据官网资料整理。

（6）评级时间与流程

2022 年新一轮的 CSA 评估与 DJSI 构建工作已经开始。根据标普全球官网显示，有 209 家内地公司受邀参评 DJSI；其中，104 家内地公司同时受邀参评 DJSI 新兴市场指数和 DJSI 全球指数。此外，还有 489 家内地公司受邀参评标普全球的其他 ESG 指数。具体评级时间及流程见表 10-15。

表 10-15 标普评级时间与流程

时间	流程
2 月	评选方公布该年度受邀企业名单，并发送邮件邀请
4—5 月	企业填写问卷，上传支持材料
6—8 月	评选方根据问卷填写内容，企业的公开信息及媒体新闻报道，为企业各项议题评分
9 月上旬	各参选企业收到评分结果 评选方公布标普更新的成分股名单，并将各行业完整排名上传彭博（Bloomberg）终端

资料来源：根据官网资料整理。

10.3 中国 ESG 发展的现状与挑战

中国的 ESG 投资大约从 2015 年开始，到 2019 年，仅有 1%的资管公司将 ESG 纳入投资分析当中，但自习近平主席在第 75 届联合国大会一般性辩论中宣布“中国将力争 2030 年前实现碳达峰、2060 年前实现碳中和”以来，社会对绿色经济、可持续发展的关注急剧上升，ESG 投资成为市场关注的焦点。中信证券统计数据显示，2020—2021 年国内 ESG 产品数量 CAGR 达 53%①，但投资有效性较低，整体处于起步阶段。同期，国内自上而下政策导向高度契合 ESG 投资理念，工商银行、建设银行等大型金融机构也积极探索与 ESG 相关的产品；中债、中证等第三方机构评级机构也在 ESG 评价体系上不断深入研究，发布相应的评价方法，中国 ESG 发展整体呈现积极向好态势。

然而，ESG 在发展过程中也面临一定的挑战。在 ESG 标准上，国际 ESG 评价体系与中国客观实践存在一定差异，如何重构“本土化、专业化”的 ESG 评价体系成为 ESG 发展过程中的痛点；在 ESG 认知上，金融机构对 ESG 理念认知存在差距，顶层驱动大过于自我驱动；在 ESG 信息披露上，上市公司的披露率仍有待提升；在 ESG 数据治理上，存在底层数据质量差、获取难等问题；面对上述现状与挑战，中国应以国情特色理论和行业基本面研究为核心，参考国际化通用准则，面向不同的投资需求，提出通用性 ESG 评价体系和具有行业特色的个股 ESG 评价体系的构建方法，以此促进 ESG 快速高质量发展，助力“双碳”目标的实现。

10.3.1 中国 ESG 发展现状

10.3.1.1 监管机构加快推进 ESG 纳入融资主体评价工作

中国人民银行鼓励、引导金融机构开展融资主体 ESG 评价及应用工作。自 2016 年 8 月，中国人民银行、财政部、国家发展改革委等七部委联合发布《关于构建绿色金融体系的指导意见》，提出将在金融领域构建绿色金融体系上升为国家战略和政策要求。此后，中国人民银行积极推进绿色金融或 ESG 相关的研究，持续发布政策指引，鼓励、引导金融机构开展 ESG

① 中信证券：评分体系创新在即，ESG 理念投资应用实战化全面提速 . http：//m. jrj. com. cn/madapter/stock/2021/09/30083933540858. shtml。

评价、信息披露等相关工作。

在标准指引上，2015 年 12 月，中国人民银行发布《绿色债券支持项目目录（2015）》明确了绿色债券支持项目范围，为中国绿色债券提供了可操作的政策框架。为进一步规范国内绿色债券市场，引导更多资金支持绿色产业和项目。2021 年 4 月，中国人民银行、国家发展改革委、证监会联合发布的《绿色债券支持项目目录（2021 年版）》认定标准，此次更新细化了绿色债券支持项目，统一了国内绿色项目界定的标准。

在评估认定上，2021 年 6 月，中国人民银行印发《银行业金融机构绿色金融评价方案》，此评价方法将绿色贷款、绿色债券等绿色金融业务被正式纳入银行业的业绩考核范围，将定量考核与定性考核相结合，评价结果将影响中国人民银行对银行业金融机构的评级和货币政策工具与审慎管理工具的使用。评估方案的发布确保了银行业绿色金融要从追求量到追求注重质的提升，促进了金融机构再造绿色或 ESG 相关业务流程的积极性。

在工具支持上，2021 年 11 月，中国人民银行推出碳减排再贷款支持工具，以清洁能源、节能环保、碳减排技术等重点领域撬动更多社会资金投入碳减排。此外，人民银行要求金融机构公开披露发放碳减排贷款的情况以及贷款带动的碳减排数量等信息，并由第三方专业机构对这些信息进行核实验证，接受社会公众监督。此次工具的发行充分发挥了政策的示范效应，引导金融机构和企业更加充分地认识绿色转型，更好地鼓励更多的资金投向可持续发展领域。

在信息披露上，2021 年 8 月，中国人民银行发布《金融机构环境信息披露指南》，推动银行业金融机构向公众披露包括但不限于与环境相关的目标战略、治理结构、政策制度、产品创新、环境风险管理流程以及机构投融资与经营活动造成的环境影响等信息，确保银行业在完成了绿色金融或 ESG 相关工作后进行充分的信息披露，接受社会公众监督。

银保监会加强银行业金融机构履行社会责任，抓紧推进 ESG 投资指引工作。2022 年 7 月 24 日，银保监会副主席肖远企在由青岛市人民政府主办、《财经》杂志和《财经智库》承办的“2021 青岛 · 中国财富论坛”上发表演讲。在演讲中，他专门以“社会责任投资”为统称对资管行业提出倡议：“资管行业应当充分利用自身优势，加大对社会责任投资的支持力度，积极参与塑造和完善 ESG 投资体系，推动建立更明确定义标准，构建相关数据收集和统计框架。”早在 2007 年，银保监会发布《关于加强银行业金融机构企业社会责任的意见》规定银行应发布定期社会责任报告，并就报告期间所履行的社会责任进行披露，此后银保监会进一步细化与环境、社会及治理相关的要求，不断引导银行业金融机构履行社会责任，推进 ESG 投资相关指引工作。

2013 年 7 月，中国银监会分别颁布了《商业银行公司治理指引》，进一步细化披露要求，明确企业经济、社会与环境责任中应当包含的具体内容，并要求良好的公司治理应当包括科学发展战略、价值准则与良好的社会责任。

2019 年 12 月，银保监会发布《关于推动银行业和保险业高质量发展的指导意见》，要求银行机构建立健全环境与社会风险管理体系，将环境、社会、治理要求纳入授信全流程，ESG 管理成为银行业高质量发展的普适性原则，同时要求银行强化环境、社会、治理信息披露和关注与利益相关者的交流互动。

2020 年 6 月，银保监会办公厅印发《关于绿色融资统计制度有关工作的通知》（以下简称《通知》），结合国家发展改革委、中国人民银行等部门联合印发的《绿色产业指导目录（2019 年版）》，重新界定了绿色融资的范畴和统计口径。根据《通知》，绿色融资不仅包括表内贷款和表内绿色债券投资，还包括绿色银行承兑汇票、绿色信用证余额等表外融资。《通知》全面反映银行机构绿色金融实施成效奠定了数据基础，为银行机构更好支持绿色产业发展完善了制度保障。

2021 年 6 月，银保监发布《中国银保监会关于开展银行业保险业“内控合规管理建设年”活动的通知》强调积极履行社会责任，继续推动小微企业金融服务增量扩面、提质增效，把更多金融资源配置到乡村振兴的重点领域和薄弱环节，大力创新绿色金融产品和服务，着力提升服务实体经济质效，引导银行业金融机构关注与 ESG 相关的投资产品。

2022 年 6 月，银保监会发布《银行业保险业绿色金融指引》（以下简称《指引》）明确将环境、社会、治理（ESG）风险管理的能力建设放在突出位置（见表 10-16）。在政策制度及能力建设方面，《指引》要求银行保险机构建立并不断完善环境、社会和治理风险管理的政策、制度和流程。在投融资流程管理方面，《指引》一方面提出对在环境、社会和治理方面存在严重违法违规和重大风险的客户，应当严格限制对其授信和投资，另一方面也鼓励银行保险机构提升绿色金融管理水平，采取差异化、便捷化的管理措施，优化对小微企业融资、线上融资等业务的环境、社会和治理风险管理。此外，《指引》明确指出对涉及重大环境、社会和治理风险的信贷客户和投资项目，应当在合同正文和附件要求客户提交环境、社会和治理风险报告。这也积极推动了 ESG 投融资过程中的风险把控以及引导上中下游市场主体关注 ESG 风险。

表 10-16 《指引》有关 ESG 信息梳理

具体章节	ESG 相关内容
第一章 总则	第三条　银行保险机构应当完整、准确、全面贯彻新发展理念，从战略高度推进绿色金融，加大对绿色、低碳、循环经济的支持，防范环境、社会和治理风险，提升自身的环境、社会和治理表现，促进经济社会发展全面绿色转型 第四条　银行保险机构应当有效识别、监测、防控业务活动中的环境、社会和治理风险，重点关注客户（融资方）及其主要承包商、供应商因公司治理缺陷和管理不到位而在建设、生产、经营活动中可能给环境、社会带来的危害及引发的风险，将环境、社会、治理要求纳入管理流程和全面风险管理体系，强化信息披露和与利益相关者的交流互动，完善相关政策制度和流程管理
第三章 政策制度及 能力建设	第十三条　保险机构应当根据有关法律法规，结合自身经营范围积极开展环境保护、气候变化、绿色产业和技术等领域的保险保障业务以及服务创新，开发相关风险管理方法、技术和工具，为相关领域的生产经营者提供风险管理和服务，推动保险客户提高环境、社会和治理风险管理意识，根据合同约定开展事故预防和风险隐患排查 第十四条　银行保险机构应当制定针对客户的环境、社会和治理风险评估标准，对客户风险进行分类管理与动态评估。银行机构应将风险评估结果作为客户评级、信贷准入、管理和退出的重要依据，并在贷款“三查”、贷款定价和经济资本分配等方面采取差别化的风险管理措施。保险机构应将风险评估结果作为承保管理和投资决策的重要依据，根据客户风险情况，实行差别费率 银行保险机构应当对存在重大环境、社会和治理风险的客户实行名单制管理，积极行使作为债权人或股东的合法权利，要求其采取风险缓释措施，包括制定并落实重大风险应对预案，畅通利益相关方申诉渠道，建立充分、及时、有效的沟通机制，寻求第三方核查或分担风险等 第十六条　银行保险机构应当重视自身的环境、社会和治理表现，建立相关制度，加强绿色金融理念宣传教育，规范经营行为，实行绿色办公、绿色运营、绿色采购、绿色出行、“光盘”行动等，积极发展金融科技，提高信息化、集约化管理和服务水平，渐进有序减少碳足迹，最终实现运营的碳中和

续表

具体章节	ESG 相关内容
第四章 投融资流程管理	第十八条　银行保险机构应当加强授信和投资尽职调查，根据客户及其项目所处行业、区域特点，明确环境、社会和治理风险尽职调查的内容要点，确保调查全面、深入、细致。必要时可以寻求合格、独立的第三方和相关主管部门的支持 第十九条　银行保险机构应当对拟授信客户和拟投资项目进行严格的合规审查，针对不同行业的客户特点，制定环境、社会和治理方面的合规文件清单和合规风险审查清单，审查客户提交的文件和相关手续的合规性、有效性和完整性，确信客户对相关风险点有足够的重视和有效的动态控制，符合实质合规要求 第二十条　银行保险机构应当加强授信和投资审批管理，根据客户面临的环境、社会和治理风险的性质和严重程度，确定合理的授信、投资权限和审批流程。对在环境、社会和治理方面存在严重违法违规和重大风险的客户，应当严格限制对其授信和投资 第二十一条　银行保险机构应当通过完善合同条款督促客户加强环境、社会和治理风险管理。对涉及重大环境、社会和治理风险的信贷客户和投资项目，应当在合同正文或附件中要求客户提交环境、社会和治理风险报告，订立客户加强环境、社会和治理风险管理的声明和承诺条款，以及客户在管理环境、社会和治理风险方面违约时的救济条款 第二十二条　银行保险机构应当加强信贷和投资资金拨付管理，将客户对环境、社会和治理风险的管理状况作为信贷和投资资金拨付的重要依据。在已授信和投资项目的设计、准备、施工、竣工、运营、关停等相关环节，合理设置环境、社会和治理风险评估关卡，对出现重大风险隐患的，可以按照合同约定中止直至终止资金拨付 第二十三条　银行保险机构应当加强贷后和投后管理，对有潜在重大环境、社会和治理风险的客户，制定并实行有针对性的管理措施。密切关注国内外法律、政策、技术、市场变化对客户经营状况和行业发展的影响，加强动态分析，开展情景分析和压力测试，并在资产风险分类、准备计提等方面及时做出调整。建立健全客户重大环境、社会和治理风险的内部报告制度和责任追究制度，在客户发生重大环境、社会和治理风险事件时，应当督促客户及时采取相关的风险处置措施，并就该事件可能造成的影响及时进行报告 第二十五条　银行保险机构应当积极支持“一带一路”绿色低碳建设，加强对拟授信和投资的境外项目的环境、社会和治理风险管理，要求项目发起人及其主要承包商、供应商遵守项目所在国家或地区有关生态、环境、土地、健康、安全等相关法律法规，遵循相关国际惯例或准则，确保对项目的管理与国际良好做法在实质上保持一致
第五章 内控管理与信息披露	第二十八条　银行保险机构应当公开绿色金融战略和政策，充分披露绿色金融发展情况。借鉴国际惯例、准则或良好实践，提升信息披露水平。对涉及重大环境、社会和治理风险影响的授信或投资情况，应当建立申诉回应机制，依据法律法规、自律管理规则等主动、及时、准确、完整披露相关信息，接受市场和利益相关方的监督。必要时可以聘请合格、独立的第三方，对银行保险机构履行环境、社会和治理责任的活动进行鉴证、评估或审计
第六章 监督管理	第三十条　银保监会及其派出机构应当加强非现场监管，完善非现场监管指标，强化对银行保险机构管理环境、社会和治理风险的监测分析，及时引导其调整完善信贷和投资政策，加强风险管理 第三十一条　银保监会及其派出机构组织开展日常监管和监督检查，应当充分考虑银行保险机构管理环境、社会和治理风险的情况，明确相关监管内容和要求

资料来源：根据《银行业保险业绿色金融指引》整理而成。

监管机构对上市公司 ESG 管理和披露提出更高要求。自“双碳”目标提出，我国非财务信息披露政策密集出台。2021 年 4 月，证监会发布《上市公司投资者关系管理工作指引》，提出进一步增加和丰富投资者关系管理的内容及方式，落实新发展理念的要求，在沟通内容中增加上市公司 ESG 信息。2021 年 5 月，证监会发布了《公开发行证券的公司信息披露内容与格式准则第 2 号〈年度报告的内容与格式〉（征求意见稿）》，对上市公司财务信息、管理层信息等披露规范做出要求，增加 ESG 章节，要求属于“重点排污单位”的公司或其重要子公司，应当根据规定披露公司经营的环境信息。2021 年 6 月，证监会发布《上市公司年报及半年报格式与内容准则》，要求上市企业在年报及半年报中单设“环境与社会责任”章节，鼓励披露碳减排的措施与成效；2021 年 11 月，中国证券业协会发布《证券公司履行社会责任专项评价办法（试行）》。2022 年 2 月，生态环境部发布《企业环境信息依法披露管理办法》，明确重点排污单位、实施强制性清洁生产审核的企业、符合规定的上市公司和发债企业等应当依法、及时、真实、准确、完整地披露环境信息。2022 年 4 月，证监会发布《关于加快推进公募基金行业高质量发展的意见》，引导公募行业总结 ESG 投资规律，大力发展绿色金融，积极践行责任投资理念，改善投资活动环境绩效。

监管部门对上市公司 ESG 管理和信息披露提出更高要求，但在实际落地表现上，上市公司 ESG 表现与政策合规要求仍存在一定差距。在 ESG 管理方面，通过对中国上市公司 ESG 相关监管政策以及违规案例整理，发现上市公司在面对 ESG 监管升级有部分公司忽视经营管理中存在的与 ESG 相关的合规风险点，受到停产整治、罚款等相应处罚，给企业声誉及经营管理带来负面影响（见表 10-17）。

表 10-17　中国上市公司 ESG 相关监管政策及案例整理

ESG 维度	上市公司 ESG 相关法律政策	政策要求	负面案例
E	《中华人民共和国大气污染防治法》	超过大气污染物排放标准或者超过重点大气污染物排放总量控制指标排放大气污染物的由县级以上人民政府生态环境主管部门责令改正或者限制生产、停产整治，并处十万元以上一百万元以下的罚款；情节严重的，报经有批准权的人民政府批准，责令停业、关闭	2021 年 12 月，山西运城宝石花区域能源科技有限公司因超标排放大气污染物，收到 39 万元罚款
S	深圳证券交易所《上市公司规范运作指引（2020 年修订）》	不得依靠夸大宣传、虚假广告等不当方式牟利，不得通过贿赂、走私等非法活动牟取不正当利益，不得侵犯他人的商标权、专利权和著作权等知识产权，不得从事不正当竞争行为，积极履行社会责任	2021 年 1 月，雅本化学系一起上市公司新冠疫情期间“蹭热点”多次宣传子公司为抗疫相关医药中间体主要供应商，夸大言辞误导投资者，予以严惩
G	《证券法》	对于控股股东、实际控制人组织、指使从事虚假陈述行为，或者隐瞒相关事项导致虚假陈述的，最高可处以 1 000 万元罚款	2021 年 7 月，永城煤电控股集团有限公司因虚增货币资金 861 亿元，被证监会处罚 300 万元，六名高管同时被罚 230 万元

资料来源：根据公开资料整理。

在信息披露层面，我国上市公司开展 ESG 披露的数量稳步提升。根据 WIND 数据库统计，2015 年至 2020 年我国发布 ESG 报告的 A 股上市公司由 907 上升至 1 280 家，占总量的三分之一，数量持续增长。随着 2021 年上市公司年报披露完成，根据沪深交易所发布的数据显示，有超过 1 400 家上市公司独立发布了 ESG 报告，全市场 ESG 报告披露率首破 30%。但总体来看，发布 ESG 披露报告的公司数量并未过半。部分上市公司甚至存在强制性披露内容披露不完整现象。通过对监管部门出台的信息披露要求梳理可以看出，在环境层面，对相关议题做出了更加细化的指引，同时加强了数据披露的要求。在治理层面，对相关业务、行业趋势及涉及风险因素等都做了详细的要求说明，并指出上市公司不得仅以相关事项结果尚不确定为由不予披露。对标披露要求，部分上市公司未按相关规定披露信息，受到相应处罚（见表 10-18）。

表 10-18　中国上市公司 ESG 信息披露监管要求及案例整理

ESG 维度	上市公司 ESG 相关法律政策	限制约束	负面案例
E	深圳证券交易所《上市公司社会责任报告披露要求》	需详细披露污染物、环境事故等议题，与国家标准、行业水平进行比较，用具体数字指标说明现状和提升效果	2021 年 10 月，盐湖股份由于未及时披露因未取得探矿证收到违法采矿行为收到深交所计提环境治理恢复基金的处罚
	证监会《上市公司年度报告和半年度报告格式准则》	重点排污单位的公司或其主要子公司，应当根据法律、行政法规、部门规章及规范性文件的规定披露相关信息；名单之外的公司应当披露报告期内因环境问题受到行政处罚的情况	2019 年 12 月，辉丰股份隐瞒重大环保违法行为收到行政处罚告知书，处以 60 万元罚款。相关责任人予以警告，合计共处 65 万元罚款
G	深圳证券交易所《上市公司业务办理指南第 2 号——定期报告披露相关事宜》	上市公司应当披露能够充分反映公司业务、技术、财务、公司治理、竞争优势、行业趋势、产业政策等方面的重大信息，充分揭示上市公司的风险因素和投资价值，便于投资者合理决策。不得仅以相关事项结果尚不确定为由不予披露	2018 年 11 月，上市公司控股子公司 SDHT 未披露专利适用授权书，违反规定；深交所对该公司给予警告，并处以 40 万元罚款，并对相关责任人给予警告并处罚款

资料来源：根据公开资料整理。

10.3.1.2　金融机构积极拓展 ESG 评价应用方向

2015 年，中共中央、国务院印发《生态文明体制改革总体方案》首次明确提出要“建立我国绿色金融体系”。至此，国内市场开始有对 ESG 评级的需求，更为成熟的专业 ESG 评级机构也应运而生，在资管和银行领域都积极展开对 ESG 评级的探索。

（1）资管领域实践与应用

①中国平安 CN-ESG 评价体系[①]

A. 总体概况

平安构建了“道、控、器、事”四位一体的 ESG 投资管理体系，并打造了系统化、智慧化、实用化的中国特色 CN-ESG 智慧评价体系，该体系主要为 ESG 风控、模型构建、投资组合管理的整合应用提供智慧化工具和数据支持。在系统梳理海内外 ESG 相关合规披露标准的基础上，聚焦中国企业 ESG 核心问题，根据国内监管要求与经济发展阶段进行本土化改造与适配。

B. ESG 评价体系

平安 CN-ESG 体系包含通用指标，行业矩阵、舆情调整三大模块，囊括环境 E（Environmental）、社会 S（Social）、治理 G（Governance）以及行业特色业务 B（Business）四个维度。

① 齐鲁壹点．构建中国特色 ESG 智慧评价体系，平安积极推动责任投资发展．https：//baijiahao.baidu.com/s？id=1703994402239538390&wfr=spider&for=pc。

CN-ESG 体系梳理了港交所、上交所等国内 ESG 相关合规披露要求，并融入海外 MSCI、DJSI 评价体系的核心议题，同时兼容了目前国内现有体系，在 ESG 披露的信息、标准、指标方面兼具本土和国际标准，可满足多方需求。

C. 应用价值

一方面，平安 CN-ESG 体系能够帮助企业深入了解和改善自身的 ESG 表现，提升 ESG 信息披露水平；另一方面，该体系有助于排除 ESG 风险，挖掘公司新价值，对投资决策提供信息补充，识别出更具投资价值的行业和公司。

②中国人寿资产管理有限公司 ESG 评级①

A. 总体概况

国寿资产将 ESG 评价体系建设作为践行 ESG 投资理念的一项重大基础性设施工作，国寿资产 ESG 评级基于在 ESG 投资领域积累的丰富经验与内部外部数据，借鉴国内外先行机构的实践经验，既考虑国际惯例又兼顾中国实际，从输入端重点考察因素涵盖 E/S/G 三个维度，形成三级指标体系。

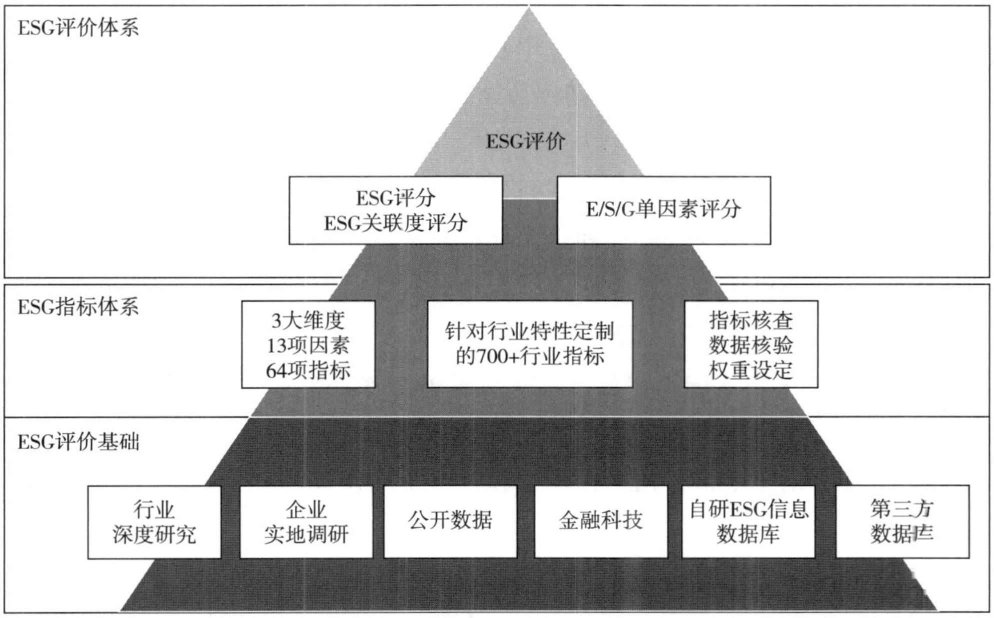

图 10-4　国寿资产 ESG 评价体系逻辑图

（资料来源：国寿资产）

B. ESG 评价体系

国寿资产 ESG 评价体系逻辑主要分为三部分。首先，来自行业深度研究、企业实地调研、公开数据、金融科技等 ESG 基础性评价。其次，构建 ESG 指标体系针对 700+行业定制行业指标，形成三大维度，十三项因素和 64 项指标。最后，通过指标体系形成 ESG 关联度评分以及

① 中国人寿资产管理有限公司．国寿资产率先建立 ESG 评价体系并实施评价实践．https：//www.clamc.com/single/10943/8390.html。

E/S/G 单因素评分。

C. 应用价值

国寿资产 ESG 评价主要输出 ESG 评分，同步输出 ESG 关联度评分，丰富了 ESG 评价的内容，ESG 评分旨在前瞻性地量化企业 ESG 管理水平高低，帮助识别 ESG 投资风险和机遇，ESG 关联度评分旨在量化企业信用评级受 ESG 因素变动而变动的相关程度，E、S、G 三支柱各子项评分，分别反映受评企业在环境、社会、治理方面的表现水平，在保险资管行业内具有先行示范作用。

③中信证券 ESG 评分体系①

A. 总体概况

中信证券 ESG 评分体系以中证 800 为初始边界，打造兼具国际视野和中国国情的评分体系。在横向比较上，中信证券评分体系与海外通用体系风险识别结果方向一致，但在机会判断上存在差异。在指标权重与计算方法等细则层面，主要基于国家客观的经济水平与结构、ESG 数据披露质量、国家政策方针等多个维度进行计算。

B. ESG 评价体系

评分体系总共分为 9 个二级指标与 24 个三级指标，面向中证 800 股票池，从 2018 年开始，在每年的 5 月 15 日和 11 月 15 日更新评分结果，指标设计与权重以对企业生产经营的实际影响为核心。

a. 环境指标——结合监管体系，重点关注环境风险

在环境指标内设计了环境风险等级和企业环境水平两个二级指标。其中环境风险等级指标旨在全方位评价企业的环境风险，以政府监管为企业红线，以政策管理细则评价企业环境行为的合规性，企业环境管理水平指标代表企业绿色生产水平。

b. 社会责任指标——引入中国智慧，关注国家和社会全面发展

综合考虑数据底层可得性与我国当前发展阶段，指标目前下设了员工、消费者、社会和供应链四个指标。着重突出了上市公司承担国家和社会全面发展的责任，引入了企业所属行业的政策环境变量。

c. 公司治理指标——关注治理合规性，增强指标确定性

聚焦公司内部治理的合规性与外部有效性，内部治理合规性主要体现在信息披露、治理体系构建满足监管要求；外部有效性则代表企业能否通过有效的治理增加公司价值、选择正确的发展战略。核心指标围绕管理层数据和商业道德指标构建。

C. 应用价值

一方面，该体系全面结合国际视野与中国智慧，切实探索了如何与国际 ESG 评价体系接轨同时又结合我国的发展阶段，从而将 ESG 理念从评价研究走向实战落地。另一方面，在对指标权重设计过程中，结合数据理解与行业理解，把指标对企业的影响程度进行了有效的量化，确

① 新浪财经 . ESG 研究专题：国际视野 中国阶段 构建中信证券 ESG 评分体系 . https：//stock. finance. sina. com. cn/stock/go. php/vReport_Show/kind/macro/rptid/689378052741/index. phtml。

保各项指标能够进行横纵向可比。

指标分类	二级分类	指标名称
环境	企业环境管理水平	企业污染排放水平
环境	企业环境管理水平	企业环境管理体系评价
环境	企业环境管理水平	企业对气候问题重视度
环境	企业环境管理水平	企业绿色生产水平
环境	环境风险等级	企业环境信息披露合规性
环境	环境风险等级	企业污染影响限工风险
环境	环境风险等级	企业污染排放合规性
社会责任	员工	企业安全管理体系评价
社会责任	员工	职工获益率
社会责任	员工	员工满意度评价
社会责任	员工	安全生产处罚事件
社会责任	社会	企业行业政策环境
社会责任	消费者	企业质量管理体系评价
社会责任	消费者	企业产品质量评价
社会责任	供应链	企业供应链稳定性评价
社会责任	供应链	企业供应链关系评价
公司治理	商业道德	企业涉及相关诉讼评价
公司治理	内部治理合规性	治理是否满足监管要求
公司治理	内部治理合规性	信息披露是否满足监管要求
公司治理	内部治理合规性	ESG 治理重视度评价
公司治理	内部治理合规性	财务治理评价
公司治理	管理层评价	管理层激励制度评价
公司治理	管理层评价	管理层收入评价
公司治理	管理层评价	管理层稳定性评价
公司治理	管理层评价	股权结构稳定性评价

图 10-5　中心证券 ESG 评价体系

（资料来源：中信证券研究部）

（2）银行领域应用与实践

①工商银行①

A. 总体概况

工商银行长期致力于打造国际一流的绿色金融机构，并积极开展绿色金融领域的前瞻性研究。基于 ESG 评估及应用的趋势，以及进一步健全工商银行的环境和社会风险评估体系的需要，工商银行绿色金融课题组于 2015 年年末正式启动了“ESG 绿色评级与绿色指数”项目及相关的研究工作。

在构建 ESG 评价体系的过程中，工商银行与中证指数研究院和标普旗下的 Trucost 公司合

① 中国工商银行绿色金融课题组．ESG 绿色评级及绿色指数研究．https：//www. chmfs. org. cn/upload/5d10887774170. pdf。

作，充分结合了中证指数研究院在指数构建方法方面、Trucost公司在环境数据方面以及工商银行在海量真实客户数据方面的优势，大幅提升了ESG评级结果的质量和效率；同时，充分考虑了中国企业特征，具有较强的实用性和可信性。该体系不仅有助于银行识别可持续发展能力较强的优秀企业客户、防范环境与社会风险，对于引导绿色投资、完善绿色金融体系，助推绿色和可持续发展，也将起到重要的作用。

B. ESG评级体系

在指标设计上，整个框架体系涵盖三个层级，其中第一层级采用国际通用的概念框架，包括环境表现（E）、社会（S）和公司治理（G）三类大项；第二、第三层级，则充分借鉴了传统的绿色信贷和风险识别经验，并广泛征求国内外专家意见，筛选确定了17个维度和32个关键指标。

a. 环境

工商银行ESG评级的环境项主要包含以下维度：一是公司的环境友好程度分类。二是企业生产过程中各类污染物的排放强度。从污染源来看，应综合评价企业生产给大气、土壤、水资源等带来的各类影响；而从渠道来看，应包含企业生产所带来的直接环境污染和带动上下游供应链产生的间接污染。三是政府的环保处罚和突发环境事件给企业声誉和经营带来的影响。四是表征企业主动管理风险的能力的相关制度与信息披露水平。

b. 社会

工商银行ESG评级的社会责任项下，共分为社会责任综合评价、劳动保护、工会与培训、社会公益、突发事件和社会信息披露等几个维度。

c. 公司治理

工商银行ESG评级的公司治理项下共包含七个维度，分别为公司治理综合评价、企业经营足迹、反腐败、税收透明、商业道德、合规经营和公司治理信息披露。

C. ESG评级方法学

为了提高评级结果的直观性，需要给出受评对象的ESG评分，用以衡量ESG的综合表现。从技术层面讲，ESG评分是将评级指标体系中不同维度的关键业绩指标映射到一个可比的数值（ESG评分）的过程。借鉴国际经验，工商银行以打分卡作为获得最终ESG评分的方式。为方便比较，将所有关键业绩指标的权重进行了归一化，使最终得到的企业ESG评分和环境、社会与公司治理三个项下的得分均是处在［0，1］区间上实数。为了体现评级的实效性，工商银行对指标体系中的量化指标和突发事件给予了较大权重。经过处理和权重调整，ESG评分在不同行业以及时点上具有较强的可比性。

D. ESG指数构建

工商银行将内部客户数据与第三方权威数据相结合，在国内商业银行中首家构建了ESG绿色评级体系，并以上证180企业为样本进行试算，形成绿色发展指数和绿色投资指数。绿色投资指数是以某一股指所包含的企业ESG评级为基础开发的被动型指数投资产品。根据受评企业ESG得分的优劣来调整股指内不同股票样本的投资比例，达到引导投资人加大绿色投资，发掘企业绿色可持续发展收益的目的；而构建绿色发展指数的目的则是反映一定时期内受评企业可持续发展能力的总体状况。基于企业 ESG 的评级结果，可以参照受评企业的资本规模或经营业绩将所有企业 ESG 评级得分进行加权汇总。

E. 应用价值

随着 ESG 评级体系的不断完善，工商银行 ESG 评级和 ESG 指数的应用也将不断拓展。一是可作为商业银行内部评级体系的重要补充。作为国内首个由商业银行开发的量化评估企业可持续发展的评级体系，项目的实施将在客户信用评级之外，建立客户可持续能力的评级体系，填补商业银行绿色评级的空白。二是可为商业银行客户定价提供参考。能够使商业银行提供金融产品和金融服务时，更多地支持有环境效益的项目，成为引导金融业和绿色企业开展绿色投融资的一个重要的、积极的数量信号。三是有利于树立行业标杆。一方面，对尚处于起步阶段的中国绿色评价和绿色指数发展而言，工商银行 ESG 绿色指数将有可能成为机构投资者的重要投资标的；另一方面，对于绿色评级优秀的企业，也有利于融资更多资金，实现良性循环发展。四是有利于引导社会资金流向。可帮助投资者全面评估被投资企业的经济社会环境表现和可持续发展能力，有效引导资金流向，全力支持和推动中国的绿色投融资，加速经济向绿色化转型。

②建设银行[①]

A. 总体概况

基于国际领先的 ESG 评估体系和国内绿债标准，建设银行将一级市场的承销经验与绿色金融和 ESG 领域的科研实力及专利方法学结合，运用一、二级市场丰富的数据反复检验回测，聚焦绿色和 ESG 领域债券，发布“建行-万得绿色 ESG 债券发行指数”和中国绿色债券、碳中和债券、ESG 债券三条一级市场收益率曲线，成为国内市场上首只融合了 ESG、碳中和概念的绿债发行指数。

B. ESG 评级体系

a. 环境

在节能减排、污染处理、绿色供应链、绿色产品和绿色办公等定性指标后，加入含有环境风险、绿色收入和环境量化信息的定量指标，以衡量上市公司在运营过程中的绿色程度。

b. 社会责任

定性指标关注了上市公司的可靠性、慈善、扶贫、社区、员工、消费者和供应商等方面的信息，定量指标则偏重测评企业的社会责任风险和社会责任量化信息，从这两个方面对上市公司的社会责任进行评分。

c. 公司治理

既包含上市公司组织结构、投资者关系、信息透明度、技术创新、风险管理等定性指标，又加入公司治理风险和治理量化信息等定量指标如现金分红比例，从这些维度来判断上市

① 中国建设银行．《2021 环境信息披露报告》http：//group1. ccb. com/cn/group/esg/upload/20220719 _ 1658230524/ 20220720162319127176. pdf;

中国建设银行．《2021 社会责任报告》http：//group1. ccb. com/cn/group/esg/upload/20220713 _ 1657700324/20220718155355310694. pdf。

公司的治理水平。考虑到近年来上市公司盈余管理中存在着较为严重的委托代理问题，对投资者利益造成较大损失，中央财经大学国际绿色金融研究所团队还利用学术研究中的 Modified Jones Model 来估计盈余品质指标，并纳入公司治理评价中。

d. 负面行为风险

主要统计上市公司的环保处罚、债务、违约、纠纷、毁约、拖欠、安全性、质量和违规方面的信息，从而测评其环境风险、信用风险、劳务风险、产品风险和违规风险。

C. ESG 指数构建

建设银行 ESG 债券发行指数旨在每周对全国银行间债券市场、上交所和深交所新发行债券的 ESG 表现和募集项目进行评估和筛选。筛选后，抽取样本在一级市场的收益率数据，将其重新分类，并按特定权重进行平均，形成绿色 ESG 债券发行指数。在样本量足够的前提下，碳中性键的子指标，绿色债券和 ESG 债券系列的计算方法相同，对应的指数曲线公开展示。

表 10-19　建设银行 ESG 相关指数简介

相关指数名称	指数代码	资产类别	指数简介	指数调整周期	指数构建方法
建行-万得绿色 ESG 债券发行指数	WCCBIIGFESG001	债券	“建行-万得绿色 ESG 债券发行指数”从全国每周新发行债券中选择 ESG 债券、绿色债券和碳中和债券作为样本池，形成国际绿色金融研究所（CUFE）认定的样本池	根据境内债券市场交易日历，每周首个债券发行日对前一周新发行的样本债券进行筛选。不符合条件的债券予以剔除，符合条件的债券予以纳入	1. 筛选债券的基础样本池：全国银行间债券市场、上海证券交易所和深圳证券交易所的政府债券、政策性金融债券、政府支持机构债券和信用债券（包括但不限于政府债券、金融债券、公司债券和债务融资工具） 2. 从基本样本池中选择并形成三种类型的债券样本池： （1）ESG 债券样本库：根据 IIGF 的 E、S 和 G 评估方法。只有当债券发行人在 ESG 和 E 指标方面被评为 A 时，产生的债券将被选中以形成 ESG 债券样本库； （2）绿色债券样本库：根据“绿色债券支持项目目录”（2015 年版）； （3）碳中和债券样本池：根据中国银行间市场交易商协会发布的《关于明确碳中和债券相关机制的通知》，基础样本池将根据其资金用途重新选择，形成最终碳中和债券样本池。在此基础上，IIGF 自主开发了一套成熟的方法论，以解决债券项目无法通过人工筛选的情况 3. 抽取上述三类债券样本池，汇总为发行指数的最终样本池

资料来源：根据公开资料整理。

D. 应用价值

“建行-万得绿色 ESG 债券发行指数”是市场上首只融合了 ESG、碳中和概念的绿债发行指数，综合了国内国际绿色标准，为国际投资机构提供更直观、更精准、可量化、可比较的有效工具，从而增进国际市场对中国绿色债券以及优质 ESG 发行企业的了解，引导国际资金更加积极配置中国绿色资产，加快绿色资本市场国际合作的步伐。

③浦发银行①

A. 总体概况

2022 年 1 月，浦发银行和上海期货交易所联合主办的“适远：厚积薄发”《浦银避险 2022 年市场展望蓝皮书》暨中债-浦发银行 ESG 精选债券指数发布会成功举行。

B. ESG 评级体系

中债 ESG 评价是中债估值中心自主构建债券发行主体 ESG 评价体系，全面采集分析 ESG 数据信息，从环境（Environment）、社会（Social）、公司治理（Governance）三个维度形成的 ESG 评价结果，包括 E、S、G 评价分项得分和 ESG 评价总体得分，首次实现对中国债券市场公募信用债发行主体的全覆盖。

C. ESG 评级方法学

中债-浦发银行 ESG 精选债券指数采用中债 ESG 评价，但中债并未公开披露其 ESG 评级方法学。

D. ESG 指数构建

中债-浦发银行 ESG 精选债券指数隶属于中债定制指数族系，指数成分券由在境内公开发行的发行期限 5 年以内（含 5 年），剩余期限 1 个月—5 年（包含 1 个月和 5 年）的债券组成，其中，信用债发行人需满足 ESG 评价 7 分及以上，总资产规模不低于 1 000 亿元、存量债券余额不低于 20 亿元的条件。该指数可作为投资该类债券的业绩基准和标的指数。

表 10-20　浦发银行 ESG 相关指数简介

相关指数名称	指数代码	资产类别	指数简介	指数类别	指数构建方法
中债-浦发银行 ESG 精选债券指数	CBC04401	债券	中债-浦发银行 ESG 精选债券指数隶属于中债定制指数族系	定制	以中债估值为参考（价格偏离度参数为 0.1%），优先选取合理的最优市场价格，若无则直接采用中债估值。指数成分券中，不同场所流通的同一只券作为不同券处理

资料来源：根据公开资料整理。

E. 应用价值

中债-浦发银行 ESG 精选债券指数充分秉承 ESG 理念，精选市场上优质发行人的高流动性债券，为市场提供稳定、透明、可追踪、高标准的业绩比较基准，通过创新绿色金融服务产品，为广大机构投资者提供多元化的业绩比较基准和投资标的，为服务实体经济和“双碳”转型注入新动能。

④华夏银行②

① 新华财经．中债估值发布中债-浦发银行 ESG 精选债券指数．https：//www. cnfin. com/zs-lb/detail/20220109/3508851_1. html；
浦发银行．《2021 年企业社会责任报告》．https：//xinpi. stcn. com/finalpage/2022-04/28/1213175134. PDF。

② 解密华夏银行 ESG 基因．https：//finance. eastmoney. com/a2/202105131921052449. html；
人民网．华夏银行 ESG 系列指数正式发布．http：//industry. people. com. cn/n1/2020/0409/c413883-31667804. html；
华夏银行．《2021 年社会责任报告》．https：//www. hxb. com. cn/images/jrhx/tzzgx/xxpl/dqbg/2022/05/05/8ACC630E03AA5C9A0F835A4DC1857EE2. pdf；
中证指数．https：//www. csindex. com. cn/#/。

A. 总体概况

2020 年，华夏银行先后与中证指数公司开发了“中证华夏银行 ESG 指数”和“中证 ESG120 策略指数”，与中债金融估值中心开发了“中债-华夏理财 ESG 优选债券策略指数”。后者成功填补境内机构 ESG 策略债券指数的空白，并成为中国债券市场 ESG 策略投资首个业绩基准和标的指数，该指数目前受到多家海外交易所及资管机构的关注和认可。

B. ESG 评级体系

由华夏银行开发的“中证华夏银行 ESG 指数”和“中证 ESG120 策略指数”是依据中证指数公司“ESG 评价体系”开发的首批指数。

a. 环境

环境（E）反映企业在生产经营过程中对环境的影响，揭示企业可能面临的环境风险和机遇，共设置五个主题，分别为气候变化、污染与废物、自然资源、环境管理和环境机遇主题。其中，气候变化、污染与废物、自然资源主题从环境产出与投入方面反映排放和消耗的情况，环境管理和环境机遇主题反映企业环境风险管理能力和环境发展机遇。

表 10-21　环境（E）评价体系下的相关指标

主题	单元	含义
气候变化	碳排放	反映企业温室气体排放水平，以及企业为直接或间接降低温室气体排放采取的管理措施，旨在衡量企业在温室气体排放方面的风险
污染与废物	污染与废物	反映企业污染与废物排放水平，以及企业为直接或间接降低污染与废物排放采取的管理措施，旨在衡量企业面临与污染、废物排放相关的诉讼或监管惩罚等风险
自然资源	水资源	反映企业资源利用情况，旨在衡量企业在资源成本提升和资源使用与所在地利益冲突时，可能影响经营生产持续性、市场准入困难等风险
	土地使用与生物多样性	
环境管理	环境管理制度	反映企业管理环境风险的主观意识和制度安排，旨在从企业整体角度管控环境风险的能力。对于金融行业，针对性地考察其对绿色金融的支持力度与参与程度
	绿色金融	
环境机遇	环境机遇	反映企业面临环境发展机遇以及机遇管理能力，旨在衡量企业可能获益于经济转型和绿色经济发展的机遇，如清洁技术、可再生能源、绿色建筑等

b. 社会责任

社会（S）反映企业对利益相关方的管理以及企业社会责任方面的管理绩效和声誉提升，揭示企业可能面临的社会风险和机遇，共设置三个主题，分别为利益相关方、责任管理和社会机遇主题。其中，利益相关方主题反映在员工、供应链、客户与消费者方面面临的风险，责任管理和社会机遇主题反映企业履行社会责任和对社会积极贡献带来的发展机遇。

表 10-22 社会（S）评价体系下的相关指标

主题	单元	含义
利益相关方	员工	反映员工情况、福利等，旨在衡量企业由于劳动力不稳定等带来的生产停滞、法律诉讼等风险，同时考察企业是否制定相应政策或项目对可持续雇佣关系进行管理
	供应链	反映供应链集中度与合规性，旨在衡量企业由于供应链的不稳定或不安全等因素导致企业经营持续性受到影响的风险，同时考察企业是否制定相应政策或项目对供应链可持续性进行管理
	客户与消费者	反映产品质量、信息安全等，旨在衡量企业面临产品质量问题、信息泄露等带来的监管处罚、市场准入与法律诉讼等风险，同时考察企业是否制定相应政策或项目对产品质量与信息安全性进行管理
责任管理	责任管理	反映企业社会责任管理的主观意识和制度安排，旨在衡量企业在社会责任方面的管理绩效以及对企业带来的影响
社会机遇	慈善活动	反映扶贫、捐赠、抗疫、就业、税收等，衡量企业受益于履行社会责任、对社会积极贡献而获得的企业发展机遇
	企业贡献	

c. 公司治理

公司治理（G）反映公司通过内部和外部机制来保证公司决策科学化，维护公司可持续运营以及保障公司各方利益合理安排的能力，揭示公司可能面临的治理风险，共设置六个主题，分别为股东治理、治理结构、管理层、信息披露、公司治理异常和管理运营主题。其中，股东治理、治理结构、管理层主题反映企业内部治理情况，信息披露、公司治理异常主题反映企业外部治理情况，管理运营主题反映公司的治理绩效。

表 10-23 公司治理（G）评价体系下的相关指标

主题	单元	含义
股东治理	股东治理	旨在衡量上市公司对股东权益的保障以及控股股东行为对上市公司的影响
	控股股东治理	
治理结构	机构设置	反映公司的董监事治理情况，包括机构设置与机构运作情况，治理结构是完善和优化治理机制的关键要素
	机构运作	
管理层	管理层	反映管理层激励的水平、方式与合理性，旨在衡量管理不当产生的风险
信息披露	信息披露质量	反映上市公司信息披露的及时性、可靠性与完备性，旨在衡量上市公司信息披露的质量
公司治理异常	公司治理异常	反映公司受到的监管处罚、法律诉讼等问题，旨在衡量公司发生治理问题所引发的风险
管理运营	财务风险	反映公司财务风险与财务质量的情况，旨在衡量公司治理的效果
	财务质量	

C. ESG 评级方法学

中证 ESG 评价分数由指标开始，依次计算出单元、主题、维度和 ESG 总分。单元得分根据所对应的指标进行计算，其中风险类单元依据对应的风险暴露与风险管理指标计算，机遇类单元依据对应的机遇暴露与机遇管理指标计算。

在完成单元分数计算后，主题、维度和 ESG 总分则由下一层级分数加权合成，加权权重综合考虑上市公司所处行业特征与指标数据质量确定。具体计算如下：

$$主题分数 = \sum_{i=1}^{n} 该主题下单元分数\ i \times 单元权重\ w_i$$

$$维度分数 = \sum_{j=1}^{m} 该维度下主题分数 j \times 主题权重 w_j$$

$$ESG 总分 = \sum_{p=1}^{q} 不同行业的维度分数 p \times 维度权重 w_p$$

中证 ESG 评价总分与 E/S/G 维度分数由高到低分为十档，依次为 AAA、AA、A、BBB、BB、B、CCC、CC、C 以及 D，分档越高代表公司 ESG 表现越好。

D. ESG 指数构建

“中证华夏银行 ESG 指数”和“中证 ESG120 策略指数”是从沪深 300 指数样本股中剔除 ESG 分数较低的上市公司股票，根据估值、股息、质量与市场因子分数计算综合得分，选取综合得分较高的 120 只股票作为指数样本股，以“2017 年 6 月 30 日为基日、1 000 点为基点”编制而成。

表 10-24 华夏银行 ESG 相关指数简介

相关指数名称	指数代码	指数简称	资产类别	指数简介	指数类别	指数构建方法
中证华夏银行 ESG 指数	931477	华夏银行 ESG	股票	中证华夏银行 ESG 指数从沪深 300 指数样本中剔除 ESG 分数较低的上市公司证券，依据估值、股息、质量与市场因子分数计算综合得分，选取综合得分较高的代表性证券作为指数样本，为投资者提供更多样化的投资标的	策略	1. 依据中证 ESG 评价的环境（E）、社会（S）、公司治理（G）分数，计算样本空间中证券的 ESG 分数，计算方法为： ESG 分数 = 0. 2×E 分数+0. 3×S 分数+0. 5×G 分数 2. 计算样本空间中证券的估值、股息、质量与市场四个因子分数，并进一步计算综合得分。其中，综合得分为四个因子分数的加权平均 3. 剔除样本空间中 ESG 分数最低的 20%的证券，剩余证券作为待选样本 4. 在待选样本中对各中证二级行业内证券按照综合得分由高到低排名，依次纳入样本直到入选样本对该行业市值覆盖达到 50%
中证 ESG120 策略指数	931476	ESG120 策略	股票	中证 ESG120 策略指数从沪深 300 指数样本中剔除 ESG 分数较低的上市公司证券，依据估值、股息、质量与市场因子分数计算综合得分，选取综合得分较高的 120 只证券作为指数样本，为投资者提供更多样化的投资标的	策略	1. 依据中证 ESG 评价的环境（E）、社会（S）、公司治理（G）分数，计算样本空间中证券的 ESG 分数，计算方法为： ESG 分数 = 0. 2×E 分数+0. 3×S 分数+0. 5×G 分数 2. 计算样本空间中证券的估值、股息、质量与市场四个因子分数，并进一步计算综合得分。其中，综合得分为四个因子分数的加权平均 3. 剔除样本空间中 ESG 分数最低的 20%的证券，剩余证券作为待选样本 4. 依据沪深 300 指数样本在中证二级行业数量分布，确定各中证二级行业的样本数量，具体方法为：

续表

相关指数名称	指数代码	指数简称	资产类别	指数简介	指数类别	指数构建方法
中证 ESG120 策略指数	931476	ESG120 策略	股票	中证 ESG120 策略指数从沪深 300 指数样本中剔除 ESG 分数较低的上市公司证券，依据估值、股息、质量与市场因子分数计算综合得分，选取综合得分较高的 120 只证券作为指数样本，为投资者提供更多样化的投资标的	策略	行业 i 样本数量＝max（floor（沪深 300 样本中行业 i 证券数量×120/300），ceil（沪深 300 样本中行业 i 权重/0.05）），其中，floor 为向下取整，ceil 为向上取整； 5. 在待选样本中对各中证二级行业内证券按照综合得分由高到低排名，依据已确定的各中证二级行业的样本数量，选取行业内综合得分排名靠前的证券作为指数样本。若指数样本数量不足，做进一步调整以使样本数量为 120 只
中证华夏银行 ESG 优选债券指数	931804	华夏银行 ESG 优选债	信用债	中证华夏银行 ESG 优选债券指数从中证 800 指数样本中，选取 ESG 评价较高的发行人所发行的符合条件的债券作为指数样本，结合华夏银行投资策略优化权重配置，以反映 ESG 评价较高且收益较高的债券整体表现	定制	1. 从样本空间中选取发行人属于中证 800 指数样本的债券作为待选样本，并将其发行人按照企业性质进行分组 2. 对于央企和国企组中待选样本的发行人，分别按照其环境（E）、社会（S）、公司治理（G）和 ESG 评价由高到低排名，剔除 G 排名后 10% 的发行人，同时剔除 E、S、ESG 排名均在后 10% 的发行人 3. 对于无实际控制人且股权结构较为分散等情形的发行人，分别按照其 E、S、G 和 ESG 评价由高到低排名，剔除四者任一排名在后 10% 的发行人 4. 从待选样本中选取剩余发行人所发行的债券作为指数样本

资料来源：根据公开资料整理。

E. 应用价值

华夏银行 ESG 系列股票指数的发布，是其参与资本市场发展的积极探索。后续将围绕“中证华夏银行 ESG 指数”和“中证 ESG120 策略指数”，充分利用净值型理财产品的丰富形态，推动 ESG 投资在中国资本市场的发展。

10.3.1.3 第三方机构不断完善 ESG 评价体系

第三方机构也在积极完善 ESG 评价体系，中证、中债、商道融绿等机构发布了对中国上市公司的 ESG 评级结果。这些 ESG 评级机构在评级方法上一定程度上纳入了适合我国目前发展状况的本土化因素。

①中证 ESG 评价方法①

A. 指数简介

① 中证指数. https://www.csindex.com.cn/#/。

中证 ESG100 指数系列是为财通基金创新定制，根据 ECPI ESG 评级方法，从沪深 300 指数样本股中挑选 ESG 评级前 100 只股票作为样本股，以反映沪深 300 指数中 ECPI ESG 评级较高公司股票的走势。

截至 2021 年 6 月底，中证指数公司累计发布 ESG 等可持续发展相关指数 70 条，其中股票指数 56 条，债券指数 14 条。其中，ESG 股票指数包括沪深 300、中证 500、中证 800 的 ESG 基准、ESG 领先和 ESG 策略等指数系列。ESG 相关指数的发布，为引导资金支持绿色产业发展，促进资本市场服务实体经济提供了多样化工具。

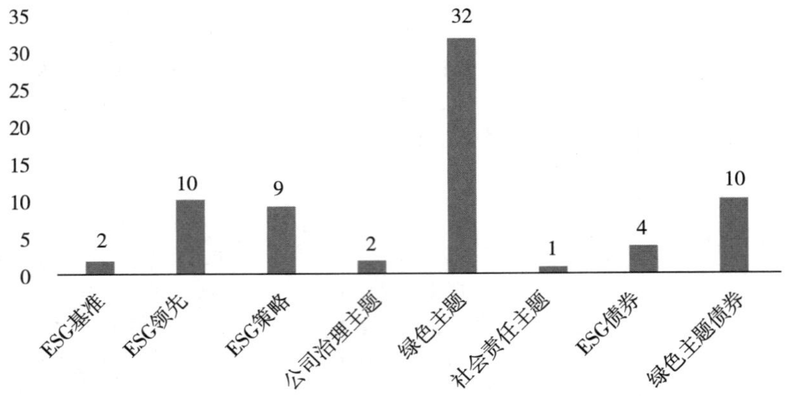

图 10-6　中证 ESG 相关指数分布

（资料来源：中证官网）

表 10-25　部分中证 ESG 指数系列简介

序号	指数名称	指数简介
1	中证 ECPI ESG80 指数	中证 ECPI ESG80 指数从沪深 300 样本中选取 ESG 评分在 E+以上、过去 6 个月波动率最低的 80 只证券作为指数样本，采用波动率倒数加权，为投资者提供更多样化的投资标的
2	中证嘉实沪深 300 ESG 领先指数	中证嘉实沪深 300 ESG 领先指数从沪深 300 指数样本中选取 ESG 评分较好的 100 只证券作为指数样本，以反映沪深 300 指数样本中环境保护、社会、公司治理综合表现较好的上市公司证券的整体表现
3	沪深 300 ESG 价值指数	沪深 300 ESG 价值指数从沪深 300 指数样本中选取 ESG 分数较高且估值较低的 100 只上市公司证券作为指数样本，为投资者提供更多样化的投资标的
4	中证中财-苏农长三角 ESG 债券指数	中证中财-苏农长三角 ESG 债券指数从主体评级 AA+及以上且注册地位于长三角城市群的信用债发行人中，取 ESG 分数较高的 100 名发行人所发行的债券作为指数样本券，以反映长三角地区 ESG 分数较高的发行人所发行债券的整体表现
5	中证招银理财夜光 ESG 指数	中证招银理财夜光 ESG 指数根据招银理财环境、社会和公司治理评价方法计算上市公司 ESG 分数，选取 ESG 分数较高且市值较大的 100 只证券作为指数样本，为投资者提供多样化的投资标的
6	沪深 300 ESG 债券指数	沪深 300 ESG 债券指数从沪深 300 指数样本中分行业选取 ESG 分数最高的发行人所发行债券作为指数样本，以反映沪深 300 指数样本 ESG 分数最高的发行人所发行债券的整体表现
7	沪深 300 ESG 信用债指数	沪深 300 ESG 信用债指数从沪深 300 指数样本中分行业选取 ESG 分数最高的发行人所发行信用债作为指数样本，以反映沪深 300 指数样本 ESG 分数最高的发行人所发行信用债的整体表现

续表

序号	指数名称	指数简介
8	中证中银证券 300 ESG 指数	中证中银证券 300 ESG 指数以沪深 300 指数样本为基础，通过 ESG 得分对样本权重进行调整，在跟踪沪深 300 指数的同时，突出在环境保护、社会责任和公司治理三个维度表现优异的上市公司证券的整体表现

资料来源：根据官网资料整理。

B. 指数类别

为满足行业需求，促进国内 ESG 投资发展，中证指数公司推出 ESG 指数体系，涵盖 ESG 基准、ESG 领先、ESG 策略、ESG 主题等类型。其中，基准系列指数定位于为机构投资者提供公允的业绩基准；领先系列指数定位于引导市场关注优质 ESG 公司股票，倡导 ESG 投资理念，分享 ESG 优质公司的发展红利；ESG 策略、主题系列指数定位于为市场提供更多样化的 ESG 投资选择，丰富指数产品跟踪标的选择。

表 10-26　部分中证 ESG 指数类别

序号	指数名称	指数类别
1	中证 ECPI ESG80 指数	主题
2	中证嘉实沪深 300 ESG 领先指数	主题
3	沪深 300 ESG 价值指数	策略
4	中证中财-苏农长三角 ESG 债券指数	信用债
5	中证招银理财夜光 ESG 指数	主题
6	沪深 300 ESG 债券指数	信用债
7	沪深 300 ESG 信用债指数	信用债
8	中证中银证券 300 ESG 指数	主题

资料来源：根据官网资料整理。

C. 构建方法

中证 ESG100 指数由沪深 300 指数样本股构成样本空间，对样本空间内证券采用国际先进的 ECPI 可持续发展评级体系，运用 ESG 方法从环境、社会和治理三方面进行评级，依据评级结果选取评级靠前的 100 只上市公司证券作为指数样本，如果评级相同，则优先选取过去一年日均总市值较高的证券。

表 10-27　部分中证 ESG 100 指数系列构建方法

序号	指数名称	指数构建方法
1	中证 ECPI ESG80 指数	1. 样本空间 沪深 300 指数样本 2. 选样方法 （1）对样本空间内证券采用 ECPI 可持续发展评级体系，运用 ESG 方法从环境、社会和治理三方面进行评级，依据评级结果选取评级 E+以上的证券作为待选样本； （2）在上述待选样本中，根据过去 6 个月日收益率计算的年化波动率由低到高排名，选取排名前 80 只证券作为指数样本

续表

<table>
<tr><th>序号</th><th>指数名称</th><th>指数构建方法</th></tr>
<tr><td>2</td><td>中证嘉实沪深
300 ESG
领先指数</td><td>1. 样本空间
沪深 300 指数样本
2. 选样方法
(1) 剔除样本空间中有重大治理问题、债务违约、环境处罚的证券;
(2) 根据环境保护、社会责任、公司治理计算证券的 ESG 评分并由高到低排名;
(3) 按照沪深 300 指数样本中证一级行业样本数量,分配各行业样本配额:
第 i 行业样本配额=样本空间内第 i 行业所有证券数量/300×100
并对各行业样本配额做出进一步调整,使配额均为整数,且总数为 100;
(4) 按照行业样本配额,在行业内选取 ESG 评分排名靠前的证券作为指数样本</td></tr>
<tr><td>3</td><td>沪深 300 ESG
价值指数</td><td>1. 样本空间
沪深 300 指数样本
2. 选样方法
(1) 对样本空间中的证券,计算价值因子分数。价值因子分数为市盈率 (TTM)
倒数,市现率 (TTM) 倒数与市销率 (TTM) 倒数三个指标 Z 值的平均。Z 值计算方法:
Z= (X-μ)/σ= (指标分数-中证一级行业内指标分数的均值)/中证一级行业内指标分数的标准差
Z=max [-3, min (3, Z)]
(2) 对样本空间中的证券,计算 ESG 价值综合分数。ESG 价值综合分数为 ESG 分数与价值因子分数的平均;
(3) 从样本空间中选取 ESG 分数与价值因子分数都在沪深 300 指数样本中排名前 150 的证券作为待选样本;
(4) 在待选样本中,选取 ESG 价值综合分数最高的 100 只证券作为指数样本。若样本数量不足 100,则从 ESG 分数在沪深 300 空间排名前 150 的证券中依次选取价值因子分数最高的证券,直到样本数量达到 100</td></tr>
<tr><td>4</td><td>中证中财-苏
农长三角 ESG
债券指数</td><td>1. 样本空间
中证中财-苏农长三角 ESG 债券指数的样本空间由满足以下条件的债券构成:
(1) 债券种类:在沪深交易所或银行间市场上市的企业债、公司债、中期票据等债券,不包括私募品种,债券币种为人民币;
(2) 主体评级:AA+及以上;
(3) 剩余期限:1 年以上;
(4) 发行人所在地:长三角城市群,包括上海市、南京市、无锡市、常州市、苏州市、南通市、盐城市、扬州市、镇江市、泰州市、杭州市、宁波市、嘉兴市、湖州市、绍兴市、金华市、舟山市、台州市、合肥市、芜湖市、马鞍山市、铜陵市、安庆市、滁州市、池州市等;
(5) 付息方式:固定利率付息或一次还本付息</td></tr>
<tr><td>5</td><td>中证招银理财
夜光 ESG 指数</td><td>1. 样本空间
沪深 300 指数样本
2. 选样方法
(1) 根据招银理财的环境 (E)、社会 (S)、公司治理 (G) 评价方法计算上市公司的 E、S、G 分数,并计算 ESG 分数。计算方法为:ESG 分数= (1/3) ×E 分数+ (1/3) ×S 分数+ (1/3) ×G 分数
(2) 计算上市公司 ESG 市值综合分数,计算方法为:
ESG 市值综合分数=CDF (ESG 分数) ×自由流通市值
其中,CDF 为标准正态分布累计函数;
(3) 选取 ESG 市值综合分数最高的 100 只上市公司证券作为指数样本</td></tr>
</table>

续表

序号	指数名称	指数构建方法
6	沪深 300 ESG 债券指数	1. 样本空间 沪深 300 ESG 债券指数的样本空间由满足以下条件的债券构成： （1）债券种类：在沪深交易所或银行间市场上市的企业债、公司债、中期票据、商业银行债等债券品种，不含私募品种，债券币种为人民币； （2）信用评级：中证隐含评级 A 以上； （3）剩余期限：1 年以上； （4）付息方式：固定利率付息或一次还本付息。 2. 选样方法 对沪深 300 指数样本，在中证一级行业内，选取 ESG 分数最高的 1/3 的公司，并将其发行的满足样本空间条件的债券作为指数样本
7	沪深 300 ESG 信用债指数	1. 样本空间 沪深 300 ESG 信用债指数的样本空间由满足以下条件的债券构成： （1）债券种类：在沪深交易所或银行间市场上市的企业债、公司债、中期票据等债券品种，不含私募品种，债券币种为人民币； （2）信用评级：中证隐含评级 A 以上； （3）剩余期限：1 年以上； （4）付息方式：固定利率付息或一次还本付息。 2. 选样方法 对沪深 300 指数样本，在中证一级行业内，选取 ESG 分数最高的 1/3 的公司，并将其发行的满足样本空间条件的债券作为指数样本

资料来源：根据官网资料整理。

D. 评价体系

中证 ESG 评价体系包括环境（E）、社会（S）和公司治理（G）三个维度，由 14 个主题、22 个单元和 100 余个指标构成。

表 10-28　中证 ESG 100 指数系列评价体系

维度	主题	单元
环境	气候变化	碳排放
	污染与废物	污染与废物排放
	自然资源	水资源
		土地使用与生物多样性
	环境管理	环境管理制度
		绿色金融
	环境机遇	环境机遇
社会	利益相关方	员工
		供应链
		客户与消费者
	责任管理	责任管理
	社会机遇	慈善活动
		企业贡献

续表

维度	主题	单元
治理	股东治理主题	股东治理
		控股股东治理
	治理结构	机构设置
		机构运作
	管理层	管理层
	信息披露	信息披露质量
	公司治理异常	公司治理异常
	管理运营	财务风险
		财务质量

资料来源：根据官网资料整理。

E. 评分评级

中证指数依据最新公开披露信息、评价体系与分数计算方法，对评价分数进行更新。中证ESG评价更新频率一般为月度。当公司发生重大环境污染、重大危害公共安全及重大财务造假等严重ESG风险事件时，中证指数对中证ESG评价进行及时更新。

中证ESG评价分数由指标开始，以此计算出单元、主题、维度和ESG总分。单元得分根据所对应的指标进行计算，其中风险类单元对应的风险暴露与风险管理指标计算，机遇类单元依据对应的机遇暴露与机遇管理指标计算。

$$\text{主题分数} = \sum_{i=1}^{n} \text{该主题下单元分数}\, i \times \text{单元权重}\, w_i$$

$$\text{维度分数} = \sum_{j=1}^{m} \text{该维度下主题分数}\, j \times \text{主题权重}\, w_j$$

$$\text{ESG 总分} = \sum_{p=1}^{q} \text{不同行业的维度分数}\, p \times \text{维度权重}\, w_{i、p}$$

中证ESG评价总分与E、S、G唯独分数由高到低分为十档，依次为AAA、AA、A、BBB、BB、B、CCC、CC、C以及D，分档越高代表公司ESG表现越好。

F. 指数样本和权重调整

a. 定期调整

指数样本每半年调整一次，样本调整实施时间分别为每年1月和7月的第二个星期五的下一交易日。对于调整前后评级相同的老样本，如果日均总市值在样本空间内排名前60%，将优先保留。每次调整的样本比例一般不超过20%，除非从样本空间中被调出的原样本比例超过20%。

权重因子随样本定期调整而调整，调整时间与指数样本定期调整实施时间相同。在下一个定期调整日前，权重因子一般固定不变。

b. 临时调整

特殊情况下将对指数进行临时调整。当样本退市时，将其从指数样本中剔除。样本公司发生收购、合并、分拆等情形，参照计算与维护细则处理。

当样本的 ECPI ESG 评级发生重大临时变动时，指数将据此进行临时调整。当样本空间中有证券被临时剔除且被剔除证券同时也是该指数样本，指数将立刻剔除该样本，并选取样本空间中尚未调入指数且 ECPI ESG 评级最高的证券调入指数，如果评级相同，则优先选取过去一年日均总市值最大的证券。

②中债 ESG 指数[①]

A. 指数简介

中债估值中心自 2019 年起开启债券市场 ESG 评级体系的研发工作，于 2020 年 10 月末完成自主构建债券发行主体 ESG 评价体系。该体系综合考虑行业、个体差异，根据相关国家政策、行业标准设置 60 余个指标，覆盖全部公募信用债发行主体，填补了债券市场 ESG 评价体系空白。

表 10-29　部分中债 ESG 指数系列简介

序号	指数名称	指数简介
1	中债-国寿资产 ESG 信用债精选指数	中债-国寿资产 ESG 信用债精选指数隶属于中债定制指数族系，指数成分券由中债 ESG 评价 4 分及以上，且根据中国人寿资产管理有限公司的信用研究成果确定的信用资质相对较好的主体在境内公开发行、上市流通的待偿期一个月以上（含一个月），同时满足上市期限筛选条件的债券组成，可作为投资该类债券的业绩基准和标的指数
2	中债-天风国际 ESG 优选中资美元债指数	中债-天风国际 ESG 优选中资美元债指数隶属于中债定制指数族系，指数规则根据天风国际投资策略制定，指数成分券由在境外金融市场发行流通的待偿期一个月以上（含一个月）、满足中债 ESG 评价筛选条件的中资美元债组成，可作为投资该类债券的业绩基准和标的指数
3	中债-交行长三角 ESG 优选信用债指数	中债-交行长三角 ESG 优选信用债指数隶属于中债定制指数族，该指数成分券包括长江三角洲区域发行人在境内公开发行且上市流通的主体评级 AAA、中债市场隐含评级不低于 AA+且中债 ESG 评价 6 分及以上的信用债，可作为投资该类债券的业绩基准和标的指数

资料来源：根据官网资料整理。

B. 指数类别

2020 年 11 月，中债在 ESG 评价体系基础上，推出了首只宽基人民币信用债 ESG 因子指数——中债-ESG 优选信用债指数。该指数成分券由待偿期不短于 1 个月、中债市场隐含评级不低于 AA 级、在境内公开发行且上市流通的中债 ESG 评价排名靠前的发行人所发行的信用债组成。此外，中债还多次联合其他投资机构发布相关的策略或者定制 ESG 指数。

表 10-30　中债 ESG 指数系列类别

序号	指数名称	指数类别
1	中债-国寿资产 ESG 信用债精选指数	定制
2	中债-天风国际 ESG 优选中资美元债指数	定制
3	中债-交行长三角 ESG 优选信用债指数	定制

① 中央结算公司 . ESG 指数投资策略在债券市场的应用 . http：//www. ccdc. com. cn/Info/156538241；中债指数 . https：//yield. chinabond. com. cn/cbweb-mn/indices/single_index_query。

C. 构建方法

中债 ESG 指数系列的构建方法通过债券种类、发行人、中债 ESG 评价、行业分类等 15 项指标作为分析。具体构建方法见表 10-31。

表 10-31　部分中债 ESG 指数系列构建方法

序号	指数名称	指数构建方法
1	中债-国寿资产 ESG 信用债精选指数	1. 债券种类：企业债券、公司债券、中期票据、商业银行债券、非银行金融机构债券、超短期融资券、短期融资券、政府支持机构债，不包含证券公司短融、证券公司次级债 2. 中债 ESG 评价：4 分及以上。 3. 发行人：根据中国人寿资产管理有限公司的信用研究成果确定的信用资质相对较好的主体。 4. 上市地点：全国银行间债券市场、上海证券交易所、深圳证券交易所 5. 发行方式：公开发行 6. 发行币种：人民币 7. 债券剩余期限：一个月以上（包含一个月），含权债剩余期限按计算日中债估值推荐方向选取。 8. 包含含权债 9. 上市期限：将单一发行人所发债券按上市期限升序排列，选取排名前 40%的新发债券。 10. 取值源：以中债估值为参考（价格偏离度参数为 0.1%），优先选取合理的最优市场价格，若无则直接采用中债估值。指数成分券中，不同流通场所的同一支券作为不同券处理。 11. 债券余额、付息方式均无限制
2	中债-天风国际 ESG 优选中资美元债指数	1. 债券种类：中国境内机构（包括政府机构、金融机构及境内其他企事业单位和外商投资企业）及境内自然人或机构控制的境外企业或分支机构，在境外金融市场发行的以美元计价的债券 2. 发行方式：公开发行 3. 发行币种：美元 4. 债券剩余期限：一个月以上（包含一个月），含权债剩余期限按计算日中债估值推荐方向选取 5. 包含含权债 6. 中债 ESG 评价筛选：以月末倒数第三个全国银行间市场交易日为参考日，将满足上述筛选条件的中资美元债发行人匹配当期最新中债 ESG 评价，按中债行业分类（门类）将其分组，选取每组中债 ESG 评价排名前 30%的发行人所发行债券 7. 取值源：中债估值 8. 债券余额、付息方式均无限制
3	中债-交行长三角 ESG 优选信用债指数	1. 债券种类：企业债券、公司债券、中期票据、短期融资券、超短期融资券、商业银行债券、非银行金融机构债券等 2. 中债 ESG 评价：6 分及以上 3. 发行人：所在地为长江三角洲区域的债券发行人，不包括交通银行股份有限公司 4. 行业分类：不包括“两高一剩”行业（行业定义参考《绿色信贷实施情况关键评价指标》） 5. 上市地点：全国银行间债券市场、上海证券交易所、深圳证券交易所 6. 发行方式：公开发行 7. 主体评级：AAA 8. 中债市场隐含评级：AA+及以上 9. 发行币种：人民币 10. 包含权债，不包含永续债及可持续债 11. 取值源：以中债估值为参考（价格偏离度参数为 0.1%），优先选取合理的最优市场价格，若无则直接采用中债估值。指数成分券中，不同流通场所的同一只券作为不同券处理。 12. 债券余额、债券剩余期限、付息方式均无限制

资料来源：官网资料整理。

D. 评价体系

中债也是分 E、S 和 G 三个大的范畴来对企业进行 ESG 评价。具体来看：

a. E（环境绩效）：主要评价企业是否实现既定的环境目标。企业环境绩效主要涉及两个层面，一是环境风险暴露，主要是指行业整体运营特性导致企业在环境方面存在较大成本约束或监管约束的风险；二是环境风险管理能力，主要是指企业应对环境风险采取的措施和相应的表现。

b. S（社会责任）：企业的社会责任主要衡量企业在从事生产经营活动中对股东承担法律责任的同时，对员工、客户、社区和环境等主体所承担责任的履行情况。考察企业社会责任应当覆盖企业在生产经营。

c. G（公司治理）：主要衡量企业决策机制和制衡机制对其可持续经营的影响，其内涵包含两个层面，一是企业经营决策的主要参与者之间责任和权利分配，是指由股东、董事会和高级管理人员三者组成的一种组织结构；二是协调企业与所有利益相关者之间利益关系的机制，主要包括保护股东权利、优化董事会结构及功能、完善信息披露等方面的制度安排。

表 10-32　中债 ESG 指数评价体系

评价分项	评价维度	评价因素
环境绩效	环境管理	绿色战略与规划、环境管理要求、环境信用
	绿色发展	环保投入、绿色主营
	资源利用	能源利用、水资源利用
	污染防治	废水污染防治、废气污染防治、固体废弃物处理
	生态保护	土地保护与修复
社会责任	员工	基本权益保障、职业福利、职业成长、利益保护
	供应商与客户	产品持续性、质量保障、售后服务、客户隐私保护
	投资人	债券发行文件中投资者保护条例：事件类条款、债权发行文件中投资者保护条款：限制类条款
	社区与社会贡献	捐赠与投资、就业与纳税、重大技术研发、相应政策
公司治理	股东权益保护	股东权益保护机制、股东决策效率
	董监高治理能力	人员素质、制衡机制、董监高内部独立性、董监高外部独立性、董监高构成合理性及稳定性
	激励机制	激励水平、激励形式
	信息披露	及时性、可靠性、完备性
	管理规范性	诉讼或仲裁、经营风险

资料来源：根据官网资料整理。

E. 评分评级

在 E、S、G 三个大项下包含 14 个评价维度，39 个评价因素，160 余个具体计算指标，在设定指标权重后加权求和得到总分。

F. 成分券调整和权重确定方法

中债 ESG 指数系列的成分券调整和权重确定方法详见表 10-33。

表 10-33　部分中债 ESG 指数系列指数成分券调整

序号	指数名称	指数成分券调整
1	中债-国寿资产 ESG 信用债精选指数	成分券原则上每月定期调整一次，实施时间为每月第一个全国银行间债券市场交易日。成分券筛选依据上月末倒数第三个全国银行间债券市场交易日数据，若某成分券在相邻两次定期调整之间发生不满足选样条件的情况，将视具体情况进行处理
2	中债-天风国际 ESG 优选中资美元债指数	成分券原则上每月定期调整一次，实施时间为每月第一个全国银行间债券市场交易日。成分券筛选依据上月末倒数第三个全国银行间债券市场交易日数据，若某成分券在相邻两次定期调整之间发生不满足选样条件的情况，将视具体情况进行处理
3	中债-交行长三角 ESG 优选信用债指数	成分券原则上每季度定期调整一次，实施时间为每季度第一个全国银行间市场交易日。若某成分券在两次定期调整之间发生不满足选样条件的情况，将视具体情况进行处理
4	中债-平安理财 ESG 优选绿色债券指数	指数成分券原则上每季度第一个全国银行间债券市场交易日调整。若某成分券在相邻两次定期调整之间发生不满足选样条件的情况，将视具体情况进行处理

表 10-34　中债 ESG 指数系列权重确定方法

序号	指数名称	权重确定方法
1	中债-国寿资产 ESG 信用债精选指数	市值法加权
2	中债-天风国际 ESG 优选中资美元债指数	市值法加权
3	中债-交行长三角 ESG 优选信用债指数	市值法加权
4	中债-平安理财 ESG 优选绿色债券指数	由平安理财有限责任公司根据其投资策略确定成分券权重

③商道融绿 ESG 评级方法论①

A. 方法简介

商道融绿于 2015 年推出自主研发的 ESG 评级体系，并建立了中国最早的上市公司 ESG 数据库，ESG 评估覆盖中国境内外上市公司以及债券发行机构，涵盖企业、行业和宏观层面的 ESG 数据及研究广泛应用于投资决策、风险管理、政策制定、可持续金融产品的创新和研发。2021 年 6 月商道融绿作为唯一中国地区 ESG 评级机构，ESG 数据首家登录彭博 Bloomberg 金融终端。

B. 评价体系

商道融绿建立全面的 ESG 评价框架，在每个评级周期商道融绿 ESG 分析团队将对覆盖近 700 个数据点，近 200 个 ESG 指标的 14 个 ESG 核心议题表现进行评估，重点关注企业在各项议题的管理水平和风险暴露，并通过 51 个行业模型，得到每家公司的 ESG 得分（0-100）及 ESG 评级（A+至 D，共 10 等级）。

C. 行业实质性议题分析

商道融绿根据每个行业的特点及利益相关方，分行业全面列举 ESG 议题。充分结合国际标准和中国本土情况，识别现阶段基于中国运营公司的核心 ESG 议题 14 项，其中环境 5 项、社会 6 项、公司治理 3 项。

① 商道融绿 . https：//www. syntaogf. com/。

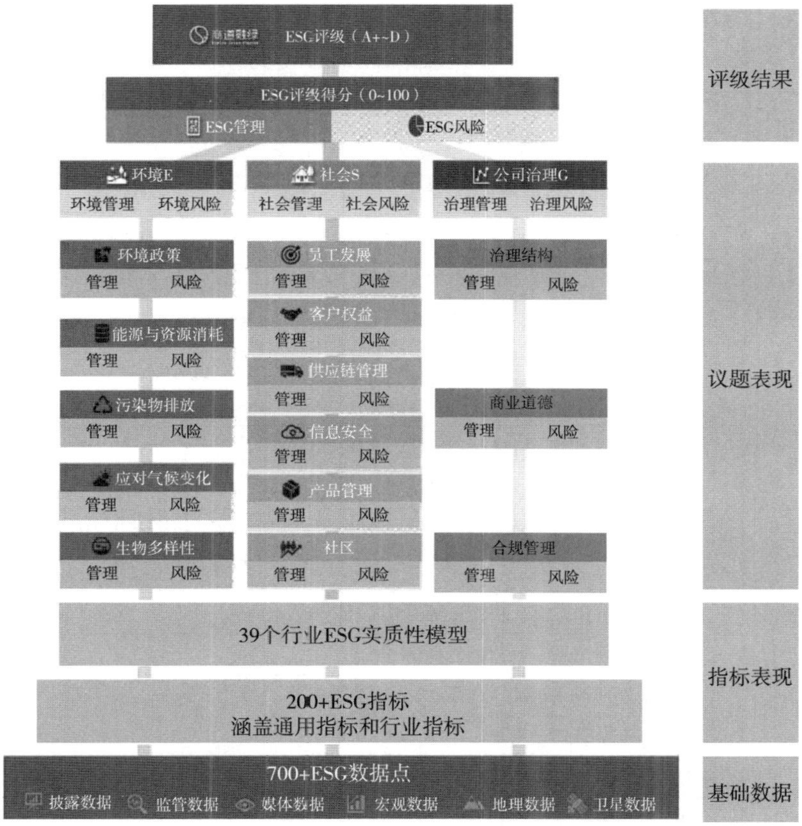

图 10-7　商道融绿 ESG 评级框架

（资料来源：商道融绿官网）

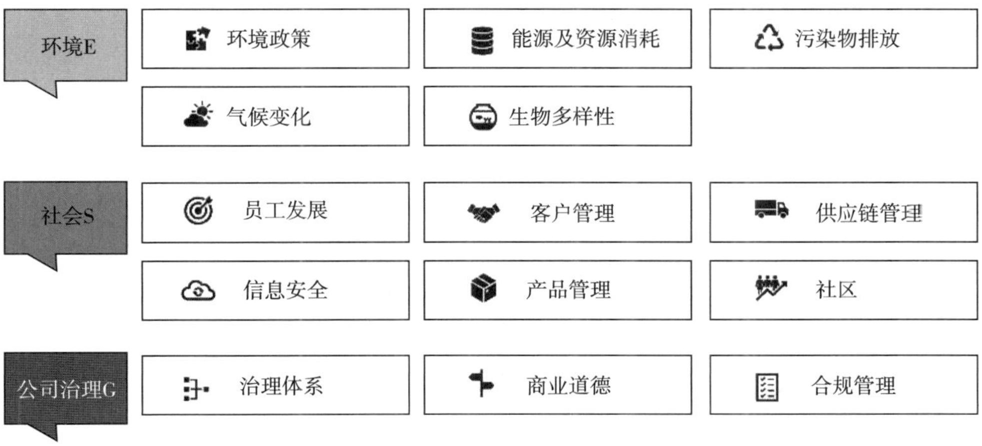

图 10-8　商道融绿 ESG 评级框架

（资料来源：商道融绿官网）

D. ESG 指标选取

商道融绿 ESG 评估指标选取参考因素主要包括最大限度涵盖有代表性、可搜集、重要的 ESG 指标；符合国际惯例和中国实际的实质性 ESG 指标；投资者关注事项以及行业特点，具体见表 10-35。

表 10-35　商道融绿 ESG 指标选取示例

	核心议题	ESG 核心指标示例	ESG 行业指标示例	
			采矿业	农林牧渔
环境	环境政策	环境管理体系、环境管理目标、节能和节水政策、绿色采购政策等	采区回采等	可持续农（渔）业等
	能源及资源消耗管理	能源消耗、节能、节水、能源使用监控等	—	—
	污染物排放管理	污水排放、废气排放、固体废弃物排放等	废弃物综合利用率等	污染物排放监控等
	应对气候变化	温室气体排放、碳强度、气候变化管理体系等	—	—
	生物多样性	生物多样性保护目标与措施、珍稀动物使用等	生态恢复措施等	珍稀动物使用等
社会	员工发展	员工发展、劳动安全、员工权益等	职业健康安全管理体系等	职业健康安全管理体系等
	供应链管理	供应链责任管理、供应链监督体系等	—	—
	客户管理	客户管理关系、客户信息保密等	—	—
	产品管理	质量管理体系认证、产品/服务质量管理等	—	可持续消费等
	信息安全	数据安全管理政策等	—	—
	社区	社区沟通、社区健康和安全、捐赠等	社区沟通等	社区沟通等
公司治理	商业道德	信息披露、董事会独立性、高管薪酬、审计独立性等	—	—
	公司治理	反腐败与贿赂、举报制度、纳税透明度	—	—
	合规管理	合规管理、风险管理等	—	—

资料来源：商道融绿官网。

E. 评分评级①

商道融绿给予不同公司的 ESG 总分由公司 ESG 管理得分和公司 ESG 风险得分构成，具体如下：

$$ESG\ Score_c = ESGMgt\ Score_c + ESGRisk\ Score_c$$

其中公司 ESG 管理得分（ESGMgt Score$_c$）为公司各议题 ESG 管理得分（Issue_ESGMgt Score$_c$）和议题权重的加权相乘之和。

$$ESGMgt\ Score_c = \sum Weight_c \times Issue\_ESGMgt\ Score_c$$

公司 ESG 风险得分（ESGRisk Score$_c$）为公司各议题 ESG 风险得分（Issue_ESGRisk Score$_c$）和议题权重的加权相乘之和。

$$ESGRisk\ Score_c = \sum Weight_c \times Issue\_ESGRisk\ Score_c$$

① 资料来源：商道融绿官网。

10.3.2 中国 ESG 发展面临的挑战

10.3.2.1 国际 ESG 评价体系与中国客观实际存在差异

（1）ESG 标准对接

2006 年，联合国责任投资原则组织（United Nations Principles for Responsible Investment，UNPRI）成立，希望推动投资者在进行投资决策时，将环境、社会、公司治理等要素纳入投资战略决策考虑范围。受此影响，相关机构和交易中心制定了一系列围绕企业 ESG 信息披露的评价要素以帮助投资人甄别投资项目在环境保护、社会责任和公司治理三个方面的表现，并引导企业在实现利润增长的同时承担社会责任，关注生态环境可持续发展。

ESG 是可持续发展理念的延展，这一本质内核是全球范围内的共识，但在 ESG 理念之下的具体议题和关注指标却因各国/地区文化背景、发展阶段的不同而存在客观上的差异性。同时中国与国际 ESG 评价标准对负面指标的筛选标准不同。“负面排除”是全球应用范围最广的 ESG 投资策略，根据对 MSCI、S&P 评价标准的筛选发现负面排除的内容主要包括争议性武器、赌博、核能、酒类等。而根据 2019 年我国国家发展改革委、工业和信息化部、自然资源部、生态环境部、住房和城乡建设部、中国人民银行、国家能源局联合印发《绿色产业指导目录（2019 年版）》和中国人民银行印发《中国人民银行关于修订绿色贷款专项统计制度的通知》以及 2020 年中国银保监会《绿色融资统计制度》中并未将上述内容纳入评价标准，二者之间在内容上存在明显的差异。全球 ESG 标准的差异容易引发投资者困惑，阻碍国际绿色资本顺畅流动，也导致企业，尤其是跨国企业，在信息披露时需要兼顾各类指引，增加披露成本；部分企业缺少对标准持续的跟踪以及受限于国外 ESG 评价议题对于中国公司的适用度，导致信息披露未能与国际有效接轨。如何调和“本土化”和“国际化”的矛盾，是中国发展本土 ESG 评级的重要挑战。

（2）ESG 评价指标的兼容

由于国情不同，导致在 ESG 关键指标的选取上，中国与国际存在明显的差异。部分凸显中国特色的话题和涉及我国经济发展的重要话题无法在欧美框架中体现导致中国企业面临自身表现优异但在国际评级仍处于后位的情况。从国际看，大多评级公司的评级指数都包含环境、社会和治理三个方面的因素，而三个大项下的具体指标差别则很大。例如 MSCI 环境项下，包含了气候变化、自然资本、污染和排放、环境机会四个子项目，而富时指数公司的绿色评级的环境项下则为气候变化、水的使用、生物多样性、污染和资源四项。此外，国际评级机构更加关注“种族歧视”“人权”等议题。与此同时，国内主流机构则更加关注“党建”“扶贫”“普惠”等对于中国发展具有重要意义的特色议题。

评级指标的选取及对于重要性定义的不同导致中国和欧美国家企业进行评价时存在客观性差异以及不同企业 ESG 评级结果的差异较大，进而对 ESG 评级的权威性造成了影响。这种评级不一致，使 ESG 评级失去了公正性，致使 ESG 投资风险增加，使投资者对 ESG 失去信任感。

10.3.2.2 我国金融机构对 ESG 理念认知与国际仍存在差距

ESG 投资理念推动企业从追求自身利益到追求社会价值最大化。在“双碳”目标以及新冠肺炎疫情的影响下，ESG 理念不仅受到投资者的广泛关注，还成为各类金融机构发展绿色金融和责任投资的焦点但由于 ESG 投资进入中国的时间并不长，中国投资者无论是在理念还是实践方面，都存在一定的空间。

ESG 投资理念已在欧美较为普及。中金研究和西部证券研发中心数据显示，欧洲在 2021 年已拥有 2.23 万亿美元的可持续投资基金规模，占全球可持续投资基金规模的 81%[①]。美国的可持续基金在最近三年内加速扩容，截至 2021 年年末，534 只可持续基金拥有超过 3 570 亿美元的资产，全年资金流入 692 亿美元[②]。而中国最早参与 ESG 投资的是基金公司，截至 2021 年 6 月，国内 ESG 投资基金共 393 支，基金总份额超过 3 620 亿份，平均每只基金的份额不到 10 亿，资产总规模达 5 839 亿元。银行业参与 ESG 投资比较晚，但近年发展速度较快，截至 2021 年 6 月底，国内市场累计发行银行 ESG 理财产品 74 只，累计发行规模达 467 亿元[③]。

对比欧美的发行规模，中国 ESG 投资体量相对较小。一是因为中国 ESG 起步相对较晚发展成熟度相对较低，二是中国的投资者对于 ESG 投融资的了解并不深入。根据中国责任投资论坛和新浪财经在 2019 年开展的一项调研，我国有 30%的机构投资者还不太了解 ESG 投资，另有 64%的机构虽然有所了解，但尚未开始实践。说明我国的投资者对 ESG 这一投资理念了解较少，大多数投资者也没有充分认清 ESG 因素对于各类企业的实际影响，市场还没有形成成熟的 ESG 投资风气。

从机构投资者对 ESG 的理解来看，欧洲和美国的 ESG 投资理念可以追溯到伦理投资和社会责任投资。20 世纪 60 年代，随着“二战”后经济高速发展与生态环境之间的矛盾导致一部分投资者和消费者从强调对资源的高效利用转向强调对生态的持续性保护，开始抵制过度使用资源、破坏环境的企业。此类呼吁环保与可持续的价值观也反映到了投资的倾向之中。所以在欧美社会责任投资的来源是投资人有特定的偏好和要求。因此，ESG 投资归根结底是投资人的诉求，因为投资人希望配置稳定可持续的资产，所以资产管理公司基于受托责任原则，执行 ESG 投资理念。而我国 ESG 投资则更多是因为顶层推动，投资人的责任投资理念尚未完全建立，众多的资产管理者在投资 ESG 产品时仍然担心资产回报受限等问题。

10.3.2.3 上市公司 ESG 实践仍需完善

董事会对 ESG 重视程度较低。香港联交所 2019 年发布的新版《环境、社会及管治报告指引》，特别强调了以董事会为核心的 ESG 治理的重要性。董事会在 ESG 评估、决策、监控环节中担任主导并承担责任，不仅有助于公司形成自上而下的 ESG 文化，确保 ESG 因素纳入运营

① 新浪财经．中金：欧洲公募资管机构 ESG 投资实践．https：//cj.sina.com.cn/articles/view/5115326071/130e5ae7702001p8tw。

② 西部证券研究报告．海外 ESG 基金投资案例之美国篇．https：//pdf.dfcfw.com/pdf/H3_AP202203111551916685_1.pdf?1646997380000.pdf。

③ 上海新金融研究院．中国 ESG 投资的痛点与对策．http：//www.sfi.org.cn/news_detail/1398.html。

决策，同时也可以为 ESG 管理调配充足的资源。而当前中国上市公司董事会对 ESG 重视程度较低。根据普华永道的《香港上市公司 ESG 报告调研》发现，仅有 15%的上市公司在 ESG 报告中披露了董事会对 ESG 目标的关注。董事会缺少 ESG 管理意识，企业内部难以形成统一的 ESG 价值观，面对多元复杂的 ESG 议题，企业很难实现良好的 ESG 管治。

ESG 管理责任主体认定不清晰。ESG 风险管理属于企业内部控制中的一环，据统计，在对沪市上市公司的调查中，有 72. 5%的被调查者认为内部控制的责任主体是公司，有 66. 45%的被调查者认为是公司董事会，有 3. 2%[①]认为是公司管理层。ESG 管理机构的缺失和职责划分的不合理造成了中国上市公司缺乏管理、发掘和预防 ESG 风险的能力。

市场缺乏 ESG 专业的人才。ESG 覆盖的范围广，涉及数据收集以及专业工作的判断，需要有专人对公司各部门数据进行收集及整合，同时，专业人才需要对公司业务和发展动态有全面的认识，在此基础下撰写的 ESG 报告才有说服力，一份具有质素的 ESG 报告能够更好地吸引投资者关注。ESG 信息沟通机制缺乏使投资者获得 ESG 信息难度高。PRI 与商道融绿于 2020 年 5 月针对中国 ESG 进行了一次投资者调查。结果发现，在 49 家机构中有 92%[②]的投资者在与 A 股上市公司就 ESG 事项进行沟通时面临难以找到对口部门或负责人来沟通 ESG 事项或投资者关系部门对公司 ESG 信息和表现了解有限等问题。

10. 3. 2. 4 ESG 评价基础数据存在获取难、质量低等问题

ESG 生态圈呈现闭环结构，高质量数据对 ESG 评估至关重要。高质量的数据对标准落地、资产定价和计量或风险评估都是前提和基础。即 ESG 信息披露是前提条件，ESG 评级提供了衡量企业 ESG 绩效的评估和比较方法，ESG 投资产品是基于两者的实践，三者相辅相成，相互影响。但中国对于 ESG 基础数据的获取和质量保证仍然比较困难，具体而言表现如下。

定量信息缺乏。完整的 ESG 披露应包括对定量和定性指标的披露。根据商道融绿《A 股上市公司 2020 年度信息披露统计研究报告》[③] 数据，全 A 股 4 136 家上市公司中仅有 1 092 家企业主动披露了 ESG 数据，占总数的 25%。可量化关键指标的缺失，在一定程度上降低了 ESG 报告的准确度和可比性。

数据质量缺少认证。监管机构在企业已达成一定 ESG 信息披露基础后纷纷开始鼓励企业进行第三方鉴证。香港联合交易所 2019 年 12 月发布《环境、社会及管治报告指引》新规中鼓励上市公司进行独立第三方鉴证，UNPRI 倡议签署成员单位要求被投资企业进行第三方 ESG 鉴证并自身也进行鉴证，碳披露项目（CDP）、道琼斯可持续发展指数（DJSI）等机构在 ESG 评级时会对是否经过鉴证进行评分。WIND 数据库显示，截至 2020 年年末，只有 12%的 ESG 报告经过第三方审计，远低于其他新兴市场 80%的鉴证数据。

---

① 对上市公司内部控制存在的问题及解决对策的研究 . https：//www. xuexila. com/lunwen/finance/gongsiyanjiu/87481. html？ t=1492094549537&t=1492094549。

② PRI. 商道融绿 . UKPACT. 中国的 ESG 信息披露：市场准备度和 PRI 投资者调查 . https：//dwtyzx6upklss. cloudfront. net/Uploads/g/h/j/esgdisclosureinchinapriinvestorsurvey_chinesereviewed_156433. pdf。

③ 商道纵横 . A 股上市公司 2020 年度 ESG 信息披露统计研究报告 . http：//www. syntao. com/newsinfo/1705674. html。

10.4 培育中国 ESG 投融资生态发展的建议

ESG 投融资在中国具有广阔的发展前景，也正步入快速发展进程，在促进中国可持续发展方面将起到重要作用。未来中国 ESG 投融资生态发展需要相关部委、监管机构、金融机构、企业和第三方机构等共同努力。建议监管机构推动 ESG 相关政策标准建设，应加强各部委之间协同，通过完善的顶层设计，增强 ESG 相关政策标准的协同性，逐步建立和完善上市公司和发债企业强制性环境信息披露制度，以帮助规范资本市场的可持续发展秩序。建议金融机构重视并积极开展 ESG 投融资，开展 ESG 评价并纳入投融资决策，加快产品创新，积极引导企业可持续发展，并积极开展投资者教育。建议企业主体加强对 ESG 的认识和重视程度，加快自身可持续发展，强化披露责任与义务，提高企业透明度，提升 ESG 信息披露质量并积极开展对外沟通。同时建议第三方机构，根据投资人的需求提供相匹配的数据产品，加大 ESG 方法工具研究，深化 ESG 投资与金融科技的结合。助力金融机构能力建设。

10.4.1 监管机构推动 ESG 相关政策标准建设

加强部委之间协同，建立统一联动的 ESG 政策体系。加强中国人民银行、证监会、国资委及财政部等部委有关可持续（ESG）信息披露政策要求协同。中国人民银行持续推进金融机构环境信息披露并以金融行业标准形式规范了相关披露内容和要求。银保监会发布《银行业保险业绿色金融指引》要求银行业保险业金融机构开展 ESG 评价和管理。国资委印发《提高央企控股上市公司质量工作方案》探索建立健全 ESG 体系，推动更多央企控股上市公司披露 ESG 专项报告，力争到 2023 年相关专项报告披露“全覆盖”。财政部作为对口单位正在牵头国内可持续信息披露相关工作，对接全球可持续信息披露委员会（International Sustainability Standard Board，ISSB），ISSB 正在编制全球统一的可持续信息披露的标准。

立足国际共识和中国实际，建立 ESG 框架和标准。从 ESG 起源和发展现状分析，全球现有 ESG 标准在美洲、欧洲和亚洲等国家都存在差异。同时，全球现有的 ESG 标准基本都来源与 OECD 国家和市场，很少体现发展中国家的经济、产业和社会特点。开放、共享是我国重要的发展理念。近年来，我国绿色金融标准体系加快建设，2018 年中国人民银行牵头成立中国金融标准化技术委员会绿色金融标准工作组后，遵循“国内统一、国际接轨”的原则开展绿色金融标准体系建设。推动建立 ESG 国际标准和共识，我国应“主动适应”全球现有不同的 ESG 标准，提炼人类共同关系的发展议题，例如“气候变化”“女性权益”。同时，作为全球重要经济体和发展中国家的重要伙伴，也应积极倡导建立符合发展中国家、符合不同文化背景、符合不同产业结构的具有国别特色的 ESG 指标体系。构建全球通用指标和国别特色指标的 ESG 体系，将是发展的主要趋势。

建议加快强制性环境信息披露制度的建设。建议逐步建立和完善上市公司和发债企业强制性环境信息披露制度。通过强制披露政策指引推动资本市场达成 ESG 的共识，在政策的引导下，逐步深入完善 ESG 的详细标准，通过制度保障推动 ESG 相关数据的披露。建议从披露制度层面推动披露数据和格式的披露标准化，指标多采用定量指标，提升披露数据质量和时效，降低 ESG 数据获取、分析的成本，促进更透明的市场机制。

鼓励引导 ESG 投融资市场发展。建议加大政策引导、建立激励机制及开展业务指引和能力建设。建议引导保险、社保、养老金等投资期限长的资金在 ESG 投资领域发挥更加重要的作用，以带动整个 ESG 投资市场的发展。建议鼓励金融机构开展 ESG 创新，拓展应用场景，如探讨 ESG 在银行场景的应用，有机地将 ESG 评价纳入风险定价模型中去，将 ESG 应用与贷款定价联系起来。

10.4.2　金融机构重视并积极开展 ESG 投融资

加强自身 ESG 顶层设计。一是建立机构自身 ESG 管理策略和愿景。在机构董事会层面关注 ESG 对自身可持续发展的影响，提升对 ESG 的重视水平。适时发布董事会声明，向机构内部及社会公众传达机构自身的 ESG 管理策略及愿景。二是 ESG 投融资管理机制、治理架构及原则指引。机构需立足碳达峰碳中和目标，根据市场及行业的发展情况、机构自身的价值观和使命以及发展阶段，制定机构 ESG 投融资原则。建立健全 ESG 治理结构，优化董事会决策体系，设置 ESG 专业委员会，履行战略决策和监督职能，审议并监管 ESG 发展及事项。

积极开展投融资 ESG 评价并纳入投融资决策。一是在监管政策标准指引下开展 ESG 投融资评价。考虑到 ESG 评价体系尚在发展阶段，机构应在已有的一些 ESG 共识原则框架下、遵照监管机构导向，结合自身情况，开展符合自身理念和实际的 ESG 投融资实践，合理判断各种 ESG 或可持续发展因素以何种方式纳入投资分析及决策中，深入实践责任投资。二是建立 ESG 应用及风险管理机制，将 ESG 评价纳入核心业务流程，在项目筛选、初评、尽职调查、投融资决策、条款缔约和投/贷后管理等环节强化 ESG 管理及风险缓释措施。

加快产品创新，积极引导企业可持续发展。一是积极开展产品创新。社保基金、保险等资产所有者和大部分的资产管理者需有意识地进行 ESG 整合并开发 ESG 相关投资产品。各类资管机构可加快开发 ESG 主题股票指数、绿色债券和绿色基金。同时投资机构需进一步完善专业知识、方法工具与算法模型，加强与第三方机构合作交流，推行本土化、市场化的 ESG 评级产品。二是践行尽责管理，引导服务企业可持续发展。银行可通过可持续/ESG 挂钩产品及转型金融产品引导企业做出可持续发展承诺，并切实开展减碳活动。证券、保险等机构可以通过股东积极参与等方式影响被投企业，如与被投企业管理层积极沟通及行使投票权，加强与目标企业及其管理层定期会面，研究股东大会表决提案并适时行使投票权，与管理层在投票前和投票后就有关事项的投资决策沟通，提出改善建议后可对目标企业的改善情况进行长期、持续跟踪。

10.4.3 金融机构积极开展投资者教育

投资人仍需要提高对责任投资的认知与理解。多数机构投资者对于在投资中融入ESG因素可以降低风险、稳定回报的认可，主要停留在原则层面，机构投资者ESG投研能力和组织配置还有待完善。机构投资者需根据市场及行业的发展情况、机构自身的价值观和使命以及发展阶段，合理判断各种ESG或可持续发展因素是否以及如何融入投资分析及决策中，深入实践责任投资。

加大对ESG理念的普及宣传力度。金融机构可与监管部门、行业协会等机构合作，积极传播ESG理念，归纳优秀企业ESG实践，加强投资者教育。通过举办ESG投资论坛、发布ESG专题策略报告等多种形式，提升投资者对ESG及碳中和主题投资产品的内在投资价值和这些投资对环境、气候的积极影响的了解和认可。同时，金融机构还可探索搭建客户交互平台，普及可持续投资领域专业知识，逐步培养投资者对此类产品的风险评估和筛选意识与能力。

10.4.4 企业主体强化披露责任与义务

加强对ESG的认识和重视程度，加快自身可持续发展。企业负责人及高级管理层应充分认识和理解碳中和碳达峰目标对企业提升ESG表现、加快自身可持续发展的现实要求。经济社会绿色低碳转型要求企业关注环境表现，不断提升技术水平，增加环境友好型的绿色生产活动，肩负社会责任，提升管理能力和治理水平，把握绿色低碳发展机遇并管理自身可持续发展风险。加快企业治理和组织建设，在最高决策层面建立ESG专业委员会，制定公司层面的中长期碳中和与ESG战略规划。

提高企业透明度，提升ESG信息披露质量并积极开展对外沟通。设置ESG管理部门，推动公司内部ESG体系建设。持续跟踪ESG信息披露政策，积极关注相关法律政策，及时调整披露内容，确保合规。完善ESG信息披露机制。根据自身行业特点，锁定影响企业ESG表现的重要披露指标。综合考量指标数据的可得性、可追踪、可计量等多方面因素，逐步加强对定量指标的披露。加强与投资者及相关利益相关者、公众开展ESG相关的交流。

10.4.5 第三方机构加强ESG数据、方法学建设

根据投资人的需求提供相匹配的数据产品。第三方机构应增加服务的专业性，提供更加全面的ESG数据，包括覆盖的资产类别和ESG议题的广泛度，灵活适应国内外ESG发展趋势。ESG投资市场发展迅速，第三方机构应加强创新能力，积极运用新技术、新方法提供更加有效的ESG数据。

加大ESG方法工具研究，助力金融机构能力建设。建议第三方机构开展ESG相关领域理论创新和学术研究，定期发布研究成果。重点开展ESG专业的方法和工具研究，帮助投资机构识别和分析环境和气候风险，通过压力测试等方式开展前瞻性的研究和判断；提供指数编制、

标准制定、审计等第三方服务。

深化 ESG 投资与金融科技的结合。ESG 评价涉及海量数据，通过遥感影像分析、大数据分析等技术，可实现 ESG 全方位、多视角的 ESG 评价信息的采集和量化。在数据获取、信息提取。人工智能技术具备人机合一、动态迭代的特点能够快速收集、处理 ESG 各项数据信息，可实现技术赋能 ESG 投融资应用与发展。

11　绿色金融与生物多样性保护

11.1　企业披露生物多样性信息促进绿色金融发展

近年来，我国每年发布《企业社会责任报告》近 2 000 份，有相当比例包含生物多样性信息。但长期以来，披露内容的实质性与可信度严重不足，亟须引导、规范和审核（赵阳，2021）。根据正在磋商中的“2020 年后全球生物多样性框架”行动目标 15，“所有企业评估和报告自己从地方到全球对生物多样性的依赖程度和影响”，以及关于“用报告和审查增强框架执行的透明度与担责”的总体要求（徐靖等，2018；耿宜佳等，2020）；2018 年《生物多样性公约》发布的《企业生物多样性行动报告指南》；2016 年 COP13 发起的《企业与生物多样性承诺书》倡议；2014 年 COP12 决议，“将与生物多样性和生态系统功能和服务相关的问题纳入企业报告框架，确保了解公司所采取的行动，包括其供应链”，迫切需要建立我国企业生物多样性信息披露机制，旨在解决两个主要问题。

一是风险规避。在昆明 COP15 第一阶段会议中，多位国家领导人在发言中强调当前物理风险、金融风险和系统风险加剧，呼吁工商企业与金融部门尽早将生物多样性指标纳入监测体系。提高透明度能够为银行金融业开展企业投资评级，量化生态影响和管控投资风险提供更多参考，从而更有效地实施补贴调整、绿色信贷和责任投资等激励机制（Summary of the Second Global Biodiversity Outlook，2020）。

二是资源调动。“全球遏制生物多样性丧失的资金缺口每年约 7 000 亿美元”，对此正在磋商中的“2020 后框架”提供了融资路径：“调整对生物多样性有害的补贴，对其改革或取消，每年减少 5 000 亿美元”（行动目标 18）；“使所有来源的资金，包括新增、额外和有效的资金，增加到每年至少 2 000 亿美元，撬动私营资本”（行动目标 19），强调“用报告和审查增强框架执行的透明度与担责”（CBD/POST2020/PREP/2/1）。生物多样性信息公开作为履行社会责任新着力点（赵阳，2019），一方面通过“报告和审查”促进企业在保护行动中投入更多资金技术，另一方面推动将生物多样性纳入绿色金融支持范围，加大创新投资（刘海鸥等，2020）。两方面合力有利于激励生态产品、市场认证、责任投资、可持续采购、绿色消费、产品差异化和“基于自然的解决方案”，拓宽生物多样性融资渠道（European Union LIFE Initiative，2020）。

11.1.1 生物多样性信息披露国际进展

最早关于企业披露生物多样性信息的记录可追溯到 2004 年。英国投资公司 Insight Investment 采用浏览企业网站的方法，对 60 家采掘业企业进行为期两年的连续调查，发现生物多样性披露的信息量非常有限，基本属于定性数据，零星分布在不同网页（张风春和殷格非，2014）。公众或机构投资者很难评价该企业是否有效管理所面临的生态风险。2008 年，普华永道查阅全球收入 100 强企业报告，发现只有 18 家公司提及生物多样性或生态系统服务。在所发布的 89 份《企业社会责任报告》中，24 份披露了减缓措施，9 份将生物多样性丧失视为可持续发展的重要威胁。2009 年，国际野生动植物保护协会面向食品、饮料和烟草行业，对 31 家公司开展调查。其中 15 家企业以案例展示和定性说明的方式披露了生物多样性内容，但大多没有提出明确目标，缺乏定量数据与绩效量化指标。2010 年，麦肯锡在对 1 500 位企业家所开展的问卷调查显示，2/3 的受访者认为生物多样性“至少有点重要”，但其重要性在 12 个问题中，仅列第 10 位，不仅低于气候变化，而且排在污染和人权之后（Kirkland JM，2014）。近 45%的受访者表示政府并未取得应有的保护成效。表 11-1 提供一些重要的国际示例（并非详尽无遗），按年份梳理促进企业披露生物多样性信息的实施主体、举措及要求。

表 11-1　国际推动披露生物多样性信息的进展

年份	实施主体	相关举措	具体要求
2011	英国 CDP 全球环境信息研究中心	碳信息披露项目（CDP）	要求行业领先企业公开温室气体排放、水足迹管理、气候变化战略和生物多样性保护等非财务信息，以及相关风险与机遇分析，并提供用于结果比较的统一框架，用于金融机构评级投资风险的重要参考
2012	全球报告倡议组织（GRI）	《可持续发展报告指南》	作为超过 9 000 家企业所采用的报告框架，包含 6 条生物多样性指标，涉及企业高管的职业经验、运营所在地、经营方式、产品和服务对生物多样性影响（自然栖息地、IUCN 红色名录和国家保护名册规定物种）的定性及定量披露要求
2013	欧盟	《非财务信息披露指令》	要求大型企业和集团公司披露非财务相关的多元化信息。欧盟 28 个成员国根据该指令全部完成本国法律或政策制定，强制大型企业通过《社会责任报告》提供与生态环境、社会、劳工、人权、反商业贿赂等信息，包括与规定事项相关的风险、行动和进展

续表

年份	实施主体	相关举措	具体要求
2014	《生物多样性公约》	COP12《企业界参与》决议	“鼓励工商界分析企业决策和运营对生物多样性和生态系统功能和服务的影响，并编制将生物多样性纳入其运营的行动计划”。鼓励企业界：“将与生物多样性和生态系统功能和服务相关的问题纳入报告框架，确保了解公司所采取的行动，包括供应链”
2015	G20 金融稳定委员会	成立气候相关财务信息披露工作组（TCFD）	制定统一的气候变化相关信息披露框架，帮助投资者、贷款方和保险公司等金融机构合理地评估气候变化相关风险及机遇，做出明智决策
2016	国际标准化组织（ISO）	《ISO 26000 社会责任标准指南》	将社会责任定义为“透明和担责”，在环境主题中提出“环境保护、生物多样性和自然栖息地恢复”等要求，包括环境影响识别、外部性内部化、避免外来物种入侵、利益相关方分析纳入生物多样性专业机构、生态管理、自然生态保护优先和动物福利
2016	《生物多样性公约》	COP13《企业与生物多样性承诺书》	“识别、计量并在可行的情况下估算公司对生物多样性和生态系统服务的影响和依赖”；“制定生物多样性管理计划，包括解决供应链的行动”；“定期报告公司对生物多样性和生态系统服务的影响和依赖”；“将生物多样性更好地纳入企业决策”
2017	棕榈油可持续发展圆桌会议（RSPO）	《可持续棕榈油供应链标准》	对棕榈果采收后从榨油厂加工、运输、流通直至最终消费者的整个过程开展，对种植用地转化、生物多样性保护、环境责任等提出具体要求
2018	《生物多样性公约》	《企业生物多样性行动报告指南》	将披露信息的行动类型简化为“承诺—参与—计量”三个主题，以满足不同企业的实际情况、需求和能力。提出增强企业对相关概念的理解，识别具有实质性的议题，制定可及的目标、可测量的指标和具体的行动计划，运用识别、计量和估算对生态系统服务影响和依赖的技术方法，附录推荐验证有效的报告工具，为不同行业的企业提供参考
2019	法国	《法国防止进口毁林国家战略》	增加了企业对森林砍伐监测和（非强制性）信息披露的强化措施。预示未来监管将趋严，涵盖更多企业，并推动欧盟借鉴该战略中的“非财务信息披露条款”（NFRD），作为《欧盟绿色协议》的组成部分
2020	欧洲央行	《气候和环境风险指南》	提出欧洲境内的金融机构在制定和实施其业务战略、治理和风险管理框架时，将气候和环境风险视为既定审慎风险类别。要求披露更多气候和环境风险信息，提高透明度
2020	世界上最大的 75 家银行、多国政府机构和跨国公司	“自然相关财务披露工作组”（TNFD）	在 G20 成立“气候相关财务披露工作小组”（TCFD）的经验基础上，TNFD 制定企业报告标准和应用评估工具，推动从有害于生物多样性的项目中撤出资金，转向循环经济、生态修复、自然保育和可持续利用的投资活动
2021	穆迪	一项基于 5 300 家公司作为调查样本的研究	基于生物多样性和与自然相关的风险对许多行业构成重大威胁，38%的上市公司至少有一处设施导致栖息地丧失或退化等相关发现，报告进一步显示：市值总额达 2.1 万亿美元，包含 12 个相关产业的采掘业部门尤其面临着自然资本风险
2021	全球 60 家金融机构	《银行业金融机构支持生物多样性保护共同宣示》	昆明《生物多样性》COP15 大会一期会议期间签署，承诺“加大生物多样性投资与创新”，做好“生物多样性信息披露”
2022	国际可持续发展准则理事会（ISSB）	ESG 披露标准	“环境、社会和治理”（ESG）体系纳入并强化生物多样性减缓和适应气候变化的指标，尤其在农业食品与土地海洋利用、基础设施与建成环境、能源与采掘业三大关键的经济社会体系，通过行业可持续转型，促进企业通过披露 ESG 信息获得绿色信贷和责任投资

11.1.2 生物多样性信息披露国内进展

我国2013年首次调查企业披露生物多样性信息。在截至当年7月8日前所发布的约1 000份企业社会责任报告中甄选100份，覆盖大型基础设施部门（采掘、水电、建筑和制造）、生物多样性直接相关行业（农林牧渔副、生物制药、化妆品、动植物加工和贸易）、依赖型绿色产业（种植、养殖、可再生能源和旅游）和其他（金融、保险、商业规划和咨询）的中央企业（28份）、国有控股（27份）、外资（31份）和民营（14份）等类型企业。调研发现，21份报告提到了生物多样性，其中仅有8份视之为重要议题。11份报告在企业内部环境管理体系中提出了生物多样性保护计划，而非将之作为独立的战略。同时，提到企业运营、产品和服务对生态环境产生影响的报告分别占53%、45%和19%。披露在保护地内部或附近拥有业务或土地的公司约占10%。另外，占总数17%的报告涉及水体排放和径流影响，7%涉及濒危物种保护等内容。总体而言，大多数报告对生物多样性相关议题的识别分布零散，有的与水资源和废弃物一起被整合在公司环境管理体系中，有的被企业社会责任框架纳入，与野生动植物保护、自然教育、扶贫、社会投资、生态林保育等内容关联，但总体上并未作为战略框架的重要组成，或采用国际主流方法学，从生态系统服务分类、价值评估和实物量计算等多角度进行分析与报告。2014年，医药工业信息中心发布“2013中国医药工业百强榜”。经过对其中28家中药企业年度报告的检索，发现都没有提及生物多样性。2015年，生态环境部对外合作与交流中心与工信部中小企业联合会联合开展问卷调查，涉及10个行业的企业，收回有效问卷3 092份。调查表明：企业普遍对《生物多样性公约》和政府在推动公共参与所做的工作了解不足，希望了解生物多样性的基础知识，但是对于参与合作或实践的动机不积极或需求不明确。电力、水利、采矿和农林渔等部门的保护意识较强，外资、信息软件和服务业等行业则了解较少。公司决策层与普通员工相比，认知程度与风险防范意识更高，但由于监管部门和行业协会并没有量化指标的要求，因此企业在基层开展的实际工作较少。调查还显示，公众的受教育程度与生物多样保护意识和认知并无明显关联性。表11-2提供一些重要的国内示例（并非详尽无遗），按年份梳理促进企业披露生物多样性信息的实施主体、举措及要求。

表11-2 国内促进生物多样性信息披露的进展

年份	实施主体	相关举措	具体要求
2013	中国社会科学院	《中国企业社会责任报告编写指南CASS-CSR 2.0》	提出环境评估和生物多样性保护作为新建项目扩展指标的要求
2014	中国五矿化工进出口商会	《中国对外矿业投资行业社会责任指引》	设置8项社会责任主题：公司治理、公平运营、供应链管理、人权、劳工实践、职业健康安全、环境保护和社区参与，并在环境主题下设立了生物多样性二级指标

续表

年份	实施主体	相关举措	具体要求
2015	国家质量监督检验检疫总局和国家标准化管理委员会	《社会责任指南 GB/T36000—2015》、《社会责任绩效分类指引》和《社会责任报告编写指南》	对标《ISO 26000 社会责任标准》，三项国家标准均纳入了生物多样性指标，如“对组织决策和活动给生物多样性和生态系统服务所带来的潜在消极影响的识别及所采取的消减影响的措施及结果”（H-4）
2016	中国对外承包工程商会	《中国企业境外可持续基础设施项目指引》	提出“保护珍稀动植物物种及其自然栖息地，减少承包工程对生物多样性的影响”；“在承包工程项目执行过程中，注重生态系统保护，对造成的损害给予及时修复”；“倡导和组织企业员工和项目所在地居民开展保护和恢复生态系统的公益行动”
2017	中国五矿化工进出口商会	《可持续天然橡胶指南》	要求企业实施生物多样性保护和“零毁林”，杜绝在高保护价值区域和高碳储量区域种植，鼓励考虑间作、混作、套作和农林复合种植，根据地质条件和土壤类型选择开垦方案，避免病虫害和水土流失
2018	商道纵横	《沪深 300 指数成分股 CSR 报告实质性分析（2018）》	将生物多样性作为“关键定量指标”（MQI）对 250 家沪深 300 上市公司报告进行比较评估，覆盖农林牧渔、采矿业、房地产、煤炭开采及水利、环境和公共设施管理业 5 个行业
2019	中国人民银行和国家标准委	《金融机构环境信息披露指南》	由工行牵头，兴业银行、广碳所等机构联合开展，在测算口径、披露方法及内容在不同时期应保持一致性并做环境风险量化分析等方面提出要求
2020	中国人民银行、法国央行等 8 国央行	央行与监管机构绿色金融网络（NGFS）	发布《生物多样性和金融稳定：探索行动方案》报告，综述各国应对生物多样性丧失与金融风险的关键举措，对央行和监管机构提出一系列建议，包括金融机构在环境信息披露中纳入生物多样性指标
2021	中欧国际工商学院	《2021 企业社会责任白皮书》	从自然受益、生态产品、节约能源、减少三废、循环经济、绿色办公、环保公益、环境认证和生态处罚九方面对 992 家中国上市公司进行总体分析和比较研究
2021	中国可持续发展工商理事会	《2021 中国企业可持续发展指数报告》	选取来自不同行业、地区、规模的上市或非上市企业，共计 1 018 家。从竞争力、环境和社会三个维度来评价企业的可持续发展状况，将生物多样性作为环境下的三级指标
2022	生态环境部	《企业环境信息披露管理办法》2022 年 2 月 28 日生效	针对重点排污单位、实施强制性清洁生产审核的企业，以及上一年有过生态环境违法问题的上市公司和发债企业；披露形式、时限更加规范化，监管更加严格，强化多平台联动，如与绿色信贷、绿色债券、碳减排贷款等绿色金融和责任投资挂钩

11.1.3 《企业社会责任报告评估指数》公开的生物多样性数据研究

本文采用五个生物多样性指标：保护珍稀物种、采取减缓措施、增加资金投入、纳入供应链管理和倡导公众行动，对 2016 年至 2019 年《金蜜蜂企业社会责任报告评估指数》数据库中所有报告进行比较分析。2016 年作为分水岭，此后在我国随着社会责任理念日渐深化，企业报告数量、内容质量和外部审查与 2013 年相比，整体呈逐年上升趋势，对生物多样性信息披露产生促进作用。然而由于不同行业和企业对生物多样性的意识参差不齐，绝大多数并未使用工具计量、估值或核算对生态系统服务和自然资本的影响和依赖，相关成本及效益。据统计，2016 年我国共有 281 份《企业社会责任报告》包含生物多样性内容，占当年报告总数（1 327 份）

的21.19%；2019年增长为404份报告包含生物多样性内容，占当年报告总数（1 598份）的25.28%（殷格非和管竹笋，2019）。从报告内容看，呈现六个特点。

（一）行业及企业差异化明显

电力和采掘行业披露生物多样性信息的企业报告数量最多，分别占该行业报告总数的67.12%和50.44%（2019年）。金融、建筑和交通运输报告数量增长明显。行业组织指导和企业自律发挥了作用，如对外承包工程、对外矿业投资和天然橡胶等行业协会在发布的社会责任指引中均纳入了生物多样性指标。

（二）重视纳入制度战略框架

对生态系统服务依存度较高的农林牧渔、生物制药、化妆和保健品企业倾向于将生物多样性从传统的环境管理体系中分离出来，构筑为使自然资产更具生产力和恢复力（韧性）的战略资源，或作为可持续发展的重要支柱，开展自然资本评估，实施《可持续采购指南》。2019年有107份报告披露公司内部营建的生态系统保护或可持续利用制度，占报告总数的6.70%，比2018年减少14.40%。

（三）金融机构催化作用凸显

“走出去”企业和上市公司大多愿意披露生物多样性信息，倾向于在报告中使用定量数据并将相关成本效益货币化，以更直观的形式呈现“投入产出比”（ROI），主要用于改善金融机构对企业的投资评级，吸引责任投资或绿色信贷。

（四）定性描述多于定量指标

信息中定性描述多于定量分析，缺少长期、科学和经由第三方审验的数据支撑。共有299份报告阐述了公司在直接运营和供应链管理中，实施了哪些减缓生态影响的行动，以及取得何种进展和效果（2019年），占报告总数的18.71%，比2018年（248份）增长20.56%。比较而言，外商投资企业的信息披露更具计划性，内容更连贯且更倾向于长期目标的实现。

（五）物种保护成为报告重点

物种保护通常是企业最易识别的生物多样性议题，如参与遏制野生动物非法贸易行动，植树造林或员工培训等，因此成为披露采取措施和实施效果等信息的重点，报告数量较多，但缺乏亮点。内容同质化暴露出大部分企业欠缺深入识别与商业模式更为相关的其他重要议题，如供应链对生态系统服务的依赖和影响路径，以及评估相关风险机会的能力。

（六）资金信息披露相对保守

披露生态保护资金的企业社会责任报告数量小幅波动，呈下降趋势。2016年为48份，2019年为42份，仅占比2.63%。虽然企业报告反映出一些投入-产出数据，但主要涉及资金投入总额，鲜有对各项活动投入明细款项的说明。不仅在企业层面如此，公司基金会对活动预算和实施花费的信息披露也不充分。

11.1.4 分析与建议

第一，从《生物多样性公约》及国内外发展趋势来看，对企业信息披露的要求越来越详细具体（赵阳和温源远，2019）。这一方面是因为价值核算方法和指引的应用越来越广泛，另一方面由于企业报告会被银行业金融机构用作责任投资评级或信贷审计的依据（赵阳，2020）。

第二，基于《企业社会责任报告评估指数》分析，发现企业将生物多样性信息披露作为机会，可以从多方面受益：一是作为加强法律合规的举措，提高规避风险能力和资源使用效率（王长永和薛达元，1998）；二是作为履行社会责任的着力点，有利于获得市场认证和产品溢价；三是作为实施内外部沟通的工具，赢得消费者信赖、责任投资或绿色采购；四是作为“生态转型”的倒逼手段，改进企业的环境、社会与治理（ESG）绩效；五是作为倡导公众的行动抓手，增强公司显示度和美誉度。

第三，企业信息披露还存在三点不足：一是各国监管部门对企业报告的内容实质性、格式标准化和第三方审核仍属于“自愿性”或“推荐型”而缺乏强制力，造成企业披露的信息呈现碎片化，内容同质化严重，科学指标缺失，不同公司之间数据难以比较。二是生物多样性数据来源多为企业单一项目，而非公司整体数据，缺乏信息完整性、一致性和准确性，可信度不足。三是披露内容涉及具体措施，但往往不含实施投入、产出绩效、关键指标的测算方法，以及横向（同业数据）或纵向（历史数据）对比分析等具体信息。

第四，提高企业透明度存在五个驱动力：一是政府引导。从生态产品认证、绿色金融、市场溢价、可持续投资、负责任采购、社会责任标准和生态补偿政策等方面激励企业（CBD/SBI/3/13 Long-term Approach to Mainstreaming，2020）。二是行业指导。行业协会作为连接政府与企业的桥梁，在行业指引中纳入生物多样性指标，对企业报告提出具体要求。三是企业自律。行业龙头企业率先发布《生物多样性报告》，发挥带头示范作用。四是社会监督。生态环境领域民事与行政公益诉讼案件数量逐年上升，增加企业违规成本。五是工具应用。《自然资本议定书》等方法学应用使企业有能力定性定量评估或货币化估算依赖和影响生态系统服务的成本效益（Natural Capital Protocol，2019）。

第五，提出四项建议，推动完善我国企业生物多样性信息披露机制，加强各部门风险管控和用于生物多样性保护的资源调动。

融入顶层设计，促进生物多样性与气候变化、循环经济、资源管理、生计福祉和社会公正协同增效。建议中国生物多样性保护国家委员会吸纳行业协会和银行业代表；扩大企业参与生物多样性贡献资金技术和解决方案的示范；促进在《社会责任报告编写指南》《社会责任指南》《社会责任绩效分类指引》等国家标准中纳入生物多样性具体指标；提升所有利益相关方对物理风险（生态系统退化使投资损失）、法律风险（保护力度加大使合规成本攀升）和转型风险（绿色产品使消费者偏好转变）的社会共识与跨部门协同，形成政府监管、金融拉动、行业推动、公众监督和企业认同的生物多样性信息公开制度氛围和赋能环境。

环境政策导向，推动部门规划、行业指引纳入企业报告生物多样性的具体原则、标准和指标。建议制定发布《生物多样性信息披露导则》，对“生物多样性风险量化指标”的制定原则作出科学规范，指标需兼顾相关性、一致性/可比性、可操作性、可验证性，从而指导、促进相关行业协会在行业指引、部门规划中纳入生物多样性指标，提出报告要求，推荐技术方法和最佳案例。强化金融部门对生物多样性信息充分纳入ESG体系的披露要求；加强贷款机构使用企业信息，规避物理风险，加大创新融资和撬动私营资本；提高企业识别与管控风险能力。

行业强化激励，采用披露信息优化投融资决策，为生态产品生产供给和市场认证溢价等经济手段筹措更多资金。建议编制实施“金融机构生物多样性目标、指标和转型计划”。我国《绿色信贷指引》《绿色债券支持项目目录》和《绿色产业指导目录》已纳入55项和29项生物多样性直接或间接相关内容，然而不够具体，缺乏实操性。该计划将制定金融机构“生态转型”实施路线图：（1）减少对生物多样性有负面影响的行业投资激励和补贴项目（如农业、能源和采掘业）；（2）增加对生物多样性有正面影响的行业类别和具体项目（如自然基础设施）；（3）在现行绿色金融体系中融入生物多样性融资和保护地融资的市场化手段（如湿地银行、生物银行、影响力债券、生态系统服务付费）；（4）在投融资决策中，科学识别并定量评估商业项目对自然的影响，必要时邀请第三方评估；（5）按不同行业的影响性质和规模分类，强制要求企业按照具体指标披露生物多样性影响的信息；（6）将生物多样性与气候变化目标协同，申请央行“再贷款”绿色项目（减少空气污染、水污染和碳封存），或“环境污染责任保险”（绿色保险），以降低金融风险。

企业能力建设，提供方法、工具和培训，建立（政府—金融—商业）跨部门伙伴关系。依托“工商业生物多样性保护联盟”开展企业透明度专项行动。2014年《生物多样性公约》发起企业全球伙伴关系倡议，已有22个国家和地区加入。2015年，生态环境部对外合作与交流中心作为国家联络点加入该国际机制，并负责建立中国“工商业生物多样性保护联盟”（CBBP），现已有40多个成员单位。专项行动包括：（1）参加COP15大会期间召开的“商业论坛”，传播企业生物多样性报告的理念和方法；（2）对标“2020后框架”目标，开展我国企业参与框架执行的研究和建议；（3）举办企业培训，提供生物多样性影响评估工具；（4）与行业协会合作，促进行业指引纳入企业报告要求；（5）承担主管部门制定《生物多样性信息披露导则》所需行业调查、数据样本和企业试点等具体任务。

11.2 以金融为“催化剂”的经济手段保护生物多样性

《生物多样性公约》2021年8月发布《2020年后全球生物多样性框架初稿》，呼吁“所有企业评估和报告自己从地方到全球对生物多样性的依赖程度和影响，逐步将负面影响至少减少一半和增加正面影响，减少企业面临的与生物多样性相关的风险，并逐渐使开采和生产做法、采购活动和供应链以及使用和处置方式实现充分的可持续性”（行动目标15）。全球一半以上的GDP（约44万亿美元）中度或高度依赖自然界及其提供的产品和服务（World Bank,

2018)。在亚太和中国则分别达到63 %（约19万亿美元）和65%（约9万亿美元），明显高于世界平均水平（《新自然经济：亚洲新浪潮》，2021)。该研究指出，亚太地区每年需要向三个关键的社会经济系统投资1.1万亿美元，以降低生物多样性丧失导致严重的产业金融风险。一是粮食、土地与海洋利用系统，对该地区GDP与就业贡献率为40%和60%。二是基础设施与建成环境系统，在全球面临环境风险最严重的100个城市中，有99个位于亚太。而未来十年，该地区城市人口将新增5.5亿。三是能源与采掘系统。城市化和人口导致对食品、能源和材料需求持续高企。这三大系统（食物系统、能源系统与城市系统）涵盖几十个经济产业和社会部门，包括在上游提供资金的银行金融业，亟须向“自然受益”（Nature Positive）转型，加强生物多样性保护。

11.2.1 三个传统模式

长期以来，各国主要采取三个传统模式保护生物多样性，统筹推进环境治理、经济效益、结构优化协同增效。通过构建运用经济杠杆进行生态保护的市场体系与动力机制，解决生态产品供给侧结构性改革的深层次问题。例如，在法律层面，生物多样性国家立法空白或执法不力；地方生物多样性法规级别、效力和执法力度低。在制度层面，政出多门、权利过于分散、权责归属复杂无序、部门间行动及利益难以统筹协调。在管理层面，以行政管控为主，缺乏法律赋权、金融激励和市场赋能等综合手段应用。三个模式分述如下。

一是政府主导，包括生态保护补偿、绿色金融扶持、优化产业补贴和改革激励措施等。生态补偿转移支付包括中央向地方“纵向”财政购买，如退耕还林、退牧还草、退田还湖、天然林保护、荒漠化防治、矿区修复和设立保护地，以及区域间生态价值“横向”交换。2019年《重庆市实施横向生态补偿提高森林覆盖率工作方案》施行，对完成森林覆盖率目标有困难的地区，允许向其他区县购买森林面积指标，用于本地区森林覆盖率达标，让保护生态的地区切实获益：2020年重庆市南岸区与石柱县达成协议，购买石柱县9.2万亩森林面积指标，不涉及林地、林木所有权和经济收益，总额2.3亿元。石柱县超额完成了上级下达的指标，将“盈余”的额度出售给没完成任务的南岸区。

二是政府引导—企业参与，包括生态权益交易、资源产权流转、资源配额交易、特许经营和许可证等。2017年“丽水山耕”注册为全国首个含有地级市名的集体商标，这是当地政府与企业共同营建适应互联网销售渠道的生态产品品牌。农林牧副渔和文旅行业将生态价值转化为绿色产品溢价所进行的市场认证成为践行“两山”理念新模式。

三是市场主导，包括农林牧副渔、生物制药、植物制剂与生态旅游等生态产业化和产业生态化。2019年万向集团成立万向信托机构，作为千岛湖水源地受托方发起“千岛湖水基金”，吸引企业首批投资1 000万元，通过绿色产品生产结合数字化物流与互联网营销，实现流域免受农业面源污染、农民有机种植增收和股东投资回报等多重效益。

11.2.2 八种经济手段

经济学的发展深入发掘了生物多样性具备的物质产品生产、环境质量权益和生态载体溢价等多元经济属性，为价值核算和评估流程提供了科学基础，加速各国日益形成以系统化的法律体系、多元化的激励机制、契约化的公私合作模式和市场化交易为主体的生态产品价值实现体系。本文在梳理、分析大量国内外实例基础上，将“3个模式”进一步细分为8种举措：顶层设计、环经核算、生态转型、绿色金融、市场认证、激励改革、气候协同和实施配套。其中，充分纳入生物多样性价值考量的绿色金融作为“催化剂”，有利于为所有举措筹措或增加实施所需资金。由于我国社会主义市场经济有别于西方制度经济学、气候经济学和福利经济学的背景设定，因此本文提出的顶层设计，气候协同和实施配套在我国政策领域中，主要作为在宏观（法律政策）、中观（部门规划）与微观（行政监督）强化实施效果的保障措施，而并不完全属于或用作经济手段。

（一）顶层设计

法律法规（如生物多样性国家立法）、改革体制（如部门设置）与机制（如跨部门协调与资金支持），以减少单一政策的局限性，将生物多样性价值纳入国家财富统计，并作为衡量指标融入经济政策、部门规划和行业指引，从关键领域着手，加强生物多样性与生计福祉关联，与经济增长挂钩，与气候变化协同，与资源管理结合，促进“高质量发展”。例如，欧盟《绿色协议》《可持续活动分类准则》、英国《国家绩效框架》和新西兰财政部《生活水平框架》分别将生物多样性保护作为绿色金融扶持、责任投资优先、循环经济市场准入、经济包容性增长和社会幸福指数的重要评估指标。其他例子包括，89国采用联合国《综合环境经济核算体系》（UN-SEEA），建立土地、森林、矿产和水的自然资本账户；法国增设“生态与团结转型部”；泰国、墨西哥、俄罗斯等很多国家将环境和资源合并管理，成立“自然资源与环境部”；韩国“生物多样性保护国家委员会”吸纳来自制药和化妆品等行业的十名代表促进本国现代生物产业发展；日本环境部制定《私营部门生物多样性指南》；南非环境部发布《矿业生物多样性指引》；印度针对“生物剽窃”，出台《生物多样性法》，促进生物资源获取与惠益分享（ABS）。

（二）环经核算

“衡量发展的传统方法（GDP）不但未能显示出自然界对经济的支撑作用，而且间接增强了生物多样性丧失的驱动因素”（《IPBES政策简报》，2020）。统计方法应从根本性改变，科学地核算并报告自然的价值，建立资源评估和定价方法，为权衡保护与发展的顶层设计提供决策依据。印尼基于泥炭地价值评估，对油棕用地转换作出禁令，影响了本国棕榈油产业的扩张计划。荷兰通过建立北海生态系统账户，优化海洋开发规划和渔业捕捞许可证收费制度。菲律宾自然资本账户数据被用来建模预测森林砍伐后果，为制定《Laguna湖湾盆地总体规划》提供依据。博茨瓦纳根据农业占全国用水总量45%，但对GDP贡献仅为2%的水资源统计结果，重新布局产业，规划了多样化的经济增长结构。

（三）绿色金融

发挥催化作用，为所有经济部门，尤其是资金密集型行业，依据“金融绿色化”（Green Financing，降低环境负面影响）和“绿色项目融资”（Financing Green，增加自然基础设施与生态产品投资）提高资源调动的杠杆效应，包括：证券（绿色债券、蓝色债券、影响力债券）、信托（土地信托、水基金）、信贷（赤道原则、联合国责任投资原则 UNPRI、绿色责任投资原则 GIP）和保险（绿色保费优惠），以及更广泛的跨部门经济杠杆：补贴（降低或取消有害于生物多样性的行业补贴如污染型农业，提高生态修复补助）、财政（生态补偿“纵向”财政转移支付、地区间“横向”价值交换）、碳汇（森林碳汇、农业碳汇、湿地信用）、交易（生态银行、缓解银行、权利和许可证）、债权（债务交换自然保护）、股权（优先卖出毁林企业股票）、税收（环境税、碳税、保护地役权）、价格（生态产品溢价）、市场（生态标签认证）、付费（生态系统服务付费、净零抵偿）、保护地融资（蚂蚁森林、社区共管、替代生计）。

（四）生态转型

根据资源密集型产业对生物多样性影响的性质和规模，分为：（1）使用生物资源，如植物制剂、化妆品保健品和中医制药；（2）改变土地用途，如农林牧渔、基建、能源和矿业。采掘业企业普遍实施连续 4 个步骤的“层级缓解”措施：避免（Avoid）高价值区域→项目范围最小化（Minimize）→作业面修复（Restore）→残余影响抵消（Offset），以实现生物多样性“净零损失”（No Net Loss，NNL）或净增益（Net Gains），起初只是业界标杆企业的创新实践，后逐渐发展成为行业主流。这得益于环境部门制定《生物多样性抵偿政策》，发布《生物银行认证评估方法学》（如澳洲），推动修订《清洁水法》（如美国），提出强制要求。

（五）市场认证

当法律政策不完善时，基于最佳实践而产生的自愿性标准能起到规避商业和道德风险，强化透明度和担责，证明原料来源和产品性能等作用。基于标准而进行的认证认可（如欧盟生态标签）则有利于规范行业发展和企业行为，导致绿色消费和溢价购买，这为生态友好型产业提供了经济激励和竞争优势。在软性大宗商品领域，大豆、玉米、棕榈油、可可、糖、棉花和牛肉等产品既是食物又作为工业材料，其生产贸易对生物多样性有广泛影响，采用市场认证可减少土地转化、面源污染和毁林。澳大利亚制定建立国家级和企业级的自然资本台账，针对农业部门进行生物多样性认证和管理计划的投资研究，评估虾捕捞产业对由盐沼、海草和红树林构成流域生态系统的依存度、贡献值和风险。

（六）气候协同

针对智力密集型产业，在数字化科技、循环经济、生物经济和低碳经济中加强二氧化碳“净零排放”与生物多样性“净零损失”（NLL）的目标一致性和指标兼容性，坚持经济活动统筹分类和优先排序原则，如《欧盟可持续活动分类准则》提出经济活动优先排序原则：（1）既缓解气候变化又保护生物多样性；（2）虽利于减排但损害生态；（3）对二者都有害无利，并制定《环境核算通则》（eGAAP），支持企业应用标准化的计量和估值方法学。摩洛哥政府建模分析投资人工堤坝的成本效益，与对红树林滩涂保育投入相比，发现自然基础设施的造价和运维成本更低，产生的综合社会环境和经济效益更多。考虑到生产性资本的折旧与贴现，时间越长，“基于自然的解决方案”（NbS）的综合效益就越显著。

（七）激励改革

（1）新增收入。产生或扩大用于生物多样性的额外财务资源。如按化肥、农药投放强度和土地开发面积征收“环境税”，退耕还林生态补偿财政转移支付，绿色债券和生态系统服务付费等市场化手段；（2）调整支出。优化现有资金或重新定位。如降低有害于生物多样性的农业补贴，或调整化石能源补贴，用于投资绿色基础设施或可再生能源（如生物质）；（3）避免开支。通过采取修改或取消现有适得其反的政策和预算等措施，防止或减少未来的生物多样性投资需求，如提升海关检验检疫能力和企业生物安全意识，降低外来物种入侵风险和管理成本；（4）管理和服务。通过法律、行政手段或使用市场措施强加某种行为，如生态产品认证、可持续采购和环境影响评价（EIA）。

（八）实施配套

从硬化约束和强化激励两方面配合金融杠杆运用行政手段，推进经济政策与生物多样性保护政策融合，包括：（1）生态价值核算，为政府（生态补偿、购买环境服务）、金融（调整补贴、绿色债券）和商业（生态标签、抵偿付费、配额和许可证）决策制定提供依据；（2）限额交易（温室气体排放权）；（3）渔业配额转让；（4）取水或水权交易；（5）发展权转让（土地开发权利在不同行政区域之间交易）；（6）缓解银行（开发商购买“信用”抵消环境影响）；（7）国家公园特许经营；（8）“横向”价值交换（地方政府间生态补偿财政转移支付“森林指标”）；（9）环境、社会和治理（ESG）体系向金融机构和上市公司提出强制性要求。例如法国要求企业加强对供应链中毁林活动的监测与报告，实施以减少进口导致国外森林砍伐的“0毁林”目标；（10）社会责任报告标准增加指标要求，提高企业生物多样性信息披露的内容实质性和透明度。

11.2.3　国际形势分析

近年来，全球环境治理体系强调创新传统模式，协调经济与生态关系呈加速态势：一是深化。从以前“发展优先，兼顾保护”，到二者并重，“在发展中保护，在保护中发展”，再到“保护优先”，越来越强调政府、金融与商业跨部门协同增效，以利用促进保护，以保护调整结构；二是分化。在传统政策领域，发展中国家大多依赖财政与金融，发达国家则将市场作为主要资金渠道，差异性在于企业作为主体的参与深度及广度；三是多元化。自然价值的多元性决定政府需要综合运用多种举措，以减少单一政策的局限性，加强生物多样性与经济增长挂钩，与生计福祉关联，与气候变化协同，与资源管理结合，以及对行业转型、减污降碳、社会公正、社区融合和传统知识的促进及保护作用。四是市场化。以金融为催化，以市场为导向的经济手段可有效推进包容性增长与生态保护协同，实现双赢。有利于解决环保资金政府财政投入不足，金融及税费制度与环境目标冲突或不一致造成的自然资产过度利用、产权界定不清、交易成本过高、供需信息不对称、市场调节机制失灵、效率与公平失衡、企业外部性等经济和社会问题。

下面从 10 个方面进一步分析以经济手段保护生物多样性的国际形势，发展中国家与发达国家的共性与差异。①生物多样性以前作为环境管理的常规方法，现在则被视为经济发展的国家战略资源储备，提高自然资产的生产力和投资韧性。②加快经济政策与生态环境政策融合是国际发展方向；越来越重视市场机制作为主要的经济手段，发挥企业主体责任在生物多样性保护中的作用正在成为全球趋势。③配套法律手段和行政手段能够扩大经济政策的杠杆效应，提高生态保护调整、优化产业结构的成效。④综合运用市场化和非市场化工具组合，以增强政策精准性、一致性和跨部门协同，加强生物多样性对生计福祉、经济增长、资源管理和气候变化的协同或支撑作用。⑤发达国家倾向于将生物多样性作为衡量指标融入顶层设计，如“社会幸福指数”（生活水平、社会融合、赋权赋能、公正平等）和“经济包容性增长”（生态韧性、资源承载力、责任竞争力、多元文化、传统知识），甚至作为后疫情时代经济复苏、科技创新和创造岗位的动力引擎。⑥发展中国家在资源调动、资金机制、金融改革、机构能力和实施基础等方面差距巨大，有的迫于环境压力而放弃经济增长，进一步加剧了国际发展不平衡。⑦生物多样性成为企业履行社会责任的新着力点。生物多样性融资成为绿色金融创新的突破口，例如我国“十四五”规划提出建立生态产品价值实现机制。然而，科学指标、统计口径和核算方法不统一，造成国家、行业和企业之间的结果比较和报告审查难以进行，无法对各方行动形成有效的监测评估。⑧联合国“综合环境经济核算体系”（UN-SEEA）为协调各国行动一致提供了国际统一框架，采用“自然资本账户+生态系统账户”方法，以弥合不同利益相关方（政府、金融和企业）对生物多样性多元价值的认知差距。⑨“2020 后全球生物多样性框架”作为凝结国际共识、监督各国协力和促进协同增效的平台机制，将提供各国遵照统一的方法学、时间表和路线图，以及监测评估和报告审查流程。⑩数字化经济和互联网科技应用正在成为生物多样性保护新兴领域，在我国发展尤为显著。这有利于传播科学信息，量化环境风险，规范企业行为，增强公众意识，加强社会监督，拓展资金渠道，提高保护成效。

11.2.4 对我国的启示

随着近年来生物多样性丧失、气候变化加剧和评估方法学扩大应用，加速各国经济与环境政策呈现深化、分化、多元化与市场化的融合发展趋势，在三大传统政策领域，发展中国家大多依赖财政与金融，发达国家则将市场作为主要环保资金渠道，差异性主要在于企业参与的深度及广度。2016 年，我国《湿地保护修复制度方案》发布，提出“经批准征收、占用湿地并转为其他用途的，用地单位要按照‘先补后占、占补平衡’的原则，负责恢复或重建与所占湿地面积和质量相当的湿地，确保湿地面积不减少”；“探索建立湿地生态效益补偿制度……引导金融资本，加大支持力度”。由于占地企业难以获得待修复的保护地以实现“先补后占”，而且通常不具备生态重建所需专业技术和时间周期。同时，政府部门并未制定发布“占多少”和“占补平衡”的量化标准，导致《方案》难以落地实施。这些难点可借鉴“生态银行”（Eco-banking）和ESG投资的海外经验，通过本土化创新而得以解决。2018年苏州市政府对水稻田作为人工湿地给予财政补偿，对连片1 000-10 000亩的水稻田，按200元每亩，连片万亩以上每亩补贴400元。类似举措在发达国家则进一步发展为基于“湿地信用”（美国）或“农田碳汇”（澳大利亚）市场交易模式，类似于气候变化领域“碳中和”或“核证减排量”。信用额度由独立机构核算与认证，用于企业从生态银行认购，向监管部门证明“占补平衡”，作为获得开工许可证的条件。由上可知，该模式需要“政府-金融-市场”跨部门协同才有效运行。

近年来，我国社会经济模式越来越从“发展优先，兼顾保护”向“以发展促进保护，以保护优化发展”转型深化。用于生物多样性保护的资金大大增加，资金来源呈现多元化，企业参与更为广泛。举措包括：借鉴联合国综合环境经济核算体系（UN-SEEA），实施自然资源资产负债表试点，创新生态系统生产总值（GEP）核算体系，牵头联合国“基于自然的解决方案”倡议，提供生态红线、三线一单、国土空间管控等解决方案，承诺“双碳目标”，开展生态精准扶贫，促进在国家标准、绿色金融和行业指引纳入生物多样性指标，提出“十四五”高质量发展要求，“以生态优先，绿色发展为导向”，建立多元化、市场化生态产品价值实现机制，实现生态系统服务盈余、增值和溢价。当前，数字化经济和互联网科技应用正在成为我国生物多样性保护的新兴领域。例如蚂蚁森林汇聚千万网民的力量，基于大数据的数字化应用精确控制农作物用水、化肥和杀虫剂，物流仓储提高减少空置率和温室气体排放；百度引擎在关键字搜索中纳入生物多样性保护的提示，腾讯发起打击野生贸易的网络倡议，抖音为用户制作生物多样性视频提供指导和激励，华为实现野外作业传输数据至保护区，现实虚拟（VR）技术使在线自然教育成为可能，“用户积分+企业配捐”扩大生态保护资金来源。政府应出台指导意见，对相关行业进行激励、引导和监督，并开展案例研究，总结创新亮点，形成行业解决方案，在COP大会上传播。同时，借鉴国际经验，以外促内，内外结合，使国际履约服务于国内绿色转型。各国实践给我国的启示包括：

第一，为加快经济政策与生态环境政策融合，需要基于三个传统模式（财政、金融与市场）创新，加强市场主体作用和企业主体责任，综合应用以绿色金融为主的多样化举措：（1）核算自然价值；（2）建立环经账户；（3）融入部门决策；（4）改革激励机制；（5）赋能企业行动。

第二，为推进生物多样性主流化，需要推动政府、金融和商业部门协同，统一部署实施基于国际共识的技术路线：（1）将自然构筑为储存并提供经济价值的一种资产；（2）将生物多样性根植为使自然资产更具生产力及恢复力的一种属性；（3）将生态系统视为解构自然资产使价值量化的多种形式，建立土地、森林、矿产和水资源账户；（4）将自然资本作为跨部门统一方法，在决策中融入对自然影响和依赖的成本效益；（5）将“2020后框架”作为协调各国一致的平台机制，提供方法学、时间表和路线图，以及监测评估和报告审查流程。

第三，为确保“2020年后框架”有效实施，需要做好国内准备。根据“用报告和审查增强框架执行的透明度与担责”要求，我国应在部门设置和机构加强等方面做好应对，采用国际标准化的统计口径、估值方法和科学指标，有利于我国改进执行措施，比较评估结果、借鉴国际经验、输出中国智慧，与各国行动协调一致。

第四，为使环境部门对经济和资源部门给予监督指导，需要提高机构能力。生物多样性多元价值属性使之既是公共产品，又可流通或交易，成为生产要素、市场商品和投融资产品。环境机构通过研究产业链或供应链对自然资本影响和依赖的成本效益，为相关部门（合规性）监管、行业（可持续）转型和区域（绿色化）发展提供决策所需定性定量和货币化数据，如环境损益账户，基于自然的气候解决方案，生态产品与资源承载力关系评估等。

第五，建议利用现有平台（生物多样性保护国家委员会）和执行抓手（工商业生物多样性保护联盟）促进“将生物多样性价值观充分纳入各级政策、法规、规划、发展进程、减贫战略、核算和环境影响评估，确保所有活动和资金流动都符合生物多样性价值观”（《2020后框架初稿》行动目标14）。为执行框架压实责任、确保实效，提供制度保障。

顶层设计，自上而下。根据正在磋商中的“2020后框架”对三大社会经济系统（农业食品、能源采掘和基础设施）提出“自然受益”的转型要求，建议生物多样性保护国家委员会成立“商业分委会”，吸纳来自统计和金融部门的代表，以及相关产业协会，加强跨部门协调，推广自然资本方法在资源密集型和资金密集型行业中的应用，推动生物多样性指标融入绿色金融分类标准、行业指引和企业社会责任报告，为国家层面的生物多样性专门立法和后续有效执法奠定依据基础。

企业实施，自下而上。2014年，《生物多样性公约》发起“企业与生物多样性全球伙伴关系”（GPBB）全球倡议，目前已有22个国家和地区加入该国际机制。2015年，经环境保护部批准，对外合作与交流中心作为国家联络点加入GPBB，并负责建立中国“工商业生物多样性保护联盟”（CBBP），现CBBP已有50个成员单位。建议CBBP为生物多样性保护国家委员会定期提供不同行业对生物多样性影响和依赖变化情况的政策简报，每年更新《各国经济手段促进生物多样性保护研究报告》，侧重趋势分析，为我国政府、金融和商业部门提供建议，为每年开展的其他活动，如企业培训，案例集出版和商业论坛提供宣传资料和知识产品；支持行业协会开展试点企业示范项目，监测评估实施效果，提出政策研究和建议；支持国内行业头部企业基于自然资本评估制定《企业生物多样性报告》并在《生物多样性公约》大会上传播。

附件：经济手段促进生物多样性保护示例表

附件：经济手段促进生物多样性保护示例表

(一) 顶层设计	(二) 环经核算	(三) 绿色金融	(四) 生态转型	(五) 市场认证	(六) 气候协同	(七) 激励改革	(八) 实施配套
欧盟《欧洲绿色协议(EU Green Deal)》	联合国“综合环境经济核算体系”(SEEA)	联合国“生物多样性金融倡议”(Biofin)	印度“零预算自然耕种项目”	欧盟“生态标签”(Eco-Label)	农业碳汇：澳洲《碳信用额农业法案》	生态补偿财政(纵向)转移支付	税费、罚款和配额，如环境税、排污权、水权
《经合组织国家福祉框架标准》	世行“国家财富和生态系统服务估值(WAVES)计划”	IFC《环境和社会绩效标准》第六条“生物多样性保护和自然资源可持续管理”	UNEP“农业食品行业自然资本(TEEBAgriFood)项目”	CBD《农业大宗商品市场认证和生物多样性报告》	循环经济：欧盟《可持续活动分类准则》	区域间(横向)生态价值交换	环境影响评估(EIA)
欧盟“生态系统服务与社会经济活动匹配项目”(MAES)	印度尼西亚“土地、生态系统和碳的自然资本账户”	联合国“负责任投资原则”(UNPRI)	欧盟“拯救蜜蜂与农夫倡议”	森林管理委员会(FSC)	生物经济：《欧盟生物经济战略框架方法》	流域(如长江、黄河)横向生态补偿	公共采购：欧盟《公共采购指令》
新西兰财政部《生活水平框架》管理报告	荷兰“北海生态系统账户”	八国央行组建绿色金融网络NGFS发布《生物多样性和金融稳定行动方案》	五矿化工商会《天然橡胶行业社会责任指引》	海产品认证体系(MSC)	低碳经济：印尼《国家低碳发展计划》	生态系统服务费(PES)	许可证：欧盟《特许经营合同采购指令》
英国“国家绩效框架”	纳米比亚“草原账户”	荷兰央行《探索金融部门的生物多样性风险》	法国“防止进口造成别国毁林战略”	雨林联盟认证(RA)	蓝色经济：摩洛哥基于环经核算发展可持续的海洋经济	绿色消费与可持续采购促进“生态产品生产供给和溢价增值”	特许经营：法国和美国国家公园采取特许经营模式
英国《绿皮书》	印度“环境经济账户”包括土地、森林、矿产和水四种资源	瑞典《主权绿色债券框架》	乌干达“木材资产和森林账户”推动木炭行业转型	可持续棕榈油圆桌倡议标准(RSPO)	绿色金融：欧洲央行《气候和环境风险指南(2020)	生物多样性抵偿(Offset)：澳洲环境部《环境抵偿政策》	欧盟《关于自愿披露与气候相关金融风险的指导意见》
英国《国家生态系统评估指南》	秘鲁“土地和水账户”	斯里兰卡央行《可持续金融路线图》	菲律宾《Laguna湖湾盆地总体规划》	良好的棉花标准(BCI)	自然基础设施：《欧盟绿色基础设施战略》	生物银行(Bio-banking)：《生物银行认证评估方法学》	G20“自然相关财务披露工作组”(TNFD)

续表

（一）顶层设计	（二）环经核算	（三）绿色金融	（四）生态转型	（五）市场认证	（六）气候协同	（七）激励改革	（八）实施配套
苏格兰"一个星球繁荣监管战略"	中国"自然资源资产负债表"覆盖土地、林木、水和矿产	国际资本市场协会（ICMA）《绿色债券原则》（GBP）	中国肉类协会《肉类产业绿色贸易规范》（2021）	澳洲《农林渔业生物多样性认证和管理计划》	可持续消费：瑞典"温室气体排放量的消费足迹指标"	湿地缓解银行：美国《清洁水法》"404条款"	CBD《企业生物多样性行动报告指南》
苏格兰环保总局与监管部门制定《行业可持续增长协议》	澳洲"增加农场利润：自然资本账户的作用项目"	青岛银行《蓝色债券框架》	中药协会开展TEEB研究，成立TEEB专家委员会	德国Baluer Engel（蓝色天使）生态环保认证	生态转型：格力研发"新型高效无稀土磁阻压缩机"	生态补偿：巴西"水资源环经核算和环境服务激励计划"	《ISO26000社会责任标准指南》
法国"生态系统服务评估国家项目"（Efese）	澳洲"大堡礁生态系统账户"	印尼2018年发行第一只伊斯兰"绿色"主权债券（Green Sukuk）	采掘业"阶梯式"生态缓解："避免—最小化—修复—抵偿"	法国ECO-CERT绿色有机认证	信息披露："碳信息披露项目"（CDP）对接投资机构和企业	生态损害赔偿：美国"栖息地等效性分析"（HEA）	全球报告倡议组织（GRI）
墨西哥"自然资本指数"纳入"生态完整性"评价指标	卢旺达将自然资本核算作为国家减贫战略的重要组成部分	中国《绿色信贷指引》《绿色债券支持项目目录》《绿色产业指导目录》	《南非矿业生物多样性指引》	中国"丽水山耕"注册为首个含有地级市名的集体商标	泥炭地账户：支持印尼将泥炭地转化为油棕种植的产业决策	土地信托：《深圳湾内湖区委托管理协议书》	森林（水）足迹披露倡议
巴西"绿色国内生产总值"（green domestic product）	欧盟《环境核算通则》（eGAAP）	影响力债券（impact bond）	美国"商业与生物多样性抵偿项目"（BBOP）	中国《肉类产业绿色贸易规范》	法国"环境账户"包括碳足迹和土壤等指标	保护地役权：钱江源国家公园	"企业生物多样性足迹计量评分"工具
德国"综合资本方法"包含自然资本、社会资本和人力资本组合	澳洲《综合环经核算国家战略》建立国家级和企业级台账	信托基金：万向信托"千岛湖水基金"	国际采矿与金属委员会《采矿业生物多样性最佳实践准则》	《中国可持续大豆指南》	巴西土地账户提供土地覆盖和利用数据，监测碳排放	蚂蚁森林：企业线上-线下环保公益创新结合	中国《社会责任报告编写指南》国家标准GB/T36000
秘鲁"评估生态系统退化对国民经济的局部影响"	中国"生态系统生产总值"（GEP）	"山东绿色发展基金"吸引法开署、绿色气候基金等国际资本	对外承包商会《中国境外企业可持续基础设施项目指引》	"十四五"规划扩大生态产品生产供给和增值溢价	尼日利亚REDD项目减少毁林和退化导致排放	乌干达《流域生态系统服务付费技术手册》	中国《金蜜蜂企业社会责任报告评估指数》
哥斯达黎加"综合生态系统管理"（IEM）	《厦门市生态系统生产价值统计核算技术导则》	调整补贴，如有害于生物多样性的农业、基建	《中国对外矿业投资行业社会责任指引》	公共部门可持续采购标准	联合国"基于自然的解决方案"（NbS）	英国生态学会《生物多样性净增益认证指南》	联交所《环境、社会及管制ESG报告指引》

续表

（一）顶层设计	（二）环经核算	（三）绿色金融	（四）生态转型	（五）市场认证	（六）气候协同	（七）激励改革	（八）实施配套
日本环境部《私营部门参与生物多样性指引》	《深圳市生态系统生产总值核算技术规范》	股权投资：优先卖出“毁林”企业的股票	伊利、中广核等企业发布《生物多样性报告》		蓝碳标准体系及交易机制	澳洲《生物多样性净增益核算标准》	巴西“Fainel-Bio 倡议”支持企业参与 NBSAP 实施
日本和韩国“生物多样性国家委员会”纳入行业协会代表	“债务交换自然保护”机制（swap debt for nature）	林权和林业碳汇质押贷款、国家公园收费权抵押贷款、野生动物责任保险	法国开云集团“环境损益账户”（EP&L）			英国《自然资本议定书》	缅甸“3Returns 红树林评估”

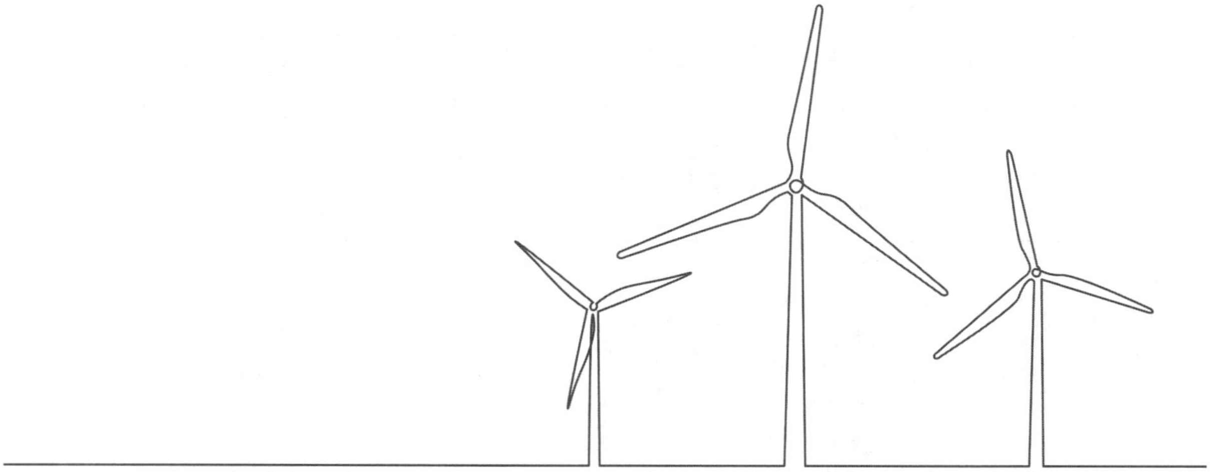

12　绿色金融与绿色财政政策

12.1　国外绿色金融政策进展

12.1.1　国外绿色金融政策概览

2021 年 11 月，第 26 届联合国气候变化大会（COP26）召开，近 200 个国家达成《格拉斯哥气候公约》（Glasgow Climate Pact），会上达成多项共识，包括逐步削减煤炭能源，全球甲烷减排，重审各国减排计划，发达国家向发展中国家提供气候行动资金，国际碳市场规则等协议或承诺。2021 年 12 月，央行与监管机构绿色金融网络（NGFS）发布气候相关信息披露指南（Guide on climate related disclosure for central banks）。该指南采纳了金融稳定委员会气候相关金融披露特别工作组（TCFD）的建议，概述了央行气候信息披露可采取的步骤，允许央行根据自身特殊性，灵活决定其披露的范围和深度。该指南涵盖气候相关的治理、战略与风险管理的披露。

2021 年 1 月，美国新一届政府上台后，对于气候议题态度转向积极，宣布重返巴黎协定，加强与中国、欧盟等各方合作，共同应对气候变化风险。8 月，美国参议院通过了《通胀削减法案》（Inflation Reduction Act），这一法案资金涉及规模超过 7 000 亿美元，其中 3 800 亿美元将会投资在气候变化和能源安全领域。据研究，这一法案的通过和实施或助推美国温室气体排放在 2030 年减排 40%，已接近拜登提出的减排一半的承诺。

2021 年 7 月，欧盟委员会通过了一项绿色债券标准（European Green Bond Standard,

EUGBS）自愿监管新规。这一标准面向所有债券发行方（包括私人和主权债券），希望推动绿色债券市场有序扩张，同时满足可持续发展要求，保护投资者免受“漂绿”等违规行为侵害。本次拟议监管框架提出了四个关键要求，一是债券募集资金应充分分配给满足《欧盟可持续金融分类方案》要求的项目；二是要保持全程透明，通过详细报告说明债券收益分配情况；三是所有欧盟绿色债券均需经过外部审核员审查，确保其满足相关法规要求；四是向欧盟绿色债券提供外部审核服务的人员均需在欧洲证券与市场管理局进行注册，并接受监督。2021 年 12 月欧盟向其成员国发布了一项计划草案，涉及核能与天然气的能源项目标记为绿色投资项目，并计划将这两种能源纳入《可持续金融分类方案》。需注意的是，草案同时就这些项目提出限制条件，即核能相关项目必须包含有对放射性废物进行安全处置的计划，以及天然气发电厂生产每千瓦时电力的碳排放量需低于 270 克二氧化碳当量。

日本金融厅（FSA）将与央行合作，对日本三大银行和三大非寿险公司进行情景研究，以衡量它们对气候变化风险的抵御能力。根据指导方针，日本还将建立一个验证绿色债券的程序，并将与东京证券交易所的运营商日本交易所集团在一个共同平台合作，发行人和投资者可以利用该平台获取有关绿色债券的信息。日本是世界上最易受飓风袭击的国家之一，但与欧洲同行相比，许多日本银行在气候问题政策上相对落后，部分原因是该国严重依赖热能和煤炭。

12.1.2　中外绿色金融政策合作

2021 年 4 月，G20 财长和中国央行行长会议通过一系列工作计划，包括制定可持续金融路线图，规划可持续金融中长期工作，以及在 2021 年推进三项重点工作，即加强可持续信息披露报送、统筹绿色分类标准等方法和工具、鼓励多边开发机构支持实现《巴黎协定》目标。2021 年 7 月易纲行长在 G20 财长和央行行长视频会议上指出，中国人民银行作为 G20 可持续金融工作组联合主席正在牵头起草明确 G20 可持续金融工作中期规划的总体路线图，并推动统筹绿色分类标准等方法和工具，提高气候和环境相关信息披露和报送要求的兼容性，以及促进多边开发机构的国际金融机构支持《巴黎协定》目标等三项重点工作。10 月 13 日，G20 财长和中国央行行长会议核准了由中国人民银行与美国财政部共同牵头起草的《G20 可持续金融路线图》和《G20 可持续金融综合报告》。易纲行长强调，G20 应发挥协调作用，提高可持续金融分类标准、ESG 评级方法和气候信息披露标准的可比性、兼容性和透明度，促进国际绿色金融市场协调发展，更好支持低碳转型。

2021 年 11 月，中国和美国在联合国气候变化大会（COP26）期间发布了《中美关于在 21 世纪 20 年代强化气候行动的格拉斯哥联合宣言》，双方同意建立“21 世纪 20 年代强化气候行动工作组”，在《巴黎协定》框架下在 21 世纪 20 年代采取提高力度的强化气候行动，这将对全球气候变化合作产生重要而深远的影响。

同期，由中欧等经济体共同发起的可持续金融国际平台（IPSF）召开 IPSF 年会，发布了《可持续金融共同分类目录报告——减缓气候变化》（以下简称《共同分类目录》）。《共同分类目录》包括了中欧绿色与可持续金融目录所共同认可的、对减缓气候变化有显著贡献的经济活动清单，目前版本覆盖了包括能源、制造、建筑、交通、固废和林业六大领域的主要经济活动。《共同分类目录》融合了中欧各自目录的特点和优势，对推动中欧绿色投融资合作、引导跨境气候投融资活动、降低跨境交易的绿色认证成本具有重要意义。市场主体可在自愿基础上采用《共同分类目录》在国际市场发行和交易绿色金融产品。

2021年11月，中非合作论坛通过《中非应对气候变化合作宣言》。宣言提出，中方将进一步扩大在光伏、风能等可再生能源，节能技术，高新技术产业，绿色低碳产业等低排放项目的对非投资规模，不再新建境外煤电项目，助力非洲国家优化能源结构，推动产业结构升级，建设优化城市规划和垃圾管理办法的智慧城市，实现绿色、低碳、高质量发展。

12.2 国内绿色金融政策进展

12.2.1 国家绿色金融发展政策

2021年9月，中共中央、国务院发布《关于完整准确全面贯彻新发展理念做好碳达峰碳中和工作的意见》，将绿色金融作为“双碳”战略推进的重要抓手，有序推进绿色低碳金融产品和服务开发，设立碳减排货币政策工具，将绿色信贷纳入宏观审慎评估框架，引导银行等金融机构为绿色低碳项目提供长期限、低成本资金。鼓励开发性政策性金融机构按照市场化法治化原则为实现碳达峰、碳中和提供长期稳定融资支持。支持符合条件的企业上市融资和再融资用于绿色低碳项目建设运营，扩大绿色债券规模。研究设立国家低碳转型基金。鼓励社会资本设立绿色低碳产业投资基金。建立健全绿色金融标准体系。同时要求健全企业、金融机构等碳排放报告和信息披露制度。

2021年10月，国务院在《2030年前碳达峰行动方案》指出绿色金融要在三个方面助力“双碳”工作。一是要深化绿色金融国际合作，积极参与碳定价机制和绿色金融标准体系国际宏观协调，与有关各方共同推动绿色低碳转型。二是要加强与共建“一带一路”国家的绿色金融等领域合作，提高境外项目环境可持续性，推动实施《“一带一路”绿色投资原则》。三是要完善绿色金融评价机制，建立健全绿色金融标准体系。大力发展绿色贷款、绿色股权、绿色债券、绿色保险、绿色基金等金融工具，设立碳减排支持工具，引导金融机构为绿色低碳项目提供长期限、低成本资金，鼓励开发性政策性金融机构按照市场化法治化原则为碳达峰行动提供长期稳定融资支持。拓展绿色债券市场的深度和广度，支持符合条件的绿色企业上市融资、挂牌融资和再融资。研究设立国家低碳转型基金，支持传统产业和资源富集地区绿色转型。鼓励社会资本以市场化方式设立绿色低碳产业投资基金。

2021年2月，国务院发布《关于加快建立健全绿色低碳循环发展经济体系的指导意见》(以下简称《意见》)。《意见》指出，要培育绿色交易市场机制，进一步健全碳排放权等交易机制，降低交易成本，提高运转效率。4月，中共中央办公厅、国务院办公厅发布《关于建立健全生态产品价值实现机制的意见》，要求制定生态产品价值核算规范并推动核算结果应用。通过设立市场化产业发展基金等方式，支持基于生态环境系统性保护修复的生态产品价值实现工程建设。鼓励银行机构按照市场化、法治化原则，创新金融产品和服务，加大对生态产品经营开发主体中长期贷款支持力度，合理降低融资成本，提升金融服务质效。

各部门出台多项举措支持绿色金融发展，2021 年 3 月，中国人民银行提出“三大功能”“五大支柱”绿色金融发展政策思路，完善绿色金融标准体系，强化金融机构监管和信息披露要求，逐步完善激励约束机制，不断丰富绿色金融产品和市场体系，积极拓展绿色金融的国际合作空间。3 月，生态环境部发布《碳排放权交易管理暂行条例（草案修改稿）》，提出设立国家碳排放交易基金，现存地方市场将逐步纳入全国市场，强调多部门协调合作，重视碳市场的金融属性。11 月，中国人民银行推出碳减排支持工具和 2000 亿元煤炭清洁高效利用专项再贷款，重点支持清洁能源、节能环保和碳减排技术三个碳减排领域。12 月生态环境部联合国家发展改革委、中国人银行等九部委联合印发《关于开展气候投融资试点工作的通知》，配套发布《气候投融资试点工作方案》，正式启动了我国气候投融资地方试点的申报工作，引导市场资金投向气候领域，实现“双碳”目标。

12.2.2 地方绿色金融发展政策

北京市 2021 年 3 月发布《北京市关于构建现代环境治理体系的实施方案》，建设绿色金融改革创新试验区，发展绿色金融。以市场化方式推动设立绿色发展基金，发放绿色信贷、绿色债券。健全绿色产业投融资体系，支持产业升级。完善碳排放权交易制度，承建全国温室气体自愿减排管理和交易中心。推进排污权交易、环境污染责任险、重大环保装备融资租赁。提升国际绿色投融资服务、气候风险评估、绿色技术与产业合作等功能，推动建设国际绿色金融中心。

河北省 2021 年 5 月发布《关于建立健全绿色低碳循环发展经济体系的实施意见》，要大力发展绿色金融，开展省内法人金融机构绿色信贷业绩评价，完善绿色金融激励约束机制。支持保险机构开展绿色保险业务，建立健全保险理赔服务体系。鼓励符合条件的企业或机构发行绿色债券。鼓励符合条件的绿色产业企业上市融资，支持符合条件的绿色产业上市公司通过增发、公司债、银行间市场债务融资工具等方式再融资。

黑龙江 2021 年 9 月发布《黑龙江省绿色金融工作实施方案》，健全绿色金融评价体系。编制绿色金融评价实施细则，从定性和定量两个方面对金融机构绿色金融工作开展情况进行评价。将绿色金融评价结果作为激励措施的参考依据，从货币政策工具、监管容忍度、监管评级、考核通报等方面对金融机构进行激励引导，提升金融机构绿色意识。

福建省 2021 年 9 月发布《福建省加快建立健全绿色低碳循环发展经济体系实施方案》，要研究出台绿色金融配套政策，深入推进三明、南平省级绿色金融改革试验区建设，支持有条件的地区申报国家级绿色金融改革创新试验区。加大对金融机构绿色金融业绩评价考核力度。深化绿色金融服务，鼓励金融机构加大绿色信贷投放力度，支持绿色新基建发展，创新绿色信贷和绿色直接融资模式，拓展绿色保险服务，引导鼓励发行绿色债券。支持符合条件的绿色产业企业上市融资。鼓励配额抵押质押融资、碳债券等碳金融创新。完善环境信用评价和绿色金融联动机制。要健全绿色交易市场机制，推进排污权、用能权、碳排放权、用水权等资源环境权益交易市场建设。

吉林省 2021 年 9 月发布《吉林省人民政府关于加快建立健全绿色低碳循环发展经济体系的实施意见》，加快构建绿色金融发展体系，切实增强绿色金融服务经济转型发展能力，支持和引导银行业金融机构进一步加强绿色金融产品和服务创新，为企业提供绿色信贷支持，按季度开展吉林省法人银行业存款类金融机构绿色信贷业绩评价工作。鼓励金融机构发行绿色金融债券。加强对省内绿色产业企业的挖掘培育和上市宣传力度，鼓励符合条件的企业上市融资。

内蒙古自治区 2021 年 9 月发布《关于加快建立健全绿色低碳循环发展经济体系具体措施的通知》，继续落实人民银行将金融机构绿色金融评价结果纳入央行金融机构评级的激励措施。配合人民银行总行落实相关绿色金融业绩考核政策，鼓励金融机构支持具有良好环境效益的项目和企业。推动金融机构通过债券市场发行绿色金融债券，支持符合条件的绿色企业或项目通过发行绿色债券或债券融资工具募集资金。督促发债企业定期披露募集资金使用、项目进展以及实现的环境效益等信息，强化对发债企业绿色投融资行为的约束。探索与“一带一路”沿线国家绿色金融合作方式，积极推进区域性绿色金融国际合作，助力打造绿色中蒙俄经济走廊。支持区内符合条件的法人金融机构和企业到境外发行绿色债券。吸引国际资金投资自治区绿色债券、绿色股票和其他绿色金融资产。积极发展绿色保险，督促引导银行保险机构加大绿色金融产品、服务和机制创新，引导机构在绿色金融组织架构建立、绿色金融业绩考评、产品和服务创新方面加大力度。

陕西 2021 年 9 月发布《加快建立健全绿色低碳循环发展经济体系若干措施》，建立绿色金融部门协调机制，制定完善绿色金融相关技术标准和制度规范，设立绿色项目信息共享平台，将绿色金融纳入对金融机构的综合考核。鼓励金融机构创新绿色金融产品和服务，支持在陕金融机构成立绿色金融事业部或绿色银行。大力发展绿色直接融资，设立绿色产业发展投资基金。引导企业发行绿色公司债券、资产支持证券，优化融资结构。发展绿色保险，发挥保险费率调节机制作用。紧抓注册制改革机遇，积极支持符合条件的绿色企业发行上市，支持已上市绿色企业通过定增、配股、发行可转债等形式进行再融资，降低融资成本。

12.2.3 绿色金融工具和基础设施发展

进一步规范国内绿色债券市场。2021 年 4 月，中国人民银行、国家发展改革委、证监会联合发布《绿色债券支持项目目录（2021 年版）》，对绿色项目界定标准更加科学准确，煤炭等化石能源清洁利用等高碳排放项目不再纳入支持范围，并采纳国际通行的“无重大损害”原则，使减碳约束更加严格。债券发行管理模式更加优化，首次统一了绿色债券相关管理部门对绿色项目的界定标准，有效降低了绿色债券发行、交易和管理成本，提升了绿色债券市场的定价效率。为我国绿色债券发展提供了稳定框架和灵活空间，实现二级和三级目录与国际主流绿色资产分类标准基本一致，有助于境内外主体更好地识别、查询和投资绿色资产；四级目录与

（2019 年版）三级目录基本一致，有助于国家绿色低碳转型发展重点项目得到“清单”式金融服务。《绿债目录（2021 年版）》的发布，将使我国绿色债券更加聚焦绿色低碳发展战略，更好地为我国绿色金融发展赋能，推动绿色金融领域的国际合作。

公布绿色金融评价方案。2021 年 6 月，中国人民银行发布《银行业金融机构绿色金融评价方案》，绿色金融评价工作自 2021 年 7 月起实施。绿色金融评价面向银行业金融机构开展，坚持绿色导向、商业可持续、激励约束兼容，按照客观、公平、公正原则稳步推进，依法尊重银行业金融机构合规自主经营。中国人民银行负责 24 家主要银行业金融机构绿色金融评价工作，根据绿色金融标准和统计制度体系的完善情况对纳入评价范围的绿色金融业务进行动态调整。当前纳入评价范围的绿色金融业务包括境内绿色贷款和境内绿色债券。绿色金融评价指标包括定量和定性两类。其中，定量指标权重 80%，定性指标权重 20%。评价指标及其权重可适时调整。绿色金融评价结果纳入央行金融机构评级等中国人民银行政策和审慎管理工具。

12.3 2021 绿色财政支持绿色金融政策综述

12.3.1 2021 年财政资金支持绿色金融发展的总体情况

绿色财政是绿色金融发展的重要支撑和保障，我国通过设立财政专项资金、提供财政补贴、财政贴息，以及税收优惠等财政措施，引导并支持了绿色金融的发展。2021 年，我国财政资金支持绿色金融发展呈现以下特征：

一是持续加大财政资金支持生态环境保护力度。按照党中央、国务院决策部署，坚持资金投入同污染防治攻坚任务相匹配，加强中央财政生态环境资金保障。“十三五”时期中央累计下达生态环境资金 2 248 亿元，其中，大气、水、土壤污染防治资金和农村环境综合整治资金分别为 974 亿元、783 亿元、285 亿元和 206 亿元。2021 年，安排大气、水、土壤污染防治资金和农村环境整治资金 572 亿元，较上年增长 49 亿元，增幅 9.4%，强化大气污染综合治理，加大重要流域污染整治，严格土壤污染源头防控，积极推进污染防治攻坚战重点项目实施。全国地级及以上城市空气质量优良天数比率达到 87.5%，细颗粒物（PM2.5）平均浓度下降 9.1%。

二是逐步优化调整财政补贴政策方向。补贴是在诸多政策工具手段中导向性最强的政策手段之一，从财政补贴政策可以看出生态环境保护发展方向信号，涉及环保电价、新能源汽车、“双替代”、绿色企业等方面的补贴。2021 年，财政部下达国家电网有限公司可再生能源电价附加补助资金年度预算共计 761.01 亿元。新能源汽车补贴标准在上年的基础上退坡 20%。中央财政总计安排清洁取暖试点补助资金 73.4 亿元。中国人民银行出台支持降碳减排的有关政策工具，通过“先贷后借”的直达机制，对金融机构向碳减排重点领域内相关企业发放的符合条件的碳减排贷款，按贷款本金的 60%提供资金支持，利率为 1.75%。

三是积极发挥价格收费政策激励作用。2020 年，我国进一步优化了各类电价政策，包括：

（1）完善风电、光伏发电等新能源上网电价政策，对高耗能行业实行差别化电价政策，完善峰谷电价机制、建立尖峰电价机制、健全季节性电价机制、强化分时电价机制执行等要求，引导用户错峰用电，促进能源绿色低碳发展，提高电力系统运行效率。（2）积极推动完善环境价格相关政策落地。进一步完善污水、生活垃圾处理收费机制，推动制定、调整合理的收费标准，以解决污水、居民生活垃圾减量化激励机制尚不健全等问题。

四是不断发挥财政税收政策调节作用。积极开展环境保护税征管，环境保护税收入规模基本保持稳定。2021 年，环境保护税征收额为 203 亿元，同比下降 1.9%。环境保护税开征以来，2018 年、2019 年、2020 年分别为 151 亿元、221 亿元、207 亿元，整体收入规模保持稳定。资源税法施行后，税务部门增加了按季申报纳税，最大限度减轻纳税人的办税负担。2021 年，资源税为 2 288 亿元，同比增长 30.4%。。增值税、所得税、消费税、进出口退税等其他环境相关税收政策继续调整优化。

12.3.2 2021 年绿色财政政策支持绿色金融发展的具体情况

12.3.2.1 财政专项资金

（1）节能环保支出预算

节能环保预算支出执行数呈下降趋势。根据财政部公布 2021 年中央财政预算，2021 年中央本级支出预算数为 35 015 亿元，比 2020 年执行数减少 57.2 亿元，下降 0.2%。节能环保支出预算数为 228.6 亿元，比 2020 年执行数减少 115.66 亿元，下降 33.6%；比 2016 年执行数减少 66.89 亿元，下降 22.6%。其中，能源节约利用、污染减排、能源管理事务等减少较多，比 2020 年执行数分别减少 2.45 亿元、5.93 亿元、2.31 亿元，分别下降 43.2%、28.9%、28%，主要是落实过紧日子要求，压减非刚性、非重点项目支出；可再生能源比 2020 年减少 5.71 亿元，下降 91.2%，主要是 2020 年执行中安排了清洁能源发展专项支出，2021 年年初预算没有安排；退耕还林还草比 2020 年执行数增加 0.39 亿元，增长 34.5%，主要是新疆生产建设兵团退耕还林还草支出增加。

（2）环境污染治理投资

环境污染治理投资总量持续增加。持续而稳定的环保投入为各项环保工作的有效进行提供了有力的基础与保障。尽管财政投入不断增加，但环保投入总量不足，环境污染治理投资总额（包括老工业污染源治理投资、建设项目竣工环境保护验收环保投资、城市环境基础设施建设投资）从 2010 年的 6 654.2 亿元增加到 2020 年的 10 638.9 亿元，持续而稳定的生态环保投入为各项生态环保工作的有效开展提供了有力保障。2012—2020 年，全社会污染治理资金投入平均增长率为 3.69%，而同期 GDP 平均增长率 9.45%，全社会污染治理投资平均增速小于 GDP 平均增速，环境污染投资总额占 GDP 比例呈降低趋势。

生态环境资金稳步增加。“十三五”期间，中央累计下达生态环境资金 2 248 亿元，其中 2020 年为 523 亿元，较 2016 年的 382 亿元增加 37%，呈现稳步增加的趋势。2021 年 10 月，印发《中央生态环境资金项目储备库入库指南（2021 年）》，以中央财政生态环境资金为引导，加快推进公益性生态环境治理重大项目实施。

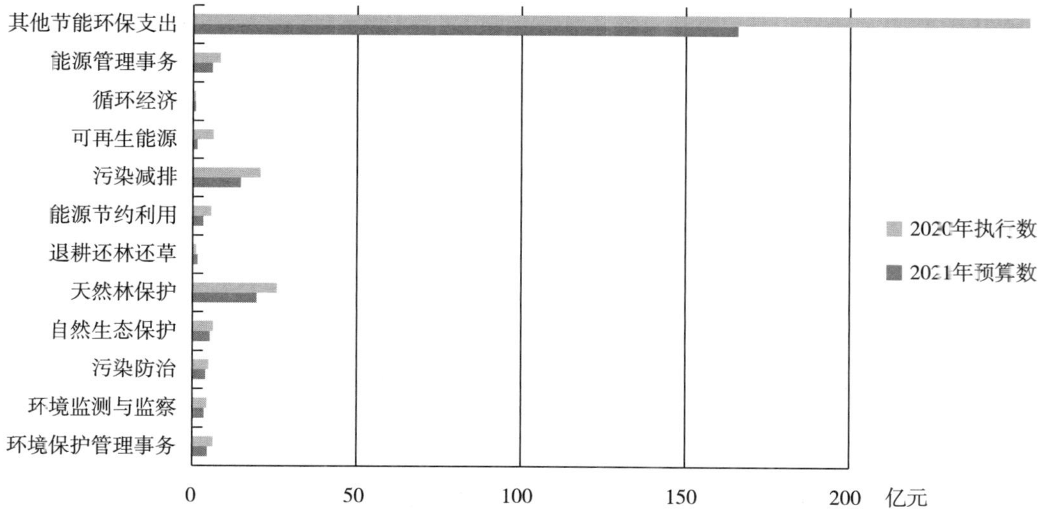

图 12-1　2021 年节能减排支出预算情况

（资料来源：财政部，关于 2021 年中央本级支出预算的说明）

中央财政安排大气污染防治专项资金 275 亿元。自 2013 年大气污染物减排专项资金设立以来，中央大气污染防治专项资金逐年增加，2021 年增加至 275 亿元，较上年增加 25 亿元，增加了 10%，重点支持北方地区冬季清洁取暖、工业污染深度治理、移动源污染防治等工作，推动产业结构、能源结构、运输结构不断优化调整，促进全国环境空气质量持续改善，助力打赢蓝天保卫战。通过支持氢氟碳化物销毁处置，推进削减温室气体排放。大气污染防治工作也取得了明显成效，煤炭消费量占能源消费总量的比重从 2010 年的 70. 2%下降到 2020 年的 56. 8%，清洁能源消费占比从 2010 年的 13. 0%提升到 2020 年的 24. 3%①。

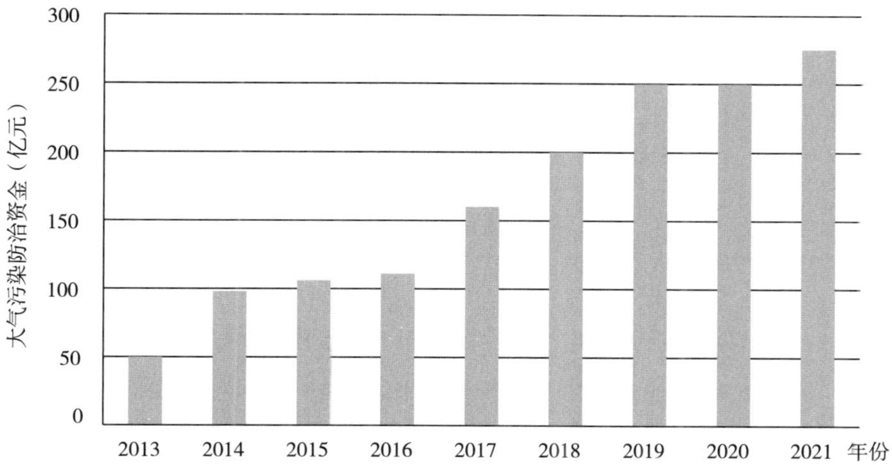

图 12-2　2013 年以来大气污染防治资金

① 数据来源，中国统计年鉴，2021 年。

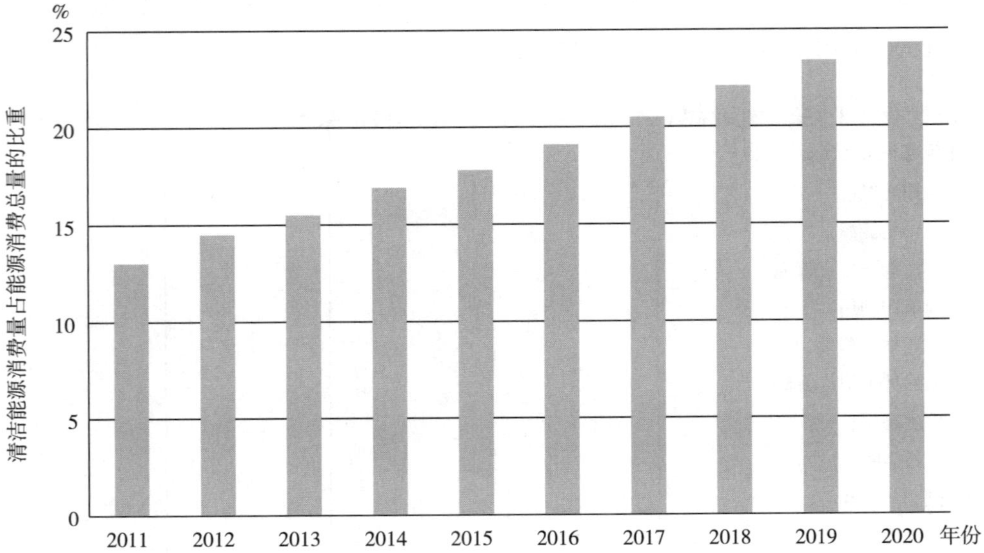

图 12-3 2011 年以来清洁能源消费量占能源消费总量的比重

中央水污染防治专项资金逐年增加。2016 年以来，中央财政安排水污染防治专项资金 217 亿元，同比增长 10.2%，主要支持重点省份开展重点流域水污染防治、集中式饮用水水源地保护、地下水环境保护及污染修复、良好水体（湖泊）保护等生态环境保护工作，实现重点流域水质达标断面个数有所增加，饮用水水源地水质稳中向好，地下水水质保持稳定；支持长江经济带、黄河流域生态环境保护，支持汀江-韩江流域、东江流域、引滦入津横向生态补偿机制，促进流域水质逐步提高。

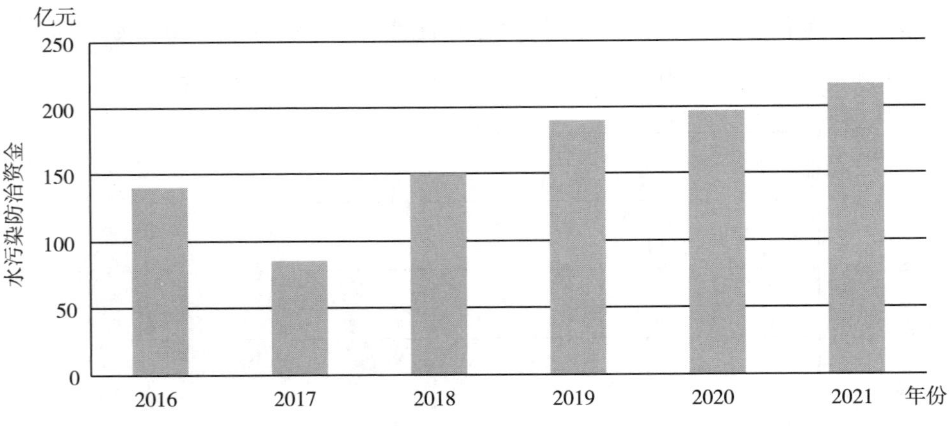

图 12-4 “十三五”及 2021 年水污染防治资金

表 12-1 “十三五”及 2021 年各省份水污染防治专项资金安排表

单位：万元

序号	省（区、市）	“十三五”总计	2021 年
1	北京	59 153	21 460
2	天津	158 228	13 020
3	河北	568 397	80 460

续表

序号	省（区、市）	“十三五”总计	2021 年
4	山西	128 600	120 310
5	内蒙古	236 650	60 250
6	辽宁	142 790	31 200
7	吉林	69 031	22 920
8	黑龙江	117 281	30 620
9	上海	68 500	0
10	江苏	288 163	56 460
11	浙江	295 965	58 050
12	安徽	498 503	97 600
13	福建	160 304	36 370
14	江西	364 442	116 940
15	山东	512 696	89 880
16	河南	286 346	100 630
17	湖北	510 548	148 300
18	湖南	443 084	115 670
19	广东	226 850	41 070
20	广西	121 957	33 080
21	海南	39 012	20 620
22	重庆	255 669	34 890
23	四川	514 824	126 960
24	贵州	307 548	72 540
25	云南	425 326	103 170
26	西藏	122 764	70 660
27	陕西	156 685	106 720
28	甘肃	233 659	71 680
29	青海	307 089	211 570
30	宁夏	113 737	47 780
31	新疆	96 199	29 110

中央财政安排土壤污染防治专项资金 44 亿元。土壤污染防治专项资金于 2016 年设立，至 2021 年年底，中央累计安排土壤污染防治专项资金 303. 1 亿元，其中，2021 年安排土壤污染防治资金 44 亿元，重点支持土壤污染源头防控、土壤污染风险管控、土壤污染修复治理、支持设立省级土壤污染防治基金等工作。

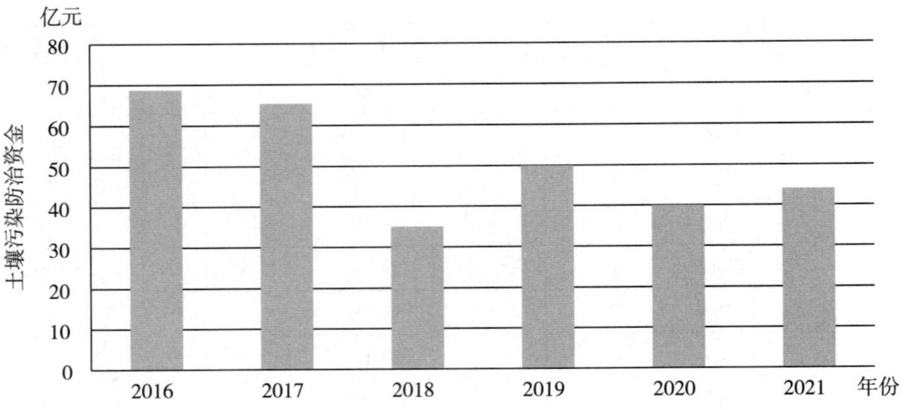

图 12-5　土壤污染防治专项资金情况

表 12-2　“十三五”期间及 2021 年各省份土壤污染防治专项资金预算表　　单位：万元

序号	省（区、市）	“十三五”期间总计	2021 年
1	北京	7 236	3 596
2	天津	11 058	15 156
3	河北	123 389	20 190
4	山西	36 001	4 741
5	内蒙古	55 638	8 535
6	辽宁	53 567	11 805
7	吉林	29 907	4 021
8	黑龙江	31 306	4 340
9	上海	9 755	5 413
10	江苏	71 341	11 972
11	浙江	151 424	2 678
12	安徽	54 522	6 983
13	福建	47 795	10 023
14	江西	116 771	20 113
15	山东	83 140	22 681
16	河南	59 756	20 353
17	湖北	180 545	8 035
18	湖南	369 171	50 286
19	广东	159 034	7 349
20	广西	207 890	49 242
21	海南	15 752	2 403
22	重庆	49 203	12 385
23	四川	150 351	27 534
24	贵州	193 765	14 820
25	云南	271 712	43 629

续表

序号	省（区、市）	“十三五”期间总计	2021 年
26	西藏	18 998	2 824
27	陕西	66 279	15 591
28	甘肃	123 870	6 915
29	青海	74 787	16 159
30	宁夏	11 028	3 947
31	新疆	17 368	6 281

中央财政安排农村环境整治专项资金 36 亿元。农村环境整治专项资金自 2008 年设立，截至 2021 年年底，中央财政安排专项资金 609 亿元，其中 2021 年，中央财政安排专项资金 36 亿元，重点支持建制村环境综合整治任务、饮用水水源地保护、农村生活污水和垃圾处理、畜禽养殖污染防治。

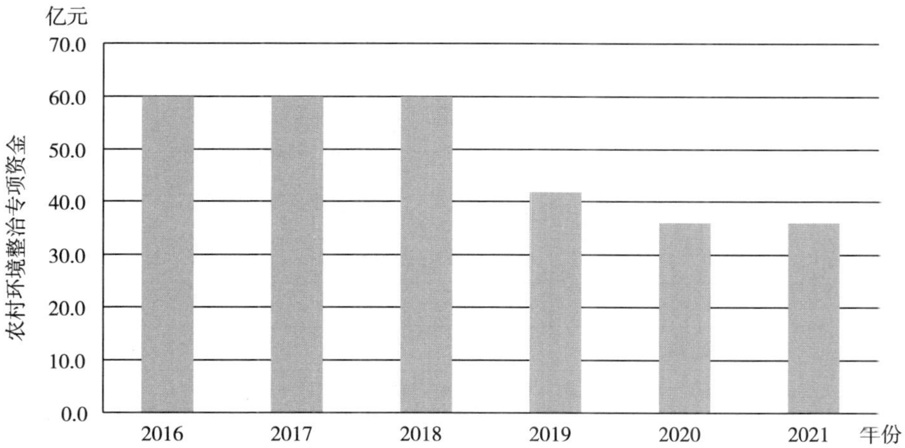

图 12-6 “十三五”期间及 2021 年农村环境整治资金

表 12-3 “十三五”期间及 2021 年各省份农村环境整治资金预算表

单位：万元

序号	省（区、市）	“十三五”总计	2021 年
1	北京	7 688	1 617
2	天津	6 861	318
3	河北	196 262	33 679
4	山西	30 071	10 127
5	内蒙古	21 852	6 013
6	辽宁	71 961	2 712
7	吉林	14 189	5 404
8	黑龙江	11 442	5 404
9	上海	4 338	321
10	江苏	20 000	7 589

续表

序号	省（区、市）	“十三五”总计	2021年
11	浙江	43 709	0
12	安徽	69 237	9 926
13	福建	39 365	9 044
14	江西	163 393	16 811
15	山东	206 143	63 123
16	河南	120 554	19 664
17	湖北	124 808	21 220
18	湖南	175 579	13 995
19	广东	36 209	18 859
20	广西	30 389	5 404
21	海南	28 316	5 630
22	重庆	70 012	7 214
23	四川	129 302	22 648
24	贵州	53 083	10 679
25	云南	95 127	20 218
26	西藏	58 014	8 532
27	陕西	109 154	12 132
28	甘肃	31 592	5 969
29	青海	45 966	7 966
30	宁夏	0	0
31	新疆	47 134	7 782

12. 3. 2. 2　财政补贴政策

1. 可再生能源电价政策

2021年10月，国家发展改革委印发《关于进一步深化燃煤发电上网电价市场化改革的通知》明确提出，燃煤发电电量原则上全部进入电力市场，通过市场交易在“基准价+上下浮动”范围内形成上网电价，扩大市场交易电价上下浮动范围。这是在完善电力市场机制、建设全国统一电力市场进程中的重要政策，有利于进一步协调政府和市场的关系，有助于构建以新能源为主体的新型电力系统。同月，财政部发布《关于提前下达2022年可再生能源电价附加补助地方资金预算的通知》，拨付2022年度可再生能源电价附加补助资金387万元，较2021年拨付资金减少208.419万元。

表 12-4 2021 年可再生能源电价附加补助地方资金预算

单位：万元

序号	地方	风电项目	光伏发电项目				生物质发电项目	合计
			光伏扶贫	公共可再生能源独立系统	其他光伏项目	光伏发电项目小计		
科目代码/名称		2116001/风力发电补助	2116002/太阳能发电补助				2116003/生物质能发电补助	—
合计		155 084	54 794	18 042	155 256	228 092	3 824	387 000
1	山西		22 573		3 736	26 309		26 309
2	内蒙古	152 304	19 775	170	145 873	165 818	3 690	321 812
3	吉林		10 327		134	10 461		10 461
4	浙江			304	103	407		407
5	湖南		1 100		135	1 235		1 235
6	广西	419			122	122	121	662
7	重庆		55		11	66		66
8	四川		964	4 994	155	6 113	13	6 126
9	贵州	275			1 585	1 585		1 860
10	云南	2 086			3 402	3 402		5 488
11	甘肃			2 298		2 298		2 298
12	青海			8 379		8 379		8 379
13	新疆			1 897		1 897		1 897

推进光伏发电补贴。2021 年 5 月，国家能源局印发《关于 2021 年风电、光伏发电开发建设有关事项的通知》，提出建立消纳责任权重引导、并网多元保障、保障性并网竞争性配置 3 方面的长效机制，明确 2021 年户用光伏发电项目国家财政补贴预算额度为 5 亿元。各地积极推动出台土地、财税、金融等支持政策，减轻新能源开发建设的不合理负担。截至 2021 年 12 月底，全国累计纳入 2021 年国家财政补贴规模户用光伏项目装机容量为 2 159.62 万千瓦。

2. 新能源汽车补贴政策

2021 年 12 月，财政部、工业和信息化部、科技部、国家发展改革委联合印发《关于 2022 年新能源汽车推广应用财政补贴政策的通知》（财建〔2021〕466 号），明确补贴政策将按既定安排继续有序退坡，创造稳定政策环境，要求“2022 年新能源汽车购置补贴标准在 2021 年基础上退坡 30%；城市公交、道路客运、出租（含网约车）、环卫、城市物流配送、邮政快递、民航机场以及党政机关公务领域符合要求的车辆，补贴标准在 2021 年基础上退坡 20%”。

3. 绿色农业补贴政策

中央财政继续支持开展耕地轮作休耕制度试点。开展耕地轮作休耕是国家的一项重大决策部署。自 2016 年，国家启动实施耕地轮作休耕制度试点以来，试点规模不断扩大，区域不断拓展，成效逐步显现。2021 年 4 月，农业农村部、财政部印发《关于做好 2021 年农业生产发展等项目实施工作的通知》，明确重点在东北地区推行大豆薯类—玉米、杂粮杂豆春小麦—玉米等轮作，在黄淮海地区推行玉米—大豆或花生—玉米等轮作，在长江流域推行稻油、稻稻油等轮作，继续在河北地下水漏斗区、黑龙江三江平原井灌稻地下水超采区、新疆塔里木河流域地下水超采区实施休耕试点。

4. 政府绿色采购政策

进一步加大政府绿色采购力度。2021 年 2 月，国务院发布《关于加快建立健全绿色低碳循环发展经济体系的指导意见》，明确提出加大政府绿色采购力度，扩大绿色产品采购范围，逐步将绿色采购制度扩展至国有企业；加强对企业和居民采购绿色产品的引导，鼓励地方采取补贴、积分奖励等方式促进绿色消费。7 月，国家发展改革委印发《“十四五”循环经济发展规划》，提出加大政府绿色采购力度，积极采购再生资源产品。

12. 3. 2. 3　价格收费政策

1. 水资源价格政策

进一步规范城镇供水价格管理。2021 年 8 月 3 日，国家发展改革委、住房和城乡建设部修订印发《城镇供水定价成本监审办法》（2021 年第 45 号令）和《城镇供水价格管理办法》（2021 年第 46 号令），自 2021 年 10 月 1 日起施行，有助于进一步规范城镇供水价格管理，保障供水、用水双方合法权益，促进城镇供水事业健康发展，节约和保护水资源。一是建立了促进供水企业降本增效的激励约束机制。在人工成本考核方面，设立了供水企业职工人数定员上限标准；在管网漏损考核方面，设定了管网漏损率控制标准。供水企业超出规定标准的部分，不得计入供水定价成本。二是对供水能力过度超前建设进行适当控制。修订后的办法适当提高了对供水负荷率的考核标准，既有利于保障城市供水安全，也有利于抑制过度超前建设。三是建立了参考市场利率合理确定供水收益率的机制。明确供水企业准许收益率根据权益资本收益率、债务资本收益率确定，权益资本收益率按照 10 年期国债收益率加不超过 4 个百分点核定，债务资本收益率按照贷款市场报价利率确定。四是建立了供水价格定期校核机制和补偿机制。明确城镇供水价格监管周期原则上为 3 年，建立供水价格与原水价格等上下游联动机制的，监管周期年限可以适当延长。考虑当地经济社会发展水平和用户承受能力等因素，由于价格调整不到位导致供水企业难以达到准许收入的，当地人民政府应当予以相应补偿。

积极推动农业水价改革。2021 年 7 月 12 日，国家发展改革委、财政部、水利部、农业农村部联合印发《关于持续推进农业水价综合改革工作的通知》（发改价格〔2021〕1017 号），明确“十四五”时期推进农业水价综合改革任务及 2021 年改革工作。提出截至 2020 年年底，各地改革实施面积累计达 4. 3 亿亩以上，其中 2020 年新增 1. 3 亿亩以上，改革正在从局部试点示范向面上整体推进，北京、上海、江苏、浙江已率先完成改革任务，天津、内蒙古、辽宁、山东、云南、陕西、甘肃、青海等省区改革进度超过 50%。根据各地 2021 年改革实施计划，新增改革实施面积约 1. 2 亿亩（各地计划新增改革实施面积见表 12-5）。

表 12-5 2021 年各省（区、市）计划新增改革实施面积

序号	省（区、市）名称	2021 年计划新增改革实施面积	备注
1	北京	0.0	持续巩固改革成果
2	天津	0.0	完成改革验收
3	河北	310.0	
4	山西	333.3	
5	内蒙古	681.8	
6	辽宁	115.0	
7	吉林	79.0	
8	黑龙江	1 000.0	
9	上海	0.0	持续巩固改革成果
10	江苏	0.0	持续巩固改革成果
11	浙江	0.0	持续巩固改革成果
12	安徽	1 433.6	
13	福建	200.6	
14	江西	600.0	
15	山东	919.1	
16	河南	1 000.0	
17	湖北	694.1	
18	湖南	701.0	
19	广东	687.0	
20	广西壮族	239.5	
21	海南	35.0	
22	重庆	123.9	
23	四川	560.6	
24	贵州	251.0	
25	云南	491.0	
26	西藏	92.9	
27	陕西	22.0	
28	甘肃	200.0	
29	青海	81.0	
30	宁夏	148.0	
31	新疆	1 036.2	广西壮族自治区
32	新疆生产建设兵团	80.0	
		合计	12 115.6

各地制定了相应的再生水价格管理政策。由于大多数地区再生水利用远未形成网络化、规模化，再生水企业与大用户之间以点对点供水为主，再生水供水管道敷设及价格主要由供需双

方协商确定，少数地区实行政府定价、政府指导价管理。上海、深圳、南京、广州等地近年来均放开了再生水价格，实行市场调节价；天津、长春等地仍实行政府定价；北京、杭州等地实行政府指导价，其中北京实行3.5元/立方米，价格上限管理，杭州实行1元/立方米基准价、上下浮动10%管理；昆明出厂价实行政府指导价、供水价由供需双方协商确定。目前城市间再生水价格水平悬殊，如天津再生水价格较高，2012年制定执行至今，居民为2.2元/立方米，发电企业2.5元/立方米，工业、行政事业、经营服务单位4元/立方米；杭州2006年制定，为1元/立方米、上下浮动10%；北京2014年起实行价格上限管理，不超过3.5元/立方米，实际按1元/立方米执行；长春2019年9月调整再生水价格为0.8元/立方米；其他地区多在1元/立方米以内。各地再生水利用不再收取水资源费及污水处理费。

2. 差别化电价政策

国家发布顶层文件推进电价机制改革。2021年5月，国家发展改革委发布《关于“十四五”时期深化价格机制改革行动方案的通知》（发改价格〔2021〕689号），提出持续深化电价改革，深化燃煤发电、燃气发电、水电、核电等上网电价市场化改革，完善风电、光伏发电、抽水蓄能价格形成机制，平稳推进销售电价改革，完善居民阶梯电价制度；针对高耗能、高排放行业，完善差别电价、阶梯电价等绿色电价政策，强化与产业和环保政策的协同，加大实施力度，促进节能减碳。2021年9月22日，中共中央、国务院发布《关于完整准确全面贯彻新发展理念做好碳达峰碳中和工作的意见》，提出从有利于节能的角度深化电价改革，理顺输配电价结构，全面放开竞争性环节电价；完善差别化电价、分时电价和居民阶梯电价政策。严禁对高耗能、高排放、资源型行业实施电价优惠。

调整新能源上网电价政策。2021年6月，国家发展改革委印发《关于2021年新能源上网电价政策有关事项的通知》（发改价格〔2021〕833号），明确了2021年光伏发电、风电等新能源上网电价政策。提出从2021年起，对新备案集中式光伏电站、工商业分布式光伏项目和新核准陆上风电项目，中央财政不再补贴，实行平价上网；2021年新建项目上网电价，按当地燃煤发电基准价执行；新建项目可自愿通过参与市场化交易形成上网电价。随着产业技术进步、效率提升，近年来新建光伏发电、风电项目成本不断下降，当前已经具备平价上网条件，行业对平价上网也形成高度共识。此次调整释放出清晰强烈的价格信号，有利于调动各方面投资积极性，推动风电、光伏发电产业加快发展，促进以新能源为主体的新型电力系统建设，助力实现碳达峰、碳中和目标。

推动完善峰谷分时电价政策。2021年7月，国家发展改革委发布《关于进一步完善分时电价机制的通知》（发改价格〔2021〕1 093号），提出完善峰谷电价机制、建立尖峰电价机制、健全季节性电价机制、强化分时电价机制执行等要求，更好引导用户削峰填谷、改善电力供需状况、促进新能源消纳。政策出台后，多地积极落实完善分时电价政策的要求，建立尖峰电价机制，引导用户错峰用电、削峰填谷。如2021年8月31日，广东省发展改革委发布《关于进一步完善我省峰谷分时电价政策有关问题的通知》，表示自2021年10月1日起峰谷分时电价政策实施范围维持不变，国家和省对部分用户执行峰谷分时电价政策有专门规定的按其规定；居民用户的峰谷分时电价政策按规定调整，居民用户可自主选择是否执行峰谷分时电价政策。2021 年 9 月 1 日，贵州省发展改革委发布《关于试行峰谷分时电价有关事项的通知》，表示自 2021 年 10 月 1 日起平段电价按现行销售目录电价执行，峰段电价以平段电价为基础上浮 50%、谷段电价以平段电价为基础下浮 50%；政府性基金及附加、基本电费不参与浮动。

完善居民阶梯电价政策。为积极回应群众对完善居民阶梯电价政策的诉求，适当减轻多人口家庭的电费负担，广东、浙江、江苏等省份已在今年对居民阶梯电价进行了完善，实施居民阶梯电价“一户多人口”优惠政策。2021 年 4 月，广东省发展改革委印发《关于居民阶梯电价“一户多人口”政策有关事项的通知》（粤发改价格函〔2021〕826 号），提出自 6 月 1 日起执行居民阶梯电价“一户多人口”政策，在夏季高峰期，一户家庭人口满 5 人的，可申请每月增加 100 度电的阶梯电量基数；满 7 人及以上的，还可申请执行更优惠的合表居民用户电价（即电价水平每千瓦时提高 3.7 分），不执行阶梯加价。

健全阶梯电价和差别电价。2021 年 8 月，国家发展改革委印发《关于完善电解铝行业阶梯电价政策的通知》（发改价格〔2021〕1239 号），部署各地完善电解铝行业阶梯电价政策，包括调整阶梯电价分档标准电耗指标、合理设定阶梯电价分档标准、采用累进加价方式确定加价标准、完善核定加价电费的工作机制、强化阶梯电价加价电费收缴责任、完善加价电费资金管理使用制度等方面，推动电解铝行业持续提升能源利用效率、降低碳排放强度。2021 年 5 月，浙江省发展改革委、生态环境厅发布《关于钢铁行业实施超低排放差别化电价政策的通知（征求意见稿）》，对钢铁行业实施超低排放差别化电价政策。2021 年 10 月，宁夏发布《宁夏回族自治区能耗双控三年行动计划（2021—2023 年）》，提出完善绿色价格机制，清理违规出台的高耗能企业优惠电价政策，严格落实差别电价和惩罚性电价政策，严格执行电解铝、水泥、钢铁等行业阶梯电价政策。

3. 天然气价格政策

2021 年 6 月，国家发展改革委制定出台了《天然气管道运输价格管理办法（暂行）》（以下简称《价格管理办法》）和《天然气管道运输定价成本监审办法（暂行）》（以下简称《成本监审办法》）。《价格管理办法》明确了跨省天然气管道运输价格的定价原则、定价方法和定价程序，明确按照“准许成本加合理收益”的原则制定跨省天然气管道运输价格，实行“一区一价”，规定首次核定价格时准许收益率按 8%确定，但明确指出后续会统筹考虑国家战略要求、行业发展需要、用户承受能力等因素进行动态调整，这既保持了政策的衔接和平稳过渡，又为未来预留了调整空间。《成本监审办法》明确了定价成本构成和核定方法，规定管道运输定价成本由折旧及摊销费、运行维护费构成，分类明确了主要固定资产折旧年限，对运行维护费的有关参数取值作了明确规定，进一步加强垄断行业定价成本监管。2021 年 9 月，河北省发展改革委发布《关于进一步规范天然气价格政策的通知》，明确凡是通天然气的市、县均要建立天然气上下游价格联动机制，做到市县全覆盖；各市县要进一步完善配气价格形成机制，取消一切不合理收费。

4. 环境收费政策

污水处理收费机制不断完善。2021 年 5 月，国家发展改革委印发《“十四五”时期深化价格机制改革行动方案》（发改价格〔2021〕689 号）的通知，明确要求“进一步完善污水处理收费机制。结合污水处理排放标准提高情况，将收费标准提高至补偿污水处理和污泥无害化处置成本且合理盈利的水平，并建立动态调整机制。鼓励通过政府购买服务，以招投标等市场化方式确定污水处理服务费水平，建立与处理水质、污染物削减量等挂钩的污水处理服务费奖惩机制。鼓励已建成污水集中处理设施的农村地区，探索建立农户付费制度”。2021 年 6 月，国家发展改革委、住建部发布《“十四五”城镇污水处理及资源化利用发展规划》（发改环资〔2021〕827 号）的通知，再次明确“各地要按照覆盖污水处理设施正常运营和污泥处置成本并合理盈利的原则，合理制定污水处理费标准，并根据当地水污染防治目标要求，考虑污水排放标准提升和污泥处置等成本合理增加因素动态调整”。

城镇生活垃圾收费政策体系不断完善。《“十四五”时期深化价格机制改革行动方案》提出按照产生者付费原则，完善生活垃圾收费政策，结合生活垃圾分类情况，体现分类计价、计量收费等差别化管理，创新收费模式，提高收缴率。2021 年 3 月，湖北省发展改革委和财政厅发布《湖北省城镇生活垃圾处理收费管理办法》（鄂发改规〔2021〕2 号），办法明确积极推进湖北省垃圾处理费收费方式改革，鼓励将非居民类垃圾处理费按职工人数、经营或者办公场所面积定额收费逐步调整为按照垃圾产生量计量收费。10 月，贵州省发展改革委发布《关于公开征求〈贵州省城镇生活垃圾处理 收费管理办法（试行）〉意见的公告》。12 月，青海省发展改革委、财政厅、住建厅发布《青海省城镇生活垃圾处理收费管理办法》（青发改价格〔2021〕731 号）的通知，从制定依据、适用范围、定价程序、成本核定等方面做了明确规定。

12.3.2.4 财政税收措施

1. 环境保护税

收入规模持续稳定。根据财政部公布的 2021 年财政收支情况，环境保护税征收额为 203 亿元，同比下降 1.9%。环境保护税自开征以来，2018 年、2019 年、2020 年分别为 151 亿元、221 亿元、207 亿元，整体收入规模保持稳定。

更新完善排污系数和物料衡算方法。2021 年 4 月 28 日，生态环境部、财政部、国家税务总局联合制发了《关于发布计算环境保护税应税污染物排放量的排污系数和物料衡算方法的公告》（生态环境部 财政部 税务总局公告 2021 年第 16 号，以下简称《公告》）。《公告》就环境保护税应税污染物排放量的计算方法作了进一步完善，提高了环境保护税政策适用的确定性。《公告》重点对属于排污许可管理的排污单位、不属于排污许可管理的排污单位进行了规定。由于《公告》内容涉及废止《关于发布计算污染物排放量的排污系数和物料衡算方法的公告》（环境保护部公告 2017 年第 81 号）和《财政部 税务总局 生态环境部关于环境保护税有关问题的通知》（财税〔2018〕23 号）部分内容，因此该《公告》由生态环境部、财政部、国家税务总局三部委联合发布。

"十税合一"简化纳税申报。为深入推进税务领域"放管服"改革，优化营商环境，减轻纳税人、缴费人申报负担，国家税务总局发布《关于简并税费申报有关事项的公告》（国家税务总局公告 2021 年第 9 号），决定全面推行财产和行为税合并申报。财产和行为税合并申报，通俗讲就是"简并申报表，一表报多税"，纳税人在申报多个财产和行为税税种时，不再单独使用分税种申报表，而是在一张纳税申报表上同时申报多个税种。财产和行为税合并申报的税种范围包括城镇土地使用税、房产税、车船税、印花税、耕地占用税、资源税、土地增值税、契税、环境保护税、烟叶税 10 个税种。对纳税人而言，可简化报送资料、减少申报次数、缩短办税时间。

2. 资源税

绿色发展减税效应显见成效。自 2020 年 9 月 1 日起资源税法施行后，税务部门增加了按季申报纳税，最大限度减轻纳税人的办税负担。2021 年，资源税征收额为 2 288 亿元，同比增长 30.4%。宁夏目前共为符合优惠条件的企业减免资源税 3 247 万元，其中 2021 年 1—8 月减免资源税 4 083 万元。云南省累计申报减免资源税超 1 亿元。山东省税务部门积极落实"自 2014 年 12 月 1 日至 2023 年 8 月 31 日，对充填开采置换出来的煤炭，资源税减征 50%"优惠政策，每年可为煤炭行业充填开采减免税 4 500 万元，促进了绿色生态开采，缓解了企业经营压力。广东省对砂石行业企业开采原矿直接销售采用 3%的税率，原矿洗选加工成选矿销售采用 2%的税率，让企业可以投入更多资金到新技术和新工艺上，同时也减少了环境污染。云南自 2021 年 6 月，税务总局实行资源税等 10 个税种合并申报，纳税人填报表单数量从 35 张减少到 11 张，填报数据减少 204 项，实现多税种"一张报表、一次申报、一次缴款、一张凭证"，极大提高办税效率。据统计，2020 年 9 月至 2021 年 8 月，云南省资源税纳税人完成申报次数 64 618 次，同比减少 33.06%。

水资源税助推绿色节水成为"主旋律"。到 2021 年 7 月 1 日，水资源税改革试点已经推行 5 年了，作为全国首个试点省份，河北省 5 年来累计压减地下水超采量 43.5 亿立方米，超过 2/3 的地下水超采线的地下水位实现了回升，水资源税对经济的调节作用不断显现。5 年来，河北省累计入库水资源税 88.6 亿元，水资源税月均入库收入是改革前 2015 年水资源费月均入库收入的两倍多。河北省年用水总量从 2015 年的 187.2 亿立方米减少到 2020 年的 182.7 亿立方米。

3. 进出口税

取消部分钢铁产品的出口退税。2021 年 4 月，财政部和税务总局发布《关于取消部分钢铁产品出口退税的公告》（财政部 税务总局公告 2021 年第 16 号），提出自 2021 年 5 月 1 日起取消 146 个钢铁出口退税。2021 年 7 月，财政部和税务总局发布《关于取消钢铁产品出口退税的公告》（财政部 税务总局公告 2021 年第 25 号），提出自 2021 年 8 月 1 日起取消部分冷轧卷板、电镀锌板、镀锡板、硅电钢、石油管等 23 类钢铁产品的出口退税。取消部分钢材产品的出口退税有利于减少国内钢材出口，保障国内钢铁资源供应，有利于缓解钢材生产带来的高耗能高污染问题，促进产业结构调整，助力碳达峰、碳中和的目标实现。

4. 增值税

优化增值税优惠政策办理流程。2021 年 3 月，国家税务总局发布《关于进一步优化增值税优惠政策办理程序及服务有关事项的公告》（国家税务总局公告 2021 年第 4 号），提出进一步精简享受优惠政策办理流程和手续。纳税人适用增值税即征即退政策的，应当在首次申请增值税退税时，按规定向主管税务机关提供退税申请材料和相关政策规定的证明材料。纳税人后续申请增值税退税时，相关证明材料未发生变化的，无须重复提供，仅需提供退税申请材料并在退税申请中说明有关情况。优化增值税优惠政策办理程序，简化即征即退政策的申请流程，有利于降低企业申请税收优惠政策的难度和成本，促进税收优惠政策的落地，从而更好地促进资源综合利用行业的发展。此外，各地方也不断精简增值税即征即退办理程序，如吉林省长春市双阳区税务局通过优化增值税制度性留抵退税、增值税即征即退内部工作流程，实行“来即享、无感到账”的增值税退税服务；宁夏银川市永宁县税务局通过“非接触式”办税服务，简化办税手续，2021 年以来，平均退税时间缩短至 3 至 5 个工作日。

5. 消费税

征收部分成品油的进口消费税。2021 年 5 月，财政部、海关总署和税务总局发布《关于对部分成品油征收进口环节消费税的公告》（财政部 海关总署 税务总局公告 2021 年第 19 号），提出自 2021 年 6 月 12 日起将对归入税则号列 27 075 000，且 200 摄氏度以下时蒸馏出的芳烃以体积计小于 95%的进口产品，视同石脑油按 1.52 元/升的单位税额征收进口环节消费税；对归入税则号列 27 079 990、27 101 299 的进口产品，视同石脑油按 1.52 元/升的单位税额征收进口环节消费税；对归入税则号列 27 150 000，且 440 摄氏度以下时蒸馏出的矿物油以体积计大于 5%的进口产品，视同燃料油按 1.2 元/升的单位税额征收进口环节消费税。对混合芳烃、轻循环油和稀释沥青等成品油视同石脑油或燃料油征收进口环节消费税，有利于抑制不符合标准的燃油加工生产，流向非法经营渠道，造成严重的环境污染的情况。

6. 企业所得税

落实污染防治第三方治理企业税收优惠政策。2021 年 4 月，国家税务总局、国家发展改革委、生态环境部发布《关于落实从事污染防治的第三方企业所得税政策有关问题的公告》（国家税务总局 国家发展改革委 生态环境部公告 2021 年第 11 号），提出从 2021 年 6 月 1 日起，对污染防治第三方治理企业减按 15%税率征收企业所得税的优惠政策采取“自行判别、申报享受、相关资料留存备查”的方式办理，并进一步明确主要留存备查资料，细化《关于从事污染防治的第三方企业所得税政策问题的公告》（2019 年第 60 号）第三条规定的转请核查等相关后续管理要求。这有利于提高优惠政策的可操作性，精准落实税收优惠政策，进一步优化税务执法方式，从而促进污染防治第三方治理企业专业化、规模化发展。

更新企业所得税优惠目录。2021 年 12 月 16 日，财政部、税务总局、国家发展改革委和生态环境部发布《关于公布〈环境保护、节能节水项目企业所得税优惠目录（2021 年版）〉以及〈资源综合利用企业所得税优惠目录（2021年版）〉的公告》（财政部 税务总局 发展改革委 生态环境部公告2021年第36号），更新了2008年版的《资源综合利用企业所得税优惠目录》和2009年版的《环境保护节能节水项目企业所得税优惠目录》，有利于节能环保产业发展，推动资源节约高效利用。

12.3.3 绿色财政政策支持绿色金融发展的展望

12.3.3.1 绿色财政存在的问题

生态环境财政支出水平和支出效率有待进一步加强。“十三五”期间，中央生态环境专项资金增加，但生态环境保护的投资占国内生产总值（GDP）的比重依然过低，环境污染治理投资总额占国内生产总值（GDP）的比重依然过低，从2012年的1.53%下降到2020年的1.05%。“十四五”我国生态环境形势依然严峻，生态环境保护工作仍然处于攻坚期，历史欠账多，新的生态环境问题的不断涌现，部分地区、部分领域生态环境问题依然突出，财政投入总量与生态环境治理资金需求之间仍有很大差距。

财政补贴政策尚需进一步完善。财政补贴政策面临顶层设计、政策体系、技术支持、资金投入等方面问题，清洁能源和清洁生活方式的激励机制还不够，如清洁取暖中央补贴按照行政级别支付定额补助，未充分体现试点城市改造任务量的差异，补贴制度设计不合理，缺乏导向性及精准性设计，市场积极性不高。

政府绿色采购制度不健全。我国尚未出台专门的绿色采购法律，关于绿色政府采购的要求大多是分散在多个法律条文的原则性指导意见，对于具体操作、考核指标等具体要求需要进一步完善。我国绿色政府采购的标准体系建设仍处在起步阶段，尚无国家层面的统一的绿色采购政策、绿色采购方法、绩效评价标准；绿色产品及技术的认证体系还需要进一步健全。尚未指定专门的机构和专业人员负责绿色政府采购，熟悉政府绿色采购相关业务的人才明显不足，采购双方在采购过程中对政府绿色采购实践的认识存在偏差，政府绿色采购专业化水平依然还有很大的提升空间。

12.3.3.2 绿色财政发展方向

完善生态环境保护财政政策。完善中央生态环境保护资金项目储备库。调整优化财政支出结构，加强对绿色产业和生态环境保护的财政支持力度。制定中长期生态环境保护预算，保障环境财政支出政策效益的连贯性。鼓励生态环境保护、污染治理等民生工程需求大、资金缺口大的地区适度增加地方政府专项债规模。

健全财政补贴机制。加强补贴政策与天然气价格、电价等政策之间的协调。研究支持居民清洁取暖的阶梯电价政策。完善相关清洁取暖技术的标准和法律规范，进一步细化清洁取暖补贴标准，充分发挥中央财政支持作用，利用市场吸引社会资本投入，完善多元化投融资机制，建立常态化稳定的资金来源渠道。推动陆上风电、光伏电站、工商业分布式光伏价格退坡，引导陆上风电、光伏电站、工商业分布式光伏尽快实现平价上网。提高新能源货车补贴标准，对新能源货车减征消费税，提高重型柴油货车消费税。研究推动符合国六标准的货车、新能源运输车辆的过路费优惠政策。

深化政府绿色采购制度。推进强制性政府绿色采购试点。开展工业生态设计制度研究，将其作为生产与消费的链接纽带，加大生态环境保护源头管控。完善政府绿色采购法律法规体系，有效引导和约束企业及消费者的行为，促进绿色采购的全方位推广实施。加强绿色采购的部门管理，严格落实绿色产品采购政策，使绿色采购法制化、标准化、规范化。探索建立统一的全国性的绿色政府采购信息平台，及时公开绿色政府采购信息。充分利用信息化手段将专项资金的预算、申报、使用、决算的全过程纳入信息系统，进行实时跟踪，获取项目实际进度数据，据此对项目的绩效进行评价。

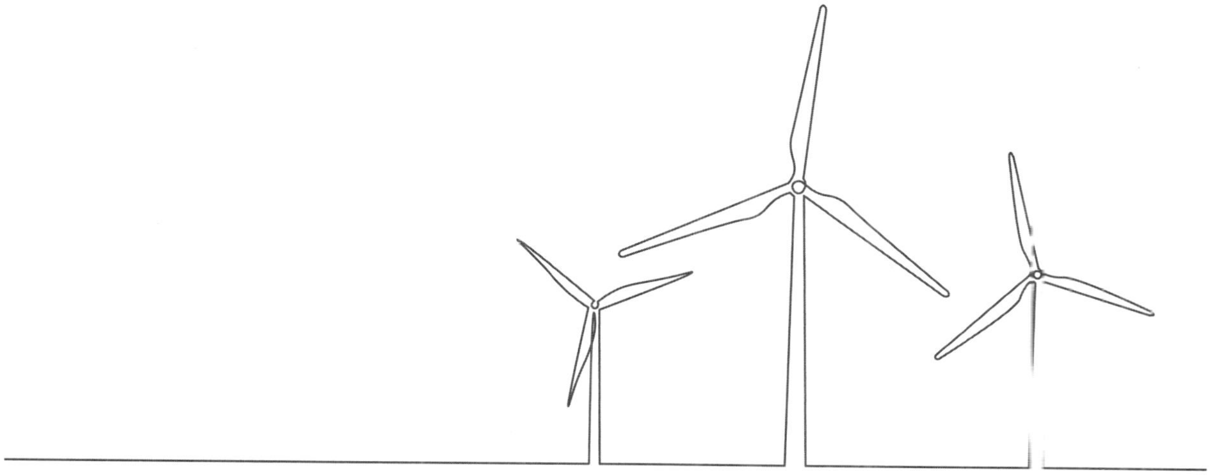

13 绿色金融国际合作的最新进展

13.1 G20 就转型金融框架达成一致

2021 年年底，G20 可持续金融工作组发布了两份重要报告：《G20 可持续金融综合报告》和《G20 可持续金融路线图》（以下简称《路线图》）。其中，作为未来几年全球可持续金融发展的指引性文件，《路线图》从五个方面提出 19 个推动可持续金融发展的行动建议，用于指导各成员国和国际机构开展政策研究和实践。在《路线图》提出的这些行动建议中，就包括要建立一套转型金融框架。

在低碳转型过程中，金融部门既要确保对低碳清洁能源业务的支持，又要防止对所有高碳部门“一刀切”，从而导致企业倒闭、失业和其他风险，进而产生搁浅资产甚至金融风险。《路线图》明确指出，当前绿色或可持续金融框架在转型标准、转型路径、披露要求以及激励措施等方面缺乏普遍接受的原则、路径或定义。转型金融框架的制定将作为可持续金融的有益补充，是平稳有序地向碳中和转型的重要部分。为支持高碳行业向绿色和低碳有序转型，各方需要达成一个框架性共识，在该框架下，高碳行业和企业需要提出清晰且可行的低碳转型计划和路径，并以此获得金融机构和投资者的信心和资金支持，而金融机构则不必担心额外的转型风险和声誉风险，进而提供持续的资金支持。

为此，2022 年印度尼西亚在担任 G20 主席国期间，将研究制定转型金融框架作为该工作组的重点任务之一。这一转型金融框架将包含五大要素：对转型活动的界定标准、转型相关的信息披露要求、有效支持转型的金融工具、支持转型的激励措施，以及对转型所带来负面影响的评估与应对措施。

对转型金融的界定。目前，全球并无对转型金融的统一定义，部分国际组织和机构对金融支持的转型活动做了初步阐述，例如经合组织（OECD）、气候倡议组织（CBI）、香港绿色金融协会和日本金融厅等。这些定义聚焦于碳密集行业，尤其是暂时无法转变为绿色但具有转型潜力和长期减碳效益、能够助力气候减缓目标的实现的经济活动。[①] 该工作组认为，对转型金融的定义应保持一定的弹性，能够根据各国各行业的转型路径以及技术发展水平进行动态调整。

对转型活动的披露要求。与绿色金融相比，转型金融的信息披露面临更多挑战，特别需要防范“洗绿”（green-washing）和“转型粉饰”（transition-washing）的问题。与绿色金融不同的是，转型金融信息披露多以企业为主体，需要设定短中长期的减碳目标和转型路径及方案，制定披露转型活动总体方案、监督和治理机制，按照制定的时间点披露不同时期的减碳效果。

对转型金融产品的创新。近年来，支持转型活动的常见金融产品包括：可持续发展挂钩贷款（SLL）、可持续发展挂钩债券（SLB）、转型债券、可持续发展债券等。据统计[②]，2021 年可持续发展债券是最大的主题，募集资金用于绿色和社会项目，发行债券超过 959 只，共 3 107 亿美元。另外，可持续发展挂钩债券发行总额为 1302 亿美元。可持续发展挂钩债券对收益的使用没有限制，而是将发行人承诺的改善其环境表现的关键绩效指标（KPI），与支付给投资者的利息直接挂钩。鉴于许多高碳企业同时也面临杠杆率过高和战略资源不足的问题，未来的转型金融工具箱中也应该纳入各类股权和混合型投资工具，特别是私募股权（PE）和风险投资（VC）等风险包容性较大的资金来源，以及并购基金、债转股、夹层投资等创新工具[③]。

制定激励机制和支持政策。政策部门设计的各类财政和货币支持政策，能使转型企业和金融机构更积极地参与低碳转型。工作组在对各国激励措施进行梳理的基础上，对现行绿色和可持续金融相关激励措施进行了梳理和介绍，为推行转型金融配套激励机制提供借鉴经验。例如，对绿色项目的贴息和担保、认证补贴等。此外，有些支持政策属于监管层面的措施，比如信息披露要求。

对转型中潜在负面影响的应对。确保公正有序转型是转型金融框架关注的第五个重要领域，主要目的在于确保转型金融支持的活动应该尽可能减少因转型带来的失业、能源短缺和通胀等社会经济问题。该工作组提议采用“清单式”评价方法，就转型活动对相关经济社会指标产生的影响进行评估，并要求企业提供避免这些负面影响的具体方案。

目前，该工作组制定的转型金融框架仍在内部探讨，后续将提交至 G20 财长和央行行长们讨论，并在通过后提交领导人峰会，并写入 G20 联合公报中。与此同时，我国也在积极探索和制定适应我国国情的转型金融框架。除了浙江省湖州市在 2022 年年初发布的转型金融目录之

① 转型金融概念、特征与绿色金融之间的关系。https：//www. sgpjbg. com/info/33590. html。

② 2021 年全球绿色和可持续债券市场回顾 https：//cn. climatebonds. net/blog/2022/03/2021%E5%B9%B4%E5%85%A8%E7%90%83%E7%BB%BF%E8%89%B2%E5%92%8C%E5%8F%AF%E6%8C%81%E7%BB%AD%E5%80%BA%E5%88%B8%E5%B8%82%E5%9C%BA%E5%9B%9E%E9%A1%BE。

③ 《G20 可持续金融路线图》如何影响全球可持续金融的走势。https：//iigf. cufe. edu. cn/info/1018/4825. htm。

外，中国人民银行正牵头开展转型金融相关工作，包括逐步制定和推出转型金融目录，并提出要不断深化转型金融研究，实现绿色金融与转型金融的有序有效衔接。中国金融学会绿色金融专业委员会也成立了转型金融工作组，助力监管部门开展相关工作。

13.2 中欧推出绿色与可持续金融《共同分类目录》

2020年7月，由中国、欧盟等经济体共同发起的可持续金融国际平台（IPSF）设立可持续金融分类目录工作组，由中国人民银行和欧委会金融服务及资本市场理事会（DG FISMA）共同主持，旨在推进中欧绿色与可持续金融标准的可比性和互操作性。经过一年多的努力，2021年11月，IPSF在联合国气候变化大会（COP26）期间召开年会并发布了《可持续金融共同分类目录报告——气候变化减缓》（以下简称《共同分类目录》）（征求意见稿），并于2022年6月发布正式版本。

《共同分类目录》一共包含了由中欧分类目录共同认可的72项对减缓气候变化有重大贡献的经济活动，覆盖林业、制造业、能源、废物处置、建筑和交通等重点行业。其中，征求意见后新增的17项内容包括了对建筑业和制造业实现绿色转型具有重要意义的经济活动。

《共同分类目录》是在联合国《国际标准产业分类》（ISIC）的体系内，对中国《绿色债券支持项目目录》和欧盟《可持续金融分类方案——气候授权法案》开展全面和细致的比较，深度分析并评估每项活动的具体描述和技术筛选标准，以六种重合程度的不同情景进行辨别，最终编制而成。六种情景分别为存在明确重合部分、欧盟的标准更严格和/或更详细、中国的标准更严格和/或更详细、存在一定程度的重合部分、重合有争议或两者之间存在显著差别。

《共同分类目录》可以供金融机构、实体企业、学术机构等用于评估经济活动是否属于气候减缓的范畴，应用场景则包括在国际市场上发行金融产品、对更多类型的金融产品（包括已发行的产品）进行贴标、为尚未建立绿色分类的国家和地区提供参考、提高全球绿色分类标准的互操作性等。未来，《共同分类目录》还可能扩展至其他行业和经济活动，涵盖除气候以外的可持续发展目标，融入其他使用原则（如“无重大损害”原则和“最低限度保障措施”），参考其他国家和地区发布的绿色分类目录等。

《共同分类目录》自发布以来，受到了国内外金融界的热烈反响，市场参与者对其在明确市场预期、规范市场行为、避免“洗绿”风险、加强跨境互认互通方面能够发挥的积极作用表示认同，同时提出该目录的应用需要与能力建设、信息披露等机制充分结合，提高使用的有效性。

13.3 “一带一路”绿色投资取得新进展

“一带一路”绿色投资原则（GIP）最初于2018年11月由中国绿金委、英国伦敦金融城牵头多家国际机构发布，经过3年多的稳步发展，正逐渐成为具有国际影响力的绿色金融倡议。截至2022年6月底，GIP已有来自15个国家和地区的43家签署机构和14家支持机构，持有或管理总资产超过41万亿美元。

自2020年以来，GIP逐步建立了完善治理架构及工作机制，积极开展能力建设。由成员机构牵头的3个专题工作组——气候与环境风险评估工作组、信息披露工作组、绿色金融产品创新工作组，在GIP秘书处的支持下，围绕气候转型风险、生物多样性、《共同分类目录》、转型金融等热点议题，举行了多次网络研讨会，邀请业内专家结合“一带一路”建设的实际情况展开探讨。同时，气候与环境风险评估工作组还牵头开发了气候与环境风险分析工具箱（CERAT），针对单一项目是否符合绿色分类标准进行判别，并根据技术参数对碳排放、其他污染物排放和水风险等进行估算。由秘书处牵头的“一带一路”绿色项目库则进入了二期开发阶段，扩大了拟融资项目的收录范围，并开辟了示范项目功能，向成员机构展示形成典型示范效应的绿色投资案例。

GIP自2020年首次启动了签署机构年度进展报告，通过三个年度的实践，现已形成了针对单一机构和整体进展情况的追踪机制和评估体系。每年3~4月，秘书处将结合绿色金融领域最新的国际趋势以及签署机构填报过程中的反馈，对问卷进行修订，于每年5~6月散发至签署机构进行填报。在机构反馈的基础上，秘书处对上一年度的落实情况进行分析小结，形成GIP年度进展报告，于年会期间发布。报告从公司治理和战略、可持续性风险评估和管理、投资组合绿色化以及信息披露四个角度，评估各签署机构对原则的落实情况。

分析显示，签署机构在落实原则方面取得了长足的进步，将环境和社会因素融入战略规划、业务开展、风险管理以及信息披露之中。在治理和战略方面，签署机构的治理架构不断优化，包括在董事会下设置专门的委员会、指定高层专人承担ESG相关职责，并通过绩效挂钩等方式提供内部激励。越来越多的机构提出了运营和资产层面的碳中和目标，并制定相应的规划和行动方案。在风险管理方面，机构对气候相关转型风险的关注度有所提高，并逐步在行业和资产组合层面开展情景分析和压力测试。

近年来，“一带一路”投资呈现出绿色化的趋势。据路孚特“基础设施360”数据库统计，2021年，已宣布的“一带一路”电力项目中可再生能源项目占比超过了60%，同时伴随着煤电项目的锐减。2021年我国对“一带一路”煤炭项目（电力和非电力）的投资降至3.09亿美元，是2012年以来的最低值。GIP成员机构也响应这一趋势，参与进展调查的机构中约80%已设立了控制高碳行业投资的定性目标，而70%的机构表示将不再资助新的高排放项目①。

GIP中长期规划——“2023愿景”中提出，GIP秘书处将通过设立区域办公室，加强与中亚、东南亚和非洲等“一带一路”重点地区的沟通与联络，提升原则的国际影响力，推动中长期目标的实现。GIP首个区域办公室———中亚办公室已于2021年5月正式成立，由巴基斯坦前央行行长Yaseen Anwar担任主席、阿斯塔纳国际金融中心担任秘书处。在过去一年间，中亚

① Refinitiv（2022）. INFRASTRUCTURE 360 REVIEW - BRI FOCUS：The great BRI reset。

办公室致力于与当地金融机构和监管机构建立更紧密的合作关系，举办了多场公开活动，吸引了多家有兴趣签署 GIP 的当地金融机构。GIP 秘书处还在积极筹备非洲、东南亚办公室，有望于未来两年内落地。

13.4　央行与监管部门关注生物多样性风险

2021 年 4 月，央行与监管机构绿色金融网络（NGFS）和国际可持续金融政策研究与交流网络（INSPIRE）共同成立生物多样性和金融稳定联合研究小组，并分别于 2021 年 6 月和 10 月发布了愿景报告①和中期报告②，提出了监管机构尚未妥善解决的宏观经济和金融风险，并对评估其中的联系展开了深入研究。

2022 年 3 月，研究小组发布最终报告③，在深入探讨先前报告中所提问题的同时，还对自然相关场景设计的不同方法展开分析。考虑到目前的能力水平，报告列出了研究议程，确定了近期政策选择，并为央行与监管机构在生物多样性损失方面的行动提出了建议。基于科学共识，报告强调考虑气候和生物多样性之间的关系，以便协调一致的战略方针来解决环境问题。

13.4.1　金融稳定性如何受到生物多样性损失影响

生物多样性损失主要在两方面对金融稳定性构成威胁：

- 经济活动和金融资产依赖于生物多样性和环境提供的生态系统，一旦生态系统被破坏，物理风险就会增加；
- 经济活动和金融资产反过来也会对生物多样性产生影响，因此在向自然积极型经济转型的过程中也会面临转型风险。

这两种风险与气候变化之间有着深刻的相互作用：气候变化是生物多样性损失的主要驱动因素，一些诸如土地利用和森林砍伐的活动对二者均有所助长，而健康的生态系统则具有抵御日益增长的气候冲击的能力。由此，生物多样性损失产生的物理风险和转型风险相互作用、整合，产生系统性风险。

上述风险在多渠道传播过后转化为各种形式的金融风险，如信贷、市场、流动性和操作风险，对家庭、公司乃至主权国家都有影响。同样，金融机构不仅面临环境问题产生的物理风险，还通过其资助的活动进一步累积风险。

---

①“生物多样性和金融稳定性”联合研究小组发布愿景报告 https：//www.ngfs.net/sites/default/files/medias/documents/biodiversity_and_financial_stability.pdf。

②“生物多样性和金融稳定性”联合研究小组发布中期报告 https：//www.ngfs.net/sites/default/files/medias/documents/ngfs-press-release_2021-10-08_interim-report.pdf。

③“生物多样性和金融稳定性”联合研究小组发布最终报告 https：//www.ngfs.net/sites/default/files/medias/documents/central_banking_and_supervision_in_the_biosphere.pdf。

13.4.2 识别与解决风险的方法与工具

目前，虽然与生物多样性损失相关的研究框架、模型、工具和数据等仍然不完善，但已有几种方法和途径能够对金融系统、央行和具体部门的生物多样性风险进行初步评估。

鉴于生物多样性相关金融风险的性质，央行与监管机构需要采取前瞻性的方法识别风险。与气候变化类似，情景分析将用于初步识别相关经济和金融体系风险，创造不同情景面临的挑战也可以借鉴气候变化情景的经验。值得注意的是，当建立气候-生物多样性综合情景时，两种风险动态相关，相互作用，所以评估生物多样性相关金融风险本身也至关重要。

此外，有证据表明生物多样性和价格稳定之间也存在关联，但仍需要更多探讨。与生物多样性有关的极端事件可能会影响物价，甚至带来严重的通货膨胀，而为解决生物多样性损失所采取的措施，如禁止进口及使用不可持续林业的木材，可能会对基于自然资源的商品和服务价格产生影响。

上述研究还指出，不止央行与金融监管机构，整个金融系统都需要对克服生物多样性风险采取行动。在环境信息披露、保护性金融、市场行为和环境犯罪，以及生物多样性风险如何通过国际金融流动和贸易传递等议题方面，央行和监管机构可能不直接相关，但依旧可以为设计并提供解决方案作出贡献。基于世界各地的新兴实践，联合研究小组为央行和监管机构提供了涵盖七个活动领域的工具箱，包括初步研究、评估和信号、促进金融架构、审慎政策和工具、金融市场行为、货币政策、央行非货币政策组合，以及政策联络和协调。该领域目前尚不成熟，衡量风险的许多因素普遍存在不确定性，但全球至少有 45 家央行与监管机构一直在推进研究，并参与相关政策的推出。

13.4.3 针对央行与监管机构的建议

为应对生物多样性危机，联合研究小组提出了五项适用于所有中央银行和金融监管机构的建议①：

1. 将生物多样性损失视为经济和金融风险的潜在来源，并致力于制定应对策略。金融监管当局可以将生物多样性损失纳入绿色金融和环境风险管理战略，采用综合方法，强调与气候变化的联系，以及生物多样性损失可能对金融和价格稳定构成的具体威胁。

2. 在确定与生物多样性相关的金融风险后，提升央行和监管机构、市场参与者和其他利益相关方分析处理风险的技能和能力，并参与相关研究。由于地球系统调控关键因子之间的相互作用，特别是生物多样性损失和气候变化，对金融稳定有潜在影响，还应该制定评估生物多样性和气候相关的金融风险的综合方法。

3. 评估金融系统受生物多样性损失影响的程度。例如制定生物多样性相关情景分析和压力测试，创建生物多样性指标的仪表盘。

---

① 生物多样性丧失将威胁金融稳定，各国央行和监管机构须采取行动 https：//iigf. cufe. edu. cn/info/1019/4985. htm。

4. 探讨管理生物多样性风险和减少对生态系统负面影响的监管行动方案。方案可以包括审查现有的监管框架，制订监管预期和评估方案，以解决金融机构的治理、风险管理（包括风险评估和情景分析的使用）和战略、披露和财务行为。

5. 建立必要的金融架构，引导资金流向生物多样性利好项目，包括考虑央行自身的业务应如何在生物多样性损失的背景下进行。架构可以包括促进或领导生物多样性分类标准的发展，鼓励将生物多样性纳入环境、社会和治理（ESG）评级，探索将生物多样性考虑纳入货币政策的选项，以及将生物多样性保护纳入央行投资组合。

13.5　金融机构落实《巴黎协定》，积极提出净零目标和行动方案

过去一年中，为推动落实《巴黎协定》有关目标，国内外金融机构进一步发展绿色与可持续金融业务，积极设置机构层面净零目标、制订行动方案。

在我国，实现双碳目标时间紧、任务重。不论是转变经济发展方式，还是调整经济结构、产业结构、能源结构，都需要金融部门的强有力支持，推动经济绿色低碳转型并加强防范气候变化相关的金融风险。随着“1+N”政策体系不断充实、各部门碳减排、碳达峰的要求不断细化以及行动方案的愈加清晰，金融部门能更精准地支持绿色减碳相关的实体经济活动。金融监管部门也对金融机构提出更高要求。2021 年，中国人民银行发布《银行业金融机构绿色金融评价方案》，对金融机构的绿色贷款、绿色债券业务开展综合评价，将绿色金融评价结果纳入金融机构评级中。这一评价方案旨在进一步提升金融助力“碳达峰、碳中和”质效，促使银行业金融机构将可持续发展理念纳入自身战略体系中，制订有效行动方案。

2021 年 4 月，江苏银行发布了国内银行业首个“碳中和”行动方案，计划在“十四五”时期，实现气候融资专项支持额度不低于 2 000 亿元，清洁能源产业支持额度不低于 500 亿元，支持减污降碳、清洁能源、清洁交通、零碳建筑等领域重点项目，推动实现碳减排超 1 000 万吨。2021 年 9 月，中国银行发布《“碳达峰、碳中和”目标行动计划》，提出在“十四五”时期，对绿色产业提供不少于 1 万亿元的资金支持，实现绿色信贷占比逐年上升等目标。值得关注的是，作为绿色金融改革试验区的湖州发布全国首个《区域性碳中和银行建设指南》与《银行业“28 · 58”碳达峰与碳中和远景规划》，提出 2025 年前打造三星级以上“碳中和”网点 5 家，在 2028 年前实现区域内所有银行机构自身运营的“碳达峰”，2058 年前实现自身运营及投融资业务的完全“碳中和”，力争成为全国首个实现银行业碳达峰碳中和的地区[①]。其中，首批的 5 家湖州试点银行将双碳时间线再度提前：争取于 2025 年前实现运营碳达峰，2055 年实现碳中和。此外，兴业银行和国内多家中小银行（如重庆农商行、绵阳市商业银行、贵州银行以及重庆银行等），均采纳了国际金融公司 IFC 发起的“赤道原则”，借鉴国际金融行业基

① 银行布局低碳绿色金融“两手”抓自身运营与投融资都要“碳中和” http://finance1.ce.cn/bank12/scroll/202106/01/t20210601_36605878.shtml。

准，制定和实施绿色金融战略①。

在国际层面，许多金融机构宣布净零目标和机构实施战略，并加入格拉斯哥净零金融联盟（GFANZ）之中。GFANZ于2021年成立，联盟主旨是助力全球实现2050年前全球温室气体净零排放这一总体目标。加入联盟的成员需承诺，除实现金融机构自身运营碳中和之外，还将实现贷款投资组合的净零排放，进而推动企业和社会层面净零目标的实现。

13.6 面向发展中国家和央行与监管机构多种形式开展能力建设

13.6.1 GFLP开展多次绿色金融能力建设活动

作为面向全球的绿色金融能力建设平台，全球绿色金融领导力项目（GFLP）在2021年至2022年上半年以线上研讨会的形式开展了多次绿色金融能力建设活动，吸引了来自60多个国家和地区的700多位金融行业政策制定者、企业高管、专业服务机构专家和各界人士的积极参与。

2021年5月27~28日，GFLP面向中亚地区举办了题为“净零背景下的GFLP暨GIP中亚分会成立”的能力建设活动，来自中国、英国、蒙古、巴基斯坦、哈萨克斯坦等多个国家和地区中央银行、金融机构、国际组织、研究机构的30余位专家分别就绿色投资机遇、绿色资产分类标准、环境和社会风险管理，以及生物多样性等话题进行了深入讨论。12月16~17日，GFLP再次举办了主题为“金融支持碳中和与自然保护”的能力建设活动，来自全球各地的绿色金融领域专家和学者在会上就金融稳定与自然相关风险管理、气候和自然相关风险管理创新实践、促进可持续发展的金融产品创新、金融机构的碳核算等重要议题分享了专业见解和宝贵经验。2022年6月28~29日，GFLP举办了主题为“金融支持气候转型和生物多样性保护”的网络研讨会，这是GFLP项目成立以来的第十次能力建设活动。来自中国、法国、德国、蒙古、巴基斯坦、泰国、英国和美国等国家和地区的相关领域专家就金融部门支持气候转型的方法和关键要素、支持气候转型的金融产品和机制、生物多样性丧失引发的金融风险，包括“一带一路”沿线国家生物多样性风险等议题分享了经验并展开深入探讨。

自2018年成立以来，GFLP已成为国内外绿色和可持续金融能力建设和知识分享的重要平台，根据疫情防控形式和实际需要灵活开展各类活动，并与国际主流议题保持一致，将转型金融框架、公正转型、生物多样性丧失及其与金融风险的相互联系以及对世界某些地区经济发展的不良影响和风险评估工具等内容纳入能力建设框架。同时，GFLP和GIP、“一带一路”绿色发展国际联盟等绿色金融投资和国际合作平台协同，在“一带一路”绿色投资和生物多样性风险与保护等领域积极开展对话，帮助在“一带一路”沿线地区投资的金融机构提高环境与气候风险评估能力，开发生物多样性风险分析和管理工具，推动“一带一路”地区投资的绿色化和

① 银行业首个碳中和方案发布低碳金融“风起”http：//www.xinhuanet.com/energy/2021-04/14/c_1127327891.htm。

生态友好化。

13.6.2　NGFS 等国际组织成立气候培训联盟

央行与监管机构绿色金融网络（NGFS）[①] 联合国际保险监督者协会（IAIS）、国际清算银行（BIS）、联合国召集的可持续保险论坛（UN SIF）等国际组织于 2021 年启动了中央银行和监管机构气候培训联盟（CTA）[②]。CTA 旨在通过将处于气候风险管理前沿的金融监管机构聚集在一起，为其提供培训资源，使其能够向其他中央银行和监管部门分享经验，进而建立全球金融体系对气候风险的抵御能力。相关机构正在展开合作，以提高中央银行和监管机构管理来自气候变化本身的物理风险以及应对向净零过渡相关的转型风险的能力。

具体来看，CTA 将汇集国际清算银行下设的金融稳定学院（FSI）的相关培训材料[③]以及英国央行、法国央行、荷兰央行、欧洲中央银行和新加坡金融管理局等 NGFS 成员提供的培训活动。CTA 将向央行和监管部门提供包括气候风险监控、气候情景分析以及如何在抵押品管理中反映气候因素等内容的培训，有利于提高相关机构获取培训的效率、有效性和可得性，确保金融部门拥有相关知识和工具，以便有效衡量和管理气候风险。

---

① 由中国人民银行和多家其他中央银行和监管机构共同发起。

② International financial organizations unite with the central bank and financial supervisory community to launch the Central Banks' and Supervisors' Climate Training Alliance（CTA）ahead of COP26，The Network of Central Banks and Supervisors for Greening the Financial System（NGFS），July 2021，https：//www. ngfs. net/en/communique - de - presse/international - financial - organisations - unite - central - bank-and-financial-supervisory-community-launch。

③ FSI 的相关培训材料来源于巴塞尔银行监管委员会（BCBS），国际保险监督者协会，联合国可持续保险论坛和 NGFS 等国际组织的手册、指南和标准。

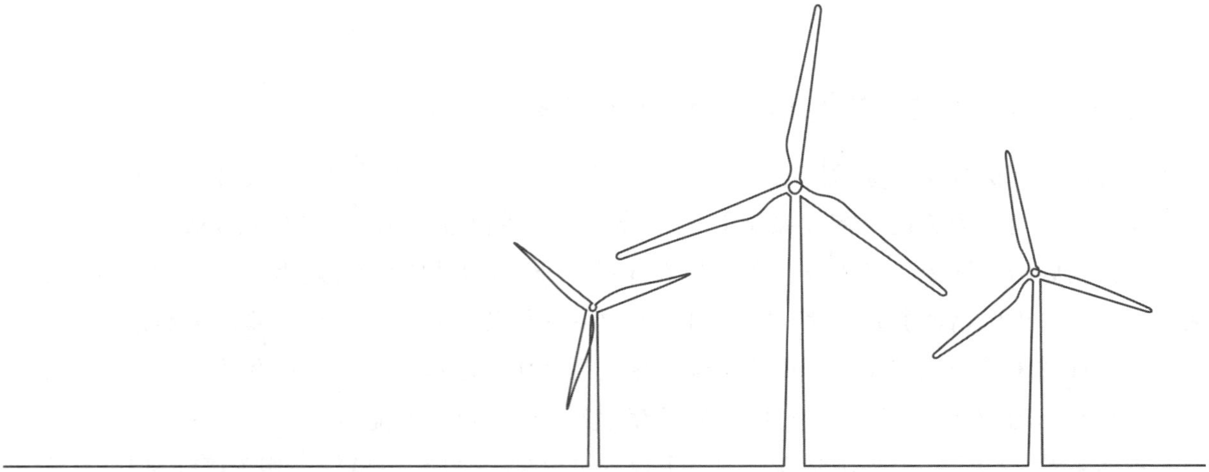

附 录

时间	事件
	1 月
1 月 4 日	2021 年 1 月 4 日中国人民银行工作会议上午以视频形式召开。会议以习近平新时代中国特色社会主义思想为指导，深入学习贯彻党的十九届五中全会和中央经济工作会议精神，总结 2020 年主要工作，分析当前形势，部署 2021 年工作，落实碳达峰碳中和重大决策部署
1 月 7 日	1 月 7 日，中国银行成功完成境外 50 亿元人民币等值转型债券定价。作为全球首笔金融机构公募转型债券交易，此次债券的成功发行，标志中行积极践行绿色金融战略又迈出重要一步，将助力低碳零碳转型，为中国“碳达峰、碳中和”目标贡献金融力量
1 月 8 日	生猪期货在大连商品交易所正式挂牌交易，全国首单绿色金融支持生猪“保险+期货+银行”项目在广州花都落地。这是全国首单保险标的价格直接挂钩生猪期货价格的“保险+期货+银行”综合金融服务项目
1 月 12 日	中国人民银行向社会发布了《2020 年金融统计数据报告》。数据显示，2020 年我国主要金融指标运行符合预期，金融体系运行平稳
1 月 13 日	为进一步加强对保险资产管理公司的机构监管和分类监管，促进保险资产管理行业合规稳健经营和高质量发展，提升服务实体经济质效，近日银保监会发布《保险资产管理公司监管评级暂行办法》
1 月 15 日	国新办举行新闻发布会，中国人民银行副行长陈雨露介绍，2020 年，人民银行通过深化全面的金融业综合统计，全面跟踪疫情防控和经济社会发展形势，灵活把握货币政策调控力度、节奏和重点，为疫情防控和“六稳”“六保”等重点工作营造了稳健适宜的货币金融环境
1 月 22 日	经国务院同意，证监会正式批准设立广州期货交易所（以下简称广期所）。 此前，我国 4 家期货交易所分别为上海期货交易所、郑州商品交易所、大连商品交易所和中国金融期货交易所，证监会批准设立广期所意味着中国第五家期货交易所将面世

续表

时间	事件
2月	
2月2日	国务院近日印发《关于加快建立健全绿色低碳循环发展经济体系的指导意见》（以下简称《指导意见》）。《指导意见》提出，建立健全绿色低碳循环发展经济体系，促进经济社会发展全面绿色转型，是解决我国资源环境生态问题的基础之策
2月5日	2月5日晚间，证监会发布《上市公司投资者关系管理指引（征求意见稿）》（以下简称《指引》），并公开征求意见，ESG信息被列为上市公司与投资者沟通的主要内容之一
2月8日	四川天府银行加入联合国《负责任银行原则》（Principles for Responsible Banking，PRB）的全球新闻发布会在四川南充召开，意味着天府银行正式加入联合国环境规划署金融倡议（UNEP FI），成为全国第5家、西部首家加入《负责任银行原则》银行
2月8日	人民银行广州分行组织召开金融机构环境信息披露专题工作会议。会议决定由粤港澳大湾区内广州、珠海、惠州、中山、东莞、佛山、江门、肇庆8市的13家法人银行机构作为首批试点机构，率先探索开展环境信息披露试点工作，标志着金融机构环境信息披露试点在粤港澳大湾区正式启动
2月8日	香港特区发展局、香港建造业议会与广州市花都区金融局以视频连线方式共同举办绿色金融与绿色建筑推动粤港澳大湾区高质量发展专项研讨会
2月9日	南方电网、三峡集团、华能国际、国家电投集团、四川机场集团、雅砻江水电企业注册的首批碳中和债成功发行
2月9日	中国人民银行研究局局长王信、金融市场司副司长彭立峰、国际司副司长艾明介绍绿色金融有关情况，绿色金融五大支柱初步形成
2月19日	习近平总书记2月19日下午主持召开中央全面深化改革委员会第十八次会议并发表重要讲话。他强调，全面深化改革同贯彻新发展理念、构建新发展格局紧密关联，要完整、准确、全面贯彻新发展理念，扭住构建新发展格局目标任务，更加精准地出台改革方案，推动改革向更深层次挺进，发挥全面深化改革在构建新发展格局中的关键作用
2月22日	为响应“30·60”碳达峰、碳中和行动，湖州以获批全国唯一绿色建筑和绿色金融协同发展试点城市为契机，创新绿色建筑金融支持工具，开发零碳建筑贷，助推首个近零碳建筑项目顺利落地
2月25日	在倡导区域携手合作以谋求可持续发展的大背景下，法国巴黎银行与中国农业银行达成了全球首个绿色回购协议，并基于该份协议下的指引和标准，支持中国农业银行新加坡分行完成了全球首笔绿色金融回购交易。该交易融资金额达5 000万美元，全部金额将用于污染防治、绿色建筑等各类绿色项目
2月25日	在北京人民大会堂隆重举行的全国脱贫攻坚总结表彰大会上，花都区对口帮扶地区织金县农耀农业开发有限公司获得全国脱贫攻坚先进集体荣誉称号
2月26日	2月26日晚，二十国集团（G20）主席国意大利主持召开年内首次G20财长与央行行长视频会议，讨论全年工作重点。中国人民银行行长易纲出席会议。会议认为，当前全球疫情防控和经济复苏仍面临较多困难，G20要加强多边合作，深化国际协调，聚焦重点工作
2月27日	2021年2月，中国银行正式成为气候相关财务信息披露工作组（Task Force on Climate-Related Financial Disclosure，TCFD）的支持机构，未来将基于TCFD建议进行气候相关风险的信息披露
3月	
3月1日	我国首部绿色金融法律法规，同时也是全球首部规范绿色金融的综合性法案——《深圳经济特区绿色金融条例》（以下简称《绿金条例》）正式实施
3月3日	浙江衢州在全国首发“绿能码”，运用“一码两看板”，量化分析碳排放和新能源消纳，高效推动全社会用能效率提升。截至目前，已有600余家单位的数据接入能源大数据中心并使用“绿能码”，范围覆盖“源网荷储售”“冷热水电气”能源生产消费全过程，全年可减碳排放量20万吨

续表

时间	事件
3月4日	国际标准化组织可持续金融技术委员会（ISO/TC 322 Sustainable Finance）国内技术对口工作组第1次会议以在线会议的形式召开
3月5日	国务院总理李克强在提请十三届全国人大四次会议审议的政府工作报告中，提出2021经济发展主要预期目标以及重点改革任务。报告指出，扎实做好碳达峰、碳中和各项工作。制订2030年前碳排放达峰行动方案。优化产业结构和能源结构
3月16日	央行上海总部副主任、上海分行行长金鹏辉会同上海市地方金融监管局副局长李军、上海市生态环境局总工程师柏国强等到上海环交所进行调研，上海联交所党委书记、总裁周小全和上海环交所董事长赖晓明先后作工作汇报。全国碳市场交易中心将落地上海
3月18日	国家开发银行于3月18日在北京面向全球投资人发行首单“碳中和”专题“债券通”绿色金融债券，并于12日至17日启动预发行，提前实现交易及定价。这是国开行发挥开发性金融功能和作用，积极服务国家碳达峰、碳中和工作的又一重要举措。本期债券发行规模不超过200亿元，是目前全市场发行金额最大的专项用于助力实现碳达峰、碳中和目标的绿色债券
3月21日	中国人民大学重阳金融研究院主办、中国人民大学生态金融研究中心承办、中国金融学会绿色金融专业委员会指导与多家金融、媒体与能源机构合作举办的第二届“碳中和与绿色金融论坛”在中国人民大学隆重召开。论坛上举行了首部“碳中和”蓝皮书项目的签约仪式，启动了首个“碳中和”智慧监测管理平台。会议上，专家学者进行了热烈的讨论，为如何将碳中和理念宣传到百姓中、实现中国的碳中和目标献言献策
3月22日	人民银行在北京召开全国24家主要银行信贷结构优化调整座谈会，深入贯彻落实党的十九届五中全会、中央经济工作会议重要精神和2021年政府工作报告部署要求，总结交流经验做法，分析研究信贷形势，部署推进下一阶段优化信贷结构工作，撬动更多金融资源向绿色低碳产业倾斜
3月30日	国务院新闻办公室上午10时举行新闻发布会，邀请国家能源局局长章建华，国家能源局新能源和可再生能源司司长李创军，国家能源局发展规划司司长、新闻发言人李福龙，国家能源局电力司司长黄学农介绍中国可再生能源发展有关情况，并答记者问
3月30日	为贯彻落实习近平总书记关于应对气候变化重要讲话精神和党中央、国务院关于全国碳排放权交易市场建设的决策部署，充分发挥市场机制作用，推动温室气体减排，实现碳达峰目标和碳中和愿景，起草了《碳排放权交易管理暂行条例（草案修改稿）》，现公开征集意见
4月	
4月6日	央行与监管机构绿色金融网络（NGFS）及其学术支持组织INSPIRE宣布成立“生物多样性与金融稳定关联影响”联合研究小组，并启动相关研究项目，探索央行和金融监管机构应如何推动金融体系支持保护生物多样性和应对由于生物多样性损失所带来的金融稳定问题
4月7日	二十国集团（G20）主席国意大利主持召开G20财长与央行行长视频会议，讨论全球经济形势、《G20应对新冠肺炎疫情行动计划》更新、支持低收入国家、可持续金融、金融部门改革和国际税收等议题，并于会后发布了公报。中国人民银行行长易纲出席会议并发言
4月8日	为促进绿色金融的学术与实务研究工作，中国金融学会绿色金融专业委员会（以下简称绿金委）联合多家单位，正式启动2021年绿色金融“学术”与“实务”研究两大征文活动
4月10日	住建部在浙江湖州召开推进会，指导推进湖州绿色建筑和绿色金融协同发展试点，住房城乡建设部标准定额司一级巡视员倪江波、银保监会政策研究局一级巡视员叶燕斐、人民银行金融研究所副所长雷曜、住房城乡建设部科技与产业化发展中心副主任梁俊强等部委领导，浙江省建设厅姚昭晖副厅长、湖州市委常委吴登芬等市级领导、北京绿色金融与可持续发展研究院等智库专家出席会议
4月10日	为发挥绿色金融对实现“碳中和”远景目标的服务支持作用，江苏银行在国内银行业中率先发布金融服务“碳中和”行动方案，并在南京举办新闻发布会

续表

时间	事件
4月15日	清华大学国家金融研究院绿色金融发展研究中心联合北京绿色金融与可持续发展研究院、央行绿色金融网络（NGFS）、德国国际合作机构（GIZ）、中国保险资产管理业协会和能源基金会，在北京共同主办了首期金融体系环境与气候风险分析（ERA）研习会
4月20日	人民银行行长易纲出席博鳌亚洲论坛2021年年会“金融支持碳中和”圆桌会议，并作主旨演讲
4月21日	浙江启德新材料有限公司得到安吉农商银行390万元低息“碳中和”助力贷，为企业新材料研发及清洁生产运营提供了低成本资金保障。这是安吉县首笔以“碳中和”为主题的信贷产品，也是安吉农商银行践行“碳达峰、碳中和”目标、助推县域实体企业低碳发展的一次全新尝试
4月22日	为全面贯彻党的十九大精神，落实《生态文明体制改革总体方案》和构建绿色金融体系的要求，进一步规范国内绿色债券市场，充分发挥绿色金融在调结构、转方式、促进生态文明建设、推动经济可持续发展等方面的积极作用，助力实现碳达峰、碳中和目标，近日，中国人民银行、发展改革委、证监会联合发布《关于印发〈绿色债券支持项目目录（2021年版）〉的通知》，并随文发布《绿色债券支持项目目录（2021年版）》（简称《绿债目录（2021年版）》）
4月22日	4月22日晚，应美国总统拜登邀请，国家主席习近平在北京以视频方式出席领导人气候峰会，并发表题为《共同构建人与自然生命共同体》的重要讲话。强调要坚持绿色发展，坚持多边主义，坚持共同但有区别的责任原则，共同构建人与自然生命共同体
4月30日	湖州充分挖掘大数据生态价值，首创推出“碳效码”和“碳耗指数”，对区域主要能耗产生的碳排放量、产值等指标进行精准统计、分析和赋码，直观反映碳排放强度及行业、企业碳效水平，助力重点领域、重点行业早日实现“碳达峰、碳中和”。目前，已应用于印染、粉体等多个行业，成功为38家企业完成赋码，近期将覆盖38个行业，近800余家规上企业
4月30日	中共中央政治局召开会议强调，要有序推进碳达峰、碳中和工作，积极发展新能源
5月	
5月2日	中央政治局会议首提碳达峰、碳中和。去年12月16日至18日的中央经济工作会议，首次将碳达峰、碳中和列入新一年的重点任务
5月16日	为推动绿色金融与绿色科技的有机结合，为金融资源支持绿色科技创新提供平台，在中国侨联特聘专家委员会、中国侨联新侨创新创业联盟和北京市地方金融监督管理局的指导下，北京绿色金融与可持续发展研究院联合中国侨联特聘专家金融专委会、北京市通州区人民政府、浙江之江创投研究院联合举办“第一届金融支持绿色科技年会”
5月16日	平安国际融资租赁有限公司能源冶金事业部绿色金融业务部在西藏地区的首单绿色扶贫直租赁项目成功落地。这既是对国家绿色金融战略的积极践行，也是对平安集团“低碳100”计划的有效响应
5月16日	“2021（首届）金融支持绿色科技年会”在北京城市副中心举行。多位院士和来自近百家机构的绿色科技专家、投资者和研究人员围绕“30·60目标引领下的绿色科技创新”为主题开展了深入研讨。会上，金融支持绿色科技平台宣布启动。未来，年会将打造绿色科技和金融资源进行交流和对接的常态化机制
5月17日	作为联合国责任投资原则组织成员之一的头部基金公司，工银瑞信基金积极将ESG纳入投资分析和决策过程，于5月17日率先推出全市场首只获批发行的ESG主题ETF——工银瑞信中证180ESG ETF（认购代码：510993，申赎代码：510991，二级市场交易代码：510990）。该基金以中证180ESG指数为跟踪标的，有望为投资者精准锚定具备可持续发展能力的优质资产，布局“碳中和”主题提供全新投资利器，投资者可以通过所有具有基金销售业务资格的上海证券交易所会员单位的券商进行认购
5月19日	吉农商银行发布全国地方法人银行首个“碳中和”银行建设路线图，浙江湖州发布 全国首个《区域性“碳中和”银行建设指南》与《银行业“28·58”碳达峰与碳中和远景规划》
5月20日	建设银行中山翠亨新区支行正式开业。在开业仪式上，广州碳排放权交易所负责人向建设银行中山翠亨新区支行负责人颁发了碳中和证书，标志着全国首家实现装修碳中和的银行网点正式挂牌营业

续表

时间	事件
5月21日	全省碳达峰碳中和推进会之后，衢州市常山县举行“两山银行”碳达峰碳中和业务暨“低碳生活·一路同行”主题活动启动仪式。在活动现场，常山南方水泥有限公司、常山江山虎水泥有限公司两家企业与常山县“两山银行”签署了原煤指标有偿使用交易协议，标志着“两山银行”试点在推动衢州碳达峰碳中和工作中迈出了探索性一步
5月22日	“国际生物多样性日”，中国生物多样性保护与绿色发展基金会与华大基因共同举办了“全球环境危机视角下的人与自然生命共同体构建——2021国际生物多样性日”。张文宏教授于线上向大家讲述生物多样性与传染病的关系
5月23日	在2021清华五道口全球金融论坛上，国家外汇管理局副局长陆磊表示，展望“十四五”，以新发展理念推动高质量发展是金融工作的主题主线，发展绿色金融和建设有利于推动实体经济创新的金融体系，是迫切需要长抓不懈的主攻方向
5月29日	衢州开化农商行成功发放浙江省首笔森林碳汇价值质押贷款300万元，在打通森林资源生态价值转化路径、助推衢州绿色转型、加快共同富裕之路上迈出新的坚实步伐
5月30日	国务院总理李克强以视频形式出席第二届全球绿色目标伙伴2030峰会并致辞。李克强表示，当前，新冠肺炎疫情仍在全球范围肆虐，世界经济不稳定性、不确定性增加，全球绿色和可持续发展面临严峻挑战。面对困难和冲击，国际社会应当守望相助、同舟共济，努力实现谋发展与绿色转型并行不悖、相互促进，推动提质升级
5月31日	生态资源实现可储蓄、可入股、可抵押。日前，衢州市衢江区莲花镇西山下村村民刘银祥收到了衢江区农业生态资源运营公司开具的《衢江区“两山银行”生态资源储蓄单》，这是该区“两山银行”发放的第一张生态资源储蓄单，也是浙江省首张生态资源储蓄单
5月31日	首批公募REITs上线腾讯理财通，投资千元即可为绿色金融做贡献
6月	
6月4日	中国人民银行行长易纲、原行长周小川出席国际清算银行（BIS）、法国央行、国际货币基金组织（IMF）和央行与监管机构绿色金融网络（NGFS）联合举办的“绿天鹅：协调气候融资”视频会议。会议讨论了中央银行和金融体系在应对气变方面可发挥的作用、发展碳市场等议题
6月9日	为提升金融支持绿色低碳高质量发展的能力，落实《关于构建绿色金融体系的指导意见》（银发〔2016〕228号文）等文件精神，优化绿色金融激励约束机制，中国人民银行关于印发《银行业金融机构绿色金融评价方案》的通知
6月18日	北京绿色金融与可持续发展研究院与保尔森基金会绿色金融中心共同发布了《金融科技推动中国绿色金融发展：案例与展望（2021）》报告。报告在分析一系列创新案例的基础上，对金融科技如何促进商业模式创新和支撑绿色金融更高效地服务可持续发展进行了深入探讨，并提出了一系列建议
6月18日	由央行与监管机构绿色金融网络（NGFS）和可持续金融政策洞察、研究和交流国际网络（INSPIRE）发起成立的“生物多样性和金融稳定”联合研究小组发布《生物多样性和金融稳定：探索行动方案》愿景报告。愿景报告阐述了未来一年内研究小组将对此议题开展研究的框架和计划
6月21日	中国人民大学生态金融研究中心承办的第三届“碳中和2060”与绿色金融论坛在中国人民大学隆重召开。会上发布了由亚洲开发银行能源部与人大重阳共同策划完成的《迈向绿色发展之路》图书。该书是中国首部具有史实性、前瞻性的纪念性报告，汇聚了海内外资深专家，系统研究总结了建国70年来，尤其是改革开放以来中国在经济、能源、生态环境、气候变化这一交叉领域取得的辉煌成就和为国际社会所做的贡献，刻画了中国逐步“迈向绿色发展之路”的足迹，展望了未来中国实现“碳达峰”“碳中和”，进而完成高质量发展和绿色转型、实现第二个百年目标的愿景
6月22日	为规范全国碳排放权交易及相关活动，保护各方交易主体的合法权益，维护交易市场秩序，根据《碳排放权交易管理办法（试行）》和《碳排放权交易管理规则（试行）》，以及国家有关法律、法规、规章和规范性文件的规定，上海环境能源交易所现就全国碳排放权交易相关事项发布公告

续表

时间	事件
6月23日	位于“绿水青山就是金山银山”理念诞生地的安吉农商银行天荒坪绿色支行正式揭牌，该支行是响应国家“碳中和”目标正式建成的全国地方法人金融机构首家“碳中和”试点支行网点。该行在湖州市绿金改革领导小组的统一部署下，在市金融办、市人行、市银保监局大力指导下，主动创新、积极作为，为推进“碳中和”建设工作开了好局
6月25日	中国人民银行货币政策委员会2021年第二季度（总第93次）例会在北京召开。 会议分析了国内外经济金融形势。会议认为，今年以来我国统筹推进疫情防控和经济社会发展工作，有力实施宏观政策，国民经济总体延续稳定恢复态势。稳健的货币政策保持连续性、稳定性、可持续性，科学管理市场预期，大力服务实体经济，有效防控金融风险。贷款市场报价利率改革红利持续释放，货币政策传导效率增强，贷款利率稳中有降，人民币汇率预期平稳，双向浮动弹性增强，发挥了宏观经济稳定器功能
6月29日	韶关市金融工作局、人民银行韶关市中心支行、韶关银保监分局联合召开2021年韶关绿色金融工作推进会暨韶关绿色金融街（试点）创建启动仪式
7月	
7月1日	今年7月1日起，央行《银行业金融机构绿色金融评价方案》（以下简称《评价方案》）正式实施，包括绿色信贷、绿色债券等绿色金融业务正式纳入考核业务的覆盖范围，其评价结果将纳入央行金融机构评级等政策和审慎管理工具
7月5日	人民银行党委委员、副行长刘桂平通过“央行青年·复兴讲堂”平台为人民银行党校春季学期局处级进修班全体学员和人民银行系统青年干部作《中国金融支持绿色低碳发展的探索与实践》专题讲座。人民银行党校常务副校长甘勇主持专题讲座
7月9日	二十国集团（G20）轮值主席意大利主持召开G20财长与央行行长会议，主要讨论了全球经济和卫生形势、支持低收入国家应对疫情冲击、发展可持续金融、推动金融部门改革、促进数字化转型和国际税收合作等议题，会后发布了公报。人民银行行长易纲、副行长李波以视频连线方式出席会议
7月11日	生态文明贵阳国际论坛绿色金融主论坛在贵阳国际生态会议中心盛大开幕，会上发布了全国首个“碳达峰、碳中和”监测管理平台。在会议的成果发布环节，中国人民大学重阳金融研究院执行院长、中国金融学会绿色金融专业委员会秘书长王文首次发布了全球首个“碳达峰、碳中和”智慧监测管理平台（‘双碳’监管平台）并首次揭幕“碳中和2060”网站
7月14日	粤港澳大湾区13家法人银行环境信息披露报告首次通过广东省中小微企业信用信息和融资对接平台（即粤信融）集中挂网发布，这是国内首个由区域统一组织、集中公开展示的金融机构环境信息披露模式
7月14日	兴业银行深圳分行在业内率先发布了《2020年环境信息披露报告》，成为首个公开发布环境信息披露报告的全国性银行分支机构。该报告也是我国首个对外披露商业银行部分投融资活动碳足迹测算方法及结果的环境信息披露报告
7月16日	长兴县的浙江志鑫纺织印染有限公司收到了长兴农商银行发放的碳效贷款1 345万元。企业负责人丁志农说：“贷款将用于绿色技改，完成后预计单位产值碳排放量下降近10%。”长兴农商银行副行长罗杰说：“该企业凭借‘能源碳效码’3级等级获得了该笔贷款，码上等级体现了企业减排成效，单位产值碳排放量越低，授信越高。”
7月16日	上午9时30分左右，全国碳排放权交易市场正式启动上线交易，全天交易总量超过410万吨。 全球覆盖温室气体排放量规模最大的碳市场“开张”，是实现碳达峰、碳中和与国家自主贡献目标的重要政策工具，也将成为全球气候行动的重要一步
7月18日	德清农商银行在全省首推GEP绿色金融贷构建绿色经济新篇章
7月20日	湖州市绿色金融改革创新试验区建设工作领导小组正式印发了《关于深化绿色保险创新实践推动湖州保险业高质量发展的实施意见》（以下简称《实施意见》），该《实施意见》系全国首个区域性的绿色保险推进实施意见

续表

时间	事件
7月22日	亚洲银行家（The Asian Banker）“2021中国未来金融峰会”在北京举办，国际组织、国内智库和金融机构代表通过线上线下的方式积极参与。围绕峰会的主题“新时代，新金融，新融合”，碳中和、绿色金融、金融科技成为本次峰会的热点议题
7月24日	在主题为“全球绿色复苏与ESG投资机遇”的全球财富管理论坛2021北京峰会上，中国气候变化事务特使解振华表示，我国碳达峰碳中和“1+N”的政策体系将很快发布。他表示，2030年碳达峰是二氧化碳的达峰，2060年前要实现碳中和包括全经济领域温室气体的排放，包括从二氧化碳到全部温室气体
7月29日	全国碳排放权交易市场正式上线一周，湖州积极探索开发“碳价贷”产品，推动地方法人银行湖州银行发放全国绿色金融改革创新试验区首单碳排放配额质押贷款业务。湖州落地全国绿色金改试验区首单碳排放配额质押贷款业务
7月30日	人民银行召开2021年下半年工作会议，传达学习党中央、国务院关于当前经济形势的总体判断及做好下半年经济工作的重要部署，总结上半年人民银行系统各项工作，明确下半年重点任务
7月30日	安吉农商银行报福支行在自然资源规划局、金融办等部门的指导下，为辖内某林场成功办理全国首笔竹林碳汇质押贷款业务，金额37万元。该笔业务创新采用竹林每年增汇产生的减碳量质押融资模式，将经营者承包的1 000余亩竹林产生的碳减排总量作为质押物，参考全国碳排放权交易市场碳排放权交易价格，通过人民银行征信中心动产融资统一登记公示系统进行质押登记和公示
8月	
8月4日	在中国气象局8月例行发布会上，《中国气候变化蓝皮书（2021）》正式发布。结果显示，全球变暖趋势仍在持续，极端天气气候事件风险进一步加剧
8月8日	为进一步贯彻党中央、国务院关于深化民营和小微企业金融服务有关精神，落实中国人民银行等部委《关于进一步深化小微企业金融服务的意见》（银发〔2018〕162号）、《关于进一步强化中小微企业金融服务的指导意见》（银发〔2020〕120号）、《关于深入开展中小微企业金融服务能力提升工程的通知》（银发〔2021〕176号）等文件精神以及北京市委市政府的相关工作要求，结合北京市“两区”建设、助力优化金融营商环境等目标，人行营业管理部、北京银保监局、北京证监局、市金融监管局、市发展改革委、市财政局、市经济和信息化局、市政务服务局、市科委、中关村管委会、市国资委、市人力资源社会保障局、市文资中心等部门研究制定了《进一步完善北京民营和小微企业金融服务体制机制行动方案（2021—2023年）》
8月9日	总规模30亿元，首期规模10亿元的兰州新区绿色金融改革创新试验区发展基金在中国证券投资基金业协会完成备案，标志着兰州新区首支绿色基金正式成立并启动运营
8月9日	人民银行发布《2021年第二季度中国货币政策执行报告》。《报告》称，构建金融有效支持实体经济的体制机制。统筹推进普惠金融、绿色金融、科创金融、供应链金融等融合发展，完善金融支持科技创新体系，促进实现金融与科技、产业良性循环
8月11日	中国银行业协会正式发布中英文双语版《2020年中国银行业社会责任报告》（以下简称《报告》），这是中国银行业协会连续第十三年发布该《报告》
8月18日	中国人民银行发布了中国首批绿色金融标准。首批绿色金融标准包括《金融机构环境信息披露指南》及《环境权益融资工具》两项行业标准，这也拉开了中国绿色金融标准编制的序幕
8月25日	在上海市政府新闻发布会上，市委常委、副市长吴清介绍了《上海国际金融中心建设“十四五”规划》（以下简称《规划》）相关情况，市地方金融监管局局长解冬、中国人民银行上海总部副主任孙辉、上海证监局局长兼上海稽查局局长程合红、上海银保监局副局长刘琦、市发展改革委副主任王华杰共同出席新闻发布会，并回答记者提问
8月25日	兰州新区管委会副主任牛成喆参加由甘肃省生态环境厅、甘肃省发展改革委员会主办、兰州环境能源交易中心承办的2021年全国低碳日和节能宣传周主题活动“甘肃绿色低碳社会示范行动”

续表

时间	事件
8月30日	习近平总书记8月30日下午主持召开中央全面深化改革委员会第二十一次会议，审议通过了《关于强化反垄断深入推进公平竞争政策实施的意见》《关于改革完善体制机制加强战略和应急物资储备安全管理的若干意见》《关于深入打好污染防治攻坚战的意见》《关于更加有效发挥统计监督职能作用的意见》
8月31日	盘活企业碳配额资产，助力绿色信贷业务发展，在人民银行天津分行及滨海新区中心支行的指导下 工商银行天津市分行创新碳资产押品管理模式，在业内率先采取人民银行征信系统和排放权交易所系统"双质押登记"风控模式，成功为天津市大沽化工股份有限公司办理碳配额质押贷款
9月	
9月3日	国务院总理李克强以视频形式出席2021年太原能源低碳发展论坛开幕式，发表主旨演讲并宣布论坛开幕。李克强表示，中国政府高度重视能源高质量发展和应对气候变化。近年来，中国实施污染防治攻坚战，着力调整优化能源、产业结构，狠抓节能减排，生态环境质量不断改善。前不久，全球规模最大的碳排放权交易市场在中国正式上线
9月4日	农行湖州分行再添创新成果，成功上线绿色金融大数据应用平台，标志着该行绿色金融数字化建设取得阶段性进展，科技助力碳达峰碳中和建设的生动实践迈出了新步伐
9月6日	"近零碳车险"产品在湖州市金融办、湖州银保监分局、人行湖州市中支、南太湖新区管委会指导下，由南太湖绿色金融与发展研究院和浙商保险湖州中心支公司创新落地
9月9日	浙江衢州先后发放了全国首笔"工业企业碳账户"和"农业碳中和账户"场景应用贷款各500万元，助力工业企业和农业企业实现固碳减排，加快绿色转型，为金融支持碳达峰、碳中和提供新的实践样板
9月10日	中国工商银行与中央国债登记结算有限责任公司在北京联合发布"中债-工行绿色债券指数"，双方将合作促进我国绿色债券市场高质量发展。中国工商银行高级业务总监王百荣、中央结算公司董事长水汝庆出席发布仪式并致辞
9月10日	湖州融资主体ESG评价模型和数字化系统发布会暨绿色金融研讨会在北京盛大举行。国家有关部委司局领导、绿色金融领域知名学者和专家们出席发布会，点赞ESG评价"湖州模型""湖州系统"
9月14日	中共中央办公厅、国务院办公厅印发了《关于深化生态保护补偿制度改革的意见》并发出通知，要求各地区各部门结合实际认真贯彻落实
9月16日	十八届中国西部国际博览会"双碳愿景与乡村振兴"战略融合高峰论坛在成都开幕。四川荣县与知名智库中国人民大学重阳金融研究院、大数据企业东方国信签订了三方战略协议。至此，四川荣县成为首个推进"双碳监测平台"建设的中国西部县域。这是全国范围内第一批最早开启的"智库+科技企业"双碳研究课题，也是中国开启碳达峰、碳中和"双碳"行动以来首批校企合作的成果展示
9月17日	"2021粤港澳大湾区绿色金融联盟年会"在深圳顺利召开。大会由粤港澳大湾区绿色金融联盟和深圳市地方金融监督管理局联合主办，由深圳经济特区金融学会绿色金融专业委员会、深圳市绿色金融协会、广东金融学会绿色金融专业委员会、香港绿色金融协会、澳门银行公会、深圳排放权交易所、广州碳排放权交易中心联合承办，浦发银行深圳分行协办
9月21日	国家主席习近平在北京以视频方式出席第七十六届联合国大会一般性辩论并发表题为《坚定信心 共克时艰 共建更加美好的世界》的重要讲话
9月22日	中共中央、国务院正式公布《关于完整准确全面贯彻新发展理念做好碳达峰碳中和工作的意见》，对碳达峰碳中和工作作出系统谋划，明确了总体要求、主要目标和重大举措，是指导做好碳达峰碳中和这项重大工作的纲领性文件
9月24日	由中国金融学会绿色金融专业委员会、《金融研究》编辑部联合主办，中国人民大学重阳金融研究院、中央财经大学绿色金融国际研究院联合北京绿色金融与可持续发展研究院承办的"绿色金融学术研讨会"在北京线下举办

续表

时间	事件
9月25日	由中国金融学会绿色金融专业委员会、北京绿色金融与可持续发展研究院、中国人民大学重阳金融研究院、中央财经大学绿色金融国际研究院、中国工商银行现代金融研究院联合举办的“2021年中国金融学会绿色金融专业委员会年会”在北京副中心举行。这是绿金委举办的第七届年会，来自70多家中外机构约200位专家和嘉宾到现场参会，42万人在线上参加会议
9月25日	为充分发挥金融在应对气候变化和助推绿色低碳发展中的积极作用，人民银行湖州市中支积极借助绿色金融改革创新试验区优势，会同湖州市经信局出台《关于金融支持湖州市工业碳效改革的实施意见》，大胆探索具有示范意义的“碳账户”金融应用场景，大力推动全市工业领域绿色低碳发展，多家机构发布北京ESG生态倡议
9月29日	在习近平法治思想提出一周年之际，浙江省十三届人大常委会第三十一次会议审议通过《湖州市绿色金融促进条例》
9月29日	总规模8亿元的兰州新区城市发展投资集团有限公司面向专业投资者非公开发行公司债券（第一期）在上海证券交易所成功发行，本笔债券为兰州新区首单交易所市场公司债券
10月	
10月2日	10月2日下午，国家主席习近平以视频方式出席在昆明举行的《生物多样性公约》第十五次缔约方大会领导人峰会并发表主旨讲话
10月2日	中国银行湖州市分行在市金融办、市人行的指导下，与安徽蚌埠中行以跨省内部银团的方式，为某生态环保有限公司办理了长三角区域首笔污泥处理特许经营服务收费权贷款业务
10月6日	香港特区行政长官林郑月娥称，政府未来20年内将投放约2 400亿港元，推行各项减缓和适应气候变化的措施，力争在2050年前达致碳中和
10月7日	欧盟委员会线上举行首届可持续投资峰会，围绕“共同投资未来、实现可持续发展”的主题进行了讨论。欧盟和部分国家领导人以及央行和财盟政部门负责人、部分国际组织负责人、主要企业和金融机构代表出席会议。人民银行行长易纲应邀出席，以视频录播形式作主旨发言
10月12日	在昆明召开的联合国《生物多样性公约》缔约方大会第十五次会议（COP15）第一天的高级别部长会议中，以“减小融资差距，确保实施手段”为主题的圆桌会议讨论了支持生物多样性的COVID-19经济复苏方案，提出了变革激励措施，调动相关资源的手段。会议表示，为执行“后2020生物多样性框架”，必须调动所有融资渠道与方式，将生物多样性纳入主流经济活动的决策。同时，有效的履约机制和全社会广泛参与也是框架实行的有力支撑
10月14日	国家主席习近平在第二届联合国全球可持续交通大会开幕式上发表主旨讲话
10月21日	刘鹤副总理在2021年金融街论坛年会开幕式上发表书面致辞
10月21日	由江西省地方金融监管局、人民银行南昌中心支行、江西银保监局和赣江新区管委会共同主办的赣江新区金融支持碳达峰碳中和产品发布暨绿色金融政银企对接会在省会议中心举行
10月23日	兰州新区管委会审议通过了《兰州新区环境权益交易市场建设实施方案》，这标志着兰州新区是第一个在绿色金融改革创新试验区中全面开展多品种生态产品、环境权益交易的试验区
10月26日	湖州推动地方法人银行安吉农商银行签署《负责任银行原则》（Principles for Responsible Banking，PRB），加入联合国环境规划署金融倡议（UNEP FI），成为浙江省内首家签署该原则的地方法人银行
10月27日	国务院关于印发2030年前碳达峰行动方案的通知
10月31日	国家主席习近平31日晚在北京继续以视频方式出席二十国集团领导人第十六次峰会，重点阐述对气候变化、能源、可持续发展等问题的看法
11月	
11月1日	国家主席习近平向《联合国气候变化框架公约》第二十六次缔约方大会世界领导人峰会发表书面致辞

续表

时间	事件
11月3日	中国金融学会绿色金融专业委员会（绿金委）与北京绿色金融与可持续发展研究院（北京绿金院）在第二十六届联合国气候变化大会（COP26）期间联合举办了一场题为“金融支持气候行动-中国倡议与国际合作”的研讨会
11月4日	由中欧等经济体共同发起的可持续金融国际平台（IPSF）在联合国气候变化大会（COP26）期间召开IPSF年会。IPSF可持续金融分类目录工作组共同主席、中国金融学会绿色金融专业委员会主任马骏在年会上代表IPSF发布了《可持续金融共同分类目录报告——气候变化减缓》（Common Ground Taxonomy：Climate Change Mitigation）
11月15日	国务院办公厅日前印发《关于鼓励和支持社会资本参与生态保护修复的意见》。 长期以来，我国一些地区生态系统受损退化问题突出、历史欠账较多，生态保护修复任务量大面广，需要动员全社会力量参与。为进一步促进社会资本参与生态建设，加快推进山水林田湖草沙一体化保护和修复，《意见》围绕党中央、国务院明确的改革方向，研究设计改革政策措施，从总体要求、参与机制、重点领域、支持政策、保障机制五个方面明确了相关要求
11月17日	兴业证券发布了《环境信息披露报告》，从治理、战略、风险管理、指标和目标、“碳中和”行动等方面阐述了该公司自2018年起推进绿色金融战略布局，以及自身在环境治理、战略、风险管理、指标及目标方面的主要实践和成果
11月17日	国务院总理李克强主持召开国务院常务会议，审议通过“十四五”推进国家政务信息化规划，加快建设数字政府、提升政务服务水平；决定设立支持煤炭清洁高效利用专项再贷款，促进绿色低碳发展
11月25日	广东金融机构基于供应链对核心企业的应收账款等债权，结合第三方评估认证机构对融资方的绿色低碳评价等级，创新推出“绿色碳链通”融资业务，为融资方提供差异化优惠信贷资金
11月26日	人行武汉分行指导农行湖北省分行创新推出的新能源汽车积分收益权质押贷款（“绿车贷”）业务成功落地。当日，农行黄冈市分行向威马汽车集团旗下的湖北星晖新能源智能汽车有限公司发放“绿车贷”1 000万元。这是全国首笔新能源汽车积分收益权质押贷款，该笔贷款的发放标志着湖北在碳金融产品创新方面取得新的突破
11月26日	为深入贯彻落实习近平总书记“三农”思想，衢州市牢牢把握国家级绿色金融改革创新试验区的历史机遇，引绿色金融活水助推乡村振兴，切实提升绿色金融支持“三农”服务质效，着力解决“三农”融资难、融资贵问题，助力四省边际共同富裕示范区、四省边际中心城市建设。11月26日，农行江山支行成功发放全国首笔“农宅保”担保贷款
11月26日	国务院关于支持北京城市副中心高质量发展的意见：规划建设北京城市副中心，与河北雄安新区形成北京新的两翼，是以习近平同志为核心的党中央作出的重大决策部署，是千年大计、国家大事
12月	
12月1日	由甘肃省金融学会联合兰州大学绿色金融研究院牵头编著，23家政府相关单位、金融机构及科研院所共同组稿完成的《绿色金融发展报告2020（甘肃）》公开出版发行
12月2日	广东金融学会绿色金融专业委员会2021年年会以“线上+线下”形式召开。人民银行广州分行副行长、广东金融学会副会长林平，广东金融学会秘书处、广东金融学会绿色金融专业委员会秘书处相关负责同志，广东绿金委部分成员单位代表在现场参加会议，人民银行广东省内各地市中心支行、广东绿金委其他成员单位、金融机构代表通过腾讯会议线上参加会议
12月3日	2021漓江高峰论坛在桂林市国际会展中心开幕。在会上，人大重阳给在场嘉宾展示了中国城市“双碳”智慧监管平台的功能和操作，并结合广西当地的生态优势，为广西走绿色低碳的高质量发展道路建言献策，获得了到场专家的广泛关注与肯定

续表

时间	事件
12月3日	在由北京绿色金融与可持续发展研究院等机构共同举办的“绿色金融国际研讨会”上，中国金融学会绿色金融专业委员会（绿金委）主任马骏代表绿金委课题组发布了《碳中和愿景下的绿色金融路线图研究》课题报告的201页全文
12月3日	北京——2021北京绿色金融国际研讨会当日举办，来自政府相关部门、金融机构、企业和学界的专业人士以线下或者线上形式出席会议。与会代表围绕G20可持续金融发展共识，深入交流中国金融机构环境信息披露标准与中国机构采用TCFD建议的进展，介绍全球重要金融机构ESG最佳实践，推动中国ESG尽责管理
12月3日	2021年绿色金融国际研讨会在北京成功举办。来自政府部门、金融机构、企业和学界的专家学者以线下或者线上形式出席会议。本次会议由北京绿色金融与可持续发展研究院、中国工商银行现代金融研究院、气候相关财务信息披露工作组（TCFD）、负责任投资原则（PRI）等机构联合主办，中国金融学会绿色金融专业委员会指导，得到能源基金会中国、奕图资本（Y2 Capital）等机构的支持
12月3日	2021年绿色金融国际研讨会在北京举行。研讨会邀请全球可持续金融领域的领军专家，围绕G20可持续金融发展共识，宣传全球重要金融机构的ESG最佳实践。会上，北京绿色金融与可持续发展研究院ESG中心咨询课题研究负责人张芳代表联合课题组发布报告《银行ESG实践与发展建议》
12月5日	为助力融入“双循环”新发展格局，充分发挥外汇服务在促进绿色低碳循环经济发展中的积极作用，在国家外汇管理局浙江省分局的大力支持与指导下，湖州市绿色金融改革创新试验区建设工作领导小组正式印发了《关于创新优化外汇服务促进绿色低碳循环经济发展的实施意见》。《意见》提出，要以习近平新时代中国特色社会主义思想为指导，贯彻新发展理念，深化绿色金融改革，积极稳妥推进外汇服务创新实践，力争率先建成功能完善、传导有力、支持精准、风险可控的外汇金融支持绿色低碳循环经济发展的服务体系
12月6日	为贯彻落实党中央、国务院碳达峰碳中和以及推动粤港澳大湾区建设的重大决策部署，在人民银行广州分行和中山市委市政府的指导下，人民银行中山市中心支行、中山市金融局和中山市发改局等部门推动广东中山市民营企业——明阳智慧能源集团股份有限公司在澳门债券市场成功发行2亿美元3年期绿色债券，吸引了内地、香港、欧洲以及澳门本地投资者的积极参与，最高认购倍数近3倍，最终债券发行利率为1.6%
12月6日	第二十四届京港洽谈会京港金融合作专题活动在京举行，本届活动以“推动绿色金融合作，实现可持续发展”为主题。北京和香港都是重要的金融枢纽，在碳达峰、碳中和目标愿景下，需要北京与香港在绿色金融方面进一步深化合作，加强京港两地金融管理部门、金融机构、绿色企业和绿色金融人才的沟通和交流，共同推进发挥金融在支持绿色低碳领域发展和促进生态文明建设中的积极作用
12月8日	2021年绿色金融国际研讨会分论坛“中国ESG尽责管理研讨会”在北京召开。本次闭门研讨会由北京绿色金融与可持续发展研究院（IFS）和负责任投资原则（PRI）联合举办，会议聚焦ESG尽责管理的价值实现方法及挑战，为资管业进一步发展ESG投资、助力碳中和目标、推动中国尽责管理发展提供实践交流平台
12月8日	中央经济工作会议12月8日至10日在北京举行。中共中央总书记、国家主席、中央军委主席习近平，中共中央政治局常委李克强、栗战书、汪洋、王沪宁、赵乐际、韩正出席会议。习近平在会上发表重要讲话，总结2021年经济工作，分析当前经济形势，部署2022年经济工作。李克强在讲话中对明年经济工作作出具体部署，并作了总结讲话
12月10日	中国平安发布《中国平安2020气候风险管理报告》，依据金融稳定理事会气候相关财务信息披露工作组的框架建议，从治理、战略、风险管理、指标和目标四个方面入手，披露了平安绿色金融战略布局。这是继2019年平安发布内地机构首份气候风险管理报告以来，发布的第二份气候风险管理报告。报告中首次披露了企业碳中和目标，宣布将于2030年之前实现运营碳中和
12月13日	中国建设银行成功发行本年度第二支境外绿色债券，募集资金3年期5亿美元。本次发行是建设银行第一笔以新基准利率定价的美元浮息债券，也是全球首笔基于中欧《可持续金融共同分类目录报告-气候变化减缓》（以下简称《共同分类目录》）发行的绿色债券，募集资金专项用于支持大湾区清洁交通、清洁能源领域的优质项目，为建设绿色大湾区提供高质量金融支持

续表

时间	事件
12月14日	农业银行湖州分行成功发放湖州市首笔"林业碳汇贷"140万元，也是浙江省农行发放的首笔与林业碳汇相关的绿色金融贷款
12月14日	匈牙利在中国银行间债券市场发行10亿元绿色熊猫债，期限3年，发行利率3.28%。此次发行的人民币债券是熊猫债市场上首单外国政府类绿色人民币债券，有助于深化债券市场对外开放，促进绿色债券市场发展
12月16日	兰州新区举办绿色金融改革创新试验区建设两周年成果发布会，梳理和总结两年来新区绿色创新发展的成绩和经验，为进一步发挥国家绿色金融改革创新试验区示范引领作用，促进经济绿色转型、实现碳达峰碳中和目标做出新的探索和尝试
12月18日	国家开发银行发布《实施绿色低碳金融战略 支持碳达峰碳中和行动方案》，认真贯彻落实党中央、国务院关于碳达峰、碳中和的重大战略决策，明确开发银行支持碳达峰、碳中和的时间表、路线图和施工图，强调开发银行要提高政治站位，心怀"国之大者"，立足新发展阶段、贯彻新发展理念、服务和融入构建新发展格局，促进高质量发展，实施绿色低碳金融战略，主动发挥好开发性金融作用，助力我国如期实现碳达峰、碳中和目标，服务经济社会发展全面绿色转型
12月21日	九部委联合印发《关于开展气候投融资试点工作的通知》
12月28日	衢州市信保融资担保有限公司为衢州一家碳账户贴标为"浅绿"的工业企业提供420万元贷款担保，标志着衢州市成功发放全国首笔"绿碳保"担保贷款，让绿色担保在衢州大地绽放"低碳"之花
12月28日	全国首个县级竹林碳汇收储交易平台——安吉两山竹林碳汇收储交易平台正式启动，通过搭建闭环的碳汇收储交易市场，为生态资源向经济效益转化建立了通道，真正实现了"空气换来真金"。工商银行安吉支行作为本次交易机制建立的重要参与者与推动者，通过《碳汇共富贷合作协议》《碳汇收储贷合作协议》《碳汇惠企贷合作协议》，合计提供10.42亿元意向资金支持，为安吉竹碳汇产业发展注入了金融活水
12月30日	人民银行举行小微企业金融服务和绿色金融新闻发布会，研究局局长王信、金融市场司司长邹澜、支付结算司副司长严芳、征信中心主任张子红出席，并回答记者提问
12月31日	人民银行上海分行制定印发了《上海银行业金融机构绿色金融评价实施细则》，统筹开展上海银行业金融机构绿色金融评价工作

参考文献

[1] 吴军. 创新林业巨灾保险模式研究 [J]. 林业经济问题，2020，40 (4)：399-405.

[2] 卓志. 改革开放40年巨灾保险发展与制度创新 [J]. 保险研究，2018 (12)：78-83.

[3] 魏钢，焦洁. 我国巨灾保险制度建设现状及思考 [J]. 经济研究参考，2017 (24)：23.

[4] 陈秉正，吴绍洪，梁荣. 保险在应对气候变化风险中的作用研究 [J]. 环境保护，2019，47 (24)：20-25.

[5] 朱俊生. 中国天气指数保险试点的运行及其评估——以安徽省水稻干旱和高温热害指数保险为例 [J]. 保险研究，2011 (3)：19-25.

[6] Martin Melecky, Claudio Raddatz. How do governments respond after catastrophes? Natural-disaster shocks and the fiscal stance [M]. 2011-02-01.

[7] 谷明淑. 英美两国洪水保险制度对我国的启示 [J]. 辽宁大学学报 (哲学社会科学版)，2012，40 (5)：87-92.

[8] 裴洁. 我国应对天气风险的保险对策研究 [D]. 保定：河北大学，2011.

[9] 李媛媛. 中国碳保险法律制度的构建 [J]. 中国人口·资源与环境，2015，25 (2)：144-151.

[10] 甘长来，段龙龙. 国外农业巨灾保险财政支持模式及对我国启示 [J]. 地方财政研究，2015 (1)：91-96.

[11] 张庆阳. 国外各具特色的"天气保险" [J]. 中国减灾，2013 (23)：56-57.

[12] 陈利，杨珂. 国际农业巨灾保险运行机制的比较与借鉴 [J]. 农村经济，2013 (4)：126-129.

[13] 张妍 . 我国发展碳保险的重要性及发展方向研究 [J]. 时代金融, 2012 (33): 132-133.

[14] 陈小梅 . 天气指数保险在我国的应用研究 [J]. 金融与经济, 2011 (9): 90-92.

[15] Schäfer L, Waters E, Kreft S, et al. Making climate risk insurance: work for the most vulnerable: seven guiding principles [EB/OL]. UNU-EHS Publication Series Policy Report, 2016 [2019-10-27]. http://collections.unu.edu/view/UNU:5830#viewAttachments.

[16] 许光清, 陈晓玉, 刘海博, 等 . 气候保险的概念、理论及在中国的发展建议 [J]. 气候变化研究进展, 2020, 16 (3): 373-382.

[17] 牛思力 . 我国天气保险业应对气象灾害的长远发展策略研究 [J]. 价值工程, 2012, 31 (26): 310-312.

[18] 牟宏霖 . 我国巨灾保险试点情况及发展策略 [J]. 银行家, 2019 (4): 80-82.

[19] 世界气象组织 . 2020 年全球气候状况 [EB/OL]. https://public.wmo.int/en/our-mandate/climate/wmo-statement-state-of-global-climate.

[20] 世界经济论坛 . 2021 年全球风险报告 [EB/OL]. https://cn.weforum.org/reports?year=2021#filter.

[21] 联合国 . 灾害造成的人类损失 2000-2019 [EB/OL]. 2020. https://www.undrr.org/publication/human-cost-disasters-2000-2019.

[22] sigma 2/2020: Natural catastrophes in times of economic accumulation and climate change [EB/OL]. 2021. https://www.swissre.com/institute/research/sigma-research/sigma-2020-02.html.

[23] 中国气象局气候变化中心 . 中国气候变化蓝皮书 (2020) [M]. 北京: 科学出版社, 2020.

[24] 中国气象局 . 2020 年中国气候公报 [EB/OL]. 2021. http://zwgk.cma.gov.cn/zfxxgk/gknr/qxbg/202104/t20210406_3051288.html.

[25] 巢清尘, 胡国权, 冯爱青 . 全球气候风险与中国防范策略 [EB/OL]. http://ffxf00ff4c86d7e24e6eb55a574902209a32swwu69vwfb6cb6q0o.fgbi.libproxy.ruc.edu.cn/skwx_ps/initDatabaseDetail? siteId=14&contentId=11285435&contentType=literature, 2019-11.

[26] 中国气象局 . 中国气象灾害年鉴 [M]. 北京: 气象出版社, 2020.

[27] 邹质霞 . 我国天气指数保险实践探析 [J]. 保险职业学院学报, 2019, 33 (2): 51-55.

[28] 周卫东 . 新时期我国巨灾保险制度的完善探讨 [J]. 保险理论与实践, 2021 (4): 37-48.

[29] 郑辉 . 加快建设和完善中国巨灾保险制度的路径探析 [J]. 保险理论与实践, 2020 (11): 69-81.

[30] 卓志 . 改革开放 40 年巨灾保险发展与制度创新 [J]. 保险研究, 2018 (12): 78-83.

［31］中国保险监督管理委员会．关于企业财产保险业务不得扩展承保地震风险的通知［EB/OL］．http：//www. chinalawedu. com/falvfagui/fg21829/31547. shtml，2000-1-18.

［32］中国银保监会．关于推动银行业和保险业高质量发展的指导意见［EB/OL］．2019. http：//www. gov. cn/zhengce/zhengceku/2020-03/26/content_5495757. htm.

［33］饶淑玲，李新航．我国气候保险的实践探索及发展建议［EB/OL］．http：//ffxf00ff4c86d7e24e6eb55a574902209a32swwu69vwfb6cb6q0o. fgbi. libproxy. ruc. edu. cn/skwx_ps/initDatabaseDetail？siteId=14&contentId=11285520&contentType=literature，2019-11.

［34］中国保险行业协会．保险业聚焦碳达峰碳中和目标助推绿色发展蓝皮书［EB/OL］．2021. http：//www. iachina. cn/art/2021/6/12/art_22_105126. html.

［35］何霖．日本巨灾保险之进程与启示［J］．灾害学，2013，28（2）：127-130.

［36］张帅．国际经验对中国农业保险发展的启示［J］．未来与发展，2019，43（12）：50-56.

［37］郑军，盛康丽．农业保险服务乡村振兴战略的制度创新：国际经验及启示［J］．广东开放大学学报，2019，28（6）：100-105.

［38］付正．日本地震保险发展路线图［N］．中国保险报，2011-04-08（008）.

［39］姚运生，袁丽．阪神地震与日本地震保险的发展［J］．灾害学，2000（2）：83-86.

［40］张庆阳．盛行国外的天气保险［J］．防灾博览，2020（6）：26-29.

［41］金满涛．天气保险的国际经验比较对我国的借鉴与启示［J］．上海保险，2018（9）：49-51.

［42］汤颖梅，谢萌．气候风险与我国巨灾保险发展空间不均衡性实证研究［J］．生态经济，2019，35（4）：172-178.

［43］何志扬，庞亚威．中国气候灾害保险的发展及其风险控制［J］．金融与经济，2015（6）：73-76，44.

［44］郑岩．巨灾保险的国际经验及对我国的启示［J］．黑龙江金融，2019（10）：50-52.

［45］蔡青竹．日本的危机管理体制［N］．学习时报，2021-02-05（002）.

［46］刘水杏，王国军．巨灾保险发展的国际经验［J］．中国金融，2021（1）：56-58.

［47］潘红艳．巨灾保险试点问题解析及对策研究［J］．行政与法，2021（2）：82-91.

［48］丁宇刚．有效发挥农业保险在应对气候变化风险中的作用［N］．中国保险报，2019-02-20（004）.

［49］曾小艳，郭兴旭．气候变化、农业风险与天气指数保险创新［J］．农村经济与科技，2017，28（15）：209-212.

［50］刘小微．气候指数保险：应对气候变化的最重要创新［N］．金融时报，2015-12-16（009）.

［51］苏洁．企业应善用保险解决能源投资和气候变化风险［N］．中国保险报，2016-06-14（006）.

[52] 蔡宇．对绿色保险功能作用的探索、实践和思考 [J]．当代金融家，2018（9）：92-95.

[53] 林全德，刘锋，孙朝锋，等．保险行业涉足林业碳汇领域的创新探索——以全国首单林业碳汇指数保险为例 [J]．福建金融，2021（6）：36-41.

[54] 宋烨，彭红军．我国森林保险市场发展现状及制约因素与对策研究综述 [J]．世界林业研究，2019，32（2）：71-77.

[55] 姬小童．UBI 在中国车险市场的应用 [J]．中国保险，2021（3）：22-25.

[56] 王韧，匡祎琦．车联网背景下我国 UBI 车险的挑战及对策 [J]．中国保险，2021（3）：34-36.

[57] 童杉杉．我国 UBI 保险的发展实践及设计方案探究 [J]．中国保险，2021（7）：56-59.

[58] 黄潇昱，王翠娥．我国 UBI 车险模式发展探讨 [J]．现代营销（下旬刊），2020（7）：174-175.

[59] 张暄，郑良基，贺芳，等．保险机制推动绿色建筑高质量发展的分析及建议 [J]．建设科技，2020（9）：68-69，73.

[60] 谭乐之．海外绿色保险值得借鉴 [N]．中国银行保险报，2021-06-28（008）.

[61] 王玉玲，向飞，解子昌．保险助力绿色建筑与绿色金融协同发展 [J]．建设科技，2020（20）：44-47.

[62] 范玉雯．科技保险发展研究 [J]．合作经济与科技，2020（20）：65-67.

[63] 张明洁．科技保险助推高新技术企业发展的作用机制研究 [D]．兰州：兰州财经大学，2020.

[64] 崔欢，严浩坤．我国绿色保险发展存在的问题及建议 [J]．农村经济与科技，2020，31（19）：127-128.

[65] 刘苗苗等．我国推进环境污染责任保险的系统性风险及对策 [J]．中国环境管理，2020，12（2）：44-49.

[66] 季林云，孙倩，齐霁．刍议生态环境损害赔偿制度的建立——生态环境损害赔偿制度改革 5 年回顾与展望 [J]．环境保护，2020，48（24）：9-15.

[67] 生态环境部．关于印发生态环境损害赔偿磋商十大典型案例的通知 [EB/OL]．（2020-04-30）http：//www.mee.gov.cn/xxgk2018/xxgk/xxgk06/202005/t20200506_777835.html.

[68] United Nations Environment Programme（2020）. Emissions Gap Report 2020. Nairobi.

[69] Climate Change 2022：Mitigation of Climate Change. Working Group Ⅲ Contribution to the IPCC Sixth Assessment Report

[70] 彭璐璐，李楠，郑智远，等．中国居民消费碳排放影响因素的时空异质性 [J]．中国环境科学，2021，41（1）：463-472. DOI：10.19674/j.cnki.issn1000-6923.2021.0052.

[71] Proops J L R，Atkinson G，Schlotheim B F V，et al. International Trade and the Sustain-

ability Footprint: A Practical Criterion for its Assessment [J]. Ecological Economics, 1999, 28 (1): 75-97.

[72] Munksgaard J, Pedersen K A. CO2 Accounts for Open Economies: Producer or Consumer Responsibility? [J]. Energy Policy, 2001, 29 (4): 327-334.

[73] Institute for Global Environmental Strategies, Aalto University, and D - mat ltd. 2019. 1. 5 - Degree Lifestyles: Targets and Options for Reducing Lifestyle Carbon Footprints. Technical Report. Institute for Global Environmental Strategies, Hayama, Japan.

[74] Fleming D. Stopping the traffic [J] Country Life, 1996, 140 (19): 62-65.

[75] 王善勇，李军，范进，等．个人碳交易视角下消费者能源消费与福利变化研究 [J]．系统工程理论与实践，2017，37 (6)：1512-1524.

[76] 靳国良．碳交易机制的普惠制创新 [J]．全球化，2014 (11)：45-59.

[77] 刘海燕，郑爽．广东省碳普惠机制实施进展研究 [J]．中国经贸导刊，2018 (8)：23-25.

[78] 刘航．碳普惠制：理论分析、经验借鉴与框架设计 [J]．中国特色社会主义研究，2018 (5)：86-94，112.

[79] 广东省碳普惠制试点工作实施方案 [EB/OL]．广东省发展和改革委员会，http：//zwgk. gd. gov. cn/006939756/201507/t20150727_594913. html.

[80] 广州市碳普惠制管理暂行办法（征求公众意见稿）广东省发展和改革委员会官网，[EB/OL]．http：//www. gzplan. gov. cn/gzplan/s15710/201801/a4e6653fc7884bc8808006e4e246c392. shtml.

[81] 李艳丽，陈伟航．基于碳普惠制的生活低碳管理研究——以雄安新区为例 [J]．环境保护与循环经济，2022，42 (1)：102-106.

[82] 曾红鹰，陶岚，王菁菁．建立数字化碳普惠机制，推动生活方式绿色革命 [J]．环境经济，2021 (18)：57-63.

[83] 于忠龙．林业碳普惠制的运作实践与完善路径——以广东省韶关市为例 [J]．环境保护与循环经济，2019，39 (11)：45-47.

[84] 唐玉凤，周伟．广东省林业碳普惠交易现状与对策建议 [J]．广东农业科学，2021，48 (6)：136-144. DOI：10. 16768/j. issn. 1004-874X. 2021. 06. 018.

[85] 李继嵬．韩国温室气体减排制度安排对我国的启示 [J]．经济纵横，2015 (6)：12-15.

[86] 刘国辉，陈芳．碳普惠制国内外实践与探索 [J]．金融纵横，2022 (5)：59-65.

[87] 聂兵，史丽颖，任捷，等．碳普惠制的创新及应用 [C]．//2016 第五届国际清洁能源论坛论文集，2016：227-258.

[88] 湖州市人民政府．我市昨举行 2021 年“全国低碳日”活动 [EB/OL]．(2021-08-26) [2022-08-16]．http：//www. huzhou. gov. cn/art/2021/8/26/art_1229213482_59043721. html.

［89］江西省市场监管局．江西省市场监管局批准发布《碳普惠平台建设技术规范》和《碳普惠平台运营管理规范》两项地方标准［EB/OL］．（2021-09-03）［2022-08-16］．http：//amr. jiangxi. gov. cn/art/2021/9/3/art_22469_3561541. html.

［90］广州市规划和自然资源局．广州市规划和自然资源局案例作为全省唯一入选自然资源部"生态产品价值实现"典型案例［EB/OL］．（2020-11-13）［2022-08-16］．http：//nr. gd. gov. cn/xwdtnew/sxdt/content/post_3126492. html.

［91］北京交通委员会．绿色出行碳普惠活动用户破100万累计减碳排量近10万吨［EB/OL］．（2022-03-24）［2022-07-15］．http：//jtw. beijing. gov. cn/xxgk/xwfbh/202203/t20220324_2638313. html.

［92］深圳市生态环境局．深圳市生态环境局关于印发《深圳市低碳公共出行碳普惠方法学（试行）》的通知［EB/OL］．（2021-12-10）［2022-08-24］．http：//meeb. sz. gov. cn/szssthjjwzgkml/szssthjjwzgkml/qt/tzgg/content/post_9442919. html.

［93］雷颖颖．数字平台促进绿色低碳出行的机制研究［D］．北京：中国人民大学，2022.

［94］魏际刚．迈向物流强国：中国物流业中长期发展战略［M］．北京：中国发展出版社，2017.

［95］中国物流信息中心．2021年全国物流运行情况通报［EB/OL］．（2022-02-09）［2022-07-15］．http：//www. clic. org. cn/wltjwlyx/307783. jhtml.

［96］中华人民共和国交通运输部．2021年交通运输行业发展统计公报［EB/OL］．（2022-05-25）［2022-07-15］．https：//xxgk. mot. gov. cn/2020/jigou/zhghs/202205/t20220524_3656659. html.

［97］中华人民共和国统计局．中国能源统计年鉴［M］．北京：中国统计出版社，2019.

［98］姜旭，王雅琪，胡雪芹．以四方联动机制推动我国绿色物流发展——日本绿色物流经验与启示［J］．环境保护，2019，47（24）：62-67. DOI：10. 14026/j. cnki. 0253-9705. 2019. 24. 014.

［99］中华人民共和国国务院．物流业调整和振兴规划的通知［EB/OL］．（2009-03-13）［2022-07-15］．http：//www. gov. cn/zwgk/2009-03/13/content_1259194. htm.

［100］GB/T 37099—2018，绿色物流指标构成与核算方法［S］．北京：中国标准出版社，2018.

［101］中华人民共和国交通运输部．2019年交通运输行业发展统计公报［EB/OL］．（2020-05-12）［2022-07-15］．http：//www. gov. cn/xinwen/2020-05/12/content_5510817. htm.

［102］国家铁路局．2019年铁道统计公报［EB/OL］．（2020-04-30）［2022-07-15］．http：//www. nra. gov. cn/xxgk/gkml/ztjg/tjxx/hytj/202204/t20220405_289915. shtml.

［103］中华人民共和国国务院．推进运输结构调整三年行动计划（2018—2020年）［EB/OL］．（2018-10-09）［2022-07-15］．http：//www. gov. cn/zhengce/content/2018-10/09/content_5328817. htm.

[104] 中华人民共和国国务院．打赢蓝天保卫战三年行动计划［EB/OL］．(2018-07-03)［2022-07-15］．http：//www.gov.cn/zhengce/content/2018-07/03/content_5303158.htm.

[105] GB/T 18354-2021，物流术语［S］．北京：中国标准出版社，2021.

后　记

《中国绿色金融发展研究报告2022》由中国人民大学和中国工商银行共同牵头，并由中国人民大学重阳金融研究院、中国人民大学生态金融研究中心、中国人民大学环境学院、中国工商银行现代金融研究院落实推进，旨在忠实记录中国绿色金融发展历程，深度研究中国绿色金融各个阶段各个领域的重大理论、政策和热点焦点问题，并预测未来发展趋势。

《中国绿色金融发展研究报告2022》得到了北京环境交易所、环境规划院、环保部对外合作中心、中国国际工程咨询公司等单位的鼎力支持。中国人民大学生态金融研究中心、环境学院、财政金融学院等十几位教授、副教授、讲师参加了本年度报告的撰写，更有几十位研究生、博士生参与了数据采集、信息处理等基础性工作。中国工商银行城市金融研究所的研究员和分析师也在相关章节贡献了实践经验与研究成果。

本报告各章节撰写分工如下：

前言：蓝虹

第1章：马中、昌敦虎、白雨鑫、王子玉、周继、匡雨静

第2章：

2.1：吴敏

2.2：王洋

2.3：蓝虹、陈雅函

2.4：王晓霞、许光清

2.5：单丽凝、汪海建、赵逸扬、李铭、解来贺

第3章：

3.1：张芳

3.2：郇志坚、梁艳

3.3：蓝虹、张奔

3.4：陶恒凤、邓美华

3.5：韩怿

3.6：陈亚刚

第4章：

4.1："一带一路"绿色投资原则（GIP）第一工作组

4.2：李乐、郑军、刘援

第5章：王洋、邓凯馨、高瑞琪、吴敏

第 6 章：王克、王佳邓、杨清雯

第 7 章：贾其容、吴蔚

第 8 章：马中、石磊、王玥、陈惠鑫、杨瑄、谭雪

第 9 章：王晓霞、李佳雯、王甜

第 10 章：张芳、陈德愉、张桦丹

第 11 章：赵阳、刘援

第 12 章：葛察忠、程翠云、杜春燕、宋祎川、宋科、信万里

第 13 章：程琳、刘薇、陈韵涵、沙孟维、赵嘉琳

附录：葛敏

全文由蓝虹、殷红统稿，由马中、周月秋、王文审校把关，并在 2022 年 9 月 19 日召开的 2022 中国金融学会绿色金融专业委员会年会上发布。

中国人民大学重阳金融研究院（人大重阳）成立于 2013 年 1 月 19 日，是重阳投资董事长裘国根先生向母校捐赠并设立教育基金运营的主要资助项目。作为中国特色新型智库，人大重阳聘请了全球数十位前政要、银行家、知名学者为高级研究员，旨在关注现实、建言国家、服务人民。目前，人大重阳下设 7 个部门、运营管理 4 个中心（生态金融研究中心、全球治理研究中心、中美人文交流研究中心、中俄人文交流研究中心）。近年来，人大重阳在金融发展、全球治理、大国关系、宏观政策等研究领域在国内外均具有较高认可度。

中国人民大学生态金融研究中心成立于 2014 年 11 月 25 日，是由北京巧女公益基金会支持中国人民大学智库建设、推进生态金融领域政策研究与传播的中国首个生态金融智库项目。该项目隶属于中国人民大学重阳金融研究院（简称人大重阳）运营管理，主要围绕生态金融产业等课题展开研究，探索如何促进金融体系与绿色、可持续经济的融合；探讨如何制定实现生态文明建设目标的金融政策和法规。具体执行中国金融学会绿色金融专业委员会（简称绿金委）秘书处职能；2017 年被选入由美国宾夕法尼亚大学推出的、国际公认度最高的《全球智库报告》的“2016 年度全球最佳新锐智库 45 强”，位列第 37 名。

中国人民大学环境学院成立于 2001 年 11 月，在整合相关优势学科的基础上，形成了我国第一家经济、管理、科学、工程并重的多学科综合型环境教育与科研机构。其中人口、资源与环境经济学是国家级重点学科，是国内资源与环境经济学领域成立最早、规模最大、培养层次最为齐全的学科点，包含本科、硕士、博士、博士后教育与科研体系，是全国首批“双一流”重点建设学科，是我国环境经济与管理学科的重要学术研究中心。

中国工商银行现代金融研究院成立于 2019 年 12 月 24 日，前身是中国工商银行城市金融研究所（成立于 1993 年）。中国工商银行现代金融研究院与全面深化改革领导小组办公室（深改办）合署办公。作为中国工商银行内设职能部门，现代金融研究院（深改办）以研究与智库建设、学会与研究交流、期刊与品牌建设为主要职能，跟踪经济金融形势，研究经营发展面临的重点、热点问题，开展行内外交流合作，积极发挥决策咨询、学术交流、智库传播、深化改革作用。

上海票据交易所
SHANGHAI COMMERCIAL PAPER EXCHANGE CORPORATION LTD

2022

中国票据市场发展报告

上海票据交易所《中国票据市场发展报告》编写组

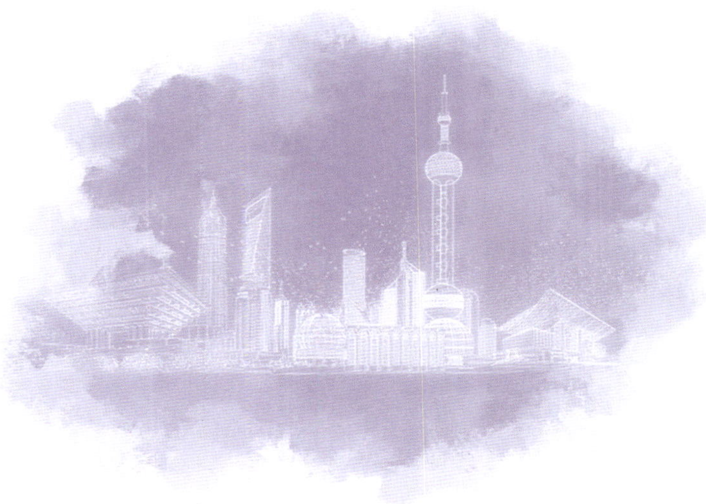

中国金融出版社

责任编辑：黄海清
责任校对：李俊英
责任印制：程　颖

图书在版编目（CIP）数据

2022中国票据市场发展报告／上海票据交易所《中国票据市场发展报告》编写组编．—北京：中国金融出版社，2023.5

ISBN 978-7-5220-2022-8

Ⅰ．①2…　Ⅱ．①上…　Ⅲ．①票据市场—研究报告—中国—2022　Ⅳ．①F832.51

中国国家版本馆CIP数据核字（2023）第088481号

2022中国票据市场发展报告
2022 ZHONGGUO PIAOJU SHICHANG FAZHAN BAOGAO

出版发行　中国金融出版社
社址　北京市丰台区益泽路2号
市场开发部　（010）66024766，63805472，63439533（传真）
网 上 书 店　www.cfph.cn
（010）66024766，63372837（传真）
读者服务部　（010）66070833，62568380
邮编　100071
经销　新华书店
印刷　河北松源印刷有限公司
尺寸　210毫米×285毫米
印张　18
字数　285千
版次　2023年5月第1版
印次　2023年5月第1次印刷
定价　136.00元
ISBN 978-7-5220-2022-8

本书编委会

主　　编：张翠微

副 主 编：周荣芳　沈　伟　李中红　孔　燕　余　辉

编　　委：董继松　张　月　张涤尘　陈卫东　周　毅　徐慧琴
李　唯　侯　林　韩　松　李　敏　王　晖　马大军
赵　青　陆　川　周　宏　蔡红波　于志强　石晓蕾
李金增　秦书卷　于永梅　王　彬　陈薇伊　闻　怡
王　亮　劳秉荣　陈海涛　许　莺　王　丽　李　青
郭　伟　颜永嘉　汤莹玮　李　麟　倪宏侃　张艳宁
王绍兴　曹衍楠　王凌飞

统　　稿：颜永嘉　沈艳兵　李智康

编写人员：（按姓氏笔画排序）

王佳丹　王珂瑶　王致辉　王晓明　王颖莹　王璟蕾
亓　菲　毛雅宁　邓权全　叶　浩　田　京　石　宁
丛龙娇　冯　妍　曲元君　朱少华　朱少杰　朱亚伦
庄　鑫　齐　彭　闫恩友　孙　威　孙世乾　孙沁禾
孙馨瑶　严沉沉　苏　宇　李心宇　李忠仁　李泽源
李海滨　李紫薇　杨　扬　杨　阳　杨旭丽　吴　思
吴小蒙　吴少鸥　吴振东　邱慕秋　何　俊　应慧娟
汪办兴　沈　洋　张　炜　张　斌　张　赟　张文阳
张红艳　张俊杰　张婕珂　陈　伟　陈斯杰　陈　滟
林　蓓　周赟栋　孟佳豪　赵　海　赵思彦　赵漪波
胡鑫珽　修晓磊　皇甫嘉麟　俞乾　姚　望　贺　伟
饶　帅　徐　哲　徐明鑫　凌　典　高　杨　郭宏坚
郭融晖　唐　磊　唐潇晴　谈　韵　黄　燕　渠雅静
葛　巍　董晓漪　蒋　炜　韩　超　韩晓燕　童相新
谢　晟　蔡制宏　蔡珞珈　黎德超　滕　燕　潘亮亮
燕晓伟　魏　炜

PREFACE | 序

2022年是党和国家历史上具有里程碑意义的一年，党的二十大胜利召开标志着我国进入了一个新的发展时期，加快构建新发展格局和推动高质量发展成为新时代主题。在此背景下，深化金融体制改革，提升金融服务实体经济能力，成为新时期的一个必然要求。中央经济工作会议提出，引导金融机构加大对实体经济，特别是小微企业、科技创新、绿色发展的支持。票据作为服务实体经济，特别是服务中小微企业的重要工具，以及金融服务产业链供应链的有力抓手，在2022年国内疫情反复冲击和经济下行压力大的形势下，实现各项业务稳步增长，为国民经济的平稳运行贡献了应有之力。

一、票据市场运行平稳，助力实体经济企稳恢复

2022年，在新冠病毒疫情形势复杂严峻、宏观经济下行压力大、企业普遍面临多方面困难和挑战的情况下，票交所和市场机构落实政策导向、主动担当作为，积极满足企业用票需求，充分发挥了票据服务企业的本源作用，全市场各项业务总量达到195.17万亿元，同比增长16.65%。

一是票据市场便利企业支付融资成效明显。2022年，票据市场更好发挥电子化、线上化的优势，在便利贸易支付、畅通融资渠道、降低融资成本等方面发挥了积极作用。全年票据市场承兑金额27.39万亿元，同比增长13.40%；贴现金额19.46万亿元，同比增长29.62%；2022年末，全市场承兑余额17.38万亿元，同比增长16.02%；贴现余额12.81万亿元，同比增长29.70%。贴现利率为1.94%，同比下降91个基点。票据市场交易活跃，促进提升票据承兑和贴现市场活力。全年转贴现交易金额58.20万亿元，同比增长24.01%；全市场转贴现加权平均利率为1.75%，同比下降87个基点。回购交易金额29.90万亿元，同比增长30.14%；质押式回购利率为1.60%，同比下降55个基点。

二是票据市场有力支持中小微企业发展。票据是高度契合中小微企业融资需求的金融工具，在安全性、流动性和便利性等方面都具有优势。随着票据服务渗透率不断提高、覆盖范围持续拓展和应用场景更加多元等，票据与中小微企业发展的融合度进一步提升，金融普惠功能持续彰显。2022年，中小微企业用票金额75.43万亿元，占比为71.53%；中小微企业用票家数303.46万家，占比为98.55%；全年中小微企业票据贴现加权平均利率为2.01%，同比下降90个基点。

二、票据业务守正创新，不断提高服务实体经济质效

2022年，在人民银行的支持和指导下，在市场机构大力参与下，票据市场稳扎稳打见实效，深化创新出亮点，顺利实现新一代票据业务系统投产上线，有效推动供应链票据等创新产品增量扩面，服务质效稳步提升，为实体经济高质量发展提供了有效支持。

一是新一代票据业务系统成功上线运行。新一代票据业务系统实现了票据全生命周期、业务全功能模块以及系统一体化运行的整体架构。该系统的投产上线简化了业务操作流程、降低了各类业务风险，支持企业将所持票据按实际金额使用，更好满足了企业多样化的支付场景用票需求。

二是各类创新业务取得积极进展。供应链票据接入平台和注册企业不断增加，系统功能逐步完善，随着线上贴现及再贴现业务功能投产运用，实现了供应链票据

各业务环节的高效联通，助力再贴现工具对供应链上中小微企业进行精准滴灌。截至2022年末，供应链票据各项业务金额累计2 211.87亿元。“贴现通”和“票付通”加快推广，票据的线上贴现和线上支付功能不断优化。截至2022年末，“贴现通”累计成交金额达到2 855.86亿元，“票付通”累计完成票据支付金额675.38亿元。票据信息产品“集票宝”和“票信宝”相继推出，满足集团企业和市场机构多维度、精细化的数据需求，有效释放数据要素潜能。

三是市场机构创新票据服务方式提升企业用票体验。市场机构普遍强化了票据全生命周期各项业务的集成化、线上化、移动化程度，支持企业“一站式”办理各项票据业务；针对制造业、“专精特新”、涉农服务等领域企业的不同特点，市场机构相继推出了具有针对性、个性化的服务模式，有效提升了票据业务供求对接的精准性。

三、制度建设日趋完善，风险防控能力稳步提升

2022年，票据市场加强顶层设计和基础设施建设，扎实做好风险管理。票据市场各项业务风险得到了有效控制，票据特别是商票逾期率明显下降，实体企业安全用票环境实现新提升。

一是票据市场基础制度更趋完善。人民银行和银保监会联合修订发布《商业汇票承兑、贴现与再贴现管理办法》，调整了票据期限、明确了相关票据性质与票据分类，强调票据的真实交易关系，并强化了信息披露和信用约束机制等。票交所配套制定《商业汇票信息披露操作细则》、修订《票据信息披露平台操作要点》，完善多方联动机制，共同督促引导企业和金融机构做好信息披露工作。截至2022年末，信息披露平台用户6.6万余家，承兑信息披露率、信用信息披露率均达95%以上。信息披露正式实施以来，市场整体信用水平明显改善，市场主体信用意识明显增强，市场信用约束机制逐步形成。

二是票据市场监测预警水平逐步提升。票交所加强重点领域的监测，建立大型企业集团和重点行业监测机制；强化监测手段，构建票据业务风险识别复杂网络模型，提前识别和预警外溢风险；完善日常监测机制，新增对重点机构及企业的情况

监测，提升监测时效性和敏感度。票交所进一步推广票据账户主动管理服务功能，更好防范伪假票据风险；优化提示付款应答规则，有效保障了持票人合法权益。

三是票据市场参与主体风险意识不断强化。各类市场主体广泛参与了人民银行组织开展的票据市场风险防范和宣传教育等工作，全年在民间票据贴现法律风险、防范伪假票据风险等方面开展多层次、高频度的政策宣传和知识普及等活动，有效提升了用票企业对相关风险的识别及防范能力。

2022年，票据市场各类主体担当作为、守正创新，在服务实体经济、防范金融风险和深化金融改革方面发挥了更加积极的作用。为全面反映2022年票据市场运行情况，及时总结票据市场改革发展成效，票交所继续组织市场机构编写年度发展报告。《2022中国票据市场发展报告》是该系列报告的第六本，是各位业界专家凝聚智慧、群策群力的成果，希望为各类市场机构的业务开展、社会各界认识了解票据提供有益参考。

张辉敏

上海票据交易所股份有限公司总裁

CONTENTS | 目录

第二部分　票据市场业务创新实践　93

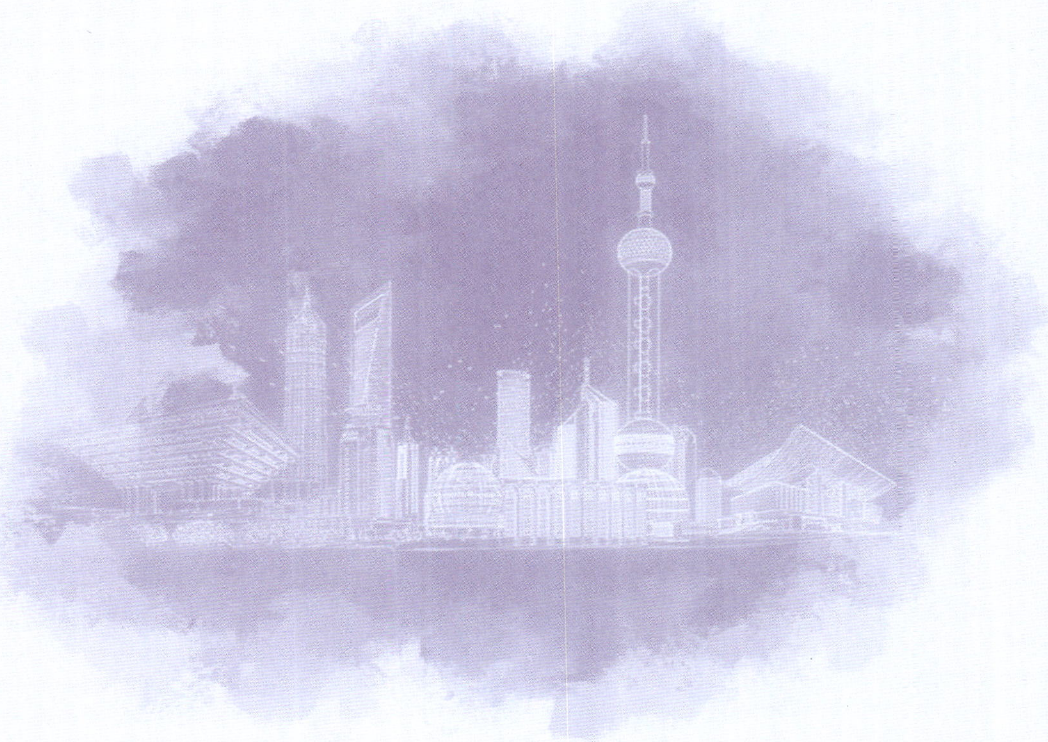

第一部分

CHAPTER 1

票据市场总体运行情况

票据市场运行情况

2022年，面对国内疫情反复冲击和经济下行压力加大等多重困难和挑战，票据市场各类主体积极担当作为、守正创新，顺利实现新一代票据业务系统投产上线，有效推动供应链票据等创新产品增量扩面，助推各项业务实现了量的较快增长和价的稳中有降，在促进实体经济企稳恢复、支持中小微企业平稳发展等方面发挥了积极作用。2022年，全市场各项业务总量195.17万亿元，同比增长16.65%。其中，承兑金额27.39万亿元，增长13.40%；背书金额58.59万亿元，增长3.60%；贴现金额19.46万亿元，增长29.62%；转贴现交易金额58.20万亿元，增长24.01%；回购交易金额29.90万亿元，增长30.14%。截至2022年末，全市场承兑余额17.38万亿元，增长16.02%；贴现余额12.81万亿元，增长29.70%。全年全市场转贴现加权平均利率为1.75%，同比下降87个基点；贴现利率为1.94%，下降91个基点；质押式回购利率为1.60%，下降55个基点。

一、票据市场运行情况

2022年，票据市场运行总体平稳，各项业务同比增长，票据利率低位运行，发展质效持续提升。其中，承兑规模增长较快，银票商票增速有所分化；背书金额增势趋缓，贴现业务增长较快；转贴现和回购持续活跃，交易规模大幅增长。票据转贴现和贴现利率总体下降，回购利率则随同货币市场主要利率低位运行。

（一）支付业务情况

1. 银票承兑规模增长较快，商票规模有所下降。从余额看，2022年末全市场票据承兑余额①17.38万亿元，同比增长16.02%，增速较上年提高9.74个百分点。其中，银票余额15.42万亿元，增长20.31%；商票余额1.96万亿元，下降9.34%。在票据市场服务质效不断提升、应用场景更加丰富多元的情况下，票据特别是银票成为企业节约现金支出、发挥信用功能的重要载体，2022年末，社会融资口径的票据承兑余额占社会融资规模存量的比重为4.49%，较上年末提高0.40个百分点②。从发生额看，2022年全市场票据承兑金额27.39万亿元，同比增长13.40%，增速较上年提高4.08个百分点。其中，银票金额23.96万亿元，增长17.72%；商票金额3.43万亿元，下降9.72%（见图1-1）。

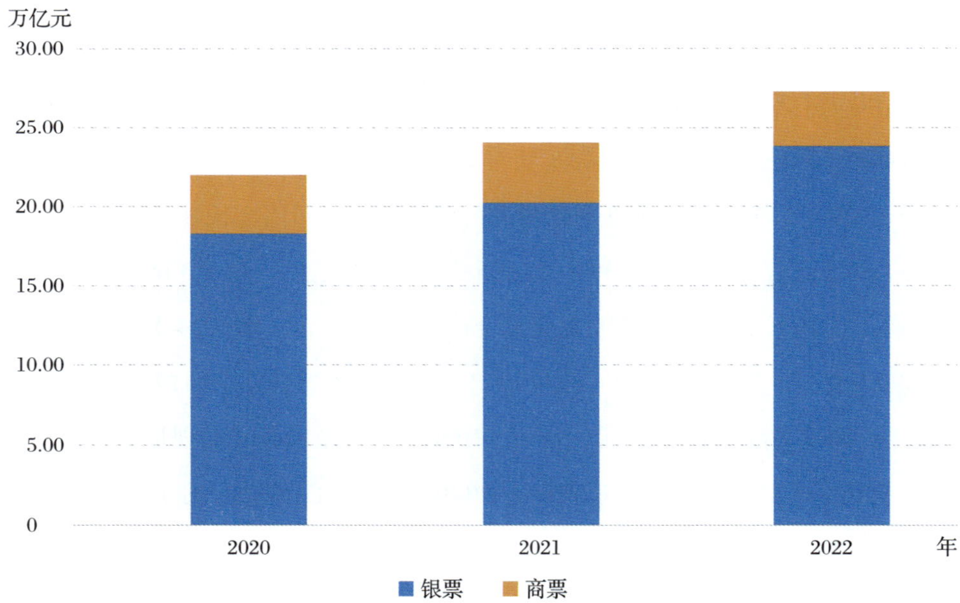

图1-1 2020—2022年票据承兑金额变化

---

① 余额按照未到期口径统计，下同。

② 为保持数据口径一致，社会融资口径的票据承兑余额按照未贴现银行承兑汇票以及票据融资之和计算。其中，未贴现银行承兑汇票数据来自中国人民银行“社会融资规模存量统计表”，票据融资数据来自中国人民银行“金融机构人民币信贷收支表”。

2. 不同类型机构承兑金额增速有所分化，国有商业银行增势较为突出。2022年，国有商业银行承兑金额同比增长46.26%，较全市场银票承兑金额平均增速高28.54个百分点；股份制商业银行、农村金融机构和城市商业银行承兑金额分别增长13.98%、13.53%和10.21%，较全市场平均增速分别低3.74个、4.19个和7.51个百分点；财务公司承兑金额则下降6.67%（见图1-2）。

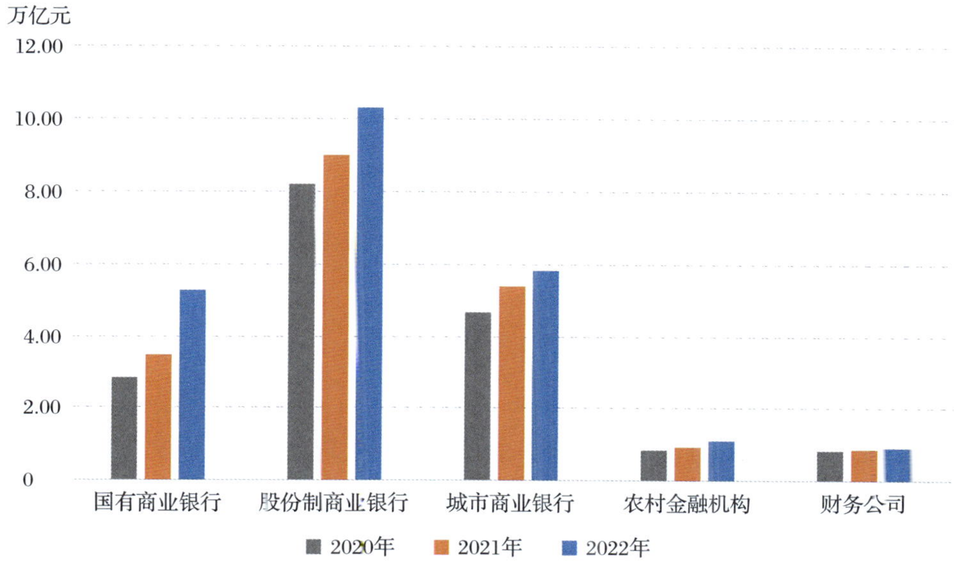

图1-2　2020—2022年不同类型机构银票承兑金额变化

3. 背书金额总体增长，商票背书同比下降。2022年，全市场票据背书金额58.59万亿元，同比增长3.60%，增速较上年下降16.24个百分点。其中，银票背书56.62万亿元，增长5.65%；商票背书1.97万亿元，下降33.53%（见图1-3）。

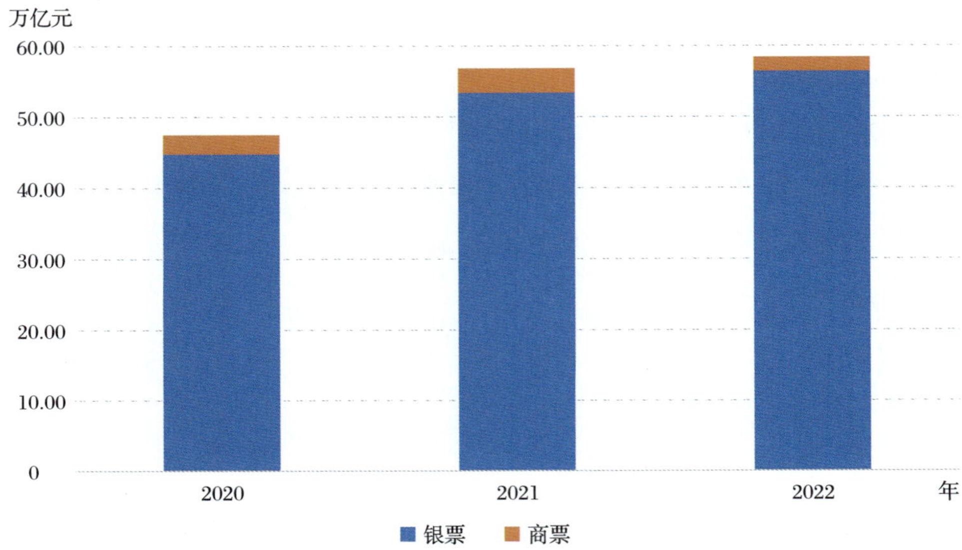

图1-3　2020—2022年票据背书金额变化

（二）融资业务情况

1. 贴现规模增势明显，占企（事）业单位人民币贷款的比重同比提高。票据贴现是金融支持中小微企业的重要抓手。在银行资金总体充裕、票据利率持续低位等有利因素的带动下，年内银企双方运用票据贴现进行融资供求对接的积极性较高，带动全市场票据贴现规模实现较快增长。从余额看，2022年末全市场票据贴现余额12.81万亿元，同比增长29.70%，增速较上年提高17.15个百分点。其中，银票余额11.93万亿元，增长31.84%；商票余额0.88万亿元，增长6.26%。年末票据融资占企（事）业单位人民币贷款余额的比重达到9.31%，较上年末提高1.13个百分点①。从发生额看，2022年全市场票据贴现金额19.46万亿元，同比增长29.62%，增速较上年提高17.69个百分点。其中，银票金额18.18万亿元，增长31.81%；商票金额1.28万亿元，增长4.81%（见图1-4）。

① 数据来源：中国人民银行“金融机构人民币信贷收支表”。

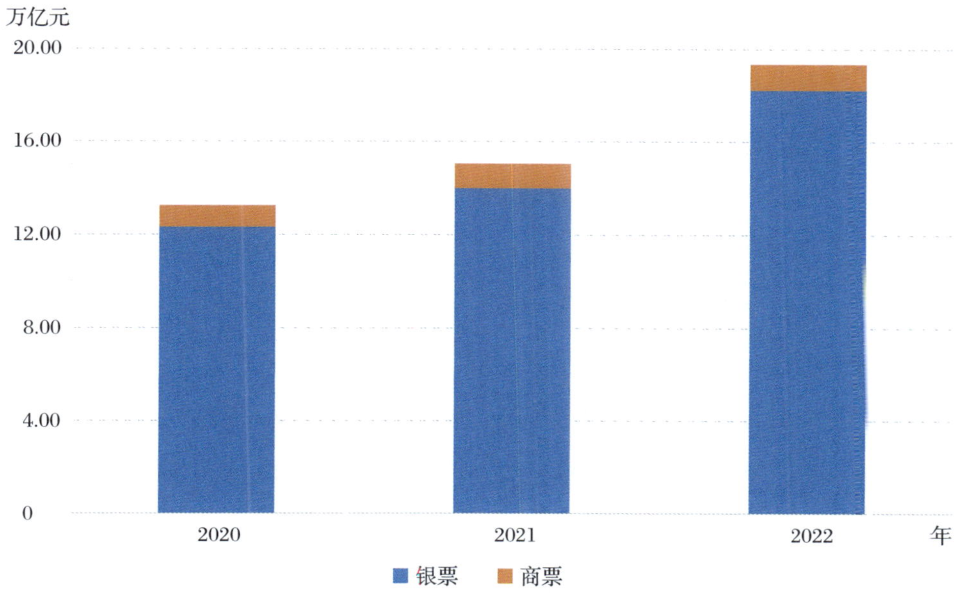

图1-4　2020—2022年票据贴现金额变化

2. 贴现业务总体活跃，国有银行的市场引领作用明显。2022年，国有商业银行贴现金额同比增长54.63%，较全市场平均增速高25.01个百分点；股份制商业银行、城市商业银行和农村金融机构贴现金额分别增长23.66%、22.21%和20.46%，较全市场平均增速分别低5.96个、7.41个和9.16个百分点；财务公司贴现金额则下降2.79%（见图1-5）。

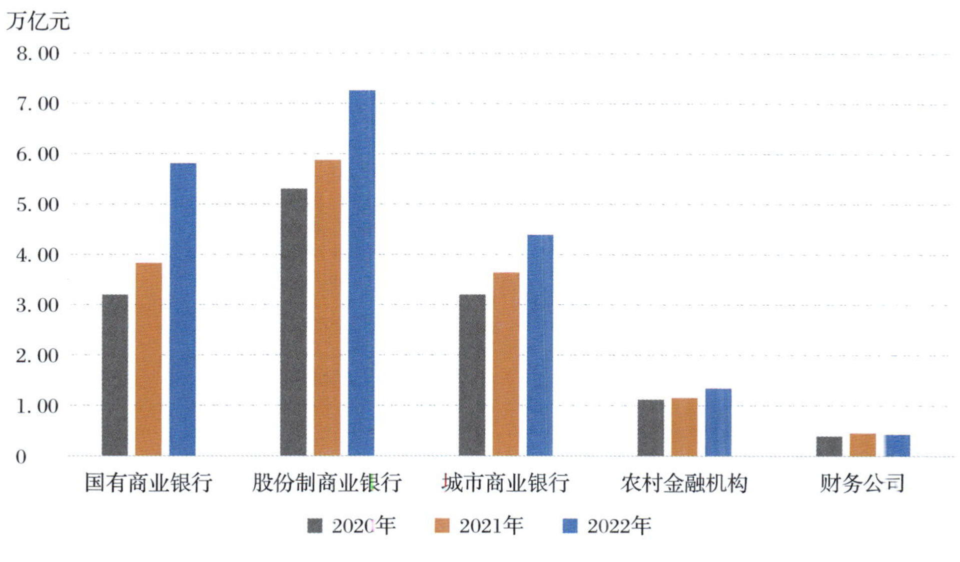

图1-5　2020—2022年不同类型机构票据贴现金额变化

（三）交易业务情况

1. 转贴现交易规模增长较快，国有商业银行和证券公司增势明显。在市场供求两旺、资产配置和交易投资持续活跃的情况下，全年转贴现交易规模增长明显较快。2022年，全市场转贴现交易金额58.20万亿元，同比增长24.01%，增速较上年提高17.60个百分点。其中，银票转贴现53.04万亿元，增长26.08%；商票转贴现5.16万亿元，增长6.10%。剔除内部交易看，国有商业银行和证券公司转贴现交易金额同比分别增长79.80%和78.87%；农村金融机构和城市商业银行交易金额分别增长16.95%和14.44%，股份制商业银行转贴现交易金额则下降2.33%①。分交易方向看，农村金融机构和国有商业银行是主要的净买入方，股份制商业银行和城市商业银行是主要的净卖出方（见图1-6、图1-7）。

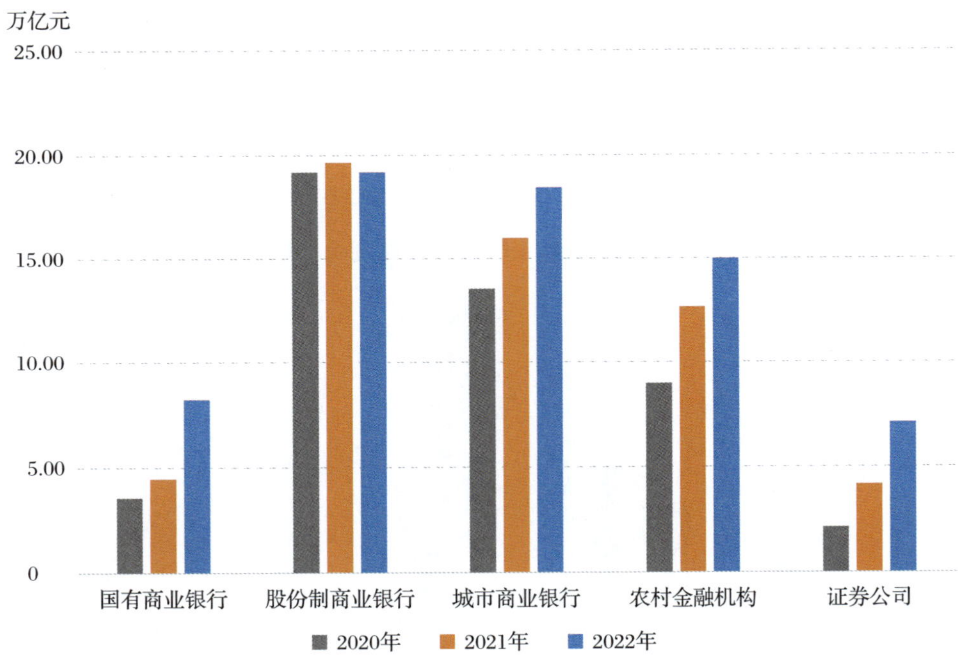

图1-6　2020—2022年不同类型机构转贴现交易金额变化（剔除内部交易）

① 分机构类型的转贴现交易金额按照买入和卖出双边统计，下同。

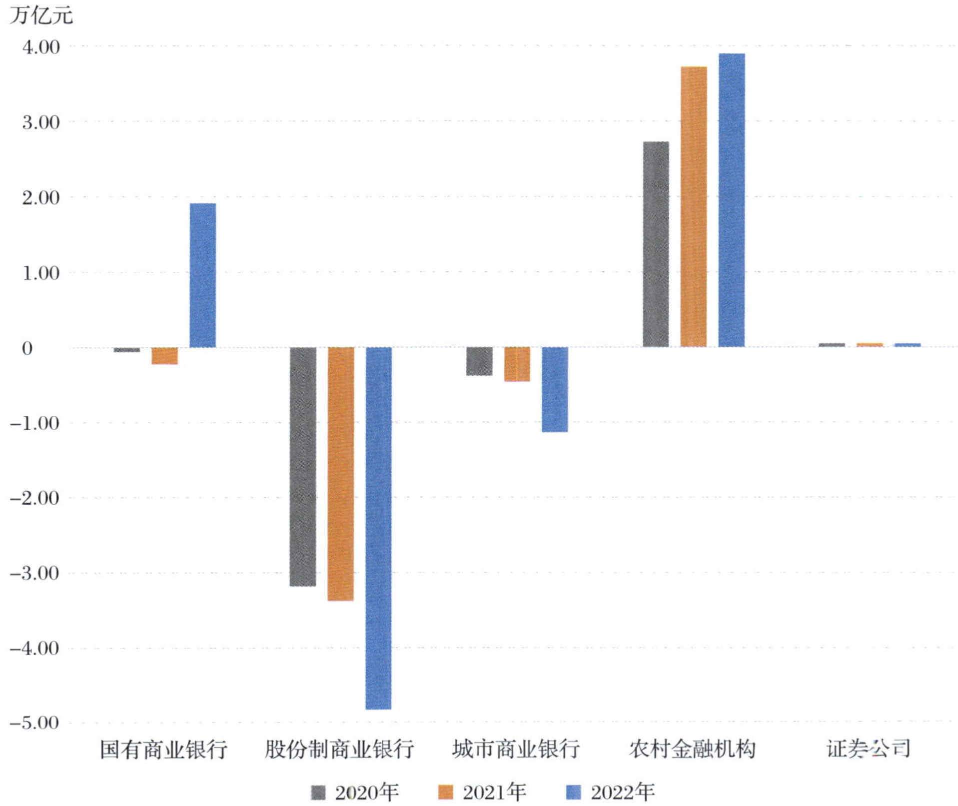

图1-7　2020—2022年不同类型机构转贴现交易净买入金额变化（剔除内部交易）

2. 回购交易活跃，交易规模大幅增长。在市场流动性总体充裕、货币市场交易投资持续活跃的情况下，年内各类机构参与开展票据回购类业务的积极性明显提高，票据回购交易规模同比实现大幅增长。2022年，全市场票据回购交易金额合计29.90万亿元，同比增长30.14%，增速较上年提高15.16个百分点。其中，质押式回购交易27.77万亿元，增长27.97%；买断式回购交易2.13万亿元，增长66.98%。分机构类型看，证券公司、国有商业银行以及股份制商业银行回购交易金额同比分别增长80.28%、60.20%和58.45%；农村金融机构和城市商业银行交易金额分别增长19.15%和8.39%[①]。分资金融入和融出方向看，国有商业银行和股份制商业银行是主要的资金融出方，城市商业银行、证券公司和农村金融机构则是主要的资金融入方（见图1-8、图1-9）。

① 分机构类型的回购交易金额按照正回购和逆回购双边统计，下同。

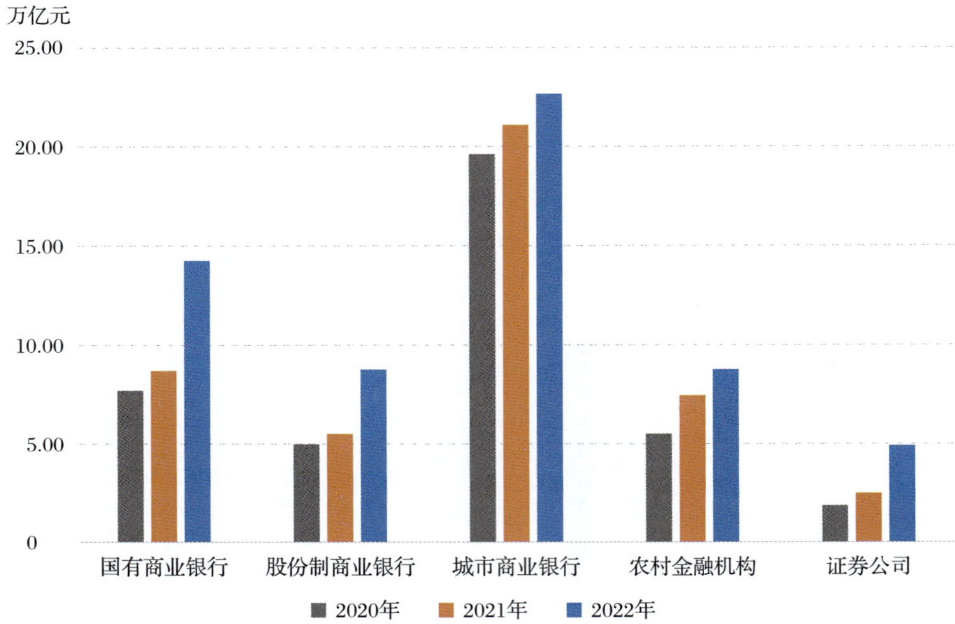

图1-8　2020—2022年不同类型机构票据回购交易金额变化

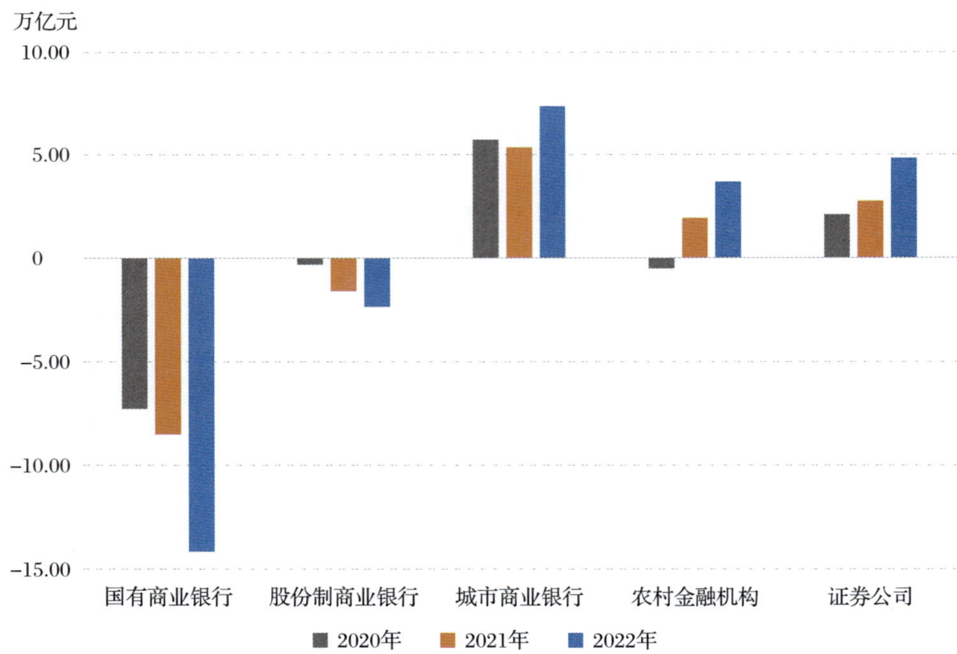

图1-9　2020—2022年不同类型机构通过票据回购净融入资金金额变化

（四）票据利率变化情况

1. 转贴现利率同比下降，与同业存单的利差扩大。2022年，全市场转贴现加权平均利率为1.75%，同比下降87个基点。其中，银票转贴现利率为1.68%，下降83个基点；商票转贴现利率为2.43%，下降73个基点。从年内走势看，1—5月转贴现利率快速下行，5月转贴现利率均值降至1.46%，较1月下降114个基点；下半年以来，除6月、9月转贴现利率因短期性因素略有回升外，其余月份总体延续了前期的下行态势，12月转贴现利率均值降至1.38%，为年内最低。在转贴现利率总体下行的情况下，票据转贴现与同业存单间的利差同比扩大。2022年，国股银票转贴现收益率（1Y）较同期限的同业存单（AAA）收益率日均低66个基点，该利差较上年扩大63个基点（见图1-10、图1-11）。

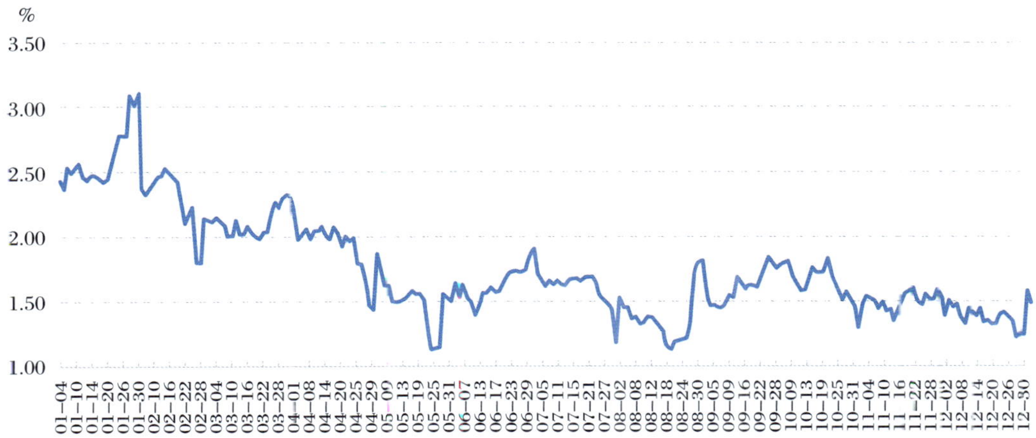

图1-10　2022年每日全市场转贴现加权平均利率走势

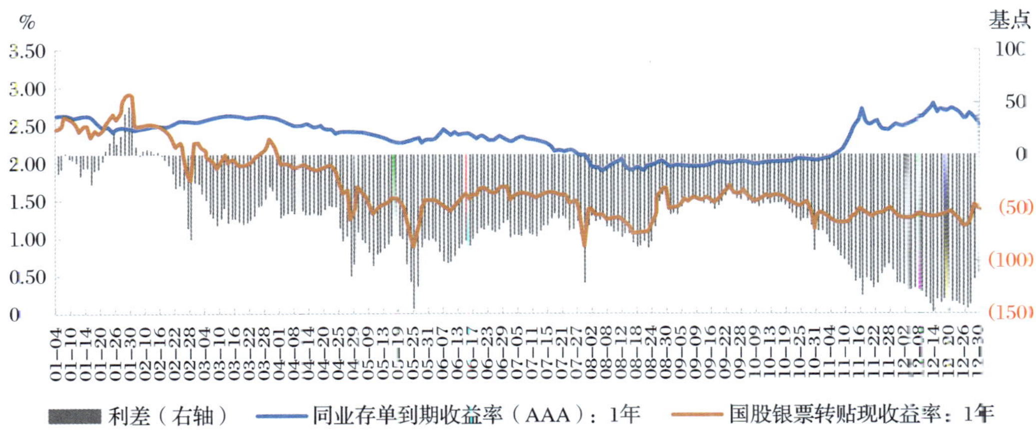

图1-11　2022年国股银票转贴现与同业存单（AAA）收益率走势

2. 贴现利率同比下降，与LPR的利差走阔。2022年，全市场贴现加权平均利率为1.94%，较上年下降91个基点。其中，银票贴现利率为1.82%，下降91个基点；商票贴现利率为3.71%，下降49个基点。从年内走势看，贴现利率与转贴现利率走势一致，1—5月贴现利率快速下行，5月降至1.57%，较1月降低128个基点；下半年以来，除6月、9月贴现利率略有回升外，其余月份则总体延续了前期的下行态势，12月贴现利率均值降至1.60%，接近年内最低值。与贷款基准利率相比，2022年全市场贴现加权平均利率较1年期的LPR均值低174个基点，该利差较上年扩大74个基点（见图1-12）。

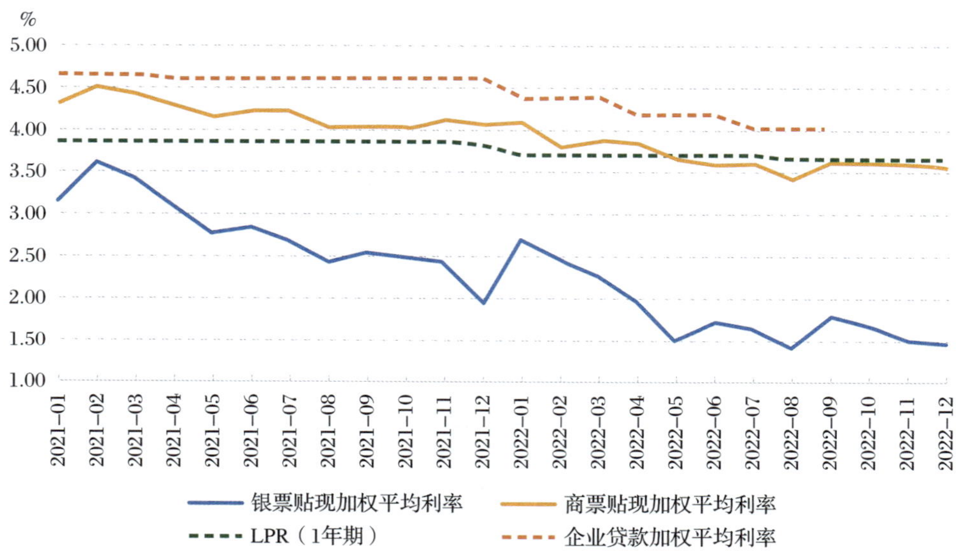

图1-12　2021—2022年票据贴现利率与一般贷款利率走势

3. 回购利率同比下降，与货币市场主要利率走势基本一致。2022年，全市场票据质押式回购加权平均利率为1.60%，同比下降55个基点；买断式回购加权平均利率为1.62%，同比下降52个基点。从年内走势看，与货币市场主要利率品种走势基本一致，票据回购利率先降后升。1—8月，票据回购利率总体下降，8月质押式和买断式回购加权平均利率分别降至1.24%和1.27%，较1月分别下降90个和110个基点；其后，随着流动性边际趋紧、市场利率低位回升等，12月票据质押式和买断式回购利率分别升至1.40%和1.62%（见图1-13、图1-14）。

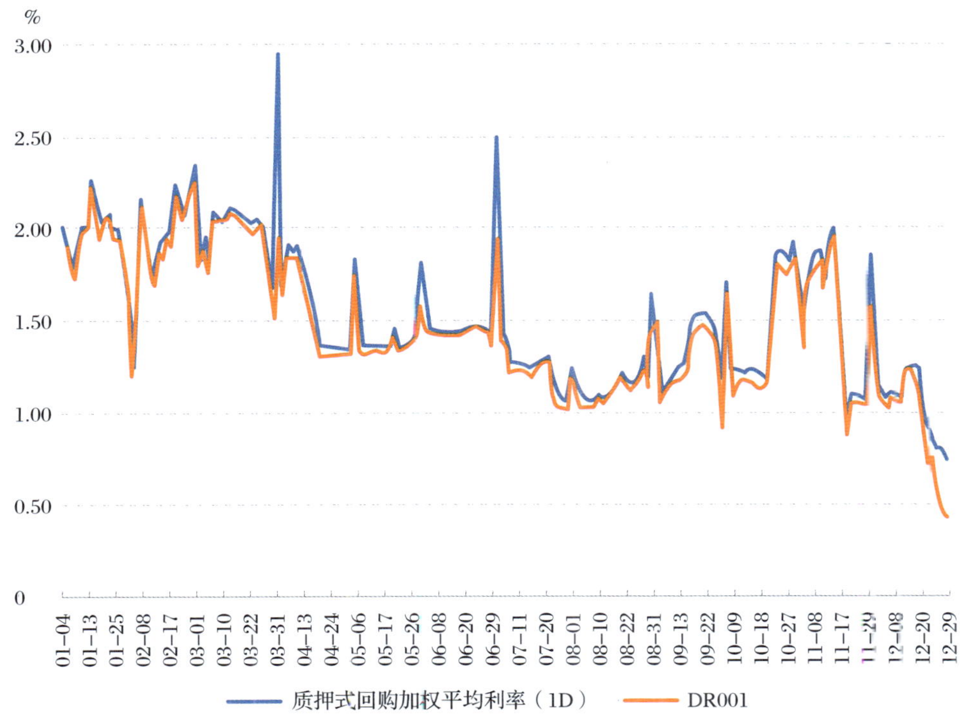

图1-13　2022年票据质押式回购加权平均利率（1D）与DR001走势

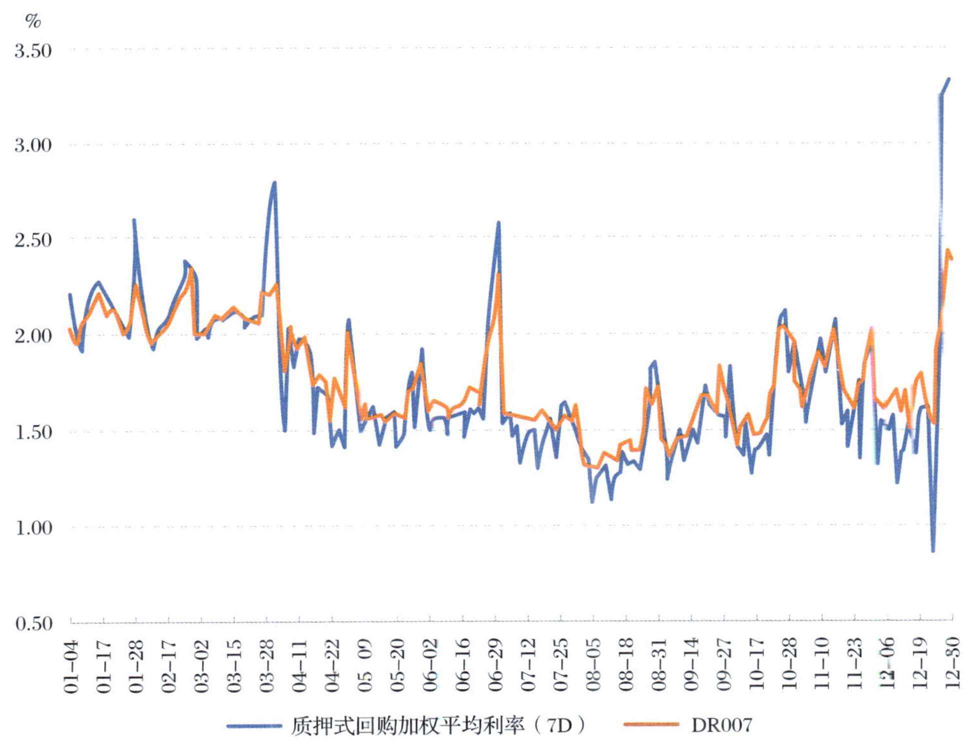

图1-14　2022年票据质押式回购加权平均利率（7D）与DR007走势

二、票据市场服务实体经济情况

（一）企业用票规模同比增长，票据服务中小微企业功能持续彰显

在企业普遍面临多方面困难和挑战的情况下，银行机构落实政策导向、主动担当作为，多措并举满足企业用票需求，充分体现了票据服务企业，特别是中小微企业的本质特征。2022年，全市场企业用票金额达到105.44万亿元[①]，用票企业家数达到307.93万家[②]。其中，中小微企业用票金额75.43万亿元，占比为71.53%；中小微企业用票家数303.46万家，占比为98.55%。同时，随着票据服务渗透率不断深入、覆盖范围持续拓展、应用场景更加多元等，票据与中小微企业发展的融合度不断提升，金融普惠功能持续彰显。全年中小微企业的户均票据签发金额同比增长15.38%，户均票据贴现金额增长39.77%；全年中小微企业票据贴现加权平均利率为2.01%，同比下降90个基点，初步估算可节约超过850亿元的融资成本[③]。

（二）主要行业用票增势平稳，重点领域用票积极有力

尽管面临疫情反复冲击等多方面的困难和挑战，主要用票行业[④]的用票规模仍保持较为平稳的增长势头。2022年，七大主要用票行业[⑤]用票金额同比增长10.42%，较全市场平均增速高0.27个百分点。其中，商务服务行业、有色金属行业和汽车行业用票金额同比分别增长22.65%、14.86%和14.07%，增速较全市场分别高12.50个、4.71个和3.92个百分点。同时，票据市场各类机构落实宏观政策导向，有力

① 企业用票金额指报告期全市场票据签发（承兑）、背书和贴现金额合计数，下同。

② 用票企业家数指报告期全市场开展签发（承兑）、背书和贴现业务的企业家数合计数，下同。

③ 此处为相比上一年，当年票据贴现为中小微企业节约的融资成本，等于当年中小微企业贴现金额×当年与上一年票据贴现利差×贴现票据的平均剩余期限/12个月。据测算，2022年中小微企业贴现票据的平均剩余期限为8个月。

④ 在《国民经济行业分类（2017）》的基础上，按照最终产品类型对用票企业所属的“行业小类”进行了重新归类，最终形成30个新的“行业板块”，本文下同。

⑤ 七大主要用票行业包括商务服务行业、有色金属行业、建筑装修行业、轻工行业、汽车行业、机械设备行业，以及化工行业。

满足重点领域用票需求。全年电子通信行业、基础科学研究和医药生物行业用票金额同比分别增长29.35%、28.75%和17.77%，增速较全市场分别高19.20个、18.60个和7.62个百分点（见图1-15）。

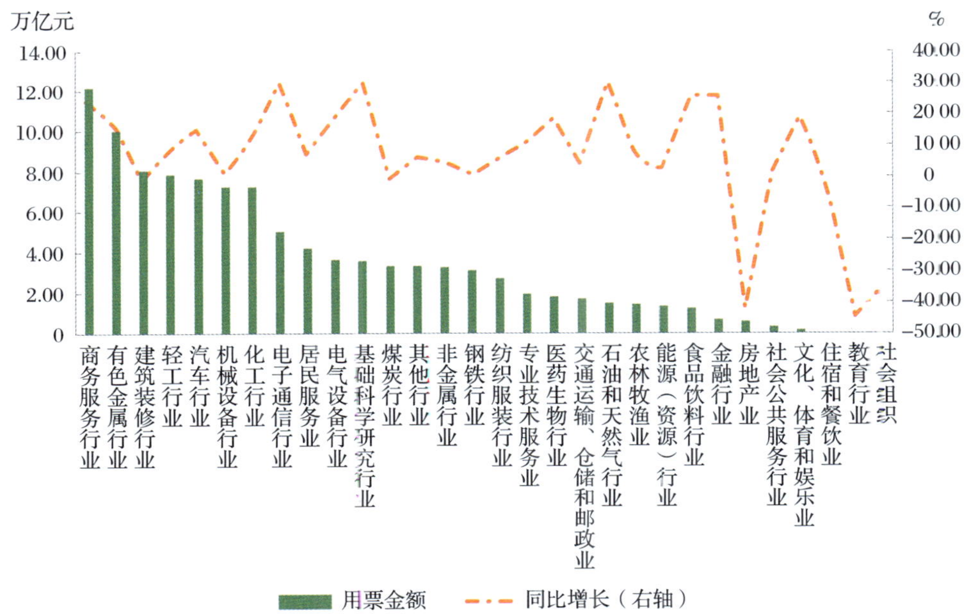

图1-15　2022年不同行业用票金额及同比增长情况

（三）不同地区用票规模有所分化，重点区域用票增长较为明显

全年来看，企业用票的区域格局总体稳定，但受多方面因素影响，不同地区用票增速有所分化。2022年，东部地区和西部地区用票金额分别为70.24万亿元和14.95万亿元，同比分别增长12.66%和11.92%，增速较全市场分别高2.51个和1.77个百分点；中部地区用票金额为16.49万亿元，同比增长4.71%，增速较全市场低5.44个百分点；东北地区用票金额为3.76万亿元，同比下降11.99%（见图1-16）。特别地，在区域经济协同发展、创新驱动深入推进等利好的带动下，部分省份或区域用票规模呈现较为明显的增长势头。2022年，东部地区的福建省和广东省的用票金额同比分别增长36.31%和23.43%，较全国平均水平分别高26.16个和13.28个百分点；西部地区的川渝地区用票规模同比增长21.41%，较全国平均水平高11.26个百分点。

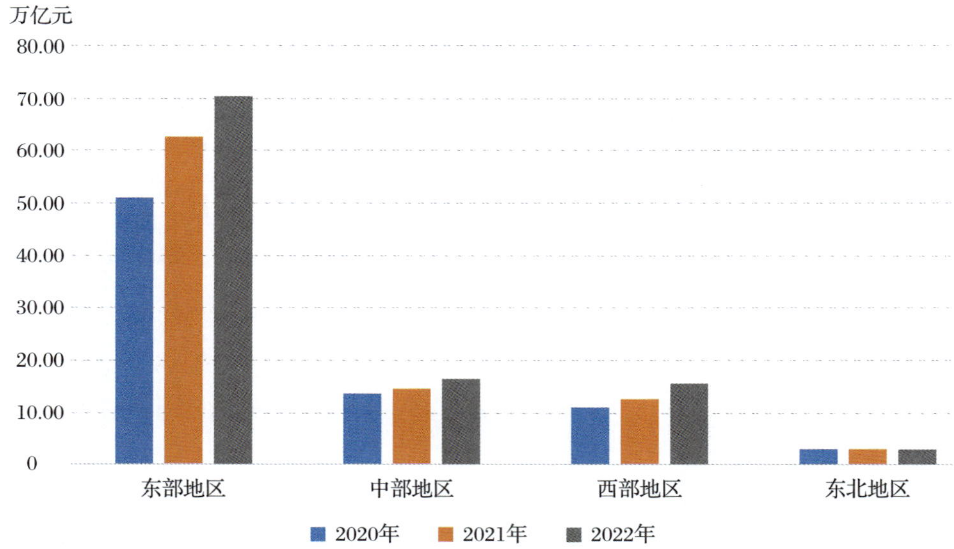

图1-16　2020—2022年不同地区用票金额变化情况

（四）票据市场改革创新深入推进，有力支持实体经济高质量发展

2022年，在市场各方的共同努力下，新一代票据业务系统成功上线运行，既能简化业务操作流程、降低各类业务风险，还能支持企业将所持票据按实际金额分包使用，更好满足了企业多样化的支付场景用票需求。同时，各项创新产品运用的深度和广度持续拓展，有力提升了票据应用与企业诉求的契合度，更好发挥了票据服务实体经济功能。截至2022年末，“票付通”累计发起订单支付金额930.36亿元，较上年末增长53.44%，其中完成票据支付金额675.38亿元，增长74.06%；“贴现通”累计成交金额达到2 855.86亿元，增长142.39%；供应链票据各项业务金额累计2 211.87亿元，增长224.84%。另外，2022年上海票据交易所（以下简称票交所）还向市场推出了“集票宝”和“票信宝”两个数据信息产品，用以满足集团企业和市场机构多维度、精细化的数据需求，有效释放数据要素潜能，在支持实体经济高质量发展等方面发挥了积极作用。

三、趋势展望

中央经济工作会议指出，2023年我国经济工作要坚持稳字当头，稳中求进，加强各类政策协调配合，形成共促高质量发展合力。人民银行工作会议强调要精准有力实施好稳健的货币政策，加大金融对国内需求和供给体系的支持力度。票据市场作为直接贯通货币政策和实体经济特别是中小微企业的有效渠道，具有效率高、成本低和直达性强等特点和优势，在畅通宏观经济循环、促进市场供求对接和支持中小微企业转型发展等方面具有较大潜力。在新的一年里，随着新的承兑贴现管理办法落地实施，新一代票据业务系统应用纵深推进，供应链票据、信息服务产品等创新业务增量扩面等，票交所作为基础设施的服务功能将得到有效增强，票据市场高质量发展也将迈向新征程、实现新成效。在市场各方的共同努力下，票据市场各项业务有望继续保持量的合理增长和质的有效提升，进而在支持实体经济高质量发展等方面发挥更加重要的作用。

供稿单位：上海票据交易所

执 笔 人：王凌飞　郭宏坚　孙馨瑶

票据承兑支付情况分析

2022年，票据承兑支付业务保持平稳增长的趋势，参与签发、背书票据的企业数量略有下降。承兑金额27.39万亿元，增长13.40%；背书金额58.59万亿元，增长3.60%；出票企业数量减少1.74%，参与背书转让的企业数量减少2.92%；平均每月每家企业参与背书的次数为10.95，下降2.84%。

一、票据承兑支付总体情况

（一）承兑支付业务平稳增长，电票占比进一步提升

2022年，全国共发生商业汇票承兑2 815.66万张、金额27.39万亿元，其中承兑发生额较2021年增长13.40%；发生背书（电票）13 676.53万次、金额58.59万亿元，其中背书发生额较2021年增长3.60%（见表1–1）。总体来看，承兑金额增长较快，背书金额增势放缓。企业通过签发电票的方式进行贸易支付的规模进一步扩大，电票金额占比由2021年的99.32%上升至99.63%。

表1-1　2022年承兑、背书发生张数、发生额情况

业务量		承兑		背书（电票）	
		张数（万张）	金额（万亿元）	次数（万次）	金额（万亿元）
商业汇票		2 815.66	27.39	13 676.53	58.59
按介质	电子商业汇票	2 728.19	27.29	13 676.53	58.59
	纸质商业汇票	87.47	0.1	—	—
按种类	银行承兑汇票	2 550.83	23.96	13 333.62	56.62
	商业承兑汇票	264.83	3.43	342.91	1.97

（二）使用票据支付的企业数量小幅下降

从票据市场的企业参与度看，2022年，出票企业数量为22.55万家，背书企业数量为251.73万家（见图1-17）。与2021年相比，2022年出票企业数量减少1.74%，参与背书转让的企业数量减少2.92%，使用票据支付的企业数量小幅下降。

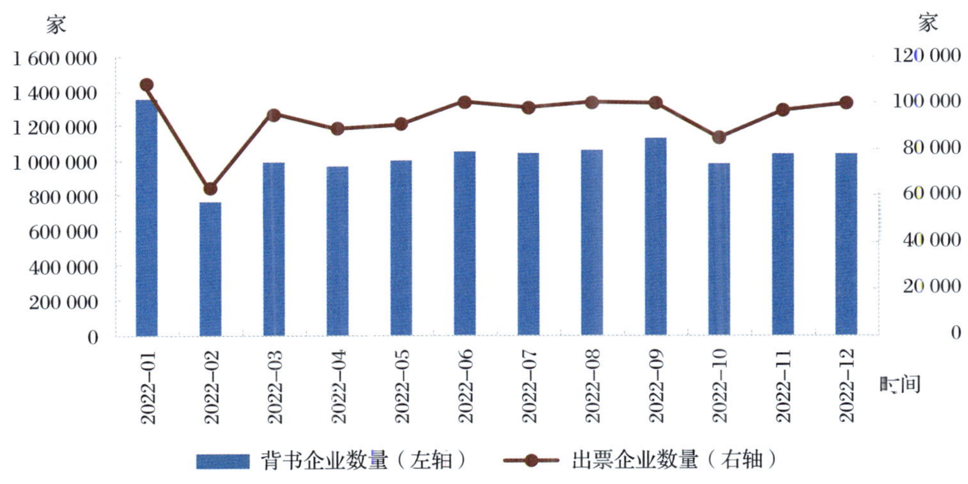

图1-17　2022年各月企业参与电子商业汇票业务情况

二、企业签发票据业务情况

（一）票据平均面额小幅上升

2022年，票据平均面额为97.27万元，同比上升16.00%；其中，银行承兑汇票

（以下简称银票）平均面额为93.93万元，同比上升16.78%，商业承兑汇票（以下简称商票）平均面额为129.47万元，同比上升19.25%。2022年第一季度到第三季度，票据平均面额呈现震荡下行的趋势，第四季度票据平均面额逐步上升。

2022年各月票据平均面额情况如图1–18所示。

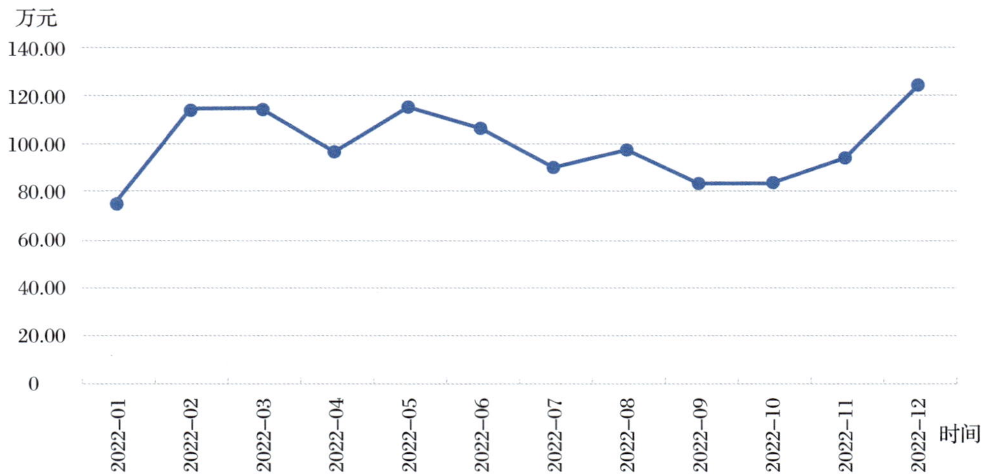

图1–18　2022年各月票据平均面额情况

（二）批发和零售业、制造业签发票据占主要部分

与前期相比，2022年批发和零售业、制造业仍为各行业[①]中签发票据较多的行业，共占所有行业签发总额的68.42%。在使用票据较多的几个行业中，批发和零售业、制造业、科学研究和技术服务业、租赁和商务服务业的签发金额同比增长较多，房地产业的票据签发金额大幅下滑（见图1–19）。

① 行业按照《国民经济行业分类（2017）》门类进行划分，本文下同。

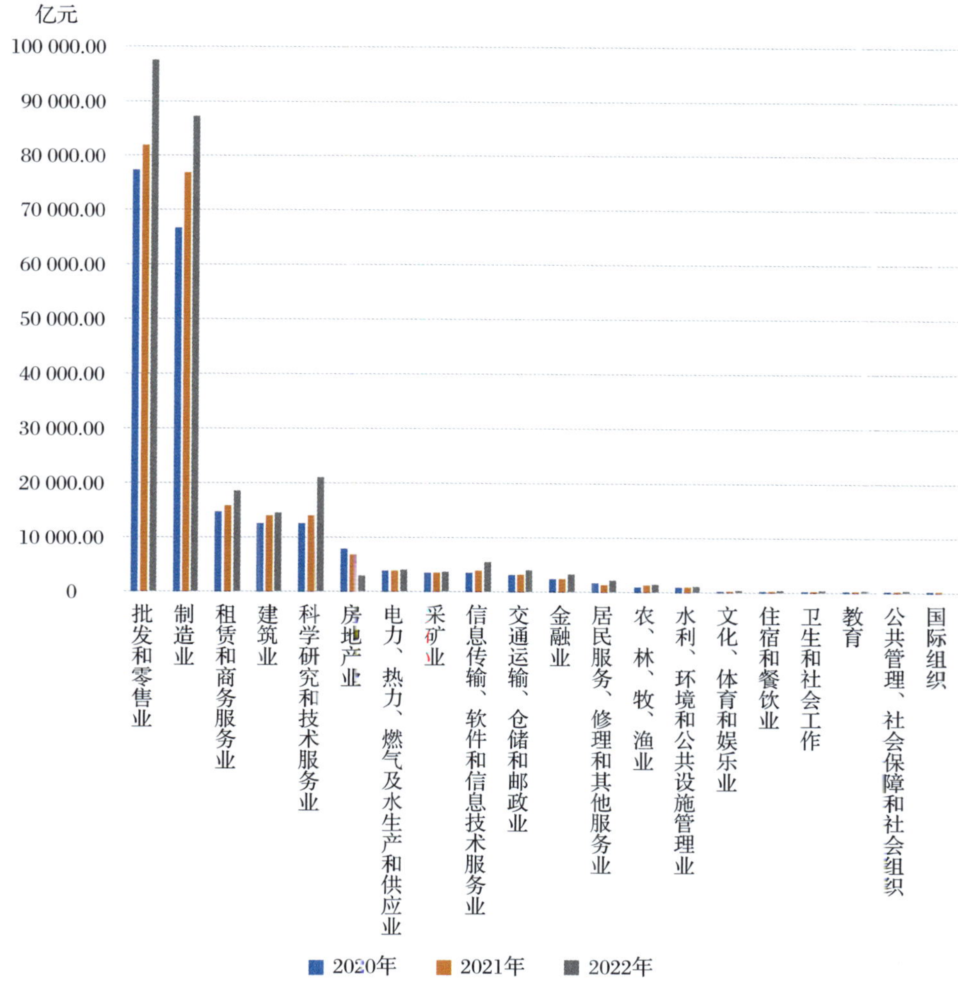

图1-19　2020—2022年各行业企业票据签发金额情况

（三）小微企业票据签发金额占比最高

2022年，小微企业、大型企业、中型企业票据签发金额占各规模企业票据签发总额的比例分别为39.39%、35.08%和25.53%，与2021年相比，大型企业的占比略有提升。从各月不同规模企业的票据签发金额来看，小微企业、中型企业和大型企业每月签发票据金额趋势保持一致，小微企业签发票据金额的波动性更大（见图1-20）。

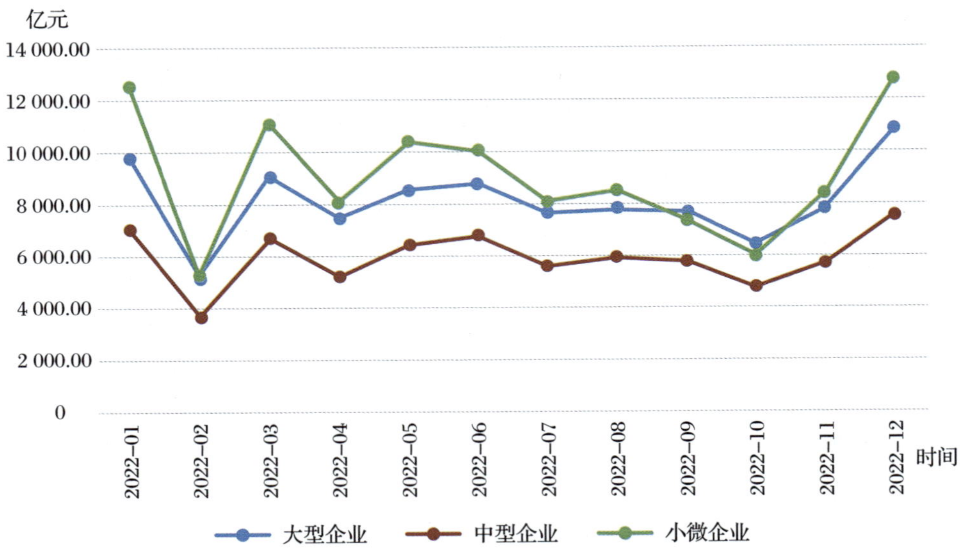

图1-20　2022年不同规模企业每月票据签发金额情况

三、企业间背书转让业务情况

（一）单张票据背书次数保持平稳

从背书票据张数来看，2022年每月票据背书张数平均为382.13万张，与2021年相比下降2.61%（见图1-21）。同时，单张票据背书次数整体较为平稳，每月平均为

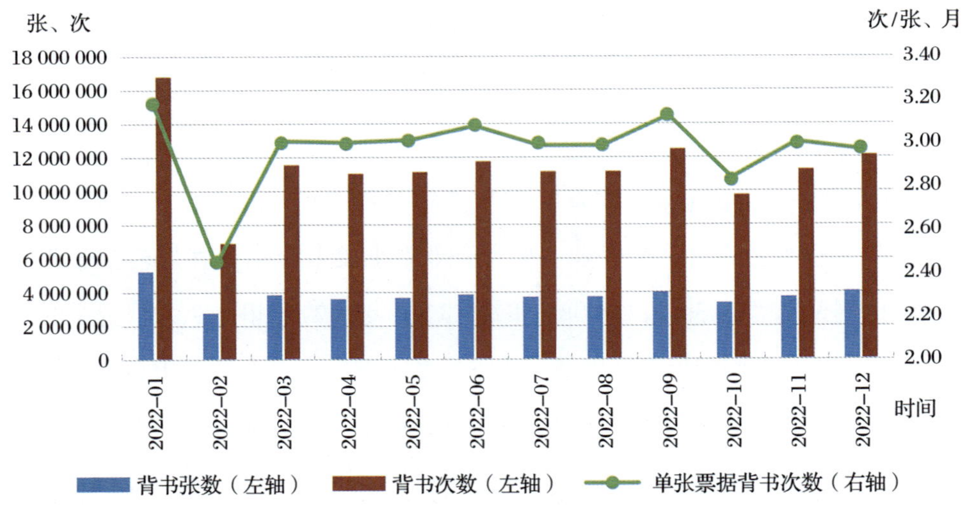

图1-21　2022年电子票据各月背书活跃度

2.96次，与2021年基本保持一致。

（二）企业背书活跃度略有下降

2022年，共有251.73万家企业参与背书业务，平均每月每家企业参与背书的次数为10.95，与2021年相比下降2.84%，企业背书活跃度略有下降（见图1-22）。

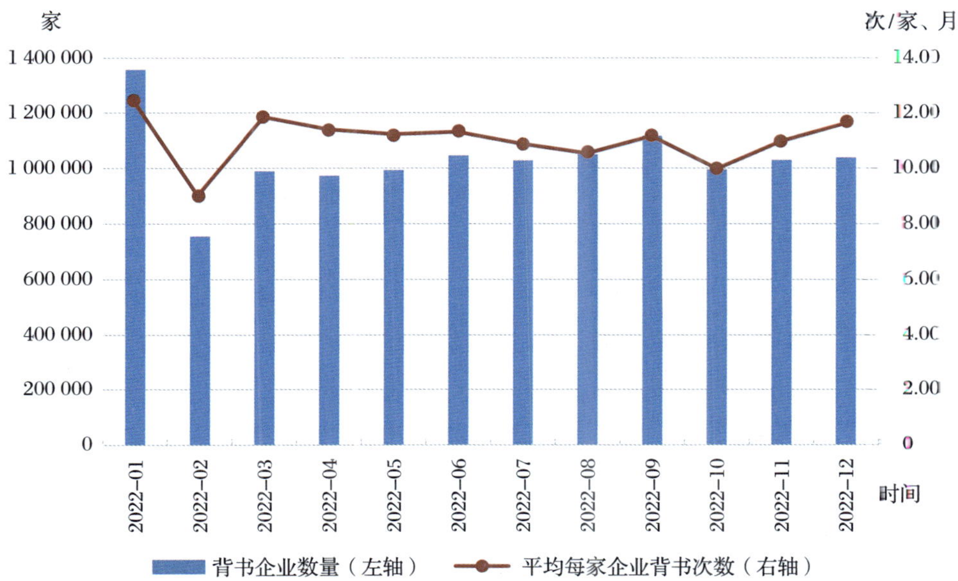

图1-22　2022年各月企业参与背书情况

（三）银票企业间流动性显著高于商票

2022年，单张银票每月背书频次约为3.02次，同比下降2.89%；单张商票每月背书频次约为1.68次，同比下降0.59%，与2021年基本持平（见图1-23）。银票和商票的流动性仍然存在较大差距。

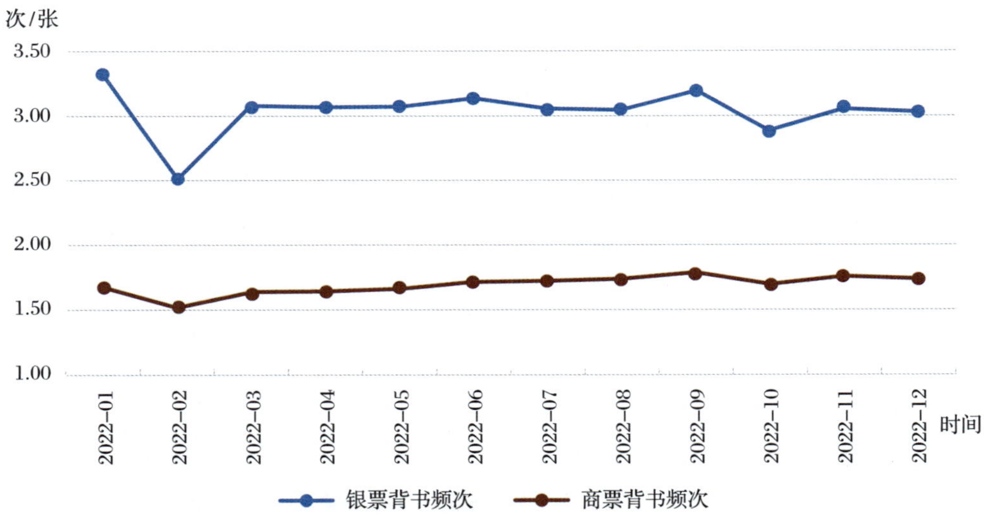

图1-23　2022年银商票背书频次趋势

供稿单位：上海票据交易所

执 笔 人：倪宏侃　杨　阳

票据贴现和托管情况分析

2022年，票据贴现总量19.46万亿元，同比增长29.62%；年末票据贴现承兑比为73.75%，较上年末增长7.78个百分点。2022年末，共有13 973家市场参与者托管票据461.33万张，较上年末增长9.64%；托管余额12.92万亿元，较上年末增长29.30%。

一、票据贴现市场运行情况

（一）贴现总量显著增长，更好满足实体经济融资需求

2022年，票据市场共计办理贴现业务19.46万亿元，同比增长29.62%，年末贴现余额占承兑余额达73.75%（见图1-24）；全年共为41.93万户贴现申请人提供贴现服务，同比增长10.23%，票据市场在满足企业短期融资需求、服务实体经济方面的作用进一步增强。

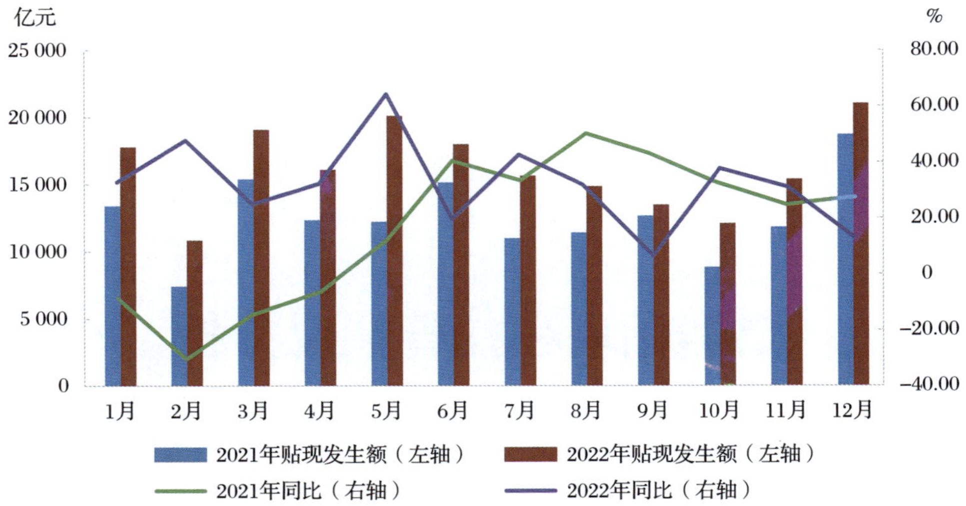

图1-24　2021—2022年各月份贴现量及同比增速

商票贴现量小幅增长，商业信用体系进一步优化。2022年是信息披露制度正式实施以来的第一个完整年度，在全年商票承兑量下降9.72%的情况下，商票贴现量达到1.28万亿元，同比增长4.81%；年末商票的贴承比达44.70%，同比提高6.56%。信息披露制度在防范化解风险、优化商业信用体系和规范商票融资方面发挥了积极的作用。

（二）票据贴现利率稳中有降，切实降低企业融资成本

2022年，贴现利率显著下行，充分发挥票据服务实体经济的作用。全市场贴现加权平均利率为1.94%，同比下降91个基点。其中，银票贴现利率为1.82%，下降91个基点；商票贴现利率为3.71%，下降49个基点。

贴现利率与一般贷款利率之间的利差持续扩大。全年贴现利率较企业贷款利率①低223个基点。月度贴现利率较1年期贷款市场报价利率（LPR）最大差值为212个基点，较年初扩大128个基点，全年贴现利率较LPR（1年期）均值低174个基点，为企业节约融资成本约2 200亿元②（见图1-25）。

---

① 此处为相较LPR（1年期）均值，票据贴现为企业节约的融资成本，等于报告期企业贴现总金额×贴现加权平均利率与LPR（1年期）均值的差值×贴现票据的平均剩余期限/12个月。据测算，2022年贴现票据的平均剩余期限为8个月。

② 根据2022年金融统计数据新闻发布会，全年新发放企业贷款加权平均利率为4.17%。

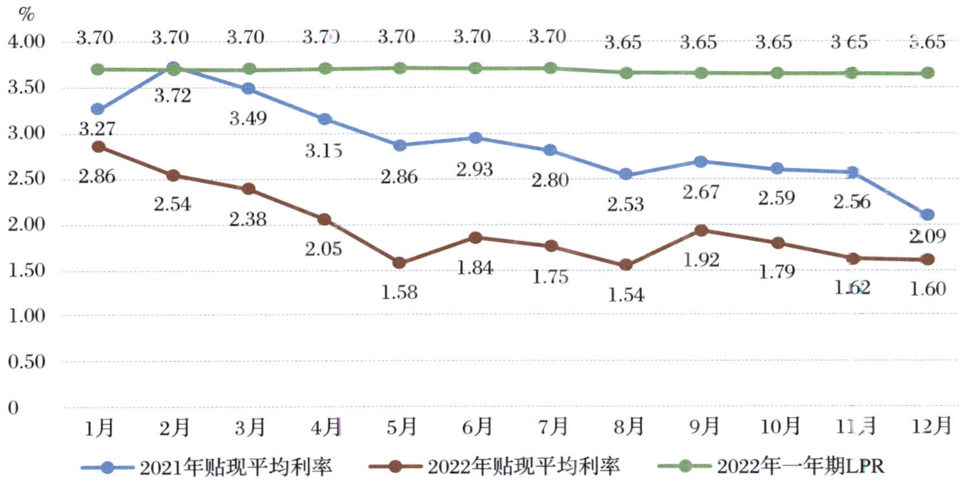

图1-25　月度贴现利率与LPR走势

有力支持实体经济重点领域。2022年，批发和零售业、制造业仍是主要的贴现融资行业，贴现量占比分别为39.44%和31.02%。从增速来看，信息传输、软件和技术服务业，科学研究和技术服务业，制造业增长最快，贴现金额同比增长45.32%、36.19%和35.68%，高出市场平均15.70个、6.57个和6.06个百分点，票据在支持科技进步、制造业优化升级中发挥出相当的积极作用。建筑业、房地产业受政策和宏观市场环境影响，贴现量增长微弱，业务量和占比仍然维持低位（见图1-26）。

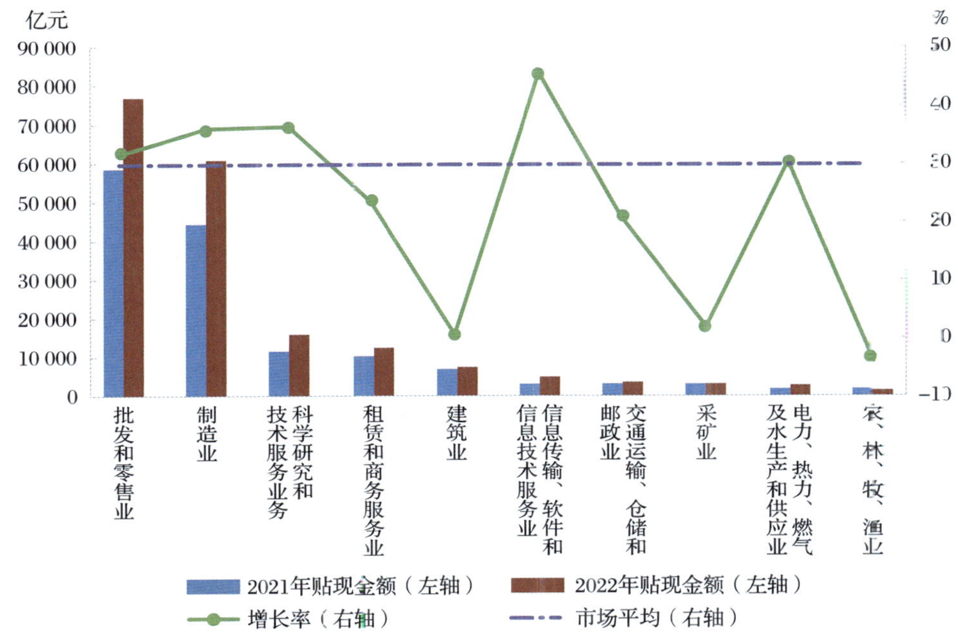

图1-26　2021—2022年各行业贴现量及增速

对中小微企业服务持续加强。2022年，中小微企业贴现金额为14.20万亿元，同比增长27.56%，业务量占全市场的72.94%；中小微企业贴现加权平均利率为2.01%，同比下降90个基点，为畅通货币政策传导、引导市场资金输送到实体经济重点领域和薄弱环节提供了精准支持（见图1–27）。与LPR(1年期)均值相比，预计票据融资为中小微企业节约融资成本约1 500亿元①。

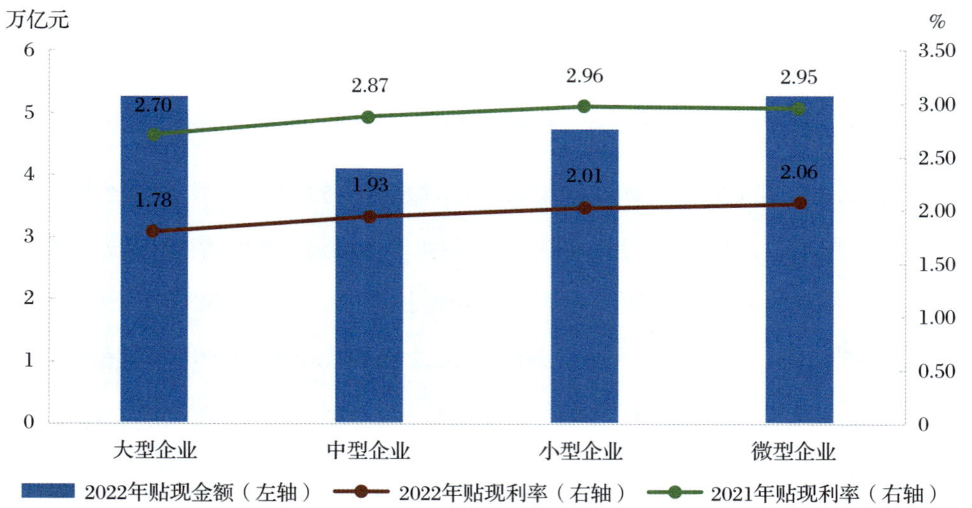

图1–27　2021—2022年各类型企业贴现量及利率

（三）头部机构持续发力，支持地区经济发展作用加强

股份制商业银行和国有商业银行增速最高。2022年，股份制商业银行贴现金额增长总量最多，为7.34万亿元，较2021年增长23.66%；国有商业银行贴现金额增速最快，为5.78万亿元，较2021年增长54.63%（见图1–28）。

① 此处为相较LPR（1年期）均值，票据贴现为企业节约的融资成本，等于报告期企业贴现总金额×贴现加权平均利率与LPR（1年期）均值的差值×贴现票据的平均剩余期限/12个月。据测算，2022年贴现票据的平均剩余期限为8个月。

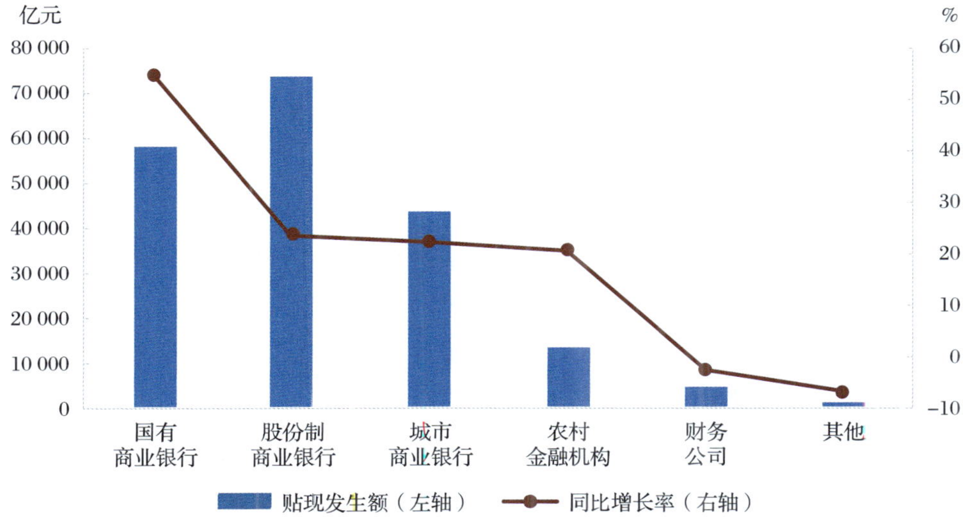

图1-28　2022年各类型金融机构贴现量

东部地区业务量引领市场，西部地区快速发展。2022年，东部、中部、西部和东北地区票据贴现量分别为13.54万亿元、2.88万亿元、2.41万亿元和0.64万亿元。东部地区增长总量最多，同比增长30.57%，贴现量占比达69.58%，较上年提升51个基点。西部地区增长最快，同比增长36.78%，较全市场增速高7.16个百分点。全长三角地区票据贴现量为6.89万亿元，同比增长20.84%，业务量占北达35.39%。

二、票据托管运行情况

（一）托管票据量稳步增长

2022年末，全国共有13 977家（较上年末增加1 651家，增长13.39%）市场参与者托管票据，托管余额12.92万亿元，较上年末增长29.32%；合计张数505.83万张，较上年末增长9.64%。2020年以来月度票据托管余额如图1-29所示。

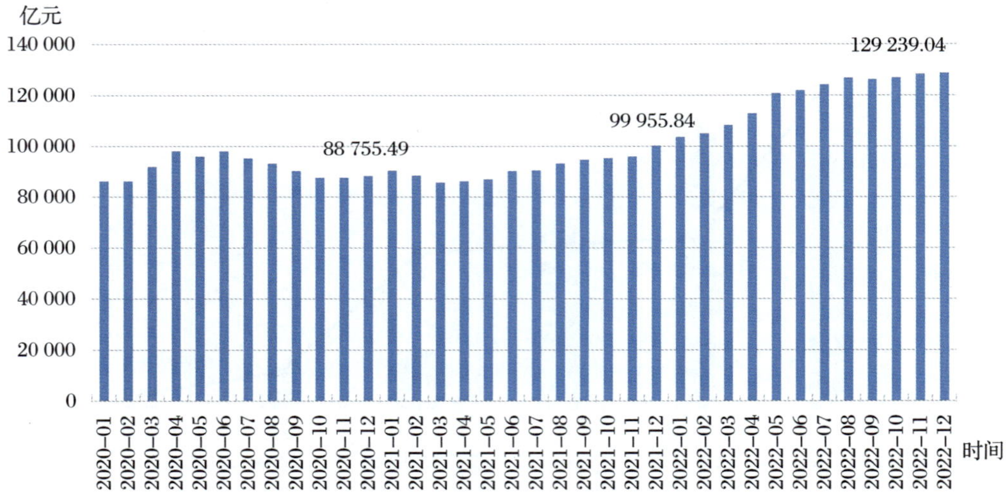

图1-29　2020年以来月度票据托管余额

从托管票据种类来看，银行承兑汇票托管余额11.98万亿元，同比增长31.83%；金额占比为92.68%，同比增加1.78个百分点。商业承兑汇票托管余额0.94万亿元，同比增长4.00%。银行承兑汇票张数占比为96.20%，同比增加0.78个百分点。

从托管票据介质来看，电子票据托管余额12.91万亿元，同比增长29.36%；金额占比为99.93%，同比增加0.05个百分点。纸质票据托管余额90.71亿元，同比下降25.33%。电子票据张数占比为99.78%，同比增加0.2个百分点（见表1-2）。

表1-2　2022年末票据托管余额（按种类和介质）

票据托管余额	张数（张）	张数占比（%）	金额（亿元）	金额占比（%）
电票	5 047 187	99.78	129 148.33	99.93
纸票	11 153	0.22	90.71	0.07
银票	4 866 211	96.20	119 779.60	92.68
商票	192 129	3.80	9 459.44	7.32

（二）票据持有者结构有所调整

2022年末，从持有者类型来看，国有商业银行、股份制商业银行、农村金融机构及城市商业银行票据持有余额居前，张数合计占比为96.70%，较上年末增加1.62个百分点；金额合计占比为96.79%，较上年末增加1.31个百分点（见图1-30、图

1-31）。国有商业银行年末托管余额同比增长显著，达4.53万亿元，占比为35.02%，超过股份制商业银行，在各类型金融机构中居首位。财务公司、证券公司托管余额略有下降。

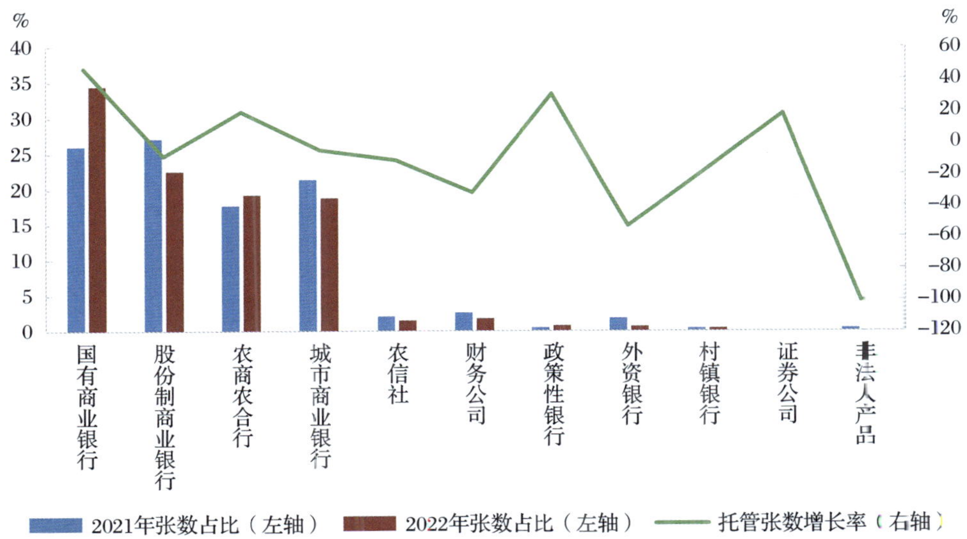

图1-30　2021—2022年年末票据持有者类型结构（张数占比）

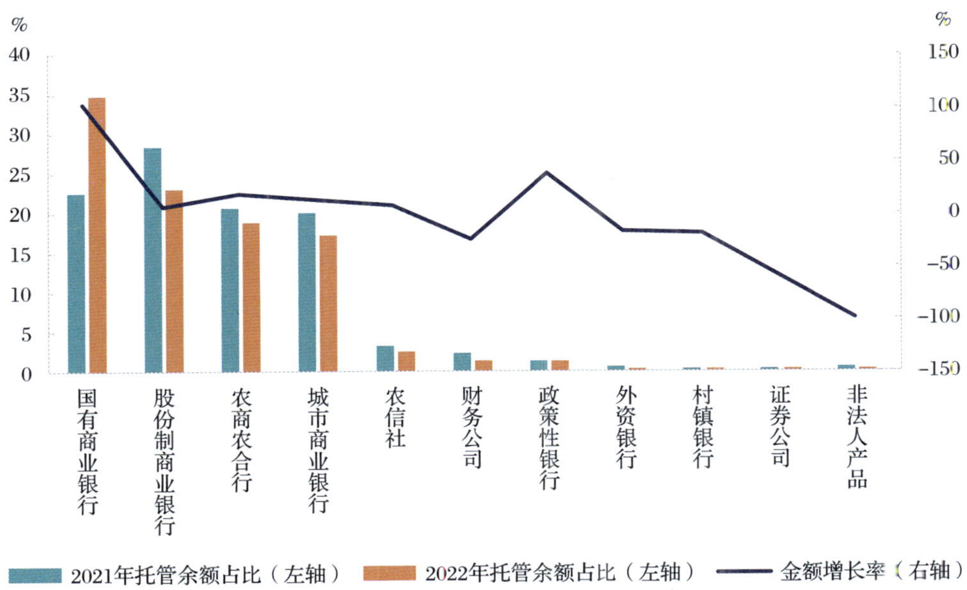

图1-31　2021—2022年年末票据持有者类型结构（金额占比）

（三）贴现后票据用作担保品的余额规模逾万亿元

2022年末，质押式回购待赎回票据余额0.45万亿元；再贴现质押式待赎回票据余额0.56万亿元；质押票据余额125.57亿元；买断式回购待返售票据余额538.26亿元。加总来看，2022年末托管票据用作金融机构之间的质押式回购、买断式回购、质押，以及金融机构与央行之间的再贴现质押式回购担保品的余额达1.08万亿元。

供稿单位：上海票据交易所
执 笔 人：李 麟 张 贇 李泽源 徐 哲

票据交易情况分析

2022年，票据市场保持平稳增长，利率总体下行。市场参与者数量稳步增长，参与者类型结构基本保持稳定。

一、票据交易量平稳增长

2022年全年票据交易量88.11万亿元，同比增长26.02%，增速较上年高16.94个百分点。其中，转贴现交易量为58.21万亿元，占总交易量的66.06%；回购交易量29.90万亿元，占总交易量的33.94%，较上年高1.07个百分点，交易量占比进一步提升（见图1–32）。

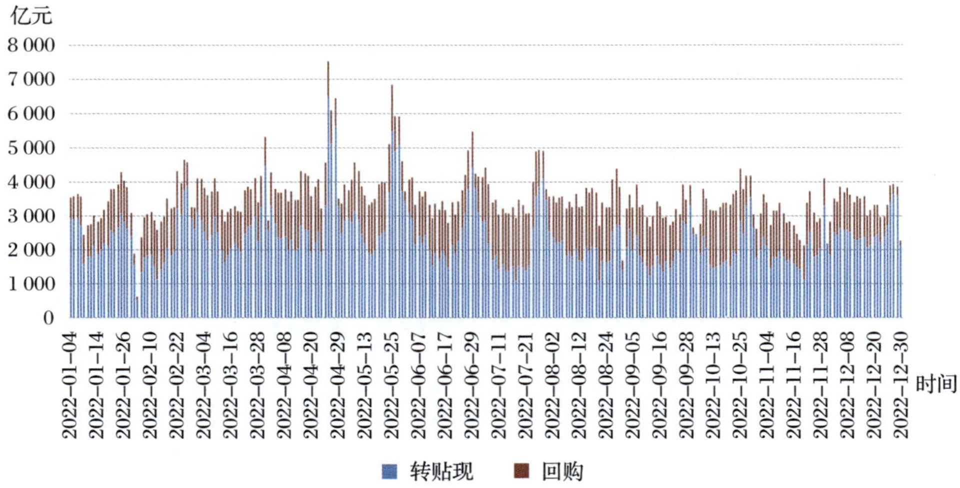

图1-32　2022年票据交易量情况

从月度交易量情况看，交易最活跃的月份为3月、4月和5月，单月交易量均超过8万亿元，其中，4月票据交易量达8.87万亿元，为交易量最高的月份。与2021年相比，2022年各月份交易量均呈现较大增长，除1月、12月外，其他月份单月交易量同比增长率均在20%以上（见图1-33）。

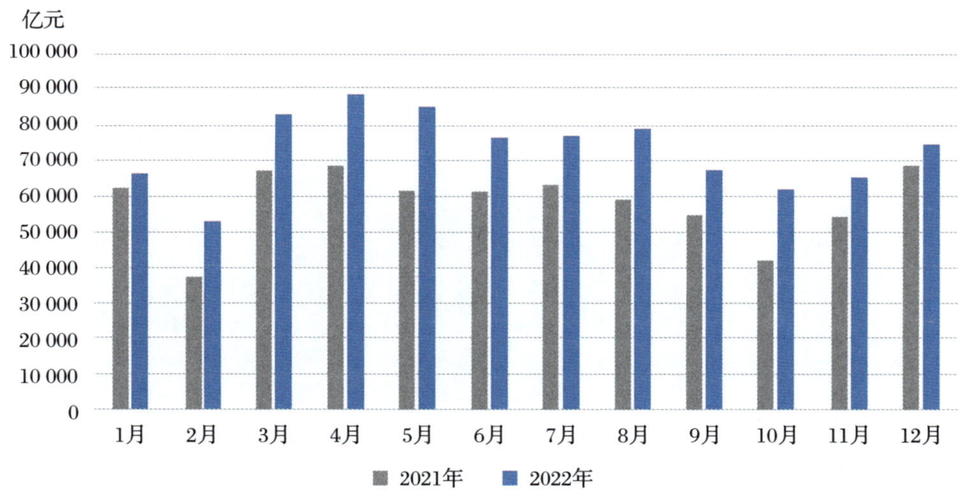

图1-33　2021年、2022年票据交易量月度变化情况

从单日交易量变化来看，2022年日均交易量为3 538.52亿元，较上年增加741.94亿元，同比增长26.53%。单日最高交易量出现在4月26日，交易量为7 526.64亿元，较上年最高值（4 856.72亿元）高54.97%。从单日交易量分布来看，全年共249个交易日，单日交易量超过5 000亿元的共计9个交易日，主要分布于4月和5月下旬。单日交易量在4 000亿~5 000亿元的共计38个交易日，较上年多34个交易日。单日交易量在3 000亿~4 000亿元的共计156个交易日，较上年多76个交易日（见图1-34）。

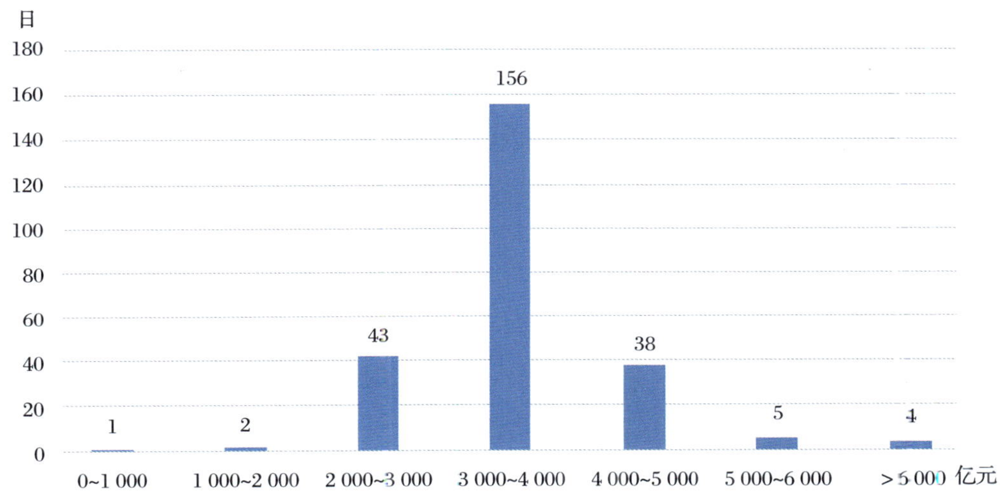

图1-34　2022年单日交易量分布

二、转贴现交易量保持增长，利率持续下行

2022年，转贴现交易量58.2万亿元，同比增长24.01%，增速较上年高17.6个百分点。其中，银票转贴现交易量保持较快增长，全年交易量53.04万亿元，交易量同比增长率达26.08%，占转贴现交易总量的91.12%。商票转贴现交易量增速有所放缓，交易量占比持续下降，全年商票转贴现交易量5.17万亿元，同比增长6.1%，增速较上年低48.64个百分点，占转贴现交易总量的8.88%，占比较上年低1.5个百分点（见图1-35）。内部交易占比有所反弹，2022年转贴现内部交易量占比为40.83%，较上年高6.6个百分点。

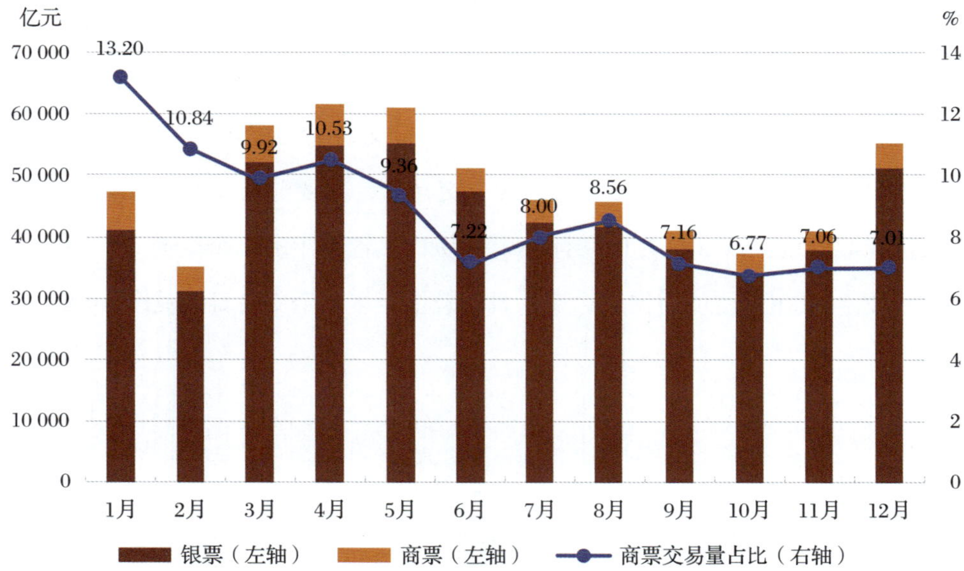

图1-35　2022年银票和商票交易量情况

从交易量期限结构来看，短期和长期转贴现交易量增长较快，1M、1Y转贴现交易量同比增长率均超过30%，交易量占比有所提升。2022年，1M期限转贴现交易量占比为14.39%，较上年高1.51个百分点，3M、6M、9M期限转贴现交易量合计占比为46.88%，较上年低4.51个百分点，1Y期限转贴现交易量占比为38.73%，较上年高3个百分点（见图1-36）。

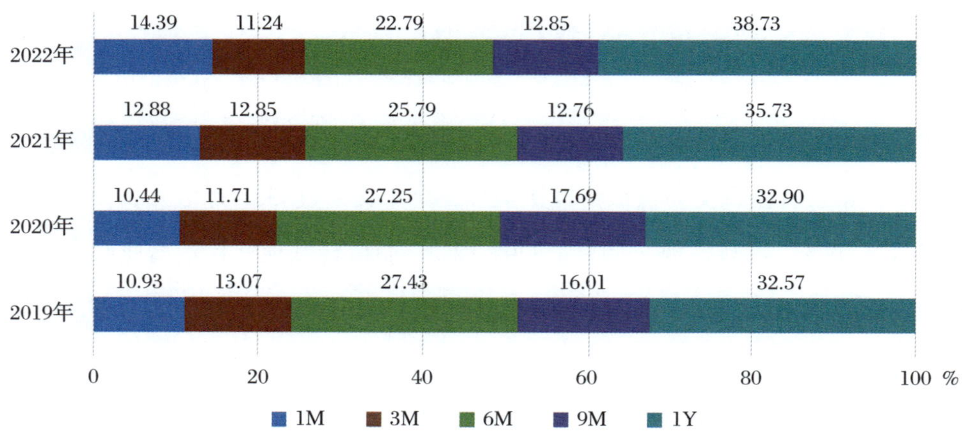

图1-36　2019—2022年转贴现各期限品种交易量占比

利率方面，2022年转贴现交易利率持续下行，年加权平均利率为1.7%[①]，同比下降90个基点。其中，银票转贴现加权平均利率为1.67%，同比下降90个基点；商票转贴现加权平均利率为2.08%，同比下降91个基点。全年直贴与转贴现利差与上年基本持平，全市场利差为25个基点，其中银票平均直转利差为15个基点，较上年收窄2个基点；商票直转利差有所扩大，平均直转利差为164个基点，较上年扩大43个基点（见图1–37）。

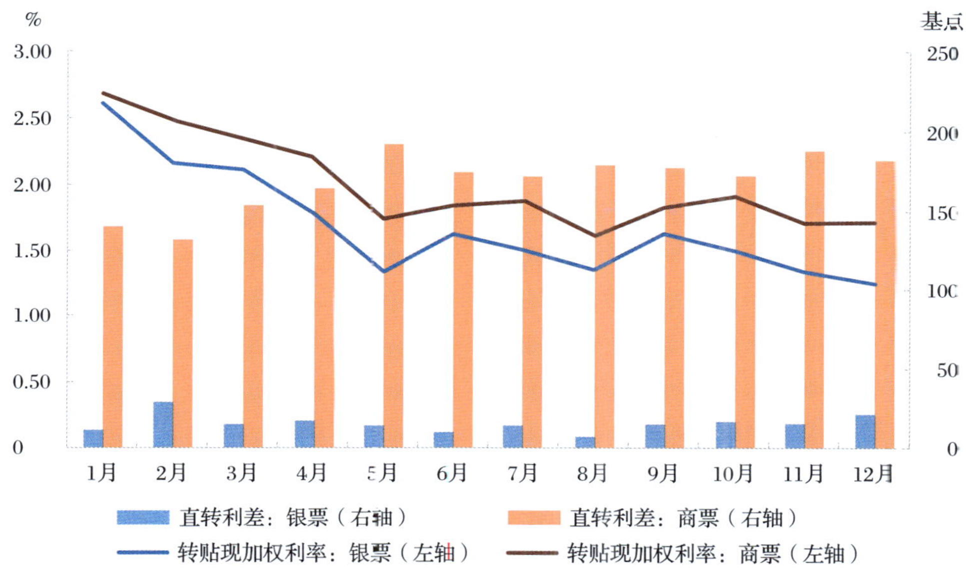

图1–37　2022年转贴现利率月度变化情况

从日利率走势来看，2022年银票转贴现利率波动幅度较上年有所增加，时常出现月末快速下滑、月初快速回升的情况（见图1–38）。第二季度以来，银票转贴现利率基本维持在1%~2%的较低水平。分期限看，短期利率相较于长期利率波动更为明显，在利率总体下行的背景下，长短期利率价差有所收窄。

① 本文中利率均为剔除内部交易后计算。

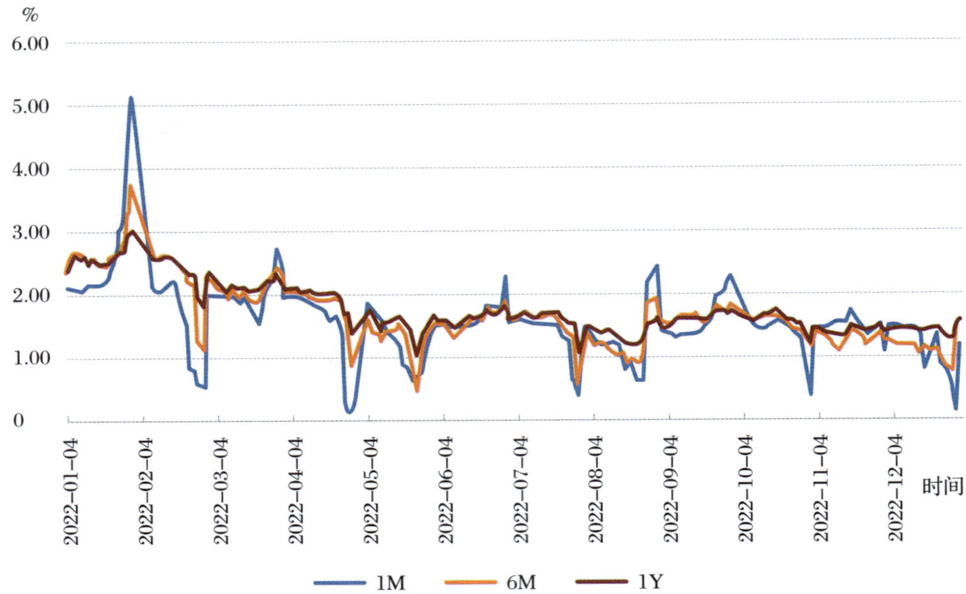

图1-38　2022年1M、6M、1Y银票转贴现利率走势

三、回购交易量保持较快增长，利率稳中有降

2022年，回购交易量29.9万亿元，同比增长30.14%，增速较上年高15.15个百分点。其中，质押式回购交易量27.77万亿元，同比增长27.97%，增速较上年高16.91个百分点，占回购交易量的92.86%。买断式回购保持快速增长，全年交易量2.13万亿元，同比增长66.98%，占回购交易总量的7.14%，占比较上年高1.57个百分点。

从交易量月度变化情况来看，7月和8月是回购交易较为活跃的月份，单月交易量均超过3万亿元。年初、年末回购交易相对平淡，1月、2月和12月单月交易量不足2万亿元。其他月份单月交易量维持在2.5万亿元左右（见图1-39）。

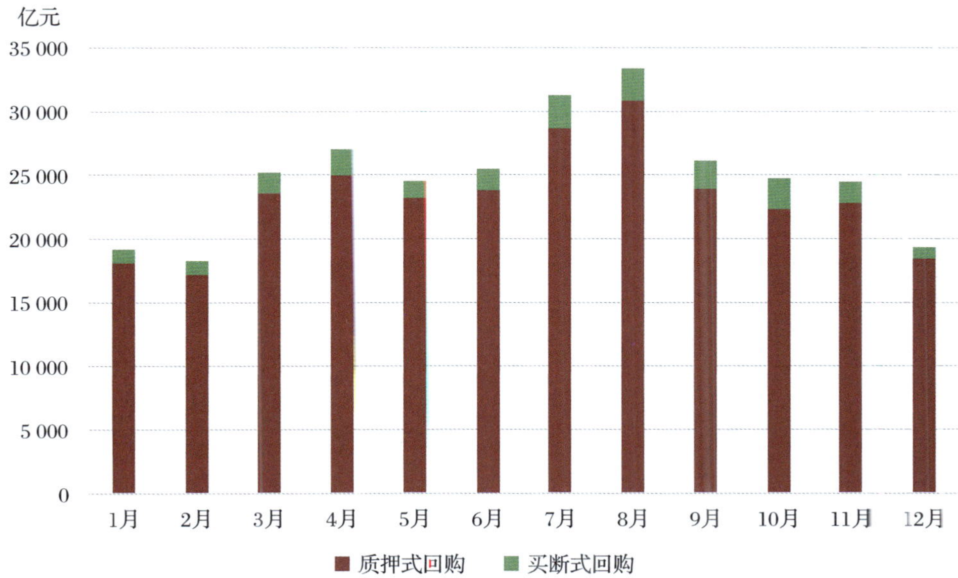

图1-39　2022年回购交易量月度变化情况

从交易量期限结构上看，回购交易仍以短期为主，交易量占比呈逐步增长的趋势。7D及以下期限回购交易量占比为85.38%，较上年高3.85个百分点，其中隔夜回购交易量占比较上年高5.26个百分点，7D回购交易量占比较上年低1.41个百分点（见图1-40）。

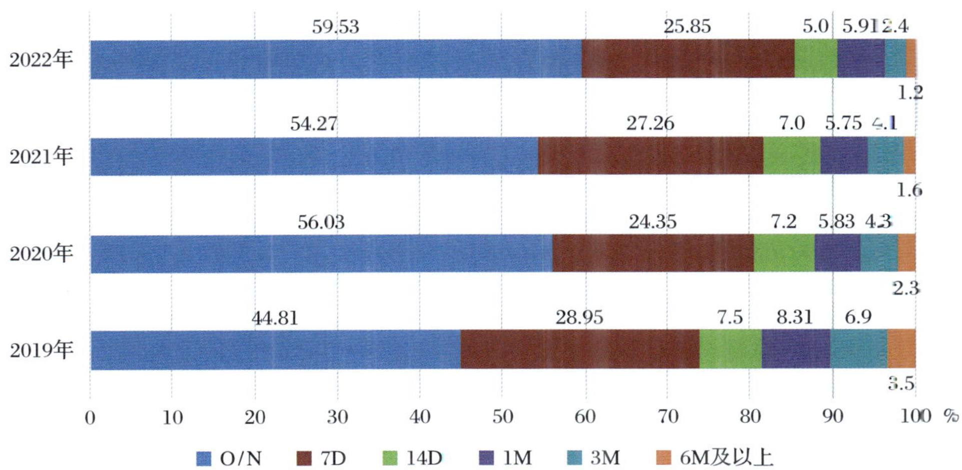

图1-40　2019—2022年回购交易各期限品种交易量占比

在利率方面，2022年回购交易利率有所下行。质押式回购年加权平均利率为1.59%，同比下降56个基点；买断式回购年加权平均收益率为1.63%，同比下降53个基点（见图1–41）。

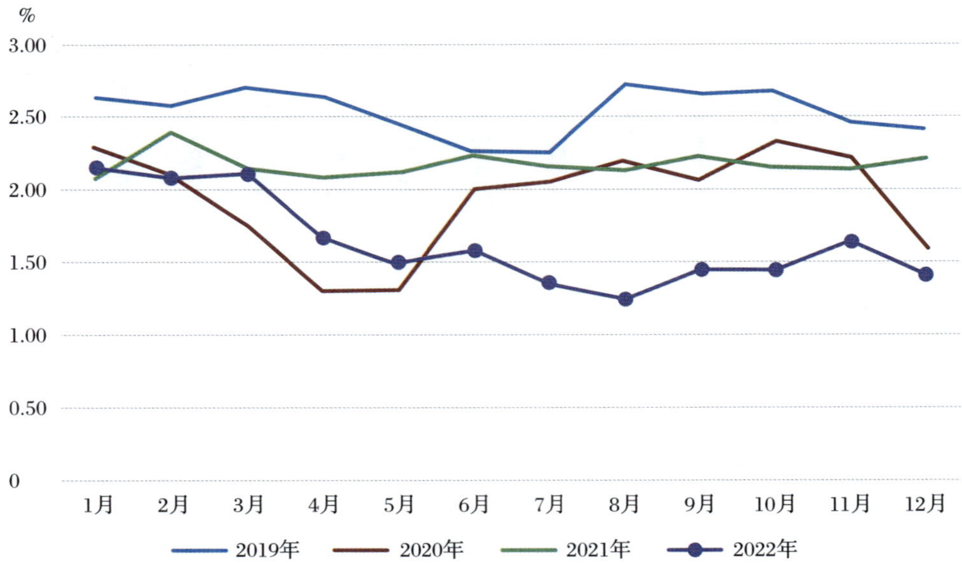

图1–41　2019—2022年质押式回购加权平均交易利率月度变化情况

从日利率走势来看，2022年票据质押式回购主要品种隔夜、7D利率持续下降，年内利率水平基本保持在1%~2%。相较于前三季度，第四季度利率波动有所上升。票据回购利率与货币市场利率走势基本一致，两者隔夜、7D利率相关系数分别为0.97和0.89，高于上年水平。除月末、季末等特殊时点外，票据质押式回购隔夜利率与DR001价差基本维持在15个基点以下（见图1–42）。

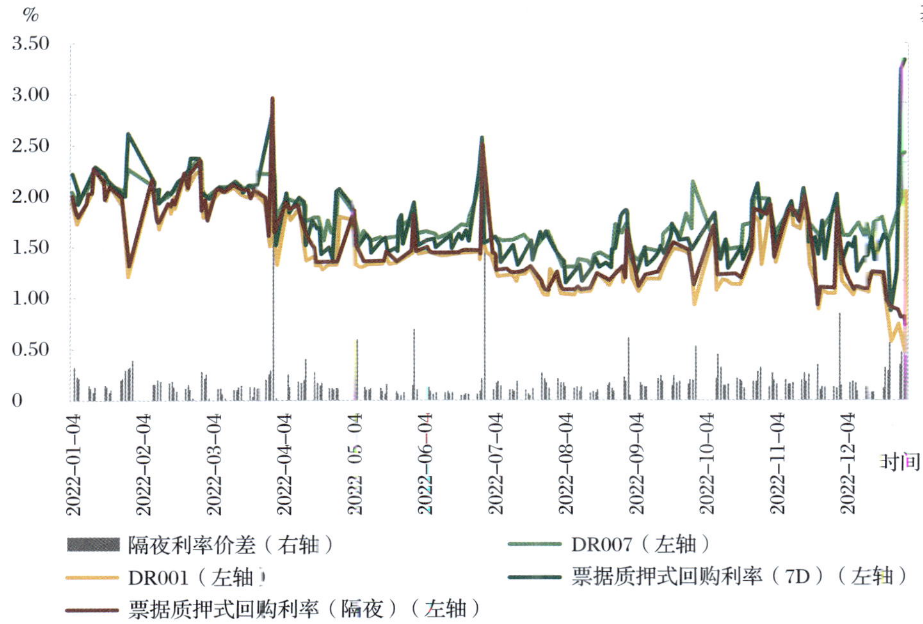

图1-42　2022年票据质押式回购隔夜、7D利率走势

四、交易主体数量稳步增长，国有商业银行、非银机构交易活跃度有所提升

2022年，通过票交所系统开展交易的会员单位数量为2 152家，系统参与者数量9 784家，同比分别增长1.51%和2.99%，交易主体数量稳步增长（见图1-43）。

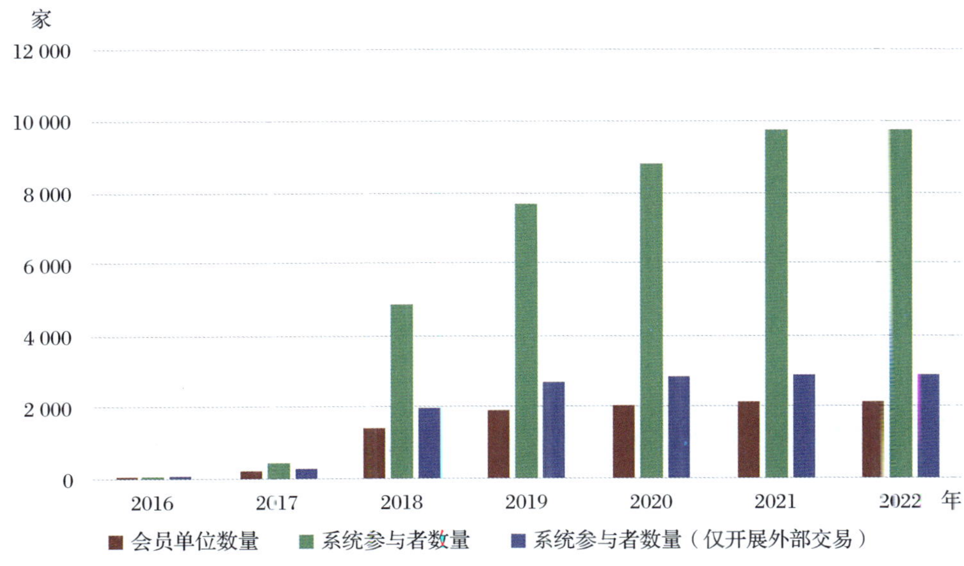

图1-43　2016—2022年开展交易的会员单位和系统参与者数量

从交易量占比来看，市场参与者类型结构总体保持稳定。国有商业银行、股份制商业银行、城市商业银行仍是最主要的市场参与者，三者交易量合计占比达78.44%，较上年高1.76个百分点，其中国有商业银行交易量增长较快，同比增长69.71%，交易量占比较上年高6.29个百分点。其他机构中，以证券公司为代表的非银机构交易更加活跃，交易量同比增长77.99%，交易量占比较上年高2.04个百分点。非法人产品交易量持续下降，交易量同比下降86.53%（见图1–44）。

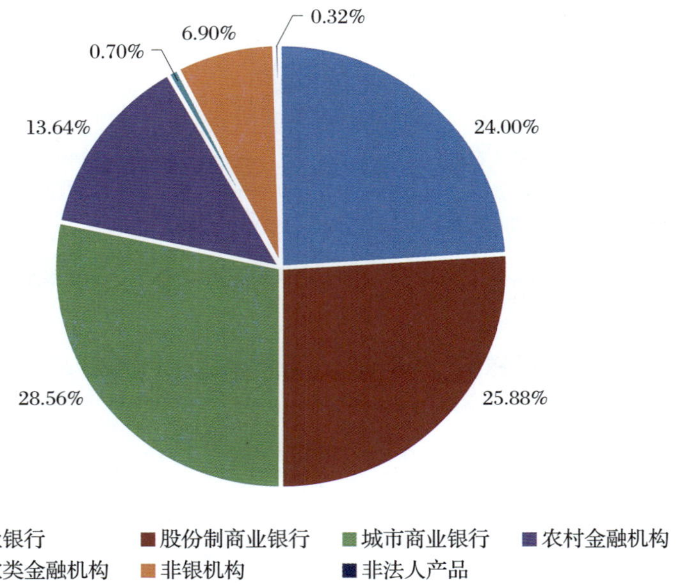

图1–44　2022年各类型机构交易量占比（双边统计）

从交易品种来看，在转贴现交易中，股份制商业银行是最主要的市场参与者，以卖出交易为主，交易量占转贴现交易总量的31.65%，但交易量占比较上年下降了3.96个百分点。国有商业银行、非银机构转贴现交易量增长较快，两者转贴现交易量同比增长均超过70%，交易量占比分别较上年上升了7.18个和1.96个百分点。其中，国有商业银行以买入交易为主，净买入超过1.8万亿元；非银机构买入、卖出交易则相对均衡（见图1–45）。

在回购交易中，城市商业银行是回购交易中最活跃的市场参与者，以正回购交易为主，交易量占回购交易总量的38.15%，但占比较上年下降了7.58个百分点。国有商业银行是最主要的资金融出方，回购交易量保持较快增长，回购交易量占比较上年高4.47%，资金净融出量同比增长65.45%。股份制商业银行正、逆回购相对均衡。农村金融机构、非银机构以正回购为主，且资金净融入量均较上年有所增加（见图1-46）。

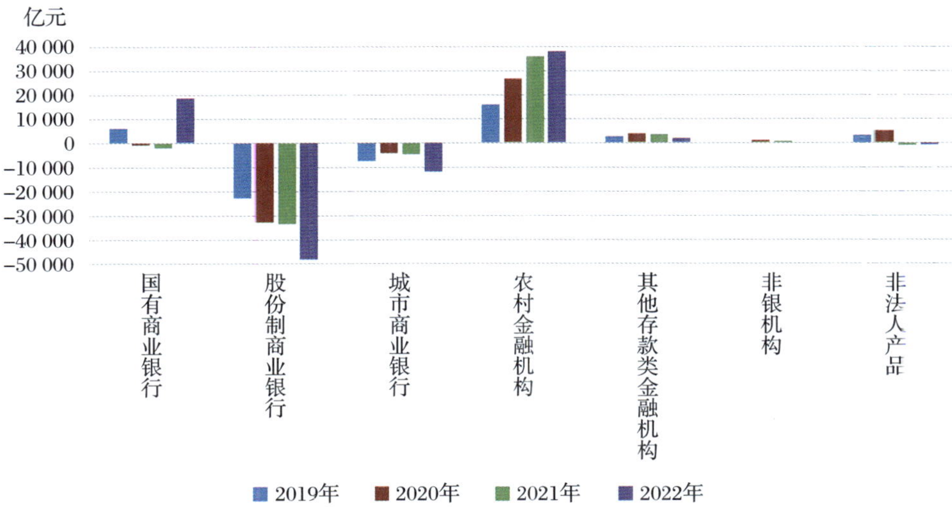

图1-45　2019—2022年各类型机构转贴现净买入情况

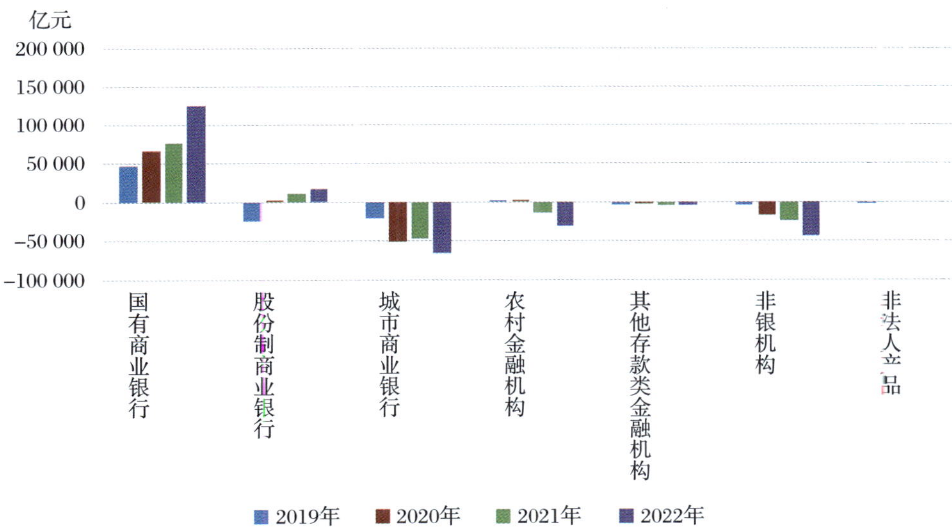

图1-46　2019—2022年各类型机构票据回购资金净融出情况

供稿单位：上海票据交易所

执 笔 人：汤莹玮　林　蓓

票据清算结算情况分析

2022年，票据清算结算业务运行平稳，票据业务结算量平稳增长，电票结算量占比稳步上升，交易业务和非交易业务结算量持续提升。

一、票据清算结算总体情况

（一）票据业务结算量[①]平稳增长，电票占比进一步提高

2022年，票据业务结算量为2 591.26万笔、金额118.93万亿元，结算金额同比增长21.46%（分月情况见图1-47）。其中，按票据介质区分，电票业务结算2 586.50万笔、金额118.92万亿元，分别占结算总量的99.82%、99.99%，分别较上年提升0.18个和0.02个百分点，结算金额同比增长21.48%；纸票业务结算4.76万笔、金额128.76亿元，分别占结算总量的0.18%、0.01%，结算金额同比下降48.50%（见表1-3）。

① 本部分所称结算量指采用票款对付或线上清算方式的票据业务的结算量。

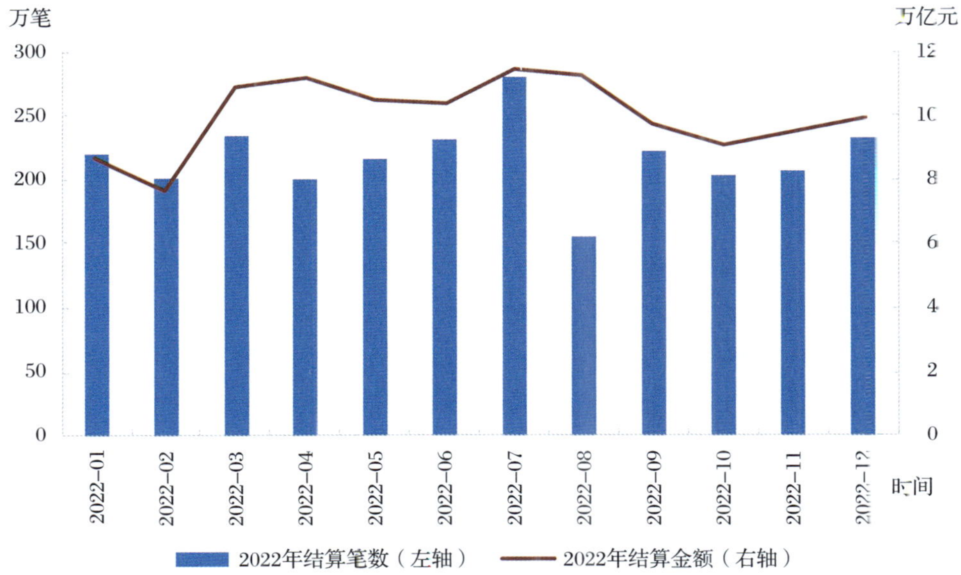

图1-47　2022年结算笔数及金额

表1-3　2022年票据业务结算情况（按票据类别和票据介质）

分类	笔数（万笔）	金额（万亿元）	笔数占比（%）	金额占比（%）
电子银行承兑汇票	2 401.64	114.10	92.68	95.94
电子商业承兑汇票	184.86	4.82	7.13	4.05
纸质银行承兑汇票	4.54	0.0103	0.18	0.008
纸质商业承兑汇票	0.22	0.0025	0.01	0.002

（二）票据业务结算呈现交易类业务金额大、非交易类业务笔数多的特点

2022年，交易类业务结算52.32万笔、金额95.88万亿元，分别占结算总量的2.02%、80.62%，结算金额同比增长23.75%；非交易类业务结算2 538.94万笔、金额23.05万亿元，分别占结算总量的97.98%、19.38%，结算金额同比增长12.69%（见表1-4）。

表1-4　2022年票据业务结算情况（按业务类型区分）

业务种类	结算笔数（万笔）	结算金额（万亿元）	结算笔数占比（%）	结算金额占比（%）
转贴现	40.93	36.19	1.58	30.43
质押式回购（含到期）	10.32	55.50	0.40	46.67
买断式回购（含到期）	1.07	4.19	0.04	3.52
交易类业务结算合计	52.32	95.88	2.02	80.62
贴现	43.04	0.54	1.66	0.45
提示付款	2 494.69	22.42	96.27	18.85
追索	1.21	0.09	0.05	0.08
非交易类业务结算合计	2 538.94	23.05	97.98	19.38
总计	2 591.26	118.93	100.00	100.00

从笔均结算金额来看，交易类业务笔均结算金额1.83亿元，同比增长3.39%；非交易类业务笔均结算金额90.77万元，同比增长2.47%。

二、中小金融机构线上清算业务持续增长

为提升中小金融机构票据业务的清算效率，票交所为未在人民银行开立清算账户的中小金融机构提供线上清算结算服务。截至2022年底，依托票交所资金账户开展线上清算业务的中小金融机构达到555家，较上年末增加29家，同比增长5.51%。其中，开展电子商业汇票系统（ECDS）线上清算业务的财务公司和村镇银行分别达到105家、56家。

2022年，中小金融机构办理线上清算业务114.86万笔、金额20.57万亿元，同比分别增长14.36%、26.58%。其中，办理ECDS线上清算业务59.08万笔、金额5 722.61亿元，同比分别增长19.28%、18.71%。

供稿单位：上海票据交易所

执 笔 人：张艳宁　童相新　渠雅静

票据市场参与者接入情况分析

2022年，票据市场参与者数量、类型结构等与2021年基本保持一致，其中直接参与者[①]109 385家，分属3 103家法人机构；间接参与者[②]307.93万家；参与者服务机构[③]109 102家（见图1-48）。

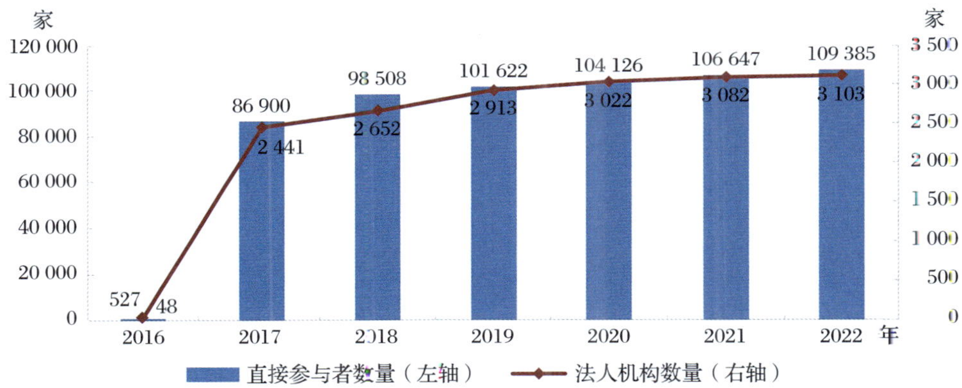

图1-48　2016—2022年票交所直接参与者情况一览

① 直接参与者，是指通过票据业务系统或票交所认可的方式，直接与票交所对接获取票交所服务的票据当事人及其他金融业务当事主体，包括但不限于：银行业金融机构，财务公司等非银行金融机构，金融机构授权的分支机构或管理的非法人产品，以及票交所认可的其他机构或实体等。

② 间接参与者，是指不直接与票交所对接，而是通过参与者服务机构获取票交所服务的票据当事人及其他金融业务当事主体，包括但不限于：非金融企事业法人、非法人组织、自然人以及票交所认可的其他机构或实体等。

③ 参与者服务机构，是指为间接参与者参与票交所业务提供业务服务的直接参与者及其他票交所认可的机构，包括但不限于：银行业金融机构、财务公司等非银行金融机构，金融机构授权的分支机构；供应链平台、“票付通”业务参与机构等。

一、直接参与者情况分析

（一）法人机构数量趋于稳定，分支机构数量持续增长

当前主要的票据市场参与者均已作为直接参与者对接票据业务系统，近年来法人机构数量与结构已趋于稳定，下辖分支机构数量保持平稳增长。

截至2022年末，票交所直接参与者共计109 385家，较上年末净增2 738家（其中新增3 365家，退出627家），分属3 103家法人机构，较上年末净增21家（其中新增51家，因改制等原因退出30家）（见表1-5）。

表1-5　直接参与者分类统计情况（截至2022年12月31日）

直接参与者类型		法人机构数量（家）	占比（%）	直接参与者数量（家）	占比（%）
银行类	政策性银行	3	0.10	2 145	1.96
	国有商业银行	6	0.19	59 897	54.76
	股份制商业银行	12	0.39	11 653	10.65
	城市商业银行	126	4.06	15 323	14.01
	外资银行	51	1.64	566	0.52
	农村商业银行	1 503	48.44	16 154	14.77
	农村信用社	486	15.66	1 772	1.62
	村镇银行	434	13.99	1 135	1.04
	农村合作银行	21	0.68	45	0.04
	民营银行	20	0.64	20	0.02
非银类	财务公司	234	7.54	264	0.24
	证券公司	65	2.09	65	0.06
	基金公司	3	0.10	3	0.00
	信托公司	2	0.06	2	0.00
	资产管理公司	14	0.45	14	0.01
资管类（非法人产品）	证券公司	41	1.32	103	0.09
	基金公司	7	0.23	7	0.01
	资产管理公司	34	1.10	139	0.13
资管类（标准化票据产品）	商业银行	15	0.48	23	0.02
	证券公司	25	0.81	50	0.05
	票交所	1	0.03	5	0.00
总 计		3 103		109 385	

（二）参与者结构保持稳定，银行类金融机构占绝对多数

1. 参与者数量中大型商业银行下辖分支机构数量占比超八成，法人机构数量中农村金融机构[①]占比超九成。截至2022年末，全部直接参与者中，银行类法人机构数量2 662家，下辖总部及分支机构108 710家，分别占总数的80.79%与99.38%。2022年新增直接参与者中，银行类法人机构数量41家，下辖总部及分支机构3 355家，分别占2022年新增数量的80.39%和99.70%。

从银行类参与者的结构来看，农村金融机构法人数量占比较高，达91.31%，但国有商业银行、政策性商业银行、股份制商业银行以及城市商业银行等大型金融机构辖内分支机构数量占比较高，达81.89%。

银行类参与者分类情况如图1-49所示。

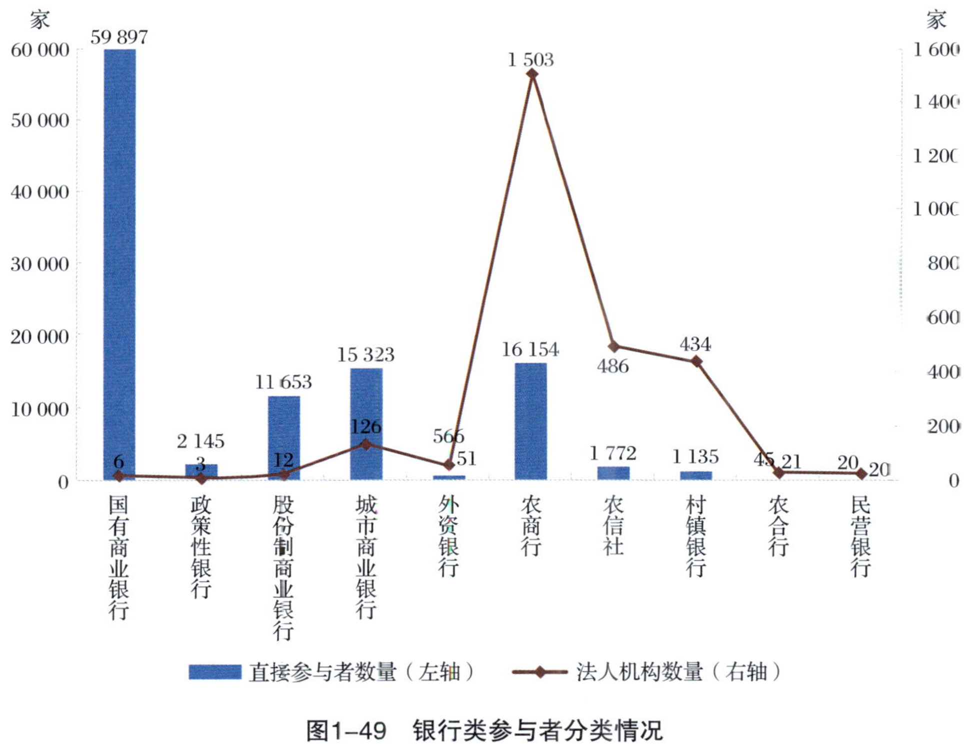

图1-49　银行类参与者分类情况

① 农村金融机构是指农村商业银行、农村合作银行、农村信用社以及村镇银行。

2. 非银行类法人机构小幅增长，非法人产品数量呈下降趋势。截至2022年末，共有356家非银行类法人机构接入票据业务系统（不含存托机构），其中，有44家机构同时申请开展自营业务和资管业务。

非银行类参与者（开展自营业务）中，法人机构共计318家，总部及下辖分支机构348家，较上年末净增4家（其中，新增10家，退出6家）（见图1–50）。

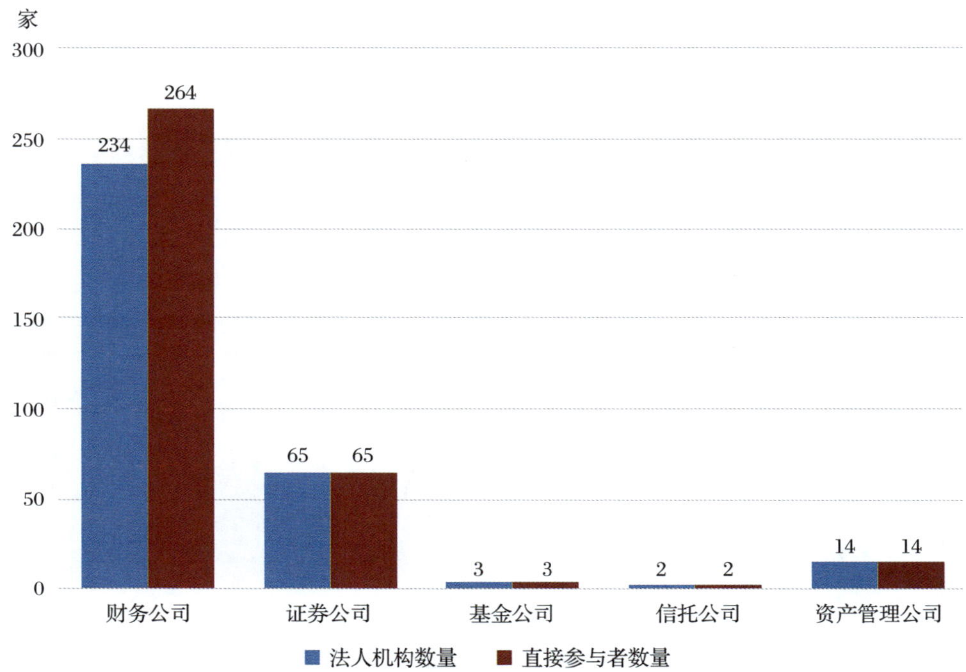

图1–50　非银行类参与者（开展自营业务）分类情况

非银行类参与者（开展资管业务）中，法人机构共计82家，较上年末减少1家；虚拟资管参与者及其管理的非法人产品249个，较上年末减少54个（见图1–51）。

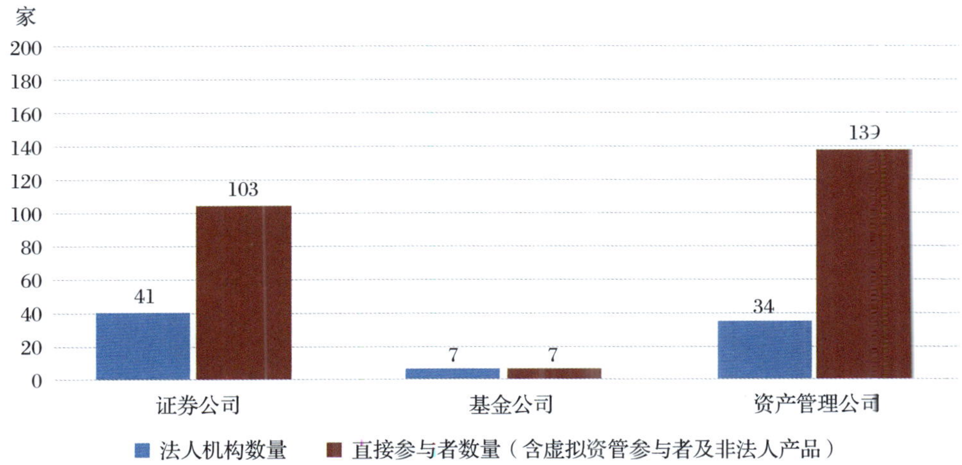

图1-51　非银行类参与者（开展资管业务）分类情况

3. 标准化票据存托机构数量及结构保持不变。截至2022年末，标准化票据存托机构共计40家，与上年末持平。其中，商业银行15家，证券公司25家。15家商业银行中，包括国有商业银行2家、股份制商业银行8家、城市商业银行5家。

标准化票据存托机构分类情况如图1-52所示。

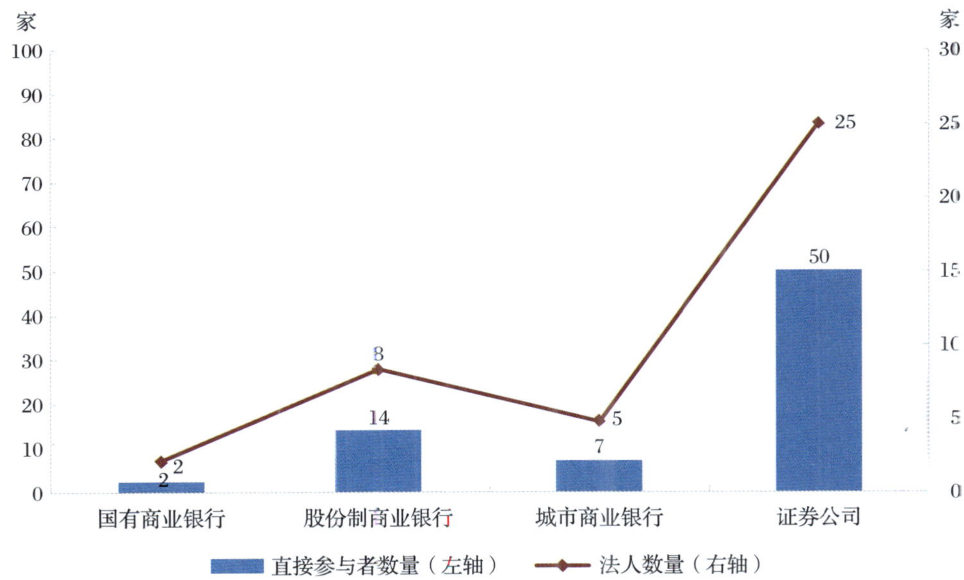

图1-52　标准化票据存托机构分类情况

二、间接参与者情况分析

2022年，用票企业家数[①]达到307.93万家，其中中小微企业用票家数303.46万家。

签发（承兑）企业总计22.55万家，其中中小微企业为21.30万家；背书企业总计251.73万家，其中中小微企业为249.46万家；贴现企业总计33.65万家，其中中小微企业为32.69万家。

三、参与者服务机构情况分析

当前票交所对接的参与者服务机构主要包括银行类金融机构及其授权分支机构、财务公司、供应链平台及“票付通”业务参与机构等。

其中，银行类金融机构、财务公司在作为参与者服务机构为企业提供票据业务服务的同时，也作为直接参与者参与票据业务，其结构分布情况参见直接参与者章节相关内容。

参与者服务机构分类统计情况如表1-6所示。

表1-6　参与者服务机构分类统计（截至2022年12月31日）

参与者服务机构类型	参与者服务机构数量（家）
银行类金融机构及其授权分支机构	108 710
财务公司及其授权分支机构	364
供应链平台	17
“票付通”合作金融机构	11
总计	109 102

供稿单位：上海票据交易所

执 笔 人：曹衍楠　蔡制宏　王佳丹

① 用票企业家数指全市场开展签发（承兑）、背书和贴现业务的企业家数总和。

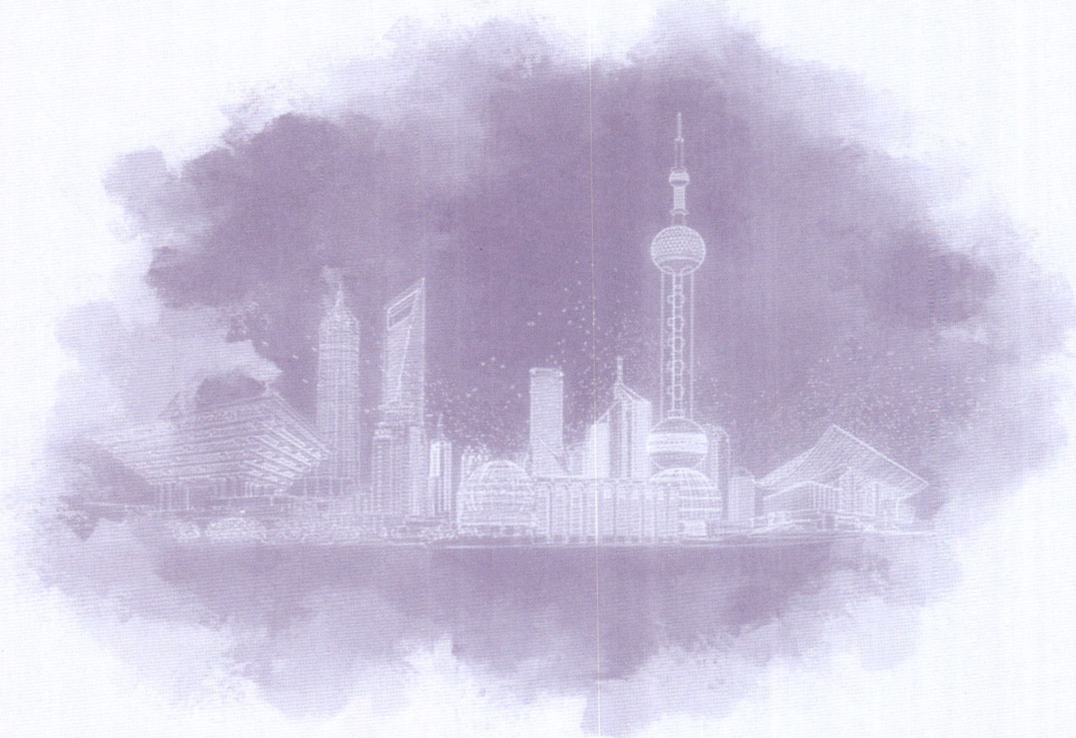

第二部分

CHAPTER 2

票据市场基础设施建设

《商业汇票承兑、贴现与再贴现管理办法》要点解读及其市场影响

2022年1月14日，中国人民银行会同银保监会发布《商业汇票承兑、贴现与再贴现管理办法（征求意见稿）》，11月18日，《商业汇票承兑、贴现与再贴现管理办法》（以下简称《新办法》）经修订后发布，并于2023年1月1日起生效实施。这是人民银行、银保监会时隔25年，对1997年人民银行发布的《商业汇票承兑、贴现与再贴现管理暂行办法》（下称暂行办法）作出完善修订。《新办法》完善修订的主要目的是，加强票据承兑和贴现资质管理，建立完善信用约束和风险防控机制，保护中小企业权益，促进票据市场规范发展。《新办法》的正式实施，将对未来票据市场发展和银行票据业务经营管理带来深远影响。

一、《新办法》完善修订的核心要点解读

（一）明确票据性质与分类，夯实供应链票据法律基础

《新办法》第二条明确商业汇票（以下简称票据）包括但不限于纸质或电子形式的银行承兑汇票（银票）、财务公司承兑汇票（财票）、商业承兑汇票（商票）。这是首次以银行业务制度的形式，将财票从原先银票范围分离出来单列，加上《新办法》对银票、财票承兑人资质和商票的信息披露提出更加严格的管理要求，反映

出监管层引导银行机构加大对票据业务分类管理和稳健经营的政策思路。同时，《新办法》第三条明确供应链票据为电子商业汇票，以业务制度的形式夯实供应链票据的法律基础，助推供应链票据业务发展。

（二）明确承兑人和贴现人资质要求

《新办法》明确承兑人须满足的主要条件为三个：一是满足监管规定的营业条件；二是经营和财务状况良好，具备到期付款能力；三是最近二年不得发生票据持续逾期或者未按规定披露信息的行为，最近二年不得发生重大违法行为，以及其他严重损害市场主体合法权益或社会公共利益的行为。对于申请贴现的持票人的资质要求，主要为：一是贴现票据为持票人依法合规取得；二是持票人与出票人或前手之间具有真实交易关系和债权债务关系。总体上看，《新办法》在对承兑人提出硬性资质要求的基础上，增加了信息披露相关要求，表明金融监管相比以往更加注重市场约束维护票据市场稳健发展的积极作用。

（三）增设两项承兑规模比例监管指标

《新办法》第二十四条新增两项承兑规模比例监管指标，即银票和财票的最高承兑余额不得超过该承兑人总资产的15%；银票和财票保证金余额不得超过该承兑人吸收存款规模的10%。在规范承兑人资质的基础上，《新办法》提出两项按比例确定最高承兑金额的监管指标，以降低承兑人风险。《新办法》采用监管指标上限的方法约束机构承兑规模和承兑保证金规模，主要目的是降低部分机构过度承兑带来的风险隐患，有利于票据市场长远发展。

（四）缩短最长付款期限

《新办法》第二十五条规定，商业汇票的付款期限自出票日起至到期日止，最长不得超过6个月。2021年5月26日，国务院常务会议部署帮扶中小微企业工作，为缓解中小微企业和个体工商户占款压力，提出“研究将商业汇票承兑期限由1年缩短至6个月”。时隔18个月后，《新办法》修订发布，也是对国务院常务会议工作要求的落实。

（五）票据基础回归《票据法》真实交易关系原则，更趋近票据无因性

《新办法》第十一条规定，承兑人开展承兑业务时，必须审查出票人的真实交易关系和债权债务关系；第十五条规定，申请贴现的持票人取得贴现票据应依法合规，与出票人或前手之间具有真实交易关系和债权债务关系。在票据基础关系的表述方面，《新办法》没有采用“真实的商品交易关系”和“真实贸易背景”的表述，而是与《票据法》中的“真实交易关系和债权债务关系”的提法保持一致。对于真实性的验证，1997年暂行办法的表述是“持票人申请贴现时，须提交贴现申请书，经其背书的未到期商业汇票，持票人与出票人或其前手之间的增值税发票和商品交易合同复印件”。《新办法》第十六条“持票人申请贴现，须提交贴现申请、持票人背书的未到期商业汇票以及能够反映真实交易关系和债权债务关系的材料”，《新办法》未提到真实交易关系和债权债务关系的具体验证材料，更加接近票据无因性原则，也更趋近国际惯例。但《新办法》正式实施后，在具体实践中如何操作，或仍须监管部门以实施细则的方式给予明确。

（六）扩展票据业务主体参与范围

一是《新办法》第十四条明确“申请贴现的商业汇票持票人为自然人、在我国境内依法设立的法人及其分支机构”。根据《民法典》，个体工商户和农村承包经营户被包括在自然人中，由此《新办法》允许自然人作为贴现票据持票人，业务制度层面为个体工商户和农村承包经营户使用票据开放了空间。二是《新办法》第十八条“票据经纪机构应为市场信誉良好、票据业务活跃的金融机构”，票据经纪机构最初是源于服务“贴现通”业务的创新发展，《上海票据交易所贴现通业务操作规程（试行）》将票据经纪机构限定为商业银行。《新办法》将票据经纪机构范围扩展为金融机构，有利于引导更多新型金融机构参与票据业务创新发展。

（七）强化信息披露管理

《新办法》增加了信息披露章节，要求商票和财票的承兑人应当按照人民银行规定披露承兑票据的主要要素和信用信息，金融机构办理商业汇票贴现应当按照人

民银行规定核对票据披露信息，被背书人可按照人民银行规定核对票据信息。银票承兑人应披露承兑人信用信息。企业、财务公司、银行未按要求披露票据承兑信息的，不得开展票据业务。近年来，人民银行和票交所一起致力于推进商业汇票信息披露制度建设发展。2016年12月，票交所正式开业运行，现已建设成为我国票据市场最重要的基础设施，《新办法》明确票交所作为票据市场信息披露的主要场所，有助于推动票交所作为票据市场基础设施加快建设发展，发挥规范市场稳健运行的积极作用。《新办法》发布当日，票交所发布《商业汇票信息披露操作细则》，可看作《新办法》关于信息披露的配套细则。

（八）加强监督管理和违规问责

《新办法》单独增设法律责任章节，突出强化监管的政策导向。人民银行、银保监会对超出承兑限额和付款期限、未按规定披露信息、逾期兑付、无真实交易关系承兑贴现、欺诈骗取承兑贴现、未经许可从事票据贴现的依法追究责任。《新办法》强调票据违法行为的法律责任，有利于打击票据中介不法行为，并最终将其清理出市场。

二、潜在的市场影响

总体看，《新办法》的出台适应票据服务经济高质量发展和票据市场改革发展的需要，为票据更好地服务经济、防范风险、促进创新创造了条件，有利于推动市场参与者不断优化票据业务功能，为实体经济提供更优质的金融服务。同时，票据市场和票据业务在经历短期市场变化调整后，作用发挥将更为有效。

（一）多维度强化票据业务风险管控

一是增设两项最高承兑规模比例监管上限指标。这在一定程度上，保证了承兑人的到期兑付能力，大大降低了超额承兑到期无法兑付的风险。二是缩短票据付款期限，使得风险暴露的可预见性增强，有利于降低到期兑付的不确定性。三是增设信息披露单独章节，将信息披露要求从当前的财票、商票扩展到银票，明确对相关信息披露不达标的承兑人和贴现人的处罚要求，有利于加强惩戒、规范商业信用环境发展。四是明确贴现申请人需提交能够反映真实交易关系和债权债务关系的材料，并加大对骗取贴现资金等行为的惩罚力度。五是将财票单独列出，不再归于银票，有助于持票人辨识风险。

（二）中小金融机构汇票承兑业务或面临调整压力

从市场整体看，新增的两项承兑规模比例监管指标上限的影响有限。截至2021年末，我国银行业机构总资产为344.76万亿元，按人民银行公布的票据融资规模+期末未贴现承兑汇票余额计算的银票余额为12.87万亿元，银票余额/总资产的比例为3.73%；2021年12月末，金融机构人民币存款余额232.25万亿元，以银票余额12.87万亿元和承兑保证金比率30%测算，银票保证金余额约为3.85万亿元，在各项存款总额中的占比约为1.66%，两项新增指标数值分别距离监管要求的上限15%、10%仍有较大的距离，从行业整体来看，整改压力不大，未来仍有较大发展空间①。《新办法》自2023年1月1日起施行，为减少新增两项监管指标对市场的影响，《新办法》附则明确，本办法第二十四条规定将自2024年1月1日起实施，为第二十四条规定设置了一年宽限期，为金融机构适应《新办法》开展业务调整预留了空间。

从单个银行来看，本文整理了2021年年报披露有效数据的32家主要上市银行的相关数据并进行了测算，测算结果表明，已有10家上市银行承兑汇票余额与总资产之比位于10%~15%区间，另有2家银行超过15%，主要为小型城市商业银行（见图2-1）。此外，对于承兑保证金占存款的比例限制，部分中小机构保证金占存款总额的比例距离10%的监管比例上限较近。据此，部分中小城市商业银行承兑业务空间将受到限制，个别城市商业银行短期或已有调整压力。

① 本部分数据来源于中国政府网和人民银行公布的相关数据。

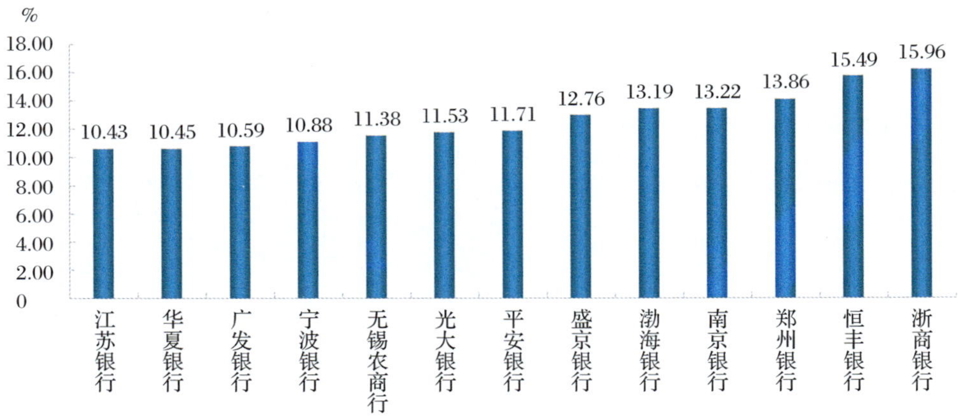

图2-1　2021年末承兑/总资产大于10%的上市银行

（资料来源：上市银行2021年度报告披露数据）

三、商业银行票据业务发展的影响分析

总体看，《新办法》的出台促使票据市场参与者尽快适应新的发展形势，围绕服务重点领域、提升质量效率等，推动票据经营和服务模式创新转型，进一步明晰未来票据业务发展目标及发展路径。

（一）有利因素

1. 票据市场的结构性变化有利于上市银行票据业务发展。一是商业银行承兑汇票业务的市场份额有望增长。根据《新办法》提出的承兑余额/总资产规模和保证金余额/存款规模两项新的监管指标测算，总体上银票市场未来仍有较大增长空间，但部分中小机构因新增两项监管指标的压力而放缓承兑业务或压降承兑余额；同时，《新办法》将汇票细分为银票、财票和商票，强化和规范财票和商票信息披露义务，或与近期经济下行压力下财票和商票兑付违约风险有所上升有关，财票和商票信息披露和监管压力加大，经营主体业务调整的概率或上升。上述两类情形下，以大中型商业银行为主体的上市银行的承兑业务市场份额有望增长。就《新办法》提出的两项监管指标的影响而言，根据2021年6家国有商业银行披露的年报数据，6家国有商业银行2021年末银票承兑余额/总资产的比重均低于3.5%，其中交通银行2021

年末银票承兑余额/总资产的比例最高，为3.16%；全国性股份制商业银行该项指标大多位于7%~12%区间（见图2-2）。据此计算，该项新增监管指标对国有商业银行承兑业务发展影响有限；对多数上市股份制商业银行而言，近期承兑业务也仍有发展空间，但务必做好中远期业务发展规划。二是商业银行贴现业务面临的承兑人信用风险有所降低。对于金融机构贴现业务而言，中小机构和财票承兑量下降、大中型上市银行承兑汇票占比增加，有利于贴现业务办理机构的信用风险防控，贴现银行可以有效提升票据资产总体质量和优化经济资本配置。

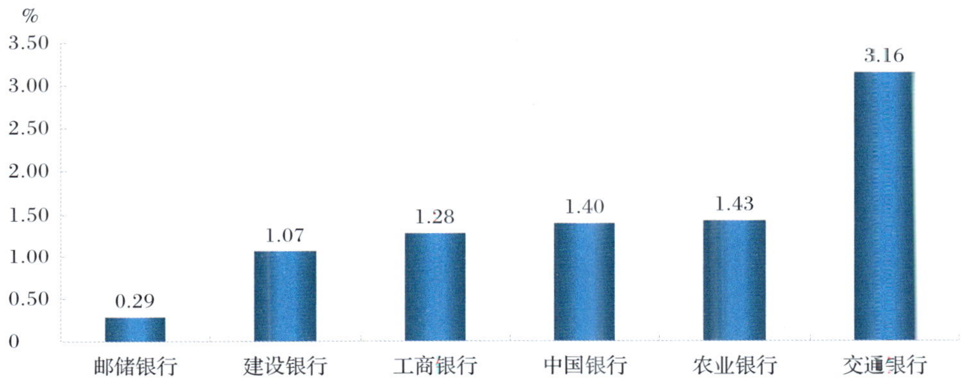

图2-2　6家国有大型银行2021年末汇票余额/总资产

（资料来源：上市银行2021年度报告披露数据）

2. 票据市场运作更趋规范。《新办法》强化商业汇票承兑、贴现机构资质要求，对真实交易关系的审查要求更加规范，完善信息披露和加强违规监管及责任追究，推动信用约束和风险防控监管机制的构建发展，有利于大中型商业银行进一步发挥票据业务稳健经营的优势，提高市场竞争力。在市场规范运行的基础上，优质票据资源将会向大中型商业银行汇聚，大中型商业银行服务企业票据需求的能力也将增强。

3. 票据服务实体经济的范围扩充。《新办法》将票据基础关系界定为真实的交易关系和债权债务关系，且贴现票据持票人可以是纳入自然人范围的个体工商户和农村承包经营户，票据使用客体进一步下沉。就票据基础法律关系而言，"真实的交易关系和债权债务关系”是以真实对价为基础的经济关系，包含货物贸易和有偿服务等。《新办法》对1997年暂行办法关于贴现基础关系的修订，将票据服务范围从商品交易扩大到具有真实交易关系和债权债务关系的第三产业领域，个体工商户和农村承包经营户成为票据使用主体。根据票交所发布的《2021年票据市场发展回顾》，2021年，全市场共有26个行业实现用票金额同比增长，覆盖面达86.67%，其中，商务服务、有色金属、建筑装修等七个主要用票行业用票金额合计54.62万亿元，同比增长16.63%，增速较全市场平均增速高0.88个百分点。同时，基础科学研究、医药生物行业延续上年较快增长势头，用票金额同比分别增长29.93%和17.19%，增速较全市场分别高14.18个和1.44个百分点。随着市场深入发展，票据服务实体经济的行业范围将会更加广泛和均衡发展。

4. 有利于票据业务创新稳步推进。一是《新办法》强化信息披露和引入信用评级，有利于推动供应链票据业务创新发展。《新办法》强化和规范财票和商票信息披露要求，鼓励非上市公司承兑汇票流通前开展信用评级和信息披露，为商票引入信用评级这一新业务品种，在2021年票交所新一代供应链票据平台上线投产的基础上，有利于供应链+商票、供应链+财票业务创新应用。二是明确票据经纪机构的从业条件和票据经纪业务与自营业务风险严格隔离的举措，有助于拓宽提供票据经纪服务的机构范围和发展“贴现通”票据撮合交易。

5. 票据期限缩短有利于提升库存票据流动性和降低账簿利率风险。从票据资产余额管理上看，票据期限缩短将提升整体库存结构的流动性，增加余额管理的灵活性。同时，余额压降时面临的利息损失压力将减少。从利率风险管理看，由于库存票据资产久期缩短，面临的银行账簿利率风险将明显下降。

（二）挑战与关注

1. 票据业务经营管理难度提升。一是票据期限缩短，同业机构在加快交易节奏、提升交易效率策略下，阶段性政策，特别是在季度关键时点资金面和信贷余额管理等因素使得市场竞争更加激烈，出现极端交易价格的情形可能增多。二是《新办法》在持票人贴现业务办理审查条件中删除了暂行办法中“在申请贴现的金融机构开立存款账户”的具体要求，这在便利商业银行创新发展线上贴现客户市场的同时，也使得线上和线下贴现企业客户维护和业务拓展面临更加激烈的同业竞争。

2. 对承兑、贴现交易真实性的要求更加严格。一是银行和财务公司开展承兑业务时，应严格审查出票人的真实交易关系和承兑风险，承兑的金额应与真实交易关系、承兑申请人的偿付能力相匹配。二是持票人申请贴现时，须提交贴现申请、持票人背书的未到期商业汇票以及能够反映真实交易关系和债权债务关系的材料。这里的交易关系应是指持票人与出票人或前手之间的交易。三是金融机构办理贴现业务不仅要审查前手贸易背景，还要管控好贴现资金后续的投向和流向，避免用于承兑汇票保证金、回流出票人以及违规流入房市、股市等限制性领域。贸易背景和投向是银行业违规比较多的环节，从近年来公开的监管处罚事项来看，也是监管检查和行政处罚的重点，主要是防止资金空转，确保更好地服务实体经济。

3. 关注短期市场规模下降的不利影响。因《新办法》增加了承兑人最高承兑比例监管指标的约束，此前中小机构承兑汇票的市场占比较高，且为此项规定的实施设置了1年宽限期，上述两项比例监管指标自2024年实施。在《新办法》正式实施后，预计部分承兑业务总量突破或接近监管比例的中小机构将会在宽限期内调整承兑业务节奏，短期内将造成票据市场规模下降，市场竞争格局更加激烈。

4. 强化风险监管下票据业务全面风险防控能力有待增强。《新办法》第二十三条明确要求金融机构应审慎开展商业汇票承兑和贴现业务，采取有效措施防范市场风险、信用风险和操作风险。这一要求对票据业务经营机构提出了全面风险管控能力建设的命题。同时，要求机构对贴现业务真实交易关系审查的要求，意味着对票据业务合规性的要求更加严格。

供稿单位：中国工商银行

执　笔　人：汪办兴

票交所顺利完成新一代票据业务系统投产上线

2022年6月3日，票交所新一代票据业务系统（以下简称新系统）成功投产上线。新系统是票交所倾力打造的全国统一的票据业务综合处理平台，将ECDS和中国票据交易系统（以下简称交易系统）相互融合，解决了长期以来制约票据市场发展的诸多问题，为新时期票据市场的新发展格局奠定了重要基础。

一、科学谋划、统筹推进，全国统一的票据全生命周期业务处理平台正式建成

近年来，票交所负责运营的交易系统和ECDS客观上形成了纸电票据贴现后业务在交易系统处理、贴现前业务在ECDS处理的基本格局。为真正实现纸电票据业务全流程一体化处理，票交所启动了新系统建设工作，统一贴现前、后的技术路线，以新系统全面融合ECDS和交易系统业务功能。

谋定则行稳。为了提高新系统建设的科学性，票交所深入开展市场调研，凝聚各方智慧，形成了切实可行的新系统业务方案，新系统对ECDS和交易系统功能进行全面优化升级，承载票据全生命周期业务，并创新实现票据“找零支付”功能。在总行的指导和支持下，票交所对新系统建设各项工作作出了周密安排，先后向市场成员发布业务方案、直连接口规范、工程实施计划、推广期业务安排，

并先期投产新系统一期供应链平台相关功能。2022年6月3日，票交所克服上海疫情影响，按期完成各项投产准备，于上海疫情管控解除后的第一时间顺利完成新系统投产上线。

新系统的建成，标志着全国统一的票据全生命周期业务处理平台的功能更安全、更高效，现代化票据市场已具雏形。

二、夯基垒台、立柱架梁，新系统将为票据市场高质量发展提供重要支撑

完善的基础设施是现代金融市场运行发展的定盘星和压舱石。新系统解决了长期以来制约票据市场发展的诸多问题，是票交所建设“具有关键影响力、系统重要性的一流金融基础设施”的关键举措，将为新时期票据市场的新发展格局奠定重要基础。

实现系统和规则统一，为票据市场发展提供新动力。新系统建成了统一高效的业务处理平台，在票据市场发展历史上首次实现纸电票据业务全场景、全要素、全流程、全生态的统一，并面向机构、企业、平台等全渠道市场成员，从根本上解决了长期以来两个系统并存导致的重复投入、系统割裂等问题。

形成一体化风控体系，为票据市场稳发展保驾护航。新系统为维护金融安全提供了新手段，引入企业信息报备、账户主动管理等功能，前置企业准入控制；强化信息披露要求，提高票据到期处理的自动化水平，降低了票据兑付的道德风险和操作风险，有效提升了票交所面对新时期下票据业务风险的管控和处置能力。

行稳而致远。新系统不仅为票据市场规范健康提供了重要保障，也必将为票据市场更好更快发展筑牢基础，提供新动力、催生新活力。

三、科技赋能、普惠实体，新系统将成为票据市场服务实体经济的新阵地

多年来，票据市场深耕服务实体经济。新系统在支持服务实体经济方面推出了系列创新功能，有效扩大票据应用场景，为多层次的市场成员提供稳定坚实、丰富多元的服务保障。

面向企业，解决票据的支付痛点。新系统解决了企业因持有票据金额与支付金额不匹配造成票据使用不便利的痛点，对传统电票的签发和流转形式进行优化升级，支持出票人签发由标准金额票据组成的票据包，持有人可依据实际需要在不同的业务场景中对票据包进行灵活分包流转，增强了票据的支付功能。

提升服务，覆盖多层次全产品体系。新系统提供了票据签发、背书流转、贴现融资等传统业务以及线上贴现、票付通等创新产品的多层次产品体系，打通了系统分隔导致的业务和产品壁垒，从实体经济的多样化需求出发，优化票据应用场景，提供多样化的票据流转和融资服务。

厚积而势成。新系统的建成是提升票据市场服务实体经济效能的一次提档升级和集中突破，将为扩大票据在实体经济中的应用提供新助力。

四、奋楫笃行、行必能至，新系统将平稳有序覆盖全渠道、全市场成员

自新系统建设启动以来，票交所与市场成员合力推进上线工作。2022年3月至5月全国新冠病毒疫情最严重期间，首批上线的市场成员为上线实施做好了充分准备。江苏银行、九江银行、兵工财务、TCL科技集团财务四家金融机构也在上线前全力配合票交所开展了专项验证。

2022年8月20日，新系统首批上线市场成员顺利实施上线，包括工商银行、农业银行、交通银行、招商银行、浦发银行、中信银行、平安银行、上海银行、江苏银行、苏州银行、杭州银行、宁波银行、九江银行、桂林银行、柳州银行、江苏张家港农商行、江苏昆山农商行、珠海华润银行、重庆富民银行、浙江网商银行、威海蓝海银行、江苏苏宁银行、北京中关村银行等41家银行以及申能财务、TCL科技财务、上汽财务、一汽财务、兵工财务、南方电网财务、中国华能财务、中核财务、皖北煤电财务、中国移动财务10家财务公司。截至2022年末，已有404家金融机构、18家供应链平台完成了新系统上线，累计超过30万家企业完成了信息登记。

2023年，预计将有近2 000家金融机构、近300万家企业分批、有序完成新系统上线。随着新系统的市场成员覆盖范围不断扩大，票据市场发展的技术支撑将进一步增强，越来越多的机构和企业将会体验到新系统功能和性能的优势。

大道如砥、行者无疆。票据市场的发展不会止步，系统平台建设也并非一朝一夕之功。站在新的历史起点，票交所将继续弘扬艰苦奋斗的创业精神，持续推进系统平台建设，为提高票据市场运行效率、支持服务实体经济提供有力支撑。在新系统的坚实保障下，票据市场发展未来可期！

供稿单位：上海票据交易所
执 笔 人：张艳宁　唐　磊

新一代票据业务系统上线 推动票据市场迈入新时代

2022年，票交所建成并上线新一代票据业务系统（以下简称新一代系统）。新一代系统是票交所引领的重大创新，改变了当前票据市场ECDS与中国票据交易系统（以下简称交易系统）并存的格局，并创新票据“找零支付”等功能，为票据市场更好地服务实体经济奠定了更加坚实的基础，推动票据市场迈入新时代。

招商银行紧跟票交所创新步伐，在2022年8月20日作为市场首批试点机构接入新一代系统，并依托新一代系统全面推进行内票据系统、产品和服务升级，在新时代中为实体企业提供更优质的票据业务服务。

一、系统焕新，全市场首批接入新一代系统

招商银行高度重视新一代系统建设，将此作为升级票据服务能力的重大机遇，充分利用市场领先的科技优势和行内开放融合的组织优势，全力推进新一代系统建设和推广工作。

（一）高度重视，全力推进系统建设

自票交所启动新一代系统建设工程以来，招商银行不断调研和分析新一代系统

对业务的影响，制定和评估行内系统改造对接策略，并在行领导的大力支持下确定“市场首批上线”的建设目标，将新一代系统建设作为2021年及2022年最重要的系统建设项目。

在2021年5月票交所发布《票据业务系统直连接口规范》后，招商银行立即有序启动项目筹备工作，充分发挥开放融合的组织优势，组建跨总分行、跨部门的专项融合型团队，先后投入百余名技术人员参与项目开发，各级部门高效协同，全力推进行内系统的改造对接工作。

（二）攻坚克难，确保市场首批接入

成功接入新一代系统绝非一朝一夕之功，招商银行从项目筹备到首批上线历时近14个月，并在期间克服了主机上云、流量需求开发、新一代系统建设三期叠加的困难。新一代系统与ECDS的报文体系和基础功能存在较大的差异，尤其是票据包签发和分包流转的创新，需要对行内票据相关系统进行颠覆式重构。对此，融合型团队14个月夜以继日、有条不紊推进各项工作，对100多种报文类型抽丝剥茧，合理规划项目实施路线和计划，做好每一项需求的梳理、每一个界面的设计、每一个功能点的开发和测试工作。

2022年8月20日，招商银行杭州某支行开出了招商银行首张可分包票据，与此同时，北京、深圳、广州、宁波等分行也在系统接入首日纷纷落地“可分包票据”业务，标志着招商银行正式迈入票据市场新时代。上线之初，在票交所发布的三项主要指标中，招商银行出票量和贴现量两项主要指标居市场前列。

（三）积极推广，抢占市场先发优势

接入新一代系统后，招商银行积极推广新一代系统，着力为企业提供更优质的票据服务。一是持续提升线上服务体验。广泛收集企业对新一代系统的反馈，不断优化系统，使企业从功能开通到业务办理全流程的线上化服务体验达到极致。二是积极宣传引导。制作海报、长图、宣传手册等宣传物料，通过官微、官博、新华网等平台和朋友圈等渠道开展多轮宣传，并通过线上线下等多渠道引导企业办理新一代票据业务。三是加强行内培训。总分行针对产品经理、客户经理持续开展多轮培

训，加强全行对新一代系统的认识，力争“人人会讲新一代”。

在招商银行的积极推广下，新一代系统推广颇有成效。截至2022年12月底，通过招商银行完成新一代系统企业信息报备的企业数已突破15万家，取得市场领先优势。通过新一代系统，招商银行已服务来自能源、手机、货运等不同行业的企业，助力企业快速、便捷完成可分包票据的签发、支付和融资。

二、市场变革，票据服务实体经济能力增强

首批接入新一代系统后，招商银行在推广和实践中积极探索新一代系统对市场带来的影响。新一代系统创新可分包票据实现票据的“找零支付”、统一票据贴现前后的提示付款规则、引入企业信息备案、主动账户管理等功能，形成“前后一体、多管齐下”的风控体系，有效解决了企业长期以来的诸多痛点和需求，促进票据服务实体经济的能力得到进一步增强，对票据市场产生广泛而深远的影响。

（一）票据结算属性增强，助力票据业务回归结算本源

票据本质上是具有融资属性的远期支付结算工具，兼具结算和融资双重属性。过去企业收到大额票据后很难用于小额支付，在一定程度上降低了企业接受票据的积极性。新一代系统中的票据拥有了几乎媲美现金的流通性和便捷性，支付便利性得到极大提升，进而带动企业接受票据和签发票据意愿的共同提升。可以预见，在新一代系统全面推广后，票据的结算属性将得到显著强化，有利于回归支付结算本源，能更加突出票据服务供应链的作用，带动更多优质企业信用在票据链条上迁徙，促进票据市场的有序发展。

（二）票据流通能力提升，助力票据服务更多小微企业

新一代系统推出可分包票据后，票据签发金额、平均背书次数、用票企业的数量均有望得到大幅提升。在核心企业与一级供应商之间动辄上千万元、数百万元面额的票据经过拆分、组合、再拆分、再组合，票据能顺着供应链条向过往无法触

达的长尾供应商流转。更加畅通的背书流转，使更多企业愿意接收票据并参与流转；更多愿意收票的企业进一步促进原来不采用票据结算的核心供应商使用票据结算，推动票据承兑端的发展壮大，从而形成一个相互促进的旋转闭环。在可预见的未来，票据业务参与企业会呈现指数级增长，潜在票据客户数量也将大幅增加。届时，将会有更多位于产业链末梢的中小微企业成为持票人，获得票据结算和融资机会。票据能够帮助更多的中小微企业拓宽融资渠道，有效缓解中小微企业融资难、融资贵的问题，票据服务实体经济、帮助中小微企业降本增效的能力将大幅增加，助力脱虚向实。

（三）数字化重要性突显，促进票据线上服务体验提升

新一代系统上线后，票据的数字化水平更上一层楼，给商业银行利用数字化赋能票据服务提供了坚实的基础。同时在票据实现分包流转后，伴随供应链不断向长尾延伸及用票企业的大幅增长，票据业务将呈现“小额化、高频化、线上化”的特征，商业银行开展票据业务也将迎来新的挑战。如何同时为数量大幅增长的企业尤其是小微企业提供优质的票据服务，如何满足企业可分包票据的管理和结算的新需求，如何在票据流转更加复杂、风险管理半径更大的新形势下做好票据风险防控，数字化将成为破题关键。

对此，商业银行需要更加重视企业对线上服务的体验，充分挖掘数字化潜能，强化线上、批量服务客户的能力，为企业提供更加便利的用票环境。

三、服务升级，招行打造新一代票据大管家

招商银行高度重视新一代系统，围绕“以客户为中心”的服务理念，依托新一代系统打造新一代票据大管家，为企业提供更优质的票据业务服务。

（一）科技赋能，打造数字化的领先优势

招商银行打造“数字银行”，而新一代系统的领先技术水平及业务特征，给予

了招商银行充分发挥金融科技赋能票据业务的保证和机遇。2022年，招商银行票据系统已完成主机上云，“云上票据”为票据业务的数字化发展提供了坚实的基础设施保障。借力金融科技，招商银行先后推出商票通、承贴通、供票通、招银闪贴、招银闪承、智+票据池等一系列高度线上化的明星产品，构建了企业网银、App、CBS、银企直连等多元化的面客服务渠道。面对可分包票据将带来的万亿级票据流转数据，招商银行已提前布局，运用大数据建立事前、事中、事后的全方位在线风控体系，并构建便捷、高效、准确的线上营销支持体系，积极推动票据业务获客模式由线下逐步向线上转变。

（二）创新驱动，打造新一代票据大管家

2016年，招商银行推出票据大管家，为企业客户提供票据全生命周期的一站式产品服务。2022年，为借助新一代系统票据功能全面升级的契机，向企业客户带来更优质的服务，基于原票据大管家的基础和优势，围绕“全、智、快”的创新理念，全新打造新一代票据大管家专区。新一代票据大管家专区界面更美观、流程更简单、功能更丰富，并全面对接票交所新一代系统，充分结合票据分包流转的特征，突出票据结算灵活性、票据管理便捷性，创新票据智能报表、收票在线风控等功能，打造极佳的线上化服务体验。

“原来我们还担心票据分包流转后，小票、散票太多难以管理，票据专区的智能报表实现了收票、付票的统一视图。”在用了招商银行新一代票据大管家后，广州某家企业如此感慨道。

（三）聚焦服务，打造最佳客户体验银行

首批接入新一代系统后，招商银行将在新时代中继续积极作为，坚持“以客户为中心”的价值观导向，不断提升票据业务服务水平。一是将聚焦客户服务体验，围绕客户用票旅程对票据全生命周期的各个环节进行打磨，全方位满足各类人员、各类企业的票据结算、融资、管理和风控等需求。二是将持续以金融科技为核心动力，推动技术敏捷带动业务敏捷，不断打通线上化断点、创新票据业务模式，持续

提升线上化服务体验。三是将加大产品创新，研究票据分包流转后客户持票用票行为变化带来的新需求，前瞻性地进行新产品的研发和创新，力争引领市场创新和服务，全力打造“最佳客户体验银行”，发挥票据业务服务普惠金融、支持中小微企业融资的重要作用。

供稿单位：招商银行

执 笔 人：李　唯　李海滨　赵　海　徐明鑫

金融科技赋能新一代票据系统建设 助力企业便捷支付融资

2022年8月20日，在票交所的统一安排和周密部署下，江苏银行作为新一代票据业务系统首批上线金融机构，顺利完成了新一代票据业务系统的投产上线。

江苏银行在新一代票据业务系统研发过程中充分运用金融科技赋能，在最大限度保留原电票系统的业务流程和操作模式之外，全面融入了票交所新一代票据全生命周期业务功能，充分发挥新一代票据“可分包、高可用”的灵活性特征，助力企业便捷支付和融资。

一、江苏银行新一代票据业务系统架构

江苏银行新一代票据业务系统采用票据基线产品+拥有完全自主知识产权的票据业务微服务组合方式建设，保留了原票据业务系统后台的标准化产品模块，将高并发、使用量大的业务模块进行自研拆解，放入微服务中。江苏银行新一代票据业务系统作为全行票据业务服务端，遵循了高内聚、低耦合的设计模式，实现了全行所有票据业务相关功能全量集中于新一代票据系统中，并将业务原子化、微服务化，在保证系统稳定的前提下大幅提升系统处理性能。

二、深度融合新老票据业务模式，提升客户使用体验

为最大限度提升客户使用体验，江苏银行新一代票据业务系统对新老票据在系统功能上进行了深度融合改造，以江苏银行“票据管家”为依托，打造“一站式”票据金融综合服务平台，实现了从票据签发、承兑、背书、贴现到兑付全生命周期的新老票据混合操作，基本做到在不改变企业用户原有使用习惯的前提下，简化操作流程，提高使用效率。依托金融科技赋能，实现系统层内部解耦，率先实现了新老票据混包操作，全面提升客户使用体验的同时，保证了老票业务的安全稳定运行。

新系统上线后，江苏银行积极通过行内外各类渠道加大了对新一代票据业务系统和可分包票据的宣传和推广，得到了用票企业的广泛关注，吸引了众多企业客户前来咨询，在了解和使用新票、新系统的功能后，企业用户纷纷给予了好评。

三、新老票据齐头并进，新老票据全面“智慧化”

面对全新形式的新一代票据业务，江苏银行以新一代票据业务系统建设为契机，在总结老票交易运营经验基础上，将在线贴现、E签票、线上开票、资产池等票据产品进行了全面自动化和智能化升级改造，使以上重点业务品种做到在不增加用户操作复杂度的情况下同步支持新一代票据。同时，凭借新一代票据业务系统构建的机遇，江苏银行票据系统重构票据池流程，实现了新老票据出池的自动化处理，极大提升了用户体验，进一步增进系统线上化、智能化程度。

四、科技赋能，体验与安全并重、效率与稳定共存

依托金融科技赋能，江苏银行新一代票据业务系统实现了业务层与科技层的解耦分离，将企业客户常用的并发高、效率要求高的功能以微服务技术框架重构，通过设计拆分并借助于轻量级微服务架构将原业务中并发量大、业务逻辑独立的模块进行了原子化剥离，剥离后新老票据业务性能均较以往提升80%以上。同时在设计

模式上采用了异步报文处理模式，将用户操作与后台系统处理时间拆分，最大限度提升用户体验，降低用户等待时间。在保留原有较为复杂的风控模型和业务处理逻辑的同时，实现了稳态与敏态共存，效率与稳定并重。

五、客户案例：新一代票据业务系统帮助绿色企业盘活资产降低财务成本

江苏某光伏企业成立于2013年5月，为地方重点绿色制造业企业，公司主要产品为光伏电池片，年销售额超百亿元，公司电池片出货量全球排名前五。

作为制造型企业，该公司在日常经营活动中使用票据结算较多。虽然持有票据资产较多，但企业也面临如下问题：下游客户支付的货款中，票据面额较大，而上游供应商需要支付的款项金额通常较小且分散。如将下游客户支付的票据进行贴现后再支付上游客户货款，会增加一定的财务成本，且下游客户支付的银票中，有一部分为小银行承兑票据，贴现成本更高。为了应对用票过程中的上述问题，企业会保留一定的日常备付金，导致其财务成本居高不下。

针对企业运营中存在的问题和痛点，江苏银行向企业推荐使用了新一代票据，江苏银行新一代票据业务系统高效、安全的性能和新一代票据可等分化分包支付、贴现的特征，得到了企业的高度认可。在该企业的协同下，江苏银行迅速为企业及其供应链上下游企业开通了新一代票据业务系统功能，通过新一代可分包票据顺利解决了企业票据支付和贴现融资过程中面临的难题，降低了企业备付金水平，弥补了企业短期流动性需求，降低了企业财务成本，畅通了企业供应链运行。

江苏银行坚守票据服务实体经济的理念，坚持科技赋能，全力提升票据服务实体的经济效能，为客户带来智慧化、稳定化、高效率的票据业务使用体验，为助力中小企业和实体经济高质量发展贡献“苏银力量”。

供稿单位：江苏银行

执 笔 人：陈　伟　王晓明

票据信息披露机制建设取得新进展

商票信息披露制度自2021年8月1日起正式实施，经过一年多的时间，已在票据市场各参与主体间形成共识，票据市场信用体系建设往前迈出了重要一步。2022年11月18日，人民银行、银保监会联合修订发布了《商业汇票承兑、贴现与再贴现管理办法》（中国人民银行 中国银行保险监督管理委员会令〔2022〕第4号，以下简称《办法》），对商业汇票信息披露提出了新的要求，上海票据交易所发布《商业汇票信息披露操作细则》（票交所公告〔2022〕1号，以下简称《细则》），配套《办法》新要求的落地实施，为信息披露提供具体操作指引。自2023年1月1日起，商业承兑汇票、财务公司承兑汇票、银行承兑汇票承兑人都应当按要求在票据信息披露平台注册和披露，票据市场信用体系建设进一步完善。

一、商票信息披露平稳开展，票据信用环境改善

在2022年《办法》与《细则》修订前，规范商业承兑汇票与财务公司承兑汇票信息披露的制度已经实施了一年多的时间，市场各方对于票据信息披露反应积极，商业承兑汇票逾期率明显下降，商票融资能力稳步上升，企业用票行为进一步规范，商票信用环境不断优化。

（一）信息披露制度平稳推出，市场各方积极响应

2020年12月18日，中国人民银行发布公告〔2020〕第19号（规范商业承兑汇票信息披露），2021年8月1日起实施。通过广泛的宣传引导，商票信息披露形成了较好的市场氛围，市场各方积极参与，企业、财务公司对信息披露的参与度不断提升，票据信息披露平台用户数量、披露率稳步上升。截至2022年末，平台用户6.6万余家，承兑信息披露率、信用信息披露率均达95%以上，制度实施平稳，推动票据市场健康发展的积极作用逐步显现。

（二）企业用票行为进一步规范，商票逾期率明显下降

商票信息披露制度的实施，以市场化的方式引导企业信用意识逐步提升，企业用票行为更为规范，商票逾期率明显下降。截至2022年末，信息披露制度正式实施以来新签发商票逾期率较制度实施前有明显下降。主要原因在于，信息披露制度形成的市场化约束正在显现，承兑人为避免出现在票据逾期通报名单上，对票据提示付款的应答、兑付等行为明显规范，企业用票行为规范性提升，到期兑付率提升，商票信用环境逐步优化。

（三）商票承兑发生额下降，融资金额上升

2022年，商票承兑发生额34 286.42亿元，同比下降9.72%，贴现发生额12 769.14亿元，同比上升4.81%。信息披露制度实施后，所披露信息已被广泛应用于收票企业和金融机构对承兑人信用风险的识别，信息披露平台发布的信息被各类媒体广泛引用、分析和挖掘，相关影响力不断扩大。一方面，商票信息披露制度对信用不佳的承兑人具有出清效果，导致商票承兑规模有所下降；另一方面，票据市场透明度和整体信用的提升，带来融资规模和融资比例的上升，商票的信用价值及融资能力也相应提升。

二、票据信息披露机制进一步完善，票据市场信用体系建设更进一步

2022年11月18日，人民银行、银保监会联合修订发布的《办法》旨在规范商业

汇票承兑、贴现与再贴现业务，促进票据市场健康发展，其中强化信息披露及信用约束机制是主要的修订内容之一。票交所据此配套修订发布了《商业汇票信息披露操作细则》，增加了商业银行信息披露的具体要求、持续逾期的具体定义和风险控制相关内容，为商业汇票信息披露的规范操作提供指引，同时不断完善优化票据信息披露平台配套功能，票据信息披露的覆盖面和影响力不断加大，进一步推动票据市场信用体系建设。

（一）新增商业银行信息披露要求，信息披露覆盖面扩大

根据《办法》要求，在前期商业承兑汇票信息披露相关公告基础上，将信息披露范围扩大至银行承兑汇票，规定企业和财务公司披露商业汇票主要要素和承兑人信用信息，商业银行披露承兑人信用信息。《细则》进一步明确了商业银行的注册方式、披露要求等，商业银行通过向票交所发送申请表的方式进行票据信息披露平台注册，应当在每月前10日内完整披露截至上月末的承兑人信用信息。通过增加商业银行信息披露要求，信息披露制度覆盖了所有承兑人类型的商业汇票，票据市场信用体系建设进一步得到完善。

（二）明确持续逾期和承兑人逾期定义相关内容，防范信用风险

《办法》要求商业汇票的承兑人和贴现人最近两年不得发生票据持续逾期或者未按规定披露信息的行为。其中“持续逾期”在《细则》中给出了具体定义，即6个月内发生3次以上承兑人逾期。承兑人逾期每月统计一次并在票据信息披露平台发布名单，承兑人逾期判定标准为最近6个月内发生过3次以上票据逾期，且月末有逾期余额或当月有票据逾期行为发生，而承兑人逾期将导致承兑业务被暂停。根据《细则》，在停止承兑人业务权限两年之前，增加了临时停止承兑权限的处理措施，结清逾期票据后可恢复承兑人业务权限，目的在于控制信用风险的同时尽量排除非信用原因引发的逾期行为对企业承兑票据的不利影响。对于因非信用原因导致逾期的承兑人，通过临时停止承兑业务权限，可以提醒承兑人及时结清逾期票据，避免信用风险敞口扩张；对于存在信用风险的承兑人，承兑人逾期名单发布后其承兑业务立即受到控制，一旦承兑人信用持续恶化，无法结清逾期票据，将构成6个月内3次

以上承兑人逾期，被禁止两年内新承兑商业汇票，从而达到防范信用风险的作用。

（三）增加风险控制相关条款，强化制度实施效果

《办法》第四章风险控制规定了企业、财务公司、银行违反相关规定的，对其票据业务权限需要进行风险控制措施。为配套《办法》执行，《细则》增加了第三章风险控制，对应《办法》中对承兑人出票、承兑、贴现、质押、保证业务的风险控制。商业汇票承兑人发生承兑人逾期、持续逾期或未按规定披露信息的，自2023年1月3日起，票交所将依据规则，通过系统控制暂停提供相关票据业务服务或功能，强化制度实施效果。

（四）优化票据信息披露平台功能，提升用户体验

票交所通过设立票据信息披露咨询专线，建立与人民银行分支行、金融机构的联动机制等方式，加强政策宣介，及时调研、了解企业用票情况，收集票据信息披露平台用户的需求，有针对性地加强平台建设。在优化平台功能方面，上线商业银行信息披露功能，配合新一代票据业务系统上线进行适应性改造，增加新系统小额签票的身份验证方式，为新系统参与者提供平台注册、披露、查询等功能，优化平台页面提醒与信用信息推送显示等，不断提升平台用户体验，为制度落地实施提供有力保障。

三、未来展望

近年来，经过票据信息披露相关制度的出台与修订，信息披露的市场化约束机制逐渐完善，持票人合法权益保障得到有效提升，票据市场信用体系建设不断健全。未来，票交所将持续深入推进票据信息披露工作，优化票据信息披露平台功能，提高信息披露效率，扩大信息披露影响力，推动信息披露政策落地见效，充分发挥票据服务实体经济的作用。

供稿单位：上海票据交易所

执 笔 人：王绍兴　张　斌　杨　扬

推广商业汇票信息披露
助力票据市场信用体系建设

近年来，伴随企业应收账款快速增加，人民银行提出推动应收账款票据化，应收账款票据化的核心在于推动应收账款商票化。但在实践中，商业承兑汇票往往由于信用问题或是信息不透明导致其流动性和融资便利性较低，无法充分发挥其功能，再加上此前伪假票据事件不断发酵，对于商业承兑汇票的流通产生负面影响，亟待建立信用约束机制，解决商业承兑汇票流动性和融资问题。

人民银行和票交所于2020年初建立票据信息披露平台，创设票据信息披露机制，规范承兑人票据信息披露。近两年，通过开展信息披露进一步加强了票据市场信用体系建设，逐步建立了承兑人信用约束机制，改善了商业汇票的市场信用环境，促进商业汇票更好地发挥其功能作用。

一、2022年票据信息披露的新变化

2022年2月9日，票交所发布《关于规范未披露承兑信息商业汇票贴现申请系统控制有关事项的通知》，明确金融机构办理商票的贴现、质押、保证等业务前，应先查询商票承兑信息，若商票承兑人未按规则披露，金融机构不得办理相关业务。票交所于2022年2月26日起在电子商业汇票系统和中国票据交易系统对相关业务进行

系统控制。

2022年3月9日，票交所发布《关于规范未披露承兑信息商业汇票申请质押、保证系统控制有关事项的通知》。对于商业承兑汇票和财务公司承兑汇票，如果承兑人未在票据信息披露平台披露承兑信息或披露的承兑信息与票面信息不一致的，将无法在票交所系统中发起质押、保证的申请。

2022年8月11日，票交所发布《关于票据付款期限调整和信息披露有关事项的提示》，提出银行承兑汇票承兑人应当披露承兑人信用信息。商业汇票的承兑人和贴现人最近两年不得发生票据持续逾期或未按规定披露信息。

2022年9月29日，票交所发布《关于开展商业银行用户预注册及相关事项的通知》，明确《商业汇票承兑、贴现与再贴现管理办法》正式实施后，商业银行应当通过票据信息披露平台披露承兑人信用信息。

2022年11月18日，中国人民银行和中国银行保险监督管理委员会出台《商业汇票承兑、贴现与再贴现管理办法》（中国人民银行　中国银行保险监督管理委员会令〔2022〕第4号），新增商业汇票信息披露相关内容。

2022年11月18日，票交所发布《商业汇票信息披露操作细则》（票交所公告〔2022〕1号），细则的主要变化体现在以下三点：一是信息披露的范围由商业承兑汇票扩大至商业汇票，包括商业承兑汇票、财务公司承兑汇票和银行承兑汇票。二是规范票据信息披露平台提示内容，并明确其触发条件。三是当商业汇票承兑人发生持续逾期或未按规定披露信息达到一定条件，票交所暂停为其提供部分票据业务服务。

二、宁波银行商业汇票信息披露业务实践

宁波银行积极响应人民银行和票交所的号召，将票据信息披露作为2022年度的重点工作之一，积极向客户推广信息披露注册工作。

（一）开展培训助力信息披露推广

在对企业宣传信息披露业务前，宁波银行先在全行范围内开展信息披露专项培

训，充分阐释信息披露注册工作的重要性以及开展信息披露给企业带来的好处，详细介绍企业信息披露网上注册和披露的操作流程。完成培训后，业务人员即奔赴辖内商业承兑汇票的开票、质押和贴现客户开展宣传，协助企业完成信息披露平台的注册，帮助企业绑定所有开票账户，并将披露方式设置为自动披露。

（二）设置信息披露专属热线解答难点

宁波银行设置了信息披露专属热线电话，对于业务人员推进过程中遇到的困难及企业在信息披露注册、操作时遇到的问题进行解答。

企业常见的咨询问题，如信息披露注册票号是怎么来的、注册票号开票要素要填什么、注册票据开立后到期怎么处理、多个开票账户如何绑定、披露方式选择哪个等，均可以通过专属热线获得指导，助力企业顺利完成信息披露相关操作。

（三）信息披露直连助力企业收票贴现便利

宁波银行于2022年2月24日上线了信息披露直连功能，客户通过宁波银行网银发起商票和财票贴现或质押申请时，系统自动向票交所票据信息披露平台查询票据披露信息，并校验查询结果。对于已披露且查询比对结果一致的票据才允许客户发起贴现或质押申请。

2022年5月26日，宁波银行上线了财票和商票签收提醒功能，客户通过宁波银行网银背书签收财票或商票时，系统自动校验票据信息披露情况，对于未完成信息披露的票据，提示客户该票据未按照人民银行制度规定完成信息披露，可能会影响票据后续办理贴现、质押等业务。

通过信息披露直连功能，既保障了客户权益，又确保发起贴现或质押申请的票据符合票交所信息披露相关规定。

三、信息披露业务实践案例

（一）提升商票的流通性

浙江某电器企业是一家中型企业，日常经营是通过向上游供应商采购铝锭等原材料制作铝制品。2022年受疫情影响，企业经营压力大，现金流较为紧张。企业之前曾签发商票用于支付货款，但上游供应商担心商票市场透明度低、流通性较弱等，不愿意接受。

宁波银行了解到该企业的需求，立即向企业介绍了票据信息披露的相关信息，并协助企业在票据信息披露平台完成了注册和披露工作。随后，与企业共同向上游供应商介绍信息披露平台的功能，在平台近两年的运行过程中，已经对商票承兑人起到了很好的约束作用，商票流动性大幅提高，成功打消了上游供应商对于接受商票的疑虑。最后，该公司签发6个月期限的500万元商票，支付给上游供应商作为货款，成功缓解了企业的现金流压力。

（二）提升信息披露的主动性

江苏某化工公司是国内知名上市企业，在供应链处于强势地位。企业支付货款主要通过开立商票为主，上游供应商收到商票后，往往通过贴现获得现金。

该企业前期一直未在信息披露平台注册，不愿意公开披露票据承兑信息。宁波银行了解到上述情况，向企业详细介绍票交所最新发布的《商业汇票信息披露操作细则》，告知企业如承兑人连续3个月以上未披露承兑人信用信息的，票交所将暂停企业承兑服务，直接影响企业后续通过开立商票支付货款。最终，说服企业在票据信息披露平台完成了注册，并将商票承兑信息和承兑信用信息披露方式设置为自动披露。

（三）拓宽小微企业的融资渠道

宁波某科技企业是一家2022年才成立的小微科创企业，企业拥有多项发明专利，但是由于成立时间短，企业资产规模小，融资难度较大。

宁波银行了解到企业需求，为企业提供商票保贴专项额度和贴现利率的优惠，并协助企业在票据信息披露平台完成了注册和披露工作。最终，该企业签发了3个月期限的100万元商票支付给了上游供应商，供应商又以低于市场贴现价格的利率在宁波银行办理了商票保贴，顺利完成了商票融资，解决了小微科创企业的燃眉之急，拓宽了企业的融资渠道，使其成为宁波银行的忠实客户。

票据信息披露平台是建立健全票据市场商业信用体系，推动商业汇票市场健康有序发展的基础。随着票据市场成员的不断推广，绝大部分承兑企业均已形成主动披露的习惯，票据市场透明度和融资便利性越来越高，越来越多的企业愿意接受商票用于支付款项，承兑人的签发意愿和持票人的接受意愿不断提升，最终将会形成商业信用发展的良性循环。

供稿单位：宁波银行

执 笔 人：石晓蕾　张俊杰

加强票据信息披露服务
携手企业共建票据信用体系

在2021年8月票据信息披露制度正式实施后，商票逾期情况有了明显减少，票据信用环境不断改善，票据市场制度体系和信用体系更加健全、成熟。宝武集团财务有限责任公司（以下简称宝武财务公司）作为非银行金融机构，积极参与票据市场建设，坚决贯彻政策要求，练好内功，突出服务，携手企业做好票据信息披露工作，为票据信用体系建设贡献力量。

一、财务公司票据信息披露实践

宝武财务公司是中国宝武钢铁集团有限公司（以下简称宝武集团）探索产业金融的起点，始终坚持金融服务实体经济的经营宗旨，坚守风险合规的底线思维，在中国人民银行〔2020〕第19号公告发布后，快速行动、深入学习，与票交所积极沟通了解具体操作要求，制订票据信息披露工作计划。践行“用户至上”，勇于承担企业集团财务公司的服务责任，在人民银行和票交所的指导下，已协助130余家开展票据业务的成员单位完成票据信息披露平台的注册工作，并接受了122家成员单位委托披露申请，切实提高成员单位票据使用体验，推动工作有效执行。

（一）机制建设

为全面完成票据信息披露工作，宝武财务公司成立票据信息披露专项小组，公司总经理作为组长，成员覆盖信贷业务、结算业务、信息系统、风险合规等多个条线，组织实施票据信息披露工作，深入研究政策要求，统筹协调工作方案，督促披露任务全面落实。严格按照人民银行公告规定，快速梳理票据业务相关管理办法，新增票据信息披露的审查要求，在办理票据贴现、质押、保证等业务前检查承兑信息及承兑人信用信息。紧跟《商业汇票承兑、贴现与再贴现管理办法》的要求，继续完善票据制度，加强票据信息披露的制度建设。

在票据信息披露平台上线后，宝武财务公司认真学习平台操作要点，第一时间组织平台注册及账户绑定工作，熟悉平台各项功能和操作步骤，参与票交所举办的培训交流会议，解决在使用过程中遇到的问题和疑惑，根据公司实际情况编制了票据信息披露操作手册，为披露工作正式开展提供有力保障。

在平台线上接口开放后，宝武财务公司积极了解接口功能及规范，通过接口对接，实现披露信息自动查询、票据业务自动控制等功能，确保每一笔贴现、质押、保证的票据符合披露要求，提高了业务时效性，实现T日签收票据T日办理贴现、质押、保证业务，满足用户业务需求。

宝武财务公司在取得承兑业务资质后，建立健全了承兑业务制度体系，严格遵循监管要求开展承兑业务，加强相关信息系统建设，控制承兑业务的信用风险和操作风险，实现了宝武财务公司承兑汇票“0逾期”。通过制度建设、人力配置、系统建设，切实贯彻票据信息披露要求，及时披露财票承兑信息和公司信用信息，保障票据业务合规。

（二）服务举措

作为企业集团内的一员，宝武财务公司充分发挥产业与金融桥梁作用，利用专业能力协助集团内成员单位做好票据信息披露工作，提供配套服务，让成员单位以最佳的体验完成平台注册和信息披露，共建票据信用体系。

1. 用户培训。在要求正式实施前，宝武财务公司开展了多次票据信息披露培训会，传达政策精神，贯彻披露要求，解答用户疑惑，对于重点单位提供一对一培训服务，保证所有开票企业了解“什么是票据信息披露”“为什么要票据信息披露”“如何进行票据信息披露”。紧跟票交所的票据信息披露培训节奏，开展转培训工作，温故知新，不断加深成员单位对票据信息披露的认识，增强票据信用保护意识。

2. 委托披露。宝武财务公司推出了票据信息披露委托服务，成员单位签署委托协议后可委托宝武财务公司进行票据信息披露工作。相较于自动披露，宝武财务公司根据业务紧急情况手工披露票据承兑信息，跟踪成员单位承兑信用情况，减少持续逾期情况的发生。目前，已受理122家成员单位委托披露申请，覆盖23个省份，归集宝武集团的票据信息披露工作，不仅减少了成员单位工作量，保障票据信息披露在企业端的有效落地，也有利于集团票据在线监控、控制票据风险。

3. 沟通机制。通过工作小组，设置票据信息披露工作专员，建立成员单位—客户经理—专员的多级分层沟通机制，在日常工作中为成员单位提供专业指导，协助成员单位完成平台注册、账户绑定，及时解答各类疑惑，传达最新信息；定期跟踪成员单位披露工作进度，敦促未完成企业尽快披露，合规开展票据业务。

4. 协同推广。针对大型企业中分子公司众多、共享中心统一支付结算的特点，协同一级子公司和共享中心，在集团“一基五元”各板块中选择试点企业，先行开展票据信息披露宣传及服务创新工作，打造契合不同行业、不同类型企业需求的服务模式样板间并批量复制推广，提高推广质量和效率。

（三）业务操作

宝武财务公司承担自身及委托企业的票据信息披露工作，负责了149个电票账户的信息披露工作，特此设立了承兑信息披露操作岗、承兑人信用信息披露操作岗、票据信息披露综合管理岗三个岗位，负责票据承兑信息手工披露、承兑人信用信息跟踪及披露。2022年宝武财务公司票据承兑信息累计披露近4.5万次，累计金额近830亿元，票据承兑人信用信息累计披露超1 600次。

各岗位人员严格按照相关监管制度以及公司操作手续开展工作，设置双人双岗，避免遗漏披露、披露失败等情况发生，更好地完成披露工作。在日常披露工作中，结合实际业务需要，为当日收票且须当日申请贴现、质押、保证业务的收票客户，进行及时准确的人工披露票据承兑信息，保障业务时效性。为更好地协助客户、提示票据逾期承兑风险，每日跟踪成员单位的到期票据，帮助用户把控风险，及时提示客户有当日未结清票据，有效避免因人员疏忽、系统等其他原因造成的票据逾期情况。每月跟踪用户的承兑信用信息，提醒单月出现逾期票据的用户，检查逾期原因，避免发生持续逾期情况，影响用户票据业务。

二、实体企业实践票据信息披露

（一）案例：改善企业用票行为，树立优质商业形象

集团内某成员单位视自身经营情况制定了相应的支付结算政策，需要向上游供应商签发商票。但受商票市场风险事件的影响，上游供应商的接受程度并不高。在票据信息披露公告发布及票交所披露平台上线后，宝武财务公司协同该成员单位开展营销工作，宣传票据信息披露的影响和意义，对供应商特别是其中的小微企业接收票据提供了信用背书。同时，宝武财务公司推出了商票保贴服务，助力商票结算政策执行，得到了供应商的广泛认可。

该成员单位完成平台注册后，选择宝武财务公司作为委托披露金融机构。但在后续业务跟踪中，发现该成员单位出现了数次商票逾期情况，且全部集中于通过属地某银行开立的商票。经沟通后，了解到商票逾期并非出于主观意愿未支付到期票据，主要原因是：一方面，属地企业初次接触电子商票，在票据到期后未及时操作提示付款或者操作不规范；另一方面，属地某银行系统支付规则设置，导致票据无法及时兑付。

在首次逾期发生后，宝武财务公司加强了对该成员单位的票据信息披露宣传贯彻及跟踪工作，强调票据逾期对企业带来的影响，与属地银行交流共同避免逾期问题。该成员单位也更加重视票据业务，意识到票据兑付不能再按以往经验来操作，采取措施改善用票行为：梳理形成商票业务操作手册，细化票据兑付要求；设置专人对接票据业务，在遇到不确定操作时，事先及时和开票行或宝武财务公司沟通，并提前规划票据到期安排，确保操作规范；协调属地银行，完善支付规则和系统硬件。

2022年，该成员单位的票据兑付逾期情况有了明显好转，未出现连续票据逾期的情况，提高了商票接受程度，承兑发生额超100亿元，吸引了超10家金融机构为其商票提供贴现服务，助力小微企业融资24亿元，有效解决了小微企业融资难、融资贵的问题。

（二）案例：展示优质商票信用，助力企业商票推广

集团内某成员单位是一家从事建筑、公用、交通领域设备设施的工程承包、维修的企业，在全国多个地方都设立分公司，业务客户遍布全国，日常结算规模大且操作频繁，总部及分子公司的票据都由运营中心进行统一管理，形成了有别于中小微企业的票据管理模式。

运营中心负责成员单位的收票、出票、转票、到期付款等操作。收票，每日普查所有账户，有待签收的票据就会进行签收；出票，根据成员单位业务部门提交的付款单，经过财务部门审核无误后，提交运营中心进行签发票据；转票，根据业务部门付款和资金情况，盘定拟转让票据，明确具体转票清单后，提交运营中心进行票据转背；到期付款，根据票据到期金额，安排资金，每日搜索当日到期票据进行兑付，保证在提示后规定时间内兑付票据。

根据运营中心票据管理要求，该企业支付票据须有业务部门录入付款计划（包括贸易合同及发票），以票据贸易背景的真实性作为付款前提。在兑付票据方面，运营中心设置专人，每日查询提示付款情况，及时应答提示付款申请，并安排资金兑付，即使出现特殊问题，也能够及时发现和处理，大幅减少商票逾期。

该成员单位及下属公司积极响应，完成了平台注册，考虑到披露的准确性和及时性，均委托宝武财务公司进行票据信息披露。通过票据信息披露平台，让越来越多企业了解其票据兑付历史和商票信用，展示商票按期兑付、从未发生票据逾期，提高其商票的接受度。截至2022年底，该成员单位总部累计承兑发生额超4亿元，余额超5 000万元。

（三）案例小结

票据信息披露让企业承兑发生额、余额、逾期发生额等关键信息都能一目了

然，为优质承兑企业提供展示机会和信用变现渠道，体现了高质量票据管理的作用和价值，有利于企业提高票据管理能力、树立商票信用形象、提升商票的流动性。收票企业通过披露平台快速查询资信情况，确认承兑企业兑付习惯，确定收取的商票总额。票据信息披露为企业收票业务提供了有力抓手，提高收票业务效率，有效控制票据信用风险。

三、总结展望

（一）深度推广，提高市场关注度

在人民银行、票交所的大力推广以及各金融机构积极参与下，票据信息披露引起了社会大众、金融市场和实体企业的广泛关注，成为辨识商票风险、衡量企业信用的新途径。在业务实践过程中，宝武财务公司仍发现部分企业，特别是小微企业，对票据信息披露认识较浅，还需在推广的深度、广度上继续努力，让广大小微企业有更深刻的了解，夯实用户基础。

（二）加强约束，构建票据信用体系

2022年11月18日《商业汇票承兑、贴现与再贴现管理办法》发布，于2023年1月1日正式实施。该办法进一步强调票据信息披露的重要性，强化了票据违约、未按规定披露信息等行为的处置处罚力度，实现了制度化约束手段。宝武财务公司将严格执行，跟踪开票企业的用票情况，为优质企业倾斜更多金融资源、享受更优惠的定价策略，控制违规企业开展票据业务，增强票据信息披露在票据风险防控方面的作用。

（三）系统建设，提高披露用户体验

针对大型企业集团遇到的难题，提供母公司统一授权管理功能，实现集中票据信息披露，避免多次平台注册，减轻企业管理成本，丰富账户绑定形式，简化操作。金融机构应加强票据业务系统建设，及时提醒用户票据到期兑付，优化支付规则，为企业正常票据兑付提供有力支撑。

（四）信息共享，丰富票据数据应用

企业在承担披露义务的同时，希望反哺获得更多票据信息，如在合法合规自愿前提下得到多级流转的信息，便于企业了解自身票据的流通情况和市场接受度，促进披露企业的使用意愿。共享银企信息，在查询环节加入可融资行等讯息，为查询企业提供多样化增值服务。联动人行征信、债券市场等，实现信息交叉验证，搭建更为完整的商业信用体系。

（五）信用修复，合理保护企业形象

为避免客观原因导致的票据逾期影响企业形象，探索票据信息披露信息修复机制，提供多样化的修复措施，如修改逾期信息、备注逾期信息说明、查询承兑信息时展示企业公告说明，减轻企业票据管理的心理负担，避免优质企业的信用受损。

（六）优化服务，携手企业共同发展

宝武财务公司在推广过程中，协助平台注册，推出委托披露服务，得到了成员单位的认可和赞赏，但也收到了需求与抱怨，必须常怀“用户至上”的服务理念，提高服务质量，切实解决用户遇到的各类问题，搭好实体企业与金融市场的桥梁，有效传达实体企业的诉求；不断丰富票据信息披露服务内容，让成员单位乐于进行票据信息披露、善于应用披露信息，共建票据信用体系，共享市场发展成果。

2023年是全面落实党的二十大精神的开局之年，是全面建设社会主义现代化国家新征程的起步之年。相信票据信息披露将在纾困小微企业、支持实体经济、防范金融风险等方面发挥更大作用。宝武财务公司紧跟人民银行和票交所的步伐，倾听实体企业心声，提升票据信息披露服务能力，助力票据市场健康有序发展。

供稿单位：宝武集团财务有限责任公司

执 笔 人：陈斯杰　朱亚伦　胡鑫珽　应慧娟　饶　帅

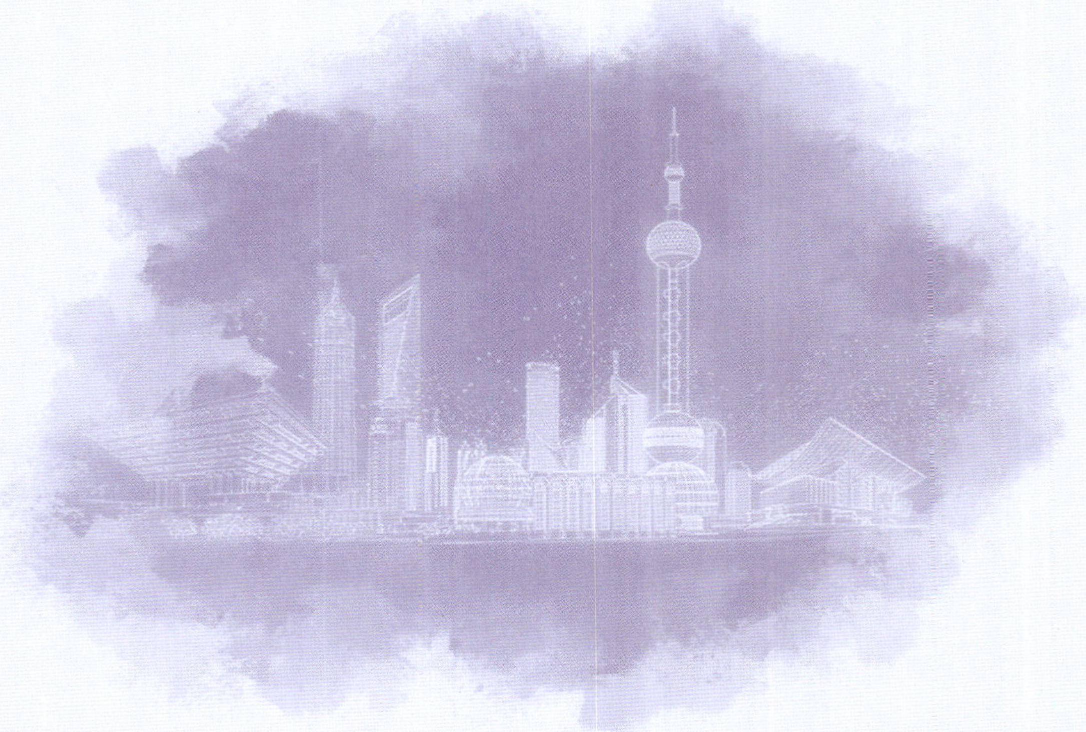

第三部分

CHAPTER 3

票据市场业务创新实践

发挥供应链票据作用
强化对供应链企业的金融支持

为规范发展供应链金融，支持供应链企业融资，票交所于2020年4月推出了创新产品——供应链票据。上线两年多以来，票交所致力于推动供应链票据规范健康发展，积极落实《关于规范发展供应链金融　支持供应链产业链稳定循环和优化升级的意见》（银发〔2020〕226号）相关要求，加强供应链金融配套基础设施建设，完善系统功能建设，推进与供应链平台的互联互通，完善供应链信息与票据信息的匹配，探索建立交易真实性甄别和监测预警机制。目前，供应链票据总体业务规模已突破2 000亿元，服务于智能家电、矿产冶炼、汽车制造、建工、医疗、农牧等多条产业链。

一、供应链票据平台主要功能

供应链票据平台作为票交所系统的重要组成部分，与符合条件的供应链平台进行系统直连对接，为企业开展供应链票据全生命周期业务提供线上服务。经由供应链票据平台签发的供应链票据是电子商业汇票，具备一般电票所具备的支付、融资、交易、货币政策工具等属性。同时，它又是一种创新的电票，通过引入供应链平台作为企业开展供应链票据的服务渠道，充分运用供应链平台的供应链管理知识、对企服务经验、金融服务能力、新型技术与信息整合优势等，紧跟实体产业需求和行业特点，将票据更好地嵌入供应链场景，提升企业用票体验。

供应链票据通过金融科技对业务场景的重构，使得票据与供应链企业之间的交易往来更加紧密耦合，信息化程度更高，信用和风险识别机制更加清晰，有效推动链上企业间的商业信用从挂账信用向票据信用转化，提升应收账款的标准化和透明度，更好地发挥票据推动供应链金融发展的优势作用。其基本业务流程主要包括九个方面。

一是企业信息登记。企业通过供应链平台在供应链票据平台上进行信息登记，各供应链平台依托自有的风控机制对企业身份的真实性和有效性进行认证，票交所依托企业信息库对信息进行再次核验后完成登记，强化信息真实性验证。

二是票据签发承兑。企业间因交易行为形成应收应付关系时，供应链票据可以直接通过供应链平台在票交所供应链票据平台上完成签发，并充分运用供应链平台已整合的“四流”信息，要求签发时上传交易关系等信息资料，从源头上保证票据的真实交易关系。支持签发商票和银票，使得商业信用与银行信用相互补充，为企业应对复杂多样的支付场景提供更多选择。

三是票据背书流转。供应链票据可开展等分化背书流转，如企业签收了1万元的供应链票据，实质上是100万张标准金额为1分钱的供应链票据组成的票据包，后续流转中持票企业可将票据包拆分成任意金额进行流转，满足企业零碎支付需求。同时，供应链票据支持跨平台背书流转，打破封闭循环，维护产业生态良性发展。

四是票据融资。企业可以通过供应链票据进行贴现、标准化票据等方式融资。供应链票据应用于供应链场景，在签发环节要求交易关系资料上传，背书环节也支持资料上传，具备真实交易关系可见性，更易获得金融机构授信。同时，金融机构可通过客户端或直连报文方式线上查询相关票据的信息资料，为金融机构线上办理贴现业务、系统自动审核电子资料打下基础。

五是票据交易与再贴现。供应链票据贴现后，可以开展转贴现、回购交易，进一步提高供应链票据流动性，充分调动同业资源为贴现市场提供支持。此外，供应链票据可作为货币政策操作标的，人民银行通过对供应链票据再贴现为重点领域、重点行业提供定向支持。

六是票据保证。供应链票据贴现前，出票人、承兑人、持票人可以向其他企业或金融机构申请对其持有的票据进行保证，一旦保证人同意，保证人即被纳入票据可被追索人之列，保证事项记载于票据信息，随票据流转传递至每一手持票人处，以此提高供应链票据的信用等级。供应链票据平台作为票交所系统的一部分，使用的相关报文与普通电票相同，金融机构无需进行额外的系统开发即可办理供应链票据保证业务。供应链票据贴现后，也可进行贴现保证。

七是票据质押。供应链票据支持持票人向其他企业或金融机构进行票据质押，同样，质押报文也与普通电票相同，金融机构能够接收开展相关业务。质权人应答同意后，票据进入质权人质押账户，不允许继续流转直至质权解除，若票据到期日质权仍未解除，则系统直接将票据到期兑付资金划转至质权人账户。实践中，持票人可通过票据质押进行融资，以此扩大票据融资渠道。

八是到期线上清算。供应链票据到期后，票交所自动代持票人发起提示付款，供应链银票或财票直接扣划承兑金融机构资金账户完成票据兑付，供应链商票在承兑企业完成扣款确认后通过线上清算完成票据兑付。线上清算既避免了因持票人忘记提示付款导致部分票据权利丧失的情况，又提升了票据的清算效率。

九是票据信息披露。供应链票据应根据要求开展信息披露，推动了企业承兑信息、承兑信用信息的公开化，降低了伪假票据风险，助力市场主体评估核心企业信用风险，营造良好的商业信用环境。

二、供应链票据业务发展成效

2022年全年，供应链票据业务累计发生额1 530.95亿元，是上年的2.34倍；参与企业2 421家，是上年的1.81倍。供应链票据在支付、融资、交易等各业务环节业务量均实现增长，多重属性效用协同发展，更好地满足了供应链企业支付、融资、财务管理等综合需求。此外，多地落地供应链票据再贴现，有效将再贴现资金引入供应链产业链，触达中小微企业，精准扶持供应链产业链薄弱环节，降低企业融资成本，纾解企业资金周转压力。

（一）参与主体不断扩展，服务范围布局全国

截至2022年，共有17家供应链平台通过票交所为企业提供供应链票据服务，近3 500家企业参与供应链票据相关业务，覆盖31个省级行政区，涉及建工、原材料批发、汽车家电制造、零售、冶金、农牧等行业。近百家金融机构（法人口径）开展了供应链票据相关业务，其中，城市商业银行和股份制银行是开展供应链票据业务的中坚力量。

（二）以商业承兑汇票为主，促进商业信用规范发展

供应链票据嵌入供应链场景，以票据形式规范企业间应收应付关系，提升了应收账款的标准化和透明度。同时，充分运用供应链平台本身具有的商流、物流等信息，从源头上控制票据交易关系的真实性，结合票据信息披露机制，培育商业信用。2022年签发的供应链票据中，商票签发笔数占比为92%，金额占比为90%。

（三）支持分包流转，破解票据收支金额不匹配痛点

供应链票据可以在企业间转让，有助于实现金融服务在供应链中的多级穿透，由原来的“供应商—制造商—经销商”向“包括供应商的供应商、经销商的经销商”纵向拓展，优化链内企业的财务结构。同时，供应链票据的等分化签发解决了企业长期存在的持票金额与付款金额不匹配的痛点，进一步发挥了票据支付功能。2022年，供应链票据单次背书平均金额为402.55万元，最小背书金额为3元，七成（笔数占比）以上为票据包拆分背书。

（四）融资属性较强，可及时为链内资金薄弱环节提供支持

供应链票据附有核心企业优质信用和可视化的交易背景，在中小微企业无法获得银行授信或融资成本较高时，可借助票据交易信息产生的“数据信用”提高融资可得性。2022年签发的票据中，商票贴现率为62%，银票贴现率为100%。已贴现供应链票据中，在签发后7天内实现贴现的票据金额占比为93.92%，张数占比为64.78%。供应链票据的信用传递使得金融机构在票据贴现时可着重关注承兑人信用，供应链平台以贸易关系组织打造产业生态圈，有助于将相同承兑人的票据汇

聚于同一平台，以此扩大同质融资规模，减小单笔贴现业务办理的边际成本。2022年，贴现票据面额不超过1 000万元的张数占比为78.02%，最小面额为100元。此外，高度市场化、透明化的票据转贴现交易市场可以为企业贴现定价提供直观的参考，有利于更准确地制定企业融资成本，也有利于贴现金融机构充分运用司业资源支持企业融资。供应链票据贴现利率普遍低于企业贷款利率。

（五）适用多种供应链场景，为链内企业提供全面金融支持

目前，企业已将供应链票据实际应用于其采购、销售、融资等日常运营中。如在企业采购环节，供应链票据可作为远期支付工具丰富企业信用支付手段，作为债权转让媒介盘活企业应收账款，作为集团关联企业间的贸易结算工具减少集团资金占用。在企业销售环节，供应链票据可作为企业应收账款管理工具提升财务管理效率，销售企业也可以接受下游企业票据支付为条件提高销售价格来增加企业营业收入。在企业融资环节，供应链票据可作为贸易融资媒介支持供应链上中小企业融资，同时可通过多样化的业务组合，由贴现搭配灵活的付息方式以及保贴、担保等增信手段，有效增强票据融资的可得性，帮助企业灵活应对复杂的供应链场景，如通过“保贴+买方付息+快速贴现”模式，由贴现机构提供保贴与秒贴服务，票据承兑企业承担全部贴现成本，既可满足供应商现金支付要求，又可满足融资企业灵活的支付需求，同时，节约融资企业财务成本，在企业实际产生资金支付需求时才开始承担财务成本。

三、未来展望

下一步，票交所将持续优化系统功能，畅通业务流程中的堵点断点，协助金融服务机构提升业务线上化办理水平。培育供应链票据比较优势，拓宽供应链票据融资渠道。引入更多符合条件的平台，并携手供应链平台、金融机构等多方力量，形成合力，引导企业更好地使用供应链票据。

供稿单位：上海票据交易所
执 笔 人：汤莹玮　启潇晴

接入供应链票据平台
助力实体经济降本增效

山东通汇资本投资集团有限公司（以下简称通汇资本）成立于2016年，由山东高速集团发起设立，注册资本13亿元，形成了股权投资、债权投资、数字资管三大业务布局，为核心企业、链属企业及金融机构提供包括平台化设计、个性化定制、服务化延伸、数字化管理等一站式综合性全闭环服务。2022年初，通汇资本正式接入票交所供应链票据平台。

一、通汇资本接入供应链票据平台的背景及进程

（一）通汇资本及山东高速集团简介

山东高速集团是山东省基础设施领域的国有资本投资公司，注册资本459亿元，资产总额突破1.3万亿元，2022年入选世界500强企业。集团大力发展基础设施核心业务，致力于打造主业突出、核心竞争力强的基础设施投资建设运营服务商和行业龙头企业，为“交通强省”建设提供有力支撑。集团资产总量位居山东省属企业及全国同行业企业第一位，产业链路覆盖企业众多，对所在区域及所在行业均具有较强的引领辐射作用。

（二）山东地方经济特征及有关政策背景

山东省经济结构中，大中型企业占比较大。其中，国有大型企业又占据着极为重要的供应链核心企业角色，其通过开展供应链金融业务，可将自身的优质商业信用充分传递至产业链中庞大的中小微实体企业，盘活中小微企业因围绕供应链核心企业服务而形成的应收账款资产，进而解决中小微企业融资贵、融资难问题，促进实体经济发展。与此同时，核心企业自身也在积极通过供应链金融盘活应收账款类资产，优化资产负债结构，进而提升整体经营水平。

为积极响应《关于规范发展供应链金融支持供应链产业链稳定循环和优化升级的意见》（银发〔2020〕226号）有关精神，促进区域供应链金融业务发展，山东省财政厅、山东省工业和信息化厅及中国人民银行济南分行于2021年2月联合发布了《关于强化财政金融政策融合促进供应链金融发展的通知》（鲁财金〔2021〕9号），提出了对推动应付账款票据化、推广供应链票据平台及应用的具体政策支持，在全国范围首开以省级行政单位财政与金融政策推动供应链票据发展的先河。

（三）通汇资本接入供应链票据平台进程

为积极响应党中央决策部署及国务院工作要求、落实山东省地方有关政策和山东高速集团发展目标，通汇资本严格依照《上海票据交易所供应链票据平台接入规则（试行）》（票交所公告〔2021〕1号）有关要求，在制度建设、技术研发和业务预热等方面进了充分准备，并于2022年1月完成了与票交所供应链票据平台的技术对接，实现了供应链票据签发、背书、贴现、提示付款等主要业务功能。此外，通汇平台综合运用企业信息认证、OCR图像识别、数字证书及电子签名等先进技术，并对接国税发票信息系统和地方财政支付系统，针对各产业链多元化用票场景，实现了企业票据业务操作与供应链信息的智能化匹配，从技术层面为平台的合规化运营和风险控制提供了有力保障。

其后，通汇资本克服疫情防控所导致的无法集中办公的阶段性困难，坚持居家或移动办公，以敏捷化研发方式，科学组织各工序的并行协同，充分挖潜、提效扩能，用三个月的时间完成了供应链票据业务的优化升级。自2022年4月起，通汇平台率先参与了票交所新一代票据业务系统的演练，并完成了近7 000条测试用例的检测。2022年6月初，票交所完成了新一代票据业务系统投产上线，通汇平台成功与票交所同步完成系统功能升级。至此，平台完成了供应链票据业务的全功能接入，进入正式运营阶段。

二、通汇平台供应链票据业务开展情况

（一）平台运营数据

通汇平台自2022年1月试运营以来，截至12月31日，平台累计业务总发生额114亿元，累计服务企业1 300余家，覆盖了16个行业和25个省级行政单位。

（二）平台业务特征

2022年是通汇平台上线运营的首年，依托山东高速集团产业背景以及山东省内各项供应链金融发展促进政策实现了“破冰开局”。从各项运营数据来看，2022年的业务运营具有较强的区域性和行业性特征。

区域性，是指平台超70%的企业用户均为山东省内企业。通汇资本在全国范围内尚未大规模布局分支机构，业务运营团队以山东为中心，采取线上线下相结合的方式，形成了对平台业务的体系化支撑。由于供应链票据属创新产品，从实际运营经验来看，较多数企业在接触供票初期，普遍存在“不了解背景、不熟悉操作、不清楚作用”的情况，在此背景下，对核心企业以及大型一、二级供应商的深度线下实地沟通及服务便显得尤为重要。在运营力量相对有限的情况下，通汇资本在供应链票据展业首年采取了“深耕本省、打出标杆”的发展方式，充分运用山东省内的各项政策支持，在各地市进行线下业务推广，并总结经验，形成“山东模式”，为此后在全国范围的广泛展业建立模板。

行业性，是指平台入驻企业集中分布于建筑业和批发零售业，总计占比超过55%。原因是通汇资本在展业初期，主要依托山东高速集团的产业支持，业务相对集中于大交通、大基建领域。此类行业既具备一定的传统票据使用经验，同时由于其“产业链路长、支付额较大”的特征，也是电子债权凭证等“类票据”工具在过

去几年重点开展业务的领域。通汇资本在2022年度的展业过程中，克服了相当的市场竞争压力，总结出供应链票据“链路实时可查”“融资服务直达”以及“账户统筹管理”等产品优势，并对高速集团内外部核心企业及链属企业进行充分宣介，推动企业一定程度上实现了由使用电子债权凭证向使用供应链票据的转化。

（三）平台展业经验

作为省属大型国有企业主导建设和运营供应链科技平台，通汇平台基于首年展业的区域性特征以及行业性特征，结合供应链票据产品设计优势和平台技术研发成果，在实践中逐渐摸索出一条凸显供应链票据产品应用价值、加速供应链票据业务推广的发展道路，总结形成了以下经验：

1. 依托区域政策支持积极展业，以实践成果推动政策的持续性。继2021年2月山东在全国率先出台财政金融融合支持供应链金融发展的政策之后，8月，人民银行济南分行、山东省工业和信息化厅、省司法厅、省财政厅、省商务厅、省国资委、省市场监督管理局、银保监会山东监管局联合印发《关于推动供应链金融创新规范发展的实施意见》（济银发〔2021〕130号），提出十九条具体措施，持续推动全省供应链金融深化发展。其中包含了大力推动供应链票据发展、支持核心企业建立信息平台接入上海票据交易所供应链票据平台以及由人民银行济南分行每年设置不低于50亿元的再贴现专项额度以引导金融机构积极为供应链票据提供贴现、质押融资服务等针对推动供应链票据发展的专项举措。同年年底，《山东省人民政府关于印发2022年“稳中求进”高质量发展政策清单（第一批）的通知》（鲁政发〔2021〕23号）发布，对鲁财金〔2021〕9号、济银发〔2021〕130号中有关推动供应链票据发展的政策内容进行了进一步强调，为通汇平台在2022年的展业提供了坚实基础。

2022年上半年，通汇平台在试运营阶段充分依托区域政策支持，广泛开展线上、线下业务宣介。山东省对于开展供应链票据业务的各项实质性鼓励支持政策，显著提升了供应链票据在企业及金融机构中的认知程度，也加快了通汇平台“破冰开局”的进程。自2022年3月起，通汇平台供应链票据业务月度总发生额、服务企业数等多项核心指标在接入平台中排名稳居前列，达到了“起跑即冲刺”的发展效果，以实际行动充分落实了所在区域的有关政策。2022年6月5日，通汇平台在完成重大升级后，迅速组织多家企业用户和商业银行，在生产环境成功落地了覆盖出票、背书、保证、质押、贴现等全流程环节的供应链票据业务，平台普惠价值及引领作用获得有关监管单位的高度认可。

通汇平台的正式上线及其供应链票据业务的迅速开展，为山东区域有关部门在定策施政时提供了丰富的调研素材和实践参考，一定程度上促进了其有关政策内容的延续性。2022年7月，济南市委、市政府印发《济南市建设科创金融改革试验区实施方案》（济委〔2022〕100号），将“推动山东通汇资本投资集团票据中心加强与上海票据交易所的联系合作，为我市科技创新型企业等提供供应链票据金融服务”列为全国首个科创金融改革试验区建设的重点工作。2022年11月至12月，山东省财政厅、人民银行济南分行等5部门以及山东省人民政府先后印发《关于进一步优化财政金融政策融合促进供应链金融发展的通知》（鲁财金〔2022〕28号）、《山东省人民政府关于印发2023年“稳中向好、进中提质”政策清单（第一批）的通知》（鲁政发〔2022〕18号），持续加强了山东省供应链票据业务发展的“真金白银”奖励。

在上述专项政策的有力支持下，通汇资本平台2022年末连续两个月供应链票据业务总发生额、服务企业数等多项月度业务指标在所有接入平台中名列前茅，充分体现了区域专项政策制定与供应链平台业务实践的相互促进作用，形成了“定策指引—业务实践—持续施政”的良性循环，树立了供应链票据快速发展的“山东标杆”，在全国范围内为供应链票据平台的推广提供了宝贵经验和参考模式。

2. 针对国有企业高质量发展诉求，切实推进司库体系建设。通汇资本及其控股股东山东高速集团均属国有企业性质，在供应链票据应用推广方面，首要考虑的就是与国资委管理要求的契合。2022年1月，国务院国资委印发了《关于推动中央企业加快司库体系建设进一步加强资金管理的意见》（国资发财评规〔2022〕1号），提出了“加强票据使用高效管理”的明确要求，要具体做到“实现票据开立、接收、背书、贴现、兑付的线上管理，积极推动与票据交易所、银行等机构系统实现直联，力争实现票据信息的动态采集、可视监控和兑付预警”，山东省国资委对此高度重视，第一时间向各省属国有企业进行了精神传达。

山东高速集团作为山东省及同行业内规模最大的综合型国企，对在全集团范围内落实司库体系建设和票据统筹管理有充分的内生动力，集团公司有关领导、财务部门和通汇资本结合供应链科技平台建设以及供应链票据业务实践，总结了与票交所进行系统直连和供应链票据业务开展的对国有企业司库体系建设的应用价值，并在山东省国资委的有关调研中进行了多次汇报，具体有以下三个方面。

一是“账户统筹管理”。供应链票据实现了企业在票交所系统中的票据资产账户与其在各银行开立的资金结算账户的“一对多”绑定，企业在使用供应链票据时，能够在供应链平台上根据自身需要统一调动任意已绑定的银行账户进行供应链票据业务中的有关结算操作，避免了在多个网银之间切换的不便，符合票据资产、资金统筹管理的司库体系建设要求。

二是“链路实时可查”。核心企业在网银中签发票据时，由于其支付链路上的各企业较大概率开户行也各不相同，且各银行网银环境相对独立，核心企业在向一级供应商进行传统票据签发后，往往无法获知其后续的流转支付情况。在使用供应链票据时，核心企业及其链属企业均在接入票交所的供应链平台上进行操作，线上环境得以统一，借助平台提供的数据，以及获得相关企业授权的情况下，核心企业能够实时获得其所签发供应链票据在各级供应商企业的拆分流转情况以及末端持票企业的融资情况和提示付款信息，增强了核心企业对以票据为结算方式的资金流向以及票据兑付风险和融资情况的掌握能力，充分实现了国资发财评规〔2022〕1号文件中所要求的“票据信息的动态采集、可视监控和兑付预警”。

三是“融资服务直达”。核心企业签发基于其自身信用的商业承兑汇票后，为确保此类票据的融资可得性，往往由对核心企业有授信的银行对此类票据提供“商票保贴”服务。传统票据模式下，当背书手数较多时，有融资需求的持票企业往往无法快速找到对应的“商票保贴”服务银行，从而形成了融资困难。在应用供应链票据后，商业银行可借助供应链平台实现对持票企业的“线上服务直达”——通汇平台为对核心企业有授信的银行开通了“机构客户端”，使其能够将商票贴现的价格直接展示给持票企业，从而解决了供、需两方面的信息不对称，提升了票据融资可得性的同时，也使核心企业增加了统筹管理资金与授信、落实商票“保贴”服务以及确保链路企业融资安全的能力，与司库体系建设精神高度一致。

经多轮调研及研究后，山东省国资委对上述供应链票据的应用价值充分认可，于2022年5月印发了《关于省属企业规范使用商业汇票的通知》（以下简称《通知》）（鲁国资财监字〔2022〕40号），明确指出“为进一步提高商业汇票的全链路信息动态管理，省属企业应当逐步推动传统商票向供应链商票的升级转换”，并要求“逐步提高供应链商票的比例，确保供应链商票承兑、保证余额不低于传统商票承兑、保证余额”。《通知》发布后，山东省国资委组织了多家省属企业赴山东高速集团及通汇资本进行实地考察，以通汇平台的实践案例增强了国有企业对供应链票据业务的认同。目前，已有数家国有及大型民营企业在通汇平台的服务支持下，完成了其首单供应链票据业务的落地，切实推进了司库体系建设与供应链金融规范发展的进程。

3. 立足细分产业链特征，深入落实对中小微企业的“精准滴灌”。供应链票据这一创新产品的初衷，就是将电子商业承兑汇票的业务流程嵌入供应链场景，最大限度为用票企业创造便利。通汇资本秉承这一初心理念，针对以山东高速集团为代表的大基建行业的产业链特征，充分运用供应链票据率先实现可拆分功能的便捷支付属性，以活跃票据流转推动大基建行业企业的“清欠”，落实对各级中小微企业的及时支付，并积极协调合作金融机构开展线上服务，确保供应链票据融资可得性，切实推进普惠金融发展。

通汇平台业务团队在实践中发现，大基建产业链当中的总包方往往具备票据大额吞吐的经营特征。以某大型工程建设企业为例，既要向包括地方平台、事业单位及民营企业等业主方单位收取工程款，又要向较大数量的供应商群体落实各类款项支付。在传统商票支付模式下，由于票据不可拆分背书流转、商票信用存在信息不对称和贴现融资服务难以触达产业链中后段企业等问题的存在，各级企业票据收付的及时性以及融资的便利性难以充分保障，影响了产业链企业的用票积极性。

为畅通其产业链收付，通汇平台首先从业主方企业入手，打开供应链票据业务的源头。一方面，向山东高速集团进行了专项汇报，经集团公司党委常委会研究决定，基于供应链票据的产业优势，同意对符合条件的高速公路公司所签发的供应链票据，集团公司予以承兑保证支持，为此类票据进行了增信；另一方面，向集团外部的业主方单位进行了供应链票据业务的实地宣介和应付账款票据化的方案定制，使地方政府平台企业充分了解到供应链票据的各项优势，增强了以签发供应链商票履行其支付义务、积累优质商业信用的主观动能，有效促进了总包方企业的应收账款票据化进程。

与此同时，针对供应链票据尚在正式上线后推广初期的阶段特征，通汇平台业务团队以线上线下相结合的方式，对总包方上游各级供应商企业进行了产品模式集中宣讲和业务实操的“一对一”服务，辅助首批中小微企业用户完成平台注册认证、企业信息登记等操作。在运营推广工作中，通汇资本对劳务、建材、机械等各级供应商主体进行了逐一调研分析，并协助各类企业进行用票方案筹划，最大限度促进供应链票据的拆分流转，激活全产业链的流动性。

在业务方、总包方企业的大力推动以及通汇资本的运营引导下，不到半个月的时间里就实现了某大基建产业链上游近400家各级供应商相继入驻平台。其中数十家链路中段企业，以转付票据的方式实现了账期的零成本衔接，全产业链的流动性得以激活，大幅压降了各参与企业的财务成本，充分落实了核心企业压降“两金”、降低资产负债率的经营要求。

2022年8月，山东省工信厅、省发改委、省财政厅、人民银行济南分行、省国资委等十部门联合印发《关于开展“携手行动”促进大中小企业融通创新（2022—2025年）的指导意见》（鲁工信非公〔2022〕177号），提出要推进应收账款票据化和供应链票据业务，支持企业通过供应链票据平台签发、流转、变现供应链票据，切实降低中小微企业融资成本，并建立有关工作专班督导机制，有效推进清欠工作。通汇平台运用供应链票据对大基建行业产业链支付的畅通形成了有力促进效果，落实了该指导意见的有关要求，树立了示范标杆。

三、通汇平台供应链票据业务典型案例

作为山东高速集团旗下平台，通汇资本积极响应人民银行的整体规划部署，并充分发挥身处全国首批科创金融改革试验区的政策支持优势，在助力实体经济降本增效、支持区域社会经济高质量发展作出了诸多有益探索，特别是在解决中小微企

业融资难、融资贵问题方面，取得了一定的实践成果，具体案例如下：

（一）发挥平台线上化优势，解决企业“融资难”

为解决产业链上下游中小微企业的融资难题，通汇资本与十余家金融机构打通了线上化业务交互机制，对签发供应链票据的核心企业积极进行商票保贴额度的核定，并由金融机构在平台上直接报出融资指导价格。此举有效扭转了中小微企业此前“不知哪家机构可以办理商票贴现”的局面，并且在聚合多方授信资源和融资报价基础上，为企业提供了多元化的融资选择。

入驻通汇平台的多家中小企业反馈，这一机制为其办理供应链票据融资提供了极大的便利，商业银行由于获得了精准的线上化营销线索，服务效率也较此前有了大幅提高，能够依托供应链票据全链路信息可追踪的功能优势，充分引导持票企业合规办理票据融资，打破了银企间信息不对称的局面，有力解决了小微企业融资难的问题。

（二）创新引入“秒贴”机制，企业融资“秒到账”

通汇平台所服务的大部分企业在年末普遍具有较强的融资需求，对融资效率和现金到账时间要求较高。在解决融资难问题的基础上，通汇资本也在大力提高供应链票据融资效率，会同金融机构优化供应链票据融资流程，依托平台与银行间的科技互联能力，进行了“秒贴”的创新实践。

2022年11月，某工程公司在通汇供应链科技平台上，向重庆富民银行发起了30万元的供应链票据融资申请，平台上传贴现指令后，银行在不到20秒的时间完成了线上清算放款。该企业从平台注册、签收票据、银行认证、资料预审到融资贴现，全流程均以线上化的方式进行操作，实现了对小微企业的“无接触式”金融服务，大幅提升了中小微企业的融资操作便利性，为企业实现快速资金周转保驾护航。

（三）运用供票保证功能，压降利率破解“融资贵”

通汇平台上的集团成员单位众多，通常由其自身作为供应链票据承兑人。由于各成员单位规模不一，金融机构为其核定的融资利率也不相同，部分规模较小的成员单位承兑的供应链票据贴现价格会达到5.5%~6.5%。

2022年6月初，通汇平台与票交所新一代票据系统实现同步上线。本次重大升级完成后，供应链票据新增了质押、保证等重要功能。通汇资本第一时间与核心企业进行了沟通，推动大型集团企业为其成员单位提供保证增信支持，同时配套人民银行的供应链票据再贴现专项额度支持，票据贴现利率较之前降低了50%左右，真正让产业链中小微企业共享核心企业的优质信用，破解了融资贵难题。

供稿单位：山东通汇资本投资集团

执 笔 人：王璟蕾　韩　超

发展数字供应链金融
助推应收账款票据化

党的二十大报告指出："着力提升产业链供应链韧性和安全水平，推动经济实现质的有效提升和量的合理增长。"发展供应链金融，是落实党中央、国务院关于稳定经济大盘、深化金融改革、提升金融服务实体经济能力的重要举措，通过供应链金融盘活中小微企业持有的核心企业应付账款，加速核心企业信用释放，有效缓解小微企业融资难题。票据在满足实体企业支付和融资需求、金融机构投资和交易需求、促进全社会商业信用发展、推动利率市场化改革、解决金融供给侧结构性改革问题方面发挥了重要作用，是天然契合供应链金融特点的金融工具。

山东省积极发挥财政资金引导作用，"真金白银"推动供应链票据发展，支持供应链金融平台建设，推动供应链金融高质量发展，落实党中央、国务院双循环发展战略。2021年2月，山东省财政厅联合山东工信厅、人民银行济南分行，率先在全国发布了首个促进供应链金融发展的系统性财政政策《关于强化财政金融政策融合促进供应链金融发展的通知》（鲁财金〔2021〕9号）。2022年11月，山东省进一步优化政策，扩大支持范围、优化奖励机制、促进供应链票据发展及平台建设，印发《关于进一步强化财政金融政策融合促进供应链金融发展的通知》（鲁财金〔2022〕28号）。人民银行济南分行为供应链票据设立再贴现专项额度，对金融机构符合条件的已贴现供应链票据给予低成本资金支持。

日照银行积极响应中央、省市关于加快推进供应链金融发展的决策部署，聚焦山东省“十强”产业地图、“四新”经济、日照市“十大重点产业链”，推出“621”数字供应链金融服务体系，上线“黄海之链”供应链金融服务平台，围绕企业“股权、产权、债权、货权、数权、碳权”六权资产提供金融支持，重点发展数字化供应链票据、数字化可信仓单两个拳头产品。2021年3月与中企云链合作落地山东省首笔供应链票据贴现融资，截至2022年12月末，落地总业务规模600余亿元，助推应收账款票据化，推动供应链金融规范发展，为有效滴灌实体经济探索出一条新路径。

一、日照银行供应链票据业务推广和管理的做法

（一）融入市场，服务客户数量及业务规模快速增长

日照银行构建了以日照本土市场为根基、以半岛城市群和鲁南经济带市场为两翼的“一基两翼”战略布局，经营区域覆盖全省10个地市52个区县，服务保障能力不断增强。日照银行将供应链票据定位为供应链金融战略产品、拳头产品，建立了总分支联动营销机制，并匹配专项营销活动及激励资金，持续加大营销推广，主动融入市场，累计召开30余场银企座谈交流，走访企业120余家，引导客户逐步将符合条件的传统授信产品向管理更规范、功能更先进、与供应链场景更契合的供应链票据业务转化。自开办供应链票据业务以来，办理供应链票据贴现及质押融资204.54亿元，将核心企业信用传导至产业链末端，提升产业链融资能力。《日照银行供应链票据助力钢铁产业发展》案例入选中国支付清算协会《票据市场创新案例汇编（2021）》。

（二）源头管控，护航供应链票据健康发展

日照银行通过前中后台相互制约、相互促进，加强风险管理，稳步推进供应链票据业务开展。总行主管部室根据分工开展营销推广、贴现及质押管理、督导检查、培训、系统建设等工作，定期总结供应链票据业务运行、风险管理情况。2022年组织供应链票据业务专项审计及联合检查5次，并根据日常监督和检查情况，制定了动态调整机制，即根据企业性质、行业分类、经营规模等实际情况调整客户准

入及用信方案，合理设置供应链票据签发条件、授信额度及应用范围，额度动态管理，确保供应链票据业务增量不降质，健康稳定发展。

（三）系统支撑，保障供应链票据业务质效

日照银行在加强与票交所直连的简单汇、中企云链、通汇资本等供应链票据平台合作的同时，不断加强自身系统建设，提升供应链票据融资质效。2021年8月，在现有票据直连系统基础上进行升级改造，成功上线供应链票据贴现直连功能，保证供应链票据贴现业务高效、安全。

2022年11月5日，日照银行新一代票据管理系统成功上线。新一代票据管理系统将制度嵌入流程，将风险控制贯穿于票据的整个生命周期，进一步强化风险管控措施，外部与票交所直连，内部通过网银、信贷风险管理、风险缓释、核心、影像、大数据平台等系统交互，加强了客户风险预警、票据额度管理、信息披露校验、发票真伪查验等风控技术手段，优化了事前预警控制、事中监督审批、事后追踪管理的全流程风险管控机制。通过不断丰富风险控制手段，提高票据业务风险管理水平，为日照银行票据业务合规发展提供重要的源泉动力。

二、数字场景+供应链票据，创新服务产业链发展

（一）资产数字化，服务钢铁产业链

山东是全国重要的钢铁生产基地。日–临沿海先进钢铁制造产业基地、莱–泰内陆精品钢生产基地，以及日照先进钢铁制造产业集群、临沂临港高端不锈钢与先进特钢等产业集群初步形成。钢铁作为资金密集型行业，资金需求大，而国际局势紧张使得原材料成本难控，叠加需求不振销售低迷，使得钢铁生产企业流动资金紧张，融资需求普遍上涨，以上游企业应收账款变现需求最为迫切。

日照银行积极对接钢铁生产企业及其上下游，组织摸排调研，梳理产业链关键环节、薄弱环节和融资需求，利用供应链票据等产品推出覆盖采购、生产、销售、仓储、物流全产业链条的综合服务方案。日照银行以镔鑫钢铁、永锋集团等钢厂为核心企业，为其匹配保贴额度，向上游供应商延伸提供金融服务。钢厂原材料采购

阶段支付供应链票据，日照银行为其上游多级持票人提供供应链票据融资服务2.3亿元，化解钢厂上游供应商应收账款压力、释放流动资金，融资成本相较于传统流动资金贷款下降100~150个基点。

日照银行通过“黄海之链”供应链金融服务平台的资产管理能力，灵活对接钢铁企业TMS运输管理系统、WMS仓储物流管理系统、CRM订单管理系统、ERP财资管理等系统，实时获取订单、生产、存货、销售、物流等信息，通过数字技术实现底层资产穿透、流程管控、交叉比对，锚定优质资产及现金流的真实来源，以“四流合一、闭环运作”模式，与钢铁产业链深度融合，进一步做大钢铁产业链供应链票据业务增量，助力产业链优化升级。

（二）风控智能化，服务粮油产业链

日照市着力打造“全国粮油集疏运中心”，日照港是世界最大的大豆接卸港，拥有中国沿海最大的10万吨级现代化散粮装卸泊位，可停靠全球最大的散粮运输船舶。日照区域内大豆压榨企业日加工能力2.7万吨，日照港及临港企业筒仓设施储备能力超242万吨，周边分布中储粮、中纺粮油、中粮（黄海）粮油、象明油脂、邦基三维油脂、嘉吉粮油、凌云海等众多粮油企业。

日照银行通过供应链票据业务，支持产业链中象明油脂、凌云海等企业发展。以“亚洲糖王”凌云海糖业集团为例，公司已经从单一的原糖生产企业，发展为集大豆加工、编织袋生产、酒店服务、热电联产等多产业为一体的大型综合企业，传统授信服务无法满足企业需求。日照银行通过物联网技术、大数据、AI等先进技术，实时掌握企业经营数据、库存数据、财务指标，并通过风险控制模型精准解析。日照银行依托数字化风控管理手段，为企业批复综合授信额度。上游大豆、甜菜等中小微粮油供应商，借助凌云海在日照银行的授信，便捷获得供应链票据融资服务，累计融资2.86亿元。供应链票据将核心企业信用沿链传递，推进金融资源要素传导至产业链末端，精准滴灌，提高产业链中小微企业融资可得性，降低经营成本。

（三）应用多样化，服务建筑产业链

供应链票据承载着应收账款票据化的使命，伴随着票交所对各项基础设施和功

能的不断完善，以及政府和监管部门的支持，供应链票据创新应用场景不断丰富。2022年11月，日照银行作为山东省首批上线新一代票据系统的城市商业银行，在前期应用供应链票据贴现功能、渠道的基础上，积极发挥新一代票据管理系统供应链票据质押功能，办理全国银行业首笔供应链票据质押融资，为五莲县某建筑施工企业解决资金紧张的难题。

中小建筑施工企业，通常因无法提供厂房、设备等抵（质）押担保，难以获得银行传统流动资金贷款的支持。日照银行了解到企业账户上有项目付款方签发的供应链票据，依托新一代票据系统供应链票据质押功能，设计专属融资方案，发放供应链票据质押融资，解决企业支付农民工工资的问题。供应链票据质押融资模式，可有效解决产业链上中小微企业抵（质）押能力不足的难题，提高融资可得性，助力产业链转型升级。

供应链票据质押功能的上线，丰富了银行票据池、资产池等产品的入池资产，进一步拓宽企业融资渠道，提升企业资产统筹管理能力。一方面，通过供应链票据入池，银行针对企业收付票据期限、金额不同、现金盈缺问题及企业集团资产统筹管理等需求，为企业提供资产管理、资金融通、流动性管理及风险管理等于一体的综合服务；另一方面，有利于探索1+N供应链票据资产证券化业务，依托核心企业信用赋能及票据“无条件到期支付”特质的加持，通过公开市场募集低成本资金，降低产业链企业融资成本，引入更多资金活水的同时，打通银行供应链金融资产出口，解决城市商业银行服务中小、做强做优供应链金融的“资本困境”。

（四）票据资产流动化，减费让利实体产业链

票据市场作为直接联系货币政策和实体经济的金融市场，政策传导效率高、直达性强，在支持中小微企业发展、促进产业链供应链循环等方面发挥了重要作用。供应链票据再贴现是供应链票据新场景应用的探索，企业通过应收账款票据化，直接签发供应链票据进行贴现或质押融资，银行再将持有的供应链票据向人民银行申请办理再贴现获取低成本资金，以此降低负债成本，进而降低企业直贴成本，以此提升用票企业积极性，缓解中小微企业融资难、融资贵问题。

日照银行积极运用供应链票据再贴现政策工具，2022年9月，在中国人民银行

日照市中心支行的指导下，落地山东省首笔供应链票据再贴现业务4 000万元，帮助产业链上企业以低于同期流动资金贷款100个基点的利率获得银行融资支持，实现再贴现精准对接。日照银行不断创新让利实体经济渠道和传导机制，通过发展“一揽子”票据贴现，提高货币政策直达性。2022年围绕高新科创、“专精特新”、绿色低碳、“好伙伴”、“供应链”链三、高端制造业、“乡村振兴”七类企业，通过“一揽子”票据贴现产品让利实体经济5 032.4万元，服务企业降低经营成本。供应链票据直连功能上线后，日照银行通过转贴现业务进一步提高了供应链票据资产流动性，优化资产结构，提升票据业务金融服务能力。

日照银行在服务供应链票据业务发展方面，已配备良好的运营和服务保障团队，储备了丰富的客户资源，搭建了完善的产品体系，建立了全面风险评估和管控机制。为进一步提升供应链金融服务质效，深耕供应链票据业务，日照银行将积极申请接入票交所供应链票据平台，为产业链企业提供更加便捷高效的票据支付结算、融资服务，提升金融服务实体经济、小微企业的能力。

下一步，日照银行将深入贯彻落实各级各部门工作部署，扎根区域特色、优势产业集群，紧跟应收账款票据化步伐，充分发挥数字供应链金融创新优势，持续探索票据业务在港口及腹地供应链金融场景的实践应用，支持实体经济、普惠金融高质量发展，为供应链产业链稳定升级和票据市场发展贡献日照银行力量。

供稿单位：日照银行

执 笔 人：滕　燕　贺　伟

2022年“贴现通”业务发展情况

2022年，在票交所和市场各方的共同努力下，“贴现通”[①]业务保持较快发展，系统功能不断完善，社会效益日趋显著，在拓宽企业贴现渠道、缓解贴现融资难题、提升贴现融资效率、降低企业融资成本和助力实体经济抗击疫情等方面发挥了积极作用。

一、业务保持较快发展，市场认可度不断提升

2022年，“贴现通”业务延续了往年的较快发展趋势，业务量增速连续三年超100%。全年服务企业5 965家，接受委托询价票据5.60万张，票面金额1 839.55亿元，同比增长108.73%；促成票据贴现4.83万张，票面金额1 677.67亿元，同比增长115.06%；成交率达到91.20%，较上年同期增加2.69个百分点，最小贴现票据面额仅100多元。截至2022年底，“贴现通”业务范围已遍布全国31个省份，贴现机构

① “贴现通”是票交所在人民银行指导下于2019年5月推出的票据创新产品，通过引入商业银行担任票据经纪机构，在企业和贴现机构之间发挥信息撮合的桥梁纽带作用。持票企业申请票据贴现时，可以委托票据经纪机构在“贴现通”平台登记贴现信息、发布贴现意向，由票据经纪机构帮助其在全国范围内寻找合适的贴现银行，进而实现贴现融资。

涵盖51家法人、229家分支机构，覆盖商业银行和财务公司等各类贴现主体。2022年，“贴现通”业务获得了“上海金融业助企纾困优秀成果奖”。

二、系统功能不断完善，业务流程更加高效

2022年，票交所结合市场需求，在新一代票据业务系统中对“贴现通”功能进行全面优化升级，推动业务流程更加高效便捷。

（一）新增银企签约功能

为满足银企间线上传递企业信息资料的需求，便利双方线上建立业务关系，“贴现通”业务新增了银企签约功能。贴现银行可通过该功能将贴现业务准入要求和签约资料清单发送给企业，企业也可以通过该功能线上提交信息资料、申请与贴现银行签约。一方面，该功能可有效缓解双方以往线下对接的痛点难点，提高业务办理的线上化、一体化水平；另一方面，贴现银行可基于“贴现通”系统线上传递的信息资料，建立更加智能化的贴现服务系统，自动完成业务审批，实现贴现服务“数字化”转型升级。

（二）上线一站式清算功能

过去，银企双方通过“贴现通”达成贴现意向后，需要通过ECDS办理贴现申请和签收，业务办理效率不高，存在一定的时滞。为解决这一问题，升级后的“贴现通”系统提供了一站式清算功能，银企双方通过“贴现通”成交后，系统自动完成票据权属的过户和贴现资金的清算结算，切实提升业务办理效率，真正构建了企业签约、贴现询价、清算结算的一体化处理，业务处理效能明显提升，将有效杜绝相关纠纷。

（三）全面升级贴现询价功能

“贴现通”意向询价功能全面升级，询价交易流程不断完善。一方面，升级后的系统提供全套意向询价直连接口，可以将贴现银行报价更加高效直达持票企业；另

一方面，升级后的意向询价支持各贴现银行同时应答，贴出方发出贴现意向后，各贴现银行均可应答反馈贴现价格，贴出方对比后挑选其中之一成交。

三、切实服务实体经济，社会效益日趋显著

（一）缓解贴现信息不对称，助力企业纾困解难

中小微企业持有的票据具有金额小、信用等级低等特点，在传统模式下贴现难、贴现贵问题较为凸显。“贴现通”通过整合全国金融资源，为中小微企业提供更加丰富、畅通的贴现融资渠道，突破单一银行对票据金额大小、票据期限长短、承兑人白名单等诸多限制，有利于缓解贴现市场信息不对称，疏通贴现融资堵点，引导金融“活水”精准润泽实体经济，降低实体经济融资成本。

2022年，“贴现通”贴现票据中，100万元以下的小额票据2.43万张，占比为50.36%，城商行、农商行等中小机构承兑票据3.00万张，占比为62.16%；2022年，“贴现通”加权平均贴现利率为1.90%，较全市场平均水平低5个基点，较一年期贷款市场报价利率（LPR）平均低178个基点，可为企业节约融资成本超20亿元。

（二）积极践行普惠金融，支持科技、绿色、小微企业发展

推动绿色发展、科技创新和小微企业高质量发展，离不开金融体系的支持。“贴现通”系统为每个企业设置了科技、绿色、涉农、民营、小微等专属标签，引导贴现机构精准投放信贷资金，定向传导普惠金融政策，加大对重点领域和薄弱环节的帮扶力度。例如，某企业主要从事新能源领域的技术开发、服务、咨询等业务，受疫情影响资金周转压力逐渐增大。某次销售回款，该企业收到的商票金额较大、承兑人较分散，通过现有渠道贴现难度较大。通过“贴现通”业务，该企业找到了合适的贴现机构，快速完成了贴现融资，平均每张票据融资成本较企业预期降低了15个基点。之后，该企业收到的票据全部通过“贴现通”进行融资，累计融资金融超过6 000万元，为其新能源业务发展提供了有力支撑。

2022年，“贴现通”参与企业中，中小微企业达到5 410家，占比为90.70%；民营企业达到3 549家，占比为59.50%；科技企业和绿色企业数量分别为690家、238家。

（三）升级贴现服务模式，与市场主体共克时艰

2022年受新冠病毒疫情影响，企业线下办理贴现业务面临诸多障碍。“贴现通”业务通过全流程线上处理机制，将传统贴现融资“面对面服务”模式升级为“非接触服务”新模式，能够帮助企业减少人员接触和传染风险，缓解管控期间资金周转压力，助力市场主体抗击疫情、恢复生产。例如，新冠病毒疫情期间，某应急救治中心的建筑商，在工程建设中出现了资金紧张的情况，账户上的银行承兑汇票急需变现。受疫情影响，企业线下办理贴现业务较为不便。为此，企业通过票据经纪机构网银在线开通了“贴现通”业务，线上进行贴现询价，完成了1 500万元票据的贴现融资，确保了抗疫医院的顺利建设。

四、未来展望

下一步，票交所将继续坚持服务实体经济的初心使命，持续推动业务机制流程升级，助力更多金融机构简化贴现业务流程，提升贴现市场金融服务供给水平；紧密跟踪市场发展动态，持续优化系统功能，不断丰富应用场景，促进市场有序竞争，进一步提升中小微企业贴现融资的便利性和获得感。

供稿单位：上海票据交易所

执 笔 人：李　麟　丛龙娇

着力服务实体经济　助力化解融资难题
——工商银行全场景线上贴现服务实践探索

习近平总书记指出，“金融活，经济活；金融稳，经济稳”。中国特色社会主义金融必须服务经济社会发展、满足人民群众需要。这为深化金融体制改革、贯彻金融服务政治性人民性要求提供了根本遵循。票据市场是我国金融市场的重要组成部分，商业银行是我国金融体系的中坚力量。作为票据市场重要参与者，工商银行坚持政治引领，把助力打通贴现市场堵点，作为服务国家所需、贡献工行所能的重要着力点。通过积极参与票据市场创新，加快贴现服务数字化场景化建设，不断提升持票企业服务体验，积极发挥国有大行的示范引领作用。

一、坚守初心使命，深化对线上贴现服务创新的认识

创新是推动我国实现高质量发展的第一动力。银行业助力解决票据市场面临的挑战，增强自身客户服务竞争力，提高发展的安全性，都需要把基点放在持续创新上，持续深化相关认识。

（一）牢记金融宗旨，服务国家战略

金融是国家重要的核心竞争力，必须在全面建设社会主义现代化国家的进程

中，找准职责定位，发挥好关键性的作用。作为国有大行，工商银行深刻把握金融央企的政治属性，始终坚守“人民金融”的初心使命，聚焦重点领域和薄弱环节谋划金融创新，不断拿出补短板、强弱项、固底板、扬优势的新思路新举措，为提升金融服务质效贡献工行力量。在票据服务上，工商银行以服务实体经济、助力乡村振兴、支持绿色发展等作为创新工作的着力点，通过高质量金融服务，聚焦解决长期困扰中小企业发展的融资难、融资贵、融资慢问题，提高金融服务可得性，让普惠金融落地生根。

（二）融入数字建设，提升客户体验

工商银行是我国首批完成从手工到电子化、从电子化到信息化升级的商业银行之一。近年来，在银行业深化“客户为中心”服务升级的背景下，伴随人工智能等新技术手段在金融领域的广泛应用，工商银行主动适应数字技术加速融入经济运行、人民生活、社会治理，不断催生新产业、新业态、新模式的发展趋势，启动了“智慧银行生态系统ECOS”工程建设，迈入数字化引领全面变革的新时代。票据融资服务体系是客户服务生态的重要组成部分。作为服务企业票据融资的主战场，贴现业务创新必须深度融入工商银行数字化转型的整体布局，激发“数据、技术”新生产要素动能，围绕产品创新化、营销数字化、服务场景化、风控智慧化、运营自动化做深做细，持续扩大客户覆盖，提升服务体验。

（三）严守风险底线，确保稳健合规

风险管理是银行经营的永恒主题。工商银行始终把风险管理视为生命线，努力承担起市场“稳定器”和风险“减压阀”的职责。近年来，以建设“具有全球竞争力的世界一流现代金融企业”为目标，工商银行坚持“主动防、智能控、全面管”的路径，推动全面风险覆盖各类机构、各类业务、各类人员，要求以“管住人、管住钱、管好防线、管好底线”为重点，统筹好发展与安全。贴现服务的线上化、场景化，在为企业票据融资提供便利的同时，也对风险管理水平提出了更高要求。创新服务载体、应用新技术手段，必须强化源头管控、联防联控，严守风险底线。只有确保客户真实性、信息准确性、资料完整性等管理水平不断提高，促进精准营

销、业务审核、风险排查等工作效能持续提升，贴现服务创新才能行稳致远。

二、发挥工行特色，推进全场景线上贴现服务的实践探索

在票交所的指导和支持下，工商银行发挥自身客户、渠道、科技等优势，从经纪服务和贴现服务两端发力，积极融入票据市场创新体系，在构建全场景线上贴现服务体系上加大探索实践。

（一）票据经纪服务

工商银行是首批参与票据经纪业务试点的商业银行，也是目前开办该业务的唯一国有大行。三年来，依托“贴现通”开展交易撮合，累计签约服务的持票企业达8 667户，保持市场第一；撮合成交票据2.6万笔、金额约220亿元，年均增速超过100%；累计服务近5 000户民营企业、700余户科创企业、600余户绿色环保企业、近200户农业企业。

1. 统筹票源营销和贴现生态构建。票据经纪服务同时涉及持票企业和贴现机构，票据和同业资源相互促进、相互制约。持票企业丰富与否，关系到票据市场的活跃程度，直接影响对货币政策的传导机制；贴现机构的丰富与否，关系可受理的票据承兑范围，直接影响对持票企业融资的支持能力。

（1）在票源营销中，依托自身资源禀赋优势，重点聚焦三个方面。

一是聚焦票据结算重点企业。这类企业具有日常资金周转量大、持票种类多、融资需求旺的特点。但是，由于融资渠道广、市场竞争激烈，其对票据贴现的服务效率、服务价格均有较高要求。单一银行作为贴现渠道，在获客留客中面临较大的压力。然而，“贴现通”平台具有“一点接入、全市场询价比价”的优势，能够支持企业免开户贴现，避免在不同机构贴现重复准备业务资料的烦琐。加之经纪机构参与其中，能够提供票据清单批量询价、打包贴现等便利服务，有效弥补客户面临的“小票难”“报价慢”“选票杂”“程序繁”等服务痛点，为中小企业持有的“三小一短”票据贴现提供了更多可能。业务开办以来，工商银行将经纪服务嵌入客户全生命周期票据服务体系，补齐贴现业务服务短板，推动“贴现通”业务推广迅速

扩面，在服务小微企业和“三小一短”票据中展现良好成效。2022年，全行常态化开办经纪业务的机构近600家，同比增长超过20%；接受票据委托金额达147亿元，意向成交金额达118亿元，同比分别增长50%、68%；签约服务的中小微企业占比达94.85%，撮合成交的票面金额平均约70万元，最小面额仅323元。

二是聚焦供应链产业链。供应链产业链核心企业上下游，聚集着丰富的企业资源。这些企业地域分布广，多为中小微企业，在交易结算中常常处于被动地位，贴现需求旺、成本压力大。近年来，为了助力上下游企业贴现融资，提升集团资金使用效率，部分核心企业依托财务公司“一头在外”产业链金融服务资格，加大集团内特定票源的贴现服务，但也面临着报价信息触达企业不畅、线下服务半径有限等难题。工商银行敏锐地意识到，“贴现通”平台“一点接入”的优势，配合经纪银行先进的线上服务平台、线下服务网点，有助于提升此类供应链产业链票据贴现的服务效能，为持票企业提供涵盖财务公司回贴、全市场询价贴现、经纪银行其他融资产品配套的一揽子解决方案。两年来，此类合作模式在山东、广东、湖南等地陆续开花，有效服务电子、交通、电力等产业链上下游持票企业。

三是聚焦郊县市场。城郊和县乡存在贴现机构少、金融供给不充分、价格信息壁垒高的特点，企业面临的贴现融资难题较为突出。工商银行以国家乡村振兴战略为引领，实施城乡联动发展战略，积极开拓郊县市场，强化票据经纪服务供给，不仅为解决郊县企业客户的融资难题贡献力量，也为郊县网点提升获客活客水平提供了新的抓手。以某分行为例，其落实总行抢抓县域经济发展机遇的部署，根据自身郊区产业园聚集、县域经济活跃的特点，加大经纪服务在郊县市场的推广力度，很快获得客户认可。数量仅占三成的郊县支行撮合成交额贡献占比近七成；“贴现通”业务快速成为拓户、吸揽存款、提升客户黏性的重要产品之一，郊县支行竞争活力得到明显提升。

（2）在贴现生态构建中，紧盯持票企业需求拓展同业合作“朋友圈”，着力扩大四类贴现机构合作范围。

一是互联网直销银行。“贴现通”业务推广初期，一批具有“秒贴”产品的互联网银行，率先成为经纪银行的合作主力军。此类机构机制灵活、流程简便，能够跨区域、免开户办理贴现业务，为中小企业单张面额1 000万元以下票据办理贴现提供了极大便利。通过与此类机构开展合作，工商银行经纪业务在短期内迅速打开局面，使经纪业务与本行贴现业务在服务小微企业“三小一短”票据时形成互补。

二是股份制商业银行、城市商业银行。随着“贴现通”业务的推广，持票企业覆盖度持续提升，一些持票大户对提高业务限额、贴近市场报价的需求日益强烈。在经过一段时间的业务准备后，部分全国性股份制商业银行、城市商业银行的分支机构陆续加入“贴现通”合作中。凭借长期深耕银银合作的资源储备，工商银行加大与此类贴现机构的业务对接，持续扩大合作“朋友圈”。通过与此类机构开展合作，撮合票据可覆盖的承兑行范围进一步扩大，客户业务办理体验进一步提升。

三是外资银行。在外向型经济占比较高的地区，企业持有大量外资银行承兑票据。此前在工商银行申请贴现时，因所涉外资承兑行授信额度问题导致客户需求无法满足的情况时有发生。针对这一服务短板，工商银行根据企业所持票据的地域分布、国别背景等“按图索骥”，面向一批外资银行分支机构开展精准营销，极大地提升了经纪渠道对外资银行承兑票据的服务承接能力。

四是财务公司。为加大供应链企业金融支持力度，以票据经纪服务助力企业盘活票据资产、对接贴现资金，工商银行密切跟踪财务公司延伸产业链金融服务试点政策动向，自2020年以来先后对接多家具备“一头在外”贴现资质的财务公司开展“贴现通”业务合作。通过合作，“贴现通”撮合成交的服务范围由相对单一的银票拓展至集团成员单位承兑的商票和财务公司承兑票据，不仅满足了财务公司支持集团产业生态的战略要求，而且展现了双方共同支持中小企业发展的政策导向。

2. 统筹线上平台建设和线下渠道资源。依托领先的科技优势和广泛的线下渠道布局，工商银行线上线下同向发力，不断提升金融服务与实体经济的适配性，推动客户服务与运营效能双提升。

线上平台建设。依托票交所在票据市场数据信息建设的基础，工商银行打造了“一体两翼四界面”全线上票据经纪平台。以票据经纪系统为核心主体，打通企业客户持票信息和贴现机构报价信息的流转通道，面向持票企业、交易撮合人员、客户经理、业务管理人员四类用户，差异化打造操作界面和内容。面向持票企业，平台依托工商银行网上银行提供服务，企业可以实现自主注册、签约、询价、委托的全流程线上办理；平台以系统化方式实现与贴现机构的报价对接，为企业委托票据提供秒级自动化撮合。面向交易撮合人员，系统一方面帮助对客户和贴现机构的供需信息进行精准匹配、快速撮合，另一方面通过机器学习构建对市场行情的分析模型，为业务分析、精准营销等提供建议。面向客户经理，系统实现了持票企业、贴现机构尽职调查、信息管理和客户服务等工作的流程化线上化。面向业务管理人员，系统提供业务处理、流程审核、风险防控等内部管理功能。工商银行票据经纪平台也实现了同票交所新一代系统“线上贴现”模块的直连对接，能够高效响应客户融资需求、更好服务实体经济。

线下渠道资源。工商银行将票据经纪业务下沉到分行网点各个层级，充分发挥自身机构多、布局广、人力资源丰富的优势，在客户服务和管理上不断做深做细。充分发挥网点在营销获客中“近水楼台”的优势，将网点作为线下识别、发现票据经纪业务客户的主阵地，把网点员工培养成营销“贴现通”业务的生力军；充分发挥网点人员贴近客户的优势，让他们在经纪业务准入、风险管控等方面履职尽责，承担好风险管理“第一道关卡”的作用；充分发挥票据经纪团队的专业优势，整合各专业力量联合行动，把握合作契机，参与贴现生态体系建设和日常信息维护。

3. 统筹好市场发展与业务安全。近年来，金融行业持续强化“严强精深”的监管态势，不断加强对客户身份识别、服务收费等领域的合规监管。工商银行在推动票据经纪业务高质量发展的同时，始终将票据经纪业务的安全合规放在重要位置，严格按照监管规定开展票据经纪业务风险管理。在客户真实性管理方面，严格要求对经纪业务的持票人和贴现机构做好尽职调查，避免不符合办理条件的持票人和同业机构参与业务，确保票据涉及的交易关系或债权债务关系清晰、合理。在客户信息资料管理方面，落实资料真实、准确、完整的要求，对纸质资料、电子资料分类归档，提升信息资料电子化、数字化和智能化管理水平。在服务收费管理方面，严格按照银保监会对于商业银行服务定价的指导意见，明确定价依据和价格标准，加强系统对签约收费的刚控，确保规范收费。

（二）线上直贴端

工商银行结合自身多年深耕票据贴现业务的经验和优势，结合企业多样化贴现需求场景，创新打造了“工银e贴”“付款票据通”两种线上直贴产品。“工银e

贴”2022年业务量已突破5 000亿元，“付款票据通”自2019年以来累计发生业务超过300亿元。

1. 打造“工银e贴”提升客户自助式贴现服务体验。“工银e贴”是工商银行推出的全过程电子银行承兑汇票线上自助式贴现产品。该产品以“客户自助+无人干预+智能审核+实时到账”为主要特点，并支持协议付息模式，客户线上自助业务申请，付息客户线上自助付息，后台系统自动审核后，即可实现实时放款，大幅提升了客户体验与业务办理效率。同时，工商银行为满足客户差异化融资需求，不断优化“工银e贴”相关服务：“月享贴”以月内到期票为特定标的，为有短融需求的客户提供智能融资服务，满足企业流动性管理需要；“周末随心贴”提供周末、节假日7×12小时贴现服务，达到业内最长服务时效，精准满足小微企业，尤其是制造业及贸易零售行业高频、灵活的非工作日服务需求；“超级贴现”拓展了非工行网银客户从他行渠道直接办理“工银e贴”的需求场景，进一步提高产品适用性，完善了客户体验。

2. 推出“付款票据通”提供供应链客户便捷票据服务。“付款票据通”产品中，系统自动为收款人签收指定票据前手签发的电子银行承兑汇票，自动为收款人发起贴现申请，同时根据客户实际需求，推出“付款票据通PLUS”升级产品，将产品适用场景拓展到背书环节。该产品与“工银e贴”有机结合，实现线上自助贴现与协议付息贴现功能，为供应链上下游客户提供多场景下的票据支付+融资便捷服务。

三、把握发展机遇，推动线上贴现更好的服务实体经济

2023年是学习贯彻党的二十大精神的开局之年，社会主义现代化国家建设纵深推进，票据市场持续增长的态势不改，贴现服务线上化场景化创新面临更加广阔的发展空间。

（一）新规落地实施，政策保障线上贴现再创佳绩

《商业汇票承兑、贴现与再贴现管理办法》首次明确票据经纪机构在贴现市场

中的角色和准入要求，对票据经纪机构持续提升经营活力提供更大政策空间。工商银行将在票交所的引领下，积极发挥国有大行的示范作用，继续完善经纪业务服务场景、优化客户体验、提升运营效能、增强管理质效，实现服务更优、流程更顺、成果更实、价值更高的高质量发展目标。

（二）加快系统对接，推动线上贴现业务模式探索

票交所创新举措加速落地，新一代票据系统、“线上贴现”平台的投产对接，为经纪业务提升撮合效率、加速贴现机构对接，提供了技术支撑。工商银行将在票交所的带领下，以新一代票据系统上线为契机，同贴现机构紧密合作，探索可持续、商业化的业务发展模式；积极参与票交所创新产品试点，不断丰富经纪业务的服务内涵。

供稿单位：中国工商银行

执 笔 人：黎德超　朱少华　闫恩友　燕晓伟　叶　浩　葛　巍　修珧磊

金融科技助力实体
线上贴现提质增效

2022年，全球宏观局势整体动荡不安，国内局势同国际周期形成一定错位，在国际局势面临过热转向收紧的过程中，国内在疫情散点暴发的背景下稳住了宏观经济大盘的走势。国内经济发展仍然面临需求收缩、供给冲击、预期转弱三重压力，全年货币政策坚持稳健适度与灵活调控相结合的政策基调，下半年财政政策同步发力。国内国际双循环策略的提出，更加偏重于国内需求的刺激与发掘，中央经济工作会议将内需提到了新高度。党的二十大的胜利召开奠定了未来国家稳定发展的总基调，对于政策的连续性、前瞻性将起到宏观压舱石的作用。整体看，在一系列政策组合拳之下，叠加经济产业结构转型的迫切需求，在稳住经济大盘的同时，国内宏观经济环境有望较快回升。

在如此复杂多变的宏观环境下，2022年票据市场累计承兑发生额27.39万亿元，同比上涨13.40%；累计贴现发生额19.46万亿元，同比上涨29.62%。2022年承兑发生额、贴现发生额的涨幅均较2021年明显提振，彰显票据服务实体经济能力在不断加强。其中，作为票交所主推创新产品之一的线上贴现业务，对疫情下的国内实体经济快速复苏，提供了强大的融资支持，发挥了重要作用。

北京中关村银行股份有限公司（以下简称中关村银行）是北京市首家民营银行，也是全国首家专注服务于科技创新的银行。中关村银行坚持积极服务创新创业，重点开展小微、民营、科创企业特色金融服务，坚持以科技金融为主导的核心驱动力和开放合作共赢的办行理念，努力探索差异化特色经营模式和良好的公司治理机制，坚定围绕科技金融和场景智慧金融两大战略方向展业，坚持与国家战略、首都城市定位等目标紧密结合，打造创新创业者的银行。

中关村银行具有与生俱来服务民营、小微、科创企业的基因，更懂得小微、民营企业的内在诉求。通过寻找需求侧场景，借助金融科技力量，为中小微企业客群提供优质金融服务，解决中小微企业融资难的问题。中关村银行作为较早一批试点线上贴现产品的银行机构，在获得票交所2021年度“优秀‘贴现通’参与机构”之后，继续踔厉奋发，笃行不怠，在票交所的支持和指导下，持续深入推动线上贴现业务发展。

一、线上贴现业务实践经验

（一）中关村银行线上贴现业务经营情况

截至2022年末，中关村银行通过线上贴现业务已服务企业近1 200家，办理线上贴现业务约2 500笔，通过票交所摘牌票据8 700多张，近两年办理线上贴现业务金额累计达210多亿元，其中单家客户贴现金额平均约1 800万元，单笔贴现业务金额平均约850万元，中小微企业占服务企业总数的85%以上。

近两年来，中关村银行不断完善票据系统，多次优化行内业务办理流程，不断升级系统风控模型。2022年中关村银行线上贴现业务较2021年服务企业客户数同比增长47.77%，贴现笔数同比增长81.38%，摘牌票据张数同比增长73.54%，线上贴现金额同比增长61.35%，取得了较为显著的成效。

线上贴现业务是中关村银行重点支持的业务，针对民营、小微、涉农、“专精特新”等企业均开展了减费让利、优惠利率贴现等专项服务，助力企业降低融资成本，让企业得到真正的助益。针对优惠后的贴现利率，2022年，中关村银行线上贴现业务加权平均利率同比上年下降19.5%，而2022年全国新发放企业贷款利率只比上年低7.5%。

（二）中关村银行线上贴现业务实践经验

1. 加强直转联动，助力企业降低成本。许多中小微型企业由于信息较少、人员短缺、缺少融资渠道，无法及时有效地了解票据贴现市场行情，获取市场信息，从而导致票据堆积，且当地银行大多难以满足企业的所有贴现需求。而票交所线上贴现业务可以为企业提供丰富的银行贴现信息，企业通过经纪机构网银线上贴现功能可以直观清晰地查询票据贴现市场的实时信息，企业可根据全国各地参与银行公布的承兑行分类、期限、金额、报价等选择合适的银行线上办理贴现业务。

中关村银行票据业务顶层架构根据目前商业银行主流模式设置，将票据直贴、转贴、再贴的职能融合，归口同一部门管理，有利于实现直转一体化的经营目标。中关村银行积极参与线上贴现业务，日常依据票据市场转贴现利率实时行情，以贴近二级市场价格对企业客户提供精准报价，助力企业降低票据贴现融资成本。

2. 线上办理贴现，解决客户融资困难。疫情三年，中小微企业经受着一场生存与发展的考验，由于疫情防控需要避免人口大规模流动和聚集，中小型企业招工难、返岗难，一些中小微企业在贷款、还贷、续贷、融资等方面均面临不同程度的困难和挑战，面对这些经济运行中突发的不可抗力事件，多数企业人员由于居家、隔离等原因无法按时到银行柜台办理开户和线下贴现，但又急于用款，导致有票无处贴的情况时有发生。

为此，中关村银行与票交所线上贴现产品对接，开展跨行线上贴现业务，使企业可以通过在他行开立的银行结算账户在中关村银行办理贴现业务，有效扩大了银行对企业客户的服务半径。同时，通过将原来的线下审核纸质资料转为通过电子扫描等形式线上审批，用“零接触”方式为企业解决迫切的融资需求，确保中小微企业日常生产运转，与企业携手共渡疫情难关。

线上贴现业务在疫情期间对企业开通绿色融资之路，发挥了企业贴现足不出户、人工成本低等诸多优势。同时，该业务拓展了银行贴现业务办理渠道，提升了企业融资体验，实现了企业与银行的双赢。

3. 引入大数据模型，提升业务标准化程度。一方面，中关村银行建立贴现业务系统风控模型，引入外部大数据平台，提高了企业信息的校验效率，在全面实现业务线上化操作的同时，大大提升了贴现业务的标准化程度。另一方面，中关村银行积极优化内部操作及审核流程，在满足银行风控标准的前提下，着力缩短人工审核时间，从而大幅度提升了业务的办理效率，真正将服务效率发挥到了极致。

经过一系列的改善和提升，中关村银行对企业的服务模式由传统一对一线下服务转为线上集中化服务，在有效压缩银行内部成本的同时，全面降低了客户的业务操作难度，使中小微企业能快速、便捷地通过线上操作，自主完成贴现融资，提高了中小微企业的融资便利性。

4. 秉持立行初心，支持创新创业企业。中关村银行不忘初心，坚持做“创新创业者的银行”，贯彻落实国家政策，长期加强对中小微企业、科技创新、绿色发展企业等国民经济重点领域和薄弱环节的支持。中关村银行积极响应人民银行营管部再贴现专项产品政策，针对国家“专精特新”企业、“京创通”“京文通”和“京绿通”企业推出一系列的贴现利率优惠措施，并为上述企业建立行内白名单和专项贴现额度，通过票交所线上贴现业务，由系统自动识别白名单客户，给予客户相应优惠措施。

与此同时，中关村银行票据团队多次带队下户实地调研，面对面了解企业相关情况，有效挖掘客户票据融资需求，制定个性化的优质专属服务，坚实地支持了创新创业企业。

（三）中关村银行线上贴现业务实践案例

2022年3月底，河北省唐山市曹妃甸区一家小型建筑企业A，突发临时用款需求用于支付建材货款，然而公司结算账户余额不足，可灵活变现的仅有一张票面金额80万元、承德银行承兑的电子银行承兑汇票。临近季度末，大多数银行由于承兑行额度不足、信贷规模规划等原因已暂停新增贴现业务办理，A企业贴现该张电子银行承兑汇票出现困难。后经某股份制商业银行客户经理推荐，A企业通过开通该行线上贴现功能，贴现银行选择中关村银行。中关村银行面对A企业贴现融资需求，迅速响应，与该经纪行密切配合，开辟绿色通道完成新客户准入工作，再经过该行挂牌申请，中关村银行摘牌处理，半小时内成功跨行将贴现款项汇划至A企业的该行结算账户，贴现利率较市场水平低约10个基点，解决了企业票据融资的燃眉之急。贴现成功后，A企业反馈线上贴现功能开通方便，操作快捷，今后可以足不出户线上办理票据贴现，对于企业疫情期间日常票据融资需求提供了有力支持。

二、线上贴现业务的意义

（一）线上贴现业务为中小银行提供了支持实体经济的渠道，具有示范效应

中关村银行作为新兴的民营银行，“一行一店”的机构设置决定了无法像传统银行一样，通过遍布各地的分支机构进行获客。在如今利率市场化、银行业充分竞争的大背景下，民营银行没有网点、品牌、价格等方面的竞争优势，存在一定的获客压力，十分考验银行特色化、精准化、个性化、敏捷化的客户服务能力和科技赋能效果。

中关村银行成立初期，行内票据产品一直无法突破线上化获客的瓶颈。票交所2019年正式上线的线上贴现业务，精准契合了诸如中关村银行这样的中小银行的需求痛点：与传统贴现业务相比，线上贴现业务有效疏通了银企之间的信息沟通渠道，通过票交所基础设施赋能，实现了贴现业务线上跨地区撮合办理，大幅提高了直贴市场运行效率。通过线上贴现业务，中小银行可以有效拓展获客渠道，为中小银行提供额外支持实体经济的机会，极具正面示范效应。

（二）线上贴现业务践行普惠金融理念，提高了中小银行服务中小微企业的能力

中小微企业融资难、融资贵是一直以来存在的难题。企业方面，中小微企业贴现票据通常票面金额小，剩余期限短，且业务资料往往不完善、不规范，无法满足银行的风控要求。银行方面，一是利率市场化下，票据综合收益回报日趋下降；二是客户经理协助线下操作费时费力，审核工作量较大；三是小金额票据贴现后在二级市场流转性较差，导致银行贴现意愿降低。融资需求与供给之间的不对称，使得中小微企业较难在传统贴现业务中获得银行，尤其是自身成本较高的中小银行的足够的金融支持，继而迫使中小微企业转向寻求风险较大的民间融资渠道。

票交所推出的线上贴现业务利用科技手段，践行普惠金融理念，打通了企业与银行间的对接通道，通过合理的顶层制度设计，有效地缓解了中小银行无法触达中小微企业的普惠难题，提高了票据融通的效率和安全性，成为解决中小微企业融资

难、融资贵问题的重要途径之一。以中关村银行为例，2022年线上贴现服务企业客户数较2021年同比增长47.77%，贴现笔数同比增长81.38%，摘牌票据张数同比增长73.54%，线上贴现金额同比增长61.35%，平均单笔贴现金额下降了11.05%，中小微企业占服务企业总数比例高达85%以上。中关村银行通过线上贴现业务落实国家普惠政策，实现了高效率、低成本、低风险的较好平衡。

（三）线上贴现业务是推动中小银行金融市场业务数字化转型的探索路径

随着新时代的到来，金融行业与互联网行业的融合迅速加快，其中银行业通过新兴的IT技术和互联网技术以拓展自身业务取得了很好的效果。在这样的背景下，商业银行业务线上化成为不可逆转的大势。

中关村银行秉持建设开放银行平台的核心发展理念，推进数字化转型，以智能获客、快速产品创新、数字化运营为基础，提升银行服务能力，结合自身金融服务经验为客户提供专业服务。得益于中关村银行技术支持，在办理线上贴现业务过程中，尽量减少人工流程，从商定业务到最后开具发票，保持十分迅速的反应速度，在短时间内可为客户提供精确服务，获得了客户的一致好评。

线上贴现是中小银行票据业务乃至金融市场业务数字化转型一条绝佳的探索路径，通过提高前台交易效率，提升中台风控能力，推进后台流程再造，完美契合2022年1月银保监会下发的《关于银行业保险业数字化转型的指导意见》（银保监办发〔2022〕2号）文件精神。利用好线上贴现产品，可以有效帮助国内中小银行发展对应的线上金融模式，应对金融行业数字化转型的全新挑战。

三、线上贴现业务的未来规划

（一）持续数字化转型，不断优化风控模型

为了更好地服务中小微、涉农等实体企业，中关村银行将进一步加快票据业务改革步伐，推进票据业务与数字化转型相结合，持续加大科技投入，通过强化科技赋能和发挥自身资源优势，着力提升线上服务能力，了解服务企业票据融资实质需求，实现全方位票据业务的数字化发展，积极适应票据市场发展趋势。

（二）紧跟票交所步伐，持续创新线上贴现业务

随着票交所新一代票据业务系统的逐步上线，线上贴现业务也将面临迭代升级，中关村银行将紧跟票交所步伐，遵照票交所线上贴现管理要求，不断完善票据系统，结合行内票据创新产品，构建中关村银行的线上贴现专属服务体系，并在符合监管新规制度的前提下，积极推动市场绿色票据业务发展。

（三）丰富行内支持措施，扩大企业服务范围

下一步，中关村银行将积极使用票交所商业汇票信息披露平台，持续探索支持实体经济的票据需求。在控制风险的前提下，进一步扩充行内线上贴现业务承兑人名单，增加财务公司承兑汇票和商业承兑汇票贴现办理方式，全面支持买方付息及协议付息模式，更大程度满足企业可办理的票据贴现范围，为企业票据融资提供更多的优质服务。

展望未来，中关村银行将紧跟票交所发展步伐，积极应对票据市场新时代面临的新机遇和新挑战，稳步做强票据业务，助力实体经济发展。

供稿单位：北京中关村银行

执 笔 人：吴少鸥　齐　彭

2022年“票付通”业务运行情况

为支持产业互联网新经济发展，提升票据服务实体经济能效，票交所于2019年初推出“票付通”——线上票据支付业务。几年来，票交所携手合作机构与产业平台持续推动“票付通”深化应用，受到广大企业欢迎。2022年，依托新一代票据业务系统票交所建设投产新“票付通”功能，新“票付通”服务企业线上支付场景进一步扩大，在服务平台经济发展、提升企业用票便利性、缓解企业流动性压力方面发挥了积极作用。

一、新“票付通”功能顺利投产，线上票据支付功能提档升级

2022年，票交所立足市场需求，以拓场景、强功能、控风险为建设目标，依托新一代票据业务系统（以下简称新系统），对原“票付通”功能全面优化升级，新“票付通”实现了票据找零支付、即时支付、快捷支付等业务功能，提升了票据支付与结算场景的匹配度，实现了票据在线上贸易活动中安全、高效、便捷流转，优化客户体验。2022年底，新“票付通”功能（以下简称新功能）正式投产，交通银行携手阿里巴巴1688平台首批成功投产上线新功能。

（一）拓展线上票据支付业务场景，满足企业多元化需求

随着产业互联网、电子商务加速发展，企业在线支付场景扩大，新“票付通”紧盯市场需求，进一步优化线上票据支付功能，不断提升业务场景适配度。新“票付通”实现的“找零支付”功能支持企业将持有的票据包按实际需要进行线上分包流转，企业只需在“票付通”收银台录入票据包号和支付金额，即可办理票据分包、锁票等线上票据支付业务，较好地满足企业票据找零支付需求；“即时支付”功能由真实订单锁定票据收、付款人，支持收、付款企业即付即签票据，满足企业预付款、分批付款等结算需求；“快捷支付”功能支持企业委托电票开户行代为发起订单支付指令及背书转让申请，在确保安全的前提下，简化线上支付操作流程，提高支付效率。

（二）丰富接入模式，扩大业务参与者覆盖范围

新功能不仅支持集中接入服务机构参与业务，而且将“票付通”特定的支付状态纳入新系统通用接口，支持通过“票付通”支付的票据在全市场顺畅便捷流转。在企业接入环节，新增三方签约模式，增加平台企业与电票开户行在线签约，实现三方签约的企业通过协议约定，可以委托其开户行代为办理背书申请、签收等业务，既提高了票据的支付流转效率，也强化了平台对企业的KYC风险认证。

（三）强化信息增值服务功能，提升综合服务能力

新功能进一步增强“票付通”的信息增值服务能力。一方面，“票付通”为买卖双方提供了交易资料存证功能，新增交易资料影像上传功能，交易双方可以将订单、发票、货运等资料扫描上传，为后续办理票据贴现在线查询贸易背景资料提供便利，助力企业提升数字信用变现能力。另一方面，票交所收银台为企业提供票据信息查询和选票功能，简化收银台录入票据信息的操作步骤，既提升业务体验，又有效防范操作风险。

二、线上票据支付深耕“票据+互联网”，助力产业经济及中小企业发展见成效

截至2022年底，累计11家合作金融机构、185家电票接入机构、44家B2B平台以

及近5 000户平台企业开通“票付通”业务，累计发起支付订单2.60万笔，订单金额约926.07亿元，同比分别增长33.91%、51.19%；累计完成票据支付2.80万笔、支付金额675.83亿元，同比分别增长40.22%、74.06%。业务覆盖全国30个省份，涉及制造业、批发和零售业、科学研究和技术服务业、电力等多个行业，制造业企业占比最高，超过47%；中小微企业占比近90%。

（一）业务场景多元化，提升大宗商品平台业务活跃度

2022年以来，随着平台及平台企业对“票付通”多元化应用场景的了解不断加深，大宗商品类平台上票据支付保持较高的活跃度。全年共计687家平台企业发起线上票据支付，其中125家平台企业支付笔数超过10笔或支付金额超过2 000万元，平台企业支付频率为11.76笔（2022年度单家企业平均使用“票付通”支付的笔数），同比增长12.46%。在活跃平台中，某2021年投产上线的煤炭交易平台支持企业使用“票付通”支付购煤款，在煤价持续高位运行时期，缓解了采购企业现金流紧张问题，为用煤企业节约现金支出15亿元。

（二）存量票据不断盘活，缓解平台企业流动性压力

2022年，平台企业使用“票付通”支付的存量票据剩余期限多为6个月以上，金额占比为84%，较上年提升1个百分点。如某上线仅一年的制造业平台，累计完成票据支付超2 000笔，金额21.5亿元，票据平均剩余期限7个月，其中约10%的票据在平台实现多级流转。该平台表示线上票据支付的安全性强、操作便捷、信息透明，企业接受度高，通过“票付通”能够有效盘活企业票据资产，促进剩余期限长的票据加快流转，缓解企业流动性压力。

（三）票据信用功能不断激活，加速低信用等级票据线上流通

2022年，“票付通”商票支付量明显增长，平台企业共计发起商票支付金额27.22亿元，同比增长122.06%，占全年支付总额的9.46%，较上年提升4.78个百分点。通过“票付通”触发的商票贴现达到27.13亿元，占商票支付金额的99.67%。使用商票支付的平台反馈，平台企业利用“票付通”三流合一的信息服务功能，将核

心企业信用传导至产业链的远端企业，实现信用资产变现。另外，通过“票付通”完成支付的中小金融机构承兑的票据占比达到80.42%，表明“票付通”有助于提升低信用等级票据在线上贸易结算中的流转效率。

2022年11月，“票付通”荣获上海金融业联合会颁发的“上海金融业助企纾困优秀成果奖（优秀奖）”。

三、扩大市场影响，打造线上票据支付新生态

下一阶段，票交所将继续加大业务推广力度，以新“票付通”功能推广为抓手，组织存量机构与有效平台有序开通新功能；加强与金融机构、B2B平台互联、互动、互通，吸引更多市场主体参与业务，并加大对优质平台培育和支持力度，不断完善线上票据支付生态。同时，以市场需求为导向，不断优化线上票据支付体验以及产品功能，满足各类平台企业多样化需求，助力实体经济发展。

供稿单位：上海票据交易所

执 笔 人：张艳宁　俞　乾　李忠仁

数字化转型
推动票据支付业务创新

党的十八大以来，我国票据市场发展成效显著，2022年商业汇票承兑发生额27.4万亿元，截至2022年末商业汇票承兑余额19.1万亿元。尤其是2016年12月8日票交所成立后，通过规范引导和有效助推，企业使用票据进行日常支付结算的占比明显提升。

在此背景下，交通银行踊跃参与票交所牵头推动的“票付通”“供应链票据”等创新产品应用，结合自身数字化转型需要，选择头部互联网平台加大合作，积极探索推动票据支付的业务创新实践。

一、交通银行票据支付业务创新实践探索

近年来，交通银行运用系统化、数字化的思维进行破局，在全行数字化转型的大背景下提出建设企业级架构、建成企业级系统，并先行选择客户体验迫切、价值贡献较大、复用性较强的B2B支付领域进行探索，加强顶层设计、统筹推进。

（一）新“票付通”开放银行模式下首单落地

2022年12月19日，交通银行和阿里1688大企业采购平台成功上线了新“票付

通”业务，成为业内首个支持可分包票据支付货款的B2B电商平台，主要业务优势如下：

一是采用开放银行对接模式，有效降低了开发应用难度。在新“票付通”功能的开发上，交通银行引入数字化建模理念，提供产品统一管理配置的产品工厂，支撑票付通业务模块化、组件化、参数化的全行共享式的集成组装能力。采用开放银行对接模式，契合电商平台“云部署”的诉求，避免额外硬件采购。同时提升新“票付通”接口的可读性，选取全行资深业务专家用最通俗易懂的语言描述票据专业术语和流程，方便平台技术开发一看就懂，一懂就会，组建总行牵头的业务、技术、测试团队，全方位服务平台，从根本上打消平台的开发顾虑。

二是主推支持票据找零支付模式，打消了增加工作量的顾虑。可分包票据的推出，解决了平台用户在电商平台上票据支付时无法精准匹配订单金额这一关键性痛点问题。交通银行紧紧抓住首批上线机构优势，批量走访B2B电商平台，主动解答新票据支付全流程问题，积极推动票据支付“平台化、场景化、线上化”。

（二）秒承、秒贴补全平台客户票据业务全流程

随着电子票据的普及和各家银行线上化融资流程的推出，企业用户对票据支付后能联动贴现的功能存在较强诉求。对于平台客户而言，票据支付若无融资功能配套，则无法带来长久的交易量；票据融资若无支付作为依托，则无法把控实质性风险。

目前，交通银行为平台客户提供的是一整套基于票据业务全流程的金融服务方案：通过新“票付通”解决票据支付痛点，通过“秒承”“秒贴”业务补全票据支付的上下游，即开票和贴现。“票付通”通过将传统的网银业务API开放银行化，把客户原先在银行网银端的录入操作延伸到业务场景端，做到由业务联动资金，流程驱动支付。同时，通过和平台开展电子化标准合同的传输和电子签章互认等一系列数字化合作，还能精准获取客户的交易信息，有效的提高了贸易背景的真实性，筑牢了风险屏障。

（三）统一收银台便捷支付的应用

平台建设中，收银台往往是必不可少的组件。目前，绝大多数平台开发人员对

于C端的个人聚合支付收银台非常熟悉，微信、支付宝等头部互联网机构也都有完整的收银台可以对接。然而，对于B端支付结算的收银台，目前市场上还尚未形成一个统一的方案，更不必说涉及B端和C端融合的相关应用场景。

交通银行在企架B2B支付中尤为重视收银台的开发建设，依托"票付通"收银台打通与行内网银的连接，推出了整合个人支付和企业支付的统一收银台，在统一收银台上推出一系列全新功能，主要包括：

一是收银台票据支付挑票功能。传统票据支付功能无法在收银台上进行挑票，必须在登录企业网银后才能操作，而统一收银台可为平台用户提供票据查询和挑票一揽子服务，支持一站式操作。

二是票据智能拆包功能。平台用户使用交通银行统一收银台进行挑票操作后，商业银行可以根据订单金额自动为企业用户匹配票据分包金额，免去人工计算的麻烦，充分体现了平台用户使用可分包票据的便捷性。

三是混合支付和便捷支付的组合应用。统一收银台支持"票据+现金"混合支付模式，针对小微企业主一个人操作全流程的特点，通过收银台便捷支付直接插Key授权，免去了网银登录的不便，极大地提升了平台用户的操作体验。

二、票据新规下票据创新支付的思考

2022年11月18日，中国人民银行、银保监会联合修订了《商业汇票承兑、贴现与再贴现管理办法》（以下简称《办法》）。《办法》从明确相关票据性质与分类、强调真实交易关系、强化信息披露及信用约束机制、加强风险控制等方面对商业汇票承兑、贴现与再贴现管理制度进行了修订完善，预计实施后将对推动票据支付创新带来以下方面的积极影响。

（一）票据支付群体的扩展

《办法》中对于贴现申请人提到了自然人，主要指代个体工商户。前期，对于个体工商户是否可以开通电票功能，各家商业银行都有着不同的解读。《办法》的出台实施，可以说为个体工商户参与票据流通提供了法规支撑。后续，B2B电商平台服务的个体工商户群体不断扩大，预计个体工商户使用票据进行支付结算的比例将大幅提升。

（二）税务数据对票据支付业务的推动

基于B2B电商平台的“票付通”业务天然就具备真实的贸易背景，但欠缺的是相关税务开票数据的支持。后续，商业银行和平台可以尝试从税务数据与订单流、物流紧耦合，为平台用户提供线上合同签署和发票开立、发票查验等服务，为商业银行提供物流信息查询、发票查验以及合同和发票信息结构化参数传输服务，从系统层面去完善“秒承”“秒贴”业务在票据新规时期的合规性。

供稿单位：交通银行

执 笔 人：周　毅　赵漪波　蔡珞珈

聚焦票据支付场景创新
精准服务实体经济

“票付通”“承兑线上化”“供应链票据”……越来越多的票据创新产品，不仅引起企业客户的关注，也为供应链、小微和民营企业提供成本相对较低、高效快捷的金融服务。海尔集团财务有限责任公司（以下简称海尔财务公司）始终聚焦助力中小微企业快速发展，不断探索支持实体经济的直达性，优化改善中小企业的用票环境，创新符合产业发展的金融新路径，延伸金融服务触角，不断提升金融服务效率，通过参与创新票据支付方式盘活票据存量，缓解小微和民营企业融资难题。

一、“票付通”创新实践应用

（一）“票付通”推广

海尔财务公司作为财务公司行业票据业务发展的引领者，不断探索如何帮助企业提高资金使用效率，盘活、用活存量金融资产，整合企业信息并提供增值服务，发挥大数据价值，并且依托票交所推出的“票付通”，通过打通卡奥斯平台、海尔财务公司、票交所以及其他金融机构，为海尔旗下国家级工业互联网平台——卡奥斯提供一站式在线票据平台服务。上线票付通业务后，一方面，通过发放宣传单页、内部报刊报道、现场培训等多渠道在公司内部进行宣传学习；另一方面，并联集团采购平台对供应商客户积极宣传票付通产品，提高社会各企业对票付通产品的认识，扩大业务使用场景。

1. 票付通“多场景应用”场景一：“见证支付”支持企业共渡疫情难关。在支付模式迭代之下，“票付通”给出了多种解决方案，包括“见证支付”“即时支付”“‘票据+现金’组合支付”。“票付通”提供的线上票据结算渠道——“见证支付”，由业务场景触发票据结算，实现货物（或服务）与票据同步交割，特别在疫情期间，以支付替代融资，降低企业经营成本，支持企业共渡疫情难关，实现了海尔核心企业及其上下游小微企业在陌生人交易场景下采购的结算安全保障，在线订单的结算效率也大大提升。支付功能的多样化，有力提升了票据业务与产业发展的协同性和契合度。

2. 票付通“多场景应用”场景二：“信息透传”全面支持制造业核心企业发展。基于对“票付通”的锁票和解锁功能的充分认知，创新应用于集团家电采购出票环节的企业管理方面，将企业往来对账确认、交纳质量保证金等管理职能融入锁票和解锁环节。在作出月度出票预算后，按预算开出票据并锁票，在客户按约定完成对账确认、质量保证金清理后及时解锁，客户及时签收票据。客户有了“票付通”业务的加持，不仅解决了线上支付工具单一的问题，让企业间的账期支付更加安全便捷高效，同时平台将订单相关的贸易、物流和支付信息进行融合，为企业后续融资提供便利。

（二）“票付通”运用广泛深入

随着系统功能不断完善、市场认知度持续提升等，“票付通”业务保持较快增长势头。“票付通”在海尔财务公司交易规模已超400亿元，线上票据支付量从月均不足10亿元增长至月均20亿元。截至2022年12月，根据集团采购出票情况，推进了集团4个出票单位146个收票客户，实现票付通出票1 561笔，合计金额223亿元，为集团的数字化转型进程赋能。2023年将根据公司科技资源配置规划，结合新一代票据系统开发资源需求，新“票付通”功能也同步进行上线。

票据创新是票据市场持续、稳定发展的源泉。通过对“票付通”使用客户的多维度调研，收获了满意度，也收获了很多实践反馈。“票付通”作为票据支付结算的创新产品，是海尔财务公司对接工业互联网发展趋势以及国家积极推动产业链、供应链发展政策的精准切入口。海尔财务公司始终致力于“票付通”业务场景与生态场景的深度融合，不断挖掘更广泛的金融服务触角和服务方案。同时，“票付通”作为针对工业互联网平台支付结算方案，可在具备资质的B2B平台进行广泛的复制和推广，输出数字金融全场景解决方案，支持中小微企业发展，共建工业互联网新生态。

二、搭建统一的“票据通平台”系统，推动票据创新发展

当前，金融科技飞速发展，以大数据、云计算、区块链、移动互联和人工智能等为代表的金融科技风起云涌，在深刻改变客户金融行为的同时，也对金融机构固有的经营理念和服务模式，乃至金融生态和竞争格局带来颠覆式冲击。未来，平台化、线上化、场景化将是对公业务的大趋势，也是票据业务的重点发展方向，所以海尔集团在金融科技的数字化时代背景下，对传统票据业务服务体系包括产品、流程、渠道、运营、营销、风控等进行数字化智能改造，结合“票付通”搭建统一的“票据通平台”系统，将合适的产品，通过合适的渠道，配置给合适的客户。

（一）业务集中化——打破信息孤岛

“票据通平台”将之前分散在二级集团各系统中的票据业务、新资金系统中的票据业务、线下操作的票据业务等统一管控起来，形成统一的票据业务中台，将业务操作和业务数据集中起来，打破信息孤岛，建立全链路数据追踪的可视化分析、实现数据资产增值。并且，通过集中的票据池等业务形式，能够充分利用票据资源、减少融资成本，增强资金流动性，促进集团各级业务的开展，为资金管理提供有效的支持，为集团发展助力。

（二）业务线上化——提升出票体验

“票据通平台”将现代信息技术深入供应链各环节，创新链、供应链与实体产业深度融合，培育供应链新技术、新模式、新理念、新增长点。在票据政策执

行、收票规则应用、开票转让校验等关键环节，实现自动、统一、全面的操作控制。通过系统生成标准资料、电子签章替代线下纸质盖章、智能匹配发票、云审批、云质押等数字化产品功能，大幅提升出票效率，减少出票风险。并且从企业全业务场景层面，进行票据中台构建，实现能力复用，为产业灵活多变的业务场景快速高效赋能。

展望2023年，在“稳中求进”的经济工作总基调下，海尔财务公司将驶入票据创新支付的“高速公路”，以用户为核心不断驱动产融生态圈自我迭代、升级，并将持续推进票据创新产品及服务在海尔集团的最佳实践应用，为集团用户提供最优的票据管理服务，助力实现“科技—产业—金融”的高水平循环，为推动票据市场高质量发展贡献海尔力量。

供稿单位：海尔集团财务有限责任公司
执 笔 人：曲元君

“智绘”绿色票据　赋能实体经济
——中信银行绿色票据业务实践

2022年，中信银行秉承“有担当、有温度、有特色、有尊严的最佳综合金融服务企业”愿景，以为客户谋价值、为社会尽责任为使命，深入贯彻落实创新发展理念，积极响应国家“碳达峰碳中和”目标（以下简称“双碳”目标）号召，以数智化建设为引领，依托金融科技和智能化平台实现对“绿色企业”的批量决策、智能管理，为绿色票据行稳致远保驾护航、固本强基。

一、新形势下绿色票据业务创新的时代背景

在“双碳”目标政策支持的背景下，我国绿色金融迎来了新的发展机遇。在众多绿色金融政策的支持下，我国绿色金融已建成较为完备的框架体系，并不断完善相关基础设施建设，逐渐形成了包括绿色贷款、绿色债券、绿色保险、绿色基金、绿色信托等多层次全方位的绿色金融产品和市场体系。

但这些绿色产品在体量、创新性、灵活性方面无法完全满足企业的融资需求。而绿色票据属于新型绿色金融产品，作为我国现有绿色金融市场的有益补充，既能进一步激发票据市场活力，提升票据市场服务实体经济的能力，也有利于促进我国绿色金融体系的健全及深化发展。

（一）绿色票据在双碳背景下的发展机遇

首先，发展绿色票据是支持“双碳”目标这一重要战略实现的有利工具。将“双碳”目标纳入生态文明建设整体布局是贯彻新发展理念、实现生态优先、绿色低碳高质量发展的重要途径，也是对我国能源结构、产业结构、经济结构进行重塑的系统性工程。票据作为传统金融工具，集支付、结算、投融资、交易及信用等优势于一体，可在我国经济结构转型中发挥积极作用。加快发展绿色票据，加大对绿色产业、绿色项目的资金支持，才能更好更快地实现“双碳”目标。

其次，发展绿色票据是有效传导货币政策的重要途径。票据市场的再贴现业务可以有效传导央行的货币信贷政策，因此，发展绿色票据有助于推动绿色再贴现业务的发展，引导商业银行信贷从高能耗行业向绿色企业和绿色项目流动，加强银行信贷对绿色经济的支持。同时，加快创新发展绿色票据，有助于深入发挥货币市场优化资源配置、服务实体经济的功能，以支持与促进生态文明建设，贯彻落实“双碳”目标。

最后，发展绿色票据是服务实体经济转型的有效方式。绿色票据为实体经济提供全生命周期的融资服务，也将助力更加精准地引导资金向绿色产业倾斜。依托绿色票据，搭建绿色供应链、产业链，构建起资金运营流转协同便利的绿色企业生态系统，降低企业资金压力，协助企业实现高效发展。

（二）绿色票据助力实体经济发展的独特优势

首先，绿色票据是践行我国“双碳”目标及绿色可持续发展理念的重要工具。绿色票据是构建绿色金融体系的重要组成部分，有助于企业盘活碳资产，创新碳金融。相较而言，绿色信贷、绿色债券只能解决绿色产业中长期的资金需求，但绿色票据可更好地满足企业的资金支付与短期融资需要，有助于降低融资成本，更好地服务碳普惠，并有利于加快构建和完善我国多层次绿色金融体系。

其次，绿色票据是支持中小微企业转型发展的必要途径。绿色票据由于融资成本低、办理手续便捷等优势，能够更好地服务中小企业。绿色金融体系目前最突出的问题就是对于各类非金融市场主体渗透程度不高，尤其缺乏中小微企业的渠道。而绿色票据恰好能发挥票据本身根植于普惠金融的特性，满足绿色融资对中小微企业的精准扶持。

最后，绿色票据是提升绿色产业活力与效率的有效方式。绿色产业通过签发票据，按时支付到期票款，可进一步提升企业的融资及信用能力，并丰富商业承兑汇票应用场景。此外，再贴现是央行重要的货币政策工具之一。通过开展绿色票据再贴现，有助于商业银行信贷投放从高耗能产业向符合国家“双碳”目标要求的低耗能绿色产业转移，从而调节商业银行信贷资产结构，加强信贷资金对绿色产业的支持。

二、中信银行绿色票据服务实体经济产品创新实践

《中华人民共和国第十四个五年规划和2035年远景目标纲要》提出，推动绿色发展，促进人与自然和谐共生。在当前绿色发展新理念引领下，推动绿色产业发展是培育经济发展新动能、推进高质量发展走在全国前列的必经之路。

在此背景下，中信银行在江苏推出绿色票据业务的创新产品“绿票惠”。“绿票惠”是以习近平生态文明思想为指导，为践行“创新、协调、绿色、开放、共享”的发展理念而推出的面向绿色企业票据融资的优惠产品，致力于发挥商业汇票在促进绿色发展、推动节能减排、发展清洁环保产业、解决突出环境境况等方面的支持作用。

（一）“绿票惠”产品介绍

“绿票惠”业务是中信银行基于人民银行再贴现政策，发挥金融支持江苏绿色低碳发展的积极作用，面向绿色、科创类企业提供的专属票据贴现服务。

“绿票惠”产品具有“多、快、好、省”四个亮点。“多”是产品额度充足，有效保障符合条件的区域内绿色企业；“快”是依托中信银行“快速贴现”服务，为绿色企业客户提供高效贴现，资金到账快；“好”是线上操作，绿色便捷，价格稳定；“省”是“绿票惠”产品提供专属定价通道，助力绿色企业、绿色项目的低成本融资。

（二）“绿票惠”产品流程

1. 认——企业提交材料，完成绿色认定贴标。绿色票据认定：按照“严格、明确、细致、可操作”的原则，从主体和贸易背景两个维度对绿色票据进行认定。

绿色企业推荐认定：由推荐认定的金融机构提供相关真实有效材料，经人民银行核验通过后可直接认定为绿色企业，或经人民银行会同生态环境部门联合审核通过后，完成绿色企业评价认定。

2. 开——企业客户需提供基础材料（营业执照、法人身份证、操作员身份证等）至中信银行柜面开户、开通网上银行，添加电票功能。

3. 申——企业向中信银行提交票据贴现申请。先由经营机构完成尽职调查和客户贴现限额申请；再由企业通过网银提交贴现申请。

4. 贴——可通过线下办理、线上办理、信秒贴三种办理模式办理贴现，中信银行线上审批，企业获得该笔贴现融资资金。

（三）“绿票惠”产品实践效果

1. 在绿色金融方面的经济效益。“绿票惠”产品支持实体，让利客户，切实将人民银行政策资金优惠利率传导至实体企业，针对绿色企业提供专项资金支持，开辟特殊绿色定价通道，增加绿色票据的流动性，合理降低绿色票据的融资成本。

2. 在绿色金融方面的环境效益。中信银行面向江北新区、宜兴、泰兴等国家绿色产业园，强化银政合作，共同参与国家级绿色金融试验区试点，重点服务江苏区域内绿色企业，致力于发挥商业汇票在推进绿色发展、推动节能减排、发展清洁环保产业、解决突出环境况题等方面的支持作用。

3. 在绿色金融方面的社会效益。中信银行发挥绿色票据融资优势，为江苏绿色、科创类企业提供专属普惠融资服务，赋能江苏绿色产业转型发展，并在2021年“南京金融业助推引领性国家创新型城市建设劳动竞赛”中，获得“绿色金融示范团队”称号。“绿票惠”产品服务了江苏区域各行业的绿色企业，其中包含推动节能减排的太阳能发电、光伏发电企业，从事环保专用设备制造的企业，新能源汽车制造行业等。

三、中信银行绿色票据数智化创新实践

伴随票据市场进入“电子化+互联网化”发展的新时期，传统的分析工具已无

法有效支撑绿色票据的快速发展，亟待运用金融科技赋能精准营销、业务风控。中信银行在绿色票据业务领域，发挥创新实干精神，加快金融数智化转型，应用知识图谱、机器学习、自然语言处理等先进技术搭建绿色票据全生命周期智能化决策平台，持续完善算法模型等量化决策体系。

（一）数据驱动，构建企业绿色立体画像

在数据规划方面，通过数据分析、建模，提升客户洞察能力，推动精准营销、数字化决策等能力的提升，寻找最优业务策略。通过数据资产、分析工具、策略工具支撑精细管理和创新发展。在数据运用方面，尝试构建360度绿色企业全景视图。结合多维数据，采取“横纵联合”的应用策略，逐步实现从基于风险数据的评判到多维度信息客户画像的构建。以数字技术为抓手，借助外部工商信息并结合行内业务数据，通过分析企业客户法人、高管、股东、实际控制人等多维度信息，对绿色企业进行综合评价和推断。利用知识图谱将绿色企业及其相应特征可视化地绘制在网络图谱中，完成绿色企业客户画像及族谱的绘制。

（二）算法升级，加快风控引擎迭代

积极探索模型算法优化之路，通过专属模型、多维度体系、机器学习等具体的模型体系，整合松散的外部数据，形成具有指向性的风险管理工具，努力提升模型工具风险刻画的精准度和适应性。一是应用集成学习等算法进行客户绿色评级，优化事前绿色准入决策，提升准入环节的绿色识别能力。二是将复杂网络技术应用于构建绿色企业客户社交复杂网络关系，对超大规模复杂网络进行快速的图检索和全量图分析，实现拟申请贴现客户的复杂网络模型实时评分和绿色评级判别，提高绿色企业识别的精准度（见图3-1）。

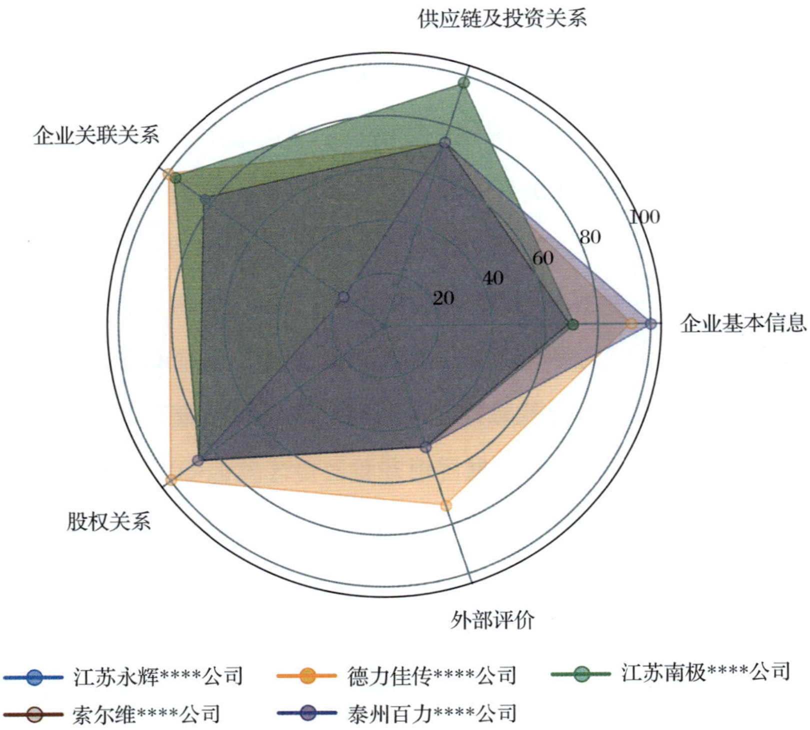

图3-1 绿色评级五维雷达图

（资料来源：中信银行）

（三）科技赋能，提升智能化绿色票据业务管控水平

搭建绿色企业监测体系，实现系统驱动的自动化绿色企业评级管理，形成覆盖绿色企业各个节点统一标准的绿色监测体系。通过进行绿色企业的绿色程度分类、分级管理、监控识别，逐步实现对绿色企业在准入环节的决策优化，有效提升对绿色企业的识别，提升绿色票据服务实体经济精准度。通过系统间对接，实现全自动化的行为数据采集与定期更新，引入绿色企业评分数据，覆盖客户法人信息、背书流转信息、资金流向等维度，采用大数据决策引擎实现对存量客户的统一扫描和定期评级工作，将评级结果、风险策略及过程中的风险信息输送至下游业务场景，共享风险监测结果，对异常绿色客户做到早识别、早决策，有效提升绿色票据产品服务绿色企业的能力，进一步发挥绿色票据服务实体经济的功能（见图3-2）。

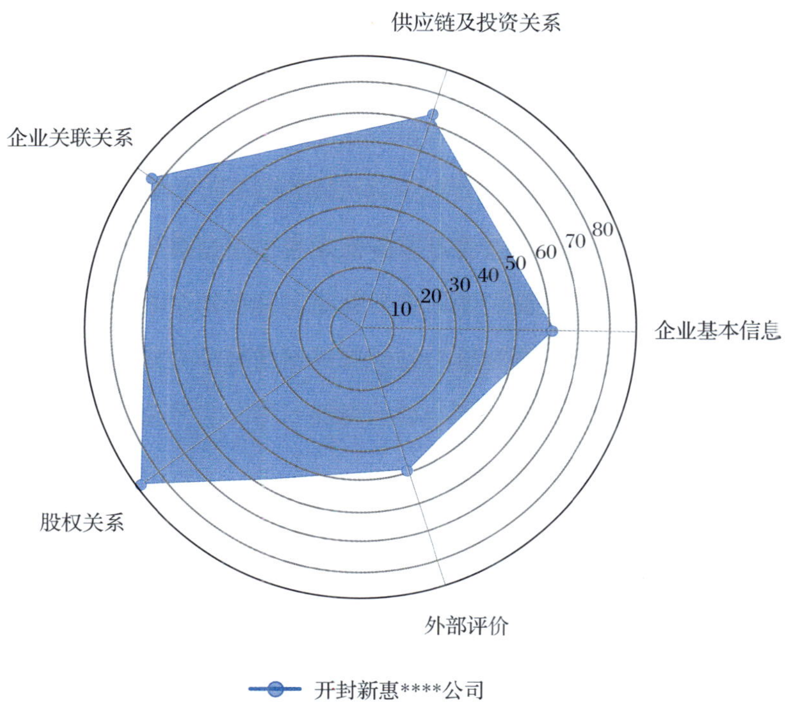

图3-2　票据贴现客户绿色评级五维雷达图

（资料来源：中信银行）

四、总结与展望

为持续探索全流程绿色票据智能化体系建设之路，通过业务转型引领技术系统开发，在既有模型、外部数据体系基础上，将新兴科技深度融入绿色票据生命周期的各个节点，迭代升级“风险绿色票据决策引擎”，加快建设“绿色企业评级引擎”。逐步实现从基于行业数据的评判到多维度绿色企业画像的构建，进一步提升模型工具绿色等级刻画的精准度和适应性，补齐传统绿色票据管理链条中的“短板”，努力构建全流程智能化的绿色票据管理体系。

（一）绿色企业准入环节

充分发挥大数据、人工智能的风控成效，通过“绿色企业评级引擎”实现对贴现客户的实时评分和绿色判别。经营机构可通过商业汇票业务系统查询客户评分及绿色等级结果，据此对绿色企业作出准入与否的判断。

（二）绿色企业贷后非现场检查

通过“绿色企业评级引擎”完成对绿色企业的统一扫描和定期评级工作，覆盖客户身份信息、涉绿深度、涉绿广度等多个维度，提示分行关注评级分数较高的优质绿色客户，并作出相应的业务决策。绿色客户评级名单通过平台自动推送至商业汇票业务系统，支持分支行用户便捷、高效查询。

（三）赋能精准营销

通过“技术+数据”双轮驱动，有效过滤异常客户、低价值客户，赋能一线把好客户准入关。经营机构可通过系统进行实时查询，实现数据驱动的经营决策。

供稿单位：中信银行

执 笔 人：石　宁　沈　洋　王珂瑶　潘亮亮　严沉沉

加快绿色票据创新
助力低碳经济转型

近几年来，世界各国均在研究如何应对全球气候变化，为实现绿色低碳作出更大的努力，这已然成为人类社会发展最大共识之一。2022年以来，我国生态文明建设正式进入“以降碳为重点战略方向”的新阶段，并对绿色金融发展提出了完善体系、丰富产品、拓宽服务等新要求。票据作为实体经济重要的支付和融资工具，在绿色金融的供给侧结构性改革中大有可为。浦发银行一直致力于推动“双碳”转型，服务产业转型升级，打造“绿色银行”，积极探索票据等产品在绿色金融领域的发展及运用，加快绿色票据创新，助力低碳经济转型。

一、绿色金融体系建设及绿色票据发展

全球气候治理框架自20世纪90年代提出以来，世界主要经济体均已开启降碳行动，并将构建绿色金融体系作为转型关键。学界和业界普遍认为，绿色金融的机制设立涉及宏观、市场和微观等不同层面，需要加强宏观政策引领、健全市场运行机制、激发微观内生动力。其体系框架可为绿色票据的发展提供参考。

票据作为企业常用的支付和融资工具，付款期限较短、票面金额灵活、基础设施健全、使用安全便捷。做好宏观、市场和微观三个层面的机制建设，有利于推

动绿色票据健康快速发展。一是2018年以来，多地人民银行分支机构、商业银行陆续启动绿色票据的贴现及再贴现业务，服务绿色产业和绿色项目，支持低碳转型，并纳入绿色贷款统计，已具备一定宏观政策基础。二是票据普遍用于节能环保、清洁生产、清洁能源、基础设施升级等绿色产业，绿色票据根植于绿色产业的贸易活动，可以向产业链核心和上下游企业提供支付融资方案，市场逻辑较为清晰。三是截至2022年，票据已推动近35万家企业直通货币市场贴现融资，其中97%是中小微企业，覆盖广度和深度远超其他产品。因此，绿色票据能在微观层面将金融服务深入绿色产业的毛细血管。

（一）加强宏观政策引领，树立绿色金融目标

绿色金融的发展首先有赖于宏观政策引导，核心在于摆正政府与市场、政策与市场主体的关系。我国自2020年确立“双碳”目标后，构建了以《中共中央 国务院关于完整准确全面贯彻新发展理念做好碳达峰碳中和工作的意见》为核心的“1+N”低碳转型政策体系，并逐步建立包括“一个纲领”“三大功能”“五大支柱”在内的绿色金融政策体系，引领“双碳”工作。欧盟、英国、美国、日本等经济体较早启动低碳转型政策探索，通过气候立法、制订绿色金融方案等形式推进降碳政策落地（见表3-1）。

表3–1　国内外主要经济体的绿色金融政策

经济体	低碳转型政策	绿色金融政策	政策目标
中国	生态文明体制改革总体方案（2015）	关于构建绿色金融体系的指导意见（2016）	1. 动员和激励更多社会资本投入绿色产业，同时更有效地抑制污染性投资； 2. 政府在适当领域运用公共资金给予激励； 3. 推动金融机构和金融市场积极稳妥地加大金融创新力度。
	中共中央　国务院关于完整准确全面贯彻新发展理念做好碳达峰碳中和工作的意见（2021）		
欧盟	气候和能源一揽子计划（2008）	可持续发展融资行动计划（2018）	1. 将资本引向更具可持续性的经济活动； 2. 将可持续性地纳入风险管理体系； 3. 鼓励长期行为及透明度的提升。
	2030气候与能源政策框架（2014）		
	欧洲绿色协议（2019）		
	欧洲气候法（2021）		

续表

经济体	低碳转型政策	绿色金融政策	政策目标
英国	气候变化法案（2008）	英国绿色金融战略（2019）	1. 在政府部门支持下，私人部门或企业的资金流向更加清洁、可持续的领域； 2. 加强英国金融业的竞争力； 3. 实现金融绿色化、投资绿色化、把握发展机遇。
美国	能源政策法案（2005）	清洁能源革命与环境正义计划（2019）	1. 经济上投入2万亿美元，在交通、建筑和清洁能源等领域加大投入力度； 2. 政治上把气候变化纳入美国外交政策和国家安全战略，并加强国际合作； 3. 技术上加速清洁能源技术创新，持续推动美国“35、50”碳中和进程。
	低碳经济法（2007）	建设现代化、可持续的基础设施与公平清洁能源未来计划（2020）	
	清洁能源与安全法案（2009）	关于应对国内外气候危机的行政命令（2021）	
日本	绿色经济与社会变革（2009）	绿色增长战略（2020）	1. 金融配套财政预算、税收、法规及国际合作，促进绿色增长； 2. 通过绿色投资促进技术创新，确保社会平稳实现低碳转型。
	全球气候变暖对策推进法（2021）		

（二）健全市场运行机制，明确绿色分类标准

绿色金融的发展需要理顺和健全市场运行机制，包括建立碳核算和碳账户体系，明确绿色分类标准，设计碳排放交易市场机制，通过建立核心的市场基础设施，加快发展中介服务机构，完善碳排放核算、估值、交易的市场逻辑，丰富资源配置、资产定价、风险管理等市场功能，发挥市场在绿色金融发展中的基础作用。以绿色分类标准为例，国际上存在多种分类标准（见表3-2），我国绿色分类标准已初步搭建完成（见表3-3），正在实现“国内统一、国际接轨”，票据在内的各项金融产品应主动拥抱，加快标准的明确与统一，促进境内外绿色金融市场的互联互通。

表3-2　国际绿色分类标准

国际分类标准	制定方式	运用场景
市场主导型	国际组织制定，被广泛认可和采用	债券市场运用较多。例如ICMA发布的《绿色债券原则》，CBI发布的《气候债券分类方案》。

续表

国际分类标准	制定方式	运用场景
政府主导型	政府部门“自上而下”制定	1.《欧盟可持续金融分类方案授权法案》：欧盟委员会发布，界定符合气候变化减缓目标的经济活动，包括7类行业、67项经济活动。 2.《气候转型金融指引》：日本金融厅、经济产业省、环境省发布，规范日本转型经济分类标准。
通识运用型	市场主体在通用做法或共识的基础上“自下而上”形成	多用于市场差异化程度较大的场景及地区。

表3-3　我国绿色分类标准

我国绿色分类标准	制定方式	分类特点	异同分析
绿色产业指导目录（2019年版）	发展改革委、生态环境部、中国人民银行等7部门联合印发	将我国绿色经济活动划分为6大类产业，下设30项二级分类和211项三级分类	三套标准对绿色经济活动的划分大体一致，但在界定细类和子项、技术判定标准上存在部分差异
绿色债券支持项目目录（2021年版）	中国人民银行、发展改革委、证监会印发	以《绿色产业指导目录（2019年版）》为基础，科学界定绿色项目，统一债券主管部门界定标准，与国际主流保持一致	
绿色融资统计制度	银保监会2020年制定	参照《绿色产业指导目录（2019年版）》，绿色信贷范围由表内资产扩大到表外资产，并对绿色融资支持的经济活动进行细化	

资料来源：浦发银行收集汇总。

（三）激发微观内生动力，推动绿色可持续发展

绿色金融需要在微观层面激发企业和金融机构低碳转型的内生动力，将绿色相关的非财务指标导入风险收益的评价体系和框架，保障绿色金融的可持续发展。国内外微观实体在生产经营中加入低碳转型的目标，通常受到内外部激励和考核的双重影响，采用强制和自愿结合的方式。例如，我国金融机构在经营战略中增加绿色资产配置，引导社会资金投向绿色低碳领域，既有助于人民银行的结构化政策工具的支持，得到更低成本的资金；又有利于在人民银行对银行业金融机构绿色金融评价中，获得更好的评级结果。再如，在欧盟和英国，实体企业披露气候信息，有助于申获“绿色经济标志”，提升公司形象和知名度，吸引绿色资本和基金的青睐。其中，上市公司和大型企业强制性披露气候信息，有机会获得富时罗素股票指数、

气候和绿色收入加权指数等的估值定位，便于投资人了解公司价值，非上市中小企业也可自愿选择是否披露。

二、浦发银行绿色金融和绿色票据发展实践

近年来浦发银行致力于绿色金融发展，推动“双碳”转型，服务产业转型升级，打造“绿色银行”，是我国最早开展碳金融业务的商业银行之一。自2009年起的探索实践中，浦发银行坚持做优“浦发绿创”品牌，不断丰富创新碳金融业务产品线，创下多个“业内首单”业务，包括首单清洁发展机制（CDM）应收账款质押融资业务、碳捕集利用项目贷款、国际碳保理融资等绿色贷款业务，以及落地全国首只碳资产债券、首款挂钩上清所碳中和债券指数的绿色结构性存款等绿色债券相关业务。随着全国碳市场的发展，浦发银行相继落地全国碳市场碳配额质押贷款、CCER＋试点碳市场组合质押融资等创新业务，并成为我国首个场外碳衍生品清算业务清算银行。

2022年，浦发银行提出全面打造涵盖碳市场基础功能服务、产品创新、交易做市以及能力建设“四位一体”的碳金融服务布局。截至2022年9月末，浦发银行绿色信贷余额近4 000亿元，居股份制商业银行前列；获得碳减排支持工具以来，已累计向超过160个项目发放碳减排贷款超过250亿元。2022年前三季度，浦发银行承销绿色、可持续发展类债券、碳资产债券、转型债券及绿色资产支持票据（ABN）合计承销金额108.25亿元。浦发银行加强绿色信贷和绿色债券服务，获得人民银行碳减排支持工具和支持煤炭清洁高效利用专项再贷款等政策支持，有效降低综合负债成本，形成可持续经营的商业模式。

浦发银行在绿色票据方面积极探索，秉承“凡绿色皆绿灯”的理念，通过绿色贴现与再贴现联动，为绿色产业提供低成本融资渠道，并在资源配置及定价方面，赋予经营机构更大自主权，保障绿色票据贴现优惠价格，支持绿色企业发展。2022年绿色贴现基本实现分行全覆盖，超21家分行开展绿色再贴现业务达172亿元。在绿色认定标准方面，浦发银行鼓励经营机构积极与属地人民银行及相关部门沟通，参与属地绿色票据认定标准的制定。

三、绿色票据发展亟待解决的问题

实践发现，绿色票据能有效助力我国低碳转型，促进经济高质量可持续发展，在引导资金精准投向绿色产业，推进企业实现绿色转型及“双碳”目标中可起到关键性作用。但同时绿色票据在顶层设计及配套政策、市场认定和识别标准、微观动力及信息披露等方面，仍存在亟待解决的问题。

（一）宏观缺乏绿色票据专项的政府政策引导和激励约束机制

票据是企业主要的融资结算工具之一，现行政策已在人民银行印发的《银行业金融机构绿色金融评价方案》中将票据贴现纳入绿色信贷统计，同时部分地区出台绿色再贴现政策等措施给予绿色票据侧面引导，此外暂未出台针对绿色票据专项的、细化的宏观政策和激励机制。因此，宏观政策给予绿色票据服务绿色产业的导向不够清晰，较难传导至票据市场，以及市场参与机构和用票企业，无法充分挖掘票据对绿色金融的贡献。

（二）市场缺乏全国统一的绿色票据认定标准和机制

票据已具备较为完善的市场基础设施，但缺乏全国统一的绿色票据认定标准和认定机制，尽快制定一套完善的绿色票据标准体系迫在眉睫。区域性的认定标准已启动探索。例如，2020年3月，江西金融学会制定《江西省绿色票据认定和管理指引（试行）》，提出了江西省绿色票据认定标准及认定流程；2022年9月，深圳市深圳标准促进会颁布了《绿色票据认定指南》，阐述了绿色票据、绿色贸易背景的概念与定义，以及认定环节和要素。但是票据易流转的特点决定了，绿色票据必须在市场主导或政府主导下，形成全国统一的认定标准，区域化标准无法支撑绿色票据的发展和推广。

（三）微观缺乏使用绿色票据和信息披露的内生动力

绿色票据的价值在于用票企业在绿色低碳产业升级中产生的环境效益，可通过票据行为实现成本分摊和收益共享，其推广有赖于金融机构积极参与，以及企业广泛用票。同时，充分的信息披露是推进碳账户和碳核算的前提，也是防范绿色票据

"洗绿""漂绿"风险的重要保障。

目前，绿色票据推广碰到以下微观层面的问题：一是金融机构在绿色票据上的发力点较少、参与度不足，原因为绿色票据专项的配套激励政策不够全面，力度稍显欠缺，以地方性政策为指引开展绿色票据再贴现业务惠及的企业范围较为有限。二是绿色企业开票用票动力不足，导致绿色金融政策在中小企业层面推行较为困难，原因为缺乏明确的绿色票据补贴政策或扶持模式，企业无法享受到使用绿色票据成本减免的优惠。三是参与机构和企业缺乏高效的绿色票据信息披露途径，对绿色票据的审查难度与运营成本较高，信息难以有效共享。

四、绿色票据发展的路径选择与建议

随着我国绿色金融体系建设日趋成熟，绿色金融政策应大力下沉惠及中小企业。绿色票据作为连接实体企业和金融机构的重要产品，在宏观层面明确其发展路径和顶层设计，出台配套的激励约束机制，在市场建设中制定统一的分类和认定标准体系，在微观个体内搭建完善的使用绿色票据和信息披露机制，再辅以票据全生命周期的风控合规手段，是现阶段推广绿色票据的有效途径。

（一）明确绿色票据的发展路径和激励约束机制

建立健全绿色金融体系，需要金融、财政、环保等政策和法律法规的配套支持，通过建立适当的激励和约束机制解决项目环境外部性问题。

1. 尽快出台官方的绿色票据顶层设计相关政策文件，明确对全社会使用绿色票据的指引，建立绿色票据产业指导目录等，为企业绿色化转型提供方向性指导，使企业运用绿色票据产品和政策、金融机构推动绿色票据产品发展有章可循。

2. 强化正向激励政策的引导作用，对绿色票据业务开展较好的金融机构，在信贷资源、货币政策工具运用、监管评价等方面给予正向激励，引导其加大对企业使用绿色票据进行融资的支持倾斜力度。

3. 激励政策要关注融资与结算并重，简化非金融主体"涉绿"流程认定的便利性，给予绿色票据政策优惠、增加绿色授信额度，支持鼓励中小企业在绿色经济中的转型升级。

4. 对于现行有效的绿色票据试点探索政策应继续给予大力支持，例如，进一步扩大绿色再贴现专项额度，通过“碳减排绿色票据再贴现专项支持计划”等政策性指引，鼓励企业及金融机构对碳减排票据再贴现“优先办理”“应办尽办”，引导资金精准投向绿色产业、绿色项目，支持绿色主体发展。

（二）加快绿色票据统一认证机制与基础设施平台建设

1. 针对绿色票据的统一认定标准，主要问题集中于谁进行认定、在什么环节认定、认定结果是否具有统一性和权威性。借鉴前期票据市场探索实践，建议采取“一机构、两环节、全流通”原则。

“一机构”是指由官方认可的机构（包括金融机构和具备认证资质的第三方机构）进行绿色票据的认定，原则上单张票据仅由一家机构进行认定，认定结果不得更改，提升绿色票据认定的统一性与权威性。

“两环节”是指在承兑或者贴现环节进行认定，银行承兑汇票和财务公司承兑汇票在承兑环节进行认定，商业承兑汇票在贴现环节进行认定。

“全流通”是指绿色票据认定结果具有高度认可性，一旦认定后即可在后续生命周期各环节进行流通，减少重复认定的资源消耗。

2. 票交所发挥市场基础设施的优势，将票交所平台建设与绿色票据的标准制定、认定功能、信息披露等相融合，提供绿色票据标识，并登记相关信息。市场参与机构科技赋能，利用人工智能、区块链、大数据等技术提升绿色票据认定的便捷性和准确性，丰富绿色票据在金融业务场景中的应用广度和深度。

3. 绿色票据做好纳入碳排放市场的准备，研究绿色票据在碳定价、碳交易等环节的应用场景，促进企业将碳排放情况与绿色票据承兑、贴现业务实现融通，构建碳排放—碳定价—绿色票据的产品路径，市场化配置绿色金融资源，通过市场机制实现绿色票据的可持续发展。

（三）引导金融机构和实体企业激发使用绿票和信息披露的内生动力

1. 金融机构应优化内部考核激励、资源配置和产品定价机制，加大绿色票据的支持力度，引导金融机构主体积极增加绿色票据资产配置，再通过票据市场和碳交易市场的资产流转，以及绿色贴现+再贴现的业务联动等，实现绿色效益的分润，以绿色票据打造绿色金融服务新生态，形成金融支持绿色低碳发展的可持续模式。

2. 企业使用绿色票据，可享受货币政策、信贷政策和产业政策的多重优惠，接收结构性货币政策工具精准滴灌的红利，降低实际融资成本。企业参与分享绿色低碳效益，将在公司治理、生产经营、产业转型中更有意愿使用绿色票据，自愿加入信息披露，并通过产业链及供应链予以推广，扩大绿色产业链及绿色经济价值。

（四）建立绿色票据风控合规体系，实现票据全生命周期监测

绿色票据的认定、交易背景真实性及到期兑付等环节是票据风险防控和监管合规的关键。一是制作绿色票据宣贯材料，组织专题培训，形成风控合规方面的明确要求和操作标准，以便金融机构和企业内部执行落地。二是在票据全生命周期中，严格执行绿色票据信息披露机制，解决支付融资过程中的信息不对称问题，为企业使用绿色票据提供信息基础。三是建立健全绿色票据的监测体系，加强环境效益评估披露，有助于业务各方冷静判断、理性决策、审慎创新，保障绿色票据健康有序发展。

供稿单位：上海浦东发展银行

执 笔 人：李心宇　黄　燕　冯　妍　孙　威

聚焦难点痛点　精准服务需求
票交所推出信息产品见实效

2022年，票交所紧密围绕市场最新需求和难点痛点，研发落地“集票宝”和“票信宝”两个信息增值产品，精准满足了用票集团企业和市场机构的数据需求，有效填补了票据市场数据信息服务领域的空白，在激发数据要素潜能、提升基础设施数据信息服务水平以及助力票据更好服务实体经济等方面发挥了显著作用。

一、聚焦用票难点痛点，推出“集票宝”产品

（一）产品研发背景

随着票据在企业生产经营过程中的覆盖面持续拓展，企业特别是集团企业的票据使用强度持续提高，这一方面帮助集团企业节约了资金支出、提升了财务效率，但另一方面集团企业也面临着票据信息归集难、票据资产周转效率低、到期兑付流动性管理困难等问题或挑战。近年来，多次有集团企业希望票交所能够提供票据信息归集服务，个别企业甚至专门来函提出相关诉求。可见，相关集团企业的这一需求较为迫切且普遍，急需相应数据信息服务解决企业问题。

（二）产品主要功能

为破解集团企业用票的难点痛点，基于用户需求以及市场调研和反复论证，自2022年3月起，票交所开始向部分集团企业（已获得其下属机构明确授权）提供“集票宝”产品服务。“集票宝”产品的主要功能：一是提供仅限于其自身及其下属机构的票据信息（出票、承兑、背书、贴现和持票信息），以帮助集团及时掌握全量应收应付票据信息，以及下属机构的票据流向情况。二是提供账户管理服务，包括维护其下属机构名单、调整票据账户信息、处理票据信息服务中出现的业务或技术问题等，以帮助集团实时了解下属机构的票据账户动态，防范因信息传导不畅导致的潜在票据风险。

（三）产品落地成效

截至2022年末，“集票宝”产品已开始为5家集团企业提供数据信息服务。经跟踪了解，“集票宝”产品有力支持了集团企业及时掌握自身及下属机构持票情况，大幅提升了企业管理效率及风险防控能力，有效盘活了企业各类票据资产。据测算，“集票宝”产品平均每年可为集团企业节省成本300万元以上，同时也能够为其带来超过100万元的数据增值收入。总体来看，“集票宝”产品打通了票交所服务实体企业的渠道，精准缓解了企业用票过程中的难点痛点，实现了票交所数据增值与企业经营增效的“双赢”，有利于进一步发挥票据市场服务实体企业高质量发展的作用和功能。

二、精准满足多样化数据需求，落地“票信宝”产品

（一）产品研发背景

随着票据市场业务深度、广度的不断提高及发展速度的持续提升，总量类信息服务已经难以有效满足市场多样化的数据需求。在历次市场调研过程中，均有不同类型、不同大小的市场机构希望票交所能够提供更多维度、更加精细的数据信息，以更好地支持票据市场各类市场机构开展业务。可见，推出精细化且系统性的数据信息服务已势在必行。

（二）产品主要功能

为精准满足市场机构的数据需求，在市场调研、研讨论证、系统开发和试运行的基础上，2022年9月票交所实现“票信宝”产品正式落地。产品主要功能：一是盘中统计，指在交易时段为市场机构提供实时交易金额和价格信息，便于市场机构据此及时调整交易策略。二是基准指标，包括收益率曲线、票据估值和回购参考利率，有效反映市场价格水平，为票据交易定价及票据资产净值评估提供参考。三是统计日报和月报，按日或按月提供各项票据业务总量数据与细分维度数据，有助于市场机构制定交易及经营策略。四是深度分析，为市场机构提供其所在地区的承兑、贴现、交易金额及自身业务规模在该地区的占比和排名情况，在数据上为市场机构提升业务经营水平提供支持。五是风险防控，为市场机构提供风险票据信息的主动推送和查询服务，以防范票据业务风险，提升市场机构风险管理水平。六是分析报告，为市场机构提供票据市场周评、月评及其他专题分析，帮助市场机构及时掌握票据市场运行状况。

（三）产品落地成效

截至2022年末，“票信宝”产品已为8家市场机构提供数据信息服务。经跟踪了解，市场机构普遍反映“票信宝”产品提供的数据信息覆盖全面、维度丰富、参考性强，精准契合不同业务场景下的数据需求，有效助力其实现业务拓展、把握交易机会以及防控各类风险等。同时，“票信宝”产品也能够帮助市场机构更好找准自身定位，为其票据业务整体方向把控及相关指标制定提供有力支撑。总体来看，“票信宝”产品有效提高了数据要素的供给数量和质量，助力市场机构更好发展票据业务，提升票据市场的透明度和资源配置效率，进而为票据市场平稳、高效和健康发展保驾护航。

三、未来展望

下一阶段，票交所将持续完善数据信息产品体系，激发数据要素潜能，进一步提升票据市场数据信息服务水平。在总体方向上，结合国家数字经济发展导向和要求，充分学习借鉴业界先进经验和最新成果，让高质量数据要素“活起来、动起来、用起来”，发挥好数据要素的放大、叠加和倍增作用。在实际工作中，密切跟踪各类市场参与者对于数据信息服务的新需求、新动向，持续完善数据信息产品内容和功能，精准破解企业及机构在用票过程中的难点痛点，更好满足票据市场的各类数据服务需求。未来，票交所将继续发挥好基础设施的数据信息服务功能，让数据要素更好助力票据市场提升运行效率、实现高质量发展，用实际行动引导票据“活水”精准滴灌实体经济的各个角落。

供稿单位：上海票据交易所
执 笔 人：孙馨瑶　郭宏坚

依托“集票宝”产品
打造票据管理新模式

在票交所的大力支持下，中国铁建财务有限公司（以下简称铁建财务）成功落地“中铁建票据管家”，通过数智化方式创造性构建起我国首个“票交所集票宝”+“中铁建票据管家”服务模式，打造了产融结合新样本。中国铁建由此成为全国首个与金融基础设施开展票据风险协同合作的企业集团。“中铁建票据管家”的推出，标志着铁建财务财资服务体系进一步完善，实现了从提供传统金融服务向协助集团风险管控的延伸，为打造司库管理型财务公司作出了有益探索。

一、“集票宝”产品的重要意义

（一）加强票据集中管理

票据作为一种重要的支付手段，在企业的资金管理中具有重要地位。票据管理可以帮助企业更好地控制现金流，提升资金管理水平，优秀的票据集中管理方式还能够降低票据融资成本，节省企业财务费用。

票交所作为我国金融市场重要的基础设施，紧扣服务实体经济主线，挖掘电子票据规模指数级增长形成的数据“蓝海”，为集团企业提供以票据信息归集服务为目标的“集票宝”产品。产品将企业在全部金融机构全部票据信息的一体化、动态化集中管理变为现实可能，为加强票据账户管理、到期流动性管理、全口径业务风险管理形成有力依据，为缩短票据持有周期、降低票据贴现成本、优化银行授信结构提供着力点，成为集团企业开展票据集中管理、加强票据市场风险防范的重要抓手。

（二）助力中央企业司库体系建设

2022年初，国资委发布《关于推动中央企业加快司库体系建设　进一步加强资金管理的意见》（国资发财评规〔2022〕1号，以下简称《意见》），要求中央企业依托财务公司、资金中心等平台，进一步加强资金管理，有效提高资金运营效率，严格防控资金风险。《意见》专门提出要“积极推动与票据交易所、银行等机构实现直联，力争实现票据信息的动态采集、可视监控和兑付预警”。

“集票宝”产品前瞻性的功能设计，与中央企业建设司库体系的需求相契合。运用“集票宝”产品，依托司库信息系统建设，可推动中央企业加快信息化、数字化、智能化转型，加强资金管理和债务风险防控，强化票据风险穿透式监测预警，提升企业抗风险能力。

二、铁建财务“中铁建票据管家”产品模式

（一）“中铁建票据管家”产品的创新背景

近年来，建筑行业电子票据在得到普遍应用的同时，也体现出总体规模大、单张金额小、业务分散广、发生频次高的鲜明特点。具体到中国铁建系统，目前各单位票据业务办理主体分散于多层级单位，办理渠道沉淀于全国各地的数百家银行分支机构。由于票据业务主体分散、渠道繁多，票据管理存在信息掌握不完整、不对称等管理痛点，债务风险隐患也随之积聚。

为进一步加强票据集中管理，提高票据使用效率，提升票据风险管控能力，作为中国铁建金融服务创新的主阵地，铁建财务在中国铁建股份公司的领导和授权下，主动出击、积极谋划、率先探索，在全国范围内开展深入调研，着力为成员企业解决票据管理难题。

借助金融牌照优势和金融服务经验，铁建财务与票交所反复探讨，最终设计形成“票交所集票宝”+“中铁建票据管家”产品模式，通过构建“1+1+1+N”参与主体，成功促成了大型企业集团和金融基础设施的双向合作。

（二）“中铁建票据管家”产品的服务模式

“中铁建票据管家”是一款票据信息综合管理产品，它通过自主解析票交所专线传输的“集票宝”产品数据，对中国铁建及其成员企业全场景、全口径、全周期票据信息进行数据采集和数据清洗，实现中国铁建全系统各授权企业在全部金融机构全部票据信息的一体化、动态化集中管理。

产品综合考虑集团各成员企业在票据账户应用、收付票据、额度管理、报表统计等方面的行为习惯，结合“集票宝”数据信息特点，搭建起“票交所集票宝”+“中铁建票据管家”的双层结构服务模式。一是由票交所提供“集票宝”服务：票交所根据各成员企业授权，向铁建财务逐日推送T-1日中国铁建所属成员企业出票、承兑、持票、背书等信息。二是由铁建财务提供“中铁建票据管家”服务：基于“集票宝”推送的数据信息，“中铁建票据管家”按自然日推送数据明细、数据分析、可视化展示和报表报告等内容，并提供标签管理、风险预警等服务，为成员企业票据信息一体化管理提供有力工具。

（三）“中铁建票据管家”产品的主要功能

“中铁建票据管家”提供票据信息可视化展示，并分为账户管理、签发管理、持有管理、票据打标、数据分析和分析报告等模块。

在账户方面，通过账户管理模块，成员企业可获取全量票据账户信息，进一步了解账户性质特点，防范冒名开户带来的伪假票据风险。

在应付票据方面，通过签发管理模块，可以从多个维度，全面及时掌握全集团开立票据的规模和结构，了解票据签发规律，加强到期兑付管理和银行授信管理。解决逾期票据长期挂账、集团代付票据难以管理等问题。

在应收票据方面，通过持有管理模块，成员企业可以全面掌握全集团持有票据情况，包括规模、期限、分布、持有周期、背书流转、逾期追索等，为加强票据集中管控，实现票据持有管理精细化提供坚实基础。

同时，票据管家提供的票据打标、数据分析等功能，可智能化提供票据数据的综合分析报告。成员企业以相关分析功能为基础，可缩短票据持有周期、降低贴现成本、优化授信结构，从而进一步提升票据资产管理效率。基于风险预警的相关功能，成员企业可以进一步防范票据的信用风险，预防因票据信用主体违约导致的票据资产损失。

（四）“中铁建票据管家”产品的主要特色

1. 安全等级高。“中铁建票据管家”依托票交所高安全等级的专线渠道和自主研发的专项系统，采用先进的数据加密技术和严格的权限管理体系，保证票据信息数据在传输、解析、存储和展示过程中的完整性和安全性。

2. 数据涵盖广。“中铁建票据管家”可对全场景、全口径、全周期的票据信息进行数据采集和数据清洗，提供丰富的数据处理、数据治理和标签管理功能。企业可根据自己的管理需要，通过图表、报告等形式，对票据信息进行可视化展示。

3. 底层架构强。“中铁建票据管家”采用了先进的开发模式和框架，具有高效稳定的技术支持。系统采用devops开发运维一体化能力提升开发效率和运维效率，后端采用springboot高效云架构开发模式，前端采用前沿vue2、webpack、elementUI等开发框架，保证了系统在用户界面展示和交互方面的流畅性和美观性。

4. 管理作用优。基于账户管理功能、备付管理、风险预警等相关功能，成员企业可以有效管理票据账户、票据规模和票据结构，提升头寸管理的主动性和灵活性，从而进一步防范信用风险、流动性风险和伪假票据风险。通过持有分析、贴现分析、授信分析等相关功能，成员企业可以缩短票据持有周期、降低贴现成本、优化授信结构，从而进一步提升票据资产管理效率。

（五）“中铁建票据管家”的运营规划

2022年3月1日，“中铁建票据管家”系统正式投产上线。试运营阶段，系统为各成员企业数以百计的票据账户提供了票据信息管理服务，为中国铁建深化票据集中管理工作打下了坚实的基础，成为中国铁建司库体系设计中不可或缺的一环。

下一步，铁建财务将依托票交所“集票宝”产品提供的数据资源，根据司库体系建设要求，继续调研成员企业在产品使用过程中的普遍和个性化需求，对“中铁建票据管家”产品进行升级迭代，推进系统集成工作，开发移动端系统，强化票据风险监测预警功能。

三、未来展望与企业愿景

（一）企业集团应用“集票宝”产品的展望建议

2022年，票交所新一代票据业务系统上线。伴随着业务系统迭代升级，票据“找零”、线上贴现等功能逐步推广应用，电子票据的使用场景越来越广泛，票据规模持续扩大。同时，诸如云计算、大数据、机器学习、人工智能等信息科技的进步，使得软件系统信息数据处理能力和智能化水平出现了指数级提升和跨越式发展。

票据市场的繁荣和科技手段的提升，为“集票宝”产品的应用提供了更多元的场景和更广阔的领域。展望未来，对如何应用“集票宝”产品提出以下建议。

1. 提升数据挖掘和分析能力。运用大数据、人工智能、云计算等新兴科技手段，对“集票宝”信息数据进行深入分析，从票据的使用习惯、融资价格等方面多维度评估，挖掘数据价值。例如，通过整合企业的其他业务数据，运用大数据、机器学习等科技手段，精准描绘产业链条上票据行为人画像，实现对票据行为人的信用监测，为企业提供客户信用信息、票据风险预警、票据价值评估等服务。通过对票据的流转链条、承兑行的信用评级、票据到期时间等信息进行评估分析，为企业提供更为精准和全面的票据管理决策支持，帮助企业防范票据的市场风险、操作风险和信用风险。

2. 提供个性化和定制化服务。针对不同类型企业，依据其行业、规模及财务管理模式的特点，深入调研企业的票据行为习惯，了解企业的票据管理需求，提供个性化分析和建议，设计差异化票据管理服务模式，研发定制化票据信息报告，协助企业实现票据精细化、精益化管理，从而提升票据周转效率，提高金融资源使用效率，降低营运资金成本。以“中铁建票据管家”产品为例，由于系统内成员企业票据业务分散在全国各地、发生频次较高，为降低应付票据的备付风险，产品可通过提供全量应付票据的备付提醒预警，降低成员企业因人工操作问题导致的到期兑付风险。

3. 加强系统和数据集成水平。统筹规划信息系统建设，加强系统集成水平，实现“集票宝”应用系统与其他系统相互协作、数据共享，用好、用活“集票宝”产品信息数据。通过开发标准接口等方式，与司库信息系统、企业资源计划系统（ERP）、财务共享服务系统等互联互通，将票据信息数据与企业的财务管理、流程管理有机结合起来。例如，通过“集票宝”数据信息与财务共享系统集成，票据信息与财务数据可无缝对接，实现财务对账自动化，提高财务工作效率和报表数据准确性；与企业资源计划系统集成，将票据信息与产业链链条上的采购、销售、库存等业务流程自动化对接，实现票据业务与供应链、产业链场景深度耦合，帮助企业简化业务流程，更加高效地管理票据和应收应付账款，培育金融服务实体经济新模式。

（二）铁建财务的发展愿景

未来，铁建财务将持续加强与票交所的密切合作，运用“集票宝”产品提供的海量票据信息数据，结合中国铁建成员企业的各类需求，加强数据分析能力、提升系统应用水平，持续迭代升级“中铁建票据管家”产品模式，通过各类新兴科技手段，不断提高票据管理智能化水平，高效协同成员企业用好票据支付工具，管好票据信用风险。

以“集票宝”+“中铁建票据管家”模式为范本，铁建财务致力于提升科技赋能价值，增强金融技术应用前瞻性，加强大数据、云计算、物联网、人工智能等现代信息科技手段在金融服务和司库系统建设中的创新应用力度，立足战略定位、挖潜比较优势、发挥独特作用，按照司库体系建设规划，推动包括票据业务、资金结算在内的金融服务向智能化方向发展，以打造司库型、创新型、生态型财务公司为目标，为中国铁建的财务资金管理保驾护航，为实体经济高质量发展贡献力量。

供稿单位：中国铁建财务公司
执 笔 人：郭融晖　董晓漪

发挥“票信宝”产品优势
有效推动业务与数据深度融合

随着我国票据数字化进程不断加快，各家机构对票据信息服务的需求也日益凸显。面对蓬勃发展的票据市场，票交所为满足市场对票据资产定价、公允价值计量、风险防控、业绩考核方面的需求，研发并上线了“票信宝”产品，为市场主体提供涵盖盘中统计、基准指标、深度分析、风险防控等在内的多元化、精细化的数据信息产品服务。“票信宝”产品的推出大大提升了票据市场的透明度和资源配置效率，对银行开展贴现和转贴现业务提供了可靠的数据支撑。江苏常熟农村商业银行股份有限公司（以下简称常熟农商银行）秉持数据赋能业务的理念，成为首批“票信宝”使用机构。经过数月的实践与探索，常熟农商银行发挥了“票信宝”产品的优势，有效推动了业务与数据的深度融合。

一、“票信宝”产品简介

（一）产品内容

“票信宝”是提供票据市场多维度数据信息的产品，其中包含八个模块，分别为首页概览、盘中统计、基准指标、风险防控、统计日报、统计月报、深度分析和分析报告。其中，首页概览、盘中统计模块提供了票据市场的实时成交情况以及市场走势，基准指标模块提供了不同信用等级的贴现/转贴现收益率曲线、票据估值等基准数据；风险防控模块为机构提供了风险票据信息的查询功能；统计日报和统计月报这两个模块分别按日、月提供了承兑、贴现、转贴现、质押式回购、买断式回购的业务发生情况；深度分析模块提供了全国各省市县的承兑、贴现、转贴现、回购业务量和排名以及本机构在各地区的业务量、占比和排名情况；分析报告模块为机构不定期提供票据市场运行分析和专题解读。

（二）主要作用

对金融机构来说，"票信宝"产品主要有以下四个方面的作用：一是提供实时性和多维度的业务数据，能够为交易机构完善业务模式和交易策略提供支持；二是提供票据市场定价和估值基准，提升机构交易定价和票据资产估值的能力；三是提供票据市场风险防控信息，帮助机构增强风险防范能力；四是提供分省市县的业务量、机构排名、市场占比等细颗粒度数据，可以针对性制订经营策略和考核方案。根据"票信宝"提供的信息，常熟农商行票据在实际业务开展中也做了不少实践，大大强化了票据业务在数字化领域的应用。

二、"票信宝"贴现业务实践

（一）获取市场数据，把握市场走势

"票信宝"整合了票据市场的各类数据，相较于以往公布的市场数据，"票信宝"中的数据更加全面、完整和实时，获取方式也更为方便。在首页概览模块，可以及时掌握票据市场当日承兑、贴现、交易的业务总量以及相关的利率水平；在基准指标模块，可以获取每日贴现和转贴现利率曲线，为直贴报价提供重要参考；在统计日报模块，可以获取每日的一、二级市场数据，常熟农商银行在每个交易日结束后都会从中摘录，及时掌握市场动态和整体情况，通过历史数据回顾分析，把握未来市场走势。

（二）挖掘潜在客户，扩大服务半径

在深度分析的多维分析子模块中，"票信宝"按月、季、年统计频度提供了各省

市县的多维度数据，包括按照出票人所属行业、承兑人机构类型、承兑期限类型统计的承兑金额和出票企业家数；按照持票人所属行业、持票人所属地区（细化到区县层级）统计的未贴现票据余额和持票企业家数等。“票信宝”对承兑及贴现进行了深度剖析，为金融机构营销拓客提供数据支持，强化金融机构对实体经济的支持效率及力度。

常熟农商银行借助“票信宝”数据进行针对性营销。一是从出票人入手，牢牢抓住“票源”，梳理各地区出票量大的行业，营销人员采用“走出门去找票源，优质服务赢票源”的营销策略，及时捕捉信息，挖掘目标客户，在激烈的市场竞争中抢占先机。二是从持票人入手，走访各地区持票多的行业，对持票量大且未开户的企业进行针对性营销，洞悉企业办理票据贴现业务的动机、痛点和难点，积极主动与企业沟通市场价格波动规律，鼓励企业抢抓时点机遇，做好融资规划，节省财务成本。常熟农商银行自使用“票信宝”以来贴现客户数的增长较为明显，说明客户挖掘取得了良好成效。

（三）制订考核方案，优化激励措施

常熟农商银行分支机构遍布江苏10个地级市，各地区经济发展水平不尽相同，票据业务量也有较大差距，总行票据业务部每年需要根据各分支机构所在城市的实际情况制定相应考核方案，“票信宝”的推出为常熟农商行科学制订票据业务考核方案提供了可靠的数据支撑。

在深度分析的全国业务和区域业务两个子模块中，“票信宝”提供了全国各省、市、县、区的承兑、贴现业务量和排名，以及本机构在各地区的业务量、占比和排名情况。常熟农商银行仔细分析了有分支机构所在的10个地级市的票据承兑及贴现数据，并结合当地的经济发展情况为分支机构制订了2023年度考核方案。同时，根据常熟农商银行在10个地级市的业务量占比和排名情况，总结并推广排名靠前机构的票据业务实践经验，对票据业务量占比较低的机构采取针对性的帮扶措施。

三、“票信宝”转贴现业务实践

（一）查询到期情况，判断当月走势

当月票据到期量与当月转贴现利率有着密切联系，一般来说票据到期量大的月

份，若一级市场供给不足，则转贴现利率下降的可能性较大，反之票据到期量小的月份，若一级市场供给充足，则转贴现上升的可能性较大，所以金融机构对每月票据到期量数据尤为关注。在“票信宝”推出之前，市场只能通过估算或模型推导的方法来预测到期量，由此获得的数据准确性不高，参考性不强。而“票信宝”能直观且精确地展示每月到期量。在统计月报的到期情况子模块中，会按月发布市场贴现、转贴现票据的到期情况，按日发布质押式回购到期情况（贴现票据到期量指月末已贴现未到期票据的分布情况，转贴现票据到期量指贴现到期量中发生过转贴现票据的分布情况）。

在业务开展过程中，交易员可以通过对比当月到期量及日均贴现量数据，判断本月的利率走势。例如，2023年1月有18个工作日，一级市场供给十分强劲，前8个工作日日均贴现量已经超过填补当月到期所需的日均贴现量，我们预判，一级市场票源供给旺盛会推动票据利率的上行，根据现有收益率曲线可知，1月中旬起，市场利率出现了大幅上行走势。因此，“票信宝”提供的到期数据和一级市场的供给情况对预测转贴现利率走势有着很大帮助。

（二）跟踪转贴利率，制定交易策略

转贴现利率市场化程度较高，是票据市场利率体系中最重要的交易利率。当前，很多金融机构通过转贴市场的价差交易来实现盈利，因此准确把握转贴现利率波动情况，对银行实现自身的盈利目标具有重要意义。在“票信宝”推出前获取日内转贴现利率的主要方式是依靠市场询价，其缺点是不够公允，且效率不高。

“票信宝”提供了不同类型参与方买卖不同信用等级（按承兑行、贴现行信用等级划分）票据资产的实时成交利率和成交量，其中成交利率为截止到当前时点的转贴现加权平均利率，成交量为截止到当前时点的转贴现成交金额。交易员可以通过观察转贴现利率和成交量的实时变动情况及时了解市场走势并制定有效的交易策略，减少因市场利率变动而引发的损失。

（三）拓展交易对手，提高交易效率

票据转贴现业务的基础是庞大的同业客户群，因此常熟农商银行十分重视同业

客户的拓展，在平时工作中，不断拓宽营销渠道，积极探索票据转贴现业务营销模式。“票信宝”产品的推出为常熟农商银行拓展转贴现交易对手提供了新思路、新方法。

在转贴现深度分析的多维分析子模块中，“票信宝”产品按月、季、年统计频度提供各省市（细化到地市层级）的转贴现多维度数据，包括按照参与方机构类型、承兑人机构类型、转贴现交易期限类型统计的转贴现金额和参与机构家数。该模块直观地展示了不同类型机构在不同地区的转贴现交易方向和交易量。根据以上信息，常熟农商银行针对不同的交易对手梳理交易特征，完善同业客户画像，为日常进行精准化营销提供信息保障。在交易过程中做到心中有数，有的放矢，提高交易效率。

四、未来展望

常熟农商银行应用“票信宝”产品构建了票据业务数字化场景，满足了票据业务中对于市场判断、风险防控、业绩考核等方面的数据需求，这对于提升票据业务的价值创造能力、促进实体经济提质增效具有重要意义。在数字化转型背景下，常熟农商银行也将不断强化票据业务在数字化领域的应用，加快业务转型，建立科技赋能、创新共享、标准统一、风险可控的票据服务体系。

供稿单位：江苏常熟农村商业银行

执 笔 人：闻　怡　皇甫嘉麟　孟佳豪

第六篇　跨境平台升级服务“双循环”

顺应金融现代化建设时代特点
推动人民币国际化迈向新发展阶段

中国人民银行《金融科技发展规划（2022—2025年）》提出：将数字化元素注入金融服务全流程，将数字思维贯穿业务营运全链条，注重金融创新的科技驱动和数据赋能。中银香港响应国家发展号召，配合中国银行总行“八大金融”战略部署，依托香港作为内外循环的金融节点，借助跨境人民币贸易融资转让服务平台（以下简称跨境平台）线上化、集中化、标准化的优势，积极推动人民币贸易融资跨境转让线上化进程，为境内外客户提供更便捷、更高效的贸易金融服务。

一、通过跨境平台处理人民币贸易融资转让业务的意义

跨境平台是跨境人民币贸易融资基础设施建设的积极尝试，在人民币国际化进入新的战略机遇期，为跨境人民币贸易融资转让业务注入数字元素，将传统的跨境贸易融资线下业务引流至线上，解决了市场参与主体信息不对称、交易不及时等难点，推动境内外市场互联互通。

（一）提高跨境贸易融资市场活跃度，降低交易成本

传统贸易融资转让业务通过金融机构一对一线下联系，需经过询价、报价、资

料传送等流程，因市场参与主体众多，业务沟通成本极高，影响操作时效，且资金无法最大效能适配资产。跨境平台扭转了线下一对一交易的传统模式，将分散的市场主体集中于一处，参与机构可在平台登记贸易融资底层资产信息，并开展同业代付、福费廷转让报价及交易，通过对话报价的线上交易方式，提升了市场效率和透明度，极大便利了银行间人民币贸易融资资产的流动。

中银香港通过跨境平台办理人民币贸易融资跨境买入、卖出业务，高效对接所有参与跨境平台的金融机构，为境内外实体企业拓宽融资渠道，在不增加操作成本和附加风险的情况下，连通境内外资金市场，降低融资成本。

（二）为人民币资产跨境转让新发展探索道路

人民币国际化是政策驱动和市场牵引的结果，目前贸易领域的跨境人民币政策已完全放开，资本项目正按照风险可控、审慎管理的原则逐步开放，除已推出的沪港通、深港通、债券通等新投资渠道以外，监管机构针对资产跨境转让相继出台支持政策，提出稳步扩大跨境资产转让业务试点，探索扩大跨境转让的资产品种。

跨境平台作为人民币贸易融资跨境转让的新型交易形式，以银行为参与主体、贸易融资为可转让资产进行先行先试，对资产跨境转让业务的进一步发展提供了较高的参考价值，为扩大市场参与主体、丰富允许跨境转让的资产类别提供经验。

二、中银香港以跨境平台为载体，提升数字化贸易金融综合能力

（一）积极参与跨境平台的实践

中银香港申请加入跨境平台是落实《关于进一步加快推进上海国际金融中心建设和金融支持长三角一体化发展的意见》（银发〔2020〕46号）的具体举措。中银香港成立专项小组快速开展与平台的对接工作，在票交所的业务指导下，中银香港成功申请加入跨境平台并完成系统连接。

为推进跨境平台业务的开展，中银香港除了设立专机、专线与平台进行软硬件对接以外，还根据自身的风控及管理要求制定了跨境平台管理细则，并对原有的福费廷和代付业务产品细则进行了适应性修改，确保相关管理办法和操作流程能够支持平台

业务的顺利开展，也相应开展对前后台部门的专项培训工作，保障各流程环节的工作落实到位。同时，为抓住东南亚作为人民币国际化重点区域的发展机会，中银香港为下辖九家东南亚机构成功申请加入跨境平台，为平台在东南亚区域的运用创造条件。

跨境平台上线后，中银香港发挥集团全球化、综合化优势，凭借在人民币国际化和跨境资产转让领域积累的丰富经验，在加入平台后的当月即成功落地首笔人民币福费廷资产转让业务，首次将人民币福费廷资产通过平台转让至上海分行，落实跨境转让结合金融创新开辟了新模式。2022年，中银香港继续在跨境平台活跃交易，线上化对接内地人民币市场，并结合价格窗口机会跨境买入、卖出人民币资产，打通了人民币资产经平台双向跨境流动的通道，为实体企业提供便利化同时，也进一步提升线上业务占比，推动贸易金融数字化进程。

（二）业务案例

中银香港客户I是其内地总公司L在香港成立的离岸公司，负责从海外供应商采购原材料并转售予总公司L，为更好发挥客户I作为离岸公司的融资作用，总公司L通过开立远期人民币信用证方式从客户I进口，客户I根据集团资金的整体安排，向银行发起人民币信用证项下的融资申请。

从2022年第二季度开始，在岸人民币利率较离岸价呈现明显优势，为抓住机会更好地服务客户、降低企业融资成本，中银香港通过平台与多家境内机构进行对接，并最终与中行上海分行联动为客户I办理人民币福费廷资产跨境转让业务，高效快捷地协助客户对接境内优惠人民币资金，帮助客户降低融资成本约9%。

中银香港与客户I合作在跨境平台开展人民币福费廷资产转让业务，对银企双方都是一次有益的探索，对企业来讲，有助于支持企业降低融资成本，丰富融资渠道和币种；对银行来讲，进一步推动贸易金融线上化进程，并有助于优化境内外银行资产结构，促进离岸、在岸人民币资金的良性循环。

三、探索发展跨境平台业务

跨境平台是科技赋能贸易金融的创新尝试和重要工具，推出两年多以来不断扩充平台参与者范围、优化平台功能，在增强跨境贸易融资市场活跃度方面发挥重要作用。随着人民币国际化进一步深入，人民币融资在国际、国内贸易领域将会承担更重要的角色，跨境平台也将承载更大期望：一是可考虑增加在平台的交易品种，如增加国内证福费廷资产跨境转让业务；二是加强平台在业务发展较成熟地区以外拓展业务，如外向型经济地区和大湾区的宣传和拓展，进一步拓展平台业务覆盖范围和区域。

下一步，中银香港将在票交所的指导下，利用香港金融业的各项优质资源，紧抓RCEP带来的区域经济发展及业务机会，积极推动人民币资产跨境转让业务，运用跨境平台进一步扩大人民币融资综合服务的应用场景和服务范围，深化平台的推广应用，在金融科技引领下更好服务实体经济，降低企业融资成本，在人民币国际化中发挥重要纽带的作用。

供稿单位：中国银行（香港）有限公司
执 笔 人：亓 菲 蒋 炜

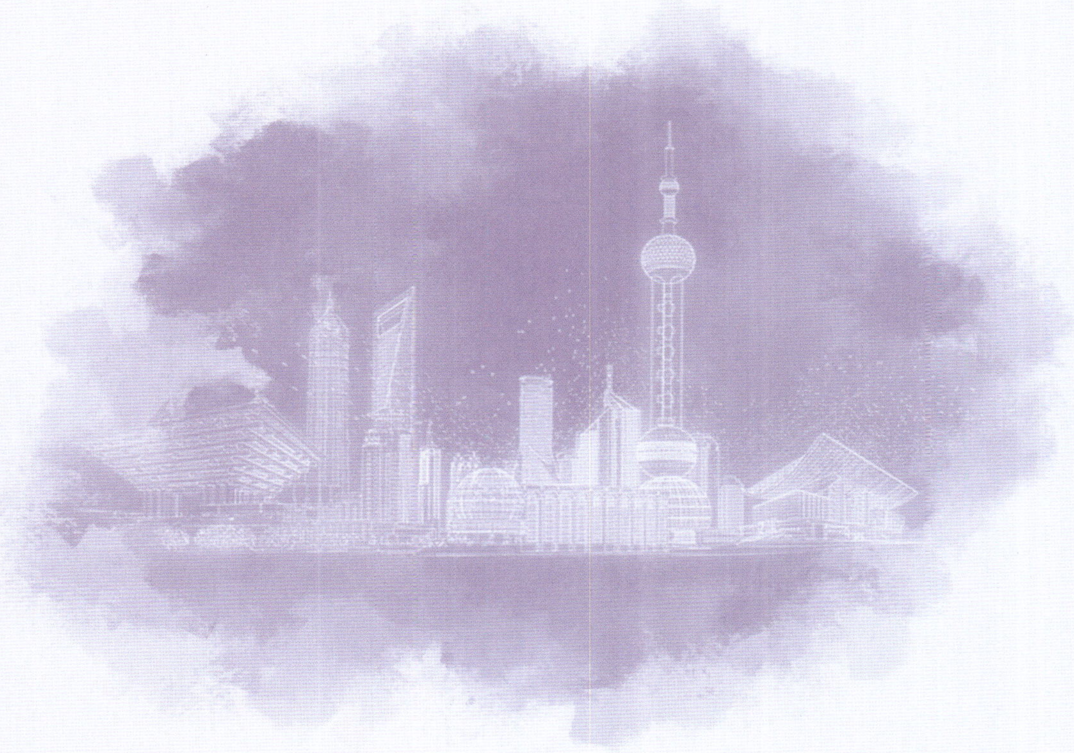

第四部分

CHAPTER 4

票据市场服务实体经济

科技创新赋能票据发展
助力实体经济质效提升

党的二十大报告中提出，建设数字中国，加快发展数字经济，促进数字经济和实体经济深度融合，打造具有国际竞争力的数字产业集群。票据市场作为我国金融市场的重要组成部分，是服务实体经济的主要金融工具之一。2022年，全市场企业用票金额达到105.44万亿元，用票企业家数达到307.93万家。其中，中小微企业用票金额75.43万亿元，占比为71.53%；中小微企业用票家数303.46万家，占比为98.55%。票据在中小微企业中广泛应用，而科技创新可以提高金融机构触达和服务中小微企业的能力。科技创新赋能票据业务，是未来发展的必然方向。

一、科技创新驱动票据数字化发展

（一）票据数字化进程

2009年，人民银行组织建设的ECDS建成运行，标志着我国商业汇票业务进入电子化时代，是我国金融信息化、电子化进程中的重要里程碑。

2016年，票交所成立后，通过重塑票据业务规则和市场生态，显著提高了票据市场的信息透明度和规范性，票据市场从区域分割、信息不透明、以纸质票据和线下操作为主的传统市场向全国统一、安全高效、电子化的现代市场转型。

2018年11月，票交所上线数字票据交易平台生产系统，实现了数字票据突破性的进展；2019年上线创新产品“票付通”，让企业间的账期支付更加安全、便捷、高效；同年上线创新产品“贴现通”，提供全国性的贴现服务，破解贴现市场信息不对称的问题。2020年上线供应链票据平台，推动应收账款票据化，提高中小企业应收账款的周转率和融资可得性。

2021年，票交所开始打造新一代票据业务系统，将ECDS和中国票据交易系统相互融合，解决了长期以来制约票据市场发展的诸多问题，带来三大突破性改变：打破了原先分散在ECDS和中国票据交易系统分别处理电票贴现前和贴现后业务的系统格局；对传统电票的签发、支付和流转形式升级优化；前移风险关口，加强综合防控。

（二）市场参与者创新

在票交所科技创新的引领下，市场参与者加快了其内部的科技产品创新，积极应用大数据、云计算、人工智能、区块链等新技术，重塑业务模式、业务流程和管理体系，推动金融服务的场景化、数字化、智慧化、生态化。自2018年以来，国有商业银行和股份制商业银行相继推出“秒贴”等创新产品，极大地提高了企业票据贴现融资效率。

同时，针对特色类业务推出特色产品，如工商银行推出制造业支持项目“工于制成”，招商银行推出票据大管家、商票通两大品牌，兴业银行升级兴享供应链金融服务，邮储银行推出“专精特新”企业专属票据融资服务“专新贴”等，票据市场生态环境日益成熟，票据数字化进程不断加快，票据服务实体经济更加高效。

二、民生银行票据业务科技创新实践

作为国内首家由民间资本设立的股份制商业银行和19家系统重要性银行之一，民生银行始终秉持“服务大众、情系民生”的企业使命，致力于成为民营企业的银行、敏捷开放的银行、用心服务的银行；始终坚持将服务实体经济、不断满足人民对美好生活的向往作为工作的出发点和落脚点，高度重视数字化转型工作，制订了新的五年发展规划，立足于敏捷开放银行的战略定位，主动融入数字中国建设，将体系性、全方位的数字化转型，作为布局未来的新起点，着力在生态银行和智慧银行两大领域实现突破和提升。

近年来，金融环境发生重大变革，严监管态势持续，票据业务面临全面重塑。民生银行加快改革转型步伐，强化合规管理，加速票据业务回归本源，服务实体经济。一方面，不断丰富票据业务产品货架，从基础的电票助手等产品到针对有特殊用票需求的便利贴等，满足不同客户的差异化需求；另一方面，积极推出具有市场竞争力的核心产品，如自助贴现、承贴直通车、票据管家等，不断创新金融产品与服务，致力于成为民企客户服务最好的银行，尤其在中小微金融服务领域树立民生的金字招牌。

（一）“承贴直通车”助力链上企业便利融资

大型核心企业融资渠道丰富，在各家银行的授信总额度远超其真实资金需求，通常会有大量的授信闲置；企业对融资成本要求较高，通过银票可实现较低成本的融资，减少企业现金流压力；企业在出票后交付收款人，如需流动资金，收款人要再发起贴现申请，有一定的操作成本；部分收款人由于结算习惯，需要现金收款，对票据结算有抵触。

为顺应数字化转型趋势，满足企业的融资需求，对于出票客户希望低成本融资、其供应商需要现金收款的需求，利用电票线上处理的特点，民生银行推出了全新票据供应链创新产品——“承贴直通车”。承贴直通车业务在民生银行现有的线上开票、自动签收、自助贴现等产品基础上，通过数字化、智能化改造，将现有业务的断点打通，实现承兑业务与贴现业务的联动处理，为客户提供开票、承兑、签收、贴现、划款一站式服务。在“承贴直通车”产品模式下，对于同一笔贸易项下买卖双方通过银票方式支付货款，在买方申请银票承兑外，卖方收票后无需另行申请，直接实现贴现融资。

承贴直通车通过承兑贴现联动，采取全线上化的模式，通过网上签订协议、上传资料等手续，实现出票企业一次申请，收款人直接收到现金的交易闭环。对于出票企业可降低融资成本，实现现金付款的效果，获得商业折扣；对于收票企业可不改变结算习惯，及时获得资金，降低企业操作成本，提升客户体验。自2022年6月产品推出以来，便得到了许多客户的青睐，有效服务核心企业及其上游供应商。

（二）移动端满足企业便捷的商务需求

受疫情影响，企业对传统银行的依赖性逐渐降低，对于高效便捷的移动端服务需求更加迫切。2022年，民生银行成功上线企业手机银行票据业务功能，实现了票据业务可在PC端、手机端、银企直连等多渠道的操作，将新科技全面运用到服务与管理的各个领域，票据业务更加智能化，后续会继续向微信小程序、开放银行等渠道拓展。

民生银行企业票据业务功能基于全新的对公版手机银行渠道，在深入了解企业客户日常票据业务需求的基础上，以操作习惯、使用体验重新搭建票据业务操作流程，实现票据结算、自助贴现和业务查询与审批等移动端商务需求，同时在充分取得客户授权的基础上，站在客户视角，针对票据特殊的专业规则，代客户进行相应节点的操作，打破专业化壁垒，避免客户因遗忘或操作不当等原因导致部分票据权利的丧失。

企业手机银行打造全新的互联网金融模式，实现客户经济活动与金融需求无缝对接。企业手机银行可实现7×24小时不间断地提供全方位、安全、便捷的金融服务，满足企业客户的日常票据结算和融资需求，全面提升客户体验，有效提升企业的运营效率，降低企业的成本。

（三）线上化供应链票据贴现新体验

2022年6月，民生银行的民信易链平台与票交所的供应链票据平台实现对接，通过“民信易链平台+线上化贴现产品”的组合，实现开票、流转、贴现全流程线上化，供应链票据业务线上化服务体系得到了进一步完善，在“产融结合、客群服务、科技赋能”方面迈上了新台阶。为提高平台运营效率，民生银行组建了集中运营团队，全面负责民信易链平台的企业注册签约、交易背景审查、贴现放款审查和系统参数维护等工作，并增加对公供应链专属客服专线。通过产品运营+专业客户+集中信贷的支持模式，提升客户服务体验、优化客户业务流程、提高放款审核与产品处理质效，为供应链票据业务发展提供了基础保障。

同时，民生银行积极加强与各供应链平台合作，借助各自优势拓展产品模式，共同建设供应链票据业务生态圈。目前已上线买方付息、承兑保证、集团模式等多种功能，为客户提供一站式、全流程、无纸化的“一点做全国”服务。

三、持续推进票据数字化转型

金融科技是金融业发展的战略方向，民生银行坚持“以客户为中心”，落实“民营企业的银行、敏捷开放的银行、用心服务的银行”的战略定位，坚持科技赋能票据数字化转型，持续推进票据产品数字化、智能化、线上化水平，逐步向智能化“获客—审批和放款—风险控制”的管理闭环方向发展，致力提升客户体验，为客户提供更全面、更丰富、更便捷的票据服务，破解中小企业融资难融资贵等难题，切实助力实体经济高质量发展。

（一）智能化获客

利用大数据技术，通过多源的数据采集，更准确有效地识别票据客户群体，提高触达中小微企业的能力，缓解银企间的信息不对称，降低企业融资成本。

一方面，动态跟踪客户数据。以往客户静态的形象，已不能满足数字化的发展需求，需要实时、动态地更新企业的工商、法院等基本信息，并结合供应链信息，形成票据客户的智能数据库。

另一方面，细化标签属性。客户行为和交易数据能够客观地反映它们的真实需求。针对客户的身份属性、行业属性、地域属性等，形成典型的票据业务标签模型，根据客户的标签进行正确的营销或个性化推荐。对于非法的票据中介，也通过其共性行为来进行智能识别。票据中介通常会控制多家贸易类公司、同一地址有多家注册公司、交易大宗商品、多家银行间账户流转、在部分区域较为活跃等特点，通过票据中介的这些同性标签，在大数据技术下，可更精准地进行识别。

（二）智能化审批和放款

智能化审批依托内外部数据建立企业授信业务的数字化评审风控模型，通过内外部数据的交叉验证，提供线上化、自动化的授信审批模式，以提升对中小微客户的服务质效。外部数据包括工商、征信、司法、税务、票交所信息披露等指标；内部数据包括客户的存量授信数据、历史业务数据、交易流水、反洗钱数据等指标。通过智能化审批模型，对企业授予一定的票据业务授信额度，并根据客户的用信状况、存款记录、评级情况等因素，实时调整授信额度和期限，以实现客户授信的智能化管理。

智能化放款在风险可控的前提下简化尽职调查要求和审批流程，通过资料电子化、外部数据验证等方式进行调查审查，充分运用线上审批工具，全线上化操作放款。

智能化审批和服务模型可以降低审核过程中的合规风险，也可以提高银行的业务效率。

（三）智能化风险控制

搭建票据业务监控系统，实现对客户信用风险及市场风险的精准快速识别。通过系统自动化监控的方式替代原来人工判断的低效模式，系统自动对贴现资金流向、套利、异常签发票据等行为，对背书交叉比对、承兑背书历史、贴现结构等情况进行数据监控，及时将异常反馈到贷前、贷中及贷后环节，以实现风控体系的全方位、多维度覆盖，提升票据业务风险管控能力。

供稿单位：中国民生银行

执 笔 人：苏　宇

创新驱动　数字经营　产业互联
助推票据服务实体经济高质量发展

2022年，全球新冠病毒疫情继续肆虐，外部环境更趋复杂，供应链资金紧张，企业账款拖欠现象日益严重，对部分企业的经营活动造成不利影响。票据作为最普遍、最高频的支付结算和贸易融资工具之一，帮助供应链核心企业实现延期支付，降低财务成本，优化资产负债水平；同时帮助中小微供应商降低融资成本，加快资金流转，盘活应收账款，改善经营状况。票据服务实体经济、支持经济发展成效显著。

平安银行股份有限公司（以下简称平安银行）秉承高度的社会责任感，坚持不忘初心，服务实体经济，积极参与票据市场建设，构建“平安优票”票据品牌体系，通过数字化经营能力与线上化、自动化、模型化作业能力，快速、精准识别企业需求，根据多元化供应链场景提供定制化、差异化服务，重点打造具有“标准化、低门槛、超便捷、高周转”特点的票据业务新模式，助力解决广大企业融资难、融资贵、融资慢等问题，通过科技赋能、优化流程、直转一体化经营等方式为实体经济提供优质票据服务，切实支持供应链金融发展。

2022年，平安银行累计办理贴现超过7 000亿元，同比增长26%；服务企业近26 000户，同比增长136%，中小企业客户占比为95.87%。票据业务客户基础持续提升，助推实体经济高质量发展。

一、创新驱动，金融科技赋能服务实体升级

2022年，平安银行依托行内金融科技优势，基于票据全生命周期，积极打造票据一体化生态圈，坚持不忘服务实体经济的初心，探索票据业务创新产品，拓展综合金融服务边界，形成包容开放、互利互赢、风险可控的票据生态发展格局。针对产业链的各个环节，平安银行设计个性化、标准化票据金融产品，为全产业链企业提供票据融资的服务模式，致力于以优质票据创新产品服务实体经济发展。

（一）商票产品有突破，解决产业链融资难题

商票来源于企业间贸易而产生的债权债务关系，兼具支付结算与融资功能，可快速背书流转，助力企业提升自身信用，打造“企业货币”效果。平安银行致力于构建“平安优票”票据品牌体系，针对多元化的供应链场景，重点打造了满足核心企业、供应商不同需求的创新商票贴现产品，充分运用金融科技手段，让供应链金融服务的体验更佳、效率更高。

依托核心企业信用传输，平安银行创新推出“商票e贴”产品，设立自动化、模块化的风控模型，让供应商在不依赖核心企业授信资源的情况下实现持票线上融资。部分中小微供应商往往难以以自身资质获批银行授信，而传统商票保贴需要借助核心企业在银行的授信额度，不仅要挤占核心企业自身的授信资源还需要核心企业高度配合，对于供应商融资难度高。“商票e贴”运用大数据和风控模型，基于核心企业信用资质，自动为供应商审批授信额度用于办理商票贴现。以西安分行某建筑施工行业企业为例，核心企业采用商票与异地供应商结算，核心企业有真实付款意愿，但因其自身授信额度已有用款安排，无法帮助供应商实现融资，“商票e贴”通过评分模型，综合建筑施工核心企业与供应商的经营情况，自动为供应商核定授信额度，帮助其实现足不出户、在线办理贴现业务，有效解决融资难、融资慢的问题。得益于“商票e贴”办理效率的优势，客户体验、满意度不断提升，2022年“商票e贴”已服务企业超500家，投放资金超80亿元。

（二）银票产品固优势，借助平台引流强发力

银票流通性强，市场接受度高，作为仅次于现金结算的支付工具，在各类企业的支付融资场景中比较常见。但是对于体量小、基数大的长尾企业而言，获取银行服务的成本较高，无法享受银行相对低利率的融资服务，长期面临融资难、融资贵等问题；对于大中型企业来说，虽然有相对稳定的合作银行，但是对贴现的操作体验、放款效率有较高要求，普遍较难接受融资慢的情况。从帮助企业解决实际痛点出发，平安银行“平安优票”推出全线上化“银票秒贴”产品，通过开放银行实现与核心企业产业链、行业B2B平台等生态合作伙伴共同服务供应链客群，主动走入企业生态为中小微企业提供票据服务。

“银票秒贴”以智能化、模型化、数字化等科技能力提升审核和放款效率，最大限度减少企业操作成本，实现最便捷的贴现放款，通过票据开放银行的模式对外输出票据服务，统一定价、价格透明，打破信息不对称，企业可自主选择最优价格，降低融资成本。平安银行作为首家提供线上化票据贴现通道的股份制商业银行，“银票秒贴”具有获客效率高、企业体验好、流程线上化、业务模式多等特点和优势，突破了传统银行的业务流程和操作模式，借助强大的科技能力，有效解决了实体经济中小微企业融资难、融资贵的疑难杂症，帮助长尾客群实现触达传统银行、享受低成本融资的切实需求，获得产业链客群的广泛好评。以深圳分行与某零售连锁集团企业H公司合作票据开放银行模式为例，该公司有转型需求，现金支付转为票据支付，从而降低自身流动性压力，但是面临供应商收票率低和供应商群体分散异地开户难等问题。平安银行对H公司输出票据开放银行，上线“银票秒贴”产品，以核心企业付票+买方付息的模式，支持跨地域供应商有票即贴，大幅提升了供应商的接受度，协助推动了结算方式的转化，促进核心企业和上游供应商达成多方共赢。该模式上线一个月，即引流供应商超100户，实现贴现资金投放1.5亿元，批量服务中小微企业效果显著，有效实现产业链客群下沉。2022年全年，平安票据开放银行对接超100家核心企业优质平台，为超1万家中小微企业提供票据服务，年累计银票贴现发生额超1 000亿元。

（三）创新产品持深耕，各类新模式多点开花

自供应链票据项目筹划以来，平安银行对票交所的业务规划高度重视并积极

响应，全力支持业务试点和推动。平安银行作为首批试点银行之一，积极落实人民银行、银保监会关于规范发展供应链金融、支持供应链产业链稳定的政策导向，将票据嵌入供应链场景，通过科技赋能，创新实现票据等分化签发流转功能，使票据支付更加灵活，并基于供应链票据可视、真实、透明的贸易背景，为中小微企业提供授信和优惠贴现价格，从而降低全链条融资成本。平安银行自有的供应链金融服务平台“平安好链”已上线供应链票据的出票、承兑、收票、转让背书、质押、追索、贴现、转贴现、解付、托收等相关业务，涵盖供应链票据商业承兑汇票及供应链票据银行承兑汇票，支持跨供应链金融平台或各金融机构网银间的票据签收、背书转让等业务办理。供应链票据业务年内新增交易27.04亿元，其中开票4亿元、背书转让2亿元、直贴业务2.35亿元、转贴业务18.69亿元，累计服务企业达54户，涵盖建筑装饰、汽车零售、电子设备制造、金属冶炼等众多实体经济产业。

2022年8月20日，平安银行作为首批接入票交所新一代票据业务系统的金融机构，正式开通票据分包流转功能，当天昆明分行客户即签发了行内首张可分包票据，其上游一级供应商收到该票据包后进行分包贴现并获取资金，并将其余票据包背书至二级供应商，正式宣告了新一代票据业务系统首批上线成功。票交所推出的新一代票据业务系统从解决企业痛点出发，在支持金融机构服务实体经济方面进行了一系列创新，用票企业可通过新系统签发以0.01元电票组成的票据包，持票人在办理电票业务时，将持有的票据包按实际支付金额分包流转使用，解决用票企业结算金额不匹配的支付难点。平安银行积极响应推动票交所创新产品，首批上线等分化电子票据，支持“找零支付”的模式缓解了民营小微企业融资难和流转难的问题，从源头上促进应收账款票据化，并将核心企业的信用向上游中小微企业层层传递，疏通了票据支持实体经济发展的毛细血管，增强了实体客群票据结算的渗透性。自8月20日上线等分化电子票据以来，平安银行积极保存拓新。截至2022年末，已签约超600户企业，等分化业务贴现金额突破7亿元，涵盖医院、汽车、建工和批发等多行业。

平安银行坚守初心，牢记并践行金融为实体经济服务的精神，通过票付通业务，更大程度地利用票据的支付属性，盘活中小微、民营企业持有的高信用等级票据，以票据支付代替融资满足企业经营性支付需求，缓解中小微和民营企业融资难、融资贵的问题。截至2022年末，累计为40户客户办理“票付通”业务3.57亿元，签约客户超45户，主要客户集中在材料、工程及能源行业，2022年新增接入云南某建投企业的供应链平台并落地首笔业务。与此同时，平安银行还为B2B平台及平台客户开发了承兑行白名单功能，允许平台客户按照自身需求设定可接受的票据，满足了平台客户个性化需求，进一步拓展票付通产品在支付结算应用中的场景。

二、重点突破，资源倾斜支持制造业发展

平安银行始终将支持制造业高质量发展作为票据业务服务实体经济工作重点之一，不断提升服务制造业质效。

一方面，总行给予管理策略支持，全力支持制造业投放，鼓励各经营单位做大制造业票据规模，对于拟新增制造业持票的分行，总行在原规模管控目标的基础上等额增加分行持票额度，并且根据市场和行内投放情况支持制造业票据贴现的单独议价。全年在票据上对制造业的补贴合计超过1亿元，以真金白银支持制造业发展。

另一方面，通过多种产品支持制造业企业。通过小行票贴现，帮助制造业企业盘活库存；通过商票保贴、“商票e贴”扶持制造业核心企业上游客群，赋能产业链发展；通过票据开放银行服务制造业客群，输出票据金融强化制造业生态圈经营。

除了政策和产品支持，平安银行还专门上线了贴现业务行业投放识别、制造业票据转卖时交易和审批提示等一系列功能，以科技的手段辅助识别制造业行业的票据。平安银行聚焦缓解制造业特别是中小微企业融资难、融资贵问题，合理确定定价优惠政策，释放政策红利，加大支持产业链供应链金融创新发展资源倾斜的力度，切实体现股份制大行服务实体经济的责任与担当。截至2022年末，制造业贴现余额共488亿元。

三、风控护航，智能风控助力票据稳健经营

（一）贷前管控，客户准入体系完善

平安银行坚决贯彻落实严守合规、提质增效的经营主线，以完善的全面风险管理体系助力票据业务稳健发展。在对贴现企业进行准入方面，系统自动实施工商、

征信、诉讼、反洗钱等负面信息项查询与校验，同时动态调整负面清单，降低人工操作风险。另外，平安银行高度重视合规风险，重点防范票据业务的套利风险，并重点关注质押资金来源于房地产企业或其关联公司的业务；在防范票据中介方面，平安银行充分利用科技赋能，搭建反欺诈系统，内嵌规则模型，重点监测可疑票据中介、背书行为异常、票据行为异常、企业经营行为异常等，要求分行及经营团队做好贴现客户的准入筛选，针对票据业务可疑客户，加强尽职调查工作，不为具有洗钱风险或者资金掮客等特征的非实体企业办理贴现业务，重点支持具有真实交易背景的中小微实体企业融资，回归服务实体经济的本源。

（二）贷中管理，业务审查流程规范

平安银行制定规范的制度体系，严格落实管理要求，强化贷中业务审查流程。一方面，规章制度明确业务办理流程、各部门审查职责及审查要点；另一方面，依托集团强大的金融科技实力，不断迭代系统优化升级，通过系统自动实施负面信息项查询与校验，有效降低业务风险。以科技的手段辅助人工审查，在保证放款效率的同时，严守风控底线，严禁与票据中介或者资金掮客等开展业务合作或签订业务合同，助力实体企业融资。

2022年11月18日，《商业汇票承兑、贴现与再贴现管理办法》（以下简称《办法》）正式发布，自2023年1月1日起施行。《办法》发布之后，票交所也随之在官网发布《商业汇票信息披露操作细则》（以下简称《细则》）。自《办法》和《细则》发布以来，平安银行积极部署相关工作，严格落实管理要求，同时升级系统，陆续迭代上线发票OCR识别、验真、自动审核等一系列功能，金融科技赋能，更加智能高效地审核贸易背景，保证票据业务合规健康发展。

（三）贷后监测，保障投放服务实体

平安银行不断强化内部治理，形成定期及不定期的贷后检查机制，重点做好贴现资金用途监测工作，防范资金流入股票、房地产、期货等市场，以及回流出票人或保证金账户循环开票套利，确保贴现资金用途符合监管要求，真实有效地用于支持实体企业经营。

四、展望未来，坚持专业价值导向行稳致远

数字化转型是未来银行业发展的主旋律，金融科技的应用越发成熟，运用科技手段实现模型化、自动化、线上化处理是电票业务未来发展的必然方向。平安银行将持续打磨“银票秒贴”和“商票极速贴现”两款线上化基础贴现产品，强化业务办理流程优势，兼顾对企业的服务效率和新规政策要求，深化与产业链优质平台的合作，体系化地对产业链客群进行深度运营，积极探索线上运营新模式，多模式实现交易背景资料线上审核、自动化审核，力争打造同业最高效率贴现出账，积极践行扶持实体经济社会责任的同时，坚持开放合作共赢，金融赋能产业。同时积极对接票交所推出的“线上贴现”业务模块，提供贴现业务的线上询价、线上成交等功能，进一步促进线上贴现业务发展，提升贴现融资效率。

针对2023年供应链票据业务的开展，平安银行总结2022年展业经验，在减费让利政策实施、场景创新挖掘、风险合规管控和营销推广追踪等方面持续发力，帮助链上企业更灵活地整合资金流、物流和信息流，完善企业不同场景的票据应用需求，丰富企业票据业务开展渠道，更好地帮助企业实现降本增效。

未来，随着票据新规的正式施行和等分化电子票据的全面铺开，票据市场会更为规范，票据结算的渗透性也会进一步加强。平安银行面对客户需求，会更有针对性地提供定制化的方案，通过科技赋能、大数据等更加精准、专业地向企业提供票据服务。坚持专业创造价值，创新驱动、数字经营、产业互联，继续加大科技资源的投入，将票据嵌入实体企业产业链生态圈，不断进行业务创新，提升产品能力，更专业地服务广大企业客户，稳健且长远地为实体经济作出贡献。

供稿单位：平安银行

执 笔 人：王　晖　吴振东　邱慕秋

机制、客群、科技三位一体
全面开启服务实体新征程

浙商银行票据业务部自2021年8月升格为总行一级部门以来，积极践行票据业务服务实体经济的初心使命，充分发挥经营机制和数字化技术优势，深入贯彻票据全生命周期经营策略，强化资源整合配置和制度顶层设计，加速业务发展和科技创新。在严守合规的基础上，着力构建以一体化运作机制为核心，以客群建设为中心，以科技赋能为重心的“机制、客群、科技”三位一体发展体系，全面开启服务实体新征程。

2022年，浙商银行票据经营规模持续攀升，全年承兑业务量达6 000亿元，累计办理票据贴现超2 500亿元，服务客户超万户，同比提升近20%；再贴现累计发生额超450亿元，同比增长27%，有效发挥再贴现政策精准滴灌，定向支持涉农、小微、绿色、环保等重点领域的作用，为实体经济注入金融活水；持续强化市场研判分析，优化交易策略，全年累计开展票据交易4.4万笔，实现交易量5.2万亿元，资产流转效率进一步提升，全力打造浙商银行票据品牌，坚定为推进票据市场高质量服务实体经济贡献金融力量。

一、一体化运作，凝聚发展合力

（一）深化全生命周期经营，市场联动完善发展格局

2022年，在新冠病毒疫情多点散发、宏观经济持续承压的情况下，浙商银行票

据业务深入贯彻全生命周期经营策略，着力推进票据承兑、贴现、转贴现、再贴现各环节协同联动，多项业务稳健发力，充分释放票据全链条经营效能。

一是发挥机制优势，多层次市场联动激发业务发展新动能。一方面，有效盘活票据资产，依托总分高效联动与集中交易操作，畅通票据流转渠道，加快腾挪资源空间，为满足实体企业融资需求提供稳定支撑。另一方面，紧盯市场窗口，完善票据动态化、精细化定价管理，持续优化贴现定价模型，结合货币政策、市场信息、信用主体等多维因素形成合理定价中枢，并通过活跃的二级市场交易引导前端贴现利率下行，进一步降低实体企业融资成本。2022年全行平均贴现利率2.75%，远低于同期LPR，累计为企业提供票据贴现融资超2 500亿元，同比增长105%，融资规模创历史新高。

二是以商票业务为抓手，开拓服务实体经济新局面。浙商银行立足新发展格局，积极响应国家及人民银行相关政策，全面推进票据业务转型发展，充分发挥商业承兑汇票信用功能，加速商票保贴、商票保证、供应链票据等相关产品的推广应用，主动探索丰富商票用信模式，有效拓宽企业直接融资渠道。深度融入中小微企业发展场景，强化金融科技驱动，打造灵活、便捷的商票融资体验，不断提升服务质效。2022年全行累计办理商票贴现超千亿元，同比增长5.4倍，业务量位列行业第二位，服务客户约1 500户，其中中小微企业占比达85%，切实履行服务实体经济、保障社会民生的责任和使命。

（二）强化垂直赋能，助力服务水平再提升

一是建立业务主线清晰、职责分工明确的条线组织架构。指导重点分行充实相关人员配置并设立票据业务经营部门，以加快票据业务推动和重点产品推广，培育客户用票习惯，作为与总行票据业务部的联系中枢，专业化引导辖内经营单位高效支持客户融资需求、积极开拓当地市场。截至2022年末，共有19家分行设立票据业务部，较年初增设10家，机构布局和人员配置持续完善，已基本实现全国重点区域全覆盖。

二是精准施策、靶向发力，以点带面打响浙商票据品牌。深化区域走访调研，结合各分行区域禀赋和经营实际，差异化辅导分行依托当地市场开展特色票

据业务。对重点区域、管理水平较高的分行下放贴现利率定价权限、精简业务审批程序，增强辖内直贴市场价格竞争力，提高经营机构服务效率。对于细分行业、市场，建立差异化服务组合策略，最大限度满足客户多元化需求。以某卫浴产品制造企业为例，作为行业领导品牌，目前已有上万家销售网点，业务遍布60个国家和地区。面对疫情对行业的冲击，该企业提出愿意依托自身信用资质为上游供应商提供低成本融资支持。浙商银行广州分行针对客户需求，为其量身定制“核心企业商票承兑保证+上游供应商贴现”融资方案，充分发挥票据业务稳链固链的积极作用，先后为其上游50余家中小供应商累计提供商票贴现融资200余笔，融资金额超3亿元。

三是推动风控管理职能内嵌模式转型。浙商银行总行票据业务部于2022年3月增设风险控制中心并充实专职工作人员，负责票据业务全流程监督管理与业务审查审批，事前严把业务准入关口，事中强化动态监测，事后落实检查整改。持续开展分行票据业务检辅与专项排查，严格贯彻内外部监管及反洗钱工作要求，全面推进票据业务风控体系建设，定期开展风险合规专题培训宣导，不断培育客户经理风险防控意识，提升专业化经营水平，坚持服务实体经济定位，稳健推进票据业务高质量发展。

二、深耕客群，延伸服务半径

（一）企业、同业渠道双向拓展，构建良性票据生态

一方面，为充分践行票据业务高质量发展，持续提升服务实体经济能力，浙商银行从票据产品体系、考核制度、定价策略、业务培训等多个方面入手，着力强化客群服务与管理工作，巩固夯实业务发展根基，鼓励经营机构减免小微企业金融服务费用，以更有力的惠企举措，助力企业提振信心。加快精准营销应用体系建设，整合票据全链条沉淀数据，加强对客户定位、票据行为等数据的挖掘和分析，智能推送票据产品、业务知识和服务信息等，拓宽服务营销覆盖面，提升客户活跃度。2022年，全行票据业务服务企业客户数超万户，较上年同期增长近20%，全年累计转贴现交易客户数800余户，较上年同期增长11%，基础客群和同业“朋友圈”持续

扩容，票据业务综合金融服务能力不断提升。

另一方面，浙商银行作为市场参与主体积极作为，聚焦实体经济发展需求，推动票据市场发展与建设，从对接系统功能改造、推进产品创新、开展市场研究、深化行业交流等方面进行了一系列探索实践。自主研发新一代票据业务系统全市场第一批投产上线，产品功能和服务体验持续优化；国密改造全市场首家上线，为票据业务安全、高效运营保驾护航；创新运用商票保证、保贴等新模式传导核心企业信用，不断提升服务实体经济质效；筹办同业客户交流会，围绕市场形势、票据新规等热点话题开展深入讨论，凝聚行业共识，共谋行业发展。

（二）发挥供应链票据优势，助力服务实体企业

近年来，宏观经济运行压力不减，实体企业现实经营中应收账款淤积、资金流动不畅问题突出。为此，政府部门和金融监管部门明确提出要加快推进应收账款票据化，提高企业经营活动现金流的可获得性。2019年6月，人民银行行长易纲在陆家嘴金融论坛上提出要将“支持上海票据交易所在长三角地区推广应收账款票据化”作为重点推进事项。2020年4月，为支持供应链金融规范发展，更好地服务中小企业，经人民银行同意，票交所开发上线供应链票据平台。进入2022年，在人民银行的支持政策下，供应链票据业务发展有所加快，伴随着新一代票据业务系统逐步上线和商业汇票信息披露制度深入推进，供应链票据迎来“扩面提效”的发展新契机。

浙商银行以服务中小企业融资为宗旨，积极探索和尝试供应链票据在银企之间的对接和应用，推动经营下沉。2022年，浙商银行落地全国首笔供应链票据有限追索贴现业务，多家分行落地当地首笔供应链票据再贴现业务，切实降低实体企业融资成本。安徽省宣城市某企业是一家专注于再生资源生产制造的中小企业，2022年底收到若干张下游企业签发的小面额供应链票据，面对转型发展和扩大生产的需求，企业迫切需要解决融资难题。浙商银行合肥分行在与企业对接后，主动靠前服务，依托全线上化操作优势，为客户提供便捷的融资服务，同时向人民银行合肥中心支行申请运用再贴现资金对该批供应链票据给予政策支持，最终成功按照再贴现优惠利率为该批供应链票据办理贴现，为企业纾困解难送上“及时雨”。供应链票

据与再贴现政策工具的结合是供应链票据场景应用的又一次成功探索，有效实现了货币政策工具金融保障功能的“穿透式”传导，精准释放国家政策红利，助力核心企业建圈强链，进一步支持实体经济发展。

三、科技赋能，构筑数字化发展格局

（一）高效智能服务体系，打造数字化发展新优势

2022年，浙商银行加快金融科技研究和应用，将数字化、一体化贯穿票据全生命周期经营的各环节，为客户提供覆盖票据结算、融资、融信、管理等全链条的产品服务体系，充分发挥票据在供应链产业链中的高效率、低成本优势，提升票据服务实体经济能力。

一是高质量建设新一代票据业务系统。全面支持票据等分化签发、分包流转、分包融资等功能，与企业用票过程中的金额错配需求高度适配，更好地解决了链上多级长尾企业的结算融资困局，票据的适用客群进一步下沉延伸，适用场景更加普惠，大幅拓宽了用票主体范围。

二是扩大票据业务场景化创新与应用。从企业切实融资需求出发，开发并实现异地贴现、跨行贴现、未开户贴现等多项业务功能，帮助用票主体突破时空限制，随时随地办理票据业务；丰富业务办理渠道，构建网银票据管家、微信小程序、手机银行App等多元化触达服务体系；精简整合票据业务流程，实现业务办理统一化、标准化和全线上化改造，大幅提升服务效率。

三是推出区域或行业定制化票据产品。在打造共同富裕示范区、“专精特新”企业提升、绿色金融、助力乡村振兴等领域，发挥大数据、人工智能技术的“雷达作用”，结合当地人民银行再贴现的政策导向和要求，全面评估链上企业状况，提供与企业生产经营场景相适配、享受特殊定价优惠政策的“浙富贴”产品，进一步拓展普惠小微基础客群。

（二）强化系统支撑，健全自动化风险防控机制

一是推进内部管理数字化。系统化梳理业务审批、决策等内部管理流程，运

用数字化理念和技术进行分析与建模，形成可度量、可配置的参数化审批与决策模型，提升流程效率和智能化水平。推广应用掌上办公，丰富移动办公票据业务模块功能，提升一线经营人员移动办公的可得性和便利性。

二是推进决策支持数字化。完善票据业务指标体系，联动系统持续优化智慧报表，实现指标分析和决策场景落地，实时、可视化反映经营成果，推进由经验决策向数据决策转变，提高经营管理前瞻性和精准性。

三是推进风险防控数字化。利用数字化手段严格授信管理，强化系统刚控与自动化处理。引进、整合票交所以及大数据风险预警平台数据，结合交易流水，建立覆盖事前、事中、事后的多层次风控模型，持续对贸易背景资料提交、融资企业资质、库存票据主体信用变化、市场利率变动负面冲击、交易员异常交易行为等进行监测，适时发出预警提示。

供稿单位：浙商银行

执 笔 人：陆　川　杨旭丽　何　俊　田　京　吴　思

立足大湾区　践行票据“一体化”改革
有效破解中小企业融资难题

粤港澳大湾区是我国经济发展最活跃、开放程度最高、创新能力最强的区域之一，是全国经济发展格局中的排头兵、试验地，肩负我国经济挑大梁的重任。大湾区民营经济活跃，企业融资需求旺盛，尤其是中小企业票据融资需求大。广州银行作为大湾区本土商业银行，积极探索路径破解中小企业融资难题，通过票据“贴现、交易与再贴现一体化”经营改革，有效破解中小企业融资难、融资贵难题，成为本土中小企业票据融资的贴心伙伴。

一、大湾区民营经济活跃，中小企业是经济发展的主力军

粤港澳大湾区是习近平总书记亲自谋划、亲自部署、亲自推动的国家战略，是新时代推动形成全面开放新格局的新举措，也是推动“一国两制”事业发展的新实践。大湾区包括香港、澳门和广东省广州、深圳等九个城市，总面积5.6万平方公里，截至2021年末总人口约为8 669万人，是我国开放程度最高、经济活力最强的区域之一，在国家发展大局中具有重要战略地位[①]。大湾区区位优势明显，前有

① 转引自：《关于粤港澳大湾区》，粤港澳大湾区门户网，https://www.cnbayarea.org.cn/introduction/content/post_165071.html。

香港、澳门作为对外窗口、背靠沿海地区城市集群，相互协作，形成了完善的、层次分明的产业体系，即以沿海地区为中心向周边城市集群扩散，产业链上下游企业分工协作，生产制造能力全球领先。深圳、珠海、惠州、东莞四地高端制造业逐渐形成电子信息技术、生物医药、新材料等新兴产业集群；珠江西岸佛山、中山、珠海、江门重点推进汽车制造、家电制造等传统产业改造升级；珠江东岸肇庆，重点推进电子信息产业。

大湾区民营经济十分活跃，创新能力强劲，中小企业数量众多。民营企业中，既有华为、TCL、比亚迪、腾讯、美的等知名的行业龙头企业，又有诸多行业隐形冠军，大湾区内"专精特新"企业数量、上市公司数量居全国前列，是大湾区产业转型升级的重要力量。大湾区中小企业众多，数量突破700万家，约占大湾区企业总数的九成，[①]成为大湾区产业体系中的主力军。

二、票据是大湾区中小企业的重要支付结算和融资工具

票据一直是中小企业重要的支付结算及融资工具。根据票交所2021年针对中小企业用票情况的调研结果，票据在中小企业中的使用已较为普遍，是仅次于现金结算的第二大结算方式。[②]2022年，全国签发票据的中小微企业21.3万家，占全部签票企业的94.5%，中小微企业签票发生额17.8万亿元，占全部签票发生额的64.9%；贴现的中小微企业32.7万家，占全部贴现企业的97.1%，贴现发生额14.2万亿元，占全部贴现发生额的72.9%。[③]

大湾区内不仅拥有完善的产业集群，制造业、新兴产业发达，而且还拥有种类繁多的批发零售业，是全国重要的商贸服务中心。纵观全国票据市场，用票前两大行业集中在批发零售业（28%）和制造业（25%），[④]大湾区中小企业主要集中这两

① 许爽. 加快金融高水平开放　粤港澳大湾区义不容辞 [N]. 南方都市报，2021.
② 李麟，等. 中小微企业用票情况调研报告 [M]//上海票据交易所《中国票据市场发展报告》编写组. 2021中国票据市场发展报告. 北京：中国金融出版社，2021.
③ 中国人民银行. 2022年金融市场运行情况 [R]. 北京：中国人民银行，2023.
④ 李麟，等. 中小微企业用票情况调研报告 [M]//上海票据交易所《中国票据市场发展报告》编写组. 2021年中国票据市场发展报告. 北京：中国金融出版社，2022.

个行业之中，是名副其实的用票“大户”，票据是大湾区中小企业重要的支付结算和融资工具。

大湾区得天独厚的区位优势，活跃的民营经济和众多“用票”需求的中小企业，为票据业务在大湾区的发展提供了良好的“土壤”。票据作为支持大湾区内中小企业发展的重要抓手，成为大湾区内商业银行竞争的焦点。

三、票据融资是破解大湾区中小企业融资难题的“金钥匙”

（一）大湾区中小企业融资难的现实诉求

大湾区内的中小企业数量众多，发展参差不齐，与全国其他区域中小企业一样也存在着融资难题。归纳起来，大湾区中小企业难题主要集中在融资贵、融资难两个方面。

融资贵是指中小企业由于资质较差，企业市场口碑一般，无法像知名企业通过发行债券、股票等方式直接融资获得低成本资金，而需要通过银行间接融资，银行有存贷款息差考核，参考一年期限LPR，普遍贷款利率都在3.6%以上，这对于处于产业链的下游和薄利的批发零售业中小企业来讲成本较高，特别是在受疫情影响的这几年，能维持正常经营已经是捉襟见肘。

融资难主要集中在两个方面：一是融资要求高，让中小企业无法满足，大湾区大多中小企业是轻资产运营，与银行要求强抵押、强担保等贷款条件不吻合，导致无法达到授信条件，贷款难办理下来。二是中小企业财务力量薄弱，贷款手续偏于烦琐，需要花费大量的人力办理贷款手续，时效性差，贷款流程长，体验感不佳。

（二）票据融资是破解融资难题的“金钥匙”

针对大湾区中小企业融资难、融资贵难题，票据融资是破解以上难题的“金钥匙”。票据融资与贷款相比其具有独特优势，总结下来有以下几个方面。

1. 票据融资手续简便快捷。相比股票市场或债券市场较高的发行标准和复杂的发行程序，银行承兑汇票采用银行柜台签发，手续更加便利。商业承兑汇票通过网银即可开立，不受企业规模的限制，签发手续简便。随着电子票据的普及，无论是票据承兑还是贴现，较企业发行股票或债券的门槛更低、手续简便，企业通过票据融资效率非常高，可满足中小微企业融资“短频急”的特点。

2. 票据融资与贷款相比成本更低。中小企业大多处于产业链末端，市场进入门槛低，竞争激烈，在产能过剩情况下，对外部环境变化的抵御能力较低，导致中小企业发展充满了不确定性，提高了融资风险溢价。票据的电子化、统一票据市场、高流动和快周转的特征，有助于企业以较低的成本获得融资。目前票据融资利率与同期限LPR相比，低超过100个基点。

3. 票据融资的信用叠加特性，使得票据到期兑付风险小，变现能力强。与成熟的、规模较大的企业相比，中小企业财务信息不够标准和透明，公开披露的财务信息有限，普遍存在信用不足的问题，银行贷款则需要抵（质）押物、担保等必要手续，中小微企业同样较难获得。票据的信用叠加特性可以有效弥补中小微企业信用的不足，从而增强了融资可得性。

4. 中小微、民营企业票据融资可获得央行票据再贴现低成本资金支持。再贴现是人民银行重要货币政策工具，人民银行通过提供低成本的再贴现资金，引导信贷投放，有效促进信贷资源优化配置，中小微、民营企业票据融资可获得央行票据再贴现低成本资金支持。目前，再贴现资金成本2.0%，低于同期限银行同业存单近50个基点。

四、广州银行票据“一体化”经营改革实践

广州银行作为大湾区本土城商行，虽拥有众多用票需求旺盛的产业客群，但也存在着诸如服务网点少、大部分集中于省内，活期存款沉淀不足，资金成本高等竞争劣势。为了有效突破实体企业特别是中小企业融资难、融资贵瓶颈，广州银行自2019年开始探索票据业务“一体化”经营改革实践。秉承“交易服务贴现、贴现服务企业”的改革思路，在总行层面成立票据中心，集中全行票据贴现、转贴现和再贴现资产营运，通过“调架构，强队五”“引活水、降成本”“优流程、提效率”“强交易、高流转”“强产品、树品牌”“重投研、强科技”“控风险、保合规”等措施并举，推动广州银行票据业务迎来大发展，成为服务本土中小企业主力军。

（一）调架构、强队伍：建立总分票据经营机构，以点带面，迅速提升全行客户经理票据业务覆盖面

广州银行全面理顺票据业务管理架构，建立总分票据经营机构，形成“金字塔”形票据管理架构。在总行层面成立票据中心，负责全行票据贴现、转贴现和再贴现票据的“一体化”集中运营，以及票据贴现业务的审查出账，指导全行贴现业务开展；在经营机构层面成立票据中心或设立票据专岗，作为票据业务推动的“腰”部力量，负责辖内经办机构票据业务的营销推动，以票据金融方案设计、产品培训、客户管理等工作。广州银行通过理顺票据业务管理结构，实现了以点带面的效果，开展票据业务培训百余次，全行开展票据业务的客户经理数迅速提升，由改革前不到10%的客户经理覆盖面提升至2022年的近50%，年复合增长率36.78%，客户经理的专业水平提高，大大提升了客户的票据融资体验感。

（二）引活水、降成本：多渠道引入市场化资金，大幅降低企业票据融资成本

广州银行全行票据资产进行一体化运营，一方面，做大票据交易业务，通过金融市场引入低成本资金，大幅降低企业票据融资成本，自改革以来，2020年至2022年累计开展票据正回购43 073亿元，年复合增长率31.28%，加权融资成本1.93%，是大湾区票据融资交易量最大的地方法人银行；另一方面，积极落实人民银行再贴现政策，大力开展再贴现业务，通过人民银行低成本再贴现资金，有效降低企业票据融资成本。2020年至2022年再贴现累计发生额近300亿元，排名大湾区金融机构再贴现业务前列，再贴现政策传导效果明显。通过多渠道引入市场化资金，广州银行降低企业票据融资成本效果显现，由改革前的3.9%降低至2022年的1.88%水平，2020—2022年三年贴现利率降幅近200个基点，较1年期LPR低177个基点。

（三）优流程、提效率：总行集中审查出账，科技赋能，企业票据融资由“繁”至“简”，票据融资服务中小企业效果显著

为解决企业票据融资手续烦琐问题，满足中小企业“短、频、快”的融资需求，广州银行优化票据贴现流程，减少不必要环节，实现总行票据中心集中审查出账，同时充分利用科技赋能，开发了线上自动查验发票功能，有效控制贴现业务风

险，提高贴现业务效率，将出账时效压缩至一小时以内。广州银行票据贴现操作简便，时效高，受到市场的广泛好评，票据贴现业务量呈现快速大幅增长趋势，2020年至2022年同比增长分别为117.91%、53.79%和74.26%。2022年广州银行票据贴现业务量是2019年改革之前的十余倍，票据贴现发生额进入广州地区前三。

此外，票据贴现支持中小微企业的效果明显，中小微企业票据贴现的占比逐年增加。从贴现业务量占比来看，2020年至2022年，中小企业贴现量占总贴现量的比例分别为87.74%、89.96%和93.52%；从贴现户数占比来看，2020年至2022年，中小企业贴现客户数占总贴现客户数的比例分别为92.67%、88.66%和90%。广州银行票据贴现业务已经成为本土中小企业融资的主力军。

（四）强交易、高流转：做强票据交易，贴现票据流转率大幅提升

广州银行秉承“交易服务贴现、贴现服务企业”的经营理念，做强票据交易业务，以打造华南地区有影响力票据交易商为目标，优化票据交易客户结构，在有限票据规模情况下，提高贴现票据流转率，反哺票据贴现业务。2022年，广州银行票据交易量突破2万亿大关，占全国票据市场交易量的比重近3%，贴现票据卖断业务量占全年贴现业务量的42%。广州银行是华南五省唯一连续三年荣获票交所“优秀银行交易商”荣誉的地方法人银行，2021年荣获票交所优秀市场机构30强荣誉，票据交易做市能力初步形成，市场影响力持续扩大。

（五）强产品、树品牌：根据客户需求量身定制贴现产品，树立广银“票享贴”票据贴现品牌

广州银行在票据“一体化”经营改革过程中，注重贴现客户体验，针对不同客户差异化需求量身定制票据贴现产品。目前，广州银行已经形成一个品牌、多个系列的票据贴现产品体系，设立票据贴现总品牌—广银“票享贴”，广州银行票据贴现“专业为您，享贴就贴”，站在客户角度，通行专业化贴现金融服务，让客户“想”办理贴现，“享受”贴现服务。在总品牌下，根据不同客户需求特点设立子系列产品，目前拥有针对绿色企业的“广银绿闪贴”、针对上市公司和核心供应链企业的“广银票e贴”、针对中小微等一般工商企业的“广银票快贴”、针对行业龙

头企业和大型集团企业的“广银商贴易”四个子系列产品。2022年6月，票据贴现品牌—广银“票享贴”及卡通宣传形象“广融票仔”首次亮相中国（广州）国际金融交易博览会，受到业界好评。

（六）重投研、强科技：注重票据投研转化，强科技投入，重建行内新票据管理系统

广州银行高度重视票据研究工作，票据研究服务于企业票据融资，服务于票据交易，目前已经形成完整的“日-周-月”票据市场研究体系，更好地指导票据交易业务的开展。同时加大对票据基础问题和前沿问题的研究，研究成果受到行业智库、基础设施、学术机构的高度认可。其中，研究课题《粤港澳大湾区背景下绿色票据实施路径创新研究》荣获2019—2020年广东省金融学会策略研究课题的优秀项目，同时也被《南方金融》收录，成为全国绿色票据研究领域的代表作；学术论文《从短期贷款到商票的演变逻辑谈商票市场发展》被全国首批A类期刊《金融市场研究》收录；多篇论文在中国票据研究中心征文活动和九银研究院征文活动中荣获奖项，票据研究能力获得业内顶级研究领域认可，影响力不断提升。

在注重票据研究的同时，广州银行加大对行内票据系统的科技投入，利用票交所新一代票据业务系统升级的契机，启动行内新票据系统的重构升级，改造完成后，将实现公共管理功能与产品业务功能的分离、远程审批和优化外围系统的交互，同时实现贴现功能的模块化，达到对贴现新产品创新的支撑作用。新系统贴现功能可按照不同客户需求打造产品模块，各个模块之间相互独立，通过“搭积木”的方式，可以快速实现对后续新产品的开发，定制出切实符合中小企业融资需求的贴现产品，大幅提升服务中小企业票据融资需求的能力。

（七）控风险、保合规：设立黑名单制度，借助大数据，实现系统刚性控制，确保票据业务行稳致远

广州银行票据业务坚持风险底线，强化合规管理，夯实“压舱石”。一方面，强化贴现前客户的准入调查和贴现票据交易关系的真实性审查工作，通过总行票据的集中审查出账，有效避免经营机构出现把关不严、效率低下等问题，操作风险大

幅降低；另一方面，设立黑名单制度，借大数据算法，科技赋能，通过票据系统与网银系统、信贷系统、发票查验系统、影像系统、大额支付系统、反洗钱系统、票交所系统、票交所企业信息披露等外围系统的交互，实现黑名单自动更新，实现系统对风险的刚性控制。

实践证明，广州银行票据“一体化”化经营改革在破解中小企业融资难题上取得了一定成绩，但在服务中小企业的道路上仍然任重道远。展望新的一年，广州银行将乘粤港澳大湾区发展的东风，践行国企职责，牢记使命，砥砺前行，紧盯中小企业票据融资需求，为服务中小企业提出新思路、新方案，与中小企业客户共成长，共同谱写高质量发展新篇章！

供稿单位：广州银行

执 笔 人：于志强　谢　晟　高　杨　王颖莹

实施票据一体化转型创新 赋能实体经济新动力

近年来，票据市场各项业务稳步增长，服务实体经济的广度和深度不断增强。尤其是2022年下半年，票交所新一代票据业务系统成功上线，票据市场开启新的发展格局，自此从“纸票时代”“电票时代”迈向“等分化票据时代”。杭州银行作为票据市场的重要参与者，紧跟票交所发展步伐，顺应市场变化和客户需求，加速票据业务转型创新，推出多项惠企助企政策，提升票据生命周期全链条服务体验，为实体经济提供更高质量的支持。

一、战略引领，实施一体化经营转型

为进一步提升金融服务实体经济质效，纾解民营企业、中小企业融资难题，杭州银行票据业务围绕全行“二二五五”战略规划，于2022年5月完成票据业务管理架构调整，将票据产品从分段式管理转向全链条和全生命周期管理，由交易银行部作为票据业务一体化管理部门，统筹全行的票据业务管理及业务开展，并将票据承兑、质押、票据池、贴现等票据各环节业务纳入杭州银行“贸易金引擎”产品体系，打造票据业务综合化服务。

在战略引领下，票据业务经营呈现三大新气象：一是企业综合服务能力有效提高。一体化经营转型以来，票据服务从源头抓起，提炼票据产品应用场景，形成系统的票据链式营销，客户经理综合化营销意识不断增强，服务手段更趋多样，对实体企业综合服务能力进一步强化。二是业务管理质效有效提升。一体化经营将原先分散在不同部门的票据产品营销和管理工作进行有机统一，优化人力资源，通过对业务处理、从业人员的集中统一管理，突出票据业务的链式营销推动和指导管理职能，更好地发挥票据业务各个环节管理职能的合力作用。三是抵御市场风险能力有效增强。一体化经营转型以来，杭州银行将票据业务纳入大公司条线资产负债管理，建立联动机制，对票据资产进行统筹管理。在市场个别时点的极端行情中，由条线进行统一部署，有效规避市场大幅波动带来的利率风险。

二、数智发展，强化科技系统支撑

杭州银行持续强化科技赋能，不断探索金融服务实体经济的新路径，加快推进产品、系统、风控及运营等全方位票据业务的数智化转型。

（一）围绕票据系统建设创新

杭州银行积极落实票交所各项创新举措，紧跟票据新规落地导向，2022年以来完成票据业务两大项目的建设和上线。一是全面整合票据产品和渠道，完成票据一体化平台项目的建设上线。票据一体化平台是杭州银行自行设计开发的，基于票据全生命周期，并集结算、融资与增值服务于一体的全新业务处理平台，旨在推进票据业务更为规范、高效和标准的运转，并为未来不断推进数字化转型和数字化创新提供强大的系统支撑。二是在票交所全市场统一部署下，杭州银行作为首批试点金融机构，快速搭建新一代票据系统业务流程，做好票据付款期限和票据分类等系统改造工作，成功接入票交所新一代票据业务系统，引领票据业务迈入数字化转型发展新阶段。依托新一代票据业务系统，杭州银行以客户需求为中心，全新升级票据功能，创新优化业务流程，全方位、一站式助力企业便捷用票，进一步增强票据服务实体经济的能力。

（二）围绕用户体验数智创新

杭州银行坚持以实体企业需求为导向，通过对票据全流程产品体系规划设计，连接应用场景，打造票据全生命周期中各环节产品的线上化、自动化、标准化服务。2022年，杭州银行票据系统和票据池优化迭代20余次，上线功能点200余个。其中，主要创新项目包括：一是在自助贴现功能的基础上，实现贴现客户自动化准入，即通过嵌入标准化数智模型，实现贴现业务自客户准入到贴现资金到账的全流程系统自动处理，以自助、智能、快速的方式满足企业足不出户、分秒到账的融资需求。二是票据池业务新增敞口并用、线上迁移、电票出池自动化等功能，进一步拓宽业务应用范围，将其打造为企业客户全面流动性资产管理的智慧助手，为企业票据精细化管理和运营提供系统支撑。三是推进“承易贴”产品的开发建设，提供承兑、贴现一体化服务，实现供应链内融资结算的自动化。四是依托杭州银行企业网银改造升级打造“智票据”功能，为企业提供“智报表”“智融资”等服务功能，提高票据产品服务实体企业的附加值。

（三）围绕业务链条数智风控

杭州银行对票据业务进行全视角的风险管理，通过全流程的数字化风控功能建设，更全面、更全局地将风险管理手段和举措布局于票据全生命周期各个环节，以强化对票据业务整体的风险管控。特别针对近年来监管对票据业务重点关注的贸易背景真实性、资金流向、业务套利等相关问题，在推出风险管理方案的基础上，积极落实票据风险防控的闭环管理。同时，通过强化行内业务部门和风险管理部门联动，积极推进数字化票据风险预警功能建设，将数字量化分析运用于承兑端资金来源审核、贴现端资金去向跟踪，运用于负债端业务的审批辅助、客户经理的贷后管理以及票据业务的各类检查自查，达到联通联动，形成有效的数智化风险防控体系，大幅提升识别、评估和防范各类风险的能力。

三、政策惠企，助力中小企业爬坡过坎

杭州银行持续围绕“六稳”“六保”政策导向，通过减费让利、惠企服务等实

招，充分支持普惠金融和实体经济发展，积极践行金融企业社会责任。

（一）减费让利，助力企业降本增效

一是将票据贴现优惠政策向符合国家政策导向的行业倾斜，面向贴现客户推出“小票特惠”“新客特惠”“制造业特惠”等主动优惠措施，下调贴现利率15~20个基点，切实降低企业融资成本，2022年全年向企业贴现让利累计近3 000万元，让企业得到实实在在的优惠。同时，对受疫情影响的制造业客户给予承兑汇票保证金减免优惠，全年为250余户制造业客户减免承兑保证金累计30亿元，将让利惠企落到实处。二是积极发挥再贴现支持实体经济作用，做好符合再贴现政策的中小微企业融资支持，发挥好地方法人机构的带头作用，累计使用再贴现资金近150亿元。三是深化与核心企业及其供应链上下游企业的业务合作，把保障产业链稳定运行作为企业服务的重要抓手，提供云e信融资、商票保贴保押、集团票据池等灵活多样的供应链融资产品，不断拓宽融资渠道，通过减免各类业务手续费，持续为供应链上下游企业提供快捷、低价的融资服务。

（二）高效运营，有效满足企业贴现需求

近年来，为了更好地服务“三农”、小微和实体企业，杭州银行加快票据直转联动发展，全力开展金融生态圈建设，提升票据交易能力，畅通票据转卖机制。通过强化渠道建设，增强票据二级市场议价能力，在满足企业短期融资需求的同时降低融资成本，将价格实惠传导至实体企业。在全面推进票据业务一体化经营转型发展的进程中，杭州银行票据业务继续发力支农、支小，积极促进小票流转交易，盘活票据资产，优先支持中小微企业客户票据融资需求，显著提升服务实体企业能力。

（三）开通“绿色通道”，全力保障抗疫企业

杭州银行积极推进做好对防疫企业的票据融资服务，开通“绿色通道”，实行优惠利率、提高审批及放款效率，全面做好防疫企业的金融保障。杭州银行客户××生物科技有限公司，主营现场即时检测（POCT）试剂及仪器的研发、生产

与销售，疫情期间以生产抗原检测试剂为主。随着2022年末疫情防控政策优化调整，国内市场对抗原检测试剂的需求激增，企业账上流动资金大部分已用于采购原材料及扩大生产，急需新增融资以用于采购原材料，且出于疫情保控及社会责任考虑，企业决定降成本、降售价，让利于民。特殊时期，杭州银行为客户提供票据业务全流程绿色通道，高效审批、快速发放银行承兑汇票8 800万元，为客户扩大产能及时助力。

四、深拓场景，夯实服务实体经济产品体系

杭州银行不断优化升级票据链产品，根据市场发展趋势推出票据池在线开票、自助贷、自助贴现等票据融资产品。同时，聚焦供应链核心企业上游订单和下游分销场景，围绕供应链上下游真实贸易结算提供票据融资支持、实现精准滴灌。

（一）在线开票：极大满足企业开票时效性要求

票据池业务是杭州银行开发的集流动资产管理与融资服务功能于一体的综合服务平台，用于帮助企业统一管理、统筹使用所持金融资产。票据池采取“不挑票、不打折”的差异化业务定位，向企业提供票据实时查询、动态质押、集团额度调剂、自助贷等集票据管理与融资功能于一体的票据综合服务，并通过个性化定制企业票据管理服务方案，助力企业提升票据管理能力。其中在线开票是客户在票据池可用额度内，承兑业务放款由系统自动处理完成，实现承兑业务的流程简化、操作安全、极速办理。

服务案例分享：××公司系涂料化工产业互联网平台，专注于涂料化工产业“互联网+”升级。该公司日常在杭州银行以办理票据池项下承兑开票业务为主。由于该公司采购价格每日更新，对付款时效性要求较高，且日常开票量较大，对进一步提升承兑开票效率愿望强烈。针对这一情况，杭州银行向该公司推荐使用在线开票功能，公司通过企业网银发起承兑申请后，系统自动处理，实时完成电票承兑，更大程度提高了承兑业务的办理效率。

（二）商票保贴保押：批量盘活中小企业应收账款

商票保贴保押业务是指杭州银行根据商票承兑人资质及其与持票人业务往来关系，为承兑人核定授信额度，并在授信额度内对其承兑的商票办理融资。因占用核心企业额度，成本较普通的商票贴现相对较低，切实为上游中小企业降低盘活应收账款的资金成本。

服务案例分享：××科技公司系某上市公司核心全资子公司，该公司经营稳健，资金较为充足，且无对外第三方担保，对银行信贷需求不大。该公司在采购环节具有较强的议价能力，支付方式以商票为主，其供应商遍布全国各地。杭州银行针对供应商开展了“商票便利贴”业务，即为该公司核定商票保贴保押授信额度，用信客户指定为其上游供应商。供应商与杭州银行签订商票贴现框架协议后，获得经该公司承兑的商票即可向杭州银行申请贴现，杭州银行将贴现款项直接转入其指定账户，操作高效便捷。同时，杭州银行还为供应商提供商票换拆服务，供应商在收到该公司开立的商票后，可将商票质押给杭州银行，换开银行承兑汇票，将商业信用变更为银行信用，同时实现大票换小票的目的。截至2022年末，杭州银行服务该公司上游中小供应商70余户，当年累计发放融资5亿余元。

（三）买方信贷：打通核心企业销售渠道障碍

买方信贷业务指杭州银行为核心企业下游客户开立银行承兑汇票或发放其他融资款项，定向用于向核心企业采购，并由核心企业承担连带保证或回购等责任的融资服务，融资可得性更高，融资成本更低，切实解决了下游客户短期内融资难的问题。

服务案例分享：××股份有限公司主营厨房小家电系列产品的研发、生产和销售，与下游经销商之间支付结算方式以银承和汇款为主，结算周期短，经销商存在一定的资金压力。杭州银行通过与该公司合作开展的“买方信贷”业务，一方面帮助该公司快速回笼销售资金、扩大销售规模，另一方面帮助其经销商缓解资金压力，加快资金周转速度。截至2022年末，杭州银行通过买方信贷业务与该公司建立长期稳定的合作关系，累计服务其下游中小经销商20余户。

票据业务作为连通实体经济与金融市场的核心纽带，应始终坚持服务实体经济这一根本宗旨，并在服务实体经济的实践中汲取前进的不竭动力。未来，杭州银行票据业务将始终坚守服务实体经济初心，在进入转型后的新发展阶段，继续围绕实体企业客户，构建新发展格局；围绕宏观政策和本行战略，贯彻新发展理念；不断发挥票据产品服务实体经济的作用，为企业客户提供更高效、更便捷的票据金融服务。

供稿单位：杭州银行
执 笔 人：蔡红波　陈　滟

发挥票据增信优势
实践供应链金融创新

2018年，习近平总书记在民营企业座谈会上强调“要高度重视三角债问题，纠正一些政府部门、大企业利用优势地位以大欺小、拖欠民营企业款项的行为”。针对企业应收账款大幅增长的情况，人民银行行长易纲在2019年6月举行的陆家嘴金融论坛上提出，支持票交所在长三角地区推广应收账款票据化。然而，受资质限制，部分企业票据流转存在困难。为响应党中央号召，化解企业应收账款难题，畅通产业链票据流转，助力经济高质量发展。近年来，九江银行坚定服务供给侧结构性改革和供应链高质量发展，大力推动票据在供应链中的运用，深入创新票据增信业务，并取得一些实践经验。

一、增信助力票据在供应链中流转

（一）票据流转下的企业增信需求

供应链金融是集资金流、信息流、商流、物流于一体的创新性金融服务。票据作为供应链金融中使用最频繁的金融工具之一，可以贯穿供应链金融上下游企业，实现“四流合一”。票据的签发、取得和转让以真实的交易关系和债权债务关系为基础。因此，票据的流转往往需要以供应链中的物流、商流作为支撑，而票据支付功能的行使，使得供应链企业间货款得以结清，推动链上资金流、信息流传递。

供应链上票据的流转及其功能作用的实现与承兑人资质及市场授信度密切相关。在承兑人资质强或市场授信广的情况下，票据等类货币工具往往表现出较强的支付性，在供应链企业间流转通畅，此时无增信需求；而在承兑人资质弱或是市场授信少的情况下，票据的市场接受度不高，流转较为困难，往往需要高资质主体信用加持促进流通，在各端点企业强烈的融资诉求下，票据增信业务应运而生。

（二）银行票据增信及其业务品种

银行票据增信是指商业银行为申请人相关的商业汇票提供票据增信的业务，属于银行表外业务范畴，包括票据保贴和票据保证。票据保贴是指银行为申请人相关的商业汇票在授信额度内以开具“保贴函”的形式进行增信的业务，本质是原始期限不超过1年的贷款承诺。票据保证是指银行为申请人相关的商业汇票在授信额度内以票面保证的形式进行增信的业务，本质是保证被保证人的票据责任的履行，系担保类业务，是与真实交易直接相关的或有项目。根据申请人的不同，票据增信又可以分为出票人增信、承兑人增信和背书人增信。

为增强商业汇票信用水平，解决供应链企业票据融资难题，2022年九江银行正式上线票据增信业务，为信用良好、上下游供应关系稳定的主体提供基于真实商品交易或服务贸易背景的银行承兑汇票、财务公司承兑汇票、商业承兑汇票、供应链票据增信服务。九江银行主动对接企业，积极推进业务开展。2022年，九江银行累计办理商票贴现57亿元，同比增加20.94亿元，增幅为58%，其中，办理票据保证增信业务407笔，金额30.86亿元。全年商票业务累计服务客户268户，帮助企业解决票据贴现额度不足、贴现门槛高等问题，有效降低企业融资成本，盘活企业应收账款。

二、票据增信助推应收账款票据化

（一）当前产业链融资面临的困境

尽管我国供应链金融进入了活跃发展阶段，但产业链融资仍然面临多方面的困难。

对于企业而言，融资渠道有限、融资门槛高依然是实体企业尤其是中小企业融资过程中面临的重要难题。受企业实力及议价能力影响，供应链上下游企业之间的支付方式往往不相匹配，作为弱势方的中小微企业时常需要被迫接受因强势企业赊购产生的应收账款，这对于财务成本原本较高的中小企业而言无疑是雪上加霜。受信用资质低、抵押担保品不足等因素影响，中小企业难以获取市场授信，这些企业虽然持有大量票据，但是面对高昂的融资成本时常望而却步，无法满足自身的贴现需求。

对于金融机构而言，即使在同一机构内部，产品和服务也时常零散分布，不成体系。金融机构授信要求时常与企业实际资金使用需求不匹配，且审核期限较长，往往不能充分结合企业实际情况提供金融服务，客户体验不佳。

（二）供应链金融与应收账款票据化

不同于传统供应链融资以贸易或交易为前提，以信用或控货为条件，通过间接融资的形式解决两个企业间的融资问题，供应链金融以核心客户为依托，在真实贸易背景下，运用自偿性贸易融资方式，通过应收账款质押登记、第三方监管等手段封闭资金流或者控制物权，以此来为供应链上下游企业提供综合性的金融产品和服务。供应链金融在以下方面具有一定的优越性：在授信主体方面，供应链金融可以为核心企业与上下游中小企业提供授信。在授信条件方面，供应链金融可以进行动产或货权抵押。在融资渠道方面，供应链金融资金可以来源于银行或其他非银金融机构。在参与程度方面，供应链金融的参与主体需对供应链金融整个经营过程进行跟踪。在融资及时性方面，供应链金融融资更加高效、及时，能够有效盘活整个供应链金融资产。在信息披露方面，供应链金融采取闭环交易，信息更易检测。在风险管理方面，虽然供应链金融能降低信用风险，但是核心企业往往也要面临较高的道德风险。

新型供应链金融分为两类：一是供应链平台、平台经济，主要解决产融问题；二是应收账款票据化，解决的是整个供应链融资，能够实现供应链整体融资成本最小化。近年来，人民银行在不同场合多次提出要推进应收账款票据化，相关部委及地方政府出台政策积极推动。应收账款票据化具有以下几个方面的作用：一是解决宽信用问题，社会融资结构里包含未贴现票据，长期以来我国存在宽货币难以传导宽信用的问题，用票据盘活应收账款，解决供应链企业的人民币资金需求便利性和及时性难以满足问题，盘活供应链货物流；二是解决三角债，因资金匹配问题，产业链供应链存在大量的互相欠款，票据的使用可以防止供应链各环节上的欠款不清晰；三是解决债务标准化问题，债务一旦标准化并且受法律保护，其信用和流转性将大大加强，也可简化供应链金融产品（如ABS）流程，票据替代应收应付账款将是不二选择。

票据拥有天然的确权性、高流动性；票据因其信用功能和支付功能，适合预付款和应收款融资，结合金融科技还可以开展存货融资。票面和背书清晰记录各种基础关系和票据关系，可以很好地追溯和统一供应链上的信息流、资金流甚至物流。同时，票据二级市场的建立和规范充分发展，倒推一级市场愿意签发和贴现更多的票据。因此，无论从理论角度还是从现实角度来看，推动应收账款票据化都是必然指向，而要解决应收账款票据化过程中主体信用不足的问题，关键在于票据增信。

（三）开展票据增信业务的意义

对于单个企业而言，相较于贷款业务，票据增信业务操作更加轻便。由于票据增信不占用商业银行资金，对于银行而言是零资金成本业务，银行仅仅承担远期或有被追索风险。因此，增信申请人在办理增信业务时仅需向银行支付一定票面金额比例的中间业务费用。票据增信弱化了主体信用，一方面，增信后的票据凭借银行信用加持，更易于在供应链上下游之间流转，盘活企业应收、应付账款；另一方面，票据信用程度的大幅提升，降低了持票企业贴现融资成本。

对于商业银行而言，一方面，票据增信业务能够节约风险资产占用。票据保证贴现业务是原始期限不超过1年的贷款承诺，根据《商业银行资本管理办法》及1104报表G4B-2《表外信用风险加权资产计算表（权重法）》要求，应计提20%的风险资产；票据保证本质是保证人保证被保证人的票据责任的履行，属于与真实交易直接相关的或有项目，风险资产计提权重为50%。另一方面，由于票据保贴属于闭环业务，票据增信尤其是票据保贴业务的开展能够帮助商业银行获取和稳定链条客户，在获得利息收入的同时增加中间业务收入，优化业务收入结构，而且票据增信授信用于真实交易过程，具有风险小的优势。

对于整条供应链而言，票据增信能密切产业链协作关系，提升产业链运作效率和竞争力。票据增信业务提升了供应链企业间票据接受意愿，通过票据的使用促进供应链内部循环，加速资金流、信息流、商流、物流四流周转，提升供应链企业间整体协作水平。票据增信业务实现了增信申请人和贴现申请人之间的成本分摊，实现了供应链整体融资成本和信用主体融资成本双降。通过引入银行信用供应链整体信用得以提升，供应链中整体竞争力也将大幅提高。

（四）银行商票保证运用机理

供应链中很多企业在货物贸易和服务贸易中，存在大量的应收应付账款。商票运用在两类场景最有代表性：一个是商票签发环节，用以解决某企业（常为核心企业或信用等级较高企业）资金融通；另一个是商票盘活环节，用以解决供应链中经常性收到商票的企业（常为供应商）的商票增信或变现。

通过引入票据保证，一方面，可以有效增强供应链中票据流通性，使得商票替代货币效用放大，而减少供应链中现金的需求，从而使企业不必去金融机构融资；另一方面，商业银行等机构可以通过占用票据保证人授信，给供应链中持有被保证商票的企业提供资金融通，而不必特别关注承兑人和持票人授信材料的收集。具体两种场景运用逻辑如图4-1所示。

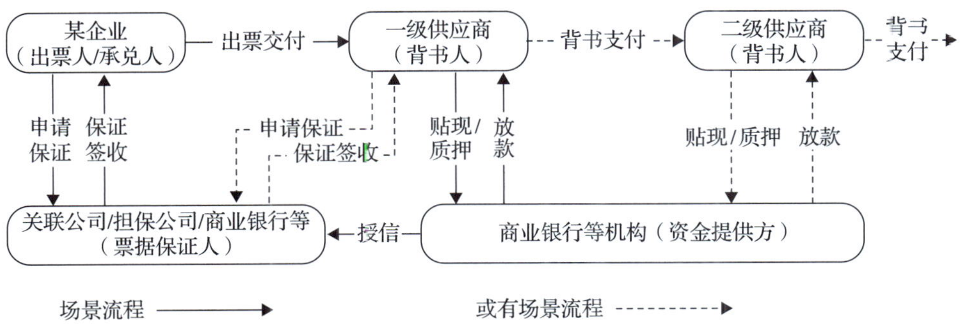

图4-1　票据保证场景运用逻辑

其运用逻辑是，当某企业因采购设备或原材料需要向一级供应商支付货款时，可以通过签发并交付商票的形式完成。但此场景中可能因某企业其授信银行等信息难以被后手持票人（图4-1中一级供应商或二级供应商等）知晓，难以贴现而使得后手（图4-1中一级供应商或二级供应商等）不愿接受该商票；或者也可能存在某企业本身信用等级不高，从而使得其签发的商票在供应链中流转接受度不高。此时某企业可以找到信用等级高的母公司或关联公司，或担保公司，或商业银行等为其签发或承兑的商票作票据保证，因这类保证人一般在很多商业银行等资金提供方都有授信，某企业的票据后手（图4-1中一级供应商或二级供应商等）接受度大为提升，且如需要盘活变现商票，可以选择到上述有授信的商业银行等资金提供方贴现或质押贷款。另一种情况是，很多供应链中的企业（图4-1中一级供应商或二级供应商等）经常收到没有保贴或保证的商票，同样它作为持票人可以选择上述机构去申请票据保证，增强该商票的流转性和变现能力，逻辑和上述情况一样，只不过此时的票据保证属于背书人保证。

三、票据增信业务运用案例

（一）票据在医药行业供应链金融中的运用模式

1. 上游药械供应商的票据融资模式。盘活上游药械供应商应付账款。对于上游药械供应商而言，其核心地位带来了快速的下游回款，下游基本以现货现结或预付款形式结算，但为了扩大生产，加快产出，提升其资金周转率，药械供应商有着大量的应付账款，为充分运用其商业信用，银行可通过票据融资、票据池等业务有效盘活其上游应付账款，引导药械供应商签发票据支付货款，银行给予其票据保证/保贴增信额度，药械供应商的上游收到相关票据后，可继续支付流转，或直接占用药械供应商票据保证/保贴增信额度，办理票据贴现（见图4-2）。

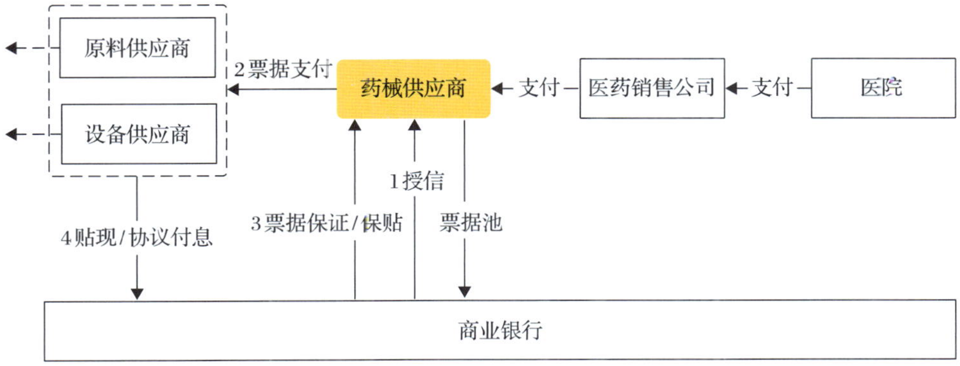

图4-2　上游药械供应商的票据融资模式—应付账款

引入融资租赁采购设备。对于上游药械供应商而言，尤其是药品供应商，为了扩大生产经营需要采购生产设备，目前银行设备贷款审批难且耗时久，上游药械供应在设备采购上有着较大资金需求，为有效解决其设备采购资金需求，可引入融资租赁公司盘活设备采购款，银行给予融资租赁公司票据保证/保贴增信额度，融资租赁公司可签发票据支付其上游设备供应商，药械供应商的上游收到相关票据后，可继续支付流转，或直接占用融资租赁公司票据保证/保贴增信额度，办理票据贴现。银行通过监测药械供应商租金回款情况进行风险把控，一来可节约药械供应商银行授信额度，充分利用其商业信用；二来可通过融资租赁公司有效盘活设备采购款需求，满足其扩大生产的经营需求（见图4-3）。

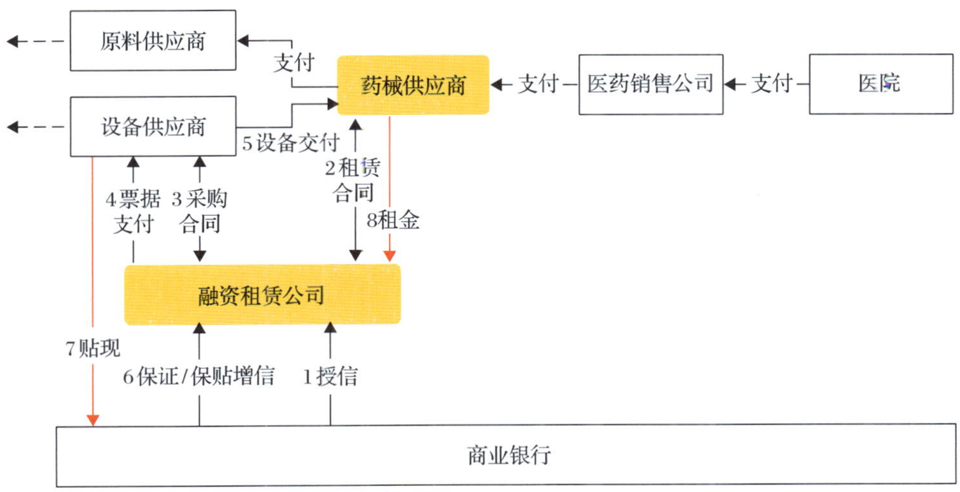

图4-3　上游药械供应商的票据融资模式—引入融资租赁公司

2. 下游服务商医院的票据融资模式。盘活下游服务商应收账款。对于下游服务商医院而言，作为链上又一核心企业，整体付款账期长，可引导医院签发商票，适当为医院延长账期，为中游销售公司取得易变现票据资产，盘活了应收账款。银行基于医院的优质信用以及底层真实的供销关系给予银行票据保证/保贴授信额度，中游销售公司收到医院签发的商票后可至银行办理票据贴现，完成应收账款票据化，应收票据资金化，加快资金回笼速度（见图4-4）。

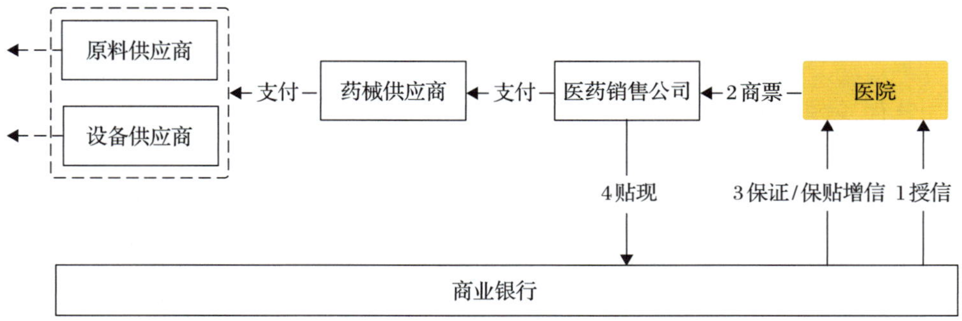

图4-4　下游服务商的票据融资模式—盘活应付账款

3. 中游医药销售公司的票据融资模式。

票据解决中游销售公司—药品销售融资问题。两票制实施后，药品供应链流程大幅缩短，头部销售公司销量大幅增长，由于行业特性，药品供应商、医院通常要求现金结算，对于中游药品销售公司来说资金垫付压力巨大，流动资金紧缺。由于中游销售公司结算话语权不高，改变链上支付方式需久久为功，但为有效解决其资金紧缺问题，可以运用票据介入子公司分销、代采环节，通过子公司签发票据支付给集团代采公司，银行给予集团票据保证/保贴授信额度，集团代采公司可以继续支付票据，也可以直接在银行办理票据贴现，取得采购资金后支付给上游供应商，有效解决中游医药销售公司垫资、资金周转不足问题（见图4-5）。

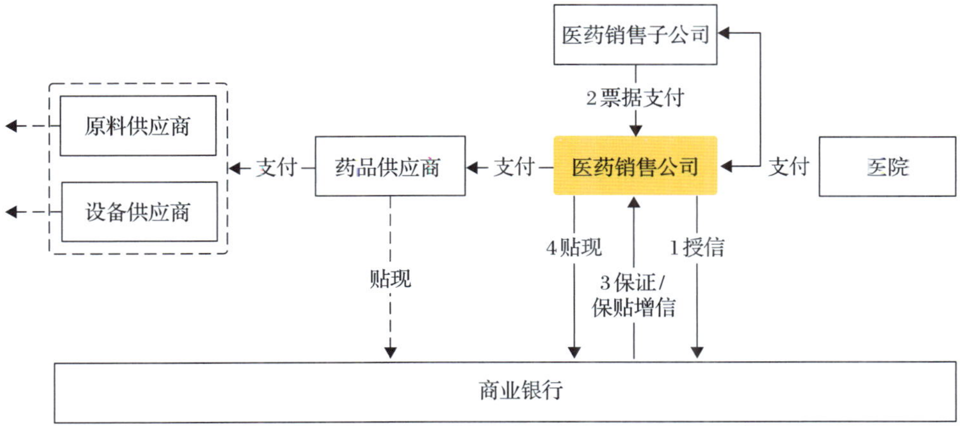

图4-5　中游销售公司的票据融资模式—药品供应链

票据解决中游销售公司—医疗器械销售融资问题。对于医疗器械销售来说，终端的器械供应商为了快速回款，简化销售程序，通常会选用代理商进行代理销售，并要求代理商现款现货或者预付款结算。由于行业特殊性，通常医院与代理商关系较为密切，中游药械销售公司话语权相对弱势，代理商常要求药械销售公司预付60%~80%现金。所以在医疗器械采购上，中游销售公司存在大量资金缺口，加上医院通常是使用一段时间后才开始陆续回款，整体回收周期较长，故可以借助票据介入支付环节，银行给予药械销售公司票据保证/保贴授信额度，代理商收到药械销售公司签发的票据后，可持票据至银行办理贴现，占用药械销售公司授信额度，然后向终端医疗器械供应商支付相应采购款，解决医药销售公司下游回款账期长、垫资久问题。由于行业特殊性，代理商成立时间一般不长，故应重点抓核心企业医院的订单介入授信（见图4-6）。

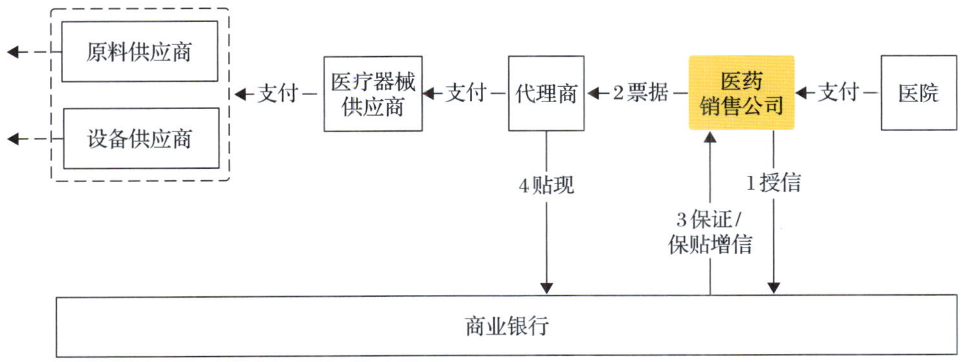

图4-6　中游销售公司的票据融资模式—医疗器械供应链

（二）票据融资在医药行业供应链中的优势

药械供应商：一是提高存货回款率，建立票据池业务后，盘活核心企业存量票据和应收账款，解决了期限、金额不匹配的问题，加快了资金周转率，降低了财务成本。二是通过票据业务，借助结算链条，增强了上下游企业的合作黏性。

医药销售公司：一是解决资金短缺的问题，降低融资成本，提高存货周转率。二是应收账款票据化，大大降低了企业融资难度与融资成本，提高了资金周转率，将票据打包为标准化票据或者票据ABS，拓宽融资渠道，降低融资成本，优化资产负债表。

银行：一是解决了银行无风险抓手，授信难批复问题；二是解决客户融资痛点问题，即应收账款出表以及中小企业融资贵、融资难问题；三是加强了银企联系，随着时代的发展，票据融资已经不是仅凭借票据本身就能解决问题，更多地应该是打组合产品，打定制产品，打特色产品，才能让票据融资在供应链中发挥更大的优势。

应收账款票据化是缓解供应链企业间应收、应付账款问题的重要途径，而推动票据尤其是商票服务供应链企业发展的关键在于增信。票据增信可极大缓解产业链上中小企业应收账款积压、产业信用传导不畅问题，使商票在服务供应链中发挥更大的促进作用。

供稿单位：九江银行

执 笔 人：秦书卷　赵思彦　李紫薇

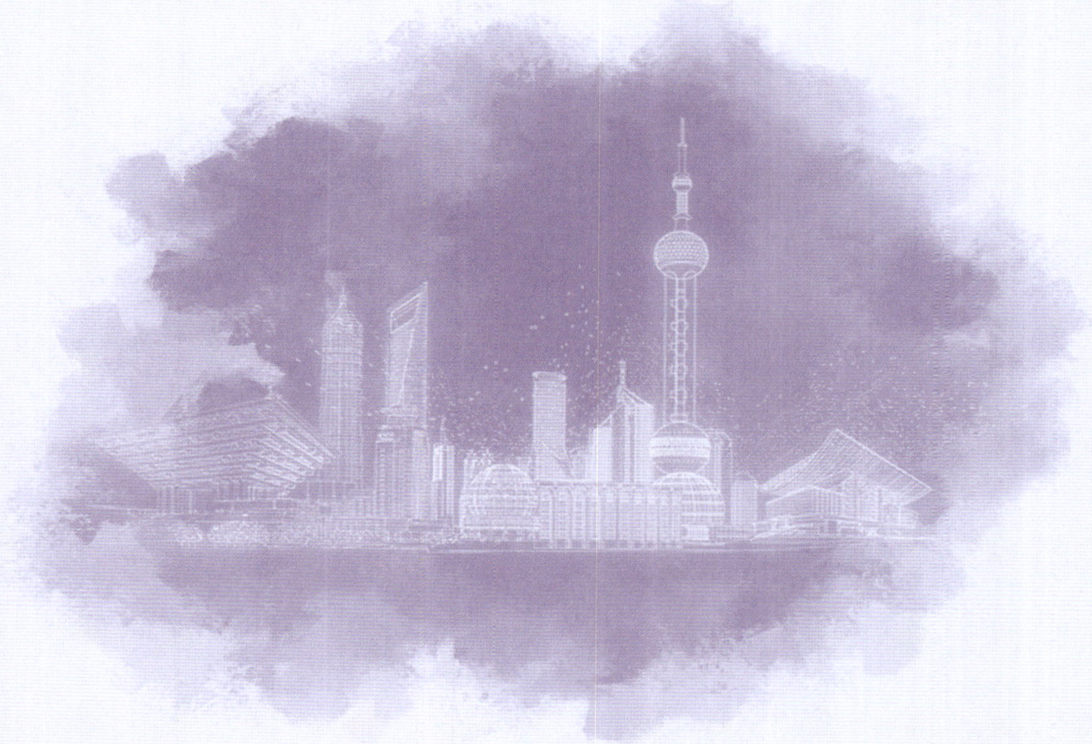

第五部分

CHAPTER 5

票据市场风险防范控制

合规守正铸底色
精准风控促发展

2022年，在经济发展面临需求收缩、供给冲击、预期转弱三重压力的影响下，政府统筹疫情防控与经济社会发展，及时出台稳经济一揽子政策和接续措施，全力以赴稳住经济基本盘。在人民银行指导和票交所引导下，票据市场有效发挥逆周期支持作用，助力中小微企业支付融资，市场规模快速增长，基础建设日趋完善，创新产品深入发展，风险形势呈现新变化。农业银行积极应对经济金融形势、票据市场经营和风险环境变化，持续完善风险防控机制建设，有力推动票据业务高质量发展。

一、2022年票据市场风险环境

（一）信用风险总体上升，信用体系建设持续推进

2022年，经济下行压力持续加大，经济波动加大票据市场信用环境的不确定性。一方面，企业生产经营受疫情等超预期因素影响，部分行业信用状况劣化，以企业信用为基础的银行承兑汇票签发和商业承兑汇票承兑业务的信用风险略有上升。据票交所数据，2022年末商业承兑汇票持续逾期的企业数量为4 886家，其中房地产业企业占比达65.0%。另一方面，近年来银行业持续推进不良贷款处置，加之

降低存款准备金率、稳杠杆等政策出台，银行业不良贷款率、流动性指标等均有一定改善，以银行信用为基础的银行承兑汇票兑付和回购交易的信用风险总体稳定。在信用风险总体增大的背景下，人民银行和票交所持续推进信用体系建设，稳步推动商业汇票信息披露工作，截至2022年末，票据信息披露平台累计注册企业6.5万家，同比增加1.8万家。

（二）市场利率波动加剧，市场风险有所增大

2022年，票据市场利率受经济运行、货币政策、银行间资金面等影响，总体呈现震荡下行走势，利率波动加剧，票据市场利率风险有所上升。据国股银票转贴现收益率曲线数据，各期限品种平均利率的均值为1.56%，年内波幅（以最高值与最低值的差值衡量）为298个基点，标准差为0.005，波幅、标准差同比基本持平，变异系数为0.32，高于2021年同期。从票据回购利率数据来看，以隔夜回购利率为例，利率走势与DR001基本保持一致，均值为1.51%，波幅为222个基点，标准差为0.004，变异系数0.26，波幅、标准差和变异系数均高于2021年。

（三）操作风险整体下降，系统建设稳步推进

2022年票据市场操作风险表现形式有所变化，主要包括：因系统或操作问题未能及时兑付导致票据逾期或丧失相关票据权益；通过民间票据交易平台办理业务可能导致信息泄露；非法民间贴现；等等。票交所先后发布提示通知，指导市场主体有效防范操作风险，同时联合中国互联网金融协会提示非法民间贴现风险，倡议企业向正规金融机构申请融资。同时，票交所投产上线新一代票据业务系统，兼容纸电票据全生命周期业务流程，并引入企业信息报备、账户主动管理、承兑信息披露、信用信息查询等功能，持续提升风险综合管控能力，票据市场操作风险整体下降。

（四）合规风险持续加大，政策出台与行政处罚并重

2022年，监管部门继续强化票据市场监管。政策方面，加强票据市场基础制度建设，修订发布《商业汇票承兑、贴现与再贴现管理办法》（中国人民银行　银保监

令〔2022〕第4号，以下简称票据新规）和《企业集团财务公司管理办法》（银保监会令〔2022〕第6号），进一步明确票据性质与分类，强调真实交易关系与债权债务关系，强化信息披露及信用约束机制，加强风险控制。银保监会发布《商业银行表外业务风险管理办法》（银保监规〔2022〕20号），对商业汇票承兑等表外业务的治理架构、风险管理、信息披露、监督管理等提出要求。行政处罚方面，2022年银保监部门累计开出票据罚单326张，同比增加109张，连续两年增加，处罚事由主要包括贸易背景不真实、保证金来源不合规等，处罚重点集中于票据承兑、贴现业务。

二、2022年农业银行票据交易业务风控机制建设情况

2022年，面对错综复杂的经济金融环境和快速变化的票据市场，农业银行始终坚持“合规为先、风险为本、稳健发展”的票据业务经营理念，持续加强风险合规管理，稳步推进科技赋能，积极落实监管要求，为业务经营保驾护航。

（一）前瞻制定风险管理策略，突出年度防控重点

一是分析票据市场形势变化，深入研究业务各环节的潜在风险点，针对性完善风险管控措施，制定并适时调整风险管理策略。二是根据监管要求和内部业务经营管理需要，对各项规章制度进行全面梳理、评估，及时修订完善相关规章制度，夯实合规经营基础，强化制度执行。三是持续加强业务连续性管理，补充完善应急预案，实现全场景业务连续性保障。四是稳步推进票据业务系统建设，统筹安排新一代票据业务系统需求编写、联调测试、接入验收、投产演练、上线准备和业务验证等各项工作，实现新旧系统平稳切换，同时强化业务系统运维管理，提升系统运行的稳定性，有效防范信息科技风险。

（二）优化风险管控流程，提升精细化管理水平

农业银行持续从定量和定性双维度优化信用风险、市场风险和操作风险管控流程，提升风险管理精准性和有效性。信用风险方面，强化准入、监测模型等工具应用，持续监测承兑人、交易对手、贴现人等信用主体的信用状况，重点关注监管部

门行政处罚、外部评级下调、业务经营及财务情况明显恶化等风险信号，切实防范票据交易违约风险。市场风险方面，加强票据市场走势分析和利率变动预判，及时调整经营策略，灵活摆布资产结构，持续监测票据利率变动情况和票据资产久期，定期开展利率风险压力测试，防范极端利率变动风险。操作风险方面，持续梳理操作风险管控要点，优化完善操作风险指标体系，强化关键风险点系统刚性管控，开展员工行为和案件风险排查，突出排查重点，保持案件防控高压态势。

（三）强化科技赋能，推进数字化风控转型

农业银行持续推进数字化转型，依托新一代票据业务系统建设，推动标准化数据治理和大数据分析应用，运用科技助推风控体系转型升级。一是根据票交所统一安排部署和自身业务发展需要，优化系统架构，升级行内票据业务系统，持续优化完善系统风险管控功能，重点梳理业务流程中的风险点，通过系统优化实现了对关键风险点的刚性控制，在提高业务处理效率的同时，增强了线上化、智能化风险防控水平。二是以票据业务数据为基础，以大数据分析为手段，对数据信息进行多维度深入剖析，通过标准化数据治理提高数据质量，提升票据业务风险监控质效。三是进一步深化数据分析项目，拓宽数据来源，完善风险模型，为风险管理提供重要参考。

（四）深入开展合规管理建设，厚植合规经营底色

农业银行始终坚持“违规就是风险，安全就是效益”的合规理念，积极落实监管要求，推进合规管理体系建设。一是加强合规文化建设，提升员工合规意识。深入开展“合规教育年”活动，组织系列合规学习培训、合规知识测试和合规大讨论等，开展以案说法警示教育，通过正面引导和反面警示双向融合，积极引导员工树立廉洁从业理念。组织员工开展银行业自律公约及从业人员职业操守和行为准则学习、业务培训、课题研究等活动，增强合规履职意识，推动合规文化建设走深走实。二是开展普法教育，做深做细合规风险排查。梳理近年票据交易业务监管处罚案例，对照监管重点，结合业务实际开展各类风险排查。编发票据市场政策动态和风险提示，增强员工合规意识。

三、2023年票据市场风险形势与防控建议

（一）2023年票据市场风险形势展望

信用风险总体下降。从2023年经济形势来看，在坚持稳字当头、稳中求进，实施积极财政政策和稳健货币政策的背景下，预计消费逐步修复，投资持续发力，经济增长动能稳步恢复，企业经营效益及财务状况、金融机构资产质量及流动性将持续改善，票据市场信用风险有望下降。票据新规实施后，信息披露制度、承兑限额管理、真实交易关系和债权债务关系等组合拳也有助于强化市场主体信用约束，增强交易自偿性对出票企业信用的支撑能力，降低信用风险水平。

市场风险仍不容忽视。预计2023年票据利率中枢同比上移，同时票据市场受货币政策、期限缩短等因素影响，波动幅度仍然较大。期限缩短政策在直接降低票据资产久期的同时，将影响企业对贸易结算产品的选择和票据支付融资习惯以及金融机构票据业务的经营策略、业务定价和交易节奏，市场供需的不确定性增加，可能导致票据利率波动加剧。

操作风险整体可控。预计2023年票据业务操作风险总体保持在较低水平，票据市场发展变化引发的部分操作风险不容忽视。一是票据期限缩短后，预计金融机构票据业务量将适应性上升，或对人员操作、系统运营等造成一定压力。二是金融机构在有序接入新一代票据业务系统的过程中，需要有效应对系统切换可能带来的操作风险。

合规风险有增无减。2023年是票据新规实施元年，根据票据新规修订重点和近年监管处罚情况来看，真实交易关系和债权债务关系、信息披露、承兑限额管理、保证金管理等或将成为监管重点。财务公司票据业务在受到新规约束的同时，也需执行《企业集团财务公司管理办法》中票据业务的相关规定，合规经营要求进一步提高。

（二）相关风险防控建议

信用风险方面，一是强化企业、同业机构等信用主体的信用风险分析监测，谨慎防范经济动能恢复过程不均衡、力度不及预期等导致的部分行业企业和机构信用

风险，动态调整票据业务准入标准。二是积极利用票据信息披露平台数据辅助开展信用风险管理，探索考虑将相关数据纳入信用风险监测模型，提高风险管理质效。

市场风险方面，加强经济形势分析和票据市场供需变化研判，科学灵活制定票据业务策略，动态调整票据资产期限结构和信用主体结构，强化市场风险计量监测，综合采用久期、基点价值、风险价值（VAR）等指标计量市场风险，适时开展压力测试。

操作风险方面，一是应前瞻主动应对票据期限缩短导致业务量放大带来的操作风险，做好业务人员保障，增强系统承载能力，提高业务数字化、智能化处理水平。二是稳步推动业务系统建设，有序开展新一代票据业务系统接入工作。三是持续加强业务连续性管理，定期开展应急演练。

合规风险方面，一是对照监管部门票据业务新规定，及时开展外规内化工作，优化完善规章制度和业务流程，持续开展政策宣导和培训。二是持续开展监管处罚案例梳理分析，增强合规经营意识，紧盯真实交易关系和债权债务关系、信息披露、保证金管理等重要合规点，针对性开展内部检查和审计，提高合规管理的有效性。

供稿单位：中国农业银行

执 笔 人：邓权全　凌　典　谈　韵　孙世乾

强化票据风险管理
促进业务稳健发展

2022年，兴业银行票据业务立足服务实体经济，通过加强客户准入管理、强化贸易背景审查、做好反洗钱工作、加强存续期管理、有效防范市场风险和信用风险等措施，促进票据业务稳健发展。

一、加强客户准入管理

（一）票据业务定位

本行票据业务坚持服务实体经济定位，遵照“了解你的客户”原则，做好客户准入，立足实体企业开展票据业务营销，注重支持民营和中小微企业票据融资。从地区、客户、行业、产品等多个维度开展尽职调查，深入了解客户基本情况、生产经营情况、融资需求和目的等，严格审查企业资质，对于首次申请办理业务的客户特别审慎，强化相关尽职调查和业务审查工作。

（二）加强额度管控

为加强客户准入管理，防范企业过度融资，落实监管要求和行内业务发展导向，本行承兑业务通过设定余额管控目标、完善系统控制功能、开展监测检查监督等方式，促进业务平稳发展。

二、强化贸易背景审查

根据《商业汇票承兑、贴现与再贴现管理办法》（中国人民银行　中国银行保险监督管理委员会令〔2022〕年第4号），本行召开票据业务专题研讨会，及时修订票据业务制度，积极做好真实交易关系和债权债务关系审查。各分行积极向企业客户、经营机构等做好政策宣导工作，并通过加强审查人员配置等措施，尽力满足客户高效融资需求。行内抽调业务骨干，开发贸易背景自助审查系统功能，实现发票真伪、与贴现票据逻辑匹配等系统自动审查，辅助经营机构做好相关审查工作。

三、做好反洗钱工作

（一）开展反洗钱风险评估

2022年，根据人民银行及行内洗钱和恐怖融资风险评估相关要求，对票据贴现业务洗钱风险控制措施的有效性从定性和定量两个维度进行了全面、客观的洗钱风险评估，并将评估结果应用于业务日常管理。

（二）加强洗钱风险客户管理

本行持续完善票据业务系统建设，实现商票系统与反洗钱系统直连，贴现申请人存在反洗钱预警信息的均会推送到业务审查各岗位，提升贴现客户风险信息识别能力。在存续期管理中，如有“合理理由”怀疑客户涉及洗钱、恐怖融资等违法行为，需及时向反洗钱管理职能部门报告。

四、加强存续期管理

（一）资金流向

管理贴现资金流向是落实票据业务支持实体经济的重要体现。贴现业务办理后，加强对贴现资金的流向监测，严格防范贴现资金流入股市、房地产市场、垫付银票款项、用于承兑业务保证金、回流出票人（前手）等不合规用途。

（二）风险监测

分行相关部门动态监测业务风险，尤其是本行保留追索权的承兑人、贴现申请人、背书人、出票人等客户风险信息，及时提示并有效化解风险。出现逾期情况的，采取追索等方式及时主张票据权利，并启动报告处置机制，及时督促化解风险。

（三）风险排查

2022年度，根据监管检查要求，总分行多次组织票据风险排查，围绕“是否存在滚动套利行为”“是否存在贴现资金用于虚增存贷款规模等情况”“是否存在办理贸易背景不真实票据业务情况”“贴现资金是否存在流入股市、房地产市场、垫付银票款项、用于承兑保证金、回流出票人（前手）等不合规用途”等方面开展。通过检查，及时发现问题、解决问题，并将风险管理结果应用于对分行合规履职评价上。

五、防范交易风险

（一）大力发展票据交易

2022年，疫情反复冲击、经济持续放缓、信贷需求不足，票据利率低位震荡，与资金成本长期倒挂，市场风险加剧。兴业银行进一步完善总分行双线策略研判机制，继续执行月度票据策略会议制度，加强总分行之间对市场讯息的传递和交流，把握市场交易机会，波段交易成效显著。全行票据交易量同比增长超过30%，票据交易价差同比增长近60%。

（二）发挥总行交易平台作用

一是日初向分行发布买卖指导价，日终发布票据市场日评，指导分行科学、有序地开展票据交易。二是建立大额交易事前报备制度，对分行交易要素、策略等进行前置性督导，及时纠偏，实行交易事后监测，严防偏离市场的交易行为。三是进一步发挥行内做市功能，实行买卖双向报价，调剂余缺，解决系统内分行票据买卖需求，同时，集中对外开展大宗转贴现和回购交易，提高市场议价能力。

六、加强信用风险管理

（一）做好票据信息披露查询

兴业银行办理票据相关业务，严格按照信息披露管理要求，做好查询和审查工作，并参照票交所披露的票据逾期企业名单，及时调整企业授信和准入管理，保障资产资金安全。

（二）推行名单制管理

为加强相关机构信用风险管理，兴业银行制定名单制管理机制，划分全行通用授信、属地分行专用授信等不同情况，有效控制信用风险范围，提升风险处置控制力，促进业务稳健开展。

供稿单位：兴业银行

执 笔 人：庄　鑫

合规为基　数字赋能
强化风控促发展

2022年，国内外经济形势复杂严峻，美联储激进加息，对经济金融造成重大影响。2022年末《商业汇票承兑、贴现与再贴现管理办法》（中国人民银行　中国银行保险监督管理委员会令〔2022〕第4号，以下简称《办法》）的正式发布，尤其是交易背景审查、信息披露、承兑期限调整、承兑红线管控等对未来票据业务发展带来了一系列的机遇和挑战。青岛银行将票据业务系统与对公网银、信贷管理系统等关键系统有效对接，实行企业授信、同业授信、第三方授信的复合授信管理，实现贴现资金流向控制，将票据授信类业务纳入关联交易的管控范围。依托信息技术数字赋能，机控与人控相结合的内控机制将青岛银行票据业务风险控制落到了实处，多维度、全方位、高时效性的票据业务风控系统逐步完善，为可持续稳定发展奠定了良好的基础。

一、完善票据业务授信管理，强化信用风险管控

（一）同业授信准入白名单和单户授信额度

青岛银行制定严格的同业授信准入，对承兑行实行限额管理。严格把握授信审批资料的真实性、有效性和准确性。动态关注金融机构客户业务经营情况，如金融

机构出现重大隐患或风险事件，原申报机构及额度使用机构立即组织排查，拟订风险预警方案。

通过对交易对手金融机构的经营情况、财务状况、内控等因素进行综合评价，制定白名单，白名单的范围按照业务交易对手经营情况及风险变化进行实时、动态调整。

（二）将低风险业务纳入企业客户统一授信管理

在票据贴现授信准入环节，遵循了解你的客户的原则，严格贴现客户准入，从源头上防患业务风险。重点是防止企业通过票据承兑和贴现业务空转套利。强化工商信息软件查询要求，贴现申请人成立不足一年的严格审查，确保准入企业在青岛银行的贴现授信合法、合规。

（三）加强商票风险承载主体等第三方授信主体管控机制

办理商票贴现或质押业务须对商票的风险承载主体包括出票人、承兑人、保证人、背书人、持票人其中一方进行授信，建立商票额度。商票授信纳入全行统一综合授信管理。持续完善商票第三方授信主体管控机制，一方面拓展商票业务发展，针对不同客户制订个性化服务方案，另一方面扩充客户服务面的广度和深度。在日常工作中，加强对商票核心企业以及上游贴现客户的主体审核，多渠道了解客户经营状况，并实行动态准入和退出机制，做好风险监测以及预警工作。

二、把握交易背景审查和资金流向监控等关键风险点

为防患票据业务资金空转套利、无真实交易背景的票据业务等风险，坚持贴现票据与合同、发票内容相匹配，经办机构在发票原件正面加注贴现行、日期、金额等信息，防止虚假交易及发票重复使用。贴现资金使用情况的落实存在资金跨行流动、企业不配合等问题，银行难以全流程监控，采取通过系统对客户经理贷后检查的方式，落实贴现资金的使用情况，大大提高了防控效果和业务效率。

三、加强信息披露工作，防范信用风险

青岛银行根据信息披露管理要求，将票交所公布的未规范披露信息和持续违约名单纳入信管系统进行黑名单管理，并在办理商业承兑汇票的贴现、质押、保证等业务前，通过票据信息披露平台查询票据承兑信息，确保不为票据承兑信息不存在或者票面记载事项与承兑人披露不一致或者2年内持续逾期的承兑人办理票据承兑、贴现、保证和质押等业务。

四、严控以任何方式违规与票据中介、资金掮客开展票据业务合作

青岛银行通过授信管理控制入口、动态监测交易背景、严格制度约束多管齐下，正本清源、不唯小利。严格把控客户和业务准入关口，明确尽职调查要求，客户经理实地走访摸排，了解客户资质、行业情况，以及交易背景真实性。贴现客户以实体企业为主，贸易型企业从严审查。审查贴现申请人所持票据的取得是否与其经营范围相一致，贴现金额是否与其销售收入相匹配，票据来源是否合法，申请人是否有票据中介嫌疑，从源头上杜绝违规与票据中介及资金掮客进行合作的行为。

五、重点防范市场风险，不断提升投研能力

面对票据市场利率波动，不断提升投研能力，青岛银行票据中心成立交易研究团队，团队通过结合国内外宏观经济形势以及货币政策走向、市场信息收集、历史数据分析及模型预测，做好利率趋势预判以及未来操作建议，每日分时段监测市场动态，适时进行调整。

六、进一步加强系统建设，优化流程，有效防控操作风险

青岛银行持续对系统进行优化，打造了一体化的综合性票据业务管理平台，平台对接了行内相关重要系统，如信管、管会、监管报送等，业务模式也从开始的手

工处理、分类处理逐步转变为现在的线上化、自动化、批量化，大幅节省了人工处理成本，降低了操作风险。

七、不断夯实票据业务风控基础，确保行稳致远

青岛银行根据当前的监管形势要求，随着《办法》的实施，全面评估新的风险因素，制定票据产品管理制度和操作规程，覆盖票据承兑、质押、票据池、贴现、票据交易、再贴现等产品和业务，保证所有业务操作有章可循，将风险管理要求嵌入制度和操作流程，并加强制度宣讲和人员培训，通过制度和流程约束业务人员的操作行为。针对监管处罚案例、市场出现的风险事件和日常审查业务中遇到的问题，定期召开案例分析会，举一反三，开展合规教育。

八、2023年票据业务管理和发展措施

（一）2023年票据市场风险展望

2023年是《办法》正式实施第一年，也是新一代票据业务系统全面运行的第一年。《办法》缩短商业汇票期限最长为6个月，明确了基础设施、电票及供应链票据的定位，加大了对违规办理票据业务的处罚力度，强化了信息披露及信用约束机制，拓展了票据业务发展空间，回归真实交易，对票据市场机构资质、信息披露、风险控制、法律责任等提出了新的要求，为进一步服务经济、促进创新、活跃市场创造了条件。

从风控角度来看，《办法》在票据风险管控方面涉及较多，相关措施较为具体，对承兑汇票承兑限额、付款期限超出规定、未按规定披露信息、逾期兑付、为无真实交易关系和债权债务关系的出票人和持票人办理贴现、欺诈骗取承兑或贴现、未经依法许可从事票据贴现等行为将处罚或追责，监管态势将更加趋严，因此，提升风险防范能力是内外部风险挑战的必然要求。

（二）票据业务有关考虑

在政策影响方面，顺势应时，青岛银行将积极应对票据信息披露制度和承兑期

限调整、交易背景审查等重大变化所带来的机遇和挑战。在前期相关制度、规程修订基础上，在实践中根据监管要求和同业经验及时进行调整。

在风险防控方面，一是加强“三查”工作，紧盯关键风险点，2023年将在系统中增加贴现资金流向预控模块，严控贴现资金回流政策禁入领域，增加增值税发票事中检查功能。控制交易关系审查风险。二是将监管部门要求涉及票据业务的关联交易、集团客户集中管理，预期信用损失或减值计提，承兑及保证金存款比例上限等全部纳入相关业务系统管控，依托信息科技支持，持续培育、打造一体化、系统性的业务发展平台。三是团队建设方面，加强人员管理，倡导持续加强合规文化建设，不触红线、远离高压线、守正创新，人人、时时、笔笔将风险防患落到实处。

在业务发展方面，一是依托票交所组织的业务培训和同业沟通，加强对真实贸易背景关系和债权债务关系各种场景合规化的研讨。二是创新产品，风控跟进。针对供应链票据客户，研究客户准入、事中交易背景审查、贴现资金流向监控等风险对策。三是紧跟票交所对承兑人违约黑名单和违反《办法》禁止办理承兑、贴现业务的控制机制，积极对个体银行端难以独立控制的伪假票据防控等需求及时向票交所反馈，配合票交所不断优化新一代票据业务系统，为票据业务风险管控和业务发展持续赋能。

票据业务要实现可持续健康发展离不开合规。风险防控是一个系统性工程，具有全面性、复杂性、持续性的特点，青岛银行将在合规文化的哺育中不断成长，以完善的制度体系为基石，从最基础的环节着手，找准风险关键点，依托信息科技的力量增加赋能，积极争取票交所和同业支持，不断提升风险防控和管理水平，开辟票据业务发展新篇章。

供稿单位：青岛银行

执 笔 人：孙沁禾　张红艳

夯实风控地基　赋能业务发展

2022年，面对复杂多变的票据市场环境，在票交所的引领带动下，票据市场规范发展迈上新台阶，风险防范能力进一步提升。珠海华润银行股份有限公司（以下简称华润银行）始终秉持“创新驱动、风控为本”的经营理念，紧跟票交所步伐，积极适应内外部发展变化，持续提升风险合规管理能力，不断完善票据业务风险合规体制建设，开展风险排查和专项检查，强化金融科技赋能，夯实风险防控地基，赋能业务高质量发展。

一、票据业务及风控有关情况

票交所成立以来，华润银行票据业务快速发展，全行票据业务量持续翻番，并于2022年荣获票交所2021年度“优秀市场机构”“优秀交易商”称号。在疫情反复冲击下，华润银行票据业务发展稳中有增，在做大做强票据业务的同时严守风险防控底线，不断提升风险防控能力，推动票据业务稳健发展。2022年，华润银行年贴现量破2 000亿元、票据交易量破2万亿元，排名城市商业银行前列。

（一）落实风险防控，上线新一代票据业务系统

随着票据市场的发展，票据业务风险呈现出新特点和新变化。针对新的风险特点和发展形势，市场对风险防线前移提出了更高要求。为优化票据市场环境，为实体经济提供更好的票据产品及服务，票交所推出新一代票据业务系统。新一代票据业务系统融合了当前票据市场ECDS与中国票据交易系统，彻底打通票据全生命周期业务环节，为防控票据业务风险提供强大支持。新一代票据业务系统融合了票据全生命周期的数据信息，有效解决了两个系统并存、市场数据分割导致的风险监测力度不够的问题，前置并强化了对企业身份信息的准入校验和管控，支持出票人签发标准金额（0.01元）的票据包，便利票据持有人按实际交易金额灵活支付，满足实体经济多样化的需求。2022年，在票交所的支持和指导下，华润银行首批顺利上线新一代票据业务系统，提升了对企业风险监测的力度，完善了风险票据的应急处置机制，有效提升了对复杂风险的风控能力。

（二）积极响应政策，推进商票信息披露

为持续优化信用环境，推动票据市场信用体系建设，票交所积极推动商票信息披露。信息披露制度要求对伪假账户、持续逾期、延迟披露等承兑人进行市场公开提示，增加承兑人的违约成本，促使企业加强操作规范性。华润银行积极响应政策，推进商票信息披露的实施，多渠道加强政策宣传推动，积极引导企业注册，遵照信息披露制度要求，履行相关查询业务，加强对企业承兑票据信息及信用情况的了解，增强了对企业票据真伪及信用状况识别的能力，进一步防范票据市场风险，推动票据市场规范健康发展。

（三）强化科技赋能，提升风险防控能力

华润银行不断强化科技赋能，着力提升风险防控能力。通过金融科技赋能、重点监测等，提高风险发现的及时性、提升票据全生命周期风险防控能力，确保业务合规稳健运行。一是强化系统的科技支持。华润银行严格落实风险全流程管理要求，将风控管理全流程融入票据业务系统建设，持续优化票据系统功能，着力提升金融科技赋能。二是重点监测，实现对关键环节的刚性管控。在客户准入、授信额

度、贴现资金流向等关键环节，嵌入系统管控，实现刚性控制，防范操作风险，强化对客户的风险监测和预警，提升智能化管控水平。

（四）完善制度建设，健全风险管理体系

华润银行不断深化票据业务风险管理三道防线建设，同时持续完善制度建设，健全全流程风险管理体系，提升风险管理质效，促进业务稳健发展。一是明确前、中、后台部门风险职责，落实主体责任，加强流程制约，完善内控管理机制建设。严格执行前、中、后台部门分离和岗位制约，通过系统权限配置实现刚性控制，健全岗位约束机制。二是严格落实业务发展、制度先行的理念，根据监管政策及内外部管理的要求定期更新行内票据业务制度，通过规章制度明确业务办理流程和审批职责，实现管理有章可循。同时，定期开展票据业务风险排查，确保相关制度要求落实执行。三是开展案件警示教育，加强合规文化培训。华润银行定期组织员工参加警示教育大会，强化员工风险意识；定期开展合规专题学习及测试，营造良好合规文化氛围。

二、2023年票据业务风险形势展望及规划

（一）2023年票据业务风险形势展望

2023年1月1日，《商业汇票承兑、贴现与再贴现管理办法》（以下简称《办法》）落地实施，将对票据市场风险防控产生深远影响。从总体上看，票据市场将有个适应过程，在一定时间内可能导致票据业务量缓增或降低，调整期过后，预计会呈现快速增长态势。

一是票据期限调整至6个月，将降低小微企业融资成本，提高小微企业融资效率，同时期限缩短意味着票据利率波动将加大，市场机构需加强对市场利率风险的防范。

二是强化票据支付结算属性，有力打击融资性票据，票据市场供给短期内或将受到一定影响，票据市场行为将更加规范。

三是对银行承兑汇票和财务公司承兑汇票的最高承兑余额和保证金余额设置比

例上限，能够有效防控过度承兑，从长期来看对全市场票据业务发展有积极影响。

四是加强信息披露和评级，将有效增强票据市场透明度，强化票据信用惩戒机制，进一步优化票据市场信用环境，有效降低信用风险。

五是在银票和财票的承兑环节、贴现环节，均强调真实交易关系和债权债务关系，贴现须提供能够反映真实交易关系和债券债务关系的材料，或在一定时间内影响票据市场供给，长远而言将对全市场的合规稳健发展产生积极影响。2023年10月前完成上线，所有票据市场成员须完成新一代票据系统的接入。新一代票据业务系统有效应对了票据市场风险的新形势和新特点，强化了对市场风险的防控机制，为票据市场高质量发展提供了支撑。

（二）华润银行票据业务风险防控规划

2023年，华润银行将紧跟票交所创新步伐，严格落实风险防控管理要求，为实体经济高质量发展贡献力量。在防控风险的同时，华润银行注重产品创新、赋能业务发展，目前华润银行已推出银票线上贴现产品——“润秒贴”，该产品在2022年贴现量破1 000亿元，有效突破地域与时间限制，满足企业客户多样化的融资需求，降低企业客户融资成本。

华润银行将坚决贯彻落实监管要求，坚持风控合规经营理念，持续完善风险合规体制机制建设，不断优化内部制度与流程建设，不断提升风险管控水平，深化票据全流程风险合规管理，确保票据业务稳健合规经营。一是严格贸易背景审查，积极落实《办法》对贸易背景审核的相关要求；二是持续推动信息披露工作，为改善票据市场信用环境贡献积极力量；三是注重科技赋能，夯实风控地基，不断提升风险监测水平。

供稿单位：珠海华润银行
执 笔 人：韩晓燕

构建风险防范体系
保障票据健康发展

2022年，在人民银行与票交所的指导与引领之下，票据市场迎来全新阶段，新一代票据系统的上线和票据新规的出台从系统建设和监管规范两大维度为票据业务注入了全新的生命力。在系统建设层面，构建统一高效的业务平台，兼容纸电票据的全生命周期业务，提高票据服务实体经济的能力，助力构建新发展格局。在监管规范的层面，强调了票据与真实交易的匹配性，更加注重风险控制和信息披露等合规要求。2022年，江苏江南农村商业银行股份有限公司（以下简称江南农商行）将票据业务作为全面风险管理的重要一环，积极响应人民银行与票交所的要求，秉承“合规经营、稳健发展”的原则，进一步加强业务全流程风险管理，不断持续优化票据业务制度体系与系统服务，重点推进中小微企业融资服务工作，促进票据业务高质量发展。

一、2022年票据市场风险点回顾

回顾2022年，疫情反复之下，受主要发达国家收缩货币政策以及新兴市场国家经济疲软影响，全球GDP增速下滑明显。在面对严峻复杂的国内外形势和多重超预期因素冲击下，我国经济受需求收缩、供给冲击、预期转弱三重压力仍然较大。聚焦到票据市场，利率呈现“前高后低”的走势，票据业务在助力中小微企业纾困复工方面作出了重大贡献。同时，2022年的票据市场运行情况与疫情背景下的社融及信贷投放高度相关，票据利率呈现“利率波动频繁、利率振幅较大”等特点，带来一定的利率风险，票据套利、贸易背景不清不实等风险问题也时有发生。

（一）利率风险

2022年以来，票据市场与信贷投放情况高度相关，票据利率对社会融资情况保持极高的敏感度，月内波动乃至日内波动持续走阔，一二级市场利率倒挂、期限利差频频反转等现象频发，如何准确研判市场，结合本机构的定位与业务诉求，把握利率中枢，为直贴与转贴现业务的精准定价成为各市场参与者面临的一个重要问题。在疫情反复与相关政策的相互作用下，历年票据市场的数据与经验也呈现出明显的局限性，市场参与者情绪强烈，利率走势波动猛烈，除了考虑“天时地利”的时点及政策背景因素，更要保持对“人和”即市场参与机构及交易员情绪的充分考量。

（二）合规风险

2022年，监管部门持续加大对票据业务的监管力度。根据银保监会网站披露的数据，2022年银保监系统累计开出涉及票据业务的罚单60余张，票据业务仍面临一定的合规风险。一是保证金来源与贸易背景真实性的问题，针对“信贷资金用作保证金”“办理无真实贸易背景的银行承兑汇票”等具体的违规行为作出了处罚；二是贴现业务办理环节中产生的问题，针对“开展票据贴现业务不审慎造成重大风险”“票据业务贸易背景真实性审查不严”等具体的违规行为作出了处罚；三是违规使用贴现资金的问题，针对“贷后管理不到位，未有效监控贷款资金使用情况”“银行承兑汇票贴现资金回流至出票人”等具体的违规行为作出了处罚。除以上处罚外，监管机构还针对票据业务中的违规操作作出了针对性的处罚，如“办理银行承兑汇票业务未对增值税发票原件加盖专用章”“未核实查验部分增值税发票真实性”等问题。

（三）信用风险

根据中国人民银行发布的《关于规范商业承兑汇票信息披露的公告》（银发

〔2020〕第19号），自2021年8月1日起，企业签发商业承兑汇票应按要求进行信息披露，否则金融机构不得办理票据贴现、质押、保证等业务，影响企业票据的流通使用。通过一年多的持续运营与维护升级，商业信用体系逐步建立，商业信息披露系统不断完善，商业承兑汇票逾期情况得到一定遏制，尤其是房企商票逾期现象呈趋缓态势。

二、票据业务全面风险管理机制实践

江南农商行通过清晰界定业务部门、风险管理职能部门、审计部门的职责和报告路线，并确保各层次风险管理职能的独立性，有效构建了风险管理的“三道防线”。首先，业务部门作为风险管理的第一道防线，在开展业务的过程中，遵循风险管理政策、程序和限额，对经办业务承担首要的风险管理责任。其次，各主要风险职能管理部门作为风险管理的第二道防线，对所负责的风险类别进行日常风险管理，监控风险管理政策、程序和限额的实施，并进行报告。最后，稽核审计部作为风险管理的第三道防线，对全行各机构、岗位及业务实施全面的监督和评价，包括检查、评价、报告风险管理的充分性和有效性，对董事会负责，同时通报监事会和高级管理层。具体票据业务的全面风险管理制机制如下。

（一）承兑业务强化贸易背景审查和业务需求评估

在票据承兑业务端，重点围绕贸易真实性背景开展全面风险审查。针对“保证金资金来源”“贸易合同、发票等贸易背景材料”“保证金来源”等风险点进行严格审查；同时，对企业客户行为进行全面分析，基于其年销售额、缴税金额、贷款金额等数据，通过相关系统对其承兑金额进行评估审核，谨防企业过度开票及利用票据进行套利等不法行为。

（二）直贴业务强化合规风险和数字化风控建设

一是加强制度建设，落实“外规内化”工作。建立健全制度管理体系，严格遵循统筹性、合规性、严密性、稳定性和适用性原则，达成一项制度、一个流程、一项业务的目标。强化票据业务制度建设工作，做好“外规内化”。根据票据业务发展情况及监管要求持续对内部相关制度进行梳理、评估，从合规性、规范性、适用性、全面性、严密性等方面对制度进行客观评价，找出制度管控的盲区、空白，及时修订完善相关票据制度。

二是加强客户管理，严防违规行为。针对贴现企业，坚持全面审核。线上方面，通过对企业年销售额、纳税金额等数据的采集汇总，通过系统对企业进行贴现额度评估，从累计贴现金额、贴现余额等多维度对企业贴现进行限额管控；线下方面，在开户环节严格核实企业经营情况，明确企业法定代表人的真实开户意愿，及时识别异常行为。定期对贴现业务数据进行汇总分析，针对存在异常行为的贴现企业与出票企业，尤其是短期内大量集中办理出票、承兑、贴现的企业客户，保持高度关注与动态监测，谨防不法分子的违规行为。

三是加强数字化风控，严控资金流向。目前江南农商行95%以上贴现业务均通过“闪电贴”系统线上办理，持续强化系统自动化风控模式应用。首先重点防范关联企业通过票据贴现进行套利的风险。对于贴现人与出票人属于关联企业的，贴现系统自主拦截，须由客户经理审核相关的合同及发票后，通过线下流程完成贴现，防范关联企业的套利行为。其次防范资金回流风险。若贴现银票出现回头背书给出票人的行为，系统将进行拦截，以防贴现资金回流至出票人，发生套利行为。

四是加强事后检查，发挥问责追责震慑作用。针对贴现业务，公司业务管理部、稽核审计部、信贷管理部、风险管理部等部门定期组织联合排查，利用审计模型跑批相关疑似数据，下发支行进行自查，并提供有关佐证材料。经检查部门甄别后，对于违规问题处罚到人，视违规情形，分别采用违规积分、经济处罚、纪律处分等形式，提高信贷人员合规意识，督促其整改，以此达到违规震慑的作用。

（三）强化交易对手管理和利率风险监测

面对疫情冲击下的票据市场，江南农商行票据转贴现交易始终秉承“合规为先”的经营理念，在不断做大票据业务规模的同时，恪守票据业务的风险底线。通过交易对手准入与授信名单制管理把控信用风险。江南农商行通过动态名单制管理把控市场交易对手信用风险。首先，建立白名单和灰名单，将交易对手及授信同业客户分类归入，对其从规模体量、风险类别、业务品种等多维度展开分类分层管理。其中白名单同业客户为可开展各类高风险业务（票据承兑、债券回购等业务）的机构；灰名单同业客户为仅可开展低风险业务（全额利率债质押的质押式逆回购与买断式逆回购等业务）的机构。其次，对准入以及授信名单实行动态管理，当出现经营数据、风险指标异常，或出现其他市场风险舆情时，授信部门将依照管理办法对名单中的同业客户进行及时更新，包括调整同业客户的授信种类以及授信额度。

（四）不断优化系统以及审批流程有效降低操作风险

通过制度设计降低交易过程中的操作风险，包括采取先审批、后成交的交易审批流程，并实施多岗位分级授权；采取交易限额管理制度，对于审批流各节点分级授权，限制江南农商行单日、单个交易对手交易金额，分散交易风险，兼顾业务效率与风险防控。通过技术优化实行无纸化移动端审批，提升整体审批效率，降低审批差错率。通过数字化创新推出“E同赢”平台，内嵌业务线上化功能，通过票据预审查系统，防止“双买回行票”“买入代签票”等情况的发生，保证业务合规、风险可控。另外，“E同赢”平台通过交易员实时收集同业机构转贴现业务报价信息并进行整点更新，供平台会员进行业务参考，有效降低市场利率风险。

（五）深度解析案件事例，加强自查自纠

一是解析监管处罚，通过解析市场中票据相关处罚、风险事件，对应目前实行的业务制度、模式、流程进行分析，引以为戒从源头上把控相关风险。二是积极参加同业相关风险监测例会，通过同业交流了解自身业务中存在的风险点，对转贴现业务流程进行完善，降低业务存在的风险。三是定期开展自查，对于票据转贴现业务进行精细化复盘排查，提早发现业务中存在的隐患，及时进行处理，将风险事件的影响降到最低。同时研究风险事件的起因及源头，并对相关隐患进行制度或系统加以控制，降低风险。

（六）加强员工合规文化建设，降低道德风险

开展合规文化推广活动，定期开展全员合规文化学习，感悟初心使命，汲取前

行力量。开展季度合规案防会议，重点分析市场以及身边出现的违规案件，不断提升员工的风险意识以及合规底线。定期开展员工“九种人”异常排查，对于员工的大额资金往来进行排查；并定期组织员工谈心谈话，了解员工的思想动态，熟悉员工八小时以外的生活状态，及时发现异常行为。

三、票据新规背景下的市场展望

随着票据新规的正式执行，票据市场的发展也将迎来全新阶段。江南农商行将全面贯彻落实票据新规的要求，牢牢把握合规底线，将数字化转型和系统风险防控相结合。直贴业务方面，充分践行票据新规的要求，加快业务系统建设，将各环节的风险卡控内嵌于系统，严格执行贸易背景审查，让票据真正服务于企业贸易，防范企业虚假套利；转贴业务方面，通过行内外舆情系统实时监控，保持对同业机构的动态管理，从承兑行、交易对手等不同维度进行分层分类管理，同时加强市场研判，防控利率风险。通过票交所转贴现利率曲线、商业汇票统计日报等持续更新升级的官方信息服务，结合江南农商行开发的“E同赢”平台提供的内外部市场资讯支持，制定科学、有效的市场策略，提高市场交易能力。

供稿单位：江南农村商业银行
执 笔 人：周赟栋　朱少杰　张文阳

夯实合规基础　防范票据风险

上海汽车集团财务有限责任公司（以下简称上汽财务公司）成立于1994年5月，注册资本153.8亿元。作为上汽集团下属的非银行金融机构，通过多样化的金融产品和服务助力集团及下属成员企业创新转型，共同推进上汽集团“新四化”战略。上汽财务公司深耕汽车产业金融二十余载，并通过对电子票据的产品创新，不断探索并满足产业链上下游用户多样化的融资需求。

一、上汽财务公司电票业务发展回顾

上汽财务公司电子承兑汇票业务从2009年起步至今已有13年。作为首批加入电票试点的财务公司，上汽财务公司从系统到业务流程精心高效准备，特别是在客户端提升电票接受度和流通性方面做了大量的工作。通过全行业推广，电票业务在汽车产业链得到广泛应用。同时由于试点财务公司对电票业务的积极推动，人民银行分批次批准其他财务公司开办电票业务。在人民银行、银监会的关心和支持下，上汽财务公司在2014年作为七家试点财务公司之一加入了人行大额支付系统获准线上清算电票资金；在票交所的大力支持下在2018年完成纸电系统融合，并于2022年8月20日成为票交所新一代票据系统首批上线的金融机构。13年来基于上汽财务公司优秀的综合实力、业绩表现及市场口碑，由上汽财务承兑的票据在行业内基本实现全接受、全流通和全覆盖。上汽财务电票业务逐年大幅增长，承兑金额近5年从2017年的380亿元增加至2022年的687亿元，增长率高达81%。

二、上汽财务公司票据风险控制措施

上汽财务始终紧跟票交所电票业务创新步伐，并对票据业务风险管控始终保持最审慎的态度，保障了汽车产业链上下游的稳定发展，成功实现了票据业务零风险，2021年，上汽财务公司荣获票交所评选的优秀票据支付服务机构和优秀承兑机构。

（一）完善电票业务流程和制度体系，杜绝操作风险

上汽财务公司制定的电票业务相关制度覆盖电票授信、承兑、贴现、转贴现、票款清算等业务流程的各个操作环节，并建立有完善的风险防范及化解预案。公司的电票业务内部监督、检查审计和后评价机制健全，在开展各项业务时，严格遵循现有制度、内控流程后进行操作的原则，通过制度建设，使电票业务运作有了基本准则。制定全面完善的规章制度和内控手册并严格执行，是电票业务健康有序开展和有效防范风险的根本保证。

公司制定了各类稽核审计的操作规程，对电票业务的审计检查进行了有效规范。为健全和完善内控管理长效机制，每年制订多层次、立体化的检查计划，采用“内控测评”“专项检查”“外部审计”相结合的方式，定期对各业务部门开展全面而有效的内控检查工作。每季度开展内控风险自我排查、整改落实情况跟踪审计等常规定期检查项目，使内控检查体系覆盖了相关票据业务领域，保证严格执行各项规章制度。

（二）严格贸易背景审查，有效防范套取资金风险

在开展电票业务时严格进行客户的授信调查及准入评估，根据客户的经营情况、财务状况、付款能力、发展前景、货款支付方式及周期等因素合理核定授信额

度，杜绝超额授信；同时贯彻执行统一授信管理，对客户核定的承兑汇票、贴现额度统一纳入总体授信管理，公司财务部也将转贴现业务纳入统一同业授信范围。在授信期内执行严格的贷后管理制度和要求，如发现客户存在经营异常等预警信号，公司将及时调整授信条件并采取相应的风险控制措施。

涉及电票业务的承兑和贴现，严格落实贸易背景真实性审查，对相关贸易合同和增值税发票进行核查，核查发票反映的交易内容与企业经营范围以及合同内容的一致性；通过税务局网站查验发票真实性；对电票签发量剧增、签发频率较高的企业做好专项调查并重点关注，确保电票承兑业务具有真实合法的贸易背景。

（三）科技赋能、依托智能风控系统把握全局

对电票业务全流程进行深化管理，进一步完善了电票业务系统和流程的风险防控功能，以科技赋能保证电票业务的平稳有序开展。通过智能风控系统对电票业务流程中容易发生的风险点进行智能监控，将审查审批、指令和账务处理等关键环节和客户准入、授信等关键风险点一并纳入智能风控系统的监控，对系统中存在未审批指令、客户扣款账户余额不足、备付金账户余额不足、电票未及时解付等情况通过短信和邮件提前对相关操作人员进行多次预警，有效防范了系统风险和操作风险。下一步，公司将持续完善智能风控审查及风险筛查等系统功能，进一步提升智能风控系统对关键环节和关键风险点的智能管控水平。

三、2023年上汽财务公司票据风险控制规划

作为紧密围绕集团主业的金融机构，2023年上汽财务公司将更好地发挥金融稳定器的功能，为集团企业健康发展提供有力的金融支撑。

一是加强对企业客户电子商业承兑汇票业务的管理和服务工作，严格控制电子商业承兑汇票业务的权限管理，企业客户开通电子商票功能前需经过客户经理尽职调查以及相关管理部门的审批，同时宣导和督促将要开展电子商业承兑汇票业务的企业客户先行在票交所票据信息披露平台注册和披露，共同营造良好的票据信用环境。

二是不断加强智能风控系统的建设，依托公司数字化转型的契机积极探索智能风控系统体系在票据领域的新应用。公司将依托智能风控系统，以量化指标防控票据业务操作风险和市场风险，强化系统策略研究能力，应用大数据分析提升风控策略的科学性、稳定性和有效性。

三是全面落实监管新要求，为票据业务高质量发展夯实合规基础。2023年1月1日《商业汇票承兑、贴现与再贴现管理办法》正式实施，上汽财务公司在开展电票业务时，将严格遵守该办法的新规定，根据票交所的要求在完成电票内部系统改造的基础上，持续完善系统中智能风控体系建设，充分做好电票风险预警工作，为2023年票据业务高质量发展夯实基础。

供稿单位：上海汽车集团财务有限责任公司
执 笔 人：王致辉　张　炜

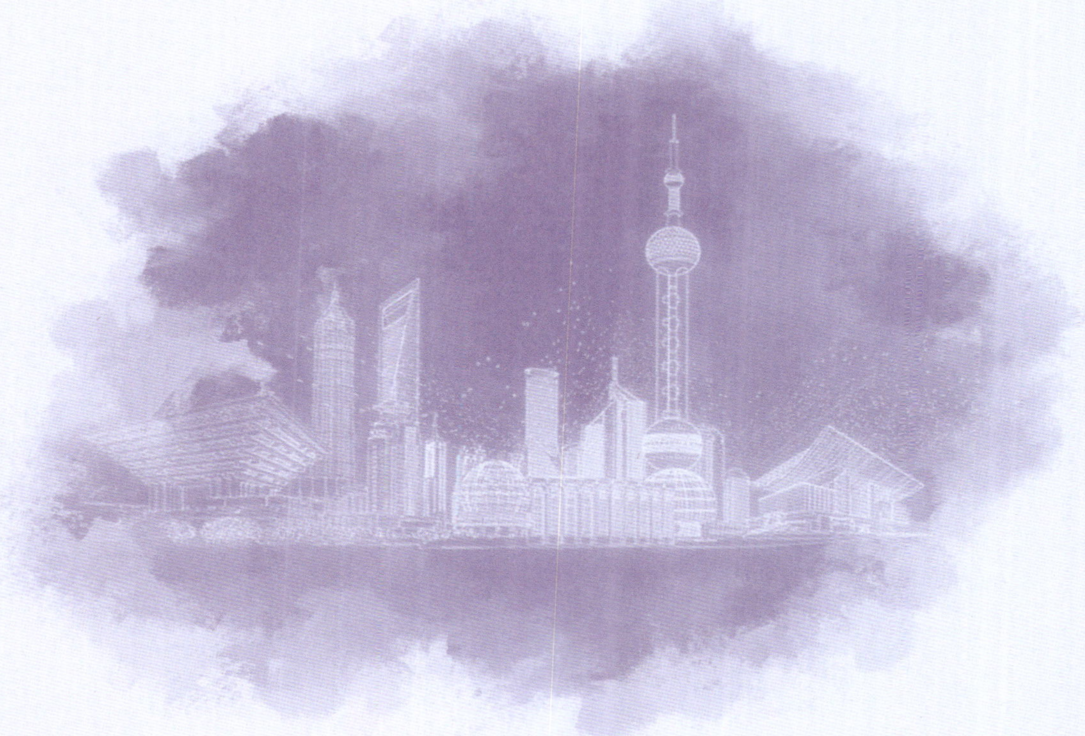

附录

APPENDIX

附录一
2022年票据市场大事记

1月13日，国家发展改革委印发《“十四五”现代流通体系建设规划》（发改经贸〔2022〕78号），鼓励中小企业通过标准化票据融资，支持核心企业签发供应链票据，鼓励金融机构提供更加便利的供应链票据贴现融资，建立核心企业票据融资信息共享制度。

3月5日，国务院总理李克强作政府工作报告，提出要加大拖欠中小企业账款清理力度，规范商业承兑汇票使用。

4月6日，银保监会印发《关于2022年进一步强化金融支持小微企业发展工作的通知》（银保监办发〔2022〕37号），提出立足小微企业的真实贸易背景和实际资金周转需求开展票据融资业务，严禁为无真实贸易背景的票据办理贴现。

4月15日，人民银行召开会议传达国务院专题会议精神，落实保障物流畅通和产业链供应链稳定工作，提出运用再贷款、再贴现等多种货币政策工具，支持和引导金融机构加大金融支持力度。

5月5日，国务院总理李克强主持召开国务院常务会议，要求抓紧出台压缩商业汇票承兑期限的措施。

5月19日，国资委印发《关于中央企业助力中小企业纾困解难促进协同发展有关事项的通知》（国资发财评〔2022〕40号），要求央企开具的商业承兑汇票期限原则上不得超过6个月。

5月31日，国务院印发《扎实稳住经济一揽子政策措施的通知》，要求抓紧修订制度将商业汇票承兑期限由1年缩短至6个月，提出加大再贴现支持力度。

6月3日，票交所新一代票据业务系统投产上线。新一代票据业务系统将电子商业汇票系统和中国票据交易系统融合，承担票据全生命周期业务。供应链票据平台与新一代票据业务系统实现融合。

6月14日，票交所印发《关于就票据数据信息安全进行风险提示的通知》（票交所发〔2022〕58号），指出企业在民间票据交易服务平台办理业务时存在票据数据信息安全问题，建议企业通过正规金融机构办理票据业务。

7月，票交所首次开展供应链票据交易关系真实性监测抽查工作，加强供应链平台风险管理。

7月4日，银保监会印发《关于进一步推动金融服务制造业高质量发展的通知》（银保监办发〔2022〕70号），提出坚决防止通过票据虚增贷款规模、资金空转。

8月19日，票交所印发《关于组织实施新一代票据业务系统首批金融机构投产上线的通知》（票交所发〔2022〕80号），组织首批51家金融机构实施新一代票据业务系统的投产上线。

9月29日，人民银行正式受理供应链票据再贴现业务。

10月13日，银保监会修订发布《企业集团财务公司管理办法》（中国银行保险监督管理委员会令2022年第6号），从财务公司业务范围、监管指标和公司治理三个方面防范票据业务风险。

10月25日，国务院印发《促进个体工商户发展条例》，提出不得通过强制个体工商户接受商业汇票等非现金支付方式变相拖欠账款。

10月28日，人民银行行长易纲向国务院作金融工作情况报告，提出加快修订票据法等重要基础性法律。

11月18日，人民银行、银保监会修订发布《商业汇票承兑、贴现与再贴现管理办法》（中国人民银行　中国银行保险监督管理委员会令〔2022〕第4号），明确供应链票据属于电子商业汇票，强化信息披露及信用约束机制，并将商业汇票最长期限由1年调整至6个月。

11月18日，票交所印发《商业汇票信息披露操作细则》（票交所公告〔2022〕1号）。

11月21日，人民银行、发改委等八部门联合印发《上海市、南京市、杭州市、合肥市、嘉兴市建设科创金融改革试验区总体方案》，提出开展标准化票据、供应链票据业务。

附录二
票据市场统计资料

附表一　票据业务统计数据汇总

报告期限	累计签发商业汇票金额（万亿元）	同比增速（%）	期末商业汇票未到期金额（万亿元）	同比增速（%）	金融机构累计贴现（万亿元）	同比增速（%）	贴现余额（万亿元）	同比增速（%）	再贴现余额（亿元）
2000年第四季度	0.75	47.00	—	—	0.65	158.00	—	—	—
2001年第一季度	0.14	105.00	—	—	0.16	246.00	—	—	—
2001年第二季度	0.42	90.10	—	—	0.46	199.80	0.21	—	1 089.00
2001年第三季度	0.86	—	—	—	1.05	—	—	—	—
2001年第四季度	1.28	—	0.51	—	1.56	—	0.28	—	655.00
2002年第一季度	—	—	—	—	—	—	—	—	—
2002年第二季度	—	—	—	—	—	—	—	—	—
2002年第三季度	—	—	—	—	—	—	—	—	—
2002年第四季度	1.61	35.00	—	—	2.31	61.00	—	—	—
2003年第一季度	0.50	74.50	0.82	63.80	0.84	123.70	0.67	39.70	—
2003年第二季度	1.25	79.30	1.07	89.50	1.95	120.00	0.82	100.00	—
2003年第三季度	1.48	78.70	1.09	87.20	2.34	110.00	0.83	96.70	—

续表

报告期限	累计签发商业汇票金额（万亿元）	同比增速（%）	期末商业汇票未到期金额（万亿元）	同比增速（%）	金融机构累计贴现（万亿元）	同比增速（%）	贴现余额（万亿元）	同比增速（%）	再贴现余额（亿元）
2003年第四季度	2.77	72.20	1.28	73.50	4.44	91.00	0.89	69.70	—
2004年第一季度	0.74	47.80	1.30	57.20	1.02	20.20	0.97	50.10	—
2004年第二季度	1.60	29.00	1.36	27.10	2.20	14.90	1.08	17.60	—
2004年第三季度	2.45	23.00	1.42	16.00	3.25	67.00	0.95	—	52.00
2004年第四季度	3.40	22.00	1.50	17.00	4.50	4.00	1.00	26.00	33.00
2005年第一季度	0.95	21.00	1.55	20.00	1.35	29.00	1.12	18.00	23.00
2005年第二季度	2.08	30.00	1.69	25.00	2.98	36.00	1.20	15.00	12.55
2005年第三季度	3.21	31.00	2.07	46.00	4.74	41.00	1.32	38.00	6.50
2005年第四季度	4.45	30.10	1.96	32.00	6.75	43.30	1.38	35.00	2.39
2006年第一季度	1.38	35.00	2.34	51.00	2.28	68.00	1.93	72.00	1.35
2006年第二季度	2.71	30.25	2.34	38.56	4.44	48.75	1.73	44.65	5.59
2006年第三季度	4.01	24.88	2.22	6.86	6.46	36.31	1.76	13.50	21.37
2006年第四季度	5.43	22.00	2.21	12.80	8.49	25.80	1.72	6.70	18.20
2007年第一季度	1.40	3.40	2.30	-0.17	2.60	13.90	1.80	-6.60	9.40
2007年第二季度	2.90	8.60	2.50	7.40	5.20	16.60	1.80	-11.10	49.10
2007年第三季度	4.50	11.10	2.60	16.50	8.00	23.70	1.60	-10.40	56.10
2007年第四季度	5.87	8.13	2.44	10.36	10.11	19.07	1.28	-25.61	57.43
2008年第一季度	1.50	5.30	2.50	7.30	2.90	11.60	1.20	-33.40	36.30
2008年第二季度	3.40	14.20	2.90	15.30	5.80	12.30	1.30	-26.30	51.10
2008年第三季度	5.10	14.90	3.10	19.00	9.50	18.50	1.40	-8.50	44.00
2008年第四季度	7.10	20.70	3.20	30.90	13.50	33.60	1.90	50.40	—
2009年第一季度	3.00	80.90	4.50	80.10	6.20	107.70	3.10	130.30	6.70
2009年第二季度	5.40	72.00	5.00	74.00	12.80	134.00	3.60	182.00	8.90
2009年第三季度	7.80	53.00	4.30	41.00	18.10	90.00	2.80	95.00	87.70
2009年第四季度	10.30	45.00	4.10	29.40	23.20	71.40	2.40	23.70	181.20
2010年第一季度	2.80	-6.90	4.40	-1.50	6.20	-0.30	1.80	-48.30	263.00

续表

报告期限	累计签发商业汇票金额（万亿元）	同比增速（%）	期末商业汇票未到期金额（万亿元）	同比增速（%）	金融机构累计贴现（万亿元）	同比增速（%）	贴现余额（万亿元）	同比增速（%）	再贴现余额（亿元）
2010年第二季度	5.50	1.60	4.70	−6.30	12.10	−4.60	1.70	−52.30	473.10
2010年第三季度	8.60	10.30	5.00	16.30	18.10	0.00	1.60	−43.90	561.00
2010年第四季度	12.20	18.50	5.60	35.90	26.00	12.40	1.50	−37.90	791.00
2011年第一季度	3.60	31.70	5.90	33.60	6.90	12.80	1.20	−29.70	766.00
2011年第二季度	7.60	38.30	6.70	42.80	13.20	9.00	1.40	−21.60	817.00
2011年第三季度	11.20	26.30	6.50	23.90	18.20	−5.20	1.50	−5.30	—
2011年第四季度	15.10	23.80	6.70	18.70	25.00	−3.80	1.50	2.10	—
2012年第一季度	4.00	10.40	7.20	21.60	5.70	—	1.80	—	—
2012年第二季度	8.80	15.20	8.10	20.30	14.10	6.70	2.30	67.50	—
2012年第三季度	13.10	17.80	8.40	28.70	22.50	23.70	2.30	56.70	—
2012年第四季度	17.90	18.80	8.30	25.40	31.60	26.40	2.00	35.10	760.00
2013年第一季度	5.40	35.10	9.20	27.90	9.50	67.30	2.20	21.60	—
2013年第二季度	10.70	21.80	9.20	12.80	22.40	58.80	2.30	2.30	—
2013年第三季度	15.20	15.60	8.90	6.30	34.60	54.10	2.10	−12.10	—
2013年第四季度	20.30	13.30	9.00	8.30	45.70	44.30	2.00	−4.10	—
2014年第一季度	5.70	4.50	9.50	2.60	10.80	13.70	1.90	−12.50	—
2014年第二季度	11.00	2.50	10.20	11.40	25.60	14.70	2.20	−5.40	—
2014年第三季度	16.20	6.90	9.70	8.80	42.50	22.80	2.70	31.10	1 257.00
2014年第四季度	22.10	8.90	9.90	9.30	60.70	33.00	2.90	48.90	1 372.00
2015年第一季度	5.40	−4.80	10.20	7.20	19.20	77.60	3.10	63.30	1 322.00
2015年第二季度	11.30	3.20	10.80	5.80	47.90	87.00	3.80	71.70	1 300.00
2015年第三季度	16.60	2.30	10.60	9.30	75.20	77.00	4.30	59.70	1 281.00
2015年第四季度	22.40	1.30	10.40	5.40	102.10	68.20	4.60	56.90	1 305.00
2016年第一季度	4.90	−8.40	10.50	3.60	27.30	41.90	4.90	50.60	1 230.00
2016年第二季度	9.40	−16.70	9.80	−9.20	51.90	8.20	5.30	40.70	1 202.00
2016年第三季度	13.60	−18.10	9.50	−10.70	70.20	−6.70	5.70	32.50	1 138.00

续表

报告期限	累计签发商业汇票金额（万亿元）	同比增速（%）	期末商业汇票未到期金额（万亿元）	同比增速（%）	金融机构累计贴现（万亿元）	同比增速（%）	贴现余额（万亿元）	同比增速（%）	再贴现余额（亿元）
2016年第四季度	18.10	−19.30	9.00	−13.30	84.50	−17.20	5.50	19.60	1 165.00
2017年第一季度	5.60	12.60	8.80	−16.10	12.10	−55.50	4.40	−11.20	1 224.00
2017年第二季度	9.50	0.60	8.30	−15.60	22.40	−56.90	3.90	−27.00	1 402.00
2017年第三季度	13.20	−3.10	8.10	−14.74	31.20	−55.60	3.70	−34.40	1 504.00
2017年第四季度	17.00	−6.10	8.20	−9.50	40.30	−52.40	3.90	−28.90	1 829.00
2018年第一季度	4.00	−27.40	8.50	−3.90	7.10	−41.50	3.80	−12.70	1 894.00
2018年第二季度	7.70	−18.80	8.50	3.10	13.90	−38.10	4.30	10.00	1 901.00
2018年第三季度	11.80	−10.30	8.70	7.10	21.80	−30.20	5.10	36.10	2 162.00
2018年第四季度	—	—	9.40	14.90	—	—	5.80	48.70	3 290.00
2019年第一季度	4.80	18.60	10.60	25.10	10.00	41.00	6.60	71.30	3 858.00
2019年第二季度	9.20	19.80	11.80	37.70	19.40	40.40	7.00	62.90	4 067.00
2019年第三季度	15.00	14.40	12.40	24.30	27.00	35.20	7.50	47.20	4 427.00
2019年第四季度	20.40	11.60	12.70	15.30	34.30	25.50	7.60	31.80	4 714.00
2020年第一季度	6.00	12.10	13.40	10.60	10.90	3.10	8.20	25.60	5 082.00
2020年第二季度	11.70	16.60	14.20	15.30	22.10	19.00	8.60	23.30	4 336.00
2020年第三季度	16.50	10.10	13.90	11.90	30.60	13.50	8.10	7.30	4 822.00
2020年第四季度	22.10	8.40	14.10	10.70	40.40	17.70	8.40	9.70	5 784.00
2021年第一季度	6.10	1.40	14.10	4.90	11.40	3.80	7.90	−4.50	5 744.00
2021年第二季度	12.30	5.30	14.30	1.00	23.80	7.60	8.60	−0.10	5 922.00
2021年第三季度	18.00	8.80	14.60	4.90	34.90	14.10	9.20	13.90	5 842.00
2021年第四季度	24.20	9.30	15.00	6.30	45.90	13.70	9.90	17.90	5 903.00
2022年第一季度	7.00	13.80	15.80	11.80	13.40	18.20	10.70	35.30	6 247.00
2022年第二季度	14.10	14.30	16.60	16.00	28.90	21.20	12.00	39.40	6 145.00
2022年第三季度	20.40	13.70	17.00	16.70	41.90	19.90	12.40	34.70	5 449.00
2022年第四季度	27.40	13.40	17.40	16.00	53.90	17.50	12.80	30.00	5 583.00

资料来源：历年《中国货币政策执行报告》。

附表二　票据利率与贷款利率

报告期限	贷款加权平均利率（%）	票据融资加权平均利率（%）
2009年第一季度	4.76	1.88
2009年第二季度	4.98	1.95
2009年第三季度	5.05	2.48
2009年第四季度	5.25	2.74
2010年第一季度	5.51	3.55
2010年第二季度	5.57	3.77
2010年第三季度	5.59	3.86
2010年第四季度	6.19	5.49
2011年第一季度	6.91	6.26
2011年第二季度	7.29	6.98
2011年第三季度	8.06	9.55
2011年第四季度	8.01	9.06
2012年第一季度	7.61	6.20
2012年第二季度	7.06	5.07
2012年第三季度	6.97	6.23
2012年第四季度	6.78	5.64
2013年第一季度	6.65	4.52
2013年第二季度	6.91	5.88
2013年第三季度	7.05	6.61
2013年第四季度	7.20	7.54
2014年第一季度	7.18	6.28
2014年第二季度	6.96	5.51
2014年第三季度	6.97	5.22
2014年第四季度	6.77	5.67
2015年第一季度	6.56	5.40
2015年第二季度	6.04	4.01
2015年第三季度	5.70	4.29
2015年第四季度	5.27	3.33

续表

报告期限	贷款加权平均利率（%）	票据融资加权平均利率（%）
2016年第一季度	5.30	3.62
2016年第二季度	5.26	3.43
2016年第三季度	5.22	3.05
2016年第四季度	5.27	3.90
2017年第一季度	5.53	4.77
2017年第二季度	5.67	5.39
2017年第三季度	5.76	4.98
2017年第四季度	5.74	5.23
2018年第一季度	5.96	5.58
2018年第二季度	5.97	5.11
2018年第三季度	5.94	4.22
2018年第四季度	5.63	3.84
2019年第一季度	5.69	3.64
2019年第二季度	5.66	3.64
2019年第三季度	5.62	3.33
2019年第四季度	5.44	3.26
2020年第一季度	5.08	2.94
2020年第二季度	5.06	2.85
2020年第三季度	5.12	3.23
2020年第四季度	5.03	3.10
2021年第一季度	5.10	3.52
2021年第二季度	4.93	2.94
2021年第三季度	5.00	2.65
2021年第四季度	4.76	2.18
2022年第一季度	4.65	2.40
2022年第二季度	4.41	1.86
2022年第三季度	4.34	1.92
2022年第四季度	4.14	1.60

资料来源：历年《中国货币政策执行报告》。

附表三　2022年商业汇票业务数据（发生额）

单位：笔、亿元

时间	承兑				贴现				转贴现				质押式回购		买断式回购	
	银票		商票		银票		商票		银票		商票		银票		银票	
	笔数	金额	笔数	金额	笔数	金额	笔数	金额	笔数	金额	笔数	金额	笔数	金额	笔数	金额
2022年1月	3 349 423	24 854.32	576 415	4 335.51	876 076	15 997.09	48 361	1 856.80	53 320	41 235.54	3 765	6 271.82	3 546	18 022.41	332	1 105.28
2022年2月	1 119 312	12 130.73	99 765	1 687.93	709 528	10 091.11	20 499	706.59	41 312	31 274.42	1 995	3 803.20	3 586	17 051.75	353	1 233.86
2022年3月	2 175 884	23 380.57	160 483	3 246.00	982 381	17 750.03	30 463	1 430.38	67 611	52 419.27	3 404	5 772.51	4 928	23 662.16	426	1 506.48
2022年4月	1 985 551	18 533.79	150 606	2 002.62	935 394	15 317.57	23 479	820.97	63 155	55 137.60	2 881	6 491.26	4 684	25 006.54	593	2 084.04
2022年5月	2 032 425	22 916.25	162 845	2 172.30	1 028 142	19 204.94	25 088	918.11	62 727	55 393.24	2 981	5 718.70	3 996	23 224.07	345	1 298.29
2022年6月	2 198 919	22 385.16	182 046	2 993.91	918 911	16 867.09	26 691	1 152.40	59 685	47 665.93	2 687	3 710.56	3 990	23 783.94	434	1 787.57
2022年7月	2 157 403	18 821.68	189 481	2 311.89	902 876	14 771.56	24 101	855.11	56 853	42 464.53	2 396	3 691.40	4 958	28 682.09	633	2 580.78
2022年8月	2 087 996	19 676.96	192 566	2 340.52	854 176	13 951.60	28 964	901.51	59 037	41 987.75	2 476	3 931.62	5 478	30 795.39	585	2 544.58
2022年9月	2 239 013	17 735.75	242 552	2 800.38	862 710	12 397.45	31 531	1 071.54	52 576	38 302.49	2 543	2 953.91	4 969	24 006.46	532	2 100.74
2022年10月	1 857 526	14 944.55	167 499	1 948.83	781 737	11 366.42	23 678	766.83	48 863	34 823.97	2 079	2 530.43	4 242	22 299.35	570	2 484.80
2022年11月	2 122 112	19 306.75	198 281	2 372.28	921 873	14 500.13	26 856	844.12	57 880	38 162.38	2 431	2 897.95	4 060	22 776.63	383	1 695.58
2022年12月	2 182 759	24 914.27	325 713	6 084.26	1 028 944	19 641.29	28 492	1 444.78	68 394	51 523.00	2 689	3 886.26	3 236	18 391.33	209	918.04

附表四　2022年商业汇票业务数据（余额）

单位：笔、亿元

时间	承兑未到期余额				贴现未到期余额			
	银票		商票		银票		商票	
	笔数	金额	笔数	金额	笔数	金额	笔数	金额
2022年1月	14 796 688	134 464.52	2 149 611	22 099.91	4 404 240	93 441.90	211 720	8 757.70
2022年2月	13 937 492	133 434.15	1 966 951	21 357.11	4 331 223	95 000.61	201 159	8 692.58
2022年3月	13 792 152	136 920.58	1 854 935	20 583.17	4 371 636	98 559.07	204 221	8 915.03
2022年4月	13 803 843	139 306.04	1 748 498	19 849.77	4 526 274	102 597.86	203 405	8 928.87
2022年5月	13 755 771	145 580.24	1 656 018	19 489.74	4 723 984	109 928.71	201 935	9 041.50
2022年6月	13 680 834	147 418.49	1 570 146	18 906.31	4 722 976	111 803.91	195 231	8 965.76
2022年7月	12 871 828	147 553.10	1 400 376	18 167.23	4 485 366	113 559.90	183 113	8 780.06
2022年8月	13 590 990	152 989.80	1 374 437	18 258.68	4 742 169	117 093.80	186 945	9 041.23
2022年9月	13 679 362	152 276.49	1 372 503	18 043.62	4 698 421	116 149.93	188 516	8 982.04
2022年10月	13 567 581	152 000.11	1 332 225	17 829.36	4 673 163	116 826.78	185 885	8 975.93
2022年11月	13 690 842	153 711.14	1 315 791	17 614.98	4 774 711	118 542.44	185 518	8 823.23
2022年12月	13 594 187	154 132.38	1 409 059	19 622.23	4 847 066	119 367.51	181 625	8 770.74

EPILOGUE | 后记

《2022中国票据市场发展报告》（以下简称《报告》）是票交所牵头编写的票据市场发展报告系列第六本。《报告》注重反映2022年票据市场发展的亮点和新意，涵盖最新的市场运行情况、新一代票据业务系统以及各类票据创新产品和服务等方面的最新进展；《报告》在总结票据市场各参与方2022年票据业务做法和经验的过程中，注重反映票据市场在服务实体经济和风险防范方面的新举措和取得的新实效。

《报告》分为五个主要部分，由票交所和市场机构共同编写。第一部分票据市场总体运行情况和附录由票交所撰写；第二部分票据市场基础设施建设由票交所、工商银行、招商银行、江苏银行、宁波银行和宝武财务撰写；第三部分票据市场业务创新实践由票交所、工商银行、交通银行、中信银行、浦发银行、日照银行、北京中关村银行、常熟农商行、中银香港、中国铁建财务、海尔财务和通汇资本撰写；第四部分票据市场服务实体经济由民生银行、平安银行、浙商银行、广州银行、杭州银行、九江银行撰写；第五部分票据市场风险防范控制由农业银行、兴业银行、青岛银行、珠海华润银行、江苏江南农村商业银行和上汽财务撰写。

票交所张翠微总裁作为主编，组织策划了本书的总体思路和整体架构，并为本书作序。周荣芳监事会主席、沈伟副总裁、李中红副总裁、孔燕副总裁和余辉副总裁作为副主编对编写工作进行了具体指导。全书由票交所战略规划部统稿。中国金融出版社黄海清主任等为本书的编辑和出版做了大量细致的工作，付出了诸多努力。

由于本书编写工作时间紧迫，难免存在疏漏和不足之处，恳请广大读者批评指正。

上海票据交易所

2023年2月